U0308100

中医
免疫病学

范永升　温成平　主编

全国百佳图书出版单位
中国中医药出版社

图书在版编目（CIP）数据

中医免疫病学/范永升，温成平主编．—北京：中国中医药出版社，2018.12

ISBN 978-7-5132-5311-6

Ⅰ.①中…　Ⅱ.①范…　②温…　Ⅲ.①中医学-免疫学　Ⅳ.①R229

中国版本图书馆CIP数据核字（2018）第250487号

中国中医药出版社出版

北京市朝阳区北三环东路28号易亨大厦16层

邮政编码　100013

传真　010-64405750

北京玺诚印务有限公司印刷

各地新华书店经销

开本787×1092　1/16　印张66　彩插0.5　字数1568千字

2018年12月第1版　2018年12月第1次印刷

书号　ISBN 978-7-5132-5311-6

定价　266.00元

网址　www.cptcm.com

社长热线　010-64405720

购书热线　010-89535836

维权打假　010-64405753

微信服务号　zgzyycbs

微商城网址　https://kdt.im/LIdUGr

官方微博　http://e.weibo.com/cptcm

天猫旗舰店网址　https://zgzyycbs.tmall.com

如有印装质量问题请与本社出版部联系（010-64405510）

主编简介

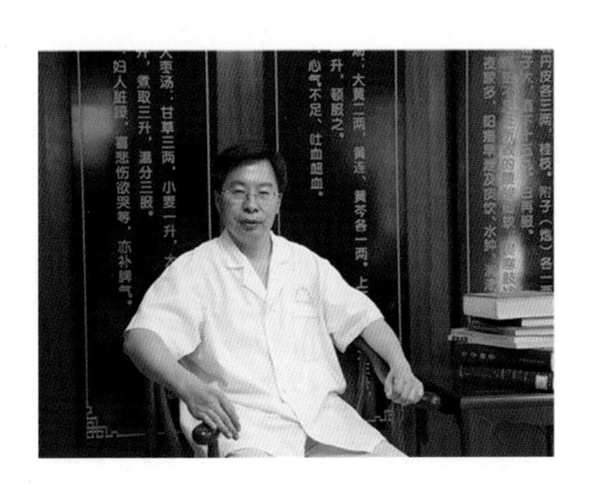

范永升，男，医学博士，教授，博士生导师，主任中医师，全国首届名中医，浙江省特级专家，“973”项目首席科学家，国务院特殊津贴获得者。曾任浙江中医药大学校长，现任中国中西医结合学会风湿病分会主任委员、国家科技支撑计划中医药专家咨询委员会成员、世界中医药联合会风湿病分会副主任委员、教育部高等学校中医学专业教学指导委员会副主任委员、第四批全国老中医药学术经验继承工作指导老师。临床擅长将中医经典理论与临床应用相结合，先后完成了10余项国家及省部级科技项目。获国家科技进步二等奖、国家教学成果二等奖各1项。

温成平，男，医学博士，博士后出站，教授，主任中医师，博士生导师，国家中医药免疫风湿病重点学科带头人，国家重点研发计划项目牵头人，国家科技支撑计划“血液免疫病科中医临床研究”重大项目组组长，国家“百千万工程人才”及“有突出贡献中青年专家”，国家中青年科技创新领军人才，国务院特殊津贴获得者，兼任中华中医药学会免疫学分会副主委，世界中医药联合会风湿病学会常务理事，浙江省中医免疫风湿病主任委员。善于将最新诊疗技术、科研成果与中医辨治思维紧密结合，临床擅治各类免疫性疾病。已在国内外核心刊物发表学术论文150余篇，SCI收入50余篇，完成了国家级及省部级课题10余项，成果获国家二等奖及省政府一等奖等5项。

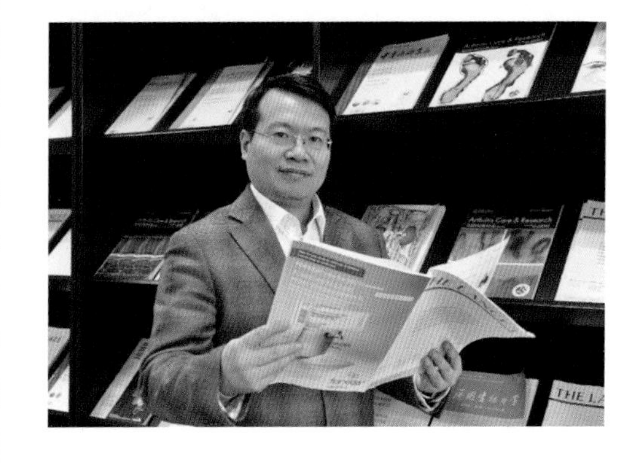

《中医免疫病学》

编委会

主　　编　范永升　温成平

副 主 编　谢志军　李海昌　邵铁娟　张新华　唐晓颇

编　　委（以姓氏笔画为序）

马俊辉　王礼灿　王新昌　韦双双　卞　华
方檬丹　孔祥聿　包　洁　刘永林　刘芬芬
齐德生　羊　维　孙　静　杨　辉　杨莎莎
李业伟　李兆福　肖雯辉　何淼泉　汪　洋
汪　静　汪梅姣　张　琨　张丹丹　邵　丰
陈　盛　陈雷鸣　周明倩　赵艳霞　胡轩铭
涂继方　黄　琳　曹麦冬　曹灵勇　韩春雯
谢朵丽　谢冠群　鲍　玺

序

随着社会的发展，与人体免疫相关的疾病越来越多，由此一门新的临床学科——免疫病学应运而生。由于人体的免疫功能十分复杂，许多自身免疫性疾病，诸如系统性红斑狼疮、类风湿关节炎等，其确切的病因病机至今尚不清楚，因此西医临床多用糖皮质激素和免疫抑制剂等药物治疗，虽有疗效，但副作用多，病情易于反复。与此相对，中医药从整体把握，辨病与辨证相结合，在治疗免疫性疾病方面有一定的特色和优势。如干燥综合征、类风湿关节炎的轻型患者，可单纯用中医药治疗，能起到控制病情、改善症状的作用；而对一些病情较重的患者，采用中西医结合的治疗方法能提高疗效，减轻糖皮质激素、免疫抑制剂的毒副作用。这些均得到患者的认可。

浙江中医药大学原校长范永升教授和温成平教授领衔的团队长期以来从事风湿免疫病的基础与临床研究，先后获得原卫生部、国家中医药管理局的临床重点专科、重点学科和重点研究室等项目。“从毒瘀虚论治系统性红斑狼疮增效减毒方案构建与应用”曾获 2011 年国家科技进步二等奖。

本书系统整理了中医药有关免疫病的文献，并结合临床实际应用编撰而成。本书在总体论述免疫性疾病辨证治疗思路的基础上，归纳了免疫性疾病的常用中药与方剂，并分别从感染免疫病、风湿免疫病、变态反应病、肿瘤免疫病、移植免疫病、免疫缺陷病、儿童与老年免疫病、各临床专科免疫病（呼吸系统、心血管系统、消化系统、内分泌系统、血液系统、泌尿系统、神经系统、皮肤、生殖系统、五官）等方面比较系统地介绍了中医药辨证论治的理法方药以及研究的思路和方法。这对临床医生和研究人员拓宽视野、启发思路、指导治疗均有实用价值。是为序。

2018 年 6 月

编写说明

中医对免疫学很早就有认识，“疫”在《黄帝内经》已有记载，“免疫”一词最早见于明代《免疫类方》，与现代免疫学概念基本一致，两者均侧重于传染免疫。东晋葛洪《肘后备急方》中有关于狂犬脑敷治疗狂犬病的记载，称得上是世界免疫学的先驱。明代发明的人痘接种法——“鼻苗法”预防天花，被认为是世界上最早使用的人工免疫治疗方法。中医学认为，“真气从之，精神内守，病安从来”“正气存内，邪不可干”，此处“真气”“正气”与人体维持一切正常的功能活动及抗病的能力有关，相当于现代免疫学中的机体免疫力。此外，中医学特别重视阴阳平衡对机体健康的重要性，倘若阴阳失衡，则会导致免疫内环境紊乱而易发病。

本书分中医基础免疫学和中医临床免疫学两大部分，共 21 章，涉及 107 个病种。第一部分包括绪论、免疫学基础、临床免疫病、中医对免疫病的认识。第二部分包括感染免疫病、风湿免疫病、变态反应病、肿瘤免疫病、移植免疫病、免疫缺陷病、儿童与老年免疫病，以及各专科免疫病（淋巴细胞间质性肺炎等呼吸系统免疫病、特发性心包炎等心血管系统免疫病、自身免疫性肝炎等消化系统免疫病、亚急性甲状腺炎等内分泌系统免疫病、原发免疫性血小板减少症等血液系统免疫病、IgA 肾病等泌尿系统免疫病、多发性硬化等神经系统免疫病、银屑病等皮肤免疫病、免疫性不孕等生殖免疫病、过敏性结膜炎及变态反应性咽炎等五官免疫病）。本书可以作为中医教学、科研及临床工作者研究学习免疫学的参考书。

随着科技的进步与生命科学的发展，中医免疫病学正逐步发展，已经形成一个独立的学科，但迄今尚缺乏一本与该学科密切匹配的著作或教材。本书的完成，前后近五载，几易其稿，特别是在免疫病病种的筛选、中医病因病机、中医治疗方案、科研思路与方法、名医验案等方面进行了多次论证和修缮，也颇具特色。

在此，特别感谢中国工程院院士、中国中医科学院院长张伯礼教授百忙之中给予指导并赐序，也感谢国家中医药行业专项（2015468001）和浙江省重大科技专项（2014C03046－1）的资助和支持。

在整个编著和校对过程中，李海昌博士带领团队付出了大量时间和努力。尽管如此，仍深感时间仓促，加之极少数免疫病种的中医临床研究欠深，书中若有错误或不当之处，欢迎同道多提宝贵建议，以便再版时修订提高。

范永升　温成平

2018 年 7 月

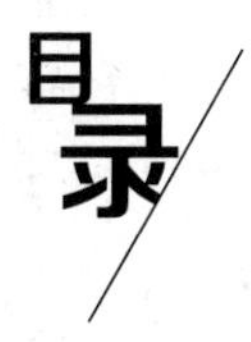

第一部分　中医基础免疫学

第二部分　中医临床免疫学

第一部分

中医基础免疫学

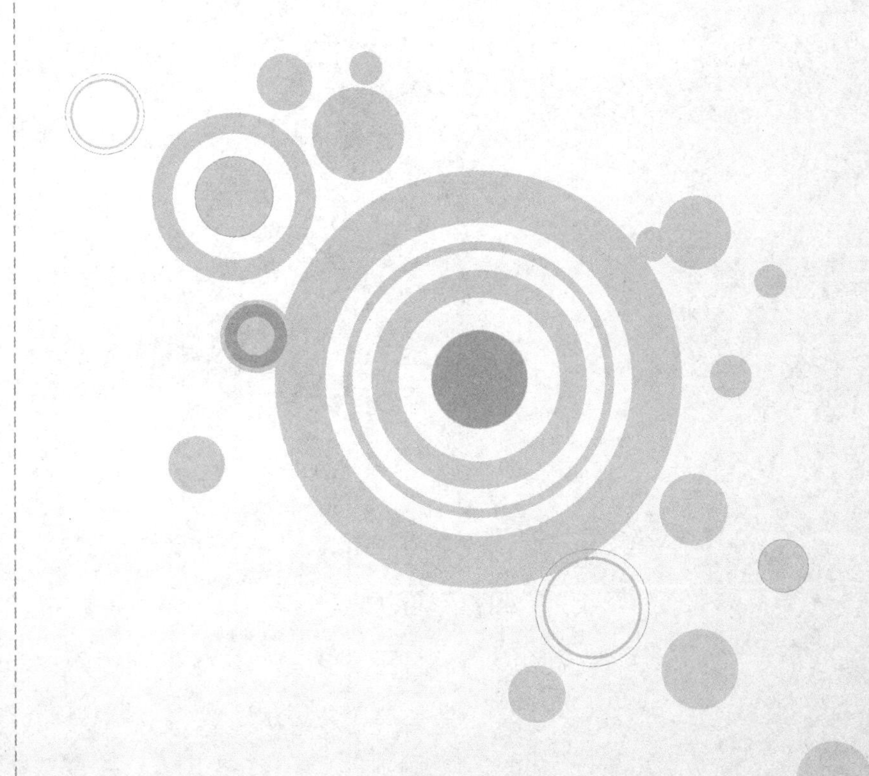

第一章　绪　论

第一节　中医免疫病的发展史

在西医学成为中国主流医学之前，中华民族几千年的繁衍生息主要依赖中医药来维系。中医药有其独特的理论体系，且形成早于近现代西医。中医学已被国内外公认为是一种和西医并存的医疗体系。现如今，人类在认识生命现象、理解健康与疾病的关系、预防和控制疾病发生等诸多方面仍存在许多不明之处。因此，中医药对免疫病的认知和研究仍具有很重要的意义。

中医学古代就有免疫学的概念。在两千年前的《黄帝内经》中提出“真气从之，精神内守，病安从来”“正气存内，邪不可干”，此处“真气”“正气”包括脏腑之气、经络之气及营卫之气等，它与人体维持一切正常的功能活动及抗病能力有关，即西医学中所谓的机体免疫力。因正气是由肾的先天之精气、脾运化吸收的水谷精微之气和肺吸入的自然界清气构成，所以中医学认为肾、脾、肺三脏与免疫功能的关系较大。老子《道德经》中的阴阳学是中医理论基础之一，阴阳学强调“阴阳失衡，百病杂陈”，其中就包括了免疫功能的平衡，免疫失衡者则易生病。《素问》首次区分“外邪致病”和“内伤致病”，其中内伤病包括免疫病、代谢病、内分泌病及诸多内科疾病等。《灵枢·百病始生》云：“风雨寒热，不得虚邪，不能独伤人。此必因虚邪之风，与其身形，两虚相得，乃客其形。”《素问·评热病论》之“邪之所凑，其气必虚”明确指出了“邪不能独伤人”。疾病的发生，必须具备“虚邪”与“身形之虚”，即外部与内部两个条件，其中“虚邪”只有通过“身形之虚”才能起致病作用。故“邪之所凑，其气必虚”“最虚之处，便是客邪之地”。

一、中医免疫病的历史回顾

1. 疼痛

疼痛是一种令人不快的感觉和情绪上的感受，伴随着现有的或潜在的组织损伤。对于风湿病患者来说，缓解疼痛是其迫切的愿望。

春秋战国时期中医对于疼痛的认识已经很深刻，认为疼痛是一种感觉，一种症状，一种病理生理和心理反应。《韩非子》认为疼痛“烦心不可支”，是难以描述、难以表达、难以名状的痛苦。《黄帝内经》中也有关于疼痛的描述，如痹病、腰痛、胃脘痛等。《素问·举痛论》认为："寒气客于经脉之中，与炅气相搏则脉满，满则痛而不可按。"《素问·至真要大论》曰："诸痛痒疮，皆属于心。"疼痛这种生理反应会受到社会心理因素的影响，因此也属于一种心理反应。不通则痛，不荣则痛是导致疼痛的基本病机。许多免疫学疾病都有疼痛的相关症状。

2. 痹证

《素问·痹论》曰："所谓痹者，各以其时，重感于风寒湿之气也。""风寒湿三气杂至，合而为痹也。"痹证分为行痹、痛痹、着痹三类，这三类痹证的形成与感受邪气的偏盛有密切关系。"其风气胜者为行痹，寒气胜者为痛痹，湿气胜者为着痹也。"

隋代巢元方强调体虚感邪是引起痹证的主要因素。如《诸病源候论·风湿痹身体手足不随候》云："人腠理虚者，则由风湿气伤之，搏于血气，血气不行则不宣，真邪相击，在于肌肉之间，故其肌肤尽痛。"《素问·痹论》认为："饮食居处，为其病本也。"又说："所谓痹者，各以其时，重感于风寒湿之气也。"《金匮要略》曾指出："病者一身尽疼，发热，日晡所剧者，名风湿。"《济生方》更明确指出："皆因体虚，腠理空疏，受风寒湿气而成痹也。"可见痹证的成因除感受风寒湿邪气之外，体质强弱亦起重要作用。明代《类证治裁》云："诸痹良由营卫先虚，腠理不密，风寒湿乘虚内袭。正气为邪所阻，不能宣行，因而留滞，气血凝涩，久而成痹。"

西医的关节炎可归属于痹证的范畴。关节炎泛指发生在人体关节及其周围组织，由炎症、感染、退化、创伤或其他因素引起的炎性疾病，可分为数十种。关节红、肿、热、痛、功能障碍及关节畸形是其主要症状。

3. 燥痹

历代古籍中无燥痹病名，但有关燥邪的论述较多。《黄帝内经》云："燥胜则干，津之为液，润肤充身泽毛，若雾露之溉，故津充则润，津亏则燥。"金元时期的李东垣云："气少津液不行，阳气虚衰，水津不能上承，口无津液之濡润，涎无水源之来源。"故出现口干、眼干症状。

明代《证治准绳·七窍门》所载"神水将枯"是对眼干症状较为详尽的记叙："视珠外神水干涩而不莹润……乃火郁蒸膏泽，故精液不清，而珠不莹润，汁将内竭，虽有淫泪盈珠，亦不润泽，视病气色，干涩如蜒蝣唾涎之光，凡见此症，必有危急。病来治之，缓失则神膏干涩，神膏干涩则瞳神危矣。"《目经大成》载"神气枯瘁"："掀睑细看，外面养睛神水有若蜗牛之涎，延游于黑白之间，徒光无润。须臾风轮内外，气象渐变枯败如死人，故曰神气枯瘁。急合睑，令渠静坐半晌，再掀再看状如前，少间始复……有病攻伐过多，神水亦致枯瘁，且转运白睛随皱。"

付宗翰提出的"燥毒症"十分接近西医的干燥综合征。燥盛不已，酝酿成毒，煎灼津液更益其燥。干燥综合征是一种侵犯外分泌腺体，尤以侵犯唾液腺和泪腺为主的慢性自身免疫性疾病，主要表现为口、眼干燥，也可有多器官、多系统损害。

4. 皮痹

《素问·痹论》首先提出"皮痹"的病名，指出皮痹的病因为风寒湿邪所致，且多发于秋季，"病久入深，荣卫之行涩，经络时疏，故不通，皮肤不营，故不仁。"又说："在于皮则寒。”还指出：“皮痹不已，复感于邪，内舍于肺。”说明皮痹不愈，反复感受外邪，病邪可以深入肺后形成肺痹。

《诸病源候论·风湿痹候》中说“风湿痹之状，或皮肤顽厚”“皮肤无所知”，对皮痹的临床症状做了进一步描述。

《圣济总录·皮痹》指出皮痹除皮肤表现外，还可以见到肢体与脏腑的症状，如项强背痛、四肢缓弱、胸满短气、言语声嘶、腹胀胁满、大便不利等。

现代医家多把皮痹作为一个独立的疾病并对其进行比较系统的论述。西医的硬皮病可以与皮痹互相参照，硬皮病表现为皮肤炎性、变性、增厚和纤维化，进而硬化和萎缩。此病可以引起多系统损害，其中系统性硬化除皮肤、滑膜、指（趾）动脉出现退行性病变外，消化道、肺、心脏和肾等内脏器官也可受累。

5. 肌痹

肌痹又称肉痹，其基本症状有肌肉疼痛，麻木不仁，甚至肌肉萎缩，疲软无力，手足不遂。《黄帝内经》对于肌痹已经有了较深的认识，《素问·长刺节论》曰：“病在肌肤，肌肤尽痛，名曰肌痹，伤于寒湿。”又对肌痹的症状做了补充：“肉痹之状，其先能食而不能充悦，四肢缓而不收持者是也。”《素问·痹论》曰：“肌痹不已，复感于邪，内舍于脾。”“脾痹者，四肢懈惰，发咳呕汁，上为大塞。”这里脾痹的症状也很像皮肌炎或多肌炎所出现的肌无力，吞咽障碍所引起的咳呛或呕吐的症状。

《诸病源候论》对本病的初期和后期症状加以描述，论曰：“人腠理虚者，则由风湿气伤之，搏于血气，血气不行则不宣，真邪相击，在于肌肉之间，故其肌肤尽痛。”“风湿之气客于肌肤，初始为痹，若伤诸阳之经，阳气行则迟缓，而机关弛纵，筋脉不收摄，故风湿痹而复身体乎足不随也。”

西医的肌炎、皮肌炎等可参照本病辨治。肌炎是指肌纤维及肌纤维之间结缔组织发生的炎症。皮肌炎属自身免疫性结缔组织疾病之一，是一种主要累及横纹肌，呈以淋巴细胞浸润为主的非化脓性炎症病变，可伴有或不伴有多种皮肤损害，也可伴发各种内脏损害。

6. 脉痹

脉痹一病，首见于《黄帝内经》，认为其发病是因为阳明有余，脉痹不已。《素问·四时刺逆从论》说：“阳明有余，病脉痹身时热。”张介宾注谓：“阳明者燥金之气也……故病脉痹。”说明阳明邪热亢盛，阴水亏耗，可造成经脉空虚。

《素问·痹论》有关于脉痿的论述，似应与脉痹互参。后世医籍，仅《圣济总录》《杂病源流犀烛》等书有脉痹专篇，大多数医籍均不以脉痹立论，有关脉痹的内容散见于其他病种中。

随着中医临床实践的不断进展，脉痹作为独立病种很有必要。西医学的结节性多动脉炎、结节性红斑、雷诺病等可与脉痹互参。结节性多动脉炎是一种累及中、小动脉的坏死性血管炎性疾病，可累及人体的任何器官。结节性红斑是一种主要累及皮下脂肪组织的急性炎症性疾病，多见于中青年女性。

7. 筋痹

筋痹一名，首见于《黄帝内经》，认为“以春遇此者为筋痹”，其发生多由于“少阳有余”。筋痹不已，可发展为肝痹。之后《中藏经》认为：“筋痹者，由怒叫无时，行步奔急，淫邪伤肝，肝失其气，因而寒热所客，久而不去，流入筋会，则使人筋急而不能行步舒缓也，故曰筋痹。”《诸病源候论》归其主要症状为：“凡四肢抽挛不得屈伸候。”《圣济总录》卷二十载：“《内经》曰：风寒湿三气杂至，合而为痹。又曰：以春遇此者为筋痹。其状拘急，屈而不伸是也。”《证治汇补》认为：“筋痹即风痹也。游行不定，上下左右，随其虚邪，与血气相搏，聚于关节，或赤或肿，筋脉弛纵。”

西医学的坐骨神经痛、肩周炎、腱鞘炎等可与筋痹参照。坐骨神经痛是以坐骨神经径路及分布区域疼痛为主的综合征。肩周炎以肩关节疼痛和活动不便为主要症状。腱鞘炎的主症是腕侧红肿、发热、压痛，关节肿胀，活动受限。

8. 骨痹

骨痹是指气血不足，寒湿之邪伤于骨髓的病证。《素问·痹论》曰：“风寒湿三气杂至，合而为痹也。不已，复感于邪，内舍于肾。”《素问·长刺节论》曰：“病在骨，骨重不可举，骨髓酸痛，寒气至，名曰骨痹。”《灵枢·寒热病》曰：“骨痹，举节不用而痛，汗注烦心。取三阴之经，补之。”《素问·气穴论》曰：“积寒留舍，荣卫不居，卷肉缩筋，肋肘不得伸，内为骨痹，外为不仁，名曰不足，大寒留于谿谷也。”《素问·经脉别论》曰：“故春秋冬夏，四时阴阳，生病起于过用，此为常也。”骨性关节炎起于筋骨过用。

《中藏经》详细分析了骨痹形成的病理机制，“骨痹者，乃嗜欲不节，伤于肾也”，强调肾虚是引邪入里的关键。清代《张氏医通》曰：“骨痹者，即寒痹、痛痹也。其证痛苦攻心，四肢挛急，关节浮肿。”说明骨痹疼痛较著。

西医学的类风湿关节炎、强直性脊柱炎、骨关节炎等病种出现骨痹的主症时，可与骨痹参照。类风湿关节炎表现为外周关节的非特异性炎症，患病关节及其周围组织呈现进行性破坏，并致使受损关节发生功能障碍，关节肿痛、晨僵、畸形是其主症。强直性脊柱炎是一种主要侵犯脊柱，并累及骶髂关节和周围关节的慢性进行性炎性疾病，主要症状表现为腰、背、颈、臀、髋部疼痛，关节肿痛，脊柱畸形，关节强直。骨关节炎是由于关节退行性变，以致关节软骨被破坏而引起的慢性关节病，受累关节可有持续性隐痛，活动增加时加重，休息后好转。

9. 热痹

热痹由风邪外袭，湿热留注经络而致。临床症状为发热口渴，关节红肿热痛，不可触摸。《素问·痹论》曰：“风寒湿三气杂至，合而为痹也。其热者，阳气多，阴气少，病气胜，阳遭阴，故为热痹。”

风湿热属于中医学热痹范畴。它是一种易反复发作的全身性疾病，是主要累及结缔组织的胶原纤维和基质的非化脓性炎症，以风湿小结为特征，主要侵犯心脏、关节，亦可累及皮肤、脑组织、血管和浆膜。

10. 狐惑病

汉代张仲景《金匮要略》对本病有专篇论述，可以作为本病的原始资料。文中指出：“狐惑之为病，状如伤寒，默默欲眠，目不得闭，卧起不安，蚀于喉为惑，蚀于阴为狐，不欲饮食，恶闻食臭，其面目乍赤、乍黑、乍白。蚀于上部则声喝……蚀于下部则咽干。”

“病者脉数，无热，微烦，默默但欲卧，汗出，初得之三四日，目赤如鸠眼。”这是本病的基本症状和体征。路志正说：“蚀于喉不仅指咽喉，当包括口唇、舌体等处的溃疡在内。”

《诸病源候论·伤寒病诸侯下·伤狐惑候》论述狐惑云：“夫狐惑二病者，是喉、阴之为病也。初得状如伤寒，或因伤寒而变成斯病……此皆由湿毒气所为也。”明代赵献可云：“湿热久停，熏腐气血而成癖浊。”

西医学的白塞病可与狐惑病参照。白塞病是一种全身慢性疾病，基本病理改变为血管炎，临床以复发性口腔溃疡、生殖器溃疡、皮肤和眼部病变最为常见，但全身各脏器均可受累。

11. 肉苛

《素问·逆调论》记载：“帝曰：人之肉苛者，虽近衣絮，犹尚苛也，是谓何疾？岐伯曰：荣气虚，卫气实也，荣气虚则不仁，卫气虚则不用，营卫俱虚则不仁且不用，肉如故也，人身与志不相有，曰死。”

西医学的末梢神经炎、雷诺病（症）等可归为肉苛的范畴。雷诺病是指肢端动脉阵发性痉挛，常于寒冷刺激或情绪激动等因素影响下发病，表现为肢端皮肤颜色间歇性苍白、紫绀和潮红的改变，一般以上肢较重，偶见于下肢。

12. 鹤膝风

鹤膝风又称膝游风、游膝风、鹤节、膝眼风、膝病、鼓槌风等，主要特点为两膝关节明显肿大，腿细膝粗，如鹤之状，部分患者可同时合并有小关节的病变。鹤膝风病名始于明《证治准绳》。该书指出：“若两膝内外皆肿，痛如虎咬之状，寒热间作，肢渐细小，膝愈肿大，名鹤膝风。”《医学大辞典》说：“此病由三阴亏损，寒湿浸于下焦而成，上下腿细，唯膝肿大，形如鹤膝。初起寒热交作，痛如虎咬，不能步履。”《类证治裁》说：“膝者筋之府，屈伸不利，两膝奎肿，内外皆痛，腿细膝粗，如鹤之膝，是名鹤膝风，多由足三阴经亏损，风邪乘之使然，治在活血荣筋，兼理风湿。”《辨证录》说：“人有足胫渐细，足膝渐大，骨中痛，身渐瘦弱，人以为鹤膝之风，谁知水湿之入骨乎？”以上经文说明了鹤膝风病名的含义、病因病机及发病特点。

13. 阴阳毒（系统性红斑狼疮）

从系统性红斑狼疮的临床表现来看，以皮肤损害为主。面部皮肤出现红斑时，应以“鬼脸疮”“蝴蝶疮”“阳毒发斑”辨证论治，如《金匮要略》指出：“阳毒之为病，面赤斑斑如锦文，咽喉痛，唾脓血。”如血小板减少或血管炎出现皮下者，症状如同《外科正宗》一书中记载的“葡萄疫，其患……郁于皮肤不散，结成大小青紫斑点，色如葡萄，发在遍体头面”。

（1）肾阴亏虚乃发病之本，肾虚是系统性红斑狼疮发病的内因。《灵枢·百病始生》云：“风雨寒热不得虚，邪不能独伤人，猝然逢疾风暴雨而不病者，盖无虚。故邪不能独伤人。”所谓正气存内，邪不可干。禀赋不足、肾虚阴亏是系统性红斑狼疮发病的内在因素，起决定性作用。

系统性红斑狼疮患者先天禀赋不足，精血亏损，脏腑阴阳失调，《素问·生气通天论》曰：“阳强不能密，阴气乃绝；阴平阳秘，精神乃治；阴阳离绝，精气乃绝。”肾阴不足，阴阳失调，脏腑功能紊乱，疾病由此而生。久病阴血暗耗，阴损及阳，阴阳失调而发病。正所谓：“虚邪之至，害必伤阴。”“无论阴阳，凡病至极，皆所必至，总由真阴之败耳。”

（2）瘀毒内蕴为致病之标，瘀血症贯穿于系统性红斑狼疮病程的始终。外感六淫之邪，结于血分郁而化毒，《医林改错·积块论》云：“血受寒，则凝结成块；血受热，则煎熬成块。”《瘟疫论》曰：“邪热久，无由以泄，血为热搏，留于经络，败为紫血。”热毒之邪煎灼津液，津亏不能使血行或血受煎炼而成血瘀；或由于热毒迫血妄行，离经之血而为瘀。

（3）系统性红斑狼疮患者常有：①腰膝酸痛、劳累加重，中医学认为，“腰为肾之府”，肝肾精血不足，无以荣养，故腰酸膝软；遇劳作病者多属虚证。②反复出现口腔溃疡、复发性口疮，中医多责之阴虚火旺，治以养阴泻火。③脱发，“肾者，其华在发，肾虚则发不荣矣”。虽发为血之余，然精血互生，肾精亏虚、阴血不足，故发枯易落。脱发因血热生风、痰湿浸渍者固有之，而肾虚不荣更为常见。④水肿、蛋白尿、血尿。肾为水脏，司开阖，故有“肾为水之主”之说，狼疮肾炎患者之足附肿胀，多因肾阴亏虚、阴损及阳，蒸化无权，水湿乃成。病之成由于肾阳，病之本源于阴虚。《实用中医风湿病学》论本症谓：“与其他疾病引起的水肿、腹水之脾肾两虚证不同，本证由阴虚内热演变而来，当为阴阳两虚证。”蛋白尿则因肾失封蛰，精微外渗；血尿多由虚火灼络，络损血溢而致；颜面潮红升火，阴虚火旺，火性炎上，故为此症。

狼疮肾炎患者多有高血压，出现头痛或眩晕，多属肝阳夹湿毒上犯。肾属水，肾阴不足，水不涵木，则肝木失于柔顺条达，导致肝阳上亢。

二、中医发明免疫接种的历史回顾

根据《晋书》记载，东晋道教炼丹家、医学家葛洪《肘后备急方》中记载有“疗猘犬咬人方”。“猘”音制，“猘犬”，即疯狗或狂犬。“方”中说：“仍杀咬犬，取脑傅之，便不复发。”19世纪法国著名医学家巴斯德试验证明，狂犬大脑中含有大量狂犬病毒。他运用“以毒攻毒”和“弱能抗强”的思想，利用患狂犬病的家兔脊髓制成预防狂犬病的疫苗，获得巨大成功。葛洪“疗猘犬咬人方”取狂犬脑敷于被咬者伤口的办法，与巴斯德注射狂犬疫苗预防狂犬病，所采取的原理是相同的。然而，葛洪的药方比巴斯德的疫苗要早1500多年。巴斯德被誉为近代免疫学的创立者，葛洪则是世界免疫疗法的先驱者。

《肘后备急方》还记载有“沙虱”一条。沙虱，就是幼时的恙虫，形似小红蜘蛛，叫恙螨。葛洪描述了沙虱生活形态及恙虫病的临床症状和预后等，并指出此病见于岭南。隋代太医巢元方等编撰的《诸病源候论》提到，将携带病原的恙螨研磨成细屑冲服，可以治疗恙虫病，其作用机制包含“被动免疫”的思想。直到20世纪20年代，西方医学家才逐渐发现恙虫病的病原，它是一种介于细菌和病毒之间的微生物，称为“立克次体”。

防天花的接种人痘法是古代中国人工免疫的最大成就，接种人痘法是预防天花最有效的方法，有效地预防了天花的蔓延。天花的记载始于东晋葛洪的《肘后备急方》，“虏疮”“浸淫疮”“豌豆疮”“登豆疮”“疱疮”“豆疮”“斑豆疮”“麸豆疮”等都是天花的别称。在与传染性极强的天花病斗争中，我们的祖先发现染上天花而侥幸存活者可以终生太平，寿至百岁，故又称天花为“百岁疮”。这就是说，得过天花病者能够终生免疫。在这个基础上，有些医学家依据“以毒攻毒”的思想，发明了人痘接种术。至明末清初，人痘接种术就相当普遍了。尤其是清代《医宗金鉴·幼科种痘心法要旨》一书的刊刻发行，彻底改变了明末个人保存痘苗、秘不传人，以营私利的局面。在亚洲，朝鲜、日本等国的人痘接种术是18世纪中叶直接由中国传去的。英国医生纳琴受人痘接种术的启发，发明牛痘苗预防天花并于1798年获得成功。牛痘很快成为世界各国预防天花的有力武器，这一新发明不久返回到人痘故乡中国，并迅速传播，清朝晚期，牛痘施种局已遍设全国。

第二节 西医免疫病的发展史

免疫病学是一门新的基础与临床学科。近年来，随着分子免疫学的迅猛发展，国内外在临床免疫学研究，尤其是自身免疫病和免疫缺陷病等方面有质的突破。

“免疫”一词，最早见于明代医书《免疫类方》，指的是“免除疫疠”，也就是防治传染病的意思。免疫原本是机体的一种保护性生理反应，其作用是识别“自己”和“非己”并排除抗原性“异物”（如病原生物及其产物、衰老的自身细胞、突变产生的异常体细胞等），以维持机体内环境的平衡与稳定。免疫病是因免疫系统组织结构和免疫器官生理功能出现紊乱、损伤或者变异，进而产生一系列的症状、体征和实验室检查异常。研究探索免疫病的发生发展、临床过程和治疗反应的学科称为免疫病学，也称为免疫系统疾病学。临床把明确有免疫系统病变，疾病过程并不具体表现为某一系统或某一脏器损伤，而是表现为多个靶系统损伤的免疫病称为免疫专科病，以往也称为“器官非特异性自身免疫病”，这是免疫病中核心疾病范围。临床把尚不能明确免疫结构有原发病变，疾病过程具体表现为其他某一系统或某个脏器的免疫相关病变的免疫病称为专科免疫病，也有学者称为“器官特异性自身免疫病”。免疫病还包括免疫缺陷病、变态反应病、免疫系统肿瘤、淋巴管和淋巴结病等，是临床免疫学中的重点研究内容。临床免疫学和基础免疫学共同构成医学免疫学，其中基础免疫学研究包括免疫系统的解剖、组织、发生、发育、生理、生化等分支，是临床免疫学的发展和研究基础，而临床免疫学研究范畴包括免疫病理、药理、诊断和治疗。

一、西医免疫病发展史

1. 常见免疫病西医进展回顾

公元前460年~公元前337年，Hippocrater最早描述“风湿”和“体液论”。

1800年，A. J Lander Beavais最早描述9例类风湿关节炎。

1808年，David Dundas提出“风湿热”。

1819年，John Bostock报告第1例枯草热（花粉症）。

1822年，Biett报告第1例系统性红斑狼疮。

1827年，Richard Bright描述第1例肾小球肾炎。

1831年，J. Elliotson报告花粉症。

1842年，W. D. Chowne首次确切描述小儿硬皮病。

1846 年，James Startin 首次描述成人硬皮病。

1856 年，Savory 与 Kussmaul 报告多发大动脉炎。

1860 年，Bazin 提出银屑病关节炎亚型。

1861 年，Prosper Meniere 报告梅尼埃病。

1863 年，Ernst L. Wagner 首次提出多发性皮肌炎。

1866 年，Kussmaul 和 Maier 首次描述结节性多动脉炎。

1869 年，Charles Harrison Blackley 创立变应原皮肤划痕试验。

1875 年，Wilks 和 Moxon 首次报告溃疡性结肠炎。

1877 年，Jonathon Hutchinson 首次报告结节病。

1884 年，Louis Duhring 报告麸质敏感性肠病。

1886 年，John K. Spender 提出骨关节炎。

1888 年，William Bruce 描述了风湿性多肌痛症。

1888 年，W. B. Hadden 首次报告干燥症。

1890 年，Emil von Behring 和 Kitasato 发现白喉抗毒素，开创血清疗法。

1890 年，Jonathon Hutchinson 首次描述巨细胞动脉炎。

1891 年，Heinrich Unverricht 首次提出皮肌炎。

1894 年，Targett 首次描述多中心网状组织细胞增生症。

1902 年，Portier 和 Richet 首次报告过敏现象。

1903 年，Arthus 提出超急性炎症反应。

1906 年，Von Pirquet 提出变态反应概念。

1906 年，Pirquet 和 Schck 阐述血清病。

1908 年，Mikito Takayasu 报道大动脉炎。

1911 年，Noon 首次用小剂量花粉脱敏疗法治疗过敏性鼻炎。

1912 年，Hakaru Hashimoto 首次报告桥本甲状腺炎。

1913 年，Munk F 首次描述微小病变肾炎。

1917 年，Reiter 首次描述赖特综合征。

1919 年，Goodpasture 首次报道肺肾出血综合征。

1922 年，Kaznelson 提出纯红细胞再生障碍性贫血。

1924 年，Delbet 报告原发性硬化性胆管炎。

1927 年，Jaksch 报告复发性多发软骨炎。

1931 年，Heinz Klinger 首次描述韦格纳肉芽肿。

1932 年，Crohn 首次描述克罗恩病。

1933 年，Dawson 首次描述亚急性硬化性全脑炎。

1935 年，Hamman 和 Rich 提出特发性肺间质肺炎。

1937 年，Hulusi Behcet 首次报告贝赫切特综合征。

1937 年，Wiskott 首次报告湿疹血小板减少免疫综合缺陷病，1954 年 Aldrich 证明了该病是 X 连锁隐性遗传，故命名 Wiskott Aldrich Syndrome，简称 WAS。

1938 年，Dameshek 和 Schwartz 提出溶血性贫血存在溶血素假说。

1939 年，Rackemann 和 Greene 首次描述嗜酸粒细胞肉芽肿性血管病。

1943 年，Chediak 首次描述 Chediak - Higashi 综合征。

1948 年，Davson 首次报告显微镜下多血管炎。

1950 年，Glanzmann 和 Riniker 首次报告粒细胞缺陷病。

1950 年，Waldenstrom 首次提出自身免疫性肝炎。

1952 年，Ogden Bruton 报告首例先天性丙种球蛋白缺乏症。

1953 年，Dacie 提出自身免疫性溶血性贫血。

1954 年，Sanford 报告普通变异型免疫缺陷病。

1956 年，Crow 首次报告 POEMS 综合征。

1956 年，Kostmann 报告首例严重先天性中性粒细胞减少症。

1957 年，Berendes 报告首例慢性肉芽肿吞噬细胞缺陷病。

1960 年，Alper 和 Rosenfetd 报告第一例血浆补体缺乏病。

1965 年，Omenn 首次报告 Rag1/Rag2 缺陷病。

1965 年，DiGeorge 首次报告胸腺发育不全病。

1966 年，Berger 首次报告 IgA 肾病。

1967 年，Tomisacu Kawasaki 首次报告川崎病。

1968 年，Walter H. Hitzig 提出严重联合免疫缺陷病。

1969 年，Hamblleton 报告 X 连锁淋巴组织增生综合征。

1971 年，Eric Bywaters 首次报告成人 Still 病。

1971 年，Izzet A. Berkel 报告 C1q 缺乏。

1972 年，Sharp 首次报告混合性结缔组织病。

1975 年，Eloise Gilbert 报告 1 例嘌呤核苷酸磷酸化酶缺陷症。

1975 年，Dobrin 报告急性肾小管间质肾炎伴葡萄膜炎综合征。

1978 年，McCabe 首次提出自身免疫性感音神经性耳聋。

1980 年，Carwile E. Leroy 提出未分化结缔组织病。

1981 年，发现首例 AIDS 患者。

1982 年，Daries 报告 ANCA 阳性肾小球肾炎。

1982 年，Mathur 最先检测出子宫内膜异位症患者血清中抗子宫内膜抗体。

1987 年，Harris 提出抗磷脂综合征。

1989 年，Chaim M. Roifman 描述 1 例 ZAP - 70 激酶缺陷症。

1995 年，美国国家卫生署命名自身免疫性淋巴细胞增生综合征。

2005 年，Costabel U 和 Guznan J 报道了肺泡蛋白沉积症。

2006 年，Ismail Reisli 报告 CD19 缺陷病。

2. 免疫学相关诺贝尔奖回顾

免疫学研究在医学领域具有特殊地位，诺贝尔生理学或医学奖见证了免疫学发展的整个历程。

1901 年，Emilvon Behring 发现抗生素。

1905 年，Robert Koch 创血清疗法，发现病原菌。

1908 年，Paul Ehrlich 创立体液免疫学说，提出抗体生成侧链学说；Elie Metchnikott 发现细胞吞噬作用。

1913 年，Charles Richet 发现过敏反应。

1919 年，Jules Bordet 发现补体概念。

1930 年，Karl Landsteiner 发现人 ABO 血型系统。

1960 年，Frank M. Burnet 和 Peter B. Medawar 提出细胞克隆选择学说。

1972 年，Gerald M. Edelman 和 Rodney R. Porter 阐明了免疫球蛋白的化学结构。

1977 年，Rosalyn S. Yalow 创立放射免疫分析技术。

1980 年，Jean Dausset 发现人白细胞抗原；George Snell 发现小鼠 H－2 系统；Baruj Benacerraf 发现免疫应答遗传控制。

1984 年，NielsJerne 提出天然抗体选择学说和免疫网络学说；Georges F. Kohler 创立单克隆抗体技术；Cesar Milstein 创立单克隆抗体技术及 Ig 遗传学研究。

1987 年，Susumn Tonegawa 提出抗体基因及抗体多样性遗传机制。

1990 年，Edward D. Thomas 开创骨髓移植；Joseph E. Murray 完成首例肾移植。

1996 年，Peter C. Doherty、Rolf M. Zinkernagel 提出 MHC 生物学功能。

2002 年，Sydney Brenner、H. Robert Horvitz、John E. Sulston 阐明细胞凋亡的分子机制。

2007 年，Mario R. Capecchi、Oliver Smithies 和 Martin J. Evans 发明“基因靶向”技术。

2008 年，Harald zur Hausen 发现某些类型人乳头状瘤病毒（HPV）是宫颈癌病原体，Francoise Barré－Sinoussi 和 Luc Montagnier 发现人类免疫缺陷病毒（HIV）。

2011 年，Bruce A. Beutler、Jules A. Hoffmann 和 Ralph M. Steinman 发现免疫系统激活的关键原理。

2016 年，Yoshinori Ohsumi 发现细胞自噬机理。

3. 免疫学经历的四个迅速发展阶段

（1）1876 年后，多种病原菌被发现，用灭活及减毒的病原体制成疫苗，预防多种传染病，使疫苗得以广泛发展和使用。

（2）1900 年前后，抗原与抗体的发现揭示出“抗原诱导特异抗体产生”这一免疫学的根本问题，促进了免疫化学的发展及抗体的临床应用。

（3）1957 年后，细胞免疫学的兴起，人类理解到特异免疫是 T、B 淋巴细胞对抗原刺激所进行的主动免疫应答的结果，理解到细胞免疫和体液免疫的不同效应与协同功能。

（4）1977 年后，随着分子免疫学的发展，人们得以从基因活化的分子水平理解抗原刺激与淋巴细胞应答类型的内在联系与机制。近三四十年来，免疫学的研究不断取得突破，在前所未有的广度和深度上影响了现代医学的发展进程。现代免疫学研究对免疫系统结构与功能关系的认识不断深入，如免疫细胞的凋亡及免疫细胞发育、活化、分化过程中细胞内信号传导等已成为生命科学研究的热点和前沿领域；对神经－内分泌－免疫网络这三大调节系统相互作用的研究已进入分子水平，人们对机体内环境稳定机理的认识亦进入一个新阶段，大大促进了人体科学的发展；免疫学向基础医学各学科和临床各学科的渗透交叉，极大地推动了细胞生物学、组织学、解剖学、药理学、微生物学与寄生虫学等基础学科的发展，产生了免疫血液学、肿瘤免疫学、移植免疫学、变态反应与自身免疫病学等分支学科；免疫学的蓬勃发展也促进了生物高新技术的发展，对疾病的预防和治疗产生了深远的影响，创造了巨大的社会和经济效益。

二、神经 - 免疫 - 内分泌网络学说

“神经 - 免疫 - 内分泌网络”（neuro - endocrine - immunity net，NEI 网络）自 1977 年由 Basedovsky 正式提出以来，随着研究的深入和新发现的涌现，逐渐形成了神经、内分泌、免疫三大系统相互交叉、相互渗透的跨学科研究领域。国内中西医结合学者在将经络、脏腑理论等与 NEI 网络的比较研究中发现，NEI 网络是中西医理论体系相互整合的重要手段和方法，取得了大量积极的实验和理论成果。

1. 神经 - 免疫 - 内分泌学说的发展

人类对于神经、免疫、内分泌三大系统之间关系的感性认识可以追溯到古代，如中医对七情致病的认识。随着医学的发展，人们对三大系统之间关系的认识更加深刻，特别是 1936 年 Selye 发现了体内存在的“应激”反应，证明了内分泌系统对免疫系统的影响。此后关于神经系统对免疫系统的影响，免疫系统对神经、内分泌系统的影响中发现，机体内存在神经、免疫、内分泌系统之间的复杂关系。其主要表现为：①众多的神经递质、神经肽及激素，在体和离体条件下，都可影响免疫细胞及免疫应答的多个环节；②免疫细胞膜上及胞内有多种神经递质、神经肽或激素的受体表达；③免疫细胞可合成某些神经肽或激素；④神经细胞及内分泌细胞均可合成及分泌免疫分子（如细胞因子等），且细胞因子对内分泌影响也极为广泛；⑤神经内分泌及免疫系统间存在双向往返的反馈联系；⑥许多临床疾病的发生和发展与神经免疫和内分泌系统间的交互作用密切相关。

2. 神经 - 免疫 - 内分泌学说的主要内容

（1）*神经、免疫、内分泌系统间的关系* 高等动物的机体是由诸多系统有机组合而成的结构和功能整体，这些系统可分为两类：①主要执行机体的营养、代谢及生殖等基本生理功能，包括血液循环、呼吸、消化及泌尿生殖等系统。②广泛分布的神经、免疫、内分泌系统则起着支配、调节上述各系统活动，参与机体防御及控制机体生长发育等重要作用，构成机体的另一枢纽性系统。

（2）*神经、内分泌系统对免疫系统的调控* 广义上讲，所有的内分泌功能均受神经系统的直接或间接支配，故将神经和内分泌系统以神经内分泌表示。神经内分泌对免疫系统的影响是通过激素、神经肽、神经递质实现的，其对免疫功能调控的生物学基础包括：①免疫组织及器官受到交感、副交感和肽能神经等的支配，这些神经支配有突触或非典型突触两种方式。②在免疫器官和免疫细胞上有神经递质及神经肽受体的分布。③免疫细胞合成神经肽或激素。各种激素、神经肽、神经递质等神经内分泌信息分子可通过经典内分泌、旁分泌、神经分泌或自分泌等方式影响或调节免疫应答，参与某些免疫病理过程。

3. 免疫系统对神经内分泌系统的调控

免疫系统对神经内分泌系统的调控主要反映在：①免疫应答的发生和发展可影响中枢

及外周神经系统功能活动及经典激素的分泌；②神经内分泌组织及细胞有多种免疫因子的受体表达；③免疫因子，如白细胞介素可在神经内分泌组织中稳定合成或诱发产生；④免疫因子借助受体发挥其对神经内分泌系统的广泛影响。

4. 神经－免疫－内分泌的调节环路

各种活性因子对神经、免疫、内分泌系统的作用，以比较完整的环路为单位，其间构成复杂交错的反馈网络，这些环路具有调节精确、放大整合效应、自限性及级联反应等特点。经典的NEI网络环路，包括下丘脑－垂体前叶－肾上腺皮质与Mo－Mφ（单核－巨噬细胞）环路、下丘脑－垂体前叶－肾上腺皮质与胸腺环路、下丘脑－垂体前叶与胸腺环路、下丘脑－垂体前叶－性腺轴系与胸腺环路等。

【参考文献】

[1] 张源潮．免疫病学［M］．北京：科学出版社，2011.

[2] Kenneth Murphy. Janeway's Immunobiology［M］. 8th. England：Taylor & Francis，2012.

[3] Besedovsky H，Sorkin E. Network of immune－neuroendocrine interactions［J］. Clin Exp Immunol，1977，27（1）：1－12.

[4] 赵益业，邹旭，邓铁涛．从神经内分泌免疫网络理论试论中医学五脏相关理论［J］．广州中医药大学学报，2006，23（5）：433－436.

[5] 金伯泉．细胞和分子免疫学［M］．西安：世界图书出版公司，1998.

[6] 严灿．中医五脏调控系统与机体稳态［J］．云南中医学院学报，2004，27（2）：9－10.

[7] 司兆华，王进．中医阴阳学说与神经内分泌免疫网络关系初探［J］．山西临床医药，1996，5（2）：129－131.

[8] 赵益业，文旺秀，严夏．中医学五脏的现代研究及内涵探讨［J］．光明中医，2000，15（2）：4－8.

[9] 王中琳．中医心身疾病研究态势评析［J］．中医药学刊，2003，21（10）：1662－1704.

[10] 朱向东，田文景，李兰珍．"心主神明"与"脑主神明"的再认识［J］．中国中医基础医学杂志，2003，9（6）：16－17.

[11] 王朝勋，郑洪新，王继伟，等．怒伤肝与神经－内分泌－免疫系统失调探析［J］．辽宁中医杂志，1997，24（5）：205－206.

[12] 沈丕安．现代中医免疫病学［M］．北京：人民卫生出版社，2003.

[13] Jara LJ，Navarro C，Medina G，et al. Immune－neuroendocrine interactions and autoimmune diseases［J］. Clin Dev Immunol，2006，13（2－4）：109－123.

[14] Petrovsky N. Towards a unified model of neuroendocrine－immune interaction［J］. Immunol Cell Biol，2001，79（4）：350－357.

[15] Reichlin S. Neuroendocrine－immune interactions［J］. N Engl J Med，1993，329（17）：1246－1253.

[16] Maren S, Fragala, William J, et al. Neuroendocrine – immune interactions and responses to exercise [J]. Sports Med, 2011, 41 (8): 621 – 639.

[17] Padro CJ, Sanders VM. Neuroendocrine regulation of inflammation [J]. Seminars in Immunology, 2014, 26 (5): 357 – 368.

[18] 田新平，张奉春，曾小峰，等．从北京协和医院风湿免疫科的成长看中国风湿免疫病学科的发展 [J]. 协和医学杂志，2010, 1 (2): 121 – 124.

[19] Xiong T, Turner J E. Innate lymphoid cells in autoimmunity and chronic inflammatory diseases [J]. Seminars in Immunopathology, 2018, 3: 1 – 14.

[20] Bigley V, Barge D, Collin M. Dendritic cell analysis in primary immunodeficiency [J]. Curr Opin Allergy Clin Immunol, 2016, 16 (6): 530 – 540.

[21] Naik S, Perie L, Zwart E, et al. Diverse and heritable lineage imprinting of early haematopoietic progenitors [J]. Nature, 2013, 496 (7444): 229 – 232.

[22] Sonnenberg GF, Artis D. Innate lymphoid cells in the initiation, regulation and resolution of inflammation [J]. Nat Med, 2015, 21 (7): 698 – 708.

[23] Yang SH, Gao CY, Li L, et al. The molecular basis of immune regulation in autoimmunity [J]. Clin Sci, 2018, 132 (1): 43 – 67.

[24] Barth ND, Marwick JA, Vendrell M, et al. The "Phagocytic Synapse" and Clearance of Apoptotic Cells [J]. Front Immunol, 2017, 4 (8): 1708.

[25] Höftberger R, Lassmann H. Immune – mediated disorders [J]. Handb Clin Neurol, 2017, 145: 285 – 299.

[26] 陆建武，段永强，殷世鹏．从"正气"论脾胃与非特异性免疫之间功能的相关性 [J]. 甘肃中医药大学学报，2016, 33 (6): 31 – 33.

[27] 任保印．浅述脾肾与正气及免疫调节的关系 [J]. 陕西中医，2008, 29 (7): 847 – 849.

[28] 曾庆波，李政木，张琳．浅谈正气与现代免疫关系 [J]. 新中医，2008, 40 (6): 112.

第二章　免疫学基础

第一节　免疫系统的基本功能

免疫系统是机体识别抗原和危险信号后引发免疫应答，发挥免疫效应和最终维持自身稳定的组织系统。机体免疫系统的主要生理功能可归纳为免疫防御、免疫自稳和免疫监视。

1. 免疫防御

防止外来病原体（如细菌、病毒、真菌等病原微生物及寄生虫）的入侵及清除已侵入病原体及其他有害物质，此功能过低或缺如，易发生免疫缺陷病；但若应答过强或持续时间过长，则可能导致机体的组织损伤或功能异常，发生超敏反应。

2. 免疫自稳

识别和清除自身衰老、损伤的组织和细胞，通过免疫耐受和免疫调节两种主要的机制维持内环境稳定，此功能异常会导致自身免疫性疾病的发生。

3. 免疫监视

杀伤和清除机体内异常突变细胞和病毒感染细胞等“非已”成分，此功能低下可导致机体肿瘤的发生及病毒持续性感染。

第二节　免疫系统的组成

人体有一个完善的免疫系统来执行免疫功能，生理学意义上的免疫系统包括免疫器官、免疫细胞和免疫分子三个层次。见表2－1。

表2－1　机体免疫系统组成

免疫器官		免疫细胞	免疫分子	
中枢	外周		膜型分子	分泌型分子
胸腺	脾脏	固有免疫细胞	TCR	免疫球蛋白
骨髓	淋巴结	吞噬细胞	BCR	补体
	黏膜相关淋巴组织	树突状细胞	CD分子	细胞因子
	皮肤免疫系统	NK细胞	黏附分子	
		NK T细胞	MHC分子	

续表

免疫器官		免疫细胞	免疫分子	
中枢	外周		膜型分子	分泌型分子
		其他	CKR	
		适应性免疫细胞		
		T 细胞		
		B 细胞		

一、免疫器官和组织

免疫器官按其发生和功能不同，可分为中枢免疫器官和外周免疫器官，二者通过血液循环及淋巴循环相互联系。中枢免疫器官由骨髓和胸腺组成，是免疫细胞产生、发育、分化、成熟的场所。多能造血干细胞在这些部位产生，并发育、分化、成熟为免疫细胞，成熟的免疫细胞通过血液循环输送至外周免疫器官。外周免疫器官由淋巴结、脾脏、黏膜相关淋巴组织及皮肤相关淋巴组织等组成，是成熟淋巴细胞定居的场所，也是淋巴细胞接受抗原刺激产生免疫应答的主要部位。

1. 中枢免疫器官

（1）骨髓　骨髓是人和其他哺乳动物胚胎后期及成年期重要的造血器官，也是各类免疫细胞发生及成熟的场所，是机体重要的中枢免疫器官。

骨髓位于骨髓腔中，分为红骨髓和黄骨髓。红骨髓由造血组织和血窦构成，具有活跃的造血功能。造血组织主要由造血细胞及包括网状细胞、成纤维细胞、血管内皮细胞、巨噬细胞等多种细胞在内的基质细胞组成。由基质细胞及其所分泌的多种细胞因子与细胞外基质共同构成了造血细胞赖以分化发育的微环境，即造血诱导微环境。在特定微环境中，造血干细胞（hematopoietic stem cell，HSC）分化为不同定向干细胞，进而分化为髓样祖细胞和淋巴样祖细胞。髓样祖细胞进一步分化成熟为粒细胞、单核细胞、树突状细胞和血小板，而淋巴样祖细胞则进一步发育为各种淋巴细胞（T 细胞、B 细胞、NK 细胞）的前体细胞。

骨髓是 B 细胞和自然杀伤细胞（natural killer cell ，NK 细胞）分化成熟的场所。在骨髓中产生的各种淋巴样祖细胞分化为祖 B 细胞和祖 T 细胞。祖 B 细胞在骨髓中继续分化为成熟 B 细胞，部分淋巴样干细胞则在骨髓中依赖骨髓基质细胞进一步分化为成熟 NK 细胞，而祖 T 细胞随血液循环进入胸腺后，在胸腺微环境诱导下进一步分化为成熟 T 细胞。

骨髓是发生再次体液免疫应答和产生抗体的主要部位，因此，骨髓兼有中枢和外周免疫器官的功能。

由于骨髓是人体极为重要的造血器官和免疫器官，因此骨髓功能缺陷时，不仅严重损害机体的造血功能，而且会造成严重的细胞免疫和体液免疫功能缺陷。

（2）胸腺　胸腺是 T 细胞分化、发育、成熟的主要场所。胸腺分左右两叶，表面覆盖的结缔组织被膜伸入胸腺实质将其分隔成若干胸腺小叶。胸腺小叶由外层的皮质和内层的髓质两部分组成。皮质内 85% ~90% 的细胞为胸腺细胞（即未成熟 T 细胞，来源于骨髓 T

淋巴细胞前体），伴有胸腺上皮细胞、巨噬细胞和树突状细胞等细胞。髓质内含有大量胸腺上皮细胞和疏散分布的较成熟的胸腺细胞、单核/巨噬细胞和树突状细胞。胸腺上皮细胞、巨噬细胞、树突状细胞及成纤维细胞等共同构成了胸腺基质细胞。胸腺基质细胞及其分泌的细胞因子和胸腺肽类分子，连同细胞外基质共同构成胸腺微环境，在T细胞分化、增殖和选择性发育过程发挥重要作用。胸腺细胞由被膜下→皮质→髓质顺序移行，在独特的胸腺微环境作用下，经过复杂的选择性发育（阳性选择和阴性选择）过程，少部分胸腺细胞最终发育成为成熟的功能性的 $CD4^+$ T细胞或 $CD8^+$ T细胞，并获得自身免疫耐受和MHC限制性抗原识别能力，而90%以上的胸腺细胞则凋亡。发育成熟的胸腺细胞（即初始T细胞）进入血液循环，定位于外周淋巴器官。此外，胸腺在免疫调节及自身耐受的建立与维持方面发挥着重要作用。

胸腺发育障碍可导致机体功能性T细胞缺乏和细胞免疫功能缺陷。人类胸腺上皮细胞缺陷可导致先天性胸腺发育不全，又称DiGeorge综合征或第3、4对咽囊综合征。患者外周血无T细胞或T细胞数减少，缺乏T细胞应答，对分枝杆菌、病毒和真菌的易感性增加，严重者可死亡。

2. 外周免疫器官

（1）淋巴结　人体全身有500～600个淋巴结，是结构最完备的外周免疫器官，主要位于非黏膜部位的淋巴道上。淋巴结外有被膜包绕，实质由皮质和髓质两部分组成，皮质部分又可分为浅皮质区和深皮质区。浅皮质区是B细胞定居场所，称为非胸腺依赖区，大量B细胞在此聚集形成淋巴滤泡，其中未受抗原刺激的淋巴滤泡称为初级淋巴滤泡，其内多为成熟、静止的B细胞，内无生发中心；经抗原刺激的淋巴滤泡内含有大量增殖分化的B淋巴母细胞，称为次级淋巴滤泡，亦称为生发中心。B淋巴母细胞向内迁移至髓质内转化为浆细胞，可产生与抗原有高亲和力的抗体。浅皮质区和髓质之间的深皮质区又称副皮质区，是T细胞（多为 $CD4^+$ T细胞）定居的场所，又称为胸腺依赖区。淋巴结是发生初次免疫应答的主要场所之一，参与淋巴细胞再循环，同时对组织淋巴液具有过滤的作用。

（2）脾脏　脾脏是人体内最大的外周免疫器官，也是血液循环的一个滤器，在结构上不与淋巴管道相通，也无淋巴窦，但有大量血窦。脾脏由被膜和实质组成，实质又分为白髓和红髓。脾脏除能贮存和调节血量外，也是机体最大的免疫器官，占全身淋巴组织总量的25%；脾脏也是T细胞和B细胞定居、增殖及发生免疫应答的重要场所。

（3）黏膜相关淋巴组织　黏膜相关淋巴组织又称黏膜免疫系统，主要指存在于呼吸道、消化道、泌尿生殖道黏膜固有层和上皮细胞下散在的无被膜淋巴组织，以及某些带有生发中心的器官化的淋巴组织。人体近50%的淋巴组织存在于黏膜系统，是执行局部特异性免疫功能的主要场所。黏膜相关淋巴组织中的B细胞多产生分泌型IgA（secretory immunoglobulin A，sIgA），从而抵御病原微生物的入侵。

（4）皮肤免疫系统　皮肤作为人体最大的器官，也是人体免疫屏障的第一道防线。研究发现，皮肤是一个主动免疫器官，具有主动的免疫防御、免疫监视及免疫自稳功能。皮肤免疫系统也称为皮肤相关淋巴组织。在皮肤的表皮和真皮层多存在角质形成细胞、朗格汉斯细胞、巨噬细胞、肥大细胞、树突状细胞及淋巴细胞等，具有一定的吞噬、加工、处理、提呈抗原，引发免疫应答，最终清除抗原并保护机体免受损害的作用。角质形成细胞是人体表皮中最主要的细胞成分，占90%以上，其不仅支撑起表皮的结构，还表达多种模式识别受体（如Toll样受体、NOD样受体、RIG样受体）及MHCⅡ类分子（如HLA-DR），这使它们能够作为内外危险信号的接收者，起到类似专职抗原提呈细胞（antigen-presenting cells，APC）的作用向T淋巴细胞传递讯息。朗格汉斯细胞，一般观点认为，其可以直接吞噬表皮中的病原体与变应原，并作为抗原提呈细胞迁移到引流淋巴结中，提呈抗原并活化T淋巴细胞，从而启动适应性免疫应答。皮肤树突状细胞（dendritic cells，DCs）主要定位于真皮，起APC的作用，被认为是固有免疫与适应性免疫的桥梁。真皮中的巨噬细胞分为3大类：经典的促炎M1型Mφ、具免疫调节功能的M2型Mφ及伤口愈合相关的Mφ。

皮肤共生微生物数量以万亿计，皮肤中T淋巴细胞数量是人体循环T细胞总量的2倍，皮肤相关疾病有1000种以上，绝大部分都与免疫功能紊乱或失调有关，而皮肤中细胞成分与体液成分的互作机制十分复杂。近年来，许多顽固的自身免疫性皮肤疾病，如银屑病、特应性皮炎、白癜风、系统性红斑狼疮等，在临床治疗中能够被有效控制，这得益于对皮肤免疫系统的互作网络及各种疾病机制的最新研究成果。

二、免疫细胞

参与免疫应答或与免疫应答有关的细胞及其前体细胞统称为免疫细胞，是免疫系统的功能单元。根据各类细胞在免疫力中所扮演的角色不同，可将其分为固有免疫细胞和适应性免疫细胞两大类。

1. 固有免疫细胞

固有免疫细胞主要包括树突状细胞、吞噬细胞（中性粒细胞和单个核吞噬细胞）、自然杀伤细胞、NK T细胞、γδ T细胞、B1细胞、肥大细胞、嗜碱性粒细胞和嗜酸性粒细胞等。

（1）树突状细胞　树突状细胞（dendritic cell，DC）广泛分布于全身组织和脏器，是目前已知功能最强的抗原提呈细胞（antigen-presenting cell，APC），因具有许多分枝状突起而得名。根据其起源不同可分为髓样DC和淋巴样DC，根据其组织分布和分化程度不同又可分为淋巴样组织中的DC（并指状DC、滤泡样DC、胸腺DC等）和非淋巴样组织中的DC（间质性DC、朗格汉斯细胞）等。DC是专职抗原提呈细胞，主要功能是摄取、加工、处理和提呈抗原，从而启动适应性免疫应答。此外，DC可通过分泌不同类型的细胞因子影响适应性免疫应答的类型，参与多种免疫调节作用及T细胞免疫耐受的形成。

（2）吞噬细胞　吞噬细胞是一类具有吞噬杀伤功能的细胞，主要由单核吞噬细胞和中性粒细胞组成。单核吞噬细胞包括循环于血液中的单核细胞和组织器官中的巨噬细胞，两者在发育上具有连续性，并具有很强的吞噬能力。单核/巨噬细胞同时也是一类主要的抗原提呈细胞，在特异性免疫应答的诱导和调节中发挥着重要作用。单核吞噬细胞主要通过表达在细胞表面的模式识别受体（pattern recognition receptors，PRRs，包括甘露醇受体、清道夫受体、Toll样受体和磷脂酰丝氨酸受体）识别微生物病原体（及其产物）共有的某些非特异性、高度保守的分子结构（如脂多糖、磷壁酸、肽聚糖、甘露糖、细菌DNA、双链RNA和葡聚糖等），即病原体相关分子模式（pathogen associated molecular pattern，

PAMP)，然后通过形成吞噬溶酶体快速有效地清除病原微生物，不需要细胞增殖。同时，单核巨噬细胞是一类专职的抗原提呈细胞，能够有效加工和处理外来性抗原和内源性抗原，为T细胞活化提供第一和第二活化信号，启动适应性免疫应答。此外，单核巨噬细胞在炎症反应、免疫调节及杀伤肿瘤和病毒感染细胞方面也发挥了重要作用。

中性粒细胞是血液中数量最多的白细胞，具有极强的吞噬能力，是感染发生时最先到达炎症部位的效应细胞。中性粒细胞识别和吞噬病原体的过程与单核巨噬细胞相似，然后由胞浆颗粒中的酶（如髓过氧化酶、溶菌酶、碱性磷酸酶、酸性水解酶等）杀伤病原体。

（3）自然杀伤细胞　自然杀伤细胞（natural killer cell，NK cell）是一类大颗粒淋巴细胞，不同于T、B细胞（不表达TCR、BCR等特异性抗原识别受体），是具有直接杀伤靶细胞效应的一类淋巴细胞，存在于淋巴器官和外周组织中，主要分布于外周血和脾脏，行使多种重要功能，分泌细胞因子如IFN－γ、IL－1、IL－5、IL－8等，调节获得性免疫反应，防御感染以及溶解破坏肿瘤细胞等。NK细胞的主要特征是不需预先刺激就可直接识别和杀伤靶细胞，通过抗体依赖性细胞介导的细胞毒作用（antibody－dependent cell－mediated cytotoxicity，ADCC）发挥作用。ADCC通过分泌穿孔素、丝氨酸蛋白酶如颗粒酶A和B、硫酸软骨素蛋白聚糖等分子降解细胞膜、破坏靶细胞完整性而发挥溶细胞效应，但其具体机制尚未完全阐明。此外还有天然细胞毒性杀伤机制，不需要抗体介导，也不经预先致敏而直接溶解破坏肿瘤细胞和病毒感染细胞，但其机制不同于ADCC，该作用需要多个表面受体结合靶细胞传递溶细胞信号。NK细胞还可以介导凋亡，靶细胞对NK细胞诱导的凋亡很敏感，尤其大多数对自然杀伤不甚敏感的肿瘤细胞对NK细胞诱导的凋亡却很敏感。

（4）NK T细胞　NK T细胞为同时显示NK细胞和T细胞某些特征的一类免疫细胞，是细胞表面同时组成性表达CD56和TCR－CD3复合受体的特殊T细胞亚群，具有细胞毒性和免疫调节作用，主要分布于骨髓、肝脏和胸腺，绝大多数为$CD4^-CD8^-$双阴性，少数为$CD4^+$单阳性。NK T细胞表面的TCR表达密度较低，且缺乏多样性，抗原识别谱窄，且不受MHC限制，在炎症反应、抗感染、抗肿瘤及免疫调节方面发挥着一定的作用。

（5）γδ T细胞　γδ T细胞是适应性免疫系统的重要成员T细胞的一大亚类，由于其表面的TCR是由γ和δ链组成而命名，TCR缺乏多样性，不受MHC限制。γδ T细胞可以不依赖于胸腺的发育，在体内某些组织拥有优势分布，既有细胞毒活性，又能分泌各种细胞因子，被称作固有免疫与适应性免疫的桥梁细胞。γδ T细胞是一种既能杀伤癌细胞、肿瘤干细胞，又能识别癌抗原的免疫细胞，其对抗原的识别与αβ T细胞并不相似，在历经长期进化后，相比αβ T细胞，γδ T细胞以更广泛、快速和直接的方式对体内应激事件做出反应。

（6）B1细胞　B1细胞是具有自我更新能力的$CD5^+$、$mIgM^+$ B细胞，主要定居于腹腔、胸腔及肠壁的固有层，其BCR缺乏多样性。B1细胞产生的抗体多为针对多糖、脂质、蛋白质等细菌成分的低亲和力抗体（IgM、IgA、IgG3），在早期抗感染免疫中具有重要作用。此外，B1细胞能产生多种针对自身抗原（如变性红细胞、ssDNA等）的抗体，与自身免疫性疾病相关。

（7）其他　肥大细胞可通过其表面的模式识别受体、C3a/C5a受体和高亲和力IgE Fc受体与相应配体结合而被激活或处于致敏状态，然后通过脱颗粒释放或合成一系列炎性介质（组胺、白三烯、前列腺素 D_2等）和促炎细胞因子引发炎症反应，从而在机体抗感染、抗肿瘤及免疫调节等方面发挥重要作用。嗜碱性粒细胞在 LPS 或补体 C3a、C5a 作用下，通过释放胞内活性介质发挥趋化、激活补体和致炎反应。此外，嗜碱性粒细胞也是参与 I 型超敏反应的重要效应细胞。嗜酸性粒细胞具有趋化作用和一定的吞噬、杀菌能力，在抗寄生虫免疫中发挥着重要作用。

2. 适应性免疫细胞

（1）T 淋巴细胞　T 淋巴细胞是胸腺依赖性淋巴细胞（thymus - dependent lymphocyte）的简称，来源于骨髓中的淋巴样干细胞，在胸腺中经历 T 细胞受体（T cell receptor，TCR）发育、阳性选择、阴性选择等一系列有序的分化过程，发育为成熟 T 细胞。依据 T 细胞表面标志及功能特征，可将 T 细胞分为不同亚群。如根据 T 细胞的分化状态、表达的细胞表面分子及功能的不同，可分为初始、效应和记忆性 T 细胞；根据 TCR 分子结构的不同，可分为 αβ T 细胞和 γδ T 细胞；根据成熟 T 细胞表面是否表达 CD4 或 CD8 分子，可分为 $CD4^+$ T 细胞和 $CD8^+$ T 细胞；根据 T 细胞在免疫应答中的功能不同，可分为辅助性 T 细胞（r helper cells，Th）、细胞毒性 T 细胞（cytotoxic T cells，CTL 或 Tc）、调节性 T 细胞（regulatory T cells，Tr）和记忆性 T 细胞（memory T cells，Tm）等。各亚群之间相互协作，又有各自功能，共同完成启动适应性免疫应答、辅助其他免疫细胞活化、形成细胞毒作用、进行免疫调节等作用。T 细胞辅助功能是 Th 细胞辅助其他淋巴细胞发挥免疫活性的功能，其中 Th1 与细胞免疫及迟发型超敏反应相关，而 Th2 为 B 细胞活化提供辅助作用，与体液免疫有关。此外，Th3、Th17、Th9 和 Tfh 等可通过分泌不同的细胞因子调节不同的免疫应答反应；CTL 可直接、连续、特异性杀伤靶细胞；Tr 多具有免疫抑制功能，在多种免疫性疾病中起重要调节作用。

（2）B 淋巴细胞　B 淋巴细胞由哺乳动物骨髓或鸟类腔上囊中的淋巴样干细胞分化发育而来，在骨髓中经历抗原非依赖期和抗原依赖期等分化阶段而发育为成熟 B 细胞。B 细胞表面特异性的抗原受体（B cell receptor，BCR）通过识别不同抗原表位而使 B 细胞激活，分化为浆细胞，进而产生特异性抗体，发挥体液免疫功能。根据是否表达 CD5 分子，B 细胞主要可分为 $CD5^+$ B1 细胞亚群和 $CD5^-$ B2 细胞亚群，参与适应性体液免疫的主要是 B2 细胞亚群。

三、免疫分子

1. 膜型免疫分子

（1）T 细胞抗原受体（TCR）　TCR 为 T 细胞特异性识别抗原的受体，也是所有 T 细胞的特征性表面标志。TCR 以非共价键与 CD3 分子形成 TCR - CD3 复合物，其中 TCR 可特异性识别抗原肽 - MHC 分子复合物（pMHC），CD3 分子则可将 TCR 双识别的信号传入 T 细胞内，促使 T 细胞活化。αβ TCR 通过 α 链和 β 链的基因重排形成 TCR 的高度多样性，从而使得 TCR 可特异性识别环境中千变万化的抗原。TCR 识别 pMHC 是一个双识别的过程，即既要识别特异性的抗原肽表位，也要识别自身 MHC 分子的多态性部分（即 MHC 限制性）。

（2）B 细胞抗原受体（BCR）　BCR 即膜表面免疫球蛋白（mIg），是 B 细胞的特征性表面标志，也是参与 B 细胞特异性应答的关键分子。BCR 以非共价键与 CD79a 和 CD79b 组成 BCR 复合物，CD79a/CD79b 的作用与 CD3 类似，能将 BCR 特异性识别的抗原活化信号转入 B 细胞内，从而提供 B 细胞活化所需的第一活化信号。

（3）CD 分子　CD 分子通常指由单克隆抗体识别的位于细胞膜上的一类分化抗原的总称，根据其被发现的先后以序号排列。目前已经鉴定确认的 CD 分子有 370 多种。CD 分子在细胞生长、成熟、分化、发育、迁移及激活等方面均发挥了重要作用。参与抗原摄取和提呈的 CD 分子主要包括构成免疫球蛋白 Fc 受体和补体受体的 CD 分子以及 CD1 分子，参与 T 细胞识别、黏附和活化过程的 CD 分子主要包括 TCR、CD2、CD3、CD4、CD8、CD28、CD80/CD86 等，参与 B 细胞识别、黏附和活化过程的主要 CD 分子包括 CD79a、CD79b、CD19、CD21、CD81、CD40 等。

（4）黏附分子　黏附分子是介导细胞与细胞、细胞与细胞外基质间黏附作用的膜表面糖蛋白，以受体和配体结合的形式发挥作用。黏附分子具有广泛的生物学活性，如参与免疫细胞发育和分化，参与免疫应答和免疫调节，参与炎症反应，参与淋巴细胞再循环及调节免疫细胞凋亡等。大部分黏附分子已有 CD 编号，但也有部分黏附分子尚无 CD 编号。目前根据黏附分子的结构特点可分为选择素家族、黏蛋白样家族、整合素家族、免疫球蛋白超家族及钙黏蛋白家族等。黏附分子也可以可溶性形式存在于血清、脑脊液、肺泡灌洗液、尿、滑膜液及腹水中。如类风湿关节炎患者 T 细胞表面黏附分子 CD2、LAF－1、VLA－4、VLA－5、VLA－6 等表达明显增高，患者滑膜液中可溶性选择素 E、可溶性 ICAM－1 及可溶性 VCAM－1 水平均增高。

（5）MHC 分子　MHC 分子是主要组织相容性复合体（major histocompatibility，MHC）编码的一组重要的免疫分子，人类的 MHC 分子首先是在白细胞中发现，故称为人类白细胞抗原（human lymphocyte antigen，HLA）。现代研究表明，MHC 分子的主要生物学作用是向 T 细胞提呈蛋白质抗原，激发免疫应答。编码 HLA 的 HLA 复合体分为 HLA Ⅰ类、HLA Ⅱ类和 HLA Ⅲ类 3 个区，与移植排斥和提呈抗原功能相关的经典 HLA 基因位于 HLA Ⅰ类和Ⅱ类区。HLA Ⅰ类区包含 HLA－A、HLA－B 和 HLA－C 三个经典的 HLA Ⅰ类基因，用来编码 HLA Ⅰ类分子的 α 链。HLA Ⅱ类区包含 HLA－DP、HLA－DQ 和 HLA－DR 三个经典的 HLA Ⅱ类基因，用来编码 HLA Ⅱ类分子的 α 链和 β 链。HLA Ⅰ类和Ⅱ类分子是细胞表面的跨膜糖蛋白，HLA Ⅰ类分子几乎表达在所有有核细胞表面，主要进行内源性抗原肽的提呈；而 HLA Ⅱ类分子则主要表达在专职 APC（B 细胞、巨噬细胞和树突状细胞）表面，进行外源性抗原肽的提呈。HLA 是迄今发现的多态性程度最高的基因系统，多态性使得无关个体表达相同 HLA Ⅰ类和Ⅱ类等位基因的概率基本为零。研究表明 HLA 与某些自身免疫性疾病相关，如携带 HLA－DR3 者易患重症肌无力、系统性红斑狼疮、胰岛素依赖型糖尿病和突眼性甲状腺肿，携带 HLA－DR4 者易患类风湿关节炎、胰岛素依赖型糖尿病和寻常性天疱疮，而携带 HLA－B27 的个体易患强直性脊柱炎等。但是，关于 HLA 与疾病关联的确切机制至今不明，与 HLA 关联的疾病多为多因素病，HLA 只是众多易感基因中的一种。此外，某些肿瘤细胞表面 MHC Ⅰ类分子表达降低甚至缺失，使得其特异性 CTL 不能识别肿瘤细胞表面抗原而逃避宿主免疫系统的攻击；而有些肿瘤细胞表面则可异常表达某些非经典的 MHC Ⅰ类分子，从而抑制 NK 细胞的肿瘤杀伤作用。

（6）细胞因子受体　细胞因子通过结合特异性的细胞因子受体（cytokine receptor，CKR）而发挥生物学作用。细胞因子受体均为跨膜分子，由胞外区、跨膜区和胞质区组成，根据其胞外结构与氨基酸序列相似性可分为Ⅰ、Ⅱ、Ⅲ、Ⅳ型 CKR 超家族及趋化性细胞因子受体家族五大类。

2. 分泌型免疫分子

（1）抗体　抗体（antibody，Ab），又称免疫球蛋白（immunoglobulin，Ig），是介导体液免疫的重要效应分子，是 B 细胞接受抗原刺激后增殖分化为浆细胞所产生的糖蛋白，通过与相应抗原特异性结合发挥体液免疫功能，主要存在于血清等体液中。免疫球蛋白由两条重链和两条轻链通过链间二硫键连接形成“Y”字形结构，组成 Ig 单体，是免疫球蛋白分子的基本单位。重链有 μ、α、δ、ε、γ 五种，其组成的 Ig 分别为 IgM、IgA、IgD、IgE 和 IgG 五类。轻链分为 κ 链和 λ 链，据此可将 Ig 分为 κ 型和 λ 型两型。Ig 可分为可变区、恒定区和铰链区，重链和轻链的可变区中各有 3 个高变区，共同构成了 Ig 的抗原结合部位，决定了抗体的特异性。铰链区的存在使得 Ig 易伸展弯曲，该位点也是木瓜蛋白酶和胃蛋白酶的水解部位。

五种免疫球蛋白中，IgG 分布于全身所有组织和体液中，在血浆和组织液中约各占 50%，多以单体形式存在。机体产生再次体液免疫应答主要产生 IgG。此外，IgG 也是唯一能通过胎盘的 Ig，在新生儿抗感染中发挥重要作用。某些自身抗体，如抗核抗体、抗甲状腺球蛋白抗体、引起Ⅱ型和Ⅲ型超敏反应的抗体等，多属于 IgG。

IgM 主要分布于血液中，属五聚体，是最大的免疫球蛋白，又称巨球蛋白，也是初次体液免疫应答早期阶段产生的主要 Ig。系统性红斑狼疮患者血清中有较高浓度 sIgM，类风湿因子（RF）、冷凝集素、天然血型抗体等均为 IgM。

IgA 可分单体的血清型 IgA 和二聚体的分泌型 IgA（sIgA）。有研究表明，体内血清型 IgA 缺乏，可伴有抗甲状腺球蛋白、肾上腺组织、DNA 等自身抗体水平升高。sIgA 主要参与机体局部免疫，在呼吸道、消化道黏膜免疫中发挥重要作用。

IgD 的生物学功能目前尚不清楚。IgD 是 B 细胞的重要表面标志，成熟 B 细胞表面同时表达 mIgM 和 mIgD。同时，有报道发现部分系统性红斑狼疮、类风湿关节炎、甲状腺炎等自身免疫病患者的自身抗体为 IgD。

IgE 为亲细胞抗体，易与皮肤组织、肥大细胞、血液中的嗜碱性粒细胞及血管内皮细胞结合，在正常人血清中含量极微。IgE 是介导Ⅰ型超敏反应的主要抗体，同时在某些肝病和骨髓瘤患者中 IgE 含量也会异常升高。

需要注意的是，并非所有抗体引发的反应都对机体有利。在一些病理条件下，抗体不是针对外来抗原发起进攻，而是针对自身组织发起进攻，从而产生很严重的后果。如许多自身免疫病中机体会产生针对自身组织的抗体；在Ⅰ型超敏反应中，患者的 IgE 对外来抗原产生了过强的免疫应答，造成了机体生理功能紊乱。

（2）补体系统　补体系统由补体固有成分、补体受体、血浆及细胞膜补体调节蛋白等 30 余种成分组成，是机体重要的免疫效应放大系统，在参与机体抗感染免疫防御、维护内环境稳定及维系固有免疫和适应性免疫的桥梁作用等方面发挥重要作用。生理情况下，血清中大多数补体成分以无活性的酶前体形式存在，在某些活化物作用下或在特定的固相表面，机体补体系统可通过经典途径、MBL 途径和旁路途径活化，最终通过形成攻膜复合体及溶细胞效应发挥重要的生理和病理作用。

补体系统的固有成分、补体调节蛋白及补体受体都有可能发生遗传性缺陷，从而导致免疫缺陷性疾病的发生。如补体固有成分缺陷将直接影响吞噬细胞的吞噬功能、免疫黏附作用及炎症反应，从而使患者抗感染能力低下，发生免疫复合物疾病（如 SLE）的概率增加；补体受体如 CR3 和 CR4 缺陷易引起白细胞黏附缺陷症的发生。

（3）*细胞因子*　细胞因子（cytokine，CK）是由免疫原、丝裂原或其他刺激剂诱导多种细胞合成分泌的一类具有广泛生物学活性的小分子蛋白质，作为细胞间信号传递分子，具有调节固有免疫和适应性免疫、参与免疫细胞分化发育、介导炎症反应、刺激造血功能及损伤组织修复等多种功能。根据细胞因子的主要功能可将其分为白细胞介素（interleukins，IL）、干扰素（interferon，IFN）、肿瘤坏死因子（tumor necrosis factor，TNF）、集落刺激因子（colony stimulating factor，CSF）、生长因子（growth factor，GF）、趋化因子（chemokines）等，主要通过自分泌和旁分泌的方式发挥作用。细胞因子通过结合细胞表面的细胞因子受体而发挥生物学作用，众多细胞因子在机体内相互促进或相互制约，形成复杂的细胞因子调控网络。细胞因子异常参与许多病理损伤，如 SLE、硬皮病、类风湿关节炎等自身免疫病患者血清 IL－2、IL－6 含量明显增高；某些因子（如 IFN－γ）可诱导 MHC－Ⅱ类抗原和黏附分子异常表达，从而导致自身免疫性疾病的发生。

第三节　免疫应答的种类及特点

免疫应答是机体免疫系统接受抗原刺激后，淋巴细胞特异性识别抗原，发生活化、增殖、分化或失能、凋亡，进而发挥生物学效应的全过程。机体免疫应答的类型主要取决于抗原的质和量，以及机体免疫功能状态及反应性。在免疫功能正常的条件下，机体对“非己”抗原可产生正应答，排除异己，以免外源性抗原侵害；而对自身抗原则形成免疫耐受，以保护组织器官不受自身免疫攻击而受到损伤。如免疫功能异常，则机体会对非己抗原产生强免疫应答，引发超敏反应；或对非己抗原产生过弱应答或负应答，引发免疫功能低下或缺失，导致严重微生物感染或肿瘤发生；或对自身抗原产生正应答，则导致自身免疫病发生。

根据免疫应答识别的特点、获得形式及效应机制，可将免疫应答分为固有免疫（innate immunity）和适应性免疫（adaptive immunity）两大类，两者相辅相成，密不可分。见表 2－2。

表 2－2　固有免疫和适应性免疫的主要特点比较

	固有免疫	适应性免疫
主要参与细胞	树突状细胞、吞噬细胞、NK 细胞、NK T 细胞、γδ T 细胞、B1 细胞等	αβ T 细胞、B2 细胞等
主要参与分子	补体、细胞因子、抗菌肽、酶类物质、CRP	特异性抗体、细胞因子
识别受体	模式识别受体，由胚系基因编码，同类型细胞表达相同的受体，多样性低	特异性抗原识别受体，胚系基因重排编码，具高度多样性

续表

	固有免疫	适应性免疫
识别特点	直接识别病原体某些共有的高度保守的分子基序，具有多反应性	识别由 APC 提呈的抗原肽－MHC 分子复合物或 B 细胞表位，具有高度特异性
作用特点	未经克隆扩增和分化，维持时间较短，无免疫记忆功能	经克隆扩增和分化，维持时间较长，具有免疫记忆功能

一、固有免疫

固有免疫是长期种系进化过程中逐渐形成的，是宿主抵抗病原体入侵的第一道防线，具有个体出生时即具备，作用范围广，并非针对特定抗原等特点，应答模式和强度不因病原微生物的反复接触而发生改变，又称为先天免疫或非特异性免疫。固有免疫系统主要由组织屏障、固有免疫细胞和固有免疫分子等部分组成。组织屏障作用包括皮肤黏膜及其附属成分形成的物理屏障、化学屏障、微生物屏障及血－脑屏障和血－胎屏障等体内屏障。固有免疫细胞主要包括树突状细胞、吞噬细胞（中性粒细胞和单个核吞噬细胞）、NK 细胞、NK T 细胞、γδ T 细胞、B1 细胞、肥大细胞、嗜碱性粒细胞和嗜酸性粒细胞等，主要通过模式识别受体（PRR）去识别病原生物表达的病原相关分子模式（PAMP）结构，从而产生固有免疫应答。固有免疫分子主要包括补体系统、急性期蛋白、抗菌肽、细胞因子和具有抗菌作用的酶类物质，在机体抗感染免疫过程中也具有重要作用。

除在抗感染中发挥重要作用外，研究发现参与固有免疫的细胞和分子在很大程度参与了免疫系统对“自己”和“非己”的识别，参与适应性免疫应答的启动，并对免疫应答的程度、类型及免疫记忆的形成和维持等具有重要影响。如补体 C1q、C4、CR2 等基因缺陷增加了罹患系统性红斑狼疮的风险。

二、适应性免疫

适应性免疫应答是由多种免疫细胞和免疫分子共同参与，受 MHC 限制的极为复杂的过程，具有特异性、获得性、多样性、记忆性、耐受性及自我限制等特点，又称为获得性免疫或特异性。能诱导适应性免疫应答，并成为其靶分子的外源性物质称为抗原（antigen，Ag）。根据参与成分和功能的不同，可将适应性免疫应答分为体液免疫（humoral immunity）和细胞免疫（cellular immunity）两种类型。体液免疫应答由抗体介导，主要执行细胞外微生物感染及中和其毒素的作用。细胞免疫主要由 T 细胞介导，主要执行清除细胞内感染病原体或突变细胞的作用。

可人为地把适应性免疫应答划分成为识别阶段、活化增殖阶段和效应阶段。在识别阶段，抗原被 APC 摄取、加工、处理，T 细胞和 B 细胞分别通过 TCR 和 BCR 精确识别由 APC 提呈的抗原肽－MHC 分子复合物和 B 细胞表位。在活化增殖阶段，识别抗原的淋巴细胞在协同刺激分子的参与下，在多种淋巴因子的作用下，发生细胞的活化、增殖和分化，产生效应细胞（如杀伤性 T 细胞）、效应分子（抗体和各种细胞因子）和记忆细胞。在效应阶段，免疫效应细胞和效应分子共同发挥作用，清除非己抗原或诱导机体产生免疫耐受，从而维持机体正常的生理状态，或引发相关免疫性疾病。

【参考文献】

[1] 龚非力. 医学免疫学 [M]. 北京：科学出版社，2000.

[2] 曹雪涛，何维. 医学免疫学 [M]. 3 版. 北京：人民卫生出版社，2015.

[3] Raphael I, Nalawades S, Eagar TN, et al. T cell subsets and their signature cytokines in autoimmune and inflammatory diseases [J]. Cytokine, 2015, 74 (1): 5-17.

[4] Sun B, Zhang Y. Overview of orchestration of CD4^{+} T cell subsets in immune responses [J]. Adv Exp Med Biol, 2014 (841): 1-13.

[5] Ivanova EA, Orekhov AN. T Helper Lymphocyte Subsets and Plasticity in Autoimmunity and Cancer: An Overview [J]. Biomed Res Int, 2015 (7): 327470.

[6] Holgate ST. Innate and adaptive immune responses in asthma [J]. Nat Med, 2012, 18 (5): 673-683.

[7] Dunkelberger JR, Song WC. Complemetn and its role in innate and adaptive immune responses [J]. Cell Res, 2010, 20 (1): 34-50.

[8] Paul WE. Bridging innate and adaptive immunity [J]. Cell, 2011, 147 (6): 1212-1215.

第三章　临床免疫病

人体免疫病涉及范围较广，包括自身免疫病、免疫增殖病、免疫缺陷病、变态反应性疾病、肿瘤免疫及移植免疫等。

自身免疫病（autoimmune diseases，AID）是指机体自身免疫耐受状态被打破，自身免疫对自身抗原发生异常免疫反应而导致自身细胞破坏、组织损伤或功能障碍的临床病症，是由自身抗体和（或）自身反应性T淋巴细胞共同作用的结果。AID可分为器官特异性自身免疫病和全身性自身免疫病（又称系统性自身免疫病）两大类。器官特异性自身免疫病患者的病变一般局限于某一特定的器官，往往由针对特定器官的靶抗原的自身免疫反应引起；而全身性自身免疫病则由针对多器官、多组织的靶抗原的自身免疫反应引起。自身免疫病患者体内往往可检测到高效价的自身抗体和（或）自身反应性T细胞，病情转归与自身免疫应答的强度相关，病变组织中有Ig沉积或淋巴细胞浸润，通过血清或淋巴细胞可以被动转移疾病。

免疫增殖病（immunoproliferative disease，IPD）是指免疫器官、免疫组织或免疫细胞（包括淋巴细胞和单核－巨噬细胞）异常增生所致的一组疾病。目前按增殖细胞表面标志主要分为：①T细胞（多为血液疾病，如急性淋巴细胞白血病、慢性淋巴细胞白血病等）；②B细胞（原发性巨球蛋白血症、多发性骨髓瘤、重链病和轻链病、Burkitt淋巴瘤等）；③裸细胞（急性淋巴细胞白血病、部分非霍奇金淋巴瘤）；④组织－单核细胞（急性单核细胞白血病、恶性组织细胞增多症等）；⑤其他（其他霍奇金淋巴瘤）。这类疾病重要临床表现包括免疫功能异常及免疫球蛋白数量和功能的变化，因而通过异常免疫球蛋白的检测可以为该类疾病的诊断提供重要依据。

免疫缺陷病（immunodeficiency disease，IDD）是一组由于免疫系统发育不全或遭受损害所致的免疫功能缺陷引起的疾病，按病因不同分为原发性免疫缺陷病和获得性免疫缺陷病两大类。临床表现以感染为主，患者易反复感染且难治愈。原发性免疫缺陷病大多从婴儿期开始发病，多数患者有遗传倾向性。现分为T－B细胞联合免疫缺陷，以抗体缺陷为主的免疫缺陷病，其他定义明确的免疫缺陷综合征，免疫失调性疾病，吞噬细胞数量、功能先天性缺陷，天然免疫缺陷，自身炎性反应性疾病，补体缺陷等八大类。获得性免疫缺陷病往往继发于某些疾病或药物使用之后，其中最典型的是HIV病毒感染所致的获得性免疫缺陷综合征（AIDS）。免疫缺陷病患者因其免疫系统受损的组分不同，临床表现各异，可同时累及多器官、多系统。另外，相同疾病的不同患者临床表现亦可不同，并易发生恶性肿瘤或合并自身免疫病。

变态反应又称超敏反应（hypersensitivity），是机体受到某些抗原刺激时出现了异常的免疫应答，引起生理功能紊乱和组织细胞损伤，在临床上有多种表现类型。以变态反应为主要发病机制的一类疾病称为变态反应性疾病。目前依据超敏反应的发生机制和临床特点分为4型，即Ⅰ型（速发型）、Ⅱ型（细胞毒型或细胞溶解型）、Ⅲ型（免疫复合物型）和Ⅳ型（迟发型）。然而，临床实际情况往往是十分复杂的，有些超敏反应性疾病可由多种免疫损伤机制引起，同一种抗原物质在不同条件下也可引起不同类型的超敏反应。

机体的免疫功能与肿瘤的发生发展具有十分密切的关系，当宿主免疫功能低下或受抑制时，肿瘤发病率增高；在肿瘤进行性生长时，患者的免疫功能受抑制，两者互为因果、相互促进，对肿瘤的进展起着重要的作用。肿瘤抗原可诱导机体产生抗肿瘤免疫应答，细胞免疫尤其是特异性 $CD8^+$ CTL 是机体抗肿瘤免疫效应的主要机制。肿瘤细胞也可通过抗原缺失、MHC Ⅰ类分子表达减少、诱导机体产生免疫抑制性细胞等多种方式逃避机体免疫系统的进攻。肿瘤标志抗原的检测及动态分析是肿瘤免疫诊断和预后判断的分子基础。

在组织移植或器官移植中，受者接受供者的移植物后，受者的免疫系统与供者的移植物相互作用而发生的免疫应答，称为移植免疫。移植免疫反应包括宿主抗移植物反应和移植物抗宿主反应。前者又称排斥反应，根据移植术后发生排斥反应的时间不同，分为超急性排斥反应、急性排斥反应和慢性排斥反应；后者好发于骨髓、胸腺、脾脏移植术后，临床表现复杂，可分为急性和慢性两种类型，主要累及皮肤和肝脏等器官。组织相容性抗原是引起移植排斥的分子基础，移植成功的关键取决于供、受者之间组织相容性抗原是否一致或相近。

第一节　临床特点

在临床工作中，自身免疫病是最常见的人体免疫病，故本节主要阐述自身免疫病的临床特点。自身免疫病种类繁多，临床特点各异，每一种自身免疫病都有其特殊的临床表现和诊断标准，但自身免疫病作为一类独立的疾病往往具有下列特点，可为临床诊断提供参考。

1. 自身免疫病患者血液中常常出现高滴度的自身抗体和（或）自身反应性T细胞。这些自身抗体和（或）自身反应性细胞与相应的自身组织抗原结合，通过不同的方式造成损伤或功能障碍而致病。如在自身免疫性甲状腺炎患者血液中可以检出抗甲状腺组织的抗体（抗甲状腺球蛋白抗体、抗微粒体抗体、抗胶质蛋白抗体等）及致敏淋巴细胞，主要表现为淋巴细胞浸润的局部炎症性病变和功能低下；重症肌无力患者血清中可检出抗乙酰胆碱受体的抗体，主要表现为神经肌肉连接处的兴奋传递障碍；有些自身免疫病的组织损伤累及多器官和多系统，如系统性红斑狼疮患者血清中可检出抗核抗体、抗血小板抗体等，既可出现溶血和血小板破坏增多，也可出现肝、肾、肺、皮肤、浆膜腔等部位的病变及相应的功能障碍。这些自身免疫现象的实验室证据虽然是临床判断自身免疫病的重要依据，但不是唯一的依据，还必须结合其他临床资料才能做出正确的诊断。

2. 自身免疫病是异质性疾病，常累及多器官、多系统，表现出慢性、反复发作和进行性加剧的病程。由于病因不同，患者的遗传因素不同，发病机制及过程也不尽相同，从而导致临床表现、病程及治疗反应也不尽相同。但由于自身免疫病大多侵犯多器官、多系统，因而往往缺乏单一的能与其他疾病区分的特异性特征，症状上相互重叠，实验室检查亦然。

3. 除少数继发性自身免疫病外，大多数自身免疫病的病因尚未完全阐明。一般认为是内因和外因共同作用和影响下引起的自身免疫耐受的破坏和终止，最终导致疾病的发生。诱发自身免疫病的因素包括抗原因素、遗传背景、年龄、性别及环境因素等。自身免疫病的发生具有一定的遗传倾向性，其中某些疾病具有一定的家族性倾向，提示遗传及患者的易感性与疾病的表达密切相关。如强直性脊柱炎好发于 HLA－B27 阳性人群，对于不典型或早期尚不符合典型诊断标准的患者，HLA－B27 测定对于强直性脊柱炎的确诊具有一定辅助作用。病毒感染可能是系统性自身免疫性结缔组织病的重要诱因，患者体内常可检出病毒抗原和抗病毒抗体，如系统性红斑狼疮患者的淋巴细胞和肾组织曾发现病毒样颗粒，血清中也可检出与病毒抗原起反应的抗 dsDNA 抗体。此外，越来越多的证据表明，人体微生态失调在自身免疫病的发生发展中具有十分重要的作用。

4. 通过血清或淋巴细胞可被动转移疾病，因而常可在动物中复制出具有类似病理变化的自身免疫性疾病模型。如人类自身免疫性甲状腺炎类似的病变，可通过将患者甲状腺组织匀浆与佐剂混合后给动物注射而复制获得；将从电鳗肌组织中提取获得的乙酰胆碱受体注射到动物中可复制出实验性肌无力症；在正常小鼠中注射重症肌无力患者血清 12～24 小时后，小鼠可表现出肌无力症状。

5. 病情转归与自身免疫应答强度密切相关。系统性红斑狼疮患者血清中多种自身抗体的滴度在病情活动时明显增高，而在病情缓解时滴度降低。重症肌无力轻型患者或仅眼肌无力的患者，其血清中抗乙酰胆碱受体的抗体滴度往往处于较低水平，而伴有全身症状的重症患者血清抗体的滴度常较高。

应当指出的是，并非每一种自身免疫病都同时具备上述全部特点。总体而言，第一项特点有最重要的指导意义，其他各项特点可作为临床诊断自身免疫病时的参考。

第二节　检验技术

随着现代免疫学和细胞生物学、分子生物学、计算机应用技术等相关学科的发展，免疫学检测技术也不断发展和完善，取得了质的飞跃，为临床诊断、治疗、疗效监测及疾病预防提供了重要的方法和手段。

一、常用的免疫学检测技术与方法

免疫学检验主要参照免疫学原理，结合各种示踪技术，分析检测各种病理免疫学指标。免疫学检测技术的基础主要是抗原抗体反应，如凝集反应、沉淀反应、中和反应等，并可利用免疫标记技术进一步增加这些反应的可见性。同时也可对参与免疫应答的不同细胞进行分离、鉴定和功能测定，从而检测机体的免疫功能。

1. 凝集反应（agglutination reaction）

细菌和红细胞等颗粒性抗原或表面包被抗原的颗粒性载体与相应抗体结合后，在合适的条件下（适当的电解质和离子强度），可逐渐出现肉眼可见的凝集团块的现象，即为凝集反应。通过检测抗原抗体复合物的形成，可以探知标本中是否存在某种抗原或抗体，临床较常用的这类反应有肥达试验、外斐反应，分别用于伤寒沙门菌、立克次体病原体等感染性疾病的辅助诊断。

2. 沉淀反应（precipitation reaction）

沉淀反应是指可溶性抗原与相应抗体在适当条件下发生特异性结合而出现肉眼可见的沉淀现象。沉淀反应中免疫浊度法可用于血液、体液中蛋白质的测定。在实际应用中由于敏感性问题，主要用于抗体效价的初步判断及血清球蛋白的测定等。免疫电泳技术结合了沉淀反应与电泳分离技术的优点，临床中常用于 M 蛋白的鉴定和分型，对免疫增殖性疾病如多发性骨髓瘤、巨球蛋白血症的诊断有重要的意义。

3. 免疫标记技术（immunolabeling technique）

免疫标记技术是将抗原抗体反应与标记技术相结合，用各类示踪物质标记已知抗原或抗体，通过检测标记物对抗体或抗原进行定性或定量分析。因具有高灵敏度，特异性，快速，能定性、定量甚至定位测定，易于观察结果并适合自动化检测等优点，是目前应用最广泛的免疫学检测技术。根据实验中使用标记物与检测方法的不同，可分为免疫荧光技术、放射免疫技术、免疫酶标技术、发光免疫技术及免疫胶体金技术等。

4. 流式细胞术（flow cytometry，FCM）

流式细胞术是利用流式细胞仪进行的一种单细胞定量分析和精确分选的新技术，具有测量速度快、灵敏度高、精确度高、多参数分析及高纯度分选的特点，目前已广泛应用于基础医学研究与临床。细胞表达的抗原可以与荧光标记的抗体结合，当细胞高速通过流式细胞仪检测孔时，收集分析散射光和荧光信号从而得知细胞的各种特征。流式细胞术临床主要用于细胞亚群比例、细胞表型、细胞因子浓度、细胞增殖、细胞凋亡、细胞周期、胞内磷酸化信号分子等的检测。如可利用流式细胞术对恶性血液病尤其是白血病进行分类；可利用流式细胞仪检测正常细胞和异常细胞 DNA 含量的微小差异从而为癌前病变诊断提供依据。

5. 蛋白质芯片技术（protein microarray）

蛋白质芯片技术是已知的蛋白分子产物（如酶、抗原、抗体、受体、配体、细胞因子等）有序地固定于介质载体，根据这些生物分子的特性，捕获能与之特异性结合的血清、血浆、淋巴、间质液、尿液、渗出液、细胞溶解液、分泌液等中的待测蛋白，经洗涤、纯化，再进行确认和生化分析，它为获得重要生命信息提供了有力的技术支持。抗原、抗体芯片在微生物感染检测和肿瘤抗原初筛中具有十分广泛的应用价值。

二、免疫病检测结果分析

机体免疫系统维持正常稳态，当内环境平衡被破坏，免疫应答的调节紊乱可导致机体组织或器官发生病理损伤。通过免疫学方法检测参与免疫病理损伤的免疫细胞及分子，可以为各类免疫性疾病的诊断、治疗、疗效监测提供重要依据。

1. 自身免疫病

自身抗体是自身免疫病诊断的重要标志，每种自身免疫病都伴有特征性的自身抗体谱。利用免疫标记技术检测自身抗体常作为自身免疫病的筛选试验，自身抗体阳性者需进一步检测各亚类自身抗体以明确诊断，进行临床分型，评估病情转归。

（1）抗核抗体（antinuclear antibody，ANA）　这是一组将自身真核细胞的细胞核成分作为靶抗原的自身抗体的总称，包括抗核膜抗体、抗染色质抗体、抗核糖蛋白抗体、抗其他核成分抗体等。ANA 主要为 IgG，也有 IgM、IgA 和 IgD，无器官和种属特异性，主要存在于血清中，大多数自身免疫性疾病如系统性红斑狼疮、类风湿关节炎、干燥综合征、硬皮病、慢性活动性肝炎等均可呈阳性，正常老年人也可有低效价的 ANA。临床常采用间接免疫荧光法检测总 ANA，常见的核型有均质型、斑点型、核膜型、核仁型等。抗核抗体的荧光图形对了解自身免疫病的鉴别诊断具有一定的提示作用，如高效价的均质型主要见于系统性红斑狼疮患者，低效价均质型可见于类风湿性关节炎、慢性肝脏疾病、传染性单核细胞增多症或药物诱发的狼疮患者。ANA 滴度与疾病的活动相关性不明确。抗 ENA（extractable nuclear antigen）抗体谱是可提取核抗原的总称，主要包括 Sm、RNP、SSA、SSB、Jo－1、Scl－70 等抗原，目前常采用免疫印迹技术进行临床检测。其中抗 Sm 抗体仅发现于 SLE 患者中，是 SLE 的血清标志抗体，已列入 SLE 的诊断标准，相对抗 dsDNA 抗体而言，抗 Sm 抗体水平不与 SLE 疾病的活动性相关；抗核 RNP 抗体是诊断混合性结缔组织病的重要血清学依据，已列入该病的诊断标准；抗 SSA/Ro 抗体和抗 SSB/La 抗体是干燥综合征患者最常见的自身抗体，两个抗体的同时检测可提高对该病的诊断率；抗 Jo－1 抗体最常见于多发性肌炎，又称为 PM－1 抗体；抗 Scl－70 抗体几乎仅在进行性系统性硬皮病患者中检出。

（2）其他自身抗体　抗中性粒细胞胞浆抗体（anti－neutrophil cytoplasmic antibodies，AnCA）是原发性血管炎的特异性血清标志物，其血清效价与疾病活动性相关，效价的增高或持续增高，提示病情恶化或缓解后再发。AnCA 有胞浆型（cAnCA）和核周型（pAnCA）两种类型，cAnCA 针对的主要靶抗原是蛋白酶 3，pAnCA 针对的主要靶抗原是髓过氧化物酶，这两种物质在小血管炎的发病中起重要作用。与 AnCA 阳性相关最常见的疾病包括韦格纳肉芽肿、原发性局灶节段坏死性肾小球肾炎、新月型肾小球肾炎、结节性多动脉炎等。抗磷脂抗体（anti－phospholipid antibodies，APL）是针对一组含有磷脂结构物质的自身抗体，主要包括抗心磷脂抗体、抗磷脂酸抗体和抗磷脂酰丝氨酸抗体等，APL 抗体确切的致病机制尚不清楚，但其阳性或效价持续升高与以患者的动静脉血栓形成、血小板减少、反复自发性流产及神经系统损伤为特征的多系统受累的抗磷脂综合征密切相关。类风湿因子（rheumatoid factor，RF）是一种以变性 IgG 为靶抗原的自身抗体，在类风湿关节炎（rheumatic arthritis，RA）患者中阳性检出率很高，可达 79.6%，但其特异性不高，在 SLE、进行性全身硬化症等自身免疫病患者中也可检出。抗环瓜酸多肽抗体（cyclic citrllinated peptide，CCP）是诊断 RA 的一个特异指标，在疾病的早期阶段就可以出现阳性；抗平滑肌抗体（anti－smooth muscle antibody，ASMA）是自身免疫性肝炎的血清学标志抗体；抗线粒体抗体的 M2 型是协助诊断原发性胆汁性肝硬化的特异性自身抗体；抗甲状腺球蛋白抗体（anti－thyroglobulin antibodies，ATGA）和抗甲状腺微粒体（anti－thyroid microsome antibodies，TMA）抗体联合检测有助于桥本甲状腺炎的诊断，阴性预测值很高，两者结果均阴性可排除桥本甲状腺炎的诊断；抗乙酰胆碱受体是重症肌无力患者的标志性自身抗体。

2. 超敏反应

超敏反应指的是机体对某些抗原初次应答致敏后，再次接触相同抗原刺激时所出现的一种以生理功能紊乱或组织细胞损伤为主的异常免疫应答。Ⅰ型、Ⅱ型和Ⅲ型超敏反应主要由抗体介导，Ⅳ型超敏反应由T细胞介导。在免疫学检测项目选择中，本着准确、特异、灵敏、快速的原则，选择一种或多种项目测定。

（1）*血清总IgE检测* 正常人血清IgE含量极微，IgE升高常见于过敏性哮喘、过敏性鼻炎、特发性皮炎、湿疹、寄生虫感染等疾病。

（2）*免疫复合物检测* 免疫复合物的检测对于研究疾病发病机制、观察病情进展、判断疗效等方面具有重要的意义。组织固定的免疫复合物可通过免疫组化技术测定，体液中循环免疫复合物可通过比浊法、补体固相试验和细胞法等测定。临床有蛋白尿、关节痛、血管炎、浆膜炎、紫癜症状等诊断不明的患者，可检测免疫复合物以明确是否与Ⅲ型超敏反应有关。

3. 免疫增殖病

浆细胞发生恶性转化后往往导致单一克隆免疫球蛋白的增生，这类免疫球蛋白往往无正常功能，浸润组织造成组织变性和功能障碍，这类蛋白又称M蛋白（monoclonal protein）。对免疫球蛋白异常增殖检测，有助于发现疾病、监控病情和判断预后。免疫球蛋白定量测定较常用的方法有单向扩散法与免疫比浊法。恶性单克隆丙种球蛋白病常呈现某一类丙种球蛋白的显著增高。免疫固定电泳是将血清区带电泳与免疫沉淀反应相结合的定性试验，该方法具有相对较高的灵敏度，M蛋白在免疫固定电泳中具有狭窄而界限明确的区带，而多克隆增殖或正常血清蛋白区带则比较弥散。但是，免疫固定电泳不能对M蛋白进行定量分析。因此，临床上常用血清蛋白电泳或尿蛋白电泳来检测单克隆蛋白并定量，用免疫固定电泳进行分型。

4. 免疫缺陷病

机体免疫系统先天发育障碍或后天损伤可导致免疫功能降低或缺陷，临床表现为反复感染、自身免疫现象和某些肿瘤的发生率增高。针对免疫缺陷病的特点，可检测体液分子、免疫细胞等的数量和功能来辅助临床进行诊断和疗效监测。主要包括：①B细胞缺陷检测：血清免疫球蛋白（Ig）水平的检测、B细胞表面膜免疫球蛋白和CD抗原（CD10、CD19、CD20、CD22、CD79a等）的检测可用来评价B细胞功能。②T细胞缺陷检测：T细胞数量和CD抗原（CD2、CD3、CD4、CD7、CD8）等检测、淋巴细胞增殖、转化试验可用来评价T细胞功能。获得性免疫缺陷综合征（AIDS）患者$CD4^+$ T细胞计数是反映免疫系统损害状态的最明确指标。③吞噬细胞缺陷检测：CD抗原（CD18、CD116、CD11c等）检测及吞噬和杀伤试验、趋化功能检测可用来评价吞噬细胞功能。

5. 肿瘤

肿瘤在发生、发展过程中可出现新的或过度表达的抗原物质，可反映肿瘤的存在和生长，对肿瘤的辅助诊断、鉴别诊断、疗效观察、病情监测及预后评价具有一定的价值，这类物质统称为肿瘤标志物。这些肿瘤标志物往往能制备相关的单克隆抗体，从而可采用放射免疫测定或 ELISA 法测定。常见肿瘤标记物有甲胎蛋白（AFP），癌胚抗原（CEA），前列特异性抗原（PSA），糖链抗原类肿瘤标志物 CA125、CA153、CA199 等。血浆中 CEA 水平升高可初步认定为结直肠癌，但不能作为直接诊断依据；AFP 升高不仅与原发性肝癌有关，也是睾丸生殖细胞肿瘤的重要标志物。但是，肿瘤标记物的测定对肿瘤的早期诊断和局部小的原发灶的意义不大。

6. 移植免疫

移植排斥反应是免疫应答的特殊形式，在进行器官和组织移植时，应进行供、受体的 HLA 配型和交叉配型。用于 HLA 配型的方法包括血清学法、细胞分型法和等位基因分型法。其中血清学方法是一项古老而应用广泛的方法，常见的有补体依赖的微量细胞毒试验；细胞分型法因其所用分型的细胞难以获得和操作繁琐而逐渐被人们摒弃；等位基因分型法也称分子生物学分型法，通过限制性片段长度多态性分析、序列特异性寡核苷酸聚合酶链反应、单链构象特异性聚合酶链反应、基于序列的 HLA 分型法等技术，除可用于各种 HLA 型别的检测外，还有利于发现新的等位基因，是一项极具发展潜力的 HLA 分型方法。

第三节　免疫病的诊断思维

诊断是医生基于医学知识对患者所有临床表征的探究和掌控，是对临床资料的分析和综合，是对继续治疗的决策与核实。诊断资料获取包括病史和症状采集、体格检查、实验室化验和影像学检查等。详细准确的病史可缩小鉴别诊断纳入疾病的数量，如原发性免疫缺陷病以儿童多见，自身免疫性疾病则以女性多见等。主诉和病史都需要高度重视，要详细参考相关专科医生的会诊报告，明确记录药物过敏情况及疫苗接种情况。

询问病史获得初步诊断印象后，体格检查时更应注意与诊断有关的体征。除生命指数、体态步态、精神状态、毛发皮肤、营养和发育状态等一般检查外，可对头颅五官、颈胸部、腹部、会阴、神经与肌肉和骨骼与关节等进行检查。例如关节是否肿胀？如有肿胀，是软组织肿、积液肿，或是骨肥厚实体性肿（如赫伯登结节）？关节有无压痛，压痛程度如何？明显压痛往往提示滑膜炎的存在。关节的功能（如活动度）应尽可能准确描述，记录这些资料便于追随并比较观察后续治疗的效果。有些体征对诊断是有明显帮助的，例如系统性红斑狼疮的蝶形红斑、痛风的痛风石、银屑病关节炎患者出现的银屑病皮疹、多发性软骨炎患者出现的耳郭肿等。在进行体格检查时要亲自动手、眼见为实，要做到由上而下、由表及内，视触叩听、切闻问测缺一不可。

此外，实验室检查是诊断免疫病的重要依据。除常规检查和生化检查外，还须考虑进行病原体检测、免疫功能测定、自身抗体检测等。如可用流式细胞仪检测 T 淋巴细胞、B 淋巴细胞的表面标志，区分细胞功能簇；用 ELISA 法检测血清淋巴因子、免疫介质和炎症因子的含量及补体免疫复合物的浓度等。自身抗体对系统性自身免疫病的诊断有非常重要的意义。对于确证 ANAs 阳性的患者，几乎都要考虑自身免疫病的可能性。应该指出，正常老年人或其他非结缔组织病患者血清中亦可检查出低滴度的 ANAs。对 ANAs 阳性患者，除了检测其滴度外，还应明确ANAs成分，不同成分的ANAs有其不同的临床意义及诊断特异性。ANAs的滴度与病情无明显平行关系，除抗dsDNA抗体通常与疾病活动性相关外，其他ANAs与疾病的活动性无明显相关性。另外，RF、抗CCP抗体、AKA抗体对类风湿关节炎的诊断有重要意义，P－ANCA抗体及C－ANCA抗体对诊断ANCA相关性血管炎也有帮助。

放射学检查对很多风湿性疾病特别是关节炎、脊柱炎患者是完全必要的，这不只为了观察骨关节有无器质性损伤、严重程度如何以有助诊断和治疗的判断，同时也是重要的病情追随指标。骶髂关节对于强直性脊柱炎的诊断极为重要，一般来说磁共振较CT敏感，可看到更细微的病变，CT又较普通X线片敏感，由于经济原因这些只能有选择地进行。类风湿关节炎多关节受累，不可能所有关节皆摄片，但应尽可能摄手、足片。

经上述检查如果诊断仍不能确立时，可做组织病理学检查。多数慢性风湿性疾病经组织病理学检查会发现其可侵犯多个系统。活检材料可取滑膜、唾液腺、骨、血管、肌肉、肾等。活检时应充分考虑以下问题，例如活检取材是否取自最好的位置（如肌活检取自肌肉压痛明显处，用于诊断皮肌炎或多发性肌炎），活检材料是否充分（如颞动脉炎病变非均匀分布，血管活检取材宜足够长），取材时病史已有多久，治疗影响如何（激素使用时间长短等），病理所见哪些是非特异性的（如滑膜细胞增生，甚至绒毛样增生，纤维素沉积，滑膜破溃），哪些更具诊断意义（如滑膜见有肉芽肿性病变、结晶、细菌、淀粉样物质等）。滑膜活检国内开展甚少，关节镜检查较其他内镜少，正如其他内镜一样，内科医生也应掌握关节镜，而非必需邀请骨科医生进行。

尽管近年来医学在多方面都有进展，但免疫病的诊断主要仍有赖于临床医生对疾病基本知识的掌握，从而引发正确的思维、分析和鉴别。

第四节　免疫性疾病西医常用治疗药物

治疗自身免疫病通常是针对疾病的病理变化及组织损伤，可以通过调节免疫应答各个环节来阻断疾病发展进程，进而达到治疗的目的。

一、糖皮质激素

糖皮质激素（以下简称激素）的临床应用已有半个世纪，在风湿病治疗中应用广泛，既有很强的抗炎作用，又具免疫抑制功能。但人们对于激素作为抗风湿药应用的认识不一致，如何最大限度减少治疗风险是目前研究的热点问题。

首先，激素不是“万能”的免疫抑制剂。激素对体液免疫的抑制作用并非很强，且对一系列细胞如中性粒细胞、嗜酸性粒细胞、嗜碱粒细胞、肥大细胞、内皮细胞、成纤维细胞、淋巴细胞等可产生不同的免疫抑制作用。一则上述激素治疗作用受剂量的影响，二则激素的使用会产生副作用，因此长期大量使用则更成问题。激素是一把双刃剑，有利也有弊，关键是如何掌握使用。

许多自身免疫病治疗需长时间使用激素，一般应用中效激素，如泼尼松、泼尼松龙或甲泼尼龙，若短期使用可使用长效激素如地塞米松。

激素使用可参考以下原则：

1. 需大剂量激素者，如狼疮脑病，甲泼尼龙1000mg/d静脉冲击治疗亦可。对于狼疮肾炎（lupus nephritis，LN），美国风湿病学会（ACR）方案中对Ⅲ/Ⅳ型LN推荐激素冲击量为甲泼尼龙500～1000mg/d，连用3天，之后口服泼尼松0.5～1.0mg/（kg·d），逐渐减至最小维持量；而欧洲方案则提出对ⅢA或A+C（±V）型及ⅣA或A+C（±V）型LN，甲泼尼龙的剂量为500～750mg/d，连用3天，之后0.5mg/（kg·d）维持治疗4周，最终在4～6个月内减至≤10mg/d泼尼松或其他等效剂量的激素。

2. 无需大剂量使用激素时，应尽量用小剂量。例如作为类风湿关节炎慢作用药尚未起效前的过渡措施，或非甾体类抗炎药疗效不满意时的短期措施，主张泼尼松每日不超过7.5～10mg，早晨一次服用。

3. 激素能短期使用者，尽量不长期使用。例如类风湿关节炎发作严重，日用泼尼松60mg亦可，但只能短期使用，不宜长期延续。

4. 需长期使用激素者，多数开始时剂量偏大，以后渐减量至维持量。病情活动时每日3次服用，病情稳定后宜过渡至每日一次服用，再以后过渡至隔日服用（如泼尼松每日7.5mg维持，过渡至隔日服用15mg），以减少激素的副作用。

5. 需长期使用激素者，应注意是否应与其他药合用，如狼疮肾炎、结节性多动脉炎、韦格纳肉芽肿、硬皮病、多发性肌炎都需与细胞毒性免疫抑制药并用。

6. 关节内注射激素时可采用长效制剂，如复方倍他米松针等，当用于复发性关节炎且只限于少数几个关节时，注射间隔不宜太近，次数不宜太多。

7. 长期使用小量激素，如用于类风湿关节炎，需采取预防骨质疏松的措施，包括补钙和补充维生素D。

8. 地塞米松较泼尼松并无优越性，且更易发生骨缺血性坏死（有报告短期使用也可发生），不宜广泛采用。

二、非甾体类抗炎药物（NSAIDs）

在国内，NSAIDs是仅次于抗生素的第二大处方药，是广泛应用于退热、消炎、镇痛的一类非类固醇激素类消炎镇痛药，它能够消除疼痛、肿胀、四肢僵直及炎症。NSAIDs的作用机制主要是通过抑制前列腺素（PGs）、环氧化酶（COX－1、COX－2），阻止花生四烯酸转化为PGs而发挥抗炎、止痛和解热作用。环氧化酶有两种异构体，即COX－1、COX－2，前者具有调节外周血管阻力、维持肾血流量、保护胃黏膜及调节血小板聚集等功能；后者可以促进组织大量合成致炎性PGs，引起组织的炎症反应。目前多数学者认为对COX－1和COX－2作用的不同是NSAIDs药理作用和不良反应的主要原因，所以对COX－1的抑制作用越强，导致消化道、肾等不良反应就越大；而对COX－2的抑制作用越强，其抗炎、镇痛效果就越显著。

1. NSAIDs分类

NSAIDs种类繁多，常用药物按化学结构分类为：①水杨酸类：包括阿司匹林、二氟尼柳、水杨酸钠；②丙酸类：布洛芬、萘普生、洛索洛芬；③苯乙酸类：双氯芬酸、醋氯芬酸；④吲哚乙酸类：吲哚美辛、舒林酸；⑤吡咯乙酸类：托美丁；⑥吡唑酮类：保泰松；⑦昔康类：吡罗昔康、美洛昔康；⑧昔布类：塞来昔布、艾瑞昔布；⑨其他：萘丁美酮、尼美舒利。

2. NSAIDs 使用原则

（1）剂量个体化，因个体差异而使血中药物浓度各不相同，应结合临床对不同患者选择不同剂量，老年人宜用半衰期短的药物。

（2）中、小剂量 NSAIDs 有退热止痛作用，而大剂量才有抗炎作用。

（3）通常选用一种 NSAIDs，在足量使用 2～3 周后无效则更换另一种，待有效后再逐渐减量。

（4）不推荐同时使用两种 NSAIDs，因为疗效不增加而副作用增加。

（5）有 2～3 种胃肠道危险因素存在时，应加用预防溃疡病的药物。

（6）具有一种肾脏危险因素时，选用舒林酸等；有两种以上肾脏危险因素时，避免使用 NSAIDs。

（7）使用 NSAIDs 时注意与其他药物的相互作用。应用抗凝剂时，避免同时服用阿司匹林；与洋地黄合用时，应注意防止洋地黄中毒。

（8）NSAIDs 虽常用于治疗类风湿关节炎时减轻临床症状和某些体征，但不能防止组织损伤、关节的破坏和畸形。

三、免疫抑制剂

1. 甲氨蝶呤（methotrexate，MTX）

MTX 最早用于抗肿瘤，现已广泛用于自身免疫病的治疗。MTX 主要用于类风湿关节炎、多发性肌炎、皮肌炎、银屑病关节炎、强直性脊柱炎、赖特综合征等的治疗。一般多采用口服法，在一周的一日内服用，病情较重或不能口服者可用静脉冲击或肌肉注射，通常剂量为每周 7.5～20mg。MTX 应用时在临床疗效上有一定程度的剂量依赖性，故效果不好时可加大剂量。

不良反应：①肝脏损害，主要表现为肝酶升高，偶见于肝纤维化病例。故慢性肝病患者应用本药时应密切随访肝功能。②口腔炎、胃炎、腹泻等胃肠道反应。③骨髓抑制为最常见不良反应，表现为单系统或多系统抑制以及红系细胞巨幼样改变等。④其他比较常见的副作用包括脱发、皮炎、间质性肺炎等，但长期应用诱发肿瘤的可能性较低。每日服 1mg 叶酸可减少黏膜皮肤副作用，且不减少治疗效果。⑤MTX 对肾也可有毒性作用，但一般轻微。

2. 环磷酰胺（cyclophosphamide，CTX）

CTX 是一种细胞周期非特异性烷化剂、一种细胞毒性免疫抑制剂，其活性代谢产物可与细胞成分中的功能基发生烷化作用，影响 DNA 的结构与功能，最后导致细胞死亡。其主要作用于细胞增生的 S 期，故能抑制 B 细胞产生多克隆抗体和 T 细胞介导的免疫非特异性反应。与激素联合应用，作用协同，能得到较好的近期及远期效果，还可减少激素的用量。CTX 具有细胞毒、免疫抑制和抗炎作用，与其他细胞毒药物相比，其免疫抑制作用强而持久，而抗炎作用相对较弱。因其具有免疫抑制作用而用于多种自身免疫性疾病的治疗，主要用于肿瘤免疫。

CTX 多用于治疗多种系统损害，包括肺间质病变、各种血管炎等，常根据患者的病情来调整用量。临床主要用于系统性红斑狼疮，尤其有肾、脑受累者，对不同系统性坏死性血管炎病、皮肌炎及多发性肌炎、硬皮病都有很强指征，即便临床缓解也宜长时间维持用药。CTX 可以口服及静脉注射，根据不同疾病及疾病的不同阶段，其使用剂量亦不同，且随着医学发展其用法用量不断在更新。CTX 的主要不良反应是骨髓抑制，可引起白细胞和血小板减少，与剂量相关，停药后可以恢复；CTX 的代谢产物丙烯醛对泌尿系统有刺激作用，可引起化学性膀胱炎，其严重程度与使用剂量有关，严重者可出现肉眼血尿，大量饮水可减轻症状；胃肠道反应也较常见；感染多见，以肺炎和带状疱疹多见，其他少见的有感染性关节炎和败血症；其他不良反应还有皮疹、皮肤色素沉着、乏力及倦怠、性腺抑制（精子减少，月经不调、闭经）等。

3. 硫唑嘌呤（azathioprinum，AZA）

硫唑嘌呤是一种经典的嘌呤类似物的免疫抑制剂，它可以用于预防器官移植的排斥，以及一系列的自身免疫性疾病，包括类风湿关节炎、系统性红斑狼疮、天疱疮、发炎性肠病、克罗恩病、溃疡性结肠炎、多发性硬化症、自身免疫性肝炎、过敏性皮肤炎、重症肌无力和其他相关疾病。一般用量为口服每日2～2.5mg/kg。对于系统性红斑狼疮，在用肾上腺皮质激素控制病情后加用硫唑嘌呤每日 50～100mg 口服，比单用肾上腺皮质激素效果更好。对类风湿关节炎虽然副作用比金制剂及青霉胺少，但疗效不如这两种药。对多发性肌炎、皮肌炎、韦格纳肉芽肿、结节性多动脉炎及其他血管炎性疾病等，其临床意义在于减少肾上腺皮质激素的用量和副作用。

硫唑嘌呤最常见的副作用包括血液系统反应，如贫血、白细胞减少、血小板减少等，以及恶心、呕吐等胃肠道症状；偶见中毒性肝炎、胰腺炎，对生殖系统有抑制作用。另外，有报告指出长期应用硫唑嘌呤，发生肿瘤的机会增加。

4. 来氟米特（leflunomide，LEF）

来氟米特是一种新型免疫抑制剂，已开始应用的自身免疫病包括类风湿关节炎、系统性红斑狼疮、狼疮肾炎、干燥综合征、强直性脊柱炎、银屑病、硬皮病、多发性肌炎、白塞病、韦格纳肉芽肿、特发性血小板减少性紫癜以及器官移植后排异反应等。一般用量为口服 20mg/d，每日一次。

副作用主要有乏力、上腹不适、恶心、头晕、血压增高、皮肤瘙痒、皮疹、脱发及可逆性肝酶升高。与环磷酰胺、环孢菌素 A 等免疫抑制剂相比，来氟米特的副作用较少，且严重不良反应少，一般不易出现肺间质纤维化。

5. 吗替麦考酚酯（mycophenolate mofetil，MMF）

吗替麦考酚酯具有独特的免疫抑制作用及较高的安全性，首先应用于器官移植领域，后逐渐用于治疗多种肾脏疾病、系统性红斑狼疮及狼疮肾炎、类风湿关节炎、系统性血管炎等自身免疫病。常用剂量 1.5～2g/d，分 2～3 次口服。在狼疮性肾炎治疗上，20 世纪 70、80 年代 CTX 作为一线治疗药物，90 年代后期 MMF 出现，由于 MMF 疗效在维持期的治疗上以及具有更小的副作用方面优于 CTX，因此霉酚酸酯取代环磷酰胺作为狼疮肾炎一线治疗药物。

本药物最大的优点是无明显的肝肾毒性。常见不良反应有胃肠道反应，表现为恶心、呕吐、腹泻、腹痛等，通过调整剂量即可减轻；贫血和白细胞减少，多为轻度，大部分病例在停药一周后可得到缓解；机会感染轻度增加；本药作为联合应用免疫抑制药物时，有增加淋巴瘤和其他恶性肿瘤（特别是皮肤瘤）发生的危险。

6. 环孢素 A（cyclosporin A，CsA）

环孢素 A 是一种选择性作用于 T 淋巴细胞的强效免疫抑制剂。主要用于预防移植术后的移植物抗宿主（GVH）反应，或治疗多种自身免疫病，包括类风湿关节炎、银屑病及银屑病关节炎、系统性红斑狼疮、硬皮病、白塞病、多发性肌炎和皮肌炎。通常采取小剂量、长疗程给药，2.5～3.5mg/（kg·d）是较合适的剂量，肾功能下降和血压升高是减少剂量或停药的指征。用药期间最好监测血药浓度。

环孢素 A 的不良反应主要包括肾损害、胃肠道反应、高血压、肝损害、牙龈增生、多毛及皮疹，其中肾脏受损尤为突出，治疗前后必须监测肾功能。

7. 他克莫司（tacrolimus，FK506）

他克莫司与环孢素 A 作用机制相似，用于预防各种器官移植术后排斥反应，同时也用于治疗类风湿关节炎、系统性红斑狼疮、硬皮病、多发性肌炎和皮肌炎等多种自身免疫病。起始剂量 0.1mg/（kg·d），监测血药浓度，谷浓度维持在 5～10ng/mL。

他克莫司的不良反应发生率较低，而且大多可逆，并有剂量依赖性，减量后常可好转。少数患者出现头痛、失眠，也可引起高血压、心律不齐等，有高血钙、高血钾、恶心、呕吐肾损害等。

8. 抗疟药羟氯喹（hydroxychloroquinum，HCQ）

羟氯喹最初被用于治疗疟疾，后来广泛用于治疗多种风湿性疾病，主要是通过免疫调节及其他机制而发挥抗风湿作用。基于其肯定的疗效和良好的安全性，羟氯喹已被国内外各级指南推荐用于治疗多种风湿性疾病，尤其是 SLE 和 RA。羟氯喹可作为 SLE 患者的基础用药，在无禁忌证的情况下可以长期使用，特别对盘状红斑狼疮的疗效显著，HCQ 可用于治疗妊娠期 SLE 患者。对于类风湿关节炎，HCQ 与传统 DMARDs 联合治疗 RA 疗效肯定，常用的羟氯喹联合治疗方案有：甲氨蝶呤＋羟氯喹、甲氨蝶呤＋羟氯喹＋柳氮磺吡啶；症状轻且无不良预后的 RA 患者可使用羟氯喹单药治疗。对干燥综合征、系统性红斑狼疮的关节、肌肉与皮肤损害也有一定疗效。羟氯喹的用量：初始剂量每日 0.4g 分两次服，3～6 个月后可减量至每日 0.2g。

不良反应有：①胃肠道反应，用药初期可见恶心、呕吐、腹泻等，偶见肝功能受损；②对于长期治疗或大剂量用药的患者，可见皮肤和毛发受损，可引起苔藓样、斑丘疹样、麻疹样等各种皮疹，皮肤或头发可以出现灰色低色素或蓝黑色高色素等改变；③神经系统症状，如头痛、头晕、失眠和神经紧张等，多较轻且可恢复；④眼部病变，可表现为眼球调节反射障碍，偶见复视，可能为眼肌麻痹所致；⑤羟氯喹在角膜沉积，可出现虹视现象，最严重的眼部毒性是视网膜炎，临床上较少见，常规治疗剂量亦可见到，高剂量和长期使用时可能发生这种不良反应而导致视力减退甚至失明。

9. 柳氮磺胺吡啶（salicylazosulfapyridine，sulfasalazine，SASP）

柳氮磺胺吡啶是由5－氨基水杨酸和磺胺吡啶通过偶氮结合而成的一种抗炎抗菌、抗风湿病的药。本药原用于治疗炎症性肠病，自20世纪90年代应用于风湿病治疗以来，取得良好效果。SASP作为抗风湿药，目前用于治疗类风湿关节炎、强直性脊柱炎及其他血清阴性脊柱关节病的治疗，可控制病情的进展及延缓炎症对骨质的破坏，可以真正改善AS和RA的症状和病情。为取得较好的耐受性，可以从小剂量开始，以第1周0.5g、1～2次/日，以后每周递增0.5g/d，直到2.0g/d维持为宜，疗效不佳者可加至3.0g/d。治疗剂量宜个体化，维持量一般不低于1.5g/d。不良反应可分为两大类。一类是可以预期的，与剂量有关，如恶心、头痛、呕吐、乏力、溶血性贫血、正铁血红蛋白尿。另一类为变态反应性、不可预期的，如皮疹、再生障碍性贫血、自身免疫性溶血等，这些不可预期的副作用多发生于用药早期。

10. 沙利度胺（thalidomide，Thd）

沙利度胺因良好的镇静作用而广泛应用于失眠及妊娠反应等的治疗，后来因为严重的致畸事件即“反应停事件”而一度被废用。但是沙利度胺（又称“反应停”）的药理作用非常广泛，特别是近十余年来，随着对其药理机制研究的深入，沙利度胺的临床运用得到重新认识，从而使得其在炎症、恶性肿瘤及与自身免疫相关的多种疾病中得到广泛应用。沙利度胺不论在体内或体外都是一种较弱的TNF合成抑制剂，有抗炎、免疫调节、抗血管增生、阻止细胞增殖及促进细胞生理性死亡等多种药理作用，但无证据显示其有免疫抑制性能。

沙利度胺能治疗的风湿病有：①红斑狼疮。对盘状红斑狼疮、亚急性皮肤型红斑狼疮有显著疗效，尤其适用于局部使用皮质类固醇激素和口服氯喹无效的严重病例，用量为100～200mg/d，一般2周见效，1～2个月缓解，停药易复发，需要25～50mg/d维持。②类风湿关节炎。剂量维持在50～100mg/d，如果持续有效，可将剂量降至50mg/d，一般用药为6个月。③白塞病。对各种复发性口腔溃疡几乎均有良效，其用量为100～300mg/d，控制症状后递减，一般疗程为15～60天，为防止复发，可用25～50mg/d维持治疗一段时间。对本病的口腔和生殖器溃疡愈合迅速，并能使复发时间延长或复发后再用沙利度胺仍有效且用量减少。④复发性口疮（阿弗他口腔溃疡）。沙利度胺是近代治疗本病最有效的药物。用法：轻型100mg/d，控制症状后减为50mg/d，连服1～3个月；严重型开始用300mg/d，病情控制后减为100mg/d，连用1～3个月。⑤强直性脊柱炎。对难治性AS是一个很有前途的药物。用法：从50～100mg/d开始，后增到200mg/d或更大剂量，2～3个月可望改善，持续1～2年。⑥其他。在皮肌炎、系统性血管炎、结节红斑、干燥综合征、脂膜炎等风湿病中均有临床应用获效报道。

沙利度胺有一些不良反应，但可预防或处理，最严重且须避免的毒性是胎儿畸形，因此想生育、未采用可靠避孕措施的妇女，禁用此药。其他的副作用包括周围神经病变，表现为下肢痛性感觉异常和“针刺”样感觉，年龄较大者或妇女中多见；月经不调、性功能下降、甲状腺机能减退和水肿、震颤、精神错乱、耳鸣、疲劳、抑郁、头昏眼花、嗜睡、头痛、血压波动、心动过缓、便秘、恶心、深静脉血栓、红掌、皮肤红斑、指甲变脆和瘙痒等。

11. 艾拉莫德（iguratimod）

艾拉莫德（商品名：艾得辛）是一种新型的小分子抗风湿药，是全球第一个具有我国完全自主知识产权的抗风湿新药。研究表明最快4～6周即可起效，可以抑制多种细胞因子和类风湿因子的表达，具有多重作用，还可以明显改善类风湿关节炎患者的症状和体征，提高患者生活质量，与其他传统细胞毒药物相比安全性更好。艾得辛被认为是唯一可以促进成骨细胞分化的传统DMARDs药物，可有效阻止骨质破坏，减少患者的致残率和致畸率。艾得辛治疗活动性类风湿关节炎，用法：一次25mg，饭后服用，早、晚各1次。

主要不良反应：①可逆性的肝脏酶升高，通常在继续治疗过程中缓解或通过降低剂量、停药缓解。有肝脏损害和明确乙型肝炎或丙型肝炎血清学指标阳性的患者慎用。②胃部不适、纳差、恶心、腹胀等消化道症状，有活动性胃肠疾病的患者慎用。需告知患者一旦发生黑便、贫血、异常腹部疼痛等症状，及时通知医生并尽早去医院就诊，一旦确诊为胃溃疡或十二指肠溃疡，应立即停药并进行对症治疗。③其他，如血小板减少、视物模糊、皮肤瘙痒、脱发、失眠、心电图异常、月经失调等。

12. 金制剂

金制剂分为口服金与注射金两种，口服金制剂临床上用的是金诺芬（auranofin），商品名瑞得（ridaura），它是一种混合口服金制剂，其活性成分主要是四乙酰基葡糖金和三乙基磷金，用于治疗类风湿关节炎，其疗效不如MTX、注射金、青霉胺及SASP，故应用日益减少。成人一般为每日2次，每次3mg。

最常见的不良反应为腹泻或稀便，多发生于服药的最初3个月内，肾病综合征是金诺芬的严重副作用之一，发生率较低；金诺芬可引起嗜酸粒细胞增多、中性粒细胞减少、血小板减少和贫血，严重的可引起再生障碍性贫血和转氨酶升高；治疗期间还应注意患者口腔黏膜是否出现异常，口中有无金属异味感。

13. 青霉胺（penicillamine）

青霉胺是青霉素的代谢产物，临床上使用的是其右旋体青霉胺（D－penicilliname，DPA）。DPA作为一种抗风湿药，主要用于类风湿关节炎及硬皮病的治疗。DPA为口服制剂，开始剂量为每日250mg，分两次口服，采取“始量小、增量慢”的原则，于6～8周或更长时间渐增至每日750mg，一般不超过每日1000mg，直至出现疗效或毒副作用为止，以后逐渐减少剂量，以小剂量每次125mg、每日3次维持。

青霉胺的不良反应较为严重，与服用剂量相平行，主要表现在胃肠道、皮肤、肾脏、骨髓等方面：①胃肠道反应：如食欲不振、恶心呕吐、味觉障碍，常在用药3周后发生，发生率与剂量相关。②皮肤黏膜：皮疹、皮肤瘙痒、黏膜溃疡最为常见，减少药物剂量可以改善症状。③肾脏损害，出现蛋白尿，肾活检可见典型的免疫复合物型肾小球肾炎。④骨髓抑制，主要表现为白细胞和血小板减少，严重者可导致再生障碍性贫血。⑤青霉胺导致的自身免疫性疾病如重症肌无力、Goodpasture综合征、多发性肌炎、天疱疮、溢乳和抗胰岛素抗体等。

14. 雷公藤制剂

雷公藤为卫矛科雷公藤属植物，含有生物碱、倍半萜类、二萜、三萜等多种成分，其中二萜类为其主要活性成分。雷公藤制剂作为疗效确切的免疫抑制剂广泛用于临床，如类风湿关节炎、肾病综合征等。已上市的雷公藤制剂包括雷公藤多苷片、雷公藤片、雷公藤双层片和雷公藤总萜片等。雷公藤多苷（T2）为雷公藤的半提纯品，对类风湿关节炎、狼疮肾炎及其他结缔组织病都有一定疗效。鉴于雷公藤制剂有效成分又是其毒性成分，且治疗窗较窄，连续服用可出现肝、肾、血液系统和生殖系统等损害，建议在患者服用该类药物时，用药初期从最小剂量开始，严格控制用药剂量和疗程，一般连续用药不宜超过3个月。

不良反应主要有：①生殖系统：雷公藤对于生殖系统有明显的影响，包括女性卵巢功能和男性精子的发育。育龄妇女一般服药2～3个月后出现月经紊乱，服药半年至少一半患者出现闭经。因此，儿童、未婚女性和希望生育的青年男女应慎用本药，以免影响生育功能。②胃肠系统：可引起纳差、恶心、呕吐、腹痛、腹泻等症状，偶见消化道出血。③血液系统：有骨髓抑制作用，发生率约15%，包括贫血、白细胞及血小板减少等。④肝肾功能：可出现可逆性转氨酶升高和血肌酐清除率下降，严重者可发生急性肾功能衰竭甚至死亡。⑤皮肤黏膜：40%患者出现皮肤黏膜损害，如皮疹、皮肤瘙痒、色素沉着、痤疮、口腔溃疡、指甲变软等。⑥其他症状包括头晕、头痛、胸闷、心悸、气短、耳鸣、脱发、口干、乏力、失眠等。

四、生物制剂

生物制剂是针对特定致病性靶分子的拮抗剂，能靶向性地阻断疾病的发生和发展，在自身免疫性疾病的治疗中取得了重大突破，具有里程碑的意义。目前用于风湿病治疗的生物制剂主要针对：①参与免疫炎症反应的重要致炎因子，如α-肿瘤坏死因子（TNF-α）及白介素-1（interleukin-1，IL-1）。②参与免疫应答的信号分子，如调控淋巴细胞活化的共刺激分子、细胞毒性T淋巴细胞抗原-4（CTLA-4）。③参与自身免疫的重要免疫效应细胞，如抗CD20单克隆抗体。

1. 英夫利昔单抗（infliximab）

英夫利昔单抗是TNF-α的人-鼠嵌合IgG 1k单克隆抗体，通过结合可溶性和膜结合型的具有生物学活性的TNF-α，起到抑制TNF-α与其受体结合的作用，还可通过补体介导和抗体依赖细胞介导的细胞毒作用溶解产生TNF-α的细胞。经静脉用药，治疗类风湿关节炎的标准剂量是3mg/kg，以在第0、2和6周及以后每8周各用药1次方案治疗。治疗强直性脊柱炎、银屑病（关节炎）、炎性肠病的的标准剂量是5mg/kg，以在第0、2和6周及以后每8周各用药1次方案治疗，也被证实可迅速缓解白塞病的眼部炎性病变。

2. 依那西普（etanercept）

依那西普是一种人工合成的可溶性TNF-α受体抗体融合蛋白，通过特异性地与TNF-α结合竞争性地阻断TNF-α与细胞表面的TNF-α受体结合，从而阻断体内过量的TNF-α、抑制由TNF-α受体介导的异常免疫反应及炎症过程，但不能溶解产生TNF-α的细胞。以每周1次50mg皮下注射方案用药，用于治疗类风湿关节炎、强直性脊柱炎、银屑病性关节炎。

3. 阿达木单抗（adalimumab）

阿达木单抗是一种重组人 IgG1 单克隆抗体，可以高亲和力与人 TNF－α 结合，阻滞 TNF－α 与其受体结合，同时可溶解产生 TNF－α 的细胞。该药在美国获准用于治疗对经一种或多种抗风湿药治疗疗效欠佳的中至重度活动性类风湿关节炎、强直性脊柱炎、银屑病、银屑病关节炎、炎性肠病等，推荐剂量是隔周 1 次皮下注射 40mg，可与 MTX 联合用药。

4. 格力木单抗（golimumab）

格力木单抗是全人源化的单克隆抗体，可与可溶性及跨膜的 TNF－α 结合。现在美国的获准适应证为治疗中至重度活动性银屑病关节炎，常用剂量为每 4 周皮下注射 1 次 50mg，但该药尚未在我国上市。

5. 阿那白滞素（anakinra）

阿那白滞素是一种重组 IL－1 拮抗剂，已被批准用于治疗 MTX 抵抗的 RA，但其疗效不如抗 TNF－α 生物制剂。但阿那白滞素仍有其独特之处，对成人 Still 病和幼年型特发性关节炎（JIA），乃至自身炎症反应综合征中的周期性发热如 TNF 受体－1相关的周期性发热综合征更为有效。

6. 托珠单抗（tocilizumab）

托珠单抗是一种抗 IL－6 受体的生物制剂，用于治疗类风湿关节炎和幼年型特发性关节炎已显示有良好的疗效和安全性。常规剂量是 8mg/kg，每 4 周一次皮下注射。

7. 利妥昔单抗（rituximab，RTX）

利妥昔单抗是一种人－鼠嵌合的单克隆抗体，可特异性地与跨膜抗原 CD20 结合，利妥昔单抗与 B 细胞上的 CD20 抗原结合后，启动介导 B 细胞溶解的免疫反应。该药的适应证为淋巴瘤，亦有研究证实其治疗类风湿关节炎、系统性红斑狼疮、干燥综合征、特发性血小板减少性紫癜、皮肌炎、韦格纳肉芽肿等有效。其他细胞清除疗法生物制剂包括抗 CD22 抗体依帕珠单抗（epratuzumab）、抗 BLyS 抗体贝利单抗（belimumab）。

8. 阿巴西普（Abatacept）

阿巴西普是细胞毒性 T 淋巴细胞相关抗原－4 融合蛋白，与 T 细胞表面 B7 分子结合，可抑制 T 细胞活化和抗体产生。已被证实治疗 RA 的疗效优于单用 MTX，与联合 MTX 和英夫利昔单抗治疗的疗效相当，不良反应更少。

9. 蛋白酪氨酸激酶 3（Janus Kinase 3，JAK3）抑制剂

阿巴西普 CP－690550 是一种新型 JAK3 抑制剂，分子式为 $C_{16}H_{20}N_6O$，能有效选择性抑制 JAK3，抑制 JAK－STAT 信号通路活化，减轻免疫反应造成的组织损伤。

【参考文献】

［1］Ian R. Mackay，Noel R. Rose. The Autoimmune Diseases［M］. Fifth Edition. Academic Press，2013.

［2］毕胜利，曾常茜. 临床免疫学［M］. 北京：科学出版社，2010.

[3] 中华医学会. 临床诊疗指南免疫学分册 [M]. 北京: 人民卫生出版社, 2008.
[4] 蒋明, David Yu. 中华风湿病学 [M]. 北京: 华夏出版社, 2004.
[5] 林文棠, 朱平. 实用临床免疫学 [M]. 西安: 第四军医大学出版社, 2003.
[6] 杨宝峰. 药理学 [M]. 7版. 北京: 人民卫生出版社, 2008.
[7] 龚非力. 医学免疫学 [M]. 北京: 科学出版社, 2000.
[8] 曹雪涛. 免疫学技术及其应用 [M]. 北京: 科学出版社, 2010.
[9] 王兰兰, 许化溪. 临床免疫学检验 [M]. 北京: 人民卫生出版社, 2012.
[10] 府伟灵, 徐克前. 临床生化和生物化学检验 [M]. 北京: 人民卫生出版社, 2012.
[11] 曹雪涛. 免疫学前沿进展 [M]. 北京: 人民卫生出版社, 2009.
[12] 何维. 医学免疫学 [M]. 北京: 人民卫生出版社, 2005.
[13] 田新平, 曾小峰. 哈里森风湿病学 [M]. 北京: 人民卫生出版社, 2009.
[14] 张乃峥. 临床风湿病学 [M]. 上海: 上海科学技术出版社, 1999.
[15] 栗占国, 于峰, 王兰兰, 等. 自身抗体检测在自身免疫病中的临床应用专家建议 [J]. 中华风湿病学杂志, 2014, 7 (18): 437-443.
[16] Kobrynski L, Powell RW, Bowen S. Prevalence and morbidity of primary immunodeficiency diseases, United States 2001-2007 [J]. Clin Immunol, 2014, 34 (8): 954-961.
[17] Candotti F. Gene transfer into hematopoietic stem cells as treatment for primary immunodeficiency diseases [J]. Int J Hematol, 2014, 99 (4): 383-392.
[18] Gupta S, Louis AG. Tolerance and autoimmunity in primary immunodeficiency disease: a comprehensive review [J]. Clin Rev Allergy Immunol, 2013, 45 (2): 162-169.
[19] Bousfiha AA, Jeddane L, Ailal F, et al. Primary immunodeficiency diseases worldwide: more common than generally thought [J]. J Clin Immunol, 2013, 33 (1): 1-7.
[20] 冷晓梅, 曾小峰. 规范糖皮质激素在系统性红斑狼疮中的应用 [J]. 中华内科杂志, 2014, 53 (6): 431-432.
[21] Selmi C, Tsuneyama K. Nutrition, geoepidemiology, and autoimmunity [J]. Autoimmun Rev, 2010, 9 (5): A267-270.
[22] 楼方舟, 王宏林. 皮肤免疫系统功能性研究进展 [J]. 2016, 28 (2): 268-272.
[23] Panayotova-Dimitrova D, Feoktistova M, Ploesser M, et al. cFLIP regulates skin homeostasis and protects against TNF-induced keratinocyte apoptosis [J]. Cell Rep, 2013, 5: 397-408.
[24] Igyarto BZ, Haley K, Ortner D, et al. Skin-resident murine dendritic cell subsets promote distinct and opposing antigen-specific T helper cell responses [J]. Immunity, 2011, 35: 260-272.
[25] Feldmeyer L, Werner S, French LE, et al., Interleukin-1, inflammasomes and the skin [J]. Eur J Cell Biol, 2010, 89: 638-644.
[26] Tamoutounour S, Guilliams M, Montanana Sanchis F, et al. Origins and functional

specialization of macrophages and of conventional and monocyte – derived dendritic cells in mouse skin [J]. Immunity, 2013, 39: 925 – 938.

[27] Naik S, Bouladoux N, Wilhelm C, et al. Compartmentalized control of skin immunity by resident commensals [J]. Science, 2012, 337: 1115 – 1119.

[28] Selmi C, Leung PS, Sherr DH, et al. Mechanisms of environmental influence on human autoimmunity: a national institute of environmental health sciences expert panel workshop [J]. J Autoimmun, 2012, 39: 272 – 284.

[29] Dai YC, Zhong J, Xu JF. Regulatory B cells in infectious disease [J]. Mol Med Rep, 2017, 16: 3 – 10.

[30] Yu XH, Petersen Frank. A methodological review of induced animal models of autoimmune diseases [J]. Autoimmun Rev, 2018, 17 (5): 473 – 479.

[31] Benson RA, McInnes IB, Garside P, et al. Model answers: rational application of murine models in arthritis research [J]. Eur J Immunol, 2018, 48 (1): 32 – 38.

[32] Bach JF. The hygiene hypothesis in autoimmunity: the role of pathogens and commensals [J]. Nat Rev Immunol, 2018, 18 (2): 105 – 120.

[33] 刘娟，曹雪涛. 2017 年国内外免疫学研究重要进展 [J]. 中国免疫学杂志, 2018, 34 (01): 1 – 10.

[34] 李娟，金风. 树突状细胞肿瘤免疫基础及临床研究进展 [J]. 现代肿瘤医学, 2018, (07): 1112 – 1117.

[35] Spickett, Gavin. Oxford handbook of clinical immunology and allergy [M]. Oxford University Press; Oxford University Press Australia & New Zealand [Distributor], 2013.

[36] Selmi C. Unique topics and issues in rheumatology and clinical immunology [J]. Clin Rev Allergy and Immunol, 2014, 47 (1): 1 – 5.

[37] PradhanV, Patwardhan M, RajadhyakshaA, et al. Clinical and immunological profile of systemic lupus erythematosus [J]. Indian Pediatr, 2013, 50 (4): 405 – 407.

[38] Ohhashi T, Kawai Y. Proposed new lymphology combined with lymphatic physiology, innate immunology, and oncology [J]. J Physiolol Sci, 2015, 65 (1): 51 – 66.

[39] Kato A. Immunopathology of chronic rhinosinusitis [J]. Allergol Int, 2015, 64 (2): 121 – 130.

[40] Pierre N, Floriano. Microchip – based assay systems: methods and applications [M]. Humana Press, 2007.

[41] Yang Z, Matteson EL, Goronzy JJ, et al. T – cell metabolism in autoimmune disease [J]. Arthritis Res Ther, 2015, 17 (10): 78 – 92.

[42] 牛童，曾家豫，廖世奇，等. 免疫检测技术及其研究进展 [J]. 甘肃医药, 2016, 35 (02): 95 – 97.

[43] Freer G, Rindi L. Intracellular cytokine detection by fluorescence – activated flow cytometry: basic principles and recent advances [J]. Methods, 2013, 15 (1): 30 – 38.

[44] 仲人前，杨再兴．几种常见自身免疫性疾病诊断标准进展及展望［J］．实用检验医师杂志，2014，6（2）：65－69.

[45] Colafrancesco S.，Agmon－Levin N.，Perricone C.，et al. Unraveling the soul of autoimmune diseases：pathogenesis，diagnosis and treatment adding dowels to the puzzle［J］．Immunol Res，2013，56（2－3）：200－205.

[46] Shoenfeld Y，Tincani A，Gershwin ME. Sex gender and autoimmunity［J］．J Autoimmun，2012，38（2－3）：71－73.

[47] Rose NR，Mackay IR. The autoimmune diseases［J］．Anticancer Res，2015，35（2）：1247－1267.

[48] VeloGarcía A，Castro SG，Isenberg DA. The diagnosis and management of the haematologic manifestations of lupus［J］．J Autoimmun，2016，74：139－160.

[49] Choi SC，Titov AA，Sivakumar R，et al. Immune Cell Metabolism in Systemic Lupus Erythematosus［J］．Current Rheumatol Rep，2016，18（11）：66.

[50] Ünlü O，Zuily S，Erkan D. The clinical significance of antiphospholipid antibodies in systemic lupus erythematosus［J］．Eur J Rheumatol，2016，3（2）：75－84.

[51] Fraker C，Bayer AL. The Expanding Role of Natural Killer Cells in Type 1 Diabetes and Immunotherapy［J］．Curr Diab Rep，2016，16（11）：109.

[52] Pathak S，McDermott MF，Savic S. Autoinflammatory diseases：update on classification diagnosis and management［J］．J Clin Pathol，2017，70（1）：1－8.

[53] 孔宁，吕玲，万伟国．风湿病治疗用生物制剂［J］．上海医药，2012，33（13）：14－18.

[54] Galloway JB，Hyrich KL，Mercer LK，et al. The risk of serious infections in patients receiving anakinra for rheumatoid arthritis：results from the British Society for Rheumatology Biologics Register［J］．Rheumatology，2011，50（7）：1341－2.

[55] Looney RJ，Anolik J，Sanz I. B cells as therapeutic targets for rheumatic diseases［J］．Current Opinion in Rheumatology，2004，16（3）：180.

[56] Kocijan R，Muschitz C，Rech J. Biological agents in psoriatic arthritis［J］．Wien Med Wochenschr，2015，165（1－2）：36－39.

[57] Singh JA，Furst DE，Bharat A，et al. 2012 Update of the 2008 American College of Rheumatology（ACR）Recommendations for the use of Disease－Modifying Anti－Rheumatic Drugs and Biologics in the treatment of Rheumatoid Arthritis（RA）［J］．Arthritis Care & Research，2012，64（5）：625.

[58] Rath E，Zwerina J，Oppl B，et al. Efficacy and safety of rituximab in rheumatic diseases［J］．Wiener Medizinische Wochenschrift，2015，165（1－2）：28.

[59] Tore Kvien，Maria Greenwald，Paul M Peloso，et al. Do COX－2 inhibitors provide additional pain relief and anti－inflammatory effects in patients with rheumatoid arthritis who are on biological disease－modifying anti－rheumatic drugs and/or corticosteroids? Post－hoc analyses from a randomized clinical trial with etoricoxib［J］．BMC

Musculoskeletal Disorders, 2015, 16 (1): 2 – 5.

[60] Dashan Wang, Yan Li, Yuan Liu, et al. The Use of Biologic Therapies in the Treatment of Rheumatoid Arthritis [J]. Curr Pharm Biotechnol, 2014, 15 (6): 542 – 548.

[61] 国家风湿病数据中心及 CSTAR 专家共识组. 羟氯喹治疗风湿性疾病的专家共识 [J]. 中华风湿病杂志, 2014, 18 (3): 148 – 150.

[62] Randall KL. Rituximab in autoimmune diseases [J]. Aust Prescr, 2016, 39 (4): 131 – 134.

[63] Kalden JR. Emerging Therapies for Rheumatoid Arthritis [J]. Rheumatol Ther, 2016, 3 (1): 31 – 42.

第四章　中医对免疫病的认识

【概述】

疫：从疒（chuǎng）从殳，疒是对床围、床头架子的抽象描绘，表现的是人躺的病床；“疫”早在两千多年前的《黄帝内经》中就有记载，《素问·刺法论》中“五疫之至，皆相染易，无问大小，病状相似”，特指传染性较强的一类疾病。“免疫”一词，最早见于中国明代医书《免疫类方》，此书的“免疫”意指免除“疫病”的危害。所以，中医学关于免疫的概念与西医学早些年所说的免疫概念基本一致，意义相近，都是关于传染免疫的问题。东晋时期，葛洪在《肘后备急方》中记载了用狂犬脑敷治狂犬病的方法，可以称得上是世界免疫学的先驱者。至明代时期，已经广泛采用了人痘接种法——“鼻苗法”来预防天花，这是世界上最早使用的人工免疫治疗方法。

现代医学对免疫这一词有了更深的认识，免疫指的是机体对抗原的识别和应答。人体免疫系统需要识别、处理体内的自身抗原和外来的非己抗原，维护机体的生理平衡。抗原不仅指微生物，还包括了植物蛋白、自身抗原、肿瘤抗原、合成和半合成的抗原等，这些都能引起机体特异性的免疫应答。免疫系统由免疫器官、免疫细胞、免疫分子组成。机体免疫稳定功能包括抗感染的免疫防御、稳定内环境的免疫稳定、抗肿瘤的免疫监视，如果免疫稳定功能发生异常，将造成生理功能的紊乱，引起过高或过低的免疫反应，导致各种免疫性疾病的发生。

广义而言，中医学的免疫已包含了预防疾病发生的概念。早在《素问·四气调神大论》中即有“是故圣人不治已病治未病，不治已乱治未乱”的论述，开创了世界预防医学的先河。随着医学的发展和中西医结合研究的深入，运用现代先进的科学技术手段在医学领域获得的某些新发现更进一步说明，现代医学研究越深入，越能从某个角度来揭示、证实中医学内容的本质，其中免疫与中医学正气的内在联系就充分说明了这一点。正气，是指人体的机能活动（包括脏腑、经络、气血等功能）和抗病能力、康复能力等，由于正气和邪气是疾病发生、发展变化过程中的一对矛盾，因而无论从生理学还是病理学、发病学及治疗学方面，正气都起着决定性作用。

现代免疫学认为，在疾病的发生中占主导地位的是机体的免疫力，个体免疫力的强弱决定着疾病发生与否。中医学理论中的正气学说是中医免疫观调理机制的具体体现，中医学所谓的正气与人体免疫功能有相似性，从一定意义上说，正气就是人体的免疫力。正气相当于免疫学中的生理及精神屏障、各种免疫细胞和多种免疫分子等抗病因子组成的免疫系统，与免疫系统中的防御、监视、自稳三大功能相近，天然免疫与获得性免疫的免疫活性物质是正气的主要物质基础。

第一节 免疫病的中医病因病机

一、中医免疫概念

中医免疫概念，包括正气（真气）、元气、卫气、邪气等，从《黄帝内经》看，正气的提出与传染病有关。《素问·刺法论》曰：“五疫之至，皆相染易，无问大小，病状相似，不施救疗；不相染者，正气存内，邪不可干。”说明了正气是与传染病有关的免疫概念，真气则是与包括传染病在内的一切疾病有关的免疫概念。《素问·上古天真论》说：“真气从之，精神内守，病安从来。”意思是说真气通顺，调气以养神，神气内守而不外浮，人就可以免遭病邪的侵害。可见《黄帝内经》是把真气视为抗御一切病邪的主宰。后世医家把《黄帝内经》的正气和真气统称为正气，认为它是人体抗病物质及抗病能力的综合体现。现代实验研究提示：中医的“正虚”表现为免疫功能低下或失常。

二、疫病的中医病因病机

中医学认为免疫疾病的发生和发展主要与先天禀赋不足、外感六淫之邪、营卫气血失调、脏腑功能紊乱、痰浊瘀血内生等因素密切相关。外感六淫之邪是疾病的外在原因，先天禀赋不足、营卫气血失调、脏腑功能紊乱是内在原因。中医学认为肾为先天之本，因而强调肾具有调整和维持免疫平衡及稳定的重要作用。肾对免疫的调节作用不仅表现在整体方面的调节，同时与细胞内的调节也有关。肾之阴阳亏虚会出现内分泌的紊乱，如甲状腺功能亢进症是肾阴虚的表现，甲状腺功能减退症是肾阳虚的表现。中医学认为脾为后天之本，脾脏是人体最大的腺器官，也是免疫细胞的主要寄居场所。脾之亏虚，其细胞免疫和体液免疫功能均比正常人低下，系统性红斑狼疮、干燥综合征等许多免疫疾病，大多由于脾胃虚损、津液不足所致。中医学认为肾、脾与红细胞生成和红细胞免疫功能关系密切，骨髓的造血功能主要来自肾、脾，“肾藏精、生髓、主骨”，脾“中焦受气取汁，变化而赤是谓血”。脾胃运化水谷精微，必须在肾阳推动作用下才能化生气血。正气包括卫气、中气和元气，还包括血、精、髓、津液等物质基础；元气发源于肾，中气产生于脾，卫气为肺所主；正气与肺、脾、肾三脏的生理功能关系最大。

第二节 五脏与免疫

一、脾、肺、肾与免疫

中医之肾、脾、肺、卫气、体质与现代免疫学息息相关。

1. 肾与免疫

中医“肾”在人体中具有重要地位，涉及面广，是人体内各脏器的调节中心，因此为历代医家所重视。国内的临床、实验、病理等研究已初步揭示，中医学的“肾”与现代的内分泌、免疫学有密切关系，且补肾治疗有调节内分泌与免疫的功能，从而提高机体的抗病能力。中医学认为，“正气存内，邪不可干”，这与现代免疫学的防御、自稳、监视是相一致的，肾主骨生髓，而骨髓是免疫活动细胞的主要源泉，从细胞发生学的角度揭示了肾本与免疫的密切关系。动物及临床研究表明，肾虚时存在明显的免疫紊乱。治法方药方面，由于久病及肾，采用补肾益肾的治法，往往可以取得良好的治疗效果。

中医之肾是人的先天之本，受五脏六腑之精而藏，具有主生殖、生长发育的功能。现代医学认为，肾之功能活动类似于下丘脑－垂体－肾上腺皮质/甲状腺/性腺系统的功能，垂体是调节免疫反应的重要器官，可分泌多种激素，激发免疫反应，分泌促肾上腺皮质激素（ACTH），促进肾上腺皮质分泌皮质类固醇，既可抑制过亢的免疫反应，又可增强机体器官功能低下状态对感染等应激因素的反应能力，因此肾对免疫系统稳定具有重要的调节作用。

研究表明，肾具有调节细胞免疫功能，“肾生骨髓”，免疫活性细胞来源于骨髓多能干细胞。干细胞移到胸腺和骨髓的特殊微环境里，被诱导处理，分化成功能不同的T淋巴细胞和B淋巴细胞，行使免疫功能，可见肾与免疫活性细胞和胸腺有密切关系。

“久病者多肾虚”，久病肾虚证的免疫功能多受损，细胞免疫功能低下，补体和免疫球蛋白数量及功能异常，采用扶正固本治法，应用补肾药物改善机体受损的免疫状态，可取得满意的治疗效果。大量研究表明，含多糖类补肾中药能活化巨噬细胞，促进有丝分裂，增强NK细胞与LAK细胞活性，增强TD细胞功能，诱生细胞因子，调节神经内分泌免疫网络。比如在肾阳虚证的多种疾病中，应用补肾壮阳的淫羊藿可以对人体的非特异免疫、体液免疫、细胞免疫等均有良好的促进作用，并表现出双向调节效应。

2. 脾与免疫

“脾”是以消化系统为主的多系统、多功能的综合单位，为后天之本、气血生化之源，其功能为“主运化、主统血、主肌肉四肢”。人从外界摄入食物，经过脾的运化化生为水谷精微，再输送至五脏六腑，不仅维持全身各脏腑功能的正常工作，更重要的是促进机体发育成熟。水谷精微是正气产生与维持的物质基础之一，同时脾功能的健全是机体发育成熟的保证，因此脾气的充裕与否，脾阳的盛衰直接影响到人体正气的盛衰。中医的脾胃不仅指整个消化系统，还包括部分造血系统、淋巴器官及外分泌腺，其功能与西医学中的消化系统、血液系统、神经内分泌系统、免疫系统的部分功能有着密切的联系。临床上，脾虚证机体多见自主神经功能紊乱、胃肠激素分泌紊乱及免疫系统功能低下等症状。中医脾胃学说与现代医学中的消化系统最为相关，现代解剖学及生理病理学研究显示，胃肠道中弥散分布大量的神经元、内分泌细胞和免疫细胞，相同的生物活性物质和受体在它们之间起信息传递作用，因此在胃肠道中神经、内分泌、免疫三个系统之间有足够的机会相互作用。

中医脾与消化道正常菌群之间存在着十分密切的关系，如果消化道菌群失调，在出现腹胀、纳差、便溏、消瘦等消化道症状的同时，会出现对一些致病微生物（细菌、支原体、衣原体、真菌等）的抑制作用减弱，导致与感染免疫相关的消化感染性疾病；另外，某些致病微生物可引起免疫反应，导致消化道局部黏膜免疫性炎症损伤和全身性免疫性炎症损伤，如溃疡性结肠炎、克罗恩病、血清阴性脊柱关节病等。有研究指出补益脾气可适当增强免疫力，改善肠道菌群结构，促进消化吸收，恢复消化道正常的免疫功能。安徽中医药大学对42例患者分组对照，研究脾虚证患者的免疫功能，发现脾虚证患者细胞免疫功能降低，其降低程度与贫血、低蛋白血症的严重程度呈正相关；运用健脾益气方药之后，随着脾虚症状的改善，T细胞比值、淋巴细胞转化率及免疫球蛋白多可提升，说明脾也参与了免疫细胞的形成过程。广州中医药大学亦研究了脾虚与免疫功能的关系，发现脾虚患者白细胞减少，植物血凝素（PHA）皮试红斑直径较小，E花环形成细胞（E－RFC）值较低，治疗后随着脾虚症状改善，上述变化均有不同程度的恢复。因此，脾与机体的免疫功能密切相关。

3. 肺与免疫

肺主气，主宣发、肃降、通调水道，开窍于鼻，外合皮毛。肺吸清吐浊，是气吐纳、出入的场所，宣降正常，出入有序，就可维持“清阳出上窍，浊阴出下窍，清阳发腠理，浊阴走五脏，清阳实四肢，浊阴归六腑”的各种正常生理功能。近年发现，肺是气体交换的呼吸器官，更重要的是免疫内分泌器官。

肺脏是前列腺素E或F的生物合成、释放和灭活的主要场所，前列腺素E和F相互拮抗，起双向调节作用。肺可分泌激素如缓激肽、甲状腺素、皮质激素等，是激素的代谢场所和靶场，所以肺还可以通过这些激素对免疫发挥调节作用。例如临床上急性哮喘发作期，可认为是肺的过敏状态，免疫机制被激发，释放组织胺、白三烯和超敏反应的其他介质，但在抗原抗体反应已经发生后，又可以防止组织胺和其他介质的释放。肺主皮毛，与西医学的皮肤及黏液腺免疫非常相关，皮毛包括皮肤、黏膜、肌肉、汗腺、毛发等组织，是抵抗外邪入侵的第一道防线，起着屏障作用。屏障作用的强弱，在一定程度上决定于肺输布卫气之功能，肺气正常，宣发有权，就能把发源于肾、滋生于脾、宣发于肺的卫气宣布散发到皮毛组织，使皮肤调柔，腠理致密，汗孔开合适宜，则屏障巩固，邪不能侵害；否则，肺气虚，宣发卫气失职，屏障不固，外邪乘虚而入，卫气失去卫外作用，疾病便由此而生。

肺与免疫的相关性。自然界之清气吸入体内后，在肺的作用下，与脾胃运化而生的水谷精气结合，形成人体的物质基础。肺主人体的呼吸，在肺的作用下，自然之清气与人体内的浊气得以交换；同时肺朝百脉，在肺气的作用下，气血方能循环全身，维持全身脏腑功能活动的作用，而卫气又必须依赖肺气的宣发肃降作用。卫气开阖，人体内的代谢产物便能排出体外；若肺气失宣，开阖失常，则卫气不固，外邪将乘虚而入，导致疾病的发生。清代著名温病学家叶天士提出“温邪上受，首先犯肺”的观点，表明肺卫是机体防御的“前沿阵地”。结合现代的临床与基础实验手段发现，临床上肺气虚患者血$CD3^+$、$CD4^+$、$CD8^+$均低于正常水平，$CD4^+/CD8^+$比值紊乱以偏高为主，而用补益肺气法治疗后症状可得以改善，$CD3^+$、$CD4^+$、$CD8^+$均显著增高，$CD4^+/CD8^+$比值过高和过低得到双向纠正，体液免疫紊乱亦得到一定程度的改善。此外，肺在人体吸入自然之气的时候，亦起到一定的免疫作用，例如肺脏总是处在具有各种刺激颗粒和感染物的外环境中，而肺巨噬细胞能有效地消除细菌和其他颗粒，呼吸道黏膜上皮细胞的纤毛运动也可使入侵的异物排出体外，同时溶菌酶的分泌可使细菌崩解。这些功能与中医“肺”的宣发肃降，即肺气向上升宣向下通降，使呼吸道保持洁净有一定的相似性。

二、正气与免疫

“免疫”与中医的“正气”互为一体，与人体肺、脾、肾密不可分，将现代免疫的某些论述与中医学的一些观点对照相比，有着许多相似之处，且有相辅相成之功。

中医“正气”的范畴，包括人体的功能活动、对外界环境的适应能力、抵抗外邪能力及康复能力。免疫是机体识别和清除抗原性异物的一种功能，包括对病原微生物及其毒性产物的识别和清除。随着免疫学的迅速发展，免疫学的理论、方法、技术已经渗透到医学的各个方面，从免疫学角度研究中医理论已经成为一个相当活跃的领域。大量研究证实，中医理论的正气与免疫学有密切联系，主要体现在中医的肾、脾、肺、卫气、体质与免疫的关系。

中医的“正气”，古代人称为“真气”，源于我国古代朴素的唯物论和自发的辩证法思想。《素问·宝命全形论》记载有“人以天地之气生”“天地合气，命之曰人”等，这些描述指出人是靠天地之气而生养的，并指出构成人体的精气有先后天之分。父母的生殖之精为先天精气之源，藏于肾；脾胃运化而成的水谷精微则为后天精气之源。先天之精与后天之精共同组成人体生命活动的源动力，在它们的支持下人体才能生长发育。因此，正气发源于肾，通过三焦到达全身，人体各脏腑组织得到元气的激发，才能发挥各自不同的功能。肾为先天之本，脾为后天之本，脾的功能直接影响水谷精气的化生，水谷精微化生不足则正气虚损。自然之气在肺的作用下进入人体，在肺气的推动下随着血脉通达全身，而大自然之清气亦是正气的组成成分。综上所述，人体正气包含着“物质”和“非物质”的概念。正气是人体与病邪抗争的物质基础，包括营、卫、气、血、精、神、津、液，以及脏腑、经络的功能活动等，正气分布于脉管内外，流动于全身上下，具有防御病邪、自我修复和调节平衡的作用。

免疫与气机运行的关系。“气机”为气的运行，气运行的形式为升降出入。人体脏腑、经络的功能活动，脏腑、经络以及气血阴阳的相互联系、相互制约，无不依赖于气机的升降出入，肺的宣发与肃降，脾的升清与胃的降浊，肝气上升，肺气下降，心肾的阴阳相交，水火相济，都是气机升降出入的具体体现。机体各器官、系统的正常生理功能活动，就是由于气机升降不已、出入不息，才能维持其动态平衡。若升降出入逆乱，器官系统的生理活动也随之发生紊乱，升降出入停止，生理活动也就停止，生命宣告结束，故曰“出入废则神机化灭，升降息则气立孤危”。

卫气与免疫的关系。卫气是由饮食水谷的精微物质中活动最强的部分所化生，具有温养脏腑、润泽肌肤、开阖汗孔、调节体温、护卫肌表、抗御外邪的作用，是一种循行于皮肤腠理之间的正气。《素问·疟论》记载“腠理开则邪气入，邪气入则病作”，肌表腠理之所以能抗御外邪入侵，因其有赖于卫气的强盛，卫气起到了保护的作用。现代医学认为，健康完好的皮肤能阻挡病原体入侵，而皮肤汗腺能排泄乳酸，不利于细菌生长，同时皮脂腺分泌的饱和及不饱和脂肪酸亦有一定杀菌作用，此即非特异免疫防卫系统的皮肤屏障作用，构成了人体抗御病原微生物的第一道防线，此作用属于中医卫气的功能之一。巨噬细胞是由血液中的单核细胞分化而来，单核细胞通过毛细血管进入组织，转变成固定的巨噬细胞，故称单核吞噬系统。白细胞和单核吞噬细胞系统与《黄帝内经》所说的卫气具有相似之处，如白细胞、单核吞噬细胞都能包围和消化病原微生物或抗原物质，就如同卫气也能包围和消灭邪气；白细胞和单核吞噬细胞既能循环于血管内，也能通过变形透过血管壁而游离于血管外，卫气也是“既行于脉中，也行于脉外”；白细胞和单核吞噬细胞随着血液循环几乎分布于全身各个角落，卫气随经络运行，外而肌腠分肉之间，内而胸腹各脏器都有。综上，白细胞和单核吞噬细胞属于免疫系统的一部分，因此卫气与免疫系统具有一定的相似性。

正气与发病的关系。《素问·刺法论》曰：“正气存内，邪不可干，邪之所凑，其气必虚。”《灵枢·百病始生》曰：“逢热逢疾风暴雨而不病者，盖无虚，故邪不能独伤人。”在疾病的发生发展和预后转归的过程中，疾病是否发生，是否恶化，预后好坏，关键取决于正气。若脏腑功能正常，元真通畅，脏腑气血调和，则不发病，或发病轻微，或者发病后预后转归较好。若神疲乏力，气喘短促，形寒怕冷，动则汗出，纳差便溏，易感冒，或胸脘痞满，胸闷胁胀，或咯血、呕血，头晕昏厥，皆气机升降出入失常或气虚所致正气不足，则外易致风、寒、暑、湿、燥、火六淫侵袭，内易致七情、饮食、劳倦所伤，疾病纷沓而生。

三、精、血、津液与免疫

1. 精与免疫

中医学理论中，精是由禀受父母的先天之精与后天水谷精微相融合而形成的一种精华物质，是人体生命的本原，是构成人体和维持人体生命活动的最基本物质。“精”一般呈液态贮藏于脏腑之中或流动于脏腑之间。人体之精具有繁衍生命、濡养、化血、化气、化神的作用。因此可以认为“精”在人体中扮演着干细胞的角色，从干细胞在免疫中的重要性类比“精”直接影响着机体的免疫功能，并且决定着先天的免疫能力。

2. 血与免疫

中医与西医所说的血液实质上基本相同。中医学中的“血”是循行于脉中的富有营养的红色液体，是构成人体和维持人体生命活动的基本物质之一。水谷之精化生的营气、肾精、津液是构成血液的主要成分。“脉”是血液运行的管道，称为“血府”，起着约束血液运行的作用。血液在脉管中的流动是循环往复、不歇不止的，从而起到对全身的营养和滋润作用，为脏腑、经络、形体、官窍的生理活动提供营养物质。人体任何部位缺少了血液的供养，都会导致其生理功能的紊乱以及组织结构的损伤，严重的缺血还会危及生命。

西医学指出，血管内的血液由血浆和血细胞等成分构成，血浆内含有各种营养物质，相当于中医学中的“血”。血细胞中含有各种白细胞，如中性粒细胞、单核细胞、淋巴细胞等免疫细胞，这其中也包含营气。因此中医与西医免疫学说的物质基础与血密切相关。

3. 津液与免疫

中医学中的津液是机体一切正常水液的总称，包括各脏腑形体官窍的内在液体及其正常的分泌物。津液是构成人体和维持生命活动的基本物质之一。津液所包括的内容非常丰富，机体内除了藏于脏腑中的精和运行于脉管内的血之外，其他所有正常的液体都属于津液。津液不足，机体失去滋润与濡润的作用，则会使皮毛、肌肉、孔窍、关节、脏腑以及骨髓、脊髓、脑髓的生理活动受到影响，脏腑组织的生理结构也可能遭到破坏。

西医学中的体液类似于中医学中的津液，西医的体液指机体含有大量的水分，这些水和溶解在水里的各种物质总称为体液，约占体重的60%。体液可分为两大部分：细胞内液和细胞外液。存在于细胞内的称为细胞内液，约占体重的40%；存在于细胞外的称为细胞外液。细胞外液又分为两类：一类是存在于组织细胞之间的组织间液（包括淋巴液和脑脊液），约占体重的16%；另一类是血液中的血浆（约占体重的4%）。组织液进入淋巴管即成为淋巴液，淋巴液和淋巴细胞组成了通常所说的“淋巴”。因此，来自某一组织的淋巴液成分与该组织的组织液非常相近。除蛋白质之外，淋巴液的成分与血浆相似。淋巴液中的蛋白质以小分子居多，也含纤维蛋白原，故淋巴液在体外能凝固。体液中所进行的免疫称为体液免疫，属于特异性免疫，其中起作用的免疫细胞为B淋巴细胞。B淋巴细胞表面的抗原识别受体能识别抗原表面特殊的糖蛋白，并与之结合，B淋巴细胞受到刺激后，分裂成浆细胞和记忆B细胞，浆细胞产生抗体，与抗原相结合，使之失去致病能力，而记忆B细胞则介导二次免疫反应。所以津液在免疫方面也起到重要的作用。

第三节　辨证治疗思路

整体观念和辨证论治是中医学的核心。中医学从天人合一、整体观念出发，防病治病，重视整体调节，平衡阴阳，扶正祛邪。扶正是指增强人体的整体素质和抗病能力，提高免疫功能，达到“扶正以祛邪”的目的；祛邪就是调动一切积极因素，排除破坏免疫平衡的致病因子，以达到“邪去而正安”的目的。从某种意义上说，就是调整阴阳，补偏救弊，恢复阴阳的相对平衡，促进阴平阳秘。《素问·至真要大论》云：“谨察阴阳所在而调之，以平为期。”

一、调整阴阳与免疫

阴阳的概念，源于古代人民的自然观，以哲学的思想方式归纳出“阴阳”的概念。早至春秋时代的《易经》及老子的《道德经》都有提到阴阳，阴阳学说贯穿在中医学理论体系的各个方面，用于说明人体的组织结构、生理功能、疾病发生发展的规律，并指导临床诊断和治疗。中医学认为，人体一切正常的生命活动都是阴阳对立平衡的结果，只有阴阳处于相对平衡，才能保持健康状态；而一切疾病发生的根本病因都是阴阳平衡失调所造成的，正如《素问·生气通天论》所说：“阴平阳秘，精神乃治，阴阳离决，精气乃绝。”

对于阴阳与免疫的关系，有研究表明免疫学的稳定平衡观念与中医学阴阳的对立制约、消长平衡理论很相似，既要发挥免疫防御、免疫稳定和免疫监视功能，以维持机体的平衡和健康，同时这些功能还要保持在一个适度的状态，不能过高或过低，否则就要发生超敏反应、自身免疫病和肿瘤等疾病。

免疫学方法对疾病的预防及治疗理论，在很大程度上与中医学“调整阴阳”的治则相似，就是用药物或生物制剂进行免疫调节，免疫抑制疗法与调整阴阳治则中的“损其偏盛”类似，免疫增强疗法与调整阴阳治则中的“补其偏衰”类似。现代医学研究证明，生地黄、天冬、麦冬、枸杞子、女贞子、石斛、五味子等补阴中药，鹿茸、巴戟天、肉苁蓉、淫羊藿、补骨脂、冬虫夏草、锁阳等补阳中药，都能增强或调节机体的免疫功能。中药主要免疫药理作用是促进骨髓造血功能、提高吞噬细胞吞噬功能、增强NK细胞活性、提高淋巴细胞转化率、促进体液免疫等，其中有些补阴或补阳中药具有“双向”调节作用（免疫反应过高时抑制，过低时增强）。

二、调整脏腑功能与免疫

中医学认为，人体是一个有机整体，脏与脏、脏与腑、腑与腑之间在生理上相互协调、相互促进，在病理上则相互影响。治疗疾病时，应调整脏腑功能及各脏腑之间的关系，使其功能协调才能达到较好的治疗效果。中医学的脏腑与西医学脏器的名称含义不完全一致。中医学某一脏腑的功能常包括西医学几个脏器的功能。已有大量研究资料证明，中医学的肾、脾、肺、肝、心五脏与免疫的关系非常密切，很多免疫功能包括在五脏的生理功能之中；五脏发生病理变化时，有些免疫功能亦受到影响。因此，中医治则治法中的调整脏腑功能，实际上包括了西医学免疫调节疗法的内容，如中医学的补肾、补脾、补肺等治法多能增强机体的某些免疫功能，防止疾病的进展并有利于疾病的康复。现代医学研究亦证明，右归丸、六味地黄丸、补中益气汤等很多调整脏腑功能的方药都具有调节机体免疫功能的作用。

三、调理气血与免疫

在中医学理论中，气是构成人体最基本的物质，如《素问·宝命全形论》所云：“人以天地之气生，四时之法成，天地合气，命之曰人。”《医门法律》亦云：“气聚则形成，气散则形亡。”血，是红色的液态物质，由营气和津液所化生，是构成人体的基本物质之一；同时，气血又是维持人体生命活动最基本的物质，二者各有其功能，又相互为用。在生理上，“气为血之帅”，气能生血、行血、摄血；“血为气之母”，血能为气的活动提供营养，且能载气。当二者的平衡失调时，就会出现各种气血失调的病症。在治疗气血失调性疾病方面，应“虚则补之，实则泻之”，从而恢复气血的协调关系。

现代医学的免疫系统由免疫器官、免疫细胞和免疫分子组成，它们是执行免疫功能的物质基础。在中医学“气血”学说中，应包含免疫系统中的一些内容，如在构成中医学血液的成分中，应包括淋巴细胞、单核吞噬细胞、粒细胞、抗原提呈细胞、红细胞等免疫细胞，以及抗体、补体、细胞因子等诸多免疫分子；在中医学“气血”的功能中，应包括T淋巴细胞介导的细胞免疫、B淋巴细胞介导的体液免疫等许多重要的免疫功能。此外，中医学认为，卫气属正气之一，其分布不受脉管的约束，遍及全身，具有护卫肌表、抗御外邪入侵等功能。卫气的这种功能，与机体皮肤、黏膜、血脑屏障、胎盘屏障的机械屏障作用，血液和组织中吞噬细胞的吞噬作用，以及体液中的非特异性杀菌物质等机体的非特异性免疫功能极为相似。当外邪入侵机体时，首先由卫气的屏障作用对其进行阻挡，在多数情况下，能阻止病原微生物侵入体内，保护机体健康。如果外邪突破了这种屏障作用，侵入机体的某一部位，气血又能与病邪做斗争，将其驱出体外，使机体恢复健康。气血的这种功能与病原微生物等抗原性物质侵入机体后，巨噬细胞将其吞噬、消化、处理，再把抗原信息传递给B细胞或T细胞，诱发免疫系统发生特异性免疫应答，最终把抗原性物质清除体外的特异性免疫功能类似。

人体的免疫功能与中医气血学说中的气血互根互用、相互协调理论具有相似之处，在免疫系统内部，以及非特异性免疫与特异性免疫、细胞免疫与体液免疫等免疫功能之间，也需要彼此相互协助才能完成。同时，还需要通过免疫系统内部及神经、内分泌系统与免疫系统之间相互调节，维持动态的平衡，才能发挥正常的免疫功能。如果这种相互协助、相互调节功能异常，则可发生自身免疫性疾病和肿瘤等。中医学在调理气血关系这一治则中包含了免疫调节疗法，如调理气血，防止气血瘀滞，进而防止出现积聚，与西医学的调节免疫功能防治肿瘤等疾病的观点相似；调理气血，防治血虚和某些出血性病证，与应用免疫学方法防治某些血液性疾患基本相同。现代医学研究证明，调理气血的方药多能调节机体的免疫功能，如人参、黄芪、党参、白术等补气中药；当归、何首乌、阿胶、鸡血藤等补血中药，均能促进某些免疫细胞成熟、提高机体的免疫功能等。

临床上，中医药中补气、补血的方药在一定条件下能增强机体的免疫功能，而同时又能抑制机体的免疫功能，具有双向调节免疫的作用。临床研究也表明，用中医调理气血的方法治疗重症肌无力、自身免疫性溶血性贫血等免疫性疾病具有良好的效果。

四、因时、因地、因人制宜与免疫

中医治疗疾病时，注重按照季节、地区及人体的体质、性别、年龄等不同而制定适宜的治疗原则。在治疗原则中也蕴涵着免疫调节思想，如体质虚弱者应用补法治疗，可通过增强机体的免疫功能预防疾病。在现代免疫疗法中，也注意根据季节及患者自身情况的差异采取不同的免疫调节措施，这与中医学的“因时、因地、因人制宜”十分相似。如流感易在寒冷季节流行，在秋冬季来临前给人群进行人工主动免疫，通过接种流感疫苗，可使被接种者产生免疫力，从而预防流感大爆发；给体质虚弱的婴幼儿注射丙种球蛋白进行人工被动免疫，可使被接种者在短时间内获得免疫力，从而避免麻疹、腮腺炎等疾病的罹患。

第四节　中医药治疗与神经内分泌免疫网络的调节机制

神经内分泌免疫网络学说从分子水平将三大系统相互联系起来，神经－内分泌－免疫网络（Neuro－endocrine－immunity Network，NEI）通过对机体各细胞、器官、系统的功能活动的调节，维持机体内环境的稳态，其整体性调控作用与中医的整体观念具有相似性。部分学者认为机体的阴阳平衡与NEI网络的双向调节有关，目前中医与NEI网络的相关性研究主要集中在以下几个方面：

一、神经内分泌免疫网络与中医脏腑的关系

中医所谓的脏腑，是对人体生理功能、病理变化、病证现象的整体概括，每一脏腑都是物质与功能的统一，涉及多个系统组织的部分结构和功能。每一脏不仅在神经、内分泌、免疫等系统内有所划分和交叉，通过系统内的结构联系产生功能的相互作用，同时又通过系统间共有的递质、激素、细胞因子等信息物质传递，对人体各系统、器官、细胞进

行多层次的相互调节和整合。

1. NEI 网络与心神的关系

大量的研究证实，心神疾病产生的原因、症状表现及病理生理机制与神经内分泌免疫网络有着密切的关系，学者认为从 NEI 网络方面研究心神疾病具有可行性。首先，各类理化、生物和心理因素的刺激信息均可以直接或间接由神经、内分泌、免疫系统感受、传递和整合，三个系统相互交织，构成机体内多维立体调控网络，调节机体的基本生理功能（营养、代谢及生殖等），参与机体防御，调控机体的生长发育；其次，该网络的整体性、正负反馈机制、节律性等特点，与中医学的整体观、阴阳学说、情志与五脏相关论、时间学说等不仅在表象上有相似之处，而且存在着广泛的内在联系。“脑神”即“精神意识”，是指 NEI 网络对内外环境信息进行翻译、整理及储存的综合过程，当机体内外环境发生变化时，中枢神经系统通过整合 NEI 网络的相互作用来调节心输出量及各部分血管的舒缩变化，因此心血管功能变化是机体 NEI 网络整合形式的最佳信息输出窗口。

2. NEI 网络与肝肾的关系

根据中医“怒伤肝”的理论，有学者认为机体被激怒时，将激活交感神经－肾上腺髓质系统和内分泌系统，导致 NEI 网络功能失调，而使肝脏缺血、缺氧，肝糖原耗竭，水钠潴留，免疫机能下降，肝细胞自溶、坏死，造成肝脏受损。心理应激的生理反应可影响交感－肾上腺髓质系统、下丘脑－垂体－肾上腺皮质系统和免疫系统，而心理应激从中医脏象理论分析，当主要责之于肝，故有学者提出现代关于肝实质的研究比较明确。多方面的证据表明肾阳虚证的调控中心定位在下丘脑，有学者认为肾阳虚证涵盖 NEI 网络，具有肾上腺皮质、甲状腺、性腺功能紊乱的特点。故多数学者认为中医肾脏与垂体－肾上腺皮质功能、垂体－甲状腺功能、垂体－性腺功能有关；肝肾相生与神经内分泌免疫间存在的多种密切联系相似，肝与自主神经功能有关，肾与高级神经中枢及内分泌、免疫相关。

3. NEI 网络与脾脏的关系

“脾”是以消化系统为主的多系统、多功能的综合单位，其功能与西医学中的消化系统、血液系统、神经内分泌系统、免疫系统的部分功能有着密切联系。研究发现，脾与神经系统、内分泌系统及免疫系统均有密切的联系，主要表现为脾虚时自主神经功能紊乱，胃肠激素分泌紊乱及免疫系统功能低下。胃肠道中弥散分布大量的神经元、内分泌细胞和免疫细胞，相同的生物活性物质和受体在它们之间起信息传递作用，因此在胃肠道中神经、内分泌、免疫三个系统之间有足够的机会相互作用。胃肠道是 NEI 网络研究的重要领域，是中医“脾”发挥功能的主要场所，有人推论脾可能是通过调节 NEI 网络来发挥其功能的。研究显示，脾气虚胃溃疡过程中大脑神经细胞分泌生长抑素、SP、VIP、IL－2 的活性均显著增强，下丘脑 SST 的分泌活性增强；有研究证明脾虚证时垂体－甲状腺轴功能低下，四君子汤调节该轴功能，进而影响 NEI 网络调节环路。

二、神经内分泌免疫网络与经络和针刺的关系

1. 神经内分泌免疫网络与经络的关系

经络系统通过独立的网状结构把人体五脏六腑、四肢百骸、五官九窍、皮肉筋脉等组

织器官联络成统一的整体，通过运行气血、调理阴阳，达到沟通机体上下内外的整体调节作用。有人认为经络系统与机体的神经系统、内分泌系统、免疫系统有着紧密的联系，与神经－内分泌－免疫网络在更高的层次上形成了一个新的结构体系“经络－神经－内分泌免疫网络”。在这个网络体系中，各子系统均有其独立的结构、通路和功能，同时各子系统又纵横交叉，形成新的更高层次的结构、通路和功能，并且互相影响、相互作用，产生特定的信息和物质，通过一定的传输形式到达一定的部位，发生特定的作用。在这一体系中，腧穴是信息的反应点和接收点，经络系统主要输送和传布信息，神经系统是其传输信息的中心和枢纽，内分泌系统具有整合信息、交换物质的功能，而免疫系统则是针灸作用的效应组织、器官和信息反馈调节系统。有学者认为经络实质是多层面的，神经内分泌、循环系统在结构上存在由中枢到周围的平行或伴行的关系，它们与免疫系统构成网络巨系统，经络与该巨系统相应；有学者认为经络是免疫细胞、免疫分子的循行网络，是免疫系统调节整体以适应内外环境变化的途径；还有学者认为，机体内存在干细胞生物信息传导系统，所谓经络现象的实质就是建立在干细胞－神经－内分泌－免疫系统基础上的一个综合生理信息调控过程。活性增强状态下的组织干细胞生理信息传导系统，必然要释放大量的化学活性物质和干细胞因子，而这些由原始干细胞系统释放的化学活性物质或干细胞因子的生理作用，与通常情况下神经－内分泌－免疫细胞系统所释放的化学活性物质或细胞因子的生理作用是有区别的。

2. 神经内分泌免疫网络与针刺的关系

针刺是中医利用经络理论防治疾病的重要手段。现代研究认为，“神经－内分泌－免疫网络”是针刺作用途径的一个重要组成部分，其中神经系统起着主导作用，内分泌、免疫系统对其具有一定的调节作用。研究显示，针刺作用于神经系统使痛阈提高的同时，也引起了内分泌和免疫系统的一系列变化；而免疫与内分泌系统的变化，再反作用于神经系统，以及免疫系统再作用于内分泌系统，从而对机体的痛阈产生调节作用，由此构成了一条针刺镇痛的神经内分泌免疫调节环路；针灸腧穴通过神经－内分泌免疫网络达到双向良性作用，经气是双向良性调节与控制的信号载体；电针作用于正常大鼠，痛阈升高的同时，垂体内β内啡肽（β－END）含量下降，血浆中β－END含量明显增高，而摘除垂体后，镇痛效应受到了很大程度的削弱。大量文献及动物实验显示，“针刺麻醉”（Acupuncture Anesthesia，AA）是神经、内分泌、免疫系统共同作用的结果，存在着一条AA的神经内分泌免疫调节环路；但由于神经、内分泌、免疫系统自身以及相互间的调节作用，针刺的镇痛作用只能局限在一定的水平上。

三、中药归经理论与神经内分泌免疫网络的关系

中药“归经”是指药物对机体脏腑、经络系统等的选择性作用。现代学术界普遍的认识都把“归经”认为是定位、定向的药性理论，即归经是中药对中医所言的脏腑经络的选择性作用。归经对临床起着重要的指导作用，并且是中医理论的重要组成部分。现代医学对药物归经实质研究的主要实验方法包括有效成分体内分布观测法、微量元素体内分布观测法、信号转导水平变化观测法、药效观测法和体内活性物质观测法。但将NEI网络引入归经实质研究的还未见报道，有学者认为将NEI网络作为中药归经实质的研究方法具有理

论和实践的可行性。NEI 网络主要通过多个环路（轴）调控或干预机体的功能活动，且 NEI 网络中的某些递质、激素、细胞因子等信息物质可在某一环节上影响整个网络的作用，实现其对机体功能的干预和影响。简言之，NEI 网络具有以下特点：①双向调节环路，调节作用往往是双向的，且这种调节可以是正向的，也可以是负向的；②发散性，即同一个环境变化常常引起多个系统的共同反应，涉及多种化学信号分子，作用于多个调节环节；③聚合性，即同一种细胞能同时接受来自不同系统的多种调节信号，分析整合后再做出反应。许多中西医结合学者都认为 NEI 网络很好地体现了中医的整体观，它有可能在分子水平上反映中医脏腑的实质。中药“归经”主要是建立在脏腑辨证基础上的中药理论，因此利用 NEI 网络研究归经实质，应更具科学性和系统性；此外除上述所提到的经典环路外，并不排除有新的环路的发现。中药归经与 NEI 网络环路之间具有形象类比性，即中药的归经从某种程度上也可看作“环路”。正如前述，神经内分泌免疫网络学说可作为研究中药归经理论的一种方法，可能成为揭示中药归经现象及作用机制的有效途径。

四、中医卫气与神经内分泌免疫网络的关系

卫气是中医学基本概念之一，是人体内具有抗御外邪、护卫机体功能的一类精微物质。中西医学的研究对象都是人体，可以运用现代医学理论从微观（细胞）层次上探讨卫气的实质。卫气的主要功能是护卫机体、抗御外邪，明代孙奎《医旨绪余·宗气营气卫气》指出：“卫气者，为言护卫周身，温分肉，肥腠理，不使外邪侵犯也。”对比现代医学可知，卫气的这种功能相当于现代免疫学所说的抗感染免疫功能。抗感染免疫功能是人体抵抗病原微生物侵害、维持生理稳定的一种功能，有特异性和非特异性之别。在一定特异性免疫功能中，主要依靠各种吞噬细胞如中性粒细胞、单核细胞、巨噬细胞等杀灭细菌；在特异性免疫功能中，除中性粒细胞外，T 细胞、B 细胞、NK 细胞等淋巴细胞也发挥着重要的抗感染作用。这些吞噬细胞和淋巴细胞即所谓“免疫细胞”，它们参与免疫应答，具有抗感染作用，这显然与“卫气”护卫机体、抵御外邪的作用相一致。由此可以推测，中医学的卫气即相当于现代医学中的免疫细胞。

中医学早已认识到，外邪引起的发热与卫气有关。汉代张仲景《伤寒论·辨太阳病脉证并治》曰：“太阳病，发热汗出者，此为荣弱卫强。”卫强即卫气奋起抗邪之意。现代医学也认为，感染引起的发热与免疫细胞有关，细菌、病毒等外源性致热源，要通过人单核细胞和巨噬细胞等免疫细胞所产生的内源性致热源作用于体温调节中枢，才能够引起发热，从这个角度来讲，卫气的实质可能是体内的免疫细胞。

中医学还认识到，卫气的防御反应如果太过，对机体也是有害的。如清代喻昌《医门法律·明营卫之法》曰：“营卫一有偏胜，其患即不可胜言，卫偏胜则身热。热则腠理闭，喘粗为之俯仰，汗不出，齿干烦冤。”西医学指出，病原微生物等抗原感染机体后，在某种条件下可引起异常的免疫应答，即变态反应，从而导致病理损伤。如有些患者受外界抗原刺激后，可激发支气管哮喘，原因就是 B 淋巴细胞转化为浆细胞后产生了过多的 IgE，此即喻昌所言“卫偏盛”，所以卫气在此可能相当于 B 淋巴细胞。

1. 卫气与免疫细胞来源的一致性

关于卫气的来源，中医文献有两种说法，一是《灵枢》记载：“营出于中焦，卫出于

下焦。”下焦在此指肾。二是《中藏经》记载：“三焦者，人之三元之气也……而卫出于上，荣出于中。”上焦在此指肺。笔者认为，卫气既出上焦亦出下焦，来源于肺肾两脏，以下焦肾为主。

西医学认为，机体的非特异性免疫是与生俱来的，可由遗传获得，即具有“先天”性。在中医理论中，肾为先天之本，主骨生髓。如《素问·阴阳应象大论》曰：“肾生骨髓。”中医学所指的“肾”，是一个多脏器组合的功能系统，而中医学的骨髓则十分具体，与现代医学中骨髓概念无异。两种理论殊途同归，不仅证实“卫出下焦”理论的正确，而且明确指出卫气就是来源于肾所生的骨髓。肺主气，卫气是气的一种。故金元时期李东垣《内外伤辨惑论》直言：“心主营，肺主卫。”强调了卫气与肺的关系。现代医学指出，肺是体内重要的免疫器官之一，肺内的多核粒细胞和肺泡巨噬细胞发挥着重要的非特异性防御机能，而呼吸道的淋巴细胞也起着免疫防御作用。尤其要指出的是，中医学的肺也是一个涉及多脏器的功能系统，而不局限于西医解剖学的肺脏。由于肺居胸腔又主卫气，显然还包括了胸腔内的胸腺，胸腺是T细胞的中枢免疫器官，能培育和输出成熟的T细胞，胸腺基质细胞则包含巨噬细胞、树突状细胞等免疫细胞。这些事实都与中医“卫出上焦”“肺主卫”的理论相吻合。中枢免疫器官是免疫细胞发生、分化和成熟的场所。其中，骨髓由下焦肾所生，胸腺则属上焦“肺”所主。可见中医“卫出下焦”和“卫出上焦”的认识与现代医学对免疫细胞发生分化场所的认识是相一致的。这也说明，卫气作为一种精微物质就是人体内的免疫细胞。

2. 卫气与免疫细胞分布的一致性

对于卫气的分布，《素问·痹论》曰：“卫者，水谷之悍气也，其气慓疾滑利，不能入于脉也，故循皮肤之中，分肉之间，熏于肓膜，散于胸腹。”《灵枢·营卫生会》记载：“营在脉中，卫在脉外。”后世医家则认为营与卫混杂在一起，两者并没有分开。如《医门法律·明营卫之法》曰：“营中有卫，卫中有营。”两种说法各执一端，需结合起来认识方为全面，即营卫皆行于脉中，但卫气之性滑利窜透，若遇外邪侵犯即可穿出脉外以御邪。故卫行脉中，亦行脉外。

中医学对人体淋巴结组织也早有认识。《素问·五脏生成》记载：“人有大谷十二分，小溪三百五十四名，少十二俞，此皆卫气所留止，邪气之所客也。”这里的大谷、小溪显然是指全身的淋巴结。淋巴结是人体外周免疫器官，内有淋巴细胞、巨噬细胞等免疫细胞，故谓“卫气之所留止”。细菌侵入人体后可随淋巴液进入淋巴结，引起局部淋巴结肿大，故称“邪气之所客”。

3. 卫气病的治疗

西医学十分重视人体免疫功能，中医学同样强调卫气的防御作用，《医门法律》记载：“营卫之义，圣神所首重也。”“调营卫之义，为人身之先务。”但在卫气病的治疗上，当卫气功能失常时，除遵循辨证论治原则外，还要注意以下三点：

（1）重视补肾生髓。“卫出于下焦”实际上是卫出于骨髓，所以，对卫气虚弱、抗邪能力不足者，要重视补肾生精，使卫气来源充足。常用药如淫羊藿、仙茅、枸杞子、菟丝子、女贞子、桑寄生等，这些药可促进淋巴细胞转化，或提高吞噬细胞功能，从而增强免疫反应。

(2) 强调补气益肺。卫气是身体内气的一种，“肺主卫”，故补气益肺亦是治疗卫气虚的常用法则。临床常用黄芪、人参、党参、黄精、白术、灵芝等，这些药也有提高机体免疫功能的作用。

(3) 清热凉血化瘀。卫为阳，其性为热，卫气过亢便为火盛。使用清热解毒药，一可祛邪，二可平抑过亢之卫气，常用药如黄连、黄柏、茵陈、金银花、龙胆草、白花蛇舌草等。又因营血之中亦有卫气，故治疗卫气反应过亢之病证，常用清营凉血之法，药用牡丹皮、赤芍、玄参、生地黄等。另外，卫气滑利游走，不受约束，一旦郁滞则容易生火。故对卫气功能过亢之证，常辅以活血化瘀之法，以解卫气之郁而散其火，药用丹参、桃仁、红花、当归、益母草等。上述清热凉血化瘀之品均有抑制免疫亢进的作用。

第五节　免疫病常用中药与方剂

中医治疗免疫病有着确切的疗效，对治疗风湿病（如类风湿关节炎、系统性红斑狼疮等）、自身免疫性疾病（如亚急性甲状腺炎、自身免疫性肝炎等）、过敏性疾病（如支气管哮喘、荨麻疹等）、免疫缺陷病（如艾滋病、肿瘤等）等，无论在止痛方面，还是在免疫调节方面，或是减少激素依赖方面，都有着显著疗效。但对于暴发型、重要脏器和神经中枢严重受损的患者，中药缓不济急，应该及时运用西药控制病情，西药对急性发作以及重症病变的免疫性疾病有着不可替代的显著疗效，但这些西药的副作用也是显而易见的。

一般来说，补益类中药具有免疫调节功能。补益类中药分为补气、补血、补阴、补阳四大类。中医运用益气活血药来提高红细胞补体受体的活性，从而提高红细胞黏附免疫复合物功能，发挥红细胞免疫作用，对治疗过敏性红细胞减少症有良好的疗效。因而中医免疫学认为肾、脾、肺对白细胞免疫系统和红细胞免疫系统都有发挥调节作用。

一、常见调节免疫的中药

1. 促进免疫功能常用的中药有黄芪、人参、党参、黄精、白术、冬虫夏草、当归、淫羊藿、女贞子、灵芝、茯苓、刺五加、三七、甘草、薏苡仁、鸡血藤、生地黄、白芍、阿胶、鹿茸、肉苁蓉、菟丝子、巴戟天、沙参、麦冬、五味子、银耳、枸杞子、何首乌、猪苓、大蒜、白花蛇舌草、鱼腥草、丹参、川芎、红花、黄芩、黄连等。

2. 有抗超敏反应（变态反应）作用的中药有紫苏叶、防风、柴胡、荆芥、麻黄、苍术、贯众、苍耳子、地肤子、白鲜皮、大黄、黄柏、蚕砂等。

3. 有抑制免疫作用的中药有葛根、连翘、金银花、藿香、佩兰、大青叶、板蓝根、鱼腥草、野菊花、蒲公英、茵陈、穿心莲、龙胆草、栀子、益母草、牡丹皮、雷公藤、喜树碱等。

4. 有调节免疫作用的中药：有不少中药对免疫有双向调节作用，如黄芪、防风、白术、甘草、柴胡、苍术、太子参、刺五加、青蒿、穿心莲、白花蛇舌草、雷公藤、昆明山海棠等。

5. 调节和抑制细胞免疫和体液免疫的中药有苦参、大黄、黄连、黄柏、紫草、生地黄、玄参、麦冬、天冬、土茯苓、郁金、莪术、忍冬藤、白鲜皮、山豆根、柴胡等。

二、常见调节免疫的方剂

中药复方对系统性红斑狼疮、复发性流产、类风湿关节炎、溃疡性结肠炎、支气管哮喘、免疫性血小板减少性紫癜、肿瘤及慢性乙型肝炎等免疫相关性疾病中的 $CD4^+$、$CD25^+$、调节性 T 细胞（Treg）有明显的影响，通过其表达的上调、下调或功能的抑制、激活，从而影响疾病的发生、发展和转归。如左归丸加减能明显下调雌激素缺乏小鼠辅助性 T 细胞 17（Th17）亚群特征性细胞因子 IL－17A mRNA 转录水平，上调 Treg 亚群特征性细胞因子转化生长因子（TGF－β）mRNA 转录水平，逆转 Th17/Treg 亚群失衡；同时结果显示，左归丸加减治疗后去卵巢小鼠血清雌二醇水平无明显升高，证实该复方无明显雌激素样作用。黄芩汤能通过有效降低细胞因子 IL－17、IL－6 的浓度，提高 IL－10 和 TGF－β 的浓度，并且能够有效地促进转录因子 Foxp3 的表达而抑制 RORγt 的表达，来调节 Th17/Treg 的分化、平衡，从而减轻肠道黏膜自身免疫反应，缓解结肠炎。补肾益髓胶囊能够降低外周血中淋巴细胞数量，从而减少细胞毒性 T 细胞进入中枢神经系统，并且通过调节 Th17/Treg 平衡及相关细胞因子的分泌，改善了神经系统功能，减轻了中枢神经系统的炎症反应和脱髓鞘病变，对多发性硬化疾病模型小鼠的神经系统具有明显的保护作用。

常见可以治疗免疫疾病的复方中药有：麻杏石甘汤（麻黄、苦杏仁、石膏、炙甘草）能抑制肥大细胞脱粒释放过敏介质；小青龙汤（麻黄、白芍、细辛、干姜、炙甘草、桂枝、五味子、半夏）能降低 IgE 的滴度，对治疗Ⅰ型超敏反应有效；血府逐瘀汤（桃仁、红花、当归、生地黄、川芎、赤芍、牛膝、桔梗、柴胡、枳壳、甘草）能抑制自身免疫疾病，对治疗Ⅱ型超敏反应有效；宣痹汤（防己、苦杏仁、滑石、连翘、栀子、薏苡仁、半夏）能活血化瘀、清热解毒，对治疗Ⅲ型超敏反应有效；泰山磐石饮（人参、黄芪、当归、续断、黄芩、白术、川芎、白芍、熟地黄、砂仁、炙甘草、糯米）能治疗妇女习惯性流产并能抑制移植排异反应的免疫反应，对治疗Ⅳ型超敏反应有效；四物汤（当归、川芎、白芍、熟地黄）、六味地黄汤（熟地黄、山茱萸、山药、泽泻、牡丹皮、茯苓）、参附汤（人参、附子）等方剂，有促进淋巴细胞发生转化之功能，对免疫细胞形成和提高有促进作用；黄芪建中汤（黄芪、白芍、桂枝、炙甘草、生姜、大枣、饴糖、五味子）能促进淋巴细胞转化的功能，可明显提高机体免疫球蛋白 IgG 含量，对体液免疫力也有一定的影响；补中益气汤（黄芪、炙甘草、人参、当归、陈皮、升麻、柴胡、白术）能强化胃脾器官，对免疫球蛋白升高的患者有下降之功效。此外，清热解毒、凉血清肝方药对治疗超敏反应亦有效。

随着对传统中医药研究的不断深入，虽然发现中药复方直接或间接参与机体免疫内环境稳态的有效调节，然而对中药复方的作用机制及其毒性、安全性评估，还需要深入研究。

【参考文献】

[1] 陈家旭，杨维益．神经－内分泌－免疫网络研究概况及其与中医肝脏关系的探讨［J］．北京中医药大学学报，1995，18（4）：7－11.

[2] 沈自尹. 从肾本质研究到证本质研究的思考与实践－中西医结合研究推动了更高层次的中医与西医互补［J］. 上海中医药杂志, 2000, 34（4）: 4－7.
[3] 卢跃卿, 任小巧, 邢海燕. 中医肝肾同源于神经内分泌免疫网络关系［J］. 中华实用中西医杂志, 2000, 13（16）: 765.
[4] 卓勤, 金敬善, 邓新荣. 中医脾与神经内分泌免疫网络调节的关系［J］. 中国中医基础医学杂志, 2002, 8（9）: 80－82.
[5] 陈天娥, 王秀琴, 曾晓蓓, 等. 大鼠实验性脾气虚胃溃疡证病结合模型中大脑神经内分泌免疫网络的变化［J］. 解剖学杂志, 2003, 26（6）: 537－539.
[6] 李刚, 姬统理, 夏天. 脾虚证大鼠垂体－甲状腺轴激素变化的研究［J］. 云南中医学院学报, 2001, 24（3）: 19－21.
[7] 蔡定芳, 沈自尹. 中西医结合神经内分泌免疫网络研究的思考［J］. 中国中西医结合杂志, 1997（7）: 442－445.
[8] 张燕华. 经络－神经－内分泌－免疫网络［J］. 华西医学, 1998, 13（3）: 316－317.
[9] 秦立新. 经络系统与神经内分泌－免疫网络的比较研究［J］. 中国针灸, 1998（5）: 309－331.
[10] 周东浩, 周明爱. 经络实质新探－免疫调节网络假说［J］. 国医论坛, 2001, 16（3）: 9－14.
[11] 沈律. "干细胞－神经－内分泌－免疫系统"理论－初探人体经络现象的本质及其生物作用机制［J］. 科技导报, 2001（10）: 22－23.
[12] 张立煌, 李杰. 中药现代化的现状及发展趋势［J］. 浙江大学学报（医学版）, 2011, 40（4）: 349－353.
[13] 王文靖. 针刺镇痛的中医整体观与西医系统论之浅析［J］. 江苏中医药, 2004, 25（5）: 42－44.
[14] 许建阳, 冯琼. 针灸双向良性作用通过神经免疫内分泌网络系统实现的假说［J］. 贵阳中医学院学报, 1997, 19（3）: 6－8.
[15] 鞠大宏. 针刺镇痛的神经内分泌免疫调节环路的实验研究［J］. 中国中医基础医学杂志, 1998, 4（2）: 33－34.
[16] 高晓山. 中药药性论［M］. 北京: 人民卫生出版社, 1992.
[17] 陈晓萍, 徐远扬. 神经、内分泌、免疫网络的通用生物学语言［J］. 自然杂志, 2003, 24（4）: 194－197.
[18] Weigent DA, Blalock JE. Associations between the neuroendocrine and immune systems［J］. J Leukoc Biol, 1995, 58（2）: 137－150.
[19] 李志勇, 李彦文, 张嫚, 等. 神经免疫内分泌网络学说在中医研究中的应用［J］. 中央民族大学学报（自然科学版）, 2010, 19（4）: 68－72.
[20] 张剑勇. 李志铬教授论中医与免疫［J］. 世界中西医结合杂志, 2009, 4（10）: 696－697.
[21] 关洪全. 论中医治则中的免疫调节思想［J］. 中医研究, 2009, 22（11）: 6－8.

［22］杨娟利．从中医基础理论看牛初乳粉的免疫功能［J］．河南中医学院学报，2008，23（135）：21.
［23］章恪．卫气——免疫细胞的中医表达形式［J］．湖北中医杂志，2001，23（3）：3－4.
［24］陶玉泉，刘志丹．中药复方对免疫性疾病中 CD^+4/CD^+25 调节性 T 细胞的影响［J］．中华中医药学刊，2016，34（3）：592－597.
［25］王平章，马大龙．调节性 T 细胞免疫治疗策略［J］．中国医药生物技术，2015，10（1）：53－58.
［26］刘昌孝．对中药现代化及中药国际化发展的思考［J］．中国药房，2016，27（11）：1441－1444.
［27］郭宏伟．从中医系统论再认识中药现代化发展之路［J］．世界科学技术－中医药现代化，2015，17（8）：1623－1627.

第二部分

中医临床免疫学

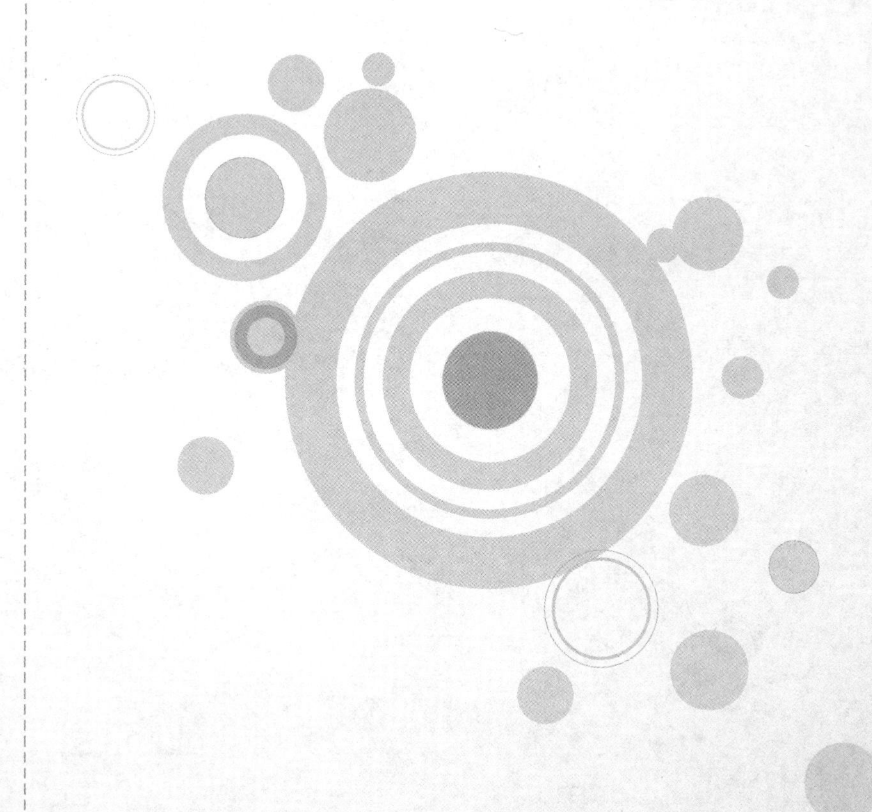

第五章　感染免疫病

感染（infection）是指细菌、病毒、真菌、寄生虫等病原体侵入人体生长繁殖并与机体相互作用所引起的一系列病理变化过程。抗感染免疫是机体抵抗病原生物及其有害产物的免疫应答，以维持生理稳定的功能。抗感染能力的强弱除与遗传因素、年龄、机体的营养状态等有关外，还取决于机体的免疫功能。抗感染免疫包括抗细菌免疫、抗病毒免疫、抗真菌免疫、抗寄生虫免疫等。

根据抗感染免疫的发生先后及机制的不同，分为非特异性免疫（固有免疫）和特异性免疫（适应性免疫）。非特异性抗感染免疫是机体抵抗细菌、病毒、真菌等病原微生物侵入人体的天然屏障结构，又称为固有免疫，是机体在进化过程中逐渐形成的一种天然免疫防御功能，构成机体抵御病原微生物入侵的第一道防线，由皮肤、黏膜、纤毛等组织屏障以及固有免疫细胞、补体、细胞因子、抗菌肽等组成。特异性抗感染免疫包括体液免疫和细胞免疫两方面，对不同类型的病原体感染，特异性免疫各有侧重，在以后的各章分别介绍。

第一节　抗细菌免疫

抗细菌感染的免疫是指机体抵御细菌感染的能力。病原菌侵入机体后，由于其生物学特性及致病物质的不同，机体对它们的免疫反应也各有差别。抗细菌免疫是由机体的非特异性免疫和特异性免疫共同协调来完成的。先天具有的非特异性免疫包括机体的屏障结构、吞噬细胞的吞噬功能和正常组织及体液中的抗感染物质；后天获得的特异性免疫包括以抗体作用为中心的体液免疫和致敏淋巴细胞及其产生的淋巴因子为中心的细胞免疫。

一、非特异性免疫

1. 屏障结构

（1）*皮肤黏膜屏障*　宿主体表的防御功能包括以下几方面：①机械的阻挡和排除作用：机体抵御病原微生物侵入的外部屏障结构，包括皮肤黏膜及其附属的腺体、纤毛等。健康完整的皮肤和黏膜是阻止病原菌侵入的强有力屏障。②分泌液中化学物质的局部抗菌作用：皮肤、黏膜除了发挥机械阻挡的作用之外，还可分泌多种杀菌、抑菌物质。如汗腺分泌的乳酸、皮脂腺分泌的脂肪酸有一定抗菌作用；呼吸道和消化道黏膜有丰富的黏膜相关淋巴样组织和腺体，能分泌溶菌酶；胃酸、唾液、泪液等体液内含有的胃酸、抗菌肽、

sIgA 等抗菌物质，能有效地抵抗细菌定植，表明黏膜屏障的重要性；阴道分泌物中的酸性物质亦具有抗菌作用。③正常菌群的拮抗作用：皮肤上的痤疮丙酸杆菌能产生抗菌性脂类，抑制金黄色葡萄球菌和化脓性链球菌在皮肤上生长；肠道中的某些厌氧菌能产生脂肪酸阻止沙门菌在局部生存。

（2）局部屏障结构　主要包括血－脑屏障、血－胎屏障。前者是由软脑膜、脉络丛的毛细血管壁和壁外的星形胶质细胞形成的胶质膜组成，组织结构致密，能阻挡血液中病原体和其他大分子物质进入脑组织。后者血－胎屏障则是由母体子宫内膜的基蜕膜和胎儿的绒毛膜滋养层细胞共同组成，可有效防止母体内病原体和有害物质进入胎儿。

2. 吞噬细胞

人体内专职吞噬细胞分为两类：一类是小吞噬细胞，主要是中性粒细胞，还有嗜酸性粒细胞；另一类是大吞噬细胞即单核吞噬细胞系统，包括末梢血液中的单核细胞、神经系统内的小胶质细胞和淋巴结、脾、肝、肺以及浆膜腔内的巨噬细胞等。当细菌通过皮肤、黏膜屏障侵入机体，首先遇到的是从毛细血管中游离出来的中性粒细胞，大部分病原菌被其吞噬消灭，而未被吞噬的细菌则经淋巴管到达淋巴结，被巨噬细胞吞噬。

当病原体通过皮肤或黏膜侵入组织后，中性粒细胞先从毛细血管游出并聚集到病原菌侵入部位发挥吞噬作用。其吞噬过程的主要步骤包括：①趋化与黏附：吞噬细胞在发挥其功能时，首先黏附于血管内皮细胞，并穿过细胞间隙到达血管外，由趋化因子的作用使其做定向运动，到达病原体所在部位。②调理与吞入：体液中的某些蛋白质覆盖于细菌表面有利于细胞的吞噬，此称为调理作用。具有调理作用的物质包括抗体 IgG1、IgG2 和补体 C3，经调理的病原菌易被吞噬细胞吞噬进入吞噬体，随后与溶酶体融合形成吞噬溶酶体，溶酶体内的多种酶类起杀灭和消化细菌作用。③杀菌和消化：吞噬细胞的杀菌因素分氧化性杀菌和非氧化性杀菌两类。病原菌被吞噬后经杀死、消化而排出者为完全吞噬；由于机体的免疫力和病原体种类及毒力不同，有些细菌虽被吞噬却不被杀死，甚至在细胞内生长繁殖并随吞噬细胞游走，扩散到全身，称为不完全吞噬。

3. 正常组织及体液中的抗感染物质

（1）补体系统　补体系统是参与非特异性抗感染免疫的重要免疫效应分子，活化的补体成分通过活性趋化因子、调理作用和免疫粘连作用，加强和扩大吞噬细胞的吞噬功能。在特异性抗体的参与下还能有溶菌、杀菌作用。

（2）溶菌酶　主要来源于吞噬细胞的溶菌酶广泛分布于血清、唾液、泪液、乳汁和黏膜分泌液中，可作用于革兰阳性菌的细胞壁，细胞壁因而失去韧性，细菌发生渗透性裂解。革兰阴性菌对溶菌酶敏感性较低，但在特异性抗体的参与下，溶菌酶也可起到杀灭革兰阴性菌的作用。

（3）抗菌肽等物质　抗菌肽是一类可被诱导产生的、能杀伤多种细菌和某些真菌、病毒、原虫的小分子碱性多肽，广泛分布于多种组织中。防御素是一组耐受蛋白酶、富含精氨酸的小分子多肽，主要由中性粒细胞和小肠潘尼细胞产生，对细菌、真菌和某些有囊膜病毒具有直接杀伤作用。一般在体内这些物质的直接作用不大，常是配合其他杀菌因素发挥作用。

二、特异性免疫

机体经病原微生物抗原作用后，可产生特异性体液免疫和细胞免疫，抗体主要作用于胞外菌，对胞内菌感染主要依靠细胞免疫发挥作用。

1. 体液免疫

胞外菌感染的致病机制主要是引起感染部位的组织破坏和产生毒素，因此抗胞外菌感染的免疫应答在于排除细菌及中和其毒素。主要表现在以下几方面：

（1）*抑制细菌的黏附*　病原菌对黏膜上皮细胞的黏附是感染的先决条件。这种黏附作用可被正常菌群阻挡，也可由某些局部因素如糖蛋白或酸碱度等抑制，尤其是分布在黏膜表面的 sIgA 对阻止病原菌的吸附具有更明显的作用。

（2）*调理吞噬作用*　中性粒细胞是杀灭和清除胞外菌的主要力量，抗体和补体具有免疫调理作用，能显著增强吞噬细胞的吞噬效应，对化脓性细菌的清除尤为重要。

（3）*溶菌作用*　细菌与特异性抗体（IgG 或 IgM）结合后，能激活补体的经典途径，最终导致细菌的裂解死亡。

（4）*中和毒素作用*　由细菌外毒素或类毒素刺激机体产生的抗毒素，主要为 IgG 类，可与相应毒素结合，中和其毒性，能阻止外毒素与易感细胞上的特异性受体结合，使外毒素不表现毒性作用。抗毒素与外毒素结合形成的免疫复合物随血液循环最终被吞噬细胞吞噬。

此外，抗原抗体复合物可通过经典途径激活补体，最终由补体的攻膜复合体引起细菌或受感染靶细胞的溶解。抗体也可促进 NK 细胞的细胞毒作用，通过抗体依赖的细胞介导的细胞毒性作用裂解靶细胞。

2. 细胞免疫

病原菌侵入机体后主要停留在宿主细胞内者，称为胞内菌感染，例如结核杆菌、麻风杆菌、布氏杆菌、沙门菌、李斯特菌、军团菌等，这些细菌可抵抗吞噬细胞的杀菌作用。宿主对胞内菌主要靠细胞免疫发挥防御功能。抗胞内菌感染的细胞免疫主要是通过 Th1 细胞分泌多种细胞因子和细胞毒性 T 淋巴细胞（CTL 细胞）直接杀伤靶细胞来完成。此外，分布在黏膜、皮下组织和小肠绒毛上皮间数量众多的上皮细胞间淋巴细胞 95% 为 T 细胞，在抗胞内菌感染中也发挥一定的作用。在特定条件下，感染机体发生的特异性免疫应答亦可造成免疫性病理损伤。

第二节　抗病毒免疫

病毒是一种极具感染性和传染性的专性胞内寄生微生物。由于病毒的生物学性状特殊，且与宿主细胞关系十分密切，因而抗病毒免疫除具有抗细菌免疫的共性外，也具有其特殊性。抗病毒感染的方式多种多样，然而有些抗病毒感染难以产生满意的免疫效果。

一、非特异性免疫

非特异性免疫是针对病毒感染的第一道防线，在早期中断病毒复制、阻断病毒播散、清除胞内外病毒方面具有重要作用。其中，干扰素、巨噬细胞和NK细胞起主要作用。

1. 先天不感受性

因为不同种类的动物对于同一病毒呈现不同的抵抗力或敏感性，即使同一种动物的不同品种或品系，甚至不同的个体，往往也对某一特定病毒呈现不同的敏感性或抵抗力。由于细胞膜上缺乏特异的病毒受体，因而也可能是某些动物不感染某种病毒的一个重要原因。

2. 屏障作用

皮肤和黏膜是抗病毒感染的第一道防线，除机械屏障作用以外，皮肤和黏膜的分泌物，例如含乳酸的汗液与含脂肪酸的皮脂腺分泌物，也有杀灭病毒或防止病毒接触敏感细胞的作用。呼吸道黏膜细胞表面具有流感病毒等呼吸道病毒的受体，这些受体一旦消失或破坏，即对病毒成为不易感性。血脑屏障和胎盘屏障分别是血－脑循环和母体与胎儿血液之间的一种生理解剖特殊结构，具有防止大分子或病原微生物通过的作用。

3. 吞噬细胞

巨噬细胞具有很强的吞噬杀伤能力，是参与机体免疫防御的重要免疫细胞，对阻止病毒感染和促进感染的恢复具有重要作用。若巨噬细胞功能受损，病毒易侵入血流引起病毒血症。多种细胞信号传导通路参与巨噬细胞的激活和吞噬过程，而且巨噬细胞的激活和吞噬受到各种因素复杂有序的调节。

4. 树突状细胞和干扰素

树突状细胞（dendritic cells，DCs）是人体免疫系统中的主要抗原递呈细胞，在抗感染的先天性免疫反应和获得性免疫反应及对自身组织维持免疫耐受等方面发挥着重要作用。浆细胞样树突状细胞（plasmacytoid dendritic cells，pDCs）是一类重要的树突状细胞，在病毒感染应答中产生大量的Ⅰ型干扰素。pDCs通过特异性表达TLR7和TLR9识别病毒核酸，成为专职的Ⅰ型干扰素产生细胞。pDCs产生的Ⅰ型干扰素可以直接抑制病毒复制，同时使pDCs成为连接先天性免疫和获得性免疫的桥梁。由Toll样受体识别自身核酸导致的pDCs的异常活化，以及由此持续产生Ⅰ型干扰素的现象普遍发生在一些自身免疫性疾病中。在病毒感染性和自身免疫性疾病的治疗过程中，pDCs可以作为调控免疫系统的重要靶点发挥作用。

干扰素（interferon，IFN）是一类在同种细胞上具有广谱抗病毒活性的蛋白质，其活性的发挥又受细胞基因组的调节和控制，涉及RNA和蛋白质的合成。关于IFN本质、功能及其作用方式的研究一直是分子细胞生物学和病毒学研究令人兴奋的课题之一。实践证明，目前人们所认识的IFN比人们最初想象的要复杂得多。Ⅰ型干扰素具有显著的抗病毒功能，是早期中断病毒复制、阻止病毒扩散的重要因素。IFN还有抑制肿瘤细胞生长和免疫调节功能。病毒突破人体第一道防线后，IFN和NK细胞在第二道防线中占重要地位。病毒进入机体后，能刺激人体的巨噬细胞、淋巴细胞以及体细胞产生IFN。IFN具有广谱抗病毒作用，它能诱生抗病毒白蛋白来阻断新病毒的产生，故有阻止病毒增殖和扩散作用。

近十几年来，随着对天然免疫系统的深入研究，人们对抗病毒相关的天然免疫信号通路有了一个大致的了解。目前为止，抗病毒天然免疫信号通路主要分为4大类型：Toll样蛋白受体介导的TLR（Toll like receptor）信号通路；RIG-I（retinoic acid-inducible geneI）样解旋酶受体介导的RLR（RIG-I-like receptor）信号通路；NLR（NOD-like receptor）信号通路；ERIS（endoplasmic reticulum interferon stimulator）等蛋白介导的对细胞内异源DNA识别的信号通路。近年来，国内研究团队在对病毒的天然免疫研究中获得了可喜的结果。曹雪涛团队研究发现DNA甲基化酶Dnmt3a能够促进天然免疫细胞高效释放I型干扰素，从而找到了抗病毒免疫细胞"开关"。中国科学院动物所孙钦秒团队解释了RIG-I在细胞内识别病毒双链RNA受体及在抗RNA病毒免疫反应中调控作用的机理，在抗病毒天然免疫新机制研究方面取得进展。他们通过酵母双杂筛选获得一个与RIG-I相互作用的蛋白SDC4，该蛋白在RLRs抗病毒天然免疫中起着负调控作用。

二、特异性免疫

抗病毒的特异性免疫因有包膜病毒和无包膜病毒而异。有些病毒能迅速引起细胞破坏，释放病毒颗粒，称为细胞破坏型感染；有些病毒感染不引起细胞破坏，称为细胞非破坏型感染。根据病毒感染类型的不同，在特异性体液免疫和细胞免疫的侧重性也不相同。

（一）体液免疫

1. 中和病毒作用

病毒的表面抗原刺激机体产生特异性抗体（IgG、IgM、IgA），其中有些抗体能与病毒表面抗原结合而消除其感染能力，称为中和抗体；活病毒与中和抗体结合，导致病毒丧失感染力，称为中和反应。IgG是主要的中和抗体，出现较晚，能通过胎盘由母体传给胎儿，对新生儿有防御病毒感染的作用。IgM出现于病毒感染的早期，不能通过胎盘，如在新生儿血中测得特异性IgM抗体往往提示有宫内感染。IgG和IgM都能抑制病毒的局部扩散和清除病毒血症，抑制原发病灶中病毒播散至其他易感组织和器官（靶器官）。黏膜表面分泌型IgA（sIgA）的出现比血流中IgM稍晚，产生于受病毒感染的局部黏膜表面，是中和局部病毒的重要抗体，是呼吸道和肠道抵抗病毒的重要因素。中和抗体与病毒结合，可阻止病毒吸附于易感细胞或穿入细胞内，对于抑制病毒血症、限制病毒扩散及抵抗再感染起重要作用。

2. ADCC作用和补体依赖的细胞毒（CDC）作用

抗体依赖性的细胞介导的细胞毒作用（antibody-dependent cell-mediated cytotoxicity，ADCC）是指表达IgG Fc受体的NK细胞、巨噬细胞和中性粒细胞等，通过与已结合在病毒感染细胞和肿瘤细胞等靶细胞表面的IgG抗体的Fc段结合，而杀伤这些靶细胞的作用。ADCC作用是病毒感染初期的重要防御机制，NK细胞是发挥ADCC作用的主要细胞。IgG抗体与靶细胞表面的抗原决定簇特异性地结合后，NK细胞借助其表面相应的受体与结合在靶细胞上的IgG Fc段结合而活化，活化的NK细胞释放穿孔素、颗粒酶等细胞毒物质杀伤靶细胞，引起靶细胞凋亡。在这个过程中，抗体与靶细胞上的抗原结合是特异性的，而NK细胞等对靶细胞的杀伤作用是非特异性的。

补体依赖的细胞毒作用（complement dependent cytotoxicity，CDC）即通过特异性抗体

与细胞膜表面相应抗原结合，形成抗原抗体复合物而激活补体经典途径，最终形成攻膜复合物而对靶细胞发挥裂解效应。

（二）细胞免疫

1. 细胞毒T淋巴细胞（cytotoxic lymphocyte，CTL）的抗病毒作用

活化的巨噬细胞及NK细胞有杀伤靶细胞的作用，但CTL才是破坏病毒感染靶细胞的主要细胞。当病毒抗原与宿主细胞MHC－Ⅰ类分子一起提呈给$CD8^+$CTL时，CTL增殖为活化的杀伤细胞，它们杀伤靶细胞受MHC－Ⅰ类分子限制。CTL主要通过激活穿孔素/颗粒酶途径及死亡受体途径杀伤靶细胞，导致靶细胞溶解。此外，活化的$CD4^+$Th1细胞可释放IFN－γ、TNF等多种细胞因子，通过激活巨噬细胞和NK细胞诱发炎症反应，促进CTL增殖及分化等，从而在抗病毒感染中发挥重要作用。

2. 细胞因子的抗病毒作用

抗病毒细胞因子是机体分泌的一类参与先天性免疫和特异性免疫应答，具有抵抗病毒感染的蛋白质或小分子多肽。抗病毒细胞因子抗病毒作用的方式有两种，第一种是作用细胞后诱导感染细胞和其邻近未感染细胞产生抗病毒蛋白而发挥抗病毒作用，这类细胞因子主要包括IFN－α和IFN－β；第二种是间接增强NK细胞、巨噬细胞及细胞毒性T淋巴细胞的抗病毒活性，如IL－2、IL－12、IL－15、IL－18等。此外，TNF－α可直接杀伤病毒感染的细胞。IFN－α、IFN－β和IFN－γ亦可激活NK细胞，刺激病毒感染细胞表达MHC－I类分子，提高其抗原提呈能力从而更容易被CTL杀伤。

第三节　抗真菌免疫

近年来，真菌感染的发病率和病死率呈明显上升趋势，原因与滥用广谱抗生素引起菌群失调和病原体感染或应用药物等导致的免疫低下有关，已引起医学界的高度重视。在真菌感染，尤其是深部真菌感染中，非特异性免疫在抗感染中具有一定的作用，同时机体也可产生特异性细胞免疫和体液免疫来抵抗真菌感染，但一般来说，免疫力不强。

一、非特异性免疫

人类对真菌感染有天然免疫力，包括皮脂腺分泌短链脂肪酸和乳酸的抗真菌作用、中性粒细胞和单核巨噬细胞的吞噬作用以及正常菌群的拮抗作用。因而，非特异性免疫不完善的人群往往易感染真菌，如婴儿因口腔正常菌群发育不完善而对念珠菌病易感，学龄前儿童皮脂腺发育不完善而易患头癣。中性粒细胞和巨噬细胞可吞噬侵入机体的真菌，但是被吞噬的真菌孢子往往并不能被完全杀灭，可在细胞内增殖，引起细胞浸润形成肉芽肿，且有可能被吞噬细胞带到深部组织中增殖而引起病变。此外，IFN－γ、TNF等细胞因子对抗真菌感染也具有一定的作用。

二、特异性免疫

细胞免疫对于抗真菌感染最为关键，如新生隐球菌常定植在免疫低下患者的肺和脑，需 T 细胞应答的激活予以消灭。其中 Th1 反应占优势的细胞免疫应答在抗深部真菌感染中起重要作用。Th1 细胞可分泌细胞因子激活巨噬细胞，增强巨噬细胞对真菌的杀伤力。Th1 细胞也可诱发迟发型超敏反应。在一些免疫缺陷或使用免疫抑制剂人群中，T 细胞受到抑制，因而易并发播散性真菌感染。真菌感染后可刺激机体产生相应的抗体，抗体可通过调理作用或通过抑制真菌黏附到宿主细胞而发挥作用，因而体液免疫对部分真菌感染具有一定的保护作用。抗真菌特异性抗体对于抗真菌作用不大，但可用于真菌感染的血清学诊断。

第四节　抗寄生虫免疫

多数寄生虫主要在胞外生存。抗寄生虫感染免疫与宿主的易感性和抵抗力以及寄生虫的致病机制有密切关系。不同原虫和蠕虫的结构、生化特性、生活史和致病机制差异很大，因而它们的特异性免疫应答不尽一致。

一、非特异性免疫

由于寄生虫与人类宿主在进化过程中长期适应，原虫和蠕虫进入血流或组织后常能对抗宿主的免疫防御而在其中生长繁殖。一般而言，原虫生存在宿主细胞内，抗原虫保护性免疫机制与抗胞内细菌和病毒免疫类似。蠕虫寄生在细胞组织中，抗体应答对于抗蠕虫免疫更为重要。在人类宿主中，寄生虫通过失去与补体结合的表面分子或获得宿主调节蛋白如 DAF（衰变加速因子）抵抗补体的破坏。

二、特异性免疫

寄生虫抗原致敏宿主免疫系统，诱发免疫应答，包括体液免疫和细胞免疫，对体内寄生虫可产生免疫效应，对同种寄生虫的再感染可产生抵抗力。

1. 体液免疫

寄生虫感染的初期，血液 IgM 水平上升，随后表现为 IgG 升高；当蠕虫感染时，IgE 水平多升高，sIgA 多见于肠道寄生虫感染。

抗体可单独作用于寄生虫，使其丧失侵入细胞的能力，如伯氏疟原虫子孢子单克隆抗体的 Fab 部分与子孢子表面抗原的决定簇结合，使子孢子失去附着和侵入肝细胞的能力。有些抗体结合寄生虫抗原后，在补体参与下通过经典途径激活补体系统，导致虫体溶解，如非洲锥虫病人血清中的 IgM，在补体参与下，溶解血内的锥虫。抗体还可结合效应细胞（巨噬细胞、嗜酸性粒细胞、中性粒细胞），使其作用于已与抗体结合的寄生虫，如血中疟原虫裂殖子或感染疟原虫的红细胞与抗体结合以后，可被单核细胞或巨噬细胞吞噬。

2. 细胞免疫

在抗寄生虫感染中，常见的细胞免疫有淋巴素（lymphokine）参与的免疫效应及 ADCC 作用。

淋巴细胞受抗原刺激以后可分泌产生单核细胞趋化因子、淋巴素游走抑制因子、巨噬细胞激活因子等淋巴因子。这些淋巴因子可吸引单核细胞到抗原与淋巴细胞相互作用的部位，使巨噬细胞停留在局部，并激活巨噬细胞。激活的巨噬细胞主要通过氧代谢产物活性氧的作用杀死在其胞内寄生的利什曼原虫、枯氏锥虫或弓形虫。ADCC 对寄生虫的作用需要由特异性抗体介导。IgG 或 IgE 结合于虫体，效应细胞（巨噬细胞、嗜酸性粒细胞或中性粒细胞）通过 Fc 受体附着于抗体，发挥对虫体的杀伤效应。在组织、血管或淋巴系统寄生的蠕虫，ADCC 可能是宿主杀伤蠕虫（如血吸虫童虫、微丝蚴）的重要效应机制。

宿主对寄生虫所产生的免疫应答对宿主具有不同程度的保护作用，但也可能出现超敏感性反应，导致宿主组织损伤和免疫病理变化。不同的寄生虫病可表现为不同类型的超敏反应，而有的寄生虫病，如血吸虫病、疟疾，可出现不止一种类型的超敏感性反应。在寄生虫病的致病机制中，超敏感性反应具有重要意义。

第五节　中医药抗感染免疫

抗感染免疫是从微生物学演变而来，感染就是病原微生物和机体免疫反应相互作用的结果。随着现代生物技术的发展、环境污染、抗生素滥用、饮食结构改变等原因，尽管抗菌、抗病毒及生物制剂等治疗药物不断被更新，但新的病毒及耐药菌等病原体的不断产生，严重影响了人类的生活健康，抗病原体防治受到了愈来愈严峻的挑战与考验。西医临床对感染免疫性疾病的药物是有限的，尤其是针对某些难治性感染疾病，中医药能有效地提高西医药抗感染性疾病的临床疗效，因此人们愈来愈重视中医药抗感染研究。中医药治疗感染性疾病具有早期干预，对抗病原体与保护脏器组织及免疫功能相结合，多法联用、综合协同，在各个环节调动机体内在因素，祛除疫毒，无明显毒副作用的优势；并且中医药在外感病（感染性疾病）治疗上已经积累了非常丰富的知识与经验。

一、中医学对感染免疫的认识

古代医家对疫病发病的认识不断发展。唐以前医家侧重讨论疫病的“非时之气”病因，宋金元时期对疫病分类与发病条件的认识进一步细化，明清时期则在疫病病因与传变规律等方面有了创新性的认识。中医疫病学是中医学的重要组成部分，中医治疫源远流长，在几千年的疾病防治过程中积累了丰富的经验，留下了大量著作，这在世界医学史上，是任何其他民族无法相比的。古代疫病属于西医学感染性疾病范畴，中医药在抗细菌、病毒、支原体等微生物方面有其独特的作用机制及理论体系。

1. 感染性疾病病因学

感染性疾病，中医学又称为“疫”“疫疠”“温疫”“温病”“伤寒”等。先秦至唐代，对于疫病发病的认识以“非时之气”致疫说为主，医家认为异于时令的气候可导致疫病发病，并以此来区分疫病与其他外感病。除“非时之气”外，医家对于疫病病因的论述，尚有鬼毒、杂毒、生死之气等。宋金元时期，在疫病概念方面，以传染性、流行性界定疫病已成为共识，而“非时之气”的病因一度也是疫病定义不可或缺的一部分，后期却不作为疫病的特点，因为它已作为一般外感病的病因了，如金元时期对于伤寒病因的论述也是“四时不正之气”。明清时期疫病发病理论较以前得到了进一步的丰富和完善，根据对疫病病因的认识不同，可分为温疫学派与温病学派。温疫学派认为疫病病因是从口鼻而入的具有物质性、传染性、致病差异性、定位特异性等性质的戾气（也称杂气、疠气）；而温病学派医家在疫病病因方面，多认为是六淫邪气与病气、尸气、秽浊之气等的共同作用。

2. 感染性疾病发展

两千多年前，我国最早医学典籍《黄帝内经》就有诸多热病的论述，东汉张仲景的《伤寒论》也详细阐述有关传染病的理论和治疗方法，明末吴有性的《温疫论》，清代叶天士的《温热论》、吴鞠通的《温病条辨》等著作，对传染病的病因、病机、辨证施治等更有系统的论述。明代陈司成在《霉疮密录》中治疗梅毒的主方“生生乳”，是世界上最早运用砷剂治疗梅毒的复合处方。从17世纪下半叶开始，当白喉、猩红热、鼠疫、天花、霍乱等传染病相继由国外传入中国时，一大批优秀的医学家面对新传染病的挑战，从大量的实践中加深了对传染病的认识，相继发展了一套中医理论和比较成熟的治疗方法，并撰写了大批专科专病著作，这种对各种急性传染病的研究热潮，一直延续到20世纪30~40年代。

3. 感染性疾病预防

中医治疗感染病的优势在于预防，《内经·素问》也有记载有关未病先防的重要理念，即“上工治未病”。唐代孙思邈的《千金要方》、明代李时珍的《本草纲目》等对传染病的预防都有具体而明确的阐述；明代民间采用人痘接种预防天花，更是开创了以免疫学方法预防疾病的先河。我国历代医学家对传染病的防治经验及理论的探索，对传染病的研究与认识的深化，不但具有历史性的贡献，而且对当今防治传染病仍有相当高的实用价值和学术价值。

4. 中医药抗感染方面的优势

抗菌、抗病毒药物在人类战胜各种感染性疾病的过程中发挥了关键作用，但日益突出的多重耐药菌、病毒更新等问题已给临床抗感染治疗带来了严峻挑战。如何有效减缓多重耐药菌的产生，阻断多重耐药菌传播，已引起医学界、政府与社会的广泛关注。

目前，我国使用量、销售量排在前15位的药品，有10种是抗生素。据统计，我国每年有8万人直接、间接死于滥用抗生素。我国7岁以下儿童因为不合理使用抗生素造成耳聋的数量多达30万，占总体聋哑儿童的30%~40%，而一些发达国家只有0.9%。在住院的感染病患者中，耐药菌感染的病死率为11.7%，普通感染的病死率只有5.4%。这些数字使中国成为世界上滥用抗生素问题最严重的国家之一。“超级细菌”增多，新药研制赶不上耐药菌繁殖。研制一种抗生素大约需要10年时间，而产生耐药菌素却在2年之内，抗生素的研制速度远远赶不上耐药菌的繁殖速度。

基于细菌耐药现状的不乐观，许多研究者将研究热点聚焦到中医药。中医学是建立在唯物论基础上的，以阴阳五行学说为主导思想，强调整体辨证，认为阴阳失衡是疾病的发病基础。感染性疾病的发病虽然与外因关系至关密切，但必须通过内因而起作用，正如

《黄帝内经》所言“正气存内，邪不可干”“邪气盛则实，精气夺则虚”“阴平阳秘，精神乃治”“谨察阴阳所在而调之，以平为期”“必先五胜，疏其血气，令其调达，而致和平”。张仲景认为：“凡病……阴阳自和者，必自愈。”这表明，阴阳平衡是机体健康标准，调和阴阳是疾病治疗的目的。重症急性呼吸综合征（severe acute respiratory syndrome，SARS）病毒引起的非典型肺炎治疗证明了这一点，病毒感染初期，主要应用抗生素加激素治疗，这些措施虽然较好地控制了病情，但患者很快出现了严重并发症，如股骨头坏死、免疫力下降等；SARS 治疗后期，由于中医药治疗的介入，患者病情迅速得到缓解，死亡率下降，后遗症显著降低，对此，世界卫生组织对中医药在 SARS 治疗中的贡献给予了高度评价和肯定。

（1）*中医药杀伤病原体机制* 中药抗感染机制可以分为两类：一类是通过各种途径直接对细菌、病毒进行抑制；另一类是通过提高人体的免疫力来抗菌、抗病毒，抑制病毒复制，阻遏病毒繁殖。中药抗菌并非要将细菌“赶尽杀绝”，而是将菌群与机体之间的“失衡状态”进行“再平衡”。中药疗效具有多途径、多靶点作用特点，各成分作用途径和靶点之间具有协同作用。目前人们多专注于药物直接抗感染的研究，对中药提高人体免疫力抗感染的这种间接方式研究偏少。当人体免疫力不足以抑制细菌的侵犯时，就需要药物来维持这个平衡。中药具有“扶正祛邪”的双重功效，对这方面的研究将有助于中药抗感染机制的进一步阐明。

（2）*中医药个体化治疗* 中医的核心理论是“辨证论治”，中医“辨证论治”的个体化治疗不容易产生耐药性问题。两个人患同一种病，但个人体质不同，“证候”不同，选择的治疗配方也因人而异；即使是同一个人，在疾病发展的不同时期，“证候”也不同，用药也不尽相同。汤药乃是因人、因时、因地选择药物配伍，达到“个体化治疗”的有效办法之一。中药的复方复杂多变，不像高度提纯的西药那样成分较少或单一，同样的病，同样的细菌，医生却会给予它不同的干扰环境，因而细菌也不容易在短时间内对其产生准确的记忆。

（3）*中医药杀伤病原体治法* 抗生素及抗病毒制剂在阻止感染性疾病的传播流行、降低其发病率和病死率方面功不可没，其作用主要表现在对病原微生物的直接对抗。但临床上感染性疾病的病理表现不仅仅是病原微生物的侵入，还包括免疫功能的失调和脏器病理组织的损伤，特别是在后期病变中，脏器病理组织的损伤占据主要地位，但抗生素对组织器官的修复是无能为力的。而中医整体观念决定其治疗是对抗病原体与保护脏器组织、保护免疫机能相结合。如一些危重性感染性疾病中出现神昏、惊厥、出血等症状，是病毒破坏神经血管脏器的反映，温病学中采用清心开窍、息风、滋养阴液、益气固脱等治法可以改善此症状，而现代医学认为这些治法都有增强心肺功能、纠正电解质紊乱、减少脑细胞损害等作用。感染本身往往伴有免疫功能降低，单纯的对抗治疗有削弱机体免疫的倾向，而清热解毒、凉血养阴等法在对抗病原体的同时有增强机体免疫机能的作用。另外新发传染病病理变化普遍存在“热瘀”，凉血散血法可减少微循环障碍和组织纤维化，体现了中医药治疗在改善微循环方面的优势。

中医药在杀伤病原体方面可以多法联用、综合协同，解除病原体毒素，虽然中医药对病原体直接对抗的作用尚不理想，“强度”和“针对性”远不如抗微生物制剂，但中医对感染性疾病的治疗是通过多途径、多环节、多靶点发挥作用来清除病原体的。如温病学中的清热法、凉血法、化湿法、化瘀法、通下法等，根据病情需要诸法联用，既可直接杀灭或拮抗细菌、病毒，又能通过调动机体内在因素祛除病邪，排出毒素。另外某些感染性疾病中的危重症，其病因病机相当复杂，存在诸多环节，根据不同发展阶段邪正关系的侧重及临床证候表现的差异，采用扶正与祛邪方法并用，在直接杀灭、拮抗细菌及病毒的同时，扶助正气，促进损伤组织的修复，稳定机体内环境，可提高临床疗效；且中药相对安全，无菌群失调的弊病。

总之，中医药在抗菌、抗病毒的优势不仅是“祛邪”，而且能调节与增强人体免疫功能。中医药不仅把着眼点放在对病原体的认识上，而且侧重于病原体进入人体后，正气与邪气斗争所表现出来的证候上，证候变，治则亦变，注重调动人体自身的免疫力去战胜疾病。中医药在器官损伤、免疫过激等西医药难以解决的问题上也有着明显的优势，对此应做进一步研究，充分发挥中医药的整体优势，与时俱进，加快中医药现代化进程，实现真正意义上的中西医优势互补，为人类健康服务。

二、中医药抗感染机制（以抗感染为例进行阐述）

传统的中医药学重视人的整体，强调人与自然界的相互联系，重视调整机体内在的抗病能力及邪正双方在体内的消长变化，并针对疾病发展过程中的不同特点进行“一对一”辨证施治。因而在感染性疾病中，中医药治疗注重的是病原菌、药物以及机体这一整体，讲究的是标本兼治的综合治疗。中药的抗感染作用机制可以从“扶正气、祛邪气”两方面进行探讨，祛邪包括中医药直接对病原菌抑杀的作用、抗炎作用、抗内毒素作用、解热作用、抗病菌耐药作用；扶正包括增强机体免疫功能及保护机体组织器官。

1. 直接抑杀致病菌

中药抑杀致病菌的机制是其直接作用于致病菌，主要是干扰细菌的代谢过程，影响其结构与功能，如干扰致病菌细胞壁的合成、影响胞浆膜的功能、阻碍菌体内蛋白质的合成、抑制核酸代谢及干扰其他代谢途径等。

（1）*干扰细菌细胞壁的合成* 有研究观察了大青叶、千里光、射干、金银花等解热毒注射液，发现上述制剂主要作用于金黄色葡萄球菌繁殖期，可引起中隔细胞壁发生多种形态改变，如中隔弯曲、增粗、失去连续性等。在中药作用下，可见菌体内部结构紊乱、胞壁破裂、胞质漏出的“鬼影样”变化，提示解热毒抗金黄色葡萄球菌的作用机制可能为直接作用于细胞壁，使新生细菌失去细胞壁的保护作用，胞内高渗状态难以维持，细菌内容物溢出；也可使胞壁失去正常功能，阻断外界营养物质摄入，细菌物质代谢终止，最终导致细菌受损、破溃而呈现药物的杀菌作用。

（2）*阻碍菌体内蛋白质的合成和抑制核酸代谢* 黄芩苷是唇形科植物黄芩的有效成分之一，属葡萄糖醛酸苷类，水解后产生黄芩苷和葡萄糖醛酸，具有抗菌、抗炎、利胆、降压、利尿、抗变态反应等多方面的作用。张文平采用微量法研究了黄芩苷对白色念珠菌的DNA、RNA及蛋白质合成的影响，结果发现，黄芩苷在体外有较好的抗白色念珠菌作用，黄芩苷对亮氨酸掺入白色念珠菌有明显的抑制作用，且黄芩苷抗白色念珠菌的作用机制可能是通过抑制白色念珠菌的蛋白质的生物合成，导致菌细胞死亡而起到杀菌作用。

（3）干扰其他代谢途径　刘波等在针对幽门螺杆菌的单方（黄连、枳实、紫草）研究中发现，黄连的杀菌效果最好。黄连抑菌的有效成分一般认为是小檗碱，黄连粗提取物与纯小檗碱的抗感染作用基本上是一致的，其杀菌作用机制较为复杂，可能是小檗碱抑制细菌的生长与呼吸，抑制细菌的葡萄糖及糖代谢中间产物的氧化过程，特别是脱氧反应，从而杀灭细菌。

（4）多靶位及多环节　以上是中药抗感染作用常见的机制，但一种中药或复方的作用是复杂多方面的，其对某种病菌可能有一个靶位，也可能作用于多靶位或多环节，且多数属于后者。

蒲公英的热水提取物可使金黄色葡萄球菌的细胞膨大，细胞壁增厚，核糖体聚集成块，或细胞壁破裂、胞质渗出。说明蒲公英的抗菌作用机制一方面是通过抑制细胞壁合成，另一方面是通过抑制蛋白质和 DNA 的合成来实现的。

现代研究对蜂蜜的抗感染作用机理已有较深的认识，主要有以下几个方面：蜂蜜利用本身的高渗透特性使细菌大量脱水死亡；天然蜂蜜是酸性的，pH 值在 3.2 ~ 4.5 之间，这种酸度足以抑制多种病原菌的生长和繁殖；各种抗菌成分，包括溶菌酶（主要作用于革兰阳性菌，使其细胞壁的主要成分断裂，造成细胞壁破裂引起细菌死亡）、葡萄糖氧化酶（其可将蜂蜜中的葡萄糖氧化为葡萄糖酸和过氧化氢，而过氧化氢分解产生的活性氧是杀死细菌及真菌的重要成分）等。

2. 抗炎镇痛机制

中医药的临床及实验研究证实，许多中药均具有良好的抗炎作用，它们在防治急慢性炎症、脓毒症或败血症等疾病方面已显示明显疗效。由于其毒副作用小、资源丰富，是中医药现代研究极为活跃的领域之一。中药具有辛凉解表、祛风除湿、清热解毒等作用，与西医学的解热、镇痛、抗炎观念密切相关，因此，探寻解热镇痛抗炎类中药及其活性成分已成为当前解热镇痛抗炎研究新的切入点。中药、天然药因其药效良好、无成瘾性、不良反应少及资源丰富等优势，逐渐引起人们的重视。

（1）调节下丘脑 - 垂体 - 肾上腺皮质轴（HPA 轴）　中药抗炎机制复杂，一些中药通过调节 HPA 轴增加内源性皮质醇的分泌而实现其抗炎作用，这类中药称为 HPA 依赖抗炎药物。有学者探究佐剂性关节炎大鼠 HPA 轴的功能变化及中药干预机制，结果发现健脾化湿通络方药降低了血清中促肾上腺皮质激素（ACTH）、皮质酮（CORT）的含量及大脑皮质中糖皮质激素受体（GR）mRNA 的表达，增加了下丘脑中促肾上腺皮质激素释放激素（CRH）mRNA 的表达，缓解了佐剂性关节炎大鼠 HPA 轴功能紊乱，从而发挥其抗炎效果。七味通痹口服液通过垂体 - 肾上腺轴发挥其抗炎作用，通过影响免疫系统的抑制炎症增殖相来治疗类风湿关节炎。芍药甘草汤通过影响 HPA 轴缓解了巴豆油致小鼠耳肿胀及角叉菜胶致大鼠足肿胀。金钱白花蛇显著缓解了去除肾上腺大鼠的足肿胀，表明金钱白花蛇的抗炎作用也与垂体 - 肾上腺皮质系统有关。

（2）影响环氧化酶（COX）活性　环氧化酶又称前列腺素内过氧化合成酶，为一种膜结合蛋白，是机体催化花生四烯酸转变为前列腺素的限速酶。COX - 1、COX - 2、COX - 3为 COX 的三种异构体，与人类疾病的产生和发展有密切的联系。粗根荨麻水提物通过抑制 COX - 2 mRNA 的表达，从而抑制 PGE2 的合成，达到其对类风湿关节炎的治疗作用。

（3）抑制细胞因子的产生和释放　淋巴因子包括肿瘤坏死因子、白细胞介素、干扰素和黏附分子等，它们能促使白细胞黏附于血管内皮细胞上，促进中性粒细胞游走，向炎症趋化，并使内皮细胞、中性粒细胞、巨噬细胞活化。有些细胞因子可使血管通透性增加，还有促进血栓形成的作用，从而造成循环障碍。参蛇洗剂的抗炎作用可能与抑制炎症部位的 TNF－α、IFN－γ、IL－1β、IL－4 和趋化因子 CCL27 等炎症介质的含量有关。龙胆草、王不留行、鱼腥草均具有较好的抗炎作用，且其作用与抑制炎症因子的释放有关。

（4）第二信使　第二信使包括环磷腺苷（cAMP）、环磷鸟苷（cGMP）、三磷酸肌醇（IP3）、钙离子（Ca^{2+}）等，其对炎症的控制有重要的作用。环磷酸腺苷通过影响自由基的释放进一步影响抗炎作用。Ca^{2+} 通过影响酶的活性，调节细胞因子和炎性介质的 mRNA 水平，进而调控炎症过程。研究结果表明，粉防己碱的抗炎机制可能与降低细胞内 Ca^{2+} 浓度及抑制磷酸二酯酶活性、cAMP 降解有关。红毛五加总苷可通过增加炎症细胞内 cAMP 含量发挥其抗炎活性。

（5）抑制氧自由基（OFR）　OFR 是炎症的关键机制之一，超氧化物歧化酶（SOD）作为生物体内超氧离子自由基的清除剂，具有良好的抗氧化、抗炎症的功效。丙二醛（MDA）是脂质过氧化的产物，也是 OFR 作用的关键。研究结果表明，红曲通过抑制炎性因子的渗出、降低 C 反应蛋白含量以及消除自由基、抑制脂质过氧化发挥其抗炎作用。白背叶根提取物、白芍配伍桂枝、竹节参总皂苷等中药的抗炎作用均与抑制脂质过氧化反应及减少炎症部位自由基有关。

（6）抑制白三烯 B4（LTB4）、血栓素 A2（TXA2）　花生四烯酸在代谢中产生前列腺素（PGE）和白三烯（LT）、血栓素 A2（TXA2）等炎性介质。LTB4 使白细胞活化并聚集，与炎症反应有着密切的关系。研究表明，黄芩茎叶总黄酮通过影响 LTB4 的合成发挥抗炎作用。牛磺鹅去氧胆酸通过降低大鼠血清中 LTB4 和 NO 的含量而显著地缓解了佐剂性关节炎大鼠的肿胀度。TXA2 能收缩血管、促进血小板激活和聚集，是一种重要的炎症介质。姜黄素是姜黄发挥药理活性的主要成分，具有较好的抗炎作用，在体内和体外均较好地抑制了血小板聚集和血栓的形成。川芎嗪作为川芎的有效成分，显著地抑制了 TXA2 等炎症介质的释放，从而缓解哮喘并提高机体免疫力。

3. 中医药抗内毒素机制

内毒素（lipopolysaccharide，LPS）是 G－菌细胞外膜的重要组成部分，是引起全身性炎症反应综合征（systemic inflammatory response syndrome，SIRS）或脓毒症（sepsis）等疾病的主要启动子。中医药在治疗脓毒症方面具有悠久历史，研究表明中药可通过直接破坏内毒素、促进内毒素代谢、抑制巨噬细胞的活化等机制发挥对脓毒症的治疗作用，如板蓝根、穿琥宁、鱼腥草、大青叶等中药在体外具有抑制内毒素介导的鲎试剂反应；青蒿素、大黄素、丹参素等中药有效成分亦具有拮抗内毒素的作用。更令人关注的是赤芍、连翘、黄芩等单味中药可破坏大肠杆菌内毒素的结构，因此，如果能够从中药中制备与 LPS 作用的有效成分，对开辟新的拮抗内毒素药物具有重要意义。

（1）中和内毒素作用　与内毒素结合后，通过抑制其活性或直接破坏内毒素的结构，防止与机体效体细胞结合，是治疗脓毒症的首要和关键措施。从中药中分离提取具有抗内毒素的单体化合物是实施中药现代化的主要目标，但是目前发现的具有直接中和内毒素作用、来源于中药提取物的单体化合物报道相对较少，而且部分化合物尚不能最终确定其化学结构，如栀子、地骨皮、白鲜皮等的提取物。

（2）*抑制炎性介质释放* 内毒素本身对机体损害并不严重，其引起的SIRS或脓毒症主要通过活化巨噬细胞、中性粒细胞和内皮细胞等释放大量的TNF-α、IL-1α、IL-6等炎症介质导致机体的病理损害甚至死亡。实验证明，动物单独注射TNF-α、IL-1α后，几乎所有内毒素可出现病理改变。因此，对炎性介质释放的抑制或直接拮抗炎性介质亦是治疗脓毒症的重要手段。许多单味中药及其复合制剂能够显著抑制由内毒素诱导的炎性细胞因子释放，通过对炎性细胞合成、分泌细胞因子的双向调节作用、稳定溶酶体、抑制脂质过氧化反应、改善血液循环及免疫调节等作用，抑制炎性细胞产生细胞因子以达到抗炎目的。

大黄、大黄素，丹参、丹参素在体外能够抑制内毒素刺激的巨噬细胞释放TNF-α、IL-6、IL-8，且具有一定的量效关系，同时大黄素和丹参素能激活单核吞噬细胞分泌细胞因子，但所产生的量均显著低于由内毒素诱导所产生的量。因此大黄素和丹参素可能具有双向调节作用，一方面能抗炎，另一方面增强机体的免疫功能。有研究表明青蒿提取物通过降低脂质过氧化物、酸性磷酸酶、内毒素、TNF-α浓度，升高SOD活性等机制来发挥抗内毒素作用。

（3）*促进内毒素排出* 肠道是人体最大的内毒素库，机体在严重的创伤、感染等情况下，可致肠黏膜屏障破坏，引起肠源性感染和肠道内毒素移位，加重毒血症。因此，增强肠道屏障功能，加快肠道内毒素的排出是抗内毒素的又一条途径。中医药在这方面主要是使用具有通里攻下、清热泻下作用的中药，加速毒物排泄，减少内、外源性内毒素吸收。这类中药主要是由大黄制成的复方制剂，现代医学研究证实大黄具有抑制多种致病菌、促进肠蠕动、增加肠系膜血流量等作用，有利于清洁肠道。通过对大承气汤及承气合剂（大黄、枳实、厚朴、白头翁、败酱草）、泻热汤（大黄、芒硝、玄参、甘草）的研究，也证实大黄制成的复方制剂一方面能够增强肠道蠕动，加速肠内容物排出；另一方面通过免疫调节作用，增强肝脏内毒素的清除作用，而降低血浆内毒素水平。

（4）*改善微循环* 内毒素活化的巨噬细胞、中性粒细胞和内皮细胞等释放大量的炎性介质、超氧阴离子等，引起内皮细胞损伤、凝血功能紊乱等，造成微循环障碍，并最终导致多器官功能不全。中医药主要通过使用活血化瘀、凉血化瘀等药物，如人参、丹参、赤芍、当归等增加红细胞膜抗损伤能力及流动性，抑制血小板功能，增加纤维蛋白溶解活性，扩张血管，改善微循环，降低血液高凝状态。研究观察地丹凉血注射液（水牛角、焦栀子、生地黄、牡丹皮、大叶紫珠、白茅根、丹参等）能够改善内毒素诱发DIC鼠的血流变化，有效阻断红细胞过度凝集。复方丹参注射液能够降低全血黏度、血浆黏度、红细胞聚集指数和红细胞刚性指数。

三、辨证论治

中医药抗感染治疗有悠久的历史和丰富的经验，形成了独特的辨证论治体系，在我国历次疫病流行防治中发挥了重要的作用。中医药在抗感染治疗中重视调整机体内在的抗病能力及邪正双方在体内的消长变化，并针对疾病发展过程中的不同特点进行辨证施治。

1. 阳明气分热盛证

主症：壮热，恶热，汗大出，面目红赤，渴喜冷饮，舌红苔黄而燥，脉洪大有力，或滑数。

治法：清热益气生津。

方药：白虎加人参汤加减，药用石膏、知母、炙甘草、人参等。

2. 阳明腑实证

主症：身热，时有谵语，腹满硬痛，大便秘结，或纯利恶臭稀水，肛门灼热，小便涓滴不畅，溺时疼痛，尿赤，时烦渴甚，舌红苔老黄而燥，脉沉实有力。

治法：峻下热结。

方药：大承气汤加减，药用大黄、枳实、厚朴、芒硝等。

3. 气阴两伤证

主症：身热自汗，面赤，口舌干燥而渴，虚烦不眠，气短神疲，身重难以转侧，时时泛恶，纳谷不馨，舌红而干，苔黄而燥，脉细数。

治法：清热生津，益气和胃。

方药：竹叶石膏汤加减，药用淡竹叶、石膏、人参、麦冬、半夏、甘草等。

4. 正气外脱证

主症：身体灼热，神志昏愦，倦卧，气息短促，汗多，脉散大或细数无力；或发热骤退，面色苍白，四肢厥冷，汗出不止，虚烦躁扰，气息短促，舌淡，脉微细欲绝。

治法：益气敛阴固脱或回阳固脱。

方药：生脉散、参附汤加减，药用人参、麦冬、五味子、附子等。

5. 热盛动血证

主症：身体灼热，燥扰不安，甚或昏狂谵妄，斑疹密布，色深红甚或紫黑，或吐衄便血，舌深绛，脉数。

治法：凉血散血，清热解毒。

方药：犀角地黄汤加减，药用生地黄、白芍、牡丹皮、水牛角等。

6. 正虚邪恋证

主症：低热不退，口不渴，倦怠，乏力，默默不语，舌红苔不厚，脉弱无力。

治法：扶正祛邪。

方药：人参败毒散加减，药用柴胡、甘草、桔梗、人参、茯苓、枳壳、川芎、前胡、羌活等。

【参考文献】

[1] Ronnblom L, Pascual V. The innate immune system in SLE: type I interferons and dendritic cells [J]. Lupus, 2008, 17 (5): 394 - 399.

[2] Gilliet M, Cao W, Liu YJ. Plasmacytoid dendritic cells: sensing nucleic acids in viral infection and autoimmune diseases [J]. Nat Rev Immunol, 2008, 8 (8): 594 - 606.

[3] Charles J, Chaperot L, Salameire D, et al. Plasmacytoid dendritic cells and dermatological disorders: focus on their role in autoimmunityand cancer [J]. Eur J Dermatol, 2010, 20 (1): 16-23.

[4] Akira S, Uematsu S, Takeuchi O. Pathogen recognition and innate immunity [J]. Cell, 2006, 124 (4): 783-801.

[5] Vidy A, Maisonnasse P, Da Costa B, et al. The Influenza Virus Protein PB1-F2 Increases Viral Pathogenesis through Neutrophil Recruitment and NK Cells Inhibition [J]. PLoS One, 2016, 11 (10): e0165361.

[6] Kawai T. The roles of TLRs, RLRs and NLRs in pathogen recognition [J]. Int Immunol, 2009, 21 (4): 317-337.

[7] Zhao LJ, Hua X, He SF, et al. Interferon alpha regulates MAPK and STAT1 pathways in human hepatoma cells [J]. Virol J, 2011, 8 (1): 157.

[8] Lin W, Zhang J, Sun QL. Syndecan-4 negatively regulates antiviral signalling by mediating RIG-I deubiquitination via CYLD [J]. Nat Commun, 2016, 7: 11848.

[9] 程云，李建华，彭景贤．细胞因子与寄生虫感染关系研究进展［J］．中国病原生物学杂志，2010，5（5）：381-384.

[10] 王秀莲．中医药治疗感染病的优势与思路［J］．天津中医药大学学报，2007，26（3）：116-119.

[11] 罗超应，辛蕊华，王贵波，等．中医药抗感染研究的困惑与复杂性科学分析［J］．中华中医药杂志，2012，27（5）：1127-1130.

[12] 张文平，熊英，傅颖媛．黄芩苷对白念珠菌DNA合成的抑制作用［J］．赣南医学院学报，2004，24（5）：501-502.

[13] 刘波，李雪驼．5种中药制剂杀灭幽门螺杆菌的实验研究［J］．中国新药杂志，2002，11（6）：457-459.

[14] 周雅萍，王明艳．中医药抗病毒感染的研究进展［J］．中医学报，2012，27（137）：1300-1304.

第六章　风湿免疫病

风湿免疫性疾病泛指影响骨、关节及其周围软组织，如肌肉、滑囊、肌腱、筋膜、神经等的一组疾病，是临床内科学领域中一系列疾病的总称，包括感染、免疫、代谢、内分泌等异常，以及退行性变、地理环境、遗传、肿瘤等因素所引起的骨、关节及其周围软组织的一大群疾病。此类疾病既可以是全身性，亦可以是局限性；可以是器质性，亦可以是功能性的。

一、西医学的认识

1. 风湿免疫病的分类

风湿免疫病可以分为弥漫性结缔组织病、与脊柱炎相关的关节炎、骨性关节炎等10大类。包括：①弥漫性结缔组织病：如类风湿关节炎、红斑狼疮、硬皮病、多肌炎、重叠综合征、血管炎等；②脊柱关节病：如血清阴性脊柱关节病简称脊柱关节病（SpAs），包括强直性脊柱炎、Reiter综合征、银屑病关节炎、未分化脊柱关节病、急慢性胃肠炎或泌尿生殖道炎症，以及少见的主动脉根部、心脏传导系统和肺见损害等；③退行性变：如腰椎骨质增生、椎间盘突出、膝关节炎、骨关节炎等；④与代谢和内分泌相关的风湿病：如痛风、假性痛风、马方综合征、免疫缺陷病等；⑤和感染相关的风湿病：如反应性关节炎、风湿热等；⑥肿瘤相关性风湿病：如滑膜瘤、滑膜肉瘤、多发性骨髓瘤、转移瘤等；⑦神经血管疾病：如神经性关节病、压迫性神经病变（周围神经受压、神经根受压等）、雷诺病等；⑧骨与软骨病变：如骨质疏松、骨软化、肥大性骨关节病、弥漫性原发性骨肥厚、骨炎等；⑨非关节性风湿病：如关节周围病变、椎间盘病变、特发性腰痛、其他痛综合征（如精神性风湿病）等；⑩其他有关节症状的疾病：如周期性风湿热、间歇性关节积液、药物相关的风湿综合征、慢性活动性肝炎等。风湿免疫病发病机制复杂，各种风湿病的免疫病理损伤及组织器官类型也不一样，其自身免疫机理也不尽相同，上述风湿病的分型方法并不能全面概括免疫损伤机制的所有类型，但共同点为免疫调节缺陷或紊乱，特别是特异性免疫调节缺陷或紊乱在各种风湿病中普遍存在。

2. 风湿免疫病的特点

临床症状以疼痛为主要表现，关节炎占多数，病程呈慢性、反复发作、进行性，最终可导致残疾或死亡。风湿免疫病范畴广泛，有患病率高、致残率高、寿命缩短等特点。

3. 风湿免疫病诊断标准、指标的建立

（1）对不少疾病已建立了诊断标准、疑似标准、亚分类标准（亚型标准）、预后标准，还有各种指标（如活动性指标、损伤指标）。

(2) 自身抗体谱的研究和建立，发现了多种疾病的标记抗体和各种有意义的抗体。

(3) 分子生物学与免疫遗传研究和应用提高了诊断水平。

(4) 临床研究经验的积累有利于提高临床诊治水平。

4. 风湿免疫病的治疗

尽早诊断，个性化治疗，全面控制风湿病。

二、中医学的认识

中医学认为风湿病的发生原因为精气亏虚，正虚邪侵，如《素问·疟论》曰“大经空虚，发为肌痹”。发病部位多是虚处受邪，有在筋骨筋脉者，有在脏腑者，病位不同，病证各异，如《灵枢·刺节真邪》曰：“虚邪之中人也，洒淅动形，起毫毛而发腠理。其入深，内搏于骨，则为骨痹。搏于筋，则为筋挛。搏于脉中，则为血闭，不通则为痈。搏于肉，与卫气相搏，阳胜者则为热，阴胜者则为寒。寒则真气去，去则虚，虚则寒，搏于皮肤之间。其气外发，腠理开，毫毛摇，气往来行，则为痒。留而不去，则痹。卫气不行，则为不仁。”无论是外来的或内生的邪气作用于人体，应以临床表现作为辨证的依据。

第一节　系统性红斑狼疮

【概述】

尽管“红斑狼疮”这一术语在 19 世纪起就被 Pierre Louis Cazenave 用来形容面部皮损，然而近一百年才认识到系统性红斑狼疮（SLE）是一种不仅侵蚀皮肤，更有系统性损害、全身性损害的炎症性结缔组织病，在血清中可检测到多种自身抗体和免疫学异常。

SLE 世界范围发病率 20～150/10 万人，我国 SLE 患病率约为 70/10 万人，妇女中则高达 113/10 万人，好发于 20～40 岁生育年龄妇女，男女比为 7∶1～9∶1。据美国的统计，非洲裔、亚裔、拉美裔人种发病率相对更高，累及器官更多。SLE 患病率在全球范围内呈现逐渐上升趋势，然而其确切的发病原因和机制尚不完全清楚，属于重大难治性疾病，严重威胁人类的健康，是全世界面对的一个共同难题。

中医学中并没有红斑狼疮的概念，中医对 SLE 的认识散在各种文献中。按病因分，可诊断为阴阳毒、温毒发斑、日晒疮、伏气温病等；按病位分，可包括五体痹（骨痹、筋痹、脉痹、肌痹、皮痹）、五脏痹（肾痹、肝痹、心痹、脾痹、肺痹）。对于病理生理诊断，可归于某些证的诊断，而关节痛主要属于“痹症”范畴；肾脏损害（LN）则与“水肿”等相关；心脏损害出现心慌者，可归于“心悸”范畴；或有胸腔积液者，可归于“喘证”“悬饮”范畴；表现神志异常者，可称为“癫狂”“痫证”等。

历代文献对系统性红斑狼疮的论述，《素问·长刺节论》曰：“病在肌肤，肌肤尽痛，名曰肌痹。”“病在筋，筋挛节痛，不可不行，名曰筋痹。”“病在骨，骨重不可举，骨髓酸痛，寒气至，名曰骨痹。”《素问·四时刺逆从论》云：“少阴有余，病皮痹隐轸；不足，病肺痹。”“阳明有余，病脉痹，身时热；不足，病心痹。”《素问·痹论》记载：“五脏皆有合，病久而不去者，内舍于其合也。故骨痹不已，复感于邪，内会于肾；筋痹不已，复感于邪，内会于肝；脉痹不已，复感于邪，内会于心；肌痹不已，复感于邪，内舍于脾；皮痹不已，复感于邪，内舍于肺；所谓痹者，各以其时重感于风寒湿之气也。”《金匮要略·百合狐惑阴阳毒》曰：“阳毒之为病，面赤斑斑如锦文，咽喉痛，唾脓血。五日可治，七日不可治，升麻鳖甲汤主之。阴毒之为病，面目青，身痛如被杖，咽喉痛。五日可治，七日不可治，升麻鳖甲汤去雄黄、蜀椒主之。”《诸病源候论·温病发斑候》曰：“冬月天时温暖，人感乖戾之气……至夏遇热，温毒始发于肌肤，斑烂隐疹，如锦文也。”《重订广温热论》云：“初春病患肌肉发斑，瘾疹如锦纹，而咳心闷，但呕清汁，此名温毒也。温毒发斑者，冬时触冒疹毒，至春始发。病初在表，或已发汗吐下，而表证未罢，毒瓦斯不散，故发斑，黑膏主之。又有冬月温暖，人感乖戾之气，冬未即病，至春或被积寒所折，毒瓦斯不得泄，至天气暄热，温毒始发，则肌肉斑烂，瘾疹如锦纹，而咳心闷，但呕清汁，葛根橘皮汤主之，黄连橘皮汤尤佳。”“夏月发热恶寒，头疼，身体肢节痛重，其脉洪盛者，此名热病也。病由冬伤于寒，因暑气而发为热病。治法桂枝石膏汤主之，栀子升麻汤亦可选用。此奉议之论温热也。”

【西医病因与发病机制】

（一）西医病因

1. 遗传因素

SLE 是一种多基因遗传性疾病，遗传因素对 SLE 的发病起重要作用。同一家族患病率明显高于正常人，在 SLE 一级亲属中患病率为 2.64%。全基因组关联研究（GWAS）已经发现了与本病相关的几乎所有基因，其中主要包括 HLA－DR/DQ、STAT4、IRF5 等，其中可能有某些关键的共同特有的氨基酸序列作为易感位点起着主要作用。

2. 内分泌因素

SLE 患者普遍存在性激素代谢异常，女性患者雌激素明显高于男性，在更年期前阶段为 9∶1，儿童及老人为 3∶1，故认为雌激素与本病发生有关，妊娠时 SLE 病情的变化亦与性激素水平增高有关。此后由于孕酮水平迅速增高，孕酮/雌二醇比值相应增高，从而病情相对平稳，产后孕激素水平降低，故病情可能再度加重。近年发现 SLE 患者血清中有较高的泌乳素值，导致性激素的继发性变化。

3. 环境触发因素

（1）阳光　紫外线使皮肤上皮细胞出现凋亡，新抗原暴露而成为自身抗原。

（2）食物　含有 L－刀豆素的食物（如芹菜、荷兰芹）具有增强光过敏的潜在作用。

（3）药物　药物致病可分成两类，第一类是诱发 SLE 症状的药物如青霉素、磺胺类、保太松、金制剂等。这些药物进入体内，先引起变态反应，然后激发 SLE 或使已患有的 SLE 病情加剧，通常停药不能阻止病情发展。第二类是引起狼疮样综合征的药物，如氯丙嗪、苯妥因钠、异烟肼等，这类药物在应用较长时间和较大剂量后，患者可出现 SLE 的临床症状和实验室改变。

（4）感染　有人认为SLE的发病与某些病毒（尤其是EB病毒最为常见）感染有关。从患者肾小球内皮细胞浆、血管内皮细胞皮损中都可发现类似包涵体的物质，同时患者血清对病毒滴度增高，尤其是对麻疹病毒、副流感病毒、EB病毒、风疹病毒和黏病毒等。

（5）环境污染物　包括硅、水银和杀虫剂等，具体机制不明。

（二）发病机制及免疫异常

外来抗原（如病原体、药物等）引起人体B细胞活化，在易感者因免疫耐受性减弱，B细胞通过交叉反应与模拟外来抗原的自身抗原相结合，并将抗原递呈给T细胞，使之活化，在T细胞活化刺激下，B细胞得以产生大量不同类型的自身抗体，造成大量组织损伤。

1. 自身抗体

SLE免疫紊乱的核心为大量自身抗体产生，这些抗体直接作用于自身抗原，如细胞核、胞浆、细胞表面分子、可溶性分子。抗核抗体最典型，95%以上患者存在此抗体，抗dsDNA抗体和抗Smith（Sm）抗体具有特异性，并作为SLE的诊断标准。

致病性自身抗体的特性为：①IgG型，与自身抗原有很高的亲和力，如抗DNA抗体可与肾组织直接结合导致损伤；②抗血小板抗体及抗红细胞抗体导致血小板和红细胞破坏，临床出现血小板减少和溶血性贫血；③抗SSA抗体经胎盘进入胎儿心脏，引起新生儿心脏传导阻滞；④抗磷脂抗体引起抗磷脂抗体综合征（血栓形成、血小板减少、习惯性自发性流产），抗核糖体抗体又与神经精神狼疮相关。

2. 免疫复合物

SLE是一种免疫复合物病，由免疫复合物在组织沉积构成损伤。免疫复合物由自身抗体和相应自身抗原相结合而成。本病IC增高的原因有：①清除IC的机制，如补体受体因先天或获得性异常，或早期补体成分低下等；②IC形成过多（抗体量多）；③因IC的大小不当而不能被吞噬或排出。

3. T细胞和NK细胞功能失调

SLE患者的$CD8^+$T细胞和NK细胞功能失调，不能产生抑制$CD4^+$T细胞作用，因此在$CD4^+$T细胞的刺激下，B细胞持续活化而产生自身抗体。T细胞的功能异常，致新抗原不断出现，使自身免疫亦持续存在。

4. 自噬在SLE的作用

基因学、细胞生物学、动物实验有证据证实，自噬作为细胞器和蛋白质转换的重要过程，在SLE的发生和发展过程中起着重要的作用。目前自噬在SLE方面的一些观点已得到公认，特别是mTOR和Beclin－1两种信号通路的自噬，在SLE患者的B细胞、T细胞、中性粒细胞等免疫细胞中的作用，近年来得到了重视，可能成为SLE治疗的新靶点。

临床上部分用于SLE治疗的药物可通过多种途径调节自噬水平，但作用机制不尽相同。糖皮质激素可抑制三磷酸肌醇依赖的钙离子信号及哺乳动物西罗莫司靶蛋白活性，提高自噬水平。雷公藤多苷可刺激内质网应激，调节胞内钙离子聚集，激活钙调素依赖蛋白激酶（Ca MKKβ）腺苷酸活化蛋白激酶信号通路，抑制哺乳动物西罗莫司靶蛋白，促进自噬。环孢素A则通过抑制线粒体通透性转变，调节线粒体去极化，抑制自噬体增殖。研究

SLE 治疗药物对自噬的影响不仅可明确自噬在 SLE 发病机制中的作用，还可为 SLE 的治疗提供新思路。

5. 中性粒细胞胞外诱捕网（NETs）

SLE 是一种经典的自身免疫性疾病，以大量自身抗体形成为主要特征，是由于机体死亡（凋亡）细胞清除障碍，自身抗原暴露，中性粒细胞胞外诱捕网（NETs）生成过多、低效降解或清除不良而造成的，致使过量炎性因子（如 TNF－α）释放及自身抗体产生。NETs 中约 74% 蛋白质是自身免疫病（主要是 SLE）自身抗体的靶点；NETs 可加重狼疮性疾病，与 SLE－DAI（SLE 疾病活动度指数）正相关、与狼疮性肾炎（LN）疾病活动密切相关；NETs 被认为是 SLE 疾病活动度的标志物和诊断治疗的靶点，同时 SLE 也会促进 NETs 形成，SLE 与 NETs 之间相互影响，形成恶性循环。

【中医病因病机】

先天禀赋不足，肾精亏虚普遍被认为是本病发生的基础，加之外感邪毒致气血失和、邪毒内郁化热，成为 SLE 发病的主要机制。热毒加重伤阴，热毒与阴亏易致血瘀，故临床上热毒内留、肾阴亏虚、瘀血内阻往往交织在一起，所以该病既有红斑、皮疹、烦躁、发热等热毒症状，又有腰酸耳鸣、月经不调、脱发等肾阴虚的表现，同时又往往伴有斑疹色暗、闭经、脉涩等血瘀之候。

系统性红斑狼疮育龄期女性多发，被认为与该阶段女性情志波动较大、性激素水平异常有一定联系；临床研究证实，七情内伤、情志变化会引起性激素水平波动，且与 SLE 病情活动性有关。从中医角度而言，七情内伤导致气滞血瘀，久而化火，烁伤阴液，致肝肾精亏，从而引发本病。

六淫外邪是发病的重要原因。外感风火之邪常乘虚入侵，或风寒化热，或火毒肆虐，或湿毒内蕴，邪入阴则痹，发为关节肿痛。痹阻先在阴分，内有真阴不足，外有六淫化火，外火引动内火，外损肌肤，内伤营血、脏腑、三焦，病情渐渐加重。

【诊断标准】

（一）美国风湿病学会（ACR）推荐分类标准（1997）

目前仍以 1997 年美国风湿病学会制定的 SLE 分类标准应用最为广泛。

1. 颊部红斑：固定红斑，扁平或高起，在两颧突出部位。

2. 盘状红斑：片状高起于皮肤的红斑，黏附有角质脱屑和毛囊栓；陈旧病变可发生萎缩性瘢痕。

3. 光过敏：对日光有明显的反应，引起皮疹，从病史中得知或医生观察到。

4. 口腔溃疡：经医生观察到的口腔或鼻咽部溃疡，一般为无痛性。

5. 关节炎：非侵蚀性关节炎，累及 2 个或更多的外周关节，有压痛、肿胀或积液。

6. 浆膜炎：胸膜炎或心包炎。

7. 肾脏病变：尿蛋白 >0.5g/24 小时或＋＋＋，或管型（红细胞、血红蛋白、颗粒或混合管型）。

8. 神经病变：癫痫发作或精神病，除外药物或已知的代谢紊乱。

9. 血液学疾病：溶血性贫血，或白细胞减少，或淋巴细胞减少，或血小板减少。

10. 免疫学异常：抗 ds－DNA 抗体阳性，或抗 Sm 抗体阳性，或抗磷脂抗体阳性（包括抗心磷脂抗体，或狼疮抗凝物，或至少持续 6 个月的梅毒血清试验假阳性三者中具备一项阳性）。

11. 抗核抗体：在任何时候和未用药物诱发“药物性狼疮”的情况下，抗核抗体滴度异常。

（二）系统性红斑狼疮国际合作组（SLICC）分类标准（2009）

2009 年系统性红斑狼疮国际合作组（SLICC）在 1987 年 ACR 标准上做了新的修改，在其入选的患者中应用此标准，较 ACR 标准有更好的敏感性（94% vs 86%），并与 ACR 标准有大致相同的特异性（92% vs 93%），同时明显减少误分类（$p=0.0082$）。

1. 临床标准

（1）急性或亚急性皮肤型狼疮。

（2）慢性皮肤型狼疮。

（3）口腔/鼻溃疡。

（4）不留瘢痕的脱发。

（5）炎症性滑膜炎，内科医生观察到的两个或两个以上关节肿胀或伴晨僵的关节触痛。

（6）浆膜炎：胸膜炎或心包炎。

（7）肾脏：用尿蛋白/肌酐比值（或 24 小时尿蛋白）算，至少 0.5g 蛋白/24 小时，或有红细胞管型。

（8）神经病变：癫痫发作，精神病，多发性单神经炎，脊髓炎，外周或颅神经病变，脑炎（急性精神混乱状态）。

（9）溶血性贫血。

（10）至少一次白细胞减少（$<4\times10^9/L$）或至少一次淋巴细胞减少（$<1\times10^9/L$）。

（11）至少一次血小板减少（$<100\times10^9/L$）。

2. 免疫学标准

（1）ANA 高于实验室参考值范围。

（2）抗 ds－DNA 抗体高于实验室参考值范围（ELISA 法另外，用此法检测，需两次高于实验室参考值范围）。

（3）抗 sm 抗体阳性。

（4）抗磷脂抗体。（以下结果可确定抗磷脂抗体阳性）

①狼疮抗凝物阳性。

②梅毒血清学试验假阳性。

③抗心磷脂抗体－至少两倍正常值或中高滴度。

④抗 β2 糖蛋白 I 阳性。

（5）补体降低：C3、C4 或 CH50。

（6）无溶血性贫血者，直接抗人球蛋白试验（Coombs）阳性。

患者如果满足下列条件至少一条，则归类于系统性红斑狼疮：①有活检证实的狼疮肾炎，伴有ANA阳性或抗ds－DNA抗体阳性；②患者满足分类标准中的4条，其中包括至少一条临床标准和一条免疫学标准。

【西医治疗】

（一）治疗方案

1. 糖皮质激素

糖皮质激素仍是目前治疗SLE的一线基础用药，它能够显著抑制免疫反应和炎症反应，对淋巴细胞有直接细胞毒作用，且当SLE出现重要脏器受累或合并狼疮危象时应首选大量甚至冲击量激素治疗。参照2011年卫生部（现卫生健康委员会）公布的《糖皮质激素类药物临床应用指导原则》，轻型SLE治疗可用小剂量或不用糖皮质激素；中型SLE治疗糖皮质激素是必要的，且需要联用其他免疫抑制剂；重型SLE的治疗主要分两个阶段，即诱导缓解和巩固治疗，并需大剂量糖皮质激素联合免疫抑制剂。

2. 免疫抑制剂

对于单独用糖皮质激素无效、长期大量糖皮质激素不能耐受者、LN、狼疮危象等以及需要激素减量维持者，免疫抑制剂使用不宜过晚。主要有环磷酰胺（CTX）、硫唑嘌呤（AZA）、甲氨蝶呤（MTX）、霉酚酸酯（MMF）等。环磷酰胺代谢物可与核酸发生交联，损伤DNA，产生细胞毒作用；甲氨蝶呤则是叶酸拮抗剂，其他如抗疟药氯喹、羟氯喹适用于轻型患者；骁悉（霉酚酸酯，MMF）通过抑制核苷酸合成而控制淋巴细胞增殖；环孢素A抑制钙调磷酸酶的活性及细胞毒性T细胞的激活；来氟米特（LEF）可抑制嘧啶的合成。

（1）甲氨蝶呤　是二氢叶酸还原酶抑制剂，使得二氢叶酸（FH_2）不能变成四氢叶酸（FH_4），导致脱氧胸腺嘧啶核苷（dTMP）合成受阻，DNA合成障碍。MTX也能通过阻止嘌呤核苷酸合成干扰蛋白质的合成，主要作用于细胞周期的S期，有杀伤作用，呈时间依赖性。MTX可用于以关节肌肉表现为主的轻型SLE，其特有的毒性反应为间质性肺炎和肺纤维化。

（2）硫唑嘌呤　是嘌呤类似物，通过干扰嘌呤代谢的所有环节，抑制嘌呤核苷酸合成，进而抑制细胞DNA、RNA及蛋白质的合成而发挥抑制T、B两类细胞及NK细胞的效应，故能同时抑制细胞免疫和体液免疫反应，但不抑制巨噬细胞的吞噬功能。AZA起效缓慢，但作用持久，可阻止SLE病情进展，用于中度活动的SLE及关节炎。

（3）环磷酰胺　属于细胞周期非特异药物，进入体内后转化为烷化剂，直接破坏DNA结构并影响其复制或转录。此外，CTX通过杀伤增殖期淋巴细胞、选择性地抑制B淋巴细胞及降低NK细胞活性，从而抑制初次和再次体液及细胞免疫应答。CTX对重型狼疮，特别是LN和血管炎有效。

（4）霉酚酸酯　是次黄嘌呤单核苷酸脱氢酶抑制剂，可抑制嘌呤合成，从而抑制T细胞和B细胞的增殖和抗体生成，能快速抑制单核巨噬细胞的增殖，减轻炎症反应，减少细胞黏附分子，抑制血管平滑肌的增生。

（5）环孢素/环孢菌素 A（CsA） 属于钙调神经磷酸酶抑制剂，能进入淋巴细胞与环孢素结合蛋白结合，从而抑制 TH 细胞活性及相关基因表达。此外，可选择性抑制 T 细胞活化及部分抑制 T 细胞依赖的 B 细胞反应，而对 B 细胞抑制作用较弱。可用于 LN 的诱导治疗，肾毒性是其最常见及严重不良反应。

（6）抗疟药羟氯喹（HCQ）、氯喹 可控制皮疹及减轻光过敏。由于羟氯喹良好的安全性及可靠的疗效，作为 SLE 治疗的“看家药物”已被广泛应用于临床。

3. 非甾体抗炎药

症状为发热疼痛的轻型 SLE 患者可用非甾体抗炎药，如塞来昔布、美洛昔康等。

4. 主动免疫治疗

肾脏提取物口服、ds－DNA 疫苗、个体基因型多肽片段注射都对狼疮性肾炎有很好的作用，可能与自身耐受的重新建立相关。

5. 被动免疫治疗

给机体注射抗毒素、丙种球蛋白或高价免疫丙种球蛋白等生物制品，使机体免疫力迅速恢复。

6. 血浆置换

用血浆交换装置，弃除患者血液中的血浆，并补充一定量血浆或代用液以清除体内可溶性循环免疫复合物自身抗体和炎症介质。此法对急性和较严重的患者相对适用。

7. 激素调节

脱氢表雄甾酮动物试验有一定效用；丹那唑和溴隐亭可降低雌激素的作用；中药雷公藤可以抑制性腺，降低雌激素水平，还有免疫抑制的作用。

8. 生物制剂

近年来，生物靶向药物的研究与临床使用使得 SLE 治疗有了重大突破。临床上，B 细胞靶向治疗最常用于危重性、难治性 SLE 患者。FDA 已批准用于治疗 SLE 的生物制剂为利妥昔单抗、阿巴西普和贝利木单抗，贝利木单抗是 FDA 第一个通过的用于治疗成人难治性 SLE 的全人源化抗 BAFF 单克隆抗体。对于生物制剂在 SLE 中的应用，缺乏安全性和有效性方面的有力证据，部分研究仍处于临床试验阶段，远期疗效及不良反应尚需更多数据支持。

2015 年关于 SLE 的生物制剂 APLAR 诊疗进展：

（1）贝利木单抗治疗系统性红斑狼疮的实际应用。临床研究发现，在激素和免疫抑制剂传统治疗的基础上加贝利木单抗能够降低包括狼疮肾炎在内患者的复发率。此外，临床研究证实，皮下注射贝利木单抗对存在低补体血症及抗 dsDNA 抗体阳性的患者也是有效的。

（2）首次应用利妥昔单抗治疗系统性红斑狼疮后存在“继发性无清除”和“继发性无反应”的问题，其机制可能与机体产生抗“利妥昔单抗”抗体有关。回顾性观察性研究显示，转换为人源化抗 CD20 单抗后能够改善清除 B 细胞和浆细胞的效果并提高利妥昔单抗反应欠佳患者的临床疗效。因此，人源化 CD20 单抗治疗系统性红斑狼疮的疗效可能优于利妥昔单抗。

（3）系统性红斑狼疮新的病情综合评价系统 - SRI（4），结合了 SLEDAI 和 BILAG 的特点，经临床研究验证与中重度患者的临床、实验室及患者报告的预后指标改善相关性较好，能较好地反映患者整体的临床改善情况。

（4）浆细胞样树突状细胞是产生 α 干扰素的重要细胞，在系统性红斑狼疮的发病中发挥作用，其表面表达 CD123。体外实验证实，JNJ - 473——一种清除表达 CD123 细胞的单克隆抗体，能够强力并且特异性地清除系统性红斑狼疮患者外周血中的浆细胞样树突状细胞，导致 Toll 样受体 - 9 诱导的 α 干扰素及其调节的蛋白产生减少。

9. 静脉用免疫球蛋白（IVIG）

IVIG 主要通过 Fc 受体介导免疫调节作用治疗 SLE，其他机制还包括抑制补体介导的损伤、调控细胞因子产生、调控独特型抗网络、中和病理性自身抗体、调节 B 和 T 细胞功能以及下调抗体产生等。适用于重症狼疮或合并严重感染、激素或免疫抑制剂治疗无效以及合并妊娠伴有抗磷脂综合征等患者。

10. 间充质干细胞治疗 SLE

人脐带来源的间充质干细胞（HucMSC）对病变组织有良好的修复和重建作用。南京鼓楼医院开展的异基因骨髓间充质干细胞移植治疗 SLE 取得一定的疗效。治疗后患者尿蛋白显著减少，SLEDAI 评分和 BILAG 评分在治疗后 3 个月起显著下降，并在此后的随访过程中持续降低。难治性 SLE 患者接受治疗后血肌酐、血尿素氮、血白蛋白、血清补体 C3 及自身免疫抗体等均有一定程度的改善。目前已成功完成近 300 例难治性 SLE 患者的异基因骨髓间充质干细胞移植治疗，取得了一定的疗效。间充质干细胞治疗机理同白血病的干细胞移植类似，新的健康干细胞有望建立好的免疫系统。因其高风险，暂时只适于顽固性 SLE。

11. 精准医学在 SLE 治疗的应用

精准医学是以个体化医疗为基础，依托基因组测序技术快速发展起来的新医疗模式。在精准医学模式下能为 SLE 患者提供最精确、最有效的治疗药物或策略。首先根据个体基因型可以选择生物制剂种类。研究发现在生物制剂治疗中，存在相关分子靶点基因型突变的个体化治疗应答较好。比如 TNF - α（308G > A）GG 和 AG 基因型疗效比 AA 型高；TNF - α（238G > A）GG 基因型与 GA/AA 基因型相比，英夫利西单抗和依那西普疗效较好，阿达木单抗疗效差；TNF - α（857C > T）CC 基因型与 CT/TT 基因型相比，英夫利西单抗疗效好，依那西普和阿达木单抗疗效差。其次，根据个体基因型可以选择药物的合理剂量。巯嘌呤甲基转移酶（TPMP）是硫唑嘌呤代谢过程中的关键酶，5 种主要的突变（TPMT * 1/ * 2/ * 3A/ * 3B/ * 3C）均可引起患者 TPMT 活性下降，需要根据不同的突变基因型进行剂量调整。第三，根据个体基因型可以规避药物的不良反应。SLE 患者常发生激素诱发的股骨头坏死，目前研究发现有两个风险基因 PAI - 1 和 ABCB1。PAI - 1 基因 5G 向 4G 突变的个体纤溶能力下降，升高了血栓形成的风险；而 ABCB1 基因 CC 基因型的个体激素高浓度蓄积在成骨细胞和破骨细胞中诱导不可逆凋亡。4G5G - CC 基因型股骨头坏死发生率高达 57.1%，4G4G - CC 基因型也高达 50%，而 4G4G - CT 基因型只有 14.3%，5G5G - CT/TT 基因型者几乎不发生股骨头坏死。虽然以上研究结果对 SLE 的精准治疗带来了希望，但SLE发病机制中的关键环节和关键分子仍未明了，SLE的精准治疗仍然任重道远。

（二）西医治疗困境

红斑狼疮病理复杂，变化多端，治疗时不可避免地需要使用糖皮质激素等药物。尽管SLE在激素、免疫抑制剂及不断涌现的新药物等治疗下，死亡率已经大大降低。但是，长期应用西药所带来的副反应，有时甚至大于其治疗作用。SLE 5年生存率较前有了明显提高，但目前感染、心脑血管疾病等风险仍是造成SLE死亡的巨大威胁。据相关报道，西药的毒副反应及其所致的免疫抑制引发的狼疮患者感染已跃居第一死因。

从中医角度来看，最为常用的糖皮质激素，大剂量应用容易加重火热伤阴的症状，激素减量又易出现肾上腺皮质功能不全，出现脾肾阳虚之候，久用还有高脂血症、血黏度升高、微循环障碍等瘀浊内阻之弊。这些临床出现的副作用，单独使用时较为常见，如果在应用激素的同时，配合以具有拮抗激素副作用的中药，这些副作用是可以减轻的，甚至消弭于无形。

【中医治疗】

（一）辨证论治

对于轻型患者，其治疗可参照国家中医药管理局“十一五”重点专科协作组阴阳毒（系统性红斑狼疮—轻型）诊疗方案及中华医学会2004年修订的《临床诊疗指南·风湿病分册》的系统性红斑狼疮诊疗指南，此前未用过激素者可用单纯中医中药治疗。

轻型：诊断明确或高度怀疑者，但临床稳定，所累及的靶器官（包括肾脏、血液系统、肺脏、心脏、消化系统、中枢神经系统、皮肤、关节）功能正常或稳定。

重型：诊断明确，狼疮活动明显，伴有重要脏器累及并影响其功能；如病情危重而凶险、严重威胁患者生命的称为狼疮危象。

1. 热毒血瘀证

主症：斑疹鲜红，面赤，关节肌肉酸痛，口疮，小便黄，大便秘结，苔黄，脉滑数或洪数。多见于SLE以皮肤损害为主要表现者。

治法：凉血解毒，祛瘀消斑。

方药：犀角地黄汤合四妙勇安汤加减，药用水牛角、生地黄、赤芍、牡丹皮、玄参、大青叶、蒲公英、金银花、石膏、升麻、鳖甲。

2. 风湿痹阻证

主症：肢体关节疼痛、重着，或有肿胀，痛处游走不定，关节屈伸不利，四肢肌肉酸痛或困重，舌质红，苔腻，脉滑或弦。

治法：祛风除湿，通络止痛。

方药：大秦艽汤加减，药用秦艽、白芍、川芎、生地黄、当归、白芷、羌活、独活、防风、白术、石膏、甘草。

3. 气血亏虚证

主症：神疲乏力，头晕，心悸，气短，自汗，面黄少华，舌质淡红，苔薄白，脉细弱。多见于以红细胞或白细胞或血小板轻度减少为主要表现者。

治法：益气补脾，养血活血。

方药：归脾汤加减，药用生黄芪、太子参、当归、白芍、丹参、白术、茯苓、生地黄、女贞子、鸡血藤、青蒿、僵蚕、炙甘草。

4. 肝肾阴虚证

主症：低热，盗汗，面颧潮红，局部斑疹暗褐，口干咽燥，腰膝酸软，脱发，眼睛干涩或视物模糊，月经不调或闭经，舌质红，苔少或光剥，脉细或细数。

治法：滋补肝肾，养阴清热。

方药：青蒿鳖甲汤加减，药用青蒿、炙鳖甲（先煎）、生地黄、知母、地骨皮、牡丹皮、山萸肉、山药、白花蛇舌草、赤芍、甘草。

（二）中医增效减毒治疗

解毒祛瘀滋阴药联合糖皮质激素的中西医结合治疗 SLE 方案具有显著的增效减毒（副）作用，能显著提高临床缓解率和总有效率，改善患者生存质量，显著减少激素用量。有研究观察了 1999 年 3 月至 2006 年 12 月浙江中医药大学附属第一医院、第二医院、第三医院，浙江大学医学院附属第一、第二医院中西结合组 212 例狼疮患者，采用中西医结合激素治疗 6 个月后，参照 2002 年《中药新药治疗系统性红斑狼疮的临床研究指导原则》，完全缓解率为 38%、显效率为 30.08%、总有效率为 92.68%，均显著高于西药组（分别为 5.62%、22.47% 和 86.52%）。

基本治法：滋补肝肾，解毒祛瘀。

基本处方：生地黄 15g，炙鳖甲 12g，升麻 9g，白花蛇舌草 15g，青蒿 12g，积雪草 15g，赤芍 12g，炒薏苡仁 15g，佛手片 9g，生甘草 6g。

随症加减：热毒甚者加水牛角 30g，大青叶 12g；关节痛甚加木瓜 9g，桑寄生 12g；阴虚亏甚加麦冬 12g，枸杞子 12g；阳虚甚加淫羊藿 9g，桂枝 9g；脾虚便溏加炒白术 12g，淮山药 12g；月经不调加益母草 15g，制香附 9g；红斑明显加凌霄花 9g，紫草 9g；血瘀甚者加丹参 10g，益母草 15g；血尿明显加仙鹤草 12g，小蓟 6g，茜草 9g；尿蛋白明显加生黄芪 30g，半边莲 9g，金樱子 12g，制何首乌 10g。

西药治疗方案：①非狼疮肾炎的入选患者给予泼尼松联合羟氯喹。②肾活检病理属于Ⅲ、Ⅳ型及增殖明显的Ⅴ型的狼疮肾炎给予泼尼松联合注射环磷酰胺方案。

该方案在云南省中医医院、南方医科大学南方医院、江西中医学院（现江西中医药大学）附属医院、安徽中医学院（现安徽中医药大学）第一附院等全国多家医院进行了推广应用，该方案临床疗效显著，能有效促进糖皮质激素减量，取得了良好的社会效益。最终以范永升教授主持完成的“从毒瘀虚论治系统性红斑狼疮的增效减毒方案构建与应用”荣获 2011 年度国家科学技术进步奖二等奖。

【科研思路与方法】

1. 理论研究方面

系统整理总结历代文献著作中对 SLE 相关证候的描述、对病因病机的认识、治疗方药及名医类案；挖掘治疗SLE的有效治疗方药；系统总结分析SLE的疾病证候变化规律和西药治疗过程中的证候变化规律。

范永升等研究解毒祛瘀滋阴中药与激素合用对系统性红斑狼疮（SLE）患者外周血T细胞亚群Bcl-2表达的干预作用，探讨其免疫调节机制。结论表明解毒祛瘀滋阴中药与激素合用治疗SLE更能有效地调节T细胞亚群Bcl-2的表达水平，促使机体紊乱的免疫内环境趋于平衡。

温成平等通过观察中药治疗系统性红斑狼疮的效果表明，运用解毒祛瘀养阴法能够较好地控制疾病的进展。中西医结合治疗SLE具有显著的协同作用，既能提高其临床疗效，改善临床症状和实验室指标，减少激素用量，又能有效降低各种副作用或并发症的发生率，促进劳动力的恢复，且治疗时间越长，综合疗效越显著。

2. 临床研究方面

可针对SLE的诱因、病因、发病率、患病率等开展流行病学调查研究。SLE治疗临床常用糖皮质激素等免疫抑制剂，大剂量或长期应用毒副作用较大。因此，应发挥中医药优势，结合文献和临床经验总结出有效方剂，开展大样本、多中心的随机对照研究，力求达到增加西药疗效的同时，最大程度地减轻免疫抑制剂的毒副作用，并促进其撤减。另外，可根据糖皮质激素等免疫抑制剂治疗过程中不同剂量或不同阶段所引起的中医证候变化，开展临床随机对照研究，筛选出具有增效减毒作用的中医药治疗方案。

范永升、温成平等通过对212例SLE患者随机分组，西药组以激素为主，中西医结合组在激素基础上结合中医解毒祛瘀滋阴法治疗；两组均连续治疗观察6个月，并对西药组16例、中西医结合组25例随访观察2年，结果证明中西医结合治疗系统性红斑狼疮的增效减毒作用疗效较好。范永升等在临床上筛选45例SLE患者，分单用激素组和并用狼疮定组两组，用药60天前后各检测一次，利用电镜观察及TUNEL法测细胞凋亡、SP法测Fas基因表达；结果表明SLE患者外周血淋巴细胞凋亡率高于正常人，活动期高于缓解期，并用狼疮定组治疗后明显低于单用激素组（$P<0.05$）。罗萍等通过对318例系统性红斑狼疮患者的临床病例进行系统性的回顾分析，意在研究SLE的临床特点，评估相关实验室检查项目对于正确诊断、判断病情活动程度等方面的意义，并研究SLE患者合并重要脏器损害的情况和死亡原因。

3. 实验研究方面

可结合临床研究成果，开展中医药增效、减毒作用的机制研究；可应用网络药理学方法，在SLE相关发病机制的基础上筛选针对较强的有效中药单体、中药成分群、有效中药或有效方剂，并在此基础上进一步开展药效、药理、毒理等研究，以开发出有效的中药制剂。温成平等观察中医解毒祛瘀滋阴法对实验性SLE类固醇性骨质疏松症的防治作用，并探讨其作用机制，结论表明解毒祛瘀滋阴法在治疗SLE的同时能有效防治类固醇性骨质疏松症，其作用机制与保护下丘脑-垂体-肾上腺轴免受外源性类固醇激素的抑制、促进内源性F分泌、抑制PTH的分泌或活性，以及促进肠钙吸收、减少尿钙排泄等方面有关。

徐莉等探讨解毒祛瘀滋肾方对MRL/lpr小鼠肾组织糖皮质激素受体信号通路的作用机制，结论表明解毒祛瘀滋肾方可显著提高GRα与亲环素A的结合力，且上调GRα的表达并增强 GRα 与亲环素 A 的相互作用是解毒祛瘀滋肾方能够改善小鼠肾组织病变作用的机制之一。

【名医验案】

1. 陈湘君验案

患者张某，女，44 岁。因“反复面部红斑、乏力五年，加剧伴发热一周”入院。患者五年前因面部红斑、乏力赴瑞金医院检查发现贫血，ANA（+），dsDNA（+），诊断为 SLE。予强的松和羟氯喹治疗，后予强的松 10mg，每日 1 次维持。今年患者自觉有泡沫尿但未重视。两周前发热，T：38.5℃，用退热药暂退。1 周前又出现发热，T：39.7℃。刻诊：发热，乏力，面部蝶形红斑，肢体红斑，口腔溃疡，纳平，二便调。血常规示血红蛋白 92g/L。

中医诊断：红斑（肝肾阴虚）。

西医诊断：系统性红斑狼疮。

四诊摘要：发热，乏力，面部蝶形红斑，肢体网状青斑，口腔溃疡，泡沫尿，舌红脉滑。

辨证：肝肾阴虚，虚阳上扰。

治则：滋补肝肾，清热解毒。

处方：生黄芪 45g，白花蛇舌草 30g，冬瓜皮 15g，女贞子 30g，旱莲草 30g，青蒿 30g，土茯苓 15g，莪术 15g，制何首乌 15g。

方解：二至丸合制何首乌补肾养肝；白花蛇舌草、土茯苓、青蒿清热毒；冬瓜皮利水泄浊；莪术活血；大剂生黄芪益气固表，利水扶正。

2. 范永升验案

患者，女，43 岁，诊断为系统性红斑狼疮已 5 年，强的松 15mg/d 维持。近日突发颜面浮肿，小便颜色深，膝关节刺痛，头部刺痛，胃纳可，大便干，血检：ANA1：320，抗 dsDNA 抗体（+），抗 Sm 抗体（+），抗组蛋白抗体（+），ESR：43mm/h，补体 C3：38mg/dL，血常规、血生化基本正常，未见肌肝、尿素氮异常，尿检蛋白（++），红细胞（++），24 小时尿蛋白 1.5g，红细胞形态：异常，舌质黯红，苔薄，脉细涩微数。

治则：拟凉血解毒，活血化瘀的基础上，侧重祛瘀，兼益肾治疗。

处方：桃仁 15g（打），生地黄 12g，仙鹤草 30g，制大黄 5g，鳖甲 12g（先煎），佛手 10g，金樱子 30g，芡实 24g，炒白术 15g，牡丹皮 12g，水蛭 9g，升麻 9g，赤芍 12g，淮山药 30g。7 剂，水煎服，1 日 1 剂。

二诊：药后尿常规示：尿检蛋白（++），红细胞（+），关节酸楚，汛来推迟，颜面浮肿，舌质红，苔薄黄腻，脉细，拟参和营为治。上方去炒白术，加益母草 18g，制何首乌 30g。再进 7 剂。

三诊：诸症好转。尿检蛋白（+），红细胞 3～5/HP，24 小时尿蛋白 1.1g，头晕目眩，乏力纳呆，舌质淡红，苔薄白，脉细，拟参平潜为治。上方去益母草、制何首乌，加明天麻 9g，石楠叶 10g，砂仁 5g。

四诊：尿检蛋白（+），红细胞 3～5/HP，诸症消失，偶有关节疼痛，舌质淡红，苔薄白，脉细，拟参通络为治。上方去明天麻、石楠叶、炒白术，加威灵仙30g，豨莶草15g。参照此法继续治疗一月余后，患者无明显不适，尿常规示：尿蛋白（-）；24小时尿蛋白0.2g；ANA1：100，抗ds-DNA抗体（-），抗组蛋白抗体（-），ESR：1 mm/h。一年后强的松改为5mg/d，期间未有复发。

附：狼疮性肾炎

狼疮性肾炎（LN）激素治疗不同阶段的证型演变

LN本身存在不同的中医证型，不同的病情阶段证型呈现不同的演变趋势，外源性激素的应用必将干扰证候的演变规律。本课题组前期从LN的中医辨证分型方面对近14年来的临床文献进行了检索和分析，结果发现激素各使用阶段主要证型分布分别为：大剂量阶段：热毒炽盛型（31.26%）、血瘀型（27.85%）和阴虚内热型（16.74%）；减量阶段：血瘀型（36.09%）、肝肾阴虚型（19.09%）和阴虚内热型（16.92%）；维持量阶段：血瘀型（35.12%）、脾肾阳虚型（24.57%）和肝肾阴虚型（16.5%）。因此我们认为，LN本身的证型当以热毒炽盛和阴虚内热为主；激素治疗后，大剂量阶段会加重内热，减量阶段会导致阴虚或气阴两虚，维持量阶段则易出现气血两虚甚至阴虚及阳，而血瘀型则在不同阶段都有体现。

LN激素使用不同阶段结合的中医治疗策略：LN因激素使用量的不同而呈现不同的证候特征，因此临床上中医治疗亦应当采用相应的思路和措施。

在激素大剂量阶段：患者往往兼见烦躁易怒、面色潮红、口渴、舌红脉数等症；治以清营凉血、滋阴降火之法，方用犀角地黄汤等加减治疗，药选水牛角、生地黄、赤芍、牡丹皮、石膏、知母等。

减量阶段：由于前期的激素大剂量使用，阳热伤阴，导致阴虚内热或气阴两虚，患者往往兼见口干心烦、自汗盗汗、舌红少津、脉细数等症；治以滋阴清热、益气养阴之法，方用二至丸合大补阴丸或杞菊地黄汤等加减治疗，药选女贞子、旱莲草、熟地黄、山药、枸杞子、白菊花、知母、黄柏、龟板等。

维持量阶段：由于外源性激素应用日久，对下丘脑-垂体-肾上腺轴的反馈性抑制导致后肾上腺功能减退，激素撤减后出现相对阳气不足现象，加之阴血为激素长期应用所伤，患者往往兼见神疲乏力、面色无华、畏寒肢冷、纳少便溏、舌淡苔白等症状；治以益气养血、健脾温肾之法，方用真武汤等加减治疗，药选附子、肉桂、白术、茯苓、生姜、白芍、泽泻等。维持量日久，加之大剂量及减量阶段的应用，容易出现气机不畅，瘀血停滞，导致气滞血瘀，故治疗上往往还需要配伍活血化瘀之品，以改善微循环，调节血液黏稠度，得以祛瘀生新。

【参考文献】

[1] Cao S, Xin L, Liu Y, et al. ChemInform Abstract: Regioselective Three-Component Reactions of Enaminones, 2-Aminopyridines and Enals for the Synthesis of 1, 2-Dihydropyridines.[J]. Rsc Advances, 2015, 5 (35): 27372-27374.

[2] 陆再英，钟南山．内科学 [M]．北京：人民卫生出版社，2007.

[3] 范永升．中医药治疗系统性红斑狼疮的中医证治规律探讨 [J]．浙江中医杂志，2002 (5)：200－201.

[4] Petri M. SLICC Revision of the ACR Classification Criteria for SLE [J]. Arthritis & Rheumatology, 2009：60.

[5] Mok CC, Lee KW, Ho CT, et al. A prospective study of survival and prognostic indicators of systemic lupus erythematosus in a southern Chinese population [J]. Rheumatology, 2000, 39 (4)：399.

[6] 张鋆．系统性红斑狼疮的病因病机之见及相应疗法 [J]．生命科学趋势，2003, 1 (4)：62－68.

[7] 中华医学会．临床诊疗指南·风湿病分册 [M]．北京：人民卫生出版社，2002.

[8] 温成平．中西医结合治疗系统性红斑狼疮的增效减毒作用研究 [J]．浙江中医药大学学报，2007, 31 (3)：305－309.

[9] 陈湘君工作室．陈湘君学术经验撷英 [M]．上海：上海中医药大学出版社，2009.

[10] 王锡麟，谢志军，谢冠群．系统性红斑狼疮瘀热痹阻证验案 [J]．浙江中医药大学学报，2008, 32 (3)：338－339.

[11] 温成平，谢志军，尤晓娟，等．中医药对狼疮肾炎激素不同使用阶段的治疗策略研究 [J]．中华中医药学刊，2011, 29 (4)：680－681.

[12] 温成平，唐晓颇，范永升，等．解毒祛瘀滋阴法配合激素治疗系统性红斑狼疮及其对下丘脑－垂体－肾上腺轴的作用研究 [J]．北京中医药大学学报，2007, 30 (7)：494－497.

[13] 温成平，范永升，许志良，等．解毒祛瘀滋阴法治疗 SLE 对甲状腺功能异常的调节作用研究 [J]．中医药学刊，2006, 24 (7)：1229－1232.

[14] 温成平，范永升，李永伟，等．解毒祛瘀滋阴法治疗系统性红斑狼疮并发血小板减少症 34 例 [J]．中医杂志，2007, 48 (6)：529－530.

[15] 温成平，谢志军，宋平，等．系统性红斑狼疮中医证型与人类白血病Ⅱ类抗原 DR 基因表达关系的研究 [J]．中国中西医结合杂志，2008, 28 (6)：499－501.

[16] 温成平，范永升，李学铭．中药狼疮定对系统性红斑狼疮患者血清可溶性白细胞介素－2 受体和新蝶呤水平的影响 [J]．中国中西医结合杂志，2001, 21 (5)：339－341.

[17] Cheng－ping Wen, Yong－sheng Fan, Xin－chang Wang, et al. Effect of detoxification, removing stasis and nourishing yin method on corticosteroid－induced hyperlipidemia in patients with systemic lupus rythematosus [J]. Chinese Journal of Integrative Medicine, 2007, 13 (3)：180－184.

[18] 温成平，范永升，唐晓颇．解毒祛瘀滋阴法防治 SLE 类固醇性骨质疏松症的实验研究 [J]．中华中医药杂志，2007, 22 (7)：430－433.

[19] Jae IS, Jin PS, Chang - Hee S, et al. Hyponatremia in patients with systemic lupus erythematosus [J]. Scientific Reports, 2016, 6: 25566.

[20] Fujio K. Autoimmune disease and epigenome regulation [J]. Nihon Rinsho Meneki-Gakkai Kaishi, 2016, 39 (1): 23 - 29.

[21] Jourde - Chiche N, Chiche L, Chaussabel D. Introducing a New Dimension to Molecular Disease Classifications [J]. Trends in Molecular Medicine, 2016, 22 (6): 451 - 453.

[22] 陆前进，罗帅寒天. 系统性红斑狼疮的诊疗进展 [J]. 中华皮肤科杂志，2018, 51 (1): 1 - 4.

[23] 温成平，范永升，黄永凯，等. 中药狼疮定对系统性红斑狼疮外周微循环影响的研究 [J]. 中国中西医结合肾病杂志，2002, 3 (12): 704 - 706.

[24] 马俊辉，黄琳，温成平. 中医治疗狼疮性肾炎用药规律的文献研究 [J]. 中国中医急症，2014, 05: 797 - 798.

[25] 李海昌，温成平，谢志军，等. 雌激素在系统性红斑狼疮中的免疫调节作用 [J]. 中华中医药学刊，2014, 9: 2091 - 2094.

[26] 邓长财，鞠中斌. 从毒瘀虚辨治系统性红斑狼疮继发骨质疏松症的探讨 [J]. 江苏中医药，2012, 44 (6): 1 - 2.

[27] 金培志，禤国维，范瑞强. 中西结合治疗系统性红斑狼疮现状及评析 [J]. 河南中医，2005, 25 (4): 79 - 80.

[28] 徐莉，温成平，范永升. 解毒祛瘀滋肾方对 MRL/lpr 狼疮小鼠肾组织 GRα 的调控作用研究 [J]. 中国中西医结合杂志，2011, (11): 1527 - 1531.

[29] 温成平，范永升，李永伟，等. 中西医结合治疗系统性红斑狼疮的增效减毒作用研究 [J]. 浙江中医药大学学报，2007, 03: 305 - 309.

[30] 胡金波，范永升，丁兴红. 解毒祛瘀滋阴方治疗系统性红斑狼疮小鼠的代谢组学研究 [J]. 中华中医药杂志，2014, 01: 60 - 65.

[31] Shui B, Xia W, Wen C, et al. Jieduquyuziyin prescription suppresses IL - 17 production and Th17 activity in MRL/lpr mice by inhibiting expression of Ca^{2+}/calmodulin - dependent protein kinase - 4 [J]. Journal of Natural Medicines, 2015, 69 (3): 349 - 357.

[32] Hu JB, Jiang FS, Gu HC, et al. Metabolomics Study on the Effects of Jieduquyuziyin Prescription on Systemic Lupus Erythematosus Mice by LC - Q - TOF/MS [J]. Chromatographia, 2013, 76 (13 - 14): 791 - 800.

[33] Ding X, Hu J, Wen C, et al. Rapid Resolution Liquid Chromatography Coupled with Quadrupole Time - of - Flight Mass Spectrometry - Based Metabolomics Approach to Study the Effects of Jieduquyuziyin Prescription on Systemic Lupus Erythematosus [J]. Plos One, 2014, 9 (2): e88223.

[34] Wan J, Zhou Y, Liu Y, et al. Multicomponent Reactions for Diverse Synthesis of N - Substituted and NH 1, 4 - Dihydropyridines [J]. Chinese Journal of Chemistry,

2014, 32 (3): 219-226.

[35] Y He, S Shi, F Yongsheng. In vitro immunosuppressive and cytotoxic activities of Tripterygium wilfordii extract [J]. Drug & Chemical Toxicology, 2015: 145-151.

[36] Lin Huang, Qi Lv, Fenfen Liu, et al. A Systems Biology-Based Investigation into the Pharmacological Mechanisms of Sheng-ma-bie-jia-tang Acting on Systemic Lupus Erythematosus by Multi-Level Data Integration [J]. Scientific Reports, 2015, 5: 16401.

[37] Lv HQ, Hu C, Zhong HP, et al. Optimization of technology for dietary fiber extraction from Maixiansan by response surface methodology [J]. Chinese Medicine, 2012, 7 (1): 28.

[38] Hu C, Wang Y, Fan Y, et al. Lipidomics Revealed Idiopathic Pulmonary Fibrosis-Induced Hepatic Lipid Disorders Corrected with Treatment of Baicalin in a Murine Model [J]. Aaps Journal, 2015, 17 (3): 711-722.

[39] Huang X, Xie Z, Liu F, et al. Dihydroartemisinin inhibits activation of the Toll-like receptor 4 signaling pathway and production of type I interferon in spleen cells from lupus-prone MRL/lpr mice [J]. International Immunopharmacology, 2014, 22 (1): 266-272.

[40] Liu Y, Wang H, Zhang J, et al. ChemInform Abstract: Disulfides as Efficient Thiolating Reagents Enabling Selective Bis-sulfenylation of Aryl Dihalides under Mild Copper-Catalyzed Conditions. [J]. Rsc Advances, 2015, 45 (51): 19472-19475.

[41] Liu Y, Wang H, Wang C, et al. Bio-based green solvent mediated disulfide synthesis via thiol couplings free of catalyst and additive [J]. Rsc Advances, 2013, 3 (44): 21369-21372.

第二节　干燥综合征

【概述】

干燥综合征（sjögren syndrome, SS）是一种以侵犯泪腺、唾液腺等外分泌腺为主的，以高度淋巴细胞浸润为特征的弥漫性结缔组织病。SS 免疫性炎症反应主要表现在外分泌腺体的上皮细胞，故又名为自身免疫性外分泌腺体上皮细胞炎或自身免疫性外分泌病。国内调查证实，人群中 SS 患病率为 0.29% ~0.77%，西方国家人群中患病率在风湿疾病中占第二位，女性占 90% 以上，多在中年以后发病。本病为全球性疾病，可以单独存在，亦可出现在其他自身免疫病中，单独存在者为原发性干燥综合征（pSS），而继发于类风湿关节炎、系统性硬皮病、系统性红斑狼疮等其他自身免疫病者为继发性干燥综合征。

中医本无干燥综合征病名，《黄帝内经》有“燥胜则干”的论述，根据本病以口眼干燥为主的临床特点，1989 年全国中医痹病委员会将本病明确命名为“燥痹”。历代文献对干燥综合征的论述，《素问·阴阳应象大论》：“热胜则肿，燥胜则干”。《素问玄机原病式》："诸涩枯涸，干劲皴揭，皆属于燥。"《素问·五常政大论》："阳明司天，燥气下临，肝气上从，苍起木用而立，土乃眚，凄沧数至，木伐草萎，胁痛目赤，掉振鼓栗，筋痿不能久立。"《医门法律》："燥胜则干，夫干之为害，非遽赤地千里也，有干于外而皮肤皴揭者，有干于内而精血枯涸者，有干于津液而荣卫气衰，肉烁而皮著于骨者，随其大经小络所属上下中外前后，各为病所。"《医门法律》："凡治燥病，燥在气而治血，燥在血而治气，燥在表而治里，燥在里而治表，药不适病，医之过也。凡治杂病，有兼带燥证者，误用燥药，转成其燥，因致危困者，医之罪也。凡治燥病，须分肝肺二藏见证。肝藏见证，治其肺燥可也。若肺藏见证，反治其肝，则坐误矣！医之罪也。肝藏见燥证，固当急救肝叶，勿令焦损。然清其肺金，除其燥本，尤为先务。若肺金自病，不及于肝，即颛力救肺。焦枯且恐立至，尚可分功缓图乎？凡治燥病，不深达治燥之旨，但用润剂润燥，虽不重伤，亦误时日，只名粗工，所当戒也。"

【临床表现】

一般认为，pSS 是良性疾病，以外分泌腺腺体受累为主要表现；该病的个体异质性更强调了对早期腺体和腺体外表现的诊断及鉴别；该病最常引起非霍奇金淋巴瘤（NHL）的发生。

1. 临床局部

（1）*口腔症状*　SS 口腔症状表现，多因唾液腺病变而引起下述症状：有 70% ~ 80% 患者诉有口干；约 50% 的患者可见猖獗性龋齿，牙齿逐渐变黑，继而小片脱落，是本病的特征之一。

（2）*腮腺炎*　SS 约 50% 患者表现有间歇性腮腺肿痛，累及单侧或双侧，可自限，对部分腮腺持续性肿大者，应警惕有恶性淋巴瘤。部分患者表现为舌痛，苔红少津，舌干、裂、光滑，舌乳头萎缩，可见口腔溃疡。部分患者有眼睑缘反复化脓性感染、结膜炎、角膜炎等，发生干燥性角结膜炎。其他浅表部位如鼻、硬腭、气管及其分支、消化道黏膜、阴道黏膜的外分泌腺体均可受累，使其分泌减少而出现相应症状。

2. 系统表现

除口眼干燥表现外，全身症状可表现乏力、低热等，约有 2/3 患者出现其他外分泌腺体和全身的系统损害。

（1）*皮肤表现*　约 25% 患者有不同皮疹，特征性表现为下肢的紫癜样皮疹，边界清楚、米粒大小的红丘疹，压之不褪色，分批出现，每批持续时间为 8 ~ 12 天，可自行消退，伴褐色色素沉着；另外皮肤还能表现有荨麻疹样皮疹、结节红斑等。

（2）*关节表现*　53% pSS 患者出现关节受累（关节痛和关节炎），关节炎约占 16%；关节炎常累及 1 个或多个关节，关节出现红、肿、热、痛；关节炎分级的 ESSDAI 得分与受累关节数有关（中度，<5 个关节；重度，>5 个关节）；71% 的关节炎呈对称性，17% 出现在单个关节，88% 患者累及关节数 <5 个；关节炎主要分布为近端指间关节（35%）、掌指关节（35%）、腕关节（30%）；放射学检查 SS 相关关节侵蚀不明显（5%），但是经骨骼肌 US 和 MRI 检查的关节侵蚀比例较高，pSS 中抗 CCP 抗体阳性率为 7%。

（3）*肾脏受累*　pSS 中主要的肾脏受累类型为慢性肾小管间质性肾炎、肾小管酸中毒

（RTA）。常见类型为：Ⅰ、Ⅳ型远端RTA（97%）和Ⅱ型近端RTA（3%）；组织学检查：46%为RTA，94%为肾小管间质炎。肾小球肾炎（GN）占pSS的4%，女性患者与男性患者比例为19∶1；组织学活检表明，GN为急性或慢性肾小管炎症。

（4）呼吸系统　呼吸系统损害主要表现为肺功能异常，呼吸道症状主要为持续性咳嗽或呼吸困难，肺部检测指标变化（PFTs，HRCT）；pSS患者常出现慢性呼吸道症状；呼吸困难（62%）、咳嗽（54%）、痰/啰音（14%）、胸痛（5%）和发热（2%）。

（5）胃肠道　胃肠道可因其黏膜层的外分泌腺体病变出现胃酸减少、萎缩性胃炎、腹泻等非特异性症状。肝脏损害可见无相关症状或出现肝功能损害等不同表现，部分患者并发免疫性肝病，以原发性胆汁性肝硬化多见；神经系统以周围神经损害为多见。

（6）血液系统　本病可出现血小板减少和白细胞减少，严重者可有出血现象。本病患者出现淋巴瘤概率显著高于正常人群，持续腮腺肿大、紫癜、白细胞减少、冷球蛋白血症及低C4水平提示发展为淋巴瘤。

【西医病因与发病机制】

目前，SS的病因尚不清楚，普遍认为是遗传因素和环境因素（如病毒感染、性激素变化和组织损伤）的共同作用，引发SS患者自身免疫性反应。自身反应性T细胞（Th1、Th17、Th2等）、B细胞、NK细胞和树突状细胞（DCs）等在SS外分泌腺炎症的发生和自身免疫性抗体的产生中起到非常重要的作用；而这些细胞的相关细胞因子为SS患者固有免疫和获得性免疫作用的主要效应因子。

（一）西医病因

1. 遗传因素

流行病学调查证明，SS家族中本病的发病率高于正常人群的发病率。干燥综合征具有一定遗传性，其第一代亲属中有40%泪腺分泌功能减少。在干燥综合征患者群中，人类白细胞抗原（HLA）中的HLA－DR3、HLA－ DRw52和HLA－B8频率明显增高。

2. 病毒感染

目前研究认为，干燥综合征的发病与多种病毒感染有关，如EB病毒、巨细胞病毒、HIV病毒等。感染过程中病毒通过分子模拟交叉，使易感人群或其组织隐蔽，抗原暴露而成为自身抗原，诱发自身免疫反应，如自身抗原胞衬蛋白（α－fodrin胞衬蛋白，120kD细胞外基质蛋白）与腺体分泌功能及T细胞增殖有关，抗α－fodrin抗体可出现在pSS患者血清中；又如SSA、SSB抗原若未能在凋亡时被清除，则可能成为易感者的自身抗原。EB病毒是一种常见的感染人的疱疹病毒，由于它具有激活B淋巴高度增殖的性能，可在干燥综合征的抗SSB抗体所识别的SSB抗原中嵌有EB病毒的基因，在泪腺、唾液腺、唇腺和肾脏存在EB病毒的早期抗原和脱氧核糖核酸（DNA）。逆转录病毒感染者可出现类似干燥综合征的口干、腮腺肿大表现。

3. 性激素

雌激素促使免疫活动过强，女性干燥综合征的发病率几乎是男性的10倍，提示性激素的变化在干燥综合征发病中有一定作用。

SS 在上述多种因素的侵袭下，引起的机体免疫反应异常，通过各种细胞因子和炎症介质的作用，造成干燥综合征的组织损伤。

4. SS 相关细胞因子

（1）Th1 细胞相关细胞因子

1）IFN－γ：IFN－γ是 Th1 和细胞毒性 $CD8^+$ T 细胞分泌的主要细胞因子，参与细胞免疫、宿主抗细胞内病原体作用和肿瘤免疫反应，在抗原特异性获得性免疫应答中发挥作用。另外，IFN－γ的主要分泌细胞是自然杀伤细胞（NK）和自然杀伤 T 细胞（NKT），可参与固有免疫反应。IFN－γ生物活性的增加可激活巨噬细胞和 NK 细胞，增加 MHC 的表达量和抗原的提呈能力，诱导免疫细胞或非免疫细胞中多种细胞因子和黏附因子的表达，促进 Th1 细胞的分化，诱导多种组织和细胞的细胞凋亡。已有研究证实，IFN－γ参与动物模型中 1 型糖尿病、SLE、RA 和右旋葡聚糖硫酸钠诱导的炎症性肠病（IBD）的发生。

与非 SS 患者相比，SS 患者唾液腺和唾液中 IFN－γ水平明显升高，且 Th1 细胞的含量明显升高，且多于 Th2 细胞。研究证明，唾液腺、唾液及血清中 Th1 细胞的活性与唾液腺中淋巴细胞浸润的程度呈正比。IFN－γ可诱导唾液腺体细胞的死亡和功能障碍，并且增强唾液腺中上皮细胞和抗原提呈细胞（APCs）的抗原提呈作用。另外，IFN－γ还可以诱导 SS 中唾液腺细胞、唾液腺上皮细胞和泪液中 CXCR3 配体 CXCL9/10 的表达。CXCL10 的对抗治疗可显著减少 MRL/lpr 小鼠继发 SS 模型中早期疾病发展的单核细胞浸润，提示 IFN－γ－CXCR3 配体通路对招募效应 T 细胞和引发局部免疫反应起到至关重要的作用。

2）IL－12：IL－12 主要是由巨噬细胞和 DCs 产生，是 IFN－γ分泌 T 细胞（Th1 和效应 $CD8^+$ T 细胞）分化的重要启动因子。IL－12 通过促进 Th1 和效应 $CD8^+$ T 细胞的增殖，增加细胞毒性作用，促进 IFN－γ的产生。针对 IL－12 的治疗可降低调节 T 细胞（Tregs）的数量，下调 Foxp3 的水平。因此，推测 IL－12 从多个方面激活免疫反应。

3）IL－18：IL－18 属于 IL－1 促炎因子家族成员，通过调节免疫和非免疫细胞、固有免疫和获得性免疫系统进而调节机体对炎症、感染和自身免疫的应答情况。IL－18 作用于获得性免疫主要是通过促进 IL－12 诱导 Th1 的效应作用。IL－18 可促进自身免疫和炎症反应，参与肺部炎症疾病、RA、1 型糖尿病和 IBD 的发展。研究发现，SS 患者唾液腺、唾液及血中均可测到 IL－18，并且 IL－18 的水平与 SS 疾病严重程度相关。另外，原发性 SS 患者唾液腺浸润巨噬细胞和 DCs 表达的 IL－18 水平与白细胞浸润程度及淋巴瘤的发展呈正相关。

4）TNF－α：TNF－α参与系统性炎症的发生，并且可以刺激急性期反应，如发热、细胞坏死、败血症、恶病质和炎症。TNF－α是由多种细胞产生，其中包括 Th1 和效应 $CD8^+$ T 细胞，参与多种自身免疫性疾病和类风湿疾病的发病。与非 SS 患者相比，SS 患者体内 TNF－α水平明显较高。TNF－α可以增强角质细胞表面 Ro（SS－A）和 La（SS－B）抗原的表达。

（2）Th2 细胞相关细胞因子

1）IL－4：IL－4 是一种 Th2 细胞产生的抗炎细胞因子，反过来，IL－4 可以促进 Th2 的分化，调节哮喘和过敏反应，并且可刺激活化 B 细胞的生长和功能。另外，IL－4 可抑制 Th1 的反应及细胞免疫反应。部分 SS 患者的唾液腺内可检测到 IL－4，尤其是 B 细胞计数较高的靶器官中。研究发现，IL－4 特异性作用于 IgG1 的抗 M3R 抗体（引起分泌功能障碍和口干的主要自身抗体），是 IgG1 型抗 M3R 自身抗体发生必不可少的因素，促进 SS 患者外分泌腺功能障碍的产生。

2）IL－13：IL－13 是由 Th2 效应细胞分泌的细胞因子，其对巨噬细胞、B 细胞及炎症反应的作用与 IL－4 相似。IL－13 可激活多种细胞，包括 B 细胞、纤维母细胞和肥大细胞，因此在过敏性哮喘、抗寄生虫性免疫及组织纤维化等过程中发挥作用。近期研究表明，Id3 缺乏的小鼠中 IL－13 分泌 T 细胞含量增加。Id3 缺乏小鼠唾液腺中的肥大细胞水平增加，可能与唾液腺功能障碍有关。阻滞 Id3 缺乏小鼠中 IL－13 的活性可增加其唾液腺的分泌功能。该研究为 IL－13 可能通过影响肥大细胞的功能，促进唾液腺分泌功能障碍发展提供了证据。

（3）Th17 细胞相关细胞因子

1）IL－17：IL－17 是 Th17 分泌的主要细胞因子，具有强效促炎作用，是炎症和自身免疫性疾病的研究重点。IL－17 在机体防御细菌及真菌感染中发挥主要作用。

2）IL－23：IL－23 是诱导、稳定和扩增 Th17 细胞的重要细胞因子。有报道称，原发性 SS 患者唾液腺和血中 IL－17 与 IL－23 水平显著升高。免疫组化结果显示，淋巴细胞浸润部位及腺管区存在 IL－17 与 IL－23 及其受体的表达。另外，分泌 IL－17 的 T 细胞在原发性 SS 患者外周血及淋病细胞浸润部位都有扩增。IL－17 活性的抑制可阻滞小鼠体内 SS 样病变的发生。相反，给予非 SS 小鼠体 IL－17 可诱导小鼠发生 SS 样变化。另外，IL－17 过表达可促进 B 细胞抗体的产生。

3）IL－22：IL－22 是由 Th17 和 NK 细胞分泌的细胞因子。近期的研究发现，IL－22 在自身免疫性炎症及维持上皮细胞和黏膜组织稳态方面发挥重要作用，同时具有组织保护性作用和促炎作用。SS 患者血内 IL－22 水平显著升高，并且与其自身抗体和类风湿因子的水平呈相关性。SS 唾液腺中，Th17、NK 细胞、IL－22 及 IL－22 的 mRNA 水平均增加。

（4）其他细胞因子

1）IL－21：IL－21 是由 TFH、Th17 和 NK 细胞分泌的多向性细胞因子，其受体常表达于 T 细胞、其他免疫性细胞和非造血细胞。IL－21 可直接促进血浆中细胞的分化，增强生发中心 B 细胞的效应作用，促进 Th17 细胞分化，增强效应和记忆 CD8 T 细胞的存活和功能。SS 患者血中 IL－21 水平显著升高，并且与 IgG 水平呈正相关。免疫组化结果提示，与对照组相比，SS 患者唾液腺淋巴细胞灶内 IL－21 及分泌 IL－21 的 T 细胞水平增高。在小鼠模型中，抑制下颌腺中 IL－21 的表达可减少靶器官的炎症反应，增加唾液腺的分泌功能，阻滞了 SS 的发展。IL－21 的功能与 THN 效应损伤相关，可引起 B 细胞抗体分泌减少。因此，IL－21 是 SS 发生中新发现的作用因子，且可以同时作用于 T、B 细胞。

2）IL－10：IL－10 是一种强效的抗炎细胞因子，可同时抑制固有免疫和获得性免疫反应。IL－10 可抑制抗原提呈细胞的成熟、功能和细胞因子的分泌，同时，抑制 T 细胞分化为促炎的 Th1 和 Th17 细胞。SS 患者唾液中 IL－10 水平显著升高，并且与口干及眼干的程度呈相关性。血浆中 IL－10 水平的升高与 IgG 水平和淋巴细胞浸润呈正相关。以上研究结果提示，虽然 IL－10 具有免疫抑制作用，但是在 SS 发生中可能起到一定的促进作用。IL－10 的过表达可引起唾液腺及泪腺出现 SS 样淋巴细胞浸润，腺细胞凋亡增加，这可能与 IL－10 上调 $CD4^+$ T 细胞 Fas 配体表达水平的作用相关。另外，研究还发现 IL－10 缺乏的小鼠胰腺炎和涎腺炎的发生率降低。

（二）发病机制

本病发病及病变延续的主要基础为免疫功能紊乱。唾液腺组织的管道上皮细胞可能起了抗原递呈细胞的作用，将自身抗原和 MHC 分子复合物递呈，经 T 细胞受体识别，促使 T、B 细胞活化增殖，后者分化为浆细胞，产生大量免疫球蛋白及自身抗体。抗原递呈细胞和活化 T 细胞产生大量致炎细胞因子引起免疫性炎症反应，导致细胞因子网络异常，唾液腺上皮细胞异常。

1. 细胞因子网络异常

pSS 的疾病进展中 IL－22、IL－18、IL－33 和 IL－36 表达异常；pSS 患者体内局部和系统的骨髓细胞以及 NHL 患者巨噬细胞中 IL－22 信号调节异常，IL－18 诱导 IL－22 受体过表达；IL－33 是上皮和内皮细胞核内产生的可引起炎症的细胞因子，pSS 患者血清和唾液中 IL－33 以及其受体均出现过表达，并且 IFN－γ 可刺激上皮细胞增加 IL－33 mRNA 含量；IL－36，包括 IL－36α、IL－36β、IL－36γ 和 IL－6 Ra，可严格控制 IL－23/IL－17/IL－22 轴，参与调节 pSS 发病。研究发现，pSS 患者血清和唾液腺中 IL－36α 表达水平上升，并与疾病的活动性相关。

IL－17 与 pSS 的发生密切相关。SS 患者唾液腺中 IL－17 主要通过 T 细胞及肥大细胞过表达；活动性 pSS 患者血清和 PBMC 中的 IL－17，以及 PBMC 中的 RORγt 的 mRNA 及蛋白表达显著升高；RTX 通过减少 IL－17 的表达及诱导肥大细胞的凋亡起作用；CysA 具有抑制 Th17 细胞活化的免疫抑制作用，提示 CysA 可能是一个潜在的治疗 pSS 的药物。

2. 唾液腺上皮细胞异常

唾液黏蛋白的异位沉积，唾液上皮细胞 STX4、STX3、SNAP－23 和 VAMP8 在腺体细胞上的位置从顶端移到基底部，极性异常，导致唾液黏蛋白在细胞外基质的异位沉积，可导致促炎症因子过表达，引起并维持炎症的发生，引发 pSS。上皮细胞内黏蛋白内寡聚糖具有损伤相关分子模式（DAMPs），可由 TLR4 鉴别，并明显增加 CXCL8、TNF－α、IFN－α、IFN－β、IL－6 和 IL－1β 的水平，引发促炎反应，招募炎症细胞，放大并维持炎症的发生。有学者提出，唾液腺的炎症细胞因子使未被破坏的唾液腺腺体上皮细胞的受体发生功能改变，不能接受来自局部神经的信息，以致不能分泌唾液。

3. pSS 发生的相关细胞

pSS 中，循环滤泡 T 辅助细胞（Tfh）和 B 细胞亚群的分布异常体液免疫是 pSS 和 SLE 的关键特征；两种疾病中 naïve B 细胞比例较高，而非转化和转化记忆 B 细胞频率降低；双阴性 B 细胞和浆母细胞比例在 SLE 中升高，而在 pSS 中下降；过渡 B 细胞和 naïve B 细胞的比例在 SLE 中更高；更严重疾病患者 Tfh 样细胞比例升高，并且 IL－21 升高；TFH 样细胞的增加与抗体分泌相关的参数呈正相关，如血清 IgG、ICs 和自身抗体；Tfh 样细胞和某些 B 细胞亚群的相关性分析表明，在 B 细胞选择过程中可能有缺陷。

4. RNA 结合型自身抗原 La/SSB

La/SSB 等 RNA 结合抗原在胸腺成熟过程中起到积极筛选调节 T 细胞的作用；阻断调

节 T 细胞的积极筛选过程，小鼠将出现自身免疫反应的临床症状，且主要表现在肺部；调节 T 细胞的积极筛选作用依赖于 DCs 的肽段数量，低 DCs 的肽段数量有利于调节 T 细胞的积极筛选作用。

（三）病理改变

本病主要累及柱状上皮细胞构成的外分泌腺体，以唾液腺和泪腺的病变为代表，病理特点为腺体间质有大量淋巴细胞浸润、腺体导管管腔扩张和狭窄等。小唾液腺的上皮细胞则有破坏和萎缩，功能受到严重损害。类似病变涉及其他系统的外分泌腺体，如皮肤、呼吸道黏膜、胃肠道黏膜、阴道黏膜及内脏器官具外分泌腺体结构的组织，包括肾小管、胆小管、胰腺管等。血管受损也是本病的一个基本病变，包括小血管壁或血管周炎症细胞浸润，有时管腔出现栓塞，局部组织供血不足。上述两种病变，尤其是外分泌腺体炎症是造成本病特异临床表现的基础。

【中医病因病机】

1. 病因

（1）阴虚生燥　本病以中年以上女性多见。其因乃先天禀赋不足，五脏柔弱，肝肾阴虚；或年老阴气渐衰，或热病后期，或大病久病，加之女子多经孕胎产乳之苦，阴血亏耗，津液耗伤，口眼清窍失润，脏腑组织失其濡养而生燥证。

（2）情志因素　《顾松园医镜》有云：“劳倦伤脾，乃脾之阴分受伤者居多。”思虑劳倦伤及脾脏，营阴受损，机体正常之津液不足，难以为继，则易发为燥证。

（3）饮食失调　脾为后天之本，主运化水液，水谷通过胃之受纳腐熟、脾的吸收转化输布全身，脾得水谷之精微而化生阴液，以旁溉四肢百骸、五脏六腑，发挥滋养濡润的作用。正如唐容川《脏腑病机论》指出：“脾称湿土，土湿则滋生万物，脾润则长养脏腑。”然《素问·生气通天论》曰：“阴之所生，本在五味，阴之五宫，伤在五味。”如若饮食不节或嗜食辛香炙、膏梁厚味之品，损伤脾胃。脾胃虚弱，脾阴亏损则津液乏源，不能上荣口、鼻、目，而见口、鼻、目干燥；不能旁溉四肢经络、肌肉皮肤，则见皮肤干燥，肌体乏泽，肌肉关节疼痛；脾阴不能内养五脏六腑，可见脏腑功能失调。

（4）风热燥邪侵袭　素有阴虚之质，加之外感温热燥邪，郁久化热，煎灼津液；或金石药毒，积热酿毒，灼津炼液化燥而致本病。

（5）瘀血阻结　津与血二者关系密切，燥邪伤阴，气阴两伤，津少而血运涩滞，气弱而运血无力，导致瘀血内停。瘀血内停，无以渗于脉外为津，久之加重了皮肤、肌肉等干燥症状。脉络瘀阻，而生肌肉关节之症状。

2. 病机

本病的发病本质是素体阴血津液亏虚，外则皮肤、毛发、九窍失于润泽；内则筋骨、关节、肌肉失于滋养，而现一派枯竭干燥、阴亏火热、瘀血痹阻等异常表现。本病性质属本虚标实，以肺、脾、肝、肾等脏腑阴虚为主，以燥热瘀血互结为标。

疾病之初，阴阳营卫不调，气机升降失司，津液流布障碍，清浊逆乱，孔窍失润而见口眼鼻咽干燥、四肢肌肉关节酸倦，或稍恶风寒。人体阴津的生化敷布有赖于五脏的气化，气滞阴亏则见口、鼻、眼干燥，唾液枯少，眼有异物感，或有胸胁胀痛等表现。“津血同源”，阴液亏损，脉道枯涸，则血液瘀滞。瘀热内蒸，真阴愈枯。虚与瘀交互为患而见双目干涩，视物模糊，口鼻黏膜干萎，目眶黯黑，唾液腺肿大，舌质干萎有瘀点等症。阴虚燥热，久则燥瘀搏结，继而燥胜成毒，燥、瘀、毒互结为患，阻于经络关节，则关节肿痛，甚或变形、僵硬。

【诊断标准】

2016 年 ACR/EULAR 提出新的原发性干燥综合征的分类标准见表 6－1。

表 6－1　ACR/EULAR 原发性干燥综合征分类标准条目

项目	得分
唇腺、唾液腺灶性淋巴细胞性涎腺炎，灶性指数≥1 个/4mm^2	3
抗 SSA/Ro 抗体阳性	3
至少一只眼睛 OSS≥5（或 van Bijsterveld 得分≥4）	1
至少一只眼睛 Schirmer 试验≤5mm/5min	1
非刺激性全唾液流率（UWS）≤0.1mL/min	1
上述项目得分≥4 分类为 pSS	

【西医治疗】

（一）治疗方案

本病目前尚无根治方法，主要是采取措施改善症状、控制和延缓因免疫反应引起的组织器官损害及继发性感染。

1. 改善症状

（1）减轻口干较为困难，应停止吸烟、饮酒及避免服用引起口干的药物如阿托品等。保持口腔清洁，勤漱口，减少龋齿和口腔继发感染的可能。国外有服用副交感乙酰胆碱刺激剂，如匹罗卡品片及其同类产品，以刺激唾液腺中尚未破坏的腺体分泌，从而改善口干症状，有一定疗效但亦有较多不良反应，如出汗及尿频。

（2）干燥性角结膜炎可给予人工泪液滴眼，以减轻眼干症状并预防角膜损伤。有些眼膏也可用于保护角膜。国外有人以自体的血清经处理后滴眼。

（3）肌肉、关节痛可用非甾类抗炎药。

（4）纠正低钾血症的麻痹发作可采用静脉补钾（氯化钾），待病情平稳后改口服钾盐液或片，有的患者需终身服用，以防低血钾再次发生。多数患者低血钾纠正后尚可正常生活和工作。

2. 系统治疗

（1）*糖皮质激素*　系统损害应根据受损器官及严重度进行相应治疗，对合并有神经系统病变、肾小球肾炎、肺间质性病变、肝脏损害、血细胞低下尤其是血小板低、肌炎等则要给予糖皮质激素治疗，剂量与其他结缔组织病治疗用法相同。

(2) 免疫抑制剂 对于病情进展迅速者可合用免疫抑制剂如环磷酰胺、硫唑嘌呤等，出现有恶性淋巴瘤者宜积极、及时地进行联合化疗。

(3) 其他对症处理 纠正急性低钾血症以静脉补钾为主，平稳后改口服钾盐片。非甾体抗炎药对肌肉、关节疼痛有一定的疗效。出现有恶性淋巴瘤者宜积极、及时地进行淋巴瘤的联合化疗。

(4) 生物制剂 近年在CTD中已经普遍开始使用的生物制剂，对pSS尚无肯定的适应证。

1）利妥昔单抗（RTX）：有研究显示，利妥昔单抗治疗pSS可以在治疗早期缓解一些临床症状，但是在24周时并未减轻症状或降低疾病活动度。临床试验中，虽然RTX治疗失败，并未获得主要治疗终点，但是在目前的大多数开放性试验中，RTX确实改善了疾病的活动度和疾病症状；对症状复发患者进行2个周期的RTX治疗（RTX 1000mg，静脉给药)，患者耐受性好，症状得到改善，并且主、客观指标均得到明显改善。

2）阿巴西普：临床试验中，对伴有系统并发症，病程≤5年，至少伴有一项B细胞活化生物指标的患者，阿巴西普治疗28周后，60%患者获得主要终点，主要临床症状(腮腺肿大)、实验室指标、系统活动性和B细胞生物标志物也得到改善；对疲乏和疼痛VAS得分改善有限；对唾液流率和Schirmer检测无改善作用；安全性好，同狼疮治疗相似。

3）贝利单抗：对贝利单抗28周治疗无效的患者持续治疗至52周，3/4的患者获得生物学疗效；贝利单抗可改善唾液腺渗透性，减少淋巴细胞、Chisholm得分、聚集的BAFF表达细胞和B/T比；治疗反应的唯一预测指标为外周血和唾液腺组织中的低NK细胞数。贝利单抗可减少过表达的过渡期和幼稚CD27－B细胞数量，增加CD27记忆B细胞上BAFF受体的表达和下游循环BAFF水平；有效改善临床量表评分，但唾液流量及泪液分泌试验没有改变。

4）硼替佐米：蛋白酶抑制剂硼替佐米治疗难治性、严重pSS患者反应良好，对全身症状（尤其是疲劳）有明显改善，并降低血清球蛋白水平及血清黏度。血小板减少性紫癜消失，并且强的松减量成功（首次报告，硼替佐米治疗难治性pSS病例）。

（二）西医治疗困境

目前西医对干燥综合征的治疗尚无满意方法，故早期诊断更显重要。一般来说，除对症处理外，西医多采用免疫抑制剂和激素疗法，但由于副作用等因素，治疗过程比较复杂。实践已证明，中医药疗法能有效缓解干燥综合征病情，提高患者生活质量，且副作用少。

【中医治疗】

干燥综合征多遵循“燥者濡之”的治疗原则，根据所处不同阶段，在益气养阴、活血化瘀、清热解毒基础上进行润燥，常常可获良效。

1. 阴虚燥热型

主症：多见于SS急性期，症见口干舌燥，目涩泪少，唇燥起皱，肌肤甲错，肌肉消瘦，舌体光瘦，脉形细涩等一派燥涩之象，同时可见低热羁留，牙龈溃痛，齿衄鼻衄，目鸠赤红，脘腹嘈杂灼热，大便干结，舌干无津、无苔，舌质殷红，脉小细数等症。

治法：先予清燥解毒以遏其势，同时益气养阴兼顾其本。

方药：犀角地黄汤加减，药用水牛角、牡丹皮、玄参、金银花、丹参、生地黄、麦冬、竹叶、青蒿等。

2. 气阴两虚型

主症：多见于SS早期或轻型，症见口干少津，咽干作燥，干咳少痰，皮肤干痒，关节酸痛，大便溏薄，极易感冒，舌体胖，边有齿痕，苔薄白腻，脉细数等。

治法：益气养阴，气运则津行，阴充则燥解。

方药：沙参麦冬汤加减，药用黄芪、太子参、白术、北沙参、山药、大白芍、玉竹、麦冬、天花粉、生地黄、玄参、石斛等。

3. 肝肾阴虚型

主症：多见于SS中晚期，症见两目干涩无泪，口角干痛，五心烦热，精神萎靡，少寐多梦，腰膝酸软，舌光龟裂，脉细数等。

治法：补肝养肾，滋阴润燥。

方药：明目地黄汤加减，药用山药、生地黄、女贞子、牡丹皮、柴胡、龟板、枸杞子、决明子等。

4. 痰瘀内阻型症

主症：见肢节肿痛发僵，甚或强直畸形，腮部肿胀，经行涩少，舌质黯红有瘀斑，舌光无苔，脉细涩之象。因津亏液少，凝滞成痰，日久化瘀所致。

治法：活血化瘀，逐痰散结。

方药：浙贝母、夏枯草、瓜蒌、蒲公英、丹参、赤芍、牡丹皮、泽兰、牛膝、川芎等。瘀血明显者，配用蜂房、土鳖虫、乌梢蛇等虫类药。

【科研思路与方法】

1. 理论研究方面

从文献报道来看，SS是因燥为害，气虚失运或瘀血阻络及湿热、风热所致。多采用益气生津、润燥、健脾和胃、祛湿清热、活血诸法治疗。中医药治疗该病具有一定优势，辨证论治作为中医学的精华，是本病的主要治疗手段。瘀血是干燥综合征发病的又一主要因素，并与阴虚相互为患，阴虚（津亏）血瘀可能是干燥综合征发病的根本。

2. 实验研究方面

现代医学认为干燥综合征的发病机制主要是淋巴细胞高度反应和受累外分泌腺体的淋巴细胞浸润。近年来，研究T细胞亚群、细胞因子网络及水通道蛋白，成为揭示风湿性疾病发病机制的热点。研究发现，Th1/Th2细胞因子失衡，肿瘤坏死因子-α、白细胞介素1、白细胞介素6等细胞因子及水通道蛋白变化与自身免疫病关系十分密切。

郝桂锋等探讨不同清热中药对SS模型鼠颌下腺水分子转运功能的干预作用，利用C57小鼠建立SS动物模型，共设立12组，结果表明青蒿、大青叶、半枝莲可以通过降低

SS 小鼠饮水量、增加唾液流量以及颌下腺 AQP5 的影响发挥对其颌下腺水分子转运功能的治疗作用。吴国林等观察养阴益气活血方药对干燥综合征 NOD 小鼠颌下腺组织水分子通道蛋白－5（AQP－5）及其 mRNA 表达的影响，从而探讨其对唾液腺分泌的调节作用。

栗占国团队进行了一种致病性炎性分子——激素诱导性肿瘤坏死因子相关蛋白（GITRL）在干燥综合征发病及临床相关性的研究，GITRL 是一种与自身免疫和炎症相关的细胞因子。该研究比较了干燥综合征患者和健康对照者的 GITRL 水平，发现患者血清中 GITRL 水平显著升高，并与血细胞异常、抗体产生、补体减低、脏器受累及病情活动度密切相关。而且，GITRL 与多种炎性因子，如 IL－1β、IL17－A、IL－17E、IL－17F、IL－22 及 IL23 等相关。这些发现说明 GITRL 在干燥综合征发病和病情活动中有重要意义。研究还发现，这种炎性分子 GITRL 可通过激活细胞信号调控分子，引起下游信号蛋白 pSTAT3 和 pS6 的表达增加；而且 GITRL 可促进一种免疫细胞（$CD4^+$T 细胞）向致病性细胞如 Th1、Th17 及 Th1/17 等转变而致病及加重病情的作用；这种异常的转变可被一种称为雷帕霉素的药物抑制。简而言之，如果抑制 GITRL 即可减轻 Th1、Th17 细胞的作用，从而可能改善干燥综合征患者的病情。

3. 临床研究方面

王新昌等观察益气养阴祛瘀药对干燥综合征患者体内性激素水平的调节作用，选择 57 例中老年女性干燥综合征患者，随机分为中药组（30 例）和西药组（27 例），分别采用益气养阴祛瘀药和羟氯喹治疗，同时在治疗前后对两组患者分别采集静脉血，检测体内性激素水平的变化情况，并观察性激素水平变化与临床症状改善的关系。

徐治鸿等用滋阴清热药制成煎剂进行动物实验研究，通过测定腹腔巨噬细胞吞噬功能、T 淋巴细胞酸性醋酸酶和抗体形成细胞数即溶血空斑试验，探讨其对免疫功能的作用。

刘维教授认为在益气养阴、清热解毒、活血化瘀基础上并行润燥，可获良效；祛邪同时需注意顾护正气，可适当使用扶正之品，使邪去正安，须避免久用破血、破气药物，以免耗气伤津。同时，不可拘泥于单纯的中药治疗，可依据病情加用激素及免疫抑制剂。

【名医验案】

1. 路志正验案

刘某，女，50 岁，1981 年 7 月 17 日入院。“慢性肝炎”病史，1980 年经当地医院确诊为“早期肝硬化”。此后，渐渐出现全身皮肤干燥，双目干涩，视物不清，口咽、鼻干燥，多方求医无效，近 2 年病情加重，转某医院确诊为“干燥综合征”，因疗效不佳特请路老诊治。现症：全身皮肤干燥，两目干涩无泪，视物模糊，口、咽、鼻腔烘热干燥，饮食不用水助则难以下咽，全身乏力，关节挛痛，恶寒畏风，心烦易怒，两胁隐痛，大便干结，3 ～ 4 次/日，尿清略频，舌暗红龟裂、少津无苔，脉弦细稍数。本病病程长，而病情复杂，既有肝脾阴血亏虚、虚火内蕴，又有气阴两伤、燥气内生。

西医诊断：干燥综合征。

中医诊断：燥痹。

治法：滋阴润燥，柔肝养血。

方药：选用增液汤与一贯煎加减。沙参20g，麦冬12g，生地黄15g，赤芍、白芍各12g，白扁豆12g，山药12g，绿萼梅9g，香橼皮10g，莲子15g，甘草6g，7剂煎服。

药后自觉干燥略减，大便每日一行，纳食增加，守方加入玄参10g，太子参10g。前后共服170余剂，于1982年2月口、舌、眼、咽、皮肤干燥症基本消失，回家又连服3个月，以巩固疗效。

2. 范永升验案

患者，女，57岁，2007年12月14日初诊。口干，眼干，膝关节酸痛十余载。查：身体瘦弱，舌质红、中裂，苔薄，脉细。血液检查：抗核抗体1∶100，抗可溶性核抗原抗体测定：抗SSA、SSB阳性，类风湿因子28IU/mL、血沉47mm/h、IgM5.34g/L，泪流量减少，角膜荧光染色双眼（+）。

西医诊断：干燥综合征。

中医诊断：燥痹。

治法：滋补肾阴，清热通络。

方药：生地黄15g，玄参18g，麦冬20g，枸杞子30g，桃仁15g，蚤休15g，丹参30g，青蒿30g，天花粉15g，蕲蛇9g，川芎20g，佛手片10g，川牛膝12g，蒲公英15g，威灵仙30g，炒白芍30g，炙甘草9g。7剂，每日一剂，水煎服。

二诊（2007年12月21日）：患者服药后口干和眼干明显减轻，膝关节仍不适，咽有痰，舌质淡红，苔少，脉细。上方去玄参加炙百部20g、青风藤10g、露蜂房10g、瓜蒌皮12g，继服14剂。

三诊（2008年1月4日）：患者口干、眼干、皮肤干燥均明显好转，咽痰已消，膝关节酸痛减轻，近感无力，二诊方去炙百部、瓜蒌皮，加生黄芪30g、赤小豆10g、全当归10g，继服14剂。药后诸病若失，病情稳定。

按语：本案患者年近60，肾精亏损，肾阴虚损，肺肾气虚，不能化生、布散津液以润周身，故见口干、眼干、泪流量减少等症状。范师认为，本病以肾阴虚为本，燥邪为标，此外，患者年老体弱，患病时间长，正气虚损，多可致血瘀之象。治疗当以滋补肾阴、清热通络为主，兼顾活血润燥。药用生地黄、枸杞子滋阴补肾；玄参、麦冬、青蒿、天花粉益肺养阴润燥；蚤休、蒲公英清热解毒；蕲蛇、威灵仙通络止痛；桃仁、丹参、川芎、川牛膝活血祛瘀；炒白芍、炙甘草合用达到酸甘化阴的作用，而甘草还能调和诸药。全方合用，直达病所，故取得很好疗效。

【参考文献】

[1] 中华医学会．临床诊疗指南·风湿病分册［M］．北京：人民卫生出版社，2002.

[2] 谭玲，钱先．干燥综合征中医辨证论治九法［J］．辽宁中医药大学学报，2008，10（3）：12－13.

[3] 韦大文，李锡涛．路志正论治燥痹［J］．中医杂志，1999，1（40）：14－15.

[4] 范永升．益阴祛瘀解毒治疗干燥综合征经验［J］．中国中医药信息杂志，2009，16（11）：80－82.

[5] Noushin Bayat, Hasan Bagheri, et al. Sjögren syndrome complicated with hairycell leukemia: a case – based review [J]. Memo – Magazine of European Medical Oncology, 2012, 5 (2): 141 – 143.
[6] Simon Bowman, Francesca Barone. Biologic treatments in Sjögren's syndrome [J]. La Presse Médcale, 2012, 41 (9): 495 – 509.
[7] Yao Y, Liu Z, Jallal B, et al. Type I interferons in Sjögren's syndrome [J]. Autoimmunity Reviews, 2013, 12 (5): 558.
[8] Nakamura H, Takahashi Y, Yamamoto – Fukuda T, et al. Direct Infection of Primary Salivary Gland Epithelial Cells by Human T Lymphotropic Virus Type I in Patients With Sjögren's Syndrome [J]. Arthritis & Rheumatology, 2015, 67 (4): 1096 – 1106.
[9] Britozerón P, Sisóalmirall A, Bové A, et al. Primary Sjögren syndrome: an update on current pharmacotherapy options and future directions [J]. Expert Opinion on Pharmacotherapy, 2013, 14 (3): 279 – 289.
[10] Szabo K, Papp G, Barath S, et al. Follicular helper T cells may play an important role in the severity of primary Sjögren's syndrome [J]. Clinical Immunology, 2013, 147 (2): 95 – 104.
[11] 朱宗玲，张前德．干燥综合征中医药治疗进展 [J]．辽宁中医药大学学报，2012, 14 (4): 246 – 247.
[12] 薛斌，刘维．干燥综合征中医药治疗最新研究进展 [J]．辽宁中医药杂志，2011, 38 (10): 2110 – 2111.
[13] 莫小英，苏建明，汪悦．干燥综合征与性激素相关性研究进展及中医药治疗 [J]．中国中西医结合杂志，2011，31 (3): 424 – 426.
[14] 金相哲．浅谈干燥综合征的辨证治疗 [J]．光明中医，2012，27 (1): 141 – 142.
[15] 范永升，陈秀芳．滋阴解毒祛瘀法治疗干燥综合征探析 [J]．中华中医药杂志，2012，27 (2): 394 – 396.
[16] Gottenberg JE, Ravaud P, Puéchal X, et al. Effects of hydroxychloroquine on symptomatic improvement in primary Sjögren syndrome: the JOQUER randomized clinical trial [J]. JAMA, 2014, 312 (3): 249 – 258.
[17] 郝桂锋，温成平，李涯松．不同清热中药对干燥综合征小鼠颌下腺水分子转运功能的调控作用 [J]．中国实验方剂学杂志，2015，2: 178 – 181.
[18] 吴国琳，普兴宏，范永升．养阴益气活血方对干燥综合征 NOD 小鼠血清及颌下腺 Th1/Th2 免疫平衡的影响 [J]．中国中西医结合杂志，2013，12: 1653 – 1657.
[19] 王新昌，温成平，范永升．益气养阴祛瘀药对干燥综合征患者性激素水平影响的研究 [J]．浙江中医药大学学报，2009，1: 48 – 49.
[20] 徐治鸿．口腔滋阴清热煎剂的免疫实验研究 [J]．中华口腔医学杂志，1998，(6): 371.
[21] 刘维，王慧，杨晓砚，等．清燥方治疗干燥综合征临床观察 [J]．中国中医风湿病学杂志，2008，11 (34): 155 – 156.

[22] Ataoglu EH, Demir B, Tuna M, et al. Sjogren syndrome presenting with hypopotassemicperiodic paralysis due to renal tubular acidosis [J]. Am J Case Rep, 2012, 13: 187-190.

[23] Tzioufas AG, Kapsogeorgou EK, Moutsopoulos HM. Pathogenesis of Sjogren's syndrome: what we know and what we should learn [J]. J Autoimmun, 2012, 39: 4-8.

[24] Nocturne G, Cornec D, Seror R, et al. New biological therapies in Sjögren's syndrome [J]. Best Pract Res Clin Rheumatol, 2015, 29 (6): 783-793.

[25] Ferro F, Vagelli R, Bruni C, et al. One year in review 2016: Sjögren's syndrome [J]. Clin Exp Rheumatol, 2016, 34 (2): 161-171.

[26] Chatzistavrianou D, Shahdad S. Implant Treatment in Patients with Sjogren's Syndrome: A Review of the Literature and Two Clinical Case Reports [J]. European Journal of Prosthodontics & Restorative Dentistry, 2016, 24 (1): 40.

[27] Beckman KA, Luchs J, Milner MS. Making the diagnosis of Sjögren's syndrome in patients with dry eye [J]. Clinical Ophthalmology, 2016, 10: 43-53.

[28] Mariette X, Criswell LA. Primary Sjögren's Syndrome [J]. N Engl J Med, 2018, 378 (10): 931-939.

[29] Giacomelli R, Afeltra A, Alunno A, et al. International consensus: What else can we do to improve diagnosis and therapeutic strategies in patients affected by autoimmune rheumatic diseases (rheumatoid arthritis, spondyloarthritides, systemic sclerosis, systemic lupus erythematosus, antiphospholipid syndrome and Sjogren's syndrome)?: The unmet needs and the clinical grey zone in autoimmune disease management [J]. Autoimmun Rev, 2017, 16 (9): 911-924.

[30] Vivino FB. Sjogren's syndrome: Clinical aspects [J]. Clin Immunol, 2017, 182: 48-54.

[31] Kopeć-Mędrek M, Widuchowska M, Kucharz EJ. Calprotectin in rheumatic diseases: a review [J]. Reumatologia, 2016, 54 (6): 306-309.

第三节　混合性结缔组织病

【概述】

混合性结缔组织病（mixed connective tissue disease，MCTD）是 Sharp 于 1972 年提出的一种新的结缔组织病。MCTD 具有系统性红斑狼疮（SLE）、系统性硬化症（SSc）、多发性肌炎和皮肌炎（PM/DM）、类风湿关节炎（RA）等疾病的某些症状的混合表现，血清中有高滴度的斑点型抗核抗体（ANA）和抗核糖核蛋白（U1RNP）抗体的一组临床特征，其中包括雷诺现象、关节痛或关节炎、手肿胀、食道功能障碍、肺弥散功能降低、淋巴结病变以及炎性肌病和血管炎，其肾损害较轻，预后佳。30 年来，MCTD 概念不断更新，并发现该病脏器受累广泛，有逐渐演化为某一特定结缔组织病，尤其是 SSc 的趋势。因此，许多学者认为 MCTD 是 CTD 的中间状态或亚型，识别该病将有助于患者的治疗和预后评价。

MCTD 是一种罕见的全身性自身免疫性疾病，其患病率为 10 例/100000。但可能高于 PM/DM 而低于 SLE。发病年龄在 4～80 岁之间，平均年龄 37 岁，女性多见，占 80%。

在中医学文献中无 MCTD 相似的病名，与皮痹、肌痹、周痹、尪痹、脉痹、阴阳毒、历节病等有相似之处。有急性心内膜炎、心肌损害者属“心痹”“心悸”；有肺功能异常、呼吸困难者为“肺痹”“喘证”；胸腔积液为“悬饮”；食道功能障碍临床出现吞咽困难、恶心、呕吐、腹泻者为脾胃损伤，归为“脾痹”；有肾炎、肾功能损害者可属“肾痹”“水肿”；有肝脏损害者属“肝痹”“黄疸”“胁痛”；有雷诺现象者为“脉痹”等。历代文献资料对本病的介绍，《素问·痹论》曰：“五脏皆有合，病久而不去者，内舍于其合也。故骨痹不已，复感于邪，内舍于肾。筋痹不已，复感于邪，内舍于肝。脉痹不已，复感于邪，内舍于心。肌痹不已，复感于邪，内舍于脾。皮痹不已，复感于邪，内舍于肺。”《素问·长刺节论》记载：“病在肌肤，肌肤尽痛，名曰肌痹。”“病在筋，筋挛节痛，不可不行，名曰筋痹。”“病在骨，骨重不可举，骨髓酸痛，寒气至，名曰骨痹。”

【西医病因与发病机制】

MCTD 病因及发病机制未明。鉴于本病合并有系统性红斑狼疮、皮肌炎和系统性硬化症的混合表现，故对本病是一种独立疾病还是同一种疾病的不同亚型，尚有争议。

（一）西医病因

本病病因总得来说以自身免疫学说为公认，即可能是在遗传免疫调节功能缺陷的基础上，对自身组织损坏、退化和变异的成分出现自身抗体，从而引起免疫病理过程。

1. 遗传因素

遗传因素可能与 MCTD 有关，但是 MCTD 和 SLE 等其他结缔组织病有不同的家族发病体系。有人认为其有特定免疫遗传学背景，与 HLA－DR4、HLA－DR5 密切相关，故认为 MCTD 为一种独立性疾病。

2. 环境因素

有学者认为病毒等感染产生细胞损伤，促使抗体产生及免疫复合物的形成，然后沉着于各种组织和脏器，产生相关的症状；接触化学物质也可能会诱发 MCTD，有研究者发现经常接触有机溶剂的工人患 MCTD 的概率显著高于正常人。

3. 雌激素

30 岁左右的女性发病率最高，可能是因为雌激素与疾病发生有关。

（二）病理机制

MCTD 病理机制不明确，有关证据为血清中持续存在高滴度抗 RNP 抗体，显著多克隆高丙球蛋白血症，B 淋巴细胞活性过高，抑制性 T 细胞缺陷，疾病活动期血循环免疫复合物增加，25% 患者有低补体血症，发现血管壁、肌纤维膜、肾小球基底膜及皮肤表皮和真皮结合部位有 IgG、IgM、IgA 和补体沉积。抗 RNP 抗体的抗原位点是核 RNA 蛋白复合物，低分子量小核糖核酸蛋白（small nuclear ribonucleic proteins，SnRNPs）参与核 RNA 合成。

MCTD 患者血清中除 SnRNPs 抗体外，还有高分子量与核基质连接的其他抗体。已经证实 IgG 抗 RNP 抗体通过 Fc 受体与细胞内部连接，但通过何种途径激活免疫反应仍不清楚。MCTD 免疫复合物数量增加可能与网状内皮系统免疫复合物清除受损有关。

目前看来，MCTD 的发病机制与细胞因子/细胞的机制密切相关，更重要的是这些标记物的共同作用可能导致了自身免疫过程和平衡的紊乱，从而决定了疾病的活动性。IL－10、IL－12 和 IL－17F 作为炎性细胞因子，可能是自身免疫性疾病包括结缔组织病的重要功能性基因；IL－10 基因的变异体可作为 MCTD 遗传易感性的危险因素。

【中医病因病机】

该病中医病因病机也比较复杂。先天禀赋不足，外感六淫之邪，自毛皮乘虚而入，客于肌肤经络之间，营卫不和，气血凝滞，瘀血痰阻，血脉不通，皮肤受损，渐及皮肉筋骨，则病变由表入里，损及脏腑而发本病。

1. 先天禀赋不足

先天禀赋不足之人，阴阳失调，偏于肾阴亏虚，则属阴虚内热。外邪乘虚而入，“邪入阴则痹”。痹阻先在阴分，阴虚为本，血虚有火。病久阴血暗耗，阴损及阳，气阴两虚，时有外感诱发，病深则阴阳两虚。

2. 肾阳衰微

素体肾阳衰微，阴寒内凝，复感外邪而发。病程迁延日久者，痹阻络脉之邪可内舍于脏腑，使脏腑功能失调，元阳虚亏，真阴不足，气血虚衰，全身多部位和脏器损害，甚至危及生命。

3. 六淫外感

素体营血不足，卫外不固，腠理不密，风寒湿之邪乘虚外袭，凝结于肤腠，阻滞于经络，致使营卫失和，气血瘀滞，痰瘀痹阻，失于濡养；或外邪郁而化热，化热则伤阴，湿热交阻或暑热由皮肤而入，酿成热毒；燥气伤津，津亏血燥。总之，风、寒、暑、湿、燥、火，外能伤肤损络，内能损及营血脏腑。

4. 瘀血痰阻

由于病久气血运行不畅，而致血停为瘀，湿凝为痰。痰瘀互结，复感外邪，内外互结，阻闭经络、肌肤、关节、血脉，甚至脏腑；若阻塞上焦，心肺损伤，则见气喘胸闷，胸痛心悸；若阻于中焦，脾胃受损，运化失职，胃纳不佳，生血不足，血虚有火，热迫血行，血不循经，溢于脉外则衄血、紫斑皮疹或见血尿；若阻于下焦，肝肾受损，精华流失，则腰酸浮肿，腹水贫血；上入颠脑则偏瘫癔病。痰瘀交阻或瘀热内生，凝聚皮表肌腠，气血痹着，失于濡养则手浮肿，呈腊样肿胀，指尖皮肤变硬，甚或溃疡和坏死；血脉痹阻，阳气不达四末，故肢端皮肤或白或青紫；阻于经络肌腠关节则肌肉关节酸痛无力。

【诊断标准】

至今在世界范围内还没有统一的诊断标准，以下两种均可供参考。

1. Sharp 诊断标准（美国）

（1）主要标准　①严重肌炎；②肺部受累：CO_2弥散功能小于70%和/或肺动脉高压和/或肺活检显示增殖性血管病变；③雷诺现象或食管蠕动功能减低；④手指肿胀或手指硬化；⑤抗ENA≥1∶10000（血凝法）和抗U1RNP抗体阳性和抗Sm抗体阴性。

（2）次要标准　①脱发；②白细胞减少；③贫血；④胸膜炎；⑤心包炎；⑥关节炎；⑦三叉神经病；⑧颊部红斑；⑨血小板减少；⑩轻度肌炎；⑪手肿胀。

确诊标准：符合4条主要标准，抗U1RNP抗体滴度≥1∶4000（血凝法）及抗Sm抗体阴性。

可能诊断：符合3条主要标准及抗Sm阴性；或2条主要标准和2条次要标准，抗U1RNP滴度>1∶1000（血凝法）。

可疑诊断：符合3条主要标准，但抗U1RNP抗体阴性；或2条主要标准，伴抗U1RNP抗体≥1∶100；或1条主要标准和3条次要标准，伴有抗U1RNP抗体≥1∶100。

2. kahn 诊断标准（法国）

（1）血清学标准　存在高滴度抗U1RNP抗体，相应斑点型ANA滴度≥1∶1200。

（2）临床标准　手指肿胀；滑膜炎；肌炎；雷诺现象。

确诊标准：血清学标准阳性，雷诺现象和以下3项中至少2项：滑膜炎，肌炎，手指肿胀。

【西医治疗】

（一）治疗方案

治疗本病以SLE、PM/DM、RA和SSc的治疗原则为基础，不同器官受累时，采用中华医学会推荐方案。

1. 雷诺现象

首先注意保暖，避免手指外伤，避免使用振动性工具工作和戒烟等。应用抗血小板聚集药物如阿司匹林，予扩血管药物如钙通道拮抗剂硝苯地平每日30mg，血管紧张素转化酶抑制剂如卡托普利每日6.25～25mg。局部可试用前列环素软膏外用。

2. 以关节炎为主要表现者

轻者可应用非甾体类抗炎药，重者加用甲氨蝶呤或抗疟药。

3. 以肌炎为主要表现者

选用糖皮质激素和免疫抑制剂治疗。轻症和慢性病程应用小或中等量激素如泼尼松每日10～30mg，急性起病和重症患者应用波尼松每日60～100mg，同时加用甲氨蝶呤，必要时可采用静脉用免疫球蛋白。长期服用激素会带来各种副作用，比如骨质疏松、胃肠道反应，因此会用骨化三醇、钙片、护胃药、阿司匹林等来抵消激素的副作用。

4. 肺动脉高压

肺动脉高压是MCTD患者致死的主要原因，所以应该早期、积极治疗。除了阿司匹林、钙通道拮抗剂如硝苯地平10mg，每日3～4次，血管紧张素转化酶抑制剂如卡托普利

12.5～25mg，每日2～3次外，还可应用中或大量糖皮质激素和免疫抑制剂，免疫抑制剂首选环磷酰胺和甲氨蝶呤。

5. 肾脏病变

膜性肾小球肾炎可选用糖皮质激素如泼尼松每日15～60mg。肾病综合征对激素反应差，可加用环磷酰胺或苯丁酸氮芥等免疫抑制剂。有肾功能衰竭患者应进行透析治疗。

6. 食道功能障碍

轻度吞咽困难应用泼尼松每日15～30mg。

MCTD在治疗过程中，无菌性脑膜炎、肌炎、浆膜炎、心包炎和心肌炎对糖皮质激素反应好，而肾病综合征、雷诺现象、毁损型关节病变、指端硬化和外周神经病变对激素反应差。为减少激素副作用，应加用免疫抑制剂，如抗疟药、甲氨蝶呤和环磷酰胺等。在使用上述药物时应定期查血、尿常规，肝、肾功能，避免不良反应。

（二）西医治疗困境

混合性轻症患者仅需对症治疗即可，但中晚期出现弥漫性间质性肺炎等严重病变的，西医缺乏有效的治疗方案。中医药具有扶正祛邪、增效减毒功效，可以减少患者继发感染，提高生存质量及生存率。

【中医治疗】

MCTD早期轻症病例以风热犯肺为主，慢性活动期，患者以阴虚内热证为最常见，可贯穿于整个病变过程中，阴虚内热常与血热、瘀热相互交结，较易为外邪所诱发而急性发作。急性发作病例以气营热盛证为主，待高热退下后，证向阴虚内热转化。中晚期病例多以脾肾两虚，气血不足，痰浊瘀阻为主。对手指硬皮样改变明显、指尖皮肤变硬，治疗以补益气血、活血通络为主，以防溃疡和坏死。对于胃肠道功能异常，应重用白术、茯苓、党参、炙甘草等健脾益气之药。MCTD肾脏改变通常较轻，表现为蛋白血尿，临床以养阴清热为主，配合活血、止血、收涩、利尿之品治疗。

1. 风热犯肺证

主症：发热恶风，肢体肌肉关节酸痛，咽痛咳嗽，眼睑浮肿，面部及全身皮肤肿胀或多样红斑皮疹，手指浮肿，肢端发白或青紫，舌淡红，苔白，脉数。多见于MCTD早期轻症。

治法：宣清肺卫，佐以通络。

方药：银翘散合白虎汤加减，药用金银花、连翘、生石膏、生薏苡仁、黄芩、知母、杏仁、桑枝、蝉衣、大青叶、地龙、生甘草、虎杖、防风、防己、秦艽、川牛膝。

加减：若肌肉关节酸痛较重，加片姜黄、威灵仙、苍术、忍冬藤、五灵脂、透骨草等；若汗出恶风较重，酌加黄芪、桂枝、白芍、白术益气固表，调和营卫以扶正祛邪。

2. 阴虚内热证

主症：长期低热，淋巴结肿大，手足心热，面色潮红，斑疹鲜红，齿衄咽痛，便秘，溲赤，四肢肌肉关节酸痛，眼睑呈紫蓝色，掌趾瘀点，指端青紫，五指难展，舌红苔薄，脉细数。在MCTD慢性活动期最常见，且阴虚内热贯穿该病全程。

治法：养阴清热，佐以化瘀通络。

方药：玉女煎、增液汤加减，药用生地黄、生石膏、麦冬、玄参、黄芩、生薏苡仁、知母、忍冬藤、虎杖、川牛膝、生甘草、地龙、桑枝、鳖甲、秦艽、威灵仙、生黄芪。

加减：肌萎无力加白鲜皮、鸡血藤、当归、苍术、防己、木瓜等。低热重加青蒿、地骨皮、白芍等；口干较重加芦根、石斛、玉竹等；咽喉肿痛重加金银花、连翘、板蓝根、牛蒡子等；热伤血络则瘀点紫斑皮疹迭起，齿衄、溲赤较重者，加紫草、牡丹皮、茜草、旱莲草、白茅根等；脱发加何首乌、旱莲草、熟地黄等；淋巴结肿大重用玄参，加牡蛎、川贝母、夏枯草、青皮等。

3. 气营热盛证

主症：高热不恶寒或稍恶寒，颜面红赤，红斑红疹，咽干口燥，渴喜冷饮，尿赤短少，关节酸痛，手浮如腊样肿胀，肢端皮肤变化明显或白或青紫，掌趾瘀点，眼睑紫蓝，肌酸无力，舌红苔黄或舌红绛少苔，脉滑数或洪数。本证为热毒炽盛，气营两伤，相当于MCTD 感染诱发急性发作期。

治法：清热泻火，化瘀解毒。

方药：石膏知母汤、清瘟败毒饮加减，药用生石膏、知母、生地黄、玄参、黄芩、牡丹皮、赤芍、金银花、连翘、大青叶、紫草、虎杖、桑枝、地龙、川牛膝、木瓜、防己、黄芪、寒水石、滑石、竹叶、炙甘草。

加减：稍有恶寒者可加桂枝调和营卫，温通经络；衄血、尿血加藕节炭、白茅根、茜草清热凉血；如有头痛、呕吐、寒战，舌苔黄厚，热毒较盛，加黄连、栀子、大黄、黄柏、贯众、板蓝根等清热解毒；咽干、渴喜冷饮较重，加芦根、石斛、沙参、麦冬、五味子等。

4. 瘀热痹阻证

主症：手足瘀点累累，斑疹、斑块暗红，手浮肿，双手白紫相继，双腿青斑如网，脱发，口舌糜烂，鼻衄肌衄，关节红肿热痛，肌肉酸痛无力，放射线可见骨糜烂和皮下硬结，眼睑紫蓝，小便短赤，有蛋白血尿却无水肿，低热或自觉烘热，淋巴结肿大，烦躁不安，舌红苔薄或舌光红或边有瘀斑，脉细弦数。本证相当于 MCTD 慢性活动期中手足血管炎、雷诺征、关节痛关节炎、多发性肌炎为主，并出现肾炎蛋白尿、血尿者，为瘀热痹阻，脉络受损，迫血妄行所致和痰瘀互结复感外邪而发。

治法：清热凉血，活血化瘀。

方药：犀角地黄汤加减，药用水牛角、生地黄、知母、玄参、丹参、牡丹皮、赤芍、大血藤、虎杖、黄芩、川芎、桑枝、地龙、川牛膝、威灵仙、防己、猪苓、茜草、黄芪。

加减：若闭经加当归、益母草；肌衄加何首乌、生藕节、生地榆等；雷诺征比较重，寒热错杂，可加桂枝，重用红花，寒热并用。

5. 热郁积饮证

主症：咳嗽气喘，胸闷胸痛，心悸怔忡，时有低热、咽干口渴、烦躁不安、红斑红疹，手肿胀，肢端青紫，肌肉酸痛无力，眼睑紫蓝，舌红苔厚腻，脉滑数或濡数或偶有结代。本证为热郁上焦，心肺受阻，相当于 MCTD 引起心肺损害，表现为间质性肺炎、心包炎、心肌炎、心瓣膜炎、肺动脉高压。

治法：清热蠲饮，化瘀通痹。

方药：葶苈大枣泻肺汤、泻白散加减，药用葶苈子、桑白皮、五加皮、防己、知母、生地黄、沙参、黄芩、生薏苡仁、猪苓、茯苓、郁金、杏仁、枳壳、甘草、生黄芪、虎杖、桑枝、秦艽、忍冬藤、地龙、威灵仙、川牛膝、大枣。

加减：白痰多可加白芥子，善祛皮里膜外之痰涎；咳嗽重加川贝母、炙百部、半夏、陈皮清肺化痰止咳；心悸、脉结代重加玉竹、五味子、丹参、菖蒲、龙齿；气短、胸闷加炙苏子、栝楼皮、川厚朴、旋覆花宽胸顺气；胸痛彻背加薤白、丹参；发热加生石膏以加强清热之力。

6. 脾肾两虚证

主症：面色无华，时有潮红，指甲无华，神疲乏力，畏寒肢冷，但时而午后烘热，口干舌燥，斑疹暗红，面浮肿，眼睑紫暗，指尖皮肤变硬，甚至溃疡和坏死，肢端或白或青紫，两腿浮肿如泥，进而腰股俱肿，关节肌肉酸痛麻木无力，纳呆食少，脘腹胀满，小便短少，蛋白血尿，舌体胖，舌质偏红或偏淡，苔薄白或薄腻，脉弦细或细数或细弱。本证可见于 MCTD 慢性期，手指硬皮样改变明显，胃肠道蠕动缓慢，肾低蛋白血症，肾功能不全。

治法：健脾益肾，化瘀利水。

方药：独活寄生汤加减，药用独活、桑寄生、秦艽、生地黄、熟地黄、白芍、当归、川芎、党参、黄芪、白术、茯苓、炙甘草、猪苓、五加皮、防己、赤小豆、骨碎补、川牛膝、泽泻、龟板、杜仲、枳壳、杏仁、红花。

加减：若中度贫血，血红蛋白、白细胞下降明显，重用黄芪、当归，加何首乌、女贞子、黄精、鸡血藤；虚火上浮加知母、黄芩、牡丹皮、黄柏；腰痛膝酸重用杜仲、桑寄生，加川续断；畏寒肢冷，脉细弱，舌淡苔薄，加桂枝、附子；蛋白尿、血尿加芡实、白茅根、山茱萸、山药，并重用黄芪。

【生活调摄】

1. 保持积极乐观的态度

精神焦虑和消极情绪可通过神经内分泌系统引起免疫系统紊乱，促发或加重病情，而乐观愉快的心情会减轻疾病负担。

2. 妊娠注意

妊娠会加重疾病负担，且有些免疫抑制剂会对胎儿造成影响。如有怀孕计划，需和医生共同制定好策略，一般疾病稳定 1 年左右，免疫抑制剂停用半年后可以考虑怀孕。

3. 饮食宜忌

饮食宜清淡，减少辛辣及刺激性食物的摄入，避免进食易致过敏的食物。注意补充钙质、优质蛋白和多种维生素，低盐、低脂、低糖饮食。

4. 适当运动

病情处于活动期时，应注意休息，但并不是绝对卧床休息，这样会加重乏力，引起骨质疏松、废用性肌肉萎缩等。在稳定期，应注意劳逸结合，适当锻炼，如练气功、太极拳、瑜伽等，但要避免剧烈运动。

5. 预防感染

使用激素和免疫抑制剂会使机体抵抗力减弱，容易感染，因此患者应注意预防感冒，积极防治各种感染。

【科研思路与方法】

1. 理论研究方面

1972 年 Sharp 等首先提出将一种同时或不同时具有系统性红斑狼疮、多发性肌炎、硬皮病、类风湿关节炎等疾病的混合表现，血中有高滴度效价的斑点型 ANA 和高滴度 U1RNP 抗体的疾病，命名为“混合性结缔组织病”。国内有学者对 30 例明确诊断 MCTD 的住院病例进行了回顾性分析，将其分为两组，A 组病程 <5 年，B 组病程 $\geqslant 5$ 年。结果发现，MCTD 首发症状主要为雷诺现象、关节痛或关节炎等，临床表现 A 组雷诺现象发生率显著高于 B 组（$P<0.01$），而后者肺动脉高压/肺间质纤维化发生率显著增加（$P<0.05$）。实验室指标中 IgG、ESR 异常发生率高，肾损（尿蛋白异常）发生率为 26.7%。A 组无一例死亡，而 B 组死亡率为 25%。结论认为，MCTD 并非一种良性疾病，随着病程延长，其重要脏器受损发生率增加且死亡率有增高趋势。范永升等根据结缔组织病常见的临床症状，结合辨证论治的体会，认为清热解毒、凉血散血、养阴生津、祛风通络、温阳散寒是治疗结缔组织病的五大治法。

2. 实验研究方面

研究表明，补体及各类免疫球蛋白在该病的发病过程中起重要作用。患者中抗 Sm 抗体阳性率高达 94%。血清免疫球蛋白升高，低补体血症通常作为系统性红斑狼疮的诊断和活动判别指标。混合性结缔组织病患者兼有系统性红斑狼疮的临床特点，如雷诺现象、关节痛等。患者血清 IgA、IgG 水平增高，C3、C4 含量下降，具有显著性差异。

3. 临床研究方面

混合性结缔组织病总体治疗措施与药物疗法类似系统性红斑狼疮。多数患者用皮质类固醇治疗效果好，特别是在病程早期。轻度患者使用非甾体抗炎镇痛药、抗疟药或极小剂量的皮质类固醇即可控制，主要器官严重受累者通常需要中、大剂量的皮质类固醇。苏茵回顾性分析 1990 年至 2008 年在北京大学人民医院风湿免疫科收治的 91 例 MCTD 患者，分析其临床表现、实验室检查及临床辅助检查特点，并对其进行随访，依据其不同转归结果进行分组比较。结果发现，MCTD 患者首诊时雷诺现象、关节痛、关节炎、发热、乏力、抗核抗体阳性和抗核糖核蛋白抗体阳性的发生率高。结论认为 MCTD 可发展为明确的自身免疫性疾病，其转归与发病时的临床特点有关。

【名医验案】

1. 周耀庭验案

彭某，女，29 岁，2009 年 12 月 16 日初诊。病史：半年前人工流产术后淋雨，反复发热1月余，经激素治疗方退。热退后四肢发凉，有时皮肤颜色变为青紫，有时红肿，颜面、四肢、关节均觉肿胀，现每天仍服强的松20mg维持治疗，效果不显。诊见：舌淡、苔白腻中微黄，脉弦细。实验室检查：ESR 51mm/h，IgG 48g/L，C 30.55g/L，C 40.122g/L，类风湿因子121IU/mL。

西医诊断：混合性结缔组织病。

中医诊断：血痹。

辨证：脾肾阳虚，寒湿阻滞经络。

治法：温补脾肾，温化寒湿，温经通脉。

处方：生黄芪30g，赤芍、白芍各15g，防风、秦艽、苍术、猪苓、茯苓、当归、桂枝、鸡血藤、桃仁、红花、附子各10g，川芎6g，麻黄、细辛、草果、通草各3g。每天1剂，水煎服。以上方为主加减，经1年多治疗后，肢体怕冷、肿胀等症已消失，正在逐渐康复中。

按语：混合性结缔组织病是一种新的结缔组织病，临床表现为系统性红斑狼疮、系统性硬化、多肌炎或皮肌炎、类风湿关节炎等的混合，属疑难病证。周教授分析本案患者四肢发凉，颜面四肢亦觉肿胀，此乃脾肾阳虚、水湿不化之证，结合其病发为人工流产术后淋雨之病史，及舌苔白腻等均为寒湿之象，周教授据证辨证为脾肾阳虚，寒湿阻络。以补阳还五汤、当归四逆汤、真武汤加减治疗。方中黄芪、桂枝、白芍、通草补气温经通脉；当归、川芎、赤芍、鸡血藤、桃仁、红花养血活血通脉；附子补肾温阳化湿；麻黄、细辛散寒胜湿；草果芳香化湿；苍术、猪苓、茯苓健脾除湿。诸药共奏益气温阳、散寒除湿、活血通脉之功。

2. 温成平验案

张某，女，49岁。初诊日期：2014年11月19日。患者诉腮腺反复肿胀半年，伴肘、腕、肩关节疼痛，晨僵明显；近半个月口干，偶有口腔溃疡，曾发热，虽经中西医结合治疗，但疗效不显。后转来我院就诊，查抗核抗体滴度1∶1000；ENA抗体阳性，血常规均正常，风湿4项正常，免疫全项均正常，尿微量白蛋白61mg/L；胸部CT检查示：双肺下叶轻度间质性炎症改变。初步诊断为混合型结缔组织病。刻诊：两侧腮腺肿、硬，肘、腕、肩关节疼痛，掌指晨僵；雷诺征明显；口干；舌红、苔薄白，脉沉细。

西医诊断：混合性结缔组织病。

中医诊断：痹证。

辨证：肝肾不足，毒瘀互结。

治法：补益肝肾，解毒，活血逐瘀，软坚散结。

方药：知柏地黄丸合四妙勇安汤加味，黄柏10g，知母12g，山药15g，当归15g，金银花30g，玄参15g，生地黄15g，桃仁10g，板蓝根18g，赤芍15g，地龙10g，甘草6g。每日1剂，水煎服。

二诊（2014年11月26日）：服药后大便溏，腮腺肿胀减轻，口干，眼干，关节时疼；舌红、苔薄糙，脉细数。上方去玄参、知母，加炒白术15g，丹参20g。

三诊（2014年12月10日）：腮腺肿胀消失，关节症状减轻，晨僵、口眼干燥仍有；舌红、苔薄，脉细。上方去黄柏、金银花，加威灵仙15g，川芎12g，天花粉15g。

四诊（2015年3月24日）：多关节疼痛消失，双手关节肿胀、不疼；皮疹略发，口眼干燥症状基本缓解；舌红、苔薄，脉细。查抗核抗体滴度1∶160，ENA抗体弱阳性。上方去板蓝根、威灵仙，加徐长卿12g（后下），白花蛇舌草18g，麦冬12g。

按语：混合型结缔组织病属免疫性疾病，是一种以红斑狼疮、硬皮病、多发性肌炎或皮肌炎及类风湿关节炎样症状重叠为特征的风湿病综合征，有极高滴度的抗核抗体，发生肺损害（肺间质病变）的概率高，其治疗及预后要根据病情的轻重和发展而定。本病属中医学痹证范畴。本案患者禀赋不足，肝肾阴虚，虚火灼络，离经之血遂为瘀血，瘀热互结，故见诸症。气阴亏虚、热毒瘀血互结为本病的病机特点，故治以补益肝肾、清热解毒、润肺逐瘀，方中知柏地黄丸滋阴润燥退虚热，四妙勇安汤清热解毒；桃仁、地龙合用，以加强活血通瘀之力。患者服药后出现便溏等，加炒白术健脾输津；出现皮疹，辨证属血燥生风，予丹参、麦冬、徐长卿等润燥疏风，抗过敏。

【参考文献】

［1］中华医学会风湿病学分会．混合性结缔组织病诊断及治疗指南［J］．中华风湿病学杂志，2011，15（1）：43－44.

［2］韩谨．周耀庭教授治疗弥漫性结缔组织病验案举隅［J］．新中医，2011，43（10）：152－153.

［3］王文芳，邓丹琪．混合性结缔组织病的诊治［J］．实用医院临床杂志，2013，10（1）：43－45.

［4］Kawano－Dourado L，Baldi BG，Kay FU，et al. Pulmonary involvement in long－term mixed connective tissue disease：functional trends and image findings after 10 years［J］．Clin Exp Rheumatol，2015，33（2）：234－240.

［5］Hoffmannvold AM，Gunnarsson R，Garen T，et al. Performance of the 2013 American College of Rheumatology/European League Against Rheumatism Classification Criteria for Systemic Sclerosis（SSc）in large，well－defined cohorts of SSc and mixed connective tissue disease［J］．Journal of Rheumatology，2015，42（1）：60－63.

［6］Mosca M，Tani C，Vagnani S，et al. The diagnosis and classification of undifferentiated connective tissue diseases［J］．Journal of Autoimmunity，2014，48－49（2）：50－52.

［7］Zold E，Bodolay E，Szodoray P. Mixed connective tissue disease associated with autoimmune hepatitis and pulmonary fibrosis［J］．Isr Med Assoc J，2014，16（11）：733－744.

［8］Solange UF，Barros LJ，Ricardo F，et al. Sjögren′s syndrome：An underdiagnosed condition in mixed connective tissue disease［J］．Clinics，2014，69（3）：158－162.

［9］Tani C，Carli L，Vagnani S，et al. The diagnosis and classification of mixed connective tissue disease［J］．Journal of Autoimmunity，2014，49（2）：46－49.

［10］Sun Y，He L，Lü X，et al. ANCA associated glomerulonephritis in a patient with mixed connective tissue disease［J］．Journal of Central South University，2006，65（3）：410－411.

[11] 范永升. 结缔组织病治疗五法 [J]. 中国医药学报, 1995, 3: 38-40.
[12] 石宇红, 苏茵, 贾园, 等. 91例混合性结缔组织病患者的临床特点及转归 [J]. 北京大学学报 (医学版), 2012, 44 (2): 270-274.
[13] Egner W. The use of laboratory test in the diagnosis of SLE [J]. J Clin Pathol, 2000, 53 (6): 424-432.
[14] Sato H, Iwano M, Akai Y, et al. FcgammaRIIa polymorphism in Japanese patients with systemic lupus erythematosus [J]. Lupus, 2001, 10 (2): 97-101.
[15] Gunnarsson R, Hetlevik SO, Lilleby V, et al. Mixed connective tissue disease [J]. Best Pract Res Clin Rheumatol, 2016, 30 (1): 95-111.
[16] Pepmueller PH. Undifferentiated Connective Tissue Disease, Mixed Connective Tissue Disease, and Overlap Syndromes in Rheumatology [J]. Mo Med, 2016, 113 (2): 136-140.
[17] Miraavendano IC, Abril A. Pulmonary Manifestations of Sjogren Syndrome, Systemic Lupus Erythematosus, and Mixed Connective Tissue Disease [J]. Rheumatic Disease Clinics of North America, 2015, 41 (2): 263-277.

第四节 系统性血管炎

系统性血管炎（Systemic Vasculitis, SV）是一组以血管的炎症与坏死为主要病理改变的炎性疾病，临床表现因受累血管的类型、大小、部位及病理特点不同而各异。其常累及全身多个系统，引起多系统多脏器功能障碍，但也可局限于某一脏器。系统性血管炎常累及的部位为皮肤、肾脏、肺、神经系统等。目前一般多按照受累血管的大小及原发和继发性进行分类，一般临床上说的系统性血管炎是指原发性系统性血管炎。

一、Chapel Hill 2012 年新分类

1. 大血管炎：大动脉炎和巨细胞动脉炎。

2. 中等血管炎：结节性多动脉炎和川崎病。

3. 小血管炎。

1）抗中性粒细胞胞浆抗体（anti-neutrophil cytoplasmic antibodies, ANCA）相关性小血管：显微镜下多血管炎，肉芽肿性多血管炎，嗜酸细胞性肉芽肿性多血管炎。从病理特点来说，也叫寡免疫复合物小血管炎。

2）免疫复合物性小血管炎：抗肾小球基底膜病，冷球蛋白血症性血管炎，IgA 血管炎，低补体性荨麻疹性血管炎。

4. 变异性血管炎：白塞病和科干综合征。白塞病可能累及大、中、小血管，归于此类。

5. 单器官的血管炎：皮肤白细胞破碎性血管炎，皮肤动脉炎，原发性中枢神经系统血管炎，孤立性主动脉炎。但是单独肾脏器官受累的，不属于此类，还是属于小血管炎。

6. 与系统性疾病相关的血管炎：狼疮性血管炎，类风湿性血管炎，结节病性血管炎。

7. 与可能的病因相关的血管炎：丙肝病毒相关性冷球蛋白血症性血管炎，乙肝病毒相关性血管炎，梅毒相关性主动脉炎，血清病相关性免疫复合物血管炎，药物相关性免疫复合物性血管炎，肿瘤相关性血管炎。

二、临床特征和治疗原则

1. 血管炎：首先根据患者的临床特征，判断累及的是大血管、中血管，还是小血管。如果判断是累及大血管，又是年轻女性，考虑大动脉炎可能；如果是老年男性，则考虑巨细胞动脉炎可能。国外报道巨细胞动脉炎常合并风湿性多肌痛，但中国人少见，临床表现为头痛、间歇性下颌痛、眼部受累三联征。其中头痛在临床上，患者可能主诉梳头时有头皮痛。

2. 巨细胞动脉炎：既往认为主要累及头皮、眼动脉等头颈部血管，很少累及其他血管。随着诊断技术提高，发现其可以累及内部的大血管，可达到70% ~80%。巨细胞动脉炎引起主动脉病变很常见，既往诊断率低，可能是检查手段的问题。累及主动脉弓的达到50%以上，相当于大动脉炎的头臂型。

3. 小血管炎：首先须除外继发性血管炎，因继发性占90%以上，如感染、肿瘤、其他结缔组织病等。而大血管炎90%以上为原发性。

4. 肉芽肿性多血管炎：临床表现为三联征，包括ENT（眼耳鼻喉的表现）、呼吸道表现、肾脏表现。活检提示坏死性血管炎或坏死性肉芽肿，cANCA阳性。其中眼耳鼻喉表现为斜视、耳鸣、声嘶等。

5. 嗜酸细胞性肉芽肿性多血管炎：三阶段病程，首先是过敏体质（如哮喘），继而进展为单器官炎症（皮肤过敏、肺炎、嗜酸性胃肠炎），最后发展为系统性血管炎，病程可长可短。辅助检查：外周血嗜酸细胞或组织嗜酸细胞升高，血IgE升高，cANCA或pANCA阳性。

6. 显微镜下多血管炎：主要是pANCA阳性，但是cANCA阳性也不能除外。临床多表现为急进性坏死性肾小球肾炎，但也有良性的缓慢进展，仅表现为长期镜下血尿。

7. 肺肾综合征：鉴别诊断仍然首先是继发因素，如系统性红斑狼疮，其次是血管炎，包括显微镜下多血管炎，过去把肺出血-肾炎综合征归类于继发性血管炎，也是血管炎的一类，属于小血管炎。

8. 冷球蛋白血症相关血管炎：冷球蛋白血症以继发性为常见。国外报道，本病较多继发于骨髓增殖性疾病或干燥综合征等，其次为丙肝、乙肝感染。肾脏、皮肤为主要表现，20% ~60%的患者有肾脏疾病的表现，表现为大量的蛋白尿和血尿。冷球蛋白血症表现血管炎的同时，血管闭塞明显，缺血表现很突出，如皮肤缺血性紫癜，疼痛明显。肾脏病理为大量免疫复合物沉积，与狼疮肾相同。

9. 临床考虑血管炎，但缺乏大血管证据，或（及）小血管证据者，例如患者表现为长期腹痛、高血压或周围神经病变，成人可以考虑结节性多动脉炎的可能。

10. 系统性血管炎现在的治疗策略包括诱导缓解，长期巩固维持，主要是激素+环磷酰胺+血浆置换。轻症的大血管炎，可单用激素治疗；重症患者环磷酰胺疗效确切，但其副作用倍受关注。因此欧洲血管炎研究小组提出了如下三个临床问题：如何减少环磷酰胺副作用；有无环磷酰胺的替代药物；有无更好的治疗策略。有研究显示，口服环磷酰胺的复发率更低，临床可采用“下楼梯治疗”，即环磷酰胺诱导缓解后，换用硫唑嘌呤、甲氨蝶呤、霉酚酸酯等药物维持治疗，其中硫唑嘌呤疗效优于甲氨蝶呤，甲氨蝶呤疗效优于霉酚酸酯。轻中度的患者可以用甲氨蝶呤替代环磷酰胺治疗达到缓解，国外用量多为20mg/周，缓解后逐步停用环磷酰胺，防止病情反弹。黄种人环磷酰胺耐受较好，环磷酰胺应该更宽松和更长期地使用。

11. 重症血管炎，尤其是血清阳性者，可采用血浆置换，每周做4次，连续2～3周。

12. 生物制剂。受体型生物制剂，如依那西普，临床研究结果提示不推荐使用。单抗型生物制剂如英夫利西单抗、CD20单抗、美罗华是最有希望的药物，美国被批准可用于ANCA相关血管炎治疗，但对于肉芽肿性的效果差于血管炎性的，且规律使用的效果好于按需使用。IL－6单抗如雅美罗对大血管炎，尤其是巨细胞动脉炎、大动脉炎效果很好。IL－5抗体治疗嗜酸细胞性肉芽肿性多血管炎效果非常好，目前国内正逐步上市。

巨细胞动脉炎

【概述】

巨细胞动脉炎（ciant cell arteritis，GCA）是一种全身性血管炎，是主要侵犯大、中型动脉的炎症性疾病，又称为颅动脉炎或颞动脉炎。1890年Hutehinon首次对该病进行了报道。GCA常累及颈动脉的一支或多个分支，尤其是颞动脉常见；亦可累及主动脉弓起始部的动脉分支（如椎动脉、颈内动脉、颈外动脉、锁骨下动脉），以及主动脉的远端动脉及中小动脉（如眼动脉等）。

本病临床表现与血管损伤或全身性炎性引起的组织缺血相关，大多数患者有严重的新发头痛，部分患者伴发风湿性多肌痛。GCA的炎症以血管中膜弹力层与内膜连接处最为明显，有大量单个核细胞浸润，可见多核巨细胞，伴肉芽肿形成，故有人称其为“肉芽肿性动脉炎”（granulomatous arteritis）。

本病被认为是一种罕见病，其临床表现极为复杂，如不及时诊断，延误治疗可导致永久性视力丧失和脑卒中等严重并发症。该病多见于50岁以上女性，以50岁以上的白种人常见，亚洲人和黑人少见，女性的患病率至少是男性的2倍，发病率随着年龄的增长而增加，国内缺乏这方面的报道。GCA临床表现复杂多样，以急性或亚急性起病，常见的有头痛，常为首发症状，见于90%的患者；视力障碍是GCA的首发症状之一，文献报道发生率在14%～70%；咀嚼暂停症状，咀嚼肌由于供血动脉缺血出现间歇性运动停顿，是GCA特征性症状。此外，神经系统损害表现、心脏损害也是本病的常见症状。合并病中，GCA中有40%～60%同时患有风湿性多肌痛（PMR），并有20%～40%的患者以PMR为首发症状。

在中医古籍中并无巨细胞颞动脉炎病名，也可属于“头痛”“偏头痛”“头风”范畴。历代文献资料对本病的认识，《素问·通评虚实论》曰：“头痛耳鸣，九窍不利，肠胃之所生也。”《杂病源流犀烛》曰：“更有雷头风者，头痛而成核块，头面肿痛，憎寒壮热，或头中如雷之鸣，宜清震汤。”《诸病源候论·头面风候》：“头风指头痛经久不愈，时作时止者。”《圣济总录·首风》：“新沐之人，皮腠既疏，肤发潘绩，不慎于风，风邪得以乘之，故客于首而为病，其证头面多汗，恶风，头痛。”《丹溪心法》：“头风之痛在一侧，又名边头风、偏头痛，其痛多在额部或头角，或左或右移换，连目痛或痛久损目者，有恶心呕吐兼症不一。”《普济方》：“夫偏头痛之状，由风邪客于阳经，其经偏虚者，邪气凑于一边，痛连额角，故谓之偏头痛也。”《太平圣惠方》：“夫偏头痛者，由人气血俱虚，客风入于诸阳之经，偏伤于脑中故也。”《症因脉治》：“伤风头痛或半边偏痛，皆因风冷所吹，遇风冷则发。”

【西医病因与发病机制】

1. 西医病因

GCA 病因尚不清楚，遗传因素可能参与了 GCA 发病，感染、环境等因素也可能与本病相关，血管壁内的 T 细胞、巨噬细胞活化，进而导致炎性反应可能为 GCA 的主要病因；一些病毒和细菌，如疱疹病毒、副流感及巨细胞病毒、衣原体等可能是 GCA 的发病触发因素。

2. 发病机制

GCA 的发病机制复杂，部分 GCA 患者有家族史，提示 GCA 可能是一种遗传病。已发现与 GCA 有关联的基因包括人类白细胞相关抗原（HLA）基因的 HLA－DR1、HLA－DR3、HLA－DR4 及 HLA－DR5 等，但是这些基因是如何控制发病的尚不清楚。

GCA 炎症反应集中于动脉内弹力膜，可能与其中某些自身抗原有关，在炎症的颞动脉壁层内有免疫球蛋白沉积，浸润的炎症细胞以 T 细胞为主。在感染等因素作用下，$CD4^+$T 淋巴细胞与病毒、细菌抗原或自身抗原结合，浸润血管外膜，合成、分泌包括干扰素－α 在内的多种细胞因子，促使局部管内皮黏附分子上调并募集巨噬细胞等炎症细胞浸润血管壁各层，始动炎症反应。活化的巨噬细胞进一步释放大量炎症因子，损伤血管壁释放转化生长因子－β、血小板衍生生长因子及血管内皮生长因子，导致内膜增生、管腔闭塞，生成活性氧、一氧化氮和基质金属蛋白酶等毒性物质造成血管成分分解，释放白细胞介素－6，扩大局部炎症反应，最后造成血管内皮破坏、血栓形成、血管狭窄和闭塞，导致发病。

3. 病理改变

GCA 多累及颞动脉，同时因为颞动脉较易于活检，故病理诊断常由颞动脉活检确立。由于 GCA 呈跳跃损害，也可以影响其他血管，致使颞动脉活检出现假阴性的发生率为 28.3%，这意味着即使颞动脉的活检为阴性也不能完全排除本病。病理提示 GCA 是一种增生性炎性肉芽肿性炎，病变分布常呈节段性，累及动脉各层，以内膜和中膜损伤最为严重。常见的病理改变包括：①内膜弹力层破坏，内膜增生变厚，管腔狭窄、闭塞及血栓形成；②中膜平滑肌纤维变性坏死，胶原纤维增生；③动脉各层有 $CD4^+$T 淋巴细胞、巨噬细胞、多核巨细胞、单核细胞等多种炎症细胞浸润，其中以巨细胞浸润为主要特征。

【中医病因病机】

中医与该病相关的论述、治疗及名医验案较少，无统一的中医辨证法则，但多属“头风”“头痛”范畴。五脏精华之血，六腑清阳之气皆能上注于头，即头与五脏六腑之阴精、阳气密切相关，凡能影响脏腑之精血、阳气的因素皆可导致头痛，归纳起来亦不外乎外感六淫、内伤七情等。

1. 感受外邪

多因起居不慎，坐卧当风，感受风寒湿热等外邪上犯于头，清阳之气受阻，气血不畅，阻遏络脉发为头痛。外邪中以风邪为主，因风为阳邪，“伤于风者，上先受之”，“巅高之上，唯风可到”，但“风为百病之长”，“六淫”之首，常夹寒、湿、热邪上袭。若风夹寒，寒为阴邪伤阳，清阳受阻，寒凝血滞，络脉绌急而痛；若夹热邪，风热上炎，侵扰清空，气血逆乱而痛；若夹湿邪，湿性黏滞，湿蒙清阳，头为“清阳之府”，清阳不布，气血不畅而疼痛。

2. 情志郁怒

长期精神紧张忧郁，肝气郁结，肝失疏泄，络脉失于条达拘急而头痛；或平素性情暴逆，恼怒太过，气郁化火，日久肝阴被耗，肝阳失敛而上亢，气壅脉满，清阳受扰而头痛。

3. 饮食不节

素嗜肥甘厚味，暴饮暴食，或劳伤脾胃，以致脾阳不振，脾不能运化转输水津，聚而痰湿内生，以致清阳不升，浊阴下降，清窍为痰湿所蒙；或痰阻脑脉，痰瘀痹阻，气血不畅，均可致脑失清阳、精血之充，脉络失养而痛，如丹溪所言“头痛多主于痰”。饮食伤脾，气血化生不足，气血不足以充营脑海，亦为头痛之病因病机。

4. 内伤不足

先天禀赋不足，或劳欲伤肾，阴精耗损，或年老气血衰败，或久病不愈，产后、失血之后，营血亏损，气血不能上营于脑，髓海不充则可致头痛。此外，外伤跌扑，或久病入络，则络行不畅，血瘀气滞，脉络失养而易致头痛。头为神明之府，“诸阳之会”，“脑为髓海”，病位虽在头，但与肝、脾、肾密切相关。风、火、痰、瘀、虚为致病之主要因素。邪阻脉络，清窍不利；精血不足，脑失所养，为该病之基本病机。

【诊断标准】

目前，多以1990年美国风湿病学会（American College of Rheumatology，ACR）巨细胞动脉炎分类标准作为诊断标准。病理活检方面，颞动脉活检是诊断GCA的金标准，所有疑诊患者都要进行活检。GCA的影像学检查方面取得了较大进展，荧光素眼底血管造影术、高场强磁共振成像、正电子计算机断层扫描（PET）及双功能多普勒超声也被用来诊断GCA。

1. 诊断标准（1990年ACR巨细胞动脉炎分类标准）

（1）发病年龄≥50岁：发病时年龄在50岁以上。

（2）新近出现的头痛：新近出现的或出现新类型的局限性头痛。

（3）颞动脉病变：颞动脉压痛或触痛、搏动减弱，除外颈动脉硬化所致。

（4）血沉增快：魏氏法测定红细胞沉降率≥50mm/h。

（5）动脉活检异常：活检标本示血管炎，其特点为单核细胞为主的炎性浸润或肉芽肿性炎症，常有多核巨细胞。

符合上述五条标准中的至少三条可诊断为巨细胞动脉炎。此标准的诊断敏感性和特异性分别是：93.5%和91.2%。

2. 颞动脉活检

颞动脉活检是诊断GCA的金标准，对所有怀疑GCA的患者，都要进行活检。为避免因为跳跃性病变造成的阴性结果，应至少获得20mm的长度。颞动脉活检的敏感度是87%，如果颞动脉活检是阴性，而又高度怀疑GCA，应行对侧的颞动脉活检。

【西医治疗】

GCA的治疗目标是防止缺血性损伤在身体的其他器官进行。

1. 糖皮质激素

糖皮质激素是目前治疗GCA最为有效的药物，是治疗的首选，其主要通过抑制免疫及炎症反应起作用。临床上，对高度提示GCA的患者，可不必等待活检结果，立即开始激素治疗，能迅速缓解视力障碍及预防心脑血管事件的发生，防止失明。一旦疑有巨细胞动脉炎，即应给予足量糖皮质激素并联合免疫抑制剂（如环磷酰胺）治疗，并尽可能弄清受累血管的部位、范围及程度等，依据病情轻重和治疗反应的个体差异，个体化调整药物种类、剂型、剂量和疗程。

（1）*起始治疗*　首选泼尼松1mg/（kg·d），多数患者予以泼尼松60mg/d，顿服或分次口服。一般在2~4周内头痛等症状可见明显减轻。眼部病变反应较慢，可请眼科会诊，进行眼部局部治疗，必要时可使用甲基泼尼松龙冲击治疗。免疫抑制剂一般首选环磷酰胺（CYC），根据病情可采用CYC 800~1000mg，静脉滴注，3~4周1次；或CYC 200mg，静脉注射，隔日1次；或CYC 100~150mg，口服，每日1次。疗程和剂量依据病情反应而定。甲氨蝶呤（methotrexate，MTX）7.5~25mg，每周1次，口服或深部肌肉注射或静脉用药；也可使用硫唑嘌呤100~150mg/d口服。使用免疫抑制剂期间应注意定期查血常规、尿常规和肝肾功能，避免不良反应。

（2）*维持治疗*　经上述治疗4~6周，病情得到基本控制，可考虑激素减量维持治疗。一般维持量为5~10mg/d。减量维持是一个重要的治疗步骤，减量过快可使病情复发，减量过慢有糖皮质激素不良反应。关于免疫抑制剂的减撤应依据病情，病情稳定后1~2年（或更长时间）可停药观察。血沉虽可作为病情活动的指标，但有时并不可靠，仍须结合临床综合判断。

2. 甲氨蝶呤

甲氨蝶呤在GCA的应用缺乏大样本、多中心随机对照研究，文献研究显示，GCA患者使用甲氨蝶呤可能减少糖皮质激素的用量。

其他诸如单克隆抗体、抗细胞因子等治疗尚在起步阶段，有待更多临床研究支持。

【中医治疗】

巨细胞颞动脉炎的中医辨治分型大致有如下5型：

1. 风热上扰证

主症：发热头痛，头痛而胀，周身肌肉酸痛，口苦，舌质红，苔薄黄，脉弦数。

治法：疏风清热。

方药：芎芷石膏汤加减，药用川芎、白芷、菊花、生石膏、黄芩、薄荷、栀子。

加减：热甚伤津，症见舌红少津，口干渴者，加知母、天花粉，以生津止渴；大便秘结，口鼻生疮，腑气不通者，加黄连、大黄，以苦寒降火，通腑泄热。

2. 寒凝经络

主症：畏寒发热，傍晚头额剧痛，纳差，呕吐，恶风寒，舌质暗红，苔淡白，脉弦紧。

治法：疏散风寒止痛。

方药：川芎茶调散加减，药用川芎、荆芥、防风、羌活、白芷、细辛、薄荷、甘草。

加减：寒邪侵犯厥阴经，引起颠顶头痛、干呕者，加吴茱萸、半夏，以温散降逆。

3. 肝肾阴亏证

主症：头痛而空，头晕，疲乏无力，视物昏花，腰背酸痛，消瘦，耳鸣眩晕，舌质淡红，苔黄，脉弱。

治法：补益肝肾，滋养精血。

方药：六味地黄汤加减，药用熟地黄、山茱萸、山药、牡丹皮、茯苓、泽泻、菊花、金银花、天冬、麦冬、牛膝、枸杞、白芍（或五味子）、乌梅。

4. 肝阳上亢证

主症：头目眩晕，偏头痛剧烈，目赤涩痛，纳差失眠，舌质红暗，苔黄，脉弦数。

治法：滋阴潜阳。

方药：沉香降气散加减，药用沉香、砂仁、苏子、橘红、郁金、白茯苓、麦冬、菊花、钩藤、羚羊角。

5. 气滞血瘀证

主症：剧烈头痛或偏头痛，固定不移，入夜尤甚，烦热不适，纳差，舌质紫，苔白腻，脉弦数。

治法：行气化瘀止痛。

方药：通窍活血汤加减，药用柴胡、当归、丹参、白芍、川芎、瓜蒌、蔓荆子、菊花、白芷、甘草。

【名医验案】

夏永潮验案

于某，男，29岁。于1986年5月3日入院。自诉于2年前，原因不明，右外踝处起一红斑块，后逐渐扩散，延及双腿双足，伴双小腿以下剧烈疼痛，曾在各大医院住院或门诊治疗，诊断未明，尝用激素、消炎痛等治疗未效。于1986年4月3日在北京协和医院切除病变组织做病理检查。病理诊断为巨细胞性动脉炎，后来我院求治。就诊时，双下肢疼痛，夜间加剧，常不成寐。双下肢及足部多个红斑结节，该处发热，双足发凉。伴口干、口苦、小便黄赤，舌质淡红、苔薄黄，脉弦。下肢检查：双侧足背动脉搏动均减弱。双小腿双足背共有14个直径为0.5～3cm大小形状不同的结节，色红，基底硬，压之痛剧；各类化验检查均属正常。

西医诊断：巨细胞性动脉炎合并结节性红斑。

中医辨证：风湿瘀结，痹塞脉络。

治法：祛风除湿，化瘀通络。

方药：佛手益气活血汤加减。当归30～60g，川芎9～15g，黄芪30g，赤芍10～15g，水蛭9g，羌活9g，益母草20g，苍术9g，黄柏9g，牛膝9g，甘草9g。前后加味用药有三棱、莪术、蒲公英、牡蛎、贝母、红花、木瓜等。

10日后，双下肢疼痛减轻，红斑缩小；15日后红斑基底变软；20日后红斑开始消退，疼痛大减；1个月后红斑大部消退，残余之红斑，色变暗，范围缩小，双足背动脉搏动近于正常，疼痛基本消失。经治疗2个月后，红斑完全消退，疼痛消失，双足背动脉搏动正常，痊愈出院。1年后随访，未复发。

按语："巨细胞性动脉炎"，又称"大动脉炎综合征""缩窄性动脉炎"等，病因尚不清楚。主要表现为大动脉阻塞现象而呈现亢脉症，肢体麻木发结发凉，血管杂音等，如影响心、肾、脑等即可表现相应症状和体征。西药治疗多采用激素、血管扩张剂等，其改善率约50%，不能令人满意。本病在中医属于头痛、风湿、厥证、瘀血范畴。本医案为巨细胞动脉炎合并结节性红斑（文献记载巨细胞动脉炎合并结节性红斑者为12.5%），中医辨证为风湿瘀结痹塞脉络，故在其基础方中加祛风除湿之品，如牛膝、木瓜、苍术等。

【参考文献】

[1] 田新平，曾小峰．哈里森风湿病学［M］．16版．北京：人民卫生出版社，2009.

[2] Guo ZY，Xu JZ，Liu ZJ. Pathogenesis of giant cell arteritis［J］. Zhonghua Bing Li Xue Za Zhi，2012，(41) 9：641－644.

[3] Farhey Yolanda. Giant Cell Arteritis－Beyond the Headache［J］. Current Rheumatology Reviews，2012，8（2）：120－133.

[4] Sehra ST，Setty A. Giant Cell Arteritis－A Series of Cases and Review of Literature［J］. Current Rheumatology Reviews，2013，9（2）：138－143.

[5] Sailler L，Pugnet G，Bienvenu B. Treatment of giant cell arteritis［J］. Rev Med Interne，2013，34（7）：431－437.

[6] Patil P，Karia N，Jain S，et al. Giant cell arteritis：a review［J］. Eye and Brain，2013，5（1）：23－33.

[7] 中华医学会．临床诊疗指南·风湿病分册［M］．北京：人民卫生出版社，2002.

[8] Frohman L，Wong AB，Matheos K，et al. New developments ingiant cell arteritis［J］. Surv Ophthalmol，2016，61（4）：400－421.

[9] 夏永潮，李妍怡．巨细胞性动脉炎治验［J］．湖南中医杂志，1990，3：32－33.

[10] 黄坚，王君，罗世坚．巨细胞动脉炎概述［J］．中国现代医药杂志，2008，10

(9): 130.
[11] Ungprasert P, Koster MJ, Warrington KJ. Coronary artery disease ingiantcellarteritis: A systematic review and meta - analysis [J]. Semin Arthritis Rheum, 2015, 44 (5): 586 - 591.
[12] Ninan J, Lester S, Hill C. Giant cell arteritis [J]. Best Pract Res Clin Rheumatol, 2016, 30 (1): 169 - 188.
[13] Nwadibia U, Larson E, Fanciullo J. Polymyalgia Rheumatica and Giant Cell Arteritis: A Review Article [J]. S D Med, 2016, 69 (3): 121 - 123.
[14] Almarzouqi SJ, Morgan ML, Lee AG. Treatment ofgiant cell arteritis [J]. Curr Opin Ophthalmol, 2015, 26 (6): 469 - 475.
[15] Carmona FD, Martín J, González - Gay MA. New insights into the pathogenesis ofgiant cell arteritisand hopes for the clinic [J]. Expert Rev Clin Immunol, 2016, 12 (1): 57 - 66.

第五节　多发性大动脉炎

【概述】

多发性大动脉炎（Takayasu Arteritis, TA）又称为高安病、无脉病、主动脉弓综合征等，是一种较为常见的原发性免疫性慢性炎症性动脉疾病，是指主动脉及其主要分支的慢性进行性、非特异性炎性疾病，炎症可引起不同部位动脉狭窄或闭塞，出现相应部位缺血表现，少数也可引起动脉扩张或动脉瘤。

病变多见于主动脉弓及其分支，其次为降主动脉、腹主动脉和肾动脉；主动脉的二级分支，如肺动脉、冠状动脉也可受累；受累的血管可为全层动脉炎，基本病变呈急性渗出、慢性非特异性炎症和肉芽肿表现；主要累及弹力动脉，如主动脉及其主要分支、肺动脉、冠状动脉等。根据受累动脉的不同，临床常见类型有头臂动脉型（主动脉弓综合征）、胸腹主动脉型，以及具有上述两种类型的表现与相应体征的广泛型，肺动脉型，还有其他累及动脉的，如冠状动脉口。本病多发于年轻女性，30 岁前发病约占 90%，40 岁后较少发病，国外资料显示患病率约为 2. 6/100000。

多发性大动脉炎，在中医学中无此病名，属于“脉痹”“血痹”“眩晕”等范畴。缺血严重而发生坏疽者，又归属于“脱疽”的范畴。《医学心悟》曰：“伏脉不出者，寒气闭塞也。”《金匮要略》中指出，“血痹病……寸口关上小紧”“外证身体不仁”，和本病血管缩窄、血流不畅及肢体麻木等症相类。伏脉，则更接近无脉症的特征。清代陈修园进一步指出：“血痹者，血闭而不行。”《素问·痹症》载：“风寒湿三气杂至，合而为痹也……以夏遇此者为脉痹。”《证之记要》：“痹之在脉，则血凝不流。”《中藏经》：“血痹者……其寸口脉缓，脉结不利，或如断绝是也。”《医学心悟》：“郁热极深，反见假寒之象，脉涩滞之甚，似伏而非伏也。”《素问》曰：“脉道不远，气不往来，脉道以远，气血乃行。”《素问·四时刺逆从论》：“阳明有余，病脉痹，时身热。”“血痹……脉自微涩。”

《张氏医通》云："血痹者，寒湿之邪，痹著于血分也……夫血痹者，即《内经》所谓在脉则血凝不流，仲景直发其所以不流之故，言血既痹，脉自微涩，然或寸或关或尺，其脉见小急之处，即风入之处也，故其针药所施，皆引风外出之法也。"

多发性大动脉炎中医药治疗方面，《金匮要略》亦有专篇论述："夫尊荣人骨弱肌肤盛，重因疲劳，汗出，卧不时动摇，加被微风，遂得之，但以脉自微涩在寸口，关上小紧，血痹，阴阳俱微，寸口关上微，尺中小紧，外证身体不仁，如风痹状，黄芪桂枝五物汤主之。"现代中医最早报道对本病治疗的方法是针灸治疗，1963 年出现首篇用中医药治疗本病的文章。

【西医病因与发病机制】

本病的病因及发病机制不明确。既往认为，本病的发生与感染最为密切，由结核、梅毒或其他细菌直接引起动脉炎，现多数学者认为本病属自身免疫病范畴。临床及基础研究表明，大动脉炎的发病机理是多因素免疫调节所致，可能涉及遗传、细胞和体液免疫、感染及性激素等多种因素。

1. 感染因素

大动脉炎与多种致病菌、病毒、立克次体、寄生虫引起的感染有关。各种前驱感染，包括结核、链球菌、病毒等感染机体。本病初期的各种感染率达 80%，感染可引起主动脉及其分支动脉或（和）肺动脉的变态反应性炎症，其中以结核杆菌、链球菌最多见。当再次受到感染，发生抗原抗体结合，主动脉系统对这种抗原抗体复合物具有免疫学的亲和性和易感性，从而产生炎症反应。

2. 免疫因素

细胞免疫在发病机制中占据重要地位，TA 动脉壁标本免疫组织化学研究可见较多的 $CD4^+$ T 细胞、$CD8^+$ T 细胞、巨噬细胞、自然杀伤细胞、中性粒细胞浸润，且发现患者外周血 $CD4^+$ T/$CD8^+$ T 比例升高，蛋白激酶活性增加，细胞 Ca^{2+} 水平升高，表明其细胞处于激活状态。Toll 样受体是参与非特异免疫的一类重要的蛋白质分子，是联系非特异性和特异性免疫的桥梁。在 TA 的研究中，对 TLR1－9 在颞动脉、主动脉、锁骨下动脉、颈动脉、髂动脉及肠系膜动脉的表达进行了相关研究，发现 TLR1－2 广泛表达在上述 6 个部位的血管中，TLR2、TLR4 主要表达在大血管的中膜和外膜交界处。此外，研究发现，由热休克蛋白诱导的 γδ－T 淋巴细胞亦参与该病，主动脉病变组织中显示 HLA－Ⅰ、HLA－Ⅱ及细胞内黏附分子（ICAM－1）表达增强，诱导细胞间的黏附分子表达升高；TA 血浆中内皮素表达增加，内皮素为内皮缩血管肽类，参与内皮血管重塑和内皮功能的调节，导致新生血管形成；一些不明确的蛋白片段和抗原、γδ－T 淋巴细胞、HLA、ICAM－1 及一些不确定因素在该病的血管损伤中起重要作用。

体液免疫反应是疾病的表现还是直接参与了发病，目前仍有争议。TA 患者尚无特异性自身抗体存在，活动期 TA 患者内皮细胞抗体和抗主动脉抗体检出率明显高于其他胶原病，两种抗体的表达增加，可引起血管功能失调，可能在血管损伤中发挥了重要作用，与 TA 的活动度相关，也可能是 B 细胞被刺激后的一种间接反应。TA 患者抗单核细胞抗体显著增加，且与疾病活动度相关；TA 患者抗主动脉抗体水平增高，但是对大动脉炎患者无特异性。

3. 遗传因素

近年来研究表明，TA 与 HLA 系统中 BW40、BE52 位点、HLA－D 有密切关系，属显性遗传。

4. 雌激素因素

TA 好发于女性，起病年龄大都在青少年或成年早期，即内分泌不平衡最显著时期。研究显示 TA 患者血清雌二醇、孕酮显著高于健康妇女，说明雌激素水平增高是影响 TA 发病的重要因素。TA 与患者雌激素引起动脉平滑肌萎缩有关，导致血管炎症反应，使受累血管出现内膜的成纤维组织增厚，中膜增厚或变薄，纤维变性，纤维组织和弹性纤维断裂、重叠或消失。也有认为雌激素引起动脉中膜某些酶活性的降低，是动脉壁炎症性改变的机制。

【中医病因病机】

中医学认为本病因先天禀赋不足，后天脾胃失调，以致气血亏虚，复因寒湿之邪侵袭，致使脉道受损，经络阻塞，气血凝滞，气滞而血瘀；或因饮食失节，损伤脾胃，运化失司，痰湿内生，阻滞脉道，痰淤互结，经络受阻；或因脾肾阳虚，不能温煦，寒凝脉滞；或为肝肾阴虚，筋脉失之濡养，脉涩为痹，而致无脉。诸多因素影响，终为脉道受阻，经络不通而成本病。

六淫侵袭、寒湿之侵最为多见，《素问·调经论》云："寒独留则血凝泣，凝则脉不通。"血行不畅，而致脉伏不出，脉伏不出者，寒气闭塞也。也可因感受热毒之邪，蒸腐血脉而致脉络闭阻，正气虚羸，此病渐起，显与正气之强弱有关。本病的形成，首先由于心阳不足，心营失和，脾气亏损，导致脉络痹阻。同时，正气之虚羸，虽以阳虚寒闭最为多见，但也有阴亏于内，阴虚血热而瘀，究其阴虚之脏腑，则与肝肾两脏有关。

血凝不行则主病在血。《素问·五脏生成》指出，血"凝于脉者为泣"，"泣"是涩、塞的意思，故脉之瘀涩是本病主要病理之一。三部九候，六脉皆无，因心主血脉，脉道瘀塞，则有头痛眩晕，目黑失明，甚则厥脱。

总之，本病虽有正虚、邪侵、血瘀之三方面病因病理因素，但外邪侵袭常基于正虚之内在因素。邪之入侵则形成急性活动期之表现，待酿成病损后则随正气之虚衰，邪热也衰，使病情进入慢性炎症中间期，以气虚血瘀，气血虚弱，或肝肾阴虚为主要表现。随着血脉瘀痹之进一步加重，证候则以血瘀阻络为主，甚则形成血脉闭塞不同之损害，则病属晚期。故在本病之发病过程中，正与邪、气与血均互为因果，相互转化。

【诊断标准】

1. TA 临床分型

TA 为主动脉及其主要分支的慢性非特异性肉芽肿性血管炎。根据受累部位不同，可分为 4 种类型。

（1）头臂动脉型（主动脉弓综合征）　头部缺血可出现头痛、眩晕、记忆减退，甚至抽搐、偏瘫或昏迷。锁骨下动脉受累可出现单侧或双侧上肢无力、酸麻、发凉，甚至肌肉萎缩，颈动脉、肱动脉、桡动脉搏动减弱或消失，颈部或锁骨上窝可听到Ⅱ级以上收缩期血管杂音。

（2）*主动脉型或肾动脉型*　出现肾性高血压，尤以舒张压升高明显，下肢出现乏力、发凉、酸痛和间歇性跛行，脐上部或侧部可闻及血管杂音。

（3）*广泛型*　具有上述两型特征，但病变广泛，部位多发，病情一般较重。

（4）*肺动脉型*　出现心悸、气短、肺动脉瓣区收缩期杂音和肺动脉瓣第二音亢进等肺动脉高压的表现。

2. 诊断参考标准

1990 年美国风湿病学会的分类标准：

（1）发病年龄≤40 岁：出现症状或体征时年龄 <40 岁。

（2）肢体间歇性运动障碍：活动时一个或更多肢体出现乏力、不适或症状加重，尤以上肢明显。

（3）肱动脉搏动减弱：一侧或双侧肱动脉搏动减弱。

（4）血压差 >10mmHg：双侧上肢收缩压差 >10mmHg。

（5）锁骨下动脉或主动脉杂音：一侧或双侧锁骨下动脉或腹主动脉闻及杂音。

（6）动脉造影异常：主动脉一级分支或上下肢近端的大动脉狭窄或闭塞，病变常为局灶或节段性，且不是由动脉硬化、纤维肌发育不良或类似原因引起。

符合上述 6 项中的 3 项者可诊断本病。此标准诊断的敏感性和特异性分别是 90.5% 和 97.8%。

临床上，TA 诊断多采用 1990 年美国风湿病学会（ACR）及 2006 年欧洲抗风湿病联盟（EULAR）和欧洲儿科风湿病学会（PReS）制定的标准（以下称 EULAR/PReS 标准）。EULAR/PReS 标准把血管造影证实的血管异常作为必备条件，去除了项目“年龄 <40 岁”，增加了“血压升高”作为诊断条件，同时将“动脉搏动减弱”和“肢体跛行”合并为一条，更适用于儿童 TA 诊断。

【西医治疗】

（一）治疗方案

1. 临床常用药物

多发大动脉炎的治疗分为手术治疗和非手术治疗。活动期的患者应该给予激素和免疫抑制剂治疗；对于稳定期的患者，如果无合并症，可以随访观察。血管障碍危及脏器血运则需要选择手术治疗。本病约 20% 具有自限性，在发现时疾病已稳定，对这类患者如无合并症可随访观察。

（1）*糖皮质激素*　激素仍是本病活动期主要的治疗药物，及时用药可有效改善症状，缓解病情。通常以血沉和 C 反应蛋白下降趋于正常为减量的指标，剂量减至每日 5～10mg 时，应长期维持一段时间。如用常规剂量泼尼松无效，可改用其他剂型，危重者可大剂量甲基强的松龙静脉冲击治疗，但要注意激素引起的库欣综合征、易感染、继发高血压、糖尿病、精神症状和胃肠道出血等不良反应，长期使用要防止骨质疏松。

（2）免疫抑制剂　免疫抑制剂与糖皮质激素合用，能增强疗效。最常用的免疫抑制剂为环磷酰胺、硫唑嘌呤和甲氨蝶呤等。危重患者，环磷酰胺和硫唑嘌呤每日 2～3mg/kg，环磷酰胺可冲击治疗，每 3～4 周 0.5～1.0g/m^2体表面积。每周甲氨蝶呤 5～25mg，静脉或肌注或口服。新一代的免疫抑制剂，如环孢霉素 A、霉酚酸酯、来氟米特等疗效有待证实。在免疫抑制剂使用过程中应注意查血、尿常规和肝肾功能，以防止不良反应出现。

（3）生物制剂　有研究显示，在接受激素及细胞毒药物治疗后疗效不佳的难治性患者中，TNF 拮抗剂疗效较好。

（4）扩血管、抗血小板药物　使用扩血管、抗血小板药物治疗，能部分改善血管狭窄引起的临床症状，常用药物有地巴唑、妥拉唑林、阿司匹林、双嘧达莫等。

2. 外科手术治疗

手术治疗主要包括经皮介入治疗和外科手术治疗。TA 如在活动期，即使血管病变解剖上非常适合经皮介入或外科手术治疗，也应列为禁忌。手术的目的主要是解决肾血管性高血压及脑缺血。

（二）西医治疗困境

糖皮质激素和免疫抑制剂在控制 TA 临床症状和病变进展上的效果较好，但由于这些药物均具有明显的不良反应，长期应用会严重影响患者的生活质量。

【中医治疗】

本病多见于青年，女性多于男性，死亡率极高。病变呈慢性、进行性加剧，故禀赋不足，正气内亏为其本；患者有广泛的、持续性的器官和（或）肢体缺血，缺血则致瘀血，故瘀血内阻为其标；瘀血内阻，造成局部器官代谢与功能障碍，继之发生器质性改变，如脑梗塞、心绞痛、肾性高血压等，此皆为标中之标。基于上述特点，有中医专家将其结合现代病理改变，临床分型如下。

1. 热毒阻络证（活动期）

主症：患者常有上肢麻木热痛、寸口脉一侧或双侧减弱或消失，伴周身发热或潮热、肌肉关节疼痛、体倦乏力、心烦失眠、口干喜冷饮、大便燥结、小便黄、舌红苔薄黄、脉细弱或无脉、脉数。

治法：清热解毒，活血化瘀。

方药：四妙勇安汤合青蒿鳖甲汤加减，药用玄参、金银花、蒲公英、当归、川芎、桃仁、红花、青蒿、制鳖甲。

2. 心气亏虚，血脉痹阻证（慢性期）

主症：患者常有上肢麻木冷痛，寸口脉一侧或双侧减弱或消失，上肢血压低或双侧不对称，锁骨下动脉处可有血管杂音，头晕头痛，视力障碍，面部麻木冷痛，须动脉处可有血管杂音，部分患者可突发脑梗塞。“心主血脉、主神志”，心气虚则脉搏鼓动无力，神无所主，瘀血内阻，络脉不通，则致气血更亏。

治法：温阳益气，活血通窍。

方药：可用黄芪桂枝五物汤合通窍活血汤加减治疗，药用黄芪、桂枝、白芍、生姜、当归、川芎、桃仁、红花。

3. 肝脾两虚，血脉痹阻证（慢性期）

主症：患者可有下肢麻木冷痛，间歇性跛行，足背动脉搏动减弱或消失，下肢血压降低或两侧不对称，或血压持续居高不下，头晕失眠，或间歇性腹痛、腹泻、呕吐或吐血、便血等。

治法：健脾养肝，活血通络。

方药：可用十全大补丸健脾养肝以治本，并根据症状表现及瘀阻不同部位而加用活血通络药。以肾性高血压为主，加用丹参、赤芍、桃仁、红花、益母草等活血化瘀；以下肢冷痛为主者，加用海风藤、鸡血藤、地龙、乌梢蛇等祛风活血通络；以腹痛、呕吐为主者，加用少腹逐瘀汤。

4. 肾气亏虚，瘀血内阻证（慢性期）

主症：患者既有上肢头面的瘀血阻络，亦有胸腹及下肢的血瘀为患，腰膝酸软，肢体麻木，倦怠无力，手足心热，口干咽燥，失眠健忘，耳鸣，头痛目眩，下肢跛行，四末不温。

治法：温补肾气。

方药：可用金匮肾气丸，再加用其他活血通络方剂。可根据受累器官的不同及临床证候的轻、重、缓、急，选择通窍活血汤、桃仁四物汤、少腹逐瘀汤、身痛逐瘀汤等。

5. 肺肾亏虚，痰瘀互结证（慢性期）

主症：患者除有上述几型的表现外，可有轻重不等的咳嗽、气喘、咳痰、咯血、尿少、下肢或全身浮肿、形寒肢冷等，病情严重者常不能平卧，喘息不止，甚至大咯血。“肺主气、主通调水道，肾主水，主纳气”，肺肾亏虚，水充斥于肺则为痰为饮而喘咳，水泛滥于肌肤则为全身或下肢浮肿。气机格拒，故喘息不能卧，水饮凌心耗气，致形寒肢冷，甚至形成闭、脱之证。故本型病机复杂，病势窘迫，治疗当谨察病机、因势利导。

治法：回阳救逆，平喘利尿。

方药：可用参附汤合苏子降气汤，必要时配合西药以加强利尿、活血、强心之力。待病情缓和，可用温肾纳气、补肺祛痰加活血化瘀药，如济生肾气丸或八味都气丸合血府逐瘀汤加减。

五脏亏耗贯穿本病的任何一种病理类型，均可由于炎症的反复发作与进行性加剧、抗原抗体复合物的堆积及受累血管的疤痕收缩使相应供血器官因之衰竭，如心肌梗塞、脑梗塞、肾功能衰竭等，而致患者死亡。在此之前的中医药治疗，以补气、调五脏与活血化瘀为主，除了缓解临床症状、控制炎症反应外，其主要目的即通过活血化瘀改善器官的微循环。

【科研思路与方法】

1. 理论研究方面

温成平等认为大动脉炎与免疫的过度活化相互关联，临床应从免疫抑制的角度调节自体平衡，并从基因组学、代谢组学的角度研究发病机制，为研究免疫类疾病提供了一种新的研究思路。

中医的治疗主张以“清”“通”为主，辅以育阴养血之品。中期邪毒将尽或正虚邪恋，使心脉瘀阻痹塞，故应活血化瘀，方用通脉饮；此方以桃仁四物汤养血活血为基本方，再配苏木、地鳖虫、莪术峻烈逐痕，合炮山甲搜风活络，使瘀去新生，再佐黄芪、地龙益气化痰。晚期邪毒已尽，但体质虚弱，脾肾阳虚症状尤著，故治疗关键抓住“温”“补”，而贯穿一个“通”字。

2. 实验研究方面

吕纳强等通过对 HLA Ⅰ类基因中 A、B 基因与中国汉族大动脉炎的关联分析，探讨 HLA－A、B 基因对中国汉族大动脉炎易感性和疾病转归的影响。本研究采用病例对照方法，选取 185 例中国汉族大动脉炎患者和 466 例无血缘关系的健康、正常对照，应用聚合酶链式反应－序列特性寡核苷酸探针检测 HLA－A、B 基因分型，对本病的基因学研究具有重要的意义。

有学者在研究血管炎的发病机理时发现，在坏死的动脉炎中有 IgG、IgM 和 C3 颗粒状沉积，且 IgG 与 C3 存在直线正相关的关系。相关分析结果提示，感染后产生的 IgG 处于活化增殖状态，与抗原结合产生的免疫复合物又激活了补体，参与了局部免疫损伤。在大动脉炎的发病过程中，CD4 细胞的克隆发生了异常变化，对抗原的识别产生了障碍，从而影响了机体正常的免疫应答。

3. 临床研究方面

中医药治疗本病能缓解临床症状，消除低热，降低血压，改善肾功能，使血沉、抗“O”等检验值恢复正常，从而控制病变的活动。石学敏院士认为，本病应采用温阳益气、通经复脉针法治疗，前期研究已证明具有很好的疗效，其总有效率为 95%。马继军等认为大动脉炎好发于年轻女性，14 岁前起病，其发病率在儿童期系统性血管炎中仅次于过敏性紫癜和川崎病。本病起病隐匿、进展缓慢，待出现高血压等严重症状时往往病情已非活动期，失去治疗有利时机，因此，早期诊断、早期治疗至关重要。

来自日本的一项为期 52 周的 3 期多中心双盲安慰剂对照研究显示，长期使用托珠单抗 162mg 每周皮下注射治疗 TA，能有效减少激素用量，同时改善患者临床结局。美国学者进行的一项 3 期随机研究证实，使用托珠单抗治疗 GCA 不仅能降低激素用量，减少复发，还能有效改善患者生活质量。一项来自英国的多中心安慰剂对照研究表明，应用环磷酰胺或利妥昔单抗诱导缓解后的肉芽肿性多血管炎（GPA）及显微镜下多血管炎（MPA）患者，使用贝利木单抗联合硫唑嘌呤和口服激素作为维持治疗，尽管总的复发率较低（21/105，20%），但与安慰剂组相比，并没有显著降低疾病复发的风险。

【名医验案】

1. 张素清验案

王某，女，36 岁。于 2009 年 2 月 16 日因头晕、视物模糊 3 年，加重伴心悸 1 个月入院。2006 年 2 月，患者因劳累后出现头晕、怕光、上肢酸困乏力、心悸、行走不稳、嗜睡，就诊于山西省某医院。查颈部血管彩超示：双侧颈动脉多处狭窄；双侧锁骨下动脉多处闭塞（完全）；无名动脉狭窄，提示：TA。经住院治疗后症状未见明显好转，此后症状反复发作，经常无明显原因出现四肢发抖（持续30秒左右），晕厥5～10秒，并经常行走时摔倒，每月3～4次。曾在北京某医院检查，给予强的松、怡开、维脑路通、巴米尔、川芎嗪等治疗，疗效不显。近1个月上症加重伴心慌，入院查体：T 36℃，P 110次/分，BP双上肢0/0mmHg，左下肢190/100mmHg，右下肢200/90mmHg；中年女性，精神较差，面色淡白，口唇淡暗，颈部双侧可闻及杂音，锁骨下可闻及血管杂音，左较右明显；双肺呼吸音清，未闻及干湿啰音；叩诊心界不大，心率110次/分，律齐，心音低；腹平软，肝脾肋下未及，腹部未闻及血管杂音。双下肢无水肿，双侧足背动脉搏动有力。舌紫暗，苔薄白，双侧桡动脉未触及。心电图示窦性心动过速，ST－T异常改变，重度逆钟向转位。双肾血管彩色超声示双肾大小形态未见异常；双肾各级动脉峰值流速均明显加快，阻力指数增高，加速度时间延长。颈部血管彩超示双侧颈总动脉、颈内大动脉炎；右颈总动脉、颈内动脉、椎动脉峰值流速减低。心脏彩超示主动脉硬化，心动过速；左室舒张期顺应性减低，收缩功能正常；彩色血流未见异常。胸部X片示二尖瓣型心影。血常规示白细胞11.85×10^9/L，血红蛋白10^3g/L，ABO血型“A”型，Rh（+）。血沉34mm/h。肝功能、肾功能、电解质均未见明显异常。上肢动脉彩超示双侧上肢动脉内中膜增厚，表面毛糙。频谱呈静脉化改变。双侧桡动脉血流速度减慢。下肢动脉彩超示双下肢动脉及双侧髂外动脉声像图未见异常。C反应蛋白2.58mg/dL。四诊合参。

中医诊断：脉痹。

西医诊断：TA（头臂动脉型）。

中医辨证：肝肾气血亏虚，脉络瘀滞。

治法：温阳益气，舒经活血通脉兼补肝肾，祛风湿。

处方：黄芪12g，黄精12g，石斛12g，当归12g，巴戟天12g，淫羊藿12g，生薏苡仁12g，炒桑枝12g，路路通12g，鸡血藤12g，红藤12g，怀牛膝12g，丹参12g，红花10g，豨莶草12g，甘草3g。

上方加减治疗6个月后，患者临床不适明显改善，随访半年，病情得到有效控制。

按语：张师根据“脉痹”的病因病机，治疗重在气血同补，兼祛湿舒筋活络通脉，补肝肾，自拟温阳通脉汤为基础方灵活加减。黄芪、淫羊藿益气温阳为主；当归补血活血通经止痛；黄精补阴，寓阴中求阳，阴血足则脉道充盈，同时助黄芪、当归补气养血；方中黄芪大补脾肺之气，取“气行则血行”之意；路路通祛风通络；红藤苦平，归大肠经，清热解毒，活血止痛；鸡血藤苦、甘温，归肝经，行血补血，调经，舒经活络；怀牛膝，补肝肾活血通经；丹参、红花活血化瘀通络。

2. 崔公让验案

王某，女，34岁，于2009年1月9日初诊。主诉：间断低热及左上肢乏力半年余。症见：间断低热，双侧颈动脉可触及，左上肢肱动脉、桡动脉及尺动脉均未触及，右桡动脉可触及微弱搏动，双下肢可触及股腘动脉搏动，双下肢足背动脉搏动减弱，听诊颈动脉可闻及收缩期4/6吹风样杂音。左上肢乏力，易疲劳，有发凉感，不伴头晕、眼前蒙黑症状，纳眠可，二便正常，舌质黯红，苔薄白。理化检查：血沉：22m/s；血常规：wbc：7.7×10^9，NEU%：71.7%；肝功能：白蛋白：36.3g/L，肌酐：42.1μmol/L。

西医诊断：脉痹（大动脉炎）。

中医诊断：气虚血瘀证。

治法：补气养血，活血化瘀。

方药：通脉活血汤加减治疗。当归、丹参、鸡血藤、党参、白术、茯苓、薏苡仁、甘草。取15剂，水煎服，日1剂。

二诊（2009年1月23日），患者左上肢乏力疲劳感减轻，发凉感亦较前有所减轻，舌质淡红，苔薄白。病情已有好转，药已对证，为进一步鼓舞气血运行，加入细辛、麻黄，辛温升散，温阳通络。

三诊（2009年2月6日），患者病情已有明显好转，左上肢乏力感明显减轻，发凉感基本消失，左上肢寸口脉可以触及微弱搏动，右上肢寸口脉细弱。继续服用补气活血通脉丸（院内制剂）巩固治疗。

按语：崔公让教授运用中医学自拟通脉活血汤辨证加减治疗此病，取得了较为满意的疗效。崔老认为有阳虚症时加入细辛，可以提高本方的药效，细辛属马兜铃科多年生草本植物，始载于《神农本草经》："主咳逆，头痛脑动，百节拘挛，风湿痹痛，死肌。明目，利九窍。"现代医学证明，细辛具有解热、镇痛、抗炎、镇静、抗惊厥、扩血管和免疫抑制作用，应用细辛可以抗组胺、抗变态反应性病变。宋代陈诚的《本草别说》始有"细辛不过钱"之说。《本草纲目》亦载："然味厚性烈不可过用，不可过一钱，多则气不通，闷绝而死。"然而在中医临床实践中，只要辨证无误、配伍合理、入汤剂久煎，不必拘泥于此。左上肢寸口脉可以触及微弱搏动，右上肢寸口脉细弱，继续服用补气活血通脉丸巩固治疗。

【参考文献】

[1] 王梅英，张源潮．多发性大动脉炎发病机制研究进展［J］．现代免疫学，2009，9（3）：262－263.

[2] Nazife Sule Yasar Bilge，Timuçin Kaşifoğlu，Döndü Ü. Retrospective evaluationof 22 patients with Takayasu's arteritis［J］. Rheumatology International，2012，32（5）：1155－1159.

[3] Shaun Mohan，Sarah Poff，Kathryn S Torok. Coronary artery involvement in pediatric Takayasu's arteritis：Case report and literature review［J］. Pediatr Rheumatol Online J，2013（11）：4.

[4] Koga Tomohiro，Nishino Yuichiro，Makiyama Junya，et al. Serum amyloid A is a useful marker to evaluate the disease activity of Takayasu's［J］. Rheumatology international，2010，30（4）：561－563.

[5] 路志正，焦树德，闫孝诚．痹病论治学［M］．北京：人民卫生出版社，1989.

[6] 吴海英，马文君．大动脉炎与高血压［J］．中国实用内科杂志，2012，32（1）：47－48.

[7] 董徽，蒋雄京．大动脉炎的诊断和治疗［J］．临床药物治疗杂志，2012，10（1）：34－35.

[8] 孔海云，陈利平，谢天忠．多发性大动脉炎的临床分型与中医辨证论治的关系［J］．上海中医药杂志．1994．（1）：4－6.

[9] 马振，杨国春，黄晓莉．张素清教授治疗多发性大动脉炎经验［J］．中国中医急症，2011，20（7）：1083.

[10] 崔炎，刘宝辉，孙莎莎．崔公让对多发性大动脉炎的治疗经验［J］．辽宁中医杂志．2012. 39（4）：628－629.

[11] Hazlewood GS，Metzler C，Tomlinson GA，et al. Non－biologic remission maintenance therapy in adult patients with ANCA－associatedvasculitis：a systematicreviewand network meta－analysis［J］. Joint Bone Spine，2014，81（4）：337－341.

[12] Terrier B，Marie I，Launay D，et al. Predictors of early relapse in patients with non－infectious mixed cryoglobulinemiavasculitis：results from the French nationwide CryoVas survey［J］. Autoimmun Rev，2014，13（6）：630－634.

[13] Guillevin L，Pagnoux C，Karras A，et al. Rituximab versus azathioprine for maintenance in ANCA－associated vasculitis［J］. N Engl J Med，2014，371（19）：1771－1780.

[14] Márquez A，Solans R，Hernández－Rodríguez J，et al. A Candidate Gene Approach Identifies an IL33 Genetic Variant as a Novel Genetic Risk Factor for GCA［J］. PLoS One，2014，9（11）：e113476.

[15] 刘一凡，石学敏．针灸抗氧化临床及实验研究进展［J］中国针灸，1999，（2）：124.

[16] 马继军，胡坚，李崇巍．联合依那西普治疗儿童大动脉炎 1 例［J］．中国实用儿科杂志，2013，05：395－396.

[17] 邹玉宝，宋雷，蒋雄京．大动脉炎诊断标准研究进展［J］．中国循环杂志，2017，32（1）：90－92.

[18] Arnaud L，Haroche J，Toledano D，et al. Cluster analysis of arterial involvement in Takayasu arteritis reveals symmetric extension of the lesions in paired arterial beds［J］. Arthritis Rheum，2011，64：1136－1140.

[19] 戴晓敏，董智慧，陈盛，等．大动脉炎诊断及活动性评价中国专家调查［J］．复旦学报（医学版），2017，44（2）：127－133.

[20] 邹玉宝，蒋雄京．大动脉炎的研究现状与进展［J］．中国循环杂志，2016，31（8）：822－824.

第六节 白塞病

【概述】

白塞病亦称贝赫切特病（Behcet's disease，BD），是一种以复发性口腔溃疡为首发，伴有外阴溃疡、结节性红斑等皮肤黏膜病变为基本临床特征的系统性血管炎，选择性发生眼炎、消化道溃疡、主动脉瓣返流、关节炎、下肢静脉血栓、动脉狭窄、动脉瘤等1～2个器官损害，在此基础上，神经系统损害是危重标志，眼、中枢神经系统及大血管为主要受累者。病情呈反复发作和缓解交替过程。部分患者遗有视力障碍，少数因内脏受损死亡外，大部分患者的预后良好。

白塞病最早由 Bluthe（1908 年）提出，以后由 Behcét（1937）详细描述了本病的特征，并称之为“口、眼、生殖器三联征”，提出本病是一个独立疾病，Knapp（1941）用 Behcét 的名字命名本病，称白塞病。白塞病根据其内脏的系统损害不同而分为血管型、神经型、胃肠型等，血管型指有大、中型动脉、静脉受累者；神经型指有中枢或周围神经受累者；胃肠型指有胃肠道溃疡、出血、穿孔等。

由于患病率较高的地区都位于古丝绸路，本病又别名为“丝绸之路病”。在我国，女性患者略多见，有内脏器官及眼受累。在中东国家，则男性的患病率高于女性，发病年龄均在青壮年时期。北京协和医院的材料显示，发病年龄最小者为 12 岁，最大为 44 岁。国外材料显示发病年龄为 5～66 岁，平均年龄为 25 岁，从发病到临床主要症状全部出现最长需 5 年。

本病类似中医学中的“狐惑”，历代文献资料对本病的阐述有：《金匮要略·百合狐惑阴阳毒病脉证并治第三》：“狐惑之为病，状如伤寒，默默欲眠，目不得闭，卧起不安，蚀于喉为惑，蚀于阴为狐，不欲饮食，恶闻食臭，其面目乍赤、乍黑、乍白，蚀于上部则声嗄，甘草泻心汤主之。”“蚀于下部则咽干，苦参汤洗之。”“蚀于肛者，雄黄熏之。”《诸病源候论》：“皆有湿热毒气所为也。”《医宗金鉴》注曰：“狐惑，牙疳、下疳等疮之古名也，近时惟以肝呼之。下疳即狐也，蚀烂肛阴；牙疳即惑也，蚀咽腐龈，脱牙穿腮破唇。每因伤寒病后，余毒与湿淫之为害也，或生斑疹之后，或生癖疾下利之后，其为患亦同也。”《金匮要略衍义》中载：“狐惑病，谓虫蚀上下也盖因湿热久停，蒸腐气血而成瘀浊。于是风化所腐为虫矣。由是知此病也，虫生于湿热败气瘀血之中。其来渐矣，遇极乃发。”《伤寒论纲目·狐惑病》指出：“狐惑与湿皆虫症……肠胃空虚，三虫行作求食。蚀于五脏及下部，为病……虫蚀其肛，烂见五脏。则死。当数看其上下唇。上唇有疮，虫蚀其脏。下唇有疮，虫蚀其肛。”

【西医病因与发病机制】

（一）西医病因

确切病因不明，环境因素、免疫紊乱、微量元素缺乏、激素及遗传因素与本病的发生和发展相关。目前认为，本病主要与病毒和细菌感染、自身免疫、遗传及环境等因素有关。

1. 感染

单纯疱疹病毒、丙型肝炎病毒、链球菌、结核杆菌均被疑为可能的病因，然无确切证据。有人认为热休克蛋白（HSP）——一种真核生物进化过程中保留的极为保守而广泛存在的分子，它们在热度、与自由基接触、缺氧、主要营养成分缺乏的刺激下可以由细菌或宿主细胞产生，细菌产生的 HSP 可以刺激患者的 T 淋巴细胞。

2. 地理环境

本病患病率高的人群都位于一个特定的地区，横跨亚洲，这提示与地理环境有关的因素在起作用。白塞病患病率最高的地理区域在历史上的丝绸之路，提示可能其起源于这条古老的商路的某个地方。学者对185名意大利血统白塞病患者祖先线粒体DNA对照区域和单倍群诊断位点变异情况进行分析，并与意大利和丝绸之路上有代表性的近9000个多样性序列进行比较；结果发现，通过人群结构、空间自相关和单倍群分析及对患病个体的实际祖先的剥离分析显示，与健康意大利人相比，患者与居住在丝绸之路上的某些中东和中亚人群关系更密切。结果支持白塞病遗传风险从经典丝绸之路人群迁移到欧亚西部的假说，提高了我们对疾病起源和传播的认识，提高了对真正有临床相关性遗传变异的识别。

3. 遗传因素

BD有明显的家族遗传倾向，与HLA－B51密切相关。除了HLA－B51基因与BD关联外，不同地区、不同种族还会出现其他不同的B位点基因与BD关联。临床上BD的分类不同，部分基因的检出频率存在差异，临床症状和愈后状况有所不同，与B51之间的关联程度也不同。完全型与B51基因关联强度比不完全型强得多。B51分子可能作为自身抗原被其他HLA分子提呈，致使发病；而不完全型BD的发病机制可能与完全型BD不同。B51基因直接影响BD的发生和进展，在有严重内脏病变和眼病的BD患者中，HLA－B5（B51）的阳性率较无内脏病变和眼病者为高，因此B51基因被认为与BD疾病的严重性相关。

4. 微量元素

少数报告发现患者病变组织内多种微量元素含量增高，研究较多的是有机氯、有机磷和铜离子，其中后者含量最高，这可能是由职业或环境因素所致。

5. 免疫异常

患者血清中存在抗口腔黏膜抗体、抗动脉壁抗体；另外，血清中尚存在复合物，其阳性率可达60%，并与病情活动有关。

（二）发病机制

本病免疫机制主要是，体液免疫和细胞免疫的异常引起以全身小血管炎和小静脉炎为主要特征的病理改变。

1. 细胞免疫

（1）患者的局部组织和周围血出现高水平的活化T细胞，其中CD4和CD8均有增多，γδT细胞也增多，且TCRVβ呈多态性。

（2）中性粒细胞的反应是非特异性的细胞反应，如本病中出现的非细菌性化脓性毛囊炎、针刺反应、前房积脓均显示有大量中性粒细胞的浸润、活化和功能亢进。来自BD患者的中性粒细胞具有产生大量过氧化物和溶酶体酶及加强趋化作用的能力，以致造成组织损伤。

（3）内皮细胞受损后有抗原递呈，促进炎症反应的作用，目前认为内皮细胞参与了系统性血管炎的发生和发展。然而，由于内皮细胞本身的异质性，不同大小、种类和不同器官的内皮细胞形态、功能不同，解释了不同血管炎中受损器官和临床表现的迥异。

2. 体液免疫

BD与其他具有已知自身抗体的弥漫性结缔组织病不同，它缺乏特异性自身抗体。近年来研究认为，抗内皮细胞抗体（AECA）与血管炎病有一定相关性，BD中其阳性率为28%，AECA与内皮细胞损伤的因果关系尚不明确，但它可以活化内皮细胞，激发补体依赖和（或）抗体介导的细胞毒反应，导致内皮细胞的损伤持续或进一步进展。

3. 交叉免疫反应

由于细菌的HSP65和人的HSP60间有50%以上的氨基酸序列排列相似，易感者通过T细胞对HSP65起了交叉免疫反应，促使黏膜和皮肤HSP60的活化，出现口腔溃疡和皮损。外界病原体的侵入可引起急性葡萄膜炎及视网膜炎，视网膜受损后产生的自身抗原（S–Ag）中部分氨基酸序列（aa342–355）与HLA–B51及HLA–B27的抗原序列有部分相共，成为共同抗原决定簇。通过交叉细胞免疫反应，使BD（HLA–B51）和脊柱关节病（HLA–B27）的患者出现反复发作的葡萄膜炎。

4. 凝血机制异常

BD出现血栓性血管炎较其他血管炎为多见，这很可能与内皮细胞损伤有关。由于BD内皮细胞释放的血浆Ⅷ因子相关抗原vWF高，促进血小板活化并黏附于内皮细胞，而血浆纤溶系统受抑（纤溶酶原激活物抑制物升高）和自然抗凝物质减少，均使BD处于凝聚亢进的状态。

（三）病理改变

BD的主要病理特点是非特异性血管炎（包括不同大小的静脉、动脉和毛细血管）。在血管周围有中性多形核细胞、淋巴细胞、单核细胞的浸润，内皮细胞肿胀，严重者管壁弹力层破坏，纤维素样坏死和免疫复合物在管壁沉积。炎症可累及血管壁全层，形成局限性狭窄和（或）动脉瘤，两种病变可在同一患者同时交替出现。

白塞病的另一特点是在不同类型和大小的血管炎基础上形成由血小板、白细胞黏附于管壁内皮细胞的血栓，使得血管腔狭窄，组织因缺氧而变性和功能下降。

【中医病因病机】

古代医家多考虑本病因虫蚀、湿热毒邪蕴结和阴虚内热造成，其病机如下。

1. 饮食不节，情志失调，湿热毒蕴

过食肥甘厚味，辛辣滋腻之品，或五志过极，肝郁化火，或肝脾不调，湿热内生，导致湿热蕴毒，伏藏于内，遇外因引动而发病，如《金匮释义》中云："狐惑病者，亦是湿热蕴毒之病。"湿热毒邪蕴于脏腑，循经络上攻于口、眼，下注于外阴，甚至攻注于脏腑而发病。

2. 外感湿热毒邪，攻于诸窍

机体外感湿热毒邪，由浅入深攻注于诸窍，或热毒自下而上攻，或湿毒自上而下流注，致湿热毒邪蕴结于脏腑，火热毒邪循经络上攻于口、眼，则出现口腔溃疡、目赤、咽喉肿痛；湿性趋下，湿热毒流注于外阴、下肢，则见外阴溃疡，下肢结节疼痛、肿胀；湿性黏滞，不易去除，可见以上症状缠绵难愈，甚则终生不已；湿热毒邪痹阻经络，流注骨节，浸淫肌肤，则出现关节肿胀、疼痛，肌肤灼热、红斑、结节；湿热毒邪伤及肌肤血络，则可见皮肤溃烂，红斑不已。

3. 湿热灼阴，阴虚血热

湿热蕴结，易灼伤阴液，或素体阴虚，或女子亡血失精，阴亏于下，火炎于上，湿聚热蒸于诸窍，发为本病，如《诸病源候论》云："心气通于舌，脾气通于口。脏腑热盛，热乘心脾，气冲于口与舌，故令口舌生疮也。"

4. 气虚阴伤，余毒未尽

湿性黏滞，缠绵难去，日久则耗气伤阴，致气虚阴伤，气虚无力托毒外出，则余毒未尽，内伏于机体，每感受外邪或情志失调则引动余毒，致疾病反复发作。阴虚则热，湿热毒胶结，而致疾病缠绵难愈，可伴有乏力，动则加剧，低热，五心烦热，舌红、少苔，脉细数。

【诊断标准】

2013年欧洲皮肤病与性病学会杂志发表"国际标准白塞病评分系统"。根据白塞病的症状和体征评分，以下得分总和达到4分即可诊断白塞病，本标准诊断的敏感性为93.9%，特异性为92.1%。

1. 眼部病变：2分。
2. 生殖器溃疡：2分。
3. 口腔溃疡：2分。
4. 皮肤损害：1分。
5. 神经系统损害：1分。
6. 血管表现：1分。
7. 针刺反应阳性：1分。

针刺反应测试是可选的，本来评分系统不包括针刺反应测试。然而，如果针刺反应阳性，评分可以增加1分。

【西医治疗】

（一）治疗方案

1. 局部治疗

对于无系统累及，症状较轻的患者，主要以对症支持治疗为主。对仅有皮肤、口腔黏膜受累的患者，以局部用药和对症治疗为主，可局部用糖皮质激素膏、冰硼散等，沙利度胺联合白芍总苷治疗是比较有效的方案；生殖器溃疡则需用1∶5000高锰酸钾清洗后加用抗生素软膏；眼部损害须眼科医生协助治疗，眼结膜炎、角膜炎可应用糖皮质激素眼膏或滴眼液，眼色素膜炎须应用散瞳剂以防止炎症后粘连，重症眼炎者可在球结膜下注射糖皮质激素。甲氨蝶呤可以作为预防复发的用药；雷公藤对于多形性红斑有较好疗效；对有关节症状和或结节性红斑的患者，可选用非甾体抗炎药或秋水仙碱；由于白塞病易出现静脉血栓，合理应用抗血小板及抗凝药物如阿司匹林也很重要。白塞病容易合并结核，诊治中还需完善结核筛查，必要时予以抗结核治疗。

2. 全身治疗

眼病：任何白塞病炎症性眼病的治疗均需全身应用糖皮质激素和早期应用硫唑嘌呤。严重眼病，视力下降≥2 级和（或）有视网膜病变，建议糖皮质激素、硫唑嘌呤联合环孢素 A 或生物制剂治疗。同时，需警惕糖皮质激素导致的继发白内障、青光眼等。

大血管病变：目前尚无充分对照研究的证据指导白塞病大血管病变的治疗。急性深静脉血栓，推荐使用糖皮质激素联合免疫抑制剂，如硫唑嘌呤、环磷酰胺、环孢素 A。周围动脉瘤有破裂风险，可采用手术联合免疫抑制剂治疗。肺动脉瘤手术病死率较高，主要用免疫抑制剂治疗，紧急情况可试行动脉瘤栓塞术。

胃肠道病变：除急症需手术外，应首先使用糖皮质激素、柳氮磺吡啶、硫唑嘌呤。难治性病例可选用生物制剂或沙利度胺。必要时行回肠结肠部分切除术，但术后复发率和二次手术率高，硫唑嘌呤可用于术后的维持治疗，以减少二次手术率。

神经系统病变：脑实质损害可使用糖皮质激素、甲氨蝶呤、硫唑嘌呤、环磷酰胺、干扰素 - α 和 TNF 拮抗剂。急性期需大剂量糖皮质激素冲击（常用静脉甲泼尼龙 1000mg/d 冲击，3 ~7 天 1 个疗程）后，口服糖皮质激素维持治疗 2 ~3 个月。联合应用免疫抑制剂可防止复发和减缓疾病进展。

黏膜皮肤病变：可进行专科局部治疗，难治性皮肤黏膜病变使用硫唑嘌呤、沙利度胺、生物制剂。本病一般呈慢性，缓解与复发可持续数周或数年，甚至长达数十年，在病程中可发生失明、腔静脉阻塞及瘫痪等。本病由于中枢神经系统、心血管系统、胃肠道受累偶有致死。

关节炎症：非甾体消炎药、秋水仙碱、雷公藤制剂等对缓解关节炎症有一定的治疗作用。

生物制剂治疗：近些年，生物制剂在白塞病治疗中的地位越来越重要。目前生物制剂如英夫利昔单抗、利妥昔单抗，对于眼部病变、肠白塞、脑白塞均有较好的疗效。一些长期观察性研究的结果显示，抗 TNF 类药物对伴有难治性眼部受累的白塞病患者有效。系列病例报道也提示抗 TNF 药物对有血管和胃肠道受累的白塞病患者有较好疗效。阿普斯特（Apremilast）是免疫调节剂，通过抑制磷酸二酯酶 - 4 发挥作用，一项随机对照试验显示其对口腔和生殖器溃疡有效，并且耐受性较好。TNF - α 拮抗剂治疗白塞病尚无大样本 RCT 研究。TNF 拮抗剂治疗白塞病眼病已有大样本观察性研究，疗效确切，美国已将 ADA 和 IFX 列为治疗白塞病眼病一线或二线药物。TNF - α 拮抗剂治疗肠白塞病有较大样本观察性研究，显示有效，日本将 IFX 和 ADA 列为肠白塞病的规范治疗，用于神经白塞病，国内外个案报道有效。

3. 手术治疗

一般不主张手术治疗，动脉瘤具有破裂风险者可考虑手术治疗。慢性期患者应首先选用糖皮质激素联合环磷酰胺治疗。重症肠白塞病并发肠穿孔时可行急诊手术治疗，但术后复发率可高达 50%，故选择手术治疗应慎重。血管病变手术后，也可于术后吻合处再次形成动脉瘤，采用介入治疗可减少手术并发症，手术后应继续应用免疫抑制剂可减少复发。眼失明伴持续疼痛者可手术摘除。

（二）西医治疗困境

随着人们饮食结构的改变以及社会压力的增加、气候环境的变暖，BD患者有逐年增多的趋势，并已成为严重危害人们健康的疾病。由于BD病因及发病机制不明，缺乏病因治疗，目前尚无公认的有效的根治方法。现代医学的治疗目的多着眼于控制现有症状，防治重要脏器损害，减缓疾病进展。BD的治疗药物多数副作用较大，且停药后易于复发，因而其远期疗效并不理想。

【中医治疗】

1. 辨证论治

中医治疗可主要参照张志真教授根据其白塞病的诊断标准——中医辨证标准设立的证型、方剂来辨证施治。

（1）热毒蕴结，血脉失和证

主症：口腔、生殖器或肛门周围溃疡，疡面红肿疼痛，两目红赤，皮肤斑疹。

次症：可见发热，关节红肿疼痛，心烦急躁，口干喜饮，尿赤便干，舌体胀，舌质红，苔黄，脉数。

治法：清热利湿，泻火解毒。

方药：清瘟败毒饮、四妙勇安汤加减治疗，药用金银花、连翘、蒲公英、黄连、黄芩、黄柏、生石膏、知母、玄参、生地黄、牡丹皮、甘草、丹参等。

（2）湿热壅盛，血脉阻滞证

主症：溃疡红肿，覆有脓苔，皮肤病变红肿，关节肿痛。

次症：可有发热汗出，口苦黏腻，纳呆脘闷，大便不爽，舌体胀，质绛，苔黄腻，脉弦滑。

治法：清利湿热，解毒通脉。

方药：茵陈蒿汤、蒿芩清胆汤、二妙散、龙胆泻肝汤加减治疗，药用茵陈、青蒿、青黛、苦参、川柏、土茯苓、猪苓、赤小豆、丹参、陈皮、半夏、荷梗、枳壳等。

（3）气虚湿阻，邪郁化热证

主症：溃疡偶发，痛势不甚，皮肤结节暗红或不红，肢体困倦，神疲乏力，目不欲睁。

次症：关节酸胀，口黏纳呆，女子兼见带下白浊，经期血行滞涩不畅，舌质嫩胖，舌苔厚腻，脉缓力弱。

治法：益气化湿。

方药：五苓散、胃苓汤、茵陈五苓散、蒿芩清胆汤等加减施治，药用白术、苍术、猪苓、土茯苓、泽泻、桂枝（肉桂）、茵陈、青黛、黄柏、丹参、赤芍、枳壳等。

（4）阴虚热郁，邪阻血络证（见于慢性缓解期或不典型的发作期）

主症：溃疡点状发作，局部红润，有轻度灼痛，四肢兼见皮疹、结节红斑或痛或痒，五心烦热，目涩羞明。

次症：肢体困倦，虚烦汗出，口干咽燥，头晕耳鸣，失眠健忘，女子经前有复发先兆，心绪不宁，舌质嫩红，舌苔薄黄、少津，脉细数。

治法：养阴清热，和血通脉。

方药：一贯煎、玉女煎、知柏地黄汤等加减辨治，药用青黛、川柏、知母、生地黄、玄参、麦冬、玉竹、白薇、地骨皮、赤白芍、丹参、猪苓、滑石、枸杞、女贞子等。

（5）脾肾阳虚，余邪未尽证

主症：溃疡散发，色淡，疼痛不著，皮肤结节无色或青紫，形寒肢冷，四末不温。

次症：肢体困倦，神疲欲寐，视物不清、弱视或感疲劳，关节僵着，或见关节囊积水，纳少，大便溏薄，小便清长，腰膝酸软，带下清稀，月经期错后或闭经，舌质嫩胖色暗淡，舌苔白，脉沉弱。

治法：温阳补气，通阳化气。

方药：金匮肾气丸加减，药用附子、肉桂、熟地黄、山茱萸、牡丹皮、赤芍、茯苓、山药等。

另根据本病发病及病变特点，在康复阶段症状、体征基本消失之时，为防止复发应继续用以理脾益气、养血和脉之法调养气血，燮理阴阳，以巩固其疗效，防范于复发。

2. 中医增效减毒治疗

范永升教授对本病善用甘草泻心汤加减化裁。张仲景在《金匮要略》中用此方治疗“狐惑病”，是为“泻心下之火”，即胃火。白塞病乃湿热蕴结成毒于中焦，湿热毒邪循经熏蒸所致，因此，拟甘草泻心汤为主方对症治疗白塞病泄中焦热毒，取效甚验。

范永升教授在临床上针对兼症灵活加减，以变应变：①目睛红赤干涩甚者，酌加谷精草、木贼草以疏风清热，清目睛热毒。②兼有关节痛，热象明显者加威灵仙、豨莶草、秦艽；偏寒者加姜黄、桂枝；肾虚明显者加杜仲、牛膝、续断；上肢颈部关节痛加桑枝、桂枝、羌活、姜黄、葛根等；下肢关节痛加独活、牛膝等。③久病者常见失眠，尤其是西医治疗以激素为主，日久常表现为阴虚火旺而失眠，此时可加北秫米、淮小麦、夜交藤等。《黄帝内经》云：“胃不和则卧不安……阳气盛则阳跷陷，不得入于阴，阴虚，故目不瞑。”以北秫米、半夏调阴阳、和胃安神；淮小麦养心气、护心阴而安神；夜交藤既养心安神，又能养血通络。④久病气阴两虚，营血循行不利者，加黄精、鸡血藤、当归、黄芪补气生血；枸杞子、生地黄、赤芍、牡丹皮养阴活血。⑤治疗过程中总以顾护中焦为要，常以佛手片、淮小麦、生麦芽理气和胃，亦能减轻激素等西药的胃肠反应；而有腹满胀者更加厚朴花理气化滞。

【生活调摄】

目前白塞病的病因不明，其疾病完善的一级预防很难建立，但是若能做好二级、三级预防，对于控制白塞病症状、延缓疾病进展还是大有裨益的。结合医生经验及白塞病的特点，建议患者做好以下几点：

（1）按时作息，戒除不良嗜好；适当地参加户外活动，增强机体抵抗力。

（2）保持心情舒畅，及时排解不良情绪。

（3）注意个人卫生，保持皮肤和会阴的清洁；尽量选择棉质内衣，避免对皮肤的损伤。

(4) 避免进食刺激性食物，控制口咽部感染。

(5) 反复口腔溃疡，特别是伴有生殖器溃疡或眼炎、皮肤病变时，应及时就医，尽早干预。

(6) 伴有活动性结核患者，应彻底治愈结核。

【科研思路与方法】

1. 理论研究方面

白塞病的首发表现以口腔溃疡居多，占85%，其余首发表现还包括结节性红斑7%，眼炎3.2%，生殖器溃疡2.2%，胃肠道受累1.9%，关节痛/炎0.7%，其中关节症状较教科书及文献报道少。复旦大学华东医院管剑龙教授复习了华东医院的白塞病资料，共收录白塞病患者692例，其中内脏损害型208例，皮肤黏膜型333例，疑似病例151例；男女比例相当，为1.15∶1；发病年龄（38±13）岁，以青壮年为主，平均病程（7.60±7.39）年。其常见的临床表现以口腔溃疡最多见，占98.3%，其次为皮肤病变和外阴溃疡，分别为63.9%、63.6%，眼部病变为39.5%，针刺反应阳性仅占15.9%，低于国外文献报道（38.9%～76.2%），可能与多数患者没有进行专门的针刺反应试验，仅以回顾性询问进行数据收集有关。

白塞病口腔溃疡临床上需和狼疮患者相鉴别，通常较狼疮患者的溃疡更频繁，数量更多。白塞病的生殖器溃疡除外阴溃疡外还可以累计宫颈。白塞病的大动脉病变可以兼有动脉狭窄和动脉瘤。肠道受累的白塞病患者的临床表现和没有肠道受累的白塞病患者相比，不易出现葡萄膜炎，差异有统计学意义，食道溃疡和MDS的发病数也明显减少；有眼病的白塞病患者组和没有眼病的患者相比，回盲部溃疡、MDS及心脏受累的比例明显减少。肠白塞的好发部位为回肠末端和回盲部，在诊断时需要和克隆恩病相鉴别：首先，白塞病是全身性疾病，临床症状往往多，首发表现以肠道外表现为主；克罗恩病的首发表现是消化道症状，营养不良多见，溃疡的好发部位是跳跃性的，回盲部、小肠及其他消化道部位均可受累，溃疡的部位在肠系膜附着侧；白塞病的溃疡在肠系膜附着缘对侧，内镜下白塞病的溃疡多发，卵圆形或圆形，深浅并存；克罗恩病的溃疡虽然也多发，但可见铺路石样改变，出现纵深溃疡，其病理为非干酪肉芽肿，易出现梗阻和瘘管；白塞病的病理以小血管炎为主，可以出现肉芽肿，易穿孔出现大出血。

2. 临床研究方面

詹宇坚提出，应用中医三焦辨证理论指导治疗白塞病是宏观辨证与微观辨证相结合，对确定病位、病性和证候类型以及用药具有独特的治疗思路和临床指导意义。有学者应用IFN-α注射治疗BD引起的葡萄膜炎。路志正认为，本病与湿邪密切相关。现在全球气候变暖、气候潮湿、人们贪凉、空调的使用率明显增加等都会导致湿邪侵袭人体；加之平素嗜食肥甘辛辣、恣食生冷，损伤脾胃；或热病后余热未尽，影响脾胃功能；或长期精神紧张，情志不宣，郁久化火，波及脾胃；或素体脾虚，均可使脾胃运化失职，津液不得转输，停聚而成湿。湿邪伤人最缓最隐而难觉察，其性重浊黏腻，一旦侵入人体则深入脏腑，隐匿经隧，循经上蚀下注，形成本病。同时湿邪又会随人体体质的差异发生不同的变化。或夹热熏蒸；或湿热久停，蒸腐气血，化热成毒，上下相蚀；或日久伤及气阴，致使虚实兼夹，缠绵难去。路志正认为，白塞病病机复杂，病程较长，其病位可涉及心、肝、脾、肾，但其病变以肝脾为中心，以湿为主。临证治疗应抓住湿邪的病理特点，“中土安则四脏皆安”，所以在治疗上化浊祛湿贯穿疾病的始终，再据其不同的病理阶段辨证施治。IFN－α是一种具有多种生物学效应的细胞因子，具有较强的免疫双向调节作用，近年来被应用于多种免疫性疾病的治疗。IFN－α不仅对BD患者眼部病变有效，对其他症状的疗效同样令人满意。对338例IFN－α治疗的BD患者回顾发现，眼炎的治疗有效率为94%，关节损伤治疗有效率为95%，皮肤黏膜病变治疗有效率为86%，IFN－α的深入研究为白塞病葡萄膜炎的治疗带来了新的希望。

3. 实验研究方面

白塞病的发病机制与多种炎性因子相关，比如IL－17、IL－23、IL－10、IL－35、TNF－α、IL－1β及IFN－γ。文献统计分析，BD各组及口腔溃疡组IL－17、IL－23、IL－10、IL－35水平大多高于正常对照组；口腔溃疡组与皮肤黏膜损害组Th17/Treg相关因子升高相似，IL－17、IL－23水平高于有器官累及的BD组。长期随访复发性口腔溃疡患者对于疾病的早期诊断和治疗有着重要的意义；BD眼损害组IL－17、IL－23等促炎细胞因子表达与正常对照组无差异；Th17相关细胞因子：IL－17和IL－23在皮肤黏膜损害组明显增高，在重要脏器累及时下降；Treg相关细胞因子：IL－10和IL－35在BD血管组和BD消化道组显著高于其他组，可能与免疫负反馈调节有关；TNF－α在BD肠道组表达水平很高，在BD眼损害组增高却不明显，这与临床上所观察到的生物制剂的疗效相一致；Th17/Treg相关细胞因子可能在白塞病的发病过程中发挥一定作用，且与白塞病器官损害特点相关。

白塞病患者血清中血管抑素水平升高并与病情活动相关研究中发现，血管生成在炎性疾病发病中发挥重要作用，但其在白塞病中可能发挥的作用尚不明确。研究共纳入37例白塞病患者（平均年龄：28.6±5.4；平均病程：9.3±3.7）及18例健康对照，其中24例患者处于活动期，13例患者处于非活动期。白塞病患者血清中血管抑素的水平显著高于健康对照组［（113.9±53.2）vs（60.7±20.1）ng/mL，$P<0.001$］。白塞病病情活动者血清中血清抑素的水平明显高于疾病非活动者［（142.7±43.1）vs（86.9±15.5）ng/mL，$P<0.001$］，并且疾病非活动组血清抑素水平也显著高于健康对照组（$P<0.01$）。在白塞病病情活动组中，血清中血清抑素与深静脉血栓（$r=0.482$，$P=0.05$）、葡萄膜炎（$r=0.582$，$P=0.05$）及关节炎（$r=0.492$，$P=0.05$）相关。血清中血管抑素水平升高提示其可能在白塞病的发病机制中发挥作用；疾病非活动期血管抑素水平升高可能与亚临床期疾病持续活化相关。

【名医验案】

1. 范永升验案

患者，女，43岁，2007年6月初诊。口腔溃疡反复发作1年余，逐渐加重。会阴部溃疡，时有低热，曾于某医院做皮肤针刺试验（+），诊为“白塞病”，经治疗未能有效控制，来诊时口服强的松维持治疗。查：患者口腔内可见数个白色不规则溃疡点，会阴部溃疡，眼部涩痛，白细胞3.8×10^9/L，伴有心烦易怒，口干欲饮，舌质红，苔黄腻，脉细数。

中医辨证：湿热郁阻中焦。

治法：清热利湿，佐以解毒。

处方：甘草15g，黄芩12g，黄连5g，干姜5g，大枣15g，姜半夏9g，苦参15g，皂角刺10g，佛手10g，蚤休15g，积雪草12g，蒲公英30g，金银花10g，赤小豆10g，全当归10g，黄芪30g，青蒿30g，白术15g，桃仁10g。每日1剂，水煎服。

二诊：服上药14剂，口腔溃疡明显好转，会阴部溃疡消失，偶有前阴烧灼感，仍有口干、眼部涩痛，舌质淡红，苔薄腻，脉细。守原方再进7剂。

三诊：患者服上方2个月后，口腔溃疡全部愈合，前阴烧灼感消失，口干、眼部涩痛感消失，红细胞偏低，舌质黯红，苔薄，脉细。拟养血清解，原方去佛手，加鸡血藤、仙鹤草各30g，再服14剂，以巩固疗效，并在治疗过程中将强的松逐渐减量至单纯服中药治疗。随访1年无复发，实验室各项检查正常。

按语：本病的发生主要在于湿热为患，蕴结成毒，阻遏中焦，伤及肝脾，故在治疗中侧重清解中焦湿热，且患者通常有长期应用类固醇激素史，久则耗伤阴血，故在清解中焦湿热的同时，要随证酌情加入益阴养血之品；此外，由于本病病程较长，且病情易反复，故取效后不可因诸症暂时消退而停药。治疗期间患者应注意日常生活的调摄，禁食辛辣之品，保持良好生活习惯。

2. 路志正验案

（1）李某，女，25岁，2009年7月25日初诊。

患者五六年前反复口腔溃疡，治疗后效果不佳，继则出现外阴、肛门反复溃疡，北京中医医院诊为白塞综合征。一直服用中药治疗，以清热解毒利湿汤药为主，口腔溃疡有所减轻，外阴肛门溃疡大概3个月左右发作1次。刻下症见：口腔溃疡2处，眼睛干涩，（同仁医院检查诊为干眼症玻璃体混浊白内障），有时小腿有红斑，头皮上易起包，纳眠可，大便溏，小便可，有时头痛，月经不规律，量少，色暗，有血块，舌质稍红，苔白稍干，脉弦滑小数。

中医诊断：狐惑病。

辨证：寒热互结，湿热熏蒸证。

方药：半夏泻心汤与甘草泻心汤化裁。西洋参10g，竹半夏12g，黄连10g，炒黄芩10g，生甘草、炙甘草各12g，密蒙花10g，菊花12g，僵蚕10g，青蒿15g，干姜10g，佩兰12g，白芍15g，炒枳壳12g，盐知母、盐黄柏各6g，郁金10g，川楝子9g。14剂，1剂/d，水煎分服。

外洗方：马鞭草30g，苦参15g，地肤子18g，蝉衣15g，白矾10g，当归15g，土茯苓30g，生薏苡仁30g，炒蒺藜12g，槐花12g，败酱草15g，甘草10g。14剂，水煎外洗，1剂/天。另锡类散、冰硼散混合后贮于瓶内，涂抹患处。

2009年9月5日二诊：诉药后外阴、肛周溃疡消失，溃疡以口腔为主，眼睛干涩，鼻干结痂，易出血，眼睛视物时有絮状漂浮物，光线强时明显，偶有胃脘痛及胸闷气短，纳眠可，但醒后易头痛，大便溏，小便调，舌体稍胖，质暗红，边有齿痕，苔薄白腻，脉弦细滑数。治以寒热并用，辛开苦降，佐以清燥润肺。药用西洋参10g，竹半夏12g，黄连

10g，炒黄芩10g，炮姜12g，桔梗10g，茵陈12g，炒薏苡仁30g，炒杏仁30g，焦三仙各12g，茯苓30g，肉桂5g，炒白芍12g，密蒙花10g，炒枳壳12g，炙甘草8g。14剂，1剂/天，水煎分2次服。

2009年12月27日三诊：诉外阴、肛周溃疡未再发作，仅见舌尖一处溃疡，带下量减，质稠色微黄，纳馨，寐安，时见晨起头痛，月经周期40~45天，量少，色暗，有血块，经期腰痛，大便1~2次/天，成形，小便微黄，口鼻干，眼干，舌淡胖，苔薄白，脉右弦，左细滑。上方去桔梗、炒薏苡仁，加石斛12g，木贼花6g，生甘草、炙甘草各12g。14剂，以巩固疗效。

（2）王某，女，43岁，2009年1月8日初诊。

患者2005年始出现目眶四周跳动发胀，渗出液体，以后多个手指关节及指甲渗出脂肪样白色液体，有时隆起有形，在北京鼓楼中医医院确诊为白塞病。曾用激素治疗，效果不显。每逢情绪郁怒，目下颜面渗出液性分泌物，皮肤痒痛，搓擦渗血，服雷公藤导致闭经。刻下：口腔溃疡经治已经不发，声音嘶哑，口干，关节僵硬，二阴常溃，带下多有异味，舌苔黄薄腻、质暗红，脉细滑。

辨证：湿热浸淫，营血伏毒证。

治法：祛湿解毒，凉血化瘀，滋养肝肾。

处方：水牛角片（先煎）15g，赤芍12g，牡丹皮10g，生地黄15g，玄参10g，漏芦15g，土茯苓25g，天葵子15g，鬼箭羽15g，凌霄花10g，熟大黄5g，片姜黄10g，蝉衣5g，马勃5g，川石斛10g，人中黄5g。14剂。水煎服，日1剂。

二诊（3月20日）：最近目眶渗出白色黏液基本消退，阴下结节消退，带下异味消失，二便正常，舌苔薄黄、质红，脉细滑。原方改熟大黄9g，加夏枯草10g、川芎10g、僵蚕10g、白芷10g、墓头回10g、苍耳草15g、肿节风15g。14剂，水煎服，日1剂。

按语：在第二则医案中，医者认为存在伏毒致病。狐病为湿热虫毒所致，湿热蓄积体内，不得化解，转酿为毒，伤害脏腑功能，导致实质性损害。伏毒具有隐伏、多变、缠绵、暗耗、难愈等特点，故临证处方以犀角地黄汤为基础，佐以升降散，配以玄参、凌霄花、苍耳草清热凉血，解毒透邪，伍以漏芦、土茯苓、墓头回清热解毒。升降散源于明·张鹤腾《伤暑全书》，后得清代医家杨栗山的发挥，载于《伤寒温疫条辨》一书中。僵蚕、蝉蜕皆升浮之品，纯走气分，二药相配旨在升阳中之清阳；姜黄、大黄皆苦寒降泄之品，既走气分，又行血分，二药相合旨在降阴中之浊阴。诸药相配，升降相施，寒温并用，既无明显寒热偏胜之性，又无补泻偏胜之弊，重在调和。诸药相伍，一升一降，升降并行，气血调畅，内外通达，湿毒之邪得以上下分消。

【参考文献】

[1] 张志真，刘薇．白塞氏病的诊断标准——中医辨证标准及疗效评判标准草案［J］．中国中西医结合杂志，1995，15（11）：3.

[2] 张志真．中医治疗白塞氏病分期辨证与思路［J］．北京中医，1998（6）：10－11.

[3] 中华医学会．临床诊疗指南·风湿病分册［M］．北京：人民卫生出版社，2002.

[4] 沈俊晔，谢志军．范永升辨治白塞氏病经验［J］．中国中医药信息杂志，2009，16（9）：83．
[5] 冉青珍，路洁，路喜．国医大师路志正治疗狐惑病经验总结［J］．国医论坛，2013，28（1）：11－12.
[6] Zhuoli Zhang，Fang He，Yanjun Shi. Behcet's disease seen in China：analysis of 334 cases［J］. Rheumatology International，2013，33（3）：645－648.
[7] Shuang Li，Ai－Jun Chen，Kun Huang，et al. Successful Treatment of Vasculo－Behcet's Disease Presenting as Recurrent Pseudoaneurysms：the Importance of Medical Treatment［J］. Dermatology and Therapy，2013，3（1）：107－112.
[8] Shiva Prasad，Vikas Agarwal. Aortic aneurysm in a case of Behcet's disease［J］. Indian Journal of Rheumatology，2013，8（2）：88－89.
[9] Shahram F，Jamshidi AR，Hirbod－Mobarakeh A，et al. Scientometric analysis and mapping of scientific articles on Behcet's disease［J］. Int J Rheum Dis，2013，16（2）：185－192.
[10] Dalvi SR，Yildirim RY，Yusuf. Behcet's Syndrome［J］. Drugs，2012，72（17）：2223－2241.
[11] Khairallah M，Accorinti M，Muccioli C，et al. Epidemiology of Behcet Disease［J］. Ocular immunology and inflammation，2012，20（5）：324－335.
[12] 魏晴雪，皇玲玲，郭立中．周仲瑛教授从瘀热论治白塞氏病验案2则［J］．江苏中医药，2009，（41）8：42－43.
[13] 韩斐．百合狐惑病临床诊治举隅［J］．中国医药导报，2012，33（9）：109－110.
[14] 张晔．百合狐惑病的现代医学内涵启示［J］．吉林中医药，2011，31（11）：1050－1051.
[15] 罗化云，薛玉萍．论消化性溃疡与狐惑病的关系［J］．辽宁中医药大学学报，2009，11（11）：52－53.
[16] Davatchi F，Assaad－Khalil S，Calamia KT，et al. The International Criteria for Behcet's Disease（ICBD）：A collaborative study of 27 countries on the sensitivity and specificity of the new criteria［J］. Journal of the European Academy of Dermatology and Venereology，2014，28（3）：338－347.
[17] Hamuryudan V，Hatemi G，Tascilar K，et al. Colchicine in behcet syndrome：A longterm survey of patients in a controlled trial［J］. Journal of Rheumatology，2014，41（4）：735－738.
[18] Hisamatsu T，Ueno F，Matsumoto T，et al. The 2nd edition of consensus statements for the diagnosis and management of intestinal Behcet's disease：Indication of anti－TNF（alpha）monoclonal antibodies［J］. Journal of Gastroenterology，2014，49（1）：156－162.
[19] Ozguler Yesim，Hatemi Gulen. Management of Behçet's syndrome［J］. Current Opinion in Rheumatology，2016，28（1）：45－50.

[20] 詹宇坚，王慧娟，刘雪．应用三焦辨证理论指导白塞氏病的治疗［J］．中国中医眼科杂志，2009，19（5）：296－298.

第七节 结节性多动脉炎

【概述】

结节性多动脉炎（polyarteritis nodosa，PAN）是一种累及中、小动脉全层的坏死性血管炎，主要侵犯中小肌性动脉，损害呈节段性分布，易发生于动脉分叉处，向远端扩散，有的病变向血管周围浸润，浅表动脉可沿血管行经分布而扪及结节。随受累动脉的部位不同，临床表现多样，全身症状多有不规则发热、头痛、乏力、周身不适、体重减轻、肌肉疼痛、肢端疼痛、关节痛等。症状轻者，可仅局限于皮肤（皮肤型）。系统症状可累及多个器官、系统（系统型），如肾脏、骨骼、肌肉、神经系统、胃肠道、心脏、生殖系统等，肺部受累少见，临床以肾脏、心脏、神经系统受累最常见。

PAN 在美国的发病率为 1.8/10 万人，我国尚无详细权威数据。本病可见于任何年龄段，但常以 40～60 岁多见，男女比例为 4∶1。本病不论是急性或慢性，如不积极治疗，预后较差，仅约 1/3 患者存活 1 年，约 88% 患者 5 年内死亡。

结节性多动脉炎在中医文献中无相似的病名，但其临床症状如肌肉疼痛、皮肤发斑或肌肤甲错、皮色黯黑、脉搏微弱等，与《黄帝内经》“脉痹”类同。路志正等主编《痹病论治学》将其列为 18 种痹病之一，如侵及系统或脏器不同，则可按与之对应的症状论治。

历代文献资料对本病的阐述，《黄帝内经》：“大经空虚，发为肌痹，传为脉痿。”“以夏遇此者为脉痹……脉痹不已，复感于邪，内舍于心，是为心痹。”《症因脉治》：“心痹之症，即脉痹也。”《医宗金鉴》曰：“此证生在两胫内外臁骨，外臁属足三阳经湿热结聚，早治易于见效；内臁属三阴，有湿，兼血分虚热而成，更兼臁骨皮肉浅薄，难得见效，极其绵缠。”《证治准绳》：“此因湿热下注，瘀血凝滞于经络以致肌肉紫黑，痒痛不时……即臁疮也。”

【西医病因与发病机制】

（一）西医病因

1. 药物

1942 年 Rich 报道了磺胺类药物引起结节性多动脉炎病例。此后，药物诱发本病的问题引起人们的广泛关注。现已肯定了某些药物是该病发病的原发病因，如安非他明、青霉素、血清可诱发本病，肿瘤抗体亦能诱发免疫复合物导致血管炎。

2. 感染

细菌和病毒感染也是结节性多动脉炎的重要发病原因，在血管壁可查见乙肝病毒表面抗原，且其所引起的血管炎几乎都是经典的 PAN。其他，如人类免疫缺陷病毒、巨细胞病毒、细小病毒、丙型肝炎病毒均可出现各色各样的血管炎样改变。

（二）发病机制

结节性多动脉炎的血管损伤机制目前不十分清楚，部分与乙肝病毒感染相关。乙肝病毒抗原诱导的免疫复合物能激活补体，诱导和活化中性粒细胞，引起局部的血管炎症损伤。

1. 细胞因子在结节性多动脉炎的发病机制中起重要作用。结节性多动脉炎患者外周血清中干扰素－α、白细胞介素－2、肿瘤坏死因子－α、白细胞介素－1等的水平均明显升高，它们能诱导黏附分子的表达，从而使中性粒细胞易与血管内皮细胞接触，以及诱导血管内皮细胞的损伤。另外，结节性多动脉炎患者血清中常可检测到抗血管内皮细胞抗体。抗内皮细胞抗体可直接作用于血管内皮细胞表面，通过抗体依赖的细胞毒作用介导血管内皮的损伤。

2. 免疫组化研究发现，结节性多动脉炎患者炎症部位有大量的巨噬细胞和T淋巴细胞浸润，这些T细胞表达大量的淋巴细胞活化标记，如IL－2、HLA－DR抗原等，提示T细胞介导的免疫机制在结节性多动脉炎的发病过程中起一定作用。

（三）病理改变

结节性多动脉炎有两个重要的病理特点，以血管中层病变最明显，个体血管病变呈多样化，好发于动脉分支处，并向远端扩散；急性坏死性病损和增生修复性改变常共存，多形核白细胞渗出到血管壁各层和血管周围区域，组织水肿。病变向外膜和内膜蔓延而致管壁全层坏死，其后有单核细胞及淋巴细胞渗出；亚急性和慢性过程为血管内膜增生，血管壁退行性改变伴纤维蛋白渗出和纤维素样坏死，管腔内血栓形成，重者可使血管腔闭塞，所以有人称本病为“万花筒病”。病理演变过程可见：初期血管内膜下水肿，纤维素渗出，内壁细胞脱落，相继中层可有纤维素样坏死，肌纤维肿胀、变性、坏死。全层可有嗜中性粒细胞、单核细胞、淋巴细胞及嗜酸性细胞浸润，引起内弹力层断裂，可有小动脉瘤形成。由于内膜增厚，血栓形成，管腔狭窄，致供血的组织缺血，随着炎症逐渐吸收，纤维组织增生，血管壁增厚甚至闭塞，炎症逐渐消退，肌层及内弹力层断裂部由纤维结缔组织替代，形成机化。以上各种病理变化在同一患者常同时存在。

【中医病因病机】

中医学认为本病多因脏腑阴阳失调，脾肾两虚，正气不足，复感外邪，风寒湿热毒邪，致络脉受损，瘀血凝阻，痰浊内生，营卫气血运行受阻而成脉痹。

1. 外邪侵袭证

表虚之人，腠理空虚，风寒湿闭阻血脉，或湿热毒邪，或湿郁化热，或久居湿地，经脉失温，偶遇风寒而生阳虚寒凝，致脉痹等。

2. 气滞血瘀证

忧怒伤肝或肝郁气滞，或术后、外伤后长期卧床伤气，均可导致气机阻滞，血行迟缓。

3. 正虚邪痹证

房劳所伤，或郁热，或邪热伤阴，或气血不足之人，外邪乘虚而入，或痹久伤脾，生化不足，脾失健运，均可成痹。

由于本病的病理主要在血管内，因此属于中医脉病范畴，不论血管病变是哪一期，总的病机为脉络痹阻，再根据不同病期辨证为营卫不和、热毒、脉络痹阻、瘀痰脉络痹阻、气虚脉络痹阻、血瘀脉络痹阻、阴虚脉络痹阻等。如侵及系统或脏器不同（如侵及心脉血络则成心痹），可表现出各脏腑病变及临床证型，除基本病变的治则通络清热解毒外，加健脾温肾、利尿祛湿之治法，余类推。

【诊断标准】

目前均采用1990年美国风湿病学会（ACR）的分类标准作为诊断标准：

（1）体重下降≥4kg（无节食或其他原因所致）。

（2）网状青斑（四肢和躯干）。

（3）睾丸痛和/或压痛（并非感染、外伤或其他原因引起）。

（4）肌痛、乏力或下肢压痛。

（5）多发性单神经炎或多神经炎。

（6）舒张压≥90mmHg。

（7）血尿素氮>40mg/dL或肌酐>1.5mg/dL（非肾前因素）。

（8）血清HBV标记（HBs抗原或抗体）阳性。

（9）动脉造影见动脉瘤或血管闭塞（除外动脉硬化、纤维肌性发育不良或其他非炎症性病变）。

（10）中小动脉壁活检见中性粒细胞和单核细胞浸润。

上述10条中至少有3条阳性者可诊断为结节性多动脉炎。其诊断的敏感性和特异性分别为82.2%和86.6%。

【西医治疗】

（一）治疗方案

应根据病情轻重、疾病的阶段性、个体差异及有无合并症而决定治疗方案。目前该病治疗的主要用药是糖皮质激素联合免疫抑制剂（可参考其他血管炎治疗原则和用药）。治疗前应寻找包括某些药物在内的致病原因，并避免与之接触。

1. 糖皮质激素

糖皮质激素是治疗本病的首选药物，及时用药可以有效地改善症状，缓解病情。一般口服泼尼松每日1mg/kg，3～4周后逐渐减量至原始剂量的半量（减量方法依患者病情而异，可每10～15天减总量的5%～10%）；伴随剂量递减，减量速度越加缓慢，至每日或隔日口服5～10mg，长期维持一段时间（一般不短于1年）。病情严重如肾损害较重者，可用甲基泼尼松龙1.0g/d静脉滴注3～5天，以后用泼尼松口服，服用糖皮质激素期间要注意糖皮质激素引起的不良反应。

2. 免疫抑制剂

通常首选环磷酰胺（CYC）与糖皮质激素联合治疗。CYC 剂量为每日 2～3mg/kg 口服，也可用隔日 200mg 静注或按 0.5～1.0g/m^2 体表面积静脉冲击治疗，每 3～4 周一次，连用6～8 个月；根据病情，以后每2～3 个月1 次至病情稳定1～2 年后停药。除环磷酰胺外，也可应用硫唑嘌呤、甲氨蝶呤、苯丁酸氮芥、环孢素、霉酚酸酯、来氟米特等，服用中均应注意各类药物的不良反应。

3. 乙肝病毒感染患者用药

与乙型肝炎病毒复制有关联患者，可以应用小剂量糖皮质激素，尽量不用环磷酰胺，必要时可试用霉酚酸酯，每日 1.5g 分两次口服。应强调加用抗病毒药物，如拉米夫丁等。

4. 血管扩张剂、抗凝剂

如出现血管闭塞性病变，加用阿司匹林 50～100mg；双嘧达莫 25～50mg，一日三次；低分子肝素、丹参等。对高血压患者应积极控制血压。

5. 免疫球蛋白和血浆置换

重症结节性多动脉炎患者可用大剂量免疫球蛋白冲击治疗，常用每日 200～400mg/kg 静脉注射，连续 3～5 天。必要时每 3～4 周重复治疗 1 次。血浆置换能于短期内清除血液中大量免疫复合物，对重症患者有一定疗效。不论是采用血浆置换还是静注大剂量免疫球蛋白，都应同时使用糖皮质激素和免疫抑制剂。

（二）西医治疗困境

结节性多动脉炎病理变化多端，对人体危害较大，在应用激素和免疫抑制剂治疗之前，PAN 几乎是致死性的疾病，5 年生存率约 10%。激素及免疫抑制剂在本病使用剂量较大，中药配合解毒增效，可缓解其带来的诸多副作用。

【中医治疗】

本病病情复杂，临床少见，根据其症状大致可归纳为热毒阻络证、营卫不和证、脾肾不足证、肝肾阴虚证和肝风内动证。其辨证要点是分清虚、实、寒、热。实热毒盛阻络者，皮损色紫或鲜红，灼热疼痛兼有口干或口苦欲冷饮；虚寒者皮损色与正常皮肤近似，无压痛，肢冷畏寒，偶伴低热，舌淡、苔薄、质胖。临床上脉痹应与肌痹、关节痹痛等鉴别。

1. 热毒阻络证

主症：发热，腹痛，关节酸痛，患处络脉红热灼痛或有条索状物，或经脉循行排列多形结节，色鲜红或紫红，按之则痛，或肢端溃烂，身热口渴不欲饮，或便血，或尿血，或咯血，小便黄赤，舌苔黄，脉滑数或弦数。

治法：清热祛湿，活血消瘀。

方药：四妙勇安汤合血府逐瘀汤加减，药用金银花、当归、甘草、玄参、桃仁、赤芍、当归、乳香、没药。

加减：若热盛，加羚羊角、蒲公英、紫花地丁、石膏；湿盛者宜加苍术；瘀滞明显者加丹参、水蛭。

2. 营卫不和证

主症：发热，恶风，汗出，头痛，肢体肌肉疼痛、四肢结节以下肢为甚，肤色鲜红或黯紫，结块压痛明显，偶伴有瘀斑或网状青斑，脉细或弱。此证多见于本病的初期或复发期。

治法：调和营卫，祛邪消瘀。

方药：桂枝汤合桃红四物汤加减，药用桂枝、白芍、生姜、甘草、桃仁、红花、川芎、生白芍、生地黄。

3. 脾肾不足证

主症：神疲乏力，体重减轻，少气懒言，食少便溏，腰膝酸软，沿下肢内侧脾肾经脉循行排列多形性结节，色接近正常皮肤或稍偏白，可自由推动，无压痛或少许压痛，舌苔薄白或有齿痕，脉沉细。

治法：健脾益肾，温阳化瘀。

方药：阳和汤加减，药用鹿角片、怀山药、茯苓、肉桂、熟地黄、赤芍、桂枝、炮姜炭、桃仁、红花。

4. 肝肾阴虚证

主症：肌肉麻木不仁，形体消瘦，咽干耳鸣，以下肢结节为多，或硬结状，红斑，或脉管曲张，常伴腰膝酸软，骨蒸潮热，失眠盗汗，夜重日轻。

治法：滋补肝肾，活血通络。

方药：青蒿鳖甲汤合知柏地黄丸加减，药用青蒿、鳖甲、知母、黄柏、银柴胡、白薇、熟地黄、牡丹皮、山茱萸。

5. 肝风内动证

主症：心悸，发热，神昏谵语或惊厥，肢体麻木甚至半身不遂，头痛眩晕，双下肢或四肢见多形性结节，色黯紫，脉细弱数或无脉，舌质红，舌苔少。此证多见于本病的晚期或病情处于危笃阶段。

治法：滋阴平补，息风开窍，活血通络。

方药：镇肝息风汤加减，药用代赭石、怀牛膝、生龙骨、生牡蛎、白芍、生麦芽、天冬、石菖蒲、远志。

加减：若发热，加羚羊角、水牛角；病久体虚者加高丽参、太子参、黄芪；津亏口渴者加石斛、玉竹、知母；结节不散者加贝母；神志不清、神昏谵语者加安宫牛黄丸。

【科研思路与方法】

1. 理论研究方面

结节性多动脉炎一般采用激素治疗，但多数病例在停用激素后即见复发，经中西医结合治疗，取得较为满意的效果，故逐渐减轻激素用量而行中西医结合治疗。采取内外治法，结合以补肾益气拔毒解毒加以通络为主。

2. 实验研究方面

目前尚无特异性的临床或实验室指标，血沉仍被认为是有价值的非特异性指标，C 反应蛋白在急性期相当敏感，其浓度在几小时便有明显的改变。

3. 临床研究方面

王娇莉等回顾性分析3例以肺部病变为首发症状的PAN患者的临床特点，为诊断提供帮助，结果实验室检查如血沉快、C反应蛋白升高、血白细胞升高等具有提示意义。有学者曾收集115例HBV与PAN患者，观察临床表现、疗效指标，所纳入患者均为病理或血管造影证实有PAN，HBsAg阳性和病毒复制的证据（HBeAg或HBV DNA复制数高）。研究发现，给予抗病毒，治疗的80例患者中4例复发，24例死亡；未抗病毒治疗的35例患者中5例复发，17例死亡，胃肠道受累是主要的死亡原因，治疗上建议血清置换联合抗病毒，使血清转阴，并阻止远期的肝损害。

中医药对本病治疗，众多医家在本病的急性期多采用三妙散加减进行治疗。三妙散出自《医学正传》，由黄柏、苍术、牛膝组成，专为湿热下注、足膝肿痛而设。苍术和黄柏清利下焦湿热，牛膝既清热利湿，又可引药下达病位。现代研究也表明，三妙散有较好的抗炎镇痛作用，而金银花、白花蛇舌草也同样具有抗炎、抗内毒素的作用，其中红曲的现代研究表明其具有软坚散结、消肿止痛及抗疲劳、调免疫的作用。诸药合用，切中病机，故疗效显著。

【名医验案】

董振华验案

患者，54岁，因手足遇冷变白、疼痛20年，面部红斑3年，手足溃疡1年于2008年5月20日入院。患者自20年前每受凉或精神紧张后即双侧手指、足趾皮色变白，皮温减低，伴麻木疼痛，未予治疗，症状逐渐加重。2004年4月双足内踝皮肤散在小出血点；2005年面部出现散在红斑；2007年3月双手指甲旁出现红色皮疹、结节，随后指端破溃，疼痛剧烈；双下肢出血点增多，由内踝部至膝关节以下连结成片，伴肌肉肿胀疼痛、乏力明显。外院用口服激素治疗后，指端及内踝部破溃结痂，肿胀消退，7个月后停药。2007年11月因双手指端破溃坏死，外院行右手无名指和左手食指远端切除术。2008年4月双踝皮肤破溃、渗液、疼痛，到本院查血清抗核抗体ANA（+）1∶640，诊为“结缔组织病”。予泼尼松50mg qd+环磷酰胺0.1 qd治疗，收入中医科病房。自发病以来双下肢曾出现红色皮下结节，可自行消退，近2年体质量下降10kg。既往发现HBsAg阳性史4年，胆囊炎、胆囊结石史1年。入院查体：血压105/65mmHg，面及颈胸部多发片状小红斑，左手食指及右手无名指末端缺如，双小腿足靴区散在出血点及色素沉着，双踝皮肤多发直径约1cm×2cm至3cm×4cm形态不规则的溃疡，边缘红肿，破溃、渗淡黄色较清亮液体，部分结痂。左足背动脉搏动减弱，右足背动脉搏动消失。双侧腓肠肌压痛，双足趾针刺痛觉减退。实验室检查：血清ANA（+）1∶640，血沉10mm/h，血、尿、粪常规及肝肾功能、抗ds-DNA抗体、抗ENA抗体、抗心磷脂抗体、抗中性粒细胞胞浆抗体、狼疮抗凝物、免疫球蛋白、C反应蛋白、肌酶谱、心电图均正常，HBsAg、HBeAb、HBcAb均（+），HBV-DNA：2.2×10^3 copies/mL。双下肢动脉彩超：右侧胫前动脉管腔节段性狭窄，远心段及足背动脉血流显示欠清，考虑闭塞；双侧颈、双肾、双肠系膜上动脉彩超正常。肌电图示双下肢周围神经源性损害（感觉纤维受损为主）。皮肤科取疮面皮肤活检病理：真皮内血管周围散在淋巴组织细胞及核碎片，符合皮肤血管炎。

诊疗经过：入院后免疫内科会诊后考虑患者存在体质量下降、乏力、肌痛、双下肢压痛；血清乙型肝炎病毒 HBV 抗原阳性、抗中性粒细胞胞浆抗体阴性、双下肢周围神经源性损害、下肢动脉管腔闭塞。无颊部红斑、盘状红斑、光过敏、口腔溃疡、浆膜炎；无肺脏血管受累，无肾小球肾炎，无血液系统病变；抗 ds - DNA 抗体、抗 Sm 抗体、抗心磷脂抗体、狼疮抗凝物均阴性，不支持系统性红斑狼疮的特点，考虑 PAN 诊断成立。以皮肤损害为主要表现，无内脏受累，诊断为皮肤型结节性多动脉炎。治疗方面给予口服泼尼松 50mg qd、CTX 0.1 qd，并予拉米夫定 100mg qd 抗病毒。中医症见：面部赤丝红缕，肢端麻木发凉，下肢肌肉胀痛。双踝皮肤皮肉溃烂、渗液，脓液淡黄清亮，疮面周围红肿发热、疼痛剧烈。乏力，食欲不振，口干不喜饮，活动后气短，多汗怕冷，急躁易怒。下腹隐痛，尿黄，大便干。舌红暗有齿痕，苔中央黄腻微厚，舌下脉络迂曲，脉细滑。

西医诊断：结节性多动脉炎。

中医辨证：瘀毒，气阴两虚。

治法：清热解毒、祛湿活血为主。

方药：四妙勇安汤加味。金银花 30g，玄参 30g，当归 12g，生地黄 30g，赤芍 15g，紫花地丁 15g，紫草 30g，连翘 15g，苍术 15g，黄柏 15g，苏木 15g，薏苡仁 30g，白术 15g，蒲公英 30g，白花蛇舌草 30g，茯苓 30g，甘草 6g。每日 1 剂，分 2 次服。

药后两周双下肢足踝部皮肤疮面周围红肿消退，破溃、渗液、疼痛明显减轻，疮面渐干燥、结痂，舌苔黄腻减轻，苔较前变薄。前方加牡丹皮 10g，土茯苓 30g，鬼箭羽 15g，祛湿解毒、清热凉血。再服 10 剂，自感胃脘胀满，纳少，舌淡有齿痕，苔白微黄腻，脉细滑。守方去苏木、鬼箭羽，加牛膝 15g。继服 1 周，下肢破溃处结痂，3 天后疮面完全干燥。复查血象、肝肾功正常。HBV - DNA：$<1\times10^3$ copies/mL。病情好转，于 2008 年 6 月 19 日出院。

按语：本例既往喜食肥腻厚味，饮食不节，损伤脾胃，脾失健运，水聚成湿，日久郁而化热。湿邪阻遏气机，阳气不达四末；不能推动血行，血滞成瘀则肢端麻木发凉，肌肉胀痛；湿热下注，湿热之邪相互搏结，瘀血凝滞于经络化为热毒，损伤脉络，血败肉腐，故见局部破溃渗液，治疗予四妙勇安汤加味。本方由金银花、玄参、当归、甘草 4 味药组成，具有清热解毒、活血通络止痛之功效。方中重用金银花清热解毒为君；玄参泻火解毒为臣，清热兼能滋阴，并助金银花清热解毒；当归活血散瘀为佐，为血中之气药，与大剂量金银花、玄参同用可避其温燥，且有活血之长，有祛瘀生新之意；甘草为使，配金银花加强清热解毒的力量。现代药理研究表明，当归、牛膝等活血化瘀药有显著的抗凝、扩张血管、降低血小板黏聚性及纤维蛋白原、改善血液流变学和血管神经功能的作用。金银花对各型链球菌、多种杆菌和病毒有抑制作用，甘草有肾上腺皮质激素样作用，抗炎解毒作用显著。本例经中西医结合治疗后取效满意，因疗程尚短，故远期疗效有待于长期随诊。

【参考文献】

[1] Kawakami, Tamihiro. A Review of Pediatric Vasculitis with a Focus on Juvenile PolyarteritisNodosa [J] . American Journal of Clinical Dermatology, 2012, 13 (6):

389 -398.
［2］Wi J，Choi HH，Lee CJ，et al. Acute Myocardial Infarction due to Polyarteritis Nodosa in a Young Female Patient ［J］. KoreanCirc J，2010，40：197 - 200.
［3］王娇莉，任振义，夏俊波．以肺部病变为首发症状的结节性多动脉炎三例临床分析［J］．中国呼吸与危重监护杂志，2011，4：394 -397.
［4］顾越英，叶霜．结节性多动脉炎的诊断和治疗进展［J］．临床内科杂志，2002，19（3）：171 -173.
［5］路志正，焦树德．实用中医风湿病学［M］．北京：人民卫生出版社，1996.
［6］宣磊，孙连庆，董振华．中西医结合治疗皮肤型结节性多动脉炎1例［J］．中华中医药杂志，2009，24（10）：1390 -1391.
［7］Chung DC，Choi JE，Song YK，et al. Polyarteritis nodosacomplicated by chronic total occlusion accompanying aneurysmson all coronary arteries ［J］. Korean Circ J，2012，42：568 -570.
［8］Sunderkötter C. Skin manifestations of different forms of vasculitis ［J］. Z Rheumatol，2013，72（5）：436 -444.
［9］Rothschild PR，Pagnoux C，Seror R，et al. Ophthalmol - ogic manifestations of systemic necrotizing vasculitides at diagnosis：a retrospective study of 1286 patients and review of the literature ［J］. Semin Arthritis Rheum，2013，42（5）：507 -514.
［10］Guillevin L. Infections in vasculitis ［J］. Best Pract Res Clin Rheumatol，2013，27（1）：19 -31.
［11］钟华，严晓伟．结节性多动脉炎累及冠状动脉的临床特点与诊治［J］．中国心血管杂志，2014，19（3）：221 -225.
［12］中华医学会风湿病学分会．结节性多动脉炎诊断和治疗指南［J］．中华风湿病学杂志，2011，15：192 -193.
［13］宋建华．金银花解热抗炎作用的实验研究［J］．重庆医学，2011，40（25）：2552 -2553.

第八节 川崎病

【概述】

川崎病（Kawasaki disease，KD）又称皮肤黏膜淋巴结综合征（mucocutaneous lymph node syndrome，MCLS），是一种主要发生在5岁以下婴幼儿的急性发热出疹性疾病，发病时伴全身性血管炎，所以属血管炎综合征。本病是由日本的川崎富作医生在1967年首次报道，并以他的名字而命名的一种疾病，临床主要以发热、皮疹、非化脓性颈部淋巴结肿大、眼结膜充血、口唇红裂、杨梅舌、掌跖红斑、手足硬性肿胀等为主要表现的一种疾病。

该病在世界范围内流行，日本、美国、英国、加拿大及香港、台湾和北京的流行病学研究均显示该病发病率有逐年增高趋势，已经成为北美和日本儿童后天心脏病的主要病因，在我国也是儿科的心血管系统常见病之一。本病好发于5岁以下婴幼儿，男童多于女童，40岁以下的成年人中，川崎病引发的冠状动脉瘤占急性冠脉综合征的5%。发病率在世界各地差别较大，日本5岁以下儿童年发病率平均为90～112/10万，美国8.0～47.7/10万，香港1984～1994年川崎病发病率为25.4/10万，北京1995～1999年调查的平均发病率为22.9/10万，亚裔人种发病率显著高于其他人种。

在中医学中并没有川崎病的概念，而从现在的临床发病特点看，中医古籍及现代文献都没有与之相对应的病名。但据其传变过程及临床特点，大多数学者认为本病属“温病”范畴，“温邪上受，首先犯肺，逆传心包”；也有学者认为川崎病应属“疫疹”或“斑疹”范畴，而根据某一临床表现可归于感冒、麻疹暑温、发热、颈痈、肺热等。

【西医病因与发病机制】

川崎病的病因至今不清，但临床和流行病学资料支持该病的病因可能与感染、遗传及免疫因素有关。

1. 西医病因

（1）*西医感染*　大量临床及流行病学研究显示，感染与本病具有明显的相关性，以下几点支持感染因素。首先，临床症状上，该病主要表现为发热、皮疹、手掌红肿、眼结膜充血，均类似感染性疾病，与腺病毒感染、猩红热等感染性疾病较难鉴别，且有时该病有明显的自限性，复发率很低；其次，具有较强的季节性，多数地区有明显的冬、春发病高峰；再者，本病的流行都有一个明显的起始地；且年龄发病高峰，以婴幼儿发病多，成人及3个月以下小儿少见，可能由于小儿、婴儿从母体得到抗体，而成人多数因为隐性感染而产生了免疫力。另外，多数研究报道，该病病原体可能为立克次体、细菌（如丙酸杆菌、耶尔森菌、链球菌、葡萄球菌）、钩端螺旋体真菌、衣原体及病毒（如逆转录病毒、EB病毒、疱疹病毒6、微小病毒、副流感病毒2或3、麻疹病毒），但目前尚无一种病原被证实。Esper等在患儿呼吸道分泌物中检测到一种人类新型冠状病毒——纽黑文冠状病毒，表明冠状病毒感染与KD有密切关系。

（2）*免疫因素*　免疫系统的高度活化及免疫损伤性血管炎是川崎病的显著特征，引起异常免疫活化的原因目前有超抗原学说和普通抗原学说两种争议。较公认的观点是，不论超抗原还是普通抗原，进入体内后都通过介导免疫反应或自身免疫反应，引起细胞因子分泌增加，血管内皮细胞激活，单核细胞和吞噬细胞向组织移动，导致血管内皮功能障碍和细胞间质基质金属蛋白酶表达异常，造成血管壁损伤。另外有研究表明，川崎病患儿的淋巴细胞凋亡与正常对照不同，提示免疫参与了该病的发病。

2. 遗传因素

川崎病在亚裔人群中的发病率显著高于白种人群，进而推测该病可能与遗传基因有关。日本患儿的发病风险比白种人群高10倍，并且有家族聚集特点，患儿同胞患病的相对危险性远高于同龄正常人群；不同种族川崎病患儿分类免疫球蛋白相关抗原提示，某些相关基因在日本人群中出现率较白种人高，其易感性可能与多基因如CD40L、趋化因子受体、CD14启动子、HLA－Ⅰ类B或C某些等位基因的多态性有关。

3. 发病机制及免疫异常

因病因不明，KD 的发病机制目前也尚不清楚，现在认可的发病机制为急性期免疫细胞异常活化及细胞因子级联放大效应，导致血管内皮损伤及功能障碍。目前发病机制的研究进展主要为以下几个方面：①免疫系统活化；②细胞因子和炎性介质；③NF－κB 细胞内信号传导；④血管内皮损伤及功能障碍；⑤基质金属蛋白酶等表达异常，造成血管炎及血管损伤。

【中医病因病机】

本病的发生与感受温毒之邪有关，小儿脏腑娇嫩，形气未充，易为邪侵。邪毒自口鼻、皮毛而入，邪束于外，毒陷于内，小儿属纯阳之体，骤受毒邪后，正邪相争，毒邪易从火化，故见发热；卫气被邪郁遏，肌肤失于温养，故见微恶风寒；温热邪毒上攻，故见口微渴、目赤；邪毒蕴于肌腠，与气血相搏，发于肌腠而初现皮疹，发于黏膜而见口唇泛红；温热毒邪炼液成痰，痰火结于颈部而见颈部淋巴结肿大；邪毒侵犯肺经，致肺气清肃失司，可见咳嗽；毒热内迫营分，窜于肌肤血络而见斑疹布露，流注关节故见手足硬肿潮红；毒热炽盛，耗伤阴津，故见舌质红绛如杨梅，阴津不足，则口唇皲裂。

【诊断标准】

2017 年美国心脏协会（AHA）发布了川崎病诊断指南：

川崎病的典型表现为至少 5 天持续发热，同时伴有下列 5 种症状的 4 种。至少出现下列 4 种症状，尤其是手足出现潮红和肿胀时，连续发热 4 天即可诊断为川崎病。

（1）嘴唇开裂并伴有红斑，草莓舌，和/或口腔及咽黏膜红斑。

（2）双侧结膜充血，无分泌物。

（3）皮疹：斑丘疹、弥漫性红皮病或多形性细胞瘤样红疹。

（4）急性期手足出现红斑和水肿，和/或亚急性期出现甲周脱皮。

（5）颈部淋巴结肿大（直径≥1.5cm），通常表现为单侧。

【西医治疗】

（一）治疗方案

研究表明若能在川崎病发病后 10 天内进行诊断和治疗，则将大大降低其伴发冠状动脉损伤的概率（从 30% 下降至 5%）。静脉注射丙种球蛋白和阿司匹林联合治疗是目前公认的治疗川崎病的首选方案。

临床常用药物

（1）阿司匹林　为防止冠状动脉瘤内血栓形成，可给予抗血小板药物，应用其抗炎作用。早期需要大剂量口服，我国建议 30～50mg/（kg·d）口服，热退后 48～72 小时调整为 3～5mg/（kg·d）口服，直到冠状动脉内径恢复正常。轻症患者只需要单独使用阿司匹林 3～5mg/（kg·d），重症患者可并用华法令、Ticlopmine（抵克力得）等抗凝、抗血小板药物。狭窄性病变，年龄较大而且有可能会发生闭塞的患儿也可实行搭桥手术。对无冠状动脉并发症的患儿，小剂量阿司匹林继续服用6～8周，有冠状动脉扩张或冠状动脉瘤者需持续服用，以防冠状动脉瘤内血栓形成，直到冠状动脉内径恢复正常。

（2）*静脉注射丙种球蛋白*　静脉注射丙种球蛋白是目前公认的疗法，在发病早期使用大剂量丙种球蛋白，可有效防止动脉瘤形成。国际及国内推荐静脉注射丙种球蛋白治疗剂量及用法为：川崎病发病后5～7天内注射丙种球蛋白一次性2g/kg，可有效地降低冠状动脉瘤的发生率及临床症状的持续时间，使急性期的炎症蛋白很快恢复正常，同时提高心肌功能。

（3）*糖皮质激素*　糖皮质激素是其他多种血管炎症性疾病的治疗选择，但由于能够引起血小板聚集，因此在川崎病的治疗中仍存在争议。应用肾上腺皮质激素治疗，对缩短急性期发热日程有一定的效果，但有可能妨碍受损血管的重建和诱发冠状动脉瘤的发生；亚急性期患儿处于发展为血栓症的高风险期，长期使用可能增加促凝作用而使治疗结果更差。

（二）2017年AHA川崎病治疗管理

1. 初始治疗

静脉注射免疫球蛋白（IVIg）和阿司匹林初始治疗建议如下。

（1）完全性川崎病以及符合非完全性川崎病评估流程的患者，均应接受高剂量IVIg（2g/kg，单次静注），强调在发病10天之内接受治疗，确诊后越早越好（I，A）。

（2）若儿童出现不明原因的持续发热或冠状动脉异常，同时伴随持续的全身炎症，通常表现为红细胞沉降率（ESR）和C反应蛋白升高，在发病10天之后接受IVIg是合理的（Ⅱa，B）。

（3）给予中等剂量［30～50mg/（kg·d）］到高剂量［80～100 mg/（kg·d）］阿司匹林直至患者退烧，是合理的，但目前没有证据表明阿司匹林能降低冠状动脉瘤发生率（Ⅱa，C）。

（4）一般而言，患者发病10天之后若不存在发热、炎性标记物升高、冠状动脉异常等情况，不应使用IVIg（Ⅲ，C）。

（5）IVIg可加快ESR，故不能使用ESR来评估IVIg治疗。若ESR持续居高不下，不能将其视为IVIg耐受（Ⅲ，C）。

2. 辅助治疗

（1）*初始治疗的辅助治疗建议*　①单次剂量甲基强的松龙不能像IVIg一样作为川崎病患者的常规一线治疗（Ⅲ，B）。②川崎病急性期的高危患者接受IVIg 2g/kg和阿司匹林治疗时，可以考虑长期联合应用糖皮质激素类药物（可在2～3周内逐渐减量），在初始治疗之前这部分被认定的高危患者即可实施（Ⅱb，B）。

（2）*IVIg耐受患者的再治疗建议*　①患者首次接受IVIg治疗至少36小时后，若仍持续发热或再次发热，再次接受IVIg治疗（2g/kg）是合理的（Ⅱa，B）。②对再次IVIg治疗后发热复发的患者，可考虑接受高剂量类固醇治疗（通常静注甲基强的松龙20～30 mg/kg，持续3天），考虑将其作为二次输注IVIg的替代选择（Ⅱb，B）。③首次IVIg治疗后，若患者再次发热，可考虑使用减量的较长疗程（如2～3周）泼尼松龙或泼尼松，同时联合 IVIg（2g/kg）和阿司匹林（Ⅱb，B）。④IVIg 耐受者或许可考虑英夫利昔单抗（5mg/kg），替代二次输注 IVIg 或糖皮质激素类（Ⅱb，C）。⑤二次输注 IVIg、英夫利昔单抗或类固醇均无效的难治性川崎病患者，或许可以考虑环孢菌素（Ⅱb，C）。⑥二次输注 IVIg、英夫利昔单抗或类固醇均无效的高度难治性患者，可以考虑免疫调节单克隆抗体（TNF－α 阻滞剂除外）、细胞毒性药物或血浆交换（极少使用）（Ⅱb，C）。

（3）急性期血栓预防建议　①冠状动脉无异常的情况下，应给予患者低剂量阿司匹林（3～5mg/kg·d），直到发病 4～6 周后（Ⅰ，C）。②若冠状动脉瘤迅速增大或最大 Z 值≥10，使用低分子量肝素或华法林（INR 2.0～3.0）辅以低剂量阿司匹林进行系统抗栓是合理的（Ⅱa，B）。③血栓风险增加的患者，如大型或巨型动脉瘤（≥8mm 或 Z 值≥10）及近期冠脉血栓史等，或许可以考虑阿司匹林、其他抗血小板药物、抗凝剂（华法林或低分子量肝素）的“三联”治疗方案（Ⅱb，C）。④对服用阿司匹林的患者，布洛芬和其他非甾体类抗炎药或许会阻碍阿司匹林的抗血小板作用（Ⅲ，B）。

（4）冠状动脉栓塞治疗建议　①对于已经发生和即将发生管腔阻塞的冠脉栓塞，应采用抗栓治疗。对于达到一定栓塞面积的患者，可采用机械法恢复冠脉血流（Ⅰ，C）。②抗栓药物应连同低剂量阿司匹林和低剂量肝素一同给予患者，同时监测出血情况（Ⅰ，C）。③治疗严重栓塞负担和高危阻塞者，可考虑采用低剂量抗栓药与阿昔单抗联合应用（Ⅱb，C）。

3. 长期管理

（1）冠状动脉异常危险分层建议　①采用冠状动脉管腔直径转换的 Z 评分确定危险分层是合理的（Ⅱa，B）。②将最大和最新冠脉累及病变纳入危险分层是合理的（Ⅱa，C）。③将除冠脉管腔直径外的其他特征纳入危险分层决策是合理的（Ⅱa，C）。

（2）诱导型心肌缺血测试建议　①采用应力超声心动图或 CMRI、NM MPI 或 PET 评估诱导型心肌缺血是合理的（Ⅱa，B）。一般原则是尽量降低患者风险，特别是累积辐射量。应根据以上原则，根据患者和机构特征选择适宜的测试方法。②不应单独采用运动平板心电图测试来评估诱导型心肌缺血（Ⅲ，C）。

（3）诱导型心肌缺血患者评估建议　测试发现具有诱导型心肌缺血证据的患者，应行有创冠脉造影（Ⅰ，B）。

（4）机械血运重建适应证建议　①处于 STEMI 急性或亚急性期的川崎病患者，不应行血运重建，以免形成动脉瘤急性血栓阻塞（Ⅲ，C）。②曾有早期川崎病史的成年 STEMI 患者，应紧急行冠脉造影，以确定采取最佳手段恢复罪犯血管血流（Ⅰ，C）。③川崎病患者伴有稳定性心绞痛，以及高危左主干病变、多支冠脉病变和左室射血分数降低、多支血管病变伴糖尿病，或无创缺血性测试高危，应行血运重建（Ⅰ，C）。④无 ST 段抬高、可通过血运重建修复的冠脉病变患者，应行血运重建（Ⅰ，C）。⑤具有稳定性心绞痛和难治性症状的患者，行血运重建是合理的（Ⅱa，C）。⑥无症状性缺血和缺血累及左心室容积 10% 以上的川崎病患者，可考虑行血运重建（Ⅱb，C）。

（5）血运重建方法建议　①患有左主干病变、多支冠脉病变伴左室功能下降、PCI 不可修复的多支血管病变、多支冠脉病变伴糖尿病的川崎病患者，CABG 优于 PCI（Ⅰ，B）。②患有多支血管病变的较大儿童和成年川崎病患者，CABG 优于 PCI（Ⅰ，C）。③适当时，在行CABG的同时行双侧胸廓动脉移植（Ⅰ，B）。④单支血管病变或PCI可修复的局部多支血管病变，优选PCI（Ⅰ，C）。⑤钙化病变部位行PCI，应采用桡动脉入路，并置入支架（Ⅰ，C）。⑥对于多支血管病变的川崎病患者，局部PCI可修复的病变，采用多支血管PCI是合理的（Ⅱa，C）。⑦不需要长期抗凝的川崎病患者，行PCI置入药物洗脱支架是合理的（Ⅱa，C）。⑧川崎病患者PCI术中可采用IVUS来确定支架大小和放置是否合适（Ⅱa，C）。⑨对于条件适合行CABG但不愿接受手术的患者，如果患者知晓两种术式的危险和获益，可考虑行多支血管PCI（Ⅱb，C）。⑩需要抗凝的川崎病患者，如果出血危险可接受，可考虑PCI术中置入药物洗脱支架（Ⅱb，C）。⑪冠脉阻塞的川崎病患者不应在PCI术中单独采用球囊血管成形术（Ⅲ，C）。

（6）心脏移植建议　严重且不可逆的心肌功能不全，以及PCI或CABG均不可行的冠脉病变患者，可考虑行心脏移植（Ⅱa，C）。

（三）西医治疗困境

现代西医在治疗上主要针对症状进行相关支持疗法以控制炎症，抗血小板凝集为主，但其安全性和有效性仍需临床进一步验证，然而随着临床的不断实践，西药均有诸多副作用与并发症，不利于患儿康复。

近年来，关于KD的治疗更多报道及文献倾向于中西医结合治疗，这比单纯使用西药治疗更能取得较好疗效，有效地减轻临床症状，使病程缩短，减少冠状动脉瘤的发生，适合于临床推广。

【中医治疗】

1. 急性期（发病1～2周）

主症：高热不退，烦渴，躯干见多形红斑，四肢硬肿，双眼结膜充血，唇红干裂，口腔黏膜充血，舌红苔光。

治法：清热解毒，疏风透疹。

方药：银翘散合解毒透疹汤，药用金银花、连翘、大黄（后下）、黄连、黄芩、赤芍、牡丹皮、僵蚕、蝉蜕、桑叶、菊花、薄荷。

2. 亚急性期（发病3～4周）

（1）气营两燔证

主症：壮热，不恶寒反恶热，面赤，多汗，心烦，渴喜凉饮，皮疹开始隐退，体温逐渐下降，结膜充血基本消失，淋巴结肿大有触痛，大便不通，小便赤，舌红起刺苔光，脉洪大有力。

治法：清气凉营。

方药：白虎汤合清营汤加减，药用石膏、知母、粳米、甘草、玄参、牡丹皮、赤芍、金银花、连翘。

（2）热盛阴伤证

主症：壮热不退，斑疹密布，疹色赤紫可融合成片，唇红唇干破裂，口腔黏膜鲜红，双目红赤，颈部触及肿大淋巴结，四肢末肿胀发硬，皮肤干燥，心悸，胸闷，舌红起刺，苔光，脉细数无力。

治法：清热养阴生津。

方药：竹叶石膏汤加减，药用淡竹叶、石膏、知母、半夏、麦冬、人参、茯苓、甘草。

3. 后期

（1）气阴两伤证

主症：形体消瘦，体温正常，汗多，气短，皮肤干燥，干咳，口干渴，皮疹消失，指趾脱皮，乏力纳少，手足心热，舌红起刺少苔，脉细虚无力。

治法：益气养阴。

方药：生脉散合沙参麦冬汤，药用麦冬、甘草、贝母、知母、黄芪、青蒿、鳖甲（先煎）、当归、苦参。

（2）毒陷厥阴证

主症：身灼热，神昏谵语或昏聩不语，舌謇肢厥，腹胀，便溏，咽干口燥，少气懒言，乏力，舌色鲜红，苔光剥，脉细数。

治法：清心凉营，豁痰开窍。

方药：紫雪丹合安宫牛黄丸，药用牛黄、郁金、犀角（水牛角代）、黄芩、黄连、雄黄、栀子、朱砂、冰片、麝香、珍珠等。

【生活调摄】

1. 饮食调摄：多食用高营养、易消化的食物，以高热量、高蛋白、高维生素的流质或半流质饮食为主。

2. 注意休息，避免劳累：对已发烧患儿，体温38.5℃以下可采用物理降温，温水擦浴、冰袋降温、多饮温开水，如体温不降，持续升高达38.5℃以上应采用药物治疗。

3. 注意锻炼身体，增强体质：提高抵抗疾病的能力，在季节变化、天气冷暖不调时，特别注意保暖，预防感冒等。

【科研思路与方法】

1. 理论研究方面

川崎病已取代风湿热成为我国小儿后天性心脏病的主要病因之一。目前认为川崎病是一种免疫介导的血管炎。川崎病主要症状常见持续性发热，5～11天或更久（2周至1个月），体温常达39℃以上，抗生素治疗无效，常见双侧结膜充血，口唇潮红，有皲裂或出血，见杨梅样舌，手掌呈硬性水肿，手掌和足底早期出现潮红，10天后出现特征性趾端大片状脱皮，出现于甲床皮肤交界处，还有急性非化脓性一过性颈淋巴结肿胀，以前颈部最为显著，直径约1.5cm以上，大多在单侧出现，稍有压痛，于发热后3天内发生，数日后自愈，发热不久（1～4日）即出现斑丘疹或多形红斑样皮疹，偶见痱疹样皮疹，多见于躯干部，但无疱疹及结痂，1周左右消退。李瑞燕对川崎病与病原微生物关系进行了meta分析，纳入1979年1月至2010年10月的川崎病病因中病原检测的相关文献，纳入12篇文献，共研究5种病原菌，包括593例川崎病患儿和1152例对照组儿童。得出结论是，病原体感染参与川崎病发病，相关病原有金黄色葡萄球菌、A组链球菌、支原体和衣原体、人类微小病毒B19，而人类冠状病毒NL－63与川崎病发生无相关性。

2. 实验研究方面

张清友等测定13例确诊为KD患儿急性期的血浆NT－proBNP水平，结果血浆NT－proBNP水平在KD急性期显著升高，而在疾病恢复期其水平明显降低。近年来国内外的研究发现，机体免疫活性细胞异常分泌的白细胞介素－1β、白细胞介素－6、肿瘤坏死因子－α等炎性细胞因子，对川崎病的发病及并发症的发生起重要作用。上述炎性细胞因子对血管内皮细胞具有直接细胞毒作用，也可诱导血管内皮细胞表达及产生新抗原，并可促进B细胞分泌抗内皮细胞抗体，对内皮细胞产生溶细胞毒作用，破坏内皮细胞结构及功能的完整性，导致内皮细胞受损，产生全身性血管炎。

3. 临床研究方面

朱华等探讨不同浓度阿司匹林对急性期川崎病患儿外周血单个核细胞在TNF－α刺激条件下的NF－κB活化和IL－8表达的影响，结果表明，大剂量阿司匹林在KD急性期的主要抗炎作用机制是抑制了转录因子NF－κB的活化及其下游细胞因子的表达。

王氏等认为温毒为燥热之邪，燥热归阳明，肺胃为其必犯之地，故初期可见卫分表证，因小儿为纯阳之体，温热为阳热之邪，“两阳相劫”化热迅速，所以少见卫分症状，直接表现为肺胃气分症状。病程中或恢复期间，热毒流窜筋骨，肺胃热移于大肠、肝胆，伤及心之气阴，心血不畅，且温毒燥烈，伤津伤营，热毒塞于血脉，热瘀交阻，本病始终存在血瘀病机。

现代中药药理研究提示，活血化瘀药可降低血液黏稠度，抑制血小板凝集，降低血小板黏附力，抑制血小板内血栓素的合成和释放。活血化瘀药物还可改善机体免疫功能，减少炎症组织水肿，调节毛细血管的通透性，促进组织间液的吸收，有利于炎症的消退。

【名医验案】

史英杰验案

郭某，男，2岁，于1997年12月12日就诊。主诉：发热伴右颌下肿胀5天，患儿3天前无明显诱因突然出现高热，体温在38.6～41℃之间，同时伴颌下肿痛，目赤，烦躁，经服退热药配合酒精擦浴及静脉输西力欣治疗2天后，不仅高热未退，且手足出现肿胀，前胸后背出现红色皮疹，纳差，大便稀（每日2－3次）。查体：体温39.5℃，心率136次/分，精神差，烦躁不安，面赤，双眼结膜轻度充血，嘴唇干裂，口角糜烂，舌尖红起芒刺、苔黄，咽红，扁桃体I度肿大，无分泌。双手足轻度肿胀，右颈部可及一肿大淋巴结约2cm×3cm，活动度差，触痛明显。心肺（－），超声心动图及心电图正常。

西医诊断：川崎病。

中医辨证：邪毒外束，正邪交争证。

治法：疏风清热，解毒透疹。

方药：银翘散加减。金银花10g，连翘10g，大青叶10g，荆芥6g，薄荷6g（后下），蝉蜕3g，紫草10g，赤芍6g，红花6g，竹叶10g，芦根15g，沙参10g，生石膏30g，黄连3g，半夏6g。

3剂药后，热退，结膜充血及皮疹减轻，颈部淋巴结仍肿大，继服上方去荆芥，加玄参10g，浙贝母10g。

7剂药后患儿颌下淋巴结明显缩小，手足肿胀消失，指趾出现大片膜样脱皮，咳轻无痰，乏力，纳差，大便调，舌红少津，脉细数而软。辨证属温热伤津，气阴耗损。治宜益气养阴，调护胃气。方用沙参麦冬汤加减，太子参15g，玄参10g，沙参10g，麦冬10g，天花粉10g，玉竹10g，石斛10g，茯苓10g，白术10g，生地黄10g，知母12g，连翘10g，生牡蛎15g，丹参12g，红花6g。7剂药后，诸症消失而愈。

【参考文献】

［1］吴东海，王国春．临床风湿病学［M］．北京：人民卫生出版社，2008.

［2］叶贝，赵晓东．川崎病病因及发病机制的研究进展［J］．儿科药学杂志，2012，18（4）：49－52.

［3］Esper F，Shapiro E，Weibel C，et al. Association between a novel human coronavirus and Kawasaki Disease［J］. J Infect Dis，2005，191（4）：499－502.

［4］Onouchi Y. Molecular genetics of Kawasaki disease［J］. Pediatr Res，2009，65（5）：46－54.

［5］Wood LE，Tulloh RMR. Kawasaki disease in children［J］. Heart，2009，95（10）：787－792.

［6］胡亚美，江载芳．诸福棠实用儿科学［M］.7版．北京：人民卫生出版社，2002.

［7］Ayusawa M，Sonobe T，Uemura S，et al. Revision of diagnostic guidelines for Kawasaki disease（the 5th revised edition）［J］. Pediatr Int，2005，47（2）：232－234.

［8］Newburger JW，Taubert KA，Shulman ST，et al. summary and abstracts of the Seventh International Kawasaki disease symposium，2001，Hakone，Japan［J］. Pediatr Res，2003，53（1）：153－157.

［9］Muta H，Ishii M，Iemura M，et al. Effect of revision of Japanese diagnostic criterion for fever in Kawasaki disease on treatment and cardiovascular outcome［J］. Circ J，2007，71（11）：1791－1793.

［10］赵晓东，杜忠东．川崎病专题讨论会纪要［J］．中华儿科杂志，2007，45（11）：826－830.

［11］陈湘君工作室．陈湘君学术经验撷英［M］．上海：上海中医药大学出版社，2009.

［12］李瑞燕，李晓辉，吴泰相．川崎病与病原微生物关系的meta分析［J］．临床儿科杂志，2013，31（1）：69－73.

［13］许鸿佳，许尤佳．川崎病中医辨证与治疗［J］．中国民族民间医药，2011，4：6－8.

[14] 史英杰，王彩凤．中医辨治川崎病体会［J］．中医杂志，2000，41（11）：655－656.

[15] 李永佳，弓艳玲，银秋菊，等．川崎病的中医认识［J］．江西中医药，2007，38（9）：10－11.

[16] 刘丽莎，钟天鹰．川崎病的研究进展［J］．医学综述，2012，18（22）：3815－3819.

[17] Okitsu NS，Furusawa S，Kawa Y，et al. Suppressive eff ect of intravenous immunoglobulins on the activity of interleukin－1［J］. Immunol Res，1994，13：49－52.

[18] Shimizu C，Jain S，Davila S，et al. Transforming growth factor－beta signaling pathway in patients with Kawasaki disease［J］. Circ Cardiovasc Genet，2011，4（1）：16－25.

[19] Pinna GS，Kafetzis DA，Tselkas OI，et al. Kawasaki disease：an overview［J］. Curr Opin Infectious Dis，2008，21（3）：263－270.

[20] 朱华．阿司匹林对急性期川崎病患儿外周血单个核细胞在肿瘤坏死因子－α刺激条件下的核因子－κB活化和白细胞介素－8表达的影响［D］．南昌：南昌大学，2008.

第九节　韦格纳肉芽肿

【概述】

韦格纳肉芽肿（Wegener′s granulomatosis，WG）又称肉芽肿性血管炎（granulomatosis with Polyangiitis，GPA），是一种坏死性肉芽肿性血管炎，属自身免疫性疾病。该病病变累及小动脉、静脉及毛细血管，偶尔累及大动脉，其病理表现以血管壁的炎症为特征，主要侵犯上、下呼吸道和肾脏，通常以鼻黏膜和肺组织的局灶性肉芽肿性炎症开始，继而进展为血管的弥漫性坏死性肉芽肿性炎症，典型的WG“三联征”包括上呼吸道、肺及肾脏病变，临床常表现为鼻和副鼻窦炎、肺病变和进行性肾功能衰竭。

该病男性略多于女性，可发于各个年龄层次，以中年人多发，40～50岁为本病的高发年龄，中位年龄为41岁。WG在白种人多见，在美国估计其发病率为百万分之三。

中医文献里没有韦格纳肉芽肿的记载，但是根据WG的临床表现，可归属中医学“积聚”“鼻渊”“咳嗽”“尿血”“水肿”等范畴。《素问·气厥论》曰：“胆移热于脑，则辛頞鼻渊。鼻渊者，浊涕下不止也。”

【西医病因与发病机制】

本病病因病机尚不清楚，遗传因素中可能与多个HLA抗原有关，感染因素中金黄色葡萄球菌过敏可能较为重要。多数学者认为免疫介导的损伤机制是发病的重要部分，WG的组织损伤是在一定的环境和遗传背景下，机体产生的异常免疫反应。近年发现，抗中性粒细胞胞质抗体的水平与WG发病和疾病的严重程度密切相关，推测坏死性血管炎和内皮损伤是中性粒细胞颗粒蛋白炎症和免疫反应相互作用的结果，从而引起肉芽肿性血管炎。

【中医病因病机】

1. 病因

本病是由于邪毒犯肺，下传于肾，湿热蕴结，瘀阻肾络所致。

（1）外邪袭肺　外邪侵袭，肺失宣肃，肺络失宁则咳嗽、咳痰带血。

（2）内伤湿热　湿热瘀滞于肾，肾络受损，血从下溢，则尿血；肺失通调之职，肾之气化功能障碍，水液内潴，泛溢肌肤，则水肿。

2. 病机

本病病机总属外感内伤，虚实夹杂。病位在肺、肾两脏，涉及脾、肝、心；病变初期以热、毒、湿、瘀为主，后期则正气渐虚。

【诊断标准】

WG 早期诊断至关重要。本病临床上常被误诊，为了能早期诊断，对有以下情况者应高度怀疑：①不明原因的发热，伴有呼吸道症状；②慢性鼻炎及副鼻窦炎，经检查有黏膜糜烂或肉芽组织增生；③眼、口腔黏膜有溃疡、坏死或肉芽肿；④肺内有可变性结节状阴影或空洞；⑤皮肤有紫癜、结节、坏死和溃疡等。

1. 1990 年美国风湿病学会 WG 分类标准

目前，本病仍采用 1990 年美国风湿病学会 WG 分类标准，其敏感性及特异性较好。

（1）鼻或口腔炎症，痛性或无痛性口腔溃疡，脓性或血性鼻腔分泌物。

（2）胸部 X 线片异常：胸部 X 线片示结节、固定浸润病灶或空洞。

（3）尿沉渣异常：镜下血尿（红细胞 >5，高倍视野）或出现红细胞管型。

（4）病理性肉芽肿性炎性改变：动脉壁或动脉周围，或血管（动脉或微动脉）外区域有中性粒细胞浸润，形成肉芽肿性炎性改变。

符合 2 条或 2 条以上时可诊断为 WG，诊断的敏感性和特异性分别为 88.2% 和 92.0%。

ANCA（抗中性粒细胞胞浆抗体）测定是 WG 诊断较为有意义的非创伤性检查，其中 C-ANCA（胞浆 ANCA）对 WG 的特异性达 90%～97%，敏感性达 95%，但在局限型 WG 中，60% 的病例 C-ANCA 阴性。病理组织活检也是确诊 WG 的重要依据，但活检并非总能观察到 WG 的坏死、肉芽性炎症、血管炎三个典型组织学特征，在一定程度上缺乏诊断敏感性。

2. 2017 年肉芽肿性多血管炎（GPA）分类标准

新的血管炎分类标准适用于经风湿科医师判断、已确定患有小血管炎的患者，为确定其是否患有 GPA 所设置，这也是该标准制定时使用的统计方法的假设前提。该标准首次提出使用“减分”来除外其他小血管的诊断，在标准中涵盖临床表现、影像学、病理学、血清学等多个 GPA 特征，更符合风湿科临床医生的临床工作实践。因此，该标准能更好地适用于临床工作，对临床实践有较好的指导作用，较 1990 年 ACR 诊断标准有突破性的进步。

表 6－2 ACR/EULAR（暂定）2017 年肉芽肿性多血管炎分类标准

临床标准	鼻腔血性分泌物、溃疡、鼻痂或鼻窦－鼻腔充血/不通畅	3分
	鼻息肉	-4分
	听力丧失或下降	1分
	软骨受累	2分
	眼红或眼痛	1分
实验室检查	c－ANCA 或 PR3－ANCA 抗体阳性	5分
	嗜酸细胞计数≥1×10^9/L	-3分
	胸部影像检查提示结节、包块或空洞形成	2分
	活检见到肉芽肿表现	3分

注，以上 9 项评分总和≥5 分的患者可以分类诊断为 GPA。

【西医治疗】

（一）治疗方案

治疗可分为 3 期，即诱导缓解、维持缓解以及控制复发。循证医学（EBM）显示糖皮质激素加环磷酰胺（CYC）联合治疗有显著疗效，特别是肾脏受累以及具有严重呼吸系统疾病的患者，应作为首选治疗方案。经治疗，病死率可由过去的 2 年内 90% 以上降至 20% 以下。

1. 糖皮质激素

活动期用泼尼松 1.0～1.5mg/（kg·d），用 4～6 周，病情缓解后减量并以小剂量维持。对严重病例如中枢神经系统血管炎、呼吸道病变伴低氧血症如肺泡出血、进行性肾功能衰竭，可采用冲击疗法；甲基泼尼松龙 1.0g/d×3d，第 4 天改口服泼尼松 1.0～1.5mg/kg/d，然后根据病情逐渐减量。

2. 免疫抑制剂

（1）环磷酰胺　通常给予口服 CYC 1～3mg/（kg·d），也可用 CYC 200mg，隔日一次。对病情平稳的患者可用 1mg/（kg·d）维持。对严重病例给予 CYC 1.0g 冲击治疗，每 3～4 周 1 次，同时给予每天口服 CYC 100mg。CYC 是治疗本病的基本药物，可使用 1 年或数年，撤药后患者能长期缓解症状。用药期间注意观察不良反应，如骨髓抑制、继发感染等。循证医学显示，CYC 能显著地延长韦格纳肉芽肿患者的生存期，但不能完全控制肾脏等器官损害的进展。

（2）硫唑嘌呤　硫唑嘌呤为嘌呤类似药，有抗炎和免疫抑制双重作用，有时可替代 CYC。一般用量为 2～2.5mg/（kg·d），总量不超过 200mg/d。但需根据病情及个体差异而定，用药期间应监测不良反应。如 CYC 不能控制病情，可合并使用硫唑嘌呤或改用硫唑嘌呤。

（3）甲氨蝶呤　MTX 一般用量为 10～25mg，QW（每周 1 次），口服、肌注或静注疗效相同，如 CYC 不能控制可合并使用之。

（4）环孢素　作用机理为抑制 IL－2 合成，抑制 T 淋巴细胞的激活。其优点为无骨髓抑制作用，但免疫抑制作用也较弱，常用剂量为 3～5mg/（kg·d）。

（5）霉酚酸酯 初始用量1.5g/d，分3次口服，维持3个月；维持剂量1.0g/d，分2~3次口服，维持6~9个月。

（6）丙种球蛋白 静脉用丙种球蛋白（IVIG）与补体和细胞因子网络相互作用，提供抗独特型（anti－idiotypic）抗体作用于T、B细胞。大剂量丙种球蛋白还具有广谱抗病毒、细菌及中和循环性抗体的作用，一般与激素及其他免疫抑制剂合用，剂量为300~400mg/（kg·d），连用5~7天。

3. 其他治疗

（1）复方新诺明片：对于病变局限于上呼吸道以及已用泼尼松和CYC控制病情者，可选用复方新诺明片进行抗感染治疗（2~6片/日），认为有良好疗效，能预防复发，延长生存时间。在使用免疫抑制剂和激素治疗时，应注意预防卡氏肺囊虫感染所致的肺炎，约6%的韦格纳肉芽肿患者在免疫抑制治疗的过程出现卡氏肺囊虫肺炎，并可成为韦格纳肉芽肿的死亡原因。

（2）生物制剂：对泼尼松和CYC治疗无效的患者，可选TNF－α受体阻滞剂。

（3）血浆置换：对活动期或危重病例，血浆置换治疗可作为临时性治疗，但仍需与激素及其他免疫抑制剂合用。

（4）急性期患者如出现肾衰则需要透析，55%~90%的患者能恢复肾功能。

（5）对于声门下狭窄、支气管狭窄等患者可以考虑外科治疗。

（二）西医治疗困境

目前西医主要是通过糖皮质激素加环磷酰胺联合治疗有显著疗效，可以诱导和维持长期的缓解，难以控制的感染和不可逆的肾脏损害是影响其预后的主要不良因素，大剂量激素和免疫抑制剂的使用会增加感染的危险及药物治疗带来的不良反应。

【中医治疗】

1. 急性发病期

主症：发热恶寒，胸闷，咳嗽有痰，咳痰带血，水肿，尿血，舌红苔微黄，脉浮数。

治法：清热解毒，化湿祛浊。

方药：清瘟败毒散合桃红四物汤加减，药用黄芩、桑白皮、白花蛇舌草、石韦、泽泻、白茅根、茯苓、法半夏、枳实、土茯苓、桃仁、丹参、赤芍、莪术、制大黄。

2. 慢性缓解期

主症：鼻塞涕白黏，量较多，无明显臭味，嗅觉欠。偏于肺气虚者，可见肢冷，气短乏力，遇风加重，舌淡红苔薄白脉细；偏于脾气虚者，可见面色萎黄，食少便溏，舌淡红苔白脉弱。

治法：补气养血，健脾益肾。

方药：生脉饮合桃红四物汤加减，药用生地黄、麦冬、甘草、桃仁、红花、熟地黄、川芎、赤芍等。

【科研思路与方法】

1. 理论研究方面

WG是一种罕见的坏死性肉芽肿性血管炎，临床误诊误治率及病死率极高，中医认为气血衰败、痰热阻络是本病的根本病机，治宜峻补其气。

2. 实验研究方面

目前认为，本病的病因与遗传易感因素和环境因素皆有关，遗传方面可能与HLA-B50、B55及HLA-DRI、HLA-DQW7相关，环境因素可能与病毒、细菌感染有关。抗中性粒细胞胞浆抗体对WG的早期诊断有较大的价值。免疫荧光检测c-ANCA结合酶联免疫吸附检测抗蛋白酶3（抗PR3）的敏感性和特异性分别超过90%和98%，可作为诊断及监测WG的主要指标。ANCA作为标记物，对ANCA相关性血管炎的早期诊断具有积极的意义。姜波等检测韦格纳肉芽肿患者外周血免疫细胞，特别是B淋巴细胞和浆细胞IL-17受体的表达有无异常。采用流式细胞仪检测正常人及WG患者外周血免疫细胞表面IL-17R蛋白的表达，结果IL-17R在WG患者外周血中性粒细胞、单核细胞、总淋巴细胞上的表达与正常人无显著差异，但在B淋巴细胞和浆细胞上的表达显著高于正常人；活动期与非活动期患者、环磷酰胺和甲氨蝶呤治疗组患者IL-17R的表达无显著差异。所以，IL-17R在WG患者外周血B淋巴细胞和浆细胞上的表达显著升高，但在中性粒细胞和单核细胞上的表达无明显异常。

3. 临床研究方面

梁东风等分析25例WG患者的临床资料和其中20例的活检病理资料，对9例患者进行随访。结果WG的基本病理改变为坏死性肉芽肿和小血管炎；有多系统、器官受累，而以上、下呼吸道及肾脏受累为常见，对糖皮质激素和环磷酰胺治疗反应较好。现代药理研究亦表明，补阳还五汤具有改善微循环、抗氧化、抗炎和调节免疫等作用，可以保护氧化酶活性，清除缺血、缺氧组织所产生的大量自由基，抑制自由基介导的脂质过氧化连锁反应，稳定细胞膜，从而促进损伤细胞的恢复；同时对周围神经轴突的再生、细胞的活跃增殖、神经鞘的形成及结构的完整，有明显的促进作用；并能改善再生神经的血液供应，促进神经轴浆运输和改善神经元的能量代谢，从而对周围神经损伤有治疗作用。

【参考文献】

[1] 中华医学会风湿病分会．韦格纳肉芽肿病诊治指南（草案）[J]．中华风湿病学杂志，2004，8（9）：562-564.

[2] 姜波，王红，刘布骏．IL-17R在韦格纳肉芽肿患者外周血免疫细胞的表达[J]．实用临床医药杂志，2011，15（19）：34-36.

[3] Bohm，Marek，et al. Clinical features of childhood granulomatosis with polyangiitis（wegener's granulomatosis）[J]. Pediatric Rheumatology，2014，12（1）：3-14.

[4] 梁柳琴，尹培达．韦格纳肉芽肿病的诊治进展[J]．新医学，2004，5（35）：268-269.

[5] 梁东风，刘小兵．韦格纳肉芽肿病的临床和病理分析［J］．中华风湿病学杂志，2003，7（8）：482－486.

[6] 曾小峰．重视韦格纳肉芽肿病的诊断与治疗［J］．中华风湿病学杂志，2003，7（10）：562－564.

[7] Stcin J，Sridharan ST，Eliachar J，et al. Nasal cavity squamous cell carcinoma in Wegener's granulomatosis［J］. Arch Otolaryngol Head Neck Surg，2001，127：709.

[8] 刘湘源，黄烽．韦格纳肉芽肿的治疗现状［J］．中国药物应用与监测，2005，(3)：30－33.

[9] Söderström，Ana，Revaz，et al. Cranial neuropathies in granulomatosis with polyangiitis (Wegener's)：a case－based review［J］. Clinical Rheumatology，2015，34 (3)：591－596.

[10] Hakan Bulus，Muzaffer Akkoca，Ali coşkun，et al. Intestinal perforation as the initial presentation of Wegener's granulomatosis［J］. Rheumatology International，2013，33（11）：2957－2958.

[11] Matlach，Juliane，Freiberg，et al. Vasculitis－like hemorrhagic retinal angiopathy in Wegener's granulomatosis［J］. BMC Research Notes，2013，6（1）：1－4.

[12] 梁东风，刘小兵，黄烽，等．韦格纳肉芽肿病的临床和病理分析［J］．中华风湿病学杂志，2003，08：482－486，522.

[13] Gubbels SP，Barkhuizen A，Hwang PH. Head and neck manifestations of Wegener's granulomatosis［J］. Otolaryngol Clinic North America，2003，36（5）：685－705.

[14] Mosca M，Neri R，Giannessi S，et al. Therapy with pulse methylprednisolone and short course pulse cyclophosphamidie for diffuse proliferative glomorulonicphritis［J］. Lupus，2001，10（4）：253－257.

第十节 过敏性紫癜

【概述】

过敏性紫癜（Henoch－Schonlein Purpura，HSP）又称急性血管性紫癜或 Henoch－Schonlein 紫癜，是一种血管变态反应性疾病。本病主要累及皮肤、肾脏、胃肠道和关节，临床可见皮疹、腹痛、黑便、关节肿痛及血尿等表现。本病常见于儿童、青少年，成人也可发病，发病率为（10～20）/10 万，男性高于女性，有报道比例为 2∶1～6∶1，好发季节为冬末春初。

在中医学中并没有过敏性紫癜的概念，目前多数学者把它归属于中医“血证”“紫斑”“肌衄”“葡萄疫”“斑疹”“血风疮”“紫癜风”等范畴。正如《灵枢·百病始生》曰：“阳络伤则血外溢，血外溢则衄血；阴络伤则血内溢，血内溢则后血。”陈实功在《外科正宗》中曰：“葡萄疫中感受四时不正之气，郁于皮肤不散，结成大小青紫斑点，色若葡萄，发在遍体头面。”朱丹溪在《丹溪手镜·斑疹》中提到：“内伤斑者胃气极虚，一身火游于外所致。”《医宗金鉴·失血总括》曰：“皮肤出血曰肌衄。”《医学正传·血证》将各种出血归在一起，并以“血证”之名概之。

【西医病因与发病机制】

（一）西医病因

目前病因不清，可能涉及感染、遗传、药物、疫苗及某些食物诱发等因素。

1. 感染

细菌方面，链球菌是引起 HSP 的病因，以 A 组 β 溶血性链球菌（GABS）所致的上呼吸道感染最常见，且其在紫癜性肾炎的发生中也起一定作用；幽门螺杆菌感染可能是 HSP，尤其是 HSP 腹型患儿发病的重要因素。研究发现 Hp 感染与腹型 HSP 有显著相关性。此外尚有金黄色葡萄球菌、肺炎球菌、结核杆菌等，病毒多见风疹、水痘、麻疹、流感病毒，此外肠道寄生虫亦可引起本病。病毒方面，在 HSP 患者血清循环免疫复合物中检测到柯萨奇病毒特异性 IgM，且抗体滴度较健康对照组显著增高，认为 HSP 发病与感染柯萨奇病毒有关；EB 病毒是一种常见的 HSP 感染病原体，文献报道可达统计例数的 41.79%。

2. 遗传

HSP 具有一定的家族聚集倾向，常见家族中同时发病，同胞中可同时或先后发病，提示遗传因素在该病的发病过程中起一定作用。不同种族人群的发病率不同，白种人的发病率明显高于黑种人。

3. 食物

多种食物，如鱼、虾、蟹、蛋、乳等食物异性蛋白等可能诱发本病。花粉、粉尘、寒冷刺激等因素也可能导致 HSP 皮疹反复，但缺乏循证医学证据。有报道 HSP 患儿食物不耐受率高达 92.5%，其中鸡蛋的阳性率最高，其次为西红柿、牛奶和鳕鱼等。

4. 药物

抗生素（青霉素、链霉素、红霉素、氯霉素）、磺胺类、异烟肼、解热镇痛药（水杨酸类、保泰松）等。

5. 其他

如受凉、虫咬、疫苗接种等都有报道可引起 HSP。疫苗接种如流感疫苗、乙肝疫苗、狂犬疫苗、流脑疫苗接种可能诱发 HSP。

（二）发病机制

HSP 发病机制尚不完全清楚。目前认为主要的免疫病理机制是各种免疫因素介导的一种全身性血管炎症。IgA1 糖基化异常及分子清除障碍，导致 IgA1 免疫复合物介导的体液免疫异常；Th2 和 Th17 细胞异常活化，IL－6、TNF－α 分泌增多，TNF 样凋亡弱化因子调控的核因子－κB 活化，血浆一氧化氮、内皮素水平增高等细胞免疫和炎症介质的参与，可能共同导致微血管内皮损伤，促进过敏性紫癜的发生。

1. 体液免疫

HSP 患儿体液免疫功能紊乱，B 淋巴细胞多克隆活化，患儿血清 IgA 水平增高，以

IgA 及 IgA 免疫复合物沉积于小血管，造成皮肤等血管内皮损伤。HSP 患儿血清 IgA1 水平明显升高，IgA1 沉积于小血管壁及由此引起的炎症反应和组织损伤在 HSP 发病过程中起重要作用。IgA1 氧连接枢纽区的糖基化异常及 IgA1 分子清除障碍是导致 IgA1 免疫复合物沉积的主要原因。在 HSP 患儿血清中发现循环的 IgA 型抗中性粒细胞胞质抗体，以及 IgA 型类风湿因子表达增多，证实 IgA 免疫复合物在 HSP 发病中可能起关键作用。各种类型的 HSP 均有小分子的 IgA1 循环免疫复合物沉积，大分子的 IgA1 - IgG 循环免疫复合物沉积于肾脏是引起 HSPN 的重要原因，而半乳糖缺乏的 IgA1 水平增高可能在导致 HSPN 发生及判断 HSPN 预后中起关键作用。

2. T 淋巴细胞异常

在 HSP 及 HSPN 发病中，Th1/Th2 细胞失衡，Th2 细胞过度活化已成为共识。而调节性 T 淋巴细胞的减少引起免疫抑制效应不足，很有可能是 HSP 急性期免疫失衡的重要原因。有研究显示，Th2 和 Th17 在 HSP 患者中显著高于健康对照组，Th17 细胞及 IL - 17 参与机体炎症反应，表明 Th2 和 Th17 的异常活化与 HSP 的发生及发展相关，而 Th1 和 Treg 在 HSP 与健康对照组中无显著性差异。研究证实，急性期调节性 T 细胞亚群数量明显降低，表明调节性 T 细胞的减少并由此引起免疫抑制效应不足，可能是 HSP 急性期免疫失衡的原因之一。

3. 炎症介质

细胞因子是机体细胞分泌的一类小分子可溶性多肽介质，其有调节免疫、促进细胞活化等功能，主要包括肿瘤坏死因子、血管内皮生长因子及白细胞介素。IL - 6、IL - 4、TNF - α 在 HSP 患儿血清中表达水平显著升高，可能是致 HSP 发病的重要原因。可溶性黏附分子 - 1 和细胞黏附分子 - 1 在 HSP 急性期水平显著高于恢复期和健康对照，提示尿 sICAM - 1 和 sVCAM - 1 水平高低可能与 HSP 患儿肾脏病变程度有关。

4. 其他

如一氧化氮（NO）导致内皮细胞损伤，在 HSP 急性期时，NO 的升高程度明显。NO 和内皮素 - 1（ET - 1）水平在 HSP 急性期患儿血浆中异常升高，且在 HSPN 及高血压组中更显著，提示 NO 和 ET - 1 可能与 HSP，尤其是 HSPN 的发病相关，NO、ET - 1 的水平可作为临床判定 HSP 病情及预后的重要指标。补体方面，早期发现 HSP 患者肾毛细血管壁、系膜区有补体 C5、C6、C7、C8、C9 沉积，而近期则显示 C3 与 HSP 有关。

【中医病因病机】

1. 风湿热毒邪气袭表

过敏性紫癜的主要病因为外感六淫，由于风湿邪气侵袭，与气血相搏，郁而化热，热伤脉络，使血不循经，溢于脉外，渗于肌肤而成。如风热外袭，火伤血络，血热妄行，导致紫斑急性发作；风寒、风湿侵袭经络关节，导致关节肿胀；气滞血瘀导致关节疼痛等。《景岳全书·血证》所载：“故有以七情而动火者，有以七情而伤气者，有以劳倦色欲而动火者，有以劳倦色欲而伤气者，或外邪不解而热郁于经……或阴盛格阳，则火不归原而泛滥于上。”

2. 饮食所伤

饮食不节或食入禁忌，脾胃受损，不能运化，湿热蕴阻，血随湿热外溢肌肤而成紫癜。《证治要诀·发丹》明确指出："有人一生不食獐鱼动风之物等，才食则丹腿发。"

3. 肝肾阴虚

肝肾同源，病理上肾阴不足可累及肝阴，肾阴为人体阴液之根本，有抑制元阳火动之功。肝肾阴虚，则阴不制阳，水不涵木，虚热内扰。

4. 气不摄血

本病病机有虚实之分，实者多为血热血瘀，虚者多为脾肾气虚，发病之初多由外感毒邪化热，热盛动血，迫血妄行所致；久病脾肾气虚，脾气虚弱，失于统摄，导致皮肤紫斑、尿血、便血等出血证候。

【诊断标准】

1. 2006 年诊断标准

2006 年，欧洲风湿联合会（EULAR）和儿科风湿学会（PReS）对 HSP 的诊断标准进一步细化，删除了发病年龄作为诊断标准的限制，强调了组织病理活检的特点，以 IgA 为主的沉积物是其主要的病理类型；确定主要的诊断标准：明显的紫癜疹。可伴有以下 1 个或多个次要指征：

（1）弥漫性腹痛。

（2）皮肤等组织活检显示以 IgA 为主的沉积物。

（3）任何关节出现的急性关节炎或关节痛症状。

（4）肾脏受损（血尿或蛋白尿）。

2. 2016 年紫癜性肾炎诊治循证指南

中华医学会儿科学分会肾脏学组在 2009 年版指南的基础上更新发布了《紫癜性肾炎诊治循证指南（2016）》。在过敏性紫癜病程 6 个月内，出现血尿和（或）蛋白尿。其中血尿和蛋白尿的诊断标准分别为：①血尿：肉眼血尿或 1 周内 3 次镜下血尿红细胞≥3 个/高倍视野（HP）。②蛋白尿：满足以下任一项者：1 周内 3 次尿常规定性示尿蛋白阳性；24 小时尿蛋白定量 >150mg 或尿蛋白/肌酐（mg/mg）>0.2；1 周内 3 次尿微量白蛋白高于正常值［B］。

极少部分患儿在过敏性紫癜急性病程 6 个月后，再次出现紫癜复发，同时首次出现血尿和（或）蛋白尿者，应争取进行肾活检，如为 IgA 系膜区沉积为主的系膜增生性肾小球肾炎，仍可诊断为紫癜性肾炎［C］。

（1）临床分型　①孤立性血尿型；②孤立性蛋白尿型；③血尿和蛋白尿型；④急性肾炎型；⑤肾病综合征型；⑥急进性肾炎型；⑦慢性肾炎型。

（2）病理分级

①肾小球病理分级

Ⅰ级：肾小球轻微异常。

Ⅱ级：单纯系膜增生，分为：a. 局灶节段；b. 弥漫性。

Ⅲ级：系膜增生，伴有<50%肾小球新月体形成和（或）节段性病变（硬化、粘连、血栓、坏死），其系膜增生可为：a. 局灶节段；b. 弥漫性。

Ⅳ级：病变同Ⅲ级，50%～75%的肾小球伴有上述病变，分为：a. 局灶节段；b. 弥漫性。

Ⅴ级：病变同Ⅲ级，>75%的肾小球伴有上述病变，分为：a. 局灶节段；b. 弥漫性。

Ⅵ级：膜增生性肾小球肾炎。

②肾小管间质病理分级

（－）级：间质基本正常。

（＋）级：轻度小管变形扩张。

（＋＋）级：间质纤维化、小管萎缩<20%，散在炎性细胞浸润。

（＋＋＋）级：间质纤维化、小管萎缩占20%～50%，散在和（或）弥漫性炎性细胞浸润。

（＋＋＋＋）级：间质纤维化、小管萎缩>50%，散在和（或）弥漫性炎性细胞浸润。

【西医治疗】

1. 治疗方案

主要是支持疗法，在支持疗法效果不佳或近期内反复发作者，可酌情使用激素和免疫抑制剂。

（1）*去病因治疗*　主要是防治感染，及避免使用易致敏的食物和药物。

（2）*对症治疗*　包括抗组胺药如盐酸异丙嗪、氯苯那敏、阿斯咪唑及静脉注射钙剂等；改善血管通透性药物如维生素C、曲克芦丁等；腹痛较重者可予阿托品或山莨菪碱口服或皮下注射；关节痛者可酌情使用止痛药；呕吐严重者可用止吐药；伴发呕血、便血者可用H_2受体阻滞剂对症处理。

（3）*糖皮质激素和免疫抑制剂*　糖皮质激素目前在治疗过敏性紫癜中的作用仍有争议。目前比较统一的认识是激素可以减轻皮肤性水肿，但对腹痛和肾炎的作用还没有令人信服的证据。免疫抑制剂单用或与激素联合使用可用来治疗严重性的紫癜性肾炎。

2. 西医治疗困境

过敏性紫癜近年发病率有上升趋势，目前尚无特效药，西医治疗以缓解临床症状为主，但不能延缓其病程，更不能预防肾损害的发生，且治疗易反复。

【中医治疗】

1. 风热毒邪证

主症：多在外感风热毒邪之后，皮肤瘀斑具有多形性、多变性，关节肿痛发无定处，常伴有皮肤瘙痒，咽痛，溲赤，便干，纳可，眠差，舌质红，苔黄，脉滑数。

治法：疏风清热，凉血解毒。

方药：九味羌活汤和犀角地黄汤加减，药用羌活、防风、苍术、细辛、川芎、白芷、生地黄、黄芩、水牛角（先煎）、知母、赤芍、牡丹皮。

2. 血热妄行证

主症：皮肤出现青紫斑点或斑块，或有发热、口渴，舌红，苔黄，脉弦数。

治法：清热解毒，凉血止血。

方药：犀角地黄汤加减，药用水牛角（先煎）、生地黄、白芍、牡丹皮。

加减：出血点广泛者加生石膏、龙胆草、紫草；兼见腹痛、便血者加白芍、木香、槐花、甘草。

3. 阴虚火旺证

主症：皮肤青紫斑点或斑块时发时止，颧红，心烦，手足心热，潮热，盗汗，舌质红，苔少，脉细数。

治法：滋阴降火，宁络止血。

方药：茜根散加减，药用茜草根、黄芩、阿胶、侧柏叶、生地黄、炙甘草。

加减：阴虚较甚者加玄参、龟板、女贞子、旱莲草。

4. 气不摄血证

主症：久病不愈，反复发生紫斑，神疲乏力，面色苍白或萎黄，舌质淡，脉细弱。

治法：补气摄血。

方药：归脾汤加减，药用白术、人参、黄芪、当归、甘草、茯苓、远志、酸枣仁、木香、龙眼肉、生姜、大枣。

【科研思路与方法】

1. 理论研究方面

温成平等对过敏性紫癜进行了研究，认为本病防治重在停止接触任何可能引起过敏的物质，停用可能引起过敏的食物和药物，防治感染，清除局部病灶感染，驱除肠道寄生虫。长期以来对 HSPN 的治疗主张以活血化瘀为主，同时结合不同症状治以清热解毒、凉血散瘀，或益气养阴、健脾摄血。孙伟正教授认为，过敏性紫癜属于紫癜风，风盛毒邪是紫癜风最多见的病因，血热妄行是紫癜风最常见的病机，血瘀内停是紫癜风的主要病理环节，气虚阴虚乃久病之病机；治疗以祛邪为主，针对病因予清热（风热、湿热）解毒祛风的基本治法，全程应用活血祛瘀之法，同时重视扶助正气、调理脏腑，从而防止疾病复发。

丁樱采用回顾性研究，收集 1228 例过敏性紫癜患儿的临床资料，总结其中医证候分布规律，并比较各证型患儿一般资料、发病季节、诱因、病程、疾病类型、实验室指标不同水平分布情况。研究发现，过敏性紫癜患儿中医证型以血热妄行、风热伤络为主，男女发病比例相当，以春季、冬季多发，病程多在 4 周以内，呼吸道感染为其主要诱发因素，且患儿多有高凝表现。

2. 实验研究方面

过敏性紫癜患者接触过敏源后产生大量的免疫球蛋白，形成 IgA 免疫复合物，使辅助性 T 细胞功能降低，抑制性 T 细胞功能增强，且 B 细胞的数量与活性均有增加，从而引起全身性毛细血管的通透性和（或）脆性增加，导致皮肤、黏膜出血。在患者的血清中常发现有免疫复合物，其免疫球蛋白部分主要为IgG或IgA。张平等认为微小RNA是一组长约18～24nt的内源性非编码RNA，其表达具有组织细胞特异性、发育时序性和进化保守性，在转录后水平调节靶基因的表达，参与细胞增殖、分化、凋亡、脂肪代谢、氧化应激和人类疾病形成等生理和病理过程。黄岩杰等通过观察过敏性紫癜患儿可溶性细胞间黏附分子-1（sICAM-1）、可溶性血管细胞黏附分子-1（sVCAM-1）表达水平及瘀血状态，分析瘀血与尿中黏附分子及肾脏损伤的关系。结果表明：①与NO-HSPN组比较，血尿加蛋白尿组瘀血积分明显升高（$P<0.01$）。②血清sICAM-1在各组中表达差异无统计学意义，尿sICAM-1在血尿加蛋白尿组明显增加，与正常组和NO-HSPN组比较，差异有统计学意义。③血清sVCAM-1在各组间表达差异无统计学意义，血尿加蛋白尿组尿sVCAM-1的表达水平明显高于其他3组。④血尿加蛋白尿组尿sICAM-1和sVCAM-1的表达与瘀血积分的评定呈正相关。所以瘀血参与了HSP肾损害过程，血尿加蛋白尿组HSP患儿尿中sICAM-1、sVCAM-1显著增加。

3. 临床研究方面

近来有学者认为本病急性期常与外感风热之邪、湿热内蕴有关，属实证、热证；慢性期则以气血阴亏、血脉瘀滞为主，属虚证、瘀证。而原晓风等则从张从正“天邪发病，多在乎上，地邪发病，多在乎下，人邪发病，多在乎中”之说，结合本病的临床特点，将小儿过敏性紫癜从上、中、下三焦论之。

吉训超等通过对临床66例小儿过敏性紫癜的观察发现，有44例表现为风热夹湿型，这与地区的特殊地域气候相关，也与小儿脾常不足，易致脾虚湿胜有关。故配合应用淡渗利湿的中药，如藿香、贯众、蝉蜕、防风、土茯苓、地肤子、泽泻、猪苓、萆薢、薏苡仁、芦根、茯苓、茵陈等，往往能缩短病程，取得较好的临床疗效。张志明自拟健脾益气汤（黄芪、党参、茯苓各15g，当归、白芍、龙眼肉、阿胶、地榆炭、蒲黄炭、枳壳各10g，丹参20g）加减治疗脾虚型过敏性紫癜，治疗39例，治愈35例，显效2例，好转1例。

黑龙江中医药大学附属第一医院等6家单位，通过对国家中医药管理局重点专科血液病协作组紫癜风（过敏性紫癜）协作分组，采用定性分析方法，对紫癜风的临床疗效、中医治疗方法、治疗难点等进行系统分析。通过梳理发现，协作组内各专科对紫癜风的治疗主要采用疏风清热、清热解毒、滋阴降火、补气摄血、活血化瘀止血等治法，本病的初期多为实证、热证，故其疗效及预后较好，而虚证期病程较长，疗效及预后相对较差，但因气虚型较阴虚型病情轻，故疗程相对短。有协作组单位在2000～2008年观察118例紫癜风患者，按风热伤络、风热伤络兼瘀血阻络两型辨证治疗，总有效率为80.0%。其中风热伤络型（78例）有效率为87.1%，风热伤络兼瘀血阻络型（40例）有效率为70.0%，风热伤络型较风热伤络兼瘀血阻络型疗效好（统计学有显著性差异）。治疗方面，协作组各专科均采用了辨证论治的治疗方案，其辨证分为实证和虚证两大类别，发病初期、急性期间出血属热、属实者比较多，并且多为新病，出血经常导致不同程度的瘀血内阻，应当注重清热、祛风、除湿、凉血和活血方法并用。虚证通常有阴虚火旺和气虚失摄，治疗以滋阴降火或者补气摄血为主。因为本病的病情较复杂，经常有虚实夹杂，所以根据临床实际，区别不同情况，并且依据风、湿、热、虚、瘀的轻重不同进行加减，根据病程的不同阶段选用中药汤剂、中药注射液、中成药或应用多年的院内制剂等多种治疗措施，其中疏风清热、清热解毒、滋阴降火、补气摄血、活血化瘀止血等治法成为协作组各专科目前较公认有效的几种辨证治疗方法。有协作组单位对不同分型的疗效进行了观察，其中血热妄行型216例，予以犀角地黄汤加减治疗，有效率为96.7%；阴虚火旺型103例，予以六味地黄汤或茜根散加减治疗，有效率为96.2%；气不摄血型114例，予以归脾汤加减治疗，有效率为85.7%。

【名医验案】

1. 赵炳南验案

患者，男，12岁，1971年7月23日初诊。患者于1个月前突然发现双下肢有大小不等的密集紫红点，不痛不痒，按之不退色，未引起注意，以后逐渐增多。曾到某医院就诊，诊断为“过敏性紫癜”，食欲尚可，二便正常，自觉口渴。查：双下肢伸侧面皮肤散在针尖至榆钱大的紫红色斑疹，压之不退色，皮疹稍高出皮肤，表面光滑，未见苔藓样变。苔黄白，舌尖红，脉沉细数。实验室检查：血小板 $178 \times 10^9/L$。

西医诊断：过敏性紫癜。

中医诊断：紫癞风。

中医辨证：血热灼伤脉络，迫血妄行证。

治法：清热凉血活血、解毒消斑，兼以养阴。

方药：凉血五根汤加减。白茅根30g，瓜蒌根15g，板蓝根9g，茜草根9g，紫草根6g，生地黄15g，玄参9g，石斛15g，槐花15g，牡丹皮9g，地榆6g。每日1剂，水煎服。

1971年8月3日二诊：服原方4剂后，紫斑全部消退，遗有色素沉着斑。继服原方，1周内未见新的出血点。

1971年8月14日三诊：为巩固疗效，继服2周养阴清肺丸、加味逍遥丸以养阴和血，防止复发。

按语：本案例患者证属血热夹风，故治以清热凉血活血、解毒消斑，兼以养阴。赵老以经验方凉血五根汤加减，方中白茅根、瓜蒌根、板蓝根、槐花、地榆清解血中之毒而凉血；茜草根、紫草根、牡丹皮凉血活血，化瘀消斑。另外，本案病程有1个多月，自觉口渴，脉象沉细数，已有伤阴之象，故方中加生地黄、玄参、石斛养阴清热凉血，既能扶正，又达凉血止血之功，故疗效确切。

2. 周宝宽验案

巴某，男，18岁。2008年3月12日初诊。病史：全身起紫斑伴腰酸半年。半年前因食鱼虾后，皮肤出现紫斑及血尿，经某西医院诊断为肾型过敏性紫癜，经治疗后有所缓解，1周前又复发。刻诊：后腰部及双下肢均可见紫斑，有的融合成片，无水肿，无血尿，血、尿、便常规检查无异常；手足心热，腰膝酸软；舌质红，少苔，脉细数。

西医诊断：过敏性紫癜。

中医诊断：葡萄疫。

中医辨证：阴虚火旺证。

治法：滋阴降火，宁络止血。

方药：六味地黄汤合茜根散加减。熟地黄20g，山药10g，山茱萸10g，茯苓10g，泽泻10g，牡丹皮5g，茜草10g，阿胶（烊化）10g，侧柏叶10g，生地黄10g，生甘草5g。水煎服。

二诊：上方用14剂，阴虚内热诸症减轻，紫癜部分消失。上方继续口服。

三诊：上方又用14剂，紫癜基本消失，阴虚内热症状消除。上方又用14剂愈。随访2年，未见复发。

按语：本例属阴虚火旺型过敏性紫癜。多因思虑劳倦，情志不舒，或房劳过度，耗伤阴精，虚热内生，或热毒炽盛及反复发作，阴血亏耗而致阴虚火旺，虚火伤及脉络，血溢于肌肤而形成紫斑；肾阴不足，虚火内灼，肾络受损，可见血尿。该患者半年前曾患过肾型过敏性紫癜，现复发但无肾脏损害。治宜滋阴降火，宁络止血。方中六味地黄汤滋阴补肾；茜草凉血化瘀止血；阿胶补血止血，滋阴润燥；侧柏叶凉血止血；生地黄凉血滋阴生津；甘草调和诸药。全方共奏滋阴降火，宁络止血之功。

3. 黄振翘验案

刘某，男，59岁，2004年3月29日初诊。主诉：皮肤紫癜反复发作2年余，加重1周，其发作与饮食相关，尤其服海产品及河鱼后，发作明显，曾间断服中药治疗，仍有大小不等的瘀点、瘀斑出现，无关节疼痛，无腹痛，无黑便。1周前出差，饮食不慎，“紫癜”发作加重，遂来就诊。刻下：双下肢、上肢，腹背部广泛紫癜，大小不等，呈紫暗色，无痒，易感神疲乏力，舌质淡红，苔薄黄，脉弦数。查血小板正常，尿隐血（+）。

西医诊断：过敏性紫癜。

中医辨证：热邪毒内伏，湿热内盛，热入血分证。

治法：祛风渗湿，凉血清热，益气健脾，标本同治。

处方：生黄芪、太子参、茯苓、生地黄、薏苡仁、炒牡丹皮、炒赤芍、紫草各15g，炒白术、防风、汉防己、炒黄芩各10g，陈皮5g，小蓟草、生槐花、蒲公英各30g，丹参12g，生甘草、炙草各5g。服用7剂。

4月12日二诊：四肢、腹、背紫癜时发时减，斑色略淡，舌脉如前，肺脾气虚，易受风毒之邪，伤及血络，再加入疏风、凉血、清热之品。原方薏苡仁改为30g，加蝉衣10g，水牛角30g，连翘壳15g。再服7剂。

4月26日三诊：四肢、腹、背紫癜显著消减，舌淡红胖，苔薄黄腻，脉弦，再拟前法，加益气滋肾凉血之品。原方生黄芪改为30g，加旱莲草15g，再服14剂。

5月17日四诊：胸、腹、背部紫癜未作，四肢紫癜偶有发作，舌淡红，苔薄腻，脉弦，再拟前法加入养血活血祛风之品。原方加当归15g，炒川芎10g，再服14剂之后加减原方连续服用70剂，紫癜未发作，诸症显减，随访2年未复发。

按语：黄教授治疗反复发作的过敏性紫癜获得良效，首先在于精准的辨证，从病程长短辨虚实，起病急，病程短者多实证；病程较长者，多见虚证，且为以虚为主、虚实夹杂之证，必须结合紫癜情况及伴随的脉证辨明，重视辨所属脏腑。其次采用标本同治的方法，治瘀贯穿治疗全程，所谓“治风先治血，血行风自灭”。选方用药精当，驱邪不伤正，养阴清热，佐以健脾化湿，勿过于滋腻；活血化瘀，配合益气养血，以防消散正气。

【参考文献】

[1] 吴东海，王国春．临床风湿病学［M］．北京：人民卫生出版社，2008.

[2] 陆再英，钟南山．内科学［M］．7版，北京：人民卫生出版社，2008.

[3] 陈小红，许飏，黎昌强，等．过敏性紫癜发病机制研究进展［J］．西南军医杂志，2012，14（2）：298－300.

[4] 易红，易著文，张国珍．紫癜性肾炎肾脏免疫复合物沉积与病理类型及临床的关系［J］．医学临床研究，2007，24（2）：309－311.

[5] SileikieneR，Tamakauskiene E. Henoch－Schonlein purpura：one of the most common types of systemic vasculitis in childhood［J］. Medicina（Kaunas），2003，39（5）：476－479.

[6] 郑梦丹，张蕊鹂，孔金凤，等．过敏性紫癜免疫学研究进展［J］．光明中医，2012，27（2）：409－411.

[7] 李雁．中医药治疗过敏性紫癜的研究进展［J］．中医儿科杂志，2012，8（1）：56－58.

[8] 杨军，李成荣，祖莹，等．调节性T细胞在儿童过敏性紫癜发病机制中的作用初探［J］．中华儿科杂志，2006，446：411－414.

[9] 赵梅青，王芳．过敏性紫癜患者血清IL－6、IL－8、TNF－α及VEGF水平的研究［J］．中国临床研究，2012，25（7）：649－650.

[10] 黄岩杰，赵丽丽，李玉蕊，等．过敏性紫癜患儿瘀血及黏附分子sICAM－1、sVCAM－1表达水平的研究［J］．中华中医药杂志，2012，27（9）：2326－2328.

[11] Kamal Masarweh，Yoseph Horovitz，Avi Avital，et al. Establishing hospital admission criteria of pediatric Henoch－Schonlein purpura［J］. Rheumatology International，2014，34（11）：1497－1503.

[12] Ji Eun Kim，Jae I Shin. Positive c－ANCA in Henoch－Schonlein purpura：what is the mechanism［J］. Rheumatology International，2014，34（7）：1017.

[13] Levin. Response to：Predictive role of neutrophil－to－lymphocyte ratio in Henoch－Schonlein purpura－related gastrointestinal bleeding［J］. Rheumatology International，2014，34（9）：1333.

[14] Fang Deng，Ling Lu，Xun Xia. Improved Outcome of Henoch－Schonlein Purpura Nephritis by Early Intensive Treatment［J］. Indian Journal of Pediatrics，2012，79（2）：207－212.

[15] 陈晓凤，刘桂芬，张红霞．中西医结合治疗过敏性紫癜性肾炎疗效观察［J］．河北中医杂志，2007，26（10）：917－918.

[16] 张知新．孙京惠．王君．等．活血化瘀法治疗小儿过敏性紫癜性肾炎临床疗效及对血液流变性的影响［J］．中国中医药信息杂志，2004，11（6）：217.

[17] 王金环，孙凤，孙伟正，等．紫癜风（过敏性紫癜）诊治方案应用分析［J］．时珍国医国药，2012，23（11）：2812－2814.

[18] 张平．血清 miRNA 在过敏性紫癜和紫癜性肾炎中的差异性表达［D］．南京：南京医科大学，2012.

[19] 唐雪梅．过敏性紫癜病因及免疫发病机制［J］．实用儿科临床杂志，2012，27（21）：1634－1639.

[20] 中华医学会儿科学分会肾脏学组．紫癜性肾炎诊治循证指南（2016）［J］．中华儿科杂志，2017，55（9）：647－651.

[21] 胡文慧，郝晶，孙凤．孙伟正对过敏性紫癜（紫癜风）辨治经验［J］．世界中西医结合杂志，2017，12（03）：326－329.

[22] 张霞，徐向宇，丁樱，等．1228 例过敏性紫癜儿童中医证候分布规律研究［J］．中医杂志，2013，54（18）：1577－1579.

[23] 周韶虹．黄振翘治疗过敏性紫癜经验［J］．浙江中医杂志，2012，47（3）：165－166.

第十一节 结节性红斑

【概述】

结节性红斑（erythema nodosum，EN）是以皮肤血管炎和脂膜炎为病理基础，以下肢疼痛性结节为临床特点的一种皮肤病。本病好发于小腿的伸侧，结节色红或暗红，稍高出皮面，大小不等，按之疼痛，可自愈，日久发作，可无季节规律，结节样红斑可新旧并存，初起者色红，日久者色质暗红，甚则结节可融合发生溃烂。

该病以女性多见，男女比约1∶6.7，好发年龄20～40岁，春秋季多见。结节性红斑为西医病名，中医无此病名，现在学者都将其归属于中医学的“瓜藤缠”“三里发”“肾气游风”“湿毒流注”的范畴。《医宗金鉴·外科心法要决》中记载：“此证生于腿胫，流行不定，或发一、二处，疮顶形似牛眼，根脚漫肿……若绕胫而发即名瓜藤缠，结核数枚，日久肿痛。”《外科大成》曰：“瓜藤缠生于足胫，结核数枚……属足阳明经湿热。”《鬼遗方》云：“三里两处起痈疽名三里发。初发如牛眼睛，青黑五七日，破穴出黑血汁脓，肿攻膀肚连腿里，拘急冷痛。”《证治准绳·疡医》云：“或问：足股生核数枚，肿痛久之，溃烂不已何如？曰：此名瓜藤。”《彤园医书·外科病证》曰：“腿胫红肿，形如云片，游走不定，痛如火燎。”《医门补要·肾气游风》中描述为“足胫皮肤红肿坠痛，为肾气游风”。《证治准绳·疡医》云：“足胫之间生疮，状如牛眼，或紫或黑，脓水淋漓，止处即溃烂，久而不敛何如？曰：此名湿毒流注。”《彤园医书·外科病证》曰：“生小腿前后，流行不定或发一二处。顶似牛眼，根脚漫肿，轻则色紫，重则色黑，溃破脓水，浸渍好肉，破烂日久不敛。”《外科心法·流注》记载有：“一子年十九，腰间肿一块，无头不痛，色不变，三月不溃……名曰湿毒流注。”

【西医病因与发病机制】

1. 西医病因

目前大多认为结节性红斑的发生与感染有关，其中链球菌感染、结核杆菌感染、肠道感染及真菌感染（牙生菌、球孢子菌及孢浆菌）、系统性疾病（如炎性肠病、结节病、白塞病）均可引起，一些药物如磺胺药、溴化药、碘化药、避孕药等也可引起结节性红斑。

2. 发病机制

EN 的发病机理还不完全清楚，可能是机体对某些病原菌抗原的一种迟发过敏反应。近几年有报道 EN 属免疫性血管炎病，主要环节在 IC 补体 – 中性粒细胞之间的连续反应，但膜攻击性补体产生复合物（MAC）沉积在血管壁上，通过细胞溶解作用，损伤内皮细胞。此外，低分子炎症介质如受损内皮细胞合成的血小板活化因子（PAF）、氧自由基等和细胞因子之间，细胞因子与炎症介质之间的协调作用在血管损伤的产生和发展方面起较大作用。

【中医病因病机】

结节性红斑好发于中青年女性。女性以血为本，以血为用，在月经、胎孕、产褥期易耗血而致血虚，加之情志失畅或劳累过度、房事不节、贪凉受冻等，导致气血虚弱，卫表不固，外感暴风疾雨、寒暑湿火，内因劳力伤筋、劳房伤肾所致。日久湿热蕴毒结于血脉肌肤，致使经络阻隔，气血凝滞或寒湿凝结，阻滞血脉。血瘀而导致组织出现疼痛、肿胀、结块、出血、皮肤赤缕等相应症状。

【诊断标准】

根据发生于小腿伸侧的结节、红斑、疼痛及压痛，结合组织病理学检查，可明确诊断。辅助检查：

1. 实验室检查：可有白细胞增高、血沉增快及抗链球菌溶血素“O”升高。

2. 组织病理检查：病变主要为脂肪间隔脂膜炎，脂肪间隔内小血管内膜增生，血管周围有淋巴细胞及中粒细胞性浸润，可见嗜酸性粒细胞、血管壁增厚、官腔闭塞。晚期显示脂肪间隔纤维化增厚。

【西医治疗】

1. 临床治疗措施

急性期卧床休息，抬高患肢，注意寻找病因并予相应处理。

饮食方面，给予高热量、富营养、易消化的流质或半流质饮食，禁食刺激性食物以免刺激口腔溃烂（疡）；对进食困难者遵医嘱给予静脉补充，以保证充足的营养和热量，促进皮肤修复。

局部治疗原则为消炎、止痛，可用75%酒精局部湿敷，另外外涂皮质激素软膏，有止痛作用。

药物治疗：非激素类抗炎剂如消炎痛、双氯酚酸、阿司匹林等有助于减轻疼痛及病情恢复。碘化钾、复方丹参胶囊剂散结灵口服亦可奏效。病情较重者给予皮质类固醇激素口服，伴有感染者可酌情应用抗生素。

2. 西医治疗困境

西医治疗主要为对症处理，寻找病原体，疗效差，容易复发。中医辨证论治可以从多方面着手，往往会取得较好的疗效，是对现代医学有益的补充。

【中医治疗】

1. 外感湿热证

主症：畏寒发热，头酸痛，困倦，结节颜色鲜红、大小不等，分布疏散，分界明显，舌红，苔黄腻，脉细数。

治法：辛凉解表，兼以甘淡渗湿，凉血活血通络。

方药：银翘散合犀角地黄汤加减，药用金银花、连翘、牛蒡子、荆芥、淡竹叶、淡豆豉、薄荷、水牛角、生地黄、赤芍。

2. 湿热内蕴证

主症：发病急骤，头痛，咽痛，关节痛或体温升高等前驱症状，随后出现鲜红色结节，稍高出皮面，红肿热痛，同时伴口渴，大便干，小便黄，舌质微红，苔白或腻，脉滑微数。

治法：清热利湿，活血化瘀。

方药：四妙散合宣痹汤加减，药用黄柏、砂仁、川牛膝、蚕沙、海桐皮、薏苡仁、防风、杏仁、滑石。

3. 寒湿闭阻证

主症：皮损色暗红，病情反复，缠绵不愈；或伴肢冷关节疼痛，遇寒加重；舌淡，苔白，脉沉缓。

治法：温阳健脾，通络理湿。

方药：薏苡仁汤加减，药用薏苡仁、佩兰叶、藿香、茯苓、桂枝、苍术、炙甘草。

4. 痰瘀互结证

主症：硬结节多不易消退，皮损呈暗红色，疼痛隐隐，舌质淡红，舌下脉络有瘀点，脉缓。

治法：活血通络，化瘀散结。

方药：桃红四物汤加减，药用桃仁、红花、生地黄、赤芍、地龙、片姜黄、牡丹皮。

【科研思路与方法】

1. 理论研究方面

大多数医家均认为“瘀血”是结节性红斑的重要病机，或寒凝致瘀，或血热致瘀，或夹痰湿，或夹湿热，致经络不通，气血瘀阻形成本证。其治疗采用清热利湿、凉血活血，或温经散寒活血，或化痰散瘀，或活血利湿，总不离活血之法。早期宜通过祛风、泻下的方法将邪毒尽早排出体外；中期以化湿和活血的方法将邪气泄之于内；后期以补气活血药鼓足正气，驱邪外出，防邪留恋，体现了攻补兼施的治疗原则。

林辰青通过对历代文献进行回顾研究，对结节性红斑在中医病名、病因病机、辨证论治 3 个方面进行文献梳理，提高了中医药治疗结节性红斑的认识，梳理出“三里发”“瓜藤缠”“肾气游风”“湿毒流注”四个病名；病因病机方面，研究者认为多为外感暴风疾雨、寒暑湿火，内因劳力伤筋、劳房伤肾所致。在治疗方法上分内治法和外治法，按初期、中期、后期进行辨证治疗，且对方药进行了统计梳理。

2. 实验研究方面

现已证明中性粒细胞及血管内皮细胞作为一种免疫细胞，在炎症发病机制中起到很重要的作用，抗中性粒细胞胞浆抗体及抗血管内皮细胞抗体与结节性红斑之间的相关性也开始受到关注。血管内皮细胞通过合成和释放一系列血管活性物质和细胞因子调节血管紧张度，抑制血小板和白细胞黏附等，如血管内皮细胞与效应细胞上的受体结合，激活磷脂酶 A2 产生花生四烯酸，继而产生前列腺素发挥作用。20 世纪 80 年代末，国外学者开始了 ANCA 与 AECA 的研究，发现多种抗体包含在中性粒细胞和血管内皮细胞中。蒋建华等应用间接免疫荧光方法对 36 例结节性红斑患者血清进行了抗中性粒细胞胞浆抗体及抗血管内皮细胞抗体检测。结果显示：36 例患者中 ANCA 的阳性率为 5.56%，均为核周型（p-ANCA），AECA 的阳性率为 63.9%；其中 IgG-ANCA 阳性率为 50%，IgM-AECA 阳性率为 13.9%。通过对结节性红斑患者血清 ANCA 和 AECA 的检测，提示 ANCA 作为结节性红斑的辅助诊断指标意义不大，而 AECA 的测定则具有更重要的意义。

3. 临床研究方面

活血化瘀之品对炎症的血管壁通透性紊乱有调节作用，从而减少炎症的渗出，有抗炎、减轻炎症反应，促进炎症吸收、使炎症病灶局限化等作用；并能扩张血管，改善血液循环，促使炎症的吸收，从而达到消肿散结的目的。

【名医验案】

1. 范永升验案

何某，女，24 岁，2007 年 8 月 2 日初诊。主诉：双小腿反复起红斑结节，疼痛 4～5 年，曾经用地塞米松、消炎痛、芬必得等治疗，效不显。近 1 个月双小腿结节又增多，病情加重，经人介绍来诊。检查：血沉 65mm/h，抗“O”307U/mL，C-反应蛋白 14mg/L。双小腿起 10 余个樱桃至核桃大小红色皮下结节、疼痛，伴有膝关节疼痛，该部位皮损颜色暗红，边界明显，触之有微热感。口渴不欲饮，小便色黄，舌质淡红、苔薄白腻，脉细数。

西医诊断：结节性红斑。

中医诊断：湿热流注。

中医辨证：湿热下注，蕴结肌肤。

治法：清热解毒，凉血利湿通络。

处方：当归 10g，赤小豆 10g，川牛膝 9g，青蒿 30g，赤芍 20g，牡丹皮 12g，生甘草 12g，生地黄 15g，黄柏 9g，苍术 12g，积雪草 10g，露蜂房 10g，威灵仙 30g，七叶一枝花

10g，红枣15g，佛手片10g。水煎服，每天1剂。嘱其忌食辛辣之品，注意休息。服上药14剂。

二诊：红色结节大多数消退，膝关节已不疼，自感乏力。血沉、抗“O”、C反应蛋白都有改善，舌质淡红，苔薄，脉细。上方去露蜂房、威灵仙，加黄芪18g，续服14剂。

三诊：下肢结节性红斑稳定，舌质淡红，苔薄，脉细，上方去七叶一枝花，加连翘12g，金银花15g。续服14剂。

四诊：红色结节未发作，血沉21mm/h，抗链“O”307U/mL，C-反应蛋白3mg/L，舌质暗红，苔薄，脉弦。上方去金银花，加独活12g，白花蛇舌草15g，黄芪加至20g，赤芍加至30g。续服14剂，病情基本稳定。后随访半年未再复发。

按语：本例主因是湿热内蕴，脉络灼伤，以致暗红色结节疼痛。治用清热利湿，凉血解毒通络。初诊用当归、赤小豆、青蒿、黄柏、苍术祛湿热解郁毒；用赤芍、牡丹皮、生地黄、生甘草、七叶一枝花、积雪草清热凉血解毒；牛膝活血通经解瘀兼引药下行；因久病入络，所以加露蜂房、威灵仙辛通走络；用红枣、佛手片顾护胃气，切中结节性红斑病机，服药后症状改善显著。二诊因自感乏力，去露蜂房、威灵仙两味辛散破气之药，加黄芪补气，又可以托斑外出，服药后诸症稳定，红斑基本已消。三诊减七叶一枝花以防寒凉太过，稍加连翘、金银花等清宣之品，以增透发通络之力，巩固疗效。四诊虽症平稳，但舌质暗红，表明瘀毒还没消净，所以加黄芪鼓动气血，加赤芍以加强凉血散血之功，复加白花蛇舌草以解血中之蕴毒，加独活者因其能行下焦，可搜血中之毒风，又促进血之运行，使血行不为寒凉所滞。因辨证用方准确，所以疗效显著。

2. 颜德馨验案

童某，女，28岁。患者以发热，两下肢伸、屈侧散在淡红色花生米至拇指大小的结节多处，触痛明显而收住入院。检查：体温38℃，血沉46mm/h，结核菌素试验（1∶10000）（++），胸透：两上肺点状钙化灶。组织病理检查：表皮无特殊，脂肪小叶纤维间隔水肿，胶原纤维肿胀，有多量淋巴细胞及少数中性多核白细胞浸润，纤维间隔小血管内膜肿胀，管壁增厚，并有红细胞外渗。患者有肺结核史，诊断为“结节性红斑”。初诊：窜筋流火，两下肢散在结节，色红质硬，局部时时酸胀，乏力，低热，胃纳不馨，小便混浊，大便干结，舌红苔薄黄，脉弦。

西医诊断：结节性红斑。

中医诊断：湿热流注。

中医辨证：湿热下注，经络瘀滞证。

治法：清热祛湿，散瘀通络。

处方：黄芩9g，黄柏9g，生石膏30g，丹参9g，薏苡仁18g，乳香9g，鸡血藤9g，桃仁9g，红花9g，没药9g，牛膝9g。14剂。

二诊：结节已见缩小，色较暗，下肢酸胀感亦见减轻，未见新的结节再发。脉舌同前。方取前义。处方：黄芩9g，黄柏9g，山药9g，茯苓15g，没药9g，乳香9g，三棱9g，莪术9g，地龙9g，苏木9g，牛膝9g，生甘草6g。21剂。

三诊：结节已隐没，触痛不明显。舌质淡，脉细缓。改以丸药巩固之。处方：大黄䗪虫丸5g，1日2次；归脾丸5g，1日2次。

门诊随访1年5个月，未见复发。

按语：红斑病，可由细菌、病毒、结核或药物反应及恶性肿瘤等因素所致，乃皮肤、血管炎症病变。临床表现多有血瘀症状，活血化瘀疗法需辨证论治，同一疗法，治则各殊，此谓之衡法也。

3. 庞学丰验案

曹某，男，19岁，于2011年4月20日就诊。诉2周前饮酒后出现咽痛，未重视。1周前出现发热及双下肢皮下结节，体温最高达38.6℃，双下肢膝关节及以下出现数十个大小不等、形状不规则红色结节，结节有压痛，无皮损、无渗液、无寒战、无腹痛及腹泻，皮下无出血点，无关节疼痛。曾于外院诊为“风湿性关节炎”，予抗生素治疗数日，未见好转而来诊。查体：T：38.3℃，咽充血（++），扁桃体Ⅰ度肿大，双下肢膝关节及以下散在分布数10个直径3~5cm大小不一、形状不规则皮下红色结节，伴有压痛，四肢各关节无压痛；舌质红，苔略黄厚，脉滑数。实验室检查：白细胞计数12.35×10^9/L，中性粒细胞百分比85.71%，C-反应蛋白126.4mg/L，ESR 23mm/h，抗链“O”、RF、ANA、ANCA、自身抗体十五项均为阴性。

西医诊断：结节性红斑，急性咽炎。

中医诊断：瓜藤缠。

中医辨证：外感风热证。

治法：辛凉解表，除湿通络。

处方：荆芥10g，丹参10g，芦根15g，金银花15g，牛蒡子10g，薄荷6g，连翘10g，玄参10g，甘草6g，桔梗8g，生地黄15g，淡竹叶10g。水煎内服，日一剂。

患者服药1天后，体温降至36.6℃。继服1周后，体温一直正常，疼痛症状明显缓解，皮疹有所消退，复查白细胞计数10.35×10^9/L，中性粒细胞百分比75.71%，C-反应蛋白74.8mg/L，ESR 7mm/h。继进原方10天后，结节消退，复查血常规、C-反应蛋白、ESR已恢复正常，病情痊愈，未再复发。

按语：本病初起，多由风热之邪兼湿，蕴于肌腠，阻滞气机，搏结气血，气血凝滞，结而不散，发本病。症状特点主要是畏寒、发热、头痛、酸痛、困倦等表证症状明显，结节颜色鲜红、大小不等，分布疏散、分界明显，舌红，苔黄腻，脉细数。庞教授认为，治应以辛凉解表为主，兼以甘淡渗湿、凉血活血通络，正如《黄帝内经》云“风淫于内，治以辛凉，佐以甘苦，以甘缓之，以辛散之”。

【参考文献】

[1] 林辰青，沈宏春．结节性红斑中医文献研究［J］．辽宁中医药大学学报，2011，13（11）：163-164.

[2] 张开明．最新皮肤科学理论与实践［M］．北京：中国医药科技出版社，2001.

[3] 吴谦．医宗金鉴·外科心法要诀［M］．北京：人民卫生出版社，1963.

[4] 罗勇．范永升教授治疗结节性红斑经验［J］．光明中医，2010，25（3）：370-371.

[5] 杨国欣．活血化瘀法治疗结节性红斑［J］．中国自然医学杂志，2001，03（2）：115.

[6] 龙朝阳，王乾，潘燕．庞学丰教授治疗结节性红斑经验［J］．内蒙古中医药，2012，3：149－150.
[7] 何山雾．结节性红斑诊治体会［J］．陕西中医学院学报，2010，33（3）：51－52.
[8] 温成平．马鞭草治疗结节性红斑［J］．中医杂志，2001，42（6）：329.
[9] 石红乔．从寒瘀论治结节性红斑［J］．山西中医，2004，20（2）：61.
[10] 王斌，王隆川．中医治疗结节性红斑［J］．现代中西医结合杂志，2002，11（21）：2158.
[11] 万学峰，多兰，惠艳．结节性红81例临床分析［J］．中国皮肤性病学杂志，2006，20（6）：353－354.
[12] 李园园，李恒进，赵华．结节性红斑117例临床分析［J］．军医进修学院学报，2008，29（3）：170－172.
[13] 中华医学会．临床诊疗指南皮肤病与性病分册［M］．北京：人民卫生出版社，2006.
[14] Minamik，Mnnky E，Shongea G，et al. Effect of endothelin［J］. Biochem Pharmacol，1995，49（4）：1051－1056.

第十二节　类风湿关节炎

【概述】

类风湿关节炎（rheumatoid arthritis，RA）是一种病因不明的自身免疫性疾病。该病以滑膜炎为病理特征，随着炎症的反复发作而加重，最终导致关节、软骨破坏和功能障碍。本病多见于中年女性，我国患病率为0.32～0.36%。

类风湿关节炎为西医病名，中医无此病名，本病属于中医学中的“痹证”范畴，因其证候的特点，又有“顽痹”“历节风”之称。在国家中医药管理局医政司主编的《中医临床路径》中将其确定命名为“尪痹”。《灵枢·百病始生》曰：“风雨寒热，不得虚邪，不能独伤人。卒然逢疾风暴雨而不病者，盖无虚，故邪不能独伤人，此必因虚邪之风，与其身形，两虚相得，乃客其形。”《济生方》曰：“皆因体虚腠理空疏，受风寒湿气而成痹也。”《金匮要略·中风历节》曰：“少阴脉浮而弱，弱则血不足，浮则为风，风血相搏，即疼痛如掣。”《医学入门·痹风》曰：“痹属风寒湿三气入侵而成，然外邪非气血虚而不入。”

【西医病因与发病机制】

1. 西医病因

目前多认为RA为自身免疫性疾病，遗传、环境、感染和免疫因素可能共同发挥作用，是一种与抗原驱动、遗传相关的一种自身免疫病，其发生主要与以下因素有关。

（1）遗传因素　对类风湿关节炎的家族及孪生罹患同一种疾病的共患率的研究发现，

单卵双生子同患 RA 的概率为27%，而双卵双生子同患 RA 的概率为13%。这两组数据均远高于一般人群类风湿关节炎的患病率，提示遗传因素与类风湿关节炎的密切关系。

（2）*内分泌因素* RA 患者男女比例为2∶1～3∶1，而怀孕对类风湿的病情具有一定缓解作用。研究表明，雌激素通过调节 B 淋巴细胞、T 淋巴细胞的凋亡和功能，以及促进滑膜成纤维细胞分泌基质蛋白酶等加剧 RA 的发病。更年期女性类风湿关节炎的发病率明显高于同龄男性及老年女性。类风湿关节炎患者体内雄激素及其代谢产物水平明显降低，有人认为雌激素与雄激素平衡失调，可能参与了类风湿关节炎的发病及炎症过程。

（3）*感染因素* 大多数学者认为微生物感染为 RA 发病的关键因素。这些微生物抗原以分子模拟、直接感染滑膜、超抗原刺激免疫等机制引起自身免疫损伤，进而波及关节。研究发现 RA 患者血清中某些病原体特异性抗体增高，并且在滑膜和软骨中分离到了病原体基因，说明感染可能参与了发病。几年来，RA 发病与肠道菌群紊乱之间的关系研究成为热点。

（4）*其他* 研究发现 RA 的发生还与寒冷、潮湿、外伤、吸烟和精神刺激等多种因素有关，但仍需进一步研究这些因素在 RA 发病中的作用。

2. 发病机制

RA 是一种以多关节慢性炎症为主要表现的全身性异质性自身免疫性疾病。其特征为以大量 T 淋巴细胞浸润为主的慢性滑膜炎，其中大多数为 $CD4^+$T 细胞。$CD4^+$辅助 T 细胞（Th 细胞）亚群、B 淋巴细胞及先天性免疫细胞、miRNA 在 RA 的发病机制中起着重要作用，RA 患者疾病的发生发展与这些免疫细胞的免疫功能紊乱、细胞亚群失衡密切相关。

（1）*Th1/Th2 与 RA* Th1 细胞主要分泌 IFN－γ、INF－α、IL－2 等细胞因子并介导细胞免疫，该细胞亚群在 RA 发生发展中发挥着重要作用。其中，IFN－γ 具有广泛的免疫调节作用，可激活巨噬细胞和单核细胞，诱导 MHC－Ⅰ类和 MHC－Ⅱ类抗原表达，从而提高抗原呈递力；IFN－γ 还能增强自然杀伤细胞的活性，刺激并增强 RA 炎症反应。TNF－α 在 RA 的发病中起促炎作用，参与 RA 的发生发展过程。TNF－α 的水平与关节炎的严重程度呈正相关。Th2 细胞主要分泌 IL－4、IL－5、IL－6、IL－10 等细胞因子，其中，IL－4 是 Th2 细胞分泌的特征抗炎性细胞因子，通过抑制滑膜巨噬细胞和 T 细胞合成炎性细胞因子，从而减缓 RA 进展；IL－10 具有抑制 Th1 和 Th17 细胞的免疫调节功能，也可以抑制树突状细胞的功能。

（2）*Th17 细胞与 RA* IL－17 具有很强的促炎作用，参与多种自身免疫性疾病。在 RA 患者血清和关节液中，IL－17 水平明显升高。在健康小鼠膝关节腔内注入重组 IL－17 后，导致大量的炎性细胞浸润、软骨降解及骨破坏。相反，应用抗 IL－17 抗体可阻止 CIA 小鼠关节炎的发生。Th17 细胞在 RA 患者的关节破坏过程中起重要作用。关节破坏主要由破骨细胞导致，破骨细胞是由分化的巨噬细胞形成的多核细胞，受核因子－κB 受体活化因子配体（Receptor Activator of NF－KappaB Ligand，RANKL）和巨噬细胞集落刺激因子的刺激。RANKL 是间充质细胞表达的一种滑膜破骨细胞的分化因子，其在调节破骨细胞生成中起至关重要的作用。局部过表达的 IL－17 可以上调 RANKL 及其受体的表达，从而破坏滑膜液中 RANKL/骨保护素（OPG）的平衡，加重骨破坏。Th17 还可以通过诱导成骨细胞分泌 IL－6，间接刺激破骨细胞增殖，加速 RA 的发展。

目前的观点倾向于认为Th17细胞和Th1细胞在RA发生发展中存在协同关系，需要共同参与并发挥效应。Th17细胞通过分泌TNF－α在炎症的早期发挥作用，之后通过分泌IL－17使炎症得以持续和发展；而Th1细胞则通过分泌IFN－γ和IL－2在延长或促进后期组织炎症反应方面发挥主导作用。

（3）*Treg细胞与RA* 近来有研究表明，RA的发生可能与Treg细胞的数量或功能的异常相关。Treg细胞是一类调控机体免疫功能的$CD4^+$T细胞亚群，能维持免疫系统对自身成分的耐受，使机体保持免疫稳态。目前已证实$CD4^+CD25^+Foxp3^+$Treg细胞数量及功能缺陷会加重RA病情。

（4）*RASFs异常增殖* RA滑膜成纤维细胞（synovial fibroblasts，RASFs）的形成在RA的发病机制中具有重要作用，是该病发生、发展的关键因素。RASFs的激活及其异常增殖可以引起滑膜增厚并且促发炎症反应以及关节破坏等一系列的病理反应，因此，RASFs的激活及其异常增殖是RA发生发展的核心环节之一。RA滑膜明显增厚，其主要原因是由于RASFs的异常增殖引起细胞数量的大量增加。研究表明，RA患者的滑膜成纤维细胞在体外培养时，其增殖速率明显高于来自非RA患者的滑膜成纤维细胞的增殖速率。RASFs与正常关节的滑膜成纤维细胞相比，在形态学上具有很大的差别，主要异常表现为细胞核体积的异常增大，提示其生物学功能发生改变及代谢机能旺盛，是其增殖功能异常的证据之一。RASFs异常增殖涉及基因调控、凋亡、信号通路、细胞因子异常等多方面的因素。

（5）*其他免疫细胞* B细胞能够分泌一种能识别免疫球蛋白Fc段的IgM抗体（称之类风湿因子RF），RF与自身变形IgG结合形成免疫复合物，并反复沉积于关节滑膜，引起类风湿关节炎。树突状细胞（DCs）是体内功能最强大的专职抗原递呈细胞，主要包括两个亚群：髓样DC（MDC）和浆细胞样DC（pDC），具有免疫原性和耐受性双重作用。MDC能产生IL－12p70、IL－23p19和高水平的促炎因子TNF－α、IFN－α，从而导致滑膜炎症的产生。IL－23能够促进Th17增殖，进而增加IL－17的分泌，促进RA炎症的持续进行。RA患者中pDC数量也明显增加，而且pDC数量与血清中自身抗体数量相关，表明pDC可能通过调节滑膜中自身抗体的产生而导致固有免疫反应的发生。自然杀伤细胞在RA发病过程中也起着重要作用，其可能的作用机制包括：分泌多种细胞因子，参与RA发病；通过和其他细胞间的直接接触来参与RA发病。巨噬细胞也参与RA的病变过程，RA中巨噬细胞数量明显增加，其活化后引起MHC－Ⅱ分子过度表达，产生促炎细胞因子、趋化因子、巨噬细胞炎症蛋白－1和基质金属蛋白酶等，从而加剧炎症反应。

【中医病因病机】

在《类证治裁·痹症》中记载："诸痹……良由营卫先虚，腠理不密，风寒湿乘虚内袭。正气为邪所阻，不能宣行，因而留滞，气血凝涩，久而成痹。"所以尪痹的病因概括起来可以分为两大类，即外因及内因。

1. 风寒湿邪侵袭

即外因。久居湿地、暴雨浇淋等原因感受风寒湿邪，外邪留注于肌腠筋络，滞留于关节，导致气血痹阻；或者外感风湿热邪袭于肌腠，壅于筋络，痹阻气血经脉，滞留于关节筋骨。如《素问·痹论》云："风寒湿三气杂至，合而为痹。"

2. 肝脾肾虚，卫外不固

即内因。是指由于人体自身正气不足、卫外不固、气血亏虚、肝脾肾等重要脏腑功能失调等原因，致使肌肉筋骨失养，外邪易于入侵，既病之后又无力驱邪外出，以致外邪深入，留连于筋骨血脉之中，邪滞于体内日久进一步耗气伤血，血停为瘀，湿凝为痰。正如《素问·太阴阳明论》所说："四肢皆禀气于胃，而不得至经，必因于脾乃得禀也。今脾病不能为胃行其津液，四肢不得禀水谷气，气日以衰，脉道不利，筋骨肌肉皆无气以生，故不用焉。"

【诊断标准】

1. 1987 年美国风湿病协会修订的类风湿关节炎分类标准

（1）晨僵：关节及其周围的僵硬感，在获得最大改善前至少持续 1 小时（病程≥6 周）。

（2）至少 3 个以上关节部位的关节炎：医生观察到至少 3 个以上关节区（有 14 个关节区可能累及：双侧近端指间关节、掌指关节及腕、肘、膝、踝及跖趾关节）同时有软组织肿胀或积液（不是单纯骨性肥大）（病程≥6 周）。

（3）手部关节的关节炎：腕、掌指或近端指间关节至少 1 处关节肿胀（病程≥6 周）。

（4）对称性关节炎：身体双侧相同关节区同时受累（近端指间关节、掌指关节及跖趾关节受累时，不一定完全对称）（病程≥6 周）。

（5）类风湿结节：医生观察到在关节伸侧、关节周围或骨突出部位的皮下结节。

（6）类风湿因子（RF）阳性：所用方法检测血清类风湿因子在正常人群中的阳性率小于 5%。

（7）放射学改变：在手和腕的后前位相有典型的类风湿关节炎放射学改变，须包括骨质侵蚀或受累关节及其邻近部位有明确的骨质疏松。符合以上 7 项中 4 项或 4 项以上者可分类为类风湿关节炎。

2. 2010 年 ACR/EULA 类风湿关节炎分类标准

有至少一个关节具有明确的临床滑膜炎（肿胀），用其他疾病不能得到更好解释的，可应用下列评分系统，评分在 6 分或以上者可以分类为类风湿关节炎。

A：受累关节：查体时发现的任何肿胀或触痛的关节，可通过滑膜炎的影像学证据证实。

1 个大关节（0 分）：大关节指的是肩、肘、髋、膝、踝关节。

2 ~ 10 个大关节（1 分）。

1 ~ 3 个小关节（有或没有大关节）（2 分）：小关节指的是掌指关节，近端指间关节，2 ~ 5 跖趾关节，拇指指间关节和腕关节。

4 ~ 10 个小关节（有或没有大关节）（3 分）。

超过 10 个关节（至少一个小关节）（5 分）：在这一条中，至少一个受累关节必须是小关节；其他关节可以包括任何大的或额外的小关节的组合，如其他别处未特别列出的关节（颞颌关节、肩峰锁骨关节、胸锁关节）。

B：血清学（至少需要1项结果）：

类风湿因子和抗瓜氨酸化蛋白抗体阴性（0分）。

类风湿因子和抗瓜氨酸化蛋白抗体，至少有一项是低滴度阳性（2分）。

类风湿因子和抗瓜氨酸化蛋白抗体，至少有一项高滴度阳性（3分）。

C：急性期反应物（至少需要1项结果）：

CRP和ESR均正常（0分）。

CRP或ESR异常（1分）。

D：症状持续时间：

<6周（0分）。

≥6周（1分）。

注：在A～D内，取患者符合条件的最高分。例如，患者有5个小关节和4个大关节受累，评分为3分。

3. 影像在RA中的额外价值

放射学检查在几十年前曾是评估RA的主流影像学检查，但是它发现结构破坏的能力有限，只能发现骨侵蚀及关节间隙狭窄，无法直接发现肌腱或韧带的破坏，也无法直观地看到引起组织破坏（滑膜炎、骨炎、附着点炎、肌腱滑膜炎或肌腱炎）的炎症表现。放射学对病情改变也相对不敏感，一般需要6～12个月才能看到可靠的进展。MRI对骨侵蚀及软骨丢失更敏感（相比放射检查），因此能够在疾病的更早期发现患者的骨侵蚀表现，并让患者获得更早的治疗。MRI能够在最短3个月内发现骨侵蚀和软骨丢失的进展，并在发病2周就可发现滑膜炎和骨炎。超声也能更敏感地发现骨侵蚀（相比放射学检查），并能直观显示滑膜炎和肌腱滑膜炎或肌腱炎。复合的疾病活动度测量值，如DAS28、SDAI和CDAI能够反映治疗的效果，但它们常无法发现那些符合临床缓解标准但结构持续进展的患者。MRI及超声因此可以作为患者目标治疗的辅助评估方法。

4. 鉴别诊断

在RA的诊断过程中，应注意与骨关节炎、痛风性关节炎、血清阴性脊柱关节病（uSpA）、系统性红斑狼疮（SLE）、干燥综合征（SS）及硬皮病等其他结缔组织病所致的关节炎鉴别。

（1）*骨关节炎*　该病在中老年人多发，主要累及膝、髋等负重关节。活动时关节疼痛加重，可有关节肿胀和积液。部分患者的远端指间关节出现特征性赫伯登（Heberden）结节，而在近端指关节可出现布夏尔（Bouchard）结节。骨关节炎患者很少出现对称性近端指间关节、腕关节受累，无类风湿结节，晨僵时间短或无晨僵。此外，骨关节炎患者的ESR多为轻度增快，而RF阴性。X线显示关节边缘增生或骨赘形成，晚期可由于软骨破坏出现关节间隙狭窄。

（2）*痛风性关节炎*　该病多见于中年男性，常表现为关节炎反复急性发作。好发部位为第一跖趾关节或跗关节，也可侵犯膝、踝、肘、腕及手关节。本病患者血清自身抗体阴性，而血尿酸水平大多增高。慢性重症者可在关节周围和耳郭等部位出现痛风石。

（3）银屑病关节炎 该病以手指或足趾远端关节受累更为常见，发病前或病程中出现银屑病的皮肤或指甲病变，可有关节畸形，但对称性指间关节炎较少，RF 阴性。

（4）强直性脊柱炎 本病以青年男性多发，主要侵犯骶髂关节及脊柱，部分患者可出现以膝、踝、髋关节为主的非对称性下肢大关节肿痛。该病常伴有肌腱端炎，HLA－B27 阳性而 RF 阴性。骶髂关节炎及脊柱的 X 线改变对诊断有重要意义。

（5）其他疾病所致的关节炎 SS 及 SLE 等其他风湿病均可有关节受累，但是这些疾病多有相应的临床表现和特征性自身抗体，一般无骨侵蚀。不典型的 RA 还需要与感染性关节炎、反应性关节炎和风湿热等鉴别。

【西医治疗】

（一）治疗方案

1. 2010 年 EULAR 和国际指导委员会 RA 治疗指南和原则

（1）RA 一经确诊就应早期使用 DMARDs 药物治疗，甲氨蝶呤（MTX）作为类风湿关节炎治疗基础用药，应包含在活动性 RA 患者首选的治疗方案中。如 MTX 禁忌或不能耐受，其他可作为 DMARDs 首选的药物包括柳氮磺吡啶、来氟米特等。

（2）低至中等剂量的糖皮质激素与 DMARDs 药物联合应用在初始治疗阶段对控制病情有益，合理使用糖皮质激素。

（3）如最初 DMARDs 方案治疗未能达标，当存在有预后不良因素时应考虑加用生物制剂。研究证明一种生物制剂无效，换用其他后仍可能有效，对每一种生物制剂应注意其药物的不良反应，特别是感染的风险，应用前应评估相关情况，应用过程中也应注意。

（4）难治性重症 RA 患者及对生物制剂或 DMARDs 有禁忌者，可选择硫唑嘌呤、环孢素 A、环磷酰胺等药物单用或联合其他 DMARDs 治疗。

对每一个 RA 患者都应采用早期强化药物治疗的策略，如治疗后患者病情持续缓解，可考虑逐渐减药，先减或停用皮质激素，其次减停生物制剂。如果患者病情长期保持缓解，医生可与患者商量共同决定谨慎递减 DMARDs 药物。由于联合治疗较单药治疗有效，目前许多临床医师常采用早期联合强化治疗，再根据患者的反应来调整治疗方案。

2. 2013 年 EULAR RA 治疗指南草案

2013 年 EULAR RA 治疗指南草案包括 3 项首要原则和 14 项建议，其主要内容如下：

（1）在诊断 RA 后应尽早开始 DMARDs 治疗。

（2）治疗目标是缓解病情或降低疾病活动性。

（3）应频繁监测，假如治疗最多达 3 个月未能获得缓解，或者治疗最多达 6 个月却未能达到治疗目标，应调整治疗方案。

（4）一线治疗策略应包含甲氨蝶呤。

（5）当患者存在甲氨蝶呤禁忌证或不能耐受时，可考虑将柳氮磺胺吡啶或来氟米特纳入治疗方案。

（6）早期采用传统合成性 DMARDs 联合治疗，是初始甲氨蝶呤单药治疗的合理替代选择。

（7）可考虑添加一种小剂量糖皮质激素作为初始治疗的一部分，最多用至6个月；在临床可行的情况下，应尽可能快地减少剂量。

（8）假如未能达到治疗目标，可考虑改用另一种合成性 DMARDs 方案；假如患者具有不良预后特征，可考虑加用1种生物性 DMARDs。

（9）假如患者对传统合成性 DMARDs 治疗（伴或不伴同步糖皮质激素治疗）的应答不充分，应在甲氨蝶呤治疗基础上加用1种生物性 DMARDs，后者可以是 TNF 抑制剂、阿巴西普或托珠单抗。

（10）对生物性 DMARDs 应答不充分的患者应转为使用另一种生物性 DMARDs。第一种 TNF 抑制剂治疗失败的患者可改用另一种 TNF 抑制剂。

（11）对于生物性 DMARDs 治疗失败的患者，可考虑 Tofacitinib 治疗。

（12）对于持续缓解的患者，首先应减少皮质激素的用量。假如缓解仍能维持，可考虑缩减生物性 DMARDs 治疗，尤其是当患者同时还使用至少1种合成性 DMARDs 时。

（13）对于持久、长期缓解的患者，可由医生与其商议是否减少传统合成性 DMARDs 的剂量。

（14）在调整治疗时，应考虑到结构性损害进展、合并症、安全性以及疾病活动性等因素。

附：幼年特发性关节炎和其他儿科风湿病

幼年特发性关节炎（JIA）患者的治疗在于直接治疗潜在的炎症、预防并发症（如关节破坏、功能丧失）和减轻疼痛。治疗旨在使用最小毒性的药物诱导和维持缓解。JIA 的主要治疗措施是抑制炎症及免疫反应，包括 NSAID、皮质类固醇、DMARD 和生物制剂。

皮质类固醇是最有效的抗炎症药物，目前依然发挥着重要的作用，特别是特定 JIA 亚类上（如系统性 JIA、多关节炎严重类型伴功能受损和慢性葡萄膜炎对口服治疗无效）。使用皮质类固醇治疗系统性 JIA 的指征包括：无法控制的发热、症状性浆膜炎、严重贫血和巨细胞活化综合征，而多关节炎患者皮质类固醇常以小剂量短程应用作为桥治疗（在 DMARD 治疗完全起效前发挥作用）。注射长效皮质类固醇直接作用于炎症关节是儿童单关节炎的标准治疗，有时也用于多关节病患者等待 DMARD 起效的桥治疗。

DMARD 治疗的目标是达到并维持疾病不活动，然后停用其他治疗，如 NSAID 和皮质类固醇。MTX 是一种治疗 JIA 安全有效的药物，是最常使用的 DMARD。对广泛单关节炎和多关节炎的患者效果最好，可能有改善病情的效果，延缓疾病的放射学进展。停用 MTX 后高达60%的患者出现疾病急性发作，对于患者何时能够停用药物还没有肯定的结论。

TNF 是 JIA 患者最常使用的生物制剂。总体上，生物制剂用于 MTX 最大耐受剂量治疗3个月效果不佳或不能耐受 MTX 的患者。因为生物制剂起效速度更快，比 MTX 的效果更佳，也可以考虑在 MTX 治疗的同时或治疗前使用生物制剂，尤其是伴严重多关节炎和颈椎受累的患者。目前，还没有明确证据显示 JIA 患者应治疗多久，何时可以停止。总体上，建议生物制剂的治疗应缓慢减量，不推荐完全停止所有的治疗（比如患者应至少保留 MTX）。现有的证据提示高达70%通过药物治疗达到临床缓解的 JIA 儿童在停药3年内疾病复发。

（二）西医治疗困境

当前国内外应用的药物均不能完全控制关节破坏而只能缓解疼痛，减轻或延缓炎症的发展；生物制剂目前存在药物费用高及增加感染的风险。

【中医治疗】

参考风湿中医临床路径（2012 年版）：

1. 风湿痹阻证

主症：肢体关节冷痛，游走不定：遇寒则痛剧，得热则痛减，局部皮色不红，触之不热，关节屈伸不利，恶风畏寒；舌质淡红或舌苔薄白，脉弦缓或弦紧，或浮。

治法：祛风除湿，通络止痛。

方药：防风汤加减，药用秦艽、独活、麻黄（去节）、半夏、防风、升麻、防己、白术、石膏（煅）、白芍、黄芩、甘草、当归、远志、人参。

2. 寒湿痹阻证

主症：关节肿胀疼痛，痛有定处，晨僵，屈伸不利，遇寒则痛剧，局部畏寒怕冷；舌苔薄白，脉浮紧或沉紧。

治法：温经散寒，祛湿通络。

方药：乌头汤加减，药用麻黄、芍药、黄芪、甘草、川乌。

3. 湿热痹阻证

主症：关节红肿疼痛如燎，晨僵，活动受限，兼有恶风发热，有汗不解，心烦口渴，便干尿赤；舌红，苔黄或燥，脉滑数。

治法：清热除湿，活血通络。

方药：白虎加桂枝汤合宣痹汤加减，药用防己、杏仁、滑石、连翘、山栀、薏苡仁、半夏、晚蚕沙、赤小豆皮、石膏、桂枝。

4. 痰瘀痹阻证

主症：关节漫肿日久，僵硬变形，屈伸受限，疼痛固定，痛如锥刺，昼轻夜重，口干不欲饮；舌质紫暗，苔白腻，脉细涩或细滑。

治法：活血祛瘀，化痰通络。

方药：身痛逐瘀汤合双合汤加减，药用秦艽、川芎、桃仁、红花、甘草、羌活、没药、当归、灵脂、香附、牛膝、地龙。

5. 气血两虚证

主症：关节疼痛，肿胀僵硬，麻木不仁，行动艰难，舌淡、苔薄白，脉细弱。

治法：益气养血，活络祛邪。

方药：黄芪桂枝五物汤加减，药用黄芪、桂枝、芍药、生姜、大枣。

6. 肝肾不足证

主症：病久关节肿胀畸形，局部关节灼热疼痛，屈伸不利，形瘦骨立，腰膝酸软，伴有头晕、耳鸣、盗汗、失眠、舌红、少苔、脉细数。

治法：补益肝肾，蠲痹通络。

方药：左归丸合补血荣筋丸加减，药用肉苁蓉、牛膝、天麻、木瓜、鹿茸、熟地黄、菟丝子、五味子。

【生活调摄】

1. 饮食方面

清淡、搭配合理、营养健康的饮食可以使RA患者保持较好的食欲和脾胃功能，从而增强抗病能力。有些食物会明显加重患者症状，若能稍加注意便可避免不必要的痛苦与恶化，如高脂肪类、海产类、过酸、过咸、辛辣、生冷类等食物都很容易加重患者的病情，要少吃。

2. 起居方面

房屋应该通风、向阳，切忌在水泥地板及风口处睡卧，此外RA患者在起居方面要注意劳逸适度，克服情绪消沉，保持乐观积极的情绪对待疾病和生活。经常熬夜很容易患上肝肾阴虚型关节炎，熬夜也会使RA患者病情加重，因此要保持每天7～8小时的睡眠。

3. 物理按摩

RA患者在疾病发作期，如关节肿痛明显者应休息、减少关节活动，在关节肿痛缓解后应注意加强关节的功能锻炼。如有条件可请专业医生或理疗师对关节部位进行物理按摩，物理按摩虽然不可能根治，但有助于增强患者的肌力，改善血液循环，扩大关节活动范围。要注意的是，切忌对关节部位特别是老年人的关节部位进行非专业性的按摩，否则，不恰当的按摩方式对老年人的骨质疏松等很容易造成严重的后果。

4. 注意季节和疾病康复的关系

一般来讲，RA患者普遍感觉夏季是一年中相对舒适和疼痛稍微缓解的时候，实际上夏季也是治疗的最佳时机。但是，不管什么季节都要注意防寒、防潮、保暖，可以用四季兼用的各种保暖护具来呵护关节部位，以防止病情加重，有效呵护关节。

5. 手术后的注意事项

手术治疗包括滑膜切除术、关节镜下微创手术、关节矫形术、关节融合术等，但是不能完全消除疼痛。RA是全身免疫性疾病，全身关节都会受累，即使手术成功的情况下，患者还要继续进行长期的药物治疗，而疾病的进一步恶化，也会造成其他关节继续破坏。

6. 注意防寒保暖

中医学认为，“血遇寒则凝，得温则行”，保暖有利于关节活动，可以减轻关节肿胀、僵硬、疼痛等不适，同时受潮湿也易加重病情或诱发疾病。居处地势低而潮湿者，平时应尽量保持屋内通风干燥，床宜高，有条件者可垫高地基铺地板。床单被褥等勤晒洗。

【科研思路与方法】

1. 理论研究方面

近年来，随着新的研究方法的发现和拓展，使RA的治疗途径不断拓宽，一些疗效好、副作用少的药物与方法不断出现，显示了中医在治疗本病的特色与优势。温成平等对 RA 进行深入研究，提出本病常表现出较多的湿浊毒瘀交织的病证特点，因此运脾祛湿解毒是治疗 RA 的重要方法。吉海旺等发现 RA 在发病的过程中，不仅存在肾虚血瘀，而且由此而产生的“瘀毒”使该病的治疗更加复杂化，其提出在治疗 RA 上，不仅应重视虚瘀同治，更应注重虚、瘀、毒并治，可能收到更为理想的疗效。陈湘君等认为 RA 在中医辨证中属于痹证范畴，而痹证的发生，外因是由于外感风、寒、湿、热之邪，内因除与正气亏损、肝肾不足有关外，与脾胃的健运失常也密切相关。所以在治疗时，除常用方法之外，也需要重视健脾化湿方法的运用。

2017 年，为评估全球 31 个国家在 1987 年至 2011 年期间 RA 作为死亡的根本原因（UCD）的趋势，研究人员从世界卫生组织和联合国的死亡率数据库收集死亡率和人群数据，应用连接点的回归分析来进行趋势分析，使用国家之间的差异和 Gini 系数来评估国家之间的差距。结果表明，归因于 RA 的死亡率在全球范围内有所下降。然而，RA 死亡率上存在着很大的国家之间的差距，但随着时间的推移国家间差距有所减少。人口老龄化及 RA 死亡率的下降可能会导致疾病的经济负担增加，这个问题在制订政策时应予以考虑。

2. 实验研究方面

温成平等用 Freund's 完全佐剂诱导法建立 RA 大鼠模型，以 MTX 为西药对照组，分组观察解毒通络利湿方及拆方对关节炎症肿胀的抑制作用，对血清 IL－1β、TNF－α 和 PGE2 水平的影响，以及对胸腺和脾指数的影响。

RA 患者滑膜组织和滑膜液中，存在多种免疫细胞（如 T 细胞、树突状细胞、肥大细胞等）及细胞因子（如 IL－1、IL－17、IL－23 等），它们与 RA 的发生发展密切相关。趋化因子受体谱提示，存在一个选择性启动对滑膜基质局部生成的趋化物反应的 T 细胞亚群的组成成分。其中 IL－17A 是 Th17 细胞发挥免疫调节作用的主要效应因子，Th17 是 RA 的重要效应 T 细胞亚群。毛新展等研究了 NF－κB p65 基因沉默对 RA 滑膜 HFLS－RA 细胞增殖及凋亡的影响。结果发现，与空白对照组和阴性对照组比较，转染 siRNA 后的 HFLS－RA 细胞中 NF－κB p65 mRNA、蛋白表达量和细胞增殖率均明显下降，而细胞凋亡率明显升高，差异均有统计学意义；NF－κBp65 基因在 RA 滑膜 HFLS－RA 细胞的增殖和凋亡过程中起着重要作用，使其沉默后能够抑制滑膜 HFLS－RA 细胞增殖，诱导其凋亡。

滑膜细胞来源的 IL－35 增强 OA 和 RA 的 B 细胞反应，IL－35 的表达升高与自身免疫性疾病，包括类风湿关节炎有关。这项研究旨在确定 RA 和 OA 患者滑膜中 IL－35、B 细胞和基质细胞之间的功能相互作用。结果显示，EBI－3/p35 转录物在靠近 RA 和 OA 滑膜中的 B 细胞表达；在从 RA/OA 患者的滑膜和外周提取的 B 细胞中表达 IL－35R 亚基、gp130 和 IL－27Rα，而不是 IL－12Rβ2。值得注意的是，RA 滑膜在其细胞表面表达最高水平的 IL－27Rα。IL－35 在 HC B 细胞中诱导增殖和 IgG 产生。将 RASF 与 HC B 细胞共培养，而不是 OASF，B 细胞活化显著升高。B 细胞中 TNF－α 诱导的，RASF 依赖性的 IgG 分泌部分是 IL－35 依赖性的。这是首次证实滑膜/外周 B 细胞表达 IL－35R 并对 IL－35 刺激有反应。RA 滑膜中的 SF 可通过 IL－35 与 RA 滑膜中的 B 细胞活化和维持有关。

研究者对人参皂苷 Rg1 对 RA 的治疗作用进行了研究。人参皂苷（Ginsenoside）是人参中的活性成分，也是一种固醇类化合物，主要存在于人参属药材中。人参皂苷 Rg1，英文名为 Ginsenoside Rg1，为五加科植物人参的根，研究提示，其有促进海马神经发生、提高神经可塑性、增强学习记忆力、抗炎、辅助抗肿瘤等作用，在高端保健、辅助抗肿瘤、防治老年痴呆等方面具有广阔的应用前景。研究人员调查了 Rg1 对大鼠佐剂性关节炎（AIA，病理学表现与人类 RA 相似，常用于研究人类 RA）的作用以及其中的机制，以探究 Rg1 对 RA 的作用。结果显示，Rg1 对 AIA 大鼠具有治疗作用，并且其机制或与上调 PPAR－γ 的抗炎作用及随后的 NF－κB 信号通路抑制有关。研究人员对 AIA 大鼠进行 5、10、20mg/kg 的剂量腹腔注射，14 天后观察。结果显示，Rg1 显著缓解了关节肿胀和损伤。此外，Rg1 也可以在 AIA 大鼠的炎症关节和脂多糖（LPS）刺激的 RAW264.7 细胞中显著降低 TNF－α 的水平和 IL－6 的水平，增加 PPAR－γ 蛋白表达，抑制 IκBα 磷酸化和 NF－κB 核移位。

3. 临床研究方面

温成平等将 106 例活动期的 RA 患者随机分为中西结合组 54 例与西药组 52 例，中西结合组采用中医解毒通络祛湿法结合柳氮磺吡啶治疗，西药组采用甲氨蝶呤加 SASP 治疗。比较观察 2 组关节晨僵时间、压痛指数、肿胀指数、功能指数、双手握力和 20m 步行时间，以及血沉、类风湿因子、C 反应蛋白、补体 C3、免疫球蛋白（IgG、IgA、IgM）等指标，总结其临床疗效与副作用发生情况。曹炜等采用随机分组对照法将 50 例患者分为四神煎治疗组和湿热痹颗粒对照组，观察治疗前后症状改善情况，对疗效及安全性进行比较。结果四神煎治疗组总有效率、显效率分别为 92.0% 和 32.0%；湿热痹颗粒对照组分别为 65.2% 和 8.7%。总有效率、显效率治疗组均显著优于对照组。蒋觉安收集 71 例 RA 患者外周血样本，选择 44 例 OA 患者和 47 例健康志愿者（HC）作为对照，采用Ⅱ型胶原（CⅡ）诱导 CIA 小鼠模型，以地塞米松腹腔注射进行干预。研究样本的外周血标本使用红细胞裂解液处理，小鼠脾脏通过密度梯度离心法获得单个核细胞。采用免疫荧光染色、流式细胞技术检测 RA 患者外周血和 CIA 小鼠脾脏中 $CD4^+$ T 细胞表型 CD28、PD－1 和 OX40 的表达，分析 T 细胞亚群在 RA 患者和 CIA 小鼠中的变化。IL－17 作为前炎症因子参与 RA 等自身免疫性疾病的病理过程，它主要由 $CD4^+$ T 细胞的一个亚群 Th17 细胞分泌释放。内源性 IL－17 可刺激滑膜细胞产生 IL－6；IL－17、IL－4 和 TNF－α 的协同作用促使 RA 滑膜细胞释放大量的巨噬细胞炎症蛋白（MIP）3α/趋化因子配体（CCL）20；TNF 与 IL－17A 的协同作用可促使滑膜细胞分泌大量的 IL－6。IL－17 的上述生物特性说明其可导致炎症和软骨破坏，对 IL－17 及其分泌细胞的早期干预，可控制慢性炎症，对病程较长的患者可考虑直接清除滑膜细胞或诱导细胞凋亡。张琳等主要针对 IL－17 家族的各个亚型的表达、调控、生物学作用及与 RA 发病的关系进行阐述，得出结论：IL－17 家族因子与多种因子相互作用，尤其是 IL－17A，在 RA 发病过程中起着至关重要的作用。靶定 IL－17 因子治疗 RA，可以有效地改善 RA 患者的关节肿胀与破坏，延缓疾病进展。

血清阳性 RA 出现之前是在没有滑膜炎症的情况下，存在特异性自身抗体，这些风险较高的个体只有一部分会发展为临床疾病。这阻碍了早期可以预防临床上明显疾病发病的干预措施的实施。一项前瞻性研究分析了 B 细胞受体（BCR）谱系中的克隆改变是否可以可靠地预测体征症状的出现。研究纳入 21 个因存在自身抗体而被认为有 RA 风险的个体，使用下一代 BCR 测序分析配对的外周血和滑膜组织样本的 BCR 谱系。结果显示，在测试和验证队列中，外周血存在≥5 个显性 BCR 克隆与随访后出现关节炎显著相关，即使根据最近描述的临床预测规则进行调整，这种相关性仍保持不变。当个体发展为关节炎时，显性 BCR 克隆从外周血中消失，并出现在滑膜组织中，表明这些克隆在疾病发病中的直接作用，表明外周血显性 BCR 克隆可以高准确性地预测 RA 风险个体临床症状体征的发生。这项研究数据表明在 RA 发病期间，这些克隆从外周血转移到目标组织。有研究探讨在有原发性癌症病史并使用生物性疾病改善抗风湿药物（bDMARDs）治疗的 RA 患者中，继发恶性肿瘤（SMN）和死亡的风险，2000～2011 年间在丹麦 DANBIO（数据库）登记的 RA 患者（n = 15286），有 1678 例患有原发性癌症，计算了 SMN 和死亡的危险比。结果表明，对于有癌症病史的 RA 患者，bDMARDs 治疗与 SMN 风险升高无关。关于使用 bDMARDs 治疗的 RA 患者的死亡率没有明确结论。

【名医验案】

1. 路志正验案

患者，女，46 岁，2011 年 5 月 19 日因“周身关节痛反复发作 8 年”初诊。2003 年开始出现周身多个关节（肩、肘、指、膝、颞、颌等）疼痛，伴晨僵大约 1 小时，在外院诊断为类风湿关节炎，曾使用强的松 10mg/次，1 次/d，大约 1 年，另服甲氨蝶呤和柳氮磺胺吡啶等，症状时有反复，春夏剧烈，秋冬好转。患者居于北京，发病前曾住地下室，近日双膝及肘关节肿痛，右侧明显局部皮温高，无发红，关节屈伸不利；纳差，食后上腹胀满，大便溏，小便可；怕风寒，夏季阴雨天关节疼痛加重，冬季减轻；口不干，口苦，睡眠可。

西医诊断：类风湿关节炎。

中医诊断：痹证。

辨证：禀赋不足，风寒湿邪侵袭，郁久化热。

治法：益气和营，清化湿热，通筋活络。

处方：生黄芪 30g，桂枝 12g，当归 12g，赤芍 12g，秦艽 10g，威灵仙 12g，地龙 12g，忍冬藤 30g，山甲珠 10g，炒桑枝 30g，萆薢 15g，晚蚕沙 30g，松节 12g，连翘 6g，赤小豆 15g，川牛膝 10g，炒薏米 30g，生姜 2 片为引，7 剂。水煎服，1 剂/d，早晚分服。

服药 7 剂后，关节肿痛减轻，触热不明显，便溏缓解。上方加减继服 14 剂，诸症皆缓，随诊半年病情无复发。

按语：《素问》“痹论”指出：“逆其气则病，从其气则愈；不与风寒湿气合，故不为痹。”营行脉中，卫行脉外，阴阳相贯，气调血畅，濡养四肢百骸、脏腑经络。营卫和调，卫外御邪，营卫不和，邪气趁虚而入，失其固外开阖作用，则出现恶风、自汗，筋脉失养，则头痛、项背不舒。《类证治裁 · 痹症》也提到：“诸痹，良由营卫先虚，腠理不密，风寒湿乘虚内袭，正气为邪气所阻，不能宣行，因而留滞，气血凝涩，久而成痹。”若湿热之邪外伤营卫，则表现为发热，烦而不安，关节红肿、灼热、重着而屈伸不利。故路老着重强调营卫不和在风湿病发病的重要作用。患者病程较长，且长期服用药物，正气耗伤，脾胃内伤，故需益气健脾以扶正。患者发病前曾住地下室，复感寒湿之邪，湿邪郁久化热，痹阻经络，故患者关节肿痛，触热，口苦、口不干，皆为湿热痹阻之证，治宜清化湿热。路老认为该患者虚实夹杂，正邪相争时，宜使邪有出路，正亦易复，故路老喜用黄芪桂枝五物汤以益气和营，合用宣痹汤以清利湿热，宣通经络，此方标本兼顾，以达到“扶正不留邪，祛邪不伤正”，共奏宣痹通络之效。

2. 张学文验案

韩某，男，24 岁，教师。1978 年 1 月 20 日初诊。主诉：两个月前双膝关节开始肿痛，并伴全身发冷、发热、出汗等，在某医院检查 ESR 110mm/h，诊为“风湿关节炎”。先后曾用抗生素、激素、抗风湿药等西药及羚羊角（代）、高丽参、龟甲等中药治疗，体温有所下降，但关节红肿疼痛未减，且波及肘、腕、指（趾）各关节，疼痛较甚，并见纳呆、盗汗，舌黯红有瘀点，脉沉弦数。

西医诊断：类风湿关节炎。

中医诊断：痹证。

辨证：风湿热痹，脉络瘀阻，肝肾亏损。

治法：清化湿热，活血通络，兼益肝肾。

处方：苍术 9g，黄柏 9g，薏苡仁 24g，独活 9g，当归 9g，川芎 9g，丹参 15g，牛膝 9g，巴戟天 9g，桑寄生 15g，山楂 15g。水煎服。

二诊（1978 年 2 月 5 日）：上方连服 16 剂，热退汗止，各关节肿胀消退，惟膝关节遇风微痛，舌红略暗，脉细数。辨证属余邪未清，仍予上方加清热之品。处方：苍术 9g，黄柏 9g，薏苡仁 24g，独活 9g，当归 9g，川芎 9g，牛膝 12 g，杜仲 15g，山楂 15g，生地黄 12g，丹参 30g，玄参 15g，连翘 15g，甘草 6g，桑寄生 15g。继服 15 剂后反应减轻，关节肿痛消失，行走自如，惟觉乏力。用上方，去苍术，加巴戟天 9g 以善后。同年 9 月随访，一切正常。

按语：症见发热，关节肿痛较甚，脉沉弦数，诊为风湿之邪郁而化热，瘀阻血脉之热痹；因病已 2 个月，兼致肝肾亏损，故治以清化湿热，活血通络，兼益肝肾而初见效果。三诊时因复感外邪，其与余邪相合，化热化火，使体热复燃，急投清热通络之剂，药后体热虽退，但关节肿痛不消，重用活血通络之品，方使瘀去痹开。

3. 裴正学验案

患者，女，34 岁。手指关节肿痛，晨起僵硬，怕凉，恶风，汗多，RF（+），BP 120/75mm/Hg，舌淡暗，脉沉细无力。

西医诊断：类风湿关节炎。

中医诊断：寒痹。

辨证：寒湿痹阻。

治法：温经散寒，通络止痛。

方药：桂枝芍药知母汤合复方桑枝汤加味。桂枝 10g，白芍 15g，知母 20g，川乌、草乌各 15g（先煎 1 小时），细辛 20g（先煎 1 小时），马钱子 1 个（油炸），干姜 6g，甘草 6g，防风 12g，白术 10g，麻黄 10g，当归 10g，黄芪 30g，生地黄 12g，桑枝 30g，豨莶草 15g，威灵仙 10g，羌活、独活各 10g，秦艽 10g，青风藤 15g，海风藤 15g。日服一剂，服药 7 剂关节疼痛明显好转，汗出减少。

按语：方中之桂枝温经通阳、利血脉、化瘀滞、散寒气、调营卫而止痛；白芍养血而柔筋脉，养阴而清郁滞，与桂枝同用，调气血，走关节，利血脉，善于缓急；知母清热除烦，滋阴润燥，和通关节。大剂量乌头无知母则阳盛而阴伤；无桂枝则阳气不能通达四末；无白芍则阳气不能通达于内脏，因此在此方中，方名中之三药实为乌头之重臣，重臣列名于方首，令主药深藏于内，寓有护卫主上之意。麻黄发汗解表寓开腠理而见阳光之意。白术健脾益气以防药之太过，损伤脾胃；干姜温中；甘草和中；防风祛风胜湿。

4. 娄多峰验案

患者，女，37岁，2005年11月9日初诊。主诉：患者全身多关节肿痛发热6天，双手屈曲畸形3年余。患者6天前感冒后，右手指掌关节、足趾关节肿痛，低热，1个月内波及全身多关节肿痛，以四肢小关节为甚，到某市级专科医院诊断为RA，给予泼尼松治疗数年，病情时轻时重，逐渐出现双手畸形，故前来就诊。症见：全身多关节肿痛，局部热感，乏力怕冷，午后身热恶风，汗出，纳差。检查：柯兴征，双手尺偏畸形，双手掌指关节、近指间关节、腕关节、双足趾关节、踝关节、膝关节肿胀，压痛、活动痛明显，双膝关节、踝关节皮温增高，RF 77IU/mL，ESR 50mm/h。

西医诊断：类风湿关节炎。

中医诊断：顽痹。

辨证：气血亏虚，湿瘀闭阻。

治法：益气养阴，健脾除湿，活血化瘀。

方药：炙甘草汤合化瘀通痹汤化裁。当归20g，丹参20g，鸡血藤30g，白术30g，薏苡仁30g，萆薢30g，合欢皮15g，阿胶20g，桂枝20g，白芍30g，炙甘草8g，陈皮9g，生姜3片，大枣5枚。3剂，水煎服，每日1剂。

二诊：服上药6剂后，关节肿胀及心悸汗出乏力症状减轻，失眠多梦如故，治疗以益气养阴活血通络为法。处方：当归20g，丹参20g，鸡血藤30g，忍冬藤30g，生地黄20g，太子参15g，麦冬12g，香附15g，木香12g，陈皮9g，炙甘草9g。水煎服，每日1剂。

三诊（11月22日）：服上药6剂后，体温恢复正常，心悸、汗出、乏力、头晕及关节肿痛明显减轻，舌脉如常，守上方去忍冬藤继服，巩固治疗。

按语：患者平素体弱，外感后风寒湿乘袭经络，气血不通，血脉闭阻而发病，由于患者患病日久，并长期服用糖皮质激素，导致正气更加虚弱，邪瘀互结，故关节肿痛，屈伸不利，关节畸形，恶风发热汗出脉弱，为营气虚弱；卫外不固，心悸失眠多梦为宗气亏虚，心神无主；腹胀便溏为脾虚湿盛。本案初用炙甘草汤合化瘀通痹汤化裁，治以滋阴养血、益气温阳通络，以扶正为主兼疏通气血，故心悸、汗出、乏力症状减轻，正气恢复；再以养血活、血滋阴清热，以扶正疏通气血为主，兼清热祛邪，使低热除，心悸、汗出、乏力、头晕及关节肿痛减轻。治疗久病体虚患者时，要把扶助正气、疏通气血贯穿疾病的整个治疗过程，使正气恢复，气血疏通，病邪消除而致机体康复。

【参考文献】

[1] 国家中医药管理局医政司．中医临床路径［M］．北京：中国中医药出版社，2004.

［2］吴东海，王国春．临床风湿病学［M］．北京：人民卫生出版社，2008.
［3］陆再英，钟南山．内科学［M］.7 版，北京：人民卫生出版社，2008.
［4］周仲瑛．中医内科学［M］．北京：中国中医药出版社，2002.
［5］陈湘君．中医内科常见病证辨证思路与方法 - 痹证［M］．北京：人民卫生出版社，2004.
［6］员晶，唐晓颇，姜泉．路志正教授治疗类风湿关节炎的临床举例［J］．浙江中医药大学学报，2014，38（07）：851 - 852.
［7］冯子彦，类风湿关节炎的诊断治疗进展［J］．中国误诊学杂志，2012，12（2）：262 - 263.
［8］洁霞，边鹏飞．裴正学教授治疗类风湿性关节炎经验［J］．甘肃医药，2009，28（1）：45 - 46.
［9］Goodman SM. Rheumatoid arthritis：preoperative evaluationfor total hip and total knee replacement surgery［J］. J Clin Rheumatol，2013，19（4）：187 - 192.
［10］赵宝利，黄可儿，赵敏．类风湿关节炎中医辨证分型的判别分析［J］．中华中医药杂志，2012，21（1）：240 - 242.
［11］张琳，李秀，孙丽岩，等．靶定 IL - 17 治疗类风湿关节炎研究进展［J］．现代生物医学进展，2012，12（15）：2971 - 2973.
［12］曹玉举，娄多峰教授治疗类风湿关节炎经验［J］．中医研究，2012，25（1）：51 - 53.
［13］商阿萍，路洁．路志正教授治疗类风湿关节炎经验［J］．河北中医杂志，2008，30（4）：341 - 342.
［14］Johnson BK，Goodman SM，Alexiades MM，et al. Patternsand associated risk of perioperative use of anti - tumornecrosis factor in patients with rheumatoid arthritisundergoing total knee replacement［J］. J Rheumatol，2013，40（5）：617 - 623.
［15］Pantos PG，Tzioufas AG，Panagiotakos DB，et al. Demographics，clinical characteristics and predictive factorsfor total knee or hip replacement in patients withrheumatoidarthritis in Greece［J］. Clin Exp Rheumatol，2013，31（2）：195 - 200.
［16］Ganesan K，Balachandran C，Manohar BM，et al. Effects oftestosterone，estrogen and progesterone on TNF - α lphamediated cellular damage in rat arthritic synovial fibroblasts［J］. Rheumatol Int，2012，32（10）：3181 - 3188.
［17］Thomas SS，Borazan N，Barroso N，et al. Comparative Immunogenicity of TNF Inhibitors：Impact on Clinical Efficacy and Tolerability in the Management of Autoimmune Diseases. A Systematic Review and Meta - Analysis［J］. BioDrugs，2015，29（4）：241 - 258.
［18］Jutley G，Raza K，Buckley CD. New pathogenic insights into rheumatoid arthritis［J］. Current Opinion Rheumatology，2015，27（3）：249 - 255.
［19］Page CE，Smale S，Carty SM，et al. Interferongammainhibits interleukin - 1beta - induced matrixmetalloproteinase production by synovial fibroblastsand protects articular

cartilage in early arthritis [J]. Arthritis Research & Therapy, 2010, 12 (2): R49.

[20] Lee SY, Cho ML, Oh HJ, et al. Interleukin-2/anti-interleukin-2 monoclonal antibodyimmunecomplex suppresses collagen-induced arthritis inmice by fortifying interleukin-2/STAT5 signallingpathways [J]. Immunology, 2012, 137 (4): 305-316.

[21] Dong W, Zhu P. Functional niche of inflamed synovium for Th17-cell expansion and activationin rheumatoid arthritis: implication to clinicaltherapeutics [J]. Autoimmunity Reviews, 2012, 11 (12): 844-851.

[22] Cooles FA, Isaacs JD, Anderson AE. Tregcellsin rheumatoid arthritis: an update [J]. Current Rheumatology Reports, 2013, 15 (9): 352.

[23] Komatsu N, Okamoto K, Sawa S, et al. Pathogenicconversion of Foxp3^{+} T cells into TH17 cells inautoimmune arthritis [J]. Nature Medicine, 2014, 20 (1): 62-68.

[24] Miyara M, Ito Y, Sakaguchi S. TREG-cell therapies for autoimmune rheumatic diseases [J]. Nature Reviews Rheumatology, 2014, 10 (9): 543-551.

[25] Narváez J, Narváez JA, Serrallonga M. Subaxial cervical spine involvement in symptomatic rheumatoid arthritis patients: Comparison withcervicalspondylosis [J]. Seminars in Arthritis Rheumatism, 2015, 45 (1): 9-17.

[26] 温鸿雁，李小峰，李军霞，等. 风湿关节炎与幽门螺杆菌感染关系的探讨 [J]. 中华微生物学和免疫学杂志，2010，30 (4)：314.

[27] 温成平，金晨宇，许志良，等. 解毒通络利湿方及拆方对实验性类风湿性关节炎抗炎镇痛及调节免疫作用的比较研究 [J]. 中国中药杂志，2007，13：1306-1310.

[28] 衣蕾. 吉海旺教授治疗类风湿性关节炎的学术经验研究 [D]. 北京：中国中医科学院，2012.

[29] 赵蓓俊，陈湘君. 陈湘君教授治疗类风湿性关节炎经验 [J]. 河南中医，2009，03：247-248.

[30] Weaver CT, Hatton RD, Mangan PR, et al. IL-17 family cytokines and the expanding diversity of effector T cell lineages [J]. Annu Rev Immunol, 2007, 25: 821-852.

[31] 蒋觉安. PD-1 负性和 OX40 正性共刺激信号在类风湿性关节炎免疫病理中的作用机制及临床意义 [D]. 苏州：苏州大学，2013.

[32] 谢志军，温成平，曹灵勇，等. 解毒通络祛湿法治疗活动期类风湿性关节炎的临床研究 [A]. 中国中西医结合学会风湿病专业委员会. 全国第八届中西医结合风湿病学术会议论文汇编 [C]. 中国中西医结合学会风湿病专业委员会：2010.

[33] 曹炜，张华东，刘宏潇，等. 四神煎治疗类风湿关节炎 50 例临床观察 [J]. 北京中医药大学学报，2008，07：490-493.

[34] 罗海恩，毛新展. NF-κBp65 基因沉默对类风湿性关节炎滑膜细胞增殖凋亡的影响 [J]. 中国医药导报，2017，14 (35)：8-11.

[35] Kiadaliri AA, Felson DT, Neogi T, et al. Brief Report: Rheumatoid Arthritis as the

Underlying Cause of Death in Thirty - One Countries, 1987 - 2011: Trend Analysis of World Health Organization Mortality Database [J]. Arthritis Rheumatol, 2017, 69 (8): 1560 - 1565.

[36] Dreyer L, Cordtz RL, Hansen IMJ, et al. Risk of second malignant neoplasm and mortality in patients with rheumatoid arthritis treated with biological DMARDs: a Danish population - based cohort study [J]. Annals of the Rheumatic Diseases, 77 (4): 510 - 514.

[37] Kam NW, Liu D, Tam LS, et al. Synoviocytes - derived Interleukin 35 Potentiates B Cell Response in Patients with Osteoarthritis and Rheumatoid Arthritis [J]. 2018, 45 (4): 563 - 573.

[38] Li SS, He AL, Deng ZY, et al. Ginsenoside - Rg1 Protects against Renal Fibrosis by Regulating the Klotho/TGF - β1/Smad Signaling Pathway in Rats with Obstructive Nephropathy [J]. Biol Pharm Bull, 2018, 41 (4): 585 - 591.

第十三节　强直性脊柱炎

【概述】

强直性脊柱炎（ankylosing spondylitis, AS）是一种慢性炎性疾病，主要侵犯骶髂关节、脊柱骨突、脊柱旁软组织及外周关节，并可伴发关节外表现。临床主要表现为腰、背、颈、臀、髋部僵硬疼痛以及关节肿痛，严重者可发生脊柱畸形和关节强直。AS 的患病率在各国报道不一，日本本土为 0.05% ~ 0.2%；我国患病率初步调查为 0.26%。以往认为本病男性多见，男女之比为 10.6∶1，目前报道患病男女比例为 5∶1，女性发病较缓慢且病情较轻。发病年龄通常在 13 ~ 31 岁，30 岁以后及 8 岁以前发病者少见，有阳性 AS 家族史者发病率更高。

中医学虽无“强直性脊柱炎”的病名，但有不少关于该病特征的描述，如《黄帝内经》“尻以代踵，脊以代头”，以及散在于众多医学文献中的如“背脊强直”等。古人还将其称为“龟背风”“竹节风”“骨痹”。《素问·逆调论》曰：“肾者水也，而生于骨，肾不生，则髓不能满，故寒甚至骨也……病名曰骨痹，是人当挛节也。”1997 年中国国家标准《中医病证治法术语》将其归属于“脊痹”病，2011 年由国家中医药管理局医政司主编的《中医临床路径》中将其确定命名为“大偻”。

【西医病因与发病机制】

本病的西医病因及发病机制尚不明确，目前认为其发生与遗传、自身免疫功能紊乱、慢性感染和内分泌失调等有关。

1. 西医病因

（1）遗传基因和环境因素　研究已证实 AS 的发病和 HLA - B27 密切相关，并有明显家族聚集倾向。正常人群的 HLA - B27 阳性率因种族和地区不同差别很大，中国为 6% ~ 8%，AS 患者的 HLA - B27 阳性率为 90% 左右。另有资料显示，AS 的患病率在患者家系中为 4%，在 HLA - B27 阳性的 AS 患者一级亲属中高达 11% ~25%，这提示 HLA - B27 阳性者或有 AS 家族史者患病的危险性（可能性）增加。但是，大约 80% 的 HLA - B27 阳性者并不发生 AS，以及大约 10% 的 AS 患者为 HLA - B27 阴性，这提示还有其他因素参与发病。

（2）*感染因素* 研究发现，肠道和上呼吸道感染在 AS 的发病中占重要地位。HLA - B27 是 AS 相关度最高的基因。HLA - B27 参与 AS 发病的假说有多种，其中一种学说认为：HLA - B27 能递呈自身或者微生物多肽，进而诱导关节炎相关的 T 细胞反应，被称为致关节炎肽假说或分子模拟假说，推测 AS 是由肠道菌群紊乱与易感基因共同作用导致的疾病。内镜下筛查的结果，大约有 70% 的 AS 患者有亚临床的肠道炎症，AS 患者存在以单核细胞浸润和肠黏膜重构为特点的显微镜下肠道慢性炎症，这类似于克罗恩病的病理学特点。

（3）*免疫因素* 研究发现患者骨、关节及滑膜组织内有大量炎性 T 细胞、单核 - 巨噬细胞浸润，存在 T 细胞应答和 Th1/Th2 细胞因子平衡偏移。

（4）*其他因素* 有报道外伤、甲状旁腺疾病、内分泌及代谢缺陷等与 AS 的发生有关，而风湿寒冷因素是本病的诱因。

2. 发病机制

强直性脊柱炎病因及发病机制与遗传、自身免疫功能紊乱、慢性感染和内分泌失调等因素相关。HLA - B27 是 AS 发病环节中所必需的，是抗原递呈的关键分子，非 B27 易感基因 HLA - B60、MICA 等也起到重要的作用。

（1）*HLA - B27 基因* HLA 是由人类第 6 对染色体控制的一系列淋巴细胞抗原，研究发现，AS 与 HLA - B27 抗原有非常强的相关性；不同种族人群中 HLA - B27 阳性比例不同。目前 HLA - B27 与 AS 发生的相关性尚未完全明确，主要存在以下几种假说：①连锁不平衡假说：认为 HLA - B27 不是致病基因，仅是与真正的致病基因处于连锁不平衡状态，仅为遗传标志。但近年来，随着分子遗传学技术的发展，全基因扫描证实 AS 仍是以 HLA - B27 为主要易感基因的多基因遗传病。②分子模拟假说。③致关节炎肽假说。④T 细胞受体库假说。⑤免疫耐受失败假说。⑥重链结构重组假说。⑦未折叠蛋白应答假说。⑧重链同源二聚体假说。

（2）*非 HLA - B27 基因* 除 HLA - B27 以外，HLA - B60 是第一个被报道的与 AS 有关的分子，可能使 AS 的致病机会增加 3 倍。MICA（MHC class I chain - related gene A）也是影响 AS 易感性的重要危险因素，其通过肠道上皮 T 细胞表达不同的 V - delta - 1gamma/delta TCR 来识别，这也提示肠道感染在 AS 发病机制中的作用。目前为止，已发现超过 23 个非 MHC 的 AS 易感基因位点参与 AS 致病机制的重要通路，如 IL - 23 通路、氨基肽酶和肽段的递呈及先天性免疫刺激和微生物群落的互动平衡等，其中 IL - 23 通路已开发出可用于治疗 AS 的全新药物。

（3）*IL - 23 通路* 近年来，IL - 23/IL - 17 通路已被证实与 AS 相关。IL - 23 信号通过 IL - 23R 参与 AS 发病机制，IL - 23R 的保护性变异体可降低对 IL - 23 刺激信号的敏感性。一旦被激活，IL－23R信号通过JAK－STAT通路，包括TYK2、JAK2和STAT3激酶，直达细胞核。这些蛋白的编码基因已被证实与AS易感性相关，其中一个影响TYK2拼接的罕见变异体，被证实是目前为止发现的具有与AS相关性的非MHC基因。遗传学研究进展激发了IL－23通路影响AS致病机制的探讨。

（4）细胞因子　①Th细胞：Th1/Th2失衡与多种自身免疫性疾病的病理性炎症有关。AS患者外周血淋巴细胞以Th1型细胞为主，但Th1细胞的分化能力似较Th2细胞下降，且随着炎症的活动，这种下降更明显。推测AS的发病与Th1型细胞因子增多、Th2型细胞因子减少有关；Th1/Th2细胞群，特别是Th1细胞在AS中的确切作用尚不明确。②趋化因子：IP210属CXC趋化因子家族，主要由单核细胞、成纤维细胞和内皮细胞在受Ⅱ型干扰素刺激后产生，在T细胞向炎症部位的迁移过程中发挥重要作用。研究证明，CXCL1的表达水平在伴有与不伴有外周关节炎AS患者外周血清中的表达水平可能存在显著性差异。AS患者关节液中大量表达的CXCL1可能是导致伴有关节炎AS患者外周血清中的CXCL1蛋白表达水平更高的原因之一。③IL：IL－8是由多种细胞产生的趋化性细胞因子，引导中性粒细胞变性及脱颗粒，是中性粒细胞激活和迁移的重要调节因子及进入损伤组织的重要介质，在损伤病理过程中具有重要作用。IL－8在活动期AS中高表达，可能是AS的一种重要炎症介质，介导AS滑膜甚至其他受累组织炎症的发生和发展。有研究结果显示，活动期AS患者血清IL－18水平较正常人明显升高，提示IL－18与AS病情活动有关，且可作为评估AS病情活动的指标之一。

（5）Ⅱ型胶原和蛋白聚糖　有研究认为，软骨成分中的Ⅱ型胶原和蛋白聚糖可能是AS自身免疫反应的候选目标。虽然Ⅱ型胶原诱导的关节炎模型类似RA，但用蛋白聚糖免疫的动物模型却显出典型的AS特征。

（6）DNA甲基化　虽然90%的AS患者携带HLA－B27基因，但是HLA－B27Ⅰ类抗原对于整体疾病风险的估计仅20%～50%。随机失活的X染色体和DNA甲基化可能影响疾病的表达，但目前尚无AS患者基因组DNA甲基化水平的报道。

（7）B细胞　既往观念认为，B细胞不参与AS的致病机制。但目前研究发现，利妥昔单抗（rituximab）治疗AS有效，尤其是那些对TNF抑制剂无效的AS患者。Baerlecken等发现，在AS患者尤其是早期AS患者中高表达一种HLAⅡ肽链CD74的抗体。Muto等研究发现，B细胞特异性转录因子BACH2与AS相关。BACH2在B细胞高表达，是影响细胞类别转换重组和体细胞突变的关键因子。这些研究观点提示B细胞可能也参与了AS的发病机制。

【中医病因病机】

1. 肾虚为本

肾为先天之本，水火之脏，藏真阴而寓元阳，藏精而主骨生髓。肾精充实，则骨髓生化有源，骨壮脊坚；肾精亏虚，则骨髓生化乏源，阳气不能温煦，阴精失于濡养，故腰背既冷且痛，发为骨痹。肝肾同源，肾精不足则不能滋生肝阴肝血，肝肾阴虚故患者腰骶疼痛常日轻夜重；痹症日久，气血凝滞，耗伐正气，则使肾督亏虚之证加重，影响筋骨的荣养。

2. 风寒湿邪为标

由于患者先天禀赋不足，肾精亏虚，督脉失养，而风寒湿热之邪乘虚内袭，内外合邪，邪气内盛，正气为邪气所阻，不得宣行，因而留滞督脉，发为痹症。如《黄帝内经》中说："阳气者……开阖不得，寒气从之，乃生大偻。"

【诊断标准】

近年来本病有不同诊断标准，但现仍沿用1984年修订的纽约标准。对暂时不符合上述标准者，可参考欧洲脊柱关节病初步诊断标准，符合者也可列入此类进行诊断和治疗，并随访观察。

1. 修订的纽约标准（1984年）

①下腰背痛的病程至少持续3个月，疼痛随活动改善，但休息不减轻；②腰椎在前后和侧屈方向活动受限；③胸廓扩展范围小于同年龄和性别的正常值；④双侧骶髂关节炎Ⅱ－Ⅳ级，或单侧骶髂关节炎Ⅲ－Ⅳ级。如果患者具备④并分别附加①～③条中的任何1条可确诊为AS。

2. 欧洲脊柱关节病研究组标准

炎性脊柱痛或非对称性以下肢关节为主的滑膜炎，并附加以下项目中的任何一项，可确诊为AS。即：①阳性家族史；②银屑病；③炎性肠病；④关节炎前1个月内的尿道炎、宫颈炎或急性腹泻；⑤双侧臀部交替疼痛；⑥肌腱末端病；⑦骶髂关节炎。

【西医治疗】

（一）治疗方案

1. 临床常用药物

（1）非甾体抗炎药　这一类药物可迅速改善患者腰、髋、背部疼痛和发僵，减轻关节肿胀和疼痛，增加活动范围，无论早期或晚期AS患者的症状治疗都是首选。

（2）柳氮磺吡啶　该药可改善AS的关节疼痛、肿胀和发僵，并可降低血清IgA水平及其他实验室活动性指标，特别适用于改善AS患者的外周关节炎，并对本病并发的前色素膜炎有预防复发和减轻病变的作用。至今，该药对AS的中轴关节病变的治疗作用及改善疾病预后的作用均缺乏证据。通常推荐用量为每日2.0g，分2～3次口服。本品起效较慢，通常在用药后4～6周起效。为了增加患者的耐受性，一般以0.25g、每日3次开始，以后每周递增0.25g，直至1.0g，每日2次，或根据病情，或患者对治疗的反应调整剂量和疗程，维持1～3年。

（3）甲氨蝶呤　活动性AS患者经柳氮磺吡啶和非甾类抗炎药治疗无效时，可采用甲氨蝶呤。但经对比观察发现，本品仅对外周关节炎、腰背痛、发僵及虹膜炎等表现，以及ESR和CRP水平有改善作用，而对中轴关节的放射线病变无改善证据。通常以甲氨蝶呤7.5～15mg，个别重症者可酌情增加剂量，口服或注射，每周1次，疗程0.5～3年不等。

（4）来氟米特　本药对AS的外周关节炎疗效较佳，有个别报道亦能减轻骶髂关节炎症的进展。该药在临床上主要用于AS的脊柱外表现的治疗，通常以10mg/d剂量应用，病情较重者可加至20mg/d。

（5）沙利度胺（thalidomide，反应停）　一些难治性AS患者应用沙利度胺后，临床症状、ESR及CRP均明显改善。初始剂量50mg/d，每7～10天递增50mg，至150～200mg/d维持。

（6）糖皮质激素　糖皮质激素在治疗本病中不是首选，因为它不能阻止本病的发展，还会因长期治疗带来不良反应。只有在使用大剂量抗炎药也不能控制症状时，应用甲基泼尼松龙15mg/（kg·d）冲击治疗，连续3天，可暂时缓解疼痛。对其他治疗不能控制的下背痛，在CT指导下行皮质类固醇骶髂关节注射，部分患者可改善症状，疗效可持续3个月左右。本病伴发的长期单关节（如膝）积液，可行长效皮质激素关节腔注射。重复注射应间隔3～4周，一般不超过2～3次。

（7）生物制剂治疗

1）英夫利昔单抗（类克）：是TNF－α的人鼠嵌合的IgG1k单克隆抗体，通过结合具有生物学活性的可溶性和膜结合型TNF－α，抑制TNF－α与受体的结合。

2）阿达木单抗：阿达木单抗是抗肿瘤坏死因子单克隆抗体，临床疗效也与英夫利昔单抗相当。阿达木单抗是一种完全人源化的重组TNF－α单克隆抗体，比英夫利昔单抗有较低的免疫原性，少引起自身免疫样综合征。

3）可溶性TNF－α受体（Etanercept）：Etanercept是一种人工合成的可溶性TNF－α受体融合蛋白，通过特异性地与肿瘤坏死因子结合，竞争性地阻断TNF－α与细胞表面的肿瘤坏死因子受体结合，从而阻断体内过高的TNF－α，抑制由肿瘤坏死因子受体介导的异常免疫反应及炎症过程，但不能溶解产生肿瘤坏死因子的细胞。它的长期安全性和疗效已在临床上得到了证明。

4）托法替尼：托法替尼是一种口服JAK激酶抑制剂，可选择性抑制JAK3和/或JAK1介导传递的信号，同时影响IL17、IL21和IL23介导传递的信号。托法替尼还具有调节免疫应答、降低和预防炎症的作用。Ⅱ期临床研究已证实托法替尼在活动性AS治疗中的疗效和安全性。加拿大脊椎关节炎研究会（SPARCC）认为骶髂关节（SIJ）和脊柱的具有最小临床显著差异（MCID）的MRI评分应分别≥2.5和≥5分。该研究旨在评估是否可通过SIJ和脊柱的MCID区分接受托法替尼和安慰剂治疗的AS患者，以及其是否与临床应答一致。

5）mavrilimumab：粒细胞－巨噬细胞集落刺激因子是促炎细胞因子，其通过对巨噬细胞、树突状细胞和嗜中性粒细胞的活化、分化和存活的作用，在RA发病机制中起关键作用。靶向粒细胞－巨噬细胞集落刺激因子（GM－CSF）的单克隆抗体马夫利列单抗（mavrilimumab）在治疗类RA方面有效且耐受性良好。在单纯DMARDs无应答者中，靶向粒细胞－巨噬细胞集落刺激因子的单克隆抗体马夫利列单抗ACR 20、50和70缓解率明显升高。

生物制剂可改善多数难治性AS患者的症状与体征，维持关节功能和改善生活质量等。主要不良反应包括输液反应、加重心力衰竭、狼疮样综合征，以及使感染（尤其是结核感染）和肿瘤（主要是淋巴瘤）的患病率增加等。

2. 锻炼和患者自我管理

2016 年 EULAR 再论锻炼和患者自我管理对中轴型脊柱关节炎的重要性。研究分析，中轴型脊柱关节炎是一类炎症性关节炎，主要表现为炎性腰背痛、脊柱活动度降低及丧失工作能力等。既往人们都知道，对强直性脊柱炎患者恢复来说，坚持功能锻炼与药物治疗同等重要，锻炼和自我管理教育也是评估脊柱关节炎社会管理指导方针主要推荐的内容。但是实施过程中由于患者自我管理意识不够、医护人员无法时刻有效跟踪随访，并不是每一位患者都能做好自我管理及功能锻炼。

M. Martin 教授介绍了 Axial Spondyloarthritis Know - how（ASK）项目，该项目以增加患者知识、参加锻炼及自我管理为目的，主要包括两个小时的小组教育、以健身房为主的锻炼、水治疗法；通过定性研究探讨了简单锻炼和自我管理组项目对中轴型脊柱关节炎患者的可接收性和益处。

该项目选取 2014 年 4 ~ 6 月确诊为强直性脊柱炎的 9 例患者入组该研究，其中 5 例男性，4 例女性，平均年龄 43 岁，平均病程 12.2 年，由风湿病专科物理治疗师协助完成。结果表明参与的患者认为 ASK 项目是一种可接受的且有益的实验。该项目明确了以下 4 点重大主题：

（1）锻炼行为（Exercise Behaviours）：参与者在护理过程中通过获得相关专业知识增加锻炼的信心，参与项目的大部分患者坚持规律锻炼。

（2）疾病定位（Disease Positioning）：参与者表示通过与 ASK 组内其他成员的躯体活动度及姿势的比较，根据“疾病严重程度谱”来定位自身疾病所处的阶段。

（3）自我管理的时间效应（Temporal Effects）：从确诊到加入 ASK 组的时间影响患者学习过程中的受益程度，新确诊的患者认为 ASK 提供了许多信息并有助于他们自我管理；但是病程较长的患者认为自身相关知识已经足够，而从 ASK 中获益较少。

（4）群体效应（Group Effect）：参与者之间可以相互学习，尤其是在自我管理策略方面的学习。在这个过程中，患者更加深入了解疾病相关知识，通过与其他患者交流、借鉴等明确自身疾病程度的定位、转归，从而建立更好的自我管理策略，也助于坚定康复的信心。

由此可以认为 ASK 项目对 AS 患者来说是一项可接受的、有益的实验，它使患者通过学习其他人更好地理解自我管理，包括锻炼以及突发炎症的管理。ASK 在临床上较易开展，可能对早期疾病的患者更为适用。国内多数医院的风湿免疫科医生虽也对脊柱关节炎患者反复强调出院后康复锻炼的重要性，但是并不是所有患者都能够理解其重要性，依从性较差。如果能借鉴使用 ASK 项目，制定一项与中国国民相符的、可接受性好、可帮助患者更好实现自我管理的项目有重要意义。

（二）西医治疗困境

目前首选非甾体抗炎药治疗，虽然可以迅速改善症状，但是非甾体抗炎药的不良反应较多，尤其是胃肠不适，少数可引起溃疡，患者很难坚持服用。免疫抑制剂的治疗首选柳氮磺胺吡啶，但是目前发现其对 AS 中轴关节病变的治疗作用及改善疾病预后的作用均缺乏证据。生物制剂在 AS 的应用结果显示，不论何种制剂均可改善多数难治性 AS 患者的症状与体征，维持关节功能和改善生活质量等，给 AS 的治疗带来了新希望，但是由于其价格昂贵和在我国用药经验有限，尚需进一步证实其远期疗效与不良反应。

【中医治疗】

参照“国家中医药管理局‘十一五’重点专科协作组大偻（强直性脊柱炎）诊疗方案”。

1. 肾虚督寒证

主症：由于外感寒邪，可见腰骶沉重僵硬，脊中僵胀不舒，四肢欠温，舌苔白腻，脉濡滑；或见以内寒为主的腰骶僵硬冷痛，腰背颈均转侧不利，畏寒怕冷，夜尿清长，大便稀溏，舌淡、胖，脉沉细无力。

治法：补肾强督，祛寒除湿。

方药：右归丸合乌头汤加减；或阳和汤合独活寄生汤加减。

2. 肾虚湿热证

主症：腰骶部疼痛剧烈，夜间痛甚，影响睡眠，晨僵，下肢关节肿痛，有灼热感，伴有发热，便干溲黄，舌红苔黄厚腻，脉滑数。

治法：补肾强督，清热利湿。

方药：青娥丸合四妙散加减。

【生活调摄】

1. 体育锻炼

体育锻炼和药物治疗是 AS 治疗的“两架马车”。体育锻炼目的是维持脊柱生理曲度，防止畸形；保持良好的胸廓括动度，避免影响呼吸功能。运动可缓解症状，防止脊柱和关节残疾，增强肌肉力量，增加肺活量，提高生活质量。但需要强调的是，运动需谨慎而不间断地进行，循序渐进，持之以恒，尤其对于晚期强直性脊柱炎患者，往往合并骨质疏松，运动时要避免冲撞性剧烈运动。运动项目包括做体疗操、打太极拳和游泳等，游泳不要在凉水中进行，应在温水中进行。运动要保持持续性，每周至少 5 次，每次至少 30 分钟。

2. 精神调摄

乐观愉快的情绪是维持身体健康的必要条件之一，对于慢性病患者的影响尤为明显。

3. 饮食调摄

饮食规律、注意卫生。忌暴饮暴食、食用不洁食物，减少肠道感染性疾病的发生。

4. 睡眠调摄

要睡硬板床，大多取仰卧位，避免促进屈曲畸形的体位。睡眠时宜低枕，一旦出现上胸椎及颈椎受累，应停用枕头。

【科研思路与方法】

1. 理论研究方面

温成平等对强直性脊柱炎进行深入研究，运用基因组学的方法，对强直性脊柱炎患者进行分析和家系的研究，通过全基因组关联分析（GWAS）的高通量测序，分析了强直性脊柱炎的易感基因，并就SNP的多态性进行分析，为强直性脊柱炎的精准性预防提供了现代依据；其还从中医的角度指出了脾胃及肝肾在强直性脊柱炎发病中的重要作用。脊柱韧带组织和骶髂关节的炎症同属于中医湿浊的范畴，反复的慢性炎症导致了韧带组织的钙化，运用中医运脾祛湿泄浊扶正的治法对强直性脊柱炎的治疗有一定的临床意义。

冯兴华等认为肾虚是强直性脊柱炎发病的根本原因，风、寒、湿、热及瘀血乘虚侵袭人体，阻滞于经络、筋脉、骨节，是强直性脊柱炎发病的诱发因素，是AS标实的表现。陈湘君认为强直性脊柱炎的基本病机为肾虚督寒、痰瘀阻络，主张外寒为主者治疗以温经散寒为主，内寒为主者以温补肾阳为主，化痰活血贯穿始终，而局部僵痛明显者主张内外合治。张鸣鹤认为强直性脊柱炎应属于中医学的骨痹、肾痹、督脉病、背偻、痹证、腰痛等范畴，临床应运用清热利湿、补肾活血法治疗。娄多峰教授认为，强直性脊柱炎是由多种原因导致肝肾亏虚，督脉失荣，风寒湿热之邪乘虚侵袭，深入骨骱、脊柱，筋脉（主要是督脉）受阻而成。

2. 实验研究方面

David M Evans等通过基因组学的方法，检测了强直性脊柱炎的易感基因位点，发现了基因片段ERAP1和HLA－B27与强直性脊柱炎的发生发展有关联。Reveille JD等运用基因组学的方法分析了非MHC分子的强直性脊柱炎相关的信号通路。Yabuki K等通过基因组学的研究分析了MICA基因在HLA－B27阳性和阴性患者中的表达情况。流行病学调查发现90%以上AS患者HLA－B27阳性，且其患病率和人群中HLA－B27的阳性率有关。国人AS主要与HLA－B2704相关，丁海明等成功地建立HLA－B2704转基因小鼠模型，进一步研究发病机制和治法，发现HLA－B27的抗原决定簇和致关节炎因子如KP能发生交叉反应。HLA－B27分子与KP固氮酶还原酶分子有6个连续的氨基酸序列完全相同，KP可能通过和HLA－B27的共同分子结构诱发免疫反应，在胃肠道系膜淋巴结内产生的抗体首先到达邻近的骶髂关节和腰椎部位，与HLA－B27有关结构发生抗原抗体反应，激活补体级联诱发关节炎症。当抗体较多时，则进入外周循环，引起周围关节炎症。

王庆文等对30例AS患者均通过酶联免疫吸附法检测血清TGF－1、CTGF水平，通过免疫组织化学方法检测TGF－1、p－smad3、smad7、CTGF Ⅰ型胶原和Ⅲ型胶原的表达对强直性脊柱炎骶髂关节中转化生长因子1（TGF－1）/结缔组织生长因子（CTGF）通路表达的情况，探讨了TGF－1/CTGF通路与AS关节纤维化的关系。结果发现，与正常对照组相比，AS骶髂关节组织可见TGF－1、CTGF高表达，主要在骨髓及血管翳中炎症细胞的胞浆中表达；smad7明显低表达，p－smad3则主要表达于骨髓及血管翳中炎症细胞的细胞核中，提示smad3已被激活；Ⅰ型胶原和Ⅲ型胶原大量沉积，但血清中的TGF－1和CTGF的水平与正常对照组间差异无统计学意义。故得出结论，AS骶髂关节存在TGF－1的过高表达，smad信号通路的激活，samd7的低表达，导致CTGF高表达，Ⅰ型胶原和Ⅲ型胶原大量沉积。

3. 临床研究方面

温成平教授认为，脾虚生痰湿痹阻经络关节是强直性脊柱炎重要的病因病机。肠道菌群功能与脾主运化的功能密切相关，临床上AS患者常伴有腹泻等脾虚生湿的症状。现代医学也认识到，肠道菌群和脊柱关节病有密切联系，60%的AS患者伴有慢性肠道炎症，包括溃疡性结肠炎和克隆恩病等。西医临床治疗AS的首选药物——柳氮磺吡啶的主要作用之一也在于调节肠道菌群。2017年温成平教授团队在*Genome Biology*上合作发表*Quantitative metagenomics reveals unique gut microbiome biomarkers in ankylosing spondylitis*研究成果。文章通过对97个AS患者和114个健康人开展定量宏基因组分析，深入研究了强直性脊柱炎（AS）与健康人在肠道菌群层面上的物种差异和基因差异，并通过功能分析探讨强直性脊柱炎的发病机制，用验证组（AS组24人，健康组31人）对实验组（AS组73人，健康组83人）中找出的强直性脊柱炎的关键物种markers、基因markers和Clusters markers进行验证。

陈静等选强直性脊柱炎合并骨质疏松患者128例和同期健康体检者80例，分别作为观察组和健康组，对其展开相应的骨密度及骨代谢指标检测并对比分析结果。结论表明，强直性脊柱炎早期即可出现骨质疏松，而由此导致的骨折发生率明显增加，骨质疏松主要与骨吸收增加有关，临床应给予关注。

AS在临床用药上，应该多应用参、芪、姜、桂等辛甘温阳的药物进行治疗，其中参、芪为补气的要药，有很好的温阳益气作用，并可提高机体免疫力，使机体强壮；姜、桂为上好的温阳药物，有助于阳气的升发。另外，补益肝肾的中药可调节性激素水平，且具有良好的镇痛作用。近期有项研究的目的是评估早期中轴型脊柱关节炎（SPA）症状的炎性腰背痛患者（DESIR队列）2年骨密度变化及其决定因素，方法是将265名患者（54%为男性，平均年龄34.4岁）在基线和2年时分别测量骨密度。低骨密度被定义为Z值≤-2（至少在一个位点），显著骨流失定义为骨密度减少≥0.03g/cm^2。对临床生物和影像参数进行超过2年的评估，结果发现，39例（14.7%）在基线时有低骨密度；112例（42.3%）在2年时有显著骨质流失。187例（70.6%）在基线时使用NSAIDs，89例（33.6%）接受了抗TNF治疗2年以上。使用抗TNF的患者，腰椎骨密度显著增加，髋部骨密度较基线没有变化。多变量分析发现，基线使用NSAIDs对髋部骨质流失有一定的保护作用（OR 0.38，P = 0.006）。在没有应用抗TNF治疗的患者中，基线使用NSAIDs（OR 0.09，P = 0.006），2年骨密度增加（OR 0.55，P = 0.003），对髋关节骨质流失有保护作用，而脂肪在2年的增长与髋部骨质流失（OR 1.18，P = 0.046）有关。所以得出结论，存在提示早期中轴型脊柱关节炎症状的患者中，42.3%的患者在2年后有显著的骨质流失；抗TNF治疗对抗骨质流失有保护作用，基线时使用NSAIDs对髋部骨质流失有保护作用。

【名医验案】

1. 胡荫奇验案

患者，女，39岁，2010年11月12日初诊。主诉：腰骶部疼痛反复发作6年余，加重1个月。患者6年前无明显诱因出现腰骶部疼痛，1个月前腰骶部疼痛加重，伴胸骨部疼痛，夜间较重，翻身及坐起困难，遂来求治。刻诊：腰骶部疼痛，夜间较重，翻身及坐起困难。胸骨部疼痛，晨僵（+），约持续10分钟。右腕及左踝关节冷痛，畏风怕冷，咽痛，体倦乏力，纳眠可，小便调，大便三四日一行，舌质淡暗、苔薄白腻，脉弦细滑。查体：腰椎活动轻度受限，指地距 20cm，枕墙距 0cm，胸廓活动度 4cm。Schober 试验（-），双 4 字征（+）。第二、三胸椎压痛，第十二胸椎、第一腰椎压痛阳性，双下肢无水肿。

西医诊断：强直性脊柱炎。

中医诊断：痹病。

辨证：肝肾不足，痰瘀痹阻证。

处方：乌梢蛇 10g，夏枯草 10g，牛蒡子 15g，檀香 10g，乌药 10g，延胡索 15g，伸筋草 15g，鸡血藤 30g，炮山甲 6g（先煎），葛根 30g，狗脊 15g，蜈蚣 2 条，威灵仙 15g，白芍 30g，徐长卿 15g，萆薢 20g，僵蚕 10g。14 剂，水煎服，每日 1 剂。

2010 年 11 月 26 日二诊：后背部及胸骨处疼痛减轻，腰骶部疼痛不明显，翻身及坐起困难症状较前缓解，晨僵不明显，体倦乏力好转，仍有畏风怕冷，纳眠可，小便调，大便可。舌质淡暗、苔薄白腻，脉弦细滑。处方：制天南星 10g，皂角刺 10g，牡丹皮 15g，生地黄 30g，熟地黄 30g，檀香 10g，乌药 10g，延胡索 10g，鸡血藤 30g，蜈蚣 2 条，僵蚕 10g，葛根 30g，威灵仙 15g，夏枯草 10g，炮山甲 6g（先煎），炙鳖甲 30g（先煎），土贝母 15g，山慈菇 10g（先煎）。14 剂，每日 1 剂，水煎服。

上方继服 14 剂后，患者症状明显缓解，胸背部无明显疼痛，腰骶部无疼痛，无夜间翻身及坐起困难，腰椎活动轻度受限，指地距 16cm，枕墙距 0cm，胸廓活动度 4cm。Schober 试验（-），双 4 字征（+）。胸椎、腰椎无明显压痛，双下肢无水肿。回当地继续服用上方 1 个月后，关节疼痛症状不明显停药。

按语：患者为中年女性，久病耗气伤血，气为血之帅，气虚运血无力，血液运行不畅致瘀，瘀血阻滞脉道，脉道不畅，津液疏布失司，聚而生痰，痰瘀互结，痹阻经络关节，不通则痛，故可见腰骶部、关节疼痛。结合舌脉，四诊合参，本案证属痰瘀痹阻，故治疗以化痰通瘀、祛邪除痹为原则。方用狗脊、徐长卿以补肝肾、祛风湿、除痹痛；僵蚕、夏枯草、牛蒡子化痰散结通络；乌药、延胡索行气止痛以助通痹；考虑痰瘀痹久易生热灼津，故应用萆薢清热利湿；鸡血藤、伸筋草配伍白芍养阴柔筋，缓解筋脉拘急；痰瘀乃有形之邪，故加用僵蚕、炮山甲、蜈蚣等以搜络剔邪，加强通络祛邪止痛之功效。二诊时患者疼痛症状有所减轻，但考虑患者痰瘀痹阻日久，故加用皂角刺、天南星、山慈菇、土贝母以加强化痰散结通络之力，生地黄、熟地黄、牡丹皮等以养阴清热，以上诸药，配伍得当，故临床效果显著。

2. 温成平验案

来某，男，23 岁，2016 年 12 月 18 日初诊。主诉：下腰背疼痛伴僵硬 2 年余，加重 3 个月。病史：2 余年前，患者自感腰骶部疼痛，夜卧尤甚，伴晨僵，在当地医院查 ESR：60mm/h，CRP：911mg/dL，抗“O”正常，HLA-B27（+）。骶髂关节 CT 示：符合强直性脊柱炎改变，予以柳氮磺胺吡啶、非甾体镇痛剂等口服治疗效果不佳。近来因天气变冷，感症状加重，遂来就诊，来诊时：患者下腰背疼痛，项背牵强，腰直僵硬呈板状，弯腰、后仰均受限，喜暖怕凉，畏寒肢冷，四肢乏力，面色无华，大便溏稀，舌暗苔白，脉沉弦。

西医诊断：强直性脊柱炎。

中医诊断：大偻。

中医辨证：脾肾肾虚亏虚，湿毒瘀阻证。

治法：运脾祛湿，补肾强督，解毒活血。

处方：土茯苓30g，炒苍术12g，山药18g，炒金银花15g，水蛭3g，骨碎补18g，川牛膝10g，炒杜仲10g，肉桂6g，鹿角霜15g，制没药5g，炙甘草6g。

二诊：服药14剂后，患者诉病情大有好转，僵痛明显减轻，舌暗苔白，脉沉略弦，仍守上方加减。去骨碎补、川牛膝，加穿山龙30g，细辛3g。

三诊：服药28剂后，患者诉腰部疼痛基本消失，躯体转动度改善，舌暗苔白，脉沉微弦。去细辛，加肉豆蔻10g。

四诊：服药56剂后，患者腰部基本未再疼痛，活动显著改善，时有腰部微酸略痛，已恢复正常工作。上方去炒苍术、细辛、骨碎补，加炒白术12g，金毛狗脊18g，延胡索15g，以巩固治疗。

按语：AS患者病情虽错综复杂，但脾虚湿阻、肾虚督亏是根本的病因病机，故提倡健脾祛湿、益肾壮督为基本治疗大法，辅以活血、解毒等方法治疗。脾肾分别为后、先天之本，唯有脾肾强健，则湿无所生无所存；肝肾同源，补肾亦可养肝荣筋。同时，不忘强壮筋骨，通活血脉，一来通活血脉，可祛瘀生新，疏通经络；二来补肾强督与强壮筋骨相结合，可增强正气，恢复体力，以提高自身抗病力和恢复劳动能力，从而使肾督两旺，精血足，则筋骨关节肌肉得以淖泽荣养，使已失去功能的肢体、关节功能逐渐恢复。

【参考文献】

[1] 国家中医药管理局医政司．中医临床路径［M］．北京：中国中医药出版社，2004.

[2] 吴东海，王国春．临床风湿病学［M］．北京：人民卫生出版社，2008.

[3] 游浩，程翠年，张卉，等．强直性脊柱炎病因及其发病机制的研究进展［J］．中国中医骨伤科杂志，2012：20（9）：77－79.

[4] Benedek Tg. How did ankylosing spondylitis become a separate disease?［J］. Clinical and experimental rheumatology，2009，27（4 suppl 55）：S3－9.

[5] 古洁若．强直性脊柱炎生物制剂治疗的进展［J］．现代临床医学生物工程学杂志，2006，12（6）：451－453.

[6] AntoniC，Braun J. Side effects of anti TNF therapy：Current knowledge［J］. Clin Exp Rheumato，2002，20（6 Suppl 28）：S152－157.

[7] 杨春花，黄烽．强直性脊柱炎免疫遗传学和发病机制研究进展［J］．现代免疫学，2007，27（4）：265－268.

[8] Khan MA，Mathieu A，Sorrentino R，et al. The pathogenetic role of HLA－B27 and its subtypes［J］. Autoirnmunity Rev，2007，6：183－189.

[9] 陈湘君．中医内科常见病证辨证思路与方法·痹证［M］．北京：人民卫生出版社，2004.

[10] 许凤全．冯兴华辨治强直性脊柱炎经验集要［J］．辽宁中医杂志，2008，35

(10): 1478－1479.
[11] 姜泉. 中医分期治疗强直性脊柱炎的临床研究 [J]. 中医正骨, 2001, 13 (12): 31－32.
[12] 顾军花, 茅建春, 周时高, 等. 陈湘君运用扶正法治疗强直性脊柱炎经验撷菁 [J]. 上海中医药杂志, 2008, 42 (3): 16－17.
[13] 唐先平. 胡荫奇治疗强直性脊柱炎经验 [J]. 中医杂志, 2003, 44 (9): 650－652.
[14] 刘继刚. 焦树德教授治疗强直性脊柱炎的经验介绍 [J]. 贵阳中医学院学报, 2002, 24 (3): 14－15.
[15] 李宏芬, 吕建媛, 宋海澄, 等. 高迁移率族蛋白 B1 与强直性脊柱炎的相关性 [J]. 广东医学, 2012, 33 (8): 1142－1143.
[16] 王庆文, 曾沛英, 蔡月明, 等. 转化生长因子 β1/结缔组织生长因子通路在强直性脊柱炎中的表达 [J]. 北京大学学报, 2012, 44 (2): 244－247.
[17] Onuora S. Rheumatoid arthritis: Long－term mavrilimumab safe and effective [J]. Nat Rev Rheumatol, 2018, 14 (3): 122.
[18] Benucci M, Damiani A, Bandinelli F, et al. Ankylosing Spondylitis Treatment after First Anti－TNF Drug Failure [J]. Isr Med Assoc J, 2018, 20 (2): 119－122.
[19] Denderen CV, Visman IM, Nurmohamed MT, et al. THU0264 Adalimumab significantly reduces recurrence rate of anterior uveitis in patients with ankylosing spondylitis [J]. Journal of Rheumatology, 2014, 41 (9): 1843－1848.
[20] Hyungjin Kim, Jaejoon Lee, Joong Kyong Ahn, et al. Predictive factors of radiographic progression in ankylosing spondylitis [J]. Korean J Intern Med, 2015, 30 (3): 391－397.
[21] Taspinar O, Aydin T, Celebi A, et al. Psychological effects of calisthenic exercises on neuroinflammatory and rheumatic diseases [J]. Zeitschrift Für Rheumatologie, 2015, 74 (8): 722－727.
[22] 梁慧英, 冯兴华. 冯兴华教授对强直性脊柱炎病因病机认识的探析 [J]. 中华中医药杂志, 2011, 26 (09): 2012－2014.
[23] 汪洋, 谢志军, 邵铁娟, 等. 从脾论强直性脊柱炎的学术探讨 [A]. 中华中医药学会. 中华中医药学会第十六届全国风湿病学术大会论文集 [C]. 中华中医药学会, 2012: 2.
[24] 赫军, 李丽华, 应秀燕, 等. 娄多峰论治强直性脊柱炎经验 [J]. 山东中医杂志, 2013, 32 (09): 670－671.
[25] 邓长财, 鞠中斌. 张鸣鹤治疗活动期强直性脊柱炎经验探讨 [J]. 山东中医药大学学报, 2006 (05): 372－373.
[26] Wen C, Zheng Z, Ehrlich SD, et al. Correction to: Quantitative metagenomics reveals unique gut microbiome biomarkers in ankylosing spondylitis [J]. Genome Biology, 2017, 18 (1): 214.
[27] Brown MA, Kennedy LG, Mac Gregor AJ, et al. Susceptibility to ankylosing spondy-

litis in twins: the role of genes, HLA, and the environment [J]. Arthritis Rheum, 1997, 40 (10): 1823-1828.

[28] Reveille JD, Sims AM, Danoy P, et al. Genome-wide association study of ankylosing spondylitis identifies non-MHC susceptibility loci [J]. Nat Genet, 2010, 42 (2): 123-127.

[29] Yabuki K, Ota M, Goto K, et al. Triplet repeat polymorphism in the MICA gene in HLA-B27 positive and negative Caucasian patients with ankylosing spondylitis [J]. Hum Immunol, 1999, 60 (1): 83-86.

[30] 丁海明，吕厚山. HLA-B2704转基因小鼠模型的建立 [J]. 中华风湿病学杂志，2000，4 (1)：11.

[31] Rezaiemanesh A, Abdolmaleki M, Abdolmohammadi K, et al. Immune cells involved in the pathogenesis of ankylosing spondylitis [J]. Biomed Pharmacother, 2018, 100: 198-204.

[32] Briot K, Etcheto A, Miceli-Richard C, et al. Bone loss in patients with early inflammatory back pain suggestive of spondyloarthritis: results from the prospective DESIR cohort [J]. Rheumatology (Oxford), 2016, 55 (2): 335-342.

第十四节　银屑病关节炎

【概述】

银屑病关节炎（psoriatic arthritis, PsA）是一种与银屑病相关的炎性关节病，具有银屑病皮疹，关节和周围软组织疼痛、肿胀、压痛、僵硬和运动障碍，部分患者可有骶髂关节炎和（或）脊柱炎，病程迁延、易复发，晚期可关节强直、致残。约75% PsA患者皮疹出现在关节炎之前，约10%出现在关节炎之后，同时出现者约15%。该病可发生于任何年龄，高峰年龄为30～50岁，无性别差异，但脊柱受累以男性较多。在美国，PsA患病率为0.1%，5%～7%银屑病患者会发生关节炎。2018年一项荟萃分析（meta分析）显示，PsA患病率和发病率分别为133/10万［95% CI，（107～164）/100000］和83/10万［95% CI，（41～167）/100000］。

PsA是血清阴性脊柱关节病的一种，属现代医学自身免疫病的范畴，除银屑病表现外，以关节炎为突出表现。银屑病在古代医籍中有“白疕”“干癣”“风癣”等描述，而关节炎属于中医学“痹证”的范畴，因此，在中医学上PsA当属“白疕”与“痹证”的范畴。在《灵枢·刺节真邪篇》中有对于此病的描述：“虚邪之中人也……搏于皮肤之间，其气外发，腠理开，毫毛摇，气往来行，则为痒，留而不去则痹，卫气不行则为不仁。”

【西医病因与发病机制】

目前大量研究对PsA的病因与发病机制进行了探索，包括遗传因素、感染或创伤、细胞因子等免疫系统相关的关键因素。

1. 遗传因素

目前对银屑病及 PsA 的家族聚集现象有了广泛的认识。英国一项 PsA 的大型队列研究发现，HLA-Cw*06 与 HLA-DRB1*07 之间存在连锁不平衡，并且含这两对等位基因者关节受累或关节破坏较轻。有研究者指出在携带 Cw*0602J 基因的银屑病患者中，MHC Ⅰ 类分子相关基因 A（MICA-A9）的多态性可增加多关节病变的患病危险，MICA-A9 多态性与 HLA-B 等位基因（B*5701，B*3801）存在连锁不平衡有关，表明 MICA 基因或其他邻近区域的基因可能参与了 PsA 的发生。

2. 细胞因子

研究发现 PsA 患者循环 Th17 细胞增加，且在皮肤、滑膜组织及滑液中均发现 IL-7 升高。IL-12 和 IL-23 是 T 细胞分化至 Th-1 和 Th17 的关键细胞因子，其基因多态性与银屑病及 PsA 易感性相关。很多研究证明 PsA 是由于机体免疫系统的紊乱，介导产生大量活化的 T 细胞，T 细胞产生大量 TNF-α，TNF-α 是前炎症因子，能将炎症因子趋化至皮肤和关节等处，以致在局部产生炎症反应。

【中医病因病机】

PsA 的病因总归于外感、内伤，临床多从风寒湿三邪致病、热邪致病、血分致病三个方面阐述 PsA 的病因病机。

1. 风寒湿三邪致病

《诸病源候论》提出“风湿邪气，客于腠理，复值寒湿，与气血相搏所生。若其风毒气多，湿气少，则风沉入深，为干癣也”，说明银屑病的发生是由于感受风湿之邪，同时又感受寒湿之邪，风寒湿三气相合与气血相搏而致气血瘀滞，故而发为本病。就此观点，宋代《圣济总录》有论述：“其病得之风湿客于腠理，搏于气血，气血否涩……”因此，从上可以看出风寒湿三邪在银屑病的发生发展中起着重要的作用。《素问·痹论》云：“风寒湿三气杂至，合而为痹。”风寒湿三邪滞留于肢体筋脉、关节、肌肉，经脉闭阻导致气血瘀滞，不通则痛，发为痹证。综上认为，风寒湿三邪是 PsA 发病的因素之一。

2. 热邪致病

金元时代重视火热致病的理论，在这一理论的影响下，银屑病病因病机也发生了改变，如严用和《医学全书》记载：“肺毒热邪……生疮癣。”认识到了热邪的作用，提出了热邪可以导致银屑病的发生，而在痹证的发病中热邪也起着重要的作用，如久居炎热潮湿之地，外感风湿热邪，滞留于肢体、经络、关节，痹阻气血经脉，而发为热痹。

3. 血分致病

明代的《医学入门》认为：“疥癣皆血分热燥，以致风毒克于皮肤，浮浅者为疥，深沉者为癣。”《外科正宗》曰：“此等总皆血燥风毒克于脾、肺二经。”二者都认为癣的发病是由于人体的血分变化（血燥、血热）从而导致外邪风毒入侵，而血燥、血热日久都会向血瘀的方向转化，最终发展成为血瘀型银屑病；或者因饮食失节，嗜食肥甘厚味，日久酿生湿热，热蕴成瘀而发为本病；或因情志内伤，气机郁滞，郁而化火，热毒成瘀而致病；或病久气血耗伤，血虚而致气血运行受阻，以致瘀阻肌表而发为本病，由此可见血瘀在银屑病发病中的作用；而痹证与血瘀也密切相关，因痹证的发生是由于邪气痹阻经络，气血运行受阻，因此血瘀成为致病的关键因素。而且不论寒湿热邪都可致瘀，久病也可入络成瘀。清·王清任《医林改错》云："痹证有瘀血。"由此可见瘀血在痹证中的致病作用。综上所述，血分致病为PsA发病的另一因素之一。

【诊断标准】

银屑病伴有炎性关节炎表现即可诊断为PsA。部分PsA患者银屑病出现在关节炎后，此类患者的诊断不难，应注意临床和放射学线索，如银屑病家族史，寻找隐蔽部位的银屑病变，注意受累关节部位、有无脊柱关节病等来做出诊断并排除其他疾病。

1. 2008年银屑病和银屑病关节炎研究组（GRAPPA）分类标准

2008年GRAPPA的风湿病专家和皮肤病专家共同对PsA诊断方面提出分类标准，该分类标准特异性为99%，敏感性为92%。

CASPAR银屑病关节炎分类标准：有炎性关节疾病（包括关节炎、脊柱炎、附着点炎），同时以下评分≥3的患者应诊断为PsA。

①现患有银屑病（2分）。

②银屑病史（1分）。

③银屑病家族史（1分）。

④银屑病指甲改变（1分）。

⑤类风湿因子阴性（1分）。

⑥现患有趾/指炎或既往有趾/指炎（1分）。

⑦X线片示关节旁新骨生成（1分）。

2. 2006年版CASPAR（PsA分类标准）

评分≥3的患者应诊断为PsA。

①患有银屑病（2分；第②、③、④项特征均为1分）。

②银屑病史（不具有第①项）。

③银屑病家族史（不具有第①、②项）。

④指甲异常、趾/指炎、X线片示关节旁新骨生成、风湿因子阴性。

炎症性肌肉与骨骼疾病可表现为关节、脊柱和（或）附着点疼痛，伴有红肿和发热，以及明显晨僵。应由皮肤科医生或具有相应资格的专家做出银屑病诊断和（或）对诊断进行确认。应由风湿科医生或具有相应资格的专家做出炎症性肌肉与骨骼疾病诊断和（或）对诊断进行确认。

【西医治疗】

（一）治疗方案

PsA是第二常见的炎性关节疾病，有影像学的进展并可导致残疾，为患者和医疗机构带来了巨大负担。但相对RA来说，PsA在治疗上缺乏相应的治疗药物。一项关于PsA的研究中发现，出现早期关节炎表现的患者，使用传统 DMARDs 治疗 2 年，疾病控制良好；然而仍有约 50% 的患者出现了明显的骨侵蚀。现代研究用于治疗 RA 的生物制剂层出不穷，然而 PsA 的治疗药物少见。即使缺乏相应的随机实验证据，甲氨蝶呤、来氟米特、生物制剂等改变病情抗风湿药仍是治疗 PsA 的一线用药。

1. 临床常用药物

（1）非甾体类抗炎药　适用于轻、中度活动性关节炎者，控制关节的肿胀和疼痛等症状，但对皮损和关节破坏无效。临床常用药甲酸类：阿司匹林、巴米尔；乙酸类：吲哚美辛、双氯芬酸；丙酸类：布洛芬、酮洛芬、洛索洛芬；昔康类：吡罗昔康、美洛昔康；昔布类：塞来昔布；吡唑酮类：非普拉宗、对乙酰氨基酚；其他：尼美舒利。

（2）慢作用抗风湿药

1）甲氨蝶呤：对皮损和关节炎均有效，可作为首选药。如单用一种慢作用抗风湿药无效时也可联合用药，以甲氨蝶呤作为联合治疗的基本药物。亦有大样本随机安慰剂对照试验发现，甲氨蝶呤对活动性 PsA 没有改善滑膜炎的证据。

2）柳氮磺吡啶：对外周关节炎有效，从小剂量逐渐加量有助于减少不良反应。使用方法：每日 250～500mg 开始，之后每周增加 500mg，直至 2.0g，如疗效不明显可增至 3.0g/d。

3）金诺芬：对四肢关节炎有效，初始剂量 3mg/d，2 周后增至 6mg/d。

4）青霉胺：250～500mg/d，口服见效后可逐渐减至维持量 250mg/d。

5）硫唑嘌呤：对皮损也有效，常用剂量 1～2mg/（kg·d），一般 100mg/d，维持量 50mg/d。

6）环孢素：美国 FDA 已通过将其用于重症银屑病治疗，对皮肤和关节型银屑病有效，FDA 认为 1 年内维持治疗，更长期使用对银屑病是禁止的。常用量 3～5mg/（kg·d），维持量是 2～3mg/（kg·d）。

7）来氟米特：国外有报道对于中、重度患者可用来氟米特，20mg/d，治疗方法同类风湿关节炎。

8）抗疟药：抗疟药的应用有争议，有报道称 31% 使用抗疟药的银屑病突然复发，一般发生于用药 2～3 周后。羟氯喹的概率最小，为 19%，较氯喹相对安全得多；也有应用抗疟药治疗 PsA 认为有效，羟氯喹 200～400mg/d。

（3）依曲替酯　属芳香维甲酸类。开始 0.75～1mg/（kg·d），病情缓解后逐渐减量，疗程 4～8 周。

（4）糖皮质激素　用于病情严重、一般药物治疗不能控制时。因不良反应大，突然停用可诱发严重的银屑病，且停用后易复发，因此一般不选用，也不长期使用。有学者认为小剂量糖皮质激素可缓解患者症状，并作为 DMARDs 起效前的“桥梁”作用。

（5）雷公藤多苷　30～60mg/d，分 3 次饭后服，有一定治疗效果。小分子化学物质如磷酸二酯酶 -4 抑制剂阿瑞米拉、阿普斯特和 JAK 抑制剂托法替尼、INCB01842 等，它们都有一定的治疗意义。阿普斯特是一种小分子磷酸二酯酶 -4（PDE4）抑制剂，于 2014 年经美国 FDA 批准用于治疗 PsA。其耐受性良好，疗效确切，在抗风湿药物无效患者，包括生物制剂治疗无效患者中，阿普斯特能显著改善 PsA 的体征和症状，为临床 PsA 的治疗提供了新的选择。

（6）局部用药

1）关节腔注射长效皮质激素类：适用于急性单关节或少关节炎型患者，但不应反复使用，一年内不宜超过3次，同时应避开皮损处注射。过多的关节腔穿刺除了易并发感染外，还可发生类固醇晶体性关节炎。

2）外用药物局部治疗：银屑病的外用药以还原剂、角质剥脱剂及细胞抑制剂为主。

（7）生物制剂 无论是单一治疗还是联合甲氨蝶呤治疗，肿瘤坏死因子α抑制剂（TNFi）都有很好疗效。尤其对那些传统DMARDs无效的中轴症状，TNFi表现出了很好的疗效。在欧洲，目前有5种TNFi被批准用于治疗PsA，它们在治疗关节病变上的疗效相同。现在用于治疗PsA的生物制剂主要分为以下三类：抗TNF－α的生物制剂、阻断T细胞活化的药物、抗细胞因子的药物。目前研究较多的是TNF－α的拮抗剂，包括依那西普（etanercept）和英夫利昔单抗（inflixmab）、阿达木单抗（adalimumab）、奥那西普、阿巴西普等制剂。

2016年以来，欧盟及FDA陆续批准IL－17A抑制剂类药，ixekizumab是继诺华Cosentyx之后上市的第2款IL－17A单抗抗炎药，诺华Cosentyx之前已在美国和欧盟获批治疗斑块型银屑病、银屑病关节炎、强直性脊柱炎。ixekizumab用于适合系统治疗的中度至重度斑块型银屑病成人患者的治疗。IL－17抗体是一种靶向促炎性细胞因子IL－17A的单克隆抗体，IL－17A被认为在多种自身免疫性疾病的炎性反应中发挥关键作用，抗体结合IL－17后能够抑制炎症反应，并影响银屑病的发病。

（8）物理疗法 主要包括紫外线治疗、PUVA治疗、水浴治疗等。

（9）外科治疗 对已出现关节畸形伴功能障碍的患者，考虑外科手术治疗，如关节成形术等。

2. 2011年EULAR关于外周关节受累的银屑病关节炎的诊治建议

（1）为评价PsA的活动性，应对如下指标进行评估：肿胀关节数和压痛关节数（含远端指间关节）；肌腱端炎和指趾炎；炎症的实验室证据；患者对疾病活动性总体评估；夜间痛醒次数、晨僵时间和对症处理药的使用情况（推荐等级为D，医生认可一致度为98.6%）。

（2）为评价多关节型PsA的活动性，应行DAS28测定（推荐等级为D，医生认可一致度为58.4%）。

（3）为评价PsA的活动性，风湿免疫科应评价患者的皮损，对于中重度皮损，还应参考皮肤科意见（推荐等级为D，医生认可一致度为94.5%）。

（4）治疗PsA患者时，应注意以下情况提示预后不佳：多关节受累；实验室炎症指标高和早期放射线糜烂（推荐等级为C，医生认可一致度为98.6%）。

（5）监测PsA患者时，应注意可反映病情活动的临床和实验室参数。风湿免疫科随访至少1次/年，疾病早期、活动期或治疗发生改变时，则随访应更频繁一些（推荐等级为D，医生认可一致度为83.4%）。

（6）监测PsA患者时，应进行有症状关节的放射线检查。对于多关节型PsA患者，应行手和腕关节及足部正位片。起初2～3年，应每年行一次放射线检查评估，之后根据疾病进展情况来进行放射线检查（推荐等级为D，医生认可一致度为82.3%）。

（7）PsA治疗反应可根据如下情况来评估：关节疾病活动性参数、皮损活动性参数及放射线进展（推荐等级为B，医生认可一致度为97.2%）。

3. 2008年GRAPPA关于银屑病关节炎治疗的建议

（1）治疗外周关节炎，可选择NSAID、关节内糖皮质激素注射、缓解病变的抗风湿药物（DMARD）和肿瘤坏死因子（TNF）抑制剂。

（2）对于银屑病的治疗，全身使用皮质激素仅适用于某些特定条件，并且不能长期使用。

（3）不推荐使用金盐类、氯喹和羟氯喹治疗PsA。

（4）临床上尚未证实DMARD可保护关节的形态与功能，减少关节损害。

现有证据支持采用以下DMARD作为一线治疗：磺胺偶氮吡啶、来氟米特、甲氨蝶呤和环孢素。应当由风湿科医生对DMARD治疗进行指导。DMARD治疗失败的定义为：至少有1种DMARD单药或联合治疗失败，治疗时间≥3个月，其中≥2个月采用标准目标剂量。

（5）尚无针对性证据支持联合治疗，但如果某种药物治疗失败，或者在治疗情况下仍发生关节损害进展，可考虑联用≥2种药物。对于≥1种DMARD治疗失败，以及虽然DMARD治疗并未失败，但是预后较差的患者，应考虑抗TNF-α治疗。

4. 2017年版PsA临床指南

（1）对于未经治疗的PsA患者，推荐起始治疗选用TNF抑制剂（而非OSM、IL-17抑制剂、IL-12/23抑制剂）；如果患者不宜采用TNF抑制剂治疗，可以选用一种OSM；甲氨蝶呤的治疗效果要优于NSAIDs，IL-17抑制剂优于IL-12/23抑制剂。（条件性推荐，需与患者进行讨论决定）

（2）对于活动性PsA患者，如果OSM治疗效果不好，应换成TNF抑制剂治疗，而非其他的OSM或其他生物制剂；如果患者换药治疗后病情仍未得到缓解，可以考虑换成一种IL-17抑制剂进行治疗；如果患者病情还是没有缓解，应考虑换成IL-12/23抑制剂，而非OSM、阿巴西普、托法替布。（条件性推荐，需根据患者意愿进行评估）

（3）如果患者是经NSAIDs治疗的脊柱中轴关节病型PsA，应换成TNF抑制剂；如果治疗后患者病情仍未缓解，应考虑换成IL-17抑制剂而不是IL-12/23抑制剂。（条件性推荐，需与患者进行讨论决定）

（4）推荐PsA达标治疗，推荐使用生物制剂起始治疗，然后接种死疫苗（而不是等接种死疫苗之后再进行治疗）；假如患者接种减毒活疫苗，建议推迟使用生物制剂。（条件性推荐）

（5）强烈推荐PsA患者戒烟。（强烈推荐）

（6）条件性推荐患者进行低强度运动（如太极、瑜伽、游泳等）、物理治疗、作业疗法（OT）、推拿和针灸治疗等；如果患者超重或肥胖，则建议患者减肥。（条件性推荐）

（二）西医治疗困境

传统治疗方案包括非甾体类抗炎药、改变病情的抗风湿药及糖皮质激素等。但目前尚无足够证据表明这些药物能够阻止PsA关节病变的进展，对于严重的病变，上述治疗的效果往往不理想。

生物制剂特别是依那西普和英夫利昔，已经显示出其显著的治疗价值，目前该药尚未出现明显的副作用，但是由于其在国内的使用时间较短，所以还要继续观察，它的副作用的研究有待继续追踪，另外因其价格昂贵，在临床应用中也限制了其使用。

【中医治疗】

1. 风寒外感，肌肤络阻证

主症：关节疼痛游走不定，遇冷加重，得热则缓，脉弦紧，舌质淡，薄白苔。

治法：祛风散寒，活血通络。

方药：独活寄生汤加减，药用独活、桑寄生、杜仲、牛膝、细辛、秦艽、茯苓、防风、川芎、人参、甘草、当归、芍药、干地黄。

2. 寒湿浸渍，痹阻肤络证

主症：皮损为大片黯红色斑，亦可为点状损害，表面鳞屑不多，或结成较厚的痂性鳞屑，合并有关节疼痛，疼痛固定不移，沉重麻木，指、趾小关节常被侵犯，寒冷季节加重，严重者可造成关节畸形，脉多沉缓或沉细，舌淡，少苔。

治法：散寒胜湿，活络消瘀。

方药：桂枝附子汤合血府逐瘀汤加减，药用桂枝、附子、当归、生地黄、桃仁、红花、枳壳、赤芍、柴胡、甘草、桔梗、川芎、牛膝。

3. 风热郁肤，灼津血燥证

主症：皮疹发展迅速，遍及躯干及四肢，且不断有新的皮损出现，伴低热，关节红肿发热，疼痛较为固定，得热痛剧，常伴有口渴心烦，大便干溲黄，脉弦滑或弦数，舌质红，舌苔白或厚腻。

治法：疏风清热，凉血润燥。

方药：消风散加味，药用当归、生地黄、防风、蝉蜕、知母、苦参、胡麻、荆芥、苍术、牛蒡子、石膏、甘草、通草。

4. 血热内蕴，化燥生风证

主症：皮疹发展急速，数日遍及周身，丘疹呈滴状，或钱币状，色泽深红，上覆银白色鳞屑，干燥易剥，脱落后有点状出血，伴有发热心烦，瘙痒，关节红肿疼痛，疼痛尚有游走之势，得热痛增，大便干，小便黄赤，唇红，脉弦数，舌质绛，苔少。

治法：清热凉血，解毒祛瘀。

方药：犀角地黄汤合解毒养阴汤加减，药用水牛角、生地黄、南沙参、北沙参、石斛、黑元参、佛手、丹参、金银花、蒲公英、天冬、麦冬、玉竹。

5. 肝气不舒，气滞血瘀证

主症：皮疹多呈黯红色斑块，有的皮疹互相融合呈地图状，表面鳞屑成大片，附着易紧，病程较长，大片融合之皮疹常有裂口或疼痛；四肢关节亦有肿胀，疼痛明显，持续固定，活动不利，脉弦涩或细缓，舌质紫黯有瘀斑、瘀点，苔少薄白。

治法：活血化瘀，消瘀止痛。

方药：身痛逐瘀汤加减，药用秦艽、川芎、桃仁、红花、甘草、羌活、没药、当归、五灵脂、香附、牛膝、地龙。

6. 湿热蕴结，郁结肉腐证

主症：皮损常发于掌关节屈侧和皮肤皱褶处，皮损呈深红色斑块，大小不等，表面鳞屑呈油腻状或结成厚痂，鳞屑下有轻度渗出或表面湿润或起脓疮，低热，关节红肿，灼热疼痛，下肢浮肿或有关节积液，阴雨天加重，神疲乏力，纳呆，下肢酸胀沉重，脉滑数，舌质黯红，苔黄腻。

治法：清热利湿，活血生肌。

方药：中和汤加减，药用苍术、半夏、黄芩、香附、黄柏、生薏苡仁。

7. 热毒炽盛，内迫营血证

主症：高热，皮肤灼热。皮疹发展迅速，常互相融合，泛发全身，皮肤变为弥漫性潮红，大量细小糖皮样病屑，或成大片落叶性脱屑。自觉灼热痒痛难忍，可伴有身热恶寒等全身症状，四肢大小关节疼痛剧烈，不能屈伸，便干溲黄，脉滑数或弦数，舌质红绛，苔黄或黄腻苔。

治法：清热解毒，活血凉血。

方药：清营汤加减，药用水牛角、生地黄、玄参、竹叶心、麦冬、金银花、连翘、黄连、丹参。

8. 肝肾虚亏，津枯燥结证

主症：关节疼痛明显而强直变形，屈伸不利，皮损红斑色淡，大多融合成片，鳞屑不厚，伴有腰酸膝软，头晕耳鸣，男子多有遗精阳痿，女子月经量少、色淡，或经期错后，脉沉缓，两尺脉弱，舌质黯红，苔白。

治法：滋补肝肾，活血散结。

方药：大补元煎合小活络丹加减，药用人参、山药、熟地黄、杜仲、当归、山茱萸、枸杞、升麻、鹿角胶、制川乌、制草乌、地龙、乳香（制）、没药（制）。

9. 血虚风燥，肌肤失养证

主症：体倦乏力，四肢关节不舒，偶有疼痛，脉弦细，舌质淡红。

治法：养血润燥，祛风止痒。

方药：沙参麦冬汤合养血润肤饮加减，药用沙参、麦冬、天花粉、知母、桑白皮、桔梗、甘草、当归、生地黄、玄参。

【生活调摄】

1. 饮食调摄

日常生活中应该根据体质，灵活调节饮食结构。

2. 精神调摄

保持乐观自信，做好长期与疾病做斗争的思想，避免心态的大起大落。

3. 注意锻炼身体

锻炼可防止肌肉萎缩和关节僵硬，是保护及恢复关节功能最有效的方法，运动可以多样性，因人而异，步行锻炼是比较推荐的方法。

4. 注意防寒保暖

中医学认为“血遇寒则凝，得温则行”，保暖有利于关节活动，可以减轻关节肿胀、僵硬、疼痛等不适。注意季节变化、温差起伏对疾病的影响。

【科研思路与方法】

1. 理论研究方面

现代中医学者在继承前人经验的基础上，对PsA的病因病机做了更进一步的研究。郭会卿认为PsA主要病机是血热、血燥、血瘀，其中血瘀伴随整个疾病过程。在治疗方面，传统西药治疗见效快，但易复发，不良反应大等。中医药治疗本病具有辨证施治、标本兼治、不良反应小等优点。王玉明探讨PsA的中医病机及辨证分型，回顾总结103例PsA患者病例资料，对所记载的临床症状、ESR、CRP、Ig、PLT及证型进行分析，发现临床主要表现为关节疼痛肿胀、活动受限、局部发热、皮损泛发、疹色鲜红、皮损随关节症状加重、舌质红、苔黄腻；ESR、CRP、Ig、PLT高于正常者占46.60%～71.84%；103例患者共涉及10个证型，以湿热痹阻证、热毒痹阻证、痰瘀阻络证、寒热错杂证比例较高。结果显示湿热、热毒、痰瘀是PsA主要病机，病理变化是一个渐变加重的过程，体质因素致湿毒瘀邪内生是发病的关键。

2. 实验研究方面

无论是以往的关联研究还是现在的全基因组关联分析研究，均提示银屑病与涉及人类免疫性疾病免疫反应的MHC位点（如HLA－Cw6和其他MHC变异位点）紧密相关；还有两个与银屑病高度相关的、与炎症反应密切关联的非MHC基因（IL－12B和IL23R），也在银屑病的发病机制中起着重要作用。最新研究表明，IL－17和IL－23/T17轴在银屑病的发病机制中具有核心作用，使得IL－17成为银屑病治疗的一个重要靶标。许多研究发现TNF－α在银屑病的发病中起重要作用，国外已有临床研究表明抗TNF－α单克隆抗体英夫利昔单抗在治疗银屑病方面具有良好的疗效，且安全性较好。

3. 临床研究方面

据现代研究发现，四妙勇安汤具有清热解毒的药理作用，主要体现为抗病原微生物、抗病毒、解热、抗炎、对免疫功能的影响、抗氧化清除自由基等；具有凉血解毒利湿功效的中药能抗菌、抗病毒、改善血液循环、提高机体免疫功能。安阳中医院朱氏探讨中西医结合治疗PsA的临床疗效，将45例患者随机分为两组，对照组采用甲氨蝶呤＋环孢菌素＋非甾体类抗炎药治疗；治疗组在对照组治疗的基础上采用四妙勇安汤加味（处方组成：金银花30g，当归20g，玄参20g，生地黄12g，虎杖12g，白花蛇舌草20g，山慈菇10g，鹿衔草10g，甘草15g）。结果发现对照组有效率为44.4%，治疗组有效率为88.9%，两组有效率比较，差异有统计学意义（$P<0.05$），说明中西医结合治疗PsA的临床疗效显著。

有学者观察PsA不同中医证型与免疫炎症指标、细胞因子相关性，将62例确诊为PsA的患者按照中医辨证分型分为湿热内蕴证、寒湿阻络证、阴虚血燥证，检测各组患者的 ESR、CRP、IgA、IgG、IgM、TNF－α、IL－17、IL－23 等指标，研究其中医证型与各项指标之间的相关性。结果显示 3 组患者 IgA、IgG、IgM 水平均高于正常范围，但各组间差异无统计学意义（$P>0.05$），湿热内蕴证患者 ESR、CRP、TNF－α、IL－17、IL－23 水平显著高于寒湿阻络证及阴虚血燥证患者，差异有统计学意义（$P<0.01$）。得出如下结论，PsA 患者的病情活动程度、免疫功能状态与中医证型存在关联，炎症指标和细胞因子可能作为中医辨证分型的微观指标。

欧洲学者开展了一项大规模来氟米特治疗 PsA 的前瞻性队列研究（OSPAL 研究），旨在评价来氟米特治疗 PsA 的疗效及安全性。OSPAL 研究纳入德国等三个国家 161 家中心的 514 名患者，应用来氟米特 20mg/d 治疗，观察时间为 24 周，主要终点是 PsARC（PsA 治疗反应标准）。在 514 名患者中，83.5% 的患者在使用来氟米特前曾使用过甲氨蝶呤、柳氮磺砒啶或生物制剂等 DMARDs 药物进行治疗，在应用来氟米特之后，22.4% 患者仍联合 DMARDs 药物治疗，22.9% 患者联合激素进行治疗。通过 24 周的治疗，仅有 12.3% 的患者没有继续来氟米特方案治疗（无效、不良事件、患者自发要求及失随访等原因）。整体患者中，86.4% 的患者在第 24 周达到 PsARC 反应率，患者肿胀关节数、压痛关节数、医生和患者的整体评分、疲劳、皮肤病变及指趾炎等指标明显改善；患者的 CRP 从（25.38 ± 33.62）mg/dL 降低到（11.48 ± 17.98）mg/dL，激素用量也明显下降；在安全性方面，不良事件相对轻微、可逆，主要是消化道症状、脱发及转氨酶升高等，仅有 6.2% 的患者因不良事件而停药。OSPAL 研究反映了来氟米特单药或联合治疗 PsA 的优越疗效及良好的耐受性，因此研究者认为，来氟米特是 PsA 治疗中最有价值的治疗选择之一。

【名医验案】

1. 房定亚验案

尹某，男，64 岁。患者因反复周身散在皮疹、脱屑 20 年，近期加重，伴指、腕、肘、肩关节疼痛半年，于 2001 年 6 月 17 日收住入院。患者 20 年前始见周身散在红疹，轻度瘙痒，且渐见白屑脱落，局部可见结痂，以双下肢、后背及头部为重，某院诊断为银屑病，予药外用（具体不详），病情好转，后每于春秋季节发作。半年前全身红疹面积扩大，脱屑较多，伴右中指关节、腕关节及左肘、右肩关节疼痛、活动不利，时有低热，血液检查示：ESR 52mm/h，并收住入院。入院后查体：全身散在皮疹，融合成片，头部如积粉，胸背红如虾皮，伴有紫斑，脱屑局部有结痂，右中指、腕关节肿胀明显，活动受限，指甲板浑浊，呈匙状指，表面凹凸不平，有纵嵴。查 ENA－7（－），ESR 56mm/ h，HLA－B27（－），RF（－），CRP（＋）。

西医诊断：银屑病关节炎。

中医诊断：银屑痹（毒热痹）。

辨证：阴虚内热证。

治法：清热解毒，滋阴凉血。

处方：金银花 30g，玄参 30g，当归 30g，生甘草 10g，蜈蚣 1 条，生地黄 30g，白芍 20g，水牛角 20g，虎杖 15g，苦参 15g，龙胆草 10g，蒲公英 20g。每日服 2 次，连服

15 剂。

二诊：患者关节疼痛好转，红肿以中指近端指间关节及双肩关节明显，脱屑减少，行走灵活，局部瘙痒。前方去水牛角、生地黄、苦参、龙胆草，加豨莶草 10g，蝉蜕 6g，白鲜皮 20g，汉防已 20g 以活血止痛，止痒除湿。连服 14 剂。

三诊：患者关节疼痛明显好转，仅觉右肩关节轻度疼痛，疹色暗，无脱屑现象，苔薄腻，质淡红，脉弦。予金银花 30g，当归 30g，玄参 30g，甘草 10g，生黄芪 30g，陈皮 20g，虎杖 15g，青风藤 15g，白花蛇舌草 20g，山慈菇 10g，汉防已 10g。服 15 剂后，患者关节肿痛消失，手指、腕、肘、肩关节活动灵活，全身无红疹、无脱屑现象，复查 ESR 18mm/ h，RF（-），CRP（-）。

按语：方中金银花清热解毒、疏风通络，为主药；辅以当归活血养血，行血之凝滞，祛瘀而生新；玄参清热滋阴，助金银花清热解毒，合当归以和营血；甘草生用，取其泻火解毒之作用为佐使；虎杖祛风、利湿、破瘀；白芍养血敛阴柔肝，配生地黄滋阴养血；水牛角解毒凉血；共奏清热解毒、滋阴凉血之功。

2. 张吉验案

患者，男，70 岁。2006 年 6 月 4 日初诊。主诉：左足踝内侧疼痛肿胀 1 年余，右肘腕关节部瘙痒 3 个月。患者 1 年前无明显诱因出现左足踝内侧疼痛肿胀，持续 1 年余，伴左手指麻木、晨僵 1 小时左右，指间关节压痛。2006 年 4 月 25 日于当地医院检查：ESR 103（0~15）mm/h，RF 47.5（0~30）IU/mL，CRP 1.36（0~0.8）mg/dL。西医诊为银屑病关节炎（属活动期），给予糖皮质激素、甲氨蝶呤（具体药物剂量不详）治疗，病情稍缓解。3 个月前出现右肘腕关节部瘙痒，并脱屑呈银白色样。刻下症：左足踝内侧疼痛肿胀，右手腕疼痛肿胀，左手指麻木，指间关节疼痛肿胀，游走不定，遇冷风加重，得温则缓，晨僵超过 1 小时，右肘腕关节部瘙痒，有大小不等数块银白色鳞屑，表面覆盖半透明薄膜，刮之脱屑，睡眠、食纳尚可，二便调，脉弦紧略沉，舌质淡红少津，苔薄白。既往史：2005 年 9 月患脑梗死，现无明显后遗症；高血压病史 10 年；银屑病史 15 年。

西医诊断：银屑病关节炎。

中医诊断：行痹。

辨证：风寒外感，肌肤络阻。

治法：祛风散寒，活血通络。

方药：趋风通络饮加减。羌活 12g，独活 12g，荆芥 12g，青风藤 10g，海风藤 10g，地肤子 8g，蝉蜕 6g，防风 10g，炙黄芪 12g，川牛膝 10g，白芷 10g，当归 12g，白鲜皮 6g，生甘草 6g。7 剂，水煎服。

服药后症状有所改善，左手指麻木有所减轻，皮肤瘙痒亦减轻，但尚有足踝关节疼痛，脉弦而沉，舌质淡红，苔薄白。风气渐去加活血之剂，加丹参 15g，红花 12g，生地黄 12g。

2006 年 7 月 4 日诊：患者疼痛明显减轻，右肘腕关节部瘙痒缓解，耳鸣，舌质淡红，苔薄白，脉弦细。方加熟地黄 15g，山药 12g。

2006 年 8 月 5 日诊：患者足踝疼痛症状已消失，左手麻木疼痛亦好转，皮肤瘙痒改善明显，银白色鳞屑未见再起，脉弦细，舌淡，苔淡白。嘱患者继续中药巩固治疗。随访半年，病情稳定。

按语：方中羌活、独活、青风藤、海风藤驱散全身之风寒，通络止痛，直折风寒痒痹，为主药；荆芥、防风、白芷解表散寒、祛风止痒、辛温止痛为辅药；蝉蜕、地肤子、白鲜皮疏风解毒止痒，当归活血止痛、温寒驱风，合“治风先治血”之意，共为佐药；炙黄芪益卫固表、补气行血、托毒止痛为使药。纵观全方，祛风通络、散寒解表、行气活血、止痒止痛集为一体，通彻气血、表里，邪去正安。

【参考文献】

[1] 国家中医药管理局医政司．中医临床路径［M］．北京：中国中医药出版社，2004.

[2] 吴东海，王国春．临床风湿病学［M］．北京：人民卫生出版社，2008.

[3] 游浩，程翠年，张卉，等．强直性脊柱炎病因及其发病机制的研究进展［J］．中国中医骨伤科杂志，2012，20（9）：77－79.

[4] Benedek Tg. How did ankylosing spondylitis become a separate disease［J］. Clinical and experimental rheumatology，2009，27（4）：3－9.

[5] Ho PY，Barton A，Worthington J，et al. Investigating the role of the HLA－Cw＊06 and HLA－DRB1 genes in susceptibility to psoriatic arthritis：comparison with psoriasis and undifferentiated inflammatory arthritis［J］. Ann Rheum Dis，2008，67（5）：677－682.

[6] González S，Martínez－Borra J，López－Vázquez A，et al. MICA rather than MICB，TNFA，or HLA－DRB1 is associated with susceptibility to psoriatic arthritis［J］. J Rheumatol，2002，29（5）：973－978.

[7] Raychaudhuri SK，Raychaudhuri SP. Scid mouse model of psoriasis：a unique tool for drug development of autoreactive T－cell and Th17 cell－mediated autoimmune diseases［J］. Indian J Dermatol，2010，55（2）：157－160.

[8] 辛昊洋，王澎澎，马玉琛．银屑病关节炎中医辨证分型与免疫炎症指标、细胞因子相关性研究［J］．天津中医药大学学报，2016，35（2）：84－86.

[9] Antoni C，Braun J. Side effects of anti TNF therapy：Current knowledge［J］. Clin Exp Rheumato，2002，20（1）：152－157.

[10] 杨春花，黄烽．强直性脊柱炎免疫遗传学和发病机制研究进展［J］．现代免疫学，2007，27（4）：265－268.

[11] Khan MA，Mathieu A，Sorrentino R，et al. The pathogenetic role of HLA－B27 and its subtypes［J］. Autoirnmunity Rev，2007，6（1）：183－189.

[12] 陈湘君．中医内科常见病证辨证思路与方法［M］．北京：人民卫生出版社，2004.

[13] 朱红军．中西医结合治疗银屑病关节炎的临床研究［J］．中医学报，2012，27（12）：1644－1645.

[14] Baeten D，Hueber W. Secukinumab for ankylosingspondylitis－Authors' reply［J］.

Lancet, 2014, 383 (9919): 780 - 781.

[15] Zisman D, Bitterman H, Shalom G, et al. Psoriatic arthritis treatment and the risk of herpes zoster [J]. Ann Rheum Dis, 2016, 75 (1): 131 - 135.

[16] 戈旦，闵仲生，郭顺．银屑病关节炎的药物治疗现状［J］．皮肤性病诊疗学杂志，2016，23（2）：136－139.

[17] 王玉明，张秦，邵培培．103例银屑病关节炎病机及证型探析［J］．北京中医药，2011，30（10）：731－734.

[18] 宋玉明，张良登，张月，等．张吉辨证论治银屑病关节炎经验［J］．中国中医药信息杂志，2009，16（1）：61－62.

[19] 陈鑫，高明利．银屑病关节炎中医病因病机及治疗探析［J］．辽宁中医药大学学报，2010，12（5）：104－105.

[20] 陈秀敏，储永良，柳林林．近35年文献的银屑病关节炎中医证候分布特点分析［J］．广州中医药大学学报，2015，32（4）：603－606.

[21] Van den Bosch F, Kavanaugh A, Kron M, et al. Clinical Remission in Patients with Active Psoriatic Arthritis Treated with Adalimumab and Correlations in Joint and Skin Manifestations [J]. J Rheumatol, 2015, 42 (6): 952 - 959.

[22] Lima XT, Oliveira RT, Braga FG, et al. Circulating levels of chemokines in psoriasis [J]. Autoimmunity, 2014, 13 (1): 1 - 4.

[23] Cretu D, Prassas I, Saraon P, et al. Identification of psoriatic arthritis mediators in synovial fluid by quantitative mass spectrometry [J]. Clin Proteomics, 2014, 11 (1): 27.

[24] Mease PJ, Genovese MC, Greenwald MW, et al. Brodalumab, an anti - IL17RA monoclonal antibody, in psoriatic arthritis [J]. N Engl J Med, 2014, 370 (24): 2295 - 2306.

[25] Kingsley GH, Kowalczyk A, Taylor H. A randomized placebo - controlled trial of methotrexate in psoriatic arthritis [J]. Rheumatology (Oxford), 2012, 51 (8): 1368 - 1377.

[26] Lavie F, Salliot C, Dernis E, et al. Prognosis and follow - up of psoriatic arthritis with peripheral joint involvement: development of recommendations for clinical practice based on published evidence and expert opinion [J]. Joint Bone Spine, 2009, 76 (5): 540 - 546.

[27] 张学军．全基因组关联分析对银屑病遗传学研究的启示［J］．浙江大学学报（医学版），2009，04（1）：333－337.

[28] 曹玉举．郭会卿教授治疗银屑病关节炎经验［J］．中医研究，2013，26（3）：54－57.

[29] Chiricozzi A. Pathogenic role of IL - 17 in psoriasis andpsoriatic arthritis [J]. Actas-Dermo - Sifiliográficas, 2014, 105 (1): 9 - 20.

[30] Baeten D, Baraliakos X, Braun J, et al. Anti - interleukin - 17A monoclonal anti-

bodysecukinumab in treatment of ankylosing spondylitis：arandomised，double - blind，placebo - controlled trial［J］. Lancet，2013，382（9906）：1705 - 1713.
［31］吴爱萍，志叶，王莉．治疗银屑病关节炎新药阿普斯特的药理作用及临床评价［J］．中国新药杂志，2015，24（9）：961 - 964.
［32］Štolfa J. Biological treatment of psoriatic arthritis［J］. Vnitr Lek，2018，64（2）：127 - 135.
［33］Gossec L，Smolen JS，Ramiro S，et al. European League Against Rheumatism（EULAR）recommendations forthe management of psoriatic arthritis with pharmacological therapies：2015 update［J］. Ann Rheum Dis，2016，75（3）：499 - 510.
［34］楼莹，王绪国，胡晋红．同时治疗银屑病及银屑病型关节炎的生物及小分子药物研究进展［J］．第二军医大学学报，2015，3（5）：542 - 545.
［35］祁玉军，王佳晶．房定亚用四妙勇安汤加味治疗银屑病关节炎［J］．北京中医，2002（02）：80 - 81.

第十五节　炎性肠病性关节炎

【概述】

炎性肠病性关节炎（inflammatory bowel disease，IBD）是克罗恩病（Crohn disease，CD）和溃疡性结肠病（ulcerative colitis，UC）引起的关节炎的统称。IBD由特发性、慢性炎症性肠病引起，主要表现为周围关节炎和脊柱病变，伴有腹痛、腹泻、黏液便、脓血便等消化道症状，以及发热、消瘦、皮肤黏膜病变及炎症性眼病等全身性症状。本病可发生在任何年龄，以青壮年为主，男、女均可发病。由于本病常为隐匿性发病，很难估计其真正的发病率，目前具体发病率未见报道。

在中医学中并没有炎性肠病性关节炎的概念，但其典型的肠道和关节临床表现，在许多古典医籍中有类似的描述。现代学者多将本病归属于“痹病”范畴中的“肠痹”或“痢风”加以辨证分析，也有将炎性肠病归于“久泻”“痢后风”等范畴。

【西医病因与发病机制】

1. 西医病因

IBD病因不明确，以UC和CD为基础病。目前认为可能与感染、免疫学异常及遗传等因素有关，属于自身免疫性疾病或变态反应，而环境、神经因素等在发病中的地位尚难肯定。

（1）*感染因素*　基于本病继发于CD或UC，故感染因素一直是本病研究的热点，但未能在本病中鉴定出细菌、病毒或真菌，而且人群间也无传染本病的证据。有人认为本病是由痢疾杆菌或溶组织阿米巴引起的，基于肠道宏基因组学的研究，肠道菌群紊乱在本病的研究中已成为近年来研究的重点。

（2）神经因素　有研究认为，大脑皮质活动障碍可致自主神经功能紊乱，引起肠道运动亢进、肠血管平滑肌痉挛收缩、组织缺血、毛细血管通透性增高等，从而形成肠黏膜炎症、糜烂和溃疡，进而引起关节的病变。

（3）遗传因素　现已确定本病患者 HLA－B27 的阳性率显著高于对照组人群，在许多家族中，本病的发病率较高。西欧等国家研究认为，遗传因素与溃疡性结肠炎的发生也有一定的影响。5%～15%患者的亲属患有本病，其组织相关抗原（HLA）的 HLA－B11、B7 发生率增高。患儿血中淋巴细胞抗体查出率高达51%，提示免疫功能的减弱可能受遗传因素的影响。近年来研究表明，炎症性肠病并非单基因遗传病，而是多基因之间的共显性效应。HLA－Ⅰ、Ⅱ、Ⅲ类基因中均存在与炎症性肠病相关的分子，如 HLA－B5、HLA－DR2 与日本人及犹太人 UC 相关，HLA－B44 与白种人 CD 相关。

（4）免疫因素　近年来在本病免疫学基础方面有重要发现。研究显示，患者血清中存在非特异性抗结肠抗体，其中已鉴定的有抗肠上皮的黏多糖抗体和抗大肠杆菌多糖成分的抗体。在溃疡性结肠炎病变组织中分离出可与 IgG 结合的 40kD 器官特异性蛋白，是支持本病是自身免疫病很强的证据。溃疡性结肠炎的关节炎发作与肠病发生有较明显的时相联系，手术切除病变的结肠部分能缓解外周关节炎。在克罗恩病中，结肠受累增加了外周关节炎的易感性，但手术切除病变结肠对关节病变几乎没有影响；血清炎症标记物增高（尤其是 CRP）、血小板增高和低色素性贫血是常见的实验室表现；滑液分析为非特异性的，和炎性关节炎相一致；细胞计数为 1500～50000/mm^3，培养阴性。滑膜活检少见报道，但发现某些克罗恩病患者有肉芽肿形成。溃疡性结肠炎和克罗恩病可能存在遗传基础，因为它们都在同一家族内出现，但与 HLA 抗原无明显相关性，在仅有外周关节炎的患者中，HLA－B27 频率处于正常范围内。血检也显示本病异常，溃疡性结肠炎患者有半数以上出现抗中性粒细胞胞浆抗体（ANCA）可呈阳性，常为 pANCA，伴发强直性脊柱炎的患者有 50%～70%可出现 HLA－B27 阳性，溃疡性结肠炎脊柱炎患者的 HLA－Bw 62 频率明显增加。

2. 发病机制

目前认为本病的发生是由于存在着“免疫负调节”障碍，通过影响胃肠道区分外来的和自身抗原的能力，和（或）影响胃肠道黏膜免疫反应障碍致病。研究证实，患者血清中存在抗结肠抗体，对自体和同种结肠上皮细胞出现反应。约半数患者血清中存在抗大肠抗体或循环免疫复合物，当患者耐受性降低时，引起结肠黏膜损害。

在 IBD 活动期，病变肠黏膜组织中嗜酸性细胞增多，肥大细胞颗粒及组胺升高，同时激活内皮细胞的激肽释放酶－激肽系统，发生微循环改变，引起血管通透性增加，肠壁充血水肿，平滑肌痉挛，黏膜发生糜烂与溃疡等而发病。

【中医病因病机】

炎性肠病性关节炎属于中医学“痹病”范畴，临床多以“肠痹”或“痢风”论治。本病多因素体脾胃虚弱，或外邪犯胃肠使脾胃运化失常，或邪气闭阻经脉，肢体失于濡养，气血失常而致，临床表现为腹胀、腹痛、腹泻、肠道出血并伴有关节表现。正如《黄帝内经》云：“五脏皆有合，病久不去者，内舍于其合也。”然本病与绝大多数痹病不同，是先以胃肠起病，以后或同时出现关节症状，乃脏腑痹在前，后转五体痹，此为邪毒先伤胃肠是也。

【诊断标准】

目前没有肠病性关节炎统一的诊断或分类标准。既往有符合溃疡性结肠炎和Crohn病的诊断标准并引起关节炎即可诊断为炎性肠病性关节炎，主要表现为不明原因的肠道非感染性炎症，同时可伴有关节及全身症状，如皮肤黏膜病变、炎症性眼病及关节病变等表现。

【西医治疗】

（一）治疗方案

1. 常规治疗

（1）*病因治疗*　主要针对克隆恩病及溃疡性结肠炎治疗，可用柳氮磺胺吡啶及糖皮质激素治疗。

（2）*手术治疗*　对药物治疗无效病例，采用病变肠段切除，关节炎可缓解。

2. 对症治疗

对于外周关节炎和脊柱炎的药物治疗，本病的治疗方案同AS相似。

（1）非甾体抗炎药：对关节炎具有消炎止痛作用。

（2）免疫抑制剂：如硫唑嘌呤，需注意骨髓抑制及肝功能损害等。

（3）加强营养：予以高蛋白、低脂、无渣饮食，纠正电解质紊乱，改善贫血，进行关节功能锻炼等。

（4）其他：如甲硝唑、左旋咪唑等。

（二）西医治疗困境

西医治疗炎性肠病性关节炎常使用各种免疫抑制剂、激素、非甾体类抗炎药物及抗感染药物，这些药物均有一定的副作用。如口服抗感染药物柳氮磺胺吡啶可产生恶心、呕吐、头痛，偶引起粒细胞减少和药疹；非甾体抗炎药物如消炎痛可引起肠道不良反应。也有应用药物保留灌肠治疗炎性肠病性关节炎的报道，但该法操作及护理烦琐。对于儿童和青年患者，切除直肠结肠可使关节炎治愈，但若肠道疾病伴随滑膜炎，外科治疗仅能使少数滑膜炎患者病情缓解，因为手术很难也不可能将有病损的肠管彻底切除。炎性肠病性关节炎的西医治疗有一定的局限性。

【中医治疗】

1. 湿毒蕴结证

主症：低热，腹胀腹痛，里急后重，大便黏腻臭秽，身重，恶心呕吐，腹部瘕瘩块，腰背疼痛，膝踝关节红、肿、热、痛，痛不可触，屈伸不利，或关节游走疼痛，足趾及手指漫肿疼痛，目赤肿痛，心烦口渴，溲黄味重，口舌溃疡，舌质红，苔黄腻，脉滑数。

治法：祛湿解毒，通络止痛。

方药：葛根芩连汤合宣痹汤加减，药用葛根、黄芩、黄连、海桐皮、蚕沙、桂枝、独活。

2. 湿热动血证

主症：发热，腹胀腹痛，大便红黄相间或有黏液脓血便，里急后重，瘕痞块，肛门灼热、红肿疼痛或见鲜血，手足心热，心烦失眠，纳少，腰背疼痛，关节红肿，不能屈伸，皮肤斑疹，不恶风寒，舌质红绛，苔黄腻，脉滑数。

治法：清热凉血，祛湿通络。

方药：白头翁汤合四妙丸加减，药用白头翁、黄柏、黄芩、黄连、川牛膝、薏苡仁、砂仁。

3. 脾阳亏虚证

主症：间断腹泻，时发时止，下利清谷，或便血色淡，腹胀腹痛，关节疼痛，劳累遇寒加重，恶风怯寒，面色萎黄或苍白，神疲肢倦，身重乏力，消瘦纳差，舌质淡，苔白或腻，脉沉细。

治法：健脾益气，和血通脉。

方药：参苓白术散合胶艾汤加减，药用人参、白术、茯苓、阿胶、艾叶、桂枝、薏苡仁、桔梗。

4. 湿热阻络证

主症：腰背疼痛，髋、膝、踝等关节热痛肿胀，关节屈伸不利，四肢酸胀困乏，手指或足趾红肿，痛不能触，或见潮热，恶热，口干不欲饮，五心烦热，腹满纳呆，大便黏腻臭秽，便黏不爽，舌质暗红，苔黄厚腻，脉滑数。

治法：清热除湿，通络止痛。

方药：除风湿羌活汤加减，药用独活、羌活、桑寄生、防风、秦艽、桂枝、薏苡仁、黄柏、川牛膝。

5. 寒湿痹阻证

主症：恶风寒，手足逆冷，腰脊僵硬，痛掣尻尾，四肢关节冷痛，肢体刺痛或麻木不仁，屈伸不利，晨僵明显，遇寒加重，得热缓解，舌质淡，体胖，苔白，脉弦紧。

治法：散寒除湿，温经止痛。

方药：蠲痹汤合乌头汤加减，药用乌头（先煎）、麻黄、炒白术、附子、羌活、独活、桂枝、秦艽、海风藤、桑枝、当归、川芎、乳香、木香、甘草。

6. 肝肾亏虚证

主症：腰膝酸软，恶寒肢冷，驼背畸形，关节肿大，腰背、四肢关节痛，屈伸不利，足跟疼痛，肢体乏力，形体消瘦，头晕耳鸣，遗精阳痿，舌质淡暗，苔白，脉沉细。

治法：补益肝肾，强壮筋骨。

方药：消阴来复汤合益肾蠲痹丸加减，药用羌活、独活、桂枝、秦艽、海风藤、桑枝、当归、川芎、鹿角、熟地黄。

【生活调摄】

1. 饮食调摄：节制饮食，避免暴饮暴食、食不洁食物，避免引起肠道感染。

2. 注意休息，避免劳累，避免情绪波动及精神刺激。

3. 注意锻炼身体，增强体质，提高抵抗疾病的能力，在季节变化、天气冷暖不调时，特别注意保暖，预防感冒等。

【科研思路与方法】

1. 理论研究方面

炎性肠病性关节炎是一种严重影响消化道功能，并且累及肌肉关节的自身免疫性疾病。路志正认为本病是脾胃虚弱或邪犯肠胃，脾胃运化失常致气血不足；或邪气痹阻经脉，肢体失于濡养所致。主张脾胃治疗为本，关节筋骨治疗为标，提出了急性期重肠胃，慢性期重关节；先治肠胃，后治关节；急性期重驱邪，慢性期重补益；或标本同施，辨证论治。蔡小文认为炎性肠病性关节炎一方面应注重健脾胃，补气血；另一方面兼顾清利湿邪热毒，坚持扶正祛邪的治疗原则。

2. 实验研究方面

研究证实，肿瘤坏死因子在炎性肠病发病机制中起重要作用。TNF－α 可以和两种不同 TNFR（tumor necrosis factor receptor）结合，TNFR1 为可溶性蛋白，TNFR2 为跨膜蛋白，TNF－α 通过和这两种受体结合而发挥其生物学作用，包括细胞激活、增殖、细胞毒性作用和诱导细胞凋亡。2012 年美国纽约大学刘传聚实验室首次发现 TNFR 为 PGRN 的结合受体，并通过大量实验证实 PGRN 通过 TNFR 抑制 TNF－α 诱导的炎症反应及炎性关节炎的发展，为 TNF－α 相关疾病的治疗提供了新的希望。炎症期，在结肠黏液中活化的中性粒细胞、巨噬细胞及树突状细胞慢性积累，伴随着细胞因子 TNF－α 和 IL－1β 及可诱导基因突变的 NO 的释放；随后 DNA 损伤及结肠细胞中的不稳定序列导致原癌基因激活。

邱雅娟对 TNF－α 与炎性肠病相关性研究进展进行了综述，TNF－α 作为重要的促炎因子和免疫因子，在炎性肠病发生过程中起了重要作用，通过综述系统了解了两者之间的关系，对于深入了解致病机制、预测患者疾病转归、肠道疾病治疗等方面有重要作用。

3. 临床研究方面

蔡氏采用肠清汤联合雷公藤多苷片治疗炎性肠病性关节炎，纳入患者 37 例，37 例均为伴发关节炎的溃疡性结肠炎患者，平均疗程 70 天，其中痊愈 14 例，好转 21 例，无效 2 例，总有效率为 94.59%。冀春丽等临床观察炎性肠病性关节炎所引起的关节炎，认为炎性肠病性关节炎临床表现非常复杂，既有肠道表现，又可有肠外表现，甚至有些肠道表现出现在肠外表现之后。在肠道表现不明显及有关节病并存时，明确诊断已是一个亟待解决的问题。2011 年云南白药的抗炎活性被确定，云南白药以止血化瘀著称，可用于治疗体内外出血并促进创伤愈合，其机制在于免疫抑制并促进创伤愈合，同时云南白药可明显降低两种模型结肠及血清中的炎性细胞因子 TNF－α、IL－12、IFN－γ 及 IL－17 的含量，并抑制 T、B 淋巴细胞增殖，其作用强于一线常用抗 IBD 药物 6－巯嘌呤及 5－氨基水杨酸，而对结肠无细胞毒性。

【名医验案】

郭会卿验案

患者，男，23岁，2015年6月17日初诊。主诉：腹泻脓血便伴多关节疼痛1年，加重1周。患者1年前无明显诱因出现腹痛腹泻，未予重视，自行口服止泻药物，3个月内反复发作，伴低热、乏力、黏液脓血便，遂至当地医院就诊，经检查后诊断为溃疡性结肠炎。住院后给予输液治疗（具体药物不详），口服药物甲氨蝶呤、泼尼松（具体用量不详），经治疗好转，出院后未坚持服药，病情控制欠佳。1个月前患者因备考压力较大，复因淋雨感受风寒湿邪后，腹泻症状加重，恶心、乏力伴腰背部疼痛，活动受限，再次于当地医院住院，效果欠佳，遂至我院就诊。

入院症见神志清，精神差，面色少华，消瘦，贫血貌，乏力，恶心，腹痛腹泻，便质稀，每日6~10次，腰背部僵硬疼痛，遇寒加重。饮食生冷或辛辣后，腹痛腹泻加重，纳差，眠差，小便少，便血色淡。舌淡，苔白腻，脉沉细。既往体健。专科检见腰背部及腹部压痛明显。辅助检查见Hb 90g/L，ESR 29mm/h，CRP 20mg/L。

西医诊断：炎性肠病性关节炎。

中医诊断：肠痹。

辨证：脾胃虚弱，寒湿阻滞型。

治法：补脾除湿，涩肠止泻，舒筋通络。

方药：仙桔合剂加减。仙鹤草70g，桔梗20g，乌梅炭6g，炒白术30g，木香6g，白芍10g，炒槟榔2g，血余炭30g，鸡血藤20g，赤石脂30g，川牛膝10g，穿山龙30g，续断15g，焦三仙各15g，茯苓15g，草果仁6g，附子3g，生姜6g，干姜6g，夜交藤15g，炒酸枣仁15g，甘草6g。10剂，每日1剂，水煎，早晚温服。同时予艾灸督脉、中脘、血海、梁丘。隔日1次。嘱患者忌食辛辣寒凉刺激之品，畅情志，避风寒，注意休息。

2015年6月30日二诊：神志清，精神一般，贫血貌，乏力较前改善，恶心、腹痛较前减轻，腹泻较前明显好转，每日3次以内，便质稀，便血色淡。腰背部疼痛减轻，饮食一般，眠一般，舌淡红，苔白，脉沉细。上方去附子、生姜、干姜，10剂，继服。

2015年7月20日三诊：患者神志清，精神佳，因数日前毕业聚餐，饮食生冷，腹痛腹泻反复，下利清谷，无血色，每日4~8次，腰背部偶感疼痛，受凉或劳累后加重。舌淡红，苔白，脉细。仙桔合剂加茯苓、薏苡仁各25g，砂仁6g，醋乳香、醋没药各6g。15剂，继服。

2015年8月20日四诊：患者神志清，精神佳，面色红润，无明显腹痛腹泻，大便成形，受凉或劳累后感腰酸腰痛，二便调，纳眠可。舌淡红，苔白，脉弦。复查血液示Hb 118g/L，ESR 13mm/h，CRP 10mg/L。上方去醋乳香、醋没药。20剂，继服。

2015年9月20日五诊：患者神志清，精神佳，面色红润，未诉特殊不适，二便调，纳眠可。舌淡红，苔白，脉弦。守上方，20剂，继服。另本方制丸，嘱再继服2个月巩固疗效，不适随诊。至2016年6月期间随访，2015年12月因受凉饮食不节复发1次，继续于我院门诊治疗，余无不适。

2017年4月其母至门诊就诊时，诉其期间未复发，体重上升10余斤。

按语：本病案中，初期寒湿之邪偏盛，故加用附子、草果仁等品，取实脾散温中健脾除湿之意，使寒湿去，泄泻止。湿性重浊凝滞，寒性收引凝滞，宜加活血理气药，但考虑到患者初期脾胃虚弱，恶心呕吐，故待症状减轻后，加用乳香、没药以理气活血，祛邪外出。缓则治其本，慢性期正虚为主，治宜扶助正气，理气健脾，故加用茯苓、砂仁之品，取香砂理中之意以健脾理气，扶助正气。湿邪偏重者，加黄芩、黄连、葛根清热祛湿解毒；热邪偏重者，加秦皮、黄柏等清热凉血祛湿；腹胀甚者，加佛手、苏梗等理气健脾除胀；腹泻日久，体虚气弱，无腹胀，去木香、槟榔，加升麻、党参、黄芪扶正升阳止泻；肢体关节拘急不舒者，加羌活、桑枝、伸筋草通络柔筋止痛。

【参考文献】

［1］吴东海，王国春．临床风湿病学［M］．北京：人民卫生出版社，2008.

［2］张华东，路洁，边永，等．路志正教授治疗炎性肠病性关节炎的辨证体会［J］．中华中医药杂志，2006，21（7）：412－414.

［3］刘波．炎性肠病性关节炎［J］．中国社区医师，2012，9（1）：26－27.

［4］欧阳钦．炎性肠病诊断治疗的最新进展［J］．中国实用内科杂志，2010，20（1）：17－19.

［5］戴自英，陈灏珠，丁训杰，等．实用内科学［M］．北京：人民卫生出版社，1986.

［6］陈进芹，韩昆，孟丛．药物保留灌肠治疗炎性肠病性关节炎的护理［J］．齐鲁护理杂志，2009，12（2）：245.

［7］Tooson JD，Varilek GW. Inflammatory diseases of the colon Narrowing a wide field of symptoms and possible causes［J］. Postqrad Med，2009，98（5）：46－48.

［8］蔡小文．肠清汤联合雷公藤多苷片治疗炎性肠病性关节炎 37 例［J］．中医药导报，2010，13（6）：77.

［9］邱雅娟，周国华．肿瘤坏死因子－α 与炎性肠病相关性研究进展［J］．疑难病杂志，2012，11（3）：235－237.

［10］Kiss J，Urbn VS，Dudics V，et al. Mesenchymal stemcells and the immune system－immunosuppression withoutdrugs［J］. OrvHetil，2008，149（8）：339－346.

［11］Lazebnik LB，Konoliannikova G，Kniazewo V，et al. Use of allogeneic mesenchymal stem cells inthe treatment of intestinal inflammatory disease［J］. TerArkh，2010，82（2）：38－43.

［12］Gonzalezrey E，Anderson P，Gonzlez MA，et al. Human adult stem cells derived from adipose tissueprotect against experimental colitis and sepsisb［J］. Gut，2009，58（7）：929－939.

［13］Garciaolmo D，Garcia Arranz M，Herrerosd，et al. A phase I clinical trial of the treatment of Crohn′s fistula by adipose mesenchymal stem cell transplantation［J］. Dis Colon Rectum，2005，48（7）：1416－1423.

［14］陈积圣，商昌珍．肝干细胞移植及其应用前景［J］．新医学，2008，39（11）：

704 – 705.

［15］Andoh A，Bamba S，Brittan M，et al. Role of intestinalsubepithelial myofibroblsts in inflammation and regenerativeresponse in the gut［J］. Pharmacol Ther，2007，114（1）：94 – 106.

［16］Cho JH. The genetics and immunopathogenesisof inflammatory bowel disease［J］. Nat Rev Immunol，2008，8（6）：458 – 466.

［17］Urlep D，Mamula P，Bald assano R. Extraintestinal manifestations of inflammatory bowel disease［J］. Minerva Gastroenterol Dietol，2005，51：147 – 163.

［18］Khor B，Gardet A，Xavier RJ. Genetics and pathogenesisof inflammatory bowel disease［J］. Nature，2011，474（7351）：307 – 317.

［19］Ng SC，Bernstein CN，Vatn MH，et al. Geographical variability and environmental risk factors in inflammatory bowel disease［J］. Gut，2013，62（4）：630 – 649.

［20］Molodecky NA，Soon IS，Rabi DM，et al. Increasing incidence and prevalence of the inflammatory bowel diseases with time，based on systematic review［J］. Gastroenterology，2012，142（1）：46 – 54.

［21］张华东，路洁，边永君，等．路志正教授治疗炎性肠病性关节炎的辨证体会［J］．中华中医药杂志，2006，21（7）：412 – 414.

［22］Marszalek A，Szylberg L，Wisniewska E，et al. Impact of COX – 2，IL – 1beta，TNF – alpha，IL – 4 and IL – 10 on the process of carcinogenesisin the large bowel［J］. Pol J Pathol，2012，63（4）：221 – 227.

［23］Dyson JK，Rutter MD. Colorectal cancer in inflammatory bowel disease：whatis the real magnitude of the risk［J］. World J Gastroenterol，2012，18（29）：3839 – 3848.

［24］张夏璐，李冶夫，周平．炎症性肠病肠外临床表现及对应治疗策略的研究进展［J］．世界华人消化杂志，2016，24（6）：894 – 901.

［25］Li R，Alex P，Ye M，et al. An old herbal medicine with a potentially new therapeutic application in inflammatory bowel disease［J］. Int J Clin Exp Med，2011，4（1）：309 – 319.

［26］冀春丽，宋红旗，杨亚飞．浅析炎性肠病性关节炎的临床观察［J］．中国民族民间药，2013，16（1）：111.

第十六节　未分化脊柱关节病

【概述】

未分化脊柱关节病（undifferentiated spondy loarthritis，USpA）是指具有脊柱关节病的临床、实验室以及放射学特点，但不符合已明确分类的任一脊柱关节病（强直性脊柱炎、反应性关节炎、银屑病关节炎、肠病性关节炎）的分类标准者。以往的流行病学及临床研究中，USpA 的发病率及临床谱常常被忽视，实际上 USpA 在血清阴性脊柱关节病中占有相当大的比重，患病率为0.6%～1.5%。

在中医学中并没有USpA的概念，其概念的提出只有十几年的历史，但以其临床表现，本病可属痹证、热痹、骨痹等范畴。

【西医病因与发病机制】

USpA的病因和发病机制均未完全明了。临床上21%的患者在关节炎出现之前有可疑感染病史。6% USpA血清中有与细菌相关的关节炎抗原特异性淋巴细胞增殖，36%隐性链球菌感染，还与链球菌A、B有关，USpA发病与HLA－B27有关，存在家族聚集性。HLA－B27阳性与虹膜炎、脊柱炎有关，在反应性关节炎中有转化为慢性关节炎的倾向。物理损伤可诱发不同亚型USpA，包括USpA患者外周关节炎发作，以上提示遗传和环境的相互作用是本病发病机制的核心。

【中医病因病机】

本病是由外邪引动伏邪合而为痹，湿热内伏为其病机转化的关键，外邪相引是发病之必要条件，痰瘀隐伏为病情反复发作之源。伏邪在疾病发生发展中，既是病因，又是病理产物，具有始动及复发加重作用，贯穿疾病始终。湿热内蕴，外易招致风湿热邪侵袭，内外相引，同气相求，湿聚热蒸流注骨节，阻于经络，则骨骱烦痛；湿热痰瘀痹阻脉络，流注骨节，著于筋脉，攻冲脏腑，则病情反复发作。

【诊断标准】

欧洲脊柱关节病研究组（ESSG）分类标准

满足1个主要条件：炎性脊柱痛或滑膜炎（非对称性或以下肢关节受累为主）加下述任何一项次要条件：

①阳性家族史；②银屑病；③炎症性肠病；④交替臀部痛；⑤附着点炎；⑥关节炎发病前1个月内有尿道炎、宫颈炎或急性腹泻史。

【西医治疗】

（一）治疗方案

1. 一般药物治疗

（1）NSAIDS　临床上本病的治疗不要过分追求“确诊”才开始用药，以免延误治疗。USpA的用药种类与强直性脊柱炎相类似，目前为止，非甾体抗炎药仍是本病的首选药。

（2）*糖皮质激素及柳氮磺砒啶*　症状明显者，NSAIDs疗效不佳，可早期用柳氮磺胺吡啶，严重时参照SpA。由于多数USpA患者病情进展缓慢，不必过于积极地应用二联或三联药物，如加用免疫抑制剂，从费用/效益比例看，未必是最佳选择。对于有非对称性的关节急性滑膜炎，可加用糖皮质激素，泼尼松10mg，晨服，而选择较长效的非甾体抗炎药晚上顿服，以控制夜间症状和晨僵现象。

2. 其他治疗

部分患者对于四环素族抗生素有效，主张在初次治疗时，加用米诺环素100mg，每日

2 次。

（二）西医治疗困境

USpA 近年发病率有上升趋势，目前尚无特效药，西医治疗以缓解临床症状为主，但不能延缓其病程，更不能预防肾损害的发生，且治疗易反复。

【中医治疗】

1. 邪热闭阻经络证

主症：病程较短或急性发作，以下肢关节肿痛为主，活动受限或伴晨僵，或伴足跟痛，行走困难，痛处拒按，心烦急躁，口干喜饮，便干溲赤，或有发热，舌质红、苔薄黄或白腻，脉弦数或滑数。

治法：清热利湿，祛邪通络。

方药：四妙散合宣痹汤加减，药用黄柏、砂仁、生薏苡仁、川牛膝、羌活、独活、桂枝、秦艽、海风藤、桑枝、当归、川芎、乳香、木香、甘草。

2. 寒邪闭阻经络证

主症：关节剧烈疼痛、肿胀、屈伸受限，双膝关节以下小腿发凉，天冷阴雨天病情加重。

治法：温经祛寒，除湿解痛。

方药：乌头汤加减，药用川乌（先煎）、防风、生甘草、炙麻黄、炒白术。

3. 肝肾亏虚，筋脉失养证

主症：病程日久，除下肢关节肿痛外，多伴有腰背酸痛及骶髂疼痛，四肢欠温，疲倦无力，喜卧怠动，面色无华，舌质淡，苔薄白，脉沉细。

治法：补益肝肾，通经活络。

方药：黄芪桂枝五物汤合金匮肾气丸加减，药用生黄芪、桂枝、当归、细辛、炒白芍、淡附片、生地黄、肉桂（后下）、茯苓、山茱萸。

【生活调摄】

1. 饮食调摄：起居规律，饮食有节，忌不洁食物。
2. 精神调摄：保持身心愉快及积极向上、乐观的生活态度。
3. 加强锻炼：注意锻炼身体，循序渐进，持之以恒。

【科研思路与方法】

1. 理论研究方面

USpA 属于中医学“痹证”“热痹”“骨痹”范畴，脾胃及肝肾功能在 USpA 发病中发挥着重要作用，中轴关节的炎症与中医湿浊理论不谋而合，反复的慢性炎症导致了韧带组织的钙化，运用中医运脾祛湿泄浊扶正的治法对 USpA 的治疗有一定的临床意义。国外报道中轴型未分化脊柱关节病（axUSpA）的发病率为 0.6% ~1.9%，不少学者认为 axUSpA 是脊柱关节病中最为常见的类型，可能为 AS 的早期阶段，经 10 年以上随访，超过 50%

SpA 患者将发展为 AS，尤其是 axUSpA 更易发展为 AS。

2. 实验研究方面

杨氏等对 HLA-B27 阳性与阴性 USpA 的临床比较进行了研究，根据血清 HLA-B27 是否阳性，将 120 例 USpA 患者分为两组，阳性组 78 例，阴性组 42 例，分析 HLA-B27 阳性组与阴性组的临床表现及相关实验室检查。结果发现 HLA-B27 阳性组患者发病年龄显著早于 HLA-B27 阴性组（$P<0.05$）；发热、消瘦、疲倦等全身症状表现，HLA-B27 阳性组显著多于 HLA-B27 阴性组，且较严重（$P<0.05$）；实验室检查中血沉 HLA-B27 阳性组显著为高（$P<0.05$）；骶髂关节 X 线表现亦 HLA-B27 阳性组显著为高（$P<0.05$）；而两组性别及外周关节炎等表现差异无统计学意义（$P<0.05$）；随访发现 HLA-B27 阳性组 3 年后发展为强直性脊柱炎者显著多于 HLA-B27 阴性组（$P<0.05$）。结论：HLA-B27 阳性组 USpA 患者发病年龄较早，临床症状较重，更有可能发展为强直性脊柱炎。

3. 临床研究方面

USpA 的中医治疗上，采用痹证治疗思路多以补肾强督、活血通络辨证施治。现代药理研究显示，补肾壮督中药大多有改善骨代谢及抗炎、调节免疫的作用。有研究显示以补肾强督法治疗 AS 能调节患者的骨代谢水平，降低骨胶原蛋白分解，抑制破骨细胞活性，同时促进成骨细胞的增殖分化，具有双重调节作用。

有学者为了解 USpA 的临床特征及发展规律，对 1024 例 USpA 患者进行了随访，发现 USpA 男女比例为 1.7∶1，腰背部疼痛（93.7%）和外周关节痛（96.0%）最多见。女性腰背部疼痛的首发率明显高于男性（$P<0.05$），男性髋关节、臀区或足跟及其他附着点部位疼痛起病的首发率均高于女性（$P<0.05$），家族史阳性率为 40.6%，HLA-B27 阳性率为 47.4%，CT 对诊断 USpA 较 X 线敏感，男性骶髂关节破坏的阳性率高于女性（$P<0.05$）。648 例经治疗随诊 0.5~8 年，其中 186 例症状消失，234 例仍为 USpA，余 228 例转归为其他疾病。结果表明 USpA 有遗传倾向。男性骶髂关节受累较女性严重，女性腰背部疼痛及手关节发生率较高。部分患者可进展为强直性脊柱炎、银屑病关节炎及炎性肠病关节炎等其他脊柱关节病，个别患者演变或合并干燥综合征、类风湿关节炎、系统性红斑狼疮、混合性结缔组织病、白塞病等，密切随访 USpA 患者至关重要。

【名医验案】

温成平验案

曹某，男，11 岁，2012 年 11 月 6 日初诊。因“关节疼痛 3 个月”就诊。双膝、双踝关节肿痛，局部微热，皮温稍高，活动受限。右髋关节疼痛，外展受限，腰背疼痛。发热心烦，便干溲赤；舌质红，苔薄黄，脉滑数。RF（-）、ANA（-）、HLA-B27（+）、ESR 120mm/h。骶髂关节 X 线片示：右骶髂关节面欠清晰，骶髂关节 CT 未见异常。

西医诊断：幼年未分化脊柱关节病。

中医诊断：热湿痹。

辨证：湿热内蕴，闭阻经络（早期）。

治法：清利湿热，祛邪通络。

处方：炒黄柏12g，苍术12g，川牛膝12g，忍冬藤30g，青风藤30g，生石膏20g，知母10g，生薏苡仁15g，豨莶草10g，水蛭3g，炙甘草5g。14剂，水煎服，每日2次。

二诊：症状显著改善，热已退，膝、踝关节肿痛稍减轻，仍有腰背隐痛，活动不利。舌质淡红，苔白，脉滑。前方去黄柏、石膏、知母，加山药、桑寄生15g，土茯苓30g。再服28剂，关节肿痛基本消退，腰背疼痛减轻，活动好转，复查ESR 21mm/h，血常规及肝肾功能正常。继调整服药1个月，血沉正常，病情控制。随访2年，未复发。

按语：该病例小儿感受风寒之邪，迅即化热，湿热毒邪痹阻经络，以致关节肿痛，活动不利。此时以邪势嚣张为主，正虚之象尚未表现，故早期治疗应以清热利湿，解毒祛邪为主，予以四妙丸加减治疗奏效。

热退后，则重在健脾祛湿，滋养肝肾，加用山药、桑寄生、土茯苓等巩固治疗，药物不宜再过于寒凉。如早期失治，邪气未祛，深侵入骨，或病程日久，均可伤及肝肾。治疗补益先后天之本，滋养肝肾，扶助正气，以巩固疗效，防止疾病复发。

【参考文献】

[1] Stafford L，Youssef PP. Spondyloarthropathies：an overview［J］. Intern Med J，2002，32：40.

[2] 曾庆馀．未分化脊柱关节病［J］．中华内科杂志，1999，38（7）：490－491.

[3] 杨南萍．脊柱关节病与未分化脊柱关节病［J］．实用医学杂志，2002，18（2）：120－121.

[4] Van Tubergen A，Weber U. Diagnosis and classification in spondyloarthritis：identifying a chameleon［J］. Nat Rev Rheumatol，2012，8（5）：253－261.

[5] 马五青，安丽．未分化脊柱关节病的中西医诊疗进展［J］．光明中医，2013，04：862－864.

[6] Cruzat V，Cuchacovich R，Espinoza LR. Undifferentiated spondyloarthritis：recent clinical and therapeutic advances［J］. Curr Rheumatol Rep，2010，12（5）：311－317.

[7] De La Mata J，Maese J，Martinez JA，et al. Current evidence of the management of undifferentiated spondyloarthritis：a systematic literaturereview［J］. Semin Arthritis Rheum，2011，40（5）：421－429.

[8] 幺远，马嵩春．中医辨证治疗幼年未分化脊柱关节病66例临床观察［J］．中医杂志，2002，43（5）：362－363.

[9] 杨积保，张慧群，刘智，等．HLA－B27阳性与阴性未分化脊柱关节病的临床比较［J］．蚌埠医学院学报，2010，35（3）：252－254.

[10] 杨同广，余俊文，李婷，等．从伏邪致痹治疗未分化脊柱关节病的临床研究［J］．中华中医药学刊，2013（11）：2433－2435.

[11] 李军霞，张莉芸，李小峰．未分化脊柱关节病1024例随访分析临床医药实践［J］．2011，20（1）：3－7.

[12] Sarkar RN，Phaujdar S，De D，et al. Assessment of efficacy of pamidronate in undif-

ferentiated spondyloarthropathy (USpA): a placebo control trial in a tertiary level center [J]. Rheumatol Int, 201, 232 (12): 3945 - 3950.

[13] Xu M, Jin O, Yu B, et al. The Ankylosing Spondylitis Disease Activity Score is a highly discriminatory measure of disease activity and efficacy following tumour necrosis factor - α inhibitor therapies in ankylosing spondylitis andundifferentiated spondyloarthropathies in China [J]. Rheumatology (Oxford), 2011, 50 (8): 1466 - 1472.

[14] Bunchuk NV, Nikishina IP. Undifferentiated spondyloarthropathies [J]. Vestn Ross Akad Med Nauk, 2008, (6): 24 - 29.

[15] Pertuiset E. Diagnosis of early spondyloarthritis [J]. Rev Med Interne, 2008, 29 (7): 596 - 605.

[16] Lindström U, Exarchou S, Sigurdardottir V, et al. Validity of ankylosing spondylitis and undifferentiated spondyloarthritis diagnoses in the Swedish National Patient Register [J]. Scand J Rheumatol, 2015, 44 (5): 369 - 376.

[17] Cruz Lage, Ricardo, Souza Bomtempo, et al. Undifferentiated spondyloarthritis in a heterogeneous Brazilian population: an eight - year follow - up study [J]. Rheumatology International, 2014, 34 (7): 1019 - 1023.

[18] Rubén Burgos - Vargas. Undifferentiated spondyloarthritis: a global perspective [J]. Current Rheumatology Reports, 2007, 9 (5): 361 - 366.

[19] Vanesa Cruzat, Raquel Cuchacovich, Luis R, et al. Undifferentiated Spondyloarthritis: Recent Clinical and Therapeutic Advances [J]. Current Rheumatology Reports, 2010, 12 (7): 311 - 317.

[20] Bakland G, Nossent HC. Epidemiology of Spondyloarthritis: A Review [J]. Curr Rheumatol Rep, 2013, 15 (9): 351.

[21] Cruzat V, Cuchacovich R, Espinoza LR. Undifferentiated spondyloarthritis: recent clinical and therapeutic advances [J]. Curr Rheumatol Rep, 2010, 12 (5): 311 - 317.

[22] 肖征宇，曾庆馀，黄少弼，等．未分化脊柱关节病15年随访分析 [J]．中华风湿病学杂志，2000，4 (2)：120 - 121.

[23] 鲍春德，吕良敬．中轴型脊柱关节病的早期诊断 [J]．浙江医学，2013，35 (16)：234 - 236.

[24] Garrett S, Jenkinson TR, Kennedy LG, et al. A new approach to defining disease status in ankylosing spondylitis: the Bath AS Disease Activity Index [J]. JRheumatol, 1994, 21 (12): 2286 - 2291.

[25] Calin A, Garrett S, Whitelock H, et al. A new approach to defining functional ability in ankylosing spondylitis: the development of the Bath Ankylosing Spondylitis Functional Index [J]. J Rheumatol, 1994, 21 (12): 2281 - 2285.

[26] Braun J, Sieper J. Early diagnosis of spondyloarthritis [J]. Nat Clin Pract Rheumatol, 2006, 2 (10): 536 - 545.

[27] Gérard HC, Whittum - Hudson JA, Carter JD, et al. The pathogenic role of Chlamydia

in spondyloarthritis [J]. Curr Opin Rheumatol, 2010, 22 (4): 363-367.
[28] Briot K, Etcheto A2, Miceli-Richard C3, et al. Bone loss in patients with early inflammatory back pain suggestive of spondyloarthritis: results from the prospective DESIR cohort [J]. Rheumatology (Oxford), 2016, 55 (2): 335-342.

第十七节 反应性关节炎

【概述】

反应性关节炎（reactive arthritis，ReA）这一名词由 Aho 等于 1974 年首次提出，以往称为赖特综合征（RS）。ReA 是指继发于身体其他部位发生感染后出现的一种无菌性炎性关节病，本病具有“关节炎、尿道炎及结膜炎”三联征的临床特点。引起 ReA 的常见微生物包括肠道、泌尿生殖道、咽部及呼吸道感染菌群，甚至病毒、衣原体及原虫等，肠道或泌尿生殖道感染后的反应性关节炎最为常见。

志贺菌肠道感染后 ReA 的发病率约为 3.6%，沙门菌、螺杆菌及耶尔森菌肠道感染后 ReA 的发病率达 15%~19%，肠道来源的 ReA 男女受累机会相同，泌尿生殖系感染后的 ReA 主要发生在男性。

在中医学中并没有 ReA 的概念，因本病起病急、关节红肿疼痛、活动受限等表现多属于中医“热痹”范畴。因其关节疼痛呈游走性，影响功能活动，将其归属于中医“行痹”范畴。

【西医病因与发病机制】

1. 西医病因

本病的病因至今仍不清楚，目前认为与感染、免疫异常和遗传有关。

（1）*感染因素* 多数引起本病的病原微生物属于革兰染色阴性，具有黏附黏膜表面侵入宿主细胞的特性。多数微生物感染机体后，部分可引起 ReA，发病类型主要分为：非淋病性尿道炎后发病型，主要为衣原体；细菌性腹泻后发病型，主要为沙门菌、志贺菌、耶尔森菌、弯曲菌、弧菌；链球菌感染后发病型：主要为链球菌，还有支原体、包柔螺旋体、布鲁杆菌、Bedsonia 病毒、肺炎衣原体等。近年来，对于呼吸道衣原体感染后 ReA 越来越重视，并被认为是除外上述感染外的，引起 ReA 的另一不同类型。

（2）*免疫异常* 许多 ReA 患者的滑膜和滑膜白细胞内可检测到沙眼衣原体的 DNA 和 RNA，以及志贺杆菌的抗原成分；沙眼衣原体热休克蛋白（HSP）、耶尔森菌 HSP60 及其多肽片段均可诱导 ReA 患者 T 细胞增殖，这些发现提示，患者外周血中的 T 细胞可能受到上述细菌的抗原成分的诱导。研究亦认为，骨骼上的肌腱附着点可能是 ReA 最初的免疫及病理反应发生的部位之一，并且是肌腱端炎发生的病理基础。临床上，ReA 患者有 ESR 增快，CRP、IgG、IgA 及 α_2 球蛋白增高，非细菌性尿道炎或肠炎后可发生无菌性滑膜炎，也提示免疫因素在发病机制中具有一定作用。

（3）遗传因素　研究发现，ReA 患者 HLA - B27 阳性率 80% ~90%，HLA - B27 阳性人群的发病率高达 20%，HLA - B27 携带者发生 ReA 的机会增加 50 倍，且患者家族中有血清阴性脊柱关节病者发病率上升，均说明本病的发生与 HLA - B27 有关。HLA - B27 阳性与脊柱关节病有很强的相关性，该基因既不是 ReA 的唯一致病原因，也不是其必需的条件，HLA - B27 阳性人群具体发病类型与多种因素有关，这与 HLA - B27 亚型不同有关。同理，HLA - B27 基因阴性者同样罹患 ReA。

家系研究发现，感染痢疾的 HLA - B27 阳性家族成员中并未全部发生 ReA，而出现 ReA 者也并非均为 HLA - B27 阳性，但 HLA - B27 阳性患者的临床症状明显重于该基因阴性者，而且 HLA - B27 阳性者容易发展成慢性 ReA。目前认为 ReA 发生机理可能为：由细菌质粒编码的细菌成分与 HLA - B27 抗原起反应，或本病的关节炎致病菌携带有模拟 HLA - B27 抗原的成分被识别而引起发病。也有资料认为是细菌与 HLA - B27 有相同的氨基酸序列而致。

2. 发病机制

目前本病具体发病机制尚未明确，肠道或泌尿生殖系的感染是如何激发关节炎的机制尚未明确。大多数 ReA 患者为 HLA - B27 阳性，因此推测本病是由外界因子和遗传因子相互作用所致。

ReA 患者的 HLA - B27 阳性率达 80% ~90%，肠道及泌尿生殖道感染引起的 ReA 多与易感基因 HLA - B27 有关，而链球菌、病毒、螺旋体导致的 ReA 一般无 HLA - B27 因素参与，但是否与其他基因有关尚无定论。链球菌感染后 ReA 患者携带 HLA - DRB101 基因的频率增加，而相比之下，链球菌感染后发生典型急性风湿热的患者多为 HLA - DRB116 阳性，进一步的结论尚需更多的研究证实。除 HLA - B27 之外，其他基因与 ReA 的关系已有不少研究。已经证明，HLA - B51、B60、B39 及 B7 均可能增加 ReA 的易感性。HLA - B60 和 HLA - B27 在 ReA 致病中有协同作用，而 HLA - B39 和 HLA - B7 则可见于 HLA - B27 阴性的患者，可能直接参与 ReA 的致病过程。

近几年对 HLA - B27 在 ReA 发病中作用的研究发现，该基因阳性患者的中性粒细胞活性增强，并可能由此增强对致病细菌的免疫反应。同时，HLA - B27 可延长细胞内病原菌的存活时间，从而增加 T 细胞对该病原菌及其抗原肽的反应性。

【中医病因病机】

《黄帝内经》中记载“风寒湿三气杂至，合而为痹”，明确指出风寒湿之邪侵袭人体是痹证的主要外因，而正气不足当为风湿痹证之内因，此即所谓“风雨寒热不得虚，邪不能独伤人”。因此，ReA 起因应为风寒湿之邪所致，而感染、过劳后正虚不足以御邪，继则外邪内侵，感邪经久不去，郁而化热，而表现红肿；病久不愈，气血运行不畅，致瘀血内生，则为肿为痛。故本病之病机当为邪热内郁，气血瘀滞。

【诊断标准】

ReA 是一种与特定部位感染相关的脊柱关节炎，因此诊断时需注意寻找泌尿生殖道或肠道前驱感染的证据，同时具备脊柱关节病常见的临床表现，如典型的外周关节炎，以下肢为主的非对称性寡关节炎，常有肌腱端炎、眼炎、炎性下腰痛、阳性家族史及 HLA－B27 阳性等。有以上表现者诊断并不难，但由于各种表现可在不同时期出现，所以诊断是一个渐进性过程，有时需要数月时间；最终发展为慢性 ReA 患者，其关节炎和（或）皮损的表现类似银屑病关节炎、强直性脊柱炎和白塞病。

目前多沿用 1996 年 Kingsley 与 Sieper 提出的 ReA 分类标准：

1. 外周关节炎：下肢为主的非对称性寡关节炎。

2. 前驱感染的证据：如果 4 周前有临床典型的腹泻或尿道炎，则实验室证据可有可无。如果缺乏感染的临床证据，必须有感染的实验室证据。

3. 排除引起关节炎的其他原因，如其他脊柱关节病、感染性关节炎、莱姆病及链球菌 ReA。

4. HLA－B27 阳性，ReA 的关节外表现（如结膜炎、虹膜炎及皮肤、心脏与神经系统病变等），或典型脊柱关节病的临床表现（如炎性下腰痛、交替性臀区疼痛、肌腱端炎或虹膜炎）不是 ReA 确诊必须具备的条件。

【西医治疗】

1. 治疗方案

目前尚无特异性或根治性治疗方法，和其他炎性关节病一样，治疗目的在于控制和缓解疼痛，防止关节破坏，保护关节功能。

（1）*一般治疗* 口腔与生殖器黏膜溃疡多能自发缓解，无须治疗。急性关节炎可卧床休息，减少受累关节的活动，但又不应当完全制动，以避免失用性肌肉萎缩；当急性炎症症状缓解后，应尽早开始关节功能锻炼。

（2）NSAIDs 本类药物种类繁多，但疗效大致相当。具体选用因人而异，可减轻关节肿胀和疼痛及增加活动范围，是早期或晚期患者症状治疗的首选。具体用法与不良反应可参考强直性脊柱炎用药。

（3）*抗生素* 抗生素的治疗仍有争议。对于获得性 ReA，短期使用抗生素（氧氟沙星或大环内酯类抗生素）治疗并发的尿道感染，可能减少 ReA 关节炎复发的风险。研究证明，一旦出现 ReA，抗生素并不能阻止关节内病理过程。因此，ReA 患者抗生素治疗的目的在于控制感染，而不是治疗关节炎本身。对于从尿、便及生殖道分离或培养出细菌的患者，应给予对革兰阴性菌敏感的抗生素或根据药敏试验进行治疗。

（4）*糖皮质激素* 对非甾体类抗炎药不能缓解症状的个别患者，可短期使用皮质激素，但口服治疗既不能阻止本病的发展，还会因长期治疗带来不良反应。关节内注射皮质激素可暂时缓解膝关节和其他关节的肿胀；合并虹膜炎或虹膜睫状体炎的 ReA 患者应及时口服泼尼松，并给予盐酸环丙沙星滴眼液、可的松眼液滴眼；必要时球后或结膜下注射倍他米松等。同时，应进行眼科检查，以得到及时的专科治疗。

（5）*免疫抑制剂* 当非甾体类抗炎药不能控制关节炎时，可加用柳氮磺吡啶。重症不缓解的 ReA 可试用甲氨蝶呤和硫唑嘌呤等免疫抑制剂。

（6）*生物制剂* 肿瘤坏死因子抑制剂已经成功地用于治疗其他类型的脊柱关节病，如强直性脊柱炎、银屑病关节炎等，对 ReA 尚缺乏随机对照的研究验证其有效性和安全性，一些小样本的开放研究或病例报道表明其可能有效。目前此类药物有2种：重组人Ⅱ型肿瘤坏死因子受体－抗体融合蛋白和肿瘤坏死因子单克隆抗体，具体用法与不良反应可参考强直性脊柱炎用药。

2. 西医治疗困境

目前西医主要以对症治疗为主，以控制感染，并通过抗炎来缓解关节肿痛；但是复发率高，不能根治本病。有研究表明复发病历数可达15%，而且约15%患者病程迁延至出现慢性、残毁性关节炎或肌腱端炎。西医治疗普遍存在过度治疗的趋势，且患者依从性差。

【中医治疗】

1. 邪实型

主症：关节红肿热痛，筋脉拘急，昼轻夜重，烦渴，舌红少津，脉细数，此为实热内盛兼阴液亏少之证候。

治法：清热解毒逐痹，兼以养阴清热。

方药：三妙丸加减，药用黄柏、苍术、生薏苡仁、桂枝、石膏。

2. 正虚型

主症：筋脉牵扯拘急，骨节疼痛，伴见形瘦乏力，烦躁盗汗，头晕耳鸣，面色红赤，腰膝酸软，关节红肿热痛，屈伸不利，舌红少苔，脉弦细，尺脉弱等。

治法：滋肾养肝，兼以活血通络。

方药：六味地黄丸加减，药用生地黄、麦冬、牡丹皮、泽泻、山茱萸、茯苓、炒白芍、玄参。

3. 正虚邪恋型

主症：见肌肤肢体麻木酸痛，或见筋脉挛急不舒，面色苍白无华，唇色淡白，舌淡，脉细。

治法：温通经脉，活血通络。

方药：桃红四物汤加减，药用桃仁、红花、生地黄、牡丹皮、赤芍、地龙、当归。

【生活调摄】

1. 饮食调摄

饮食有度，注意饮食卫生。急性期或急性发作，关节红肿灼热时，不宜进辛辣刺激的食物；久病脾胃虚寒者，少食生冷瓜果及虾、蟹之类。

2. 减少感染

减少和避免感染因素，养成良好的生活习惯，勤刷牙，勤漱口，减少口腔感染机会；注意用眼健康，防止过度用眼；防止房事感染，杜绝交叉感染。

3. 增强体质

锻炼身体，增加机体抗病能力，不要过度疲劳、过度消耗，戒烟戒酒。

【科研思路与方法】

1. 理论研究方面

陆乐等人认为，毒邪是ReA重要的致病因素，且始终贯穿整个病理过程。其中先天禀赋不足、内生虚毒是引起ReA的内因；外感毒邪是导致ReA发病的先决条件；痰瘀互结而成内生之毒，是ReA的继发改变。在防治ReA的临床实践中，需遵循解毒邪原则，做到：①首辨毒邪；②次辨病期；③三辨正邪偏胜。在具体辨证用药中，莫师对于以湿热为主者，多选苍术、黄柏、鱼腥草、蒲公英、忍冬藤、连翘等清热利湿解毒之品；以瘀血为主者，多选红花、赤芍、白芍、路路通等活血通络之品；另外，气虚者重用黄芪；血虚者以四物汤加减；以上肢关节疼痛为主者加桑枝；以下肢关节疼痛为主者加牛膝。

2. 实验研究方面

为探讨ReA患者外周血淋巴细胞亚群及血清免疫球蛋白的变化及临床意义，有研究采用流式细胞术检测ReA患者外周血$CD3^+T$、$CD4^+T$、$CD8^+T$、$CD16^+56^+NK$、$CD19^+B$细胞的百分率；用免疫比浊法检测血清IgG、IgA及IgM含量。结果，ReA患者$CD4^+T$淋巴细胞百分率、$CD4^+/CD8^+$比值及$CD19^+B$淋巴细胞百分率均明显增高（$P<0.01$）；血清IgG水平升高（$P<0.05$）；$CD16^+56^+NK$细胞百分率明显降低（$P<0.01$）；$CD3^+T$、$CD8^+T$淋巴细胞的百分率及血清IgM、IgA含量无显著变化。所以监测ReA患者体内淋巴细胞亚群和免疫球蛋白水平，对于ReA的免疫治疗具有重要的临床意义。

3. 临床研究方面

有学者对80例ReA患者的临床表现和实验室检查结果进行回顾性分析，以探讨ReA的临床特点，为早期诊断提供依据。结果显示，80例患者的平均年龄（21.7 ± 9.4）岁，其中男67例，有腹泻病史者52例，以单侧膝关节肿痛为首发症状者46例。HLA－B27阳性61例，血沉升高者73例，CRP升高者38例。初诊时被误诊32例。结论：对于急性单侧下肢大关节炎患者，特别是有腹泻病史的青少年男性患者要高度怀疑ReA，HLA－B27、血沉等实验室检查有助于早期诊断。

【名医验案】

薛伯寿医案

患者，女，26岁，2007年9月14日初诊。患者因发热，四肢关节疼痛、肿胀，下肢皮肤红斑，血检示：血沉增快，在协和医院诊断为反应性关节炎。服甲氨蝶呤7.5mg，每周2次；泼尼松25mg，每日1次。患者低热，体温37.5°C，四肢关节疼痛，沉重，腹胀，便秘，舌胖暗尖红，脉弦滑。

西医诊断：骨关节炎。

中医诊断：痹证。

辨证：气虚血瘀，湿热内阻。

治法：益气活血，疏风清热，利湿解毒。

处方：生黄芪18g，赤芍10g，防风10g，薏苡仁15g，木瓜10g，虎杖15g，全蝎4g，牛蒡子8g，薄荷6g，连翘12g，土茯苓15g，苍术、白术各8g，金银花20g，玄参18g，当归12g，甘草12g，白蒺藜9g，肉苁蓉15g。水煎服。

服药7剂，已无发热，下肢红斑消失，关节稍觉不适，加淫羊藿、仙茅、巴戟天，去牛蒡子、薄荷、连翘、白蒺藜。加减治疗3个月，激素已撤减，关节无不适，血沉正常，未复发。

按语：ReA属中医学痹证范围，本案病机本虚标实，气虚为本，湿热血瘀内阻为标。故重用黄芪补气，赤芍、当归活血通络，金银花、玄参、连翘、牛蒡子、薄荷、白蒺藜、防风疏风清热，薏苡仁、木瓜、虎杖、土茯苓、苍白术利湿解毒，肉苁蓉温补肾阳。全方标本兼顾，表里同治，共奏益气活血、清热利湿之功。加入肉苁蓉、淫羊藿、仙茅、巴戟天温补肾阳，协助撤减激素。

【参考文献】

[1] 吴东海，王国春．临床风湿病学［M］．北京：人民卫生出版社，2008.

[2] 袭祝辉.2例反应性关节炎中医诊治探讨［J］．中国现代药物应用，2013，4（6）：52－53.

[3] 苏哲坦．反应性关节炎［J］．中华风湿病学杂志，2001，5（1）：49－51.

[4] 黄烽，李胜光，余得恩．HLA－B27相关性反应性关节炎的发病机制［J］．中华风湿病学杂志，1998，2（3）：171－175.

[5] 兰晓明，陈海铭，姜兆荣．莫成荣教授治疗反应性关节炎的学术思想［J］．实用中医内科杂志，2006，20（3）：243.

[6] 赵克明，李连会，王宇宏．莫成荣治疗反应性关节炎的经验［J］．辽宁中医杂志，2003，30（5）：335.

[7] 崔永虹，巩路．天然免疫在反应性关节炎发病机制中的作用［J］．天津医药，2008，36（7）：563－564.

[8] 刘东武，冷辉．扶正祛邪法治疗扁桃体炎引起的反应性关节炎临床体会［J］．现代中西医结合杂志，2006，15（7）：905.

[9] 蒋建华，赵亚楠，普雄明，等．结节性红斑患者血清抗中性粒细胞胞浆抗体及抗血管内皮细胞抗体检测［J］．新疆医学，2008，38（2）：17－19.

[10] Gerard HC，Branigan PJ，Schumacher HR，et al. Synovial Chlamydia trachomatis in patients with reactive arthritis/Reiter's syndrome are viable but show aberrant gene expression［J］. J Rheumatol，1999，25（1）：734－742.

[11] AKuuliala A，Julkunen H，Paimela L，et al. Double－blind，randomized，placebo－controlled study of three－month treatment with the combination of ofloxacin and roxithromycin in recent－onset reactive arthritis［J］. Rheumatol Int，2013，33（1）：2723－2729.

[12] Leirisalo－Repo M. Reactive arthritis［J］. Scand J Rheumatol，2005，34（1）：251－259.

[13] 王喜英，毛少华，张小青，等．细胞因子和淋巴细胞亚群在类风湿关节炎中检

测的临床意义［J］. 中原医刊，2008，35（5）：33－34.
［14］中华医学会风湿病学分会. 反应性关节炎诊断及治疗指南［J］. 中华风湿病杂志，2010，14（10）：702－706.
［15］Morris D，Inman RD. Reactive Arthritis：Developments and Challenges in Diagnosis and Treatment［J］. Curr Rheumatol Rep，2012，14（1）：390－394.
［16］张腊红，陈兆军，郑高明，等. 强直性脊柱炎患者 HLA－B27 和免疫指标检测的临床意义［J］. 放射免疫学杂志，2007，20（6）：582－584.
［17］全瑛，张进安，王荣. 反应性关节炎 80 例临床分析［J］. 陕西医学杂志，2007，36（12）：1661－1663.
［18］陆乐，蔡辉. 从毒邪论治反应性关节炎［J］. 中医学报，2017，32（03）：402－404.
［19］赵克明，李连会，王宇宏. 莫成荣治疗反应性关节炎的经验［J］. 辽宁中医杂志，2003（05）：335.

第十八节　骨性关节炎

【概述】

骨性关节炎（osteoarthritis，OA），又称骨关节病（osteoarthrosis）、增生性关节炎、退化性关节炎、老年性关节炎、肥大性关节炎等，是一种常见的风湿性骨关节病，其主要改变是关节软骨损伤、退行性病变及关节边缘或软骨下继发性骨质增生。新近研究显示，骨关节炎不再单纯只是一种退行性病变，而是一种系统性、代谢性炎症性疾病。临床上根据发病原因，将骨性关节炎分为原发性骨关节炎和继发性骨关节炎两类。原发性骨关节炎是指发病原因不明而逐渐发生退行性变的骨关节炎；继发性骨关节炎是指由于某些已知原因导致软骨破坏或关节结构改变而发病的骨关节炎。

OA 是占所有致残原因第二位的疾病，本病在 40 岁人群的患病率为 10%～17%，60 岁以上为 50%，而 75 岁以上人群则高达 80%，本病以中老年多发，发病率随年龄增长而增加。OA 是世界上老年人致残的主要原因之一，也是（致残约为 10%）老人致死率升高的重要原因；而且年轻人群 OA 发病率也在上升，不再是老年人的专利。骨关节炎在中国内蒙古武川地区的女性患病率总体为 14%，其中年龄大于 70 岁人群患病率为 31%，60～69 岁人群的患病率为 29%，且女性患病率显著高于男性，膝关节骨关节炎的发病使整体死亡风险增加了 1.9 倍。OA 严重影响退休年龄延后的预期效果、劳动生产率的提高和国民经济发展。预期随着人口老年化和现代生活方式的变化，OA 及其相关疼痛的发生率将继续增加。疼痛是 OA 的主要临床症状，临床以关节肿痛、骨质增生及活动受限为主要表现，其发病无明显的地域和种族差异，年龄、肥胖、创伤、遗传、性激素及职业等因素可能与本病的发生相关。

中医对本病早就有记载，如《素问·痹论》："所谓痹者，各以其时重感于风寒湿之气也，其风气盛者为行痹，寒气盛者为痛痹，湿气胜者为着痹。"《素问·逆调论》："是人者，素肾气胜，以水为事，太阳气衰，肾脂枯木不长……故不能冻栗，病名曰骨痹，是人当挛节也。”后世的如《金匮要略·痉湿暍病脉证治》：“太阳病，关节疼痛而烦，脉沉而细者，此名湿痹。”“病者一身尽疼，发热，日晡所剧者，名风湿。此病伤于汗出当风，或久伤取冷所致也，可与麻黄杏仁薏苡甘草汤。”《济生方》：“皆因体虚，腠理空疏，受风寒而成痹也。”《医学入门》：“痹属风寒湿三气侵入而成，然外邪非气血虚则不入。”《类证治裁·痹证》：“诸痹……良由营卫先虚，腠理不密，风寒湿乘虚内袭。正气为邪气所阻，不能宣行，因而留滞。气血凝涩，久而成痹。”

【西医病因与发病机制】

OA 的特点是关节软骨的渐进侵蚀和骨重塑，伴随着疼痛、局部炎症和关节退化，是衰老、损伤与肥胖为主因，与炎症、免疫和代谢密切相关的全身性疾病；与维生素 D 缺乏、炎症细胞因子、外伤及受力不均等因素相关；机械因素，如创伤、关节形态异常、长期从事反复使用某些关节的职业或剧烈的文体活动等也不容忽视。

（一）西医病因

1. 一般易感因素

一般易感因素包括年龄、肥胖、性激素、骨密度、过度运动、吸烟以及存在其他疾病等。在所有危险因素中，年龄是最强的危险因子。流行病学研究显示，OA 的发病率随着年龄的增长而增加，这可能与生命早期关节损伤及生物机械力学改变有关。

2. 机械因素

机械因素如创伤、关节形态异常、长期从事反复使用某些关节的职业或剧烈的文体活动等。骨折、脱位、过度负重造成关节损伤在 OA 发病过程中有重要意义，关节损伤可能导致 OA 的快速进展，或者只是最初缓慢的病理变化过程，但若干年后可能会出现 OA 的症状。

关于关节过度活动与腰背痛和腰椎 OA 关系的研究发现，关节过度活动（特别是肘、膝动作运动范围大于正常）与腰背痛呈正相关，而与腰椎 OA 呈负相关。躯干动作可反映肌肉肌腱（韧带）的灵活性，而更好的肌腱灵活性与减少腰痛和腰椎 OA 相关。

3. 其他因素

骨关节炎的发病与遗传、性激素、职业等因素相关。

（二）发病机制

过去认为导致本病的主要原因是关节软骨消耗磨损，或者所谓“退行性变”所致，但这种观点不能解释本病发生、发展的全过程。近年来对软骨的结构、生化组成及代谢变化的认识增多，加以软骨细胞培养、OA 动物模型的研究，现认为本病是多种因素联合作用的结果，是一种系统性、代谢性炎症性疾病，并且也不再是老年人的专利。

1. 软骨基质合成和分解代谢失调

软骨变性为本病特征性病理改变，也是 OA 最基本的病理改变，软骨细胞代谢改变与 OA 发病息息相关。软骨细胞的合成由体液、滑膜、软骨释放的化学介质以及机械性刺激共同调节。因此，软骨细胞代谢过程中的酶、电解质、水分的改变，都会对软骨细胞基质的合成和分解造成影响。另外，骨性关节炎活性与正常软骨细胞不同，骨骺生长停止后，正常软骨细胞复制DNA的能力受抑制或丧失，而OA软骨细胞仍有复制DNA的功能，易使软骨水分增多，I型胶原蛋白增多，而蛋白多糖和透明质酸含量减少。

2. 软骨下骨板损害使软骨失去缓冲作用

软骨糜烂、脱落后，软骨下骨板暴露，关节运动时摩擦刺激，骨质逐渐变为致密、坚硬，称“象牙样变”，关节软骨下骨髓内骨质增生、软骨下骨板囊性变等。本病软骨下骨板囊性变可能为软骨或软骨下骨板压力异常，局部骨质挫伤、坏死或压力增高，关节液被挤入骨内所致，与RF血管翳侵入所致骨囊性变不同。

3. 关节内局灶性炎症

近年来的国内研究显示，脂肪细胞因子（瘦素、脂联素、抵抗素）、炎性细胞因子IL-29、趋化因子SDF-1及软骨细胞内表观遗传学改变均参与了骨关节发病过程。

4. OA的疼痛与血管生成和炎症的关系

OA疼痛信号的产生源自风湿性的关节并且指向新血管生长，血管生成也是慢性炎症的特点之一。各种生长因子和细胞因子刺激血管生长，可引起外周感觉神经敏感。此外，血管生长因子可以刺激神经元的生长，相反，神经生长因子也可能与血管生成相关。血管和神经元的生长之间的密切相互作用，在病理情况下往往延伸到病变组织，血管生成也可能促进炎症细胞活动，其他相关神经元的敏感因素会伴随释放并且加重结构变化。此外，血管生长是软骨内骨化的前提，直接影响到结构和关节内生物力学的改变。血管生成是与疼痛相关的其他病理过程的标志物。血管生成抑制剂有可能预防或缓解OA疼痛，但在人类OA中的应用受到限制，因为它可能会导致生理性血管生成或组织修复的抑制作用。最近的研究发现多个血管内皮生长因子和其异构体的多面性，抑制血管生成因子也可能直接影响中枢神经系统的疼痛传递，独立于对血管生长的影响。

此外，鉴于OA的特点是关节软骨的渐进侵蚀和骨重塑，导致软骨降解的生物学因子主要是基质金属蛋白酶（MMP）和蛋白聚糖酶（Aggrecanase）。与传统的结构分析（如放射成像）相比，OA的病理生理学的生化标志物由于其优越的灵敏度越来越被关注。例如，2016年4月的国际OA研究学会（OARSI 2016）荷兰阿姆斯特丹会议突出了神经生长因子（NGF）抗体治疗OA疼痛的作用。

5. MAPK信号通路

丝裂原活化蛋白激酶（mitogen activated protein kinase，MAPK）信号通路是真核细胞信号传递的重要途径之一，在调节控制细胞结构和功能活动中发挥关键作用。真核生物中MAPK信号通路包括p38、ERK、JNK、ERK5等多个亚家族。研究发现p38、ERK、JNK信号转导途径的活化与骨关节炎软骨损伤密切相关，可诱导软骨细胞产生基质金属蛋白酶，加速关节软骨病理性降解，并参与软骨细胞增殖、凋亡与分化等一系列反应；p38MAPK及JNK信号通路参与降解软骨细胞外基质，介导炎症反应，ERK有促进软骨细胞肥大化等重要作用，并且涉及上下游多种激酶及底物，为进一步研究OA病理机制打下了坚实的基础。大量实验研究表明，MAPK相关蛋白激酶抑制剂对OA软骨有一定的保护作用。

【中医病因病机】

骨性关节炎辨证属于中医“痹证”范畴，多因感受风寒湿热等外邪，或外力损伤，又肝肾亏虚，筋脉失于濡养，不能束利骨节而发病。

1. 感受外邪

多因久居湿地、贪凉当风、汗出入水等，风寒湿热之邪侵袭肌腠经络，滞留关节筋骨，导致气血痹阻，经脉不通，骨节失养，致生此病。

2. 慢性损伤

过度劳累负重或长期体位不正、用力不当，或跌打损伤，致使气血受损，筋骨损伤，致生此病。

3. 肝肾亏虚

肝藏血，主筋，肝血充足、筋肉得养则筋肉强劲，关节滑利。肾藏精，主骨，肾精充足则骨髓强健。若肝肾精血亏虚，不能滋养筋骨，筋骨失养则关节不利，易发骨关节炎。

【诊断标准】

根据患者的症状、体征、X线表现及实验室检查，一般不难诊断OA，具体可参照OA的诊断与评估流程进行诊断。

1. 膝关节OA诊断标准

（1）近1个月内反复膝关节疼痛。

（2）X线片（站立或负重位）示关节间隙变窄、软骨下骨硬化和（或）囊性变、关节缘骨赘形成。

（3）关节液（至少2次）清亮、黏稠，WBC＜2000个/mL。

（4）中老年患者（≥40岁）。

（5）晨僵≤3分钟。

（6）活动时有骨摩擦音（感）。

注：综合临床、实验室及X线检查，符合1+2条或1+3+5+6条或1+4+5+6条，可诊断膝关节OA。

2. 髋关节OA诊断标准

（1）近1个月反复髋关节疼痛。

（2）血细胞沉降率≤20mm/h。

（3）X线片示骨赘形成，髋臼缘增生。

（4）X线片示髋关节间隙变窄。

注：满足诊断标准1+2+3条或1+3+4条，可诊断髋关节OA。

3. 手关节OA分类标准

（1）近1个月大多数时间有手关节疼痛、发酸、发僵。

（2）10个指间关节中，骨性膨大关节≥2个。

（3）掌指关节肿胀≤2 个。

（4）远端指间关节骨性膨大 >2 个。

（5）10 个指间关节中，畸形关节≥1 个。

满足 1 +2 +3 +4 条或 1 +2 +3 +5 条可诊断手骨关节炎。

注：10 个指间关节为双侧第二、三远端及近端指间关节，双侧第一腕掌关节。

【西医治疗】

治疗目的在于缓解疼痛，改善关节活动度和增加关节稳定性，阻止和减慢疾病的发展。

1. 一般治疗

（1）健康教育　让患者了解本病的治疗原则、发病原因，懂得合理运动，减轻关节负重，保护关节功能。

（2）物理治疗　热疗、水疗、针灸、按摩等有助于减轻关节疼痛、关节僵直。

2. 药物治疗

（1）非甾体类抗炎药（NSAIDs）　NSAIDs 是最常用的一类骨关节炎治疗药物，其主要作用在于减轻疼痛、肿胀，改善患者关节的活动。对于手和膝关节 OA，在采用 NSAIDs 口服药前，建议首先选择局部药物治疗，可使用 NSAIDs 的乳胶剂、膏剂、贴剂和非 NSAIDs 擦剂（辣椒碱等）。局部外用药可以有效缓解关节轻中度疼痛，且不良反应轻微。对于中重度疼痛可联合使用局部药物与口服药物，常用的有美洛昔康、双氯芬酸、尼美舒利等，若患者发生 NSAIDs 相关胃肠道不良反应的危险性较高，可选用选择性 COX -2 抑制剂，如塞来昔布。

（2）软骨保护剂　该类药物能降低基质金属蛋白酶及胶原酶的活性，具有一定的抗炎镇痛作用，且可以保护关节软骨，延缓骨关节炎的发展，但其起效较慢，主要包括氨基葡萄糖、硫酸软骨素、多西环素等。

3. 局部治疗

疼痛严重者，可给予常用止痛、抗风湿药及局部封闭、关节腔内药物注射［如醋酸泼尼松 25mg/（kg · d），每周 1 次，3 ~5 次为限］或冲洗治疗，短期内有明显疗效。

4. 手术治疗

手术治疗适用于疼痛严重，其他方法治疗无效或出现畸形者。手术方法依患者年龄、职业、病变部位和损害程度而定。关节内有游离体，关节缘骨赘影响活动可行关节清理术。关节畸形明显可考虑截骨术以改变负重力线。关节面严重破坏可行人工关节替换术或关节融合术。

【中医治疗】

1. 辨证论治

（1）寒湿痹阻证

主症：肢体、关节酸痛困重，关节屈伸不利，畏风寒，关节疼痛遇寒加重，得热痛减，舌苔薄白或白滑，脉弦或紧。

治法：散寒除湿，祛风止痛。

方药：薏苡仁汤加减，药用薏苡仁、当归、芍药、羌活、独活、黄芪、麻黄、官桂、苍术、茯苓、甘草。

（2）瘀血痹组证

主症：痹痛日久，患处刺痛，痛处固定，夜间疼痛加重，关节僵硬变形，关节周围皮肤色暗，舌暗或有瘀点、瘀斑，脉细涩。

治法：活血化瘀，通络止痛。

方药：身痛逐瘀汤加减，药用秦艽、川芎、桃仁、红花、甘草、羌活、没药、当归、五灵脂、香附、牛膝、地龙。

（3）肝肾亏虚证

主症：关节疼痛日久，屈伸不利，肌肉瘦削，腰膝酸软乏力，或肌肉麻木不仁，畏寒肢冷，心烦口干，舌淡苔白或少津，脉细弱或细数。

治法：补益肝肾，舒筋止痛。

方药：独活寄生汤，药用独活、桑寄生、杜仲、牛膝、细辛、秦艽、茯苓、肉桂心、防风、川芎、人参、当归、芍药、干地黄、甘草。

2. 针灸治疗

（1）掌指关节：合谷、八邪、中渚。

（2）腕关节：外关、合谷、阳池、阳溪。

（3）肘关节：手三里、曲池、合谷、天井。

（4）膝关节：血海、梁丘、膝眼、阳陵泉、伏兔。

（5）髋关节：环跳、髀关、秩边、居髎。

（6）脊柱：风池、大椎、肾俞、华佗夹脊穴。

（7）肾虚可选足三里、中脘；关节肿痛明显，屈伸不利加支沟、悬钟、阳陵泉，并结合局部压痛点。

3. 外用膏药

狗皮膏、奇正消痛贴膏、麝香镇痛膏、海马追风膏等。

4. 其他传统疗法

敷贴、熏洗、热熨、热敷。

【生活调摄】

1. 功能锻炼

在急性炎症期关节肿胀疼痛，这时禁止锻炼，卧床休息。患者可以轻轻按揉关节周围，促进关节血液循环，加速炎症吸收。待炎症消退后再选择合适的锻炼方式进行功能锻炼，如游泳、打太极拳、散步等。

2. 饮食调摄

患有膝关节骨性关节炎的患者应多食含蛋白质、钙质、胶原蛋白的食物，如瘦肉、豆制品、猪蹄、牛蹄等。因为这些食物既能补充蛋白质、钙质，有效防止骨质疏松，还可以生长软骨及关节润滑液，为关节提供充足的营养支持，减轻关节的症状。

【科研思路与方法】

1. 理论研究方面

魏中海认为，在痹病中，正气不足、气血阴阳亏虚虽然是发病的内因，但单纯正气虚弱尚不能造成此病，必因感受外邪乃得此病；并且邪气日久，致使正气更亏，患者机体更加虚弱。所以在治疗痹病时，祛邪也应该贯串于痹病治疗的始终。祛邪首重祛风寒外邪，同时兼以除湿化痰，在具体用药时，还要根据病证特点选药，谨慎应用虫毒药物。李彦民结合中医传统理论中“不通则痛”“通则不痛”的病机原则，临床应用通络止痛法治疗膝骨性关节炎疗效确切，在改善膝关节功能、减轻临床症状各个方面都取得了满意的疗效，并且内外兼治的综合治疗效果较单纯中药内服疗效好。

2. 实验研究方面

可结合临床研究成果，开展中药疗效的机制研究，筛选有效中药单体，进一步进行药效、药理、毒理等研究，开发中药制剂。

武垚森等认为炎症、衰老和骨性关节炎的发生密切相关，抑制软骨细胞衰老可明显延缓 OA 发生，在软骨中减少 IL－1β 的释放，或抑制 IL－1β 引起的下游生物学反应也可减轻软骨破坏，进而延缓 OA 进程。对软骨细胞衰老及炎症调控的研究，有利于进一步解析 OA 发生的具体分子机制，为临床治疗提供新的思路。王拥军等对椎间盘退变患者及骨性关节炎患者尿液进行分析，结果尿中Ⅱ型胶原 C 端肽水平均有升高，且Ⅱ型胶原 C 端肽与椎间盘退变及骨性关节炎具有正相关性。张爱玲等研究发现，补肾壮骨颗粒能降低骨性关节炎中 IL－1 及 TNF 的表达水平，其机制可能通过影响 IL－1 及 TNF 等细胞因子而对骨性关节炎起到治疗作用。孟祥奇等运用膝痹康合剂治疗兔 OA，表明化痰祛湿剂膝痹康可下调血清中及关节液中 IL－1、IL－6、TNF－α 的水平，从而抑制了软骨细胞和滑膜炎性因子的释放，对软骨的退变和滑膜炎症有一定治疗作用。

3. 临床研究方面

西医对骨关节炎的治疗缺乏特效药，应发挥中医药的优势，对临床行之有效方剂，应开展大样本、多中心的随机对照研究。且中医外治法方法多样，熏洗、敷药及针灸等方法也都有较理想的疗效，值得进一步研究。

有研究采用加减寄生汤内服，配牛膝、桑寄生及杜仲等药物，可以对肝肾和筋骨进行改善，其中白芍、当归、川芎等可以活血滋阴；细辛、独活、地龙等可以止痛祛湿，可以达到补肝肾、强筋骨、止疼痛、祛风湿等疗效。在内服中药的同时采取外敷方法，可以提高通络活血、温经止痛的效果。刘德玉认为从整体观念出发，依据整体与局部兼顾，辨病、辨证、辨位结合的原则，采用药物、手法与针刀并施的内外结合办法治疗 OA，以扶正祛邪，调理受累脏腑的气血阴阳，矫治膝关节的应力失衡状态，可显著改善膝骨性关节炎患者的疼痛肿胀、屈伸不利和畏寒喜暖等单项证候。刘立等用针刺拔罐配神灯治疗膝关节骨性关节炎，足膝关节疼痛及肿胀程度、膝关节僵硬时间长短及屈曲程度、疼痛、上下楼梯难易程度等方面均比治疗前有所改善。

来自 M. van der Leeden 博士的报告表明，运动能有效地减轻膝关节 OA 疼痛。运动疗法对膝关节 OA 的作用机制尚未完全阐明，但生理因素如大腿肌肉力量的提高，关节运动和本体感觉促进疼痛改善和活动受限的改进，以及心理和健康相关的机制可能对之都有所贡献。

【名医验案】

1. 陈湘君验案

蔡某，男，67 岁。主诉：反复发作指趾关节痛 5 年，双膝关节痛 1 年半。现病史：患者反复发作双手中指关节、双足趾关节隐痛 5 年，一年半前出现双膝关节疼痛，不可复重，行走困难，膝部 X 线片示：退行性病变。查 UA 345.9μmol/L，ASO（－），RF（－），SSA（＋），SSB（－）。有胆石症病史 30 年。刻诊：双手中指关节、双足趾关节隐痛，双膝关节疼痛，不可负重，行走困难，晨起颈部多汗，纳寐可，二便调；舌胖苔薄，脉弦。

西医诊断：骨性关节炎。

中医诊断：痹证。

辨证：肝肾不足，筋脉失养。

治法：补益肝肾，柔筋通络。

处方：生黄芪 30g，生白术 12g，白芍 15g，清甘草 9g，桑寄生 30g，莲心、莲须各 12g，葛根 15g，地龙 15g，牛膝 15g，杜仲 15g，威灵仙 15g，骨碎补 15g，菟丝子 15g，徐长卿 30g，川续断 15g。

按语：本方为独活寄生汤加味化裁。方中桑寄生、牛膝、杜仲、骨碎补、菟丝子、川续断补益肝肾并活血通络；威灵仙、徐长卿祛风除湿止痛；病程较长，正气不足，予生黄芪、生白术益气健脾扶正；患者晨起多汗，予莲心、莲须滋阴敛汗；白芍调和营卫，缓急止痛；葛根柔筋升清，解肌止痛。

2. 房定亚验案

郝某，女，51 岁，于 2010 年 6 月 18 日就诊。主诉：双手关节僵痛、腰痛 1 月。近 1 个月患者无明显诱因出现双手关节晨僵，时间少于 30 分钟，手指远端及腕痛，无肿胀，腰痛，怕冷，有时面烘热，膝关节不适，心悸，失眠，烦躁，汗多，停经 2 个月。查体：握力正常，无明显阳性体征，舌质淡暗，苔白，脉沉弦。

西医诊断：绝经后骨关节炎。

中医诊断：痹证。

辨证：任经气亏虚，痰瘀痹阻。

治法：调理冲任，补肾益精。

方药：二仙汤加减。药用淫羊藿 10g，仙茅 10g，巴戟天 10g，当归 10g，黄柏 10g，知母 10g，白芍 20g，威灵仙 20g，汉防己 20g。

2010 年 6 月 25 日复诊，药后汗多烦躁，晨僵已缓解，眠安，有时右手麻。2010 年 6 月 22 日查抗核周因子抗体（－）、抗角蛋白抗体（－）、抗环瓜氨酸多肽抗体（－）及血常规（无异常）、血沉（无异常）。舌淡暗、薄黄苔，脉滑。上方去白芍、威灵仙、汉防己，加川牛膝15g，桃仁10g，红花10g，赤芍12g，川芎10g以增强活血通痹的力量。14剂后，患者诸症缓解。

按语：本例患者年过五旬，天癸已竭，任脉虚，太冲脉衰少，地道不通。任冲二脉经气亏虚，风寒湿之邪乘虚而入，任冲二脉隶属肝肾，肝主筋，肾主骨，肝肾亏虚，筋骨失养，气血运行不畅，痰浊瘀血内生，出现疼痛，僵硬，怕风。冲任亏虚，阴精不足，无力敛阳，阳气外越，脏腑阴阳失衡，出现心悸，失眠，烦躁，汗多。本例症状繁多，寒热错杂，初见另医者无从下手，然房师临诊常教导学生要“找病本，抓病机”，而冲任经气亏虚恰是本例的基本病机，故予二仙汤加白芍、威灵仙、汉防己。二仙汤调理冲任、燮理阴阳；白芍养血荣肝、疏风解肌，也有“治风先治血，血行风自灭”之义；威灵仙性辛温，走而不守，通行十二经脉气血，为祛风通络要药；汉防己以利湿通络，使邪从小便而出。二诊患者出现手麻，考虑神经受压所致，故在二仙汤基础上合用血府逐瘀汤加减化裁以加强活血通痹力量。

3. 施杞验案

患者，女，78岁，退休。2009年6月19日初诊。两膝酸痛已有15年，有膝关节外伤史及受寒史。虽经中西药止痛等治疗，两膝酸痛仍时作时休，迁延不愈，近2周来，膝酸痛加重，上下楼梯均需扶手，坐位立起困难。外院X摄片提示：膝关节呈骨性肥大，关节间隙变窄。检查：两膝周围压痛（+），轻度肿胀及跛行，两膝关节活动度限于45°，有交锁征，麦氏试验（+），侧屈（±），浮髌（±）。苔薄腻质淡紫体胖，脉细滑弦。

西医诊断：膝骨关节炎。

中医诊断：痹证。

辨证：气虚血瘀，肝肾不足。

治法：益气化瘀，利水通络。

方药：益气化瘀利水方加减。炙黄芪15g，汉防己15g，炙地鳖12g，制苍术12g，川牛膝12g，全当归9g，淫羊藿15g，生薏苡仁15g，猪苓、茯苓各12g，鸡血藤15g，补骨脂12g，制香附9g，炙甘草5g。14剂。

二诊：2009年7月4日。药后两膝关节酸痛减轻，肿胀见消，觉轻盈，苔薄脉细弦。守原法调治。原方去薏苡仁、猪苓、茯苓；加威灵仙12g，川续断15g，14剂。

三诊：2009年7月18日。两膝酸痛已缓解，膝关节伸屈活动如常，无须扶手也能上下楼梯，苔薄脉细弦。再守上方2周，巩固疗效，预防病势反复。

按语：本案属典型的既有外伤又有劳损，而致气虚血瘀，肝肾不足的膝骨关节炎病例。首诊以益气化瘀利水方加薏苡仁、猪苓、茯苓加强健脾渗湿利水；鸡血藤活血通络；补骨脂补肾健骨；香附维护胃气；甘草调和诸药，合而共奏益气化瘀、利水通络之功。二诊时水肿见消，则减去薏苡仁、猪苓、茯苓，并入威灵仙、川续断加以舒筋通络、补益肝肾、抗骨质增生之功用。本案病例为典型老年膝骨关节炎病案，影像学也有明确的骨关节炎征象，而该方实验研究提示能延缓软骨退变，抑制PGE2、6－Keto－PGF1α等炎症介质，降低TXB2含量，调节血药学浓度，抑制IGF－1、IGF－β1的表现。宜以益气化瘀利水方再调摄数周，巩固疗效。

【参考文献】

[1] 中华医学会．临床诊疗指南·风湿病分册［M］．北京：人民卫生出版社，2004.
[2] 娄玉钤．中国风湿病学［M］．北京：人民卫生出版社，2001.
[3] 陈百成，张静．骨关节炎［M］．北京：人民卫生出版社，2004.
[4] Konttinen YT，Mandelin J，Li TF，et al. Acidic cysteine endoproteinase cathepsin K in the degeneration of the superficial articular hyaline cartilage in osteoarthritis［J］. Arthritis Rheum，2002，46（4）：953－960.
[5] Zhu M，Chen M，Zuscik M，et al. Inhibition of beta－catenin signaling in articular chondrocytes results in articular cartilage destruction［J］. Arthritis Rheum，2008，58（7）：2053－2064.
[6] 雷宁波，韩大为．骨性关节炎的中医辨证治疗及其机制［J］．中国民族民间医药，2010，9（1）：109－110.
[7] 宋亦军，林守清．雌激素与女性骨关节炎［J］．国外医学妇产科学分册，2005，32（5）：271－273.
[8] Hashimoto S，Setareh M，Ochs RL，et al. Fas/Fas ligand expression and induction of apoptosis in chondrocytes［J］. Arthritis Rheum，1997，40（10）：1749－1755.
[9] 刘献祥，林燕萍．中西医结合治疗骨性关节炎［M］．北京：人民卫生出版社，2009.
[10] 周仲英．中医内科学［M］．北京：中国中医药出版社，2003.
[11] 姚琦．中医辨证论治膝骨性关节炎65例［J］．辽宁中医药大学学报，2008，10（10）：107.
[12] 高世超，殷海波，眭蕴慧．MAPK信号通路在骨关节炎发病机制中的研究进展［J］．中国骨伤，2014，27（5）：441－446.
[13] 中华医学会骨科学分会．骨关节炎诊治指南（2007年版）［J］．中国临床医生杂志，2008，36（1）：28－32.
[14] 薛延．老年骨质疏松患者骨代谢标志物的检测与应用［J］．中华老年医学杂志，2006，25（16）：410－413.
[15] 陈平．老年男性增龄与骨密度钙调节激素的关系［J］．实用医院临床杂志，2006，3（2）：36－37.
[16] 杨怡坤，衷敬柏，曹玉璋，等．房定亚教授从冲任论治绝经后骨关节炎经验［J］．中国实验方剂学杂志，2011，17（18）：300－302.
[17] Koelling S，Miosge N. Sex differences of chondrogenicprogenitor cells in late stages of osteoarthritis［J］. Arthritis Rheum，2010，62（4）：1077.
[18] 王拥军，王利民，徐铮．Ⅱ型胶原C端肽与椎间盘退变及骨性关节炎的相关性［J］．中国组织工程研究与临床康复，2009，13（2）：329－332.
[19] 武垚森．Sirt6对骨性关节炎的调控作用及其机制研究［D］．杭州：浙江大

学，2014.
[20] 张爱玲，于沛林，王晓宁补肾壮骨颗粒对兔膝骨性关节炎白介素－1和肿瘤坏死因子的影响［J］．光明中医，2010，25（3）：424－426.
[21] 孟祥奇，惠礽华，姜宏，等．化痰祛湿剂对兔膝骨性关节炎细胞因子IL－1、IL－6、TNF－α的影响［J］．中国骨伤，2007，20（8）：575－576.
[22] 宋振飞，李鹏．中药熏洗治疗膝关节骨性关节炎临床体会［J］．中国中医急症，2009，12（09）：65－67.
[23] 李东胜，田明波．中药内外结合治疗膝关节骨性关节炎伴关节积液63例［J］．现代中西医结合杂志，2010，34（29）：54－55.
[24] 张海生．魏中海学术思想与临床经验总结及补肾温阳活血治疗膝关节骨性关节炎临床研究［D］．北京：北京中医药大学，2012.
[25] 郝阳泉．刘德玉主任医师治疗膝骨性关节炎（膝痹病）学术思想及临床经验研究［D］．北京：中国中医科学院，2012.
[26] 吕正茂．李彦民主任医师学术思想总结［D］．北京：中国中医科学院，2012.
[27] 刘立．针刺与拔罐配神灯治疗膝关节骨性关节炎（寒湿痹）的临床研究［D］．南京：南京中医药大学，2012.
[28] DeRooij M，van der Leeden M，Cheung J，et al. Efficacy of Tailored Exercise Therapy on Physical Functioning in Patients With Knee Osteoarthritis and Comorbidity：A Randomized Controlled Trial［J］. Arthritis Care Res（Hoboken），2017，69（6）：807－816.

第十九节 痛 风

【概述】

痛风（gout）是嘌呤代谢紊乱和（或）尿酸排泄减少所引起的一种晶体性关节炎，临床以高尿酸血症及尿酸盐结晶沉积所致的急性发作性关节炎、痛风石形成、痛风石性慢性关节炎、尿酸盐肾病和尿酸性尿路结石为特点，严重者可导致关节致残和肾功能不全。痛风常伴有中心性肥胖、高脂血症、高血压、2型糖尿病及心血管病等表现。随着人民生活水平的提高，痛风患病率逐年增加，在我国男性和女性分别达1.26%～1.59%和0.3%～0.36%。

尿酸（uric acid，UA）作为嘌呤代谢的终产物，主要由细胞代谢分解的核酸和其他嘌呤类化合物，以及食物中的嘌呤经过酶的作用分解而来。人体中80%UA来源于内源性嘌呤代谢，而来源于富含嘌呤或核酸蛋白食物者仅占20%。血清UA在37℃的饱和浓度约为420μmol/L（7mg/dL），高于此值即为高尿酸血症，但有性别和年龄的差异。痛风根据病因不同可分为原发性和继发性两大类。原发性痛风指在排除其他疾病的基础上，由先天性嘌呤代谢紊乱和（或）UA排泄障碍所引起；继发性痛风指继发于肾脏疾病或某些药物所致UA排泄减少、骨髓增生性疾病及肿瘤化疗所致UA生成增多等。本书主要介绍原发性痛风。

本病属于中医学的“痹证”范畴。如《素问·痹论》：“所谓痹者，各以其时重感于风寒湿之气也，其风气盛者为行痹，寒气盛者为痛痹，湿气胜者为着痹，以冬遇此者为骨痹，以春遇此者为筋痹，以夏遇此者为脉痹，以至阴遇此者为肌痹，以秋遇此者为皮痹。”《素问·逆调论》：“人身非衣寒也……是人多痹气也，阳气少，阴气多，故身寒如从水中出。”《灵枢·阴阳二十五人》：“足阳明之下，血气盛则下毛美长至胸……血气皆少则无毛，有则稀、枯悴，善痿厥，足痹。”《金匮要略·中风历节病脉证并治》：“寸口脉沉而细，沉即主骨，弱即主筋，沉即为肾，弱即为汗，汗出入水中，如水伤心，历节黄汗出，故曰历节。”“盛人脉涩小，短气自汗出，历节疼不可屈伸。”“荣气不通，卫不独行，荣卫俱微，三焦无所御，四属断绝，身体羸瘦，独足肿大，黄汗出，胫冷，假令发热，便为历节也。”“病历节，疼痛，不可屈伸，脉沉弱者，乌头汤主之。”《中藏经·论血痹》：“血痹者，饮酒过多，怀热太盛，或寒折于经络，或湿犯荣卫，因而血搏，遂成其咎。”《外台秘要·白虎方五首》：“白虎病者，大都是风寒暑湿之毒，因虚所致，将摄失理，受此风邪，经脉结滞，血气不行，蓄于骨节之间，或在四肢，肉色不变。”《丹溪心法·痛风》：“四肢百节走痛是也，他方谓之白虎历节证，大率有痰、风热、风湿、血虚。”

【西医病因与发病机制】

1. 嘌呤代谢紊乱及UA排泄障碍

UA是人体内嘌呤代谢的终产物，生成源于代谢。UA排泄障碍是引起高尿酸血症的重要因素，包括肾小球滤过减少、肾小管重吸收增多、肾小管分泌减少及UA盐结晶沉积。人体内的UA来源主要有外源性和内源性两个方面，外源性是从含有核蛋白的食物中的嘌呤核苷酸代谢而来，约占体内UA的20%；内源性由体内氨基酸、磷酸核糖及其他小分子化合物合成和核酸分解代谢而来，约占80%。所以，80%～90%的高尿酸血症及痛风具有UA排泄障碍，且以肾小管分泌减少最为重要。

对高尿酸血症及痛风的发生，内源性因素比外源性更重要。患者低嘌呤饮食5天后，24小时尿酸排泄超过600mg的为UA产生过多，主要是由于嘌呤生物合成从开始就加速。高嘌呤饮食并不是痛风的原发病因，但高嘌呤饮食可造成体内UA水平迅速升高，是痛风性关节炎急性发作最常见的诱因。

2. UA生成增多

UA生成增多主要由酶的缺陷所致，酶缺陷的部位：磷酸核糖焦磷酸（PRPP）合成酶活性增高，致PRPP的量增多；磷酸核糖焦磷酸酰基转移酶（PRPPAT）的浓度或活性增高，对PRPP的亲和力增强，降低对嘌呤核苷酸负反馈作用的敏感性；次黄嘌呤－鸟嘌呤磷酸核糖转移酶（HGPRT）部分缺乏，使鸟嘌呤转变为鸟嘌呤核苷酸、次黄嘌呤转变为次黄嘌呤核苷酸减少，以致对嘌呤代谢的负反馈作用减弱；黄嘌呤氧化酶（XO）活性增加，加速次黄嘌呤转变为黄嘌呤，黄嘌呤转变为UA。前3种酶缺陷证实可引起痛风，且为X伴性连锁遗传。

原发性高尿酸血症常伴有肥胖、糖尿病、动脉粥样硬化、冠心病和高血压等，目前认为与胰岛素抵抗有关。

【中医病因病机】

中医学认为，原发性痛风发生的主要原因是先天不足，脾肾功能不全，痰浊内生，外受风寒湿热之邪或劳倦内伤、饮食不节，痰浊流注关节、肌肉，气血运行受阻形成痹痛。因此，痛风的病因可分内因、外因、诱因三方面。

1. 病因

（1）内因　痛风属于中医学“痹证”“白虎历节”的范畴。中医认为先天禀赋不足，或后天过食膏粱厚味、醇酒海鲜，致脾胃运化失常，酿生湿浊，聚而成痰，日久化瘀，脉络瘀滞是本病的主要病机。先天禀赋不足，肝肾亏虚，精血不足则筋骨经脉失养，脾肾功能不全，痰浊内聚，流注关节、肌肉，闭阻经脉，均可发生痹痛。正气亏虚，素体虚弱，则经脉失养，无力抵抗外邪，外邪诱因相合则发为痛风。

（2）外因　主要为风寒湿热之邪。由于久居湿地，或水中作业，或冒雨涉水，或汗出当风等原因，且正气不足，卫外不固，风湿之邪，或风寒湿邪，或寒湿之邪，或风湿热邪侵入人体经脉，滞留关节，致使关节经脉闭阻不通，发为痛风。由于感邪不同，或邪气偏盛则形成不同证型的痛风。

（3）诱因　主要是正虚邪侵、邪滞经脉之时，复又过度劳累，七情内伤，或饮食不节，酗酒厚味，损伤脾胃，又或外伤、手术、关节损伤等，致使经脉痹阻更甚而诱发本病。

2. 病机

本病病机主要是先天不足，正气亏虚，经脉失养，或痰浊内生，留滞经脉；或脾运失司，痰浊凝滞关节；或外邪侵袭，痹阻经脉，均可导致关节、肌肉、筋骨红肿热痛、麻木重着、屈伸不利而发本病。病久则痰凝血瘀，痹阻经脉，出现关节肿大、畸形、僵硬，关节周围瘀斑、结节，且内损脏腑，并发相关脏腑病症。

【诊断标准】

（一）急性痛风性关节炎

急性痛风性关节炎是痛风的主要临床表现，常为首发症状。目前多采用1977年美国风湿病学会（ACR）的分类标准（表6－3）或1985年Holmes标准（表6－4）进行诊断。同时应与风湿热、蜂窝织炎、化脓性关节炎、创伤性关节炎等相鉴别。

表6－3　1977年ACR急性痛风关节炎分类标准

1. 关节液中有特异性尿酸盐结晶。
2. 用化学方法或偏振光显微镜证实痛风石中含尿酸盐结晶。
3. 具备以下12项（临床、实验室、X线表现）中6项：
（1）急性关节炎发作>1次。
（2）炎症反应在1天内达高峰。
（3）单关节炎发作。
（4）可见关节发红。
（5）第一跖趾关节疼痛或肿胀。
（6）单侧第一跖趾关节受累。

续表

（7）单侧跗骨关节受累。
（8）可疑痛风石。
（9）高尿酸血症。
（10）不对称关节内肿胀（X 线证实）。
（11）无骨侵蚀的骨皮质下囊肿（X 线证实）。
（12）关节炎发作时关节液微生物培养阴性。

表 6－4　1985 年 Holmes 标准

具备以下 3 条中 1 条者：
1. 滑液中的白细胞有吞噬尿酸盐结晶的现象。
2. 关节腔积液穿刺或结节活检有大量尿酸盐结晶。
3. 有反复发作的急性单关节炎和无症状间歇期、高尿酸血症及对秋水仙碱治疗有特效者。

（二）痛风新分类标准

2015 年 ACR 与 EULAR 联合推出新的分类诊断标准（表 6－5），包含 3 个项目，8 个条目，共计 23 分，满足 8 分即可诊断痛风，包括临床参数、实验室参数及影像学参数，可以全面整体地评估患者的临床特征。如果同时满足高低 2 项不同的得分，应以分值高为准，每项中分值最高的分类条目均被列在该项目的最后。

新标准进一步肯定了受累关节被检测到单钠尿酸盐结晶对痛风关节炎的诊断价值；纳入新的痛风影像学改变作为诊断标准；强调了血尿酸水平在确诊痛风中的作用；并分别从临床特点、实验室检查及影像学表现三方面进行评分。

该诊断标准具有更好的可行性，其敏感性及特异性比既往的分类标准都更高，分别为 92% 和 89%，且即使在缺乏单钠尿酸盐结晶的检查及影像学［B 超和（或）双能 CT］检查的基础上，其敏感性和特异性也分别达到了 85% 和 78%。

表 6－5　2015 年 ACR/EULAR 痛风分类标准

项目	分类	得分
临床特点		
受累关节	累及踝关节或足中段的单关节炎或寡关节炎	1
	累及第一跖趾关节的单关节炎或寡关节炎	2
发作时关节特点		
患者自述或医师观察发现受累关节	符合 1 个发作特点	1
表面皮肤发红；受累关节明显触痛或	符合 2 个发作特点	2
压痛；受累关节活动受限或行走困难	符合 3 个发作特点	3
发作时间特点（符合以下 3 点中的 2 点，且无论是否进行抗炎治疗）		
24h 之内疼痛达峰值	有 1 次典型发作	1
14h 内疼痛缓解		
2 次发作间期疼痛完全缓解	反复典型发作	2

续表

项目	分类	得分
痛风石的临床依据		
痛风石为皮下结节，常见于耳郭、关节、双肘鹰突滑囊、指腹、肌腱，表面皮肤菲薄且覆有较多血管，皮肤破溃后可向外排出粉笔屑样尿酸盐结晶。	有	4
实验室检查		
血尿酸水平（尿酸酶法）		
应在发作4周后（即发作间期）且还未进行降尿酸治疗的情况下进行检测，有条件者可重复检测。取检测的最高值进行评分。	<40mg/L（<240μmol/L）	-4
	60~80mg/L（360~480μmol/L）	2
	80~100mg/L（480~600μmol/L）	3
	≥100mg/L（≥600μmol/L）	4
对发作关节或者滑囊的滑液进行分析（应由受过培训者进行评估）	尿酸盐阴性	-2
影像学表现		
发作关节或滑囊尿酸盐沉积的影像学表现		
超声表现有双边征		
双能 CT 有尿酸盐沉积	有任意一种表现	4
痛风关节损害的影像学表现		
X 线显示手和（或）足至少1处骨侵蚀	有	4

注：①该标准仅适用于至少发作过1次外周关节肿胀、疼痛及压痛，且在发作关节、滑囊或痛风结节中未找到尿酸盐结晶者。对于已在发作关节、滑囊或痛风结节中找到尿酸盐结晶者不适用此标准，但可以直接诊断为痛风。②该标准最大得分是23分，当得分≥8分时可诊断为痛风。③该标准必须要进行血尿酸水平的检测。关节受累表现为外周关节或滑囊肿胀、疼痛及压痛；如果血尿酸水平<40mg/L（240μmol/L）则减4分；如果血尿酸水平在40~60mg/L（240~360μmol/L），则计0分；如果偏振光显微镜下发作关节或滑囊的滑液未找到尿酸盐结晶，则减2分；如果未进行滑液的检查，则计0分；如果未进行影像学检查，则计0分；透明软骨表面不规则的强回声不应随超声探头的角度变化而消失（若双边征随超声角度变化而消失则为假阳性）；双能 CT 成像常用的管电压条件是80kV和140kV，对双能数据使用痛风分析软件通过彩色编码技术进行处理，若关节或关节周围出现尿酸对应编码颜色则为阳性结果，而甲床、皮肤、血管等部位出现痛风对应编码颜色以及因痛风石体积过小、活动、射线硬化伪影等导致相同颜色出现均视为假阳性结果；骨侵蚀定义为除外远端指间关节侵蚀及鸥翼征后，骨皮质破坏并伴有边缘硬化及突出。

最终评分系统中本分类标准的特殊之处在于有2个分类项目为负值。包括：①若关节液中 MSU 晶体阴性，则需在总分中减去2分。②若血尿酸水平<4mg/dL（<240μmol/L），需要在总分中减去4分。

当存在上述两种情况时诊断痛风需谨慎。每个项目中分类的最低分为0，并没有被列入最终的分类标准中。若没有进行影像学检查，这个项目的评分也为0。

（三）间歇期痛风

间歇期为痛风急性发作之间的缓解期，通常无明显不适或仅有轻微的关节症状，因此，该期的诊断须依赖患者急性痛风性关节炎的发作史和高尿酸血症。

（四）慢性期痛风

慢性期痛风为病程迁延数年、持续高浓度的血尿酸症未获得满意控制的结果，此期以痛风石形成或关节症状持续不能缓解为主要特点，结合X线或结节活检查找尿酸盐结晶可诊断。

（五）肾脏病变

慢性尿酸盐肾病患者最初表现为夜尿增加，继之尿比重降低，出现血尿，轻、中度蛋白尿，晚期可致肾小球滤过功能下降，出现肾功能不全。此时，应与肾脏疾病引起的继发性痛风相鉴别。尿酸性尿路结石则以肾绞痛和血尿为主要临床表现，X线平片大多不显影，而B超检查则可发现。对于肿瘤广泛播散或接受放化疗的患者突发急性肾衰，应考虑急性尿酸性肾病，其特点是血尿酸急骤升高。

尿酸性尿路结石，尿中尿酸浓度增高呈过饱和状态，在泌尿系统沉积并形成结石。在痛风患者中的发生率在20%以上，且可能出现于痛风关节炎发生之前。结石较小者呈砂砾状随尿排出，可无症状；较大者可阻塞尿路，引起肾绞痛、血尿、排尿困难、泌尿系感染、肾盂扩张和积水等。

急性尿酸性肾病，血及尿中尿酸水平急骤升高，大量尿酸结晶沉积于肾小管、集合管等处，造成急性尿路梗阻。临床表现为少尿、无尿，急性肾功能衰竭；尿中可见大量尿酸晶体。

（六）辅助检查

1. 血尿酸

以尿酸酶法常用。正常为男性210～416μmol/L（3.5～7.0mg/dL）；女性150～357μmol/L（2.5～6.0mg/dL），绝经期后接近男性。血尿酸值受多种因素影响，存在波动性，应反复测定。

2. 尿尿酸

低嘌呤饮食5天后，留取24小时尿，采用尿酸酶法检测，正常水平为1.2～2.4mmol（200～400mg），大于3.6mmol（600mg）为尿酸生成过多型，仅占少数；多数小于3.6mmol（600mg），为尿酸排泄减少型；临床上不少患者同时存在生成增多和排泄减少两种缺陷。通过尿尿酸测定，可初步判定高尿酸血症的分型，有助于降尿酸药物的选择及鉴别尿路结石的性质。

3. 滑液及痛风石检查

急性关节炎期，行关节穿刺抽取滑液，在偏振光显微镜下，滑液中或白细胞内有负性双折光针状尿酸盐结晶，阳性率约为90%。穿刺或活检痛风石内容物，亦可发现同样形态的尿酸盐结晶。此项检查具有确诊意义，应视为痛风诊断的“金标准”。

【西医治疗】

痛风是慢性高尿酸血症（尿酸超过饱和点400μmol/L）导致尿酸盐晶体沉积引起的。特发性高尿酸血症发病与饮食和遗传因素相关。随着血尿酸持续增高，晶体开始沉积，痛风随之发作，随着时间推移，发作持续时间和程度越来越严重，最后发展为晚期痛风。原发性痛风目前仍没有根治的方法。治疗痛风的目的是：①迅速控制痛风性关节炎的急性发作；②预防急性关节炎复发；③纠正高尿酸血症，以预防尿酸盐沉积造成的关节破坏及肾脏损害；④手术剔除痛风石，对毁损关节进行矫形手术，以提高生活质量。

1. 一般治疗

（1）饮食控制　应避免高嘌呤食物，保持理想体重。嘌呤含量较高的食物主要包括动物内脏、蛤、蚝等海鲜及浓肉汤，其次为鱼虾类、肉类、豆制品等，而谷类制品、水果、蔬菜、牛奶、鸡蛋等含嘌呤较少。应戒酒，每日饮水应在2000mL以上。

（2）避免诱因　避免暴食酗酒、受凉受潮、过度疲劳，穿舒适宽松的鞋子，防止关节损伤，慎用影响尿酸排泄的药物，如阿司匹林及某些利尿剂等。

（3）防治伴发疾病　需同时治疗伴发的糖尿病、高血压病、高脂血症、冠心病、脑血管病等。

2. 急性痛风性关节炎的治疗

急性痛风性关节炎应卧床休息，抬高患肢，避免负重；暂缓使用降尿酸药物，以避免引起血尿酸波动、延长发作时间或引起转移性痛风。

（1）秋水仙碱（colchicine）　可抑制炎性细胞趋化，对制止炎症、止痛有特效。应及早使用，大部分患者于用药后24小时内疼痛可明显缓解，口服给药0.5mg/h或1mg/2h，直至出现下列3个停药指标之一：①疼痛、炎症明显缓解；②出现恶心呕吐、腹泻等；③24小时总量达6mg。若消化道对秋水仙碱不能耐受，也可静脉给药，将秋水仙碱1～2mg溶于0.9% NaCl溶液20mL中，缓慢注射（>5分钟）。静脉给药起效迅速且无胃肠道反应，单一剂量不超过2mg，24小时总量4mg。需要注意的是，秋水仙碱治疗剂量与中毒剂量十分接近，除胃肠道反应外，也可出现白细胞减少、肝细胞损害、脱发、再生障碍性贫血等不良反应，肝肾功能不全者慎用。

（2）非甾体类抗炎药（NSAIDs）　通常开始使用足量，症状缓解后减量。最常见的副作用是胃肠道反应，活动性消化性溃疡者禁用。

（3）糖皮质激素　通常用于秋水仙碱和非甾体类抗炎药无效或不能耐受者。ACTH 25U静脉点滴或40～80U肌肉注射，必要时可重复；或口服泼尼松20～30mg/（kg·d），3～4天后逐渐减量停服。

3. 间歇期和慢性期的治疗

间歇期和慢性期旨在将血尿酸控制在正常水平。降尿酸药物分为两类，一类为促尿酸排泄药，另一类为抑制尿酸生成药，二者均有肯定疗效。为防止用药后血尿酸迅速降低诱发急性关节炎，应从小剂量开始，逐渐加至治疗量，生效后改为维持量，长期服用，使血尿酸维持在327μmol/L（5.5mg/dL）以下。此外，为防止急性发作，也可在开始使用降尿酸药物的同时，预防性使用非甾体类抗炎药，或服用秋水仙碱0.5mg，每日1～2次。单用一类降尿酸疗效较差，血尿酸>535μmol/L（9.0mg/dL）及痛风石大量形成者可合用两类降尿酸药物。

（1）促尿酸排泄药　通过抑制近端肾小管对尿酸的重吸收，以利尿酸排泄。由于大多数痛风患者属于尿酸排泄减少型，因此，促尿酸排泄药适用于肾功能正常或轻度异常（内生肌酐清除率<30mL/min时无效）、无尿路结石及尿酸盐肾病患者，但用药期间应服用碱性药物，如碳酸氢钠1~2g，每日3次，使尿pH值保持在6.5左右，并嘱大量饮水，增加尿量。如尿液过碱，可形成钙质结石。

①丙磺舒（probenecid）：0.25g，每日2次，渐增至0.5g，每日3次。一日最大剂量2g。主要副作用有胃肠道反应、皮疹、过敏反应、骨髓抑制等。对磺胺过敏者禁用。

②苯磺唑酮（sulfinpyrazone）：50mg，每日2次，渐增至100mg，每日3次。一日最大剂量600mg。主要副作用有胃肠道反应、皮疹、骨髓抑制等，偶见肾毒性反应。本药有轻度水钠潴留作用，慢性心功能不全者慎用。

③苯溴马隆（benzbromarone）：50mg，每日1次，渐增至100mg，每日1次。主要副作用有胃肠道反应如腹泻，偶见皮疹、过敏性结膜炎及粒细胞减少等。

（2）抑制尿酸生成药　抑制黄嘌呤氧化酶，阻断黄嘌呤转化为尿酸，减少尿酸生成。用于尿酸产生过多型的高尿酸血症，或不宜使用促尿酸排泄药者，也可用于治疗继发性痛风。常用抑制尿酸生成药有别嘌醇、非布索坦。

①别嘌醇（allopurinol）：100mg，每日1次，渐增至100~200mg，每日3次。300mg以内也可每日1次，超过300mg分次口服。一日最大剂量800mg。主要副作用有胃肠道反应、皮疹、药物热、骨髓抑制、肝肾功能损害等，偶有严重的毒性反应。对于肾功能不全者，应减量使用。应定期检查肝肾功能、血尿常规等。

②非布索坦（Febuxostat）：降尿酸作用明显强于别嘌醇，服用3~5年仍有良好的疗效和安全性，尤适于有尿结石不能充分水化、尿酸产生过多、促尿酸排泄药有禁忌及别嘌醇过敏或不耐受的患者。起始剂量可为40mg/d和80mg/d，其中80mg剂量对于重症患者更为有效。40mg/d服用2周后血清尿酸水平仍高于6mg/dL者，可服用80mg/d。本品最常见的不良反应为上呼吸道感染、骨骼肌及结缔组织的体征和症状、腹泻。其不良反应的发生率不随给药时间延长而增加。服用硫唑嘌呤、巯基嘌呤、胆茶碱等患者禁用本品。

4. 肾脏病变的治疗

除积极控制血尿酸水平外，碱化尿液，多饮多尿也十分重要。对于痛风性肾病，在使用利尿剂时应避免使用影响尿酸排泄的噻嗪类利尿剂，可选择螺内酯；碳酸酐酶抑制剂乙酰唑胺（acetazolamide）兼有利尿和碱化尿液作用，亦可选用。降压可用血管紧张素转化酶抑制剂，避免使用减少肾脏血流量的β受体阻滞剂和钙拮抗剂。其他治疗同各种原因引起的慢性肾损害。对于尿酸性尿路结石，大部分可溶解、自行排出，体积大且固定者可体外碎石或手术治疗。对于急性尿酸性肾病，除使用别嘌醇积极降低血尿酸外，应按急性肾功能衰竭进行处理。对于慢性肾功能不全可行透析治疗，必要时可做肾移植。

5. 无症状高尿酸血症的治疗

对于血尿酸水平在535μmol/L（9.0mg/dL）以下，无痛风家族史者一般无须用药治疗，但应控制饮食，避免诱因，并密切随访。反之应使用降尿酸药物。如果伴发高血压病、糖尿病、高脂血症、心脑血管病等，应在治疗伴发病的同时，适当降低血尿酸。

6. 提倡用“一箭双（三）雕”药

不少药物在降血压、降血脂和（或）降血糖同时也能降低血尿酸，而有“一箭双雕”

甚至“一箭三雕”的作用。氯沙坦和非诺贝特在分别降压和降甘油三酯的同时，可通过促进尿酸排泄而使血尿酸降低15%～30%，它们还分别有增高尿pH值不增加尿路结晶及有抗炎特性而不诱发痛风急性发作的优势，分别适于合并高血压和高甘油三酯血症的痛风患者。阿托伐他汀在降低血胆固醇水平的同时，也可通过抑制尿酸合成而使血尿酸降低6.4%～8.2%，适于合并高胆固醇血症的痛风患者。卤芬酯和Arholofenate在降糖和降甘油三酯的同时，还以剂量依赖性的方式促进尿酸排泄，使血尿酸降低15%～29%，适于同时伴糖尿病和高脂血症的痛风患者。

附：2016年EULAR关于痛风的治疗推荐

关于痛风治疗，一方面是痛风发作的达标治疗；另一方面是高尿酸血症的达标治疗，只有血尿酸持续低于360μmmol/L，痛风晶体才能溶解，最终达到治愈目的。

关于痛风发作的处理推荐，痛风治疗应尽可能早，应进行患者教育和改善生活方式，了解合并症和目前用药；对于有严重肾功能不全的患者，避免用秋水仙碱和非甾体类抗炎药；对于同时合用细胞色素P3A4或P－糖蛋白抑制剂如环孢素者，避免用秋水仙碱。控制发作的药物需根据痛风发作严重性、持续时间和受累关节数进行选择：①秋水仙碱，开始用1mg，一个小时后用0.5mg。②非甾体类抗炎药：传统或COX_2抑制剂，如果需要，加PPI。③强的松30～35mg/d，用5天。④注射糖皮质激素。⑤联合治疗，秋水仙碱加非甾体类抗炎药或激素。⑥对激素、秋水仙碱或非甾体类抗炎药有禁忌证的患者，可使用IL－1受体拮抗剂。急性期过后，开始降尿酸治疗，教育患者自我用药，可联合预防性发作的药物治疗。

2010年*AR*杂志上发表的RCT研究显示，在痛风发作早期（12小时以内），与大剂量用秋水仙碱4.8mg/d（开始用1.2mg，之后每小时用0.6mg，连用6次）相比，小剂量用秋水仙碱1.8mg/d（开始1.2mg，一个小时后用0.6mg）的疗效相似，但副作用更小。秋水仙碱的治疗窗比较窄，耐受性的个体差异大，其从肾脏分泌占机体总清除率的20%，且不能被血液透析清除。而药物副作用的三大危险因素是：①药物相互作用：与细胞色素P450 3A4/P糖蛋白抑制剂如环孢素、克拉霉素或地西泮联合使用时，药物剂量需减少；②肝脏功能不全；③肾脏功能不全。如果有这些危险因素，降低其药物剂量或换其他药治疗。

中国的一项研究显示，依托考昔120mg/d治疗急性痛风疗效较好，与吲哚美辛（75mg，bid）的疗效相似，且可耐受；另外一项研究显示，lumiracoxb治疗急性痛风与吲哚美辛相似，安全性和耐受性更好。高剂量塞来昔布（400～800mg/d）比低剂量（50mg，bid）治疗中重度急性痛风疼痛更有效，与吲哚美辛疗效相似，副作用更小。对120例痛风患者的双盲安慰剂试验发现，强的松［35mg/（kg·d）］与萘普生（500mg，bid）治疗5天的疗效相似。最近发表的对416例痛风患者的多中心双盲随机试验发现，强的松［30mg/（kg·d），治疗5天］与吲哚美辛（150mg/d，2天；随后75mg/d，3天）的疗效相似。两项随机多中心双盲研究发现，白介素－1拮抗剂（Canakinumab）150mg的疗效优于40mg曲安奈德，主要观察指标是注射后72小时内最严重受累关节的疼痛程度及12周内再次发作的时间，故该药已被EMA批准用于非甾体类抗炎药和秋水仙碱有禁忌证、不能耐受或不足以缓解的痛风患者，以及反复用激素仍不能有效控制症状的痛风患者。EULAR推荐明确指出，对于秋水仙碱、非甾体类抗炎药和激素（口服或注射）有禁忌证及频繁发作的患者，应使用IL-1阻滞剂来治疗发作。

血尿酸降低到血尿酸饱和浓度以下会带来如下好处：减少发作次数，使痛风石消失，还可能给心血管和肾脏疾病带来好处。血尿酸达标目标值在2007年BSR设为300μmol/L，2010年日本标准和2012年ACR标准设为360μmol/L，2016年EULAR设定为300或360μmol/L。对正在进行降尿酸治疗的患者而言，应监测血尿酸水平，保持在360μmol/L以下，而对于严重痛风（如痛风石、慢性痛风关节炎，频繁发作）的患者，则目标值在300μmol/L，直到所有晶体溶解和痛风完全缓解，这有助于快速溶解晶体。

降低血尿酸水平的方法包括：①停用诱发高尿酸血症的药物，如小剂量阿司匹林和利尿剂（噻嗪类药可使尿酸平均增高0.65mg/dL，襻利尿剂平均增高0.96mg/dL），应使用氯沙坦和/或钙剂拮抗剂；②饮食控制和锻炼；③使用降尿酸药。2016年EULAR建议，第一次就诊但诊断明确的痛风患者，就应考虑降尿酸治疗。如果延迟开始降尿酸治疗，可能出现晶体负荷较高、难以溶解以及长期高尿酸血症使心血管和肾脏病恶化。降尿酸治疗的药物包括黄嘌呤氧化酶抑制剂（别嘌醇和非布司他）、促尿酸排泄药（lesinurad、苯溴马隆和丙磺舒）及尿酸酶（pegloticase）。

开始使用降尿酸药需离急性发作有一段时间（不根据ACR指南），目标值是300～360μmol/L，在开始降尿酸治疗的前6个月，使用小剂量秋水仙碱，可明显降低降尿酸期间的痛风发作次数。为增强患者的依从性，应进行患者教育。除此之外，小剂量秋水仙碱还有其他好处：能降低心血管病风险（HR 0.33，95%可信区间0.18～0.50，$P<0.001$）；可防治糖尿病患者的金属裸支架的再度狭窄。对于肾功能正常的患者，别嘌醇推荐作为一线降尿酸药物，以小剂量开始服用（100mg/d），如果需要，以后每2～4周增加100mg，直到达到目标值。多数患者把300mg/d当作最高剂量，实际上，该剂量并不足以使尿酸水平达标（低于360μmol/L），另外，需要根据肾功能情况进行调整，肌酐清除率越低，使用的剂量越小。别嘌醇发生致死性过敏性皮肤反应发生率为0.7/1000，死亡率为20%，相关风险因素是HLA-B5801阳性（亚洲）、肾功能衰竭者使用剂量高和开始使用的剂量偏大。非布司他是一种选择性黄嘌呤氧化酶抑制剂（别嘌醇是非选择性），清除途径较多，包括肝脏、肾脏和肠道（别嘌醇主要经肾脏），半衰期较短，为4～7个小时（别嘌醇为14～26个小时）。为期半年的APEX研究和为期1年的FACT研究显示，与别嘌醇相比，非布司他可明显降低血尿酸水平。对于单用黄嘌呤氧化酶疗效欠佳的患者，可联合促尿酸排泄药如丙磺舒或苯溴马隆，丙磺舒的药物相互作用比较多，对肾功能不全的患者疗效较差。另外一种促尿酸排泄药——Lesinurad可选择性抑制肾脏的尿酸重吸收，通过抑制URAT1和OAT4尿酸转运子发挥疗效。对于严重的难治性痛风患者，静脉用尿酸酶制剂pegloticase是一种选择，其降尿酸强度和促进痛风石溶解较快，但免疫原性可使其疗效消失，还有输液反应。

总之，痛风的治疗以目标治疗为核心，发作治疗可选择秋水仙碱、非甾体类抗炎药、激素或白介素-1阻断剂，降尿酸期间预防发作的治疗应持续6个月，从首次痛风发作就应该开始降尿酸治疗，同时监测血尿酸水平，选择的降尿酸药包括别嘌醇、非布司他、促尿酸排泄药、尿酸酶制剂（Pegloticase）。同时，处理合并症，包括肥胖、糖尿病、高血压和高血脂等。

【中医治疗】

1. 风寒湿痹证

主症：关节、肢体疼痛，疼痛剧烈，或关节重着肿痛，肌肤麻木，或疼痛呈游走性，阴雨天加重，舌苔薄白，脉濡缓。

治法：祛风散寒，除湿止痛。

方药：薏苡仁汤加减，药用薏苡仁、羌活、独活、防风、苍术、川乌、当归、芍药、麻黄、桂枝、炙甘草。

2. 风湿热痹证

主症：关节红肿热痛，疼痛剧烈，痛不可触，得冷则舒，伴发热，口渴，烦躁不安，舌红苔黄，脉滑数。

治法：清热祛湿，通络止痛。

方药：白虎加桂枝汤加减，药用生石膏、知母、甘草、粳米、桂枝。

3. 痰瘀痹阻证

主症：痛风发作日久不愈，关节疼痛反复发作，时轻时重，关节肿大，屈伸不利，甚至强直畸形，舌质淡胖或有瘀斑，苔白腻，脉细涩。

治法：化痰通络，散瘀止痛。

方药：双合汤化裁，药用当归、川芎、白芍、生地黄、陈皮、制半夏、茯苓、桃仁、红花、白芥子、地鳖虫、威灵仙、僵蚕、甘草。

4. 肝肾亏虚证

主症：痛风反复发作，日久不愈，关节游走疼痛，或酸楚重着，甚至关节畸形，麻木不仁，腰膝酸痛，神疲乏力，面色无华，气短乏力；舌质淡红，苔薄白或少津，脉沉细弱或细数。

治法：补益肝肾，舒筋止痛。

方药：独活寄生汤加减，药用独活、桑寄生、杜仲、牛膝、人参、熟地黄、细辛、秦艽、茯苓、肉桂、当归、川芎、防风、芍药、甘草。

附：单验方治疗

①雷公藤15g（先煎），甘草6g，水煎服。治急性痛风关节炎，证属风湿热痹证。

②玉米须、荷叶各15g，袋泡茶。治疗缓解期痛风，证属痰湿困脾证。

【生活调摄】

1. 限制嘌呤摄入量：正常嘌呤摄取量为600～1000mg/d，患者应长期控制嘌呤摄入。急性期应选用低嘌呤饮食，摄入在150mg/d之内。禁用含嘌呤高食物，如动物内脏、沙丁鱼、凤尾鱼、鲭鱼、小虾、扁豆、黄豆、浓肉汤及菌藻类等。

2. 多喝水，食用含水分多的水果和食品，液体量维持在2000mL/d以上，最好能达到3000mL/d，以保证尿量，促进尿酸的排出；肾功能不全时水分宜适量。特别是对于难治性痛风患者，首先要强调非药物疗法，生活饮食调摄贯穿治疗的始终，如严格控制高嘌呤饮食、软饮料和果糖，禁饮啤酒和白酒，多饮水（饮水量应使 24 小时尿量超过 2000mL），碱化尿液（使尿 pH 值维持在 6.2 ~6.8）等。

【科研思路与方法】

1. 理论研究方面

笔者总结整理古代文献中对痛风病因病机认识及治疗方法，挖掘有效的治疗药物，分析痛风的病理进程及证候变化规律。有研究运用代谢组学方法对痛风的代谢产物进行研究，分析结果显示痛风患者与正常组别比较，代谢产物有明显的改变，代谢改变的指针与脾虚型患者的关联度较大；从治法的角度提出了运脾祛湿泄浊的治疗方法，临床效果显著，并指出西药虽然在痛风治疗中发挥重要作用，但西药治疗后的毒副反应很大，应在急性期运用西药的同时采用除湿祛痰，疏通气血的治疗方法。国外学者 Edward Roddy 等通过流行病学调查，认为痛风的发生与不健康的饮食结构关系密切，部分食物如咖啡的饮用可以降低尿酸含量。

2. 实验研究方面

可结合临床研究成果，开展中药疗效的机制研究；针对痛风的发病机制，筛选有效中药单体、复方，开展进一步的药效、药理、毒理等研究，开发有效的中药制剂。如含生物碱较多的中药土茯苓、吴茱萸等，能中和血中的尿酸，防止尿酸盐结晶的生成；中药山慈菇的主要成分即为秋水仙碱，急性期使用止痛效果明显，毒副作用少，可以减少或替代秋水仙碱的使用。

Schauer C 等从细胞通路的角度研究 MSU 的形成机制，认为 MSU 的形成和复杂的 DNA 转录、翻译有明显关系。雷桂平等用当归拈痛汤治疗急性痛风性关节炎，发现治疗后患者血清基质金属蛋白酶 -3（MMP -3）水平明显降低，提示 MMP -3 在急性痛风性关节炎的发病中具有重要地位，推测当归拈痛汤能显著降低血清 MMP -3 水平。也有研究表明，急性痛风性关节炎动物模型中 IL -1 含量和活性均明显增高，在炎症初始阶段介导炎症发生；IL -4 在炎症过程中起抗炎因子的作用，药物可通过升高急性痛风性关节炎滑膜 IL -4 的表达来抑制痛风性关节炎的炎症表现。杨辉等用大鼠造痛风性关节炎动物模型，应用青风藤处方、雷公藤处方及扶他林干预，并用足趾容积、周长、直径 3 种检测方法测量肿胀度，对 3 种检测法的优缺点进行比较，雷公藤高剂量组及扶他林对照组与模型组同时段比较，踝关节肿胀度、直径以及周长明显小于模型组，并确定足趾容积测量法为最优检测方法。王宝苹等应用 TaqMan 探针荧光定量 PCR 技术，对 576 例散发痛风患者 SLC17A3 基因进行基因单核苷酸多态性检测；结果发现，576 例散发痛风患者中未发现 SLC17A3 基因 V257F 点突变；说明原发性痛风患者的发病与 SLC17A3 基因 V257F 点突变无关，显示原发性痛风的遗传异质性。

3. 临床研究方面

痛风的西医治疗药物副作用大且难以长期坚持，应发挥中西医结合的优势，利用中医药增效减毒的作用提高疗效，缩短疗程，根据文献和临床经验总结有效方剂，开展大样本、多中心的随机对照研究。

向阳等通过对中西医结合、内外兼治痛风性关节炎80例临床观察，病因上提出了“湿、热、寒、痰、瘀、虚”六端；病机上提出“湿邪郁聚为毒”；病证上认为“虚少实多，正虚邪实”；治疗上采用内外合治，总以渗、泄、疏、和为要。治疗后有效率达98.75%，中药外敷疼痛的缓解和控制一般在1小时左右。认为活血通络之外敷药能有效缓解和控制疼痛；渗利泄浊应贯穿于整个治疗过程，并认为此法为降低血尿酸的有效途径和方法。王宝苹等采用随机、分层、整群抽样的方法，调查青岛、烟台、威海、日照、东营长住居民5003人HUA与痛风的患病情况。发现山东沿海居民HUA和痛风的患病率近年来明显增加，HUA和痛风患者均易合并肥胖、高血压、糖代谢和脂代谢紊乱，减少贝类等富含嘌呤海产品及酒精的摄入量及频率，控制腹型肥胖，纠正脂代谢紊乱和控制高血压等是防治HUA和痛风的重要措施。

【名医验案】

1. 周福贻验案

韩某，男，45岁。患者前晚因右跖趾关节剧烈疼痛而惊醒，稍活动或轻触患处，即引发难以忍受的疼痛，清晨疼痛稍有缓解，伴发热、口干、头痛、心烦、溲黄，舌红苔黄腻，脉滑数。查体：一般情况尚可，体温38.8℃，局部红肿，肤温较高，压痛明显，行走不利。实验室检查：血尿酸516μmol/L，血沉57mm/h，白细胞计数11.6×10^9/L。右足正斜位片未见明显异常。

西医诊断：痛风（急性期）。

中医诊断：痹证。

辨证：湿热蕴结，痹阻关节。

治法：清热利湿，祛风通络，消肿止痛。

处方：粉萆薢15g，忍冬藤30g，防己10g，金钱草15g，威灵仙20g，土茯苓10g，泽泻10g，黄柏10g，牡丹皮10g，连翘10g，山慈菇12g，生石膏30g，赤芍10g，甘草6g。5剂，每日1剂。局部配以伤科消炎膏外敷。药后右足红肿热痛明显好转，原方去生石膏，续进7剂，患者基本恢复正常。

按语：萆薢、泽泻、土茯苓等利湿解毒消肿；黄柏、连翘、牡丹皮、山慈菇等清热凉血化瘀；复加伤科消炎膏外敷，增强化瘀解毒之功。慢性期以熟地黄、牛膝、党参、白术温补脾肾，标本兼治。急慢性期中，周教授善用威灵仙、金钱草、山慈菇、伸筋草等，均获良效。现代药理学研究表明，山慈菇鳞茎中含秋水仙碱，对治疗痛风性关节炎有特效；金钱草有明显的利尿作用。局部配以伤科消炎膏外敷，以增强化瘀解毒、消肿止痛之效。

2. 沈丕安验案

刘某，男，48岁，2007年12月10日初诊。患者嗜酒，喜食用肥甘厚味。昨晚因饮大量啤酒后出现左踇趾、第一跖趾关节剧烈疼痛而入睡困难，稍活动后疼痛加重，不能触摸。清晨疼痛稍缓解，遂来就诊。查体：体温38.6℃，左拇趾、第一跖趾红肿灼热，触痛明显，活动受限，口干，溲黄。舌红，苔黄腻，脉滑数。实验室检查：血尿酸541mmol/L，血沉62mm/h，白细胞计数11.2×10^9/L。左足正斜片未见明显异常。

西医诊断：痛风。

中医诊断：痹证。

辨证：湿热阻滞，经络痹阻。

治法：清热利湿，痛痹止痛。

处方：秦皮30g，马齿苋30g，生地黄30g，桑白皮30g，车前子（包）30g，羌活30g，忍冬藤30g，络石藤30g，泽泻12g，牡丹皮12g，川芎12g，陈皮6g，佛手6g，甘草3g。每日1剂，早晚分服。

服用14剂，局部疼痛有所缓解，肿胀减轻，续进14剂，复查血尿酸、血沉、血象均正常，患者基本恢复正常。

按语：在痛风性关节炎治疗上，沈老强调早期要以祛邪为主，邪去则正安。沈老在中医理论的指导下，借鉴现代中药药理研究的成果，提倡辨证与辨病相结合，在清热利湿的中药中选用具有抗炎、消肿、促进尿酸排泄的药物，因此，方中应用桑白皮、车前子、泽泻等清热利湿药物。藤类药物可抑制炎症局部前列腺素的合成或释放，发挥镇痛、抗炎的作用。方中忍冬藤、络石藤的运用为藤类药，避免了应用虫类药物带来的过敏及毒副作用，而又发挥了虫类药物通经活络的功效。

3. 冯兴华验案

路某，男，67岁，2011年3月11日初诊。患者双足、双手多关节及左膝、右肘关节红肿热痛，痛不可触，伴发热，体温38.0～38.5℃，大便秘结，双手、双足多处痛风石形成，舌红、苔黄厚，脉滑数。既往痛风20余年，糖尿病7年，长期饮酒，每日约500mL。血常规：白细胞9.8×10^9/L，血小板560×10^{12}/L；尿常规：pH 5.5，蛋白150mg/dL。生化：血尿酸682μmol/L，血糖9.2mmol/L，血肌酐170μmol/L，尿素氮5.47mmol/L，甘油三酯5.47mmol/L，总胆固醇7.86mmol/L，血沉86mm/h，CRP 72mg/L。入院后先后予美洛昔康、洛索洛芬钠、吲哚美辛缓释片以抗炎退热，联合盐酸曲马多缓释片以镇痛，静脉滴注痰热清以清热解毒退热，但发热及关节肿痛均无明显改善；在积极控制血糖基础上，给予复方倍他米松1mL肌肉注射，发热未退，关节肿痛稍减，3天后再次加重。遂请冯老师会诊。

西医诊断：痛风。

中医诊断：痹证。

辨证：热毒炽盛，气血两燔证。

治法：清气凉血，泻火解毒。

方药：清瘟败毒饮加减。生地黄12g，黄连9g，黄芩9g，牡丹皮10g，石膏30g（先煎），栀子7g，甘草5g，竹叶12g，玄参10g，犀角（水牛角代）3g，连翘15g，芍药10g，知母9g，桔梗10g。水煎服，每日1剂。

服用3天后，关节肿痛明显减轻，发热退。继服1周，巩固疗效，病情稳定，好转出院。

按语：清瘟败毒饮出自《疫疹一得·疫疹诸方》，“治一切火热……不论始终以此为主”，“此十二经泄火之药也”。该方由白虎汤、犀角地黄汤和黄连解毒汤组成。方中君以石膏直入胃经，使其敷布于十二经，退其淫热；佐以黄连、水牛角、黄芩泻心、肺火于上焦；牡丹皮、栀子、赤芍泻肝经之火；连翘、玄参解散浮游之火；生地黄、知母抑阳扶阴，泻其亢甚之火而救欲绝之水；桔梗、竹叶载药上行；使以甘草和胃也。方中尤其“重用石膏，先平甚者，而诸经之火自无不平矣”，石膏，性寒，大清胃热，味淡而薄，能解肌热；体沉而降，能泄实热，杀其炎势，“非石膏不足以取效耳”。该例患者为慢性痛风性关节炎，根据该阶段的发病特点，治当扶正祛邪、健脾益肾、化浊排毒，但入院时以关节红肿热痛、发热、大便干结、舌红苔黄厚、脉滑数为主要临床表现，急则治其标，给以清瘟败毒饮以清气凉血、泻火解毒，获良效。因此，临床诊治虽强调分期辨证施治，但亦需临证灵活变通，以免犯虚虚实实之戒。

【参考文献】

[1] 胡荫奇，韩永刚．名老中医治疗风湿病经验［M］．北京：军事医学科学出版社，2006.

[2] 娄玉钤．中国风湿病学［M］．北京：人民卫生出版社，2001.

[3] Watanabe S，Kang DH，Feng L，et al. Uric acid，hominoid evolution，and the pathogenesis of salt sensitivity［J］. Hypertension，2002，40（3）：355－360.

[4] Tsuruta Y，Mochizuki T，Moriyama T，et al. Switching from allopurinol to febuxostat for the treatment of hyperuricemia and renal function in patients with chronic kidney disease［J］. Clin Rheumatol，2014，33（11）：1643－1648.

[5] Finckh A，Mc Carthy GM，Guerne PA. Methotrexate in chronic－recurrent calcium pyrophosphate deposition disease：no significant effect in a randomized cross－over trial［J］. Arthritis Res Ther，2014，16（5）：458.

[6] Martinon F. Mechanisms of uric acid crystal－mediated autoinflammation［J］. Immunol Rev，2010，233（1）：218－232.

[7] Reinders MK，Jansen TL. Survey on management of gout among Dutch rheumatologists［J］. Ann Rheum Dis，2008，67（7）：1049.

[8] 滕英华．痛风病因及其辨证论治［J］．实用中医内科杂志，2008，22（7）：78－79.

[9] 杨集群．中医辨证治疗原发性痛风51例［J］．吉林中医药，2007，27（9）：29－30.

[10] 王迎春，哈朝晖，刘臣．辨证分型治疗痛风性关节炎的临床应用［J］．辽宁中医杂志，2007，34（12）：1767.

[11] 金相哲．浅谈痛风性关节炎的辨证治疗［J］．中国临床医药研究杂志，2008，194（14）：44－46.

[12] 刘佳，马宝东，赵用．痛风性关节炎中医临床证型研究［J］．实用中医内科杂志，2012，26（1）：18－20.

[13] Abbas Dehghan，Anna Köttgen，Qiong Yang，et al. Association of three genetic loci with uric acid concentration and risk of gout：a genome－wide association study［J］. Lancet，2008，372：1953－1961.

[14] Roughley MJ，Belcher J，Mallen CD，et al. Gout and risk of chronic kidney disease and nephrolithiasis：meta－analysis of observational studies［J］. Arthritis Res Ther，2015，17（1）：90.

[15] Hill EM, Sky K, Sit M, et al. Does starting allopurinol prolong acute treated gout? A randomized clinical trial [J] . J ClinRheumatol, 2015, 21 (3): 120 - 125.

[16] Aune D, Norat T, Vatten LJ. Body mass index and the risk of gout: a systematic review and dose - response meta - analysis of prospective studies [J] . Eur J Nutr, 2014, 53 (8): 1591 - 601.

[17] Schauer C, Janko C, Munoz LE, et al. Aggregated neutrophil extracellular traps limit inflammation by degrading cytokines and chemokines [J] . Nat Med, 2014, 20 (5): 511 - 517.

[18] Schorn C, Janko C, Krenn V, et al. Bonding the foe - NETting neutrophils immobilize the proinflammatory monosodium urate crystals [J] . Front Immunol, 2012, 3 (1): 376.

[19] 雷桂平. 当归拈痛汤对急性痛风性关节炎患者血清 MMP - 3 的影响 [J]. 中医临床研究, 2011, 13 (3): 42 - 44.

[20] 闫霞, 方路, 吴云华. 当归拈痛汤加减治疗痛风性关节炎 32 例疗效观察 [J]. 云南中医中药杂志, 2005, 26 (3): 24.

[21] 罗进林, 罗红彤, 罗利飞. 当归拈痛汤对急性痛风性关节炎患者血浆炎症细胞因子的影响 [J]. 福建中医药, 2012, 43 (5): 17 - 18.

[22] 徐莎婷, 唐现莉, 欧阳建军. 当归拈痛汤的临床应用与实验研究 [J]. 河南中医, 2013, 33 (2): 302 - 305.

[23] 杨辉, 谢志军, 温成平. 中药复方外用于大鼠急性痛风性关节炎模型疗效及不同关节肿胀度测量方法效果的比较 [J]. 中国中医急症, 2013, (12): 1994 - 1998.

[24] 陈娇, 周佳, 韦双双, 等. 基于气相色谱 - 质谱联用技术的痛风病人血清代谢特征分析 [J]. 分析测试学报, 2016, 35 (02): 137 - 142.

[25] 关宝生, 杜文彦, 邱洪斌. 痛风/高尿酸血症患者生活习惯的危险因素 [J]. 中国老年学杂志, 2014, 34 (2): 455 - 459.

[26] 刘湘源, 郑晓娟. 尿酸持续达标是难治性痛风治疗的关键 [J]. 北京大学学报 (医学版), 2012, 44 (2): 168 - 171.

[27] Neogi T, Jansen TL, Dalbeth N, et al. 2015 Gout classification criteria: an American College of Rheumatology/European League Against Rheumatism collaborative initiative [J] . Ann Rheum Dis, 2015, 74 (10): 1789 - 1798.

[28] 中华医学会内分泌学分会. 高尿酸血症和痛风治疗的中国专家共识 [J]. 中华内分泌代谢杂志, 2013, 29 (11): 913 - 920.

[29] 王宝苹, 李长贵, 韩琳, 等. SLC17A3 基因 V257F 点突变与原发性痛风的关系 [J]. 青岛大学医学院学报, 2013, 49 (01): 25 - 26.

[30] 向阳. 中西医结合、内外兼治痛风性关节炎 80 例临床观察 [J]. 中国中医骨伤科杂志, 2010, 18 (03): 22 - 24.

[31] 刘宏潇, 冯兴华. 冯兴华分期治疗痛风性关节炎经验 [J]. 中医杂志, 2012, 53 (21): 1814 - 1815.

第二十节 系统性硬化症

【概述】

系统性硬化症（systemic sclerosis，SSc）又称硬皮病，是一种原因不明的以局限性或弥漫性皮肤增厚和纤维化为特征的结缔组织病，除皮肤受累外，可以影响心、肺、肾和消化道等内脏器官。SSc 作为一种自身免疫病，往往伴抗核抗体、抗着丝点抗体、抗 Scl－70 等自身抗体阳性。本病女性多见，发病率大约为男性的 4 倍，育龄妇女为发病高峰人群，以 30～50 岁多见，儿童相对少见。我国硬皮病的发病率在风湿类疾病中仅次于类风湿关节炎和系统性红斑狼疮，居第三位。

系统性硬化症有多种亚型，其临床表现和预后各不相同。临床以皮肤受累范围为主要指标，将系统性硬化分为多种亚型。常见的亚型有弥漫性硬皮病、局限性硬皮病、无皮肤硬化的硬皮病、重叠综合征和未分化型等。本书主要介绍前两种。

中医学没有相关疾病病名记载，根据其临床特征，辨证应属于“皮痹”“肌痹”等范畴。如《素问·痹论》：“以秋遇此者为皮痹。”“其不痛不仁者，病久入深，荣卫之行涩，经络时疏，故不通，皮肤不营，故为不仁。”《素问·五脏生成》：“卧而风吹之，血凝于肤者为痹。”《诸病源候论》：“风湿痹病三状，或皮肤顽厚，或肌肉酸痛……内血气虚则受风湿，而成此病。久不瘥，入于经络，搏于阳经，亦变令身体手足不随。”《圣济总录》曰：“肌痹，其状肌肤弗营，肌肉顽厚而不仁是也。”

【西医病因与发病机制】

该病确切病因和发病机制仍未明确，目前认为是在基因易感性基础上，由于环境因素刺激而激活机体免疫系统，进而造成血管内皮损伤、成纤维细胞增殖、胶原蛋白及细胞外基质的合成与沉积，导致组织纤维化发生。血管内皮损伤能诱导免疫介质释放，多种细胞因子参与了组织纤维化过程。本病病理机制复杂，涉及免疫异常学说、结缔组织代谢异常学说、细胞因子作用异常学说等。

1. 西医病因

（1）遗传因素　目前 SSc 家族史是被确定的最重要的发病危险因素。SSc 具有遗传易感性，SSc 患者一级亲属的发病风险高于正常人群。一项对美国 703 个家庭（包含 11 个复合 SSc 家庭）的研究发现，一级亲属的家族相对危险度为 13，复发率为 1. 6%（正常人群为 0. 026%）；同胞关系的家族性相对危险度是 15。硬皮病发病男女比为 4. 6∶1，硬皮病发病表现出种族差异，就人种而论黑种人发病率要高于白种人，同时不同人群中发病年龄也存在差异。

（2）环境因素　SSc 是一种多因素疾病，如长期接触矽尘、氯乙烯、少量 X 线反复照射，也可能发生特发性硬皮病。低氧状态下，SSc 患者和正常人皮肤成纤维细胞胶原蛋白合成均有增加，Ⅰ型和Ⅲ型前胶原 mRNA 表达也均增加，低氧可能是皮肤硬化的一个相关因素。另外，焊接蒸气、环氧树脂、石油溶剂、芳香族化合物及其他各种化学试剂；某些药物如博莱霉素、氨苯砜等亦能导致与SSc类似的疾病。

（3）免疫因素　SSc中可检测到多种自身抗体，其中抗Scl－70抗体为SSc的标志性抗体，提示体液免疫参与SSc发病。B细胞活性的提高与辅助性T淋巴细胞功能的增强有关，导致自身抗体产生，这些抗体可直接或间接损伤内皮细胞，诱导成纤维细胞的增殖。T辅助细胞功能增强还可刺激淋巴细胞产生可溶性因子，这些炎性介质与其他单核细胞或巨噬细胞释放的介质一起对成纤维细胞的趋化、核分裂和胶原合成起调节作用。

2. 病理机制

（1）结缔组织代谢异常学说　现代研究表明，SSc细胞外基质（extracellular matrix，ECM）代谢异常是引起纤维化的直接原因。本病特征性皮肤绷紧与增厚，是由于过多胶原的产生，在皮下组织沉积，造成皮肤和内脏广泛的纤维化。各种原因（如氧化压力、外伤）引起的内皮细胞损伤可能是起始原因：损伤的内皮细胞可改变自身通透性，加速单核细胞等炎症相关细胞的浸润，受损的血管内皮细胞及炎症细胞可释放多种细胞因子及化学因子，从而激活成纤维细胞，导致大量胶原蛋白等ECM成分的产生，同时ECM降解减少，使得器官组织内大量ECM沉积，引起器官纤维化。

（2）免疫异常学说　系统性硬化症常与系统性红斑狼疮、干燥综合征、皮肌炎、类风湿关节炎等自身免疫病同时或先后并存。患者血清中存在多种自身抗体，且常伴有高丙种球蛋白血症、免疫复合物等，提示本病与自身免疫相关。

（3）细胞因子作用异常学说　现代研究已经表明，本病的发生有许多细胞因子参与作用，如表皮细胞生长因子、转化生长因子、血小板衍生生长因子等，这些细胞因子相互作用，形成复杂的调节网络，决定了人体内的胶原沉积水平，当某个或某些细胞因子启动了其他细胞因子介导的一系列趋化、增殖和分化反应时，最终导致硬皮病的发生。研究显示，白细胞介素是参与SSc的重要因素，白细胞介素相互作用，募集并活化炎细胞，也能刺激肌纤维产生更多的细胞因子，引起免疫瀑布效应，持续对肌纤维造成破坏，IL－1、IL－15、IL－17和IL－18是其中的关键因子。

（4）血管异常学说　雷诺现象（RP）常是系统性硬化症最早的临床表现，表明该病早期即有微小血管的特征性改变；血管病变不仅可见于皮肤，同样也可见于内脏器官，其发生可能与神经源性异常、免疫反应异常，以及血液与血管间相互作用异常等相关。

【中医病因病机】

中医学认为，本病主要是先天禀赋不足，脾肾阳虚，卫外不固，外感风寒湿邪，痹阻经络，致使气血瘀滞，营卫不通，累及脏腑而发病。邓铁涛认为本病由于先天禀赋不足，后天失调，导致脏腑亏损、积虚成损而引发，病虽在皮毛与肺，但其本在脾肾，其病机与肺脾肾相关，五脏俱虚，从而致多脏同病，多系统、多脏器受损。艾儒棣认为本病主要是因体虚感邪，瘀毒阻络，病位在肺，其本在肾，瘀毒为标。该病的发生与肺、脾、肾三脏的关系最为密切，先起于肺，但又损及脾和肾，早中期以肺或肺脾为主，中晚期以肺肾、脾肾为主。然在整个病程中，肺在其中起着重要的作用。

1. 先天不足

先天禀赋不足，卫外不固，外邪侵袭肌腠，阻滞经脉，致使气血运行受阻，不能濡养肌腠，出现肌肤麻木、硬化、肿胀、疼痛。

2. 脾肾阳虚

脾肾阳虚，阴寒内盛，或劳伤过度，阳气虚衰，寒从中生，经脉气血运行不畅，肌肤、四末发凉，遇寒则皮肤发紫发白。日久则肌肤硬化、变薄，毛发脱落，色素沉着。

3. 气滞血瘀

精神抑郁或情志不舒，以致气滞血瘀、经脉痹阻，气血不能滋养肌肤，肌肤失荣则变硬变薄，甚则出现面部皮肤绷紧，张口困难，皱纹消失。

4. 痰浊内蕴

先天不足、脾胃失司，或劳倦过度，以致痰浊内生，则吞咽不畅、食之不下；若痰浊阻络，肌肤失养则麻木、硬化。

【诊断标准】

参照2013年美国风湿病学会及欧洲抗风湿病联盟（ACR/EULAR）联合发布的硬皮病的新分类标准：

（1）双手指的皮肤增厚超过掌指关节远端为9分。

（2）手指肿胀为2分。

（3）掌指关节、MCP远端、近端指间关节皮肤硬化为4分。

（4）指端溃疡2分。

（5）指端凹陷性疤痕3分。

（6）毛细血管扩张2分。

（7）甲周毛细血管异常2分。

（8）肺动脉高压2分。

（9）间质性肺病2分。

（10）雷诺现象3分。

（11）抗Scl－70或抗－RNA聚合酶Ⅲ阳性3分。

总得分为各项最高评分的总和，总得分>9分即可归类为SSc患者。新的分类标准具有优越的敏感性和特异性，可以早期诊断指导治疗。

【西医治疗】

SSc临床上高度异质性，病情难以预测，一些病例死亡率高，疗效较差。因此，SSc被认为是风湿病治疗中最具挑战性的疾病之一，目前尚无特效药物。皮肤受累范围和病变程度为诊断和评估预后的重要依据，而重要脏器累及的广泛性和严重程度决定它的预后。早期治疗的目的在于阻止新的皮肤和脏器受累，而晚期的目的在于改善已有的症状。

1. 支持治疗

支持治疗包括患者教育，避免紧张，激动。保暖是针对雷诺现象的重要措施。

2. 一般治疗

（1）*糖皮质激素* 糖皮质激素对硬皮病的效果并不显著，对于有内脏损害的弥漫性SSc患者可用。糖皮质激素通常对患者的炎症性病变如肌炎、间质性肺炎、心肌病变、心包积液有一定疗效。硬皮病发展至晚期，特别是出现氮质血症的患者，禁用糖皮质激素。

（2）*免疫抑制剂* 免疫抑制剂对本病疗效不肯定，常用的有环孢霉素A、环磷酰胺、硫唑嘌呤、甲氨蝶呤等；免疫抑制剂与糖皮质激素合并应用，常可提高疗效和减少糖皮质激素用量。青霉胺能将单胺氧化酶中的铜离子络合，抑制新胶原成熟，并能激活胶原酶，使已形成的胶原纤维降解，适用于年纪轻、病程短、早期皮肤硬化、雷诺征、食管改变的患者。

3. 对症治疗

（1）*雷诺现象（RP）及指端溃疡* 首先要戒烟，保暖，改善微循环。钙通道拮抗剂是最为常用的治疗方法，常用的有硝苯地平、苯磺酸氨氯地平等；如症状较重，有坏死倾向，可以应用血管扩张剂，如哌唑嗪；抗血小板聚集药，如阿司匹林；另外，如丹参注射液、低分子右旋糖酐、双嘧达莫等，均阻止红细胞及血小板的聚集，降低血液黏滞性，改善微循环，缓解雷诺征。静脉给予前列腺素类药物如前列腺素E1可缓解雷诺现象，治疗指端溃疡，也可治疗大部分肺动脉高压患者，该药可以较明显降低肺血管阻力，提高心排血量。

（2）*反流性食管炎* SSc的消化道受累很常见。质子泵抑制剂对胃食管反流性疾病、食管溃疡和食管狭窄有效。嘱患者少食多餐，餐后取立位或半卧位。可服用质子泵抑制剂或组胺受体阻断剂降低胃酸；吞咽困难，可用多潘立酮等增加胃肠动力药。

（3）*SSc相关的肺动脉高压（PAH）* 主要治疗措施包括氧疗、利尿剂、强心剂和肺动脉血管扩张剂。目前临床上应用的血管扩张剂有钙离子拮抗剂、前列腺素及其类似物、内皮素-1受体拮抗剂、5型磷酸二酯酶抑制剂（PDE-5）等。其中，内皮素-1受体拮抗剂是一种强的内源性血管收缩剂。临床试验研究表明，内皮素-1受体拮抗剂可改善肺动脉高压（PAH）患者的临床症状和血流动力学指标，提高运动耐量，改善生活质量和提高生存率。推荐用法是初始剂量62.5mg，每日2次，连用4周，后续剂量125mg，每日2次，维持治疗。该药已经被欧洲和美国指南认为是治疗心功能Ⅲ级肺动脉高压（PAH）患者的首选治疗药物。西地那非是一种强效、高选择性5型磷酸二酯酶抑制剂，在欧洲被推荐用于治疗SSc相关的肺动脉高压（PAH），推荐初始剂量20mg，每日3次。常见不良反应包括头痛、面部潮红等，但一般可耐受。另外，一氧化氮是血管内皮释放的血管舒张因子，具有调节血管张力、血流、炎症反应和神经传导等广泛的生物学作用。长期吸入一氧化氮可能对肺动脉高压有一定疗效，但仍需进一步的随机对照试验以评估其安全性和有效性。

（4）*肺间质病变* 肺间质病变（ILD）是SSc患者死亡的主要原因，治疗需要解决SSc中的炎症和纤维化。用环磷酰胺（CYC）或吗替麦考酚酯（MMF）治疗后，短期改善体现为：限制性通气功能障碍（forced vital capacity，FVC）、自觉呼吸困难症状、X线所显示的纤维化灶的改善。重要的生存预测因素包括年龄、受累皮肤的范围及FVC降低超过2年的患者。Anabasum是一种口服选择性大麻素受体2型（CB2）激动剂，由活化的免疫细胞和成纤维细胞表达，可激活先天免疫反应中的减少组织炎症和纤维化的核心部分，而无免疫抑制作用；减少动物模型中肺和皮肤的炎症和纤维化，抑制 SSc 成纤维细胞、转录生长因子（TGFβ）和胶原的产生，具有良好的安全性和耐受性。与安慰剂相比，Anabasum 治疗的患者，其在 ACR CRISS 评分、mRSS、HAQ－DI 及患者个人评估中获得了很大的改善。印度一项研究表明，他达拉非降低 SSc 患者的皮肤纤维化和纤维化基因表达，改善皮肤 mRSS 评分。更新的 EULAR 治疗 SSc 的建议中，抗 CD20 疗法不包括在内，在研究议程中，“评估抗 CD20 疗法治疗 SSc 的疗效和安全性”被认为是有前途的。

（5）*肾功能不全* 肾功能不全是 SSc 的重症，应使用血管紧张素转换酶抑制剂（ACEI）控制高血压。即使肾功能不全透析的患者，仍应继续使用 ACEI。SSc 肾功能不全风险增加与激素相关，使用激素的患者应密切监测血压和肾功能，必要时应及时血液透析或肾移植。

（6）*硬皮病肾危象（SRC）* ACEI 药物治疗是必须的，它能明显提高肾危象（SRC）患者的生存率。抗高血压治疗的目标是每 24 小时使收缩压下降 10～20mmHg，直到血压在正常范围。卡托普利是一个短效药物，最容易调节早期高血压。在严重的微血管性溶血性贫血，可应用血浆置换。三分之二的患者肾脏需要血液透析支持，其中一半患者能最终康复而不用血液透析。

4. 预后

SSc 的预后与其临床分型、内脏受损及病程有关。局限型 SSc 患者部分可自发性缓解；弥漫型 SSc 患者的致残率和死亡率较高。伴心、肺、肾受损者预后不佳。主要死亡原因为肺部感染及肾功能衰竭等。

附：2016 年 EULAR 治疗系统性硬化症更新建议

2009 年，欧洲抗风湿病联盟（EULAR）首次发布了系统性硬化症（SSc）治疗建议。2016 年，随着新药物和新临床研究证据的出现，EULAR 进行了新的系统综述研究，并更新了 2009 年系统性硬化症的建议。

此次更新的建议主要有 16 项内容（2009 年为 14 项），涉及 SSc 多器官并发症的治疗，手指或足趾溃疡（DU），皮肤、肺部疾病和胃肠道受累。新的建议基于现有证据，并在与临床专家和患者的共识会议中制定。

16 项建议的主要内容如下：

（1）对二氢吡啶类钙拮抗剂的随机对照试验（RCT）荟萃分析表明，硝苯地平可降低 SSc－RP 的发生频率和严重程度。PDE－5 抑制剂能降低 SSc－RP 的发生频率和严重性。二氢吡啶类钙拮抗剂，通常是指口服硝苯地平，应被认为是 SSc－RP 的一线治疗。在 SSc－RP 的治疗中也应该考虑 PDE－5 抑制剂（推荐强度：A）。

（2）前列腺素类药物的 RCT 荟萃分析表明，静脉注射伊洛前列素可以降低 SSc－RP 发生频率和严重程度。对于严重 SSc－RP，应考虑静脉注射伊洛前列素（推荐强度：A）。

（3）研究表明，氟西汀可能改善 SSc－RP。氟西汀被认为可以用于治疗 SSc－RP（推荐强度：C）。

(4) 两项 RCT 表明，静脉注射伊洛前列素对 SSc 患者的 DU 愈合有效。在 SSc 患者 DU 治疗中应考虑静脉注射伊洛前列素（推荐强度：A）。

(5) RCT 的荟萃分析和独立 RCT 的结果表明，PDE－5 抑制剂可改善 SSc 患者 DU 愈合。此外，PDE－5 抑制剂可以防止 SSc 中新的 DU 发展。PDE－5 抑制剂应考虑用于 SSc 患者的 D 治疗（推荐强度：A）。

(6) 波生坦已经在两个高质量 RCT 中证实，其可减少 SSc 患者新 DU 数量的有效性。特别是在使用了钙通道阻断剂、PDE－5 抑制剂或伊洛前列素治疗，仍具有多个 DU 的患者，应该考虑使用波生坦减少 SSc 中新的 DU 数量（推荐强度：A）。

(7) 基于包含患 PAH 的异质群体和结缔组织相关性肺动脉高压（CTD－PAH）患者的高质量 RCT 结果，几种 ERA（安立生坦、波生坦和马西替坦）、PDE－5 抑制剂（西地那非、他达拉非）和利奥西呱已被批准用于治疗 CTD－PAH。ERA、PDE－5 抑制剂或利奥西呱应考虑用于治疗 SSc 相关的 PAH（推荐强度：B）。

(8) SSc 患者的一项高质量 RCT 表明，连续静脉注射依前列醇可改善 SSc－PAH 的运动能力、功能级别和血液动力学指标。静脉注射前列腺素应考虑用于治疗严重 SSc－PAH（Ⅲ级和Ⅳ级）的患者（推荐强度：A）。

(9) 两项 RCT 及其再分析表明，甲氨蝶呤可改善早期弥漫性 SSc 的皮肤评分，对其他器官尚未体现积极影响。甲氨蝶呤可用于治疗早期弥漫性 SSc 的皮肤表现（推荐强度：A）。

(10) 考虑到两个高质量 RCT 的结果，尽管 CYC 具有已知的毒性，但应考虑用于治疗 SSc 相关间质性肺病（SSc－ILD），特别是对于具有进行性 ILD 的 SSc 患者（推荐强度：A）。

(11) 关于造血干细胞移植（HSCT），两个 RCT 显示 SSc 患者的皮肤受累和肺功能稳定性改善，并且一个大的 RCT 研究表明，与 CYC 相比，SSc 患者无事件生存期改善。HSCT 应考虑选择性用于治疗具有器官衰竭风险的快速进展性 SSc 患者。鉴于治疗相关的副作用和早期治疗相关死亡率的高风险，仔细选择使用 HSCT 治疗的 SSc 患者和有经验的医疗团队是至关重要的（推荐强度：A）。

(12) 几项队列研究显示，使用 ACE 抑制剂治疗 SRC 患者的生存获益。专家建议立即使用 ACE 抑制剂治疗 SRC（推荐强度：C）。

(13) 几项回顾性研究表明，糖皮质激素与更高的 SRC 风险相关。在用糖皮质激素治疗的 SSc 患者中应仔细监测血压和肾功能（推荐强度：C）。

(14) 尽管没有大规模的特异性 RCT，专家建议质子泵抑制剂（PPI）应用于治疗 SSc 相关的胃食管反流病（gastroesophageal reflux disease，GERD）和预防食管溃疡和狭窄（推荐强度：B）

(15) 尽管在 SSc 患者中缺乏促运动药物的 RCT 研究，专家建议促运动药物应用于治疗 SSc 相关的运动障碍（吞咽困难、GERD、早饱、腹胀、假性梗阻等）（推荐强度：C）。

(16) 尽管在 SSc 患者中缺乏抗生素类药的 RCT 研究，专家建议间歇或轮换使用抗生素治疗 SSc 患者的症状性小肠细菌过度生长（强度建议：D）。

与之前 2009 年 EULAR 的建议相比，更新的建议包括几种针对特定 SSc 相关器官受累的新治疗方法。关于SSc以外的血管并发症的治疗，已经增加了对具有器官衰竭风险的快速进展性SSc特定患者的HSCT建议。这些更新的建议以研究证据为基础，有助于改善对SSc患者的关怀，并指明进一步的临床研究方向。

【中医治疗】

1. 辨证治疗

参照中华人民共和国中医药行业标准《中医病证诊断疗效标准》（ZY/T001.1－94）、《实用中医风湿病学》。

（1）寒湿痹阻证

主症：皮肤紧张而肿，或略高于正常皮肤，遇寒变白变紫，皮肤不温，肢冷恶寒，遇寒加重，得温减轻；关节冷痛，屈伸不利，常伴有口淡不渴，周身困重，四肢倦怠；舌淡，苔白或白滑，脉沉或紧。

治法：散寒除湿，通络止痛。

方药：阳和汤加味，药用熟地黄、肉桂、鹿角胶、炙麻黄、白芥子、姜炭、附子、细辛、羌活、威灵仙、僵蚕、甘草等。

中成药：寒湿痹颗粒等。

（2）湿热痹阻证

主症：皮肤紧张而肿，肤色略红或紫红，关节肿胀灼热，屈伸不利，触之而热，伴身热，口不渴或渴喜冷饮，大便略干或黏腻，小便短赤，舌红苔黄或黄腻，脉滑数。

治法：清热除湿，宣痹通络。

方药：四妙丸合宣痹汤加减，药用黄柏、苍术、牛膝、薏苡仁、防己、杏仁、山栀子、苦参、连翘、蚕沙、滑石、豨莶草、雷公藤、丹参、三七、土鳖虫等。

中成药：四妙丸、湿热痹颗粒等。

（3）痰毒瘀阻证

主症：皮肤坚硬如革，板硬、麻痒刺痛，捏之不起，肤色黯滞，黑白斑驳，肌肉消瘦，或手足溃疡，痛痒难当，关节疼痛、强直或畸形，活动不利，或指、趾青紫，雷诺现象频发，或胸背紧束，转侧仰卧不便，吞咽困难，咳嗽、气短、胸痹心痛，妇女月经不调等；舌质暗，有瘀斑或瘀点，舌下脉络青紫，脉细或细涩。

治法：化痰解毒，活血祛瘀。

方药：四妙勇安汤合身痛逐瘀汤合加减，药用金银花、玄参、当归、秦艽、桃仁、红花、川芎、赤芍、陈皮、半夏、雷公藤、地龙、穿山甲、壁虎、全蝎、甘草等。

中成药：大活络丹、小活络丸等。

（4）肺脾气虚证

主症：皮肤紧硬，局部毛发稀疏或全无，或皮肤萎缩而薄，皮硬贴骨，肌肉消瘦，肌肤麻木不仁，周身乏力，咳嗽、气短，劳累或活动后加重，头晕目眩，面色不华，爪甲不荣，唇白色淡；舌有齿痕，苔白，脉弱或沉细无力。

治法：补肺健脾，益气养血。

方药：黄芪桂枝五物合归脾汤加减，药用人参、黄芪、桂枝、炒白术、炙甘草、茯苓、当归、芍药、川芎、丹参、鸡血藤、贝母、地龙、红景天等。

中成药：归脾丸、补中益气散、八珍颗粒等。

（5）脾肾阳虚证

主症：皮肤坚硬，皮薄如纸，肌肉消瘦，精神倦怠，毛发脱落，形寒肢冷，面色㿠白，面部肌肉僵呆如面具，腰膝酸软，腹痛腹泻或便秘，动则气喘；舌质淡，苔白，脉沉细无力。

治法：补益脾肾，温阳散寒。

方药：右归饮、理中汤加减，药用熟地黄、山茱萸、山药、制附片、肉桂、鹿茸、巴戟天、淫羊藿、干姜、党参、白术、白芥子、炙麻黄、甘草、冬虫夏草、阿胶等。

中成药：尪痹颗粒、益肾蠲痹丸、金匮肾气丸等。

2. 针灸治疗

（1）体针　根据病情辨证取穴：大椎、风池、膻中、丰隆、血海、阴陵泉、足三里、关元、命门、气海等；每次取 5～6 穴，施以补泻手法。

（2）灸法　根据病情辨证采用神阙灸、艾条灸、艾柱灸、温针灸等。

3. 外治法

（1）中药离子导入法　遵循辨证外治的原则，随证选用具有活血通络、清热解毒作用的中药，通过中药离子导入仪作用皮肤关节局部，治疗时间 15～20 分钟，儿童不宜超 15 分钟。

（2）蜡疗　选用中药蜡膏置于皮肤病变部位或关节、指端等部位，通过场效应治疗仪持续加热治疗，时间为 40 分钟。

（3）穴位贴敷　在夏季三伏天，将白芥子、生姜等中药调成膏状，辨证选择相应的穴位贴敷治疗。成人每次贴敷时间为 2～6 小时，儿童贴药时间为 0.5～2 小时。

（4）中药熏洗　中草药煎汤，趁热在患处熏蒸、淋洗或坐浴。熏洗药温不宜过热，一般熏蒸为 50～70℃，淋洗浸泡为 40～45℃，每次 20～30 分钟。

（5）中药外敷　辨证选用新鲜中草药制成糊状或膏剂，敷于患处或穴位，厚度以 0.2～0.3cm 为宜，大小超出病变处 1～2cm 为度，时间 2～4 小时。

（6）中药热敷　将中草药放入大盆内或药物包入口袋内再放入盆中煎煮，煮好后，先用热蒸汽熏蒸患处，待药液温度下降适中时，用毛巾蘸取中药液敷于患处，或直接将装药的口袋敷于患处。每次治疗时间为 20～30 分钟。

（7）中药涂擦　将温经活血中药煎剂或中草药浸泡于 500mL 75% 乙醇内 24 小时后，用药汁涂擦皮肤硬化或关节疼痛之处，用纱布蘸取适量药液反复擦拭，时间 15 分钟左右。

【生活调摄】

1. 宜食含有饱和脂肪含量极低的物质，如向日葵、红花油、橄榄和芝麻油。应少食用一些可以引起多发性硬化症的食物，如咖啡因、奶制品、牛奶、酵母、酒和谷物等。

2. 注意保暖：冬天可戴手套以防寒，避免皮肤损伤，特别是肢端皮肤的破溃。

3. 重视养生的康复护理：采用揉腹、吐息导引等养生方法。

4. 特色皮肤护理：采用红花、血竭等中草药制成皮肤护理液对局部皮肤进行护理，使用“摩”“推”“揉”等方法进行按摩，以带动关节进行被动活动，增加皮肤肌肉弹性。

【科研思路与方法】

目前中医药在硬皮病的临床应用中存在一些问题：中医辨证分型及其标准的不明确，使得辨证论治处方不固定，疗效间差异大，专病专方较少，各种处方的疗效缺乏可比性，且对于硬皮病危重症的治疗效果不明显；对复方治疗硬皮病的作用机理研究较少，缺乏大规模临床试验对专方的疗效及证型的规律进行观察研究。要发挥中药治疗优势，可以根据现代中医对本病的认识及临床与实验研究，结合药理学研究成果，从发挥中药抗纤维化、消除自身免疫及提高激素水平等方面开展工作，进行科学研究。

1. 理论研究方面

本病是以皮肤变硬和增厚为主要特征的结缔组织病，病变既累及皮肤，又侵及内脏。有研究提出了温阳补肾、活血化瘀的方法，同时从系统生物学的角度分析系统性硬化的病因病机，为免疫性疾病的研究提供了一种新的研究思路。刘维等筛选出疗效确切的临床研究及病案报道26篇，发现针灸治疗硬皮病的疗法和临床方案内容丰富并颇具特色，主要有毫针刺法、电针、蜂针、火针、艾灸、天灸以及针灸结合拔罐、热敷、穴位注射等不同针灸疗法或针灸结合其他疗法的临床应用方案。认为针灸结合不同疗法，可优势互补，起到协同效应，疗效肯定且中医特色优势突出，但需要对临床方案进行规范化及标准化研究。

在一项大规模前瞻性研究中发现，存在SSc自身抗体和/或典型甲皱毛细血管异常而无其他任何临床表现的RP患者发展为典型SSc的可能性比其他RP患者高60倍。随访结果显示，基线水平自身抗体阳性和甲皱毛细血管异常的患者中79.5%发展为明确的SSc。自身抗体和微血管损害是RP进展为SSc的独立预测因子。2013年，新的ACR/EULAR分类标准出版，这些标准包括特异性的自身抗体、甲皱毛细血管变化、RF和手指肿胀。这一标准建立在一个评分系统上，患者评分超过9分则可分类为SSc，该分类标准具有高度特异性但仍不能早期诊断SSc。这一现实意味着只有在出现皮肤受累和/或内脏受累后才能得到诊断，治疗因此被延误致病情无法逆转。

2. 实验研究方面

Arkwright等从转化生长因子（TGF-β1）角度出发，TGF-β1通过刺激成纤维细胞合成胶原和纤维粘连蛋白，并且抑制胶原酶mRNA、α-2巨球蛋白的合成，进而抑制细胞间基质的降解，最终导致纤维化的形成。系统性硬化病患者血清TGF-β1水平下降，其原因可能与免疫耐受缺失有关。

Maier等进行的一项临床前研究利用小鼠模型观察了磷酸二酯酶抑制剂Rolipram（咯利普兰）和Apremilast（阿普斯特，已获批用于银屑病和银屑病关节炎的治疗）对SSc的疗效，结果显示，两种磷酸二酯酶抑制剂均可显著抑制小鼠模型的皮肤纤维化。其作用机制可能是由于二者抑制了M2巨噬细胞的分化及其释放多种促纤维化细胞因子的能力，进而抑制了纤维母细胞的活化和胶原的释放。该研究结果将为磷酸二酯酶抑制剂在抗纤维化领域的应用提供理论支持。

多种因素引起的STAT3磷酸化可引起成纤维细胞异常活化，导致SSc的发生和发展。

Chakraborty 等通过体内及体外研究发现，TGF－β 途径可引起 STAT3 信号过度活化，其中 JAK、SRC、c－ABL 和 JNK 激酶发挥了重要作用。STAT3 缺陷的成纤维细胞对 TGF－β 的促炎效应不敏感，特异性敲除小鼠成纤维细胞 STAT3 或用药物抑制 STAT3 可缓解 SSc 模型小鼠的皮肤纤维化。因此，STAT3 可能在纤维化中发挥了重要作用，抑制 STAT3 可成为 SSc 未来治疗的新方向。

Fli1 是 ETS 转录因子家族成员，参与细胞分化调控、细胞周期调控、细胞迁移、细胞增殖及凋亡、血管生成等。Takahashi 等发现，通过转录因子基因沉默，角质细胞中的 Fli1 将引发 SSc，特异性 Fli1 基因敲除小鼠同时出现皮肤及食管纤维化。而且，由于下调自身免疫调节因子，Aire 将导致肺间质病变，更重要的是，Fli1 可直接调节上皮细胞 Aire 表达。因此，上皮细胞 Fli1 缺失可能参与系统性自身免疫病，并导致 SSc 多器官纤维化，表观调控 Fli1 可能有助于预防 SSc 的发生。

3. 临床研究

邢泽宇等选取 2008～2014 年在北京协和医院皮肤科门诊就诊或随诊的系统性硬化患者，共计 296 例作为病例组，以及 2011－2014 年在北京协和医院体检中心进行健康查体的人群，共计 230 例作为对照组，提取外周血中的基因组 DNA，采用质谱测序的方法对 14 个候选基因上的 22 个单核苷酸多态性位点进行分型检测，对相关基因的位点和基因型的频率进行统计分析，分析基因对系统性硬化易感性的影响。

研究表明加味阳和汤是硬化期有效的中药复方，李明等用加味阳和汤软化脾肾阳虚型 SSc 患者硬化的皮肤。药理研究表明，温阳补肾和活血化瘀中药对成纤维细胞的增殖均具有显著直接抑制作用，加味阳和汤能改善本病肿胀硬化、雷诺征等临床症状和体征，升高患者低下的皮质醇水平，调节患者 HPA 轴功能，同时降低患者循环内皮细胞水平，抑制系统性硬化患者炎症和血管病变。范永升主张从肺论治，将本病分为肺虚易感、肺气虚、肺脾两虚、肺肾两虚 4 证型，用补肺汤加减以补益肺气，健脾助运，补肾强筋。兼瘀者加丹参、牛膝、山甲片等，痰湿者加浙贝母、百部、橘络等，温通经脉则加桂枝、麻黄等。

在一项回顾性研究中，研究者对 75 名确诊为 SSc 且病程均少于 3 年的患者进行跟踪研究，在初始及随访 1 年后应用超声检测预先确定 5 个部位的皮肤厚度。结果显示，大多数患者的超声检测结果有显著变化，其中 21 名患者皮肤厚度总和（TST）增加，37 名降低；随访发现患者胸前皮肤（$P=0.024$）及 5 个部位 TST（$P=0.011$）明显减低。研究中基线及随访数据均提示 TST 与血清软骨寡聚基质蛋白（COMP）、改良 Rodan 皮肤评分（mRSS）及硬皮病患者双手活动度（HAMIS）存在相关性；且随访期间 TST 变化与血清－COMP、MRSS、HAMIS 的变化相关。所以，研究者认为，在早期 SSc，高分辨超声测量皮肤厚度的变化应与血清 COMP 测定、mRSS、HAMIS 变化是一致的，皮肤超声检测可为 SSc 复杂的皮肤纤维化过程提供客观性评估。

血管功能失调是 SSc 主要特点，主要表现为皮肤（雷诺现象和指端溃疡）、肺脏（肺动脉高压 PAH）和肾脏（硬皮病肾危象 SRC）病变。来自巴斯大学的 John D Pauling、康奈尔医学院的 Ruth Minkin 和伦敦大学的 Christopher Denton 分别从皮肤、肺脏和肾脏三方面出发，通过对临床实践结果和循证医学证据分析，探讨 SSc 血管病变的病理基础。John D Pauling 发现，不明确的临床研究终点成为药物治疗研究的最大障碍，目前尚无 FDA 批准的可治疗 SSc 皮肤血管病变的有效药物。Ruth Minkin 认为，将 DETECT 计算法用于 SSc 相关肺动脉高压（PAH）的评估可早期发现肺脏病变，为早期治疗提供依据。Christopher Denton 认为，dcSSc、发病年龄早、皮肤病变进展迅速、激素用量 >20mg/d 等是硬皮病肾危象（SRC）的风险因素，严重高血压、病理检查无急性血管病变及 Nt - proBNP 低水平升高是 SRC 预后良好的预测指标。

2017 年利妥昔单抗是 SSc 治疗的一个研究热点，有 3 个临床研究发表。第 1 个研究，是 2017 年 7 月发表的一项单中心的随机、双盲、安慰剂对照研究，评价了利妥昔单抗对早期 SSc 患者的疗效和安全性，以及对 SSc 相关肺纤维化的影响。该研究共纳入 16 例确诊时间小于 2 年的 SSc 患者（其中 12 人为弥漫性皮肤型系统性硬化症），随机分为 2 组，分别于第 0 天、15 天或第 6 个月接受利妥昔单抗或安慰剂治疗；结果显示，接受利妥昔单抗治疗者用力肺活量和肺脏受累程度有轻度改善，但与安慰剂组相比差异无显著意义，两组患者的皮肤评分无显著差异。研究期间共报道了 88 次不良事件（利妥昔单抗组 53 次，安慰剂组 35 次）和 11 次严重不良事件（利妥昔单抗组 7 次，安慰剂组 4 次）。由于该研究规模较小，不足以确定利妥昔单抗是否适用于早期 SSc 患者的治疗，我们期待更大规模的随机对照研究结果。第 2 个研究，是比利时学者进行的一项开放标签的多中心临床研究，观察了利妥昔单抗对早期弥漫性皮肤型 SSc（dcSSc）的疗效。结果显示，利妥昔单抗可显著改善早期 dcSSc 患者的皮肤症状和总体疾病活动度；2 年随访期间，患者的心、肺功能均未下降；药物的安全性和患者的耐受性均良好。第 3 个研究，是 2017 年 12 月发表的一项 14 例以利妥昔单抗长期治疗的疗效研究，这些患者平均年龄 53.2 岁，平均病程 9.1 年。结果显示，接受利妥昔单抗治疗后，4 例患者的用力肺活量得到改善，10 例患者肺功能保持稳定，皮肤症状未进一步加重；作者指出，利妥昔单抗可用于对传统免疫抑制剂治疗反应不佳的 SSc - ILD 患者。

【名医验案】

1. 周平安验案

帅某，女，39 岁，2010 年 6 月 8 日初诊。主诉：双手指遇冷变白、发紫 7 年。病史：既往有心脏传导阻滞，已安装起搏器。7 年前出现双手指遇冷变白、发紫，6 年前在协和医院诊断为雷诺征、系统性硬皮病、皮肌炎。平素双手指凉，冬季尤甚，指关节及足跟部易发生溃疡，久不收口，确诊为硬皮病后一直应用激素治疗。诊见：雷诺征严重，右手指关节溃疡，胸部皮肤发硬，鼻低唇薄，张口困难，纳少泛酸，多汗，舌红、苔白，脉沉细。现服甲泼尼龙 10mg 已 10 天。

西医诊断：系统性硬皮病。

中医诊断：皮痹。

辨证：阳虚寒凝，血脉瘀滞。

治法：益气温阳，活血通脉。

处方：当归、桂枝、威灵仙、地龙、生晒参（另煎）、鹿角胶（烊化）各 10g，赤芍、白芍、红藤、穿山龙、石斛、川芎、灵芝各 15g，生黄芪、鸡血藤、苍术、白术、煅瓦楞子（先煎）各 20g，生甘草 6g。28 剂，每天 1 剂，水煎服。

至2011年8月2日时雷诺征明显减轻，食欲好，寐安，月经周期正常，但经量少，发硬皮肤变软，手背可见皮纹，双手指关节溃疡全消，舌暗红、苔白少津，脉细数。甲泼尼龙已停用2个月。

处方：黄芪、苍术、白术各30g，当归、桂枝、赤芍、白芍、威灵仙、皂角刺各10g，鸡血藤、葛根各20g，红藤、川芎、红花、桑枝、桑寄生、积雪草、川牛膝、怀牛膝、石斛、玄参各15g，白芥子6g。60剂，每天1剂，水煎服，继续巩固治疗。

按语：方中选用当归、赤芍、白芍、苍术、白术、红藤等有扩张血管的作用；白芍、甘草有保肝作用；白芥子、甘草、毛冬青有祛痰、镇咳作用；白芥子能使皮肤发红、温暖；苍术、积雪草、甘草具有保护胃黏膜的作用；积雪草还有治疗皮肤溃疡、促进皮肤生长、抑制成纤维细胞的增殖和胶原蛋白的合成、改善微循环、抗肝纤维化作用；威灵仙有促进食管蠕动的作用。综上所述，诸药合用，温而不燥，补而不滞，祛邪不伤正，扶正不恋邪，遣药组方充分体现了周教授辨证与辨病、辨病与病理有机结合的诊疗特点。

2. 张志礼验案

邸某，女，40岁，病史2年。近1个月行动不利，2年前淋雨后双手足指、趾发凉，遇冷加重，逐渐发展至全身大小关节及肌肉疼痛。曾在当地医院按“风湿病”治疗，给予强的松20mg/d及中药内服，疗效不巩固。4个月前出现面部、两前臂皮肤发紧变硬及吞咽困难等症状，近1个月行动不利，在当地虽经静脉滴注可的松类药物，但病情仍未得到控制，并伴喉中痰鸣、胸憋气短、烦躁不宁、张口吞咽困难、饥不得食、夜寐欠安，大便4～5日未解，皮肤紫硬微痒，双手足指、趾发凉，遇冷加重发麻变白，全身大小关节肌肉疼痛，行走困难。以“系统性硬皮病”收入院。诊查：表情淡漠，面如土色，抬头纹消失，鼻尖细小，口唇变薄，张口最大唇间距1.5cm，伸舌仅见舌边，右上臂不能抬起，外展45°，左上臂上举20°，外展60°，两前臂、手背及腹部中皮肤硬化，失去弹性，呈黄褐色，表面光滑，腊样光泽，感觉迟钝，手指僵硬，活动受限，舌边尖红，脉沉细。实验室检查：血沉加快，血红蛋白偏低，血白细胞偏高，肝功能异常，抗DNA抗体27%，抗核抗体1∶640斑点型。

西医诊断：系统性硬皮病合并肺部感染。

中医诊断：皮痹。

辨证：脾肾阳虚，寒湿痹阻，风热郁肺。

治法：温经散寒，益气活血化瘀，清热宣肺化痰。

处方：桂枝10g，僵蚕10g，当归10g，鸡血藤30g，红花10g，黄芪10g，白术10g，车前子（包）15g，黄芩10g，前胡10g，全瓜蒌15g，桑白皮15g。同时，予以强的松30mg/d、静脉滴注红霉素1.2g/d及保肝药治疗。

10天后患者咳痰量多、胸憋气短已明显好转，停用抗生素，改以温经助阳，益气活血化瘀，滋阴行气之方。处方：桂枝10g，白芥子15g，红花10g，鸡血藤30g，僵蚕10g，黄芪10g，茯苓10g，白术10g，天花粉15g，制附子10g，肉桂6g，当归10g。服药39剂，激素量递减至强的松10mg/d，患者已自能行走，两上肢活动自如，恢复面部表情，张口最大唇间距3.5cm，伸舌可见舌面，前臂及腹部皮肤可捏起而明显好转出院。

按语：本例患者素体偏弱，遭雨淋后受寒湿之袭，日久阻于经络，又于近期复感风热之邪而见诸症并发。张教授治疗，先以急则治标入手，用药以求在散寒基础上不致助热，在清热过程中不致使寒更盛。待病情控制后，投以健脾温肾、活血温经之品，激素用量递减至维持量，达到临床较理想的效果。

【参考文献】

[1] 陆再英，钟南山．内科学［M］．北京：人民卫生出版社，2007.

[2] 王承德，胡荫奇，沈丕安．实用中医风湿病学［M］．北京：人民卫生出版社，2009.

[3] 邢泽宇．中国汉族人群系统性硬化的易感基因位点研究［D］．北京：北京协和医学院，2014.

[4] Murota H，Hamasaki Y，Nakashima T，et al. Disruption of tumor necrosis factor receptor p55 impairs collagen turnover in experimentally inducedsclerodermic skin fibroblasts［J］. Arthritis Rheum，2003，48（4）：1117－1125.

[5] Allcock RJ，Forrest I，Corris PA，et al. A study of the prevalence of systemic sclerosis in northeast England［J］. Rheumatology，2004，43（5）：596－602.

[6] Kubo M，Ihn H，Yamane K，et al. Upregulated expression of transforming growth factor－beta receptors in dermal fibroblasts of skin sections from patients withsystemic sclerosis［J］. JRheumatol，2002，29（12）：2558－2564.

[7] Yoshizaki A. Pathogenic roles of B lymphocytes in systemic sclerosis［J］. Immunol Lett，2018，195（2）：76－82.

[8] 邓铁涛．肺脾肾相关辨治硬皮病［J］．中国中医药现代远程教育，2004，2（6）：15－16.

[9] 俞佳，左亚刚，孙秋宁．系统性硬化症的遗传基础［J］．中国医学科学院学报，2006，31（1）：97－101.

[10] 李亚好．浅谈硬皮病的中医辨证论治［J］．浙江中医药大学学报，2007，31（6）：734－735.

[11] 李颖．周平安教授治疗硬皮病经验浅析［J］．新中医，2012，44（3）：154－155.

[12] 赵艳霞，陈学荣．陈学荣教授治疗硬皮病的辨证思想［J］．中国中西医结合皮肤性病学杂志，2006，5（3）：153－154.

[13] 高祥福．范永升教授从肺论治硬皮病［J］．浙江中医药大学学报，2008，32（2）：195－196.

[14] Chifflot H，Fautzi B，Sorder C，et al. Incidence andprevalence of systemic sclerosis：a systematic literaturereview［J］. Semin Arthritis Rheum，2008，37：223－235.

[15] 朱鹭冰，李明．活血化瘀中药对系统性硬皮病患者皮肤成纤维细胞胶原合成的影响［J］．中国中西医结合皮肤性病学杂志，2004，3（4）：207.

[16] Arkwright PD，Laurie S，Super M，et al. TGF－beta（1）genotype and accelerate decline in lung function of patients with cystic fibrosis［J］. Thoras，2000，55（6）：459－462.

[17] Antiga E, Quaglino P, Bellandi S. et al. Regulatory T cells in the skin lesions and blood of patients with systemic sclerosis and morphoea [J]. Br Jata Dermatol, 2010, 162 (5): 1056-1063.

[18] 楚海燕，邹和建，王久存. 硬皮病及其在不同人群中遗传因素的差异 [J]. 复旦学报（医学版），2011，38（3）：257-260.

[19] 李明，王强，胡东艳，等. 温阳补肾中药对系统性硬皮病患者皮肤成纤维细胞增殖的影响 [J]. 中国麻风皮肤病杂志，2000，16（2）：106-107.

[20] 罗涛. 系统性硬化病治疗述要 [J]. 河南中医，2012，32（5）：545-548.

[21] Jérôme Avouac, Ulrich A Walker, Eric Hachulla, et al. Joint and tendon involvement predict disease progression in systemic sclerosis: a EUSTAR prospective study [J]. Ann Rheum Dis, 2016, 75: 103-109.

[22] 杨会军，刘维，张迪. 针灸治疗硬皮病的临床方案探析 [J]. 中国针灸，2016，36（9）：1005-1008.

[23] Condliffe R, Kovacs G. Identifying early pulmonary arterial hypertension in patients with systemic sclerosis [J]. Eur Respir J, 2018, 51 (4): 495.

[24] Soukup T, Veleta T. Systemic sclerosisin 2017 [J]. Vnitr Lek, 2018, 64 (2): 146-154.

[25] Du FH, Mills EA, Mao-Draayer Y. Next-generationanti-CD20 monoclonal antibodies in autoimmune disease treatment [J]. Auto Immun Highlights, 2017, 8 (1): 12.

第二十一节　多发性肌炎和皮肌炎

【概述】

特发性炎性肌病是一组以四肢近端肌肉受累为突出表现的异质性疾病，其中以多发性肌炎（polymyositis，PM）和皮肌炎（dermatomyositis，DM）最为常见。PM、DM 是一组以骨骼肌弥漫性炎性病变为特点的自身免疫病，主要侵犯肢带肌、颈肌及咽肌等肌肉组织，表现为对称性肌无力、肌痛、肌萎缩，常累及全身多个系统和器官，亦可伴发肿瘤，伴皮疹的肌炎称 DM。本病女性发病率约为男性的 2 倍，可发生于任何年龄，伴发于肿瘤者多见于 50 岁以上老人。

本病属中医学“痹证、痿证、阴阳毒”等范畴。如《素问·长刺节论》有“病在肌肤，肌胀尽痛，名曰肌痹”的记载。《诸病源候论》：“风湿痹病三状，或皮肤顽厚，或肌肉酸痛……内血气虚则受风湿，而成此病。久不瘥，入于经络，搏于阳经，亦变全身体手足不随。”《症因脉治》卷三：“脾痹之症，即肌痹也。四肢怠惰，中州痞塞，隐隐而痛，大便时泻，面黄足肿，不能饮食，肌肉痹而不仁。”

【西医病因与发病机制】

本病病因病机尚未明确，遗传因素、免疫异常、感染因素和血管病变等因素可能与本病的发生有关。大多数患者血液中出现自身抗体，以及骨骼肌活检亦发现免疫复合物沉积，易造成肌肉和皮肤的病变。也有研究表明，给新生小鼠注射柯萨奇病毒，可造出 PM 模型，说明病毒感染可能是 PM/DM 的发病原因之一。

西医病因

1. 遗传因素

DM/PM 患者家族出现聚集现象。诸多文献报道，DM/PM 每个家系均有 2 个或 2 个以上的成员患病；DM/PM 患者家族成员中，其一级亲属自身免疫性疾病的患病率为 21.3%，与正常对照组（4.9%）比较有显著的统计学差异，间接表明 DM/PM 与其他自身免疫性疾病关系密切。DM/PM 是多基因遗传性疾病，具有遗传异质性，其中等位基因 DRB1－030 和 DQA1 位点纯合子均是家族性 DM/PM 的遗传风险因子，并且存在地区及种族差异。

2. 环境因素

环境因素中紫外线是 PM/DM 的病因之一，其可诱导机体产生肌炎特异性自身抗原的表达，如 Mi－2 自身抗原等，并且已经被确定为诱发并可能加重炎性肌病病情的重要因素。烟、雾霾及其他吸入物也是 PM/DM 发病的重要原因。

3. 感染因素

感染是引起 PM/DM 发病的主要始动者，微生物感染被认为是主要的原因，如柯萨奇病毒、细小病毒属、肠道病毒、反转录病毒等的感染，特别是人 T－淋巴营养性病毒的感染。研究发现大部分幼年型皮肌炎（JDM）患儿发病前 3 个月有感染史，43.8% 的 JDM 患儿发病前有咽部充血、扁桃体肿大及上呼吸道感染等表现，约 50% 的患儿抗感染治疗有效，提示链球菌或病毒所致的上呼吸道感染等为儿童皮肌炎发病的重要诱因，其中病毒感染是目前最受关注的 DM/PM 发病相关的微生物。JDM 活检的肌肉组织中柯萨奇病毒和细小病毒最常见，DM 与 EBV 的感染可能有关，持续慢性抗原刺激可能参与 DM 的发病。

4. 药物因素

DM 的发病可能与某些药物有关，如他汀类药物、硅胶、羟基脲、青霉胺、奥美拉唑、干扰素－α、卡介苗及特比萘芬等。

【中医病因病机】

1. 脏腑内热，外感邪毒

素体阳盛，脏腑蕴热，热毒之邪侵扰肌肤，燔灼津液，阴亏血燥，筋脉肌肤失于濡养，热伤脉络，血溢肌肤则发为肌痹。

2. 瘀热阻络

瘀热阻络，则可出现肌肉肿痛、皮肤发斑、身热口渴、心烦不安、身重乏力等表现，进而伤阴伤血，久则损及内脏，诸症从生。

3. 素体虚弱

素体虚弱，脾胃不足，中气亏虚，不能运化水谷、输布津液，则肢体肌肉失养，日久则痿弱不用。

【诊断标准】

（1）对称性近端肌无力，伴或不伴吞咽困难和呼吸肌无力。

（2）血清肌酶升高，特别是 CK 升高。

（3）肌电图异常。

（4）肌活检异常。

（5）特征性的皮肤损害。

具备上述（1）、（2）、（3）、（4）者可确诊 PM；具备上述（1）～（4）项中的任三项可能为 PM；只具备其中二项为疑诊 PM。具备第（5）条，再加（1）～（4）中任三项或四项可确诊为 DM；具备第（5）条，再加（1）～（4）中任二项可能为 DM；具备第（5）条，加（1）～（4）中任一项为可疑 DM。

【西医治疗】

1. 一般治疗

急性期卧床休息，适当进行肢体被动运动，防止肌肉萎缩。

2. 药物治疗

（1）*糖皮质激素*　为本病的首选药物。泼尼松起始剂量为 1.5～2mg/（kg·d），大多数患者于治疗后 6～12 周内血清肌酶降至接近正常。待肌力明显恢复，肌酶趋于正常时开始减量，减量应缓慢，一般在 1 年左右，减量过程中出现病情反复应及时加用免疫抑制剂，减至 5～10mg 的维持量后继续用药 2 年以上。对病情进展迅速或有出现呼吸肌受累者，可用甲泼尼龙 0.5～1g/d 静脉冲击治疗，连用 3 天，之后改为 60mg 口服，并根据症状及肌酶水平逐渐减量。在激素服用过程中应严密观测感染情况，必要时可加用抗感染药物。

（2）*免疫抑制剂*　使用足量激素不能控制病情活动，或病情反复及重症患者应联合使用免疫抑制剂。

1）甲氨蝶呤：常用剂量为 10～15mg/qw，口服，维持治疗数月或数年。常见不良反应有肝脏损害、骨髓抑制、口腔炎等。用药期间应定期检查血常规和肝功能。

2）硫唑嘌呤：常用剂量为 2～3mg/（kg·d），口服，初始剂量可从 50mg/d 开始，渐增至 150mg/d，待病情控制后逐渐减量，维持量为 50mg/d。常见不良反应有血细胞减少、骨髓抑制、肝脏损害等。

3）环磷酰胺：常用剂量为 50～100mg/d，口服，活动期可 0.8～1g/d 静脉冲击治疗。常见不良反应有血细胞减少、骨髓抑制、出血性膀胱炎、生殖毒性、诱发恶性肿瘤等。

（3）*生物制剂*　Infliximab（英夫利昔单抗）治疗难治性 PM 和 DM，患者耐受性良好，可能对一部分患者有益。

【中医治疗】

1. 热毒炽盛证

主症：高热或不规则发热，皮肤红斑，触之灼热，发于面部及上胸背部，四肢肌肉酸重无力，伴口干苦、心悸烦躁、小便短赤，舌红绛、苔黄，脉滑数。

治法：清热解毒，清营凉血。

方药：清瘟败毒饮加减，药用水牛角片、生石膏、知母、金银花、连翘、板蓝根、黄连、生地黄、牡丹皮、赤芍、白茅根、栀子、生甘草。

2. 湿热蕴蒸证

主症：身热不扬，红斑色暗，肌肤肿痛，肢体重着无力，伴胸脘痞满，口干口黏，渴不多饮，大便不爽，舌质红苔黄腻，脉滑数。

治法：清热化湿，通利经脉。

方药：药用当归拈痛汤加减，药用当归、苦参、升麻、葛根、苍术、黄芩、茵陈蒿、防风、知母、泽泻、猪苓、炙甘草。

3. 瘀血阻滞证

主症：病程日久，面部皮色暗红发黑，畏寒肢冷，四肢肌肉萎缩，关节僵硬变形，气短，舌质淡暗有瘀点或瘀斑，苔白，脉细涩。

治法：温阳散寒，活血通脉。

方药：身痛逐淤汤加减，药用秦艽、川芎、桃仁、红花、羌活、没药、当归、五灵脂、香附、牛膝、地龙、甘草。

4. 肝肾阴虚证

主症：疾病后期，斑色浮红，时轻时重，肌肉隐痛，消瘦，甚则萎废不用，伴午后身热，头昏目眩，腰膝酸软等，舌红少苔，脉细数。

治法：补益肝肾，养阴清热。

方药：知柏地黄丸加减，药用生地黄、熟地黄、牡丹皮、淮山药、茯苓、知母、黄柏、旱莲草、黄精、生甘草。

附：针灸治疗

适用于特发性炎性肌病的亚急性及慢性期，对肌肉功能恢复有一定帮助。主穴取合谷、曲池、足三里、三阴交，配穴取阳陵泉、阴陵泉、肩髃等。

【生活调摄】

1. 应尽量避免日光照射，外出时带帽子、手套或穿长袖衣服等。

2. 不吃或少吃芹菜、黄花菜、香菇等增强光敏感食物，以及海鱼、虾、蟹等容易致敏的食物。忌烟、酒。

3. 不使用唇膏、化妆品、染发剂等物品。避免接触农药、某些化学装修材料。

4. 育龄女性在病情不十分稳定时应尽量避免妊娠和人流，生育应在医师指导下进行。

5. 保证足够睡眠，不可过于劳累和精神紧张，不做剧烈活动。根据病情和诊治需要定期随诊复查，以便及时掌握病情变化，并按医嘱调整药物。病情稳定或停药后，也应在每年春秋各复查一次，防患于未然。

【科研思路与方法】

1. 理论研究方面

中医药在本病的治疗中结合激素能明显改善患者的临床症状，稳定病情，且中药可对抗激素的副作用，有利于顺利撤减激素，其中在本病的治疗中应用清热解毒利湿的方法，提高了本病的临床疗效。张鸣鹤认为素体亏虚，腠理空虚是多发性肌炎/皮肌炎发病的必要条件，热毒、湿热在本病发生发展变化过程中发挥了重要的作用，所以治疗本病应以清热解毒为主，兼以健脾益气、活血化瘀，验之于临床，功效显著。蒲传强对中国人民解放军总医院 90 例多发性肌炎和皮肌炎预后影响因素进行了随访研究，发现 58.9% 的患者可获得痊愈或部分缓解。发病年龄较大（平均 51 岁），合并间质性肺炎、恶性肿瘤是 PM 和 DM 预后差的主要因素，而持续激素治疗及免疫抑制剂治疗则是保护因素。

2. 实验研究方面

赖名慧等运用豚鼠造模，致病后第 4 周起即出现血清 CK、LDH、AST 逐步而显著升高，病变主要表现为散在分布的节段性肌纤维坏死，坏死区、肌间质肌纤维变性，大量炎性细胞浸润，肝炎及间质性肺炎。在第 8 周治疗后，治疗组能不同程度地改善豚鼠的电生理作用，减轻肌肉的肌原性损害。其中以加味四妙散高剂量组、强的松组及中西药组的疗效最佳，骨骼肌的炎性改变以加味四妙散高剂量组的炎症消减和肌细胞修复最为显著，炎症明显局限化。现代药理研究表明，加味四妙散中清热之品苍术与黄柏能增强单核巨噬细胞的吞噬，提高机体的非特异性免疫力功能；牛膝可以增强正常和老年小鼠的体液免疫及细胞免疫功能，发挥免疫调节作用；薏苡仁可抑制骨骼肌收缩，阻止或降低横纹肌的挛缩，缩短其疲劳曲线，并增强免疫力及抗炎等作用。

3. 临床研究方面

目前，多肌炎和皮肌炎的西医治疗药物副作用大，中医辨证分型标准不统一，不同处方之间疗效差异大。应发挥中西医结合的优势，针对该病的发病机制，开展中药作用机制的研究，结合临床研究成果，对有效中药、复方进行大样本、多中心的随机对照研究，并进一步展开药效、药理研究，研发有效的中药制剂。

郑睿智等通过回顾性分析常规激素治疗效果不佳的多发性肌炎/皮肌炎，同时给予环磷酰胺联合激素疗法的 20 例患者，对该疗法的患者耐受性、治疗有效性以及安全性进行评估，探讨多发性肌炎/皮肌炎的临床治疗多元化方案的可行性，为设计个体化给药方案提供理论依据。董嘉琪等临床收集 60 例多发性肌炎/皮肌炎患者，按 1∶1 随机分为试验组和对照组。试验组用辨病辨证结合方联合糖皮质激素，对照组用糖皮质激素，12 周后运用统计学方法对两组的中医症状量化积分、肌力评分、肌肉压痛（VAS）评分、血清酶、血沉、激素使用情况、不良反应发生情况等进行分析，客观评价病证结合辨治本病的效果。

【名医验案】

1. 范永升验案

陈某，男，47岁，2007年9月22日初诊。主诉1个月前眼周起红斑，逐渐迁延至颈、胸背部，同时肌痛乏力，伴发热、吞咽无力。当地医院诊为“皮肌炎”，予强的松60mg/d，口服，治疗14天未见好转，肌无力加重。来诊时眼周、颈、胸背部红斑，肌无力、肌痛，四肢厥冷皮色青，肢端麻木不仁，并伴有气短乏力，腹胀便溏，小便黄赤。舌淡苔黄腻，脉沉细。

辨证：湿毒瘀滞，脾肾亏虚。

治法：解毒利湿，凉血祛瘀，健脾滋肾。

处方：黄芪30g，白术、茯苓各20g，鳖甲12g，生地黄、青蒿各20g，牡丹皮15g，丹参20g，赤芍15g，紫草12g，凌霄花9g，威灵仙、白花蛇舌草各30g，黄柏、知母、川牛膝各12g，茵陈、地龙各15g。7剂。

服药后精神及胃纳好转，二便正常，舌苔渐复常，原方减白术至12g，加白鲜皮15g，蕲蛇、乌梢蛇各9g。续服1个月后肌力逐渐复常，皮肤红斑渐褪，改强的松30mg/d治疗，随访1年病情稳定，强的松减至5mg/d。

按语：衷中参西，辨病用药，减毒增效是范老师用药特点。范老师在辨证论治的基础上结合现代药理研究，巧妙使用单味中药，以减少激素、免疫抑制剂的用量，减少其毒副作用。黄芪健脾补中、升阳举陷、益卫固表、利尿托毒、生肌，能促进机体代谢，抗疲劳，促进血清和肝脏蛋白质的更新；增强和调节机体免疫功能，促进干扰素分泌，提高机体的抗病力；降低血小板黏附力，减少血栓形成。生地黄清热凉血、养阴生津，能对抗长期服用地塞米松后血浆皮质酮浓度的下降，防止肾上腺皮质萎缩，具有促进机体淋巴母细胞转化、增加T淋巴细胞数量的作用，并增强网状内皮细胞的吞噬功能，特别对免疫功能低下者作用更明显。青蒿清透虚热、凉血除蒸、解暑、解疟，其有效成分青蒿素、青蒿琥酯对体液免疫有抑制作用。牡丹皮功能清热凉血，活血行瘀，其提取物有抑制血小板作用；牡丹酚有解热、镇痛、解痉等中枢抑制作用及抗动脉粥样硬化、抗溃疡、抗血小板凝聚作用。赤芍清热凉血、散瘀止痛，有抑制血小板聚集作用，所含芍药苷有镇静、抗炎止痛作用。

2. 周耀庭验案

白某，男，45岁，2003年6月19日初诊。全身肌肉疼痛1年余。病史：全身肌肉疼痛1年3个月，西医诊断为：多发性肌炎。在某西医医院予激素及免疫抑制剂治疗，疗效不甚满意。患者肌肉疼痛，乏力倦息，行步困难，每次至多能行走一二十米，须休息后，方能再走。口舌麻木，畏寒肢冷。经人介绍，慕名请周老诊治。刻诊：肌肉酸痛，畏寒，肢冷如冰，汗出较多，手足不温，二便调，盗汗，有头汗。舌边淡紫，舌苔腻，满布舌面，脉沉弦细。

辨证：风湿阻络，脾肺气虚。

治法：散风利湿，益气通络。

处方：防风、秦艽、威灵仙、桂枝各10g，白芍20g，生黄芪30g，当归、桃仁、红花、苍术、白术、黄柏、牛膝、续断各10g，生薏苡仁15g，地龙、浮小麦、五味子各10g，生牡蛎20g，菟丝子10g，麻黄根3g。水煎服。

守方治疗半个月，患者口木、舌尖麻有所好转，肌肉疼痛、肢体乏力等症状亦有减轻，口服强的松由服中药前的60mg/d，减为每日10mg/d，病情明显减轻。2周后再诊：患者肌肉疼痛已消失，仍手足发凉，鼻干，口麻木，汗出，易疲劳，面部起红色小丘疹，舌尖红、苔腻。处方：上方加巴戟天6g，杜仲10g。水煎服。服药14剂后，肌肉不痛，易疲乏，自汗盗汗，失眠，面部红斑，丘疹，舌尖红，舌苔灰黄褐，脉沉滑。肌力明显增强，原一次只能行走一二十米，现已能行走二三千米。以上方为基本方加减治疗1年后，肌力基本恢复正常，已能跑步、上山，除肢体仍感觉轻度发凉外，余无异常，基本痊愈。

按语：周老处方中，秦艽、防风散风通络，祛湿；桂枝温通经脉，化寒湿，补阳气，与黄芪配合益气通脉；用生薏苡仁利经络之湿；运用四妙散中苍术、黄柏、牛膝除湿治痿痹。药物简约精当，药物之间相互联系，主次分明，构思巧妙，疗效显著。

3. 高明利验案

患者，女，57岁，2011年2月23日来我院就诊。双下肢近端肌肉无力2年，伴四肢关节疼痛加重半月。于2年前感冒之后出现四肢多关节疼痛，以双手指间关节及肘膝关节疼痛为主，并逐渐出现下肢近端肌肉痿软无力，肌肉麻木，以致不能站立，活动受限，生活不能自理。于当地医院查肌酶谱示肌酸激酶升高大于正常近10倍，肌电图示肌源性损伤，诊断为肌炎，予甲基泼尼松中等剂量口服，并间断环磷酰胺静点冲击治疗。症状改善，近半月出现肢端破溃，腰、髋部疼痛，疼痛夜甚，考虑长期西医治疗的副作用，寻求中医中药治疗，遂来我院就诊。症见面色萎黄，神疲乏力，语声低微，畏风自汗，五心烦热，食少纳呆，眠差，二便尚可。查体：上臂及下肢近端肌肉压痛（+），下肢肌力Ⅲ级，不能站立，皮温略高，皮色暗红。舌体胖嫩，苔黄腻，脉细数。理化检查：肌酸激酶893U/L，肌酸激酶同工酶198U/L，CRP：58mg/L，ESR：44.3mm/h，肌电图示左腓肠肌神经感觉、神经传导速度减慢，抗核抗体谱（+），抗平滑肌抗体（+），CT示双侧股骨头缺血性坏死。

诊断：肌痹。

辨证：气阴两虚，湿热内蕴。

治法：益气养阴，清热祛湿除痹。

处方：黄芪30g，太子参30g，白术20g，茯苓20g，黄柏10g，丹参20g，地骨皮25g，知母20g，威灵仙20g，青风藤20g，鳖甲15g，牛膝15g，玄参25g。激素不加量。

服上方7剂后，肌肉疼痛减轻，疲乏无力改善，下肢抬起30°左右，但持续时间较短，潮热症状改善。效不更方，于上方加鸡血藤25g，桃仁10g，杜仲25g。服15剂后，肌肉疼痛已明显改善，四肢肌力增加，能在家人搀扶下行走，睡眠饮食改善。激素逐渐减量。环磷酰胺冲击治疗时间较前延长。1个月后查肌酸激酶为227U/L，肌酸激酶同工酶98U/L，并嘱其多注意自我锻炼，定期复查。半年后复查病情无进展，生活质量提高，较满意。

按语：本病案中选用青风藤、鸡血藤等具有祛风通络止痹的药物，可起到现代医学镇静抗炎止痛、调节免疫类激素样效果。运用三妙散中的黄柏、牛膝清热除湿止痹，辅以健脾益气活血之品兼顾病因所致之症，会起到较好的整体调节效果，正是“新邪易急散，宿邪宜缓功”。临床多使用太子参、白术、丹参之品。此外以其血肉之质、振颓起废之功，再应用鳖甲之品以滋阴清热。全方共奏益气养阴，清热祛湿除痹之功。

4. 姜泉验案

樊某，女，24岁，2013年1月10日初诊。全身肌肉乏力3年，加重伴色素沉着、面部红斑2年。患者自2010年初，无明显诱因出现全身肌肉无力，面部皮疹，并逐渐加重，2012年12月30日查：肌酸激酶：863U/L，ANA 1∶320。山东某医院诊为“皮肌炎”。予以甲氨蝶呤10mg/qw、强的松12.5mg/d治疗，效不佳。为求中医治疗，遂来我院就诊，现全身乏力，下肢明显，上下台阶困难，下肢肌肉酸痛，口角两侧局部苔藓样变，面部皮疹，伴瘙痒，蹲起无力，口干欲饮，纳眠可，二便调。舌暗红，苔白厚腻，边有齿痕，脉滑数。

西医诊断：皮肌炎。

中医诊断：肌痹。

辨证：热毒炽盛。

治法：清热解毒，凉血祛风祛瘀。

方药：犀角地黄汤加减。生地黄15g，玄参15g，牡丹皮15g，赤芍15g，水牛角粉30g（包煎），黄精15g，茯苓15g，白术12g，白花蛇舌草30g，红藤30g，山药30g，生薏苡仁30g，盐知母、盐黄柏各12g，半枝莲15g，生黄芪30g，苦参12g，茵陈15g。14剂，水煎服，日一剂，分两次服用。西药维持甲氨蝶呤10mg/qw，强的松12.5mg/（kg·d）治疗。

二诊：服上方3月余，口角炎已愈，面部皮疹减轻，下肢肌肉酸痛减轻，蹲起稍困难，畏风寒，口干、咽干，时有口腔溃疡，纳可，二便调。舌淡红，苔黄厚腻，脉沉滑。2013年4月15日查：肌酸激酶428U/L。前方加减，上方去茵陈、半枝莲、生黄芪、盐知母、盐黄柏，加土茯苓30g，紫草15g，连翘15g，山药20g，僵蚕12g。14剂，用法同前。诸症好转，强的松减至10mg/（kg·d）。

三诊：服上方2月余，面颊部散在皮疹，乏力，易汗出，畏风寒，气短，面色潮红，皮肤干燥，纳眠可，大便不成形，小便调。舌质暗红，苔薄白，脉沉细。2013年6月29日查：肌酸激酶恢复正常。拟益气养阴以固本，凉血疏风止痒以祛邪为治。处方：生地黄15g，赤芍15g，玄参10g，女贞子15g，青蒿15g，秦艽15g，白鲜皮15g，地肤子15g，郁金12g，生黄芪30g，炒白术12g，防风10g，红藤30g，山药20g，功劳叶15g，炙甘草6g。14剂，用法同前。强的松用法同前。

四诊：服上方2月余，全身未见明显皮疹，双腿肌肉轻微酸痛，无力，纳少，寐安，二便调。舌质暗红，苔白厚腻，脉弦细。治以健脾化湿，养血荣筋。方用参苓白术散加减。茯苓30g，炒白术15g，佛手9g，柴胡10g，炒枳壳12g，山药15g，陈皮9g，炒白芍20g，炒杏仁9g，炒薏苡仁30g，木瓜12g，连翘12g，炙何首乌10g，生谷芽、生麦芽30g，炒神曲12g。14剂，用法同前。强的松减至5mg/（kg·d）。月余复诊，诸症均可，未诉明显不适，嘱定期复诊，不适随诊。

按语：该患者初诊时风寒湿邪郁久化热生毒，客入肌表，热毒炽盛，耗伤营分，故投以犀角地黄汤加减，凉血与活血散瘀并用，使其热清血宁。白花蛇舌草、半枝莲清热解毒，苦参、茵陈、知母、黄柏加强清化湿热之功，苦寒之品易戕伐脾胃，故用茯苓、白术、山药、生薏苡仁、黄精健脾养胃。二诊时，诸症大减，热毒余邪未尽，故加土茯苓、连翘等清热解毒，紫草清热凉血。至三诊时，热毒耗气伤阴，故用生地黄、玄参滋阴清热；青蒿、秦艽散其余热之邪；黄芪、白术、防风益气固表；皮肤瘙痒，加白鲜皮、地肤子祛风止痒。药后全身已无明显皮疹，诸症好转。四诊时，虽热毒已去，但罹病三载，气血已衰，脾虚无以化湿，而成脾虚湿困之证，非补益之剂则脾虚不复，故重在健脾化湿，养血荣筋。用白术、山药、生谷芽、生麦芽开郁醒脾，助胃化食；茯苓、薏苡仁健脾化湿；佛手、炒枳壳、陈皮理气化湿；白芍、炙何首乌养血荣筋。脾气健旺，运化水谷之功能正常，湿邪祛除，气血运行通畅，气血灌注四肢肌肉，营养经脉，则肌肉坚实。

【参考文献】

[1] 陈灏珠，林果为．实用内科学［M］．北京：人民卫生出版社，2009.

[2] 王承德，胡荫奇，沈丕安．实用中医风湿病学［M］．北京：人民卫生出版社，2009.

[3] 娄玉钤．中国风湿病学［M］．北京：人民卫生出版社，2001.

[4] Buchbinder R，Forbes A，Hall S，et al. Incidence of Malignant Disease in Biopsy – Proven Inflammatory Myopathy. A Population – Based Cohort Study［J］. Ann Intern Med，2001，134（1）：1087 – 1095.

[5] Yamasaki Y，Yamada H，Yamasaki M，et al. Intravenous cyclophosphamide therapy for progressive interstitial pneumonia in patients with poly myositis dematomyositis［J］. Rheumatology（Oxford），2007，46（1）：124 – 130.

[6] 金相哲．皮肌炎和多发性肌炎的中医辨证治疗［J］．中医中药，2012，19（1）：95 – 97.

[7] 赵云，吕玲．多发性肌炎/皮肌炎病因和发病机制研究进展［J］．复旦学报（医学版），2009，36（6）：779 – 782.

[8] 何兆春．范永升治疗皮肌炎经验撷要［J］．浙江中西医结合杂志，2009，19（9）：530 – 531.

[9] 谭艳平，刘志刚．皮肌炎/多发性肌炎病因及发病机制的研究进展［J］．中国皮肤性病学杂志，2016，30（6）：634 – 638.

[10] Orione，Clovis AS，Adiana ME，et al. Riskfactors for juvenile dermatomyositis：exposure to tobacco and air pollutants duringpregnancy［J］. Arthritis Care Res（Hoboken），2014，66（10）：1571 – 1575.

[11] 郭晓明，高明利．高明利教授辨证治疗皮肌炎和多发性肌炎［J］．实用中医内科杂志，2012，26（5）：19 – 20.

[12] Sugiura T，Kawaguchi Y，Goto K，et al. Positive association between STAT4 poly – morphisms and polymyositis/dermatomyo – sitis in a Japanese population［J］. Ann Rheum Dis，2012，71（10）：1646 – 1650.

[13] 丁从珠，王红，顾菲．抗 Jo – 1 抗体综合征患者临床免疫学特征［J］．江苏医药，2005，31（12）：891 – 892.

［14］Prieto S，Grau JM. The geoepidemiologyofautoimmune muscle disease［J］. Autoim－mun Reviews，2010，9（5）：A330－334.

［15］Asch erman D P. The role of Jo－1 in the immunopathogenes is of polymyosit is：current hypotheses［J］. Curr Rheumatol Rep，2003，5（6）：425－430.

［16］肖美珍，姜泉．皮肌炎中医治疗经验［J］．陕西中医学院学报，2015，38（6）：61－65.

［17］赖名慧．加味四妙散治疗多发性肌炎/皮肌炎的临床与实验研究［D］．广州：广州中医药大学，2007.

［18］郑睿智．环磷酰胺联合疗法治疗激素疗效不充分的多发性肌炎/皮肌炎临床观察［D］．济南：山东大学，2012.

［19］陈炎明，陈静，俞桂新．苍术化学成分和药理活性研究进展［J］．上海中医药大学学报，2006，20（4）：95－98.

［20］侯小涛，戴航，周江煜．黄柏的药理研究进展［J］．时珍国医国药，2007，18（2）：498－500.

［21］时春娟，周永达，张剑波，等．牛膝多糖研究进展［J］．中国新药杂志，2006，15（16）：1330－1334.

［22］叶敏．薏苡仁水提液对免疫抑制小鼠免疫功能的影响［J］．安徽医药，2006，10（10）：727－729.

［23］骆文静，蒲传强，石强．90例多发性肌炎和皮肌炎预后影响因素随访研究［J］．第三军医大学报，2010，32（8）：842－845.

［24］尹西，蒲传强．白细胞介素在多发性肌炎和皮肌炎发病中的作用［J］．国际神经病学神经外科学杂志，2016，43（2）：168－171.

［25］Vencovsky J. Idiopathic inflammatory myopathies［J］. Vnitr Lek，2018，64（2）：155－163.

［26］Clark KEN，Isenberg DA. A review of inflammatory idiopathic myopathy focusing on polymyositis［J］. Eur J Neurol，2018，25（1）：13－23.

［27］Oldroyd A，Lilleker J，Chinoy H. Idiopathic inflammatory myopathies－a guide to subtypes，diagnostic approach and treatment［J］. Clin Med（Lond），2017，17（4）：322－328.

［28］Kuye IO，Smith GP. The Use of Rituximab in the Management of Refractory Dermatomyositis［J］. J Drugs Dermatol，2017，16（2）：162－166.

［29］李作强．张鸣鹤教授治疗多发性肌炎/皮肌炎的临床经验［D］．济南：山东中医药大学，2013.

第七章　变态反应病

【概述】

变态反应病是超敏反应（hypersensitivity）的统称，是一组特殊的病理性免疫反应，指机体对某些抗原初次应答后，再次接受相同抗原刺激时发生的一种以机体生理功能紊乱或组织细胞损伤为主的特异性免疫应答。当机体通过吸入、食入、注入或接触等各种途径接受某种过敏原后，可以出现某一组织或器官甚至全身性的强烈反应，引起各种各样的功能障碍或组织损伤。它的特点是这种对特殊过敏原的特殊反应只出现在少数接受者身上，引起过敏的物质对于大多数接受者来说是无害的。

过敏性鼻炎和哮喘是变态反应中常见的疾病。在西方国家，过敏性鼻炎和哮喘的患病率近 40 年内迅速增加，欧洲普通人群过敏性疾病的流行病调查开始于 20 世纪初，其患病率在 20 年代低于 1%，工业革命以后 20 世纪 50 年代至 80 年代逐渐上升，80 年代以后戏剧性上升。在瑞士，过敏性鼻炎的发病率 1926 年为 0.82%，1958 年为 4.8%，1995 年跃升为 14.2%。美国一项依据皮肤试验的调查显示，4000 万～5000 万人有过敏问题，其中 3950 万人患有季节性过敏性鼻炎。据世界卫生组织（WHO）估计，全球约有 1 亿 5 千万人患有哮喘，其中 50% 以上的成人及至少 80% 的儿童患者均由过敏因素诱发，每年有 18 万多人死于哮喘。

食物过敏、湿疹和药物过敏是临床常见病种，其患病率近年也明显升高。美国有 300 万人对花生和坚果过敏，6 岁以下儿童食物过敏的患病率为 4%，成人为 1%～2%。食物过敏已成为严重过敏反应和过敏性休克的主要原因。特应性皮炎在欧美国家和亚太发达地区的婴幼儿和儿童中很常见，其发病率已从 20 世纪 60 年代的 3% 上升为 90 年代的 10%。急性荨麻疹影响 10%～20% 美国人的生活，其中 50% 的症状持续 6 个月以上。在美国，药物过敏占全部药物不良反应的 10%，青霉素是最常见的致敏原因，每年有 400 人因青霉素过敏性休克而死亡。

过敏性疾病患病率的迅速增高已达到某种流行病的程度，这与长期的、持续的环境因素和生活方式的改变有关。西方学者发现，过敏性疾病的发病率在发达国家和地区高于发展中国家，城市高于乡村，污染地区高于非污染地区；在发展中国家，则与采用城市化的“西方”生活方式相关，农民的孩子较其他孩子较少患过敏性疾病；在城市，父母是高薪阶层或专业人士的子女较低薪阶层的子女更容易罹患过敏性疾病。

【西医病因及发病机制】

1968 年 Gell 和 Coombs 两人根据免疫损伤机制的不同，将变态反应分为四种类型：

Ⅰ型（IgE 介导型）：Ⅰ型速发型（immediat type）超敏反应，又称过敏反应，是免疫反应中最为强烈的病理反应之一，由吸附在肥大细胞/嗜碱性粒细胞表面的 IgE 抗体和相应抗原结合引起细胞释放组胺、白三烯等生物活性介质，引起平滑肌收缩、腺体分泌增加、小血管及毛细血管扩张、通透性增加、嗜酸性粒细胞增多、浸润，反应过程一般不破坏组织细胞。主要病变部位是皮肤、呼吸道、消化道和心血管系统。因此临床上常表现为荨麻疹（皮肤）、哮喘、过敏性鼻炎（呼吸道）、恶心呕吐、腹痛腹泻（消化道）及过敏性休克。本型超敏反应有明显的个体差异和遗传倾向。

Ⅱ型（抗体介导的细胞毒型）：靶细胞表面抗原或半抗原与靶细胞结合，形成完全抗原刺激机体产生抗体（IgG/IgM/IgA），再遇相同靶细胞抗原或吸附于细胞膜上的半抗原，激活补体使细胞溶解。其机制可能通过四种不同的途径杀伤靶细胞：抗体和补体介导的细胞溶解；炎症细胞的募集和活化；免疫调理作用；抗体依赖细胞介导的细胞毒作用。最具有代表性的Ⅱ型超敏反应是针对红细胞和血小板的反应。最常累及的是红细胞如自身免疫性溶血性贫血、新生儿溶血病；其次为粒细胞/血小板，如氨基比林引起的粒细胞减少症。

Ⅲ型（免疫复合物型）：又称血管炎型超敏反应，其主要特点是游离抗原与相应抗体结合形成免疫复合物（IC），若 IC 不能被及时清除，沉积在血管壁或基底膜引起补体活化，吸引中性粒细胞聚集并释放溶酶体，造成复合物沉积部位的血管炎症和组织损伤。病变以水肿、细胞浸润、出血坏死为主。常见的Ⅲ型变态反应疾病有血清病、急性肾小球肾炎、系统性红斑狼疮、类风湿关节炎。

Ⅳ型（细胞反应型或迟发型）：此型不同于前三型，与抗体无关。它是致敏淋巴细胞（TD）与相应抗原结合后释放各种淋巴因子（转移因子、巨噬细胞移动抑制因子等），细胞毒 T 细胞（TC）也可直接杀伤靶细胞，造成以单个核细胞浸润及细胞变性坏死为特征的变态反应性炎症。这型反应发生迟缓，一般在再次接触抗原 12～24 小时后才出现反应，48～72 小时反应达高峰，如接触性皮炎多属此型。常见Ⅳ型变态反应有接触性皮炎、移植排斥反应及多种细菌、病毒（如结核杆菌、麻疹）。

【中医病因病机】

1. 中医“自亢”学说

先天不足，邪气内宿，机体自亢，阈值较低，诱因触及，生化大病。有学者提出变态反应病之中医“自亢”学说。“亢则害，承乃制，制乃生化，外列盛衰，害则败乱，生化大病”，盛之极为亢，物之损为害。承，意承袭、接着；制，为克制、抑制。阴阳者天地之道也，五行者万物之性也。五行配五脏，生克制化，胜复相随。五行之火，有相火君火，“相火之下，水气承之”，“君火之下，阴精承之”。中医学认为瘾疹发病主要是脏腑失调，风邪致病风强则为瘾疹，“强”亦为亢。

2. “伏毒”论

“正气存内，邪不可干”，“邪之所凑，其气必虚”，是中医发病学的基本观点，而在“伏毒”致病方面尤为重要。周仲瑛教授提出“伏毒”论，伏而不觉，发时始显；辨治疑难杂病，确有重要价值。过敏病患，反复发作，内有宿邪，颇为相关。

3. “脾胃论”

中医认为过敏性疾病的产生，由内外病因相应而致。外由风寒湿热，内因“夙根”或肺脾肾虚弱，其中尤以肺脾失调为主。因肺主皮毛，脾主肌肉，口鼻又为肺脾之门户，如肺失宣肃，脾失运化则易产生咳喘、瘾疹、鼻塞等病变；若加之肾虚禀赋薄弱，素为过敏体质则更甚。因此通过调养后天之肺脾机能，使藩篱坚固，提高机体的抗病能力而御邪于外，是调整先天过敏体质之关键。

【诊断标准】

（一）临床表现

变态反应病具有发作性、反复性、可逆性、特应性、间歇性。因发病机制不同，其临床表现也各不相同。

Ⅰ型变态反应病的特点是发病急骤，好发于呼吸、消化、皮肤等器官，有季节性，随过敏原的出现而规律发病。病理变化主要为水肿、分泌物增多、平滑肌痉挛、嗜酸粒细胞增多等。临床上常出现肿胀、瘙痒、发疹、憋喘、腹部绞痛、黏液渗出等症状。

Ⅱ型变态反应病发病稍缓慢，一般与抗原接触后一周以上发病。半抗原常为药物、疫苗、菌苗、血源性抗原物质等，可表现为溶血、出血、贫血、紫癜、黄疸、继发感染等。

Ⅲ型变态反应病的特点是发病缓慢，起病前常有潜伏期，一般发生于长期少量的抗原接触，或者接触异种血清注射后1～2周。致敏抗原常为异种血清、细菌、病毒、支原体、原虫等，也可为其代谢产物。受累器官主要为肾、皮肤、中小动脉、心瓣膜、关节等。可表现为发热，颜面部及肢体水肿，血沉增快，蛋白尿、血尿、管型尿等，皮内或皮下结节，淋巴结肿大伴有压痛、关节痛，心慌、心悸、心前区不适，软组织可出现坏死、溃疡及肉芽组织增生等。

Ⅳ型变态反应的特点是病情发展快慢不一，如皮肤接触性过敏反应可于抗原接触后数分钟内发病，属于Ⅳ型变态反应较快者，多数发生于24小时后；慢者，如移植排斥反应可延长至数周或数月之后，多发生于外用药物及职业性化学物接触、细菌或病毒疫苗接种、抗毒素血清注射、器官移植等。病变常集中在皮肤、中枢神经系统、甲状腺、眼部等。临床表现为皮肤及黏膜红肿、瘙痒、皮疹、渗出，肌张力降低，多发性感觉或运动神经麻痹，甲状腺功能低下，眼部红肿、疼痛、畏光、视力减退等。

（二）病史采集

变态反应病与其他疾病的重要不同之处在于变态反应患者有千万种不同的过敏原，而其他疾病的病因相对固定，因此，采集完整而客观的接触病史，对于做出正确的诊断与防治是极其重要的。病史应重点突出发病的时间、地点、有无季节性及周期性等；同时，患者过去的诊治史和用药史也是不可忽视的部分。

（三）非特异性诊断

非特异性诊断是指对一般变态反应病做出临床通用的病名诊断，不能指明个别患者的致敏因素。

1. 实验室检查

实验室检查包括血、痰液、鼻腔及眼分泌物、中耳分泌物、大便等的嗜酸性粒细胞检查，血液及其他体液中组胺含量的测定，肺功能测定，T淋巴细胞转化试验，补体CH50、C3、C4、C5测定，巨噬细胞移动抑制试验，白细胞吞噬指数测定，血及尿中17-酮、17-羟类固醇测定，红细胞沉降试验，抗链球菌相关抗体、抗原抗体复合物等。上述检测方法对于不同的变态反应病均有诊断意义，可以按需选择。

2. 放射检查

放射检查包括胸部摄片、支气管造影、鼻窦X线摄影、胃肠造影等，对某些变态反应病亦有重要的诊断意义。其他影像学检查还包括B超、CT、磁共振等，必要时也可应用于变态反应病的辅助诊断。

（四）特异性诊断

1. 体内诊断

（1）体内诊断的原理 过敏患者的皮肤及体液内含有与肥大细胞或嗜碱性粒细胞结合的某种抗原的特异性IgE，当相应的抗原通过不同途径进入皮肤时，即与IgE结合，引起肥大细胞或嗜碱粒细胞脱颗粒，释放炎性介质，导致过敏反应。

（2）适应证 速发型外源性过敏的患者和接触性过敏的患者。试验时患者应不在强烈的发作期，近期内未使用糖皮质激素、抗组胺药物、抗白三烯类药物等。

（3）体内诊断的种类 点刺试验、皮内试验、贴斑试验、眼结膜试验、鼻黏膜激发试验、气管内激发试验等。目前临床上采用最多的是点刺试验、皮内试验、贴斑试验。

①点刺试验的方法：先在皮试部位滴上一滴抗原，然后用点刺针在滴有抗原的皮肤中央点刺一下，深入皮内约1mm，轻轻挑开表皮，以不出血为度；然后观察15分钟，过敏患者局部会出现风团或者红晕。

②皮内试验的方法：一般选取上臂外侧皮肤为受试区，局部消毒皮肤，皮下注射过敏原提取液0.1mL，15分钟后观察结果，以风团和红晕大小为阳性诊断标准。

2. 体外诊断

体外诊断的种类：总IgE测定、过敏原特异性IgE测定、肥大细胞脱颗粒试验、淋巴细胞转化试验、体外组胺释放测定、吸入物变应原过筛试验、嗜酸细胞阳离子蛋白测定等。目前临床上常用总IgE测定、过敏原特异性IgE测定。

（1）总IgE测定：检测IgE的方法有很多，国内多采用酶标法或放免法。总IgE测定虽然不能明确对何种过敏原过敏，但在鉴定过敏与非过敏上有一定的价值。

（2）特异性IgE测定：过敏患者体内血清中存在着针对某种过敏原的IgE，称为特异性IgE。特异性IgE的测定是体外检测过敏原的重要手段，灵敏度和特异性较高，特别是对花粉、螨类、动物皮屑、牛奶、鸡蛋、坚果等过敏原的测定，灵敏度和特异性都在90%以上。

【西医治疗】

变态反应病的防治原则主要有避免接触过敏原、免疫治疗及药物治疗三个方面。

1. 避免接触过敏原

从变态反应的发生机制来看，避免接触过敏原是最根本、最有效的方法，因此，应尽量找到过敏原，避免发生接触。

2. 免疫治疗

有些患者无法避免接触过敏原，如花粉和尘螨过敏患者，针对此类患者，一般采用免疫疗法，即脱敏疗法。脱敏就是将引起患者过敏的过敏原，制成各种不同浓度的提取液，给患者小量反复注射，或通过其他途径给患者反复接触，剂量由小到大，浓度由稀到浓，从而提高患者对过敏原的耐受力。免疫治疗后，患者再次接触此类过敏原时症状减轻，甚至消失。

3. 药物治疗

（1）控制抗原抗体反应的药物

1）糖皮质激素：此类药物几乎可用于任何类型的变态反应病，而且短期效果显著。如目前治疗过敏性鼻炎的喷雾剂，丙酸氟替卡松鼻喷雾剂、糖酸莫米松鼻喷雾剂等；用于治疗哮喘的有丙酸氟替卡松吸入气雾剂、沙美特罗替卡松粉吸入剂等。

2）免疫抑制剂：主要适用于Ⅲ型和部分Ⅳ型变态反应病，其中甲氨蝶呤、硫唑嘌呤、5－氟尿嘧啶等抗代谢药物应用较多，少数烷化剂类药物如环磷酰胺也有一定的效果。

（2）抑制炎性化学介质释放并拮抗其作用的药物

1）抗组胺制剂：目前认为抗组胺制剂的作用机制主要有以下两个方面：一是与组胺竞争细胞膜上的组胺受体，二是与组胺竞争细胞上的某些酶原物质，从而抑制由组胺介导的部分症状。目前临床上主要为第二代抗组胺药物，有氯雷他定、西替利嗪、非索非那丁、左旋西替利嗪等。前两者的主要不良反应为程度不等的困倦、嗜睡、口干，而非索非那丁和左旋西替利嗪的临床疗效与前两种药物相似，安全性更大，副作用更少，所以氯雷他定和西替利嗪的应用逐年减少。

2）肥大细胞膜稳定剂：如色甘酸钠、酮替芬等，对于支气管哮喘、过敏性鼻炎、皮炎效果较好；对于荨麻疹、过敏性结肠炎有效。本类药物作用机制主要是在抗原抗体的反应中，稳定肥大细胞膜，抑制肥大细胞裂解、脱粒，阻止过敏介质释放，预防哮喘的发作。本品有平喘作用，能抑制反射性支气管痉挛，抑制支气管的高反应性，抑制血小板活化因子引起的支气管痉挛。

【中医治疗】

在近年中药抗过敏反应的研究中，发现多种复方中药及其提取物或成分具有抗过敏作用，能在抑制组胺产生、保护和稳定靶细胞膜（减少和防止其脱颗粒、释放过敏介质，提高细胞内 cAMP 水平）、对抗过敏介质、中和变应原等多环节起作用，临床疗效较好，且无严重的毒副作用。

1. 中药复方制剂

麻黄连翘赤小豆汤出自《伤寒论》，有学者将其应用于组胺所致豚鼠局部瘙痒试验和右旋糖酐所致小鼠全身瘙痒试验，发现该方及其加减方对两种模型动物均有显著的抑制瘙痒的作用。同理，茵陈五苓散亦对组胺引起的皮肤血管通透性增加有较强的抑制作用，并对天花粉所致大鼠 PEA 也有抑制作用。祛风清肺口服液是由麻黄、甘草、桃仁、桔梗、蝉蜕、石膏、大枣等组成，药理实验结果显示，该制剂对天花粉致敏和大鼠 PEA 有抑制作用，可抑制大鼠腹腔肥大细胞间接组胺释放。

2. 中药成分及提取物

鬼箭羽甾体成分和黄烷成分能稳定肥大细胞膜，减少组胺 5－HT 等过敏介质的释放而抑制速发型变态反应及 DHT 效应，其中鬼箭羽黄烷成分是抑制迟发型变态反应及 DTH 的有效成分。徐长卿中的丹皮酚、黄芪中的黄酮类、蝉蜕中的甲壳质、粉防己中的多种生物碱、鹅不食草中的伪愈创内脂类和黄酮类、辛夷中的挥发油等成分对实验动物的过敏反应都具有缓解或控制作用。

第一节 Ⅰ型变态反应

【概述】

Ⅰ型变态反应，又称过敏反应，主要是由特异性 IgE 介导的反应，指已致敏的机体再次接触相同抗原后，短时间内发生的一类变态反应。主要特征是：①变态反应发生快，消退亦快；②常引起机体生理功能紊乱，一般不发生严重组织损伤；③具有明显个体差异和遗传背景。

Ⅰ型变态反应病是一种常见病、多发病，男女性无差异，可发生于任何年龄。根据北京协和医院变态反应科的统计，在各种变态反应病中，以过敏性皮肤病发病率最高，约占 44%，其中以荨麻疹、血管神经性水肿、异位性皮炎、接触性皮炎、药物疹最为多见；各种呼吸道过敏性疾病约占患病人群的 11%，其中支气管哮喘患者占 4.6%，过敏性鼻炎占 6.7%；各种药物过敏约占 3.2%，胃肠道过敏性疾病占 1%～2%，其他各种少见的过敏性疾病约占 5%。在全部过敏性患者中，约有 24% 的患者同时兼有两种或两种以上的变态反应病。

中医学没有变态反应病这一病名的明确记载，但是诸多传统医学书籍有类似变态反应及变态反应病的内容记载。如隋·巢元方的《诸病源候论·漆疮候》中写到“漆有毒，人有禀性畏漆，但见漆便中其毒，喜面痒，然后胸臂胫腓悉瘙痒……亦有性自耐者，终日烧煮，竟不为害也”，是对漆过敏的详细描述。

【西医病因与发病机制】

（一）西医病因

1. 变应原

变应原是指能够诱导机体产生特异性 IgE 抗体，引起速发型变态反应的抗原。有些变应原为完全抗原，也有些为半抗原。一般变应原均属外源性抗原。

临床上常见的变应原有：①某些药物或者化学物质，如青霉素、磺胺、普鲁卡因等；②吸入性变应原，如植物花粉、尘螨、真菌孢子、动物皮毛等；③食物性变应原，如鱼、虾、蟹、蛋、牛乳等食物。

2. IgE 抗体及其受体

IgE 抗体主要在鼻咽、扁桃体、气管、支气管和胃肠道等处的黏膜下固有层淋巴组织中产生，这些部位是变应原易侵入和超敏反应常见的发生部位，正常人血清中其含量极低，变态反应患者则明显升高。

研究表明有两种可与 IgE Fc 特异性结合的受体，即 FcεRⅠ和 FcεRⅡ。FcεRⅠ为高亲和性受体，FcεRⅡ为低亲和性受体，前者对 IgE 的亲和力较后者高出1000 倍。IgE 通过 Fc 段与肥大细胞和嗜碱性粒细胞表面的 FcεRⅠ结合，结合后比较稳定，不易降解。

3. 肥大细胞、嗜碱性粒细胞和嗜酸性粒细胞

（1）*肥大细胞、嗜碱性粒细胞*　肥大细胞和嗜碱性粒细胞是参与Ⅰ型变态反应的主要细胞，胞浆含有嗜碱性颗粒，能释放或介导合成大致相同的活性介质，如组织胺、白三烯、血小板活化因子、缓激肽等。此二类细胞来源于髓样干细胞前体，细胞表面均具有高亲和力的 FcεRⅠ受体，能与 IgE Fc 段牢固结合。肥大细胞主要分布于皮肤、淋巴组织、子宫、膀胱以及消化道黏膜下层结缔组织中微血管周围和内脏器官的包膜中，嗜碱性粒细胞主要存在于血液中。

（2）*嗜酸性粒细胞*　一般认为嗜酸性粒细胞在Ⅰ型变态反应中具有负反馈调节作用。在Ⅰ型变态反应发生过程中，肥大细胞和嗜碱性粒细胞脱颗粒，可释放嗜酸性粒细胞趋化因子，引起嗜酸性粒细胞局部聚集。嗜酸性粒细胞通过释放组织胺酶灭活组织胺，释放芳基硫酸酯酶灭活血小板活化因子，同时也可直接吞噬和破坏肥大细胞和嗜碱性粒细胞脱出的颗粒，从而下调Ⅰ型超敏反应。近年来研究发现，嗜酸性粒细胞被某些细胞因子，如白细胞介素 3（IL－3）、白细胞介素 5（IL－5）、GM－CSF（granulocyte－macrophage colony stimulating factor，粒细胞－巨噬细胞集落刺激因子）或血小板活化因子（PAF）活化后，亦可表达高亲和力的 FcεRⅠ受体，引发脱颗粒，参与Ⅰ型变态反应晚期相的形成和维持。

4. 活性介质

（1）*由脱出颗粒释放的活性介质*　①组胺：存在于肥大细胞和嗜碱性粒细胞的颗粒内，随颗粒脱出后被释放，可引起毛细血管扩张，通透性增强；支气管平滑肌收缩、痉挛；黏液腺体分泌增强等生物学效应。其作用时间短暂，在体内可迅速被组胺酶降解，失去活性。②激肽：是由肥大细胞和嗜碱性粒细胞脱出的颗粒所释放的激肽原酶，作用于血浆中的激肽原使之活化而生成的活性介质。其中缓激肽有收缩平滑肌、扩张血管和增强毛细血管通透性的作用，并能刺激痛觉神经引起疼痛。

（2）*细胞新合成的活性介质*　①白三烯（leukotrens，LTs）与前列腺素 D2（PGD2）：白三烯与前列腺素 D2 是引起Ⅰ型超敏反应晚期相反应的主要介质。二者均为花生四烯酸的衍生物，由活化的肥大细胞和嗜碱性粒细胞的胞膜磷脂释放的花生四烯酸，经脂氧合或环氧合途径生成。LTs 由 LTC4、LTD4、LTE4 组成，主要作用是能强烈持久地收缩平滑肌、扩张血管、增强毛细血管的通透性以及促进黏液腺体的分泌。PGD2 也有引起支气管平滑肌收缩、使血管扩张、毛细血管通透性增加的作用。②血小板活化因子：是羟基化磷脂经磷脂酶 A2 及乙酰转移酶作用的产物，主要由嗜碱性粒细胞产生。它能使血小板凝集、活化并释放组胺等介质，参与Ⅰ型超敏反应的晚期相反应。

（二）发病机制

根据Ⅰ型超敏反应的发生机制，可将其发生过程分为三个阶段，即致敏阶段、激发阶段和效应阶段。

1. 致敏阶段

致敏阶段是指变应原初次进入过敏体质的机体，刺激其产生特异性 IgE 类抗体，IgE 以 Fc 段与肥大细胞和嗜碱性粒细胞表面的 FcεRⅠ受体结合，使之致敏的阶段。在此阶段形成的结合有 IgE 的肥大细胞和嗜碱性粒细胞称为致敏细胞，含有致敏细胞的机体则处于致敏状态。此状态一般可持续数月、数年或更长时间。

2. 激发阶段

激发阶段是指相同的变应原再次进入机体，与致敏细胞上的 IgE 特异性结合，使之脱颗粒，释放和合成活性介质的阶段。

一般只有多价变应原与致敏细胞上的两个或两个以上 IgE 分子结合，使细胞表面的 FcεRⅠ受体发生交联，进而引起细胞内一系列活化反应，导致细胞脱颗粒，释放颗粒内储备介质如组胺、激肽原酶等，并能新合成一些活性介质如白三烯、前列腺素和血小板活化因子等。此外，过敏毒素（C3a、C5a）、蜂毒、蛇毒、抗 IgE 抗体以及吗啡、可待因等也可直接引起肥大细胞脱颗粒。

3. 效应阶段

效应阶段是指活性介质与效应器官上相应受体结合后，引起局部或全身病理变化的阶段。

Ⅰ型变态反应引起的病理变化可分为早期相反应和晚期相反应两种类型。早期相反应发生于接触变应原后数秒钟内，可持续数小时，主要由组织胺引起；晚期相反应一般发生在与变应原接触后 6～12 小时内，可持续数天，主要由 LTs 和 PGD2 所致，PAF 及嗜酸性粒细胞释放的活性介质也起到一定作用。

【中医病因病机】

1. 病因

（1）先天禀赋　变态反应病并非所有人都会发病，仅发生于个别机体，与个体的先天禀赋有着密切关系。《灵枢·寿夭刚柔》曾记载：“人之生也，有刚有柔，有弱有强，有短有长，有阴有阳……”《灵枢·通天》将人划分为太阴人、少阴人、太阳人和阴阳平和之人。变态反应病患者先天存在着潜在的发病倾向，在没有致病因素或诱因时，人体维持着相对的阴阳平衡状态。一旦致病因素或诱因打破了这种相对平衡，超过了人体易感的最低界限，变态反应就会发生。

（2）外感六淫　自然界存在着正常的六气，即风、寒、暑、湿、燥、火，当“非其时而有其气”或六气太过抑或不足时，六气就变成了会损伤机体产生疾病的六淫，即六邪。变态反应病有着与六淫致病类似的特征，如季节性明显、与环境因素密切相关等。其中风邪、寒邪引起的Ⅰ型变态反应病较多，如风疹、冷哮。

（3）饮食不当　陶弘景有云“百病横夭，多由饮食”，变态反应病的发生与饮食有着密切的关系。食物过敏是最常见的病因，由于食物成分的不同，不同个体对各种食物的耐受性有所差异，容易引起过敏的食物常见的有牛奶、鸡蛋、海鲜等。饮食不节，偏嗜某一类食物也会引起变态反应，如嗜食肥甘，积痰生热，脾失健运，痰浊内生，上干于肺，拥塞气道，能诱发哮病。

（4）环境及气候因素　环境因素在变态反应病的发生中有着极其重要的作用，不同地域的气候不同，引起变态反应的类别亦不同，如寒冷地区哮病常发，而同一个地区的不同季节多发的变态反应病类型亦不同。同时，植物气味、花粉、尘埃、废气、动物皮毛等也会引起过敏的发生。

（5）情志因素　七情，即喜、怒、忧、思、悲、恐、惊，正常情况下，是机体对各种刺激的情绪变化和情感反应。但当这种刺激超过人体承受范围，就会使机体气机逆乱、阴阳失调，从而引起相应疾病。《素问·举痛论》曰：“百病皆生于气。”

2. 病机

（1）邪盛正衰　变态反应病是一种慢性病，常反复发作，病程较长，正气抗邪，邪气伤正，久病其气必虚。变态反应病多在诱因下发生，因此邪气盛是不可忽视的条件。“邪气盛则实，精气夺则虚”，邪盛正衰，是变态反应病发生的总体大纲；而缓解期则正邪相持，疾病暂不发作。

（2）阴阳失调　阴阳失调是指疾病发生、发展的过程中，阴、阳失去原本的相对平衡，因而表现出偏盛或偏衰的病理变化。常见的阴阳失调形式有阴阳偏盛、阴阳偏衰、阴阳互损、阴阳格拒、阴阳亡失等。变态反应病有着明显的先天潜在发病倾向，机体本身存在阴阳偏盛或偏衰的情况，在致病因素的诱导下，阴阳的盛衰偏向发生变化。而变态反应病病程较长，易见阴阳互损的病理过程，病机复杂。

（3）气血失和　《素问·调经论》曰：“气血不和，百病乃变化而生。”气血失和，是气血病理现象的概括。气的失和包括气虚、气陷、气脱、气闭、气逆、气滞等，血的失和则有血虚、血瘀、血热、血寒、出血等，变态反应病常表现为气血同病，互为因果。

【诊断标准】

1. 全身过敏性反应

（1）药物过敏性休克　以青霉素引发最为常见。青霉素本身无免疫原性，但其降解产物青霉噻唑和青霉烯酸可与人体内的蛋白质结合获得免疫原性，进而刺激机体产生 IgE，使之致敏。当机体再次接触青霉噻唑或青霉烯酸后，可引起变态反应，严重者导致过敏性休克，甚至死亡。青霉素在弱碱性溶液中容易降解，因而使用时应新鲜配制。值得注意的是，有些人初次注射青霉素也可能发生过敏性休克，这可能是曾吸入过青霉菌孢子或使用过被青霉素污染的注射器等医疗器械，机体已处于致敏状态之故。其他药物如普鲁卡因、链霉素、有机碘等，偶尔也可引起过敏性休克。

（2）血清过敏性休克　血清过敏性休克又称血清过敏症或再次血清病。常发生于既往曾用过动物免疫血清，机体已处于致敏状态，后来再次接受同种动物免疫血清的个体。临床上使用破伤风抗毒素或白喉抗毒素进行治疗或紧急预防时，可出现此种反应。

2. 局部过敏性反应

(1) *呼吸道过敏反应*　多因吸入植物花粉、尘螨、真菌孢子等变应原引起，常见疾病有过敏性鼻炎和过敏性哮喘。

(2) *消化道过敏反应*　少数人在食入鱼、虾、蛋、乳、蟹、贝等食物后可发生恶心、呕吐、腹痛和腹泻等症状为主的过敏性胃肠炎，严重者可出现过敏性休克。

(3) *皮肤过敏反应*　可因药物、食物、花粉、肠道寄生虫及寒冷刺激等引起，主要表现为荨麻疹、湿疹和血管神经性水肿。

【西医治疗】

（一）治疗方案

Ⅰ型变态反应的防治总体原则是：查明变应原，避免再接触；切断或干扰变态反应发生过程中某些环节，以终止后续反应的进行。

1. 远离变应原

尽量查明变应原，避免与之接触，是预防Ⅰ型变态反应发生的最有效方法。临床最常用的检测方法是皮肤试验，具体操作方法为将容易引起过敏反应的药物、生物制品或其他变应原稀释后（如青霉素 25U/mL、抗毒素血清 1∶100、尘螨 1∶100000、花粉 1∶10000），取 0.1mL 在受试者前臂内侧做皮内注射，15～20 分钟后观察结果。若局部皮肤出现红晕，风团块直径 >1cm 则为皮试阳性。

2. 脱敏疗法或减敏疗法

某些变应原虽能被检出，但难以避免再次接触，临床上常采用脱敏疗法或减敏疗法防治Ⅰ型超敏反应的发生。

(1) *脱敏注射*　在用抗毒素血清治疗某些主要由外毒素引起的疾病时，如遇皮肤试验阳性者，可采用小剂量、短间隔（20～30 分钟）、连续多次注射抗毒素的方法进行脱敏，然后再大量注射进行治疗，不致发生超敏反应。脱敏注射的原理：可能是小剂量变应原进入机体，仅与少数致敏细胞上的 IgE 结合，脱颗粒后释放活性介质较少，不足以引起临床反应，而少量的介质可被体液中的介质灭活物质迅速破坏。短时间内，经多次注射变应原，体内致敏细胞逐渐脱敏，直至机体致敏状态被解除，此时再注射大量抗毒素不会发生过敏反应。但这种脱敏是暂时的，经一定时间后，机体又可重建致敏状态。

(2) *脱敏疗法*　对某些已查明，但日常生活中又不可能完全避免再接触的变应原，如花粉、尘螨等，可采用小剂量、间隔较长时间（1 周左右）、多次皮下注射相应变应原的方法进行脱敏治疗，可防止疾病复发。其作用机制可能是反复多次皮下注射变应原，诱导机体产生大量特异性 IgG 类抗体，该类抗体与再次进入机体的相应变应原结合，可阻止其与致敏细胞上的 IgE 结合，从而阻断超敏反应的进行，故这种抗体又被称为封闭抗体（blocking antibody）。

3. 药物治疗

使用某些药物干扰或切断超敏反应发生过程中的某些环节，对防治Ⅰ型变态反应性疾病具有重要的应用价值。

(1) *抑制活性介质合成和释放的药物* ①阿司匹林：为环氧合酶抑制剂，可阻断花生四烯酸经环氧合酶作用生成PGD2；②色苷酸二钠：可稳定细胞膜，抑制致敏细胞脱颗粒，减少或阻止活性介质的释放；③激素类药物：皮质类固醇具有强大的抗变态反应与抗炎作用，局部使用还具有止痒与血管收缩的作用。肾上腺素、异丙肾上腺素、麻黄碱及前列腺素E等，能激活腺苷酸环化酶，增加cAMP的生成，阻止cAMP的降解，此类药物均能提高细胞内cAMP水平，抑制致敏细胞脱颗粒、释放活性介质。

(2) *活性介质拮抗药* 苯海拉明、扑尔敏、异丙嗪、氮卓斯汀和咪唑斯汀都属于Ⅰ型变态反应H1受体阻断剂；另外，用于治疗变态反应性结膜炎的富马酸依美斯汀滴眼液也是其中之一，适用人群为3岁以上儿童，长期使用也是快速且有效的，可通过与组胺竞争结合效应器官上的组胺H1受体，发挥抗组胺作用。H1受体阻断剂奥沙米特，除了可以抑制肥大细胞、嗜碱性粒细胞与嗜酸性粒细胞脱颗粒与活化外，还具有阻断淋巴细胞内IL-2应答的免疫抑制作用，从而使IL-2、IL-3、IL-5这样的细胞因子生成量明显降低。

(3) *改善效应器官反应性的药物* 肾上腺素能使小动脉、毛细血管收缩，降低血管通透性，常用于抢救过敏性休克；此外，还具有使支气管舒张、解除支气管平滑肌痉挛的作用。葡萄糖酸钙、氯化钙、维生素C等，除具有解痉、降低血管通透性外，也可减轻皮肤和黏膜的炎症反应。

(4) *细胞因子为靶点的药物* 细胞因子是指主要由免疫细胞分泌的、能调节细胞功能的小分子多肽。细胞因子包括淋巴细胞产生的淋巴因子和单核巨噬细胞产生的单核因子等。目前已知白细胞介素类、干扰素、集落刺激因子、肿瘤坏死因子、转化生长因子等均是免疫细胞产生的细胞因子。在免疫应答过程中，细胞因子对于细胞间相互作用、细胞的生长和分化有重要调节作用。

(5) *肥大细胞与嗜碱性粒细胞为靶点的药物* 以肥大细胞与嗜碱性粒细胞为靶点的药物，例如，盐酸奥罗他定作为一种肥大细胞阻断剂和组胺受体拮抗剂，能够抑制结膜上皮细胞的组胺与TNF-α的释放，具有很好的抗过敏作用。奥马珠单抗是一种单克隆抗IgE抗体，能够有效改善枯草热症状及哮喘症状，连续使用安全有效。

(6) *花生四烯酸代谢产物为靶点的药物* 花生四烯酸代谢产生的白细胞三烯与Ⅰ型变态反应发病关系密切，是过敏治疗的重要靶点。白细胞三烯受体拮抗类药物，如孟鲁司特、扎鲁司特及普仑司特，主要通过竞争性结合半胱氨酰白细胞三烯-1受体，阻断LT的生物活性，达到治疗哮喘与过敏性鼻炎的目的。PGD2是一种强大的过敏性炎症介质，因此一定也是一种抗过敏治疗分子靶点。最新研究发现，PGE2类似物能治疗非甾体抗炎药物诱导的哮喘。缓激肽是一种能直接引起血管扩张、血管通透性增加的炎性介质，还能导致非血管平滑肌收缩、致痛。从2006年到现在，FDA批准的16种治疗Ⅰ型变态反应的新药中，有2种药物的主要成分是以花生四烯酸代谢产物之一（缓激肽）为靶点的。

（二）西医治疗困境

Ⅰ型变态反应疾病最有效的治疗措施是远离过敏原，但是这种做法很难做到，机体不可避免地要与外界保持接触，自然就无法彻底避免过敏原，尤其是粉尘、花粉等物质；而抗过敏药物由于作用机理等原因，都存在着一定的副作用，如头晕、嗜睡、口干、疲倦等，部分药物甚至会影响肝肾功能，因而肝肾功能不全或低下者要慎用或减量；此外，脱敏疗法起效慢，持续时间长，且效果个体差异较大，临床有效率在80%左右，部分患者甚至不耐受药物浓度而出现全身严重反应。

【中医治疗】

Ⅰ型变态反应病发生迅速，一般消退也快，故汤药宜及时；若引起休克，往往病情危急，用药更应及时。发作期治标为主，因本病患者有明显的体质差异和遗传倾向，故缓解期以治本、调理体质为要。即朱丹溪所谓“未发以扶正气为主，既发以攻邪气为急”之意。本文以支气管哮喘、过敏性鼻炎、过敏性皮炎等为例进行阐释。

（一）发作期

1. 过敏危症

主症：可见于药物或食物引起过敏性休克、哮喘喘脱期等，症见面色㿠白，气息微弱，昏睡，重者昏迷，四肢厥冷，冷汗出，舌质青暗、苔白腻，脉细数或浮大无根。

治法：回阳救逆，扶正固脱。

方药：回阳救逆汤或独参汤加减，药用干姜、附子、肉桂、人参等。

2. 过敏性哮喘

（1）热哮

主症：喉中痰鸣如吼，喘而气粗息高，胸胁胀满，咳多，痰多难咳，痰色黄或白，质厚黏腻，口渴喜饮，面赤，身热，舌质红，苔黄腻，脉滑数。

治法：清热宣肺，化痰定喘。

方药：定喘汤或越婢加半夏汤加减，药用麻黄、杏仁、桑白皮、黄芩、半夏、苏子、款冬花、白果、甘草、石膏、生姜、甘草、大枣等。

（2）冷哮

主症：喉中哮鸣如水鸡声，呼吸急促，胸膈满闷，咳不甚，痰少咳吐不爽，色白多泡沫，口不渴或渴喜热饮，畏寒，面色青灰，舌质淡白，苔白滑，脉弦紧或浮紧。

治法：宣肺散寒，化痰平喘。

方药：射干麻黄汤或小青龙汤加减，药用射干、麻黄、生姜、细辛、紫菀、款冬花、大枣、半夏、五味子、芍药、干姜、甘草、桂枝等。

（3）风哮

主症：喉中痰涎壅盛，声如拽锯，胸满喘急，但坐不得卧，咳痰黏腻难出，色白多泡沫，无明显寒热倾向，发前自觉鼻、咽、眼、耳发痒，鼻塞流涕，喷嚏，随即发作，舌质淡红，苔白腻，脉滑实。

治法：祛风涤痰，降气平喘。

方药：三子养亲汤加减，药用白芥子、莱菔子、紫苏子等。

（4）虚哮

主症：喉中哮鸣如鼾，声低，气短息促，动则喘甚，口唇、爪甲青紫，咳痰无力，痰涎清稀，面色苍白，颧红唇紫，口不渴，形寒肢冷，烦躁不安，舌质淡暗，苔白，脉沉细无力。

治法：补肺纳肾，降气平喘。

方药：平喘固本汤加减，药用党参、五味子、冬虫夏草、胡桃肉、灵磁石、沉香、坎脐、苏子、款冬花、法半夏、橘红等。

3. 过敏性鼻炎

（1）热证

主症：鼻塞，鼻痒，喷嚏，流浓涕，色白或黄，常于闷热天气发作。可伴有咳嗽，咽痒，口干，渴喜冷饮，舌质红，苔黄腻，脉数。

治法：清宣肺气，通利鼻窍。

方药：辛夷清肺饮加减，药用辛夷、黄芩、山栀子、麦冬、百合、石膏、知母、甘草、枇杷叶、升麻等。

（2）寒证

主症：鼻塞，鼻痒，喷嚏频作，清涕如水，嗅觉减退，可见畏风怕冷，气短懒言，咳嗽痰稀，声低，面色苍白，舌质淡，苔薄白，脉细弱。

治法：温肺散寒，益气固表。

方药：温肺止流丹加减，药用诃子、甘草、桔梗、荆芥、细辛、人参等。

4. 过敏性胃肠炎

（1）寒湿证

主症：进食过敏食物后突感恶心，呕吐，腹满胀痛，肠鸣阵作，泄泻清稀，甚至如水样，可伴有恶寒、发热、肢体酸痛等表证，舌质淡，苔薄白或白腻，脉濡缓。

治法：散寒化湿，和中止泻。

方药：藿香正气散加减，药用藿香、白芷、紫苏、茯苓、半夏曲、白术、厚朴、生姜、桔梗、甘草、大腹皮、陈皮等。

（2）湿热证

主症：进食过敏食物后突感恶心，胃热呕吐，腹痛剧烈，泻下急迫，粪色黄褐，气味臭秽，肛门灼热，烦热口渴，小便短黄，舌质红，苔黄腻，脉滑数。

治法：清热燥湿，和中止泻。

方药：葛根芩连汤合保和丸加减，药用葛根、黄连、黄芩、甘草、山楂、神曲、半夏、茯苓、陈皮、连翘、莱菔子。

5. 过敏性皮炎

过敏性皮炎如荨麻疹、湿疹、风疹等。

（1）风寒证

主症：皮疹色白，瘙痒，遇冷或风吹加重，得热减轻，好发于冬春季节，舌质淡，苔薄白，脉浮紧。

治法：疏风散寒，调和营卫。

方药：桂枝汤加减，药用桂枝、芍药、甘草、生姜、大枣等。

（2）风热证

主症：皮疹色红，灼热剧痒，遇热加重，得冷减轻，好发于夏秋季节，舌质红，苔薄黄或黄腻，脉浮数。

治法：疏风散热，调和营卫。

方药：消风散加减，药用当归、生地黄、防风、蝉蜕、知母、苦参、胡麻仁、荆芥、苍术、牛蒡子、石膏、甘草、木通等。

（3）湿热证

主症：皮疹色红，灼热瘙痒，抓挠出脓水，伴有发热，口苦，纳呆，小便黄，关节疼痛，肢体困重，女子可见带下瘙痒黄臭，舌质红，苔薄黄或黄腻，脉弦数。

治法：疏风清热，解表化湿。

方药：龙胆泻肝汤加减，药用龙胆草、栀子、黄芩、柴胡、生地黄、车前草、泽泻、木通、当归、甘草等。

（4）胃肠实热证

主症：皮疹色红，瘙痒剧烈，伴有腹满疼痛，纳呆，大便闭结或热结旁流，舌质红，苔黄腻，脉滑数。

治法：疏风解表，通腑泄热。

方药：防风通圣散或大承气汤加减，药用大黄、枳实、厚朴、芒硝、防风、川芎、当归、芍药、薄荷叶、麻黄、连翘、石膏、黄芩、桔梗、滑石、甘草、荆芥穗、白术、栀子等。

（二）缓解期

1. 气虚证

主症：平素神疲乏力，少气懒言，头晕目眩，不思饮食，大便溏软，脉虚无力。

治法：补中益气。

方药：四君子汤加减，药用人参、茯苓、白术、甘草等。

2. 气滞证

主症：平素易情志不畅，脘胁胀痛，攻窜不定，时轻时重，喜嗳气，或腹痛腹胀，矢气则胀满减轻，病情常随情绪波动而增减，苔薄，脉弦。

治法：行气止痛。

方药：柴胡疏肝散加减，药用陈皮、柴胡、川芎、枳壳、芍药、甘草、香附等。

3. 血虚证

主症：平素常感头晕眼花，心悸少寐，四肢发麻，唇甲无华，面色苍白或萎黄，舌淡，脉细无力。

治法：补血养血。

方药：四物汤加减，药用熟地黄、生地黄、白芍、当归、川芎等。

4. 血热证

主症：平素常感身热，口渴，易烦躁，常衄血，面红目赤，舌质红甚至红绛，脉细数。

治法：清热凉血。

方药：犀角地黄汤加减，药用犀角（水牛角代）、生地黄、芍药、牡丹皮等。

5. 气血亏虚证

主症：气短懒言，四肢倦怠，自汗少寐，心悸怔忡，面色苍白或无华，纳呆，舌质淡胖有齿痕，苔薄白，脉细弱无力。

治法：补气养血。

方药：八珍汤加减，药用人参、白术、茯苓、甘草、熟地黄、白芍、当归、川芎等。

6. 气滞血瘀证

主症：平素胸胁胀满疼痛，或头痛、腹痛，痛有定处，如针刺，疼痛多持续，拒按，或可见腹部、皮下包块，舌质暗红有瘀斑，脉细涩。

治法：理气活血化瘀。

方药：血府逐瘀汤加减，药用当归、生地黄、桃仁、红花、枳壳、赤芍、柴胡、甘草、桔梗、川芎、牛膝等。

7. 痰饮内伏证

主症：平素痰多，色白易咳或难咳，可伴有气喘急促，喉间痰鸣声，或胸胁胀满，咳捶引痛，呕吐涎沫，苔白滑或白腻，脉弦滑。

治法：祛痰化饮。

方药：导痰汤合苓桂术甘汤加减，药用茯苓、桂枝、白术、甘草、半夏、橘红、枳实、天南星。

8. 脾肾阳虚证

主症：平素易喘，动则为甚，气短气怯，胸闷痰多，脘痞呕吐，颜面及肢体易浮肿，舌质淡，舌体胖大，苔白滑，脉沉细而滑。

治法：补脾益肾，温阳散寒。

方药：金匮肾气丸加减，药用附子、肉桂、生地黄、山药、山茱萸、扗丹皮、茯苓、泽泻等。

【生活调摄】

1. Ⅰ型变态反应病患者最重要的是尽量远离过敏原，避免与花粉、药物等过敏原接触。饮食要清淡，多吃瓜果蔬菜，多饮水，避免食入诱发本病的食物，如鱼、虾、牛奶、蛋类、海鲜等。如无明显食物诱因的人也要忌食鱼腥海味、辛辣炙热等腥发动风之品。

2. 注意休息，避免劳累，避免情绪波动及精神刺激。

3. 注意锻炼身体，增强体质，提高抵抗疾病的能力。在季节变化、天气冷暖不调时，特别注意保暖、预防感冒等。

【科研思路与方法】

本文以过敏性哮喘为例进行阐释。

过敏性哮喘中医称之为“哮病”，强调“发时治肺，平时治肾”。董竞成等人在长期临床过程中发现，哮喘发作期不仅存在气管炎症过度、气道痉挛和痰液高分泌等肺实的表现，还存在以 HPA 轴和免疫功能紊乱等为代表的机体内在抗炎能力低下之类肾虚的表现；

缓解期不仅存在机体内在抗炎能力低下等肾虚的表现，还存在气道慢性炎症、气道高反应、气道重塑等肺实的表现。因而提出“发时治肺兼顾肾”“平时治肾兼顾肺”的治疗原则，经临床验证，在哮喘发作期采用清肺平喘结合补肾益气法治疗，疗效优于单纯的清肺平喘法；而在哮喘缓解期采用补肾益气法结合清肺平喘等治法，可使气道反应性进一步降低，气道重塑等得以减轻。

1. 理论研究方面

在理论研究方面，近年来众医家在历代文献基础上，结合自身临床经验，丰富了对哮病病因病机的认识。如代氏等认为，哮喘与痰的关系极为密切，外邪侵袭，邪蕴于肺，壅阻肺气；饮食不当，嗜食生冷肥甘，或因进食海物，而导致脾失健运，痰浊内生，塞阻肺气，致成哮喘。赵氏认为，本病发作与风邪外袭、寒邪为患、痰邪伏肺、瘀血阻滞等因素有关，认为痰实为哮喘的主要病理基础，是哮喘发作的中心环节。晁恩祥教授提出，过敏性哮喘病因为风邪为患，“风邪犯肺，肺气失宣，气道挛急”为其主要病机，并由此提出“风咳”病名。

国医大师王琦创立体质分类和辨体-辨病-辨证三维诊疗模式，在辨治过敏性疾病尤其是过敏性哮喘方面已广泛应用。他认为过敏性哮喘发作乃因禀赋不耐，异气外侵，引动伏痰，郁而化热，肺失宣降而成。《素问·至真要大论》曰：“诸逆冲上，皆属于火。”故王琦教授认为，宿痰伏肺，怫郁化热，肺气上逆为哮喘发作的病机关键。因此，王琦教授以仲景麻杏石甘汤（炙麻黄、杏仁、生石膏、生甘草）作为哮喘发作期的主方，一则宣肺降逆平喘，二则疏风清热化痰，紧扣哮喘发作期“郁热”“气逆”的病机实质，这也是王琦教授一贯主张的“主病主方”学术思想的体现，临证不必拘泥于仲景所描述的“汗出而喘，无大热”之临床表现，不管汗出与否以及有无发热均可使用。在临床上常与脱敏调体方合用，标本兼治，补泻同施，寒热兼顾，体-病-证并调，三维合一，故取效迅捷。

2. 实验研究方面

目前，对于哮喘的机制研究多建议采用小鼠哮喘模型，整体水平多观察模型动物的引喘潜伏期、哮喘持续的时间；组织、器官水平多取气管或肺组织进行组织形态学检查或开展肺溢流实验、离体器官实验；细胞水平多测定血清中细胞总数或分类计数（单核/巨噬细胞、淋巴细胞、EOS 及嗜中性粒细胞的百分率）；分子水平多测定血清中 IgE 及与 Th1/Th2 相关的细胞因子，如 Th1 分泌的 IFN-γ 和 IL-2，Th2 分泌的 IL-4 和 IL-5 等。

3. 临床研究方面

中医中药治疗上，刘华平从中医证型分布出发，观察了 223 例过敏性鼻炎-哮喘综合征患者，经四诊信息收集、辨证分型归纳，初步得出过敏性鼻炎-哮喘综合征证型分布规律：风痰阻肺证 96 例（占 43.0%）、风痰郁热证 34 例（占 15.2%）、外寒内饮证 31 例（占 13.9%）……肾气虚证 8 例（占 3.6%）。其中以风痰阻肺证最多，为过敏性鼻炎-哮喘综合征的治法提供了依据。西医免疫生物治疗方面，抗 IgE 抗体、非特异性抑制信号受体融合蛋白 GE2 和 E2G、特异性过敏反应抑制分子 GFD 等都是生物技术领域防治过敏反应新的有效探索。

新药研究方面，蒲公英黄酮能通过抑制 IL-4 的基因转录降低由激活的 T 细胞生成的 IL－4 含量，是一种有潜力的治疗过敏反应性疾病的药物；美泊利单抗是一种完全人源化针对 IL－5 的单抗，可阻断 IL－5 与嗜酸性粒细胞表面的 IL－5 受体复合物结合从而抑制 IL－5 信号传导，已被初步用于临床治疗嗜酸性粒细胞增多综合征、哮喘与嗜酸性食道炎，效果良好。

【名医验案】

1. 周仲瑛验案

余某，女，52 岁，1991 年 1 月 24 日初诊。哮喘数年，反复不愈，去年冬天受寒后剧发，呼吸急促，喉中哮鸣有声，胸膈满闷如塞，咳不甚，咳痰稀薄不多，色白有泡沫，咳吐不爽，面色晦滞带青，喜热饮，形寒怕冷，背部尤甚，舌苔白滑而润，脉细弦，经用多种中西药治疗至今未能缓解。

西医诊断：哮喘。

中医诊断：哮病。

中医辨证：寒饮伏肺，壅遏气道，肺失宣畅。

治法：温肺散寒，化痰平喘法。

处方：蜜炙麻黄 6g，桂枝 6g，细辛 3g，淡干姜 3g，法半夏 10g，白前 10g，杏仁 10g，橘皮 6g，紫菀 10g，款冬花 10g，苏子 10g，炙甘草 3g。7 剂，水煎服。

2 月 4 日二诊：喘哮能平，胸膈满闷消失，形寒怕冷减轻，痰少色白稀薄，易于咳出，治守原意，原方 7 剂，以资巩固。

按语：本案哮喘数年不愈，素有风痰内伏，遇寒即发，证候表现为咳痰稀薄，色白有泡沫，素日喜热饮、形寒怕冷、背部尤甚、苔白滑而润为主，显系寒饮伏肺为患；发则呼吸急促，哮鸣有声，微咳，但胸膈满闷如塞，皆由寒饮阻滞气道，肺气升降不利所致，证属哮病之寒哮无疑。温肺散寒，化痰平喘实乃正治之法。方用小青龙汤、止嗽散化裁，仅服 10 剂，哮喘即平，巩固 1 周，病即稳定不发，可谓“效如桴鼓”。

2. 周仲瑛验案

刘某，男，34 岁，1990 年 11 月 7 日初诊。哮喘反复发作 4 年余，近 1 个月来持续频繁发作，喉中作水鸣声，痰鸣喘咳，气急，咳黄色黏痰，排吐不利，胸部闷痛，咳则尤甚，咽干作痒，口干，烦热，面赤自汗，口唇、指端微绀，苔黄腻质红，脉滑数。

西医诊断：哮喘。

中医诊断：哮病。

中医辨证：痰热壅肺，肺失清肃。

治法：清热宣肺，化痰平喘。

处方：蜜炙麻黄 6g，炒黄芩 10g，知母 10g，桑白皮 10g，光杏仁 10g，法半夏 10g，海浮石 10g，芦根 20g，射干 6g，广地龙 10g，金荞麦根 15g，南沙参 10g。7 剂，水煎服。

11 月 14 日二诊：药服 3 日哮喘即告减轻，痰易咳出，连服 1 周，喘平，咽痒，面赤自汗，胸部闷痛俱见消失。但有干咳，咳痰质黏，咽部干燥，唇红。证属痰热郁蒸，耗伤阴津，治宜清化痰热，养阴生津。

处方：蜜炙麻黄 5g，炒黄芩 10g，知母 10g，桑白皮 10g，光杏仁 10g，海浮石 10g，芦根 30g，金荞麦根 15g，天冬 10g，麦冬 10g，南沙参 10g，生甘草 3g，地龙 10g。7 剂，水煎服。药后症状消失，继续调治巩固半月。

按语：热哮多因哮喘迁延，寒邪久郁化热引起。痰热蕴肺，肺失清肃，痰气搏结，壅阻气道，肺气胀满，故见喘而气粗息涌，痰鸣如吼，胸闷疼痛；热蒸液聚生痰，痰热胶结，故咳痰黏稠色黄，烦闷，自汗，面赤，舌红，苔黄腻，脉滑数。方中麻黄、杏仁宣肺平喘；配射干、黄芩、桑白皮清热肃肺；知母清热化痰滋阴；伍海浮石、金荞麦根等加强清化之力；地龙清肺热而平喘；南沙参、芦根清肺养阴生津。二诊肺中痰热已清，肺气得宣，哮喘减轻。但依据“干咳，咳痰质黏，咽部干燥，唇红”可知，阴伤证候突出，故配天冬、麦冬清养之品，标本兼顾。

3. 刁本恕验案

王某，男，5 岁，2009 年 4 月 2 日就诊。病史：1 年前患儿因感受风热出现发热，流脓涕，喷嚏，咽痒，咳嗽，咳痰，大便干，数日一行，纳差，口臭等症状，当地中药治疗后上述症状缓解，后每因季节天气变化鼻塞、流涕、喷嚏、鼻干、鼻痒症状复出，伴纳差、面色萎黄无华、精神差、大便干、舌质淡嫩苔薄白、脉细。已在某诊所反复就医半年，饮中药汤剂数十余剂。

西医诊断：过敏性鼻炎。

中医诊断：鼻渊。

中医辨证：脾气虚弱，风邪外袭。

治法：益气健脾，祛风止痒。

处方：黄芪 10g，炒白术 10g，防风 10g，玉竹 12g，白薇 10g，蝉衣 30g，黄连 3g，黄芩 15g，炒山楂 15g，神曲 15g，炒麦芽 30g，炒稻芽 30g，鸡内金 30g，白豆蔻 6g。2 剂。服药后，患儿饮食得增，精神可，大便调，鼻干、鼻痒症状缓解。

二诊：上方去黄连，加龙胆草 30g，细辛 3g，石斛 30g，玉竹 10g。3 剂后上述症状痊愈。再予六君子汤加减以善调理，使病不得复之效。

按语：小儿过敏性鼻炎久治不愈的病机在于先天体质低下，或因喂养不当而致脾胃虚弱，使正气不足，外邪易犯皮毛，气不卫外，营不内守，易感外邪，化火而停聚于窦内，损伤肌膜，遂为鼻渊。前医应用大量辛温通窍之品，损伤肺阴，刁老方中巧用玉屏风散、葳蕤汤加减补脾实卫，养阴扶正。

4. 王玉玺验案

刘某，女，43 岁，2009 年 8 月 28 日就诊。患者皮肤反复发作风团 4 年，每天脸、手受凉即发疹。初发时皮疹色白或淡红，伴瘙痒，搔抓则成片，皮肤划痕试验阳性。自觉乏力，畏寒肢冷，汗多，动则汗出，便不成形，日 3～4 次，舌淡红、薄白苔，脉沉细。

西医诊断：荨麻疹。

中医诊断：瘾疹。

中医辨证：气血亏虚，营卫失和。

治法：补益气血，调和营卫。

处方：黄芪 60g，炒白术 15g，苍术 15g，陈皮 15g，党参 30g，柴胡 15g，升麻 10g，当归 10g，川芎 6g，羌活 10g，荆芥 10g，防风 10g，苍耳子 10g，细辛 5g，白芷 10g，炙甘

草10g。7剂，每天1剂，水煎，早晚饭后温服。

二诊：症状大减，偶尔起疹，已不怕冷，沾凉水亦不发。便已正常，舌脉同前。继续服上方14剂巩固。

按语：《三因极一病症方论·瘾疹证治》曰："世医论瘾疹，无不谓是皮肤间风……内则察其脏腑虚实，外则分寒暑风湿，随证调之，无不愈。"荨麻疹反复发作并持续3个月以上为慢性荨麻疹，中医多属虚证。该患素体气虚，反复发作4年。畏寒肢冷乃卫阳虚；便不成形，日3~4次，自觉乏力，动则汗出系脾气虚弱。《黄帝内经》云："邪之所凑，其气必虚。"脾气虚弱，卫阳不足，腠理疏松，风寒之邪乘虚客于肌表，卫外不固而畏寒；卫外不固，营阴不能内守，故汗多；营卫不和，发为风团，而致此病。导师投以补中益气汤加减，补中益气、健脾和中。风寒湿客于肌表，故用九味羌活汤祛风散寒除湿，而患者无里热之象，故去方中清凉之品。全方共奏补气健脾、疏通腠理肌肤之功。营卫和，病自愈。

【参考文献】

[1] 金伯泉，熊思东．医学免疫学［M］．北京：人民卫生出版社，2012.

[2] 朱富华，张瑞君．中医变态反应病学［M］．西安：陕西科学技术出版社，2006.

[3] 周仲瑛，金实．中医内科学［M］．北京：中国中医药出版社，2007.

[4] 叶放，周学平，王志英，等．周仲瑛哮喘临证医案心法［J］．辽宁中医杂志，2009，36（4）：626－629.

[5] 吕霞．刁本恕诊治小儿过敏性鼻炎医案辨析［J］．四川中医，2012，30（10）：119－120.

[6] 邓政，蒲小平．抗Ⅰ型变态反应的药物作用靶点及其新药研发［J］．中国新药杂志，2013，22（4）：417－419.

[7] 董竞成，张红英，段晓虹，等．论支气管哮喘"发时治肺兼顾肾，平时治肾兼顾肺"［J］．世界中医药，2013，8（7）：725－731.

[8] Mizuguchi H，Ono S，Hattori M，et al. Inverse agonistic activity of antihistamines and suppression of histamine h（1）receptor gene expression［J］. J Pharmacol Sci，2012，118（1）：117－121.

[9] Daley－yates P，Ambery C，Sweeney L，et al. The efficacy and tolerability of two novel H（1）/H（3）receptor antagonists in seasonal allergic rhinitis［J］. Int Arch Allergy Immunol，2012，158（1）：84－98.

[10] 林江涛．抗IgE治疗过敏性哮喘的长期有效性和安全性［J］．中华结核和呼吸杂志，2016，39（9）：733－736.

[11] Metcalfe FD，Baram D，Mekori YA. Mast cells［J］. Physiol Rev，1997，77：1033－1079.

[12] Smith DA，Minthorn EA，Beerahee M. Pharmacokinetics and pharmacodynamics of mepolizumab，an anti－interleukin－5 monoclonal antibody［J］. Clin Pharmacokinet，2011，50（4）：215－227.

[13] Agache I, Sugita K, Morita H, et al. The Complex Type 2 Endotype in Allergy and Asthma: From Laboratory to Bedside [J]. Curr Allergy Asthma Rep, 2015, 15 (6): 529.

[14] 何韶衡. 肥大细胞在变态反应性炎症发病机制中的核心作用 [J]. 中国病理生理杂志, 2003, 19: 1566-1567.

[15] 何韶衡, 李萍. 肥大细胞激活及组织胺水平测定 [J]. 华西医大学报. 2002, 33: 586-588.

[16] Leung NYH, Wai CYY, Shu SA, et al. Current Immunological and Molecular Biological Perspectives on Seafood Allergy: A Comprehensive Review [J]. Clinical Reviews In Allergy and Immunology, 2014, 46 (3): 180-190.

[17] 代晓光, 陈晶, 郭欣, 等. 化痰法治疗哮喘的研究现状及评价 [J]. 中医药信息, 2005, 22 (6): 87-91.

[18] 赵宝林. 哮喘病因病机及经方认识的探讨 [J]. 中医药临床杂志, 2006, 18 (1): 85-871.

[19] 吴继全, 陈燕. 晁恩祥治疗咳嗽变异型哮喘经验 [J]. 北京中医, 2006, 25 (11): 657-6581.

[20] 崔殿波, 王艳宏. 过敏性哮喘的实验研究进展 [J]. 哈尔滨医药, 2014, 34 (4): 317-318.

[21] 刘华平. 过敏性鼻炎-哮喘综合征中医证型分布研究初探展 [J]. 中医药导报, 2011, 17 (8): 37-38.

[22] Lin H, Boesel KM, Griffith DT, et al. Omalizumab rapidly decrease snasal allergic response and FcepsilonRI on basophils [J]. J Allergy Clin Immuno, 2004, 113: 297-302.

[23] Zhu D, Kepley CL, Zhang K, et al. A chimeric human-cat fusion protein blocks cat-induced allergy [J]. Nat Med, 2005, 11: 446-449.

[24] Wang P, Su H, Zhao Y, et al. Phosphatase wild-type p53-induced phosphatase 1 controls the development of Th9 cells and allergic airway inflammation [J]. J Allergy Clin Immunol, 2018, 141 (6): 2168-2181.

[25] Chen H, Eisner MD, Haselkorn T, et al. Concomit antasthma medications in moderate-to-severe allergic asthma treated with omalizumab [J]. Respir Med, 2013, 107 (1): 60-67.

第二节　Ⅱ型变态反应

【概述】

Ⅱ型变态反应是指由 IgG 或者 IgM 类抗体与靶细胞表面相应抗原结合后，在补体、吞噬细胞和 NK 细胞的参与下，引起细胞溶解或组织损伤的病理性免疫反应。Ⅱ型超敏反应又称为细胞溶解型或细胞毒型超敏反应。

临床常见的Ⅱ型变态反应病有以下几种：

1. 输血反应

ABO血型是人红细胞膜上最主要的系统。AB血型的人有A和B基因，其红细胞表面有A和B抗原，而O型血的人没有A和B基因，故只合成H物质；A型血的人血清中有天然抗B抗体，B型血的人则相反，而O型血的人有抗A和抗B抗体。这些同族血细胞凝集素结合，补体被激活，红细胞被破坏，出现溶血、血红蛋白尿等现象，结合了同族血细胞凝集素的红细胞也可被吞噬细胞吞噬消灭。

2. 新生儿溶血症

Rh血型为重要的抗原系统，其中RhD抗原最重要。如母亲为Rh阴性，胎儿为Rh阳性，在首次分娩时，胎儿血进入母体内，母亲被胎儿的Rh阳性红细胞致敏，产生了以IgG类为主的抗Rh抗体。当再次妊娠时，抗Rh抗体经胎盘进入胎儿体内，并与胎儿红细胞膜上的RhD抗原结合，红细胞被溶解破坏。分娩后72小时内给母体注射抗RhD血清，能成功地预防Rh血型不符所引起的溶血症。母子间ABO血型不符引起的新生儿溶血症在我国并不少见，病性较轻，但至今尚无有效的预防措施。

3. 移植排斥反应

器官移植后的排异反应其机制十分复杂，细胞免疫和体液免疫均参与。针对移植抗原的抗体对移植物可有直接细胞毒性，或引起吞噬细胞的黏附或由NK细胞行使非特异性攻击。当抗体与血管内皮表面抗原结合时，抗体亦可引起血小板黏附。超急排斥反应为受者体内预存的抗体所介导。

4. 自身免疫性溶血性贫血

患者产生了抗自身红细胞抗体，主要为IgG类。引起红细胞溶血的主要机制有：补体活化至C9，则红细胞直接被溶解；如补体仅激活C3，则覆盖有IgG抗体和C3b的红细胞被肝脾中的吞噬细胞吞噬消化。

5. 肺出血－肾炎综合征

肺出血－肾炎综合征即Goodpasture综合征，是由自身抗体引起的以肺出血和严重肾小球肾炎为特征的疾病。自身抗体与肺泡和肾小球毛细血管基底膜中Ⅳ型胶原结合，并在局部激活补体和中性白细胞。显微镜下可见坏死、白细胞浸润及抗体和补体沿基底膜呈线状沉积。

6. Grave病

Grave病即甲状腺功能亢进症，又称为毒性弥漫性甲状腺肿，是一种自身免疫性甲状腺疾病，确切的发病机制尚不明确。患者产生了抗甲状腺上皮细胞刺激激素受体的自身抗体，TSH的生理功能是刺激甲状腺上皮细胞产生甲状腺素。自身抗体与TSH受体结合，其作用与TSH本身相同，因而导致对甲状腺上皮细胞刺激的失调，甚至在无TSH存在下也能产生过量甲状腺素，出现甲状腺功能亢进。有学者称这种刺激型超敏反应为V型超敏反应，但多数人认为它是Ⅱ型超敏反应的一种特殊表现形式。

7. 重症肌无力

本病是受体抗体介导的功能受抑制的病症。80% 以上患者有针对神经肌肉接头处突触后膜上乙酰胆碱受体的抗体、补体参与发病过程。神经肌肉传导障碍导致晨轻暮重、活动后加重、休息可减轻的渐进性无力及各种受累器官的症状。因受体内吞和在胞内的降解，受体数目减少。

8. 急性风湿热

本病是抗体与自身蛋白质有交叉反应的外来抗原的抗体所致疾病的最好例子。其特征是关节炎、心脏瓣膜损伤引起的心内膜炎和心肌炎。抗链球菌细胞壁蛋白质的抗体与心肌细胞上的交叉抗原结合而引起心肌损伤。

【西医病因与发病机制】

1. 靶细胞、抗原

Ⅱ型变态反应中的靶细胞主要是正常组织细胞、改变的自身组织细胞及被抗原或抗原表位结合修饰的自身组织细胞。Ⅱ型变态反应中的抗原，主要包括细胞表面固有的抗原成分：血细胞表面的同种异型抗原；如 ABO 血型抗原、Rh 抗原和 HLA 抗原，共同抗原，改变的自身抗原；吸附于组织细胞上的外来抗原、半抗原或抗原抗体复合物。机体的某些组织，如肺基底膜和肾小球毛细血管基底膜是该型反应中的常见抗原。机体产生抗细胞表面抗原或组织抗原的原因可能有以下几种。

（1）同种异型抗原或同种不同个体间血型不匹配的输血引的输血反应，以及母子因 Rh 或 ABO 血型不符所致的新生儿溶血症是Ⅱ型变态反应典型的例子。

（2）感染病原微生物特别是病毒感染，可致自身细胞或组织抗原的抗原性改变，以致机体将它们视为外来异物，从而发生免疫排除应答；有些病原微生物与自身组织抗原有交叉反应性，如有的链球菌株细胞壁与人肺泡基底膜及肾小球毛细胞血管基底膜具有交叉抗原性，因此抗链球菌的抗体也能与肺、肾组织中的交叉抗原结合并引起损伤。

（3）多数药物为半抗原，它们可吸附在血细胞表面，成为新抗原，被机体免疫系统识别。

（4）免疫耐受机制的破坏：因物理、化学、生物、外伤等使机体免疫耐受机制失灵，从而产生了抗自身抗原的抗体。

2. 抗体

介导Ⅱ型变态反应的抗体主要为 IgG 和 IgM 类，是针对自身细胞或组织抗原的，因此多为自身抗体。IgM 为五聚体，能最有效地结合抗原、激活补体和介导吞噬作用。IgG 的 CH2 和 IgM 的 CH4 功能区均有与 Clq 结合的位点。

3. 抗体引起靶细胞或组织损伤的主要机制

（1）*补体介导的细胞溶解*　IgM 或 IgG 类自身抗体与靶细胞上的抗原特异性结合后，经过经典途径激活补体系统，最后形成膜攻击复合物，直接引起膜损伤，靶细胞溶解死亡。

（2）*炎症细胞的募集和活化*　在抗体所在处，由于局部补体活化产生的过敏毒素 C3a

和 C5a 对中性粒细胞和单核细胞具有趋化作用，因此常可见有这两类细胞的聚集。这两类细胞的表面均有 IgG Fc 受体，故 IgG 抗体与靶细胞结合并被激活。活化的中性粒细胞可产生水解酶和细胞因子等引起细胞或组织损伤。

（3）覆盖有抗体的靶细胞被吞噬　如自身免疫性溶血性贫血发生时，机体产生了抗自身红细胞的抗体，被自身抗体结合和调理的红细胞易于被肝脾中的巨噬细胞所吞噬，因而红细胞减少，引起贫血。

（4）依赖抗体的细胞介导的细胞毒作用（ADCC）　覆盖有低浓度 IgE 抗体的靶细胞能通过细胞外非特异性杀伤机制，包括被非致敏淋巴网状细胞非特异性地杀伤，因淋巴网状细胞表面有能与 IgG Fc 的 CH2 和 CH3 功能区结合的特异性受体，这种杀伤作用称为 ADCC。吞噬的和非吞噬的髓样细胞以及 NK 细胞均有 ADCC 活性，如人单核细胞和 IFN－γ 活化的中性粒细胞借助其 FcγRⅠ和 FcγRⅡ杀伤覆盖有抗体的瘤细胞，而 NK 细胞通过 FcγRⅢ杀伤靶细胞。在 ADCC 中效应细胞与靶细胞间的接触十分重要，细胞弛缓素 B 因干扰细胞移动而能抑制 ADCC 反应，聚合 IgG 因牢固地结合 Fc 受体而阻断效应细胞与靶细胞表面上的抗体相互作用。在体外，嗜酸性粒细胞杀伤覆盖有 IgG 或 IgE 抗体的血吸虫。ADCC 在体内的作用如何尚待阐明，但这种细胞毒机制对于像寄生虫和实体瘤这类难以经吞噬而杀伤的靶细胞而言，意义可能是积极的。

【中医病因病机】

1. 病因

（1）先天禀赋　Ⅱ型变态反应病与Ⅰ型变态反应病相似，都同个体的先天禀赋有着密切关系。在没有致病因素或诱因时，人体维持着相对的阴阳平衡状态。一旦致病因素或诱因打破了这种相对平衡，超过了人体易感性的最低界限，变态反应就会发生。

（2）外邪侵袭　外邪或戾气侵袭人体，未能及时消散，沉积在体内，构成“伏邪”，伺机发作；若素体健壮，尚能祛邪外出；若年老或病后体虚，外邪在体内累积，超过人体的承受能力，便会发生Ⅱ型变态反应病。

2. 病机

Ⅱ型变态反应病的病机总属本虚标实，先天禀赋不足，具有易感性，伏邪在内，复感外邪，超出人体承受范围，遂发病。病变可局限于某一系统，如血液系统、肌肉系统、内分泌系统，亦可累及全身，重者危急，轻者自愈。

【西医治疗】

（一）治疗方案

1. 病因治疗

Ⅱ型变态反应病治疗的关键是病因治疗，治疗原发病最为重要。

2. 对症治疗

（1）自身免疫性溶血性贫血（AIHA）

1）糖皮质激素：为治疗 AIHA 的主要药物，泼尼松 1～1.5mg/（kg·d），红细胞计数恢复正常后，每周减5～10mg，至30mg/d时减量放缓，1～2周减5mg，以5～10mg/d或10mg隔日长期维持。治疗3周无效或需要泼尼松15mg/d以上才能维持者，应改换其他疗法。

2）免疫抑制剂：环磷酰胺、硫唑嘌呤、长春新碱等可抑制自身抗体合成，剂量分别为200mg/d、100mg/d和每周2mg。环孢素A抑制T细胞增殖和依赖T细胞的B细胞功能，抑制免疫反应，并阻断与细胞免疫相关的淋巴因子作用，无骨髓抑制作用，用量为3～6mg/（kg·d），也可选用酶酚酸酯（骁悉）500mg，每日2次。

3）大剂量静注丙种球蛋白（IVIG）：如需迅速缓解病情时可应用大剂量IVIG，0.4～1.0g/（kg·d），连用3～5日。

4）血浆置换：采用血细胞分离机将患者富含IgG抗体的血浆清除，每周置换血浆200～300mL，可使自身抗体滴度下降50%以上。

5）脾切除：糖皮质激素治疗无效或需大剂量才能维持缓解者，可考虑脾切除，有效率为60%～70%，继发性AIHA效果较差。对冷凝集素综合征和阵发性寒冷性血红蛋白尿，切脾无效。

6）其他药物：近年来国内外学者使用CD20单抗Rituximab（利妥昔单抗）、CD52单抗Cammpath－1H、补体C5单抗Eculizumab等药物用于治疗难治/复发AIHA亦取得一定疗效。利妥昔单抗375mg/m^2，1周1次，2～4次，2/3病例有效。近来发现组蛋白去乙酰化酶抑制剂亦能增加$CD4^+/CD25^+/Foxp3^+$调节性T细胞数量和功能，可试用丙戊酸钠5～10mg/（kg·d）。

（2）Grave病

1）一般治疗：治疗初期应注意休息，保证营养，进食高蛋白、富含维生素的食物。

2）甲亢的治疗：目前甲状腺高功能的治疗主要有三种方法，即药物治疗、手术治疗和放射性碘治疗。

①药物治疗：是多数Graves病患者的首选治疗方法，目前临床上常用药物主要有甲巯咪唑、丙硫氧嘧啶（PTU）和卡比马唑等。卡比马唑在体内逐渐水解游离出甲巯咪唑而发挥作用，故其疗效与不良反应与甲巯咪唑相似。上述药物均可抑制甲状腺激素的合成，丙硫氧嘧啶同时还有抑制T4向T3转化的作用。如病情不易控制，可适当增加药物剂量和延长疗程。

②手术治疗：对于甲状腺肿大明显、压迫邻近器官者，抗甲状腺药物治疗迁延不愈者，结节性甲状腺肿伴甲亢者，胸骨后甲状腺及不能坚持药物治疗者均应考虑手术治疗，有效率90%以上，但需要由有经验的医生进行。

③放射性碘治疗：适用于年龄25岁以上；对抗甲状腺药物治疗无效或因过敏及其他原因不能坚持服药者；抗甲状腺药物治疗后复发者；甲状腺手术后复发者；甲亢伴突眼者（对重度活动性浸润性突眼，放射性碘治疗有可能使突眼加重，可在治疗前后加用皮质激素预防）；有心、肝、肾疾病，糖尿病等不宜手术者。既往临床实践中放射性碘治疗仅用于成人，但由于其相对安全性，目前已有学者将该治疗方法的年龄下限降至10岁，适用于那些长期抗甲状腺药物治疗无效或复发的儿童患者。禁忌证：妊娠或哺乳妇女。

(3) 肺出血肾炎综合征

1）一般治疗：加强护理，注意保暖，防治感冒，戒除吸烟，减少和避免各种可能的致病诱因如合并感染。

2）肾上腺皮质激素和免疫抑制剂：两者联合应用，能有效地抑制抗基膜抗体形成，可迅速减轻肺出血的严重性和控制威胁生命的大咯血。一般可选用甲泼尼龙（甲基强的松龙）冲击治疗，在强化治疗2个月后逐渐减少剂量，并维持治疗至少3~6个月。亦可一开始即口服醋酸泼尼松再加用免疫抑制剂，病情控制后停用免疫抑制剂，泼尼松（强的松）缓慢减至维持量继续口服治疗，全疗程0.5~1年。

3）血浆置换与免疫吸附疗法：血浆置换或免疫吸附可去除抗肾小球基底膜抗体，联合应用免疫抑制剂和中等剂量的皮质激素疗法，可有效制止肺出血和改善肾功能。置换血浆2~4L/d，血浆置换的持续时间和频度可根据循环抗基膜抗体的水平而定，一般每天或隔天1次，病情稳定可延至每周2~3次，结合口服醋酸泼尼松和使用大剂量细胞毒药物（主要是环磷酰胺）。一般情况下，血浆置换配以免疫抑制治疗必须持续至循环抗体水平显著下降或阴转（通常7~14天），在以后的数周到数月内逐渐撤除免疫抑制治疗，经以上治疗，80%的患者有肾功能的改善。

4）肾脏替代治疗：对于常规治疗无效或治疗较迟而进入终末期肾脏病，以血液透析或腹透维持生命的患者，如病情稳定，可考虑肾移植治疗。

(4) 重症肌无力（MG）

1）改善症状药物：胆碱酯酶抑制剂可以通过抑制胆碱酯酶的活性来增加突触间隙乙酰胆碱的含量。但其作用只是暂时改善症状，维持基本生命活动，争取进一步实施免疫治疗的时间。只有当肌无力影响患者的生活质量，出现明显的四肢无力、吞咽和呼吸困难时才考虑使用胆碱酯酶抑制剂。常用的有溴吡斯的明，每片60mg，每4~6小时服1片，可根据肌无力症状的轻重而适当调整给药时间，每日最大剂量成人不超过600mg，儿童不超过7mg/kg。对吞咽极度困难而无法口服者，可给予硫酸新斯的明1mg肌注，1~2小时后当该药作用尚未消失时再继以溴吡斯的明口服。与免疫抑制剂联合应用时，取得明显治疗效果后应首先逐渐减量或停用胆碱酯酶抑制剂。

2）肾上腺皮质激素：是现今国际公认有效的常规疗法，可作为眼肌型（Ⅰ型）、轻度全身型（ⅡA）的首选治疗。MGⅡB型、Ⅲ型和Ⅳ型患者在选用血浆交换或大剂量免疫球蛋白等临时措施的同时，也要加用激素。此外还用于胸腺切除手术前的诱导缓解治疗。激素疗法要掌握足量、足够疗程、缓慢减量和适当维持剂量的治疗原则。MG的激素治疗有渐减法（下楼法）和渐增法（上楼法）。对于眼肌型的患者，通常给小剂量强的松治疗以减少副作用，一般采用20~35mg，隔日一次。

3）免疫抑制剂。

①环磷酰胺：环磷酰胺1000mg，加入生理盐水或葡萄糖500mL内静滴，每5日1次，总量达10g以上。现认为冲击疗法的副作用较少，总量越大，疗程越长，其疗效越好，总量30g以上，100%有效。本药可引起白细胞和血小板减少、脱发、出血性膀胱炎、恶心、呕吐、肝功异常、月经失调和骨痛等副作用，使用过程中要注意密切观察，及时调整用药，一旦发现持续性血尿或肝功不良应立即停用。

②硫唑嘌呤：用法为1～3mg/（kg·d），成人150～200mg/d口服，连用1～10年，4～26周后显效，61%有效；之后逐渐减量，100～150mg/d维持。本药有白细胞和血小板计数减少、脱发等副作用。

③环孢菌素A：主要影响细胞免疫，能抑制辅助性T细胞的功能，不影响抑制性T细胞的激活和表达。用量为6mg/（kg·d），口服，以后根据药物的血浆浓度（维持在400～600μg/L）和肾功能情况（肌酐176μmol/L以下）调节药物剂量。治疗开始后2周即可见症状改善，平均3.6个月达到高峰，总疗程12个月。个别患者可发生肾毒性，停药后恢复正常。此外，还可发生恶心、一过性感觉异常、心悸等。

④胸腺切除：现今认为胸腺切除是治疗MG最根本的方法。随着胸外科手术技术的不断改进，手术的安全性越来越高，几乎所有类型的MG患者都可以尝试选择胸腺切除治疗。5岁以前的儿童因考虑到胸腺在生长和发育过程中的生理作用，一般不采用手术治疗；65岁以上的老年人考虑到对手术的耐受性比较差，也应谨慎选择胸腺切除治疗。眼肌型对激素反应良好者，一般可不手术。Ⅱ－Ⅳ型MG患者，胸腺切除均可作为首选治疗方案，病程越短，手术效果越好。任何年龄的胸腺瘤患者都是胸腺切除的绝对适应证。Ⅰ期和Ⅱ期胸腺瘤患者可以先试用非手术疗法，而对伴有浸润型（Ⅲ、Ⅳ期）胸腺瘤的MG患者应尽早手术治疗。

（5）急性风湿热

1）一般治疗：以休息为主。

2药物治疗：使用抗生素以控制链球菌感染的治疗；使用阿司匹林和激素抑制风湿活动的治疗。

（二）西医治疗困境

Ⅱ型变态反应病病变表现多样，症状多较严重，治疗也各异，除一般对症治疗外，目前尚无特效药物。抗生素、肾上腺皮质激素、免疫抑制剂等是最为常用的有效药物，然而，此类药物只能针对某些症状起效，同时不可避免地带来众多的副反应。因此，如何在有效的治疗此类疾病的同时减轻药物引起的毒副作用是西医治疗急需解决的关键。

【中医治疗】

（一）自身免疫性溶血性贫血

治疗详见其他章节。

（二）肺出血－肾炎综合征

1. 风热伤肺证

主症：咳嗽咽痒，痰中带血，口干鼻燥，或有发热，恶寒，舌质红，少津，苔薄黄，脉数。

治法：清热润肺，化痰止血。

方药：桑杏汤加减，药用桑叶、栀子、淡豆豉、沙参、梨皮、贝母、杏仁、白茅根、茜草、藕节、侧柏叶等。

2. 阴虚肺热证

主症：咳嗽痰少，痰中带血，或反复咯血，口干咽燥，颧红，潮热盗汗，舌红，苔少，脉细数。

治法：滋阴润肺，宁络止血。

方药：百合固金汤加减，药用百合、麦冬、玄参、生地黄、熟地黄、当归、白芍、贝母、甘草、白及、藕节、白茅根、茜草等。

3. 风水相搏证

主症：浮肿起于眼睑，继则四肢及全身皆肿，甚者眼睑浮肿，眼合不能开，可有恶寒发热，头痛鼻塞，咳喘，咽喉红肿疼痛，肢节酸痛，小便短少等症。

治法：疏风清热，宣肺行水。

方药：越婢加术汤加减，药用白术、甘草、生姜、大枣、茯苓、泽泻、连翘、桔梗、前胡等。

4. 水湿浸渍证

主症：全身水肿，按之没指，小便短少，身体困重，胸闷腹胀，纳呆，泛恶，苔白腻，脉沉缓，起病较缓，病程较长。

治法：健脾化湿，通阳利水。

方药：胃苓汤合五皮饮，药用白术、茯苓、苍术、厚朴、陈皮、猪苓、泽泻、肉桂、桑白皮、陈皮、大腹皮、茯苓皮、生姜皮等。

5. 湿热壅盛证

主症：遍体浮肿，皮肤绷急光亮，胸脘痞闷，烦热口渴，或口苦口黏，小便短赤，或大便干结，舌红，苔黄腻，脉滑数或沉数。

治法：分利湿热

方药：疏凿饮子，药用羌活、秦艽、大腹皮、茯苓皮、生姜、泽泻、木通、椒目、赤小豆、商陆、槟榔、杏仁、防己、木通等。

（三）Graves 病

治疗详见其他章节。

（四）重症肌无力

1. 脾胃虚弱证

主症：肢体软弱无力，神疲体倦，肌肉萎缩，少气懒言，纳呆便溏，面色㿠白或萎黄无华，舌质淡，苔薄白，脉细弱。

治法：补中益气，健脾升清。

方药：参苓白术散合补中益气汤加减，药用人参、白术、山药、扁豆、甘草、大枣、黄芪、当归、薏苡仁、茯苓、砂仁、陈皮、升麻、柴胡等。

2. 肝肾亏虚证

主症：肢体无力，腰膝酸软，肌肉萎缩，可伴有眩晕耳鸣，舌干咽燥，遗精，遗尿，或妇女月经不调，舌质红，少苔，脉细数。

治法：补益肝肾，滋阴清热。

方药：虎潜丸加减，药用狗骨、牛膝、熟地黄、龟甲、知母、黄柏、锁阳、当归、白芍、陈皮、干姜等。

（五）急性风湿热

1. 风热外袭证

主症：身热较甚，恶风，汗出不畅，面赤，可有鼻塞、咳嗽、痰黏黄、咽红干燥等表证，舌质偏红，苔薄黄，脉浮数。

治法：解表散热。

方药：银翘散加减，药用金银花、连翘、栀子、淡竹叶、荆芥、淡豆豉、牛蒡子、桔梗、甘草、芦根等。

2. 血热妄行证

主症：皮下出血，出现瘀斑、瘀点，可伴有鼻衄、齿衄、尿血、便血等，或有发热，口渴，便秘，舌质红，苔黄，脉弦数。

治法：清热解毒，凉血止血。

方药：十灰散加减，药用大蓟、小蓟、侧柏叶、茜草、白茅根、棕榈皮、牡丹皮、栀子、大黄等。

【生活调摄】

1. 注意休息，避免劳累，避免情绪波动及精神刺激。饮食均衡，多吃瓜果蔬菜，多饮水。忌食鱼腥海味、辛辣炙热等腥发动风之品。

2. 适当锻炼身体，增强体质，提高抵抗疾病的能力。在季节变化、天气冷暖不调时，特别注意保暖、预防感冒等。

【科研思路与方法】

Ⅱ型变态反应病包含了多种病证，其临床表现差异较大。以下以重症肌无力进行探讨。

1. 理论研究方面

从脏腑经络辨证的角度出发，张静生认为，脾肾亏虚、气血不足、肢体肌肉失养是重症肌无力的根本病机，提出补脾益肾、升举阳气之治疗大法。杜雨茂认为脾肾亏虚是本病的根本病机，发病的关键因素是浊毒壅盛，故在治疗时以调补脾胃为基础，重视补肾固精，辅以解毒化浊、调畅气机之法。邓铁涛认为本病的主要病机为脾胃虚损，同时与他脏有密切关系，故立治疗大法为“重补脾胃，益气升陷，兼治五脏”。

周仲瑛认为，肝主筋，肾主骨，痿证不仅有脾虚，肾虚亦常见，正如《金匮要略·中风历节病脉证并治篇》中所言：“咸则伤骨，骨伤则痿。”《脾胃论》中所云：“脾病则下流乘肾，土克水则骨乏无穷。”故治疗痿证在健脾益气升清的基础上，要重视应用补肾温肾之品。支惠萍等认为痿病成因与先天之肾及后天脾胃关系密切，提出辨治痿病当重视滋养肾髓，调理脾胃，以“滋培水土”为治疗大法，可通过调整肾与脾胃生理功能，补其虚损而疗疾。而苏卫东等则提出从肝论治，可以解释重症肌无力患者中的抑郁和焦虑状况以及复视斜视的问题，并创造性地指出现在临床上所谓的“益气健脾”，实际上应该是“补肝气”，从治疗上当重点治肝，兼调诸脏，加入温理奇阳、扶元振颓之品，更能提高疗效。

2. 实验研究方面

重症肌无力是一种神经肌肉接头传递障碍的获得性自身免疫性疾病，其发病与多种淋巴细胞及其亚群、抗体、补体及各种细胞因子之间复杂的相互作用有关。Liu 等研究发现，向自身免疫性重症肌无力小鼠体内注入 IL－2/抗 IL－2 的单克隆抗体免疫复合物，可有效地促进功能性调节性 T 细胞增殖，减轻小鼠的症状。Linda 等人认为用补体缺陷小鼠的实验能够证明补体在重症肌无力发病机制中的重要作用，补体 C3、C4 和 C5 缺陷的小鼠不能发生实验性自身免疫性重症肌无力，因此抑制补体介导的裂解将可能成为有效地治疗重症肌无力的途径。

3. 临床研究方面

重症肌无力是一种病因复杂的自身免疫病，目前无理想的治疗方法，多采取综合性的治疗措施。吕艳英等通过回顾性分析的方法，分析了 120 例重症肌无力患者的临床资料，把 120 例分为四组，抗胆碱酯酶组（CHeI）、CHeI＋激素组、CHeI＋激素＋手术组、CHeI＋激素＋中药黄芪针组。经比较，四种方法中 CHeI＋激素＋手术组疗效最佳，CHeI＋激素＋中药黄芪针组次之。结果表明采用胆碱酯酶抑制剂、类固醇激素和中药治疗重症肌无力临床疗效可靠，值得推广应用。

孙慎初等人则认为此病可分为眼肌型（只有眼肌受累），和全身型（除眼肌受累外其他肌肉亦受累），前者主要是中气不足，较少累及他脏，亦有少数患者兼夹风、寒、湿、热之邪，治疗以补中益气为主，再分别依兼夹邪气的不同予以治疗。后者除中气不足外尚有肺肾虚损，肺脏虚损可分为肺气和（或）肺阴不足，肾虚当包括肾阴和（或）阳虚损，其主要思想仍是从脾胃出发，兼及肺肾。

【名医验案】

1. 姚乃中验案

吴某，男，62 岁，退休职员，2008 年 6 月 12 日初诊。主诉：皮肤、目睛黄染 3 个月，伴心悸乏力。患者无明显诱因于 3 个月前出现皮肤及白睛黄染，小便深赤，伴恶寒发热，至某三甲医院就诊。查血常规示：WBC 2.8×10^9/L，RBC 168×10^{12}/L，Hb 52g/L，BPC 154×10^9/L，提示正细胞正色素性贫血。网织红细胞 15.5%，总胆红素 157IU/L，Coombs 试验（C3、IgG）阳性，肝肾功能正常。B 超示：脾脏轻度肿大；骨髓穿刺示：增生活跃，以幼红细胞增生为主，红系轻度巨幼细胞样变。诊断为自身免疫性溶血性贫血，即予口服强的松 60mg/d 治疗，间歇输入红细胞支持。经治疗患者体温渐平，但黄疸减轻不显著，总胆红素始终高于 100IU/L，外周血 Hb 仅维持在 40～65g/L 之间，仍需每 10 天输入红细胞 200～400mL，激素已逐步减量至 10mg/d。外院会诊建议联合免疫抑制剂治疗，必要时考虑丙种球蛋白冲击治疗。患者对进一步免疫治疗缺乏信心，且畏惧糖皮质激素副作用。

首诊：面色白萎黄，目窠浮肿，皮肤白睛黄染；自觉乏力倦怠，声低懒言，头晕耳鸣，心悸气短，胃纳不馨；口苦，口不渴，喜热饮，畏寒，腰膝酸软，小便深赤，大便无力，夜寐多梦；舌淡红质嫩，体胖，苔白腻，脉细数无力。实验室检查：WBC 3.1×10^{9}/L，RBC 157×10^{12}/L，Hb 55g/L，BPC 149×10^{9}/L；网织红细胞6.5%；总胆红素100.6IU/L。

西医诊断：自身免疫性溶血性贫血。

中医辨证：脾肾两虚，水湿内停。

治则：健脾益气养血，兼以利湿退黄。

方药：四君子汤合茵陈五苓散加减。党参15g，白术15g，炙甘草9g，猪苓12g，虎杖30g，茵陈15g，何首乌12g，枸杞12g，鹿角胶9g，大枣9g，当归12g，淮小麦30g，远志3g，八月札12g，六神曲12g。14剂。

二诊（6月26日）：药后夜寐转安，尿色稍淡，仍口苦纳差，余症同前，舌脉依旧。上方去远志，加山楂12g，苍术9g。继服14剂。

三诊（7月10日）：患者前日输红细胞200mL。皮肤白睛黄染稍退，目窠浮肿减轻，面色白萎黄；尿色晨起较深，平时转淡；倦怠乏力，心悸气短较前有所减轻，可在居住小区散步30分钟；仍口苦纳差，口不渴，喜热饮，畏寒，腰膝酸软，腹胀，解大便无力；舌脉依旧。复查WBC 3.2×10^{9}/L，RBC 180×10^{12}/L，Hb 63g/L，BPC 136×10^{9}/L，网织红细胞3.5%，总胆红素82IU/L。

治则：健脾益气为主，佐以利湿退黄。

方药：参苓白术散合茵陈五苓散加减。炙黄芪30g，党参15g，白术15g，茯苓12g，怀山药12g，鸡内金12g，谷芽15g，麦芽15g，路路通12g，菟丝子12g，枸杞子12g，何首乌9g，茵陈15g，炙甘草9g。28剂。另减强的松至5mg/d。

四诊（8月7日）：患者皮肤白睛黄染明显减退，目窠浮肿同前，面色㿠白，尿色晨起稍深，平时如常；精神较前明显好转，胃纳渐开；稍觉头晕，活动后心悸气短；仍畏寒，腰膝酸软，口渴喜热饮，腹胀，解大便无力；舌淡红质嫩，舌体胖，苔薄白润，脉细数无力。1个月来未再输血支持。复查血常规：WBC 3.3×10^{9}/L，RBC 177×10^{12}/L，Hb 60g/L，BPC 125×10^{9}/L，网织红细胞3.0%，总胆红素46 IU/L。上方加泽泻12g，泽兰12g，玉米须30g，肉苁蓉12g，菟丝子15g。28剂。

五诊（9月4日）：药后诸症好转。皮肤黄染不著，白睛轻度发黄，面色转红，目窠不肿；胃纳正常，食后倦怠，口不苦，大便转畅，小便量多色清；精神较前大为改善，可以正常参与家务劳动；畏寒依旧，偶有心悸，无明显气短，腰膝酸软亦有所改善；舌淡红质嫩，舌体胖，苔薄，脉细数。已2个月未再输血，停激素1周。查血常规：WBC 3.4×10^{9}/L，RBC 211×10^{12}/L，Hb 72g/L，BPC 135×10^{9}/L，网织红细胞2.5%，总胆红素38IU/L。仍温肾健脾，益气补血，兼以利湿退黄。方用茵陈五苓散加减。淡附子6g，鹿角片12g，党参12g，白术12g，茯苓12g，泽泻12g，菟丝子12g，补骨脂15g，山药30g，薏苡仁30g，鸡血藤15g，枸杞子12g，六神曲12g，茵陈15g。28剂。

六诊（10月9日）：病情稳定，停止输血，激素停药后黄疸未出现反复。白睛轻度发黄，面色红润，目窠不肿；胃纳如常，食后胃脘仍觉胀满；倦怠大减，畏寒依旧，口淡喜热饮，偶有心悸，腰膝酸软，二便调，夜寐安；舌淡红质嫩，舌体胖，苔薄，脉细数。血常规：WBC $3.4 \times 10^9/L$，RBC $212 \times 10^{12}/L$，Hb 78g /L，BPC $147 \times 10^9/L$，网织红细胞2.0%，总胆红素30IU/L。守上方加何首乌15g，黄精18g，干姜6g，继服1个月。随访至今，病情稳定。

按语：患者以黄疸、心悸乏力、腰膝酸软为主要症状，宜按照“黄疸虚黄”类型辨治。患者素体脾胃虚弱，湿浊内生，日久郁而化热，湿热邪毒伤及营血致血败；湿热败血阻于中焦，土反侮木，致肝失疏泄，败血随胆汁外溢，发为黄疸；败血下注膀胱，故见尿色深赤。脾为后天之本，运化无力，则气血化生不足，心失所养，故见心悸气短，面色白；脾主肌肉，脾虚则四肢倦怠无力；兼之患者年过花甲，天癸渐竭，肾元亏虚，髓海空虚，致腰膝酸软，头晕耳鸣。本证病本在脾肾二脏，涉及心、肝、气血不足与脾肾两虚互为因果，终致精气血俱虚；湿浊、寒邪为标，属本虚标实之证。所幸就诊及时，尚未致湿热邪毒搏结，血瘀成积，使病情更加复杂。姚师依据《素问·阴阳应象大论》：“因其衰而彰之，形不足者，温之以气，精不足者，补之以味。”《金匮要略》：“男子黄，小便自利，当以虚劳小建中汤。”临证施治中标本兼顾，以温补脾肾、补虚扶正为主，祛邪利湿退黄为辅。早期黄疸较重，故健脾益气与利湿退黄并重，以四君子汤、参苓白术散、茵陈五苓散为主方，药后中土得运，湿邪渐化，且肝木调达，疏泄有节，故见黄疸日轻，水肿渐消。后期考虑患者年过花甲，元阳已亏，中虚卫阳不振，不能卫外，易致寒湿入侵，故处方加用温补脾肾、补阳助运之品，如肉苁蓉、菟丝子、补骨脂、淡附子等，针对病之本源，兼顾利湿退黄，进而巩固疗效。且服用中药后迅速减停肾上腺糖皮质激素，对患者身心带来极大安慰，更推进疾病向愈。

2. 葛琳仪验案

张某，男，36岁。患者心悸、乏力、夜寐不安、脾气急躁、体重下降半月，确诊为甲状腺功能亢进。予抗甲亢药物治疗，因出现肝功能损害而停药，患者不愿接受同位素和外科手术治疗，于2005年6月16日至葛师处就诊。诊见：形体消瘦，汗多，突眼，双手细震颤阳性；舌质红，苔薄黄，脉弦数。

西医诊断：甲状腺功能亢进。

中医诊断：瘿病。

中医辨证：心肝火旺，肝风内动。

治法：清肝泻火，宁心安神。

方药：栀子清肝汤合柴胡疏肝散加减。焦山栀子、炒牡丹皮、炒柴胡各12g，生白芍、郁金、枳壳、赤芍、当归、决明子、淡竹叶、炒酸枣仁、平地木、马鞭草各15g，五味子9g，垂盆草30g。14剂。

药后患者症状减轻，但大便每日3次，质烂。复查肝功能恢复正常。前方有效，加减再进：炒牡丹皮、炒柴胡、白菊花、白蒺藜、钩藤各12g，生白芍、垂盆草各30g，郁金、炒黄芩、枳壳、赤芍、茯苓、淡竹叶、炒酸枣仁各15g，五味子9g。14剂。

药后患者症状明显改善，化验血常规、肝功能均正常范围，唯甲状腺功能仍呈亢进表现，嘱予小剂量甲巯咪唑10mg，每日1次；上方去牡丹皮、钩藤，加苏梗、枸杞子各15g。以此方调治2个月，化验肝功能、血常规、甲状腺功能均正常范围，自觉症状消失，予甲巯咪唑5mg，每日1次维持。

按语：本病属中医学“瘿病”范畴，多由情志不畅，肝气郁结，郁而化火，甚则肝风内动；肝失疏泄，横逆侮土，脾不健运，津液不归正化，水反为湿，谷反为滞，水湿凝聚成痰，痰浊循经上行，与气搏结，交阻于颈而发病。严用和的《济生方·瘿瘤论治》载其病因：“夫瘿瘤者，多由喜怒不节，忧思过度，而成斯疾焉。”可见，瘿病的发生、发展与肝的疏泄功能息息相关。本例患者由于服用抗甲亢药物出现肝损害而转服中药，辨证属于心肝火旺、肝风内动之证，予以栀子清肝汤合柴胡疏肝散以清心降火，平肝息风。用药期间患者症状改善明显，且肝功能正常。后期用小剂量甲状腺抑制剂配合中药调治，效果理想。

3. 徐承秋验案

马某，男，78岁，2011年5月27日初诊。患者于2003年出现右眼睑下垂，经当地医院检查，诊断为重症肌无力，用溴化吡啶斯的明等对症治疗后，眼睑下垂稍有改善，但言语欠流利，懒言。至2010年下半年开始出现双目复视，四肢无力，行走乏力，生活难以自理，伴头晕，怕冷，手汗多，夜间全身汗出。经CT及MRI检查未见异常，按脑血管病对症治疗，无好转，后自服参芪颗粒、益髓补脑康等，复视稍有减轻，头晕稍减，余症均有所进展，遂至本院求诊于徐承秋教授。

首诊：生活自理困难，由家人陪同来诊；表情淡漠，精神不振，面色无华，言语欠流利；右眼睑下垂，头晕眼花，多梦，怕冷；口干，咀嚼困难，食少纳呆；大便干，小便量少色黄；舌暗淡，边有齿痕，舌中间苔黄有裂纹，舌边苔淡白；脉细滑，肾脉沉弱。肌力测查：双侧上肢近端Ⅲ+级，上肢远端Ⅲ级，双侧下肢近端Ⅲ+级，下肢远端Ⅲ级；抬头、耸肩无力，双上肢抬举欠灵便。

西医诊断：重症肌无力。

中医诊断：痿躄。

中医辨证：脾胃虚损，湿浊内生，肾气亏虚，阴虚内热。

治法：健脾益气，滋阴补肾，清热祛湿。

方药：生芪四君子合知柏地黄汤加减。生黄芪15g，太子参12g，炒白术20g，茯苓30g，补骨脂10g，桑寄生30g，威灵仙10g，沙参12g，山药12g，山茱萸12g，牡丹皮12g，黄柏6g，肉桂6g，知母6g，炙甘草12g。每日1剂，水煎，早晚分服。

二诊（7月16日）：症状明显改善，生活基本能自理；双手可抬举，但不能持久；无复视，眼睑下垂，怕冷减轻；纳食增，口淡无味；舌象同前，脉沉滑，肾脉细。肌力测查：双侧上肢近端Ⅲ+级，上肢远端Ⅲ+级，双侧下肢近端Ⅳ级，下肢远端Ⅲ+级。上方去沙参，生黄芪增至30g，补骨脂增至12g，加桑椹12g，葛根15g，车前子15g。同时加用中成药珍宝丸，每次6粒，每日3次。

三诊（10月18日）：生活完全自理，可以做少许家务；早晚可外出活动40分钟，用力后有汗出，夜间仍有少量盗汗；眼睑下垂消失，头晕减；纳食增加，进食无困难；大便每日3次，小便频且有不尽感；舌淡，苔薄白，关脉，尺脉细滑。肌力测查：双侧上肢近端Ⅳ+级，上肢远端Ⅳ+级，双侧下肢近端Ⅳ+级，下肢远端Ⅳ+级。前方太子参增至30g，加地骨皮12g，三七粉（冲服）3g，生地黄15g，熟地黄15g，鹿角胶（烊化）12g，阿胶（烊化）12g，甘草10 g。

按语：患者来诊前采用西医疗法治疗6年余，虽个别症状得到控制，但全身肌无力的表现逐渐加重，导致其日常生活难以自理，心情抑郁。徐师分析，该患者右眼睑下垂，四肢乏力，懒言少语，纳差，属脾弱气虚，湿浊内生。患病历时6年余，久病及肾，导致肾气亏虚，阴虚内热，故见面色无华，头晕眼花，多梦，且夜间症状加重。故治疗时以生芪四君子汤合知柏地黄汤加减，方中生芪四君子汤健脾渗湿，益气生血，以恢复肌力。黄芪虽补气，然其性微温，徐师恐大剂使用过于温燥而伤阴，故先予小剂量。二诊时观察患者无明显不适，遂增大用量至30g。

知柏地黄汤为六味地黄汤加知母、黄柏而成。六味地黄汤药性平和，偏于滋补，且补而不滞，为平补肾阴的基本方。本案以肉桂、沙参易泽泻、熟地黄，乃因泽泻性甘寒，清膀胱，泻肾浊，而患者阴虚，故改用沙参养阴；熟地黄滋腻碍胃，恐患者脾胃虚弱不能承受，故而改用肉桂辛散温通，助阳化气，有助药力通达。知母与黄柏滋阴祛湿，清虚热。徐师认为，风虚冷者，因阳气衰败，则风寒之邪乘虚而客之，以致骨髓伤败，肾冷精流，故用味辛大温之补骨脂，同时加桑寄生、威灵仙以祛风湿，强筋骨。二诊时患者阴虚症状减轻，故去沙参，并加重生黄芪用量以补气，加葛根升发脾胃之阳气，加车前子利脾胃水湿而不伤气。三诊时诸症大有改善，脾胃功能增强，遂加入生地黄、熟地黄、三七粉、鹿角胶、阿胶等补气血，促使阴阳平衡。

4. 薛佰寿验案

孙某，女，42岁，2001年11月11日初诊。低烧1个月不退，体温38℃左右，全身关节疼痛，活动受限，颜面浮肿，小便短少，夜寐多梦，食欲欠佳，大便不畅，血沉50mm/h，诊断为“急性风湿热”，曾服西药抗风湿药及激素未能控制，舌红，苔薄黄，脉滑数。

西医诊断：急性风湿热。

中医辨证：湿热阻滞经络，邪毒羁留为患。

治法：清热利湿解毒，活血通络止痛。

方药：四妙勇安汤合四妙散加减。金银花30g，玄参18g，当归15g，生甘草15g，黄柏8g，生薏苡仁18g，川牛膝10g，威灵仙12g，防己8g，虎杖15g，土茯苓15g，细辛3g，防风10g，穿山甲8g，天麻10g，木瓜10g，延胡索15g，全蝎4g。服7剂后，发热渐退，关节疼痛已止，可自行前来就诊，舌红苔退，脉细数，守方加生黄芪15g，服用半月后，肢体活动自如，诸症皆除，恢复工作。

按语：急性风湿热，发热1个月不退，血沉快，关节剧痛，已用激素不能控制病情，薛师取四妙勇安汤合四妙散加味而效。

【参考文献】

[1] 蔡柏蔷，李龙芸．协和呼吸病学［M］．北京：中国协和医药大学出版社，2003.

[2] 刘红光，宋冰，陈济明，等．肺出血－肾炎综合征31例临床分析［J］．长春中医药大学学报，2011，27（6）：1036－1037.

[3] 郑开梅. 孙慎初治疗重症肌无力的经验 [J]. 上海中医药杂志, 2005, 39 (7): 19 - 20.
[4] 周仲瑛, 陈四清, 周宁. 健脾益肾、息风通络法治疗重症肌无力 [J]. 江苏中医, 2006, 27 (12): 40 - 41.
[5] 支惠萍, 李庚和. 痿病辨治首当“滋培水土” [J]. 上海中医药杂志, 2005, 39 (8): 39 - 40.
[6] 苏卫东, 杨晓黎. 从肝论治重症肌无力的几点看法 [J]. 辽宁中医杂志, 2005, 32 (10): 1022 - 1023.
[7] 徐旻. 姚乃中辨治自身免疫性溶血性贫血验案 1 则 [J]. 上海中医药杂志, 2009, 43 (4): 4 - 5.
[8] 魏佳平, 葛星. 葛琳仪从肝论治内分泌疾病验案举隅 [J]. 浙江中医杂志, 2013, 1 (48): 4 - 5.
[9] 黄倜. 徐承秋辨治重症肌无力验案 1 则 [J]. 上海中医药杂志, 2012, 46 (7): 35 - 36.
[10] 曾海菊. 薛佰寿应用四妙勇安汤治验 4 则 [J]. 甘肃中医, 2008, 21 (5): 8.
[11] 李连达, 李贻奎, 张金艳. 中药注射剂安全性研究的关键问题 [J]. 河南中医, 2008, 28 (1): 11.
[12] 梁进权, 邹元平, 邓响潮. 中药注射剂不良反应的文献调查与分析 [J]. 中国医院药学杂志, 2003, 23 (8): 4861.
[13] 中国免疫学会神经免疫学分会, 中华医学会神经病学分会. 神经免疫学组重症肌无力诊断和治疗中国专家共识 [J]. 中国神经免疫学和神经病学杂志, 2012, 06: 401 - 408.
[14] 高蕊, 翁维良, 唐旭东. 鱼腥草注射液的不良反应及对策探讨 [J]. 中药新药与临床药理, 2006, 17 (5): 3831.
[15] Qiao Hailing, Gao Na, Jia Linjing, et al. Specific IgG antibodiesin sera in patients-with penicillin allergy [J]. Clin Experim Med, 2009, 9: 1051.
[16] 吕艳英, 荣阳, 李兆丰, 等. 重症肌无力的综合治疗与临床研究 [J]. 临床研究, 2015, 13 (3): 146 - 147.
[17] 满江红, 苏江山, 杨廷贵. 重症肌无力的综合治疗与进展性研究 [J]. 中华神经科杂志, 2013, 45 (1): 31 - 22.
[18] 顾晓宇, 乔文君. 张静生治疗重症肌无力临证体会 [J]. 辽宁中医药杂志, 2012, 39 (2): 231 - 232.
[19] 文颖娟. 杜雨茂教授辨治重症肌无力经验 [J]. 吉林中医药, 2012, 32 (10): 986 - 987.
[20] 阳涛, 周欣欣, 刘小斌. 邓铁涛教授函诊治疗重症肌无力用药特点浅析 [J]. 新中医, 2011, 43 (4): 134 - 135.
[21] Liu R, Zhou Q, Lacava A, et al. Expansion of regulatory Tcells via IL - 2/anti - IL - 2mAb complexes suppresses experimental myasthenia [J]. Eur J Immunol, 2010, 40

(6): 1577-1589.

[22] Linda LK, Henry J, Kaminski. The role of complement in experimental autoimmune myasthenia gravis [J]. Ann N Y Acad Sci, 2012, 1274 (1): 127-132.

[23] Takahashi H, Tanaka F, Kai S. Fatal warm autoimmune hemolytic anemia in a child due to IgM-type autoantibodies [J]. Pediatr Int, 2016, 58 (8): 744-746.

[24] Laribi K, Truong C, Pineau-Vincent F, et al. Rituximab is an effective and safe treatment of relapse in elderly patients with resistant warm AIHA [J]. Ann Hematol, 2016, 95 (5): 765-769.

[25] Salama A. Treatment Options for Primary Autoimmune Hemolytic Anemia: A Short Comprehensive Review [J]. Transfus Med Hemother, 2015, 42 (5): 294-301.

[26] Barcellini W. New Insights in the Pathogenesis of Autoimmune Hemolytic Anemia [J]. Transfus Med Hemother, 2015, 42 (5): 287-293.

[27] Truffault F, de Montpreville V, Eymard B, et al. Thymic Germinal Centers and Corticosteroids in Myasthenia Gravis: an Immunopathological Study in 1035 Cases and a Critical Review [J]. Clin Rev Allergy Immunol, 2017, 52 (1): 108-124.

[28] Robinet M, Maillard S, Cron MA, et al. Review on Toll-Like Receptor Activation in Myasthenia Gravis: Application to the Development of New Experimental Models [J]. Clin Rev Allergy Immunol, 2017, 52 (1): 133-147.

[29] Han J, Sun L, Fan X, et al. Role of regulatory b cells in neuroimmunologic disorders [J]. J Neurosci Res, 2016, 94 (8): 693-701.

[30] 杨明山，卜碧涛. 重症肌无力的治疗进展 [J]. 神经损伤与功能重建，2007，02: 69-74.

第三节　Ⅲ型变态反应

【概述】

Ⅲ型变态反应又名免疫复合物介导的超敏反应，是由可溶性免疫复合物沉积于局部或全身多处毛细血管基底膜后，通过激活补体，并在中性粒细胞、血小板、嗜碱性粒细胞等效应细胞参与下，引起的以血管充血水肿、局部坏死和中性粒细胞浸润为主要特征的炎性反应和组织损伤。

临床常见的Ⅲ型变态反应病有以下几种：

1. 局部免疫复合物病

（1）Arthus 反应　1903 年 Maurice Arthus 用马血清皮内免疫家兔，几周后再次重复注射同样血清后，发现在注射局部出现红肿反应，3~6 小时后反应达到高峰。红肿程度随注射次数增加而加重，注射 5~6 次后，局部出现缺血性坏死等剧烈炎性反应，即 Arthus 反应。其机制是注射的抗原与血管内的抗体结合，形成可溶性免疫复合物并沉积在注射部位的小动脉壁上，引起免疫复合物介导的血管炎。

（2）类 Arthus 反应　可见于胰岛素依赖性糖尿病患者。局部反复注射胰岛素后刺激机体产生相应 IgG 类抗体，若此时再次注射胰岛素，注射局部会出现红肿、出血和坏死等与 Arthus 反应类似的局部炎性反应。

2. 全身性免疫复合物病

（1）血清病　通常在初次大量注射抗毒素（马血清）后 1～2 周发生，主要临床症状是发热、皮疹、淋巴结肿大、关节肿痛、一过性蛋白尿等。这是由于患者体内抗毒素抗体已经产生而抗毒素尚未完全清除，二者结合形成可溶性免疫复合物所致。血清病具有自限性，停止注射抗毒素后症状可自行消退。

（2）链球菌感染后肾小球肾炎　一般发生在 A 族溶血性链球菌感染后 2～3 周，此时体内产生抗链球菌抗体，与链球菌形成可溶性循环免疫复合物，沉积在肾小球基底膜上，引起免疫复合物型肾炎。此种肾炎也可由其他病原微生物如葡萄球菌、肺炎双球菌、乙型肝炎病毒等感染引起。

（3）类风湿关节炎　病因尚未明确，可能与病毒、支原体的持续感染有关。目前认为，上述病原体或其代谢产物能使体内 IgG 分子发生变性，从而刺激机体产生抗变性 IgG 的自身抗体。这种抗体以 IgM 为主，也可以是 IgG 或 IgM 类抗体，即类风湿因子。当自身变性 IgG 与类风湿因子结合形成的免疫复合物反复沉积于小关节滑膜时，即可引起类风湿关节炎。

Ⅲ型变态反应病主要包括血清病、链球菌感染后的肾小球肾炎及类风湿关节炎等，对此中医学没有明确的病名记载，可散见于“痹证”“水肿”等。早在《黄帝内经》时期，就有对水肿的认识，如《素问·水热穴论》指出：“肾汗出逢于风……行于皮里，传为胕肿。”“故其本在肾，其末在肺。”《素问·至真要大论》又指出：“诸湿肿满，皆属于脾。”同样，古代文献对于痹证的记载也很丰富，《黄帝内经》时就提出了痹的病名，如“风寒湿三气杂至，合而为痹”。

【西医病因与发病机制】

1. 可溶性免疫复合物的形成和沉积

免疫复合物是抗原和抗体相结合的产物，在生理情况下它能及时被吞噬系统所清除。如免疫复合物沉积于血管壁进而引起血管炎症，则导致疾病。可溶性免疫复合物是由存在于血液循环中的可溶性抗原与相应的 IgG 或 IgM 类抗体相结合而形成。正常情况下，免疫复合物的形成有利于单核－巨噬细胞吞噬，将抗原性异物清除。但在某些异常情况下，免疫复合物不能被及时有效地清除，反而沉积于毛细血管基底膜，引起炎症反应和组织损伤。

导致可溶性免疫复合物清除能力下降的因素有很多，如：①补体功能障碍或缺陷；②免疫复合物的量过多或者吞噬细胞功能异常或缺陷。免疫复合物易于沉积的因素可包括：①血管通透性增加；②血管内高压及涡流形成。

2. 免疫复合物沉积引起的组织损伤

（1）补体的作用　免疫复合物通过经典途径激活补体，产生补体裂解片段 C3a 和

C5a，C3a 和 C5a 与肥大细胞或嗜酸性粒细胞表面的 C3a、C5a 受体结合，使其释放组胺等炎性介质，局部毛细血管通透性增加，渗出增多，导致水肿。此外，C3a 和 C5a 还能趋化中性粒细胞至免疫复合物沉积部位产生效应。

（2）中性粒细胞的作用　聚集的中性粒细胞在吞噬免疫复合物的同时，还能释放许多溶酶体酶，包括蛋白水解酶、胶原酶、弹性纤维酶等，可水解血管及局部组织。

（3）血小板及嗜碱性粒细胞的作用　肥大细胞或嗜碱性粒细胞活化释放的 PAF，可使局部血小板聚集、激活，促进血栓形成，引起局部出血、坏死。血小板活化还可释放血管活性物质，进一步加重水肿。

【中医病因病机】

1. 病因

（1）外邪侵袭　外邪侵袭人体，若素体健康，就能祛邪外出；但外邪多次反复侵袭，超过人体的承受能力，未能及时消散，而在体内不断累积，就会导致Ⅲ型变态反应病的发生。

（2）久病体虚　外邪不断侵袭人体，会持续消耗人体的正气，正气不足，当外邪再次进入人体时，就会导致Ⅲ型变态反应病的发生。

（3）先天不足　Ⅲ型变态反应病的发生与体内存在的抗体有关，此类抗体能与外来抗原结合，形成免疫复合物沉积在血管壁上而致病。若不是先天禀赋易于产生此种抗体，就不会发生Ⅲ型变态反应病，因此，Ⅲ型变态反应病的发生与先天禀赋也有着密切的关系。

2. 病机

Ⅲ型变态反应病的病机总属本虚标实，先天禀赋不足，外邪在体内累积，与体内产生的相应物质结合，沉积在特定部位而发病。病理因素可为痰浊、血瘀及水饮，病症变化多端，可局限于关节、血管等处，也可累及全身。

【西医治疗】

（一）治疗方案

1. 病因治疗

Ⅲ型变态反应病治疗的关键是病因治疗，治疗原发病最为重要。

2. 对症治疗

（1）血清病　严重掌握药品和血清免疫制品的使用指征，尽量少采取静脉给药的途径。如必须应用异种血清制品时，应先仔细询问有无过敏病史及既往血清应用史，然后必须做皮肤敏感试验，方法如下：①先以未稀释的血清一滴，置于前臂屈侧，再以消毒针尖在血清滴内做划痕数条（以不出血为度）；②观察半小时如无反应，再以 1∶10 稀释的血清 0.1mL 做皮内试验；③再观察 20 分钟，注射处未出现直径超过 1cm 的红斑或硬结者，或周围亦无伪足样丘疹者属阳性，此时方可把血清注入肌内。

若皮肤试验为阳性，则应尽量不用，必须应用血清者，可依下法脱敏：①先口服抗组胺药物 25～50mg；②半小时后以稀释 20 倍的血清 0.1mL 皮下注射；③待 20 分钟后再以稀释10倍的血清0.1mL皮下注射；④20分钟后如仍无反应，则以不稀释的血清0.1mL皮下注射；⑤再观察15分钟，确认无反应后即依次每15分钟皮下注射0.2、0.5、1.0mL和2.0mL，最后以剩余量皮下或肌肉注射。

在脱敏及注射血清时，必须准备好肾上腺素及肾上腺皮质激素等，以防诱发过敏性休克。在脱敏过程中，随时可酌情应用0.1%肾上腺素0.1～0.3mL皮下注射，以对抗可能发生的反应。脱敏完成，一次注入余量后，仍应严密观察1～3小时，以防迟发反应的出现。

（2）链球菌感染后肾小球肾炎

1）基本原则：本病无特效药物治疗，且又是自限性疾病，因此，基本以对症治疗为主，必要环节为预防水钠潴留，控制循环血量，从而达到减轻症状，预防致死性并发症（心力衰竭、高血压脑病），保护肾功能，以及防止各种诱发加重因素，促进肾脏病理组织学及功能上的修复。

2）一般治疗：急性起病后应卧床休息。饮食原则以低盐、高维生素、高热量饮食为主。蛋白摄入量保持40～70g/天，食盐摄入量2～3g/天，同时限制高钾食物的摄入。

3）对症处理：利尿，常用噻嗪类利尿剂；降压，常用药物噻嗪类利尿剂、血管扩张药，必要时可用神经节阻滞剂，或加用钙离子通道阻滞剂；高血钾的治疗，以限制高钾饮食和应用排钾利尿剂为主。

4）并发症的治疗：控制心力衰竭，治疗重点应放在纠正水钠潴留，恢复血容量，而不是应用加强心肌收缩力的洋地黄类药物，即主要措施为利尿降压；高血压脑病，可静脉滴注硝普钠等药物，抽搐者可使用安定静脉注射；尿毒症，参考“急性肾功能衰竭”治疗。

5）治疗感染灶：目前主张在病灶细菌培养阳性的时候，应积极使用抗生素治疗，常用青霉素或大环内酯类抗生素控制感染病灶，有预防病菌传播的作用，为期2周左右或直至治愈。扁桃体切除术对急性肾小球肾炎的病程发展无肯定效果。

6）抗凝及溶栓：尿激酶静滴，同时可辅以利尿、补钾。

7）透析治疗：急性肾小球肾炎出现下列情况时应使用透析治疗：严重水钠潴留者；急性肾功能衰竭，少尿2天以上，出现高血钾、急性左心衰、严重酸中毒情况。

（3）类风湿关节炎　类风湿关节炎治疗的目的在于控制病情，改善关节功能和预后。应强调早期治疗、联合用药和个体化治疗的原则。治疗方法包括一般治疗、药物治疗、外科手术和其他治疗等。

1）一般治疗：强调患者教育及整体和规范治疗的理念。适当的休息、理疗、体疗、外用药，正确的关节活动和肌肉锻炼等对于缓解症状、改善关节功能具有重要作用。

2）药物治疗。

①非甾体类抗炎药（NSAIDs）：这类药物主要通过抑制环氧合酶活性，减少前列腺素合成而具有抗炎、止痛、退热及减轻关节肿胀的作用，是临床最常用的类风湿关节炎治疗药物。其对缓解患者的关节肿痛，改善全身症状有重要作用。其主要不良反应包括胃肠道症状，肝和肾功能损害以及可能增加的心血管不良事件。

②改善病情抗风湿药（DMARDs）：该类药物较非甾体类抗炎药发挥作用慢，需1～6

个月，故又称慢作用抗风湿药，这些药物可延缓或控制病情的进展。常用于改善类风湿关节炎的病情。抗风湿药包括如下几种。

甲氨蝶呤（methotrexate）：口服、肌肉注射或静脉注射均有效，每周给药1次。必要时可与其他改善病情抗风湿药联用。常用剂量为7.5～20mg/周。常见的不良反应有恶心、口腔炎、腹泻、脱发、皮疹及肝损害，少数出现骨髓抑制，偶见肺间质病变。服药期间应适当补充叶酸，定期查血常规和肝功能。

来氟米特（leflunomide）：剂量为10～20mg/d，口服。主要用于病情重及有预后不良因素的患者。主要不良反应有腹泻、瘙痒、高血压、肝酶增高、皮疹、脱发和白细胞下降等。因有致畸作用，故孕妇禁服。服药期间应定期查血常规和肝功能。

柳氮磺吡啶（salicylazosulfapyriding）：可单用于病程较短及轻症类风湿关节炎，或与其他改善病情抗风湿药联合治疗病程较长和中度及重症患者。一般服用4～8周后起效。从小剂量逐渐加量有助于减少不良反应，可每次口服250～500mg开始，每日3次，之后渐增至750mg，每日3次，如疗效不明显可增至每日3g。主要不良反应有恶心、呕吐、腹痛、腹泻、皮疹、转氨酶增高，偶有白细胞、血小板减少，对磺胺过敏者慎用。服药期间应定期查血常规和肝功能、肾功能。

羟氯喹（hydroxychloroquine）：可单用于病程较短、病情较轻的患者。对于重症或有预后不良因素者，应与其他改善病情抗风湿药合用。该药起效缓慢，服用后2～3个月见效。用法为羟氯喹200mg，每天2次。用药前和治疗期间应每年检查1次眼底，以监测该药可能导致的视网膜损害。

临床上对于类风湿关节炎患者，应强调早期应用改善病情抗风湿药。病情较重，有多关节受累，伴有关节外表现或早期出现关节破坏等预后不良因素者应考虑2种或2种以上改善病情抗风湿药的联合应用。主要联合用药方法包括甲氨蝶呤、来氟米特、羟氯喹及柳氮磺吡啶中任意2种或3种联合。应根据患者的病情及个体情况选择不同的联合用药方法。

③生物制剂：是目前积极有效控制炎症的主要药物，可减少骨破坏，减少激素的用量和骨质疏松。治疗类风湿关节炎的生物制剂主要包括肿瘤坏死因子拮抗剂、IL－1和IL－6拮抗剂、抗CD20单抗以及T细胞共刺激信号抑制剂等。

肿瘤坏死因子－α拮抗剂：该类制剂主要包括依那西普（etanercept）、英夫利昔单抗（infliximab）和阿达木单抗（adalimumab）。与传统的改善病情抗风湿药相比，肿瘤坏死因子－α拮抗剂的主要特点是起效快，抑制骨破坏的作用明显，患者总体耐受性好。这类制剂可有注射部位反应或输液反应，可能有增加感染和肿瘤的风险，偶有药物诱导的狼疮样综合征及脱髓鞘病变等。用药前应进行结核筛查，除外活动性感染和肿瘤。

白介素－6拮抗剂（tocilizumab）：主要用于中重度类风湿关节炎，对肿瘤坏死因子－α拮抗剂反应欠佳的患者可能有效。常见的不良反应是感染、胃肠道症状、皮疹和头痛等。

白介素－1拮抗剂：阿那白滞素（anakinra）是目前唯一被批准用于治疗类风湿关节炎的IL－1拮抗剂。其主要不良反应是与剂量相关的注射部位反应及可能增加感染概率等。

抗 CD20 单抗：利妥昔单抗（rituximab）主要用于肿瘤坏死因子 - α 拮抗剂疗效欠佳的活动性类风湿关节炎。常见的不良反应是输液反应，静脉给予糖皮质激素可将输液反应的发生率和严重度降低。其他不良反应包括高血压、皮疹、瘙痒、发热、恶心、关节痛等，可能增加感染概率。

细胞毒 T 淋巴细胞相关抗原 4 - 免疫球蛋白（CTLA4 - Ig）：阿巴西普（abatacept）用于治疗病情较重或肿瘤坏死因子 - α 拮抗剂反应欠佳的患者。主要的不良反应是头痛和恶心，可能增加感染和肿瘤的发生率。

④糖皮质激素：糖皮质激素能迅速改善关节肿痛和全身症状。重症类风湿关节炎伴有心、肺或神经系统等受累的患者，可给予短效激素，其剂量依病情严重程度而定。针对关节病变，如需使用，通常为小剂量激素（泼尼松≤7.5mg/d），仅适用于少数类风湿关节炎患者。

⑤植物药制剂。

雷公藤：对缓解关节肿痛有效，是否减缓关节破坏尚乏研究。一般给予雷公藤多苷 30 ~ 60mg/d，分 3 次饭后服用。主要不良反应是性腺抑制，一般不用于生育期患者。其他不良反应包括皮疹、色素沉着、指甲变软、脱发、头痛、纳差、恶心、呕吐、腹痛、腹泻、骨髓抑制、肝酶升高和血肌酐升高等。

白芍总苷：常用剂量为 600mg，每日 2 ~ 3 次。其不良反应较少，主要有腹痛、腹泻、纳差等。

3）外科治疗：类风湿关节炎患者经过积极内科正规治疗，病情仍不能控制，为纠正畸形、改善生活质量可考虑手术治疗。但手术并不能根治类风湿关节炎，故术后仍需药物治疗。常用的手术主要有滑膜切除术、人工关节置换术、关节融合术及软组织修复术。

4）其他治疗：对于少数经规范用药疗效欠佳、血清中有高滴度自身抗体、免疫球蛋白明显增高者可考虑免疫净化，如血浆置换或免疫吸附等治疗。但临床上应强调严格掌握适应证及联用改善病情抗风湿药等治疗原则。

（二）西医治疗困境

Ⅲ型变态反应病的治疗以去除病因、对症治疗为主，尤其是类风湿关节炎，迁延日久，更会出现关节畸形、功能障碍等。而部分药物均有不可避免的副作用，如长期使用肾上腺皮质激素会出现满月脸、水牛背、尿糖、高血压等代谢紊乱症状，严重者会出现股骨头坏死等并发症。而生物制剂价格昂贵，疗效因人而异，大大限制了临床运用。

【中医治疗】

（一）链球菌感染后肾小球肾炎

1. 急性期

（1）风水相搏证

主症：水肿自眼睑和面部开始，迅速波及全身，以头面部肿势为著，皮色光亮，按之凹陷，随手而起，尿少色赤，微恶风寒或发热汗出，乳蛾红肿疼痛，口渴或不渴，骨节酸痛，鼻塞，咳嗽，气短，舌质淡，苔薄白或薄黄，脉浮紧或浮数。

治法：疏风宣肺，利水消肿。

方药：风寒偏甚证用麻黄汤合五苓散加减，风热偏甚证用麻黄连翘赤小豆汤合越婢汤加减。药用麻黄、桂枝、连翘、杏仁、赤小豆、茯苓、猪苓、泽泻、车前子、桑白皮、大腹皮、陈皮、生姜皮、甘草。

（2）湿热内侵证

主症：小便短赤，甚则尿血，发热或不发热，水肿或轻或重，烦热口渴，口苦口黏，头身困重，倦怠乏力，脘闷纳差，大便黏滞不爽，常有近期感染史，舌质红，苔黄腻，脉滑数。

治法：清热利湿，凉血止血。

方药：五味消毒饮合小蓟饮子加减，药用金银花、野菊花、蒲公英、紫花地丁、紫背天葵、生地黄、小蓟、滑石、淡竹叶、通草、蒲黄、当归、甘草。

2. 恢复期

（1）阴虚邪恋证

主症：神倦乏力，头晕，手足心热，腰酸盗汗，或有反复乳蛾红肿，镜下血尿持续不消，舌红苔少，脉细数。

治法：滋阴补肾，兼清余热。

方药：知柏地黄丸合二至丸加减，药用知母、黄柏、熟地黄、山药、山茱萸、泽泻、牡丹皮、茯苓、旱莲草、女贞子。

（2）气虚邪恋证

主症：身倦乏力，面色萎黄，纳少便溏，自汗，易于感冒，舌淡红，苔白，脉缓弱。

治法：健脾益气，兼化湿浊。

方药：参苓白术散合防已黄芪汤加减，药用人参、茯苓、白术、白扁豆、陈皮、黄连、山药、砂仁、桔梗、黄芪、防己。

（二）类风湿关节炎

治疗详见其他章节。

【生活调摄】

Ⅲ型变态反应病的防治关键是要增强体质，“正气存内，邪不可干”。日常生活中可进行适当的体育锻炼，合理饮食，保证机体所需的营养。肾炎患者应适当减少蛋白质、脂肪和饮水量的摄入，类风湿关节炎患者则要避免进食辛辣刺激的发物。

【科研思路与方法】

本篇以链球菌感染后急性肾小球肾炎为例进行探讨。

1. 理论研究

吴寅保认为急性肾炎早期多按“阳水”论治，其病因多为感受外邪，水湿内蕴，脾肾阳虚。其病理变化虽与肺、脾、肾三脏有关，但急性肾炎早期以肺为主，脾肾次之，因此将其分为风热化毒证、风热夹湿证、风寒化热证、风寒夹湿证分别论治。

2. 实验研究

李华荣等采用盐析法提取基因组 DNA，并通过 2 次 PCR 检测血管紧张素转化酶 ACE（I/D）基因多态性，同时检测 APSGN 患儿肾功能、补体 C3、血清 ACE 浓度、24 小时尿蛋白，同时检查胸片、心脏彩超，探讨 ACE 基因插入（I）/缺失（D）多态性、儿童急性链球菌感染后肾小球肾炎（APSGN）的易感性及其临床特点的相关性。结果 APSGN 组 DD 基因型频率和 D 等位基因频率明显高于对照组，APSGN 患儿 D 等位基因频率在有蛋白尿组明显高于无蛋白尿组。说明 ACE－D 等位基因与 APSGN 的遗传易感性及蛋白尿的发生存在相关，可能与该病的预后有一定关系。

张五星等人采取传统大鼠慢性血清病肾炎模型制作方法加上切除大鼠一侧肾脏，隔日饮饲牛血清白蛋白（BSA）酸化水，腹腔注射大肠杆菌内毒素，制备肾炎模型，与西药蒙诺作对照，观察中药肾华胶囊对肾炎大鼠各项指标的作用。结果显示肾华胶囊能够显著减轻肾炎大鼠肾脏重量及肾重指数，降低肾炎大鼠尿蛋白，升高血清蛋白，降低胆固醇、甘油三酯，改善肾功能，纠正凝血功能紊乱，减轻肾脏病理改变，减轻免疫荧光变化，减弱 PCNA 的表达。

3. 临床研究

杜悦等通过单中心回顾性分析，总结了 2002 年 1 月至 2012 年 12 月 11 年间，中国医科大学附属盛京医院儿肾科收治的 376 例 APSGN 患儿，发病季节全部为秋冬季节，发病诱因 80% 以上为化脓性扁桃体炎。11 年间，APSGN 发病人数呈现逐年下降的趋势，急性肾损伤（AKI）和肾病范围内蛋白尿的患儿比例有升高趋势。AKI 在 APSGN 患儿中所占比例逐年升高，AKI 患儿随访时间最长 5 年，无慢性肾功能不全发生。APSGN 患儿预后良好，少数患儿持续镜下血尿。覃耀真通过收集 80 例小儿链球菌感染后肾小球肾炎，其中 48 例采用中医药辨证治疗，32 例为西医治疗。结果中药治疗组治愈率达 91.67%，明显高于西药对照组，对蛋白尿及血尿治疗有较好的疗效。

【名医验案】

1. 杨宗善验案

某女，36 岁，2012 年 4 月 17 日初诊。自述今年 4 月初体检查尿隐血 4＋，红细胞 2＋，故来诊治。自觉腰酸困，身无力，时有尿热，无尿频，尿痛，舌质尖，红苔白，脉沉滑。西京医院查尿红细胞形态：多形为 88%。

西医诊断：肾小球肾炎。

中医辨证：气阴两虚，湿热下注。

治法：补肾益气，滋阴敛血，清泄瘀浊。

方药：肾炎血尿 2 号方加减。党参、黄芪、仙鹤草、白茅根各 30g，石韦、焦地榆、山药、莲子各 15g，茯苓、麦冬、黄芩、车前子、川续断、茜草炭、焦杜仲、桑寄生各 12g，海螵蛸 24g，甘草 6g。水煎，1 日 1 剂，分两次服。1 周服 6 剂，从无间断至 6 月 19 日无不适，脉舌正常。复查尿常规：隐血（±），红细胞 0～2 个/HP。

按语：本案患者身无力，腰酸困，面色淡白，脉沉滑，尿检有红细胞，有气虚之象。

治以益气收涩止血。

2. 路志正验案

张某，女，45岁，2004年11月24日初诊。诉2年前因淋雨致关节酸痛沉重遍及周身，疼痛部位固定不移，而以两肩及指关节为著，有晨僵现象。经某医院检查，血沉43mm/h，类风湿因子阳性，诊断为“类风湿关节炎”。予以芬必得、瑞贝林及中药数十剂，未见明显效果。刻诊：双肩关节酸痛加剧，周身困重，恶风寒而无汗，无发热，气短，纳呆，大便偏稀，舌淡红，苔白腻，脉濡而细数。

西医诊断：类风湿关节炎。

中医诊断：痹证。

中医辨证：脾虚生寒。

治法：祛风散寒，健脾除湿。

方药：麻黄加术汤合麻杏苡甘汤加味。麻黄3g，桂枝9g，杏仁9g，羌活9g，白术9g，薏苡仁12g，陈皮6g，半夏9g，甘草3g。每天1剂，水煎，分2次服。

二诊：服上药4剂，微汗出，恶寒除，疼痛稍减。但虑罹病两载，脾虚湿困，气血已衰，原方去陈皮、半夏，加黄芪15g，五爪龙20g，防风12g，防己12g，炒谷芽20g，炒麦芽20g。每天1剂，共7剂。

三诊：关节疼痛显著减轻，晨僵现象已不明显，纳食增加，大便成形，舌淡红，苔薄白腻，脉弦细。上方略有进退，进60余剂，诸症消失，血沉15mm/h，类风湿因子阴性。随访1年未复发。

按语：本案关节痛处固定不移，沉重酸痛，此乃湿邪为患所致，当为着痹。因病已2年，久病必虚，又脾恶湿，湿胜则伤脾，故气短，纳呆不饥。恶风寒乃表证之象。《金匮要略·痉湿暍病脉证治第二》云：“湿家身烦痛，可与麻黄加术汤发其汗为宜……”“病者一身尽痛，发热，日晡所剧者，名风湿。此病伤于汗出当风，或久伤取冷所致也。可与麻黄杏仁薏苡甘草汤。”本案与《金匮要略》所述主症相符，故选二方加减，以祛风散寒，健脾除湿。

3. 路志正验案

洪某，女，45岁，2001年9月4日来诊。2000年10月无诱因出现左肩关节疼痛，活动受限，局部热敷后疼痛减轻，1个月后逐渐出现右肩、双腕、髋、膝、踝关节疼痛，双手掌指关节疼痛，双手示指、中指关节疼痛，活动轻度受限，握拳困难，晨僵约1小时。2001年1月至2001年3月曾2次到某医院化验：红细胞沉降率分别为67mm/h和74mm/h，类风湿因子均呈（+），给予双氯芬酸、雷公藤多苷片治疗后，疼痛减轻，晨僵消失。2001年7月改服中药治疗（具体处方药物不详），诸关节疼痛又加重，双腕、膝、踝、双手掌指关节肿胀，晨僵再次出现，约2小时；加用泼尼松15mg，每日1次口服，治疗6周后，右肩、双腕、髋、膝、踝关节疼痛稍缓解，但诱发急性出血性胃炎而停用泼尼松。刻诊：双手掌指、腕、肩、膝、踝诸关节肿胀、疼痛，周身肌肉酸痛，晨僵1小时以上，神疲纳呆，形体消瘦，腰膝酸软，自汗盗汗，畏寒喜暖，天气变化或过劳症状加重。舌质淡黯，有瘀斑，苔薄白，脉沉而弱。双手掌指、示指、中指关节肿胀，轻度鹅颈样变形，压痛明显，不能握拳；腕、右肩、膝、踝关节漫肿，压痛；双膝关节可触及骨摩擦音。辅助检查：ESR 96mm/h，血红蛋白 10.4g/L，白细胞计数 11×10^9/L，RF（+），C 反应蛋白（+）。抗核抗体（+）。双手 X 线片示：双手各指间关节、左腕关节及腕桡关节间隙变窄和模糊，以及指间关节缘有唇样骨质增生。

西医诊断：类风湿关节炎。

中医诊断：痹证。

中医辨证：肝脾肾不足，痰瘀阻滞。

治法：补益肝肾，祛瘀化痰，活血通络。

处方：太子参 12g，熟地黄 15g，赤芍、白芍各 10g，黄精 12g，怀牛膝 10g，桑寄生 15g，制附子 6g，秦艽 10g，威灵仙 12g，白术 10g，茯苓 12g，红花 10g，当归 10g，川芎 6g，全蝎（另装胶囊吞服）2g，地龙 12g，焦三仙各 10g。水煎服，日 1 剂。

二诊（2001 年 9 月 18 日）：腰膝酸软、自汗、盗汗、畏寒症状减轻，双手掌指、示指、中指关节肿胀压痛不明显，能握拳，但握力仍差，饮食增加，体力好转，舌质淡红，苔薄白，脉沉细。药已见效，继用原方减赤芍、白芍、巴戟天，加杜仲 12g，骨碎补 12g，山茱萸 12g。

三诊（2001 年 10 月 9 日）：患者无须家人搀扶而自行来诊，面色红润，精神佳，各患处关节肿胀明显减轻，晨僵在 30 分钟以内，程度亦轻。劳累后膝、踝、腕关节轻微疼痛，其他关节无疼痛，双手握力可，双腕关节背伸活动无受限。仍腰膝酸软、畏寒，夜尿每晚 3～4 次，舌质淡红，苔薄白，脉沉细。守二诊方，减地龙、川芎、全蝎，加姜黄 10g，独活 10g，防风 6g，肉桂 6g，桑螵蛸 10g。续服 15 剂后，改予独活寄生丸善后，每次 9g，每日 2 次口服，连服 2 个月。

2002 年 3 月复查，患者基本无所苦，能够做一般的家务。实验室检查：Hb 127g/L，WBC 7.7 $\times 10^9$/L，ESR 18mm/h，RF（－），ANA（－），抗核周因子（APF）（－），CRP（－）。随访 6 个月未复发。

【参考文献】

[1] 周仲瑛．中医内科学［M］．北京：中国中医药出版社，2007.

[2] 张五星，陈香美，魏日胞，等．复方肾华治疗大鼠改良慢性血清病肾炎的实验研究［J］．北京中医药大学学报，2003，26（2）：32－35.

[3] 吴巧云，陶承军，寇霄，等．消风散加减治疗抗蛇毒血清致血清病 28 例分析［J］．中国中医药科技，2013，20（3）：309－310.

[4] Layrisse Z，Rodriguez－Iturbe B，Garcia－Ramirez R，et al. Family studies of the HLA system in acute post－streptococcal glomerulonephritis［J］. Hum Immunol，1983，7（3）：177－185.

[5] Bakr A，Mahmoud LA，Al－Chenawi F，et al. HLA－DRB1＊ alleles in Egyptian children with post－streptococcal acute glomerulonephritis［J］. Pediatr Nephrol，2007，22（3）：376－379.

[6] 付宇，曹家月．杨宗善运用凉血益气止血法治疗肾炎血尿经验［J］．陕西中医，2013，34（2）：211－213.

[7] 高社光，刘建设．路志正教授运用经方治疗风湿类病经验［J］．世界中西医结合杂志，2006，1（3）：130－132.

[8] 商阿萍，路洁．路志正教授治疗类风湿关节炎经验［J］．河北中医，2008，30（4）：341－343.

[9] Goodman SM. Rheumatoid arthritis：preoperative evaluation for total hip and total knee replacement surgery［J］. J ClinRheumatol，2013，19（4）：187－192.

[10] Johnson BK，Goodman SM，Alexiades MM，et al. Patterns and associated risk of perioperative use of anti－tumor necrosis factor in patients with rheumatoid arthritis undergoing total knee replacement［J］. J Rheumatol，2013，40（5）：617－623.

[11] Pantos PG，Tzioufas AG，Panagiotakos DB，et al. Demographics，clinical characteristics and predictive factors for total knee or hip replacement in patients with rheumatoid arthritis in Greece［J］. Clin Exp Rheumatol，2013，31（2）：195－200.

[12] Ganesan K，Balachandran C，Manohar BM，et al. Effects of testosterone，estrogen and progesterone on TNF－alpha mediated cellular damage in rat arthritic synovial fibroblasts［J］. Rheumatol Int，2012，32（10）：3181－3188.

[13] Yang YH，C huang YH，Wan g LC，et al. The immunobiology of Henoch－Schönlein purpura［J］. Autoimmun Rev，2008，7（3）：179－184.

[14] Davin JC，Pierard G，Dechenne C，et al. Possible pathogenic role of IgE in Hennoch－Schonlein purpura［J］. Pediatr Nephrol，1994，8（2）：169.

[15] 谢志贤．食物不耐受学与相关疾病［J］．中华内科杂志，2006，45（2）：150－151.

[16] 张建江，史佩佩，张利果，等．食物不耐受与儿童过敏性紫癜相关性［J］．中华肾脏病杂志，2011，27（5）：331－340.

[17] 中国人民解放军医学会儿科分会肾脏病学．急性肾小球肾炎的循证诊治指南［J］．临床儿科杂志，2013，31（6）：561－165.

[18] 杜悦，侯玲，王秀丽等．儿童急性链球菌感染后肾小球肾炎回顾性分析［J］．中国医科大学学报，2013，42（10）：878－881.

[19] 覃耀真．中医治疗小儿链球菌感染后肾小球肾炎临床观察［J］．广西中医学院学报，2000，17（3）：59－61.

[20] 张小强．中医分型论治儿童急性肾小球肾炎［J］．社区中医药，2011，23：191.

[21] 吴寅保．急性肾小球肾炎中医辨证治疗体会［J］．中西医结合与祖国医学，2008，12（50）：436－437.

[22] 李华荣，沈颖，樊剑锋等．血管紧张素转化酶基因插入/缺失多态性与儿童急性链球菌感染后肾小球肾炎的相关研究［J］．中国实用儿科杂志，2008，23（8）：593－396.

第八章　肿瘤免疫病

肿瘤免疫学是免疫学深入肿瘤学研究的一个分支，也是免疫学中发展最快的一个分支。肿瘤免疫学是主要研究机体对肿瘤的免疫应答，肿瘤及其相关分子的抗原性，机体的免疫功能与肿瘤发生发展的相互关系，肿瘤的免疫学诊断和防治等的科学。恶性肿瘤是危害人类健康最严重的疾病之一，其死亡率居各种疾病的第二位，并且在我国仍呈上升趋势，因此对肿瘤的研究受到广泛重视。

20 世纪初 Ehrlich 首先提出肿瘤免疫的概念，免疫系统不仅负责防御微生物入侵，且能清除机体内改变了的宿主成分。20 世纪 50 年代已证实，化学致癌物及病毒诱发的肿瘤具有特异性移植抗原，又发现部分致癌物及致癌病毒引起的肿瘤与自发性肿瘤动物都能表达肿瘤相关抗原，此类抗原能引起荷瘤动物产生特异性免疫应答，并证明其所诱导的免疫应答具有抗肿瘤作用。

后来，Burnet 和 Thomas 分别于 1950 年和 1960 年提出“免疫监视”学说，其要点为：（由于环境及遗传因素的影响）免疫系统可监视肿瘤的发生并通过细胞免疫机制杀灭肿瘤，若免疫监视功能低下，则可能发生肿瘤。这一理论至今仍为人们所接受，也正是免疫逃逸的原因。而后 Burnet 进一步发展了这一学说，他认为体内代谢旺盛的皮肤黏膜的上皮细胞、功能易于改变的子宫和乳腺细胞、血液中的中性粒细胞、单核细胞和淋巴细胞等，以及易受理化因素、病菌感染的细胞，极易产生突变，出现分子结构的改变而发生脱氧核糖核酸化学组成或结构的变异。再者，体内的新陈代谢会产生大量的细胞死亡，出现大量细胞复制，细胞在复制过程中每个遗传位点都有可能发生误差，从而出现一些突变细胞，这也是癌细胞形成的内在来源。由于机体有免疫监视机制的存在，并不会发展为癌症，免疫系统经常识别和清除这类突变细胞，使癌症的发生成为小概率事件。

免疫监视理论一经面世便引起广大争议，免疫监视假说认为免疫力低下的个体容易患肿瘤，但免疫力低下的裸鼠所获得的实验结果却不支持这一观点。原发和继发的免疫缺陷患者肿瘤发生率增多，然而其肿瘤类型仅为淋巴网状肿瘤，其他肿瘤的发生率并无明显增高，传统的肿瘤免疫监视学说已不能完全涵盖这一概念。于是，Schreiber 和 Dunn 等于 2002 年首次提出了肿瘤免疫编辑学说。肿瘤免疫编辑包括免疫监视和免疫逃逸，它反映了免疫系统具有抵抗肿瘤的保护性功能，同时又对肿瘤具有塑型作用，即对肿瘤细胞实施免疫选择压力，使弱免疫原性肿瘤细胞得以逃逸并进一步生长。肿瘤免疫编辑学说的提出不仅具有重要的理论意义，同时对肿瘤的免疫治疗也具有指导作用。免疫编辑理论概括了免疫系统的双重作用，免疫系统和肿瘤之间相互作用要经历三个过程，即肿瘤的发展过程中呈现三个动力学时相：①免疫监视阶段：即清除期，表现为免疫系统对早期肿瘤进行有效攻击；②免疫相持阶段：即平衡期，表现为免疫系统对肿瘤杀伤及肿瘤生长处于动态平衡阶段，肿瘤未被机体的免疫系统完全清除，处于和免疫系统相持的阶段；③免疫逃逸阶段：即临床期，指肿瘤借助不同机制逃避免疫系统的攻击，其免疫原性被免疫系统重新塑造，能够跨过平衡期的免疫抑制作用。

中医学对肿瘤的认识历史悠久，距今三千五百多年前的殷商甲骨文就有“瘤”字的记载。《难经》关于“积聚”的论述显示，“积”论述了恶性肿瘤的一些特征，“聚”则多指良性肿瘤而言。在《黄帝内经·灵枢》中有“石瘕”“肠覃”“息肉”等类似肿瘤症状和名称的描述。隋唐时期对肿瘤的分类有了新的进步，如孙思邈之五瘿七瘤，并对肉瘤提出告诫：“凡肉瘤勿治，治则杀人，慎之。”三国时华佗可能对一些肿瘤（如甲状腺、腹部、脑瘤）进行手术治疗，7世纪《晋书》上有“初蒂目有大瘤疾，使医割之”的论述，这是肿瘤手术较明确的记载。宋·东轩居士撰《卫济宝书》，在论述痈疡之发时，第一次应用了“嵒”字以形容恶性肿瘤之形状，同时也使用了“癌”字。“嵒”，通“岩”，《说文解字》释为山岩也，以“岩”字命名更突出本病坚硬如岩石的特性，从“疒”即给恶性肿瘤以特定的含义。明代始用“癌”来称恶性肿瘤，特别是用以论述乳癌。

肿瘤属于免疫缺陷病，其病因病机至今尚未完全阐明，中医学认为“正气存内，邪不可干”，故对肿瘤的发病原因分外因和内因两个方面。外因指六淫之邪、饮食所伤，以致邪毒蕴结于经络脏腑；内因为正气虚弱，阴阳失调，气血运行失常，脏腑功能失调等。内因决定肿瘤形成、发展及预后，正气内虚、脏腑气血功能失调，以致外感毒邪乘虚而入，蕴结于腠理、皮肤，日久瘀阻经络、脏腑，使机体阴阳失调，气机运行不畅，气血功能障碍，促进痰、瘀、毒之邪凝聚胶着，最终导致气滞血瘀、热毒内结、痰湿凝聚、毒瘀痹阻，日久形成肿瘤。所以，正气虚损是肿瘤形成的内在条件，邪毒外侵是肿瘤形成的外部条件。

中医学从整体观念看待疾病的本质，认为肿瘤是全身性疾病的局部表现，是全身属虚、局部属实的疾病。因此，中医治疗肿瘤的方法可归纳为扶正与祛邪两个方面，有其独特的优势。扶正是为祛邪创造条件，祛邪是为了进一步保护正气，在临床中两者相辅相成，共达“治病留人”的目的。常用的治法有清热解毒、活血化瘀、软坚散结、扶正培本、以毒攻毒等。前人积累了大量有效的方药，有些至今仍然在临床使用。

第一节　淋巴细胞白血病

【概述】

白血病是一类克隆性多能干细胞或早期祖细胞（粒系或淋系）异常的克隆性恶性疾病，克隆中的白血病细胞失去进一步分化成熟的能力而停滞在细胞发育的不同阶段。在骨髓和其他造血组织中，白血病细胞大量增生积聚并浸润其他器官和组织，使正常造血受抑制，临床表现为贫血、出血、感染及各器官浸润症状等。根据白血病细胞的成熟程度和自然病程，白血病可分为急性和慢性两大类。急性白血病根据白血病细胞归属，分为急性髓系白血病（AML）和急性淋巴细胞白血病（ALL）两大类；慢性白血病常见有慢性粒细胞性白血病（CML）、慢性淋巴细胞性白血病（CLL）。

本节主要讨论急、慢性淋巴细胞白血病。急性淋巴细胞白血病是一种进行性的淋巴系统的恶性肿瘤，其特征是骨髓内正常细胞被大量类似于淋巴母细胞的未成熟白细胞替代，使正常造血功能受到抑制，表现为贫血、血小板减少、粒细胞减少及髓外浸润现象。ALL是儿童急性白血病的常见类型，我国的ALL发病率约为0.69/10万，男女比例为1.18∶1，发病高峰在3～7岁之间，后随年龄的增长其发病率逐渐下降。

慢性淋巴细胞白血病是一种以单克隆、成熟B系淋巴细胞凋亡抵抗，在外周血、骨髓和淋巴组织不断地克隆性蓄积，最终导致造血细胞衰竭，并产生相应临床症状的一种慢性B淋巴细胞增殖性的血液肿瘤。本病起病缓慢，隐匿进展，初期表现淋巴结肿大，或伴有肝、脾肿大，后期可出现感染、贫血及血小板减少、Richter综合征、幼淋巴细胞白血病转化等并发症。CLL是西方国家最常见的血液肿瘤疾病之一，发病率为3～5/10万，我国发病率较低，但近年来有上升趋势，本病以老年人多见，50岁以上发病占85%～90%，男女之比约为2∶1。

中医学没有本病病名的记载，可属中医学“虚劳”“内伤发热”等范畴，而类似的症状表现则记载于各种古籍中，如《诸病源候论·虚劳病诸候》：“夫虚劳者，五劳六极七伤是也。”《千金要方·卷十二·吐血》：“犀角地黄汤，治伤寒及温病应发汗而不汗之内蓄血者，及鼻衄吐血不尽，内余瘀血，面黄，大便黑，消瘀血方。”《景岳全书·杂证谟·虚损》：“凡虚损之由，具道如前，无非酒色、劳倦、七情、饮食所致。”“病之虚损，变态不同，因有五劳七伤，证有营卫藏府，然总之则人赖以生者，惟此精气，而病为虚损者，亦惟此精气。气虚者，即阳虚也；精虚者，即阴虚也。”《景岳全书·杂证谟·积聚》：“凡积聚之治，如经之云者，亦既尽矣。然欲总其要，不过四法，曰攻，曰消，曰散，曰补，四者而已。”《医宗必读·虚劳》：“夫人之虚，不属于气，即属于血，五藏六府，莫能外焉。而独举脾肾者，水为万物之元，土为万物之母，二藏安和，一身皆治，百疾不生。”《医学心悟·积聚》：“积者，推之不移，成于五脏，多属血病；聚者，推之则移，成于六腑，多属气病。”

【西医病因与发病机制】

本病病因与发病机制至今仍未完全明确。感染因素、电离辐射、化学物质、遗传因素及免疫功能异常等是其发病的主要原因，目前认为白血病的发生是以上各种因素相互作用的结果。

1. 病毒因素

已证明，鸡、小鼠、猫、牛和长臂猿等动物的自发性白血病与病毒的作用密切相关，已分离出相应的白血病病毒，并已证明此类病毒属于逆转录病毒，在电镜下呈C形形态，故也称C形RNA病毒，其致白血病的机理是通过逆转录酶作用合成DNA，并使之整合到宿主细胞的DNA中去，从而改变宿主细胞的生物学特性，使正常干细胞转变为恶性细胞株。但是长期以来在人类中并没有迹象表明，白血病患者的血液能感染健康人而致白血病。1980年从人T细胞白血病中分离出一株新的病毒（HTLV），与1976年日本所发现的成人T淋巴细胞白血病病毒（ATLV）是同一种病毒，这是人类白血病病因研究中的一个新突破。

2. 化学因素

已知很多化学物质有致白血病作用，如工业中广泛应用的苯及药物中的抗癌剂（尤以烷化剂）、乙双吗啉、氯霉素、保泰松、安定镇静药、溶剂及杀虫剂等均可诱发白血病。

3. 辐射损伤

电离辐射致白血病作用已在动物实验中得到证实，而对人类的致白血病作用也从以下的事实得到提示：早期不加防护的放射线工作者，其白血病发病率比一般医生高8～9倍，比一般人高10倍；日本的广岛和长崎原子弹爆炸后，遭受辐射地区与未遭辐射地区的居民之间的白血病发病率相差30倍。

近年来，国内外媒体对电磁辐射有害的报道一直不断：意大利每年有400多名儿童患白血病，专家认为病因是受到严重的电磁波污染；美国一癌症医疗基金会对一些遭电磁波辐射损伤的患者抽样化验，结果表明在高压线附近工作的人，其癌细胞生长速度比一般人快24倍；我国每年出生的2000万儿童中，有35万为缺陷儿，其中25万为智力残缺，有专家认为，电磁辐射是影响白血病患病的因素之一。

4. 遗传因素

白血病的遗传易感性可由以下事实推断：①某些高危家庭中，同胞之间患白血病的机会比一般正常人群高出4倍；②同卵孪生子女，一人已患白血病，另一人患白血病的机会比正常人高25%；③有特殊遗传综合征者，白血病发病率增高，如先天愚型（Down综合征）、Fanconi贫血、遗传性毛细血管扩张性共济失调等。

尽管存在这些可能致病因素，但尚无一种因素能充分解释全部情况，例如接触放射线的人，发生白血病的只是极少数。可见，白血病的发生并非单一因素，可能是多种因素综合所引起的，患者可能存在某种先天性的易感素质，再加上外界因素的作用，导致白血病的发生。

【中医病因病机】

1. 病因

（1）白血病的发病多在先天禀赋不足、阴阳气血失调、正气虚损、脏腑失和的基础上，加之外感六淫、温热毒邪、疫疠之气等乘虚而入，内外相合，沆瀣一气则致病。

（2）温热毒邪包括病毒、电离辐射、某些化学物质（如苯、烷化剂、某些细胞毒药物等）等。

2. 病机

临床上多虚实互见，病机演变复杂多样。其虚因温热毒邪易伤津耗气而以气阴两虚、肝肾阴虚多见，久病则以气血亏虚为主；其实不外热毒、血瘀、痰浊为患。急性期有虚有实，但以标实为主，缓解期虽有毒邪内伏，但以虚为主。急性期热毒不解，可内传心包而出现神昏谵语的症状；热毒炽盛，引动肝风而出现颈强、抽搐之症；晚期则由于邪伤正气，正气日衰，而出现脾肾阳虚、气血两虚之证。

【诊断标准】

1. 急性淋巴细胞白血病诊断标准

2012年，中国成人急性淋巴细胞白血病诊断与治疗专家共识：ALL诊断应采用

MICM（形态学、免疫学、细胞遗传学和分子生物学）诊断模式，分型采用 WHO2008 标准。同时应参考欧洲白血病免疫学分型协作组（EGIL）诊断标准除外混合表型急性白血病（表 8－1）。

表 8－1　欧洲白血病免疫学分型协作组（EGIL）混合表型急性白血病诊断积分系统（1998）

积分	B 淋巴细胞	T 淋巴细胞	髓系
2.0	cCD79a	c/mCD3	MPO
	cIgM、cCD22	抗 TCR	
1.0	CD19	CD2	CD117
	CD20	CD5	CD13
	CD10	CD8	CD33
		CD10	CD65
0.5	TdT	TdT	CD14
	CD24	CD7	CD15
		CD1a	CD64

注：每一系列 >2 分才可以诊断。

最低标准应进行细胞形态学、免疫表型检查，以保证诊断的可靠性。骨髓中原始/幼稚淋巴细胞比例≥20%（参考 NCCN2012 建议）才可以诊断 ALL。免疫分型应采用多参数流式细胞术，最低诊断分型建议参考 EGIL 标准（表 8－2）。

表 8－2　欧洲白血病免疫学分型协作组（EGIL）急性淋巴细胞白血病的免疫学分型

	亚型	免疫学标准
1	B 系 ALL（CD19、CD79a、CD22 至少两个阳性）	
	早期前 B－ALL（B－Ⅰ）	无其他 B 细胞分化抗原表达
	普通型 ALL（B－Ⅱ）	CD10$^+$
	前 B－ALL（B－Ⅲ）	胞质 IgM$^+$
	成熟 B－ALL（B－Ⅳ）	胞质或膜 κ 或 λ＋
2	T 系 ALL（胞质/膜 CD3$^+$）	
	早期前 T－ALL（T－Ⅰ）	CD7$^+$
	前 T－ALL（T－Ⅱ）	CD2$^+$ 和（或）CD5$^+$ 和（或）CD8$^+$
	皮质 T－ALL（T－Ⅲ）	CD1a$^+$
	成熟 T－ALL（T－Ⅳ）	膜 CD3$^+$，CD1a$^-$
	α/β$^+$ T－ALL（A 组）	抗 TCRα/β$^+$
	γ/δ$^+$ T－ALL（B 组）	抗 TCRγ/δ$^+$
3	伴随系抗原表达的 ALL（My$^+$ ALL）	表达 1 或 2 个髓系标志，但未满足混合表型急性白血病的诊断标准

注：α/β$^+$ T－ALL、γ/δ$^+$ T－ALL：T－ALL 中根据膜表面 T 细胞受体的表达情况进行的分组。

2. 慢性淋巴细胞白血病诊断标准

（1）慢性淋巴细胞白血病 2011 年 NCCN 诊疗指南　小淋巴细胞淋巴瘤/慢性淋巴细胞

白血病（SLL/CLL）均为起源于单克隆、成熟小淋巴细胞的淋巴系统恶性疾病，两者的区别在于CLL临床多为外周血和骨髓异常淋巴细胞浸润的白血病样表现；而SLL多为淋巴结、器官肿大的淋巴瘤样表现。CLL仅为B细胞疾病，以前所谓的T－CLL目前归为T细胞幼淋细胞白血病（PLL）。

（2）慢性淋巴细胞白血病诊断标准

1）CLL诊断的最低要求是持续性（3个月）的外周血B淋巴细胞$\geqslant 5\times 10^9/L$（如外周血B细胞$<5\times 10^9/L$，同时伴有骨髓浸润所致血细胞减少或疾病相关症状者也诊断为CLL）；并且B细胞的克隆性需要经过流式细胞术确认。外周血涂片特征性的形态学为成熟小淋巴细胞，可能混有大而不典型的细胞、分裂细胞或最多不超过55%的幼淋细胞。如果外周血幼淋细胞在淋巴细胞中的比例≥55%，则诊断为PLL。对于外周血存在克隆性B细胞，但B细胞数$<5\times 10^9/L$，同时不伴有淋巴结肿大（<1.5cm）和器官肿大、血细胞减少和其他疾病相关症状的患者，诊断为单克隆B淋巴细胞增多症（MBL）。

2）SLL的诊断需符合：①淋巴结肿大和（或）脾脏大；②无骨髓浸润所致血细胞减少；③外周血B淋巴细胞$<5\times 10^9/L$；④典型的免疫表型（同CLL）。同时尽可能取得组织病理学证实。

【西医治疗】

（一）治疗方案

1. 化学治疗

治疗的目的是尽量早期杀伤白血病细胞，减少化疗对正常组织的损伤，避免化疗晚期的后遗症。ALL是一种异质性疾病，正确的诊断、分型是选择治疗方案的基础，依照患者的临床特点和白血病克隆的生物学特征、免疫表型、基因型等，采取个体化的治疗对策是获得治疗成功的关键。ALL主要以化学治疗为主，且主张多种药物联合，联合化疗是ALL治疗的核心；增大剂量，可以提高ALL的初治缓解率。化疗方案分为4部分：①诱导治疗；②巩固治疗；③庇护所预防；④维持和加强治疗。

（1）诱导缓解治疗　本期的目的是早期采用强烈、大剂量、联合方案，在短期内达到CR，最大程度地杀灭白血病细胞，减少微量残留白血病细胞数量，防止耐药形成，恢复骨髓正常造血功能和脏器功能。儿童ALL治疗采用大剂量联合化疗方案，长期生存率在80%以上；基于儿童ALL治疗经验，成人ALL的初治缓解率由20世纪80年代的10%提高至现在的80%～90%，化疗长期生存率提高到30%～40%。儿童ALL多种化疗方案诱导缓解阶段，其CR率均可达到95%左右，所有方案均包括激素（泼尼松或地塞米松）、长春新碱（VCR）、左旋门冬酰胺酶（L－Asp），4种药简称为VDLD或VDLP（V：VCR；D：DNR；L：L－Asp；P：泼尼松；D；Dex）。

成人ALL的预后分组：标危组：年龄<35岁，WBC$<30\times 10^9/L$（B－ALL）或$<100\times 10^9/L$（T－ALL），4周内达到CR；高危组：年龄≥35岁，WBC$\geqslant 30\times 10^9/L$（B－ALL）或$\geqslant 100\times 10^9/L$（T－ALL），免疫分型为pro－B－ALL、早期成熟T－ALL，伴（9；22）/BCR－ABL或t（4；11）/MLL－AF4，达CR时间超过4周。

1）标危 ALL：目前常用的治疗方案至少要以 VDP 为基础：①VCLP：VCR 每次 1.5～2.0mg/m²，于第 1、8、15、22 天静脉注射；CTX 600～800mg/m²，于治疗第 1 天静脉注射；Pred 40～60mg/（m²·d），口服，1～14 天，从第 15 天开始减量，至 28 天停药，共 4 周；L－Asp 6000～10000U/m²，静脉注射或肌肉注射，19～28 天。②VDLP：即 CTX 换为 DNR，每次 30～40mg/m²，于 1～2 天、15～17 天静脉注射。其他同上。应用上述方案，95%以上的患者于治疗 1～2 疗程后 CR 降为 66%～94%。由于 ALL 开始即应用联合用药，容易加重骨髓移植，导致白细胞降低，合并机会感染、出血及高尿酸血症等副反应，而L－Asp无骨髓抑制的作用，也不会增加血液学毒性，但易增加肝毒性及凝血功能障碍，故多主张于治疗的第 3 周开始应用，效果较好。

2）高危 ALL：儿童高危组或超高危 ALL 和几乎所有成人 ALL 应采用 4 种或更多种药物组合的诱导治疗方案。ALL 诱导缓解治疗需要在不同的时间点判断疗效，常用的时间点为治疗的第 2、4、8 周，包括细胞形态学、分子生物学方法或流式细胞术在不同水平的检测，预测疗效以便调整治疗方案。

（2）巩固及强化治疗　巩固强化治疗在 ALL 的治疗中对于防止复发、延长缓解期是必不可少的。治疗方案通常采用诱导缓解治疗方案的改良方案与非诱导化疗方案，其原则是采用多药联合，交替序贯，加大剂量治疗。经诱导缓解达到 CR 后，缓解巩固治疗最常用的方案一般包括 6～8 个疗程的治疗，其中 2～4 个疗程为含大剂量 MTX、阿糖胞苷（Ara－c）、L－Asp 的方案。鉴于儿童 ALL 的良好治疗效果，近年有许多临床研究采用儿童 ALL 治疗方案治疗年轻成人 ALL，成人 ALL 均在一定程度上提高了疗效（5 年无事件生存，总生存率超过 60%）。

（3）庇护所预防　由于血脑屏障的存在，一般剂量的化疗药物很难通过脑膜，达不到有效的药物浓度，因而不能有效杀灭中枢神经系统内的白血病细胞，故容易发生中枢神经系统白血病（CNSL）。同样，由于血睾屏障的存在，加之睾丸组织的温度低，代谢缓慢，睾丸内的白血病细胞容易形成耐药，导致睾丸白血病。随着白血病生存期的延长，CNSL 和睾丸白血病的发病数逐渐增高。若不进行庇护所预防，约 50% 的 ALL 患儿在 CR 三年内可发生 CNSL；10%～15% 的男孩发生睾丸白血病，成为白血病复发的重要原因，因此庇护所的预防是白血病治疗的重要环节。

1）中枢神经系统白血病的预防：初诊时白细胞 $>25\times10^9/L$，血小板低者，B－ALL 及 T－ALL 容易发生 CNSL。高危组的发生率明显高于标危组，且发生时间早。采用强烈化疗者，即采用大剂量 MTX、Ara－C 及 L－Asp 者，CNSL 发生率较低。

由于部分病例初诊时已出现中枢神经系统的侵犯，因此 CNSL 的预防应从治疗开始时即进行。常用的预防方法有以下几种。

①单纯药物鞘注：一般采用 MTX、Ara－C、DXM 三联鞘注，按儿童脑室容量计算给药。于治疗第一天鞘注一次，待 CR 后每周鞘注一次，连续 4 次，以后每 8 周 1 次，直至停药。

②颅脑放疗加鞘注：即 CR 后用直线加速器或 ^{60}Co 照射，每周 5 次，连续 3 周，标危及高危患者总量分别为 1800cGy 及 2000cGy。鞘注于第 1 天注射 1 次，放疗期间每周 1 次，共 4 次，放疗后每 3 个月 1 次，缓解 2 年后改为每 4 个月 1 次。剂量同前。

③大剂量 MTX、放疗及鞘注并用：大剂量 MTX 静脉注射既能预防 CNSL，又能预防睾丸白血病，是目前应用最广泛的方法。中剂量 MTX（每次 500～1000mg/m^2）效果不佳，目前多不采用。在巩固治疗完成后应用大剂量 MTX，每次 3g/m^2，静脉注射，共 3 个疗程，间隔 10～14 天。1/10 量静脉推注，其余 9/10 量在 6 小时内均匀静脉滴注。为预防大剂量 MTX 的毒性反应，应给予水化、碱化，输入量为 300mL/（m^2·d），其中包括 5% 碳酸氢钠 80～100mL/（m^2·d）。一般在注射前 3 小时先输入含碳酸氢钠的液体碱化尿液，使尿 pH＞7.0，比重＜1.010。用药 36 小时后开始四氢叶酸钙解救，每次 15mg/m^2，第 1 次肌肉注射，之后每 6 小时给药一次，即 42、48、54、60、66 小时各给药 1 次，静脉注射、肌肉注射或口服。于静脉注射 MTX 2 小时后鞘注 1 次，此后每 8 周鞘注 1 次，直至大剂量 MTX 后 6 个月进行颅脑放疗。

由于颅脑放疗影响儿童的神经系统发育、智力、生长及性腺发育。因此对于标危患者多不主张用此方法作为预防 CNSL 的手段。

2）睾丸白血病的预防：睾丸白血病多发生于高危患者。作为预防措施，必须在缓解后应用大剂量 MTX，用法如前述。

2. 骨髓移植

骨髓移植（BMT）治疗白血病是通过植入多能干细胞，使白血病患儿因强烈化疗和放疗而受到严重损害的骨髓功能得到恢复，并通过移植产生移植物发挥抗白血病作用，消灭化疗和放疗后微量残留白血病细胞。近年来由于 BMT 技术和方法不断改进，移植成功率亦随之提高，为白血病的治疗开辟了一条新的途径。由于联合化疗对儿童 ALL 效果较好，故先不采用 BMT 治疗。但对于部分高危、复发和难治的病例，BMT 往往是最有效的治疗手段。

3. 慢性淋巴细胞白血病药物治疗

（1）一线药物

1）苯丁酸氮芥（CLB）：CLB 是嘌呤类似物问世前治疗 CLL 的首选药物，也是经典的一线药物之一，尤其适用于无症状的老年患者。

苯丁酸氮芥的作用机制尚未明确，其可与各种细胞结构如胞膜、蛋白、DNA 和 RNA 等结合，其中 DNA 交联并导致细胞凋亡可能是抗白血病的主要因素；也有人认为其通过 p53 依赖途径来诱导白血病细胞凋亡。总有效率在 45%～86%，但完全缓解率很低，一般小于 3%。持续或间断给药疗效无明显差别。

2）嘌呤类似物：主要包括氟达拉滨（FAMP）和克拉曲滨（cladribine，2－CdA）。氟达拉滨是公认的治疗 CLL 的一线用药，应用较早，对其研究也较为深入。

FAMP 主要是通过抑制 DNA 多聚酶和 RNA 还原酶而促进细胞凋亡，在治疗进展期 CLL 方面具有较高的完全缓解率和较长的缓解间期。氟达拉滨的用法一般为 20～30mg/m^2，静脉滴注，连续 5 天，每 4 周 1 个疗程，共 8～12 个疗程。近年，口服制剂的氟达拉滨也取得了相似的疗效，用法为 40mg/m^2，连续 5 天。FAMP 主要毒副作用是骨髓髓系受抑和 $CD4^+$ T 细胞受损，骨髓抑制、机会感染、自身免疫性溶血是其主要并发症。其他嘌呤类药物如克拉曲滨在结构上同 FAMP 类似，对 CLL 的疗效也同氟达拉滨相仿。

（2）二线药物

1）烷化剂：对烷化剂如苯丁酸氮芥治疗缓解的病例，再次应用常会取得同样的疗效，但是缓解间期和缓解质量远不如第一次，且随着疗程的增加，往往会表现出耐药性。对苯丁酸氮芥不能耐受的患者可以试用小剂量环磷酰胺。对氟达拉滨治疗无效并出现耐药的病例应用小剂量苯丁酸氮芥总有效率仅为7%。

2）联合化疗：常用的方案为COP和CHOP（环磷酰胺、长春新碱、强的松，另外加阿霉素），常用于对苯丁酸氮芥无效的难治性CLL病例，有效率为13%～27%。对于未经治疗的CLL患者，联合化疗的效果并未超过单用苯丁酸氮芥，提高剂量只会增加毒性。有研究显示，氟达拉滨治疗无效的患者中有38%对CHOP方案有效。对于复发和难治性的病例，基于CTX的联合化疗仍不失为一种选择。COP和CHOP一般采用标准剂量；也有作者用mini－CHOP方案，其中阿霉素的剂量为25mg/m^2，疗效同标准方案相似，且毒性低。

3）喷司他丁（2－DCF）：2－DCF治疗难治性和复发性CLL的疗效尚不确定。常用剂量为4mg/m^2，静脉滴注，间隔1～2周给药一次。有效率为20%～30%，完全缓解率不超过5%。

4）大剂量甲基强的松龙：甲基强的松龙常与其他药物合用治疗CLL。大剂量单独用药也可取得一定的效果。对于活动性上消化道溃疡、糖尿病和心功能不全的患者应避免使用。

5）单克隆抗体：单克隆抗体对未经治疗的CLL具有良好的疗效，但其昂贵的价格和一线药物的有效性，限制了单克隆抗体的广泛应用。美罗华（rituximab）和Campath－1H（alemtuzumab）是目前常用的单克隆抗体。

①美罗华：为抗CD20的嵌合性单克隆抗体，用法为375～500mg/m^2，静脉滴注，每周一次，连用4周。对复发和难治性CLL的总有效率为30%～50%，多数为部分缓解，缓解期为3～10个月，增加剂量可提高缓解率。对初治病例的有效率达到85%。由于单药治疗CLL的疗效并未超过苯丁酸氮芥或氟达拉滨，所以近年有将其与其他药物联合应用治疗进展期CLL患者的趋势。主要毒副作用是发热、寒战、低血压、皮疹等症状，少数有肾功能受损。

②Campath－1H：为一种重组的抗CD52单克隆抗体。CD52表达于几乎所有正常和肿瘤性T/B－淋巴细胞，也见于单核细胞、巨噬细胞和NK细胞，但不表达于红细胞和造血干细胞。目前多将其作为二线药物治疗复发和难治性CLL。

6）干细胞移植。

①大剂量化疗联合自体干细胞移植：由于移植患者疾病本身的条件、化疗方案的选择、动员的时机及净化的方法等的多样性，对该方案的疗效难以进行判断。总体上移植相关死亡率为4%～10%，移植后4年生存期为65%～94%。

②异基因干细胞移植（HSCT）：异基因HSCT（Allo－HSCT）是目前唯一有希望治愈CLL的手段。由于CLL预后较好，生存期长，所以该方案多用于经多疗程治疗无效或复发、Ⅲ或Ⅳ期且较年轻的患者。常见的严重并发症是移植物抗宿主病（GVHD），同时也是导致死亡的主要原因之一。

7）放射治疗：由于放疗的毒副作用和氟达拉滨等有效药物的使用，全身放疗已经很少应用。对巨脾且症状明显的患者可行脾区照射，局部照射可使巨大淋巴结明显缩小甚至消失。

8）脾切除：适用于巨脾且有明显症状、难治性血细胞减少和自身免疫性贫血的 CLL 患者，有助于缓解压迫症状，改善贫血和血小板减少。

（二）西医治疗困境

对于急、慢性淋巴细胞白血病，化疗是其主要治疗方法。随着医学的发展，新的化疗方案和治疗方法不断改进，预后明显改善，现代的治疗已不是单纯获得缓解，而是争取长期存活，最终达到治愈，并提高生活质量。但是由于白血病治疗周期长，药物剂量大，往往会造成严重的毒副作用，甚至危及生命。

白血病的主要化疗药物往往具有明显的骨髓抑制作用，能引起白细胞减少，易发生严重的呼吸系统及泌尿系统感染，以及程度不等的胃肠道症状、电解质紊乱、高尿酸血症等并发症。且化疗药物价格昂贵，易造成巨大的家庭及社会负担。

【中医治疗】

中医辨证论治要点：对白血病患者辨证论治时要注意辨病与辨证相结合，根据白血病不同时间、不同证候、不同表现进行灵活的辨证施治。疾病早期和缓解后复发期，邪实而正气未虚时，以攻为主；在疾病中期处于邪正斗争，正气渐虚而邪气尚实，治以攻补兼施；疾病晚期、化疗后期正气虚而邪气盛或全身衰竭期，以补为主，兼清热解毒。

1. 热毒炽盛证

主症：壮热或汗出热不退，畏热烦渴，口燥气粗，骨痛肢软，全身乏力，尿赤便秘，甚则神志昏糊，鼻衄，齿衄，发斑，便血，苔黄舌红或淡红而干，脉弦数或沉数。

治法：清营泄热，凉血解毒。

方药：清瘟败毒饮加减，药用水牛角、生石膏、生地黄、蒲公英、黄连、黄芩、山栀子、知母、赤芍、牡丹皮、麦冬、竹叶、玄参、青黛、连翘、大青叶、西洋参、甘草。

2. 气阴两虚证

主症：面色无华，头晕乏力，自汗盗汗，时有低热，五心烦热，心悸失眠，可有衄血发斑，口咽干燥，口腔溃疡，颈项腋下肿核瘰疬，苔薄白或淡黄，舌淡暗而干，脉细数或细弱。

治法：益气养阴，清热解毒。

方药：参芪地黄汤合三才封髓丹加减，药用太子参、黄芪、茯苓、天冬、白术、生地黄、黄芩、麦冬、半枝莲、旱莲草、枸杞子、牡丹皮、砂仁、白花蛇舌草、小蓟、蒲公英、甘草。

3. 气血双亏证

主症：头晕耳鸣，面色苍白，唇甲色淡，纳呆食少，心悸气促，疲乏，少寐多梦，衄血发斑或脾脏肿大，颈腋肿核，舌质淡或有瘀斑，苔薄白，脉虚细弱。

治法：补气养血，化瘀消积。

方药：八珍汤合化积丸加减，药用黄芪、党参、当归、白术、熟地黄、茯苓、白芍、枸杞子、阿胶、白花蛇舌草、半枝莲、香附、三棱、莪术、茜草根、甘草。

4. 阳气虚弱、痰瘀互阻证

主症：畏寒肢冷，腰膝酸软，自汗不止，心悸气促，面色黯淡，胁下癥积，瘰疬痰核，舌淡苔白，脉细弱。

治法：温补肾阳，佐以活血化痰。

方药：右归饮加减，药用熟地黄、山药、山茱萸、菟丝子、枸杞子、杜仲、鹿角胶、附片、丹参、当归、茯苓、白术、鸡血藤等。

【生活调摄】

首先，患者应该多进食富含维生素的食物。很多资料显示，恶性肿瘤患者80%左右体内都会缺乏维生素。国外医学研究证明，多吃富含维生素C的蔬菜与水果，能阻止癌细胞的生成扩散。摄入大量维生素C，还能增强机体的局部基质抵抗力和全身免疫功能，从而达到控制和治疗癌症的目的。含维生素C丰富的食物有油菜、西红柿、小白菜、韭菜、荠菜、山楂、柑橘、鲜枣、猕猴桃、沙棘及柠檬等。维生素A可刺激机体免疫系统，调动机体抗癌的积极性，抵抗致病物侵入机体。含维生素A丰富的食物有胡萝卜、南瓜、苜蓿、柿子椒以及菠菜等。

其次，患者应该补充蛋白质。白血病是血细胞发生病理改变所致，患者机体内蛋白质的消耗量远远大于正常人，只有补充量多质优的蛋白质，才能维持各组织器官的功能。蛋白质的另一功能是构成抗体，具有保护机体免受细菌和病毒的侵害、提高机体抵抗力的作用。所以，白血病患者应摄入优质蛋白饮食，特别是多选用一些质量好、消化与吸收率高的植物性蛋白和豆类蛋白质，以补充身体对蛋白质的需要。

【科研思路与方法】

1. 理论研究方面

目前临床对急性白血病的主要辨证方法有卫气营血和三焦辨证、据病辨证、按治疗阶段分期辨证等。许多学者认为ALL属于中医温病范畴，因本病具有温病发热性疾病特点。王天恩等指出，急性白血病虽属温病范围却和一般温病不同，卫分证候少见而短暂，开始即有气阴两燔之证，以热毒、瘀血、痰浊诸实证为主，缓解期有气阴两虚或阴阳两虚证候。亦有根据不同治疗阶段分期辨证，如陈志雄认为ALL需根据临床证候变化进行分期辨证施治，具体分为化疗前期、化疗期、化疗后期3期分别施治。

2. 实验研究方面

上海中医药大学附属岳阳中西医结合医院研究人员，研究白山毛桃根提取物对人红白血病K562细胞增殖的抑制作用及其可能的作用机制。结果显示，白山毛桃根提取物可以抑制K562细胞增殖，且呈时间和浓度依赖性，对K562细胞的半数抑制率（IC_{50}）在24小时、48小时、72小时时分别为31、28、10mg/mL，形态学观察表明白山毛桃根提取物能诱导K562细胞的凋亡。还有研究者通过对大黄素一系列的结构修饰合成10种大黄素衍生物，采用MTT比色法检测大黄素衍生物对多种白血病细胞株的增殖抑制作用。结果显示，大黄素衍生物E19对白血病细胞增殖有显著的抑制作用，且具有一定特异性，对其抗白血病机制值得进一步的研究。

3. 临床研究方面

马玉红等将82例患儿分为两组，观察组采用参芪杀白颗粒联合全国化疗方案治疗，对照组单纯应用全国化疗方案治疗。结果显示，观察组3年无病生存率较对照组提高，对82例3年无病生存患儿于停药前检查微小残留病，观察组阴性率明显高于对照组，感染率观察组较对照组明显降低。结果表明参芪杀白颗粒联合全国化疗方案治疗儿童ALL可起到增效减毒、提高机体抗病能力、减少感染、清除体内微小残留病等作用，从而达到长期无病生存的目的。韩广成等在临床应用芪郁解毒方治疗急性淋巴细胞白血病微小残留白血病（MRD）的基础上进行回顾性研究，统计分析患者持续完全缓解时间及生存率。结果显示治疗组3年、5年持续完全缓解率及生存率优于对照组，表明芪郁解毒方在改善MRD临床症状、持续完全缓解时间方面疗效显著。

20世纪90年代，哈尔滨医科大学附属第一医院张亭栋教授使用民间偏方——砒霜治白血病，他和科研人员研制发明的三氧化二砷注射液对急性早幼粒细胞白血病（APL）的临床治愈率达91%，但其治病机理还难以表达清楚。王振义等科学家发现砷剂对急性早幼粒细胞有诱导分化作用，并使癌细胞凋亡，同时，砷剂对胰腺癌、胃癌、肝癌、肺癌等也显露出可喜疗效。1996年，全美血液学大会召开，张亭栋和时任上海血液学研究所所长的陈竺受邀参加。陈竺详细介绍了砷剂治疗复发的白血病症15例，其中14例获得完全缓解。

一项在全球21个国家101个医学中心进行的Ⅲ期临床试验表明，与标准化疗相比，博纳吐单抗可以更有效治疗晚期急性淋巴细胞白血病，这项研究由德州大学安德森癌症中心领衔完成，研究人员随机将405名18岁以上的ALL患者分为两组，分别接受博纳吐单抗或者标准化疗药物治疗。结果表明接受博纳吐单抗治疗的患者总生存期显著长于接受化疗药物治疗的患者，中位生存期分别为7.7个月和4个月。博纳吐单抗治疗组治疗后12周疾病缓解率更高，完全缓解率为34%，而化疗组仅为16%。这项研究还表明接受博纳吐单抗治疗的患者副作用发生率更低。

【名医验案】

1. 赵绍琴验案

崔某，男，16岁。患慢性粒细胞性白血病3年余，经化疗虽有好转，但经常反复。服中药补剂则增重。1992年4月从外地来京求治。当时其周围血中幼稚细胞已有半年之久未曾消失，症见鼻衄齿衄，口苦咽干，心烦急躁，夜寐梦多，便干溲赤。舌红、苔黄根厚；脉象弦滑细数，按之有力。

西医诊断：慢性粒细胞性白血病。

中医诊断：虚劳。

证型：热盛动血证。

治法：凉血解毒。

处方：蝉衣、青黛（冲）、片姜黄各6g，大黄2g，生地榆10g，赤芍10g，丹参10g，茜草10g，小蓟10g，半枝莲10g，白花蛇舌草10g。服上方7剂，衄血渐止。

继服 7 剂，血中幼稚细胞显著减少，后依上法加减治疗半年，诸症消失，周围血幼稚细胞消失，病情稳定，未见反复，遂携方继续调治。

1995 年 9 月其家人告知，三年来坚持依法治疗，病情稳定，血象检验各项正常，目前仍每周服药 2 ~ 3 剂，以资巩固云。

按语：白血病是一种原因未明的恶性血液病，临床上虽有急性和慢性、淋巴细胞性和粒细胞性之分，但总以骨髓中白细胞系列异常增生为特征，周围血液中的白细胞也出现质和量的异常改变。临床表现为出血倾向，贫血貌及继发感染。早先对本病的认识多因其贫血及虚弱症状而辨为虚证，常以补法治疗，然鲜有收效者。赵师认为本病或因遗传，或因中毒，或因邪毒深入，其病根深蒂固，由来已久，在于骨髓热毒，由骨髓延及血分，故临床表现为血分热毒之象，其反复出血即是血热妄行的表现，决无气不摄血之可能。故治疗大忌温补，只宜凉血解毒，可用升降散加凉血解毒之品。本案即以凉血解毒为法，坚持治疗获成功。

2. 黄振翘验案

患者，男，58 岁。于 1 年前自觉右耳前淋巴结肿大，未做进一步诊治，后入院血常规示：WBC 18.5×10^{9}/L，N 0.22，L 0.73。CT 示：腹腔后腹膜多发淋巴结肿大。BM 示：成熟淋巴细胞增生为主，免疫分型支持（慢性淋巴细胞白血病）。予以环磷酰胺及瘤可宁化疗。临床诊断为：慢性淋巴细胞性白血病。刻下症：头晕，乏力，纳可，便调，齿痛，无发热，右耳前有一肿大淋巴结，如黄豆大小，质硬，活动尚可，无压痛，浑身不适，大便日行 2 次，溏薄，苔黄腻，脉细数，舌质淡红。

西医诊断：慢性淋巴细胞性白血病。

中医诊断：虚劳。

证型：脾肾亏虚证。

治法：祛风化痰，清泄热毒。

处方：前胡 15g，杏仁 10g，象贝母 15g，茯苓 15g，土茯苓 30g，桔梗 10g，莪术 15g，蒲公英 20g，野葡萄藤 30g，陈皮 10g，连翘 15g，炒白术 5g，生甘草、炙甘草各 5g，胆南星 12g，炒黄芩 15g。7 剂，水煎服。定清片口服，每次 10 片，每天 3 次。

2003 年 3 月 31 日复诊，前投祛风宣肺、化痰解毒之剂，耳前淋巴结未见进行性肿大，神疲乏力，时有牙痛，大便溏，脉细数无力，苔薄腻淡黄略干，舌体胖，边有齿印。血常规：WBC 8.2×10^{9}/L，L 0.59。BM：增生活跃，淋巴细胞 0.67。继进前法，加入化痰渗湿之品，原方加生薏苡仁 15g，14 剂。二诊后，患者一直以健脾化痰疏风清肺治疗，药用淋巴 0 号方加减，配合口服定清片，每次 10 片，每天 3 次。

按语：此患者为风湿之邪侵犯肺脏，肺失宣肃，痰浊内蕴所致，本证属本虚标实之证，治疗以治标为主，用泄毒之法，清热泄毒，治肺为主，调治肺脾。俟疾病外邪已除，风痰湿毒留恋，精气已亏，以正虚为主，治拟补益精气，祛其风邪痰毒，用淋巴 0 号方。药物组成是：生黄芪、太子参、炒白术、旱莲草、麦冬、丹参、炙甘草、蒲公英、鬼针草、陈皮、猫爪草、象贝母、莪术、野葡萄藤。健脾化痰疏风清肺治疗。

【参考文献】

[1] Patt DA, Duan Z, Fang S, et al. Acute myeloid leukemia after adjuvant breast cancer therapy in older women: understanding risk [J]. Journal of Clinical Oncology, 2007, 25 (25): 3871 -3876.

[2] Mcnamara C, Davies J, Dyer M, et al. Guidelines on the investigation and management of follicular lymphoma [J]. British Journal of Haematology, 2012, 156 (4): 446 - 467.

[3] 秦庆云. 中医对白血病的认识和治疗 [J]. 泰山医学院学报, 1985, 2: 56 -57.

[4] 陈影, 葛海良. 肿瘤的免疫监视和免疫编辑 [J]. 现代免疫学, 2005, 25 (6): 522 -525.

[5] 王茂生, 李君. 髓毒 (白血病) 中医诊疗辑要 [J]. 中国中医急症, 2012, 21 (12): 1969 -1970.

[6] 周光炎. 免疫学原理 [M]. 3 版. 北京: 科学出版社. 2016.

[7] 郁仁存, 姜廷良, 于尔辛. 中医肿瘤 [M]. 上海: 上海科学技术出版社, 1991.

[8] 陈珮. 黄振翘治疗慢性淋巴细胞白血病的经验 [J]. 北京中医, 2004, 4 (23): 209.

[9] 彭建中, 扬连柱. 赵绍琴临证验案精选 [M]. 北京: 学苑出版社, 1996.

[10] 2012 年中国成人急性淋巴细胞白血病诊断与治疗专家共识 [J]. 中华血液学杂志, 2012, 33 (9): 789 -792.

[11] 范磊, 徐卫, 李建勇. 慢性淋巴细胞白血病 2011 年 NCCN 诊疗指南解读 [J]. 白血病·淋巴瘤, 2011, 2 (20): 122.

[12] 马玉红, 杨淑莲, 张广舫. 参芪杀白颗粒佐治小儿急性淋巴细胞白血病的临床研究 [J]. 中国中医急症, 2013, 22 (1): 53 -54.

[13] 韩广成, 金庆, 茹义松. 芪郁解毒方治疗急性淋巴细胞白血病的临床研究 [J]. 现代中医药, 2015, 35 (3): 10 -12.

[14] 李宇涛, 甘慧娟, 吴同玉, 等. 急性白血病常用中医辨证方法探讨 [J]. 现代中西医结合杂志, 2009, 18 (10): 1107 -1108.

[15] 王天恩, 王尚平. 中医对急性白血病的认识 [J]. 北京中医药大学学报, 1996, 19 (6): 54 -55.

[16] 陈志雄. 急性白血病的分期辨证治疗 [J]. 中医药学报, 1999, 14 (5): 44 -46.

[17] 刘玲, 王晓桃. 急性淋巴细胞白血病的诊断治疗新进展 [J]. 医学综述, 2014, 20 (17): 3148 -3150.

[18] Espinosa L, Cathelin S, D'Altri T, et al. The Notch/Hes1 pathway susains NF -κB activation though CYLD repression in T cell leukemia [J]. Cancer Cell, 2010, 18 (3): 268 -281.

[19] 秘营昌. 成人急性淋巴细胞白血病的规范化诊断及治疗 [J]. 临床血液杂志,

2012, 5 (25): 265 - 271

[20] Artavanis - Tsakonas S, Rand MD, Lake RJ. Notch signaling: cell fate control and signal integration in development [J]. Science, 1999, 284 (5415): 770 - 776.

[21] Fabbri G, Rasi S, Rossi D, et al. Analysis of the chronic lymphocytic leukemia coding genome: role of Notch1 mutational activation [J]. J Exp Med, 2011, 208 (7): 1389 - 1401.

[22] Puente XS, Pinyol M, Quesada V, et al. Whole - genome sequencing identifies recurrent mutations in chronic lymphocytic leukaemia [J]. Nature, 2011, 475 (7354): 101 - 105.

[23] Rossi D, Rasi S, Fabbri G, et al. Mutations of Notchl are an independent predictor of survival in chronic lymphocytic leukemia [J]. Blood, 2012, 119 (2): 521 - 529.

[24] 司富春，王振旭. 白血病中医证型与方药分析 [J]. 中华中医药杂志，2013，28 (7): 1971 - 1976.

[25] Valecha GK, Ibrahim U, Ghanem S, et al. Emerging role of immunotherapy in precursor B - cell acute lymphoblastic leukemia [J]. Expert Rev Hematol, 2017, 10 (9): 783 - 799.

[26] 王卫敏，孙慧，谢新生，等. 氟达拉滨治疗慢性淋巴细胞白血病临床研究 [J]. 中国实验血液学杂志，2012，20 (1): 70 - 72.

[27] Lee P, Bhansali R, Izraeli S, et al. The biology, pathogenesis and clinical aspects of acute lymphoblastic leukemia in children with down syndrome [J]. Leukemia, 2016, 30 (9): 1816 - 1823.

[28] Eichhorst B, Cramer P, Hallek M. Initial therapy of chronic lymphocytic leukemia [J]. Semin Oncol, 2016, 43 (2): 241 - 250.

[29] Pui CH, Jeha S. New therapeutic strategies for the treatment of acute lymphoblastic leukaemia [J]. Nat Rev Drug Discov, 2007, 6 (2): 149 - 165.

[30] Peterson LC, Bloomfield CD, Brunning RD: Blast crisis as an initial or terminal manifestation of chronic myeloid leukemia: a study of 28 patients [J]. Am J Med, 1976, 60 (2): 209 - 220.

[31] Hoelzer D, Thiel E, Löffler H, et al. Prognostic factors in a multicenter study for treatment of acute lymphoblastic leukemia in adults [J]. Blood, 1988, 71 (1): 123 - 131.

[32] Micallef IN, Rohatiner AZ, Carter M, et al. Long - term outcome of patients surviving for more than ten years following treatment for acute leukaemia [J]. Br J Haematol, 2001, 113 (2): 443 - 445.

[33] Jeon YW, Cho SG. Chronic lymphocytic leukemia: a clinical review including Korean cohorts [J]. Korean J Intern Med, 2016, 31 (3): 433 - 443.

[34] Routledge DJ, Bloor AJ. Recent advances in therapy of chronic lymphocytic leukaemia [J]. Br J Haematol, 2016, 174 (3): 351 - 367.

[35] Bonamichi - Santos R, Castells M. Diagnoses and Management of Drug Hypersensitivi-

ty and Anaphylaxis in Cancer and Chronic Inflammatory Diseases: Reactions to Taxanes and Monoclonal Antibodies [J]. Clin Rev Allergy Immunol, 2018, 54 (3): 375-385.

[36] Yeh CH, Moles R, Nicot C. Clinical significance of microRNAs in chronic and acute human leukemia [J]. Mol Cancer, 2016, 15 (1): 37.

第二节　淋巴瘤

【概述】

淋巴瘤（lymphoma）是起源于淋巴结及结外淋巴组织的淋巴细胞的恶性肿瘤，通常以实体瘤形式存在，特征性的表现为无痛性进行性的淋巴结肿大，可伴有发热、盗汗、消瘦等全身症状。按照"世界卫生组织淋巴系统肿瘤病理分类标准"，目前已知淋巴瘤有近70种病理类型，大体可分为霍奇金淋巴瘤（HL）和非霍奇金淋巴瘤（NHL）两大类。恶性淋巴瘤是我国最常见的十大肿瘤之一，由于病理类型复杂，治疗原则各有不同。在我国，霍奇金淋巴瘤占淋巴瘤的9%～10%，是一组疗效相对较好的恶性肿瘤；非霍奇金淋巴瘤占淋巴瘤的90%左右，且近十几年来发病率逐年升高。

中医学无淋巴瘤这一病名，认为本病属于"恶核""失荣""石疽""瘰""痰核""阴疽"等范畴。如清《医宗金鉴》描述石疽提及："此疽生于颈项两旁，形如桃李，皮色如常，坚硬如石，不痛不热，初小渐大，难消难敛，疲顽之症也。"

【西医病因与发病机制】

1. 西医病因

淋巴瘤的病因尚未完全明确，可能与病毒及某些细菌感染、免疫系统的异常、遗传因素、环境污染、放射线及有毒化学物质等有着密切关系。

（1）感染因素　现已基本明确EB病毒感染与部分淋巴瘤发病密切相关，部分淋巴瘤患者中检测出高滴度的抗EBV抗体；嗜人T淋巴细胞Ⅰ型病毒和人疱疹病毒8型等与NHL的发生有关；胃黏膜相关淋巴组织淋巴瘤的发生与幽门螺旋杆菌感染有关。

（2）遗传因素　肿瘤本身并不遗传，家族遗传的是发生肿瘤的基因，其发生多在遗传体质的基础上由于环境、免疫、感染等因素共同致病。淋巴瘤家庭成员中群集发生现象已得到证实，近亲中有患本病，则其患本病的危险性比其他人高3倍；同卵双生患者的危险性为9倍，双卵双生或同胞兄妹为5～7倍。

（3）免疫功能失调　淋巴瘤是免疫系统的恶性肿瘤，免疫缺陷是其发生的重要原因，各类免疫缺陷病，如自身免疫性病、遗传性及获得性免疫缺陷病等，其淋巴瘤的发病率皆高过正常人，这些出现免疫缺陷的患者容易感染，更容易诱发淋巴瘤的发生。

（4）其他　如神经与精神因素、不良生活方式、内分泌失调、物理和化学因素都是致癌的重要原因之一，特别是日益加重的环境污染，越来越受到研究者重视。

2. 发病机制

淋巴瘤发病机制尚不明确，大多数学者认为，本病发病前提是慢性抗原的长期刺激及免疫缺陷的情况下，人体发现及消灭异常细胞的能力减弱，异常淋巴细胞增殖，继而淋巴免疫耗竭。其病理特点为淋巴结中正常滤泡性结构被大量异常淋巴细胞或组织细胞所破坏，且这些异常细胞的分裂指数增高。

HL是起源于淋巴造血组织的恶性肿瘤，以瘤细胞多样性及肿瘤组织中找到Reed－sternberg细胞为特征。本病主要发生部位在淋巴结，很少累及骨髓及其他结外器官，放化疗反应好，84%～90%可以治愈。1966年Rye会议将其分为4个亚型，以结节硬化型及混合细胞型最为常见，各型并非固定不变，尤以淋巴细胞为主型，易向其他各型转化，结节硬化型较为固定。1994年修订的欧美淋巴瘤分类（简称REAL分类）提出了一个新的亚型，即富于淋巴细胞的经典型HD。2001年世界卫生组织在此基础上，将HL分为结节性淋巴细胞为主型的HL和经典型HL，共分为两类五型。

NHL是来源于淋巴系统不同阶段、不同类型的淋巴细胞的恶性肿瘤，由于肿瘤细胞类型及阶段的不同，瘤细胞的组织学及形态学特点也有一定差异。肿瘤可发生于不同器官及组织，临床呈现多样性。其病理分类在1940年以前简单地分为三类，即滤泡性淋巴瘤、淋巴肉瘤和网状细胞肉瘤。1966年Rappaport根据淋巴结病变是否有结节性，将其分为结节型与弥漫型，又根据细胞分化程度和细胞成分进一步分类。后来由于对淋巴细胞的成熟过程及各阶段的生理功能的认识日益增多，发现以前分类中的网状细胞或组织细胞，绝大多数是转化中的淋巴细胞，真正的组织细胞淋巴瘤仅占NHL的5%，混合型是淋巴细胞转化过程中不同阶段的细胞同时存在。1982年提出了国际工作分类法（Working Famulation），是根据病理学与疾病的临床表现分成低度、中度及高度恶性，此分类法与治疗反应关系密切，具有实际临床意义。1994年修订的REAL分类是一种侧重于生物学特征的分类方法，这种分类方法不但反映了淋巴瘤的最新研究进展，而且分类中还将临床、病理形态、免疫表型、基因表达密切结合，并提出了正常对应的细胞成分，是一种较为科学全面的分类方法。2000年世界卫生组织在此基础上加以修订，其特点是强调NHL的病理组织学、免疫学表型、细胞遗传学和临床表现、病程、发病部位等特征，综合分析，将NHL分为不同的疾病类型，使疾病的诊断和治疗更具有针对性、更加合理、更加个性化，以便提高疗效、改善预后。

【中医病因病机】

1. 病因

（1）中医学认为本病是“风热血燥”或“寒凝气结，毒根最深”、“发于五脏，为里为阴”、肝肾二经风热亏损所致，三焦肝胆三经怒火风热血燥而成。

（2）内因忧思喜怒，肝郁气结，生痰化火及气滞血瘀，积而成结，日久脏腑内虚，肝肾亏损，气血两亏。

2. 病机

本病以肺脾肾亏虚为发病之本，以痰毒瘀郁结为发病之标，病理因素可归结为“虚”

"痰""毒""瘀"，其中"虚"为病理因素之本，"痰""毒""瘀"为病理因素之果，若将其置于整个疾病过程中，则又为临床诸证之因。临床中各种淋巴瘤多是先有虚，而致脏腑功能失调，代谢产物堆积，其后才出现痰、毒、瘀。总之，本病属于本虚标实。

【诊断标准】

（一）霍奇金淋巴瘤

目前对HL的诊断缺乏有效的筛选手段，凡无明显的感染病灶而出现淋巴结肿大，具有饱满、坚韧等特点，应考虑HL的可能。有些患者浅表淋巴结虽然不肿大，但有较长时间原因不明的发热、盗汗、体重减轻等症状，影像学发现内脏（如纵隔、腹膜后、盆腔等）有肿大的淋巴结，应考虑此病的可能，须经病理学检查以确诊。HL完整的诊断包括三部分内容：病理学检查、分期检查及预后评价。

1. 病理学检查

仅用细针活检进行初始诊断通常不够。细针活检虽然广泛应用于诊断恶性肿瘤，但其在诊断淋巴瘤中的作用仍然存在争议。粗针活检对诊断可能足够，但专家组推荐应完成淋巴结切除活检。

2. 分期检查

诊断HL时应获得完整的临床资料。

（1）诊断步骤　应包括整个病史和体格检查，含B症状（发热、消瘦、盗汗等）、酒精不耐受、瘙痒、疲乏、体能状态，以及淋巴结区\脾脏和肝脏的检查。

（2）标准的实验室检测　应包括血常规分类、血小板、红细胞沉降率、LDH水平、白蛋白及肝肾功能测定，有HIV危险因素或罕见疾病表现的患者应检测HIV，育龄期女性在治疗之前应完成妊娠检测。

（3）详细的影像学检查　胸部X线和胸、腹、盆腔诊断性CT扫描为适当的影像学检查。对于计划放疗的患者，也推荐颈部CT扫描。PET扫描（或更常见的PET－CT扫描）是初始诊断的一部分。有B症状或Ⅲ－Ⅳ期的患者，应完成骨髓活检。

（4）额外检查　在开始使用烷化剂化疗或盆腔RT（局部放疗）之前生育保存（男性患者精子冻存、女性患者卵巢组织或卵母细胞冻存），以阿霉素为基础化疗的非霍奇金淋巴瘤患者推荐评价射血分数，接受以博来霉素为基础化疗的患者推荐肺功能检测（PFTs），包括检测肺一氧化碳弥散能力（DLCO），预计脾脏RT的患者推荐注射流感疫苗、肺炎球菌疫苗和脑膜炎球菌疫苗。

3. 临床分期

恶性淋巴瘤临床分期近40年已趋于统一，最早采用1965年Rye会议制定的分期，1971年Ann Arbor分期做了进一步修改，将其分为四期，并根据有无临床症状将每期分为A、B两组。1989年英国Cotswolds会议上对Ann Arbor分期做了进一步修改，此分期方法最早用于HL分期，以后沿用于NHL，一直是描述淋巴瘤疾病最好的分类方法。美国癌症研究联合会（AJCC）和国际抗癌联盟（UICC）的TNM委员会仍将Ann Arbor分类方法作为恶性淋巴瘤的正式分期系统，并对其进行部分修改。

（1）AJCC 分期第 6 版（2002 年）

Ⅰ期：单一淋巴结区受侵（Ⅰ）；单一结外器官或部位的局限受侵且无任何淋巴结受侵（IE）（在霍奇金淋巴瘤中少见）。

Ⅱ期：横膈同侧的两个或多个淋巴结区受侵（Ⅱ）；横膈同侧的单一结外器官或部位的局限受侵伴有区域淋巴结受侵，可伴有或不伴有其他淋巴结区受侵（ⅡE）。受侵的区域数目可以用脚注标出，例如$Ⅱ_3$。

Ⅲ期：横膈两侧的淋巴结区受侵（Ⅲ）；可伴有受侵淋巴结邻近的结外侵犯（ⅢE），或伴有脾脏受侵（ⅢS），或两者均受侵（ⅢE，S）。

Ⅳ期：弥漫或播散性的一个或多个结外淋巴器官受侵，可伴有或不伴有相关淋巴结受侵；孤立的结外淋巴器官受侵而无邻近区域淋巴结受侵，但是伴有远处部位的侵犯；肝或骨髓的任何受侵，或肺的结节样受侵。

（2）A 和 B 分类（症状）　每一期别还应根据有无特定的全身症状而分为 A 或 B。

这些症状是：

①发热：无法解释的发热，体温超过 38℃。

②盗汗：需要更换床单或被罩的大汗。

③体重减轻：诊断前 6 个月内无法解释的体重减轻超过平时体重的 10%。

注意：单纯瘙痒不能视为 B 症状，同样，不能耐受饮酒、疲乏或与可疑感染有关的短暂发热也不能视为 B 症状。AJCC 分期还分别按照 HL 及 NHL 的特点，具体定义了各部位受侵的诊断依据和标准，具有一定的指导意义。

4. 预后评价

（1）临床分期推荐　HL 分为早期预后良好、早期预后不良及晚期三组。

①早期预后良好组：即Ⅰ～Ⅱ期，无 B 症状或纵隔大肿块。

②早期预后不良组：即Ⅰ～Ⅱ期伴纵隔大肿块，或伴 B 症状，或有多个病灶，或血沉显著升高。

③晚期：即Ⅲ～Ⅳ期。

（2）预后因素推荐

①早期预后良好患者应用 ABVD 方案作为标准化疗方案。HL 的不良预后因素不断被修订，除了纵隔大肿块、B 症状，大多数临床试验所定义的Ⅰ～Ⅱ期 HL 的不良预后因素主要有：ESR≥50、>3 个病灶、>2 个结外病灶、混合细胞型或淋巴细胞消减型、年龄≥40 或 50 岁等。推荐 ABVD 方案作为早期预后良好患者的标准化疗方案，Stanford Ⅴ方案用于伴纵隔大肿块或 B 症状的患者。伴有纵隔大肿块的患者，其局部复发率高达 40%～50%，因此建议此类患者在获得完全缓解后行局部放疗。

②IPS≥4 分或晚期病例采用剂量增强的 BEACOPP 方案。Ⅲ～Ⅳ期 HL 的不良预后因素包括：年龄≥45 岁、男性、Ⅳ期、白蛋白 <40g/L、血红蛋白 $<10^5$g/L、白细胞计数增高（$>15.0\times10^9$/L）、淋巴细胞计数减少（绝对值 $<0.6\times10^9$/L 或者比值 < 白细胞总数的 8%）。每符合一项增加 1 分（国际预后评分，IPS）。对于 IPS≥4 分或者晚期病例推荐采用剂量增强的 BEACOPP 方案。

（二）非霍奇金淋巴瘤诊断

本病临床表现呈现多样化，易被误诊，对于临床上发现原因不明的进行性淋巴结肿大、胸腹腔肿块、不明原因的发热，应考虑本病的可能，迅速进行组织活检，以明确本病。

1. NLH 分期

关于 NHL 的分期，通常沿用 Ann Arbor 的分期系统。

Ann Arbor 临床分期（1971 年）：

Ⅰ期：病变限于 1 个淋巴结区或单个结外器官（IE）受累。

Ⅱ期：病变累及横膈同侧两个或更多的淋巴结区，或病变局限侵犯淋巴结外器官及横膈同侧一个以上淋巴结区（IIE）。

Ⅲ期：横膈上下均有淋巴结病变。可伴脾累及（ⅢS）、结外器官局限受累（ⅢE），或脾与局限性结外器官受累（ⅢSE）。

Ⅳ期：一个或多个结外器官受到广泛性播散性侵犯，伴或不伴淋巴结肿大。肝或骨髓只要受到累及均属Ⅳ期。

A 组：无全身症状。

B 组：有全身症状：包括不明原因发热（>38℃，连续 3 天）或盗汗或体重减轻（6 个月内下降 10% 以上）。

2. 疗效评价

见 HL 的评价标准。

【西医治疗】

（一）治疗方案

1. 临床常用药物

对于Ⅰ期或连续Ⅱ期患者，受累野放疗（IFRT；24～30Gy，对于某些伴巨块型病变患者另加 6Gy）是首选治疗，IFRT 是指只治疗受累的淋巴区域。专家组推荐放疗区域不应包括所有患者的上颈区及女性的腋窝。绝经前女性，如果计划盆腔放疗，应完成卵巢固定术以保存卵巢功能。在联合方案治疗中，专家组推荐，对于巨块型疾病（所有分期），如果联合 ABVD，RT 剂量为 30～36Gy，联合 Stanford V 方案（氮芥、阿霉素、长春花碱、长春新碱、博来霉素和强的松）时为 36Gy。对于Ⅰ～Ⅱ期非巨块型疾病，推荐的 RT 剂量，在 ABVD 为 20～30Gy，Stanford V 方案为 30Gy。该推荐是基于所有 NCCN 机构的经验和实践。BEACOPP 方案中 RT 的推荐剂量为 30～36Gy。Ⅲ期的患者，根据是否存在不利因素，进一步分为下列亚组：ⅠA～ⅡA 期（有利）；Ⅰ～Ⅱ期（不利伴巨块型疾病）；Ⅰ～Ⅱ期（不利伴非巨块型疾病）

（1）Ⅰ～Ⅱ期　几十年来，单纯 RT 是有利的早期 HL 患者的标准治疗选择。然而，高剂量、大范围放疗的潜在长期毒性包括心脏疾病、肺功能不全和继发性肿瘤的风险增加。常规用于进展期疾病的化疗方案（ABVD 和 ford V）也用于早期 CHL 的处理。

（2）ⅠA～ⅢA 期（有利病变）　具有有利病变的患者首选联合治疗（ABVD 加 20～

30Gy IFRT 或 Stanford V 化疗加 30Gy IFRT)（1 级）。专家组也将单纯 ABVD 作为一种治疗选择，推荐级别为 2B。由于存在合并症而不能耐受化疗的高度选择性患者可行单纯 RT（1 级推荐 STLI，2A 级推荐斗蓬野放疗）。在联合治疗方案中，ABVD 方案通常为 2～4 个疗程加 30Gy IFRT（只有累及野淋巴结区），Stanford V 方案为 8 周（2 个疗程）加 30Gy IFRT。巩固性 RT 在 3 周内完成。达到有利病变标准的患者（ESR 小于 50，无淋巴结外病变，只有 1 或 2 个淋巴结区域受累），2 个疗程 ABVD 继之 20Gy IFRT 可能已经足够。完成化疗后进行重新分期。达 CR 或 PR 的所有患者推荐完成 IFRT，此外，PR 的患者在接受 IFRT 前可行活检。完成 IFRT 后，CR 的患者没必要行进一步治疗，而部分缓解的患者需要进一步重新分期。进一步治疗后 PET 阳性的患者，推荐活检组织学证实。完成治疗时 PET 扫描阴性的患者推荐随访，PET 扫描阳性的患者按进展性疾病治疗。所有稳定（PET 阳性）或进展性疾病的患者按进展性疾病进行处理，进展性疾病治疗前强烈推荐活检。适合单纯化疗的患者中，先使用 ABVD 2 个疗程，然后重新分期。如果达 CR（在诊断性 CT 扫描上没有残留病变的证据，以及 PET 阴性），再行 2 个疗程（共 4 个疗程），没必要进一步治疗；达 PR 的患者再行 4 个疗程（共 6 个疗程），然后重新分期，进一步治疗后 PET 阳性的患者推荐活检组织学证实。在某些临床情况下即使活检阴性，也有必要进一步治疗。如果对另外的治疗有效（PET 阴性的 CR 或 PET 阳性的 PR 及活检阴性），没必要进一步治疗。PET 扫描及活检中出现残留病变的患者，应按进展性疾病进行处理。2 个疗程 ABVD 后稳定（PET 阳性）的患者，再行 2 个疗程（共 4 个疗程），继之重新分期。PET 阴性患者推荐采用 IFRT 或 ABVD（2 个疗程）加或不加 IFRT 巩固。PET 阳性或进展性疾病的所有患者按进展性疾病进行处理。开始治疗前推荐活检。

（3）Ⅰ～Ⅱ期（不利病变）　对于不利的巨块型病变患者，专家组推荐化疗（ABVD 或 Stanford V）继之 IFRT；2 个疗程 ABVD 后进行重新分期，4 个疗程后应重新做 PET。如果达 CR，再行 2～4 个疗程（共 4 或 6 个疗程），继之行 IFRT（30～36Gy）；达 PR 或稳定性疾病的患者再行 2 个疗程（共 4 个疗程），然后重新分期；如果达 CR 或 PR，再行 2 个疗程（共 6 个疗程）化疗，然后对达 CR 的患者行巩固性 IFRT，达 PR 的患者在完成化疗时行重新分期。如果达 CR，推荐巩固性 IFRT；达 PR 或稳定性疾病的患者（6 个疗程后），予 IFRT（36Gy），然后等治疗结束后重新分期。另外，治疗后 PET 阳性的患者推荐活检组织学证实。某些临床情况下即使活检阴性也需行另外的治疗。PET 扫描及活检有残留疾病及存在进展性病变的所有患者按进展性疾病进行处理；进展性疾病患者治疗前推荐活检。Ⅰ～Ⅱ期不利巨块型病变患者按上述进行处理。对于Ⅰ～Ⅱ期巨块型纵隔病变或超过 10cm 的巨块型病变和/或 B 症状的患者，以及存在 B 症状的非巨块型病变的Ⅰ～Ⅱ期患者，Stanford Ⅴ使用 12 周（3 个疗程）加 IFRT（巨块型为 36Gy，非巨块型为 30Gy）。完成化疗后重新分期，如果达 CR 或 PR（包括 PET 残留病变），推荐 RT 用于初始病变大于 5cm 以及 PET 阳性的残留病变部位。总体来看，其包括了纵隔和双侧锁骨上区域。巩固性 RT 应在完成化疗后 3 周内完成。稳定或进展性疾病的所有患者应按进展性疾病进行处理，进展性疾病开始治疗前推荐活检。其他标准为不利病变（ESR 升高或超过 3 个部位病变）的患者行 8 周 Stanford Ⅴ方案加 30Gy IFRT，按ⅠA～ⅡA 期不利疾病进行重新分期。

（4）Ⅲ～Ⅳ期（进展性疾病）　ABVD或Stanford Ⅴ方案推荐用于进展期疾病患者的初始治疗，剂量递增的BEACOPP（4个疗程）考虑用于IPS 4分或以上的高危患者，ABVD开始使用2～4个疗程，然后重新分期，应在4个疗程后重复PFTs；达CR、PR或稳定的患者，再治疗2～4个疗程（共6个疗程）；PR或稳定的患者在完成化疗时重新分期，总共6个疗程后达CR的患者没必要进一步治疗。推荐对纵隔或残留性PET阳性病变行巩固性RT，特别是开始表现为巨块型纵隔病变的患者，6个疗程后达PR或稳定的患者，可予IFRT治疗；没有巨块型纵隔病变者，在PET扫描发现存在争议的情况下，观察是一种选择。活检组织学证实推荐用于另外治疗后PET阳性的病例。在某些情况下即使活检阴性的病例也需另外的治疗，对于活检阳性的患者，应按进展性疾病进行处理。

Stanford Ⅴ使用12周，3周内行巩固性放疗（ⅠB～ⅡB期的初始病变部位为30Gy；初始5cm或以上的巨块型病变和初始表现为结节性脾脏者为36Gy）。Stanford Ⅴ方案治疗的患者的重新分期和另外治疗与Ⅰ～Ⅱ期不利病变相似。剂量递增的BEACOPP每3周一次，4个疗程结束后重新分期。达CR的患者再4个疗程的基线BEACOPP［加或不加巩固性RT（初始>5cm的巨块型病变30～40Gy，残留的PET阳性病变40Gy RT）］，而4个疗程剂量递增的BEACOPP继之结束治疗重新分期，推荐用PR或稳定性疾病患者。进行另外的BEACOPP之前可考虑活检。PET阳性及活检阳性的所有患者应按进展性疾病进行处理。RT推荐用于那些大于2.5cm的残留性PET阳性病变。进展性疾病患者按进展性疾病所述进行处理，或对残留性PET阳性病变行RT。开始治疗前推荐活检。

2. 非霍奇金淋巴瘤治疗

（1）NHL的治疗　B细胞惰性淋巴瘤包括小淋巴细胞淋巴瘤、淋巴细胞浆细胞淋巴瘤、边缘带B淋巴瘤、滤泡性淋巴瘤等，T细胞惰性淋巴瘤指蕈样肉芽肿/赛塞里综合征。惰性淋巴瘤进展缓慢，对放化疗均敏感，但不易缓解。研究发现，惰性淋巴瘤早期（Ⅰ、Ⅱ期）不易被发现，不超过疾病的10%，发现时大多是疾病的晚期。对于惰性淋巴瘤Ⅰ、Ⅱ期患者放化疗较为敏感，存活率可达10年，部分患者肿瘤可自行消失；对于Ⅲ、Ⅳ期淋巴瘤患者化疗后疾病反复，但中位存活率仍可达10年。如疾病有进展，可单独给予苯丁酸氮芥、氟达拉滨、环磷酰胺、克拉曲滨、喷司他丁等口服药物治疗；也可给予联合化疗药物治疗，如COP（环磷酰胺、长春新碱、泼尼松）和CHOP（环磷酰胺、长春新碱、泼尼松、阿霉素）等治疗方案治疗。近年来研究表明，一旦诊断明确就给予强烈剂量联合化疗，可取得较高的缓解率，尤其加用利妥昔单抗，可明显改善生活率，延长患者的生存期。

（2）侵袭性NHL的治疗　B细胞侵袭性淋巴瘤包括套细胞淋巴瘤、弥漫大细胞淋巴瘤、滤泡淋巴瘤（Ⅲ级）等，T细胞侵袭性淋巴瘤包括外周T细胞淋巴瘤、间变大细胞淋巴瘤。此类淋巴瘤进展较快，可迅速经过淋巴及血液播散，自然病程短，不治疗多在1～2年内死亡，放化疗可使40%患者长期存活。因此，对于改期的治疗，主要是化疗为主，对于化疗残留的肿块、局部巨大肿块或中枢神经受累者，可行局部放射治疗。化疗以CHOP为首选。

（3）侵性NHL的治疗　侵性淋巴瘤包括Burkitt淋巴瘤及淋巴母细胞淋巴瘤。Burkitt淋巴瘤呈高度侵袭性，多见于儿童，发病呈地方性和散发性。多发于淋巴结以外的部位，如面部、腹部，容易播散到骨髓及中枢神经系统。治疗上需采用强化治疗，如大剂量的阿糖胞苷、甲氨蝶呤、环磷酰胺，并可联合阿霉素、依托泊苷、长春新碱、泼尼松等，同时给予中枢神经系统预防治疗，疗效可显著提高。

（二）西医治疗困境

对于霍奇金及非霍奇金淋巴瘤，放化疗是其主要治疗方法，但放化疗药物存在严重的毒副作用及药物治疗禁忌，不仅限制其临床应用，也使患者的依从性降低。所以，积极探索、寻找能够减轻放化疗毒副作用，改善淋巴瘤患者生存质量的治疗方法是亟需解决的难题。

放化疗存在严重的毒副作用，可引起不同程度的骨髓抑制，白细胞尤其是粒细胞数量减少，严重时红细胞和血红蛋白数量减少，甚至导致再生障碍性贫血。长期和大剂量应用化疗药物时可造成肝肾功能损伤，甚至发生急性药物性肝炎、急性肾衰等并发症。此外，化疗药物大多具有明显的心脏及神经毒性。

【中医治疗】

由于恶性淋巴瘤患者大多正气内虚，脏腑功能低下，中晚期患者其虚损情况更为突出，因此要妥善处理好扶正和祛邪的关系，强调整体观念，治疗中注意保护患者的正气，治疗后积极给予扶正治疗，维护、提高机体免疫功能，将有利于取得良好而稳定的疗效。

1. 痰热蕴结证

主症：颈部或腹股沟等处肿核，或见脘腹痞块，发热较甚，常有盗汗，口干口渴，咽喉肿痛，心烦失眠，或见皮肤瘙痒，或身目发黄，大便干结或见便血，小便短少，舌质红，苔黄燥或红绛无苔，脉细数或细滑。

治法：清热解毒，化痰散结。

方药：连翘消毒饮加减，药用玄参、连翘、葛根、天花粉、夏枯草、猫爪草、蚤休、黄芩、赤芍、栀子、山豆根、甘草。

2. 气郁痰结（包括气滞痰结）证

主症：胸闷不舒，两胁作胀，脘腹痞块，颈项、腋下或腹股间等处作核累累，皮色不变，或局部肿胀，或伴低热盗汗，舌质淡红，苔薄白或薄黄，脉弦滑，或细弦。

治法：疏肝解郁，化痰散结。

方药：柴胡疏肝散合消瘰丸加减，药用生牡蛎、玄参、夏枯草、猫爪草、柴胡、白芍、枳壳、香附、郁金、浙贝母、炙甘草。

3. 脾虚痰湿证

主症：全身乏力，面色㿠白或微黄，唇色淡白，颈部或腹股间或腹腔内淋巴肿大，纳差，大便细或烂薄，舌苔薄白或白腻，舌质淡白，脉细弱。此型常见于化疗后。

治法：健脾补气，化湿祛痰。

方药：六君子汤加减，药用党参、白术、茯苓、陈皮、半夏、甘草、猫爪草、露蜂房。

4. 气血两虚证

主症：多见于晚期或多程放化疗后，颈部或腹股沟等处肿核或大或小，或见脘腹痞块，面色苍白或萎黄，头晕目眩，心悸怔忡，气短乏力，食欲不振，舌质淡，苔薄白，脉细弱，或虚大无力。

治法：益气养血，软坚散结。

方药：八珍汤加减，药用党参、熟地黄、鸡血藤、猫爪草、夏枯草、白术、茯苓、当归、白芍、川芎、炙甘草。

5. 肝肾阴虚（包括阴虚火旺）证

主症：多见于晚期或素体阴虚，或多程放疗后，颈部或腹股沟等处肿核或大或小，或见脘腹痞块，午后潮热，五心烦热，失眠盗汗，口干咽燥，头晕目眩，舌红苔少或无苔，脉弦细或沉细。

治法：滋补肝肾，软坚散积。

方药：知柏地黄丸合二至丸加减，药用生地黄、生牡蛎、山茱萸、淮山药、女贞子、旱莲草、昆布、茯苓、泽泻、牡丹皮、知母、黄柏。

【生活调摄】

1. 淋巴瘤患者化疗中和化疗后往往出现蛋白质消耗增加，机体呈现负氮，这时应供给充足的蛋白质，维持机体氮平衡。日常饮食中多摄取含优质蛋白质的食物，如鸡蛋、牛奶、酸奶、鱼虾、家禽、豆制品等，一日三餐交替食用。

2. 淋巴瘤患者多进食含维生素C丰富的新鲜蔬菜和水果，如油菜、小白菜、西红柿、山楂、红枣、柠檬、白萝卜、猕猴桃等。

3. 淋巴瘤患者的饮食采用含维生素A丰富的食物，如蛋黄、动物肝（猪、羊、鸡等）、胡萝卜、莴笋叶、油菜、白薯等。

4. 多选用增加免疫机能的食物，如薏米仁、山药、大枣、桂圆、枸杞子、莲子、黑木耳、银耳等。

5. 避免进食不易消化及带刺激性的食物，如油煎、炸食品以及辛辣食物，宜采用蒸、煮、烩、炖的烹饪方法，以利消化吸收，忌酒。

【科研思路与方法】

1. 理论研究

依据淋巴瘤的临床表现，可将其归属于中医学“瘰疬”“马刀”“痰核”等范畴。在病机方面，淋巴瘤主要涉及湿、痰、毒、瘀、虚。黄振翘认为当从风寒、风痰、风毒辨病，从脏腑失调辨证，故疾病初期常治以祛风化痰，行瘀通络；病之中后期，则寒温兼施，补虚泻实，治标顾本。刘嘉湘认为本病多以脾肾亏虚为本，痰毒瘀结为标，故治以健脾温肾，化痰解毒。王沛教授认为该病需分证型、分期论治，气滞痰凝是该病的基本病机，故以行气化痰、疏肝解郁为其基本治法。

2. 实验研究

近年来大量基础实验研究证实，许多中药天然成分具有抗淋巴瘤增殖活性和诱导其凋亡的效果，与化疗药物联合治疗具有明显的协同作用。Duan 等利用周塔拉雷分析评价三氧化二砷（ATO）和紫杉醇（PTX）联合作用于恶性淋巴细胞，研究发现 ATO 和 PTX 在低浓度下能协同诱导细胞有丝分裂阻滞，促进周期蛋白依赖性激酶 1 失活及增强纺锤体检查点。雄黄和青黛的有效活性成分分别是硫化砷（As_2S_2或 As_4S_4）和靛玉红。王玲报道，靛玉红本身对弥漫大 B 细胞淋巴瘤（DLBCL）细胞株 LY1 和 LY8 无抑制增殖和诱导凋亡作用，但可增强 As_2S_2对该细胞株的促凋亡作用，因此 As_2S_2是作为君药，而靛玉红是作为臣药来发挥抗肿瘤活性的。青蒿琥酯（ART）能明显抑制 DLBCL 细胞增殖及诱导细胞凋亡，其机制与下调 Myc 和抗凋亡的 Bcl－2 家族蛋白有关，Holien 等发现，抗疟疾等同剂量约 10μmol/L 的 ART 即能达到明显的抗淋巴瘤效果。

3. 临床研究

朱万寿等收集 232 例恶性淋巴瘤住院患者，治疗组为扶正固本生血汤并常规化疗，对照组为单纯西药化疗组。结果显示治疗组完全缓解率 77.15%，总有效率 85.78%；对照组完全缓解率 53.75%，总有效率 63.75%。结果表明中西医结合治疗恶性淋巴瘤较单纯化疗明显优越，值得推广应用。陈德福等收治了 12 例非霍奇金氏淋巴瘤患者，其中高度恶性 8 例，中度恶性 2 例，低度恶性 2 例，临床分期均为Ⅲ－Ⅳ期。12 例中 7 例为化疗缓解后复发者，5 例为化疗未缓解者。12 例均以 0.1% As_2O_3注射液 10mg/d×30 天治疗，结果为完全缓解 1 例，部分缓解 2 例，稳定 6 例，进展 3 例。李艳课题组采用同期（2008 年 1 月至 2010 年 9 月）非随机对照的方法，比较美罗华联合 CHOP 方案和单用 CHOP 方案治疗Ⅲ、Ⅳ期弥漫大 B 细胞性淋巴瘤（DLBCL）的疗效、生存率和不良反应。结果发现，美罗华联合 CHOP 方案能够提高治疗弥漫大 B 细胞性淋巴瘤患者的疗效，而不良反应未见明显增加，可作为该病的一线治疗方案。

冯莹课题组探讨咖啡酸对非霍奇金淋巴瘤患者化疗后骨髓抑制期白细胞、血小板降低的治疗效果，以及该药对凝血功能的影响。将 60 例 NHL 患者随机分成两组，治疗组 30 例在化疗后予以咖啡酸片 0.3g/次，每天 3 次，治疗 2 周；对照组 30 例予以鲨肝醇 100mg/次，每天 3 次，治疗 2 周。比较两组化疗不同时段白细胞、血小板的变化及该两项指标恢复至正常所需的时间，感染、出血的发生率及治疗组用药前后凝血指标的变化。结果发现，治疗组白细胞、血小板恢复天数，感染率和出血发生率均低于对照组，差异有统计学意义；治疗组在用药前后凝血指标差异无统计学意义。

【名医验案】

1. 刘嘉湘验案（一）

潘某，男，32 岁。体检发现纵隔肿块，在浙江某医院行纵隔穿刺活检病理诊断为：恶性肿瘤－大 B 细胞性恶性淋巴瘤。行放化疗 2 个月，复查示肿瘤明显缩小，后在浙江某医院继予 CHOP 方案化疗 6 个月，CT 示与初诊相仿，遂中医求治。刻诊：患者腰酸，左肩酸楚神惫，纳差，口干，夜寐欠酣，脉细苔薄、质淡红、齿印。

西医诊断：纵隔非霍奇金恶性淋巴瘤，大 B 细胞性。

中医诊断：积证。

辨证：脾肾两虚，痰毒未净。

治法：健脾益肾，软坚化痰，清热解毒。

处方：生黄芪30g，北沙参30g，天冬15g，生地黄、熟地黄各24g，山茱萸12g，夏枯草12g，海藻12g，石见穿30g，炙穿山甲12g，鳖甲12g，蛇六谷30g，枣仁12g，瓜蒌皮15g，生牡蛎30g，肉苁蓉15g，女贞子12g，淫羊藿15g，菟丝子15g，鸡内金12g。

按语：恶性淋巴瘤是原发于淋巴结或其他淋巴组织的一种恶性肿瘤，属中医学“痰毒恶核”的范畴。本病以脾肾亏虚为发病之本，以痰毒瘀结为发病之标；病理因素可以归结为“虚、痰、毒、瘀”，以虚为本，以痰毒为重，若有瘀结，则病已深重，故治疗上立足于扶助正气，以健脾温肾为根本之法，以化痰解毒为辅佐之术，并坚持以辨证论治为原则，随证加减，灵活化裁，这是取得疗效的根本所在。此外，在治疗此类痰瘀积聚之证时，使用蛇六谷，且用量需大，此乃化痰软坚之要药，具有化痰散结、行瘀消肿之功，为治疗痰瘀胶结病证的必用之品。本例患者发病即为脾肾两亏之证，故见腰酸明显，神疲纳差，口干脉细诸症；脾肾亏虚，外不能抵御邪毒之侵，内不能输布津液之行，终至痰毒瘀结于局部，发为有形之痰核，虽经化疗肿瘤有明显缩小，但痰毒瘀结未消，故治疗上以益肾健脾、软坚化痰、清热解毒为法。重用生黄芪益气健脾托毒外出，继予北沙参、天冬、地黄及山茱萸、鳖甲等滋养肺肾之阴；辅以淫羊藿、肉苁蓉和菟丝子等温补肾阳，既能充养先天以助脾气，又能阳中求阴以资肾阴；再以夏枯草、海藻、蛇六谷化痰软坚，穿山甲、石见穿等化瘀解毒。全方扶正祛邪，寒温并举。服药至今，已有3年，病灶稳定，未见转移恶化，获得满意疗效。

2. 刘嘉湘验案（二）

李某，女，65岁，2008年5月16日初诊。主诉：左颈肿块进行性肿大1月余。病史：近1月来，患者发现左颈肿块，并呈进行性肿大。在外院诊治，肿物病理检查报告为非霍奇金淋巴瘤，滤泡性小裂细胞，建议化学药物治疗，因患者不愿化疗，而来本院门诊要求中药治疗。诊见：颈项强，转动不灵，神疲乏力，纳呆，痰多色白，舌淡暗胖、边有齿印，苔白滑，脉细涩。查体：左颈肿物约4cm×5cm，边界尚清，质硬，表面光滑，有轻压痛。

西医诊断：非霍奇金淋巴瘤。

中医诊断：恶核。

辨证：脾虚痰湿夹瘀。

治法：健脾化湿，消痰散结，活血化瘀。

方药：导痰汤加味合小金丹。党参、猫爪草各30g，茯苓、白术各20g，法半夏、胆南星各12g，橘红6g，炒穿山甲（先煎）、僵蚕各10g，守宫5g，枳实、山慈菇、黄药子各15g。14剂，每天1剂，水煎、复渣，分2次口服。

2周后复诊，精神、胃纳好转，舌脉同前，守原方法，连续治疗服3个月。

8月18日三诊：左颈部肿大淋巴结明显缩小，精神、胃纳好转，痰减少，仍守上方加减及服食小金丹，继续治疗2个月。至当年11月初再诊，左颈部淋巴结肿大消失，其余诸症消失，精神好，胃纳佳，嘱再服1个月以巩固疗效。平时以猫爪草50g，瘦肉100g，蜜枣4枚煲汤佐膳，随访至今，病程稳定，未见复发。

按语：本例乃因风寒湿邪外袭留滞经络，脾阳不振，清阳不升，痰湿内蕴，使气血不得宣通，痰阻经络，浊阴翳蔽，积结而成肿块。患者平素脾胃虚弱，脾阳不振，清阳不升，寒湿凝结成痰，故症见神疲乏力，纳呆，痰多色白。气机不畅，痰浊瘀阻，凝结成块，故颈部肿块形成，舌淡暗胖、边有齿印，脉细涩乃脾虚夹瘀之征。故此属脾虚湿困、痰瘀内结之证，治以导痰汤加味，健脾化湿、除痰散结、祛瘀通络为主。方中重用党参、茯苓、白术以健脾益气固本；辅以胆南星、法半夏燥湿活络，以祛络中之顽痰，并能祛风；炒穿山甲长于走窜经络，善消瘀滞；僵蚕、守宫祛风除痰散结；猫爪草、山慈菇、黄药子消肿解毒，化痰散结。诸药合用，共奏健脾化湿、除痰散结、祛瘀通络之效。小金丹出自清代名家王维德所著《外科症治全生集》，具化痰散结、祛瘀通络之功效。用于治疗痈疽肿瘤。本例患者结合临床辨证论治，以导痰汤加味合小金丹两首古代名方治疗，收到较好的疗效。

【参考文献】

［1］王吉耀．内科学［M］．北京：人民卫生出版社，1995.

［2］王晓雪，高然，于锦香，等．美罗华联合 CHOP 方案与单用 CHOP 方案治疗Ⅲ、Ⅳ期弥漫大 B 细胞性淋巴瘤的临床对比研究［J］．中国医科大学学报，2012，41（4）：373－376.

［3］庞缨，冯莹，叶絮，等．咖啡酸治疗非霍奇金淋巴瘤化疗后白细胞和血小板减少的临床研究［J］．临床血液学杂志，2012，（4）：461－462.

［4］潘耀柱，白海，王存邦，等．自体造血干细胞移植治疗 NK/T 细胞淋巴瘤的临床研究［J］．现代肿瘤医学，2012，20（5）：1025－1027.

［5］隋殿军．中国当代名医秘验方精粹［M］．长春：吉林科技出版社，1992.

［6］任玉让．中药治疗恶性淋巴瘤 31 例临床观察［J］．河南中医药学刊，1996，1（4）：37.

［7］李春杰．刘嘉湘治疗恶性淋巴瘤验案 1 则［J］．江苏中医药，2005，26（5）：33－34.

［8］关静娴，关绍光．导痰汤加味合小金丹治疗非霍奇金淋巴瘤验案 1 则［J］．新中医，2012，44（4）：157.

［9］朱万寿，刘小莲，邓志萍．中西医结合治疗恶性淋巴瘤的临床研究［J］．中国医药指南，2011，9（26）：134－135.

［10］陈德福，李睿，梁彦，等．三氧化二砷对恶性淋巴瘤细胞株的作用及临床研究初探［J］．天津医药，2003，31：210－212.

［11］周韶虹．黄振翘教授治疗恶性淋巴细胞性疾病经验介绍［J］．新中医，2007，39（4）：94－95.

［12］Koeller KK，Shih RY. Extranodal Lymphoma of the Central Nervous System and Spine［J］. Radiol Clin North Am，2016，54（4）：649－671.

［13］孙韬，沈洋，左明焕，等．王沛治疗非霍奇金淋巴瘤临证经验总结［J］．中国中医基础医学杂志，2013，19（12）：1420－1422.

［14］朱伟嵘，沈小珩，王洁．中药天然成分抗非霍奇金淋巴瘤的协同机制实验研究

进展［J］. 中成药，2015，37（7）：1544－1547.

［15］Duan XF，Wu YL，Xu HZ，et al. Synergistic mitosis－arresting effects of arsenic trioxide and paclitaxel on human malignant lymphocytes［J］. Chem Biol Interact，2010，183（1）：222－230.

［16］王玲. 二硫化二砷单药或联合靛玉红诱导弥漫大 B 细胞淋巴瘤细胞凋亡的机制探讨［D］. 济南：山东大学，2013.

［17］Holien T，Olsen OE，Misund K，et al. Lymphoma and myeloma cells are highly sensitive to growth arrest and apoptosis induced by artesunate［J］. Eur J Haematol，2013，91（4）：339－346.

［18］Siegel RL，Miller KD，Jemal A. Cancer statistics［J］. CA Cancer J Clin，2015，65：5－29.

［19］Hallek M，Cheson BD，Catovsky D，et al. Guidelines for the diagnosis andtreatment of chronic lymphocytic leukemia：a report from the International Workshop on Chronic Lymphocytic Leukemia updating the National CancerInstitute－Working Group 1996 guidelines［J］. Blood，2008，111：5446－5456.

［20］Baliakas P，Iskas M，Gardiner A，et al. Chromosomal translocations andkaryotype complexity in chronic lymphocytic leukemia：a systematic reappraisalof classic cytogenetic data［J］. Am J Hematol，2014，89：249－255.

［21］Put N，Konings P，Rack K，et al. Improved detection of chromosomalabnormalities in chronic lymphocytic leukemia by conventional cytogeneticsusingCpG oligonucleotide and interleukin－2 stimulation：A Belgian multicentric study［J］. Genes Chromosomes Cancer，2009，48：843－853.

［22］Del Poeta G，Maurillo L，Venditti A，et al. Clinical significance of CD38 expression in chronic lymphocytic leukemia［J］. Blood，2001，98：2633－2639.

［23］Stilgenbauer S，Schnaiter A，Paschka P，et al. Gene mutations andtreatment outcome in chronic lymphocytic leukemia：results from the CLL8 trial［J］. Blood，2014，123：3247－3254.

［24］Bonamichi－Santos R，Castells M. Diagnoses and Management of Drug Hypersensitivity and Anaphylaxis in Cancer and Chronic Inflammatory Diseases：Reactions to Taxanes and Monoclonal Antibodies［J］. Clin Rev Allergy Immunol，2018，54（3）：375－385.

［25］Cui Y，Hill AW. Atopy and Specific Cancer Sites：a Review of Epidemiological Studies［J］. Clin Rev Allergy Immunol，2016，51（3）：338－352.

［26］Chung EM，Pavio M. Pediatric Extranodal Lymphoma［J］. Radiol Clin North Am，2016，54（4）：727－746.

第九章　移植免疫病

在医学领域，将自身或异体的正常细胞、组织或器官采用手术或其他方法移植到自己或另一个体内，以维持和重建机体生理机能，这种治疗方法被称为细胞、组织或器官的移植（transplantation）。移植后，受者免疫系统可识别移植物抗原并产生免疫应答，移植物中的免疫细胞也可识别受者组织抗原并产生应答，此为免疫排斥反应。

按照遗传免疫学观点，移植可分为4种类型：

1. 自体移植（autologous transplantation）：指移植物取自受试者自身，不会发生排斥反应。

2. 同系移植（isotransplantation）：指供者与受者来自不同个体，但有完全相同或基本相似的遗传基因和抗原结构，如同卵双生同胞间或近交系间动物的移植，一般不会发生排斥反应，又称同基因移植（syngenic transplantation）。

3. 同种（异体）移植（allogeneic transplantation）：指同种内遗传基因不同的个体间移植，临床移植多属此类移植，一般均发生排斥反应。

4. 异种移植（xenogeneic transplantation 或 xeno－transplantation）：指不同种属个体间的移植，由于不同种属间遗传背景差异较大，受者体内可能存在抗异种供者组织细胞组分的天然抗体，移植后可能发生严重的排斥反应。

一、移植抗原

1. 主要组织相容性抗原（major histocompatibility antigen，MHC 抗原）

同种异型抗原是激发宿主产生移植排斥反应的主要因素，引起同种异型移植排斥反应的主要抗原是主要组织相容性抗原，即 MHC 抗原或称 MHC 分子（在人类又称为 HLA 分子），能引起强烈而迅速的排斥反应。编码 HLA 的基因即 HLA 基因复合体，是迄今已知的人体最复杂的基因复合体，具有高度的多态性。因此，除了同卵双生者外，无关个体间 HLA 型别完全相同的可能性极小，这为同种之间器官移植寻求配型合适的供体带来很大困难。供、受者间 HLA 型别的差异是发生急性移植排斥反应的主要原因。

2. 次要组织相容性抗原（minor histocompatibility antigen，mH 抗原）

大量实验研究和临床资料均证实，即使主要组织相容性抗原一致，仍可能发生排斥反应，但其强度较轻，发生较慢，引起这种较弱排斥反应的抗原称为次要组织相容性抗原。它们广泛表达在机体组织细胞表面，相应的抗原肽具有同种异型决定簇。最早发现的次要组织相容性抗原是小鼠 Y 染色体编码的一种决定组织相容性的抗原，即 H－Y 抗原。与移植排斥有关的其他非 Y 染色体连锁的次要组织相容性抗原，近年来也有报道，如 HA－1～HA－5 等，某些可表达于所有组织细胞，某些仅表达于造血细胞和白血病细胞。

3. 其他同种异型抗原（other alloantigens）

（1）人类ABO血型抗原 属于血型糖蛋白，可分为A、B、O型，其不仅分布在红细胞表面，也存在于肝、肾等组织细胞和血管内皮表面，尤其是血管内皮细胞表面的ABO血型抗原，在诱导排斥反应中起重要作用。人体存在针对这些抗原的天然抗体，该抗体可能是它们与环境中细菌或蛋白的共同糖类决定簇存在的交叉反应所产生的，因此供者与受者的ABO血型不合也可引起移植排斥反应。

（2）组织特异性抗原 指特异性表达于某一器官、组织或细胞表面，独立于HLA和ABO血型抗原之外的又一类抗原系统。研究发现，同种异型间不同组织器官移植后发生排斥反应的强度各异，初步认识其强度从强到弱依次为皮肤、肾、心、胰、肝，可能与不同组织的特异性抗原的免疫原性有关。内皮细胞（vascular endothelial cell，VEC）特异性抗原和皮肤的SK抗原是两种研究较为深入的组织特异性抗原。VEC特异性抗原属于主要组织相容性抗原，可诱导受者产生强烈的免疫应答，从而在急性和慢性排斥反应中起到重要的作用，如肾移植患者体内可检测出抗VEC抗体。皮肤SK抗原属于蛋白多肽抗原，无同种异型性，以MHC分子结合的复合物形式存在，皮肤移植后SK－MHC复合物可通过直接提呈方式与被受者T细胞相识别，并导致排斥反应的发生。

二、同种异型移植排斥的机制

（一）细胞免疫机制

1. 同种异型识别分子机制（molecular mechanisms of allogeneic recognition）

Averion Mitchison于20世纪50年代发现，T细胞是同种异体移植排斥反应的关键细胞。研究发现，先天性无胸腺的啮齿类动物体内无成熟的T细胞，不能排斥移植物；摘除新生儿期大鼠或小鼠的胸腺，发生同样的反应；上述情况中，若注射正常小鼠T细胞，则会产生排斥反应。有关宿主对同种移植物的排斥反应机制尚未完全阐明，目前普遍观点是T细胞对同种异型抗原的识别通过直接识别和间接识别两种模式来实现。

（1）直接识别（direct recognition） 指供者的APC将其表面的MHC分子或抗原肽－MHC（pMHC）直接提呈给受者的同种反应性T细胞，供其识别并产生免疫应答，而无须经过APC处理。目前认为，直接识别机制在移植早期的急性排斥中起重要作用，在急性排斥反应的中晚期或慢性排斥反应中意义不大，这主要是由于APC数量有限，且进入血循环后分布全身，并随时间推移逐渐代谢消亡。由直接同种识别而导致的排斥反应具有两个特点：①速度快，无须APC对抗原的摄取、处理和加工过程；②强度大，因为每一个体中，对单个同种异型MHC分子存在1%～10%的多个克隆同种抗原反应性T细胞，远远高于普通抗原特异性T细胞频率。直接识别机制迄今不甚明了，但研究表明，受者体内在正常情况下识别自身MHC分子和外来抗原肽复合物的T细胞克隆，在同种异型移植的情况下，又能识别来自供者的MHC分子与抗原肽形成的复合物，即发生了交叉识别或交叉反应。换言之，具有直接识别能力的同种抗原反应性T细胞并非一个独立的亚群。发生这种交叉识别的分子基础在于，同种异型MHC分子结合肽有可能与自身MHC某种特异性外来肽形成的决定簇很相似。移植物中的过客白细胞，其中最重要的是成熟DC和MΦ，二者均高表达 MHC Ⅱ类分子和包括 B7 在内的多种黏附分子，并可通过直接识别激活 T 细胞。

（2）间接识别（indirect recognition） 指同种异型 MHC 分子还可以作为常规的外来蛋白质，被受者的 APC 加工处理递呈，为 T 细胞识别并活化，即同种异型抗原的识别。受者 T 细胞识别的是经过受者 APC 加工处理的、来源于供者 MHC 分子的肽，以供者抗原肽 - 受者 MHC Ⅱ类分子复合物的形式提呈给受者 $CD4^+$T 细胞而使之活化。许多研究证实，在体外及体内均存在同种异型抗原的间接识别。供者的同种异型抗原从移植物细胞脱落，然后被受者的 APC 摄取，经处理后，由受者 APC 的 MHC 分子递呈给受者 T 细胞识别。次要组织相容性抗原也是通过间接途径递呈给受者 T 细胞识别的。一般认为，间接识别所引起的排斥反应比较缓慢，在急性排斥反应的早期与直接识别机制协同发挥作用，并在急性排斥反应的中晚期和慢性排斥反应中起更重要的作用。间接识别通常只涉及 $CD4^+$T 细胞，而直接识别涉及 $CD4^+$T 细胞和 $CD8^+$T 细胞。表 9 - 1 列出了同种异型 MHC 抗原的直接识别和间接识别的不同。

表 9 - 1 同种异型 MHC 抗原的直接识别和间接识别的比较

	直接识别	间接识别
被识别的 MHC 形式	完整的 MHC	MHC 来源的肽
APCs	不需 APC	受者 APC
被活化的 T 细胞	$CD4^+$T 和/或 $CD8^+$T	$CD4^+$T
排斥反应类型	引起急性排斥反应	与慢性排斥反应有关
反应强度	非常强烈	较弱

2. $CD4^+$T 细胞和 $CD8^+$T 细胞的作用

同种异型移植排斥反应是由受者的 T 细胞介导的，针对移植物表面同种异型抗原的细胞免疫应答。实验表明，裸鼠注射 CD4 细胞可致急性皮肤移植反应，而单独注射未致敏的 CD8 细胞则无此作用；若裸鼠同时注射未致敏的 $CD8^+$T 细胞和少量的 $CD4^+$T 细胞，或单独注射已致敏 $CD8^+$T 细胞，则可以发生急性皮肤移植的排斥反应。另外，应用抗 CD8 单抗去除 $CD8^+$T 细胞，对移植物存活无明显影响；应用抗 CD4 单抗去除 $CD4^+$T 细胞，可使移植物存活延长 15 ~30 天；联合去除 $CD4^+$T 细胞和 $CD8^+$T 细胞，移植物存活可延长至 60 天。$CD4^+$T 细胞和 $CD8^+$T 细胞均参与移植排斥反应，但以 $CD4^+$ 更为重要。$CD4^+$T 细胞识别同种异型 MHC Ⅱ类分子，而 $CD8^+$T 细胞识别同种异型 MHC Ⅰ类分子。存在于移植物里的 APC（又称“过客白细胞”，passenger leukocytes）对 T 细胞的活化起重要作用，组织间隙的 DC 是其中最主要的 APC。啮齿类动物实验显示，如果在移植前将移植物中的过客白细胞除去，尽管供受者间 MHC Ⅰ类分子不同，排斥反应出现也较慢或移植物能被接受。但去除这种细胞对人的器官移植并没有作用，可能与人血管内皮细胞能表达 MHC Ⅱ类分子，并能激活 CD^+T 细胞有关，而啮齿类动物的血管内皮细胞不表达 MHC Ⅱ类分子。$CD4^+$T 细胞（尤其是 Th1 细胞）活化后，可释放多种炎性细胞因子（如 IFN - γ、IL - 2 等），一方面直接引起迟发型超敏反应性炎症；另一方面可活化 $CD8^+$T 细胞，活化的 $CD8^+$T 细胞直接杀伤移植物的内皮细胞和实质细胞。

（二）体液免疫机制

体液免疫在移植排斥反应中有一定作用。受者体内针对移植抗原的预存抗体在超急性排斥反应中起重要作用，主要表现为以下方面：抗同种异型抗原的抗体与相应抗原形成复合物，激活补体，从而损伤移植物血管；抗体也可通过调理作用、免疫黏附、ADCC 等途径对移植物造成损伤。但除了超急性排斥反应外，体液免疫在移植排斥反应中起次要作用，在某些情况下，抗体可保护移植物，防止或延缓排斥反应的发生，这种抗体称为增强抗体（enhancing antibody）。增强抗体与移植物上的抗原结合，但不会激活补体，也不引起细胞毒效应，却可阻断其他抗体或效应性 T 细胞对移植抗原的识别和对移植物的攻击，因而又称为封闭抗体（blocking antibody，BA）。

（三）NK 细胞在同种异型移植排斥中的作用

除特异性细胞免疫和体液免疫外，NK 细胞也可参与排斥反应。人类 NK 细胞表达杀伤细胞抑制性受体（killer inhibitory receptor，KIR），正常情况下，此类受体与自身组织细胞所表达的 MHC Ⅰ类分子结合，产生并传入负调节信号，从而抑制 NK 细胞的杀伤活性。在同种器官移植中，受者 NK 细胞的 KIR 不能识别表达在移植物细胞表面的非己 MHC 抗原，抑制信号传入受阻，NK 细胞可被激活而参与排斥反应。另外，活化 T 细胞分泌的多种细胞因子，如 IL-2、IFN-γ 等，也可使 NK 细胞活化，增强其杀伤活性。

（四）同种异型移植排斥的分类及效应机制

同种异型移植排斥反应包括宿主抗移植物反应（host versus graft reaction，HVGR）和移植物抗宿主反应（graft versus host reaction，GVHR）两大类。HVGR 见于一般器官移植，GVHR 主要发生在骨髓移植和其他免疫细胞移植。

1. 宿主抗移植物反应

根据移植排斥反应发生快慢和组织学特征，可将移植排斥反应分为超急性排斥反应、急性排斥反应和慢性排斥反应。

（1）超急性排斥反应（hyperacute rejection，HAR）　移植物器官与受者血管接通后的数分钟至 24 小时内发生的排斥反应，可见于多次输血、多次妊娠等。其病理变化主要表现为血管内凝血，移植器官发生不可逆缺血、变性和坏死。

（2）急性排斥反应（acute rejection，AR）　移植后数天至 2 周左右出现，80%～90% 发生于移植后一个月内，多在 3 个月后减轻。病理学检查可见移植物组织出现大量巨噬细胞和淋巴细胞浸润。急性排斥反应是同种异型移植排斥反应最常见的类型。

（3）慢性排斥反应（chronic rejection，CR）　移植后数周、数月，甚至数年发生，是后期移植失败的主要原因，以慢性炎症、间质纤维化及血管平滑肌细胞增生、动脉硬化为特征。慢性排斥反应的发生机制迄今尚不清楚，可能与急性排斥反应细胞的坏死、慢性炎症、移植并发症、免疫抑制剂的毒副作用等有关。

2. 移植物抗宿主反应

移植物抗宿主反应（graft-versus-host reaction，GVHR）是由供者移植物中的免疫活性细胞识别宿主的移植抗原而发生的排斥反应。GVHR 可以损伤宿主，引起移植物抗宿主病（graft-versus-host disease，GVHD），它的发生依赖于下列一些特定条件：①移植物中含有足够数量的免疫细胞，尤其是T细胞；②宿主处于免疫无能或免疫功能极度低下的状态；③宿主与移植物之间的组织相容性抗原不同。

临床上，GVHD主要见于骨髓移植、胸腺移植、脾移植等，以及新生儿接受大量输血后。根据GVHD的发生时间，可将其分为急性GVHD和慢性GVHD两类。急性GVHD患者的皮肤症状通常出现最早，多数出现皮肤瘙痒性斑丘疹；累及胃肠道，则出现厌食、恶心、腹泻等消化道症状；肝受损出现较晚，表现为血清酶升高、胆红素增高等不同程度的肝炎症状。慢性GVHD多发生于移植后的3个月，部分病例则更晚出现，临床多见两类，其一为局灶性皮肤受累，可能伴有肝损；其二为广泛性皮肤受累，伴有肝损。

急性GVHD主要由移植物中成熟T细胞介导，也可能与NK细胞有关。去除供者骨髓中成熟T细胞，可预防急性GVHD发生，但反过来又可能降低移植物（骨髓）的存活率，对于因白血病而接受骨髓移植的患者，可能会增加白血病复发的机率。急性和慢性GVHD可以用强烈的免疫抑制剂进行治疗，但目前疗效尚不肯定，因而GVHD一旦发生，一般均难以逆转，不仅导致移植失败，而且给患者造成严重损伤，甚至导致死亡。

第一节 实体器官移植——肾移植

【概述】

肾移植已经成为终末期肾病（end stage renal disease，ESRD）患者最有效的治疗手段，但移植后的急性排斥反应仍然是移植后的主要并发症，也是慢性排斥反应和移植物失去功能的重要危险因素之一。移植初期是发生急性排斥反应的危险时期，一般在移植后3个月内。目前由于配型技术的改进、围手术期抗体诱导治疗和新型强效免疫抑制剂的广泛应用，急性排斥反应较以往大为减少。

【西医病因与发病机制】

根据移植排斥反应发生快慢和组织学特征，可将移植排斥反应分为超急性排斥反应、加速排斥反应、急性排斥反应和慢性排斥反应。

1. 超急性排斥反应（HAR）

移植物器官与受者血管接通后的数分钟至24小时内发生的排斥反应，可见于多次输血、多次妊娠等，是移植后排斥反应最为强烈且后果最为严重的一类反应，一旦发生不可逆转。虽然组织配型技术及高效能免疫抑制剂的使用，已经大大降低其发生率，但是在临床中亦不可避免。

一般认为，HAR的发病机制是受者体内预先存在抗供者组织器官移植抗原的抗体，包括针对供者ABO血型抗原、HLA抗原及血管内皮细胞和单核细胞上VEC抗原的抗体，这些天然抗体多为IgM类，与相应抗原结合后，激活补体系统和凝血系统导致病理损伤。另外，供者器官灌流不畅或缺血时间过长等非免疫学机制，也可导致超急性排斥反应的发生。

2. 加速排斥反应（AAR）

多发生于手术后1周，是介于超急性及急性排斥反应之间的一种排斥反应。排斥反应程度强烈，病程进展快，严重时可致移植肾破裂出血，移植肾功能常迅速丧失，一旦发生多不可逆。

AAR的发病机制尚不太清楚，目前认为，AAR的发生以体液免疫介导为主，并同时有细胞免疫参与。多由体内预存或新产生的抗体所致，这种抗移植物抗体可能是由记忆性T淋巴细胞介导的排斥反应产生的，是同种异体肾移植术后的严重并发症之一。

3. 急性排斥反应（AR）

AR是最为常见的移植排斥类型，由于环孢素的应用及各类新型免疫抑制剂的不断推出，其发生率明显下降，移植肾存活率明显上升。尽管如此，急性移植排斥反应的诊断治疗仍是移植反应中的重要课题，其治疗恰当与否与慢性排斥反应的严重程度及移植肾存活时间密切相关。AR发生率高，但发现及时、治疗得当，50%～70%可以逆转。

急性排斥反应按其病理变化分为急性体液性排斥反应和急性细胞性排斥反应。急性体液性排斥反应的特征是出现以血管内皮细胞损伤为主要表现的急性血管炎，主要是针对血管内皮细胞同种异型抗原的IgG抗体激活补体引起，也可能有淋巴细胞的直接参与，受者体内产生针对血管内皮细胞表面同种异型抗原的IgG类抗体，通过补体依赖的细胞毒作用，导致移植物血管损伤，这一过程又称为急性血管排斥反应。急性细胞性排斥反应的特征是实质细胞的坏死并伴有大量淋巴细胞、巨噬细胞浸润，并且这些炎性细胞攻击移植物细胞。

4. 慢性排斥反应（CR）

移植肾功能减退或丧失是目前影响长期存活的主要问题，如何维持长期良好的移植肾功能及生活质量，是目前器官移植领域的研究热点。慢性排斥反应是指排斥反应发生在手术6个月以后。

CR的发生因素错综复杂，既有免疫因素也有非免疫因素，也有受者因素与供者因素。免疫因素包括细胞及体液免疫反应、HLA配型理想程度及免疫抑制剂治疗方案合理性等；非免疫因素有缺血再灌注损伤、巨细胞病毒感染、高血脂等。本书所指慢性排斥反应，主要考虑免疫因素导致的移植肾慢性功能丧失。CR的发病机制尚未完全阐明，目前认为细胞免疫和体液免疫应答均参与慢性排斥反应，例如B细胞产生抗体，通过激活补体及ADCC破坏血管内皮细胞；T细胞和MΦ介导迟发型超敏反应；PDGF、IGF－1、TGF所致动脉硬化、血管平滑肌增生、血管壁炎性细胞浸润等。

【中医病因病机】

中医学和肾移植排斥相对应的范畴大致相当于“瘀证”。多由移植后正气虚弱，复感外邪，肾阴阳亏虚，失于封藏，发为本病。

1. 病因

（1）*肾虚血瘀*　肾移植前由于多种慢性肾脏疾病的存在，日久而致机体正气虚衰，脏腑阴阳衰败，其中肾虚为本，虚则封藏失职，固摄无权，蛋白、红细胞等精微物质随尿流失，虚之更虚；肾移植患者由于手术创伤而致脉络瘀阻，或由于离体肾脏的植入导致肾脏循环被阻断，这被认为是一种“瘀血肾”，即肾移植患者的机体处于“瘀血”状态，加之“久病必瘀”则瘀之更瘀，因此肾虚血瘀是移植肾发生慢性排斥反应的内在之因。

（2）风邪致病　外风由皮毛侵入，后而及里，风邪日久入络，潜伏于肾中，成为肾中之风；加之肾为水脏，深居下焦，风邪内扰，干扰肾水，搅动相火，形成肾风；若肾中风邪内扰，肾之气化不利，蒸腾气化失司，水湿无以运行而时现局部或全身性水肿；同样风邪内搅，肾封藏失职，精微不固，清浊相混，故而尿中蛋白、红细胞始终难消；另外，肾移植术后，由于患者长期服用抗排斥反应药物，致自身免疫力低下，体质尤为虚弱，因此外邪极易入侵，而风邪在其病变中起着主要作用。

2. 病机

尿毒症患者本身脏腑虚损、脾肾阳虚、气血不足而瘀浊内蕴，肾移植后其肾脏、气血更为虚弱，当发生排斥反应时则表现为湿毒内伏兼瘀血阻滞。在肾移植排斥反应时使用免疫抑制剂，又进一步耗伤人体正气，易使六淫之邪内侵，正不胜邪而出现湿热阻滞于内，并发各种感染，致气血运行不畅，瘀血内阻。

【诊断标准】

1. 超急性排斥反应（HAR）

（1）临床表现　HAR 多发生在移植后数分钟至数小时内，一般发生在 24 小时内，也有个别延迟至 48 小时。当供肾重新恢复血供时，移植肾饱满，呈深红色，数分钟后，移植肾变为花斑色，体积增大，肾由色泽鲜红出现紫纹，进而呈暗红，乃至呈紫褐色并失去光泽，移植肾由饱胀变柔软，体积缩小；肾动脉搏动有力，而肾静脉塌陷，肾脏搏动消失，泌尿停止；少数可出现寒战、高热、高血压、无尿等危重症的表现。

（2）病理表现　HAR 的靶细胞是内皮细胞。供者特异性抗体与受者肾脏内皮细胞表面抗原结合，激活补体系统，破坏移植肾血管壁，造成内皮细胞损伤，血小板聚集，纤维素沉着和微血栓形成，使动脉、小动脉和肾小球发生纤维素样坏死。发生于手术台上的 HAR 根据其典型的临床表现诊断较易，在除外吻合口狭窄、血栓形成、血管扭曲等外科因素后，有时需要与肾动脉痉挛造成的肾缺血和色泽改变相鉴别，后者经热敷、普鲁卡因封闭等处理后多能好转，实在难以确诊时可行移植肾活检。

（3）辅助检查　对于延迟发生的 HAR 需与其他原因造成的术后早期无尿的情况相鉴别，例如肾动脉、肾静脉血栓形成等血管性并发症，输尿管急性梗阻，移植肾功能延迟恢复（delayed graftfunction，DGF）等。辅助检查首选彩色多普勒超声，可提示移植肾有无血栓和供血情况，以及有无尿路梗阻。DGF 最常见的原因是急性肾小管坏死，在多普勒超声上虽有时可见血流阻力指数升高，但肾脏可见血流灌注，且临床上无 HAR 的全身和局部表现。

2. 加速排斥反应（AAR）

（1）临床表现　主要为术后移植肾功能恢复过程中突然出现少尿或无尿，体温上升，血压升高，移植肾肿胀、疼痛，并出现明显的血尿，原已下降的血清肌酐（Scr）水平又迅速升高，病情严重，进展迅速。

（2）病理表现　组织病理学主要呈血管性排斥反应，以小血管炎症和纤维素样坏死为特征。表现为血管壁内淋巴细胞浸润，血管内有纤维蛋白和血小板沉积，管腔内不同程度的血栓形成，小动脉中层纤维蛋白样坏死，肾实质不均匀梗死、出血。间质可有水肿及不同数量的淋巴细胞浸润。免疫荧光检查动脉壁和毛细血管壁有 IgM、IgG 及 C3 和纤维粘连蛋白沉积，因为有体液性因素的参与，肾小管周毛细血管基底膜有 C4d 沉积，且多提示预后不良。

（3）辅助检查　彩色多普勒超声是首选的辅助检查手段，可提示移植肾血流灌注明显不足，阻力指数（RI）升高（一般 >0.8），并可排除血管栓塞和急性肾后性梗阻等外科因素。但由于超声检查对机器的分辨率和操作者的熟练程度及经验依赖性较强，很难做到标准化；并且 RI 本身也相对缺乏特异性，如急性肾小管坏死、加速性排斥反应和肾后性梗阻都可造成 RI 值的升高，故彩超检查并不建议作为确诊依据，最终确诊需行移植肾穿刺活检。同位素肾图（emissioncomputedtomography，ECT）检查：可见移植肾血供差，K/A 比值明显降低，排泄缓慢。

3. 急性排斥反应（AR）

典型的 AR 在临床上为局部表现加上全身反应。局部表现为移植肾的肿胀、疼痛，或伴发血尿；全身反应为无特殊原因的尿量减少和体质量增加，突发的不可解释的血压升高，发热（低热为主）、乏力、关节疼痛等。查体可发现移植肾肿大、质地变硬，可有压痛。移植后远期（如 5 年、10 年以上）受者也会发生 AR，症状多不典型，如不能及时发现和处理，可导致移植肾严重损害甚或失功。

4. 慢性排斥反应（CR）

CR 发生在肾移植术后大于 6 个月，给予甲泼尼松冲击治疗和调整免疫抑制剂等处理后，肾功能仍无好转，肾功能呈进行性减退。血肌酐异常，男性升高 >115μmol/L，女性升高 >97μmol/L。通过移植肾彩超、CsA 血药浓度检测等，初步排除 CNI 药物中毒、肾血流狭窄、感染等可导致肾功能慢性损害的原因。移植肾穿刺与组织学检查，根据 Banff 2003 分类标准，在组织学上移植肾没有急性排斥反应、急性 CNI 中毒、肾小球肾炎复发等特征性的病理改变，而是呈现以慢性移植肾肾小球病，非特异性的肾小管萎缩及间质纤维化，在肾血管方面表现为内膜明显的向心性纤维性增厚，平滑肌增生和反复单核细胞浸润等为特点的病理改变。

【西医治疗】

（一）治疗方案

1. 2009 年改善全球肾脏病预后组织（KDIGO）肾移植受者诊治临床实践指南

（1）免疫抑制诱导治疗　推荐在肾移植术前或术中即开始联合使用免疫抑制药物。（1A）

推荐采用生物制品进行诱导治疗，并作为初始免疫抑制方案的一部分。（1A）

推荐使用 IL-2R 受体拮抗剂作为一线诱导治疗。（1B）

在高免疫风险的肾移植患者中，推荐使用淋巴细胞清除性药物。（2B）

（2）*初始维持阶段的免疫抑制药物*　推荐维持疗法中，联合 CNI 和抗增殖药物，包或不包括糖皮质激素。（1B）

建议将 Tac 作为 CNI 一线用药。（2A）

建议在术前或术中就开始使用 Tac 或 CsA。（2D Tac；2B CsA）

建议将 MPA 作为抗增殖药物的一线用药。（2B）

对于低排斥风险的患者和接受过诱导治疗的患者，建议移植术后 1 周内可停止使用糖皮质激素。（2B）

如要使用哺乳动物雷帕霉素靶蛋白抑制剂（mTORi），推荐在移植肾功能完全恢复、手术伤口愈合之后使用。（1B）

（3）*长期维持阶段的免疫抑制药物*　如未发生急性排斥，建议移植术后 2～4 个月内采用最低维持剂量的免疫抑制药物。（2C）

建议持续应用 CNI，而不是停药。（2B）

如果移植后一周仍在使用泼尼松，建议继续使用而不是停药。（2C）

（4）*免疫抑制药物的监测*　推荐检测 CNI 的血药浓度（1B），检测频率至少应该达到：

移植术后短期内隔日检测，直至达到目标浓度。

更改药物或患者状况出现变化可能影响血药浓度时即测定。

出现肾功能下降提示有肾毒性或排斥反应时即测定。

（5）*急性排斥的治疗*　推荐在治疗急性排斥前进行活检，除非活检会明显延迟治疗。（1C）

建议对亚临床和临界型急性排斥给予治疗。（2D）

推荐使用糖皮质激素作为急性细胞性排斥的初始用药。（1D）

建议对急性排斥时未使用激素者加用或恢复维持剂量的泼尼松。（2D）

激素治疗效果不佳和复发的急性细胞性排斥患者，建议使用淋巴细胞消减性抗体或者抗 T 细胞抗体 OKT3。（2C）

发生急性排斥的受者，建议对未使用 MPA 或 AZa 者加用 MPA，对正在使用 AZa 者建议换用 MPA。（2D）

（6）*慢性移植物损伤的治疗*　所有不明原因肾功能下降的受者，推荐进行移植肾活检以发现潜在的可逆原因。（1C）

有慢性移植肾损伤以及 CNI 毒性组织学证据的受者，建议减少、撤除或替换 CNI。（2C）

有慢性移植肾损伤，估算 eGFR >40mL/（min·1.73m^2），尿蛋白 <500mg/d 的患者，建议使用 mTORi 代替 CNI。（2D）

2. 常用药物

常用药物包括钙调神经蛋白抑制剂（环孢霉素、他克莫司）、嘌呤拮抗剂（麦考酚酸、硫唑嘌呤）、皮质激素和抗淋巴细胞球蛋白等。常用的免疫抑制剂包括硫唑嘌呤、环磷酰胺、环孢素 A、FK506、抗 T 细胞表面分子的抗体等。细胞毒性药物硫唑嘌呤和环磷酰胺可以抑制淋巴细胞的增殖和分化，杀伤活化的T细胞，但对造血干细胞等也有毒性作用。注射抗CD3单抗（OKT3）也可降低移植排斥反应的发生，其机制为通过活化补体而溶解T细胞；通过与T细胞结合使其易于被巨噬细胞吞噬。抗炎药物皮质激素可通过多种机制，如抑制TNF、IL-1、IL-6等炎性细胞因子的转录和分泌，减轻移植排斥反应。CsA的临床应用开创了器官移植的新时代，但大剂量长期使用有肾毒性。

（1）钙调神经蛋白抑制剂　他克莫司出现于20世纪80年代，FDA分别在1994年和1997年先后批准他克莫司用于临床肝移植和肾移植，此后陆续用于其他移植及多种自身免疫性疾病的治疗。我国上市商品名为普乐可复（Prograft）。2009年颁布的肾移植临床实践指南推荐：CNI+抗增殖药物与（或不与）糖皮质激素联用的联合治疗方案为肾移植术后免疫抑制维持治疗方案，并建议以他克莫司作为肾移植术后的一线用药。虽然他克莫司已成为临床肾移植的首选用药，但相关肾毒性、糖代谢障碍等不良反应也影响了临床肾移植的远期疗效。

他克莫司（FK506）是一种大环内酯类抗生素，虽然结构上与CsA相差甚远，作用机理却与CsA相似。CsA和FK506都被认为是前体药物，能与细胞内的结合蛋白（immunophilin）结合形成活性复合体，活性复合体可阻断对IL-2基因转录的磷酸酶活性，从而发挥效应，而且免疫抑制作用更强，其体外活性约为CsA的100倍，毒性较低，因而FK506已用于临床移植中，并发现与CsA合用效果更好。

环孢素A（cyclosporin，CsA），它的主要作用机制具有淋巴细胞特异性，可与T细胞膜上的高亲和力受体蛋白结合，抑制钙调神经蛋白，且能抑制T细胞活化过程中IL-2基因的转录，使T细胞的聚集作用减弱，减少了细胞因子生成及聚集，从而使免疫反应减弱或消失。其主要优点在于无骨髓抑制。他克莫司（FK506）属于CNI，钙调神经蛋白具有类似磷酸脂酶的作用，从而使细胞核的某种调节因子去磷酸化。他克莫司与他克莫司结合蛋白形成一种复合物，该复合物能够抑制钙调神经蛋白的活化。分子水平上，FK506能抑制大量细胞因子，如IL-2、IL-4、IFN-γ、TNF-α的表达，并抑制淋巴细胞的增生及活化。

（2）嘌呤拮抗剂　霉酚酸（MPA）是一种强效的、选择性的、非竞争性的和可逆性的肌酐环磷酸腺苷脱氢酶（IMPDH）抑制剂，IMPDH-Ⅱ具有更强的亲和力，是IMPDH-Ⅰ的5倍，活化的淋巴细胞中主要表达及上调IMPDH-Ⅱ。IMPDH是嘌呤合成和鸟嘌呤核苷酸形成的重要限速酶。MPA对活化的淋巴细胞有较高的特异性，能够抑制IMPDH从而抑制鸟苷酸的形成，使之不能形成DNA，因而选择性抑制T淋巴细胞和B淋巴细胞的增生。MPA亦有选择性抑制淋巴细胞增殖的作用，阻止淋巴细胞在细胞周期S期的生成。

MPA常规在肾移植术前12小时或是移植术后24小时内使用，1.0g口服，每12小时1次（体重>50kg），或0.75g，每12小时1次（体重<50kg）。移植后维持期0.75~1.0g，12小时1次。联合应用：MPA已证明与多种免疫抑制剂可联合应用，以提高免疫抑制效果，这些联合方案包括：①MPA与CNI联合应用：MPA+CsA+Pred，MPA+Tac+Pred；②MMF与mTOR抑制剂联合应用：MPA+SRL/ERL+Pred。

（二）西医治疗困境

肾移植是治疗终末期肾病的有效方法，临床上主要通过运用和调整免疫抑制剂来改善预后，但肾移植患者长期存活率仍然不到50%。慢性移植肾肾病是导致移植肾晚期功能丧失的最主要原因，该病目前缺乏有效的治疗手段。另外，长期免疫抑制剂的应用，如长期服用CNI类免疫抑制剂的患者常常出现肺炎、肝毒性、肾毒性、高血压、高血脂及高血糖等不良反应；并且免疫抑制剂价格较高，患者家庭负担重。积极探求更有效的治法，是目前提高肾移植患者生活质量，改善预后疗效亟需解决的难题。

【中医治疗】

肾移植急性排斥反应在临床上辨证多属于气阴两虚，治疗以益气养阴为主；肾移植慢性排斥反应的治疗主要以活血化瘀为大法，因其脏腑虚损，不能单独使用活血化瘀药，治疗时可适当佐以人参、黄芪、麦冬等益气养阴，顾护正气。

1. 气阴两虚证

主症：移植肾肿痛，腰酸膝软，体倦乏力，口干咽燥，舌淡，苔薄白，脉沉细，多见于肾移植急性排斥反应。

治法：益气养阴，补肾固本。

方药：生脉散合益肾固本汤加减，药用黄芪、山药、杜仲、桑寄生、党参、五味子、丹参、麦冬、枸杞子、玄参、当归、天花粉、太子参、灵芝、黄精、赤芍。

2. 瘀血内阻证

主症：肾移植后低热，移植肾轻度肿痛，腹胀有时伴腹泻，血尿不止，肢体浮肿，舌暗苔薄，脉沉细。多见于肾移植慢性排斥反应。

治法：活血化瘀，益气通络。

方药：补阳还五汤加减，药用党参、黄芪、延胡索、川楝子、当归、川芎、枳壳、桃仁、红花、地龙、郁金。

3. 阴虚血瘀证

主症：长期低热，手足心热，不欲近衣，口干、口苦，失眠，盗汗，周身乏力，大便干，小便短赤量少，舌红苔黄或黄腻、少津，脉细数。

治法：滋阴清热，活血化瘀。

方药：知柏地黄丸合四妙丸加减，药用熟地黄、山药、山茱萸、茯苓、泽泻、大黄、积雪草、车前子、川芎、苍术。

【科研思路与方法】

中医药在抗肾移植排斥反应、防治免疫抑制剂肾毒性、抗肾纤维、防治感染等方面做出了很大的贡献。一些中药如百令胶囊既能发挥免疫抑制作用，在预防排斥反应发生的同时，又不影响人体正常免疫系统功能，从而可有效避免免疫损伤相关并发症的发生，减少免疫抑制剂用量，避免其肾毒性，具有双向免疫调节作用。还有许多具有活血化瘀作用的中药在CAN的治疗中已显示出确切疗效。

1. 理论研究

陈江华等系统整理总结历代文献著作中对肾移植后相关证候的描述、对病因病机认识、治疗方药以及名医类案，挖掘治疗肾移植的有效治疗方药，运用活血化瘀、补肾安胎、益肾养阴、清热解毒等方法来治疗肾移植后的免疫反应。贺学林等系统总结分析肾移植的疾病证候变化规律和西药治疗过程中的证候变化规律，为中西医结合治疗肾移植后的免疫反应奠定了良好的理论基础。

2. 实验研究

贺学林等观察了活血化瘀注射液Ⅰ号（HHI－I）对同系大鼠肾移植中肾脏保存再灌注损伤的影响，发现HHI－I可保护移植肾、减少血流开放后的再灌注损伤。朱洪荫等根据活血化瘀、清热解毒法组成的移植Ⅲ号（由当归、川芎、红花、丹参、益母草、金银花等组成），通过对家兔同种肾移植排斥反应的观察，认为该方有抑制免疫排斥反应的作用，能治疗排斥反应所导致的一系列血液循环损害，改善移植物生存功能，使动物存活期延长。动物研究方面，研究者通过大鼠肾移植动物模型构建方案筛选，提高该动物模型构建效能。许亚宏教授以封闭群SD大鼠作为供、受体，建立同系异体肾移植动物模型。原位灌注切取左侧供肾，保留肾动、静脉全长；自供肾下极顺行钝性分离两侧输尿管，至膀胱开口部切取输尿管。于距肾门部约5mm处原位切取受体左侧肾脏。端－端吻合移植肾动脉；应用内支架法两定点（两点固定）端－端吻合移植肾静脉；采用受体膀胱浆肌层隧道包埋法进行尿路重建。结果构建大鼠肾移植动物模型54例次，成功49例，手术成功率90.7%，静脉吻合时间为（6.2±1.5）分钟，尿路重建用时（7.0±2.0）分钟；术中肾静脉吻合口通畅率达100%，术后病理检查未发现吻合口血栓形成；术后尿路并发症发生率为12.2%。结论：应用内支架法行移植肾静脉吻合及包埋法行尿路重建操作性强、并发症少，可有效提高大鼠肾移植动物模型构建效率。

3. 临床研究

叶朗清等根据辨证论治，将安胎法应用于肾移植患者，像保护胎儿一样保护移植肾，应用补肾安胎、益气养血法（川杜仲、川续断、金毛狗脊、桑寄生、苎麻根、黄芪、党参、当归、生地黄、熟地黄）治疗肾移植23例，服中药组平均排异次数比未服中药组减少1.3次。还有研究者探讨在肾移植术后受者应用五酯胶囊（五味子甲素）的研究，结果发现五酯胶囊可显著提高肾移植后Tac血药浓度，并明显减少受者Tac用量，无明显的不良反应。

【名医验案】

1. 全小林验案

杨某，女，56岁，2009年8月24日初诊。主诉：全身浮肿乏力1个月。患者于2008年12月行肾一侧移植术，术后服用泼尼松及多种免疫抑制剂，术后并发高度水肿，服用大剂速尿后水肿稍减。刻下症见：全身浮肿，全身乏力不能下地活动，怕凉、畏风，亦恶热，心烦闷，四肢痛、凉、麻木，皮肤瘙痒，眠差，纳呆腹胀，腹部触之有硬结，大便3～4天1行，便干难下，小便量少，夜尿1～2次，舌红无苔，脉沉细。患者既往肥胖症

20余年，糖尿病15年，高血压病10余年，并发肾病5年，行透析治疗4年余。胰岛素及诺和灵控制血糖，口服速尿早40mg、晚20mg利尿，效果不佳；泼尼松5mg，早1次；环孢素A早150mg、晚100mg；雷帕霉素1.5mg/次，每日3次；吗替麦考酚酯（骁悉）1000mg，每日2次。

西医诊断：慢性移植肾病。

中医诊断：水肿。

辨证：阴虚水热互结证。

治法：清热育阴利水。

处方：猪苓120g，茯苓120g，泽泻30g，滑石30g（包），阿胶15g（烊化），酒大黄15g，黄连30g，生黄芪45g，生牡蛎120g，知母30g，生姜3片。

按语：患者病情复杂且病重，考虑疾病的特点，长期服用激素和免疫抑制剂致肥胖且机体机能减退，术后肾脏功能恢复不足，水液潴留致高度水肿、血压升高，同时因用激素而致内固醇性糖尿病的发生，且水肿肥胖夹杂致胰岛素抵抗的产生。考虑证、症之由来，患者长期运用利尿剂水利而伤阴，且激素之类亦易伤阴耗液；又肾气不足，蒸腾水液化气之力亏；水液内停，阻滞气机，又水湿黏腻而趋下，致全身乏力。机体阴霾不散而致阳气难复，故畏寒；阳气不达四末则四肢痛凉。水液久停，聚而化热故亦时有恶热，且阴伤而虚热内灼，并见心烦眠差之症。此之寒热互见非属寒热互结之证也，当为阴阳不足之理。水犯肌肤故肤痒，阴亏见大便干难下，舌红无苔。辨证为阴虚水热互结，选用猪苓汤。

2. 贺学林验案

李某，39岁，2006年2月18日初诊。主诉：肾移植后7年，血肌酐升高2年。现病史：患者7年前因肾功能衰竭行肾移植术，术后以环孢素A、骁悉、泼尼松三联治疗，肾移植后第四年出现蛋白尿，尿常规蛋白2+左右，2年前发现血肌酐升高至180μmol/L，予以肾活检，病理提示慢性移植肾病。遂调整治疗方案为FK506、骁悉、强的松三联疗法，治疗后血肌酐230μmol/L左右波动。刻下症见：患者眼睑及下肢轻度水肿，轻度贫血貌，乏力神疲，畏寒，口干，便秘难解，舌红，苔黄，脉细。血压145/85mmHg，Hb 93g/L，RBC 3.5×10^{12}/L，尿Pro（++），血生化：BUN 9.8mmol/L，Scr 289μmol/L。

西医诊断：慢性移植肾病。

中医诊断：水肿。

辨证：肾阴阳俱虚，湿浊热毒内蕴。

治法：调肾扶正固本，清热解毒降浊。

处方：淫羊藿15g，积雪草30g，知母9g，黄柏9g，土茯苓30g，赤芍12g，牡丹皮10g，茯苓20g，泽泻15g，山茱萸18g，山药20g，川芎20g，肉苁蓉10g，薏苡仁30g，玉米须30g，制大黄9g。每日一剂，水煎，分两次温服。另用冬虫夏草制剂百令胶囊2g/次口服，每日3次。原有西药继服。

二诊（3月15日）：肿减轻，大便每日一次；舌红、苔白，脉沉。血肌酐降至253μmol/L。继用上方。此后患者坚持服药，均以上方加减，3个月后患者浮肿、便秘等症状消失，复查血压135/80mmHg，Hb 103g/L，尿Pro±，RBC 3－5/HP，血生化：BUN

7.0mmol/L，Scr 203μmol/L。

按语：此例患者 CAN 系经过移植肾病理活检证实，临床调整免疫抑制剂治疗方案后，血肌酐下降不明显，同时伴有浮肿、便秘、腰酸乏力等症状，辨证属肾阴阳俱虚，湿浊热毒内蕴，治当调肾固本、清热解毒。方中用知柏地黄汤补肾固本，以降低机体新陈代谢，抑制淋巴细胞转化作用，改善肾功能。配合积雪草、土茯苓、薏苡仁、大黄通腑降浊，清热排毒，结合西药抗排泄治疗。百令胶囊对慢性移植肾肾病有治疗作用，对于本例患者配合使用也起到了调本补肾保护肾功能的效果。

【参考文献】

[1] 成秀举，贺学林．慢性移植肾肾病中医验案举要［J］．上海中医药杂志，2011，45（12）：4.

[2] 李健，许亚宏，马小平，等．大鼠肾移植动物模型实验研究［J］．中华临床医师杂志，2012，6（1）：210－212.

[3] 石浩强，杨骏，张立群，等．中国肾移植患者西罗莫司群体药动学模型研究［J］．中国医药工业杂志，2013，44（3）：258－257.

[4] 谢申平，晏强，陈怀周，等．五酯胶囊在肾移植术后的临床应用研究［J］．中国中西医结合杂志，2011，31（9）：1213－1214.

[5] 周强，逄冰彭，智平．仝小林教授应用猪苓汤治疗肾移植后高度水肿验案［J］．中国中医急症，2012，21（10）：1580－1581.

[6] 成秀举，贺学林．慢性肾移植肾病中医验按举要［J］．上海中医药杂志，2011，45（12）：49－51.

[7] 聂峰，许靖．中医药在肾移植应用中存在的问题及研究思路［J］．山东中医药大学学报，2009，33（4）：285－286.

[8] 李必波，张亚大．慢性移植肾肾病的发病机制及中医药治疗进展［J］．辽宁中医药大学学报，2011，13（5）：255－256.

[9] 李响，刘尚建，李靖，等．肾移植术前后中医证型学变化［J］．中医杂志，2007，48（6）：542－545.

[10] 厉将斌，李海松，李曰庆．中医药在器官移植中的应用［J］．中医杂志，2002，43（10）：789－790.

[11] NickeI P，Bold G，Presber F，et al. High levels of CMV－IE－1－specific memory T cells are associated with less alloimmunity andimproved renal allograft function［J］. Transplant Immunol，2009，20（4）：238－242.

[12] Tsai HI，Yu HP. A review of nationwide population study oforgan transplantation in Taiwan［J］. Acta Anaesthesiologica Taiwanica，2016，54（2）：70－74.

[13] Montero N，Pérez－Sáez MJ，Viklicky O. Immunosuppression in the elderly renal allograft recipient：a systematic review［J］. Transplantation Reviews，2016，30（3）：144.

[14] Hu M，Wang YM，Alexander SI. Regulatory T cells in kidney disease and transplanta-

tion [J]. Kidney International, 2016, 90 (3): 502-514.
[15] Bestard O, Cravedi P. Monitoring alloimmune response in kidney transplantation [J]. J Nephrol, 2017, 30 (2): 187-200.
[16] Ghanta M, Jim B. Renal Transplantation in Advanced Chronic Kidney Disease Patients [J]. Med Clin North Am, 2016, 100 (3): 465-476.
[17] Pascual J, Zuckermann A, Djamali A, et al. Rabbit antithymocyte globulin and donor-specific antibodies in kidney transplantation - A review [J]. Transplantation Reviews, 2016, 30 (2): 85-91.
[18] 中华医学会器官移植学分会，中国医师协会器官移植医师分会．中国肾移植受者免疫抑制治疗指南（2016 版）[J]．器官移植，2016，7（5）：327-331.
[19] 田普训，薛武军，田晓辉．肾移植 2508 例次临床总结 [J]．现代泌尿外科杂志，2009，14（1）：53-56.
[20] 邹本警，王赞滔，李莹．免疫抑制剂在肾移植中的应用 [J]．中国组织工程研究与临床康复，2010，14（31）：5829-5832.
[21] Kan SL, Ning GZ, Chen LX, et al. Efficacy and Safety of Bisphosphonates for Low Bone Mineral Density After Kidney Transplantation: A Meta-Analysis [J]. Journal of Modern Urology, 2016, 95 (5): 2679.
[22] 中华医学会器官移植学分会，中国医师协会器官移植医师分会．中国活体供肾移植临床指南（2016 版）[J]．器官移植，2016，(7) 6：417-421.
[23] 朱贞贞，殴欣，张茜，等．肾移植受者早期外周血 CD4^{+} CD25^{+} FoxP3^{+} T 细胞、Th17 细胞表达变化 [J]．安徽医科大学学报，2016，51（12）：1828-1831.
[24] Razonable RR. Not the Usual Viral Suspects: Parvovirus B19, West Nile Virus, and Human T-Cell Lymphotrophic Virus Infections After Kidney Transplantation [J]. Seminars in Nephrology, 2016, 36 (5): 428-434.
[25] 赵先锋．肾移植术后慢性排斥反应的病因病机及治法特点 [J]．现代中西医结合杂志，2010，19（26）：3368.

第二节　造血干细胞移植

【概述】

造血干细胞移植（HSCT）是通过大剂量放化疗预处理，清除受者体内的肿瘤或异常细胞，再将自体或异体造血干细胞移植给受者，使受者重建正常造血及免疫系统。目前广泛应用于恶性血液病、非恶性难治性血液病、遗传性疾病和某些实体瘤治疗，并获得较好的疗效。造血干细胞移植主要包括骨髓移植、外周血干细胞移植、脐血干细胞移植。由于移植物抗宿主病是造血干细胞移植的主要并发症和造成死亡的重要原因之一，其发病与否决定着造血干细胞移植的成败，故本书以此病为例进行论述。

移植物抗宿主病（GVHD）是由于移植后异体供者移植物中的 T 淋巴细胞，经受者发动的一系列“细胞因子风暴”刺激，大大增强对受者抗原的免疫反应，以受者靶细胞为目标发动细胞毒攻击，其中皮肤、肝及肠道是主要的靶目标。急性移植物抗宿主病的发生率为30% ~45%，慢性者发生率低于急性。

中医学没有移植物抗宿主病的概念，但本病可归属于中医“虚劳”“内伤发热”等范畴。

【西医病因与发病机制】

（一）西医病因

GVHD病因复杂，1966年Billingham提出发生GVHD的三要素，即移植物必须含有免疫活性细胞、受者必须表达供者没有的组织抗原及受者必须无力发动摧毁植入细胞的反应。

（二）发病机制

目前对GVHD的发病机制认识尚不完全，急性GVHD的研究相对比慢性GVHD更深入。

1. 急性移植物抗宿主病（aGVHD）的发病机制

（1）*宿主组织损伤和抗原递呈细胞（antigen presenting cells，APC）活化*　基础疾病、感染、针对基础疾病的放化疗以及移植前预处理方案均可严重损害并导致宿主细胞释放炎性细胞因子TNF-α、IL-1、IL-6等。同时，预处理对消化道黏膜的损害有助于细菌和细菌内毒素进入血液循环，其裂解产物引起MΦ分泌炎性细胞因子，并增强黏附因子和主要组织相容性复合物（MHC）抗原的表达，从而促进供者T细胞对宿主MHC和次要组织相容性抗原（mH）的识别。

（2）*供者T淋巴细胞激活*　宿主抗原蛋白质分子被APC消化为小肽段，这些抗原肽与MHC分子结合为肽-MHC复合物，呈递在APC细胞表面，并由T细胞通过MHC特异性识别。宿主的同种异体抗原构成决定了增殖和分化的T细胞亚群，MHCⅡ类抗原（HLA-DR、HLA-DP、HLA-DQ）刺激$CD4^+$T细胞，诱发针对MHCⅡ差异的GVHD；而MHCⅠ类抗原（HLA-A、HLA-B、HLA-C）可刺激$CD8^+$T细胞，诱发针对MHCⅠ差异的GVHD。抗原递呈导致T细胞活化为T辅助（Th1）细胞，分泌IL-2和干扰素γ（IFN-γ），促进T细胞进一步活化、增殖、分化为细胞毒性T细胞（cytotoxic T lymphocyte，CTL），同时激活自然杀伤（natural killer，NK）细胞。细胞因子释放级联反应放大为“细胞因子风暴”，成为急性GVHD的中心环节。

（3）*效应细胞介导GVHD的病理损害*　GVHD病理损害的产生主要通过穿孔素-粒酶（perforin-granzyme）、Fas/FasL以及直接由CTL细胞因子介导3个途径。除炎症细胞因子外，活化的MΦ产生过多的一氧化氮（NO）也加重对GVHD靶组织的损害。这些炎症介质与CTL和NK细胞产生的细胞损害协同作用，进一步扩大组织损伤，同时显著增强炎症反应，最终在宿主引起靶组织的损害和全身GVHD。

2. 慢性移植物抗宿主病（cGVHD）的发病机制

慢性GVHD的发生机制尚未完全阐明，目前认为其发病机制与移植后胸腺功能的受损有关。胸腺的正常功能是清除自身反应性T细胞并诱导免疫耐受，胸腺受损导致体内具有自身反应性的供者T细胞逃逸胸腺的负性选择，且以 $CD4^+$ Th2 细胞占优势。这些自身反应性T细胞识别宿主APC递呈的MHCⅡ类分子抗原，促进B细胞合成针对宿主组织抗原的多种抗体，触发和介导靶器官损害。

【中医病因病机】

本病的发生有内外两个方面原因：外因为放射毒或药毒所伤，内因为情志失调，临床上内外两因多相互影响，合而为病。

1. 病因

（1）邪毒所伤　大剂量的药物毒或放射毒攻击机体，损伤正气，正气大虚，卫外不固，无以抗邪，病邪入侵机体，正虚邪实，脏腑虚损，发为本病。

（2）情志失调　患病或隔离日久，心情抑郁，情志失畅，肝失疏泻，郁而化火，邪毒内生，攻击肝、皮肤、肠道等多组织器官，发为本病。

2. 病机

其病机可随病情的发展、正邪的消长而不同，病理性质也随之变化。未发病时，病性多虚，大剂量的放射毒、药物毒，损伤机体元气，肾精大虚，无以制阳，阳气偏亢而化火，虚火上炎；或肾精亏虚，阴阳无以化生，阴阳俱虚。急性期，病性多邪实正虚，虚实夹杂，因元气大伤，不能鼓舞五脏之正气，五脏机能衰退，病邪从生，化火生毒，攻击皮肤，发为斑疹；或邪热夹湿，壅滞肠道，气血不通，影响中焦脾胃升清降浊之功能，发为泄泻、呕吐等症，甚者毒伤肠络，血溢脉外，发为血便；或湿热熏蒸肝胆，胆汁不循肠道，外溢肌肤，发为黄疸。病变日久，气阴两虚，阴损及阳，阳虚水停，发为痰瘀等变症。临床缓解期，病性多正虚邪衰，此时处于正气未复、邪毒留恋阶段，肝肾阴虚，正气未复，无以制阳，虚火内生，余毒未清；或脾肾阳虚，湿浊内生，病情迁延。

【诊断标准】

GVHD的临床诊断主要依据发生时间和受累靶器官的症状和程度而定，通常并不困难。

1. 急性GVHD

（1）临床表现　急性GVHD的主要靶器官是皮肤、肝脏和消化道，各靶器官损害程度并不一定平行。皮肤损害主要表现为红斑或斑丘疹，严重者可出现水疱、表皮剥脱等。肠道症状表现为食欲不振、恶心呕吐、腹痛腹泻等，严重时出现肠梗阻症状或便血。早期胃肠症状应注意与BMT预处理毒性相鉴别，稍晚出现的腹泻等症状则应与病毒等感染引起的胃肠炎相鉴别。若伴有GVHD其他症状，尤其是GVHD之皮损，则应高度怀疑胃肠症状是GVHD表现的一部分；肝脏表现主要是肝功能检查异常，应注意与肝炎及药物所致肝功能异常相鉴别。

(2) 诊断标准

表 9-2 急性 GVHD 的临床分级标准

分级	皮肤：斑丘疹	肝脏：胆红素（mg/dL）	肠道：腹泻（mL/d）
Ⅰ	<25%体表面积	2~3	>500
Ⅱ	25%~50%体表面积	3~6	>1000
Ⅲ	广泛皮肤红斑	6~15	>1500
Ⅳ	广泛皮肤红斑、水疱、剥脱	>15	严重腹痛、便血、肠梗阻

2. 慢性 GVHD

慢性 GVHD 可由急性 GVHD 发展而来或新发生。慢性 GVHD 受累的器官系统更加广泛，但疾病的进展相对较慢，类似于自身免疫性疾病。根据病变累及程度进一步分为局限性或广泛性 GVHD 两种类型。

(1) 局限性慢性 GVHD ①与慢性 GVHD 一致的口腔表现，皮肤或口唇活检阳性，无其他慢性 GVHD 的临床表现；②轻度肝功能异常：碱性磷酸酶（ALP）升高≤正常上限 2 倍，谷丙转氨酶（ALT）或谷草转氨酶（AST）升高≤正常上限 3 倍，总胆红素（TBIL）≥1.6，皮肤或口唇活检阳性，无其他慢性 GVHD 的临床表现；③眼干（Schirmer 试验≤5mm），皮肤或口唇活检阳性，无其他慢性 GVHD 的临床表现；④少于 6 处的丘疹鳞屑性皮损斑丘疹或苔藓样皮疹<20%的体表面积，色素沉着<20%的体表面积，或红斑<50%的体表面积，皮肤活检阳性，无其他慢性 GVHD 的临床表现；⑤阴道或外阴异常表现，且活检阳性，无其他慢性 GVHD 的临床表现。

(2) 广泛性慢性 GVHD ①2 个或以上器官有慢性 GVHD 的临床表现或体征，任一器官活检阳性；②Karnofsky 或 Lansky 行为评分<60%，体重下降≥15%，其他原因无法解释的反复感染，任一器官活检阳性；③活检证实的较局限性更为广泛的皮肤受累；④硬皮病或硬斑病；⑤考虑为慢性 GVHD 的甲床分离或甲营养不良，合并其他任一器官的慢性 GVHD；⑥慢性 GVHD 引起的筋膜炎导致腕关节、踝关节活动范围缩小；⑦考虑为慢性 GVHD 引起的（关节或肌腱）挛缩；⑧除外其他原因的闭塞性细支气管炎；⑨肝活检阳性；或除外其他原因的肝功能异常，ALT 升高>正常上限 2 倍，AST 或 ALT 升高>正常上限 3 倍，TBIL≥1.6，合并其他任一器官的慢性 GVHD；⑩胃肠道活检阳性；⑪除外其他原因，考虑为慢性 GVHD 引起的筋膜炎或浆膜炎。

【西医治疗】

严重的 GVHD 一旦发生，治疗往往比较困难，因此临床上强调急性 GVHD 预防的重要性。中重度急性 GVHD 的治疗至关重要，甲基泼尼松龙（MP）是首选治疗药物，常用剂量是 1~2mg/（kg·d），3 天无改善可考虑二线治疗。二线治疗包括调整免疫抑制剂、使用各种单克隆抗体（如抗 OKT3 单抗、抗肿瘤坏死因子 α 单抗、CD25 单克隆抗体）等。此外，ATG 对激素耐药的病例也有一定疗效。

慢性 GVHD 的治疗无标准指南，过度免疫抑制治疗可能增加复发风险，而治疗不足则可能升高移植相关并发症的发病率和患者死亡率。NIH 工作组共识建议轻度慢性 GVHD 只须局部处理（如局部类固醇药物治疗），中度以上慢性 GVHD 若有 3 个以上器官受损时，须全身免疫抑制治疗。

1. 一线治疗

目前一线治疗主要药物有皮质类固醇和钙调神经磷酸酶抑制剂（CNI）等。根据马丁（Martin）等报告，激素、CNI 及霉酚酸酯联合治疗 74 例 cGVHD，患者 2 年生存率达 70%；而激素联合 CNI 治疗 77 例患者，患者 2 年生存率达 88%，优于联合霉酚酸酯。

2. 二线治疗

对于激素治疗无效，即以糖皮质激素为基础的标准免疫抑制治疗方案治疗至少 2 个月后患者症状无改善或者治疗 1 个月后出现疾病进展时，应给予二线治疗。目前常见的二线治疗药物有霉酚酸酯、大剂量糖皮质激素、体外光疗、西罗莫司、喷司他丁、抗 CD25 单克隆抗体、沙利度胺等。经过二线治疗后，三线治疗的选择通常依据临床情况，在慢性 GVHD 的病情进展风险与增加感染概率两者之间获得平衡。

【中医治疗】

GVHD 的发生有放射毒或药毒及情志失调两方面因素。病理性质总属虚实夹杂，本虚标实，本虚为肾虚，标实有热毒、湿毒、痰浊和瘀血之分。根据疾病发展的不同阶段，治疗上应处理好扶正与祛邪的关系。

1. 湿热内阻证

主症：手足红胀、麻、痛，皮肤丘疹暗红，阴囊皮疹红肿，甚者表皮破溃，或伴面目浮肿，巩膜黄染，恶心，饮食无味，腹泻黄褐色稀水便，或尿赤，舌质淡红，舌苔黄白厚腻，脉滑数。

治法：清热利湿，运脾泄浊。

方药：四妙散加减，药用黄柏、苍术、薏苡仁、川牛膝、黄芪、白术、茯苓、藿香、滑石。

2. 热毒炽盛证

主症：壮热汗出，手足皮肤潮红，斑疹隐隐，时有谵语，或咽痒咽痛，鼻塞声重，或目睛黄染，或大便泄泻，尿黄赤，舌质红，苔黄或腻，脉数。

治法：清热透营，凉血解毒。

方药：清营汤加减，药用羚羊角、生地黄、牡丹皮、赤芍、玄参、石膏、知母、黄连、竹叶、麦冬、黄芩、茵陈、甘草。

3. 血热阴虚证

主症：手足赤胀，指端刺痛稍热，皮肤红疹，目赤涩，口腔溃疡，口角干裂溃烂，腹泻，黄疸，尿频急痛，常伴血尿，或有便血（消化道出血），舌质红，苔薄黄或有裂纹，脉细弦数。

治法：滋阴清热，凉血止血。

方药：青蒿鳖甲汤加减，药用青蒿、鳖甲、知母、生地黄、牡丹皮、赤芍、水牛角、白芍、当归、玄参、麦冬。

4. 阴虚血燥证

主症：皮肤干燥脱屑，皮疹斑纹，或皮肤硬化、白化斑，面色灰黑，口唇脱皮，顽固性口腔溃疡，糜烂赤痛，口干少唾，进食艰涩，眼干无泪，畏光，结膜充血涩痛，视物不清，眠差，舌溃疡，舌质光红裂纹，舌苔薄少或剥脱，脉细弦数。

治法：滋阴清热，疏风养血。

方药：六味地黄丸加减，药用生地黄、牡丹皮、赤芍、山茱萸、茯苓、泽泻、女贞子、旱莲草、枸杞子、谷精草、夜交藤。

5. 肾阳虚衰证

主症：手足疼痛不甚，皮肤斑疹不显，口腔溃疡反复难愈，腰背酸痛，面色苍白，畏寒肢冷，神倦嗜卧，尿频清长，甚则下利清谷，肢体浮肿，舌质淡胖，苔薄白或腻，脉微细。

治法：温补肾阳。

方药：右归丸加减，药用熟地黄、附子、肉桂、山药、山茱萸、菟丝子、鹿角胶、枸杞子、当归、杜仲。

【科研思路与方法】

1. 理论研究

吴顺杰对移植物抗宿主病（GVHD）的中医病因病机进行探讨，提出放射毒、药毒以及情志失调是导致 GVHD 发生的内外两个因素，其病变部位在皮肤、肝、肠，涉及肾、脾、胃。其在治疗上提出 GVHD 未发作期以补虚为主，发作期以攻毒为主，临床缓解期则扶正祛邪并重。同时强调在治疗过程中要始终顾护正气，攻伐之药，用之不宜过度。这些观点为中医药治疗 GVHD 做出了有益的探索。

2. 实验研究

田莹等建立大鼠同种异体骨髓移植模型，同时输入供者的 T 淋巴细胞诱导出移植物抗宿主反应，联合或不联合移植供体来源的 MSC，观察受鼠的 GVHD 发生情况；利用双荧光标记抗体标记受鼠脾脏和胸腺单个淋巴细胞，通过流式细胞术分析 $CD4^+CD25^+$ 调节性 T 细胞亚群比例的变化，分析 MSC 的作用机制。结果显示，实验组 GVHD 的发生程度减轻，存活率提高，而 CD4/CD8 比值在 GVHD 组出现不同程度的减少，$CD4^+CD25^+$ 调节性 T 细胞在实验组中的脾淋巴细胞和胸腺淋巴细胞的比例分别为 31.55 ± 7.58%、93.20 ± 2.69%，在 GVHD 组中的比例分别为 20.90 ± 1.90%、57.17 ± 6.79%，实验组中 $CD4^+CD25^+$ 调节性 T 细胞比例比 GVHD 组中增多，具有显著性差异。结论：MSC 能有效抑制 HSC 移植后致死性 GVHD 的发生，提高生存率，同时 MSC 可能通过作用于体内调节性 T 淋巴细胞而间接发挥了抑制 GVHD 的作用。

吴远彬等将经输注供鼠脾细胞的小鼠按干预方式的不同分为 5 组：空白对照、cGVHD、TJU103 干预、CTLA4 - Ig 干预和 TJU103 + CTLA4 - Ig 干预组，观察各干预因素对嵌合体形成及慢性 GVHD 大体表现评分和病理评分的影响。结果：TJU103 和 CTLA4 - Ig 不影响小鼠嵌合体的形成，分析慢性 GVHD 小鼠的 Kaplan 生存曲线显示，CTLA4 - Ig

和 TJU103 + CTLA4 - Ig 干预降低了慢性 GVHD 的发病率，TJU103 可推迟慢性 GVHD 的发生时间，但均不能改变慢性 GVHD 的严重程度。结论：TJU103 可推迟小鼠慢性 GVHD 的发病时间，CTLA4 - Ig 可减少小鼠慢性 GVHD 的发生率；二者联合应用可明显减少小鼠慢性 GVHD 的发病率，但不能改变慢性 GVHD 的严重程度。

3. 临床研究

李海燕等对 62 例 GVHD 患者按急慢性分组共计 85 例次进行中医辨证观察，统计急性移植物抗宿主病（aGVHD）50 例次中，湿热型占 68%，半数有肝损害性黄疸，血热阴虚型占 32%，病情偏重者较多；慢性移植物抗宿主病（cGVHD）35 例次中，湿热型占 25.7%，且多兼阴虚、血瘀，阴虚型占 74.3%。统计结论认为 aGVHD 以湿热型多见，重症患者在血热阴虚型中易见；cGVHD 则以阴虚型为主；随着病情加重和病程延长，阴虚证型呈增多趋势。

【名医验案】

吴登山验案

患者，男，47 岁，2008 年 3 月 5 日初诊。患者 3 个月前行骨髓移植术，术后 2 个月出现口腔溃疡，全身继发性溃烂，有皮损、红斑、破溃、流水，伴瘙痒，低热，纳差，腹胀，腹泻，每日大便 12 ~ 15 次，舌质红，苔薄白，脉沉细数。

西医诊断：急性移植物抗宿主病。

中医诊断：泄泻。

辨证：脾阳受损，运化失常，升降失职。

治法：温中祛寒，补益脾胃。

方药：理中汤合补中益气汤加减。党参 15g，黄芪 15g，陈皮 10g，山药 20g，芡实 30g，白术 10g，升麻 6g，醋柴胡 5g，炙甘草 10g，炮姜 5g，焦三仙各 10g，炒薏苡仁 30g，紫苏叶 10g，黄连 10g。14 剂，每日一剂，水煎，分两次温服。

二诊：患者服上方后，大便次数明显减少，最多每日 10 次，一般 7 ~ 8 次左右，舌质嫩红，苔薄白，脉沉细数。守方加葛根 30g，继服 7 剂。

三诊：患者服上方后大便每日 5 ~ 6 次，饮食好转，无低热，口腔溃疡仍有疼痛，舌质红，苔薄黄，脉细数。上方加黄柏 10g，砂仁 10g，玄参 10g，生地黄 10g，继服 7 剂。

四诊：患者大便已基本成形，每日 2 ~ 4 次，口腔溃疡和皮肤溃烂好转，纳可，舌红，苔薄黄，脉沉细数。辨证为阴虚火旺，相火不藏。治以补土伏火之法。以三才封髓丹加味治之：党参 15g，黄芪 15g，生地黄 10g，天冬 10g，黄柏 10g，砂仁 10g，炙甘草 10g，知母 10g，白鲜皮 30g，蒺藜 10g，山药 30g，芡实 30g，五倍子 10g，玄参 15g，葛根 30g，焦三仙各 10g。继服 7 剂。

五诊：患者腹泻已愈，口腔溃疡缓解，全身皮肤破溃已消失，体重增加，但时有纳差，疲乏无力，腹胀，口干，皮肤瘙痒，便溏，舌质红，苔薄黄，脉沉细。拟方：黄芪 15g，当归 15g，川芎 6g，茯苓 20g，焦三仙各 10g，白芍 10g，生地黄 10g，黄柏 10g，刺蒺藜 10g，山药 30g，芡实 30g，砂仁 6g，炙甘草 10g，葛根 30g，陈皮 10g。继服 7 剂后病情平稳。后以该方调养为治，共服中药 100 余剂，患者症状全部消失。

按语：中医无“移植物抗宿主病”之病名，但根据患者临床表现，本案可归属于中医学“泄泻”范畴。本案患者由于病损脾阳，致脾阳虚衰，中气不足，失于运化而致泄泻。病属虚寒，则非补而虚证不去，非温则寒湿不除，故以温补之法而收功效。本案患者的口腔溃疡为骨髓移植术后引起的患者自身免疫功能紊乱，属中医狐惑病，《金匮要略》已有记载，应治以甘草泻心汤。但本案患者乃阴虚火旺，相火不藏之证，故选用《卫生宝鉴》中三才封髓丹加味，临床获良效。结合清热利湿、燥湿止痒，使患者的口腔溃疡及皮肤溃疡得到很好的控制，且体重增加，后以健脾和胃、养血活血收功。

【参考文献】

[1] 赵桐茂．造血干细胞移植 HLA 配型指南［J］．中国输血杂志，2005，18（1）：74－76.

[2] 黄晓军．造血干细胞移植展望［J］．中国实用内科杂志，2014，（2）：97－100.

[3] Kurtzberg J，Laughlin M，Graham ML. Placental blood as asource of hematopoietic stem cells for transplantation into unrelated recipients［J］. New England Journal of Medicine，1996，335（3）：157－166.

[4] 王莉红，任汉云，李渊，等. HL 相合同胞和不全相合血缘关系供者造血干细胞移植的临床对比研究［J］．中华血液学杂志，2008，29（8）：507－511.

[5] 邓雪蓉，任汉云，岑溪南，等. 100 例异基因造血干细胞移植后移植物抗宿主病的发生及其对患者复发和生存的影响［J］．中国实验血液学杂志，2009，17（4）：994－998.

[6] 李海燕，冯四洲，韩明哲．造血干细胞移植后移植物抗宿主病中医辨证初探［J］．中医杂志，2005，8（46）：617－618.

[7] 王健民．异基因造血干细胞移植预处理方案选择［J］．中国实用内科杂志，2014，34（2）：106－110.

[8] 刘立民，吴德沛．长期生存的造血干细胞移植患者生存质量评估［J］．中国实用内科杂志，2014，34（2）：111－114.

[9] 孙自敏．脐血造血干细胞移植研究进展［J］．中国实用内科杂志，2014，34（2）：127－131.

[10] 刘霆．移植物抗宿主病的诊断、治疗及预后［J］．内科理论与实践，2010，5（1）：9－17.

[11] Arruda LC，Clave E，Moins－Teisserenc H，et al. Resetting the immune response after autologous hematopoietic stem cell transplantation for autoimmune diseases［J］. Curr Res Transl Med，2016，64（2）：107－113.

[12] Saudemont A，Madrigal JA. Immunotherapy after hematopoietic stem cell transplantation using umbilical cord blood－derived products. Cancer Immunol Immunother［J］. Cancer Immunology Immunotherapy，2016，66（2）：1－7.

[13] Gaurav Goyal，Krishna Gundabolu，Saraschandra Vallabhajosyula，et al. Reduced－intensity conditioning allogeneic hematopoietic－cell transplantation for older patients

with acute myeloid leukemia [J]. Ther Adv Hematol, 2016, 7 (3): 131-141.

[14] Li Pira G, Biagini S, Cicchetti E, et al. Immunoselection techniques in hematopoietic stem cell transplantation [J]. Transfus Apher Sci, 2016, 54 (3): 356-363.

[15] Del Papa N, Zaccara E. From mechanisms of action to therapeutic application: A review on current therapeutic approaches and future directions in systemic sclerosis [J]. Best Practice & Research in Clinical Rheumatology, 2015, 29 (6): 756-769.

[16] Kerkis I, Haddad MS, Valverde CW, et al. Neural and mesenchymal stem cells in animal models of Huntington's disease: past experiences and future challenges [J]. Stem Cell Research & Therapy, 2015, 6 (1): 232-246.

[17] Tobita M, Tajima S, Mizuno H. Adipose tissue-derived mesenchymal stem cells and platelet-rich plasma: stem cell transplantation methods that enhance stemness [J]. Stem Cell Research & Therapy, 2015, 6 (1): 1-7.

[18] 吴顺杰. 移植物抗宿主病的中医分期证治研究 [J]. 辽宁中医杂志, 2007, 34 (7): 870-871.

[19] 吴登山. 中医辨治骨髓移植后综合征1例 [J]. 中国中医药信息杂志, 2011, 18 (2): 90.

第十章　免疫缺陷病

免疫缺陷病（immunodeficiency diseases，IDD）是指免疫系统的器官、免疫活性细胞（淋巴细胞、吞噬细胞）、免疫活性分子（Ig）、淋巴因子、补体分子和细胞膜表面分子发生缺陷而引起某种免疫反应缺失或降低，导致机体防御能力普遍或部分降低的一组临床综合征。IDD 分为两种类型：①原发性免疫缺陷病（primary immunodeficiency diseases，PIDD），由遗传或先天性免疫系统发育不全引起，多发生在婴幼儿。根据受累范围不同，PIDD 又可分为特异性 PIDD 和非特异性 PIDD，前者包括抗体缺陷（或 B 细胞缺陷）及 T、B 细胞联合免疫缺陷；后者包括吞噬细胞和补体系统缺陷等。②继发性免疫缺陷病（secondary immunodeficiency diseases，SIDD），又称获得性免疫缺陷病（acquired immunodeficiency disease，AIDD），可发生在任何年龄，多由严重感染，尤其是直接侵犯免疫系统的感染、营养不良、肿瘤、应用免疫抑制剂、放射治疗和化疗等原因引起。

IDD 可因缺陷的成分、程度和范围而有不同的临床表现，其共同的临床特征主要有：①反复感染：是 IDD 最常见的临床表现，且病情严重，难以控制，可出现少见细菌和机会菌引起的特殊并发症。感染是 IDD 最典型的特征，也是患者死亡最主要的原因。②易发肿瘤：IDD 患者尤其是 T 细胞缺陷者易发生恶性肿瘤，以白血病和淋巴系统肿瘤为多见，其发生率比同龄正常人群高 100～300 倍。③临床表现多样化：IDD 的临床表现形式多样，可同时累及呼吸、消化、血液循环、内分泌、运动和神经等系统及皮肤黏膜等，导致复杂的功能障碍和多样化的临床表现。通常以呼吸道感染最为常见，如反复或慢性中耳炎、鼻窦炎、结合膜炎、支气管炎或肺炎等。

第一节　原发性免疫缺陷病

【概述】

原发性免疫缺陷病（PIDD）是一类以 T 细胞、B 细胞和巨噬细胞等免疫活性细胞，补体或细胞免疫活性分子存在缺陷，免疫应答发生障碍，造成人体易发生反复而严重感染的一组临床综合征。同时还伴有自身稳定和免疫监视功能的异常，使人体罹患自身免疫性疾病、过敏性疾病和恶性肿瘤的概率增高。其由 B 细胞发育缺陷或功能缺陷所致，故也称原发性 B 细胞缺陷病，也有少部分病例为 Th 细胞功能缺陷影响抗体生成所致。

PIDD 是一组少见病，这类疾病大多是免疫系统的器官、细胞、分子等构成成分先天性发育不全，包括特异性免疫缺陷和非特异性免疫缺陷，往往在婴幼儿或儿童期发病，反复感染是其主要临床特点，严重威胁生命，故及时诊治显得尤为重要。按免疫缺陷性质的不同，可分为体液免疫缺陷为主、细胞免疫缺陷为主以及两者兼有的联合性免疫缺陷三大类。此外，还包括补体缺陷、吞噬细胞缺陷等非特异性免疫缺陷。我国各类 PIDD 的确切发病率尚不清楚，其相对发病率大致为体液免疫缺陷 50%，细胞免疫缺陷 10%，联合免疫缺陷 30%，吞噬细胞功能缺陷 6%，补体缺陷 4%。

PIDD 除具备反复感染、易发恶性肿瘤、临床表现多样等免疫缺陷病共有的临床特征外，还具有以下特点：①常伴发自身免疫病：PIDD 常有高度伴发自身免疫病和超敏反应性疾病的倾向，如系统性红斑狼疮、类风湿关节炎和恶性贫血等。正常人群自身免疫病的发病率仅为 0.001% ~0.01%，而 PIDD 患者却高达 14%。②有遗传倾向：PIDD 约 1/3 为常染色体遗传，1/5 为性染色体隐性遗传。15 岁以下 PIDD 患者多为男性。③发病低龄化：多数 PIDD 从婴幼儿开始发病，1 岁内和 5 岁内发病的各占 40%，16 岁内发病占 15%，发生于成人期的仅占 5%，如 Di – George 综合征，又称先天性胸腺发育不全，患儿在出生 2 天内就可发病，严重联合免疫缺陷病可在出生后 6 ~ 8 个月发病，年龄越小往往病情越严重。

中医学没有 PIDD 病名。根据其临床特征和证候表现，PIDD 可归为“虚劳”“虚人外感”“气虚发热”“阴虚发热”“疱疹”“紫癜”等范畴。

【西医病因与发病机制】

1. 西医病因

（1）遗传因素　大多数 PIDD 的病因目前尚不清楚，普遍认为 PIDD 与遗传有关，遗传方式有 X – 连锁遗传、常染色体隐性遗传及常染色体显性遗传，如 X – 连锁无丙种球蛋白血症（X – linked agammaglobulinemia，XLA）是常见原发性 B 细胞缺陷病，属 X – 连锁隐性遗传，仅见于男性婴幼儿，该病患者 B 细胞的 Btk 基因突变，基因定位在 Xp21.2 – 22.2，导致酪氨酸激酶合成障碍，B 细胞发育停滞于前 B 细胞状态，使成熟 B 细胞数目减少甚至缺失。

（2）感染因素　病原微生物感染可影响免疫系统发育，特别是病毒感染，如先天性风疹病毒感染、先天性巨细胞病毒感染、先天性鼠弓形体感染及 EB 病毒感染等，也是导致 PIDD 发生的重要原因。

（3）其他　还与酒精中毒或服用药物等有关。

2. 发病机制

由于 PIDD 病机尚未明确，目前多从病损环节来探讨其发病机制和分类。免疫机制的缺陷包括特异性因素（如抗体或淋巴细胞的缺陷）和非特异性因素（如补体成分或吞噬功能的缺陷）。根据 1988 年 PIDD 国际会议的决定，将 PIDD 分为：①特异性免疫缺陷，包括抗体缺陷、联合免疫缺陷和其他免疫缺陷综合征；②伴有其他疾病的免疫缺陷；③补体缺陷；④吞噬功能缺陷。

近年来随着分子生物学技术的发展，一部分 PIDD 的发病机制在基因水平上得到了阐明。如高 IgM 血症（hyper IgM syndrome，HIGM）是一种罕见的 PIDD，其缺陷与免疫球蛋白类别转换（immunoglobulin class switch recombination，IgCSR）障碍有关，因此参与 CSR 的任何分子（如 CD40L、AID、CD40、UNG、NEMO 等）缺陷都可以引起 HIGM。

【中医病因病机】

先天禀赋不足是本病最主要的致病因素，与饮食不节，损伤脾胃，或久病重病，失于调理有关。其病理性质主要为气、血、阴、阳亏耗，导致机体正气不足，难以御邪，常易感受六淫邪气或疫毒之邪。其病位主要在五脏，以脾、肾为主要环节。

1. 禀赋薄弱，先天不足

先天禀赋不足，或因父母体弱多病，年老体衰，或胎中失养，孕育不足，或出生后喂养失当，水谷精气不充，均可导致禀赋不足。先天不盛、禀赋不足之体，御邪能力低下，易于罹患疾病，而成为本病。

2. 饮食不节，后天失养

小儿不知饥饱，暴饮暴食，嗜食偏食，或营养不良等原因，均可致脾胃损伤，不能化生水谷精微，气血来源不充，脏腑经络失于濡养，功能失司，不能御邪外出，而成本病。

3. 正气亏虚，外感邪气

在先天禀赋不足或后天失养基础上，感受六淫或疫毒之邪，乘虚而入，肺虚则攻于肺，出现喘嗽之证，脾虚则攻于脾，可出现脾不统血与血热妄行并见之紫癜等出血病证。本病虚实互结，可见于各个脏腑，严重者可致各脏腑衰竭而危及生命。

【诊断标准】

PIDD 的诊断除依据病史和临床表现外，还需进行全面的免疫学及基因突变的实验室检测，以确定缺陷的成分和程度。泛美免疫缺陷病组（Pan - American Group for Immunodeficiency，PAGID）和欧洲免疫缺陷病协会（European Society for Immunodeficiencies，ESID）于 1999 年提出 PIDD 的诊断标准。该诊断标准分为 3 类：明确诊断标准（definitive）、可以诊断标准（probable）和可能诊断标准（possible）。家族史信息对 PIDD 诊断是有用的，但亦应该注意有例外，约有 50% 有明确基因突变的 X 连锁免疫缺陷病患者无家族史，因为他们是这一新突变的第一批表现者。下面列举几种常见 PIDD 的诊断标准。

（一）常见变异型免疫缺陷（common variable immunodeficiency，CVID）

1. 诊断标准

（1）可以诊断标准　男性或女性患者血清 IgG、IgA 水平明显降低（至少低于相应年龄均值 2*s*），并符合以下全部标准：①患者 2 岁以后发病；②缺乏同族血凝素和（或）对疫苗应答反应差；③排除其他可导致低丙种球蛋白血症的原因。

（2）可能诊断标准　男性或女性患者主要的血清同种型免疫球蛋白（IgM、G、A）中一种明显降低（至少低于相应年龄均值 2*s*），并符合以下全部标准：①患者 2 岁以后发病；②缺乏同族血凝素和（或）对疫苗应答反应差；③排除其他可导致低丙种球蛋白血症的原因。

2. 疾病谱

大多数患者在反复发生各种类型肺炎后于第 2 ~4 个 10 年得到诊断，部分患者在儿童期或老年时得到诊断。患者常反复发生病毒、真菌、寄生虫和细菌感染。约 1/2 患者血清

IgM 水平正常，T 细胞数量和功能异常；大多数患者 B 细胞数量正常，但有少数出现 B 细胞减少或缺乏；约 25% 患者有自身免疫性疾病表现，患者发生恶性肿瘤几率也增高。

（二）IgA 缺乏症

1. 诊断标准

（1）明确诊断标准　4 岁以上的男性或女性患者血清 IgA 水平低于 0.07g/L，而血清 IgG 和 IgM 水平正常；排除其他导致低丙种球蛋白的病因；患者对疫苗有正常 IgG 抗体应答。

（2）可以诊断标准　4 岁以上男性或女性患者血清 IgA 水平低于相应年龄正常水平至少 2*s*，而血清 IgG、IgM 水平正常；排除其他导致低丙种球蛋白的病因；患者对疫苗有正常 IgG 抗体应答。

2. 疾病谱

IgA 缺陷患者发生上呼吸道感染、过敏性疾病和自身免疫性疾病概率增高；许多 IgA 缺陷个体没有临床症状；还有部分患者发生持续反复感染，并可能发展为 CVID。

（三）重症联合免疫缺陷（severe combined immunodeficiency，SCID）

1. 诊断标准

（1）明确诊断标准　2 岁以内的患者，具有经胎盘传递而来的母体 T 细胞或 $CD3^+$ T 细胞低于 20%，绝对淋巴细胞计数 $<3\times10^9$/L，并符合以下至少 1 项：①细胞因子共有的 γ 链（γc）基因突变；②JAK3 基因突变；③RAG1 或 RAG2 基因突变；④IL－7Rα 基因突变；⑤ADA 活性低于对照的 2% 或其 2 个等位基因均突变。

（2）可以诊断标准　2 岁以内的患者 $CD3^+$ T 细胞低于 20%，绝对淋巴细胞计数少于 3×10^9/L，丝裂原增殖反应低于对照的 10% 或循环中出现母体淋巴细胞。

2. 疾病谱

SCID 患者通常在出生后 2～7 个月即出现生长发育停滞、持续性腹泻、呼吸道感染和（或）鹅口疮。肺囊虫性肺炎、显著的细菌感染和弥散性 BCG 感染也很常见。偶尔有患者不出现生长发育停滞，并在出生 1 年后才诊断为免疫缺陷。如不及时予严格保护性隔离、造血干细胞移植或异常基因及其产物的替代治疗，患者通常在 2 岁内死亡。

3. 鉴别诊断

①HIV 感染；②先天性风疹病毒感染；③Di－George 综合征；④ZAP70 缺陷；⑤CD3 缺陷；⑥软骨毛发发育不全；⑦MHC Ⅱ 缺陷；⑧PNP 缺陷。

（四）Di－George 综合征

1. 诊断标准

（1）明确诊断标准　男性或女性患者 $CD3^+$ T 细胞降低（$<0.5\times10^9$/L），并符合以下 3 项中的 2 项：①心血管畸形（动脉干、法洛四联症、先天性主动脉弓离断或右锁骨下血管迷路）；②持续 3 周以上需要治疗的低钙血症；③染色体 22q11.2 缺失。

（2）可以诊断标准　男性或女性患者 $CD3^+$ T 细胞降低（$<1.5\times10^9$/L），并有染色体 22q11.2 缺失。

(3) 可能诊断标准　男性或女性患者 $CD3^+$ T 细胞降低（$<1.5\times10^9/L$），并符合以下至少 1 项：①心脏缺陷；②持续 3 周以上需要治疗的低钙血症；③面部畸形或上腭异常。

2. 疾病谱

大多数患者于出生后数月内由于发现与 Di－George 综合征高度相关心脏畸形或 22q11.2 缺失而诊断为此种免疫缺陷，部分患者表现为持续性病毒、真菌感染或低钙惊厥。患者 T 细胞缺陷严重程度差异很大，许多患者患病后及时得到诊断和治疗，面部畸形和精神发育迟滞也较常见，年长患者也可发生自身免疫性疾病。

（五）X 连锁无丙种球蛋白血症（X－linked agammaglobulinemia，XLA）

1. 诊断标准

(1) 明确诊断标准　男性患者 $CD19^+$ B 细胞 <2%，并符合以下至少 1 项：①Btk 基因突变；②Northern blot 检测中性粒细胞或单核细胞发现缺乏 Btk mRNA；③单核细胞或血小板缺乏 Btk 蛋白；④母系的表兄、舅舅或侄子 $CD19^+$ B 细胞 <2%。

(2) 可以诊断标准　男性患者 $CD19^+$ B 细胞 <2%，并符合以下全部标准：①生后 5 年内表现为反复细菌感染；②血清 IgG、IgM 和 IgA 水平低于相应年龄正常值 $2s$ 以上；③缺乏同族血凝素和（或）对疫苗应答反应差；④排除其他可导致低丙种球蛋白血症的原因。

(3) 可能诊断标准　男性患者 $CD19^+$ B 细胞 <2%，排除其他可导致低丙种球蛋白血症的原因，并符合以下至少 1 项：①生后 5 年内表现为反复细菌感染；②血清 IgG、IgM 和 IgA 水平低于相应年龄正常值 $2s$ 以上；③缺乏同族血凝素。

2. 疾病谱

大多数患者生后 2 年内即表现出反复细菌感染，尤其是中耳炎、鼻窦炎和肺炎，以肺炎链球菌和流感嗜血杆菌感染最常见。血清 IgG 通常 <2g/L，而 IgM 和 IgA 水平通常 <0.2g/L。约 20% 患者表现为极其严重的感染，并伴有中性粒细胞减少；另外有 10%～15% 患者因血清免疫球蛋白水平比预计值高而未被发现，直到 5 岁以后才诊断为免疫缺陷病。

3. 鉴别诊断

使用抗疟剂、卡托普利及青霉胺等药物，其他基因或染色体异常，感染性疾病，恶性肿瘤等病因亦可导致低丙种球蛋白血症，应与本病进行鉴别。

（六）慢性肉芽肿病（chronic granulomatous disease，CGD）

1. 诊断标准

(1) 明确诊断标准　男性或女性患者活化的中性粒细胞四唑氮蓝（NBT）试验或细胞呼吸爆发试验异常（低于对照的 5%），并符合以下任何 1 项：①gp91、p22、p47 或 p67 phox 基因突变；②Northern blot 检测发现缺乏上述任一基因的 mRNA；③母系表兄、舅舅或侄子 NBT 或细胞呼吸爆发试验异常。

(2) 可以诊断标准　男性或女性患者活化的中性粒细胞 NBT 或呼吸爆发试验异常

（低于对照的5%），并符合以下任何1项：①葡萄球菌、黏质沙雷菌、念珠菌或曲霉菌所致深部位感染（肝脏、直肠周围或肺部脓肿、淋巴结炎、骨髓炎）；②呼吸道、消化道和泌尿生殖道弥漫性肉芽肿；③生长发育停滞及肝脾或淋巴结大。

2. 疾病谱

X连锁遗传的CGD患者（占60%～70%）较常染色体隐性遗传患者更早表现出临床症状，且表现更严重。大多数X连锁遗传的CGD患者在生后第1年就表现出生长发育停滞，严重的细菌性淋巴结炎、脓肿或骨髓炎。过氧化氢酶阳性细菌（尤其是葡萄球菌）或真菌导致的肺炎和淋巴结炎是最常见的感染。肉芽肿形成还会造成消化道或泌尿道梗阻综合征，还有很少X连锁和常染色体隐性遗传的患者在成人以前都不会表现出严重的临床综合征。

3. 鉴别诊断

①LAD；②肉样瘤病；③高IgE综合征。

【西医治疗】

（一）治疗方案

PIDD的治疗原则是控制感染、恢复或重建免疫功能。

1. 抗感染药物治疗

对于反复发生的细菌感染，治疗上应选择对感染病原体有强大活性的抗生素，其药物选择需参照药物敏感试验的最低抑菌浓度，甚至最低杀菌浓度。若疗效不佳，应考虑抗真菌、抗原虫、抗支原体及抗病毒治疗以控制感染。若患者反复感染也可考虑根据常见病原体使用抗生素进行预防性用药。

2. 免疫制剂

（1）免疫分子　为PIDD患者补充和提高机体的免疫功能，可输入转移因子、各类细胞因子、人丙种球蛋白、新鲜血浆、血细胞等。

多数PIDD患者伴有抗体产生障碍，因而免疫球蛋白应用最为广泛，效果也非常肯定。可采用静脉注射免疫球蛋白（intravenous immumouglobulins，IVIG）或皮下注射免疫球蛋白（subcutaneous immumouglobulins，SVIG）进行替代补充，以纠正患者的低丙种球蛋白血症。除选择性IgA缺陷和婴儿暂时性低丙种球蛋白血症患者外，所有抗体缺陷患者均应终生定期给予IVIG替代治疗。IVIG和SVIG两种方法各有优缺点，IVIG可一次性输注较大剂量的免疫球蛋白，而不需频繁输注，但血清IgG浓度变化较大。SVIG全身副反应少，不过由于时间间隔短、注射频繁，易在注射部位局部引起副反应，但优点在于注射更便利，患者可自行输注而不需医护人员协助，并可维持较稳定的血清IgG浓度。目前国内主要采用IVIG。

（2）酶　用于某些酶免疫缺陷的患者，如用牛的腺苷脱氨酶（ADA）皮下注射治疗ADA缺乏症患者，或以红细胞作为ADA和嘌呤核苷磷酸化酶（PNP）来源，给患者输入红细胞进行治疗，可获得较好疗效。

3. 免疫重建

免疫重建可缓解某些PIDD，甚至是唯一的治愈途径。如胸腺移植或输注成熟T细胞是唯一治愈Di－George综合征的方法；常规注射IVIG和脾脏切除手术只能缓解湿疹血小板减少伴免疫缺陷病（Wiskott－Aidrich syndrome，WAS）的症状，仍需进行骨髓移植才能治愈。近年来，造血干细胞移植（HSCT）发展迅速，已公认HLA配型一致的HSCT是治愈大多数细胞免疫缺陷病的唯一有效方法，但目前HSCT还不适合用于治疗抗体缺陷患者。当前可应用HSCT进行治疗的PIDD包括以下几种。

（1）典型的SCID：XSCID、腺苷脱氨酶－SCID（ADA－SCID）、Janus激酶3－SCID（JAK3－SCID）等。

（2）不典型SCID/联合免疫缺陷综合征：Omenn综合征、软骨毛发发育不全、嘌呤核苷酸磷酸化酶（PNP）缺陷、Zeta链辅助蛋白激酶70（ZAP70）缺陷。

（3）其他明确的非SCID/联合免疫缺陷综合征：CGD、LAD、严重先天性中性粒细胞减少症。

（4）免疫失调性疾病：噬血细胞淋巴组织细胞增生症（HLH）、Griscelli综合征、X－连锁淋巴组织增殖综合征、白细胞异常色素减退综合征、自身免疫性淋巴细胞增生综合征、X连锁多内分泌腺病肠病伴免疫失调综合征。

4. 基因治疗

HSCT是根治PIDD的主要方法，但HLA一致的供者缺乏、移植前清髓性化疗的毒性、移植物植入失败或移植物抗宿主病的发生等均限制了其应用。随着PIDD病理生理机制的不断被阐明，基因治疗PIDD已显示出良好的应用前景。

基因治疗的原理是：将目的外源基因导入患者的淋巴细胞或脐血干细胞并获表达，再输回患者体内，用目的基因的表达产物补充缺失成分或替代异常成分，从而恢复免疫功能。近年来开展采用自体造血干细胞（HSC）转基因治疗研究，给缺乏供体、需要尽早骨髓移植的患者带来更多的生存希望。目前，已经用于临床的自体HSC和脐血干细胞转基因治疗的PIDD中，以ADA缺陷、XSCID、LAD和WAS效果较好，HLA相匹配的同胞HSC移植治疗SCID或WAS，其生存率可以达到90%～100%。

（二）西医治疗困境

目前PIDD的治疗主要依靠替代治疗和免疫重建，但存在费用昂贵和缺乏供体的问题，而基因治疗等新兴治疗方法尚处于摸索阶段，疗效还不是很确切，可能的副作用也尚待进一步明确。

【中医治疗】

1. 气血亏虚证

主症：面色无华，乏力，四肢倦怠，微恶风，易感冒，便溏，舌淡白，苔薄，脉细无力。

治法：益气养血。

方药：八珍汤加减，药用太子参、当归、炒川芎、炒白芍、肉桂、生黄芪、熟地黄、红枣、炒白术、茯苓。

2. 热毒炽盛证

主症：发热，口疮，面赤，大便秘结，小溲短赤，舌红苔黄，脉滑数。

治法：清热解毒。

方药：黄连解毒汤加减，药用黄连、黄芩、栀子、积雪草、白花蛇舌草、蒲公英、赤芍、石膏、知母、水牛角。

3. 阴虚内热证

主症：盗汗，自觉手足心热，口咽干燥，目干，不易入眠，舌质红，苔少或光剥，脉细或细数。

治法：滋阴清热。

方药：知柏地黄丸加减，药用知母、黄柏、生地黄、地骨皮、牡丹皮、赤芍、山药、山茱萸、青蒿、白薇。

【生活调摄】

1. 饮食规律，温热清淡，富于营养，确保蛋白质、碳水化合物等营养物质的摄入量。
2. 保证充足睡眠，注意休息，避免劳累，保持心情舒畅，避免焦虑、紧张等不良情绪的影响。
3. 加强锻炼，增强体质，根据天气变化适时增减衣物，避免剧烈气候变化的影响。

【科研思路与方法】

中药中有许多提高正气、增强免疫力的单味药或经典方剂，可在前人工作基础上，进一步进行筛选，提取出针对性更强的有效中药单体、中药成分群，并在此基础上进一步开展药效、药理、毒理等研究，以研发出有效的中药制剂。

1. 理论研究方面

PIDD 虽然包含的病种较多，但均可按中医辨证论治的思路进行治疗，能取得较好疗效。本病最主要的病因可以归纳为先天禀赋不足，人体正气不足。中医治疗主张“不治已病治未病”，“治未病”理论是指导中医临床实践的基本原则之一。通过对传统中医“治未病”理论的探讨，针对 PIDD 的症状和病机，运用“既病防变”的理论对实验研究和临床治疗提供依据。

2. 实验研究方面

钟石根等研究发现，黄芪可明显提高小鼠血吸虫病抗独特性抗体疫苗 NP30 的保护性免疫力，其作用机制可能与细胞免疫有关，它可作为 NP30 的免疫增强剂。大鼠体外研究表明，灵芝可以增加肿瘤坏死因子（TNF－α）等细胞因子的数量，也可增强 IL－6 活性，从而导致核因子 NF－κB 的活性增加。林树乾等将黄芪多糖作为增强剂，与其他增强剂比较，发现黄芪多糖增强剂组较氢氧化铝组和白油－吐温增强剂组血清抗体上升较快，且抗体效价高，氢氧化铝佐剂组和白油－吐温佐剂组差别较小。

3. 临床研究方面

本病最主要的病因是先天禀赋不足，遗传因素在发病中占主导地位，因此，对于有家族史的夫妻，可从孕前、孕中，针对孕母，或婴幼儿出现本病前即开始进行体质的调理，降低本病的发生率。而对于已经发生本病的患者，也可以运用中医辨证论治“既病防变”，提高正气，防止出现六淫及疫毒邪气外侵，出现各种变证。PIDD 虽然包含的病种较多，但均可按中医辨证论治的思路进行治疗，取得较好疗效。在临床研究中，一方面可结合临床经验和相关文献总结出有效的具有针对性的治疗方剂，运用现代医学研究方法，进行随机对照研究；另一方面，中医治疗 PIDD 的优势更多体现在“治未病”上。

【名医验案】

林柳如验案

徐某，女，12 岁。患急性淋巴性白血病 2 年。发病前一周用中剂量阿糖胞苷化疗，1.5g/次×8 次。刻下：壮热无汗，无恶风寒，体温 39.8℃。口腔黏膜、咽喉红肿糜烂，牙龈红肿、渗血，口渴欲饮，烦躁不安，夜寐不宁，舌质红，苔薄黄，脉细数。查血白细胞计数 1.3×10^9/L，中性粒细胞分类 0.24。

西医诊断：粒细胞缺乏症合并口腔、上呼吸道感染。

中医诊断：虚劳。

辨证：心脾积热，毒燔气营。

治法：安神健脾，清热解毒。

处方：西洋参 10g，石膏 50g，石斛 10g，知母 10g，薄荷 18g，柴胡 18g，山枝 9g，牡丹皮 12g，黄连 4.5g，生地黄 18g，金银花 15g，菊花 15g，芦根 15g，桑叶 15g，连翘 10g，玄参 10g，甘草 4.5g。每日 2 剂，煎水 600mL，分 6 次服完，每 3 小时一次。同时静脉点滴清开灵注射液 10mL 加入 5% 葡萄糖注射液 250mL 中，每日 1 次。

服上方 2 剂后，体温降至 38℃，继服 2 剂，热退尽，口腔、咽喉黏膜糜烂、红肿，牙龈渗血均减轻。上方去薄荷、柴胡，石膏减至 25g，连服 3 剂而愈。复查血白细胞 3.1×10^9/L，中性粒细胞分类 0.60，中晚幼粒细胞分类 0.05。

按语：林师认为，粒细胞缺乏症的临床表现颇似温病中的春温、伏暑、温毒等病。特别是化疗后，高热伴恶心呕吐，纳差食少，与伏暑证候相似。中医认为其病机是人体阴精先亏、正气不足，邪伏于里，感受温热之邪而诱发。与现代医学认为患者化疗后，其骨髓受到抑制，白细胞减少，甚则粒细胞缺乏，机体抵抗力下降而诱发感染是一致的。故该病应属本虚标实。治法与一般春温、伏居有区别，扶正祛邪贯穿始终。西洋参是治疗该病的扶正之药，是人参的一种，其味苦，甘凉，能补肺降火，养胃生津，生用气凉，熟用气温。土虚火旺宜用生晒参，凉薄之气，以泻火而补土，安后天之本，使正胜邪去。近代研究表明，人参中的主要成分人参皂苷可刺激造血器官，对骨髓细胞 DNA、RNA 合成有促进作用，可升高外周血各类细胞的水平，达到提高机体抵抗力，以防治感染的目的。

【参考文献】

[1] Tsukada S, Saffran DC, Rawlings DJ, et al. Deficient expression of a B cell cytoplasmic tyrosine kinase in human X－linked agammaglobulinemia [J]. Cell, 1993, 72 (2): 279－290.

[2] Fischer A. Human primary immunodeficiency diseases: perspective [J]. Nature Immunol, 2004, 5: 23–30.

[3] 陈同辛. 原发性免疫缺陷病诊断标准 [J]. 实用儿科临床杂志, 2006, 9 (21): 553–574.

[4] Szabolcs P, Cavazzana–Calvo M, Fischer A, et al. Bone marrow transplantation for primary immunodeficiency diseases [J]. Pediatr Clin North Am, 2010, 57 (1): 207–237.

[5] Soncini E, Slatter MA, Jones LB, et al. Unrelated donor and HLA–identical sibling haematopoietic stem cell transplantation cure chronic granulomatous diseasewith good long–term outcome and growth [J]. Br J Haematol, 2009, 145 (1): 73–83.

[6] Ochs HD, Filipovich AH, Veys P, et al. Wiskott–Aldrich syndrome: Diagnosis, clinical and laboratory manifestations and treatment [J]. Biol Blood Marrow Transplant, 2009, 15 (1 suppl): 84–90.

[7] Kobayashi R, Ariga T, Nonoyama S, et al. Outcome in patients with Wiskott–Aldrich syndrome following stem cell transplantation: An analysis of 57 patients in Japan [J]. Br J Haematol, 2006, 135 (3): 362–366.

[8] Satwani P, Cooper N, Rao K, et al. Reduced intensity conditioning and allogeneic stem cell transplantation in childhood malignantand nonmalignant diseases [J]. Bone Marrow Transplant, 2008, 41 (2): 173–182.

[9] Kang EM, Malech HL. Advances in treatment for chronic granulomatous disease [J]. Immunol Res, 2009, 43 (1–3): 77–84.

[10] Friedrich W, Schütz C, Schulz A, et al. Results and long–term outcome in 39 patients with Wiskott–Aldrich syndrome transplanted from HLA–matched and mismatched donors [J]. Immunol Res, 2009, 44 (1–3): 18–24.

[11] Neven B, Leroy S, Fischer A, et al. Long–term outcome after hematopoieticstem cell transplantation of a single–center cohort of 90 patients with severe combined immunodeficiency [J]. Blood, 2009, 113 (17): 4114–4124.

[12] Notarangelo LD, Fischer A, Geha RS, et al. Primary immunodeficiencies: 2009 update [J]. J Allergy Clin Immunol, 2009, 124 (6): 1161–1178.

[13] Wang LL, Jin YY, Hao YQ, et al. Distribution and clinical features of primary immunodeficiency diseases in Chinese children (2004–2009) [J]. J Clin Immunol, 2011, 31 (3): 297–308.

[14] 王坚敏, 陈同辛, 陈静, 等. 造血干细胞移植治疗 X–连锁重症联合免疫缺陷病临床观察 [J]. 内科理论与实践, 2010, 5 (1): 48–52.

[15] Gennery AR, Slatter MA, Grandin L, et al. Transplantation of hematopoietic stem cells and long–term survival for primary immunodeficiencies in Europe: entering a new century, do wedo better? [J]. J Allergy Clin Immunol, 2010, 126 (3): 602–610.

[16] Hacein–Bey–Abina S, Hauer J, Lim A, et al. Efficacy of gene therapy for X–

linked severe combined immunodeficiency [J]. N Engl J Med, 2010, 363 (4): 355-364.
[17] 杨毅，蒋敏. 原发性免疫缺陷病的命名、分类及其进展 [J]. 实用儿科杂志, 2008, 23 (21): 1704-1708.
[18] 杨锡强，赵晓东. 中国原发性免疫缺陷病现状和展望 [J]. 中国实用儿科杂志, 2011, 26 (11): 801-805.
[19] 林柳如. 中医治疗粒细胞缺乏症3例 [J]. 中国中医急症, 1996, (03): 143.
[20] 钟石根，冯振卿，李玉华. 中药用于血吸虫病抗独特型抗体疫苗佐剂的研究 [J]. 中国血吸虫病防治杂志, 2004 (01): 23-26.
[21] 林树乾，张燕，杨少华，等. 中药黄芪多糖的免疫佐剂作用 [J]. 中国畜牧兽医, 2006 (05): 58-60.

第二节　继发性免疫缺陷病
——以艾滋病为例

继发性免疫缺陷病（secondary immunodeficiency diseases，SIDD）是由系统性疾病、感染性疾病或理化因素等对免疫系统造成暂时或持续性伤害而引起的一类疾病。根据病因，可将SIDD分为感染性和非感染性两类，其中最为严重的是人类免疫缺陷病毒（human immunodeficiency virus，HIV）感染所致的获得性免疫缺陷综合征（acquired immunodeficiency syndrome，AIDS），而严重的营养不良引起的获得性免疫缺陷最为常见。因基础疾病和诱因不同，SIDD有多种类型，根据其免疫系统损伤的环节，可分为体液免疫缺陷病、联合免疫缺陷病、吞噬细胞系统缺陷和补体系统缺陷几大类。与PIDD相比，SIDD更不单一，多数患者同时患有两种或两种以上的免疫缺陷。

中医学没有SIDD的病名，在中医病因认识中，亦无原发、继发之别，根据其临床特征和证候表现，SIDD与PIDD十分类似，都可归于“虚劳”“虚人外感”“气虚发热”“阴虚发热”“疱疹”“紫癜”等病范畴。

艾滋病

【概述】

获得性免疫缺陷综合征（AIDS）又称艾滋病，由HIV感染所致。AIDS是以细胞缺陷为主的SIDD，其患者 $CD4^{+}T$ 细胞减少，是一组以反复机会感染、恶性肿瘤及中枢神经系统退行性病变为特征的临床综合征。

自1981年美国首次报道AIDS以来，至2010年WHO报告全世界存活HIV携带者及AIDS患者共3400万。截至2010年10月底，我国累计报告HIV感染者和患者370393例，其中患者132440例，死亡68315例。

AIDS具有传播迅速、发病缓慢、病死率高、病情错杂的特点，多数学者认为其属于中医学“疫病”的范畴。HIV感染急性期和AIDS早期，以发热、痰核瘰疬、咽痛、皮疹、腹泻、口干溲黄、舌红、苔黄腻等为主要临床表现，多属瘟疫；又因其潜伏期长，有学者认为 AIDS 与伏气瘟疫有关。随着疾病发展，患者出现全身疲乏、进行性消瘦、自汗盗汗、频繁感冒、舌淡或嫩、脉虚弱或沉弱，终末期会有极度消瘦乏力等一派元气亏虚、精气不足或衰竭的临床表现，可归于中医学“虚劳”“瘟毒”“阴阳易”“肾痨”等病范畴。

AIDS 由虚、瘀、痰、湿、热等病理因素相互交阻，变证丛生，常可见哮喘、肺结核、口糜、鹅口疮、泄泻、痴呆、震颤、肿瘤等继发病证。如《素问·本能病》所云：“厥阴不退位，即大风早举，时雨不降，湿令不化，民病温疫，疵废。风生，皆肢节痛、头目痛，伏热内烦，咽喉干引饮。”指出瘟疫具有传染性、流行性、临床表现相似、发病与气候有关等特点，并认为只要“正气存内”，就能“避其毒气”。

【西医病因与发病机制】

1. 西医病因

（1）*HIV 病毒*　感染 HIV 病毒是 AIDS 的病因。HIV 是一种逆转录病毒（retrovirus），可以分为 HIV1 和 HIV2 两型，HIV1 占全球 AIDS 感染的 95%。HIV 是球状有包膜的 RNA 病毒，其核心含有 HIV 的基因组和反转录酶，基因组全长 9.7kb，含结构基因（gag、pol 和 env）和调节基因（tat、rev、vif、vpr、vpu 和 nef）。Gag 基因编码蛋白包括 p17、p24、p9 和 p7，参与病毒装配；pol 基因编码蛋白酶、反转录酶、RNA 酶和整合酶，与病毒的生物合成有关；env 基因编码包膜糖蛋白 gp120 和 gp41，与 HIV 侵入宿主细胞有关，也是诱导体液免疫的靶抗原。调节基因编码的蛋白产物参与病毒复制、装配、成熟和释放等。其中 nef 被认为是 HIV 感染发展为 AIDS 至关重要的蛋白，因其具有改变 T 细胞信号、降低细胞表面 CD4 和 MHC Ⅰ 分子的表达、降低 CTL 杀伤 HIV 感染靶细胞等作用。

（2）*HIV 感染传播途径*　HIV 的传染源为 HIV 感染者和 AIDS 患者，其血液、伤口渗出液、泌尿生殖道分泌液、眼泪、脑脊液、乳汁等均可分离出 HIV，但主要通过血液和生殖道分泌液等体液进行传播。HIV 的传播途径主要有三条：性接触传播、血液传播及母婴垂直传播。

2. 发病机制

HIV 进入机体后，其细胞膜表面的 gp120 与 CD4 分子结合，故 HIV 具有嗜 Th 细胞的特性。HIV 感染 Th 细胞后，在 Th 细胞内，在自身逆转录酶作用下，将自身 RNA 逆转录成 DNA，并整合到 Th 细胞的基因中。经过一段时间的潜伏，在某些因素（如感染其他病毒）作用下，受 HIV 感染的 Th 细胞被活化，其 DNA 转录成 RNA。与此同时，HIV 的基因也被复制，并组装成新的 HIV 病毒。Th 细胞发芽释放 HIV，感染其他 Th 细胞，之前被感染的 Th 细胞，形成合胞体（syncytium）而死亡。经过反复感染，患者的 Th 细胞进行性减少，直至根绝。由于 $CD4^+$ T 细胞数量严重减少，而 $CD8^+$ T 细胞数量基本正常，AIDS 患者 $CD4^+/CD8^+$ 比值明显降低，正常人 $CD4^+/CD8^+$ 一般为 0.5～1.5，而 AIDS 患者可降至 0.5 以下。AIDS 患者 Th 细胞锐减，细胞免疫严重缺陷，其他免疫功能也明显降低。HIV 感染也影响 B 细胞和 NK 细胞的功能，表现为患者体液免疫应答、ADCC 功能低下及相关细胞因子产生低下；HIV 也可感染脑组织中的小神经胶质细胞和巨噬细胞，引起神经细胞损伤和炎症反应，患者出现痴呆等中枢系统症状。

【中医病因病机】

《素问·评热病论》指出："正气存内，邪不可干；邪之所凑，其气必虚。"从中医学的理论出发，分析 AIDS 的病因不外"正虚"与"邪侵"两端。

1. 精气亏虚

正气内虚是瘟疫邪毒侵入的内在因素。AIDS 患者中性乱、吸毒者占很大比例，房劳过度可致肾精匮乏，精气亏虚；而毒品性质燥烈发散，使人异常兴奋而耗散人体精气，导致正气内虚而疫疠邪毒容易入侵。

2. 邪毒入侵

HIV 邪毒入侵是 AIDS 发生的必要致病条件。HIV 邪毒通过性、血液及母婴传播等途径入侵人体，正如《素问·刺法论》所述："五疫之至，皆相染易，无问大小，病状相似。"邪毒侵入人体后导致机体的脏腑功能紊乱，气血阴阳失调，造成机体生理或病理产物不能被及时清除或排出体外，蕴结体内而化生为毒。

HIV 感染后，在一段较长的时间内，即无症状感染期，由于邪毒轻浅，正气尚足，正邪尚能抗争，各种生理功能尚能维持，可无明显临床症状。随着疾病的发展，HIV 与机体正气不断地斗争，使机体元气耗损，推动、激发脏腑活动功能失常，造成脏腑功能紊乱，气血运行失常，代谢失调，患者可表现出一系列的临床症状。当邪毒蓄积到一定程度，即 AIDS 期，可导致机体气血津液功能发生紊乱，正气日衰，各种临床症状和体征加重，即"毒聚病发"。

邪毒不断损伤人体脏腑功能，消耗人体气血津液，导致患者各种脏腑功能失调，气血功能失常，毒邪弥漫三焦内外，一方面导致气虚无力推动血运，另一方面造成邪毒壅遏血脉，血行不畅而内阻，产生瘀血、痰饮等病理产物，各种病理因素相互错杂，正气大虚，机体免疫能力进一步下降，此时易感其他各种外邪，内外气血阴阳失调，诸症峰起，由此患者进入 AIDS 期。AIDS 期的特点就是正虚邪盛，正气虚弱，复感外邪，引发各种各样的机会性感染，人体内各种病理产物堆积，又成为致病因素，导致恶性肿瘤的出现。常见的有肺孢子肺炎、结核杆菌感染、带状疱疹、真菌感染、隐孢子虫肠炎、卡波西肉瘤和淋巴瘤等。AIDS 期患者肾元严重耗损，正气抗邪能力极度低下，免疫功能基本丧失，随着邪气的进一步攻击，终致脏腑功能衰竭，阴阳离决而死亡。

【诊断标准】

AIDS 的诊断标准可参照我国卫生部（现卫生健康委员会）颁发的《艾滋病诊疗指南》。

HIV/AIDS 的诊断需结合流行病学史（包括不安全性生活史、静脉注射毒品史、输入未经抗 HIV 抗体检测的血液或血液制品、HIV 抗体阳性者所生子女或职业暴露史等）、临床表现和实验室检查等进行综合分析，慎重做出诊断。诊断 HIV/AIDS 必须是 HIV 抗体阳性，而 HIV RNA 和 P24 抗原的检测有助于 HIV/AIDS 的诊断，尤其是能缩短抗体"窗口期”和帮助早期诊断新生儿的 HIV 感染。

（1）急性期 诊断标准：患者近期内有流行病学史和临床表现，结合实验室 HIV 抗体由阴性转为阳性即可诊断，或仅实验室检查 HIV 抗体由阴性转为阳性即可诊断。

（2）无症状期 诊断标准：有流行病学史，结合 HIV 抗体阳性即可诊断，或仅实验室检查 HIV 抗体阳性即可诊断。

（3）艾滋病期

①原因不明的持续不规则发热 38℃以上，>1 个月。

②慢性腹泻次数多于 3 次/日，>1 个月。

③6 个月之内体重下降 10% 以上。

④反复发作的口腔白念珠菌感染。

⑤反复发作的单纯疱疹病毒感染或带状疱疹病毒感染。

⑥肺孢子虫肺炎（PCP）。

⑦反复发生的细菌性肺炎。

⑧活动性结核或非结核分支杆菌病。

⑨深部真菌感染。

⑩中枢神经系统占位性病变。

⑪中青年人出现痴呆。

⑫活动性巨细胞病毒感染。

⑬弓形虫脑病。

⑭青霉菌感染。

⑮反复发生的败血症。

⑯皮肤黏膜或内脏的卡波肉瘤、淋巴瘤。

诊断标准：有流行病学史、实验室检查 HIV 抗体阳性，加上述各项中的任何一项，即可诊为 AIDS。或者 HIV 抗体阳性，而 $CD4^+$ T 淋巴细胞数 $<200/mm^3$，也可诊断为 AIDS。

【西医治疗】

（一）治疗方案

AIDS 的治疗主要是抗病毒治疗，还包括免疫调节、支持和心理治疗等。随着治疗领域的研究进展，新的疗法还包括基因疗法、疫苗治疗等多种手段。

1. 抗病毒治疗

抗逆转录病毒治疗（anti－retroviral therapy，ART）是治疗 AIDS 的关键。常用的药物有四类：①核苷类逆转录酶抑制剂（nucleoside reverse transcriptase inhibitors，NRTIs）；②非核苷类逆转录酶抑制剂（NNRTIs）；③蛋白酶抑制剂（protease inhibitor，PI）；④融合抑制剂（fusion inhibitor，FI）。常用的 NRTIs 有齐多夫定（zidovudine）、拉米夫定（lamivudine，3TC）、二脱氧肌苷（dideoxyinosine，ddI）、二脱氧胞苷（dideoxycytidine，ddC）、奈韦拉平（nevirapine，NVP）等，通过抑制逆转录酶的活性而减少病毒的复制。NNRTIs 通过非竞争性的方式结合于病毒的逆转录酶活性位点，从而抑制酶的活性。常用的 NNR-

TIs 包括奈韦拉平（nevirapine）、地拉夫啶（delavirdine）和依法韦仑（efavirenz，又称施多宁，stocrin）。PI 通过竞争性结合于 HIV 蛋白酶的活性位点，从而抑制酶的活性，使之不能将病毒合成的多聚前体蛋白水解而使病毒丧失感染活性。常用的 PI 包括沙喹那韦（saquinavir）、利多那韦（ritonavir）、印地那韦（indinavir）、尼非那韦（nelfinavir）、amprenavir 及 lopinavir 等。FI 能抑制病毒包膜和细胞膜的融合，从而阻止 HIV 病毒在细胞间扩散。

由核苷类逆转录酶抑制剂（NRTIs）或非核苷类逆转录酶抑制剂（NNRTIs）加上蛋白酶抑制剂（PI）组成的多种药物联合应用方案称高效抗逆转录病毒治疗（HAART，俗称“鸡尾酒疗法”），自 1995 年投入临床使用以来，使欧美国家 AIDS 死亡人数下降了 50.0%。使用结果证明可提高患者的生命质量，延长生存时间，降低病死率，有效防止和降低机会性感染，较单独使用这几类制剂有明显优势。其中 zidovudine（ZDV）+lamivudine（3TC）+indinavir（IDV）三联疗法成为 HIV 治疗的金标准。新近推出的 indinavir + efavirenz、indinavir + ritonavir 等方案也收到良好的效果。

2. 免疫调节

AIDS 患者可选择使用多种免疫产物以改善免疫功能，如使用干扰素有抗病毒和免疫调节作用；白细胞介素可增加患者淋巴细胞数量而改善免疫功能；丙种球蛋白能提高机体免疫力，减少细菌性感染的机会。

3. 其他疗法

（1）*基因治疗*　基因治疗是将抗病毒基因导入患者的细胞内，赋予患者新的抗病毒机能。采用基因治疗技术产生的抗 HIV 淋巴细胞，较之 HIV 破坏的细胞更具有增殖能力，即使向其中一部分淋巴细胞导入抗 HIV 基因也可望获得疗效，目前研究最多的抗病毒基因是反义 RNA（anti－senseRNA）和核酶（ribozyme）。反转录病毒载体是基因治疗中应用最多的载体，AIDS 基因治疗的靶细胞是 $CD4^{+}$T 细胞及其前驱细胞。基因治疗作为一种治疗 AIDS 的新型手段，在体外已证明能有效地抑制病毒，但对于如何选择更有效、操作性良好的基因载体，如何选择最佳靶细胞，导入基因对机体免疫功能是否有其他影响等问题尚需进一步研究。因此，目前基因治疗尚未普及，多数专家偏向于联合治疗，即药物治疗（HAART）联合基因治疗才能取得较理想的效果。

（2）*AIDS 疫苗*　研制有效的 HIV 疫苗是控制 AIDS 流行的理想途径。目前，研究 AIDS 疫苗主要包括以下方向：减毒活疫苗、重组亚单位疫苗、HIV 病毒样颗粒、载体疫苗、DNA 疫苗等。由于 HIV 本身的生物学特点、疫苗的安全性、特异性等诸多因素，至今仍没有一种可以完全预防 AIDS 的有效疫苗。

（二）西医治疗困境

目前，AIDS 仍被普遍认为是一种无法治愈的疾病，西医治疗主要是抗病毒。其中最常用的高效抗逆转录病毒治疗法（HAART）被认为是目前为止最为有效的抗 HIV 治疗方法，但仍存在毒性反应与副作用明显、易出现耐药性、患者依从性差、价格昂贵等问题，限制了疗效的发挥。中医药可以从扶助正气入手，整体调节患者免疫功能，减少西药的毒副作用，调节患者的情志。

【中医治疗】

目前中医治疗 AIDS 的目标主要是提高免疫力，控制机会性感染，改善生存质量，使患者带病生存，与西药配合进行治疗。

治疗原则是早发现、早治疗，其中分期论治为整体原则：①急性期应尽快解表，透邪外出。②无症状期应扶正祛邪，一方面培补元气，另一方面祛湿解毒，扶助正气以抗邪，延缓发病。③艾滋病期应补益为主，兼顾祛邪。脾为后天之本，气血生化之源，肾为先天之本，寓元阴元阳，故该期治疗以补益脾肾为主，同时对症治疗，并配合理气、活血、化痰、降浊等法。其总的原则是提高生存质量，延长寿命，降低死亡率。AIDS 的中医治疗参照我国卫生部（现卫生健康委员会）颁布的《中医药治疗艾滋病临床技术方案》《艾滋病诊疗指南》（2011 年版）及中华中医药学会防治艾滋病分会颁布的《艾滋病中医诊疗指南》（2013 年版）中的诊断标准。

1. 急性感染期

此期治疗的原则是透邪外出，消除急性感染的症状。

疫毒（侵袭）证

主症：发热，微恶风寒，或有畏寒，咽红肿痛，口微渴，头痛身痛，乏力，或见皮疹，瘰疬结节，舌质红，苔薄白或薄黄，脉浮数。

治法：清热解毒，凉血泻火。

方药：清瘟败毒散加减，药用石膏、生地黄、水牛角、黄连、栀子、桔梗、黄芩、知母、赤芍、连翘、玄参、甘草、牡丹皮、竹叶。

2. 潜伏期（无症状 HIV 感染）

此期的治疗原则是尽量增强机体的免疫功能，调整全身的功能状态，使正邪处于平衡状态，尽量延缓发病时间。

（1）常证

气虚证

主症：倦怠乏力，神疲懒言，头晕目眩，面色无华，心悸，自汗，舌质稍淡或正常，脉象或虚或正常。

治法：益气健脾。

主方：四君子汤加减，药用人参、茯苓、白术、当归、芍药、远志、甘草。

（2）变证

1）气血两亏证

主症：平素体质虚弱，面色苍白，畏风寒，易感冒，声低气怯，时有自汗，舌质淡，脉虚弱或细弱。

治法：气血双补。

方药：八珍汤或归脾汤加减，药用当归、川芎、白芍、熟地黄、人参、白术、茯苓、甘草、黄芪、龙眼肉、酸枣仁、远志。

2）肝郁气滞火旺证

主症：平素性格内向，情感脆弱，情绪易抑郁，得知自己感染 HIV 后，更是焦虑恐惧，胸胁胀闷，失眠多梦，不能控制自己的情绪，甚至产生轻生念头，妇女可有月经不调，乳房少腹结块，查体可较早出现淋巴结肿大，舌苔薄白，脉弦。

治法：疏肝理气。

方药：柴胡疏肝散加减，药用陈皮、柴胡、川芎、香附、枳壳、芍药、甘草、当归、白术、茯苓。

3）痰热内扰证

主症：平素饮食不节，或嗜食辛辣厚腻，易于心烦急躁，口苦吞酸，呕恶嗳气，失眠，目眩头晕，苔腻而黄，脉滑数。

治法：化痰清热，理气和中。

方药：温胆汤加减，药用半夏、陈皮、茯苓、枳实、竹茹、甘草、生姜。

4）气阴两虚证

主症：神疲乏力，气短懒言，自汗，盗汗，动则加剧，或伴口干咽燥，五心烦热，身体消瘦；或见干咳少痰，或见腰膝酸软。舌体瘦薄，舌质淡，苔少，脉虚细数无力。

治法：益气养阴，扶正固本。

方药：生脉散加减，药用西洋参、黄芪、麦冬、五味子、山药、女贞子、旱莲草。

5）湿热壅滞证

主症：头昏沉如裹，身体困重，胸闷脘痞，口黏不渴，纳呆，便溏不爽，妇女可见带下黏稠味臭。舌质红，苔厚腻，或黄腻，或黄白相兼，脉濡数或滑数。

治法：清热化湿，通利化浊。

方药：三仁汤或藿朴夏苓汤加减，药用杏仁、白豆蔻、薏苡仁、滑石、通草、淡竹叶、姜半夏、厚朴、藿香、茯苓、猪苓、泽泻、淡豆豉。

3. 发病期（AIDS 期）

此期的治疗原则是缓解患者症状，提高生存质量，延长生命，减少死亡率。

（1）常证

1）气血两虚证

主症：头晕目眩，头痛隐隐，心悸失眠，遇劳加重，自汗，少气懒言，面色淡白或萎黄，唇甲色淡，心悸失眠，神疲乏力。舌质淡，苔薄白，脉沉细而弱。

治法：气血双补。

方药：八珍汤加减，药用党参、白术、茯苓、当归、白芍、川芎、熟地黄、升麻、菊花、蔓荆子、生甘草。

2）痰湿瘀滞证

主症：咳喘，咳痰胸闷；脘痞不舒，纳呆恶心，呕吐痰涎，头晕目眩；神昏癫狂，喉中痰鸣；肢体麻木肿硬，半身不遂，痰核乳癖，喉中有异物感。舌质淡紫或有斑点，苔白腻或黄腻，脉滑或弦涩等。

治法：燥湿化痰，调畅气血。

方药：二陈平胃散合血府逐瘀汤，药用法半夏、陈皮、茯苓、苍术、厚朴、川芎、桃仁、红花、赤芍。

3）阴竭阳脱证

主症：发热或高热持续不退，神志恍惚，无汗或有汗热不解，口唇干焦，虚羸少气，四肢不温，淡漠呆滞，不思饮食，便秘或溏泻。舌质红或暗淡，常见瘀斑，舌体瘦无神，苔焦黄或腐腻或少苔或剥落，多有裂纹舌，脉细弱或脉微欲绝。

治法：益气固脱，温阳救逆，清热生津。

方药：独参汤合竹叶石膏汤合附子汤加减，药用人参、石膏、天冬、淡竹叶、半夏、知母、附子（炮）、茯苓、白术、白芍、山茱萸、炙甘草。

（2）变证（常见机会性感染）

1）热毒内蕴，痰热壅肺证

主症：咳嗽，喘息，痰多色黄，发热，头痛；胸痛，口干口苦，皮疹或疱疹，或大热，大渴，大汗出，日晡潮热；舌红苔白或兼黄，脉浮数或弦数。

治法：清热解毒宣肺化痰。

方药：清金化痰汤合麻杏石甘汤加减，药用姜半夏、杏仁、陈皮、瓜蒌仁、黄芩、枳实、茯苓、麻黄、生石膏、甘草。

2）气阴两虚，肺肾不足证

主症：低热盗汗，五心烦热，干咳少痰，痰稠黏难咳出，乏力；口干咽燥，午后或夜间发热，或骨蒸潮热，心烦少寐，颧红，尿黄，或面色白，气短心悸，头晕，咳嗽无力、咳痰困难或夹血丝，或恶风、多汗，皮肤受风后起痒疹，如粟粒或成片状；舌质干红，少苔，脉细数。

治法：补肺益气滋肾养阴。

方药：生脉散合百合固金汤加减，药用人参、麦冬、五味子、熟地黄、百合、甘草、生地黄、贝母、白芍、元参、桔梗。

3）气虚血瘀，邪毒壅滞证

主症：乏力气短，躯干或四肢有固定痛处或肿块，甚至肌肤甲错，面色萎黄或黯黑；口干不欲饮，午后或夜间发热，或自感身体某局部发热，或热势时高时低，遇劳而复发或加重，自汗，易感冒，食少便溏，或肢体麻木，甚至偏瘫，或脱发；舌质紫暗或有瘀点、瘀斑，脉涩。

治法：益气活血，化瘀解毒。

方药：补中益气汤合血府逐瘀汤加减，药用黄芪、桃仁、红花、当归、生地黄、川芎、赤芍、牛膝、桔梗、枳壳、甘草、人参、橘皮、升麻、柴胡、白术。

4）肝经风火，湿毒蕴结证

主症：疱疹，口疮，不易愈合；皮肤瘙痒或糜烂、溃疡，或小水疱、疼痛、灼热，或发于面部躯干，或发于口角、二阴，口苦，心烦易怒；苔腻质红，脉滑数。

治法：清肝泻火，利湿解毒。

方药：龙胆泻肝汤加减，药用龙胆草、黄芩、栀子、泽泻、车前子、当归、生地黄、柴胡、生甘草、白鲜皮、地肤子。

5）气郁痰阻，瘀血内停证

主症：瘰疬肿块，抑郁寡欢，病情常随情绪而变化，善太息，按之不痛或轻痛，胸胁胀满；梅核气，或大便不爽，妇女可见月经不畅或痛经或兼血块；舌淡红苔薄白，脉弦。

治法：利气化痰，解毒散结。

方药：消瘰丸合逍遥丸加减，药用海藻、昆布、生牡蛎、玄参、半夏、陈皮、连翘、贝母、川芎、茯苓、桔梗、当归、柴胡、白术、白芍。

6）脾肾亏虚，湿邪阻滞证

主症：腹泻便溏，脘闷食少；大便如稀水，间歇发作，或持续不断而迁延难愈；或泄泻清稀，甚则如水，腹痛肠鸣，恶寒发热，泻下急迫；或腹痛，大便不爽，粪色黄而臭，肛门灼热，烦热口渴，小便短黄；或泻下粪臭如败卵，得泻而痛减，伴不消化之物，脘腹痞满，嗳腐酸臭；或大便时溏时泻，时发时止，日久不愈，水谷不化，稍进油腻等难消之物或凉食则发，食少腹胀，面色萎黄；或五更泄泻，甚则滑泄不禁，迁延反复，形寒肢冷，腰膝酸软，腹痛绵绵，下腹坠胀，脱肛；或恶心、呕吐、食欲不振，腹痛腹胀，泄泻频多，经久不愈；或伴腰酸腿软，消瘦痿弱，毛发疏落，耳聋耳鸣。舌淡苔白或黄腻或厚腻秽浊，脉沉细或滑数，或濡缓。

治法：和胃健脾，利湿止泻。

方药：参苓白术散加减，药用党参、白术、茯苓、桔梗、砂仁、白扁豆、山药、薏苡仁、黄连。

7）元气虚衰，肾阴亏虚证

主症：消瘦脱形，乏力身摇，水谷难入；四肢厥逆，神识似清似迷，冷汗淋沥，或喘脱息高；耳鸣重听，齿摇发脱，排尿困难，鸡鸣泄泻，下利清谷或洞泄不止；或口腔舌面布满腐糜；或面色苍白，疲惫腰酸，两耳不聪，小便频数，夜尿增多，甚至失禁；女子月经不行，带下清稀或子宫脱垂；口干咽燥，声音嘶哑。舌苔灰或黑或舌光剥无苔，脉沉弱或虚大无力或脉微欲绝。

治法：大补元气，滋阴补肾。

方药：补天大造丸加减，药用人参、白术、当归、熟地黄、山药、泽泻、茯苓、枸杞子、山茱萸、紫河车、菟丝子、鹿角胶、龟甲胶。

【生活调摄】

1. 生活起居有规律，保证睡眠，不可过于劳累，谨防感染。

2. 高蛋白质、高维生素饮食对 AIDS 患者有良好的辅助治疗作用，戒烟酒，禁止食用生冷肉食。

3. 适当锻炼，每天根据身体情况选择适当的锻炼方式，强筋健骨，提高人体免疫力。

4. 保持良好情绪，减轻心理压力。医务人员及家人朋友应给予其心理安慰、帮助和疏导，另外患者自身也应通过“移情”“暗示”等方法放松心情，调摄情绪。

【科研思路与方法】

1. 理论研究方面

AIDS 的中医药研究尚处于起步阶段，对其中医理论的探讨和研究可引领临床研究或实验研究。挖掘整理历代文献著作中有关的论述，结合现代中西医理论，系统总结 AIDS

病因病机、治疗方药、证治规律等。

彭勃通过长期实践和大量病例观察，认为中医药对 AIDS 有确切疗效，其关键是思路正确，并找准切入点；发扬中医“治未病”思想，从带毒期入手，延缓发病；AIDS 证候类型和演变规律研究，为建立 AIDS 中医辨证治疗评价标准体系奠定基础；扬长补短，中西药并用，减毒增效；充分挖掘和应用中医药非药物疗法；研制有自主知识产权的中药新药。

河南中医药大学 AIDS 研究所为了探索建立客观、实用的 AIDS 常见中医证候标准，采用头脑风暴法、DelPhi 法，拟订了 AIDS 证候标准三轮专家问卷调查。对 AIDS 不同分期的常见证候、常见证候的症状要素、常见证候的治则治法、方药进行了筛选，总结出主要能反映 AIDS 的特征证候，并且提取了能够诊断证候的主要证素。AIDS 为湿、热、疫毒之外邪入侵，邪侵日久必耗伤人体正气，正气虚衰日久，则全身气血阴阳脏腑功能俱衰。气虚则气血运行不畅，易致痰凝血瘀，津液无以输布，湿浊流注经络而生瘰疬结节；肺脾气虚则气短，气喘，乏力，食欲不振，痞满泻泄；阳气亏虚，则阴液无以化生；湿毒侵淫皮肤，则发疱疹，丘疹，口糜口疮，瘙痒，舌红苔黄腻。本病虚实夹杂，但仍以本虚为主，故辨证施治以扶固正气为主要方面，祛邪辅之，随证治疗。如八珍汤、归脾汤、生脉饮、补中益气汤、补天大造丸等可气血双补、滋阴、益气、健脾、补肾而扶正；银翘散、龙胆泻肝汤、血府逐瘀汤、消瘰丸等可清热、解毒、祛湿、化瘀、散结而祛邪。通过专家问卷调查和对 AIDS 流行病学调查的分析，进一步修改完善 AIDS 中医证候辨证。

2. 实验研究方面

目前已有较多运用单味中药及其有效成分进行抗 HIV 病毒和增强免疫力的体外研究，有报道指出黄连、紫草等 22 味中药具有逆转录酶抑制剂样作用；知母、淫羊藿等 19 味中药具有蛋白酶抑制剂样作用。应在此基础上，进一步开展药效、药理、制剂、毒理等研究，开发效果确切的 AIDS 治疗辅助用药。

杨子峰等人通过动物实验观察中药虎杖提取物白藜芦醇的体内抗小鼠艾滋病病毒作用。结果发现白藜芦醇高剂量组［20mg/（kg·d）］能抑制模型小鼠的脾肿大（$P<0.05$）和胸腺萎缩（$P<0.01$），升高外周血 $CD3^+$、$CD4^+$、$CD8^+$ T 淋巴细胞亚群水平（$P<0.05$ 或 $P<0.01$），与模型组比较差异均具有显著性意义。但对外周血白细胞和红细胞数量未见显著性影响，可见白藜芦醇具有一定的体内抗小鼠艾滋病病毒作用。

近日，Karpinski 等开发出一种利用重组酶治疗艾滋病的新疗法，有望帮助患者从体内清除 HIV 病毒。艾滋病病毒与其他逆转录病毒一样，在繁殖时其遗传物质会整合到人体宿主基因组上进行复制。虽然目前的抗逆转录病毒疗法（Combination antiretroviral therapies，cART）可有效抑制艾滋病病毒繁殖，但却不能根除 HIV 病毒。因此 HIV 病毒可以在治疗期间潜伏休眠，一旦治疗中止，又重新开始复制。Karpinski 等利用“分子定向进化”法改造蛋白质，开发出一种名为 Brec 1 的重组酶。试管细胞标本和实验鼠试验显示，Brec 1 可以准确定位识别 90% 以上临床常见的 HIV 病毒株，并能安全准确地在受感染细胞的染色体组中完全“剪除”整合的原病毒（Provirus，存在于宿主染色体内的、潜在的病毒基因组）。实验还显示，这种疗法并没有破坏寄主细胞和正常基因的功能。原病毒被清除后，受 HIV 病毒遗传物质干扰而失灵的免疫系统有望恢复正常。Brec 1 重组酶新疗法有望根治艾滋病。

3. 临床研究方面

AIDS 病程长，病情复杂，可累及全身多个脏腑、系统，证候较多，既不是单一的“疫病”，也不是单纯的“虚证”，因此有必要对 AIDS 各个阶段的证候及其演变规律进行系统研究，开展流行病学调查，把握 AIDS 的证候规律。由于 AIDS 发病的特殊性，中医药治疗 AIDS 很难进行大样本、多中心的随机对照研究，但必须有随机对照试验，方能说明中医治疗 AIDS 的确切效果。目前，西药治疗 AIDS 最常用的高效抗逆转录病毒治疗法（HAART 疗法），其存在的毒性反应与副作用、耐药性、患者依从性等问题，限制了疗效的发挥。2004 年世界卫生组织根据临床表现、$CD4^+$ T 细胞计数和血浆 HIV－RNA 提出“AIDS 临床分期及抗病毒治疗指征”，建议感染 HIV 后的无症状期不使用 HAART，因为提前运用会使患者生活质量下降，较早产生耐药，经济上无法承受。因此，中医药治疗 AIDS 的 RCT 研究可从两方面着手：①对于无症状期 HIV 感染者，运用中医药治疗后是否延缓了疾病进程；②对已出现症状的 AIDS 患者，可针对某一并发症或症状进行 RCT 研究，如发热、腹泻、肺炎、疱疹等，以单味制剂或复方制剂与抗病毒药物联合使用，可起到减毒增效的效果。

王健观察了中医药治疗 HIV 病毒感染者及 AIDS 患者的临床疗效。其课题组在 2004～2009 年期间在全国 17 个省（市）、自治区收集 8946 例采用中医药治疗的 HIV/AIDS 患者，观察患者治疗后 4 个时间点（12、24、36、48 个月）的症状体征、证候分布、$CD4^+$ 计数、治疗情况及病例脱落死亡情况，并进行分析。结果发现，中医药对纳呆、腹泻、皮疹、发热、气短、咳嗽、乏力等症状疗效明显，其中以乏力症状的改善最为突出。无症状期患者 $CD4^+$ 计数随时间的变化而降低，艾滋病期患者 $CD4^+$ 计数随时间的变化而升高，在 12、24、36、48 个月四个时间点分别与治疗初始时比较，差异均有统计学意义。该研究证明，中医药治疗可阶段性地提高和稳定患者免疫功能，改善症状及体征，提高其生存质量；同时，为不能接受抗病毒治疗的患者开辟了新的治疗途径，扩大了救治范围，为构建新的 AIDS 防治工作体系发挥了积极作用。

【名医验案】

1. 刘爱华验案

患者，男，37 岁，AIDS 患者，2005 年 8 月 5 日初诊。主诉：口腔满布白色糜点，伴有疼痛 1 年余，曾服制霉菌素片，药停即发，反复发作。症见：口腔满布白色糜点，略微凸起，如糜粥样，不易拭除，强行拭除则出血，口苦，纳差，倦怠，腹胀、腹泻，小便黄，舌体胖，舌红苔黄腻，脉滑数。

西医诊断：AIDS。

中医诊断：口疮。

证型：湿热内蕴脾胃证。

治法：健脾养胃，清热祛湿。

方药：泻黄散合甘露消毒丹加减。生石膏 30g，栀子 15g，防风 12g，滑石 15g，茵陈

15g，黄芩10g，石菖蒲9g，薄荷10g，射干9g，贝母9g，连翘9g，生甘草30g。7剂，日1剂。

嘱患者经常漱口，保持口腔清洁。1周后复诊，口腔白色糜点减少、疼痛减轻，舌体胖，舌红苔黄腻，脉滑数，效不更方，守上方7剂。7天后再诊，口腔白色糜点已愈合，疼痛消失，二便调，舌淡红苔薄黄腻，脉细。上方去生石膏、滑石、茵陈、黄芩、连翘，加藿香10g、芦根9g、女贞子15g、茯苓9g、白术9g，7剂，继续调理巩固疗效。随访，至今口腔糜烂未再复发。

按语：HIV之邪虽为疫毒，但性属湿热，既有热邪之燥烈，又有湿邪之阴柔。治疗时须根据湿热轻重、湿热部位的不同，灵活采用清热祛湿之法。本例属湿热内蕴脾胃，湿热并重之证，方用泻黄散合甘露消毒丹加减，泻黄散清泻脾胃伏火，甘露消毒丹利湿化浊、清热解毒，二方合用使中焦湿热得除，则口糜自愈。

2. 李发枝验案

患者，男，54岁，AIDS患者。2007年7月3日诊于某乡卫生院。患者以“经常闷气、咳嗽2年，咳吐白痰，偶吐黄痰”为由求治。经询问得知，患者经常且容易出汗，每遇寒凉则打喷嚏、流鼻涕，头痛，咳嗽加重，近来食欲差，起立时头晕，查其脉弱，舌质淡红，苔根黄腻。X线报告示：支气管炎。

西医诊断：AIDS伴支气管炎。

中医诊断：咳嗽。

辨证：脾肺气虚，表卫不固，湿热内蕴证。

治法：健脾肃肺，调和营卫，清热利湿。

处方：羌活6g，白芷6g，防风10g，升麻10g，黄芪60g，苍术15g，黄芩6g，黄连3g，党参20g，陈皮10g，款冬花12g，甘草10g。6剂，日一剂。

6天后复诊，患者喘咳大减，食欲倍增，汗出明显减少，不恶风。原方加杏仁10g，再服7剂，病症若失。

按语：本证或因病久病重，或因发汗过多，或因寒凉冰伏，其病机演变至此，总属脾肺气虚，表卫不固，湿热内蕴。抗生素、大输液属苦寒之品，有凉遏冰伏之弊，久必生湿；热郁于卫，不去宣泄，反以苦寒之药将热邪逼困于里，久之与湿相合，湿热内生；肺脾气虚，表卫门户大开，则见汗出恶风，遇风寒则加重或复发。方选东垣老人的御寒汤加减，方中黄芪、党参甘温益气，实肺固表；脾胃气虚，运化失职，湿邪滞留，故用苍术运脾燥湿，陈皮健胃调中，佐以升麻一则引胃气上腾、复其本位，二则助辛甘之味，引元气上升以固本；羌活、防风、白芷辛温疏风散寒，款冬花止咳平喘以治标；黄连苦寒泄热以降痰火；诸药合用，可收益气固本、解表止咳的效果。

【参考文献】

［1］吴长有，杨安钢．临床免疫学［M］．北京：人民卫生出版社，2011.

［2］Karpinski J，Hauber I，Chemnitz J，et al. Directed evolution of a recombinase that excises the provirus of most HIV－1 primary isolates with high specificity［J］. Nature Biotechnology，2016，34（4）：401－409.

[3] 刘颖，邹雯，王健．中医药治疗艾滋病临床文献回顾性分析［J］．中医杂志，2013，54（19）：1686－1691.

[4] 吴涛，姜枫，胡振杰，等．艾滋病中医病因的研究概述［J］．中医学报，2011，26（5）：517－519.

[5] Haas DW，Zala C，et al. Therapy with atazanavir plus saquinavir in patients failing highly active antiretroviral therapy：a randomized comparative pilot trial［J］. AIDS，2003，17（9）：1339－1349.

[6] Alejandro Vallejo，Mercedes Olivera，et al. Genotypic resistance profile in treatment－experienced HIV－infected individuals after abacavir and efavirenz salvage regimen［J］. Antiviral Research，2004，61（2）：129－132.

[7] Huelsmann PM，Raueh，PAllers K，et al. Inhibition of drug－resistant HIV－1 by RNA inteerfernee［J］. Antiviarl Res，2006，69（1）：18.

[8] Little K，Surjadi M. Aseientificovevriew of the development of AIDS vaccine［J］. J Assoc Nurses AIDS Care，2000，11（6）：19－28.

[9] 王健，刘颖．中医药治疗艾滋病的现状及展望［J］．科技导报，2005，23（7）：29－33.

[10] Riva DA，Fernάndez－Larrosa PN，Dolcini GL，et al. Two immunomodulators，curcumin and sulfasalazine，enhance IDV antiretroviral activity in HIV－1 persistently infected cells［J］. Archives of Virology，2008，153（3）：561－565.

[11] 刘瑞，彭勃．中药治疗艾滋病的国内外研究进展［J］．世界中医药，2009，4（3）：175－178.

[12] 刘景超，郭凤鹏，李发枝．李发枝运用李杲御寒汤临证举隅［J］．中医杂志，2012，53（19）：1640－1641.

[13] 王晓蕊．刘爱华教授从湿热论治艾滋病经验［J］．中医研究，2007，20（12）：44－45.

[14] 张明利．李发枝教授治疗艾滋病经验举隅［J］．中医研究，2008，21（10）：54－55.

[15] Korean Society for AIDS. The 2015 Clinical Guidelines for the Treatment and Prevention of Opportunistic Infections in HIV－Infected Koreans：Guidelines for Opportunistic Infections［J］. Infect Chemother，2016，48（1）：54－60.

[16] Bhatti AB，Usman M，Kandi V. Current Scenario of HIV/AIDS，Treatment Options，and Major Challenges with Compliance to Antiretroviral Therapy［J］. Cureus，2016，8（3）：e515.

[17] Wang Z，Qin C，Yin J. Recent advances in synthetic carbohydrate－based human immunodeficiency virus vaccines［J］. Virol Sin，2016，31（2）：110－117.

[18] Kurapati KR，Atluri VS，Samikkannu T，et al. Natural Products as Anti－HIV Agents and Role in HIV－AssociatedNeurocognitive Disorders（HAND）：A Brief Overview［J］. Front Microbiol，2016，6：1444.

[19] Montales MT, Chaudhury A, Beebe A, et al. HIV – Associated TB Syndemic: A Growing Clinical Challenge Worldwide [J]. Front Public Health, 2015, 3 (11): 281.
[20] Albarillo F, O'Keefe P. Opportunistic Neurologic Infections in Patients with Acquired Immunodeficiency Syndrome (AIDS) [J]. Curr Neurol Neurosci Rep, 2016, 16 (1): 10.
[21] Liu ZB, Yang JP, Xu LR. Effectiveness and safety of traditional Chinese medicine in treating acquired immune deficiency syndrome: 2004 – 2014 [J]. Infect Dis Poverty, 2015, 4: 59.
[22] Deng X, Jiang MJ, Zhao XF, et al. Efficacy and safety of Traditional Chinese Medicine for the treatment of acquired immunodeficiency syndrome: a systematic review [J]. J Tradit Chin Med, 2014, 4: 1 – 9.
[23] Chen XM, Yuan QT, Liu ZB, et al. Asymptomatic stage of human immunodeficiency virus infection is the optimal timing for its management with Traditional Chinese Medicine [J]. J Tradit Chin Med, 2015, 35: 244 – 248.
[24] Cen YW, Tan XH, Zhang JS, et al. Randomized controlled study of integrated treatment of traditional Chinese medicine and western medicine on AIDS with pulmonary inflammation patients [J]. Chin J Chin Meter Med Chin, 2013, 38 (5): 2448 – 2452.
[25] Xu LR, Yang XP, Guo HJ, et al. Study on quality of life of asymptomatic HIV infected persons with Traditional Chinese Medicine [J]. Chin J Chin Meter Med Chin, 2013, 38 (15): 2480 – 2483.
[26] Wang J, Liu Y, Zou W, et al. Clinical observations on 100 HIV/AIDS cases treated with Chinese herb Aining Granule plus HAART [J]. Chin J AIDS STD (Chin), 2008, 14 (2): 101 – 107.
[27] Wainberg MA, Zaharatos GJ, Brenner BG. Development of antiretroviral drug resistance [J]. N Engl J Med, 2011 (7), 365: 637 – 646.
[28] Salam RA, Haroon S, Ahmed HH, et al. Impact of community – based interventions on HIV knowledge, attitudes, and transmission [J]. Infect Dis Poverty, 2014, 3: 26.
[29] Walsh K. Impact of community – based interventions on HIV: the next steps [J]. Infect Dis Poverty, 2014, 3 (11): 34.
[30] 王健，梁碧颜，闫世艳，等. 中医药治疗 8946 例艾滋病患者临床观察 [J]. 中医杂志，2011，52 (5)：395 – 399.
[31] 彭勃，李华伟. 中医药治疗获得性免疫缺陷综合征的思路和切入点 [J]. 中医杂志，2006，47 (6)：412 – 419.
[32] 张海燕，郭会军，符林春，等. 艾滋病期的本质特征是元气亏损——艾滋病病机研究的大样本调查报告 [J]. 中医学报，2011，26 (11)：1281 – 1283.
[33] 谢世平，胡研萍，许前磊. 用循证医学模式及方法制定《艾滋病中医诊疗指南》

[J]. 中华中医药杂志（原中国医药学报），2009，24（9）：1115-1119.
[34] 中华中医药学会防治艾滋病分会. 艾滋病中医诊疗指南（2013版）[J]. 中医学报，2014，51（5）：617-620.
[35] 杨子峰，洪志哲，唐明增，等. 白藜芦醇对小鼠艾滋病治疗作用的实验研究[J]. 广州中医药大学学报，2006（02）：148-150.

第十一章　儿童与老年免疫病

第一节　新生儿免疫缺陷病

【概论】

我国有关儿童免疫病的临床与科研起步较晚，自 1981 年成立儿科免疫专业学组后，经过几十年的发展，取得了可喜的成绩，但需要指出的是我国的儿童免疫病学发展极不平衡，主要集中在几所中心医院和相关的研究单位。儿科学与免疫学的关系非常密切，儿童时期最为常见的疾病属于感染性疾病，也是儿科医生最为关注的疾病；然而引起感染的内在因素——原发性及继发性免疫缺陷，还未受到足够的重视。因此，新生儿免疫病的提出就显得格外重要，儿科各个系统的炎症性疾病、自身免疫性疾病、过敏性疾病及各种类型的肿瘤的发生与发展都与免疫功能的紊乱有关。

自 1952 年 Bruton 报告首例先天性无丙种球蛋白血症以来，全球报道的 PIDD 已逾万例，目前得到证实的就有多达 120 种基因变异所致 PIDD，而且这些疾病不少于 150 种。PIDD 的全球发病率尚无准确的统计资料，法国报道在活产儿中发病率约为 1/5000；澳大利亚报道为 2. 82/万，且不包含无症状 IgA 及 IgG 亚类缺陷和补体缺陷；日本、瑞典报道约为 1/5000；中国香港地区约为 1/8000，中国大陆、澳门和台湾地区也有散在报道。香港特区开展 PIDD 研究 20 余年，在 600 多万人口中已发现 100 多例不同类型的 PIDD，表明 PIDD 在我国人群中并不少见，新生儿 PIDD 包括原发性和继发性。

中医学没有儿童免疫病的概念，中医对儿童免疫病的认识也是散在于各种中医文献资料中。儿童免疫病所涵盖的中医病名较为广泛，可归属为中医学的“肺炎喘嗽”“痹证”“水肿”“紫癜”“血证”“惊风”“猩红热”“麻疹”“温病”等疾病。

【西医病因与发病机制】

1. 遗传因素

遗传因素包括确诊或可疑的免疫缺陷或早期死亡的家族史、近亲婚配、具有高 PIDD 发病率的种族［例如纳瓦霍人的 SCID、阿米什人的共济失调毛细血管扩张症（AT）、阿什肯纳齐犹太人的布鲁姆综合征］。

2. 感染因素

增加感染风险的早产儿因素，包括心肺异常（如支气管肺发育不良、动脉导管未闭）、坏死性小肠结肠炎（由于肠道通透性增加和/或屏障功能减弱）、长期静脉置管及穿刺。

3. 孕母因素

围产期急慢性感染、妊娠期高血压、自身免疫性疾病、免疫缺陷病、应用免疫抑制剂、疫苗接种不足）、早产、手术及频繁静脉穿刺所致失血（由此产生的低丙种球蛋白血症）、生化异常、感染和各种疾病。

【诊断标准】

1. 早期筛查

2003 年由 Jeffrey Model 基金会根据临床研究提出了 10 条 PIDD 预警症状，即：

（1）1 年内发生≥8 次耳部感染。

（2）1 年内发生≥2 次严重鼻窦感染。

（3）口服抗生素治疗 2 个月以上无明显疗效。

（4）1 年内患过≥2 次肺炎。

（5）婴儿期生长发育迟滞。

（6）反复深部组织或脏器脓肿。

（7）持续性鹅口疮或皮肤真菌感染。

（8）需静脉使用抗生素治疗才能清除感染。

（9）超过 2 次深层感染（败血症）。

（10）PIDD 家族史。

其中，对于新生儿期患儿最具有提示意义的是 PIDD 家族史。在反复的临床实践中，有学者发现上述十大预警症状主要针对的是具有抗体缺陷的儿童及青少年患者，并不能完全识别所有具有 PIDD 潜在可能的患儿，且绝大多数严重的 PIDD 患儿在生后早期已出现临床表现，如 SCID、噬血细胞淋巴组织细胞综合征（hemophagocytic syndrome，HPS）、X 连锁多内分泌腺肠病伴免疫失调综合征（immune dysregulation，polyendocrinopathy，enteropathy，X－linked syndrome，IPEX）、慢性肉芽肿病（chronicgranulomatousdisease，CGD）、湿疹、WAS 等，故建议用 12 条预警症状评估婴儿期 PIDD，即：

（1）严重的和/或持续的真菌感染（如鹅口疮、肺孢子虫肺炎）、病毒感染（如呼吸道合胞病毒）或细菌感染。

（2）接种活疫苗后发生不良反应，尤其是接种卡介苗。

（3）持续的糖尿病或其他自身免疫性和/或炎症性表现。

（4）有败血症样临床表现但未分离出病原菌。

（5）广泛的皮肤损害。

（6）持续性腹泻。

（7）先天性心脏病（伴异常面孔表现）。

（8）脐带脱落延迟（$>30d$）。

（9）有 PIDD 家族史或家族中有因感染致早期夭折病史。

（10）持续淋巴细胞减少（<2500 个/mm^3）或其他血细胞减少，或在无明确感染情况下白细胞数增高。

（11）伴或不伴惊厥的低钙血症。

（12）胸部 X 线示胸腺影缺如。

重庆医科大学附属儿童医院也于近年提出过我国 PIDD 早期识别线索：

（1）活疫苗接种后感染。

（2）慢性破坏性气道感染。

（3）反复皮肤软组织感染。

（4）男性、早发、血小板顽固性减少。

（5）婴儿期外周血淋巴细胞计数明显降低（$<3.0\times10^9/L$）。

（6）男性婴儿糖尿病伴严重水样腹泻。

（7）男性重症 EB 病毒感染。

（8）婴幼儿 HLH。

（9）良性淋巴结、脾脏肿大伴自身免疫反应。

（10）严重过敏伴高 IgE 现象。

2. 流式细胞术在诊断 PIDD 中的应用

流式细胞术诊断 PIDD 具有需血量小、简便快速、特异性高等特点，特别适用于辅助临床诊断和初步筛查，在 PIDD 的早期诊断和治疗方面具有重要意义，特别是对于尚未开展 PIDD 分子诊断的医疗机构，流式细胞术在诊断 PIDD 方面有着不可替代的重要作用。目前流式细胞术在辅助诊断 PIDD 中的应用主要集中于 3 个方面。

（1）细胞表型测定　可用于以抗体缺陷为主的体液免疫缺陷，包括 XLA 和普通变异性免疫缺陷病（commonvariableimmunodeficiencydisease，CVID）；以 T 细胞缺陷为主的细胞免疫缺陷，如 DiGeorge 综合征；SCID 包括 $T^-B^-NK^-$、$T^-B^-NK^+$、$T^-B^+NK^-$、$T^-B^+NK^+$ 4 种表型，如表型为 $T^-B^-NK^-$ 的腺苷脱氨酶（adenosinedeaminase，ADA）缺陷和网状发育不全、表型为 $T^-B^-NK^+$ 重组活化基因 1 和 2（recombinationactivatinggenes1and2，RAG1/2）缺陷、表型为 $T^-B^+NK^-$ 的 IL－2 受体 γ 链（IL－2receptorgammachain，IL－2RG）缺陷和 Janus 激酶 3（Januskinase3，JAK3）缺陷、表型为 $T^-B^+NK^+$ 的 IL－7 受体 α 链缺陷和 CD3 表达异常等。

（2）细胞内外特定蛋白的测定　如 CD40 配体（CD40Ligand，CD40L）缺陷、IL2RG 缺陷、WASP 缺陷、IL－12/IL－23－γ 轴系异常和白细胞黏附分子缺陷（leukocyteadhesiondeficiency，LAD）。

（3）细胞功能测定　主要用于诊断 CGD，以往对本病的诊断依赖于四唑氮蓝试验，近年来流式细胞术已逐渐取代该试验而成为较准确和迅速的方法。

【西医治疗】

1. 一般治疗

加强宣传与护理，采取有效措施预防感染。合并感染时应用合适的抗生素治疗，针对各种情况进行对症治疗，如湿疹血小板减少综合征患者发生血小板减少性严重出血，可输新鲜血小板及维生素 D 或甲状旁腺素。

2. 替代治疗

替代治疗类似于中医“补其不足”的治疗理念。约80%的PIDD患儿伴不同程度IgG或其他抗体缺乏，因此补充IgG是最常见的替代治疗措施。其他替代治疗包括特异性Ig、输白细胞、细胞因子（如胸腺素等）。红细胞内有大量嘌呤核苷磷酸酶（PNP）和腺苷脱氨酶（ADA），因而用洗涤红细胞可治疗PNP及ADA缺陷症患者；输注白细胞可用于治疗中性粒细胞功能缺陷伴严重感染者；IL-2可用于治疗SCID，但仅可能对IL-2表达缺陷的SCID有效；C-干扰素可用于治疗CGD。

3. 免疫重建

免疫重建是将正常细胞或基因片段植入患者体内，使之发挥其功能，以期能持久地纠正免疫缺陷状态。免疫重建的方法有干细胞移植、骨髓移植和基因治疗等类型。

（1）*干细胞移植* 脐血干细胞移植：脐血富含造血干细胞，可作为免疫重建的干细胞重要来源，近年开展脐血干细胞移植成活率已达75%。无关供体配型脐血干细胞移植后GVHR较无关供体配型骨髓移植为轻，这是优先选用该方法的原因。

（2）*骨髓移植* 截至2004年全世界至少有2000例患儿接受了骨髓移植，总存活率约62%，其中同型合子骨髓移植达79%，无关供体配型骨髓移植成功率也近50%。年龄越小成功率越高，5岁以内接受骨髓移植成活率可高达85%。

（3）*免疫增强剂* 免疫增强剂种类繁多，主要药物是一些细菌裂解产物或人工合成的小分子多肽，这些物质进入机体后发挥无害抗原或免疫细胞增殖、分化的刺激原作用。主要效应是刺激淋巴细胞增殖，提升吞噬细胞活性，促进B细胞分泌Ig、T细胞分泌细胞因子从而改善免疫应答水平，增强CTL活性、吞噬指数、淋巴细胞转换率等一般免疫功能。

（4）*基因治疗* 许多PIDD的突变基因已被克隆，其突变位置已确立，为基因治疗打下了基础。理论上讲，凡骨髓移植成功的疾病均是基因治疗的指针，但目前PIDD的基因治疗仍在艰难探索中。

【中医治疗】

中医药治疗小儿PIDD有独到之处，对改善患儿的免疫功能，增强抵抗力，降低感染率均有较好的效果。同时可改善运用替代治疗、免疫重建疗法的患儿预后。新生儿PIDD可参照儿童或成人PIDD进行辨证施治。

1. 气血亏虚证

主症：面色无华，乏力，四肢倦怠，微恶风，易感冒，便溏，舌淡白，苔薄，脉细无力。

治法：益气养血。

方药：八珍汤加减，药用太子参、当归、炒川芎、炒白芍、肉桂、生黄芪、熟地黄、红枣、炒白术、茯苓。

2. 热毒炽盛证

主症：发热，口疮，面赤，大便秘结，小溲短赤，舌红苔黄，脉滑数。

治法：清热解毒。

方药：黄连解毒汤加减，药用黄连、黄芩、栀子、积雪草、白花蛇舌草、蒲公英、赤芍、石膏、知母、水牛角。

3. 阴虚内热证

主症：盗汗，自觉手足心热，口咽干燥，目干，不易入眠，舌质红，苔少或光剥，脉细或细数。

治法：滋阴清热。

方药：知柏地黄丸加减，药用知母、黄柏、生地黄、地骨皮、牡丹皮、赤芍、山药、山茱萸、青蒿、白薇。

【生活调摄】

注意卫生，在每次护理前均应洗手，防止手上沾污的细菌引起新生儿细嫩的皮肤感染，如护理人员患有传染性疾病或带菌者则不能接触新生儿。同时必须严格隔离治疗，接触者隔离观察。产母休息室在哺乳时间应禁止探视，以减少新生儿受感染的机会。

【科研思路与方法】

1. 理论研究方面

我国已开始有不同地域报道各自 PIDD 的情况，如陈香元等报道了 110 例 PIDD 的临床特点，其中还有部分进行了基因诊断；刘雪茹等也报道分析了 35 例 PIDD。各地报道的 PIDD 病谱存在较大差异，这可能与 PIDD 种类繁多、各地认识程度和诊断手段不同有关。

2. 实验研究方面

秦涛运用 TALEN 技术建立 DOCK8 - KO 小鼠模型并对其免疫功能进行评估，分析滤泡辅助 T 细胞数量功能改变，以及其相关功能分子 ICOS、PD - 1、Bcl - 6 及 IL - 21 水平，对 DOCK8 - KO 小鼠进行 IL - 21 替代治疗并观察其对免疫功能的修复效应。进一步构建 OVA 诱导哮喘 DOCK8 - KO 小鼠模型并对其进行 IL - 21 补充治疗，解析其治疗机制。结果发现，一方面用重组小鼠 IL - 21 细胞因子（20ng/d，3 ~ 6 天）对 DOCK8 - KO 小鼠进行替代治疗后，KO 小鼠血清 IgE 水平几乎能够回复到正常水平，脾脏 Tfh 细胞及其分化的主要调节转录因子 Bcl - 6，以及 Tfh 细胞的功能分子 PD - 1 和 ICOS 均能不同程度地回升至接近正常水平，治疗效应十分明显；另一方面采用 IL - 21 治疗 OVA 诱导的小鼠模型，WT 小鼠的 IgE 水平虽有回复，但总体治疗效果不如 DOCK8 - KO 小鼠明显。经 OVA 诱导的 DOCK8 - KO 小鼠经过 IL - 21 治疗，其 IgE 水平能够回复到正常水平，并且 Tfh 细胞及其主要调节转录因子 Bcl - 6，以及 Tfh 细胞的功能分子 PD - 1、ICOS 均能不同程度地回升至正常水平。最终得到结论为 DOCK8 缺陷引起 Tfh 细胞发育分化障碍，IL - 21 分泌降低，可能是导致 B 细胞对过敏原反应失控，产生大量功能性 IgE 的根本原因。

3. 临床研究方面

上海交通大学医学院陈同辛课题组，首次对中国 SCID 儿童单中心大样本进行临床研究，阐明了我国SCID临床特征，并发现了11种新型突变基因。贺建新等报道17例X-连锁慢性肉芽肿病合并重症卡介苗淋巴结炎病例，表明固有免疫在抗分枝杆菌感染中的作用。王月丹对SCID的分类及其相关研究进展进行了综述，对本病的病因及其病理机制、诊断治疗进展进行详尽评述。贺建新分析了15例SCID的临床特点，得出结论，尽管SCID临床表现相似，但致病基因呈异质性。临床上，小于6个月患儿，出现长期发热、呼吸系统感染和败血症表现并有生长发育落后、腹泻、口腔念珠菌等情况，应考虑SCID的可能，机会性病原感染更有提示意义，尤其有皮疹表现者，血IgG无明显降低不能除外SCID。

【名医验案】

1. 郭立中验案

患者，男，6岁，山东省济南市人。2012年12月10日初诊。主诉：右耳流脓2年，术后1年9个月。病史：2年前出现右耳流脓，CT提示颞骨肉芽肿，于当地医院手术治疗后，右耳仍时有流脓，味腥臭，在当地曾中西医治疗，疗效不佳，遂来治疗。刻下：左耳流脓，较右耳多，外界气温下降时耳内流脓加重，两侧乳突压痛，右侧耳内有类似溃疡状物，耳鸣时作，听力减退，面色苍白，双手背皮肤粗糙，色偏黑，纳寐及二便尚可。舌淡红，苔中后部白腻水滑。右寸关脉滑偏弦，左尺脉弱。

西医诊断：颞骨肉芽肿。

中医诊断：脑疽。

证型：肾阳素虚，痰浊阻窍，湿毒内盛。

治法：温肾助阳，化痰开窍，解毒利湿。

处方：炮附子30g，桂枝15g，苍术10g，白芷10g，南山楂5g，法半夏15g，石菖蒲15g，茯苓10g，陈皮10g，生薏苡仁30g，皂角刺5g，生姜20g，炙甘草5g。10剂，水煎服，早晚分服。

2012年12月20日二诊：服药后第三天两耳流脓大减，手背皮肤情况改善。但上周因感冒，出现高热，最高达39℃，服用退烧药后体温降至正常。之后左耳流脓加重，纳可寐安，二便调。舌黯淡苔白微厚腻。右脉寸关滑，左尺脉弱。上方改炮附子60g，桂枝30g，苍术15g，茯苓15g，陈皮15g，石菖蒲20g，南山楂20g，生姜50g，加生黄芪30g，11剂，服法同前。

2012年12月31日三诊：药后诸症俱减，右耳脓止，异味不显，左耳流脓量减少，耳鸣缓解。服药期间嘴角、颈部曾出现水疱，后自行消退。23日晚右耳流血，清理出血块，后未再出血。纳寐尚可，二便调。舌淡红苔薄白微腻，中部稍干。右脉偏滑，左尺脉弱。二诊方生黄芪加至50g，加淫羊藿20g，14剂，服法同前。

2013年1月17日四诊：药后症状改善，右耳流脓消失，已见结痂，左耳道内干净，双耳乳突部压痛，双手背及面部皮肤较前滋润，纳寐可，二便调，耳鸣已无。舌淡苔白厚腻。右寸脉滑细，左尺脉浮弱小紧。病属正复邪退，拟击鼓再进。方药：炮附子60g，生黄芪50g，桂枝30g，苍术15g，白芷15g，藿香15g，淫羊藿20g，石菖蒲20g，川芎15g，皂角刺10g，干姜20g，生姜30g，炙甘草5g，14剂，服法同前。后患儿病情时有进退，均以四诊方为基础加减，坚持服药2年，病情稳定，耳内流脓未发，听力好转。

按语：肾为先天之本。患者为儿童，发病在幼年，先天禀赋不足，肾阳素虚。阳虚不运，水湿不化，痰浊停聚，加之饮食不节，外寒入侵，阳气日损，湿浊日盛，日久酿成湿浊毒邪，停聚于耳，发为此病。因此治以温肾助阳以扶正，利湿解毒、化痰开窍以祛邪。标本兼施，双管齐下。方中附子大辛大温之品，鼓荡肾阳，温肾精而化气，火能生土，土能运化，寒湿自消。桂枝温通太阳，透达少阴，使内外通达，阳气由内而外，分布四旁，由脏腑至皮毛。白芷辛温，有祛风散寒、燥湿通窍、消肿排脓之功。配以苍术芳香辟秽，化浊解毒，健运脾土。南山楂味酸，行气散瘀，分消上下。法半夏辛温，可燥湿化痰。石菖蒲能通九窍，明耳目。茯苓、陈皮、薏苡仁健脾利水渗湿，使水湿得以运化。南山楂合桂枝化阳分之湿，使脾旺而水湿可行。法半夏合石菖蒲可疏肺络，分清浊。薏苡仁合白芷、皂角刺燥湿排脓、消痈疽疮疡。生姜味辛，可祛除秽气，性温，可化寒湿。附子与生姜合用，温先天以生后天，暖后天以养先天，相须为用，增强其温阳化湿之力。炙甘草补中益气，增强温补之力，调和诸药，另能缓姜、附峻烈之性。

二诊时患儿药后耳朵流脓的症状明显好转，但患者年幼，正气不足，外邪易侵袭机体，疾病反复。初诊方除加量，进一步加强全方扶正祛邪之力外，加用生黄芪补一身之气，引肾中之阳，入土温脾，使内外气血往来，托毒外出。

三诊时患儿右耳流脓渐止，左耳流脓减少，并且右耳有血块排出，可视为阳气运行，阴邪化去，排病外出的过程。在二方基础上黄芪加量，加强气血流通往来之力，促使脓毒进一步排出。加用淫羊藿引阳入阴，使全身阴阳交合，五脏丰盈，精气充沛。

四诊时患儿耳内流脓止，疮疡结痂，耳鸣无，听力好转，并见皮肤改善，说明正气渐复，邪气已退，此时应击鼓更进，加强扶正之力，方药变化，以温肾中之阳、添精化气为主。附子、黄芪、甘草引肾中之阳、入土温脾，大气升举，肺之化源足，此温化上焦；黄芪合苍术健脾益气，运化有方，津液得源，此温化中焦；附子合淫羊藿引坤土之性，入肾窍，使水土互功，脾肾相交，此温化下焦；三焦得以温化，津液运行得以畅通，寒湿自消，邪气去，正气复。桂枝、生姜温通经脉。桂枝白芷合用，开经膜，发肌腠，去寒痹。藿香味辛微温，香透脾胃，又通肺窍，从内而外引秽浊之气外出，分清泌浊，合石菖蒲通达心肺九窍，合白芷理肌腠，开皮毛。皂角刺燥湿化浊排脓。川芎辛温香燥，为气中血药，走而不守，行散又能入血分，活血化瘀，以祛瘀生新，辛散通达，活血以止痛。生姜兼顾卫表不和及中焦不适之证；干姜入里，温肺化饮、温中散寒，另助附子温阳暖土。

【参考文献】

[1] Geha RS, Notarangelo LD, Casanova JL, et al. Primary immunodeficiency disease: An update from the International Union of Immunological Societies Primary Immunodeficiency Diseases Classificat ion Committee [J]. J Allergy Clin Immunol, 2007, 120 (4): 776 - 778.

[2] Lehman H, Hernandez - Trujillo V, Ballow M. Diagnosing primary immunodeficiency: a practical approach for the non - immunologist. [J]. Curr Med Res Opin, 2015, 31 (4): 697 - 706.

［3］Baumgart KW，Britton WJ，Kemp A，et al. The spectrum of primaryimmunodeficiency disorders in Australia［J］. J Allerge Clin Immunol，1997，100（3）：415－423.
［4］Lau YL. Primary immunodeficiency in Hong Kong［J］. HK J Paediatr，1992，1（2）：15－29.
［5］Kohl S，Charlrebois ED，Sigouroudinia M，et al. Limited antibody－dependent cellular cytotoxicity antidody response induced by a herpers simplex virus type 2 subun it vaccine［J］. J Infect Dis，2000，181（1）：335－339.
［6］汪受传. 中医儿科学［M］. 北京：中国中医药出版社，2007.
［7］陈同辛. 原发性免疫缺陷并诊断标准［J］. 实用儿科临床杂志，2006，21（9）：573－576.
［8］Lau YL. Network of PID diagnostic service in China［J］. Cell Mol Immunol，2006，3（2）：155－161.
［9］Cooper MA，Pommering TL，Koranyi K. Primary immunodeficiencies Americal Family Physician［J］. Am Fam Physician，2003，68（10）：2001－2008.
［10］Chapel H，Geha R，Rosen F. Primary immunodeficiency diseases：Anupdate［J］. Clin Exp Immunol，2003，132（1）：9－15.
［11］陈同辛. 原发性免疫缺陷病的早期识别和干预［J］. 中华儿科杂志，2006，44（6）：427－430.
［12］Singh A，Desai B，Hirakannawar A，et al. Correlation of left atrial appendage histopathology，cardiac rhythm and response to maze procedure in patients undergoing surgery for rheumatic valvular heart disease［J］. Indian Journal of Thoracic and Cardiovascular Surgery，2005，21（1）：5－8.
［13］Diker E，Aydogdu S，Ozdemir M，et al. Prevalence and predictors of atrial fibrillation in rheumatic valvular heart disease［J］. The American Journal of Cardiology，1996，77（1）：96－98.
［14］Hafez M，Yahia S，Eldars W，et al. Prediction of residual valvular lesions in rheumatic heart disease：role of adhesion molecules［J］. Pediatr Cardiol，2013，34（3）：583－590.
［15］Faé KC，Palacios SA，Nogueira LG，et al. CXCL9/Mig Mediates T cells Recruitment to Valvular Tissue Lesions of Chronic Rheumatic Heart Disease Patients［J］. Inflammation，2013，36（4）：800－811.
［16］贺建新，赵顺英，江载芳. 重症联合免疫缺陷病 15 例［J］. 实用儿科临床杂志，2008，23（21）：1666－1668.
［17］徐兰，陈相蓉，王月丹. 重症联合免疫缺陷病的分类及其相关研究进展［J］. 生物学通报，2015，50（3）：6－10.
［18］余加林，赵晓东，郭杨杨，等. 3 月龄内婴儿原发性免疫缺陷病的诊断方案建议［J］. 中国当代儿科杂志，2017，19（01）：22－26.
［19］李志敏，邵惠，徐佳鑫，等. 新生儿期免疫缺陷病的识别［J］. 世界最新医学

信息文摘，2018，18（50）：37－38.
［20］裕帆，郭立中．从温肾通阳论治嗜酸性肉芽肿病案一例［J］．环球中医药，2018，11（03）：383－384.
［21］陈香元，曾华松，韦茹，等．儿童原发免疫缺陷病110例临床特点及基因诊断［J］．广东医学，2010，31（01）：28－31.
［22］刘雪茹，农光民．儿童原发性免疫缺陷病35例临床分析［J］．中国当代儿科杂志，2010，12（08）：625－629.
［23］秦涛．原发免疫缺陷病DOCK8缺陷综合征及IKBKB缺陷疾病的发病机制探讨［D］．重庆：重庆医科大学，2016.

第二节 阿尔茨海默病

【概述】

阿尔茨海默病（Alzheimer's disease，AD），又称老年痴呆症，是老年期痴呆最常见的原因。流行病学数据显示，AD在年龄大于65岁的人群中，其发病率为8%～10%，并且在此后每增长5岁，该病的发生率将增加1倍，在年龄大于65岁的人群中AD的发病率占年龄相关性痴呆的50%～60%。AD已经是继心血管疾病、肿瘤和中风之后的人类第四大杀手。本病隐匿起病，渐进发展，临床表现为渐进性记忆、认知功能障碍，人格改变及语言障碍等神经精神症状，严重影响社交、职业与生活功能。

中医学认为，AD大抵是由久病气血亏损，心神失养，或因年迈肝肾不足，髓海空虚所致。中医文献没有本病病名的记载，可归于中医“癫狂”“痴呆”等病的范畴。如《灵枢·海论》：“髓海不足，则脑转耳鸣，胫酸眩冒，目无所见，懈怠安卧。”《景岳全书·癫狂痴呆》曰：“痴呆证，凡平素无痰，而或以郁结，或以思虑，或以疑贰，或以惊恐，而渐致痴呆，言辞颠倒，举动不经，或多汗，或善愁，其证则千奇百怪，无所不至，脉必或弦或数，或大或小，变易不常，此其逆气在心或肝胆二经，气有不清而然。”《辨证录呆病门》提到：“大约其始也，起于肝气之郁；其终也，由于胃气之衰。肝郁则木克土，而痰不能化，胃衰则土不制水而痰不能消，于是痰积于胸中，盘踞于心外，使神明不清，而成呆病矣。”《石室秘录·呆病》也有“呆病如痴，而默默不言也，如饥而悠悠如失也……实亦胸腹之中，无非痰气，故治呆无奇法，治痰即治呆也”的记载。

【西医病因与发病机制】

1. 西医病因

（1）遗传因素　AD具有家庭聚集性，多数患者有阳性家族史，患者的一级亲属有极大的患病危险性，是一般人的4.3倍，呈染色体显性遗传及多基因遗传。目前，至少已发现4种基因的突变或多型性与AD有关，即淀粉样蛋白前体（APP）基因、早老素1基因（PS－1）、早老素2基因（PS－2）和载脂蛋白（ApoE）基因。

（2）炎症作用　在AD患者脑中，Aβ肽可引起炎症反应而致神经元丧失和认知功能障碍。研究证实，Aβ肽可激活胶质细胞而引起炎症反应。体外研究发现，激活的胶质细胞可通过炎症介质，如IL-1、化学因子及神经毒物质，而引起神经毒作用。

（3）铝中毒　流行病学研究显示，饮水铝含量与痴呆死亡率显著正相关。形态学研究发现，AD患者脑组织中铝水平较高，并发现铝可致脑组织神经纤维缠结（NF-T）和老年斑（SP）的形成。

（4）雌激素水平　新近研究发现，绝经后体内雌激素水平减低与AD发病密切相关。雌激素水平减低可能影响了机体对糖皮质激素的反应性，从而导致了AD的发病。

2. 发病机制

（1）β淀粉样蛋白级联学说　1984年，首次从AD患者脑膜血管壁中纯化并测得了Aβ氨基酸顺序，其基本结构中都含40或42个氨基酸多肽，统称为β淀粉样蛋白。之后，与AD相关的一些基因变化被陆续报道。有文献报道，AD患者可能是由于APP和早老素（presenilin，PS）基因的突变改变了β和γ蛋白酶对APP酶切过程或酶活性，从而产生过多的Aβ或高积聚能力的Aβ1-42。因此，该学说认为，Aβ异常分泌和产生过多会导致出现AD的其他病理变化，是AD发病的核心环节，减少AI3的形成、抑制AI3沉积，是预防和治疗AD的根本途径。

（2）免疫功能突变　已在AD的神经病变中发现抗原提呈、人类组织相容性抗原（HLA-DR）阴性和其他免疫调节细胞、补体成分、炎性细胞因子（CK）和急性反应物，并且在AD患者的脑内存在抗胆碱能神经元等多种抗体。推测自身抗胆碱能神经元抗体可能是引起胆碱能神经元损伤的一个原因，与AD的病理学特征的形成存在一定关系，淀粉样变性作为“非自身”抗原，可激活补体系统并加速合成补体及各种抑制因子，造成广泛的神经原损伤和丧失。

（3）细胞骨架的改变　微管是神经细胞中参与胞体与轴突营养输送的通道，是细胞骨架的重要成分，由微管蛋白和微管相关蛋白（MAP）组成，tau蛋白是MAP的主要成分。在AD脑内，异常过度磷酸化的tau蛋白含量显著升高并聚集成双螺旋丝形式，丧失了促进微管组装的生物活性，导致细胞骨架的结构异常和神经细胞的死亡。

（4）tau蛋白学说　该学说认为，tau蛋白的异常积聚是AD发病的主要环节，细胞外Aβ积聚，是AD病理过程中一个必然病理表现，并非是痴呆发病的根本原因。如临床认知能力的下降与NETs的严重程度有很高的相关性，而与SPs数目多少并无太大关系；在带有3个外源性基因APP、PS和tau基因的转基因小鼠中，发现神经元突触的丢失出现在Aβ斑块沉积形成之前；在某些AD患者脑内并无成熟的SPs，而仅发现有弥散斑。

【中医病因病机】

1. 脑髓失养

中医认为肾主骨、生髓，上通于脑，脑为髓之海，肾精与脑髓密切相关。在AD的众多危险因素中，最重要的是年龄因素，所以说衰老是AD发生最重要的环节，而中医对衰老与痴呆之间的关系早有论述。中医理论认为人的衰老是由肾精亏虚导致的，《素问·上古天真论》指出：“五八肾气衰，发堕齿槁……八八天癸竭，精少，肾脏衰，形体皆极，则齿发去。”说明肾气的盛衰直接影响人体的衰老过程。《灵枢·天年》曰：“人生十岁，五脏始定，血气已通，其气在下，故好走……九十岁，肾气焦，四脏经脉空虚。百岁，五脏皆虚，神气皆去，形骸独居而终矣。”也强调了肾气强弱在衰老过程中的重要作用。人体的衰老与肾的关系最为密切，在衰老的过程中肾精亏虚又会导致脑髓失养，产生呆、傻、愚、笨等痴呆症状，如《灵枢·决气》也有“脑髓消”的记载；《医学心悟》云“肾主智，肾虚则智不足”；王清任指出“脑为元神之府，灵机记忆在脑不在心”“年高无记忆者，脑髓渐空”。汪昂在《本草备要·辛夷》中也指出：“人之记性，皆在脑中。小儿善忘者，脑未满也，老人善忘者，脑渐空也。”可见肾精亏虚、脑髓消减、神机失用是AD的基本病机。

2. 浊毒损伤

历代医家已经认识到痰浊瘀血在痴呆发生中的重要作用，认为老年气血亏虚，脏腑功能失常，会导致痰浊瘀血的积聚。如《灵枢·营卫生会》指出：“老者之气血虚，其肌肉枯，气道涩，五脏之气相搏，其营气衰少，而卫气内伐。”其中“气道涩”指的是痰浊瘀血等病理产物的凝聚。明代张景岳在《景岳全书·杂证谟》中有“癫狂痴呆”专论，指出“痴呆证凡平素无痰而或以郁结，或以不遂，或以思虑，或以疑虑，或以惊恐而渐致痴呆”。清代陈士铎在《辨证录·呆病门》中提出肾虚和痰郁是形成痴呆的关键。《石室秘录》记载：“痰气最盛，呆气最深。”可见老年痴呆证初期为肝气郁结，渐至木克脾土，影响脾胃功能，加之老年人本身就易脾胃虚弱，运化水湿失职，痰湿内停，瘀阻心窍，扰乱神明，而出现心神失常等症。

【诊断标准】

2007年版NINCDS－ADRDA－R阿尔茨海默病临床诊断标准：

（1）记忆或认知功能损害逐渐出现6个月以上，且进行性恶化。

（2）神经心理学测评证实存在显著的情节记忆损害，如中文版延迟故事回忆（DSR）不同年龄分界值：50岁及以上者<15.5分、65岁及以上者<11.5分、75岁及以上者<9.5分，平均<10.5分。

（3）精神状态检查或神经心理学测评提供认知功能损害的客观证据，如中文版简易精神状态检查（MMSE）不同教育程度分界值：文盲组$\leqslant 19$分、小学组$\leqslant 22$分、初中及高中组$\leqslant 23$、高等教育组$\leqslant 26$分，平均$\leqslant 23$分。

（4）工作或日常生活能力受损，如中文版工具性日常生活活动量表（IADL）得分$\geqslant 16$分。

（5）整体状态评价为轻度痴呆及以上，如痴呆评定量表（CDR）得分$\geqslant 0.5$分。

（6）神经影像学证据：海马体积缩小，如MRI显示左侧海马体积$\leqslant 1.96cm^3$，右侧海马体积$\leqslant 2.01cm^3$；或内侧颞叶萎缩，如MTA－scale 75岁以下者$\geqslant 2$分，75岁以上者$\geqslant 3$分。

（7）除外其他病因：认知损害发生或加重在明确的卒中后3个月内，或存在多发梗死或严重白质高信号等血管性痴呆的典型特征；或具有波动性认知损害、形象生动的视幻觉及自发的帕金森综合征等路易体痴呆的核心特征；或具有行为变异和额叶和（或）前颞叶明显萎缩等额颞叶痴呆的突出特征；或其他可逆原因如激素或代谢异常，甲状腺功能减退或叶酸/维生素 B_{12} 缺乏；或谵妄或其他精神及情感疾病，如精神分裂症、抑郁症。

【西医治疗】

1. 增强胆碱能神经功能的药物

①补充脑胆碱能前体物质（如胆碱、卵磷脂等）；②胆碱、胆碱酯酶抑制剂（如他克林、多奈哌齐、美曲膦酯、毒扁豆碱和 ENA713 等）；③M 受体激动剂（占诺美林、沙可美林以及槟榔碱、RS-86、匹鲁卡品等）。

2. 调节谷氨酸等兴奋性氨基酸的药物

谷氨酸为中枢神经系统最主要的兴奋性神经递质，它介导 50% 以上的中枢突触联络，谷氨酸受体异常均可增加中枢神经系统淀粉样物质生成而导致 AD 发生。

3. 阻止 SP 形成的药物

AD 患者痴呆程度与脑内 SP 及 NFFs 数量有一定关系。因此，抑制其形成与发展将有助于 AD 的治疗。抗氧化、自由基清除剂等措施，有利于阻止 SP 的形成。糖皮质激素和非甾体抗炎制剂（强的松、阿司匹林、卡维地洛、维生素 E、SOD 等）仍是 AD 治疗的主要选择药物。

4. 改善脑缺血及神经营养药物

此类药物是近几年研究的新热点，临床上已经取得了很大进展。脑血管扩张剂（如萘呋胺脂、氢化麦角碱、氟桂嗪、尼莫地平等）能选择性扩张脑血管，增加脑血流量而不增加脑代谢，间接增加神经营养作用；神经营养药物，如神经生长因子（nervegrowthfactor, NGF）以及雌激素等，现已初步证实，雌激素可改善 AD 患者和绝经后妇女的认知功能，这将促使人们进一步研究雌激素能否延缓女性 AD 的进程和改善女性 AD 患者的认知功能，以及研究雌激素是否具有推迟 AD 发病时间的潜在作用。

5. 治疗 AD 的其他相关药物

增加脑代谢药物（eroloidmesylates），能通过增加脑局部葡萄糖利用率和代谢率而改善 AD 患者认知功能和行为能力；稳定脑细胞膜药物（神经节苷脂和磷脂酸丝氨酸），能通过改变膜流动性或胆固醇含量而延缓 AD 病程；抗神经毒药物，司来吉林（Selegiling）能抑制中枢 MAO-B 神经毒性而延缓 AD 的进程；降低胆固醇药物，能降低脑组织中的 ApoE4 含量，而阻止 tau 蛋白异常磷酸化和 amyloid 蛋白沉积等。

【中医治疗】

从虚论治，养精填髓，重在健脾补肾；从瘀论治，活血祛瘀，重在通络开窍；从痰论治，化痰降浊，重在解郁醒神。

1. 髓海不足证

主症：智力减退，神情呆顿，词不达意，头晕耳鸣，懈情思卧，齿枯发焦，腰酸骨软，步履艰难，舌瘦色淡，苔薄白，脉细弱。

治法：补肾益髓，填精养神。

方药：七福饮加减，药用白术、人参、熟地黄、当归、远志、杏仁、炙甘草、紫河车、阿胶、鹿角片、石菖蒲。

2. 脾肾两虚证

主症：表情痴呆，沉默寡言，记忆减退，失认失算，口齿含糊，词不达意，伴腰膝酸软，肌肉萎缩，食少纳呆，气短懒言，口涎外溢，腹痛喜按，鸡鸣泄泻，舌质淡白，舌体胖大，脉沉细弱。

治法：补肾健脾，益气生精。

方药：归脾汤加减，药用白术、人参、炙甘草、茯苓、木香、黄芪、大枣、生姜、龙眼肉、当归。

3. 痰浊蒙窍证

主症：表情痴呆，沉默寡言，记忆减退，失认失算，口齿含糊，词不达意，不思饮食，脘腹胀痛，痞满不适，口多涎沫，头重如裹，舌质淡，苔白腻，脉滑。

治法：豁痰开窍，健脾化浊。

方药：涤痰汤加减，药用半夏、陈皮、茯苓、枳实、竹茹、制天南星、石菖蒲、郁金、生甘草。

4. 瘀血内阻证

主症：表情痴呆，口齿含糊，沉默寡言，记忆减退，失认失算，词不达意，伴肌肤甲错，口干不欲咽饮，双目晦暗，舌质暗或有瘀点瘀斑，脉沉细。

治法：活血化瘀，开窍醒脑。

方药：通窍活血汤，药用麝香、当归、桃仁、红花、川芎、丹参、炒柴胡、川牛膝、葱白。

【生活调摄】

1. 生活规律：保证充足的睡眠，常以温水洗脸、脚，正常入睡，晨起适度活动，生活内容要丰富，不要过劳。

2. 饮食适当：保持充足的营养，严格控制饮食，尤其是对患有高血压和高血脂一类疾病的老年痴呆患者，少食动物脂肪，以豆油、菜油代替猪油，且动物内脏、蛋黄、鱼籽、鳗鱼等要加以限制。食物宜以素净清淡为主，糖和盐均不宜过多，必要时辅助维生素等营养物质，可适度进食蔬菜、豆制品、瘦肉和水果等。

3. 适当参加体育活动：量力而行，循序渐进，根据自身身体状况选择合适的锻炼项目，如体操、跑步、舞剑、太极拳、散步等。

4. 保持情绪平稳，避免精神刺激。

【科研思路与方法】

针对西医目前的治疗困境，中医药有可能发挥独特的作用。其一，虽然 AD 的机制不清楚，而中医的“证”是可见的，可根据中医辨证施治理论来设计中草药复方制剂。其二，虽不能模拟出与人一样的认知障碍动物模型，但很多中草药已沿用几千年，不会对机体造成严重毒性反应，可直接试用于现成的 AD 患者。其三，虽 AD 涉及神经机制复杂，但中草药复方制剂成分较复杂，在不明机制的情况下有可能通过多靶点作用找到突破点。

1. 理论研究方面

陈可冀院士认为，老年痴呆疾病中，瘀毒致病是导致本病的重要病因。瘀毒之邪主要指内生之毒，由于脏腑功能失调，气血津液运行紊乱，阴阳失衡，产生热、痰、瘀等病理产物，这些病理产物在体内不能被及时排除，蕴积日久，而转化成毒，对人体脏腑经络造成严重损害，具体主要表现为痰毒、瘀毒，而痰浊、瘀血日久化热成为热毒。痰浊毒邪随气上行，蒙蔽清窍，发为痴呆；瘀血留滞脑络，阻塞机窍，脑络不通，肾阴难以上行充髓养脑，以致脑腑失养，神机失用，发为痴呆；热扰脑府，脑窍壅塞。因此临证宜根据病势缓急及病程长短的不同，针对痰瘀热毒进行审因论治，陈院士多在病证结合的基础上加用清热解毒之品，或用黄连解毒汤加减治疗，通过补肾健脾、化痰泄浊、活血化瘀、清热解毒以解除痰瘀热毒。陈院士临证时特别强调治疗必须结合老年人的特点，细观察、勤分析、慎下药、常总结。在选用豁痰、化瘀、解毒等峻烈药物时，要兼顾患者年老体衰的特质，慎酌用量，做到驱邪不伤正为宜。目前无论是药理实验还是临床研究，都表明黄连解毒汤对脑血管病引起的痴呆具有良好的治疗效果。

2. 实验研究方面

通过药理研究发现，黄连解毒汤能减少脑中自由基活性，增强海马区星形角质细胞 Cu－Zn－SOD 活性，减少海马区神经元的氧化应激，抑制脂质过氧化反应，预防胆碱能突触功能障碍及突触前血清素过多引起的短暂性脑缺血。有人通过实验研究探讨黄连温胆汤配合针刺对老年痴呆的影响，发现黄连温胆汤配合针刺具有清热化痰、活血化瘀、醒脑开窍、增加脑血流量、改善微循环、减轻神经细胞损伤的作用，可有效控制老年痴呆的病情发展。

总之，通过多学科联合、横向研究，可能找到对 AD 客观可靠的有效药物和疗效判定标准，相信通过中西医结合思路，不久一定能开发出符合我国国情的治疗 AD 有效药物。

3. 临床研究方面

黄东明等人通过选择 AD 患者和健康人群各 60 例分别作为 AD 组及对照组，比较两组外周血中 Ghrelin 水平、外周血单核细胞膜上 TLR4 阳性表达率及平均荧光强度（MFI）、蒙特利尔认知评估量表（MoCA）评分，分析 AD 病患者 Ghrelin 水平与 TLR4 阳性率及 MFI、MoCA 评分的相关性，以此来探讨阿尔茨海默病（AD）患者的 Ghrelin 水平及其与 Toll 样受体 4（TLR4）信号通路的关系。结果显示，AD 组的外周血 Ghrelin 水平及 MoCA 评分均低于对照组（均 $P<0.05$），而 TLR4 阳性率、MFI 均高于对照组（均 $P<0.05$）。AD 组患者外周血 Ghrelin 水平与 TLR4 阳性率及 MFI 均呈负相关（均 $P<0.05$），而与 MoCA 评分呈正相关（$P<0.05$）。此研究提示 AD 患者的外周血 Ghrelin 水平下降，且认知功能损害越重，Ghrelin 水平越低，其或可通过抑制 TLR4 介导的信号通路减轻 AD 患者的免疫炎症反应。

【名医验案】

1. 董梦久验案

王某，男，82岁。因记忆力减退3个月就诊。症见：善忘，精神萎顿，少气懒言，头晕耳鸣，呕吐痰涎，腰膝酸软，舌胖淡有瘀斑，舌苔白腻，脉弦细。

西医诊断：阿尔茨海默病。

中医诊断：痴呆。

证型：肾精亏虚，髓海空虚。

治法：补肾填精，化痰开窍，活血化瘀。

方药：还少丹加减。何首乌30g，黄芪15g，川芎10g，石菖蒲15g，远志10g，龟板10g，淫羊藿15g，丹参30g，熟地黄12g，山茱萸10g，当归15g。

服药2个月后得诊，患者诸症均有所减轻。再予本方治疗3个月，患者精神好转，健忘之症减而不显，呕吐痰涎消失，唯头晕耳鸣、腰膝酸软减而未尽，舌暗红，苔薄白，脉细。患者痰瘀已去，然仍髓海空虚，继拟补肾填精。取右归丸图之，以填精固本。随访1年，患者病情缓解。

按语：董师方药以何首乌、淫羊藿补肾壮阳为君；熟地黄、山茱萸、龟板、黄芪为臣，固肾填髓兼益气；丹参、当归活血化瘀通络，远志、石菖蒲豁痰开窍共为佐；川芎活血行气为使药。诸药并用，除补肾填髓、调整脏腑功能治其本外，还能豁痰开窍、活血祛瘀治其标。如此标本兼治，方可“邪尽正复，神明复主”。

2. 董克礼验案

患者，男，76岁。现病史：近1年来经常失眠，伴头昏目眩、肢体麻木不适，记忆力显著减退，情绪不稳，易急躁冲动，有时疑虑消沉，言语欠利，四肢困乏，腰酸腿软，行走不稳。近10余日来病情逐渐加重，表情淡漠，反应迟钝，不能计算，语无伦次或答非所问，神识呆滞，无法社交或独立生活，偶有小便失禁。舌紫暗，苔白腻，脉沉细弱。头颅CT扫描示：脑萎缩。

西医诊断：阿尔茨海默病。

中医诊断：痴呆。

证型：肾元亏虚，痰瘀内阻。

治法：补肾活血化痰。

方药：益智健脑颗粒原方加味。淫羊藿15g，制何首乌15g，当归10g，水蛭10g，锁阳15g，田七10g，川续断15g，白芍10g，刺五加15g，柏子仁10g，法半夏10g，白术10g，胆南星10g，石菖蒲15g。

配合补肾活血针刺法治疗，隔日1次。连续治疗2个月后神志大为改善，记忆力及语言能力有所提高，小便自遗消失，其他症状均减。嘱其守方继续服用半年后诸症大减，生活基本能自理。

按语：肾藏五脏六腑之精气，肾虚可以导致五脏六腑精气虚损而致五脏功能失调、气血不足或气血不畅而内生瘀血，血瘀导致五脏六腑失于气血的濡养，五脏失调，加重肾虚，日久便逐渐形成“肾虚导致血瘀，血瘀加重肾虚”的恶性循环；脏腑功能失调及气滞血瘀可使水津输布及代谢失常而滋生痰浊，故五脏失调及痰浊阻滞等病机均源于肾虚血瘀的基本病机。肾虚为病，产生因虚致瘀的病理改变，血瘀是肾虚衰老的病理产物，也是加速肾虚衰老的重要病因。肾虚与血瘀互为因果、相伴同行，渐致髓海空虚，神机失用，智能减退，发为痴呆。因此，肾虚血瘀才是 AD 最基本的病因病机，贯穿了 AD 发病的全过程。

【参考文献】

[1] 郁向静，何俊民．β 淀粉样蛋白在阿尔茨海默病中的病因学作用［J］．广州医药，2007，38（2）：12－17.

[2] Behl C. The search for novel avenues for thetherapy and prevention of Alzheimer′s disease［J］. Drug News Perspect，2006，19（1）：5－12.

[3] 杨建华．阿尔茨海默病病因及发病机制研究进展［J］．实用医技杂志，2006，13（18）：3304－3305.

[4] Davis KL，Thal LJ，Gamzu ER，et al. A double－blind，placebo－controlledmulticenter study of tacrine for Alzheimer′s Disease. The Tacrine Collaborative Study Group.［J］. N Engl J Med，1992，327（18）：1253－1259.

[5] Farlow M，Gracon SI，Hershey LA，et al. A Controlled Trial of Tacrine inAlzheimer′s Disease［J］. JAMA，1992，268（18）：2523－2529.

[6] 黄德斌，董志．阿尔茨海默病病因及治疗药物研究进展［J］．湖北民族学院学报，2007，24（2）：63.

[7] Hardy J，Selkoe DJ. The amyloid hypothesis of Alzheimer′sdisease：progress and problems on the road totherapeutics［J］. Science，2002，297（5580）：353－356.

[8] Sano M，Emesto C，Thomas RG，et al. A Controlled Trial of selegiline alpha－tocopherolor both as treatment for Alzheimer′s Disease［J］. N Engl JMed，1997，336（17）：1216－1222.

[9] Szekely CA，Thorne JE，Zandi PP，et al. Nonsteroidal anti－inflammatory drugs for the prevention of Alzheimer′s disease：a systematic review［J］. Neuroepidemiology，2004，23（4）：159－169.

[10] 罗朵生，郭姣，何伟．阿尔茨海默病的治疗研究进展［J］．食品与药品，2007，9（12）：43.

[11] 杜武勋，柴山周乃，魏聪聪．张伯礼治疗轻度认知功能障碍和老年痴呆的经验［J］．辽宁中医杂志，2012，39（7）：1225－1228.

[12] 李敏，张萍，徐凤芹．陈可冀院士治疗老年痴呆的临床经验［J］．中西医结合心脑血管病杂志，2015，13（2）：255－257.

[13] Miguel A，Shelanski ML. Neurogenic effect of β－amyloid peptide in the development of neural stem cells［J］. J Neuroscience，2004，24（23）：5439－5444.

[14] 王永炎．关于提高脑血管疾病疗效难点的思考［J］．中国中西医结合杂志，1997，17（2）：195－196.

［15］常富业，张云岭，王永炎，等．中医药醒脑散治疗老年性痴呆的临床研究［J］．天津中医药，2008，25（5）：367－368.
［16］田金洲，张伯礼，王永炎．2011年美国阿尔茨海默病最新诊断标准解读［J］．中国医学前沿杂志（电子版），2011，3（4）：91－95.
［17］田金洲，时晶，魏明清，等．阿尔茨海默病临床诊断标准的中国化［J］．中国医学前沿杂志（电子版），2012，4（10）：1－6.
［18］Mohseni HK，Cowan D，Chettle DR，et al. A Pilot Study Measuring Aluminum in Bone in Alzheimer's Disease and control Subjects Using in vivo Neutron Activation Analysis［J］. J Alzheimers Dis，2016，53（3）：933－942.
［19］Chouraki V，Reitz C，Lambert JC，et al. Evaluation of a Genetic Risk Score to Improve Risk Prediction for Alzheimer's Disease［J］. J Alzheimers Dis，2016，53（3）：921－932.
［20］肖岚，董克礼．董克礼教授运用补肾活血法治疗阿尔茨海默病经验［J］．中华中医药杂志（原中国医药学报），2015，30（2）：435－438.
［21］黄东明，胡才友，覃少东，等．阿尔茨海默病患者Ghrelin水平及其与Toll样受体4信号通路的关系［J］．广西医学，2018，40（10）：1141－1144.
［22］张腾．董梦久治疗阿尔茨海默病的经验［J］．湖北中医杂志，2012，34（8）：223－225.

第三节　老年皮肤瘙痒症

【概述】

老年性皮肤瘙痒症是临床常见的皮肤病，尤其冬季最为明显，常以剧烈的皮肤瘙痒伴继发抓痕、血痂、苔藓样变为主要表现，病因多由于老年人皮脂腺功能减退，油脂分泌减少，皮肤干燥所致。由于长期的剧烈瘙痒，严重影响了患者的生活质量。

中医称之为"诸痒""痒风""风痒"等，散落地记载于历代医籍中。如《黄帝内经》："诸痛痒疮，皆属于心。"《难经》："痛为实，痒为虚。"《灵枢·刺节真邪篇》谓："搏于皮肤之间，其气外发，腠理开，毫毛摇，气往来行，则为痒。"《杂病源流犀烛》："血虚之痒，虫行皮中；皮虚之痒，淫淫不已；风邪之痒，痒甚难忍；酒后之痒，痒如风疮，常搔至血出。"《诸病源候论》："风瘙痒者，是体虚受风，风入腠理，与血气相搏，而俱往来于皮肤之间。邪气微，不能冲击为痛，故但瘙痒也。"《外科证治全书》："痒风，遍身瘙痒，并无疮疥，搔之不止。"《外科大全·诸痒》："诸疮痛痒，皆属于火。"《外科心法要决》："痒属风，亦各有因。"《巢氏病源》又谓"搔破皮肤，血痂累累，又称血风疮"。金元《丹溪心法》云："诸痒为虚。血不荣肌腠，所以痒也。"《医宗金鉴》认为："血风疮，此证由肝、脾二经湿热，外受风邪，袭于肌肤，郁于肺经……若日久风邪郁在肌肤则耗血生火，搔痒倍增，夜不得寝，挠破津血，心烦，大便燥秘，咽干不渴，此属火燥血短。"指出本病开始时因风邪、湿邪、热邪引起，日久则耗血生火而出现血燥、血虚之证。清·许克昌等《外科证治全书》指出："痒风，遍身瘙痒，并无疥疮，瘙之不止，肝家血虚，燥热生风，不可妄投风药。"

【西医病因与发病机制】

西医学认为本病的发病因素比较复杂，目前尚不完全明确。有病因学研究表明，内环境的紊乱往往会导致瘙痒的发生。

1. 内因

多与某些内部疾病有关，如神经衰弱、大脑动脉硬化、甲状腺功能异常、糖尿病、贫血、白血病、霍奇金病、淋巴肉瘤、肾炎、膀胱炎、习惯性便秘、肝胆疾患、风湿热、类风湿关节炎、结肠病、肠寄生虫病、病灶感染、药物反应及烟酒和辛辣食品等。

2. 外因

与外来刺激有关，冬季瘙痒病与夏季瘙痒病患者对气温的变化常极为敏感，冬季寒冷皮肤干燥，夏季炎热皮肤多汗，均可诱发本病或使症状加重。穿着化纤毛织品，使用碱性过强的肥皂，外用药物及接触各种化学物品，也可促使本病发生。

【中医病因病机】

中医学认为老年性皮肤瘙痒症的病因病机与气血阴阳变化有关。"残阴残阳"，就是老年人的基本生理特点，此特点直接影响了一切老年病的发生、发展、转归的全过程。

1. 气血不和

肌肤气血不和是瘙痒产生的病理基础。老年人气血虚弱，精血不足，或年老体衰，肝肾阴亏，精血无以充养肌肤，或情志抑郁，肝失疏泄，气机阻滞，五志化火，血热内蕴，化热动风；或饮食不节，过食辛辣油腻、酒类，损伤脾胃，运化失常，湿热内生，内不得疏泄，外不得透达，郁于皮肤腠理而痒；或久病及络，脉络瘀阻，不能濡养肌肤而痒；或因气血不足，营卫失和，卫外不固，为风寒外邪所袭，使内外合邪所致。本病多于秋冬干燥寒冷季节加重，而暑夏温暖潮湿季节减轻。

2. 血虚风燥

肌肤失养或因风湿蕴于肌肤，不得疏泄而致。朱仁康先生认为，瘙痒总的原因不离乎风，风可分为外风和内风，外风可有风热、风湿，内风可分为血热生风、血虚生风及血瘀生风。壮年多见血热生风，一般常见于夏季瘙痒症；老年多见血虚生风，以冬季瘙痒症尤为多见。

【诊断标准】

1. 60 岁以上，性别不限。

2. 全身皮肤瘙痒，呈阵发性瘙痒，夜间痒甚，皮肤干燥，冬季加重，无原发性损害，皮肤因强烈搔痒而遍布抓痕，伴血痂苔藓样变及色素沉着，烦躁不安，心悸失眠。

【西医治疗】

1. 一般治疗

避免刺激，如避免饮酒、咖啡、浓茶及食用辛辣之品，局部要避免搔抓、摩擦、热水烫洗及使用羊毛内衣。

2. 药物治疗

（1）全身对症治疗

①抗组胺药物，1 种或 2 种合用。

②钙剂、维生素 C、硫代硫酸钠等酌情选择用。

③镇静剂：有神经精神因素或明显影响睡眠者可选择用适当的镇静剂。

④普鲁卡因静脉封闭疗法。

⑤维生素疗法：老年性皮肤瘙痒可予维生素 A、E 及复合维生素 B 等。

⑥性激素制剂：适用于老年性瘙痒症。男性患者用丙酸睾酮注射液（25mg/bid，I. M）或甲基睾丸酮（5mg/bid，Po）；女性患者给予乙烯雌酚片（0.5mg/bid，Po）或黄体酮（10mg/qd，I. M）。

（2）局部治疗

①皮质类固醇激素局部注射：适用于局限性瘙痒病顽固难治病例，可选用强的松龙或地塞米松，加适量的 1% 利多卡因注射液局部浸润注射，每周 1 次。

②普鲁卡因局部封闭疗法，用于局限性瘙痒病。

③皮质类固醇激素霜剂、软膏或透剂外用。

④可选择用含有止痒剂的洗剂、霜剂、软膏或酊剂，如 1% 薄荷、1% ~2% 樟脑、1% ~2% 碳酸、1% 达可罗宁或 5% ~10% 煤焦油等外用。

【中医治疗】

1. 辨证论治

（1）血虚生风证

主症：乏力头晕，口干，痒无定处，遇热加重，皮肤有明显的抓痕及血痂，舌质红，苔薄黄，脉浮数。

治法：补血祛风，清热润燥止痒。

方药：四物汤合银翘散加减，药用当归、赤芍、生地黄、炒川芎、金银花、连翘、白鲜皮、鸡血藤、荆芥、生甘草、蝉衣。

（2）湿毒侵淫证

主症：皮肤瘙痒，持久不解，抓痕结痂，伴口苦咽干，胸闷纳呆，便秘尿黄，舌红苔黄腻，脉滑数。

治法：清热解毒利湿。

方药：黄连解毒汤合二妙散加减，药用黄连、黄芩、山栀子、黄柏、生薏苡仁、川牛膝、白鲜皮、赤芍。

（3）瘀血阻络证

主症：皮肤甲错，脱发，烦躁，皮肤干燥，瘙痒时轻时重，经久不愈，舌有瘀斑，脉弦细。

治法：活血化瘀，理气止痒。

方药：桃红四物汤加减，药用桃仁、红花、当归、鸡血藤、赤芍、牡丹皮、白鲜皮、炒川芎、蝉衣。

（4）肝郁脾虚证

主症：皮肤瘙痒难忍，搔抓不止，限于身体某处，神经性皮炎、瘙痒症（局限性）多见，伴有胸胁胀满窜痛、善太息、急躁易怒、纳呆、腹胀便溏、乏力，舌苔白，脉弦缓。

治法：疏肝健脾止痒。

方药：疏肝散加参苓白术散加减，药用党参、茯苓、泽泻、柴胡、白芍、赤芍、白鲜皮。

2. 中药外洗

外洗既可以祛风活血、解表止痒，又可以改善皮肤的营养，常选用清热解毒、活血止痒之药。外洗时不宜使用矿物类药物，以免过度刺激皮肤而诱发过敏。外洗方组成药物如苍术、苍耳子、土槿皮、地肤子、苦楝皮、苦参、百部、野菊花、蛇床子、红花、白鲜皮等。也可取米泔水（浸泡生米后的水）1000mL，加食盐100g，煮沸5～10分钟，用此液擦洗患处，早晚各1次，每次1～3分钟，效果较好，但要注意外洗时水温不宜太高。

【生活调摄】

1. 注意营养均衡，多吃新鲜蔬果及牛奶、豆浆等含水分丰富的食物。还可常吃芝麻油、黄豆、花生等含有不饱和脂肪酸食物，如亚油酸等。

2. 维生素的摄取，对于防治皮肤瘙痒很重要，特别是维生素A、维生素B_2、维生素B_6等。当人体缺乏维生素A时，皮肤会变得干燥，有鳞屑出现，甚至皮肤出现棘状丘疹，因而要多食用动物肝脏、胡萝卜、油菜、芹菜、禽蛋、鱼肝油等。

3. 老年皮肤瘙痒症患者应避免辛辣、油腻、海鲜、咖啡、酒等食品，如化脓性皮肤患者宜少吃甜食、酒类等；而辣椒、葱、蒜、酒、浓茶等食物，会导致人睡眠欠佳、情绪不稳定等诸多反应，这些心理因素也会影响到人对刺激的敏感度，更容易产生痒感。

【科研思路与方法】

1. 理论研究方面

朱仁康认为，老年皮肤瘙痒症可分为四型：血热型治以止痒息风汤加减；血虚型治以当归饮子或养血润肤饮加减；风湿型以消风散加减；风重型以乌蛇祛风汤加减。赵炳南将皮肤瘙痒症分为两种证型：血虚风燥型，阴血不足，治以疏风止痒，方用止痒合剂加减；风湿蕴阻型，治以祛风利湿，养血润肤，方用全虫方加减。

2. 实验研究方面

吴跃申等探讨了IgE介导的过敏反应与老年皮肤瘙痒的关系，认为老年皮肤瘙痒症与过敏原有密切关系，尤其是与吸入性过敏原。近年来对IgG4参与变态反应的探讨越来越多，它既介导吸入性过敏反应，又与食物过敏反应关系密切。特异性IgE检测阴性的患者中食物特异性IgG4检出显著高于健康组，由此推测特异性IgG4也可能参与老年皮肤瘙痒症的发病。有学者在动物瘙痒鼠中也已发现瘙痒与Th2的分化有关。另有对健康老年人的研究表明，老年人 T 淋巴细胞 IL－2 的产量及外源性 IL－2 的反映均下降，且对同种异型细胞刺激的敏感性也下降。

3. 临床研究方面

有研究探讨老年皮肤瘙痒症的影响因素，以为此类患者的健康教育和病情控制提供依据，采用按城乡、年龄、地域分层随机抽样的方法，抽取唐山市市区及农村 60 岁以上的老年人 912 名，采用自编一般情况调查表、改良皮肤瘙痒症综合评价量表进行调查，并对影响因素进行分析。调查显示，辛辣、海鲜类饮食，洗澡次数 >3 次/周、洗澡水温度 >50℃、经常使用碱性洗澡物，经常饮用咖啡和浓茶，用洗衣粉洗涤衣物，较紧内衣着装，睡眠质量差，夫妻经常吵架，情绪烦躁易怒者的瘙痒症发生率均高。以瘙痒评分为因变量，以辛辣、海鲜类饮食，碱性洗澡物，咖啡，浓茶，洗衣粉洗涤衣物，较紧内衣着装，夫妻经常吵架，情绪烦躁易怒为自变量进行多因素分析，结果显示，以上因素均进入回归方程，且得到对老年皮肤瘙痒影响程度大小的排序：碱性洗澡物 > 辛辣、海鲜类饮食 > 浓茶 > 情绪烦躁易怒 > 夫妻经常吵架 > 咖啡 > 较紧内衣着装 > 洗衣粉洗涤衣物。所以，经常使用碱性洗涤物，喜欢辛辣、海鲜类饮食，经常饮用浓茶、咖啡，情绪烦躁易怒，喜欢穿紧身内衣是老年皮肤瘙痒症发生的高危因素，应加强对老年人的健康教育，提高其认知水平，降低老年皮肤瘙痒症的发生率。

【名医验案】

1. 冯志荣验案

患者，女，70 岁，退休，2011 年 10 月因全身皮肤瘙痒 4 个月就诊。患者 4 个月前无明显诱因出现全身皮肤瘙痒，受热、浴后及夜间瘙痒更甚，目前自觉全身皮肤瘙痒明显，全身皮肤未见红斑、丘疹、风团等皮疹，可见较多点线状抓痕及少量血痂，皮肤较干燥，面色少华，纳食减少，睡眠欠佳，二便正常，舌质淡，苔薄白，脉沉细。

西医诊断：老年性皮肤瘙痒症。

中医诊断：风痒

辨证：阴血亏虚，外夹风邪。

治法：养血润燥、祛风止痒，兼以滋补肝肾、凉血息风。

方药：四物汤加味。当归 15g，川芎 10g，白芍 30g，熟地黄 30g，鸡血藤 30g，何首乌 30g，鳖甲 10g，升麻 10g，防风 10g，白僵蚕 10g，白蒺藜 10g，地骨皮 20g，珍珠母 30g，甘草 10g，乌梢蛇 10g，首乌藤 30g，山药 30g。

并嘱患者改正错误的洗浴习惯，洗浴时水温不宜过热，不宜使用碱性肥皂及食盐、醋等，不宜过度搓洗皮肤，洗浴后适量使用保湿护肤品；内衣以棉织品为宜，应宽松舒适，质地柔软，避免摩擦，并及时增减衣服，避免冷热刺激；忌食辛辣刺激、海鲜发物及煎炸之品。

6 天后二诊：患者诉全身皮肤瘙痒减轻，全身皮肤未见红斑、丘疹、风团等皮疹，可见少量点线状抓痕，未见血痂，纳食增加，睡眠好转，二便正常。舌质偏淡，苔薄白，脉沉细。守方去乌梢蛇，加沙参 30g，麦冬 15g 加强养阴之力。嘱服药 6 剂，余医嘱同前。

三诊：患者诉全身皮肤瘙痒明显减轻，全身皮肤未见红斑、丘疹、风团及抓痕、血痂等，皮肤干燥明显好转，面色如常，纳食增加，睡眠转佳，二便正常；舌质淡红，苔薄白，脉沉。守上方继服 8 剂而愈，随访 1 年未见复发。

按语：冯老指出不论外感内生，“风”皆为老年性皮肤瘙痒症的主要病因之一，故治疗当以“祛风止痒”为先。根据“治风先治血，血行风自灭”之理，治疗应从“治血”着手，结合本病阴血亏虚的特点，重用养血、活血之品，以荣养气血，透达表里，调和营卫，使气血运行通畅，邪无滞留之地。临证治疗本病以养血润燥、祛风止痒，兼以滋补肝肾、凉血息风为治疗原则。《千金要方》中云：“痒证不一，血虚皮肤燥痒者，宜四物汤加防风。”故冯老常选用四物汤加味治疗本病。

2. 高普验案

患者，男，72 岁，因“皮肤瘙痒 3 个月余，加重 1 周”，于 2014 年 3 月就诊。刻下症见：皮肤瘙痒，走窜不定，四肢较为明显，伴头晕、乏力、食少、心悸、夜眠差、便秘，舌淡苔薄，脉细弱。查体：皮肤有抓痕，未见明显出血，四肢明显，无斑丘疹，有干屑，无渗出物。实验室检查示：血常规无异常，未查出过敏原。

西医诊断：老年皮肤瘙痒症。

中医诊断：风痒

辨证：血虚生风。

治法：养血润燥，祛风止痒。

方药：养血润肤饮加减。全当归 20g，升麻 9g，生地黄 15g，熟地黄 30g，天冬 15g，麦冬 15g，天花粉 15g，红花 9g，桃仁 10g，黄芩 12g，黄芪 30g，白芍 15g，川芎 15g，酸枣仁 20g，远志 15g，酒大黄 6g。嘱患者药渣可熬水外洗。

7 天后二诊时症状减轻，睡眠改善，去酸枣仁、远志；大便正常，去酒大黄；因气短、乏力症状明显，加黄芪 30g，太子参 30g。继服 7 天。三诊时患者乏力、气短、心悸、皮肤瘙痒症状明显减轻。

按语：高普老师治疗血虚风燥的老年患者，常以《外科证治全书》中的养血润肤饮加减，方药组成：全当归 20g，升麻 9g，生地黄 15g，熟地黄 30g，天冬 15g，麦冬 15g，天花粉 15g，红花 9g，桃仁 10g，黄芩 12g，生黄芪 30g，白芍 15g，川芎 15g。本方以桃红四物汤为基础方，此方源自《玉机微义》，为养血调血的基础方，方中熟地黄味甘质润入肝肾经，白芍滋补肝阴，高普老师遵循张秉成医师“补血者，当求之肝肾，熟地黄入肾，壮水补阴，白芍入肝，敛阴益血”，二味为补血正药；然血虚多滞，经脉隧道不能畅通滑利流畅，又恐熟地黄、白芍纯阴之性，无温养流动之机，故加入川芎、当归，辛香温润，能养血并行血中之气以利于流动。现代药理研究显示，川芎的根茎提取物川芎嗪可以改善毛细血管通透性，改善局部血液循环。当归具有生肌润肤、调节免疫、抗炎等功效。再加上桃仁、红花，将推动血虚日久的瘀滞，使经络通畅，皮肤滋润，充分依据“治风先治血，血行风自灭”的原则。除此之外，皮毛内舍于肺，因此重用生黄芪以补益肺气，使腠理得固，外邪不易入侵；并用天冬、麦冬、天花粉、黄芩、升麻等滋阴润肺、清热润燥。如此外部玄府开合适度，卫表腠理稳固，外邪不易侵袭，内部血虚瘀滞畅通，营卫和则皮肤瘙痒自止。

【参考文献】

[1] 张学军. 皮肤性病学 [M]. 8版. 北京：人民卫生出版社，2013.

[2] 赵辨. 临床皮肤病学 [M]. 南京：江苏科学技术出版社，2004.

[3] 冯燕艳，普雄明. 老年性瘙痒症 [J]. 中国麻风皮肤病杂志，2005，21（8）：635-637.

[4] Ikoma A，Handwerker H，Miyachi Y，et al. Elcetriclaly evoked itch inhumans [J]. Pain，2005，113（1）：148-154.

[5] Szepietowski JC，Sikora M，Kusztal M，et al. Uremic pruritus：aclinical study of maintenance hemodialysis patients [J]. J Dermatol，2002，29（10）：621-627.

[6] Idit FS，Adrian I. Urimic pruritus [J]. Nephrol Dial Transplant，1999，14（4）：834-839.

[7] 张信江，张合恩. 实用皮肤性病治疗学 [M]. 北京：人民军医出版社，2003.

[8] 王婧. 中医辨证论治老年皮肤瘙痒症60例临床分析 [J]. 中国临床研究，2011，24（8）：728-730.

[9] Love TJ，Qureshi AA，Karlson EW，et al. Prevalence of the metabolic syndrome in psoriasis：results from the national health andnutrition examination survey，2003-2006 [J]. Arch Dermatol，2011，147（4）：419-425.

[10] N Nisa，MA Qazi. Prevalence of metabolic syndrome in patientswith psoriasis [J]. Indian Journal of Dermatology Venereology & Leprology，2012，76（6）：662.

[11] Goyal A，Raina S，Kaushal SS，et al. Patternof cutaneous manifestations in diabetesmellitus [J]. Indian J Dermatol，2010，55（1）：39-41.

[12] Spravchikov N，Sizyakov G，Gartsbein M，et al. Glucose effects on skin keratinocytesimplications for diabetes skin complications [J]. Diabetes，2001，50（7）：1627-1635.

[13] Wertheimer E，Spravchikov N，Trebicz M，et al. The regulation of skin proliferationand differentiation in the IR null mouse：implications for skin complications of diabetes [J]. Endocrinology，2001，142（3）：1234-1241.

[14] 相田园，高普，宋芊，等. 高普教授治疗老年性皮肤瘙痒症临床经验总结 [J]. 世界中西医结合杂志，2015，10（12）：1657-1659.

[15] 李丹，马素慧，杨洁. 老年皮肤瘙痒症的危险因素分析 [J]. 中国全科医学，2013，16（32）：3062-3065.

[16] 卢群，朱丽娟，章佩芳. 老年性皮肤瘙痒症相关因素及护理状况 [J]. 现代临床护理杂志，2011，10（12）：71-73.

[17] 雷雨，谢席胜. 冯志荣治疗老年性皮肤瘙痒症经验 [J]. 四川中医，2015，33（6）：5-7.

[18] 赵炳南，张志礼. 简明中医皮肤病学 [M]. 北京：中国中医药出版社，2014.

[19] 中国中医研究院广安门医院. 朱仁康临床经验集 [M]. 北京：人民卫生出版社，2005.

[20] 张晓忠，刘姝，贾丽梅. 中医药对老年性皮肤瘙痒症的认识与治疗研究 [J]. 中医研究，2007，22 (5)：1 - 2.

[21] 朱璐，刘俊峰，黄美兴，等. 皮肤瘙痒症的中医药研究进展 [J]. 陕西中医，2013，34 (1)：120 - 122.

[22] 杨顶权. 慢性瘙痒的中医药治疗 [J]. 中国医学文摘（皮肤科学），2015，36 (6)：625 - 629.

[23] 吴跃申，水润英，徐琴言，等. 老年皮肤瘙痒症患者血清特异性 IgE 的检测分析 [J]. 中国中西医结合皮肤性病学杂志，2004 (02)：89 - 90.

第十二章　呼吸系统免疫病

第一节　支气管哮喘

【概述】

支气管哮喘（以下简称哮喘）是一种伴有可逆气流受限和气道高反应性的慢性气道炎症性疾病，其临床表现为反复发作的喘息、气急、胸闷或咳嗽，常在夜间及凌晨发作或加重，多数患者可自行缓解或经治疗后缓解。多种细胞包括嗜酸性粒细胞、肥大细胞、T淋巴细胞、中性粒细胞、平滑肌细胞、气道上皮细胞等，以及细胞组分参与了炎症过程。随着病程的延长可导致一系列气道结构的改变，即气道重塑。

目前，全球哮喘患者至少有3亿人，中国哮喘患者约3000万人。该病可发生于任何年龄，但超过半数在1岁以前发病，部分于青春期后可自行缓解，其中部分患者在缓解若干年后可复发。哮喘是儿童时期最常见的慢性气道疾病，我国儿童哮喘的患病率呈明显上升趋势，1990年全国城市14岁以下儿童哮喘的累积患病率为1.09%，2000年为1.97%，2010年为3.02%。哮喘严重影响儿童的身心健康，也给家庭和社会带来沉重的精神和经济负担。

支气管哮喘在中医学中属于“哮证”“喘证”等病证范围，《黄帝内经》虽无哮喘证病名，但有关“喘鸣”的记载与本病相类似。张仲景《金匮要略·肺痿肺痈咳嗽上气病篇》有“咳而上气，时时唾浊，但坐不得眠”“其人喘，目如脱状”“咳而上气，喉中水鸡声”等记载，描述了哮喘的临床特点。张仲景创立了许多有关哮喘的治疗方剂，如射干麻黄汤、小青龙汤、桂枝加厚朴杏子汤等，这些方剂在当今中医临床治疗中仍旧十分常用。《诸病源候论》有关“上气喘息”“呷嗽”等病名的记载亦与哮喘相似。元代朱丹溪首次提出哮喘这一病名，独立开篇论述，认为哮喘的致病因素“专主于痰”，并且提出“未发以扶正气为主，既发以攻邪气为急”的治疗原则，这一原则对于后世治疗哮喘影响深远，至今仍有指导意义。明代《医学正传》提出“哮以声响言，喘以气息言”，对于哮、喘两者进行了区别。中华人民共和国成立以来，中医界对哮喘的病因病机、治疗法则较古人更为全面深入，如在发作期使用清热化痰、温肺化饮、活血祛瘀的方药，缓解期采用扶正固本等综合防治措施方面。

【西医病因与发病机制】

哮喘的发病机理有以下几个方面：

1. 气道高反应性

气道高反应性是哮喘最基本的特征。气道受到某种刺激而发生缩窄，如果这种刺激在正常人呈无反应状态或反应程度较轻，而在某些人却引起了明显的支气管狭窄，称为气道高反应性（BHR）。炎症是导致BHR最重要的机制之一。除此之外，胆碱能神经兴奋性增高、β肾上腺素受体功能低下也与BHR的发生相关。

2. 炎症反应

几乎所有哮喘患者的支气管黏膜都有不同程度的炎细胞浸润。在炎症反应中，肥大细胞被认为可能是气道炎症的主要病原细胞。肥大细胞激活后，可释放出中性粒细胞趋化因子、嗜酸粒细胞趋化因子、组胺等介质，在上述炎症介质作用下，毛细血管间隙扩张，大量血浆蛋白渗到间质中，致使黏膜和黏膜下水肿，黏液分泌增多，支气管平滑肌收缩。气道在慢性炎症的刺激下发生的细胞外基质聚集、平滑肌细胞增生、新生血管形成、炎症细胞浸润和腺体肥大，被称为气道重塑。气道重塑是难治性支气管哮喘气道发生不可逆性气流阻塞及持续性非特异性气道高反应性的重要原因之一。

病理解剖方面，早期器质性改变相对少见，但随着病情的进一步发展，病变逐渐明显。肉眼可见肺气肿和肺膨大。支气管壁增厚、黏膜充血肿胀形成皱壁，支气管及细支气管内含有较多黏稠痰液及黏液栓，局部可发现肺不张，肺实质可见纤维化。

3. 变态反应

哮喘与免疫的关系是本病发病的研究重点。哮喘的发病从免疫学角度可以分为三期：①致敏阶段，包括过敏原刺激、T细胞激活、IL－4产生、IgE合成和效应细胞释放介质，本期与T细胞激活关系密切，B7/CD28和CD69在这一过程也扮演重要角色。②慢性过敏性炎症阶段，以Th1/Th2细胞比例失衡、IL－5增多及EOS活化、增多和聚集为特征；Th1/Th2失衡导致免疫功能紊乱是此阶段的主要原因，在哮喘发作过程中起主要作用。③慢性炎症引起的气道结构重构阶段，是难治性支气管哮喘的重要发病和死亡原因。

哮喘的发病被认为可能与I型变态反应有关。当过敏原刺激患者机体后，高滴度IgE抗体被合成，继之结合于嗜酸性粒细胞和肥大细胞表面的高亲和性Fc受体，除此之外IgE抗体还能结合于某些单核细胞、嗜酸性粒细胞、NK细胞、B细胞、巨噬细胞及血小板表面的低亲和性Fc受体。当过敏原再次进入患者体内，由于过敏原与IgE抗体在介质释放细胞上相互作用，使细胞上IgE的Fc受纤搭桥，引起细胞活化，细胞内颗粒的膜与胞膜融合形成管道，使一些活性介质如组胺、5－HT、慢反应物质－A（SPS－A）等释放。这些介质能引起血管通透性增加、腺体分泌增多、平滑肌收缩、毛细血管扩张等，致使支气管平滑肌收缩，黏液大量分泌，从而引起支气管收缩、阻塞。

4. 神经因素

目前针对支气管哮喘在神经调节机制方面的研究比较少。有研究认为气道上皮下有致密的感觉神经纤维，环境的变化刺激神经肽物质P等的释放，引起支气管收缩、黏液过度分泌等。呼吸道合胞病毒感染促进神经生长因子和营养因子受体的大量表达，导致感觉神经分布和反应性的变化，加速炎症反应。

支气管哮喘可能与迷走神经张力亢进和β肾上腺素能受体功能低下有关。哮喘患者体内可能还存在α肾上腺素能神经的反应性增高。此外，NANC 兴奋神经系统功能亢进，引起神经肽如降钙基因相关肽、P 物质、神经激肽等释放，致使黏液分泌增多，血管通透性增强，支气管平滑肌收缩。

【中医病因病机】

1. 病因

哮病的发生为痰伏于肺，每因外邪侵袭、饮食不当、情志刺激、体虚劳倦等诱因引动而触发，以致痰壅气道，肺气宣降功能失常。

（1）外邪侵袭　外感风寒或风热之邪，人之正气未能及时鼓邪外出，邪蕴于肺，或吸入花粉、烟尘、异味气体等，肺气失于宣降，气不布津，聚液生痰。

（2）饮食不当　过食生冷，寒邪内停，或嗜食酸咸甘肥，积痰生热，或进食海鲜发物，以致脾失健运，内生痰浊，上阻于肺，肺气不调，而致诱发。患者体质各有差异，对不同食物致病的敏感性也会不同，因此又有食哮、鱼腥哮、咸哮、糖哮等名。

（3）体虚病后　先天之精不足，体质不强则易为邪侵。如幼儿哮病往往由于先天禀赋不足所致，故有称“幼稚天哮”者。如幼年患顿咳（百日咳）、麻疹，或因反复感冒、咳嗽日久等可导致肺虚。肺气不足，阳虚阴盛，气不化津，痰浊内生，或阴虚阳盛，痰热胶着，均可致哮。

2. 病机

朱丹溪有云：“哮喘专主于痰。”痰的产生主要是由于津液的运行输布异常所致，痰浊伏藏于肺，则成为致病的潜在“夙根”，在各种诱因下（如气候、饮食、情志、劳累等），肺气不能畅达，宣发和肃降为停积之痰所壅阻，以致痰鸣哮吼，气急喘促。《证治汇补·哮病》有云：“因内有壅塞之气，外有非时之感，隔有胶固之痰。三者相合，闭拒气道，搏击有声，发为哮病。”《医学实在易·哮证》说：“一发则肺俞之寒气，与肺膜之浊痰，狼狈相依，窒塞关隘，不容呼吸，而呼吸正气，转触其痰，鼾驹有声。”这些论述均指出了哮证病位主要在于肺系，发作时的病理环节为痰阻气闭，以邪实为主。如病因于热，素体阳盛，痰从热化，则表现为热哮。如病因于寒，素体阳虚，痰从寒化，则发为冷哮。如痰热内郁，风寒外束，则见寒包热证，缓解期以正虚为主，哮喘患者往往因为素体脾肺肾三脏功能不足，不能正常输布津液而致痰浊内生，导致哮证。所以哮喘患者本身体质即有脾肺肾虚弱之根，再者哮喘反复发作，寒痰之邪伤及肺、脾、肾阳气，痰热耗灼肺肾之阴，病可由实转虚，且虚实常可互为因果，出现因虚致实，痰浊内盛。故哮喘之病位在肺，宿根为伏痰，病机主要涉及脾肺肾三脏。

哮喘体质学说研究成人支气管哮喘缓解期中医体质和证型分布规律，气虚质、阳虚质是最常见的体质类型，肺脾气虚证和肺肾两虚证是最常见的证候类型；气虚质患者的中医证候以肺脾气虚证多见，阳虚质患者的中医证候以肺肾两虚证多见。非急性发作期的支气管哮喘儿童的单一中医体质类型以气虚质、阳虚质、痰湿质和湿热质最为常见，多数患儿是以复合体质类型呈现，部分体质类型可能随年龄逐渐增加而变化。

【诊断标准】

1. 中国哮喘防治指南（2016年修订版）诊断标准

（1）典型哮喘的临床症状和体征

①反复发作喘息、气急，伴或不伴胸闷或咳嗽，夜间及晨间多发，常与接触变应原、冷空气、物理或化学性刺激及上呼吸道感染、运动等有关。

②发作时双肺可闻散在或弥漫性哮鸣音，呼气相延长。

③上述症状和体征可经治疗缓解或自行缓解。

（2）可变气流受限的客观检查

①支气管舒张试验阳性。

②支气管激发试验阳性。

③呼气流量峰值（PEF）平均每日昼夜变异率>10%，或PEF周变异率>20%。

符合上述症状和体征，同时具备气流受限客观检查中任一条，并除外其他疾病所起的喘息、气急、胸闷及咳嗽，可以诊断为哮喘。

2. 不典型哮喘的诊断

（1）咳嗽变异性哮喘　咳嗽作为唯一或主要症状，无喘息、气急等典型哮喘的症状和体征，同时具备可变气流受限客观检查中的任一条，除外其他疾病引起的咳嗽。

（2）胸闷变异性哮喘　胸闷作为唯一或主要症状，无喘息、气急等典型哮喘的症状和体征，同时具备可变气流受限客观检查中的任一条，除外其他疾病引起的胸闷。

（3）隐匿性哮喘　指无反复发作喘息、气急、胸闷或咳嗽的表现，但长期存在气道反应性增高者。随访发现有14%～58%的无症状气道反应性增高者可发展为有症状的哮喘。

3. 儿童支气管哮喘诊断（2016年版）

依据呼吸道症状、体征及肺功能检查，证实存在可变的呼气气流受限，并排除可引起相关症状的其他疾病。

（1）反复喘息、咳嗽、气促、胸闷，多与接触变应原、冷空气、物理或化学性刺激、呼吸道感染、运动及过度通气（如大笑和哭闹）等有关，常在夜间和（或）凌晨发作或加剧。

（2）发作时双肺可闻及散在或弥漫性，以呼气相为主的哮鸣音，呼气相延长。

（3）上述症状和体征经抗哮喘治疗有效，或自行缓解。

（4）除外其他疾病所引起的喘息、咳嗽、气促和胸闷。

（5）临床表现不典型者（如无明显喘息或哮鸣音），应至少具备以下1项：

1）证实存在可逆性气流受限：①支气管舒张试验阳性：吸入速效β_2受体激动剂（如沙丁胺醇压力定量气雾剂200～400μg）后15分钟，第一秒用力呼气量（FEV1）增加≥12%；②抗炎治疗后肺通气功能改善：给予吸入糖皮质激素和（或）抗白三烯药物治疗4～8周，FEV1增加≥12%。

2）支气管激发试验阳性。

3）最大呼气峰流量（PEF）日间变异率（连续监测2周）≥13%。

符合第1～4条或第4、5条者，可诊断为哮喘。

【西医治疗】

（一）哮喘慢性持续期的治疗

哮喘治疗目标在于达到哮喘症状的良好控制，维持正常的活动水平，同时尽可能减少急性发作、肺功能不可逆损害和药物相关不良反应的风险。哮喘慢性持续期的治疗原则是以患者病情严重程度和控制水平为基础，选择相应的治疗方案。哮喘治疗方案的选择既要考虑群体水平，也要兼顾患者的个体差异。

1. 常规治疗

（1）祛除病因　应避免接触变应原和其他非特异性刺激，避免各种诱发因素。

（2）控制发作　采用抗炎、祛痰和止咳等治疗方法，解除支气管痉挛，其中首先应抓紧解痉、抗炎治疗，若痰液阻塞气道严重者，可予祛痰剂和气道湿化治疗。在控制症状发作的整个治疗过程中可单用或联用下述药物。

2. 药物

治疗哮喘的药物可以分为控制药物和缓解药物：①控制药物：需要每天使用并长时间维持的药物，这些药物主要通过抗炎作用使哮喘维持临床控制，其中包括吸入性糖皮质激素（ICS）、全身性激素、白三烯调节剂、长效 β_2－受体激动剂（LABA）、缓释茶碱、色甘酸钠、抗 IgE 单克隆抗体及其他有助于减少全身激素剂量的药物等；②缓解药物：又称急救药物，这些药物在有症状时按需使用，可迅速解除支气管痉挛从而缓解哮喘症状，包括速效吸入和短效口服 β_2－受体激动剂、全身性激素、吸入性抗胆碱能药物、短效茶碱等。

（1）糖皮质激素　糖皮质激素是最有效的控制哮喘气道炎症的药物，主要用于哮喘急性严重发作或呈持续状态。慢性持续期哮喘激素吸入为首选途径。

吸入给药：ICS 局部抗炎作用强，药物直接作用于呼吸道，所需剂量较小，全身性不良反应较少；口服给药：对于大剂量 ICS 联合 LABA 仍不能控制的持续性哮喘和激素依赖型哮喘，可以叠加小剂量口服激素维持治疗。

吸入激素的剂量较小，并易在气道中形成一定的有效浓度，从而对气道产生直接作用；同时，激素吸入血液后会被肝脏灭活，即使在肺泡中也会遭受酶的破坏，因而很少有全身不良反应，吸入型糖皮质激素也因此成为治疗哮喘（尤其是预防季节性发作哮喘和慢性哮喘）的一种有效方法。临床中比较常见的吸入型糖皮质激素有布地奈德和丙酸倍氯米松，其中布地奈德的局部活性更大，吸入后的代谢速度也更快。全身使用的途径主要有静脉注射和口服方式，全身使用常用琥珀酸可的松和泼尼松。其中，琥珀酸可的松常使用静脉注射的方式，每次100～200mg，4次/d，临床建议治疗3～5天后减量使用或停药，以免引起全身不良反应；泼尼松是口服常用药，一般用于严重哮喘或急性发作期哮喘患者，口服的剂量一般较大，但疗程较短。糖皮质激素是治疗哮喘最有效的药物，但长期使用副作用甚多，如骨质疏松、库欣综合征、高血压、糖尿病等。

（2）茶碱类药物　氨茶碱为此类型常用药物。中国人给予较小剂量的茶碱即可起到治疗作用。对吸入 ICS 或 ICS/LABA 仍未控制的哮喘患者，可加用缓释茶碱作为哮喘的维持治疗。

缓释茶碱可口服也可静脉滴注。口服多用于轻中度哮喘发作的治疗，一般剂量在 7～10mg/（kg·d），平喘作用可维持 12 小时以上，并能保持血药浓度昼夜平稳，因而在控制夜间哮喘症状方面发挥很大作用。选择静脉滴注时则通常用于急性发作哮喘患者，对于 2 小时内未使用过茶碱的重症病例首次剂量可为 5mg/kg，静脉点滴速度保持 0.5～0.8mg/（kg·d）。但若长期使用缓释茶碱，存在发生不良反应的潜在风险，并需要监测血药浓度。

（3）β_2－受体激动剂　β 受体激动剂属于扩张支气管和改善症状的药物，主要是通过激活呼吸道平滑肌细胞膜上的 β 受体，并有效活化蛋白激酶 A，提高环腺苷酸水平，来达到抑制肌浆球蛋白的磷酸化，促使气管平滑肌达到舒张和松弛的功效。经过长期的临床使用实践，发现无论是控释型还是缓释型的 β 受体激动剂，其疗效的维持时间均较长，尤其适用于反复发作性哮喘患者或常在夜间发作的哮喘患者。

1）短效 β_2－受体激动剂（SABA）：常用药物如沙丁胺醇和特布他林等。该类药物吸入治疗是缓解轻至中度哮喘急性症状的首选药物，也可用于预防运动性哮喘。

2）长效 β_2－受体激动剂（LABA）：LABA 舒张支气管平滑肌的作用可维持 12 小时以上。目前在我国临床使用的吸入型 LABA 有沙美特罗、福莫特罗和茚达特罗等。长期单独使用 LABA 有增加哮喘死亡的风险，不推荐长期单独使用。

3）ICS/LABA 复合制剂：ICS 和 LABA 具有协同的抗炎和平喘作用，可获得相当于或优于加倍剂量 ICS 的疗效，并可增加患者的依从性、减少大剂量 ICS 的不良反应，尤其适用于中至重度持续哮喘患者的长期治疗（证据等级 A）。目前在我国临床应用的复合制剂有不同规格的布地奈德/福莫特罗干粉剂、氟替卡松/沙美特罗干粉剂和倍氯米松/福莫特罗气雾剂。

（4）白三烯调节剂（LTRA）　LTRA 是 ICS 之外唯一可单独应用的长期控制性药物，可作为轻度哮喘的替代治疗药物和中重度哮喘的联合用药。目前在国内主要使用半胱氨酸白三烯受体拮抗剂。LTRA 可减轻哮喘症状，改善肺功能，减少哮喘的恶化，但其抗炎作用不如 ICS。LTRA 服用方便，尤其适用于伴有过敏性鼻炎、阿司匹林哮喘、运动性哮喘患者的治疗。

（5）免疫抑制药　免疫抑制药一般适用于激素依赖性哮喘患者，在改善患者哮喘症状方面有一定效果。该类药物比较常见的有环孢菌素、甲氨蝶呤等。其中，环孢菌素能对 IL－2 受体表达起到阻断作用，进而对细胞毒性 T 淋巴细胞的增殖、干扰素及 IL－2 产生抑制作用。环孢菌素的初始计量一般为 5mg/kg，并需要分次口服。甲氨蝶呤则能对炎性介质释放和细胞免疫有抑制作用，其中部分抗炎作用的发挥是细胞增殖抑制的结果。使用甲氨蝶呤一般是从小剂量开始，在症状得到控制后可逐渐减少用量或停用。虽然免疫抑制药在改善患者症状方面发挥作用，但也存在一些不良反应，如会增加肿瘤的发生概率、诱发多种感染、使机体抗感染免疫力下降、导致畸胎和肝肾毒性等。

（6）抗胆碱能类药物　抗胆碱能药物能有效阻断节后迷走神经传出支，使迷走神经张力下降，达到舒张支气管的效果。抗胆碱能药物属于非选择性 MR 拮抗剂，能阻断各种亚型 MR。比较常见的药物是溴化异丙托品，使用该药物时常使用雾化吸入的方式，一般在吸入后 3 分钟后起效，药效高峰多为 90～120 分钟时，药效能有效持续 3～8 小时。为使支气管舒张作用更为持久，常与 β 受体激动剂联合使用，这对于夜间哮喘发作患者的治疗效果显著。该制剂为局部用药，无全身副作用，解痉效果较持久，尚未发现长期给药后出现耐药性。本品与 β_2－受体激动剂联合应用具有互补效果。

（7）其他药物　有细菌感染者，选择合适的抗生素抗感染。除以上介绍的治疗哮喘的常见药物之外，还有很多其他的药物，如酮替芬，能作用于支气管黏膜下肥大细胞，对炎性介质释放有抑制作用。又如抗 IgE 单克隆抗体，能有效阻断效应细胞表面 IgE 与游离 IgE 受体相结合，治疗效果良好。并有学者研究认为，抗 IgE 单克隆抗体对于不同程度的哮喘急性发作均有效。白三烯调节剂中的白三烯和扎鲁司特合成抑制剂能使支气管内的炎症反应下降，在改善呼吸不畅症状方面效果显著，该药治疗轻度哮喘患者时一般采取单独用药的治疗方式，而对于重度哮喘患者则多采取联合用药等方式治疗。

（二）哮喘急性发作的处理

哮喘急性发作是指患者喘息、气急、胸闷、咳嗽等症状突然发生，或在短时间内迅速加重，常伴有呼吸困难、肺功能恶化，需要给予额外的缓解药物进行治疗。

1. 轻中度哮喘发作的自我处理

（1）SABA 为首选药物：SABA 是缓解哮喘症状最有效的药物，患者可以根据病情轻重每次使用 2～4 喷，直至症状缓解。同时应该增加控制性药物（如 ICS）的剂量。

（2）口服激素的使用：若初始治疗和增加控制治疗 2～3 天后患者反应仍不完全；或者症状迅速加重；或者患者既往有突发重症哮喘急性发作史，应口服激素治疗，建议给予泼尼松龙 0.5～1mg/（kg·d）或等效剂量的其他口服激素治疗 5～7 天。

（3）后续处理：初始治疗 1～2 天，自我评估治疗反应不佳，应及时到医院就诊。经过自我处理后，即使症状缓解的患者也建议到医院就诊。

2. 轻中度急性发作的医院（急诊室）处理

（1）SABA 为首选药物：若患者在家中自我处理后无明显缓解，或者症状持续加重，应立即送至医院就诊。反复使用吸入性 SABA 是治疗急性发作最有效的方法。

（2）口服激素治疗：对 SABA 初始治疗反应不佳或在控制药物治疗基础上发生急性发作的患者，推荐使用泼尼松龙 0.5～1mg/（kg·d）或等效剂量的其他全身激素口服 5～7 天。

（3）雾化吸入激素：有研究结果显示，成人雾化吸入激素改善 PEF 较全身激素快，耐受性和安全性好，可作为中重度哮喘急性发作的治疗选择。

3. 中重度急性发作的处理

（1）急诊室或医院内的处理：①支气管舒张剂的应用：首先吸入 SABA 治疗。②全身激素的应用：中重度哮喘急性发作应尽早使用全身激素，特别是对 SABA 初始治疗反应不佳或疗效不能维持，以及在使用口服激素基础上仍然出现急性发作的患者。推荐中重度急性加重患者首选口服用药。推荐剂量：泼尼松龙 0.5～1mg/（kg·d）或等效剂量的其他口服激素。严重的急性发作患者或不宜口服激素的患者，可以静脉给药。推荐用法：甲泼尼龙 80～160mg/d，或氢化可的松 400～1000mg/d 分次给药。

（2）急性重度和危重哮喘的处理：急性重度和危重哮喘患者经过上述药物治疗，若临床症状和肺功能无改善甚至继续恶化，应及时给予机械通气治疗，药物处理同前述。

（3）治疗评估和后续处理。

（三）哮喘持续状态的治疗

哮喘持续状态指的是常规治疗无效的严重哮喘发作，持续时间一般在 12 小时以上。哮喘持续状态的病理、生理改变严重，如果没有进行合适的治疗措施，常有死亡的危险。

1. 氧疗

原则上都应吸氧，吸氧流量为 1～3L/min，吸入的氧气应尽量温暖湿润，吸氧浓度一般低于 40%。

2. β 受体激动药

一般给药方式：①持续雾化吸入：以高流量氧气为动力，雾化吸入 β_2 受体激动药；②静脉或皮下给药：沙丁胺醇或特布他林皮下注射，高龄患者、严重高血压病患者、心律失常患者慎用静脉给药。

3. 氨茶碱

首剂氨茶碱静推或静滴（不小于 20 分钟），对于特殊人群应监测氨茶碱血药浓度（包括幼儿、老年人、甲亢及肝肾功能障碍等）。

4. 抗胆碱能药物

使用抗胆碱能药物如异丙托溴铵吸入剂，其不良反应很少，但扩张支气管的作用较 β_2 受体激动药弱，起效也较缓慢。

5. 糖皮质激素

糖皮质激素的及时应用，是控制和缓解哮喘严重发作的重要措施。

6. 纠正酸中毒

进液量少、缺氧等可并发代谢性酸中毒，可用 5% 碳酸氢钠静脉滴注纠正酸中毒。

7. 抗生素

伴有感染者选择适当抗生素。

8. 调节电解质平衡

部分患者在综合治疗后可出现低血钾等，适当调节。

9. 纠正二氧化碳潴留

当出现二氧化碳潴留，提示已有呼吸肌疲劳，病情危重，应注意有无肺不张、气胸等并发症。二氧化碳潴留明显者，做气管插管和机械通气；如并发气胸则需抽气和水封瓶引流。

（四）杜绝哮喘不合理用药

1. 没有使用控制性药物

哮喘治疗药物分两大类，一类是控制性药物（长期坚持使用），一类是缓解症状药物

（按需使用）。前者包括吸入激素、长效 β_2 受体激动剂、缓释茶碱、白三烯调节剂、全身使用激素等。后者包括吸入性短效 β_2 受体激动剂（SABA）、短效茶碱、全身使用激素、吸入性抗胆碱能药物等。

对于哮喘患者为持续性哮喘（不管轻度、中度还是重度），应该使用控制性药物，如吸入激素；沙丁胺醇气雾剂、氨茶碱片、博利康尼片等，可用于急性缓解症状，但不能作为长期控制药物使用。长期控制药物应当首选吸入激素（比如布地奈德、氟替卡松等），病情严重的还需联合吸入激素和长效 β_2 受体激动剂（比如沙美特罗/氟替卡松粉吸入剂、布地奈德/福莫特罗粉吸入剂等）。

2. 避免重复用药

哮喘患者常伴有咳嗽，故常需用到镇咳药。重复用药主要涉及复方制剂的问题，比如复方甲氧那明胶囊、复方磷酸可待因等，这是较为常用的镇咳药，前者包含那可丁、氨茶碱、氯苯那敏、甲氧那明四个成分，后者包含可待因、愈创木酚甘油醚、溴苯那敏、麻黄碱四个成分，在使用这些复方制剂时，要避免重复使用，比如不要与酮替芬等联用，以防药物过量使用；再如，沙美特罗/替卡松粉吸入剂、布地奈德/福莫特罗粉吸入剂不适合合用，必要时可加量，同时用两种药可能造成药物过量，患者依从性差，不利于治疗。

3. 长期使用口服激素治疗哮喘

正规的哮喘控制治疗，应当是以吸入激素为主，杜绝口服，联合或不联合吸入长效 β_2 受体激动剂、白三烯受体拮抗剂和茶碱缓释片。一般情况下杜绝口服激素较为严重的哮喘急性发作，吸入激素效果可能不佳，此时加用口服激素能取得更好的疗效，但也只是短期使用。对于难治性哮喘，充分的吸入激素联合长效 β_2 受体激动剂、吸入抗胆碱能药等效果欠佳，此时可以考虑使用小剂量口服激素维持。

【中医治疗】

朱丹溪曰："未发以扶正气为主，既发以攻邪气为急。"故哮喘的治疗原则是平时治本，发作时治标。发作时攻邪治标需分清寒热，若寒痰内伏，当以温肺化痰为主；若痰热阻肺，当以清肺化痰为主；表证明显者兼以解表。平时治本，当分阴阳，阳气虚者应予温阳，阴虚者则当滋阴，分别采用补肺、健脾、益肾等方法。

1. 发作期

（1）寒哮证

主症：喘息咳逆，呼吸急促，胸部胀闷，或发热，口不渴，痰多稀薄而带泡沫，色白质稀，或无汗，苔白而滑，脉浮紧。

治法：温肺散寒，化痰平喘。

方药：射干麻黄汤、小青龙汤加减，药用射干、炙麻黄、半夏、紫菀、款冬花、杏仁、干姜、细辛、五味子、炙苏子、甘草。

（2）热哮证

主症：喘咳气涌，胸部胀痛，痰多质稠色黄，或夹有血色，伴胸中烦闷，身热，有汗，口渴而喜冷饮，面赤，咽干，小便赤涩，大便或秘，舌质红，舌苔薄黄或腻，脉滑数。

治法：清热宣肺，化痰平喘。

方药：定喘汤加减，药用炙麻黄、黄芩、桑白皮、杏仁、半夏、苏子、竹沥、浙贝母、全瓜蒌。

（3）痰哮证

主症：喘而胸满闷，甚则胸盈仰息，咳嗽，痰多、质腻色白，不渴，咳吐不利，兼有呕恶，食少，舌苔白腻，脉象滑或濡。

治法：豁痰利窍，降气平喘。

方药：三子养亲汤、苓甘五味姜辛汤加减，药用半夏、五味子、细辛、川厚朴、白芥子、莱菔子、苏子、法杏仁、干姜。

2. 缓解期

（1）肺脾气虚证

主症：气短声低，痰多质稀，色白，自汗，怕风，倦怠无力，喉中时有轻度哮鸣，平素易感冒，食少便溏，舌质淡，苔白，脉细弱。

治法：健脾益气，补土生金。

方药：六君子汤加减，药用党参、白术、茯苓、法半夏、山药、薏苡仁、炙甘草、陈皮、五味子。

（2）肺肾两虚证

主症：短气息促，动则为甚，咳痰，脑转耳鸣，腰酸腿软，吸气不利，或五心烦热，颧红，口干，心慌，不耐劳累。舌质红少苔，脉细数；或面色苍白，畏寒肢冷，舌苔淡白，质胖，脉沉细。

治法：补肺益肾。

方药：生脉饮合金匮肾气丸加减，药用熟地黄、人参、麦冬、五味子、山茱萸、肉桂、胡桃肉、附子、山药、泽泻。

【生活调摄】

1. 哮喘的预防

哮喘是由内因（遗传）和外因（环境）共同作用所致，多种环境因素可能对哮喘发生起重要作用。

（1）提倡母乳喂养，孕期进食富含维生素 D 和维生素 E 的食物。

（2）避免过敏原暴露是治疗的关键。

（3）镇痛剂中对乙酰氨基酚可能与成人和儿童哮喘有关。孕妇口服对乙酰氨基酚可导致后代哮喘增加。

（4）孕妇吸烟、产前烟草暴露、产后母亲吸烟可形成与哮喘发生相关的污染。

（5）“卫生假说”指过敏性疾病发病率增加，与幼年时感染率降低有关。

2. 哮喘的管理

哮喘患者的教育与管理是提高疗效，减少复发，提高患者生活质量的重要措施。根据不同的对象和具体情况，采用适当的、灵活多样的和为患者及其家属乐意接受的方式对他们进行系统教育，使患者了解或掌握以下内容：

①相信通过长期、适当、充分的治疗，完全可以有效地控制哮喘发作。

②了解哮喘的促（诱）发因素，结合每个人具体情况，找出各自的促（诱）发因素，以及避免诱因的方法。

③简单了解哮喘的本质和发病机制。

④熟悉哮喘发作先兆表现及相应处理办法。

⑤学会在家中自行监测病情变化，并进行评定，重点掌握峰流速仪的使用方法，有条件地记录哮喘日记。

⑥学会哮喘发作时进行简单的紧急自我处理方法。

⑦了解常用平喘药物的作用、正确用量、用法、副作用。

⑧掌握正确的吸入技术（MDI 或 Spacer 用法）。

⑨知道什么情况下应去医院就诊。

⑩与医生共同制定出防止复发、保持长期稳定的方案。

在此基础上采取一切必要措施对患者进行长期系统管理，包括以下 6 个相关的部分：

①鼓励哮喘患者与医护人员建立伙伴关系。

②通过规律的肺功能监测（PEF）客观地评价哮喘发作的程度。

③避免和控制哮喘促（诱）发因素，减少复发。

④制定哮喘长期管理的用药计划。

⑤制定发作期处理方案。

⑥长期定期随访保健。

【科研思路与方法】

1. 理论研究方面

周德齐等通过整理总结历代文献中对支气管哮喘的病因病机、治法方药的描述，提出阳虚痰伏为本病发病的主要原因，邪气干肺为发病的外在因素，肝肺升降失常为发病的病理表现。梁直英等强调了风痰壅阻在本病中的重要性，并提出了以“祛风化痰，解痉平喘”为主的治疗方法。

文献研究是中医证候研究的基础，从文献中挖掘证候信息，可为今后开展支气管哮喘证候研究提供依据。为此，李建生对文献报道的支气管哮喘缓解期中医证候及其临床症状特征进行了分析，将原始资料数据量化后录入计算机，建立支气管哮喘缓解期中医证候文献研究数据库。结果发现，共收集到合格文献 94 篇，226 条记录，出现频率较高的证型为肺气虚证（19.03%）、脾气虚证（14.60%）、肾气虚证（13.72%）、肺脾气虚证（7.96%）和肺肾气虚证（10.18%）等；根据各主要证型的症状特征所构建的 logistic 回归方程，对证型的判别准确率达 86% 以上；结合专业知识对主要症状进行聚类分析，得到肺脾气虚证、肺肾气虚证和脾肾阳虚证 3 个基本类别。最后得出结论是，支气管哮喘缓解期基本证候有肺气虚证、脾气虚证、肾气虚证，常见证候有肺脾气虚证、肺肾气虚证、脾肾阳虚证等，为进一步开展支气管哮喘证候研究提供参考和依据。为探讨支气管哮喘中医证候及证候要素的分布规律，刘恩顺采用流行病学横断面调查方法，抽样选取天津市七家中医院两年内门诊和住院的支气管哮喘患者，对证候及证候要素进行统计分析。结果发现，哮喘发作期证候类型以热哮、风哮为主，病位主要涉及肺、脾、肝，病机以气郁、痰阻为特征；哮喘缓解期体质特点与发作期证候表现类型存在一定关系。最后得出结论，哮喘发作期证候类型及其内部证候要素的分布具有一定规律，哮喘发作期证候类型受缓解期体质特点的影响，其间也存在一定规律；证候要素对临床辨证的针对性较强，是对以综合判断为特征的传统辨证方法的有益补充。哮喘缓解期和发作期之间的证候演变规律研究，有利于发挥中医治未病理论的优势，提高哮喘防治水平。

2. 实验研究方面

Steven Ravary 等采用小鼠造模，PCR、ELISA 检测分析发现，IL－13 在肺部炎症中裂解、分泌活跃，提示其在病理机制中的重要性。唐顺广、倪松石总结多年分析得出，水通道蛋白有可能成为免疫治疗或基因治疗的靶点。另外，新近的研究发现调节性 T 细胞在 Th2 细胞活化的调控中起重要作用，这不仅补充了传统的 Th1/Th2 理论，也为临床利用调节性 T 细胞防治哮喘提供了新的思路。

3. 临床研究方面

谢文英等采用自拟方“爱罗咳喘宁”，应用多中心、随机、对照研究方法，从河南 3 家综合性医院筛选 60 例支气管哮喘患者，其中治疗组 30 例（爱罗咳喘宁治疗）、对照组 30 例（消咳喘糖浆治疗），观察治疗前后 IL－2、IL－13 的变化，发现爱罗咳喘宁能安全有效地降低支气管哮喘患者血清 IL－2 水平，缓解急性期症状。一项针对美国 2009 年甲型流感（H1N1）爆发期间 272 名住院治疗患者的研究，目的是探讨甲型流感和哮喘的关系，结果发现 73% 的患者至少有一个合并症，其中哮喘是最多见的合并症，这与其他欧亚地区的报道一致。该研究还发现，哮喘也是儿童组和成人组其他型流感患者最常见的合并症，且在两组中所占合并症百分比无明显组间差异（29% VS 27%），提示哮喘患者对流感病毒易感性的增强不存在年龄差异。针对我国 2889 例确诊 H1N1 感染合并肺炎住院患儿的研究显示，哮喘与 H1N1 感染所致的肺炎具有显著相关性。

【名医验案】

1. 胡希恕验案

康某，男，36 岁，中学教师，1964 年 4 月 29 日初诊。三年前因食青辣椒而引发哮喘，始终未离西药治疗，迄今未愈，冬夏无休，每次发作常因偶尔咳嗽或喷嚏引发。自觉消化不好，大便干燥即为将发之预兆。发作时喘满胸闷，倚息不得卧。曾在长春、沈阳、哈尔滨等各大医院治疗均不见效而来北京治疗。来京亦多处求医，曾行两侧颈动脉体手术等疗法，皆毫无效果。又多处找名中医诊治，一名中医以宣肺定喘、补肾纳气等方药治疗 7 个多月，症有增无减，并告之：“伤色太甚，虚不受补。”颇感精神痛苦，以至绝望。后听别人介绍，到胡老这里最后一试。现在症状：喘闷，胸腹胀满，昼轻夜重，晚上哮喘发作，倚息不得卧，大汗淋漓，口干，便秘，心中悸烦，眠差易醒，舌苔薄白，脉沉缓。

方药：大柴胡合桂枝茯苓丸加生石膏汤。柴胡四钱，黄芩三钱，半夏三钱，生姜三钱，枳实三钱，炙甘草二钱，白芍三钱，大枣四枚，大黄二钱，桂枝三钱，桃仁三钱，茯苓三钱，牡丹皮三钱，生石膏一两半。

二诊 5 月 3 日，上药服第二剂后，症状减轻，服第三剂时，大便通畅，哮喘已，胸胁满、腹胀、心中悸烦均不明显，已不用西药氨茶碱等，上方继服三剂。

三诊 1966 年 9 月 25 日，出差来京，告知病情，两年来曾数次感冒咳嗽，但未出现哮喘。

按语：本患者为支气管哮喘，三年来用中西药及手术治疗无效，关键是辨证不准确，实用补治，方不对证，致使病长久不愈。初诊时证的特点：胸胁满闷，心中悸烦，汗出口干，大便秘结等，为少阳阳明合病证。发病既不为外感所诱发，又无痰饮证候，尤其昼轻夜重，多属瘀血为害。综合以上分析，为大柴胡合桂枝茯苓丸加生石膏方证，故予两解二阳合病，兼以祛瘀活血，因方药对证，故服之而收捷效。徐灵胎曰："用药如用兵，实邪之伤，攻不可缓，用峻厉之药，而以常药和之。"本患者为瘀血实邪所致的哮喘，治疗应急速攻逐瘀血里实之邪，故用大黄、枳实、桃仁等峻厉之药，而以大枣、甘草、茯苓、生姜等常药和之。故大柴胡合桂枝茯苓丸加生石膏治疗瘀血里实证属少阳阳明合病之哮喘，其攻邪速捷，但不伤正。临床屡用此方皆不用麻黄，而治疗哮喘屡见显效。

2. 张锡纯验案

一妇人，年三十余，劳心之后兼以伤心，忽喘逆大作，迫促异常。其翁知医，以补敛元气之药治之，觉胸中窒碍不能容受。更有他医以为外感，投以小剂青龙汤，喘益甚。延愚诊视，其脉浮而微数，按之即无，知为阴阳两虚之证。盖阳虚则元气不能自摄，阴虚而肝肾又不能纳气，故作喘也。为制此汤：野台参（四钱），生赭石（六钱，轧细），生芡实（五钱），生山药（五钱），萸肉（六钱，去净核），生龙骨（六钱，捣细），生牡蛎（六钱，捣细），生杭芍（四钱），苏子（二钱，炒捣）。病患服药后，未及复杯曰："吾有命矣。"询之曰："从前呼吸唯在喉间，几欲脱去，今则转落丹田矣。"果一剂病愈强半，又服数剂痊愈。

按语：支气管哮喘属于中医学的"哮证"范畴。其治疗以发作期治标、缓解期治本为原则。发作期以驱邪豁痰、降气平喘为治；缓解期以扶正固本、益肺健脾补肾为宜。参赭镇气汤主治肾虚不摄，冲气上逆之病，用于哮喘发作期的治疗，疗效显著。

【参考文献】

[1] 冯世纶．中国百年百名中医临床家丛书·胡希恕［M］．北京：中国中医药出版社，2001.

[2] 叶天士，苏礼．临证指南医案［M］．北京：人民卫生出版社，2006.

[3] 柳西河等．医学衷中参西录·上册［M］．北京：人民卫生出版社，2006.

[4] 陆再英，钟南山．内科学［M］．北京：人民卫生出版社，2010.

[5] 张万祥，丁沛．王今达应用凉隔散治疗急性呼吸窘迫综合征经验．中医杂志［J］．2013，54（7）：615－616.

[6] Chogtu B，Bhattacharjee D，Magazine R. Epigenetics：The New Frontier in the Landscape of Asthma［J］. Scientifica（Cairo），2016，2016（2）：1－7.

[7] 周涛，樊寻梅. 糖皮质激素与急性呼吸窘迫综合征 [J]. 临床儿科杂志，2005，23 (1)：18 - 20.

[8] Pittet D，Harbarth S，Suter PM，et al. mpact of immunomodulating therapy onmorbidity in patiets with severe sepsis [J]. Am J Respir Crit Care Med，1999，160 (3)：852 - 857.

[9] 方伟，陈翠菊. 药物治疗急性呼吸窘迫综合征的研究进展 [J]. 中国综合临床，2005，21 (5)：471 - 472.

[10] 赵云平，蒋耀先. 沐舒坦预防和治疗 ARDS 研究 [J]. 创伤外科杂志，2001，3 (2)：145 - 147.

[11] Usmani OS，Singh D，Spinola M，et al. The prevalence of small airways disease in adult asthma：A systematic literature review [J]. Respir Med，2016，116：19 - 27.

[12] Hernandez - Pacheco N，Flores C，Pino - Yanes M. What Ancestry Can Tell Us About the Genetic Origins of Inter - Ethnic Differences in Asthma Expression. [J] Curr Allergy Asthma Rep，2016，16 (8)：53.

[13] 中华医学会儿科学分会呼吸学组. 儿童支气管哮喘诊断与防治指南 (2016 年版) [J]. 中华儿科杂志，2016，54 (3)：167 - 181.

[14] 李素云，李亚，李建生，等. 支气管哮喘缓解期中医证候及其临床特征的文献分析 [J]. 辽宁中医杂志，2011，38 (3)：391 - 396.

[15] 孙婉璐，陈亚红. 2016 版全球哮喘防治创议更新简介 [J]. 中国医学前沿杂志（电子版），2016，8 (7)：33 - 38.

[16] 周德奇，李萍，冯平. 支气管哮喘的病机探讨 [J]. 中医研究，2010，23 (6)：6 - 7.

[17] 梁直英. 射麻止喘液治疗哮喘近期疗效及其机理 [J]. 广州中医药大学学报，2000，17 (1)：20 - 23.

[18] Zhiguang X，Wei C，Steven R. Over - expression of IL - 33 leads to spontaneous pulmonary inflammation in mIL - 33 transgenic mice [J]. Immunol let，2010，131 (2)：159 - 165.

[19] 唐广顺，倪松石. 水通道蛋白与支气管哮喘 [J]. 临床肺科杂志，2009，14 (6)：793 - 795.

[20] 谢文英，常学辉，张良芝. 爱罗咳喘宁口服液对支气管哮喘患者白细胞介素 2 及白细胞介素 13 的影响 [J]. 中医杂志，2007，48 (7)：614 - 615.

[21] 刘映玲，廖颖钊，郑敏. 591 例支气管哮喘儿童中医体质类型调查研究 [J]. 世界中西医结合杂志，2016，11 (1)：81 - 83.

[22] 狄冠麟，刘桂颖，钟新春. 支气管哮喘缓解期中医体质和证候的分布及分析 [J]. 中华中医药杂志，2015，30 (6)：1972 - 1974.

[23] Corradi M，Spinola M，Kuna P. High - dose beclometasone dipropionate/formoterolfumarate in fixed - dose combination for the treatment of asthma [J]. Ther Adv Respir Dis，2016，10 (5)：492 - 502.

[24] Still L, Dolen WK. The Perception of Asthma Severity in Children [J]. Curr Allergy Asthma Rep, 2016, 16 (7): 1-6.

[25] Pelaia G, Vatrella A, Matera MG, et al. Molecular and cellular mechanisms underlying the therapeutic effects of budesonide in asthma [J]. Pulm Pharmacol Ther, 2016, 40: 15-21.

[26] Ray A, Raundhal M, Oriss TB, et al. Current concepts of severe asthma [J]. J Clin Invest, 2016, 126 (7): 2394-2403.

[27] 刘恩顺，孙增涛，封继宏，等. 1010 例支气管哮喘患者中医证候及证候要素的临床流行病学调查 [J]. 天津中医药，2009，26 (5): 357-361.

第二节　肺结节病

【概述】

结节病是一种原因未明的多系统受累的肉芽肿性疾病，可累及全身器官，其中最为常见的是肺和胸内淋巴结受累，90% 的结节病累及肺部。累及肺的结节病称为肺结节病(lung sarcoidosis)，其病理特征是一种非干酪性、类上皮细胞性肉芽肿，慢性发病者常导致进行性严重肺纤维化。本病多见于青年人，部分病例有自限性，大多预后良好。本病欧美国家发病率较高。19 世纪末英国医生 Hutchinson 首先提出该疾病，描述其临床表现为皮肤多发结节。1889 年 Boeck 提出“多发性皮肤良性类肉瘤病”，结节病由此而来。1911 年，Wolbach 医生首次描述在结节病肉芽肿中的巨噬细胞内发现星状小体。我国无统计资料，1958 年报道了第一例，1999 年增至约 3000 例。

历代中医文献中并无“结节病”这一病名，根据其常见的临床表现，可归属于中医学“咳嗽”“心悸”“喘证”等范畴。本病早期常无临床表现，直至病程较久时才会表现相应的临床症状。疾病初起并无咳嗽、气喘、胸闷等肺系证候，主要表现为疲劳感、易感冒，随着疾病的加重，外邪乘袭，肺卫不固，肺失宣肃而表现为咳嗽、气急、胸闷、低热等病症。部分患者至中晚期侵犯其他系统，出现各种变症，如心悸怔忡、皮肤受损、肝脾肿大、贫血、关节痛、脉象结代、大便溏泻等。中医治疗根据其临床症状，分析病因病机，辨证施治。

【西医病因与发病机制】

本病至今病因未明，可能与环境、感染、职业、遗传等因素相关，目前推测结节病是某些外源性物质的刺激和人体免疫系统功能障碍的共同结果。结节病肉芽肿的形成需要三个关键环节：①暴露于未知抗原；②产生一系列针对这些未知抗原的细胞免疫反应；③免疫效应细胞聚集：这些细胞一般有两种来源，一种是由血液循环中的细胞在肺组织中浸润，另一种是这些细胞在病变部位局部增殖。

免疫效应细胞释放多种免疫因子，引起非特异性炎症反应。抗原进入人体后，T 淋巴细胞的表面与抗原作用而发生改变，这种已改变的 T 细胞结合抗原和未改变的 T 细胞组成免疫复合物。这些免疫复合物募集大量吞噬细胞集合，分泌血管紧张素转化酶、溶菌酶等。吞噬细胞在这些酶的作用下转化为上皮样细胞，上皮样细胞互相融合为巨细胞，与T细胞合在一起就形成结节病的典型结节。

结节病肉芽肿在组织切片上可见其中央为上皮样细胞、巨噬细胞和多核巨细胞的集聚，周围可见淋巴细胞，而无干酪样病变。在巨噬细胞的胞浆中可见包涵体，如卵圆形的舒曼小体、双折光的结晶和星状小体。肺结节病的初发病变有较广泛的巨噬细胞、淋巴细胞、单核细胞浸润的肺泡炎，累及肺泡壁和间质。肺泡炎和肉芽肿都可能自行消散，但在慢性阶段，肉芽肿周围的纤维母细胞胶原化和玻璃样，成为非特异性的纤维化。在结节病患者的肺泡灌洗液中可发现大量的Th1样细胞因子，如IL－2、TNF－α、INF－γ过表达，表明该病中过度的免疫应答，T淋巴细胞和巨噬细胞的相互作用造成了肉芽肿的形成。

【中医病因病机】

本病的发生多与脾肺肾功能失调有关，病因多为素体虚弱，卫外不固，外邪反复侵袭，外感六淫之邪，侵犯人之体表，或由口鼻入肺，肺卫不宣，清肃不行，整个肺气的升降出入异常，则导致咳嗽、胸闷、气急。

《简易方》有云："肺为五脏六腑之华盖，主行气温于皮毛，形寒饮冷则伤肺，肺一受邪，安能统摄诸气？气乱胸中而病焉，重则为喘，轻则为嗽。"邪气壅滞、肺失宣肃，津液不化，积聚为痰；或肺阴亏虚，内有蕴热，炼液为痰，痰热胶结于肺，闭阻肺络，使肺气不利而为病。《仁斋直指方》有云："惟夫邪气伏藏，痰涎浮涌，呼不得呼，吸不得吸，于是上气促急。"若素体脾虚，失于运化，不能为胃行其津液，津液停滞而生痰湿。痰湿上阻于肺，肺的宣发与肃降功能受损，则发为咳嗽、胸闷、气急等症。久病缠绵，必及肾，肾精亏损，失于摄纳，浊气难出，清气难入，肺气不利。湿浊久郁，必及络脉，气血运行不畅，则生瘀血，颜面四肢血瘀症状明显，甚至出现紫绀。个别患者寒饮内停，水气凌心，则心悸，怔忡，咳喘不能平卧，水饮泛滥至四肢经络，还可出现水肿。

【诊断标准】

1. 1989年结节病的临床指南

结节病的诊断主要依据临床评价和病理，我国于1989年对结节病的临床诊断做出了以下规定：

（1）诊断依据

1）由于结节病属多脏器疾病，其症状随受累脏器而不同。在我国，从临床角度来诊断结节病应注意排除结核病、淋巴系统肿瘤或其他肉芽肿性疾病。

2）X线胸片示双侧肺门及纵隔对称性淋巴结肿大，伴有或不伴有肺内网状、片状阴影。

3）组织活检证实或符合结节病。取材部位可以为浅表淋巴结、纵隔淋巴结、气管内膜结节，前斜角肌脂肪垫淋巴结活检、肝脏穿刺或肺活检以及皮肤损害处活检等。

4）Kveim试验阳性反应。

5）血清ACE活性升高。

6）单位结核菌素皮肤试验为阴性或弱阳性反应。

7）高钙血症、钙尿症、碱性磷酸酶升高、血浆免疫球蛋白升高、支气管灌洗液中T淋巴细胞及其亚群的检查结果可作为诊断结节病的活动性参考。有条件单位可作67Ga放射性核素扫描，以了解病变侵犯的程度和范围。

（2）确诊条件　第（2）、（3）、（4）条为主要依据。第（1）、（5）、（6）条为重要的参考指标，注意综合诊断，动态观察。

肺结节病临床表现的多样性使其诊断陷入困境，只有谨慎进行临床－影像学及病理学的评估才能明确诊断。目前常用的诊断方法有影像学检查、纤维支气管镜检查、支气管肺泡灌洗液（BALF）检查、肺功能检查及组织病理学检查等。近年来，正电子发射计算机断层显像（PET－CT）技术在结节病的诊断中崭露锋芒。在临床中，肺结节病只有得到了组织病理学的证据才能确定，而组织学确诊则需要多种检查结合多个学科会诊。

2. 新近诊断指南（影像学诊断）

（1）胸部X射线片与HRCT　胸部X射线片与高分辨CT（HRCT）下肺结节病最常见的影像学改变是双边性、对称性肺门淋巴结肿大和右侧气管旁淋巴结肿大，双侧肺门淋巴结肿大，单独或合并纵隔淋巴结肿大，约占结节病患者的95%。胸部X射线检查可应用于肺结节病分期，根据X射线片结果可分为5期（0、Ⅰ、Ⅱa、Ⅱb和Ⅲ期）。胸部CT检查不仅可以显示病变的特点，还可以协助采集病理学活检标本，同时对纵隔淋巴结的检测还可以发现重要的潜在目标，可结合纤维支气管镜超声引导下针吸活检取得更高阳性率。另外，CT检查还对评估肺部疾病的严重程度有一定作用，可帮助区别肺部疾病为可逆或不可逆，并提供重要的预后信息。

18F－氟脱氧葡萄糖（18F－FDG）PET/CT对于鉴别肺部良恶性病变具有相当的准确性和临床参考价值，常见的良性显影病变为肉芽肿性炎症病变。结节病作为一种非干酪样坏死性肉芽肿性病变，可应用18F－FDG PET/CT对其鉴别。

（2）纤维支气管镜检查和BALF检查　在纤维支气管镜下可对肺结节病造成的支气管损害和支气管内膜结核进行鉴别。支气管内膜结核为气管支气管黏膜和黏膜下结核，除炎性改变外，可有增生性结节，但肺结核病造成的黏膜损害较结节病更为严重，范围更广。临床上还可以通过纤维支气管镜取BALF，进行细胞学检查及病理组织学检查。BALF有液态肺活检的美誉，可以为临床提供肺组织病理学、细菌病原学等依据，同时还可通过对肺间质性疾病患者的细胞分类，进行肺间质疾病的分期及分型。有临床研究将结节病患者肺泡灌洗液检查与肺部影像学检查结合起来，对肺结节病诊断率与TBLB、支气管黏膜活检、纤维支气管镜（TBNA）比较无明显差异，从而使患者免除活检检查，降低活检并发症的发生。

（3）支气管内超声（EBUS）引导下经支气管肺活检（TBB）　结节病常与肉芽肿性炎症相关，累及支气管肺血管和小叶中央组织。TBB常规用于获取临床－影像学诊断所需要的组织学标本，当其与支气管黏膜活检相结合，在诊断肉芽肿性疾病和恶性肿瘤的准确率上可得到大大提高。Shorr等报道了加用支气管黏膜活检后，TBB的诊断率提高了21%。EBUS介导的精细针吸活检（FNA）对纵隔和肺门淋巴结进行采样，对诊断结节病和进行肺癌的纵隔分期具有重大意义。

【西医治疗】

关于结节病的治疗方案，国际上尚未达成统一的共识。因此，根据每个病例的具体情况制定相应的个体化治疗方案非常重要。在治疗前需考虑以下问题：是否需要治疗；如需治疗，选择何种药物及药物的剂量、疗程、副作用的产生等一系列问题。

不需治疗的情况：对于肺功能正常、无明显临床症状的Ⅰ期患者一般不需治疗，但需临床跟踪观察。

需要治疗的情况：结节病处于活动期；同时或单独存在肺外结节病；有全身或呼吸系统症状。

1. 常用药物

结节病的治疗主要是采用糖皮质激素和免疫抑制剂，但因疗程长，药物的副作用在某种程度上影响了治疗的顺利完成。Delphi 一致性对结节病治疗的某些方面进行了评估，并达成了如下共识：糖皮质激素应为初始治疗；疾病初期不推荐使用 ICS；甲氨蝶呤为首选的二线治疗药物；成功减量为将激素用量减至泼尼松 10mg/d 或等效剂量。

（1）*糖皮质激素* 自 1948 年以来，就开始使用糖皮质激素治疗结节病。与其他药物相比，激素具有价格低廉、使用广泛、起效迅速、作用可靠、剂量易掌握及临床使用经验丰富等优点，而且还有抑制多重免疫反应的优势。

虽然激素是治疗本病的首选药物，但关于激素治疗的剂量和疗程尚有许多不同的看法。美国胸科协会、欧洲呼吸协会、世界结节病协会以及其他肉芽肿性疾病共识均推荐在治疗停止前需进行为期 1 年的激素治疗，用量为 20～40mg/d，治疗 1～3 个月，随后采用维持剂量治疗 6～9 个月。然而，激素治疗的疗程为临床经验所得，并无有力的证据支持。

激素治疗的适应证：肺部进展性病变，肺功能异常，X 线病灶增多，持续存在的高血钙症及高尿钙症，皮肤病变（尤其是颜面部），活动性眼病，侵犯神经系统病变，心肌结节病，重症肝损害，肾脏损害及脾大。活动性肺结节病但无肺外病灶者，可单独使用激素治疗，若症状严重，可用局部治疗加全身疗法。在影像学上，激素治疗并不能使异常显示的 X 线阴影消退，但早期使用可防止肺纤维化，且激素的使用能使临床症状改善甚至解除。

（2）*氯喹或羟氯喹* 氯喹和羟氯喹可通过多种机制发挥抗炎作用，包括阻断对抗原递呈所必需的溶酶体酸化，以及 Toll 样受体活性。氯喹比羟氯喹更有效，但是毒性大，因此羟氯喹使用更广泛。抗疟药适用于对激素不能应用或不敏感者、皮肤损害为主的结节病，如高钙血症及狼疮样冻疮。一般剂量为 200～400mg/d。本品与激素合用治疗皮肤和神经结节病有一定疗效。氯喹的主要副作用是引起视网膜病变从而导致不可逆性失明，羟氯喹眼毒性小于氯喹，可优先选用。使用抗疟药物时建议每 6～12 个月进行一次眼睛检查，力争在出现不可逆的视觉损害前发现其毒性作用。另一些不良反应包括恶心和肌肉病变。

（3）*细胞毒药物* 对于激素疗效不佳的患者，替代性使用免疫抑制剂治疗肺结节病的指征如下：应用糖皮质激素治疗无临床疗效或生理指标的改变；激素使用带来严重不良反应，如体重增加明显、骨质疏松或无法控制的血糖异常；当患者无法将激素剂量减至 10 mg/d 以下时。常用的细胞毒药物包括甲氨蝶呤、硫唑嘌呤、来氟米特及麦考酚酯。

1）硫唑嘌呤：硫唑嘌呤通过阻断嘌呤的合成来抑制免疫细胞。硫唑嘌呤的使用经验主要来自于案例报道。与 MTX 类似，硫唑嘌呤的疗程至少要几个月。硫唑嘌呤最严重的副作用是骨髓抑制，尤其是粒细胞抑制。一般剂量为 50 ~ 200mg/d，多应用于多系统病变的难治性结节病、慢性结节病，可单独应用，也可与激素联合应用。

2）甲氨蝶呤（MTX）：是一种抗代谢物质，通过抑制叶酸还原酶来发挥作用，是治疗结节病的二线用药中最常见的一种。一般剂量为 5 ~ 25mg/w。对于复发的难治性结节病、激素治疗无效的结节病有一定疗效，且比较安全。在一项对美国结节病专家的调研中发现，80% 的专家将 MTX 作为结节病激素替代治疗的首选。

3）来氟米特：来氟米特通过抑制嘧啶的合成和 T 淋巴细胞的增殖，来发挥免疫抑制作用。研究发现，采用该药治疗后，经参与治疗的医生评估的靶器官完全缓解率都达到了 50%，其余患者也都得到了部分缓解。另有研究发现，来氟米特与 MTX 联用时似乎有协同作用。来氟米特最常见的副作用是腹泻、胃肠道不适、恶心以及乏力；也会发生肝损伤，尤其是在与 MTX 联用时，以及应用于有基础肝病的患者。在使用来氟米特治疗风湿关节炎患者的研究里，有 2% ~4% 的患者丙氨酸氨基转移酶升高超过了正常上限的 3 倍以上。来氟米特的肝功能损害大多发生在开始治疗 6 个月以内，Baughman 和 Lower 开展的一项回顾性研究中，32 例患者采用了来氟米特进行治疗，研究发现，慢性结节病患者对该药耐受性良好，该药不仅疗效与 MTX 相似，而且毒性更小。

4）麦考酚酸酯：麦考酚酸酯的抗炎机制目前还不清楚，但是其对淋巴细胞的嘌呤合成具有二次抑制作用。加用麦考酚酸酯治疗后，患者 FVC 或者一氧化碳弥散功能没有显著改善，然而每天的泼尼松用量却从 14mg 减少至 9mg。在一项 10 例肺部结节病患者的研究中，据报道大多数患者既改善了肺功能又减少了激素的用量。另一些使用麦考酚酸酯治疗的报道因为混杂有其他治疗药物，因此很难得出有益的结论。可能的例外来自于肾脏结节病患者的研究，有限的证据表明麦考酚酸酯治疗可获益，除了严重肾病患者外，使用剂量不需要调整。

2. 生物制剂

肿瘤坏死因子是肉芽肿性炎症的关键调节因子。抗 TNF 的单克隆抗体已被广泛应用于结节病的治疗，但是其可溶性受体结构——依那西普，虽然仍然具有抗 TNF 的作用，却没有治疗效用。在结节病治疗中，英利昔单抗是研究最多的抗 TNF 抗体。

（1）英利昔单抗　英利昔单抗是一种嵌合了人鼠肿瘤坏死因子受体的拮抗剂，可以和溶解的及膜部的 TNF 特异性结合，阻断表达 TNF 的淋巴细胞的活性并诱导其凋亡。目前有两个随机、双盲、安慰剂对照研究，使用英利昔单抗治疗肺部结节病，在无数患者身上显示其有效。得益于这些年不断出现的新的成果，英利昔单抗已被列为复发性或者严重结节病患者的用药。研究发现，英利昔单抗可明显改善肺外结节病患者的症状。一些病例报道也显示英利昔单抗对神经的、眼部的、皮肤的及骨骼的结节病都有效。

（2）阿木达单抗　与其他抗肿瘤坏死因子制剂联用。阿木达单抗是一种全人源化的 TNF 单克隆抗体，其优势在于可以皮下给药并且发生过敏反应的概率更低。肺部结节病使用阿木达单抗的研究比英利昔单抗要少，并且没有安慰剂对照研究。阿木达单抗对于未控制的结节病似乎更有效。但使用阿木达单抗治疗结节病的最佳剂量目前还不清楚，因此目前还无法推荐最好的治疗方案。与英利昔单抗相比，阿木达单抗似乎起效更快。

3. 器官移植

晚期结节病患者可考虑肺移植或其他受累器官的移植。

4. 并发症的治疗

结节病后期容易导致肺纤维化，从而引起咯血、支气管扩张、合并真菌感染等，当采取止血、抗感染、抗真菌等治疗。激素治疗有许多副作用，尤其是骨质疏松，补充钙剂、维生素 D 和降钙素对骨质疏松有一定的预防作用，因部分结节病患者可通过增加内源性维生素 D 引起高钙血症，所以必须密切监测血钙。

【中医治疗】

中医治疗结节病强调辨病与辨证相结合，强化整体观念，针对其发病关键环节的虚、痰、毒给予处方用药。立足气、痰、瘀的病因病机分析，是论治结节病的基本指导思想。根据患者的临床表现，辨证分型，配合使用化痰、理气、健脾、养阴、活血等药物综合治疗。

1. 肺气虚弱，肺失宣降证

主症：轻咳，气短，恶风自汗，胸闷，语言低怯，神疲乏力，舌质淡苔薄白，脉缓或浮缓。

治法：补益肺气，宣肺止咳。

方药：玉屏风散加减，药用黄芪、防风、太子参、橘红、炒白术、紫菀、姜半夏、款冬花、杏仁、甘草。

2. 肺脾两虚，痰湿阻肺证

主症：咳嗽气喘，颈部痰核，食纳欠佳，气短乏力，痰稀色白，胃脘痞满，舌质淡，苔白腻，脉虚弱或虚滑。

治法：补肺健脾，化痰祛湿。

方药：加味三奇汤合六君子汤加减，药用人参、黄芪、茯苓、杏仁、苏子、姜半夏、炒白术、陈皮、炙麻黄、甘草。

3. 肺阴虚亏，痰火蕴肺证

主症：干咳痰少，口干咽燥，痰黏色黄，烦热，盗汗，少量咯血，脉细数，舌红苔薄黄。

治法：补养肺阴，清火化痰。

方药：清金保肺汤加减，药用天冬、北沙参、知母、海蛤粉、瓜蒌皮、麦冬、南沙参、茜草根、青黛。

4. 气阴不足，血脉瘀阻证

主症：干咳气短，肝脾肿大，四肢末端青紫，胸闷气喘，痰少色白，面色灰滞，胸痛，舌暗红有紫气，苔少，脉细涩或弦细。

治法：益气养阴，活血通脉。

方药：补肺阿胶汤合生脉散加减，药用人参、阿胶、黄芪、麦冬、五味子、当归尾、丹参、桃仁、红花、甘草。

5. 阴阳俱虚，阳微欲绝证

主症：气喘咳嗽，气短不续，心悸肢肿，畏寒肢冷，口干咽燥，潮热盗汗，胸中虚满，烦热，嗜睡，舌暗淡苔少，脉微欲绝。

治法：滋阴温阳，救逆。

方药：大补元煎合参附汤加减，药用生地黄、熟附片、当归、熟地黄、山药、人参、山茱萸、枸杞子、炙甘草、肉桂心。

【科研思路与方法】

1. 理论研究方面

张利群等系统整理近年对结节病的研究进展，总结得出，虽然该疾病具体的病因和发病机制仍不明确，但其与环境因素（农业粉尘、霉变物体等）、遗传因素（如人白细胞抗原 HLA－DRB1）、免疫学因素（结节病中炎症趋化因子 CCL15 和巨噬细胞刺激蛋白可能影响了疾病的进程）之间有着紧密的联系。黄燕等认为，结节病的发病与树突状细胞在免疫机制中的作用有密切关系。

王洪武对收录在《中国生物医学文献数据库》10 年内的全部文献进行检索，查找原始文件，并对文献收录的主要期刊、内容进行统计分析；搜集了近 20 年间国内共在 198 种刊物上发表的 503 篇关于结节病的文章，文献收录的病例数已达 3386 人次。结果以病例报告和综述占绝大多数（68.8%），而从发病机制方面探索的较少（病因、免疫、病理等仅占 11.5%）。吴开松对 1303 例肺结节病进行了临床荟萃分析，结果发现，肺结节病患者主要临床表现为咳嗽、胸闷、气促、发热、浅表淋巴结肿大、咳痰、咯血、胸痛等，伴或不伴肺外表现，如侵袭皮肤、眼、喉、关节、心脏等；影像学特点：胸片显示双侧肺门及纵隔对称性淋巴结肿大（偶见单侧肺门淋巴结肿大），伴或不伴有肺内网状、结节状、片状阴影；组织病理特征为非干酪样坏死性类上皮细胞肉芽肿。结节病诊断需结合临床表现、组织病理学诊断及胸部影像学。糖皮质激素治疗为本病常用治疗药物，重者需酌情加用甲氨蝶呤、硫唑嘌呤、环磷酰胺等。研究结论：国内肺结节病临床表现多样，诊断仍需以病理为主的综合诊断，治疗宜因病情而定。唐小葵对 13 例肺结节病进行了临床分析及文献综述。结果发现，肺结节病Ⅰ期 2 例；Ⅱ期 9 例，Ⅲ期 2 例；临床表现主要为呼吸系统症状，也可有全身及肺外表现，影像学可表现为肺门及纵隔淋巴结肿大、肺内及胸膜病变等，其中 4 例曾误诊为肺结核。其研究得出如下结论：肺结节病临床表现无特异，影像学发现双侧肺门及纵隔淋巴结肿大者应怀疑此病，病理学检查可确诊；糖皮质激素仍为肺结节病治疗的首选药物，多数患者预后良好。

2. 临床研究方面

蒲纯等回顾 1988 年至 2005 年经北京医院确诊的结节病病例，总结得出结节病常侵犯多个系统，肺及淋巴结受累最多，有一定自限性，Ⅰ期或无症状，对肺功能正常的Ⅱ期需严密观察，有症状及肺功能进行性恶化的Ⅱ期及Ⅲ期需泼尼松治疗。近年研究发现结节病与免疫反应有关，在用干扰素治疗丙肝等其他疾病时可诱发结节病，且结节病与多种其他自身免疫性疾病相关，如系统性红斑狼疮等。而许多细胞因子在结节病患者中是升高的，如结节病 BALF 中炎性趋化因子 CCL15、CCL16 和巨噬细胞刺激蛋白升高，推测 CCL15 和巨噬细胞刺激蛋白可能影响了疾病的进程。

有研究探讨整合素金属蛋白酶（ADAM9）在肺结节病、非小细胞肺癌（肺癌）、肺结核中差异表达情况。方法：采用免疫组织化学染色分别检测 16 例肺结节病患者（肺结节病组）、16 例肺结核患者（肺结核组）、10 例肺癌患者（肺癌组）和 8 名正常人（正常对照组）的肺组织中 ADAM9 蛋白表达；实时定量 PCR 检测 4 组支气管肺泡灌洗液（BALF）中 ADAM9 mRNA 表达，应用 ELISA 分析 4 组血清和 BALF 中 ADAM9 含量。结果发现，肺组织中 ADAM9 蛋白及 BALF 中 ADAM9 mRNA 在肺癌组中的表达水平均明显高于正常对照组，在肺结节病组、肺结核组中的表达水平均明显低于正常对照组，在肺结节病组与肺结核组的表达水平比较差异无统计学意义；肺结节病组血清和 BALF 中 ADAM9 含量明显低于正常对照组和肺癌组，与肺结核组比较差异则无统计学意义。结论：ADAM9 在肺结节病、肺癌、肺结核中存在差异表达，其在肺癌中呈高表达，在肺结节病及肺结核中则呈低表达。

3. 实验研究方面

结节病的病理学特征为肉芽肿形成，这些肉芽肿由被单核细胞、淋巴细胞和成纤维细胞包围的巨噬细胞、组织细胞及多形核巨细胞组成。在结节病患者的肺泡灌洗液中可发现大量的 Th1 样细胞因子如 IL－2，TNF－α、TNF－γ 过表达，表明该病中过度的免疫应答，T 淋巴细胞和巨噬细胞的相互作用造成了肉芽肿的形成。这为抗 TNF 治疗提供了依据，同时小部分病例报告表明该疗法的临床疗效和生理指标的改善显著。王洪武探讨巨噬细胞衍生趋化因子（MDC）基因多态性（SNPs）在肺结节病中的作用。结果发现，肺结节病患者 MDC－942（C/T）SNP 各基因型分布和对照组间差异有统计学意义。

【名医验案】

1. 王雪华验案

患者，女，31 岁，1992 年暑期初诊。主诉：干咳 1 月余，以频繁“清嗓”为临床特征。业经日本东京某医院诊断为结节病，因本人拒绝激素疗法而回国寻求中医药治疗。来诊前曾到黑龙江省某著名西医院，专家会诊结论一致。中医临床所见：干咳无痰，咽喉不利，胸闷气短，倦怠乏力，面色少华，纳谷不香，月经量少，舌质微红，舌苔薄，脉弦细。从自带的东京某医院所做的 X 线片及胸部 CT 片清晰可见，两侧肺门和纵隔淋巴结肿大，呈 2cm 的结节状，对称地分布于两侧。血常规检查无明显异常。

治法：益气养阴，化痰散结，解毒消肿。

方药：麦门冬汤合消瘰丸加减。麦冬 20g，半夏 15g，太子参 20g，沙参 15g，甘草 10g，白花蛇舌草 30g，半枝莲 30g，黄芪 30g，白术 20g，当归 15g。每日 1 剂，水煎 2 次，早晚分服。

服方 7 剂，诸症同前。尤以咽喉不利、不能侧卧为重，遂将《外科真诠》消瘰丸加入方中，玄参 20g，生牡蛎 40g，浙贝母 25g，夏枯草 20g，改黄芪 50g，加黄药子 15g，以增强化痰散结，解毒消肿之力。

三诊，该患笑容可掬。主诉："清嗓"症状明显减轻，已有两夜醒来时发现自己可以侧卧。因其假期临近，故提出带药请求。为了证实其临床疗效，便于把握病情，辨识证候，确定处方，令该患立即到我校附属第一医院复查胸部X线片。结果显示：两侧肺门和纵隔淋巴结已缩小至1cm，边界呈模糊状，其他无著变。为携带药品方便起见，建议制作冲剂。但因时间仓促不及，只好按原方投药30剂（1个月量），如法水煎分装后，高压灭菌处理，并装箱空运至东京。服用20余剂时，告知：其病情进一步好转，嘱其继服中药汤剂。为巩固疗效，在原方基础上随症加减，先后两次邮寄4个月的水煎药液，未曾使用其他中西药物，治疗期间日本某医院一直进行免费的病情跟踪，最终证实获愈，胸部检查完全恢复正常。

按语：辨证要点：①因肺阴虚，虚火灼津，津燥失润，故干咳无痰，咽喉不利；又虚火化燥，炼液成痰，凝结于肺经循行部位，形成积聚结节。因其阻遏气道不利，故胸闷气短，不得侧卧。②由于思虑和劳倦导致脾胃气虚，化源不足，因而倦怠乏力，面色少华，纳谷不香，月经量少，同时加重了肺燥的病情。③观其脉证为肺胃之气阴两虚，燥邪郁结证候。固治疗以益气养阴，化痰散结，解毒消肿为法。

2. 周平安验案

王某，女，52岁。咳嗽，咳痰，痰黄或白，有时痰中带血，活动后气短5月余，初时按气管炎、肺部感染给抗感染及对症治疗，效果不佳，遂到北京协和医院就诊，经进一步做胸部高分辨CT，示双侧肺门及纵隔淋巴结肿大，肺内可见多发结节状阴影，开胸活检，确诊为肺结节病。给激素及免疫抑制剂治疗一月余，症状无明显改善。经人推荐于2001年8月就诊于周老。当时症见：咳嗽，咳白黏痰，动则气喘，面色㿠白，口唇微紫，口苦而渴，不喜饮，纳差，舌质暗红有瘀斑，苔白，脉细弱。

辨证：气虚血瘀，毒热内结。

治法：活血化痰，益气解毒。

处方：生黄芪30g，党参10g，金银花30g，蒲公英30g，当归10g，旋覆花10g（包煎），茜草10g，丹参15 g，浙贝母10 g，皂刺10 g，紫菀10g，款冬花15g，杏仁10g，三七粉3g（冲服），甘草5g。每天1剂，共7剂，水煎服。

二诊：服药后咳嗽、气短减轻，痰稀易咳出，饮食好转，以上方为基本方稍事变动，共服药60余剂，患者自我感觉良好，无咳嗽、气短，可自由上三层楼亦无不适。到北京协和医院复查胸部CT，肺内结节状阴影消失，双侧肺门及纵隔淋巴结不肿大。

按语：本案为肺结节病合并感染，结节病多发生于感染后，也因感染病情会加重。感染是结节病发生的原因之一，也是病情反复加重的促进因素。气短，动则气喘，面色㿠白，一派气虚之象，口唇微紫，舌质暗红有瘀斑，兼夹血瘀之候，辨证为气虚血瘀，毒热痰瘀内扰，治以益气活血，解毒化痰。

【参考文献】

［1］周仲瑛．中医内科学［M］．北京：中国中医药出版社，2003.

［2］江文洋，陈蕾，黄杰．肺结节病的研究进展［J］．实用医学杂志，2015，31（9）：1388－1390.

[3] 欧阳忠兴. 中医呼吸病学 [M]. 北京：中国医药科技出版社，1993.
[4] 王雪华，桑希生，曲苗. 疑难病证辨治验案二则 [J]. 浙江中医药大学学报，2008，32（5）：646－647.
[5] 邱志济，朱建平，马璇卿. 朱良春治疗痰注（结节病）"对药"临床经验 [J]. 实用中医药杂志，2000，16（11）：36－37.
[6] Wijsenbeek MS，Culver DA. Treatment of Sarcoidosis [J]. ClinChest Med，2015，36（4）：751－767.
[7] Baughman RP，Lower EE，Saketkoo LA. Clinical trials in pulmonary sarcoidosis. Curr Opin Pulm Med，2015，21（5）：525－531.
[8] Poh SC，Monteiro EH，Chao TC. Acute diffuse interstitial fibrosis of the lungs [J]. Singapore Med J，1972，13（4）：201－205.
[9] Culver DA. Diagnosing sarcoidosis [J]. Curr Opin Pulm Med，2015，21（5）：499－509.
[10] Israel－Biet D，Valeyre D. Diagnosis of pulmonary sarcoidosis [J]. Curr Opin Pulm Med，2013，19（5）：510－515.
[11] 汪小鹏，赵妍妍，黎春艳，等. 1303例肺结节病临床荟萃分析 [J]. 现代中西医结合杂志，2013，22（18）：2009－2011.
[12] 刘敬禹，刘洪玲，张素文. ADAM9在肺结节病、非小细胞肺癌、肺结核中的差异表达水平研究 [J]. 新医学，2013，44（8）：560－563.
[13] Judson MA. Quality of Life Assessment in Sarcoidosis [J]. Clin Chest Med，2015，36（4）：739－750.
[14] Carmona EM，Kalra S，Ryu JH. Pulmonary Sarcoidosis：Diagnosis and Treatment [J]. Mayo Clin Proc，2016，91（7）：946－954
[15] HuitemaMP，Grutters JC，Rensing BJ，et al. Pulmonary hypertension complicating pulmonary sarcoidosis [J]. Neth Heart J，2016，24（6）：390－399.
[16] 黄燕，姜毅，段蕴铀. 树突状细胞在结节病免疫发病机制中的作用 [J]. 细胞与分子免疫学杂志，2014，30（1）：104－107.
[17] 蒲纯，杨翼荫，曾平，等. 结节病165例临床诊治及随访资料分析 [J]. 中华全科医师杂志，2014，13（11）：905－909.
[18] 王洪武，李庆棣，朱元珏. 近20年我国结节病临床与研究现状 [J]. 海军总医院学报，2002，15（1）：30－33.
[19] 付晶，梁宗安. 肺结节病的诊疗新进展 [J]. 实用医院临床杂志，2015，12（1）：161－163.
[20] Valeyre D，Bernaudin JF，Jeny F，et al. Pulmonary Sarcoidosis. Clin Chest Med. 2015，36（4）：631－641.
[21] Sah BP，Goyal S，Iannuzzi MC. Novel pharmacotherapy of sarcoidosis [J]. Pharmacol Ther，2016，157：1－9.
[22] 陈新，艾敏. 周平安教授益气活血化痰法治疗肺结节病经验介绍 [J]. 辽宁中医药大学学报，2010，12（5）：153－155.

[23] 周艳秋，田颖，王洪武．巨噬细胞衍生趋化因子启动区内基因多态性和肺结节病的相关性研究 [J]．中华临床医师杂志（电子版），2012，6（24）：8130－8135.

第三节　淋巴细胞间质性肺炎

【概述】

20 世纪 60 年代 Carrington 和 Liebow 首先对淋巴细胞间质性肺炎（LIP）做了具体描述。但是直至二十年后随着艾滋病发病率的提高，淋巴细胞间质性肺炎的相关报道和研究才开始增多，并逐渐被人们所重视。淋巴细胞间质性肺炎是特发性间质性肺炎的一种病理类型，是一种非肿瘤性淋巴细胞组织性疾病，表现为肺泡间隔、血管壁和气管壁（肺泡间质）内淋巴细胞、浆细胞弥漫浸润，是一种良性病变，极少转化为淋巴瘤。因其病理改变与假性淋巴瘤相似，故也有将其称为弥漫性淋巴细胞间质性肺炎或弥漫性淋巴组织样增生。

LIP 临床罕见，起病隐匿，患者以女性多见，成人发病年龄 40～70 岁，HIV 感染的婴儿患 LIP 常见于 2～3 岁。患者常伴有自身免疫性疾病或免疫缺陷疾病，尤其是干燥综合征，约 25% 的 LIP 与干燥综合征相关。

【西医病因与发病机制】

1. 西医病因

LIP 的病因病机仍未明确，但主要与以下几方面相关：

（1）*病原体*　病原体是如何诱导淋巴样组织增生的仍不清楚，但是在成人和儿童 LIP 患者肺活检可检测到 EB 病毒 DNA；HIV 阳性的 LIP 患儿 80% 的肺组织标本中检测到 EB 病毒 DNA。HIV 感染的儿童患者肺组织标本存在 HIV 病毒的抗原和抗体，围生期 HIV 感染的婴儿 30%～50% 发生 LIP。另外有报道人类 T 淋巴细胞病毒 I 型（HTLV－1）、人疱疹病毒、乙型肝炎病毒、卡氏肺孢子菌等与 LIP 可能具有相关性。

（2）*自身免疫性疾病*　自身免疫性疾病如系统性红斑狼疮、类风湿关节炎、自身免疫性甲状腺炎、重症肌无力、溶血性贫血、恶性贫血、自身红细胞致敏综合征、慢性活动性肝炎、原发性胆汁性肝硬化等与 LIP 密切相关，尤其是干燥综合征，有报道显示约 25% LIP 与干燥综合征相关，而 1% 的干燥综合征患者在病程中出现 LIP。

（3）*自身免疫功能缺陷*　约 14% 的 LIP 患者伴有自身免疫功能缺陷，包括 HIV 感染、丙种球蛋白缺乏症等。

（4）*骨髓移植*　有报道 LIP 与骨髓移植相关，常发生于移植后 200～400 天，认为是同种异体骨髓移植的晚期并发症。

2. 发病机制

LIP 的发病机制尚不清楚，目前认为与以下 3 种因素相关：①免疫系统非特异性刺激：肺部对 HIV 慢性感染的刺激做出的反应；②特异性 HIV 刺激：在 LIP 的 AIDS 患者的支气管肺泡灌洗液中发现 HIV 特异性抗原和抗体；③EBV 和 HIV 之间的协同作用。

【中医病因病机】

病初以邪实为主，多见咳嗽、咳痰、呼吸困难等实证表现，后期以正虚为主，多见气息微弱、语声低微、体倦乏力等，也有感邪后急性发作呈虚实夹杂之证，病情复杂且进展迅速，当仔细辨之，综合判断。

1. 外邪侵袭

外邪从口鼻或皮毛而入，或机体暴露于有害环境中，或起居不慎，寒温失调，劳逸失度，或长期吸烟，邪侵肺卫，肺气郁，肺失宣降，气滞水停，痰浊潴留，壅阻肺气，日久肺气虚损。

2. 饮食不当

饮食不节，嗜食肥甘，脾失健运，聚湿生痰，痰浊上犯，壅遏肺气，失于宣降，有助痰浊积郁肺中。痰浊潴留，气滞血瘀，痰瘀互结。肥甘厚味滞脾，中气受损，肺气亦失其充养。

3. 禀赋不足

小儿体弱，发育未充，稚阴稚阳，或慢性顽疾，迁延未愈，久耗正气，或年事已高，阴亏气耗。肺气虚弱，母子相及，肾气虚于下。肾为元阴元阳之根本，阴阳互根互用，阴损及阳，阳损及阴。

【诊断标准】

LIP 的诊断是一种排除性诊断，在排除其他淋巴细胞增生性疾病的情况下，结合临床表现，主要根据组织病理学、支气管肺泡洗液检查、影像学检查结果做出诊断。主要临床表现为进行性呼吸困难、干咳，肺部听诊可闻及湿啰音，可伴有干燥综合征、HIV 感染等自身免疫性疾病，影像学表现为弥漫性间质性改变。肺功能提示限制性换气障碍，在典型的 LIP 中，肺泡灌洗液通常可见 $CD\ 3^{+}$T 细胞增加和少许多克隆性 $CD\ 20^{+}$B 细胞增加，也提示存在淋巴细胞性肺泡炎。肺活检是诊断 LIP 的主要方法，弥漫性肺间质致密淋巴细胞浸润，常可见淋巴滤泡。淋巴细胞呈多克隆性，主要是 T 细胞，内有散在的 B 细胞、浆细胞和组织细胞。

【西医治疗】

LIP 的病例少见，目前的治疗方案大多来源于个案报道。由于 LIP 个体差异大，一部分患者治疗反应好，可以完全持续缓解；一部分患者病情可以相对稳定数月至数年；也有患者可能数月内死亡。LIP 患者在诊断后 5 年的死亡率为 33% ~50%，约 5% 可发展为低度恶性 B 细胞淋巴瘤。

1. 糖皮质激素

参照 2011 年卫生部（现卫生健康委员会）公布的《糖皮质激素类药物临床应用指导原则》：目前尚无充足的循证医学证据。对于糖皮质激素治疗反应存在个体差异，部分患者疗效较好，但有些患者疗效欠佳，可在数月内死于疾病进展或肺部感染等。建议起始剂量为醋酸泼尼松（或等效剂量甲泼尼龙/泼尼松龙）0.75～1mg/（kg·d），逐渐减量至维持剂量。

2. 免疫抑制剂

有报道显示对激素治疗无效的 LIP 患者在改用环孢素 A 治疗后症状明显改善。

3. 抗逆转录病毒治疗

HIV 感染者未经激素治疗，用高效抗逆转录病毒治疗可使病情得到缓解。

【中医治疗】

1. 风热犯肺证

主症：咳嗽，咳痰，痰稠色黄，发热，恶风寒，口干咽痛，舌尖红，苔薄黄，脉浮数。

治法：止咳化痰，疏风宣肺。

方药：消风散（《医宗必读》）或止嗽散加减，药用苍术、麻黄、紫菀、荆芥、白芷、桔梗、百部、白前、陈皮、甘草。

2. 痰浊蕴肺证

主症：恶寒发热，咳嗽，气喘，痰多白稀，或喉间痰鸣，胸闷，呕恶，舌苔白滑或腻，脉浮滑。或痰黄黏稠，咳吐不爽，或痰中带血，呼吸急迫，胸胁作痛，舌红苔黄腻，脉滑数。

治法：祛湿化痰，止咳平喘。

方药：小青龙汤合三子养亲汤或清金化痰汤加减，药用姜半夏、细辛、桂枝、五味子、白芍、紫苏子、白芥子、莱菔子、黄芩、山栀子、知母、贝母、桑白皮、瓜蒌仁、麦冬、桔梗、甘草。

3. 痰瘀阻肺证

主症：咳嗽，痰多易咳，或喉间痰鸣，口吐痰涎，呼吸困难，胸闷胸痛，口唇紫绀，舌质暗紫有瘀斑，苔腻，脉细滑。

治法：活血通络，平喘化痰。

方药：桃红四物汤和宣肺渗湿汤加减，药用熟地黄、当归、白芍、川芎、桃仁、红花、杏仁、桂枝、桑白皮、葶苈子、丹参、郁金、黄芪、血竭。

4. 肺气虚损证

主症：咳喘，咳声低弱，胸闷，呼吸无力，短气，或少气不足以吸，自汗，畏风，舌淡红或苔薄，脉弱。

治法：补益肺气，宣肺止咳。

方药：生麦散和补肺汤加减，药用党参、黄芪、麦冬、五味子、干地黄、茯苓、粉甘草、干姜、厚朴、桑白皮、紫菀、远志。

5. 肺阴不足证

主症：干咳少痰，咳声短促，或痰中带有血丝，声音嘶哑，口干咽燥，舌红少苔，脉细数。

治法：滋阴润肺，化痰止咳。

方药：沙参麦冬汤加减，药用沙参、麦冬、玉竹、百合、川贝、杏仁、桑叶、天花粉、桑白皮、地骨皮、甘草。

6. 肺肾两虚证

主症：咳嗽气喘，动则加重，声低气怯，甚则张口抬肩，形寒肢冷，乏力，腰膝酸软，夜尿清频，舌淡苔薄，脉沉细。或咳痰带血，咽喉燥痛，手足心热，盗汗，舌红少苔，脉细数。

治法：补肺纳肾，降气平喘。

方药：百合固金汤和七味都气丸加减，药用生地黄、熟地黄、芍药、百合、贝母、麦冬、桔梗、玄参、五味子、山茱萸、牡丹、山药、甘草。

7. 阴阳两虚证

主症：呼吸浅短难续，痰白沫状，心胸憋闷，四肢无力，面黄消瘦，寡言少欲，潮热盗汗，自汗，心悸气短，纳呆，滑精或闭经，苔黄燥，脉微细或虚大无力。

治法：回阳救逆，益气复脉，或阴阳双补，宣肺止咳。

方药：参蛤散和右归饮加减，药用蛤蚧、党参、熟地黄、山药、山茱萸、枸杞子、杜仲、肉桂、制附子、甘草。

【生活调摄】

1. 一般生活调摄

《素问·上古天真论》记载："上古之人，其知道者，法于阴阳，和于术数，饮食有节，起居有常，不妄作劳，故能形与神俱，而尽终其天年，度百岁乃去。"这对于现代仍有非常大的指导价值，要求心情舒畅、心态平和，顺应四时季节调养身心，在饮食、起居、劳作、运动等各个方面注重适度原则。

2. 专科生活调摄

戒烟是呼吸系统疾病防治的首要措施之一。另外要避免诱发因素，比如避寒保暖，居处多通风，防止呼吸道感染，过敏体质者远离过敏原等。饮食上禁食或少食加重肺纤维化的食品，尽量避免过硬、过咸、辛辣、酒水等食物引发气管刺激性反应。通过有氧运动、太极之类的进行呼吸训练，增强肺功能，呼吸功能不全的患者可以选择家庭氧疗。

【科研思路与方法】

西药治疗淋巴细胞间质性肺炎以激素、免疫抑制剂为主，其控制疾病急性发作效果明显，但副作用多；中药治疗因每个患者体质、病情、症状的不同而辨证论治，灵活加减，同时是多靶点、多通道治疗疾病，但是具体的作用机制仍有待更多的药理研究。中西医结合治疗，可以减少毒副作用，减少不良反应，有报道显示在改善患者临床症状、提高生活质量、平稳病情、控制疾病发展等方面优于单用中医或西医治疗。但是目前对于该病的病因病机仍不明确，缺乏大规模、多中心的临床研究，对患者症状的改善和药物的疗效有待更加全面系统的评价，这或许是今后努力的方向。

1. 理论研究方面

林心情等系统总结历代文献著作中对LIP相关发病机制的描述，总结其病因及发病机制，主要包括病毒感染（EB病毒和HIV病毒）、自身免疫性疾病、免疫球蛋白重链基因重排和淋巴细胞肺部聚集的可能机制。施举红等从分子生物学角度阐述了LIP与黏膜相关肺原发淋巴瘤、免疫系统疾病之间的密切关联。目前对淋巴细胞间质性肺炎没有形成统一的辨证分型。微观辨证是指在传统望闻问切四诊基础上，结合现代科学技术，微观认识机体的生理、病理特点，对于临床无明显症状体征的情况下，借助现代检查仪器获得疾病相关信息，可以对辨证起到辅助作用。另外特发性间质性肺炎早期，可能有的患者长期没有明显不适，或者病因病机复杂，证候杂乱难以明确辨证，这就需要现代医学先进技术的检查结果以助辨证，促进中医证候的规范化和中医现代化发展。

2. 实验研究方面

Bhoopat L等通过分析原位杂交和免疫组织化学相关知识，研究得出以下结论：①携带EBV或p24的细胞可能直接或间接参与了LIP的病情发展；②在儿童LIP患者体内，EBV和HIV亚型E病毒主要聚集在朗格汉斯细胞（LCs）及相关的树突状细胞中，同时LCs在组织中大量转化为炎症细胞，尤其是T淋巴细胞；③EBV和p24在细支气管上皮细胞的协同表达证明了这些细胞是病毒获得了大量肺泡间隔和细支气管终末间隙的激活物。这个研究证明了EBV和p24与艾滋病毒E亚型感染的重要联系。

【名医验案】

1. 宋康验案

李某，男，60岁，工人。2005年10月初诊。患者咳嗽、咳痰、进行性气急加重4年。于外院诊断为特发性肺纤维化。予强的松20mg/d口服治疗，但每天仍有咳嗽、气急等症状，胃纳欠佳，舌暗红，苔白腻，脉滑。两肺听诊呼吸音低，两下肺可闻及细湿啰音。肺功能检查为中度限制性通气功能障碍，弥散功能重度减退。

西医诊断：特发性肺纤维化。

中医诊断：肺痿。

证型：痰浊蕴肺，络脉瘀滞证。

治法：清热解毒，化痰活血，益气养阴。

处方：虎杖、鱼腥草、佛耳草、云雾草各30g，七叶一枝花、黄芩、紫草、茜草、天竺黄、生竹茹、前胡、苏子、杏仁、枇杷叶、蝉衣各10g，鲜芦根30g，生甘草3g。

二诊：服药2周后患者咳嗽气急好转，胃纳仍欠佳，舌淡苔白，脉滑。听诊两下肺细湿啰音。前方去黄芩，加白术、扁豆、陈皮、茯苓、谷芽、麦芽各10g以益气健脾，并将强的松用量减至15mg/（kg·d）。

三诊：患者咳嗽已平，劳作后仍有气急，胃纳渐佳。前方去枇杷叶、蝉衣，加南沙参、北沙参各10g以养肺阴。4个月后患者强的松用量减至10mg/（kg·d），并长期加服中药，生活质量明显改善。

按语：本病病机为痰热、瘀血阻滞肺络，肺失清肃，病初邪实为主，后期以正虚为关键。治疗多活血化瘀、补肺益气养阴。宋康教授提出该病的发病源头为热毒，治疗以清热解毒为主，正本澄源，辅以活血化瘀、益气健脾养阴。

2. 朱良春验案

张某，女，56岁，2003年7月21日初诊。反复咳嗽1年多，痰少，难咳出，胸闷，活动后气短。曾在某医院做肺部CT检查示：双中下肺背段见片状密度增高阴影（间质性肺炎）；肺功能测定：严重混合性通气功能障碍，低氧血症。曾先后用青霉素、先锋霉素、罗红霉素、左氧氟沙星、糖皮质激素、环磷酰胺、硫唑嘌呤等治疗均不见好转，目前仍以强的松［15mg/（kg·d）］、肿节风及穿山甲等药物治疗。刻诊：干咳、气短，面色少华，神疲，唇绀，口干，便溏，每日2~3次，舌苔厚腻，脉细弦。

西医诊断：间质性肺炎。

中医诊断：肺痿。

证型：热毒郁肺，痰淤阻滞证。

治法：肃肺祛痰，活血通络。

方药：穿山龙40g，生黄芪30g，炒白术20g，蜂房10g，红花10g，炙款冬花15g，金荞麦30g，僵蚕10g，土鳖虫10g，甘草6g，14剂。扶正蠲痹胶囊1号，每次4丸，1日3次。

8月4日二诊：患者咳嗽痰白，活动后气短，大便溏烂，便次增多，胃纳不振，舌苔白腻，脉细小数，仍从痰瘀阻肺、肃降失司、中运不健论治。处方：穿山龙50g，金荞麦30g，藿香梗10g，杏仁、薏苡仁各15g，红花10g，冬瓜子20g，炒苍术、白术各10g，丹参15g，炒白芥子10g，蜂房12g，甘草4g。14剂。

8月18日三诊：夜间咳嗽较剧，动则气短，痰白，胃脘不适，有恶心及嘈杂感，二便正常，舌苔薄腻，脉细小数，为正虚痰恋肺胃之证，前法续进。处方：穿山龙50g，金荞麦30g，生黄芪30g，桃仁、红花各10g，蜂房10g，徐长卿15g，姜半夏10g，胆南星15g，穿山甲10g，天竺子15g，炒白芥子15g，甘草6g。28剂。

9月22日四诊：患者低热已除，咳呛入暮为甚，痰咳出后较舒，胸闷较前略有改善，苔白腻，脉细弦。强的松减为12.5mg/d。处方：穿山龙50g，金荞麦30g，姜半夏10g，胆南星15g，炮穿山甲10g，僵蚕10g，蜂房10g，葶苈子15g，桃仁、红花各15g，甘草6g，生白术20g。30剂。

10月28日五诊：咳嗽气喘、胸闷、口干等症逐渐好转，近来面部微浮，纳食尚可，舌质微红，伴有紫点，苔薄白腻，脉细弦。强的松减为10mg/d。仍从痰瘀阻滞、肺失肃降论治。处方：穿山龙40g，金荞麦30g，丹参15g，桃仁10g，生黄芪30g，三七粉3g（分冲），炮穿山甲8g，蜂房10g，淫羊藿15g，生地黄、熟地黄各15g，甘草6g，30剂。以后守法续进，共服药近百剂，康复。

按语：朱老认为咳嗽总归于邪客于肺所致，并且“咳嗽总有痰作祟”“久病必瘀”，始终从痰瘀论治，以肃肺祛痰、活血通络为主。在用药特色上每方必用穿山龙，以及擅用虫类药治疗。穿山龙化痰通络；僵蚕、蜂房、土鳖虫等虫类药物既可祛邪，又可增强体质，具有祛风化瘀、钻透剔邪、开瘀散结的作用，寓攻、寓补、攻补兼施。

3. 徐志瑛验案

李某，男，63岁，2009年1月5日初诊。患者患慢性咳嗽10余年，于2008年确诊为肺间质纤维化，服用强的松片逐渐减量到1片/日，共服13个月，仍觉胸闷气急明显，咳嗽不减。常因外感而使症状加重，且不易缓解，遂来门诊中医治疗。

症见：气急明显，动则加剧，咳嗽胸闷，痰白不多，面色晦黯，唇绀指青，纳可。舌质红紫、苔白厚，脉弦滑。听诊：两下肺可闻及湿啰音。肺部CT示：两肺间质性肺炎，大片网状改变，右肺肺大泡。血气分析示：pH值7.3，$PO_2$70mmHg，$SO_2$96.4%。肺功能示：轻度局限性通气功能障碍，中阻阻塞性肺功能障碍。脉证合参：患者由于反复咳嗽10余年，肺气亏虚，不能卫外，故易感冒，外邪直中肺络，影响肺司呼吸，致肃降失权，痰阻气道，日久及脾，脾气虚弱，运化失职，聚液成湿，形成无形之痰，伏于隔下，外邪引动，上责于肺。同时阻碍气血畅行，影响肾之功能，肾虚则无法上温脾阳，致使肺、脾、肾三阳俱虚。三脏相互资生、制约失职。痰、湿、瘀、热、虚互为因果，致成本证。

西医诊断：间质性肺炎。

中医诊断：肺痿。

辨证：热毒郁肺，痰淤阻滞证。

治法：清热宣肺，豁痰化湿，宽胸理气，活血通络。

处方：肺形草、野荞麦根、冬瓜仁、生薏苡仁、藤梨根各30g，云雾草、赤芍、白芍、川芎、寒水石、紫菀各15g，炒黄芩、浙贝母各20g，桔梗、桑白皮、桃仁、苏梗、苏木、草果、海蛤壳各12g，降香9g。7剂，水煎2汁，饭后20分钟服用。并嘱患者药后可能出现痰量增多，或大便次数增加等情况，无须过分忧虑，若大便次数过多，可适当服用黄连素等药物止泻。

二诊：服上方后痰量增多，色白，胸闷气急好转，食纳一般，便烂，听诊两肺仍可闻及细小湿啰音。舌质红淡紫、苔白厚，脉细滑。上方加芦根、红藤各30g，天竺黄、黄荆子各12g，去海蛤壳、赤芍、白芍、川芎。再服用7剂。

此后患者坚持就诊，共诊治50余次。患者在治疗1个月后痰量即明显减少，8个月后湿浊渐化，舌质淡紫红、苔转白，脉细滑。再经2年余调理，外感次数明显减少，备用浙江省中医院自制“大青叶颗粒”预防感冒，并在病情稳定时行“冬病夏治”“冬令进补”。目前患者病情稳定，体质增强，感冒基本消失，活动时气促明显改善，咳嗽、咳痰基本消失，复查CT片较前明显吸收。饮食起居能自行料理，生活质量明显提高，疗效满意，至今继续随访和治疗。

按语：淋巴细胞间质性肺炎病情复杂，必须早期诊断，早期治疗，但很多患者往往没有及时发现，多在患感冒、肺炎时行CT检查或肺功能检查时才发现，故病变往往已经发展到中晚期，肺结构已遭到破坏，肺功能已经基本丧失，无论中医或西医治疗，疗效都不够满意。本病大多病程较长，常出现痰、湿、虚、瘀，错综夹杂，其病机为本虚标实，肺脾肾三脏之气不足为本虚，痰瘀阻于肺络为标实。故治疗时，必须先清热宣肺、行气活血、祛痰通络。待病情稳定后，继续清肺祛痰，同时加用软坚活血之品，继而调补脾肾。本例患者开始处于急性发病期，痰浊内蕴，肺失宣降，痰气互结，气滞血瘀，故治疗当以清肺豁痰、行气活血为先。因痰为水液停聚的病理产物，徐师认为“气行才能水行，气行才能血动”，肺主气，能通调水道，故治疗时当重用行气的药物，以调畅全身气机，有利于行液排痰。配以活血化瘀之品，以消除沉积在肺中的瘀血，所以徐师常选用桃仁、赤芍、苏木、王不留行等药物，既起到活血祛瘀之效，又能兼施软化顽痰老痰之功。待患者病情趋于稳定时，即加入调补肺脾肾三脏阳气之药物，标本兼治，从而收到较好的临床疗效。

【参考文献】

[1] American Thoracic Society/European Respiratory Society（ATS/EBS）. International muhidiseiplinary consensus classification of the idiopathic interstitial pneumonia［J］. Am J Respir Cri Care Med，2002，165（2）：277－304.

[2] American Thoracic Society. Idiopathic pulmonary fibrosis：diagnosis and treatment. Lnternational consensus statement. American Thoracic Society（ATS），and the European Respiratory Society（ERS）［J］. Am J Respir Crit Care Med，2000，161：646－664.

[3] 中华医学会呼吸病学分会．特发性肺（间质）纤维化诊断和治疗指南（草案）［J］．中华结核和呼吸杂志，2002，25（7）：387－391.

[4] 徐作军．特发性肺纤维化诊治循证指南（摘译本）［J］．中华结核和呼吸杂志，2011，34（7）：486－494.

[5] 张援潮．免疫病学［M］．北京：科学出版社，2011.

[6] 蔡柏蔷，李龙芸．协和呼吸病学［M］．北京：中国协和医科大学出版社，2010.

[7] 高晓方．特发性肺纤维化的抗纤维化的治疗研究进展［J］．中华结核和呼吸杂志，2004，6（27）：366－367.

[8] Hamman L，Rich AR. Acute diffuse interstitial fibrosis of lungs［J］. Bull Hopkins Hosp，1944，74（20）：177－212.

[9] Katzenstein AL，Myers JL，Mazur MT. Acute interstitial pneumonia a clinicopathologic Ultrastructural and cell kinetic study［J］. Am J Surg Pathol，1986，10（4）：256－267.

[10] 徐钦星，王利民，任振义．急性间质性肺炎的治疗进展［J］．中国呼吸与危重监护杂志，2010，9（5）：552－554.

[11] Myers JL，Veal CF Jr，Shin MS，et al. Respiratory bronchiolitis causing interstitial lung disease：a cliniecopathology study of six cases［J］. Am Rev Respir Dis，1987，135（4）：880－884.

[12] Yousem SA，Colby TV，Gaensler EA. Respiratory bronchiolitis－associated interstitial lung disease and its relationship to desquamative interstitial pneumonias［J］. Mayo Clin Proc，1989，64（4）：1373－1380.

[13] Liebow AA，Carrington CB. The interstitial pneumonias［M］. New York：Grune&Sratton，1969.

[14] 贾新华，张心月，卢春美．特发性间质性肺炎辨证论治的研究概述［J］．辽宁中医药大学学报，2010，12（4）：60－63.

[15] 李柏颖．清热解毒澄其源－宋康教授治疗特发性肺纤维化经验介绍［J］．浙江中西医结合杂志，2008，18（6）：359－360.

[16] 薛梅红．朱良春治疗间质性肺炎经验［J］．中医杂志，2006，47（7）：493.

[17] 陈瑞琳，裘生梁，徐志瑛．徐志瑛治疗特发性肺间质纤维化经验浅析［J］．浙江中医杂志，2011，46（7）：484－485.

[18] 林心情，曹鄂洪，施毅．淋巴细胞间质性肺炎［J］．中医实用内科杂志，2008. 28（12）：1083－1085.

[19] 施举红，崔朝勃，林耀广．免疫球蛋白重链基因与淋巴细胞间质性肺炎［J］．国外医学呼吸系统分册，2003，23（1）：42－43，49.

[20] Bhoopat L，Rangkakulnuwat S，Ya－In C. Relationship of cell bearing EBER and p24 antigens in biopsy－proven lymphocytic interstitial pneumonia in HIV－1 subtype E infected children［J］. Appl Immunohistochem Mol Morphol，2011，19（6）：547－551.

第四节　急性呼吸窘迫综合征

【概述】

急性呼吸窘迫综合征（ARDS）是指因多种原发病（如休克、烧伤、感染、创伤、大手术）导致弥漫性肺损伤、毛细血管内皮通透性增加和肺泡萎陷，表现为进行性呼吸窘迫和难治性低氧血症等特征的急性呼吸衰竭综合征，其主要病理变化为：肺不张、肺水肿和透明膜形成。1967 年 Ashbaugh 等首次报告了 12 例表现为“严重的低氧、呼吸窘迫、单纯氧疗难以纠正的紫绀、肺顺应性下降、X 线显示弥漫性肺泡浸润影”患者，并提出急性呼吸窘迫综合征（acute respiratory distress syndrome）的概念。1994 年欧美联席会议（AECC）统一了 ARDS 的定义，但该定义的可靠性和有效性一直备受争议。2011 年，在德国柏林组建了一个专家小组来拟定 ARDS 新定义（柏林定义），进一步完善其可行性、可靠性及有效性。新定义基于氧合情况把 ARDS 分为轻度（200＜氧合指数≤300）、中度（100＜氧合指数≤200）、重度（氧合指数≤100）三级。该定义经过系统评价进一步验证，轻、中、重度三个级别病死率逐渐增加，生存患者的机械通气时间相应地延长。

ARDS 是急性肺损伤发展到后期的典型表现，随着抢救技术水平的提高，感染、休克、严重创伤等疾病的治疗效果改善，不少患者不直接死于原发病，客观上导致了 ARDS 的发生率增加。ARDS 起病急骤，发展迅猛，预后极差，如不及时诊治，其病死率高达 50% 以上。

ARDS 根据其临床表现，可归属于中医喘证范畴。中医在其长期实践中，对本病认识较早，大量中医著作里所记载的损伤、温病、失血、产后、痈疽等原因所致的喘证，有明确的诱因，以喘急为突出表现，与 ARDS 的临床表现颇为相似。在中医经典著作《黄帝内经》中即有关于外伤可致喘的描述。中医学术界结合现代医学的认识，应用通腑攻下、活血化瘀、清热解毒等方法，对 ARDS 的预防和治疗取得了新进展。

【西医病因与发病机制】

1. 西医病因

引起 ARDS 的基础疾病主要可分为 10 种：间质性肺损伤；严重感染；创伤；休克；代谢性疾病；误吸有毒液体；药物过量；产科疾病；血液疾病；吸入毒害气体。

2. 发病机制

ARDS 的发病机制尚不明确。中性粒细胞的渗出和聚集是 ARDS 发病细胞学上的重要环节。在多种介质和细胞因子的作用下，中性粒细胞产生“呼吸暴发”，释放出多种物质如超氧化物、蛋白酶、炎症因子等，这些物质对肺都能造成不同程度的损伤。大量细胞趋化因子由巨噬细胞释放，促进中性粒细胞的渗出和聚集。因为炎症损伤，毛细血管膜通透性增高，水电解质的运输障碍，导致非心源性肺水肿。血小板活化因子、超氧化物、IL－1、IL－8、补体、肿瘤坏死因子（TNF－α）、黏附分子等许多介质和细胞因子参与了 ARDS 发病过程。此外，在内毒素诱发的 ARDS 中，内毒素与脂多糖结合蛋白结合的复合物或许是促发多种细胞因子释放的启动环节。另外，基质金属蛋白酶的表达和活性增加，加速了肺损伤。近年大量研究发现，在 ARDS 发病过程中，除有大量炎性因子的释放外，还有明显的炎症抑制因子的不足，如 IL－4、IL－10、IL－13。

【中医病因病机】

1. 外邪侵袭

外感风温之邪，侵袭于肺，则肺气郁闭，宣降失司而致喘。

2. 瘀血阻滞

坠堕外伤，或外科大手术后，瘀血内留、人体气机不畅，肺气宣降失常，则发喘逆；妇人产后，气血虚弱，瘀血留滞胞宫，气机阻滞，肺气上逆，亦可致喘。

3. 水饮犯肺

淹溺呛水入肺，或者大量输液输血，水饮入肺，肺失输布，宣发肃降无权，喘逆由是而作。

4. 外伤

烧灼烫伤，或痈疡疮毒，未能及时治愈，则热毒内攻，内传于肺，则肺热火炽，发喘逆。

5. 气血亏虚

气无所固失血过多，无形之气无所依附，或久病肺肾两虚，元气散脱，则喘逆迫促。

【诊断标准】

参照 2012 年 ARDS 柏林定义：

（1）时间：已知临床发病或呼吸症状新发或加重后 1 周内。

（2）胸腔影像学改变：X 线或 CT 扫描示双肺致密影，并且胸腔积液、肺叶/肺塌陷或结节不能完全解释。

（3）肺水肿原因：无法用心力衰竭或体液超负荷完全解释的呼吸衰竭。如果不存在危险因素，则需要进行客观评估（例如超声心动图）以排除流体静力型水肿。

（4）氧合状态。

轻度：PaO_2/FIO_2 = 201 ~ 300mmHg，且呼气末正压（PEEP）或持续气道正压（CPAP）≤5cm H_2O。

中度：PaO_2/FIO2 = 101 ~ 200mmHg，且 PEEP≥5cm H_2O。

重度：PaO_2/FIO_2≤100mmHg，且 PEEP≥10cm H_2O。

如果海拔高于 1000m，校正因子应计算为 PaO_2/FIO_2 ×（大气压力/760）。则诊断为 ARDS。

【西医治疗】

1. 氧疗

呼吸支持治疗是 ARDS 的基础治疗方案，纠正缺氧为刻不容缓的重要措施。一般需用高浓度给氧，才能使 PaO_2 >60mmHg 或 SaO_2 >90% 症者可用面罩给氧，但多数患者需用机械通气给氧。机械通气时给氧浓度恒定，且能与 PEEP 或 CPAP 同时应用。

2. 机械通气

ARDS 机械通气的指征尚无统一标准，现多数学者认为，ARDS 诊断一旦成立，应尽早进行机械通气。

3. 维持适当的液体平衡

在有效血容量不足的情况下，低血压和休克会加重，但过多的液体又会加重肺水肿。血容量减少较甚者，最好输新鲜血，使用库存 1 周以上的血液时，需加用过滤器。在血压相对稳定的前提下，出入液体量宜轻度负平衡。为促进水肿消退可使用强效利尿剂。在 ARDS 的早期，除非有低蛋白血症，否则不建议输胶体液，因为毛细血管通透性增加时，胶体可渗出至肺泡和间质。

4. 积极治疗基础疾病

基础疾病是 ARDS 发生和发展最重要的原因，必须及时积极治疗，如感染的控制、血容量的补充、休克的纠正、骨折的固定及羊水栓塞做子宫切除等。ARDS 患者应在进入监护病房实行特别监护，动态监测呼吸、心率、血压、酸碱平衡、水电解质及基础疾病，及时调整治疗方案。在治疗原发疾病时，应早期给予呼吸支持和其他有效的预防及干预措施，防止 ARDS 进一步发展和重要脏器损伤。

5. 药物治疗

ARDS 发病原因多样，具体发病机制目前尚未完全明了，较为公认的是促炎/抗炎反应失衡，炎症因子过度释放导致肺毛细血管损伤，引发氧合功能障碍。在呼吸支持治疗及对症治疗的基础上给予合理用药，控制过度全身性炎症反应，促进促炎/抗炎平衡的恢复，对治疗 ARDS 至关重要。

（1）*糖皮质激素* 糖皮质激素具有高效抗炎和抑制免疫功能的作用，在呼吸系统常见病治疗中被广泛应用，包括支气管哮喘、慢性阻塞性肺疾病、休克型肺炎、ARDS、特发性肺纤维化、过敏性肺炎、特发性嗜酸粒细胞肺炎等 10 多种疾病。一项纳入 8 项独立研究的 Meta 分析表明，早期应用激素或小剂量激素可降低 ARDS 患者病死率，改善氧合情况，而对感染性并发症的发生无显著影响。常荣天等研究表明，早期、长疗程应用低剂量糖皮质激素可抑制 ARDS 患者体内炎症介质的“瀑布样效应”，缩短病程，降低病死率。

（2）*他汀类药物* 他汀类药物是临床公认的降脂、调脂药物，近年来，因其有抗炎、免疫调节、抗菌、抗血小板聚集、抗氧化等独立于调脂之外的作用受到了广泛关注，这些作用机制也是应用于呼吸系统疾病的理论基础。他汀类药物可能通过下列途径修复肺损伤：促进中性粒细胞凋亡，抑制其向肺泡炎症区域聚集和浸润，同时减少继发性坏死，减轻组织损伤；减少核转录因子 κB 抑制因子 α 降解，实现对 NFκB 活性的抑制；血栓形成是急性肺损伤的重要病理特征之一，他汀类药物可降低血液黏度和纤维蛋白含量，从而抑制血小板聚集、黏附，防止血栓形成。

（3）*抗氧化治疗* 急性肺损伤时，机体炎症反应促进氮氧化物产生，氧自由基大量生成，超过了机体自身自由基清除能力，使得机体抗氧化能力下降。目前临床常用的抗氧化剂包括 *N*－乙酰半胱氨酸（NAC）、维生素类及氨溴索等。NAC 具有很强的痰液溶解及抗氧化作用，可用于慢性阻塞性肺疾病、ARDS 等治疗。一项纳入 10 篇文献的 Meta 分析也表明，大剂量氨溴索可显著改善 ARDS 患者低氧血症，降低肺损伤评分级病死率，缩短机械通气和 ICU 住院时间。但目前临床尚缺乏 ARDS 抗氧化治疗的大规模多中心的随机对照研究。

【中医治疗】

1. 肺痹肠燥证

主症：腹满硬痛，烦躁不安，喘促气粗，潮热便秘，神昏谵语，舌质红，舌苔黄燥，脉实大。

治法：导滞祛毒，通腑泻肺。

方药：大承气汤加减，药用制大黄、枳实、桑白皮、芒硝、厚朴、玄参、黄芩、甘草。

2. 痰湿阻肺证

主症：喘促气壅，胸中满闷，咳嗽痰多黏腻，咳吐不畅，喉间痰鸣，舌苔白腻，脉滑。

治法：宣肺降逆，化痰渗湿。

方药：宣痹汤加减，药用葶苈子、广郁金、射干、丹参、紫菀、血竭、桑白皮、通草、桂枝、杏仁、茯苓。

3. 气虚血瘀证

主症：因手术、外伤、产后等造成喘急迫逆，张口抬肩，胁痛唇紫，恶露不行，气短难续，语声低微，舌质暗红，有瘀点，脉虚涩。

治法：益气活血。

方药：参苏饮加减，药用人参、赤芍、五味子、苏木、白芍、黄芪、当归。

4. 阴阳两脱证

主症：汗出如油，呼多吸少，喘息气微，气难接续，面赤足冷，咽干口燥，舌红绛或淡白，脉细数。

治法：益气养阴，急救固脱。

方药：生脉散加减，药用山茱萸、西洋参、黄芪、五味子、牡蛎、麦冬、白芍、炙甘草。

【科研思路与方法】

1. 理论研究方面

刘恩顺等系统整理总结历代文献著作中对 ARDS 相关证候的描述、对病因病机认识、治疗方药及名医类案，挖掘治疗 ARDS 的有效治疗方药，提出了肺肠同治、肺病治肠、肠病治肺的不同治疗方法，并建议开展 ARDS 肺肠相关的炎症调控与黏膜免疫机制的基础研究。

2. 实验研究方面

董科奇等通过动物实验模型，随机对照研究，发现实验组足三里穴位内和胃 PaO_2 呈正相关，得出 ARDS 时全属性氧输送障碍情况下，脏腑组织氧需求显著增加，但氧利用明显障碍，这可能与细胞线粒体功能障碍有关，经穴组织与相关脏腑组织氧分压有很好的相关性，经穴组织氧测定对脏腑组织氧代谢检测有重要的指导意义。研究已证实，炎性反应参与了机体各种病理性损伤的发生、发展过程。目前认为，炎性反应是 ARDS 发生的主要机制，其中多形核白细胞与肺泡巨噬细胞是参与 ARDS 发生最主要的炎性因子。另外，有研究发现，ARDS 的发生与患者的异质性及遗传因素存在密切的相关性，TNF－α 等位基因频率血管紧张肽转化酶（ACE）基因 I/D 多态性均与 ARDS 的预后存在相关性。但遗传学研究目前仍比较少，因此需要进一步对 ARDS 发生的单核苷酸多态性进行研究。

3. 临床研究方面

万小兵等通过观察 52 例 ARDS 患者的发病、治疗及预后，分析得出经机械通气、液体管理、抗炎和抗凝等综合治疗措施治疗 ARDS 患者效果较好，可有效降低其病死率。王海旭等通过整理历年来的临床学术研究，并对数据进行统计学分析，分析结果显示高频振荡通气并不能降低 ARDS 患者的病死率，但能改善患者的生理指标。

【名医验案】

田玉美验案

王某，女，26岁。因产后恶露淋沥2天，胸闷喘促汗出1小时，邀田师会诊。述产后两天恶露淋沥，量少，有癖块，少腹疼痛拒按，腹胀。1小时前突发喘急难续，张口抬肩，胸闷如窒，汗出如珠。唇甲紫暗，舌暗苔白滑，脉细涩。

西医诊断：急性呼吸窘迫征。

中医诊断：喘证。

证型：肺气郁闭，气滞血虚。

治法：破血祛癖，降气平喘。

处方：血竭、人参、苏木、三棱、莪术、当归、桃仁、红花、赤芍、白芍、苏子各15g，厚朴10g。2剂，水煎，每小时1次。服药4次后，恶露大下，腹胀顿减，胸宽喘平。田师改用四物汤加味调理善后而愈。

按语：患者产后暴喘，因病情初起，发现及时，田师急投大量破血活血祛瘀之品，使恶露大下，败血无以上冲，故而肺气平，暴喘消。后以四物汤加味养血润肺收工。田师认为，肺主气司呼吸，肺朝百脉，辅心行血，恶露不下，败血上冲于肺，血阻气机，肺司呼吸失职，升降出纳失常则喘急难续，以破血活血祛瘀之三棱、莪术、桃仁、红花、赤芍、苏木为主药，佐以苏子、厚朴降气平喘，人参益气防脱。

【参考文献】

［1］周仲瑛．中医内科学［M］．北京：中国中医药出版社，2003.

［2］金实．中西医结合专科病诊疗大系－肺脏病学［M］．太原：山西科学技术出版社，1997.

［3］欧阳忠兴．中医呼吸病学［M］．北京：中国医药科技出版社，1993.

［4］刘青，熊家平．田玉美辨治急性呼吸窘迫综合征的经验［J］．湖北中医杂志，2000，22（4）：3－4.

［5］张万祥，丁沛．王今达应用凉隔散治疗急性呼吸窘迫综合征经验［J］．中医杂志，2013，54（7）：615－616.

［6］柳西河．医学衷中参西录·上册［M］．北京：人民卫生出版社，2006.

［7］周涛，樊寻梅．糖皮质激素与急性呼吸窘迫综合征［J］．临床儿科杂志，2005，23（1）：18－20.

［8］Pittet D，Harbarth S，Suter PM，et al. mpact of immunomodulating therapy onmorbidity in patiets with severe sepsis［J］．Am J Respir Crit Care Med，1999，160（3）：852－857.

［9］方伟，陈翠菊．药物治疗急性呼吸窘迫综合征的研究进展［J］．中国综合临床，2005，21（5）：471－472.

［10］赵云平，蒋耀先．沐舒坦预防和治疗ARDS研究［J］．创伤外科杂志，2001，3（2）：145－147.

［11］白浪，薛张纲，蒋豪．前列腺素E1 在酸吸入性急性呼吸窘迫综合征中的肺保护作用［J］．中华麻醉学杂志，2001，21（1）：28－31.

［12］Yousem SA，Colby TV，Gaensler EA. Respiratory bronchiolitis－associated interstitial lung disease and its relationship to desquamative interstitial pneumonia［J］. Mayo Clin Proc，1989，64（11）：1373－1380.

［13］Liebow AA，Carrington CB. The interstitial pneumonias［M］. New York：Grune&Sratton，1969.

［14］王海旭，孙同文，万有栋．高频振荡通气急性呼吸窘迫综合征的荟萃分析和实验序贯分析［J］．中华危重病急救医学，2015，27（7）：552－557.

［15］万小兵，陈宇洁，陆海英．综合治疗急性呼吸窘迫综合征的疗效观察［J］．医学综述，2015，21（7）：1324－1325.

［16］刘恩顺，孙增涛，苏景深，等．基于肺肠相关的 ARDS 研究思路探讨［J］．天津中医药大学学报，2011，30（1）：4－5.

［17］宋雅琴，夏红梅，耿耘．急性呼吸窘迫综合征中西医发病机制的研究［J］．实用中西医结合临床，2015，（1）：82－83.

［18］董科奇，邓杰，竺静．急性呼吸窘迫综合征时足三里穴及相关脏腑组织氧分压变化的实验研究［J］．中国中西医结合急救杂志，2015，22（3）：281－283.

［19］常荣天，尚德民，蒋嘉尧．糖皮质激素在重症医学科急性呼吸窘迫综合征中的应用［J］．临床荟萃，2014，29（6）：685－688.

［20］杨艺．急性呼吸窘迫综合征的药物治疗进展［J］．川北医学院学报，2016，31（3）：443－445.

［21］张久之，万献尧．急性呼吸窘迫综合征的新定义、新疗法［J］．大连医科大学学报，2012，34（4）：317－318.

［22］Ranieri VM，Rubenfeld GD，Thompson BT，et al. Acute respiratory distress syndrome：the Berlin Definition.［J］. Jama，2012，307（23）：2526.

第五节　特发性肺动脉高压

【概述】

肺动脉高压（PAH）是一种临床常见的极度严重的病症，病因复杂，可由多种肺、心或肺血管疾病引起。PAH 患者肺循环阻力增加，导致右心前负荷增大，最终导致右心衰竭，陆续产生呼吸短促、晕厥、胸痛、易于疲劳及腿部和踝部水肿等一系列临床表现，病程中 PAH 常呈进行性发展。特发性肺动脉高压（IPAH）是一种原因尚不明确的肺动脉高压。据国外文献报道，美国和欧洲普通人群中发病率约为 2～3/100 万，我国目前尚无发病率的确切统计资料。IPAH 可发生于任何年龄，75% 患者集中在 20～40 岁年龄段，15% 患者年龄在 20 岁以下，平均患病年龄为 36 岁。

历代中医文献中并无“特发性肺动脉高压”这一病名，根据其常见的临床表现，本病一般属于中医学喘证、心悸、水肿、胸痹、痰饮、肺胀等病范畴。中医学对本病从病因病机至立法选方用药均有较详细的论述。如《黄帝内经》指出："肺病者，喘咳逆气，肩背痛，汗出……虚则少气不能报息；肾病者，腹大胫肿，喘咳身重。"《黄帝内经》还指出："夫病传者，心病先心痛，一日而咳，三日胁支痛，五日闭塞不通，身痛体重，三日不已死，冬夜半，夏日中。"《金匮要略·痰饮咳嗽病》亦云："心下支满，咳逆倚息，短气不得卧，其形如肿。"并提出了温阳利水的治疗大法，对后世颇具影响。明清医家有提出"虚实兼杂，肺脾肾同治之""欲降肺气，莫如治痰""脉不通亦为喘，活血行血则喘平矣"，这些论述对肺动脉高压的治疗有一定的临床指导意义。

【西医病因与发病机制】

1. 西医病因

特发性肺动脉高压病因迄今尚未阐明，目前普遍认为它的发病与自身免疫、遗传及肺内血管收缩等因素有关。

（1）*免疫因素* 有大约30%的IPAH患者抗核抗体水平明显升高，免疫调节作用可能参与IPAH的病理过程。但在IPAH患者中并未找到结缔组织病的特异性抗体。

（2）*遗传因素* 中国汉族人群中IPAH发病和进展与KCNA5基因变异有关，KCNA5C－862G多态位点变异会降低KCNA5表达，使肺动脉平滑肌细胞（PASMC）过度增殖和凋亡减少，从而与IPAH相关联。据国外数据统计，家族性IPAH至少占所有IPAH的6%，通过家系研究发现IPAH的遗传类型为常染色体显性遗传。

（3）*血管壁平滑肌细胞钾离子通道缺陷* IPAH患者存在电压依赖性钾离子通道功能缺陷，K^+外流相对减少，导致细胞膜处于除极状态，使大量Ca^{2+}进入细胞内，导致血管周围平滑肌收缩，血管处于收缩状态。

（4）*肺血管内皮功能障碍* 肺血管内皮分泌的收缩和舒张因子共同调控肺血管的收缩和舒张，前者主要为内皮素－1和血栓素A2，后者主要是一氧化氮和前列环素。由于上述因子的释放、表达没有达到一个合理的平衡点，导致肺血管处于收缩状态，从而导致肺动脉高压。

2. 发病机制

特发性肺动脉高压是以肺血管阻力——肺动脉压进行性升高为重要特征，发病原因不明，起病隐匿，临床表现多样。根据目前研究，认为特发性肺动脉高压发病机制涉及细胞、体液介质和分子遗传等多个途径。多种因素参与了IPAH的发病，涉及血管介质调控失衡、免疫炎症诱导、内皮损伤、离子通道异常、基因突变等多个病理过程。

（1）*血管介质调控失衡* 肺血管血管收缩因子、血管舒张因子、促进增殖因子、抑制增殖因子、促凝物质、抗凝物质等多种血管活性物质的失衡可促进其发生。有较多研究指出，肾上腺素、去甲肾上腺素、血管紧张素Ⅱ、血栓素A2、前列腺素F2a、内皮素－1等能使肺循环的微动脉收缩；组胺、5－羟色胺（5－HT）能使肺循环静脉收缩，但在流经肺循环后即分解失活；心房利钠肽、一氧化氮、一氧化碳、硫化氢及肾上腺髓质等可使肺血管舒张。血管的收缩、舒张在正常情况下处于平衡状态，但一旦某种物质过多或过少，或出现在本不该出现的时间、空间，平衡被打破，疾病发生。最近研究发现较多的生物因子可能参与 IPAH 的机制，如血清素、非对称性二甲基精氨酸/连接蛋白 43、肺血管基质金属蛋白酶（MMP）-2/9；血清素是一种强烈的血管收缩剂和促细胞分裂剂，能刺激血管内皮细胞和平滑肌细胞的增殖，被认为直接参与 IPAH；非对称性二甲基精氨酸/连接蛋白 43 通路障碍可能参与了血管重构与 IPAH 的发病机制；MMP 的表达和活化的异常导致 ECM 代谢紊乱，在 IPAH 的发展过程中，MMP-2、MMP-9 的活化和表达不仅通过降解 ECM 成分来破坏血管壁，而且也通过介导相关细胞因子导致血管壁平滑肌细胞异常增生，以及合成和分泌的增加导致 ECM 代谢失衡，最终使肺动脉血管壁胶原沉积弹性下降，中膜层增厚，促进血管发生重构。

（2）免疫炎症诱导　很多免疫系统疾病能引起肺动脉高压，如干燥综合征、红斑狼疮、免疫性甲状腺炎等易引起继发性肺动脉高压。而较多 IPAH 患者的免疫指标（如抗核抗体）为阳性，另一部分 IPAH 患者有免疫系统疾病特有的雷诺现象，血清中炎症细胞因子浓度升高，免疫紊乱可能参与了 IPAH 的发病机制。

DC 参与 IPAH 炎症反应。研究表明，IPAH 患者外周血髓样树突状细胞（mDC）数量减少，白细胞介素-12 浓度升高，提示 mDC 参与 IPAH 发病机制，介导以 Th1 免疫应答为主的自身免疫性疾病。另外，免疫抑制剂及激素已经尝试应用于 IPAH 患者，并取得了一定的疗效。体外实验发现泼尼松龙能抑制 IPAH 患者平滑肌细胞由 G1 期至 S 期的进程，发挥其免疫抑制作用，这说明免疫紊乱参与了 IPAH 的发病机制。

（3）内皮损伤　研究指出，炎症性损伤、血栓或栓塞性损伤、缺氧性损伤、应力性损伤是内皮损伤的主导思想，现有研究对炎症性损伤及血栓或栓塞性损伤做了较多工作。

炎症性损伤，炎症细胞及其介质能促成包括丛样病变在内的血管重塑。在 IPAH 患者中，肺血管重塑形成就是内皮细胞无序增殖，形成所谓的丛状病灶。肺组织学检查发现丛状病变周围存在 T 细胞、B 细胞、巨噬细胞及树突状细胞浸润，提示炎症细胞可能参与了发病。

血栓或栓塞性损伤，肺血管内皮损伤后，产生易损表面，促进血小板活化和聚集。有研究发现，在 IPAH 患者中，纤维蛋白溶解、炎症和内皮细胞的活化是密切相关的，显示标记的纤维蛋白升高与 IPAH 患者有关。肺血管内皮细胞功能障碍贯穿了 IPAH 发病的整个病理过程，肺血管内皮损伤后，产生易损表面，促进血小板活化和凝聚，血栓调节素系统及纤维蛋白溶解系统异常，促使肺动脉原位血栓形成。同时，未溶解的血栓可刺激肌纤维样细胞释放活性物质，如血栓素 A2、EF-1、NO、PGI2 等炎症介质，其不仅参与了炎症反应，而且促进了血管重塑。

（4）离子通道异常　K^+ 通道是一种高度选择性的、允许 K^+ 跨膜转运的蛋白通道。肺动脉平滑肌细胞（PASMC）胞浆内游离 Ca^{2+} 浓度的增加是触发血管收缩的主要因素，也是刺激平滑肌肥厚的重要因素。钾通道代表了一种有治疗肺动脉高压潜在价值的新靶点，调节它们的表达或者活性可以影响到肺血管的张力和结构。

【中医病因病机】

特发性肺动脉高压的发生，常因先天或后天多种因素致使机体正气不足，痰湿瘀蕴阻于心肺所致，且久病损阳，人体阳气耗竭。病位首先犯肺，进而侵及脾、肾、心等脏腑。

1. 心肺气虚

心肺气血之间是相辅相成、互相影响的。若咳嗽喘促日久，肺气受损，致心气不足，血脉不畅，可出现心悸、气短、唇青舌紫等症，也会出现心气虚衰。

2. 水湿内阻

嗜食肥甘厚腻，饥饱劳倦，伤于脾胃，健运失司，痰浊内阻，清阳不升，浊阴不降，胸阳不宣，而成本病。

3. 心肾阳虚

人之元阳潜藏于肾，肾阳蒸腾于上，资助心阳之生发，故无论肾阳不足心失温养，还是心阳虚衰日久及肾，终将表现为心肾阳虚的证候，阳虚生内寒，痰饮阴浊之气内停，则出现畏寒肢冷、心悸怔忡、气短难续、尿少浮肿，甚者寒饮上逆，凌心射肺则心悸、不得卧、吐泡沫样痰、咳喘憋闷。

4. 瘀血内停

或久病入络，或阳虚失于温运，或气滞痰阻，或水湿凝结，导致络脉血运不畅，以致瘀血内滞，脉络痹阻，导致紫绀、憋闷、心悸等症。

【诊断标准】

美国和欧洲分别于2009年3月和8月相继发表《肺动脉高压专家共识》和《肺动脉高压诊断和治疗指南》，它们是有关肺动脉高压领域最新指南。两指南均指出确诊PAH需经右心导管证实，肺动脉平均压（mPAP）在静息状态下≥25mmHg。欧洲指南还指出：不支持运动状态下mPAP＞30mmHg作为PAH的标准，并依据肺动脉楔压（PWP）将PAH分为毛细血管前PAH（PWP≤15mmHg）和毛细血管后PAH（PWP＞15mmHg）。

【西医治疗】

特发性肺动脉高压的早期基础治疗非常重要，治疗主要针对内膜损伤、血栓形成、血管收缩及心功能不全等方面进行，根据病情选用氧疗、强心药（如地高辛）、利尿剂、扩血管药、抗凝剂等。直接针对肺动脉高压的药物目前在我国常用的有以下几种：

1. 钙拮抗药

急性血管扩张药物试验阳性是应用钙离子拮抗剂的指征，大约20%的IPAH患者对钙拮抗药有效，可选择使用地尔硫䓬、硝苯地平等，注意药物的不良反应。

2. 内皮素受体拮抗剂

波生坦125mg，口服，一日两次。在使用波生坦期间需至少每月化验1次肝功能。

3. 前列环素类

伊洛前列素（万他维）10～20mg，吸入，每日5～10次。

4. 5型磷酸二酯酶抑制剂

西地那非20～25mg，口服，一日三次。

【中医治疗】

1. 痰热蕴肺证

主症：发热，喘促不能平卧，痰黄黏稠不易咳出，胸闷，或口臭，烦躁，口苦口干，饮水不多，舌红苔黄腻，脉滑数。

治法：清热化痰，解毒平喘。

方药：清气化痰汤加减，药用法半夏、胆南星、红花、枳实、黄芩、全瓜蒌、桑白皮、丹参、金银花、苇茎、蒲公英、鱼腥草。

2. 心肺气虚证

主症：神疲乏力，动则加剧，食少纳呆，咳嗽喘促，心悸怔忡，短气自汗，面色青灰，舌淡或青紫，苔薄白，脉沉弱。

治法：补肺养心。

方药：保元汤合养心汤加减，药用肉桂、当归、茯苓、远志、酸枣仁、川芎、法半夏、柏子仁、人参、紫菀、桑白皮、五味子、熟地黄、黄芪、炙甘草。

3. 心肾阳虚证

主症：心悸气短，面色青紫，畏寒肢冷，精神不振，尿少浮肿，唇青，舌紫暗苔白，脉沉细或结代。

治法：温阳利水。

方药：真武汤合五苓散加减，药用太子参、干姜、桂枝、炮附子、白术、泽泻、丹参、茯苓、猪苓。

4. 气虚血瘀证

主症：心悸怔忡，腹胀痞满，咳嗽气短，胸胁作痛，浮肿尿少，两颧暗红，口唇紫红，舌质紫暗或有瘀斑瘀点，脉虚涩或结代。

治法：益气活血化瘀。

方药：补阳还五汤合血府逐瘀汤加减，药用桃仁、红花、党参、川芎、柴胡、香附、郁金、枳实、黄芪、赤芍、益母草。

【科研思路与方法】

1. 理论研究方面

特发性肺动脉高压发病机制涉及细胞、体液介质和分子遗传等多个途径、多种因素、多个病理过程，且每个过程和多个因素互为因果，共同协作。单因素的抑制或能够阻止疾病的发生与发展，这为目前确定治疗方案、研制新药提供了一个方向。

王益波等系统整理总结近年来对 IPAH 发病机制的研究报道，将其最新进展归纳为以下几点：血管介质调控失衡；免疫炎症诱导；内皮损伤；离子通道异常；基因突变。其对这些机制做具体分析，为从发病源头上寻找更好的治疗方法提供了理论基础。

2. 临床研究方面

陶新曹等通过回顾分析 IPAH 住院患者，并随访分析，发现患者血浆大内皮素 -1 与平均肺动脉压呈正相关，与动脉血氧分压不相关；并提出血浆大内皮素－1是IPAH患者预后的独立预测因子，浓度越高，预后越差。林晓翔等通过观察40例IPAH患者并进行随访，发现IPAH患者血清CXCL10水平明显高于正常人，并且CXCL10水平与预后呈正相关。研究表明IPAH患者外周血内皮祖细胞数量降低，并和肺动脉压力呈负相关，提示EPCs的减少可能加重IPAH患者内皮功能的紊乱，EPCs可能参与IPAH形成的病理生理过程。赖晋智等研究发现，IPAH患者与SLE－APAH患者相比，右心增大及右心室增厚更为明显，提示IPAH患者右心重构更为严重；且吸入伊洛前列素对CO及右心室功能无改善。另外，罗勤等对IPAH患者进行心肺运动试验，并测定IPAH组纽约心脏病协会心功能分级、6分钟步行距离、氨基末端脑利钠肽前体（NT－proBNP）及血流动力学参数，观察发现IPAH患者峰值氧耗量和无氧阈明显下降，表明心肺运动试验作为一种无创性检查能安全评估IPAH患者功能状态。

何建国等在国家“十一五”科技支撑计划基础上，探讨5型磷酸二酯酶（PDE5）抑制剂对特发性肺动脉高压（IPAH）患者预后的影响，纳入2005年至2009年8月期间住院并新诊断为IPAH的患者89例，根据患者是否接受PDE5抑制剂分为PDE5抑制剂组（52例）及对照组（37例）。通过回顾性查阅病历收集患者的基线资料，电话随访和（或）查阅患者门诊病历获取患者生存状态及治疗情况。发现PDE5抑制剂组1、2、3年生存率明显高于对照组；WHO肺动脉高压功能各个分级的患者差异，PDE5抑制剂组1、2、3年生存率较对照组有改善的趋势，差异有统计学意义。

【名医验案】

1. 何立人验案

何某，女，56岁。因“反复胸闷、气促，伴间断夜间呼吸困难近十年”于2006年10月30日就诊。查体：神清、气促，尚能平卧。主动脉第一听诊区及三尖瓣区闻及Ⅱ级收缩期杂音，心率80次/分，律齐，双下肢无浮肿。血压：120/75mmHg，CT符合慢性支气管炎CT表现，两肺散在纤维索条影，肺动脉高压，符合肺心病表现，两侧胸膜增厚。心脏超声示肺动脉增宽，肺动脉高压（140mmHg），右心扩大，左室收缩功能降低，心排量降低，心包少量积液。

西医诊断：肺动脉高压。

中医诊断：胸痹。

辨证：脾肾阳虚，水湿内停。

治法：健脾温阳，泻肺逐饮。

处方：党参15g，青皮6g，泽泻15g，茯苓30g，猪苓30g，白术15g，白河车9g，制大黄9g，葶苈子18g，芦荟10g，莱菔子9g，炙黄芪15g，麦冬9g，桃仁9g，丹参9g，虎杖12g，白扁豆30g，莪术9g，厚朴3g，枳壳15g，杏仁9g，白芥子9g，熟附子3g，焦山楂9g，鸡内金6g，大枣9g，炒谷芽、麦芽（各）15 g，脱力草30g。腰冷、下肢微肿酌加山茱萸9g，巴戟天9g，功劳叶9g，增强温补肾阳之功；自感咽喉堵塞加旋覆花9g，炙百部15g，清咽利气；颈项板滞不舒加葛根15g，防己10g，通络舒筋。

上方随症加减服用半年余，患者神清、寐安，服药过程中未感明显胸闷、心悸、汗出，夜间能平卧，生活基本能自理。查体：血压120/60mmHg，心率84次/分，律齐，四肢无浮肿。复查心脏超声：右房室增大，三尖瓣大量反流，肺动脉瓣中量反流，肺动脉压90mmHg。服中药继续调理。

按语：原发性肺动脉高压患者所表现出的各种症状主要缘于其经年体弱、肺脾肾亏虚，致外邪内虚相因为患。肺为水之上源，主宣降、通调水道。因水湿盛于里，泛滥不降而逆，上凌于心肺，致胸闷，故应泻肺通腑，使邪外出。水之行亦赖阳气之温煦推动，水停为肿，乃阳虚气化不行的表现。肾为水脏，脾主运化水湿，脾肾阳虚，水湿不化，蓄积为患，可见下肢水肿、痞满腹胀，治当温肾健脾、运气行水。现代药理研究亦证实，葶苈子具强心功能，所含的两种强心苷能加强心肌收缩力，降低心率，增加心输出量；葶苈子配伍党参、丹参、莪术具有降低肺动脉压，改善右心功能，阻抑血管壁细胞增生，显著缓解临床症状，提高生活质量等作用。莱菔子亦能明显降低肺动脉高压。党参、黄芪、白术等具有提高机体免疫力，对抗或耐受组织细胞和微循环缺氧，促进蛋白质和核糖核酸合成，扩张冠状动脉，增加冠状动脉血流量，增强心肌收缩力，改善心肺功能等作用。虎杖的有效成分可舒张肺动脉，具强心苷及β受体激动剂类作用，还可增加冠状动脉血流量，保护心肌，有效纠正肺动脉高压，增加心输出量。诸药相伍，具有降低肺动脉压，改善心肺功能及缓解临床症状的作用。

2. 张伟验案

患者，男，57岁，2011年12月7号初诊。主诉：劳力性呼吸困难，加重伴双下肢水肿半个月余。现症：劳力性呼吸困难，胸闷，气促，平地慢走100m即憋喘甚，轻微咳嗽，咳少量白痰，面色晦暗，乏力，不欲饮食，夜眠差。查体：T 36.7℃，P 84次/分，R 30次/分，BP 125/78mmHg。神志清，气促，尚能平卧。口唇紫绀，颈静脉怒张，听诊双肺底可闻及少量湿啰音，心音低钝，P2 >A2，二尖瓣听诊区可及收缩期2/6吹风样杂音，双下肢凹陷性水肿，舌暗胖大，苔白，舌下瘀斑，脉沉细。肺部CT检查示：符合慢性支气管炎CT表现，肺动脉高压，符合肺心病表现，两侧胸膜增厚。心脏彩超示：肺动脉高压（重度），左房室瓣反流（轻度），右房室瓣反流（轻度），肺动脉瓣反流（轻度），依据右房室瓣反流估测肺动脉收缩压约为90mmHg。

西医诊断：特发性肺动脉高压。

中医诊断：喘证。

辨证：水湿内阻，瘀血内停证。

治法：泻肺逐饮，健脾活血。

处方：生黄芪12g，党参15g，炙麻黄9g，炒杏仁9g，桔梗12g，丹参30g，川芎12g，葶苈子12g，车前子30g（包煎），炒白术30g，炒白扁豆30g，川贝母9g，前胡12g，五味子9g，炙甘草6g。水煎，每日1剂。

上方服用14剂后，憋喘气促较前明显好转，双下肢水肿消失。后以上方随证加减服用3个月余，患者基本无咳嗽、咳痰，憋喘气促较前明显好转，可自行1000m以上，生活基本能自理。复查心脏彩超示：肺动脉高压（轻度），右房室瓣反流（轻度），肺动脉压55mm Hg。嘱继续服用中药调理，定期门诊复查。

按语：本例呼吸困难，胸闷，气促，短行憋喘甚，轻微咳嗽，属气机升降失调；水饮停聚，双下肢水肿，舌暗胖大，苔白，唇紫绀，颈静脉怒张，舌下瘀斑，脉沉细为瘀血内停。治以黄芪、党参、白术、甘草、白扁豆补益正气；丹参、川芎活血化瘀；葶苈子、车前子攻逐水饮；川贝母、杏仁、麻黄、桔梗清热宣肺，恢复肺气宣降，肺气得复则咳嗽缓解，水饮可通，瘀血散则气机可复，加以补益脾胃化生有源，肺气能充，喘证得平。

【参考文献】

[1] 金露．何立人治疗原发性肺动脉高压经验［J］．吉林中医药，2008，28（5）：324－325.

[2] 卢绪香．张伟教授治疗特发性肺动脉高压经验［J］．中医研究，2012，25（10）：32－33.

[3] 欧阳忠兴．中医呼吸病学［M］．北京：中国医药科技出版社，1993.

[4] 钱进，王亚梅，张振宁，等．特发性肺动脉高压的临床和血液动力学分析［J］．心肺血管病杂志，2013，32（2）：183－187.

[5] 吴达文，邓朝胜，谢良地．特发性肺动脉高压发病机制研究进展［J］．中华高血压杂志，2016，24（8）：729－732.

[6] 荆志成．2010年中国肺高血压诊治指南［J］．中国医学前沿杂志（电子版），2011，3（2）：62－67.

[7] Rubin LJ. Primary pulmonary hypertension［J］. N Engl J Med，1997，336（2）：111－117.

[8] Pittet D，Harbarth S，Suter PM，et al. mpact of immunomodulating therapy onmorbidity in patiets with severe sepsis［J］. Am J Respir Crit Care Med，1999，160（3）：852－857.

[9] Humbert M，Khaltaev N，Bousquet J，et al. Pulmonaryhypertension：from an orphan disease to a public healthproblem［J］. Chest，2007，132（2）：365－367.

[10] 中华医学会心血管病学分会，中华心血管病杂志编辑委员会．肺动脉高压筛查诊断与治疗专家共识［J］．中华心血管病杂志，2007，35（11）：979－986.

[11] Peacock AJ，Murphy NF，Mc Murray JJV，et al. Anepidemiological study of pulmonary arterial hypertension［J］. Eur Respir J，2007，30（1）：104－109.

[12] 顾虹．最新肺动脉高压诊断与治疗进展［J］．心肺血管病杂志，2015，34（7）：594－599.

[13] Jeffery T，Morrell N. Molecular and cellular basis ofpulmonary vascular remodeling in pulmonary hypertension［J］. Prog Cardiovasc Dis，2002，45：173－202.

[14] Badesch DB，Abman SH，Aheam GS，et al. Medical therapy for pulmonary arterial hypertension：ACC Pevidence based clinicalpracticeguidelines［J］. Chest，2004，126（Suppl）：35－62.

[15] 邝土光，代华平．特发性肺动脉高压的诊断与治疗［J］．临床内科杂志，2008，25（10）：658.

[16] 王益波，马改改，陈安，等．特发性肺动脉高压发病机制的新进展［J］．中国

循环杂志，2015，30（6）：605－607.
［17］陶新曹，倪新海，柳志红．大内皮素－1评价特发性肺动脉高压严重程度和预后的研究［J］．中国分子心脏病学杂志，2009，9（1）：31－33.
［18］林晓翔，张成．血清CXCL10水平与特发性肺动脉高压预后的关系［J］．济宁医学院学报，2014，37（4）：263－264.
［19］曾伟杰，孙云娟，何建国，等．5型磷酸二酯酶抑制剂改善特发性肺动脉高压患者预后［J］．中国循环杂志，2011，26（2）：117－121.

第十三章　心血管系统免疫病

心脏免疫病学（ immunological cardiology ）是研究心血管系统免疫疾病诊断和治疗的科学。近年来，随着医学免疫学基础及临床的深入研究，越来越多的证据表明很多心血管疾病的发生和发展过程有免疫发病机制，尤其是自身免疫发病机制的参与，并与病情的严重程度密切相关。心血管免疫病的发病机制，包括抗原、免疫细胞的异常及免疫调节的紊乱等多种因素，抗原方面主要包括隐蔽抗原的释放，自身抗原的微小改变、分子模拟、表位扩展及 HLA－Ⅱ 类抗原的改变等。心血管常见疾病如扩张性心肌病、糖尿病心肌病、急性心肌梗死、病毒性心肌炎、风湿性心脏病、动脉硬化等均先有抗原方面的因素，进而引起抗原－抗体反应。以扩张性心肌病为例，本病是以细胞变性、坏死、纤维化为主的心肌病变，其中抗原异常及自身免疫在其病理发生中起着重要作用。

目前研究发现多种自身抗原与扩张性心肌病（DCM）的发生密切相关，这些抗原包括心肌线粒体 ADP/ATP 载体、肌球蛋白、β1 和 M2 受体，所产生的抗体包括 ADP/ATP 载体抗体、肌球蛋白重链抗体、β1 肾上腺素抗体、M2 型胆碱能受体抗体等，这些抗体不但能干扰心肌细胞正常生理活动，而且还可以介导心肌细胞组织损伤。免疫细胞异常与心血管的发生也密切相关，T 淋巴细胞与 VMC、DCM 及动脉硬化的关系密切，例如存在 T 细胞亚群异常，主要表现为 $CD8^+$ 下降，$CD4^+/CD8^+$ 比值升高，Ts 功能下降，Th 功能相对增强，产生过高的炎症反应和免疫应答反应，导致心肌细胞的免疫损伤。

目前认为炎症及免疫反应在动脉粥样硬化（atherosclerosis，As）不稳定性斑块发生中起重要作用。巨噬细胞作为主要的炎性细胞，参与了动脉粥样硬化发生的各个阶段。主要表现在：巨噬细胞可作为抗原呈递细胞将处理的抗原递给 T 细胞，巨噬细胞可产生各种细胞因子，如 IL－1、TNF、TGF－β、MCP－1 等；大部分 T 淋巴细胞在 As 斑块中处于活化状态，表达 IL－2R、MHC Ⅱ类抗原及干扰素 IFN－γ。As 斑块中的巨噬细胞及与巨噬细胞毗邻的 T 淋巴细胞均表达 MHC Ⅱ类抗原，这些特点提示细胞介导的免疫反应参与了 As 早期发病的过程。有研究发现 T 淋巴细胞可以在 As 动脉粥样硬化斑块里有一定表达，T 淋巴细胞可以分泌干扰素，诱导 SMC 细胞凋亡，促进 As 斑块不稳定性的发生。

目前认为病毒感染后的免疫反应及自身免疫反应起着重要作用。在病毒性心肌炎（VMC）及 DCM 的发生机制方面，分子模拟假说在 DCM 发生中具有重要意义，已经证实 ADP/ATP 载体蛋白与柯萨奇病毒 B_3外壳蛋白有同源性抗原，最强部位为 ADP/ATP 载体分子的第 27～36 个氨基酸与柯萨奇病毒 B_3外壳的蛋白第 1218～1228 序列。抗柯萨奇病毒 B_3 1218～1228 片段的抗体可与 ADP/ATP 载体蛋白 27～36 片段发生免疫反应。抗 ADP/ATP 载体抗体通过干扰心肌细胞的能量代谢，促进心肌自身免疫损伤的发生而损伤心功能。另外，在病毒性心肌炎的发生中，存在自然杀伤细胞异常、T 淋巴细胞紊乱及抗心肌自身抗体异常等现象。

正常人体内存在生理性自身免疫现象，其主要功能是维持机体生理自稳，清除体内衰老、凋亡的自身细胞成分，并调节免疫应答的平衡。免疫系统通过多条渠道的正、负反调节将免疫应答控制在适当强度之内，维持免疫系统内环境稳定。除此之外，免疫系统还受神经系统和内分泌系统的调节。在心脏疾病和血管病变的患者中，存在着内分泌失调、免疫失调及免疫激活，血清中炎症性细胞因子水平增加，从而加重心肌炎症反应，心肌细胞损伤和死亡。

中医历代文献资料对本系统疾病的论述节选如下。《素问》："脉痹不已，复感于邪，内舍于心。"《素问·举痛论》："寒气入经而稽迟，泣而不行，客于脉外则血少，客于脉中则气不通，故卒然而痛。"《灵枢·厥病》："真心痛，手足青至节，心痛甚，旦发夕死，夕发旦死。"《脉经》："寸口脉沉，胸中引胁痛，胸中有水气，宜服泽漆汤。"《金匮要略·肺痿肺痈咳嗽上气病脉证证治第七》："咳而脉浮者，厚朴麻黄汤主之；脉沉者，泽漆汤主之。"《金匮要略·胸痹心痛短气病脉证治第九》："胸痹痛者，喘息咳唾，胸背痛，短气，瓜蒌薤白白酒汤主之。"《金匮要略·痰饮咳嗽病脉证治第十二》："饮后水流在胁下，咳唾引痛，为之悬饮。""病悬饮者，十枣汤主之。""水在心，心下，短气，恶水不欲饮。""心下有痰饮，胸胁支满，目眩，苓桂术甘汤主之。"《外台秘要·卷八》："深师朱雀汤，疗久病癖饮，停痰不消，在胸膈上液。"《医门法律·中寒门》云："胸痹心痛，然总因阳虚，故阴得乘之。"

第一节　特发性心包炎

【概述】

特发性心包炎（acute idiopathic pericarditis）又称非特异性心包炎，是指经过反复和全面的临床检查未能确定明确病因的心包炎。特发性心包炎临床分期为，发病到入院4周为急性期，4周后为慢性期。本章节重点讨论急性特发性心包炎，本病心包膜的脏层和壁层表现为急性炎症，可以同时合并心肌炎和心内膜炎。在美国本病占心包炎首位，中国2002年统计有渐增趋势，其特点是呈季节性发病高峰，在初春、冬末季节高发。病因尚不完全清楚，可因病毒感染或病毒感染后自身免疫反应所致。起病多急骤，以青壮年男性多见，1/4～1/2患者在发病前1～8周有发热、呼吸道或胃肠道症状，主要表现为剧烈的胸痛，发热，常有心包摩擦音，可伴有心肌炎的一些表现；另外，约1/4的患者可并发胸膜炎及肺部浸润。持续数日至2周多能自愈，约有25%的患者复发。极少数发展为缩窄型心包炎。

中医学对于心包早有记载，《黄帝内经》已有论述，认为心包为心之外围，具有代心受邪、保护心脏作用，《灵枢·邪客》云："诸邪之在于心者，皆在于心包络。"根据心包炎的临床表现，可以归属于中医学"结胸""胸痹""悬饮""支饮"等范畴。

【西医病因与发病机制】

1. 西医病因

（1）*病毒*　可能引发本病的病毒包括柯萨奇病毒、埃可病毒、流感病毒和巨细胞病毒等。

（2）*其他器官或组织系统疾病继发引起*

1）自身免疫性疾病、风湿热、类风湿关节炎、系统性红斑狼疮、硬皮病、多关节炎、心包切开术后综合征、心肌梗死后综合征、透析治疗、骨移植和艾滋病等。

2）过敏性疾病、血清病、过敏性肉芽肿和过敏性肺炎等。

3）邻近器官的疾病：心肌梗死，夹层动脉瘤，肺栓塞，胸膜、肺和食管疾病。

4）内分泌代谢性疾病：尿毒症、黏液性水肿、糖尿病、痛风、脂质代谢紊乱如胆固醇性心包炎等。

5）其他：胰腺炎、地中海贫血、非淋病性关节炎、结膜、尿道炎综合征等。

（3）*物理因素*

1）穿透线、异物、心导管、人工起搏器等术后创伤。

2）放射线。

（4）*新生物因素*

1）原发性：如间皮瘤、肉瘤等。

2）继发性：如肺癌或乳腺癌、多发性骨髓瘤、白血病和淋巴瘤等转移。

（5）*药物因素*　如双肼屈嗪、苯妥英钠、普鲁卡因酰胺、青霉素、异烟肼、保泰松和甲基硫氧嘧啶等有引发本病可能。

2. 发病机制与免疫异常

特发性心包炎可引起脏层与壁层心包膜的炎症，开始是多形核白细胞浸润，继之为淋巴细胞围绕小血管浸润，纤维蛋白沉积在心包腔使心包表面粗糙充血。有些病例炎症可引起浆液性、纤维蛋白性、化脓性及血性渗出液，柯萨奇B病毒及埃可病毒感染均可产生化脓性渗液。随着渗液的消退和机化，最后导致心包增厚，一部分患者形成缩窄性心包炎。

【中医病因病机】

1. 感受外邪

气候突变，寒冷失调或起居不慎，以致腠理疏懈，卫外不固，风湿热毒之邪乘虚侵入体内，阻遏肺气，使肺失清肃，痰热内蕴，壅遏气血；或邪热逆传心包，痹阻心脉，扰乱神明，发为本病。

2. 饮食内伤

饮食不节，过食肥甘或生冷之物，损伤中焦，水湿不化，痰饮内生，阻于胸中，流注心包络；或嗜食辛热肥甘，损伤脾胃，壅为痰热，阻遏心脉等，皆可发为本病。

3. 情志所伤

忧思恼怒，肝郁不疏，气机郁滞，血行不畅，久则成瘀，阻于胸中，致心络不通，多为本病。

4. 正气虚弱

素体薄弱或劳倦过度，久病内伤等，以致正气虚衰，气阴受损。气虚则血行无力，且卫外不固，易感外邪；阴虚则心脉失养，虚热内生，灼津成痰。痰浊瘀血互结、阻滞心包络多为本病。

5. 心包受损

心包受损，心脏亦伤，血脉运行失常，除心胸痹痛之外尚有胁下痞积、胀满疼痛等气滞血瘀之象。心脏既伤，不能下交于肾，肾虚不能主水，加之肺失宣降，脾失运化，久之则可出现肢体浮肿。外感之邪郁久化热，热伤气阴，则可见神倦乏力、自汗盗汗，病情迁延难愈。

【诊断标准】

1. 上呼吸道感染：起病前数天至数周常有上呼吸道感染的前驱症状。

2. 胸痛：有心前区疼痛，以急性非特异性和感染性心包炎为著，结核性、肿瘤性胸痛常不明显。胸痛通常位于心前区或胸骨后并向颈部、左肩及左臂放射，呈锐痛。疼痛随体位而变化，卧位时最重，前倾坐位时减轻。此外可有发热、多汗、乏力、食欲不振、焦虑等全身症状。另外可有呼吸困难、心动过速及不明原因的体循环静脉瘀血等症状。

3. Ewart 征：即在左肩胛下，可出现浊音及支气管呼吸音，也称心包积液征。

4. 心包摩擦音：心包摩擦音是急性心包炎早期，纤维蛋白性渗出时的特异性体征，可在整个心前区听到，但以胸骨左缘第 3、4 肋间最响，坐位前倾时更明显。听诊特点是性质粗糙，呈搔抓样，与心跳一致，多数患者声音呈三相，即心房收缩 - 心室收缩 - 心室舒张均出现摩擦音，该音遮盖心音并与之重叠，但也有部分患者摩擦音呈二相和一相，听诊器胸件加压时摩擦音可加强；当心包渗液增多时心包摩擦音可消失，心尖搏动减弱或消失，心音低而遥远，心浊音界向两侧扩大，心尖搏动位于扩大的心浊音界左缘以内。

5. 颈静脉怒张、Kassmaul 征、肝脏肿大、肝颈静脉回流征阳性、下肢水肿、腹水等。

6. 血液：血沉增快，心肌酶谱正常或升高，心肌坏死标志物无心肌梗死的动态改变，白细胞增高，以淋巴细胞为主。

7. 心电图：第一阶段，除 aVR、V1 导联 ST 段常压低外，其他所有导联 ST 段抬高呈凹形；第二段，ST 段和 PR 段回到正常基线，T 波低平；第三阶段，在原有 ST 抬高导联中 T 波倒置，不伴有 R 波降低和病理性 Q 波；第四阶段，可能在发病后数周、数月 T 波恢复正常或因发展至慢性心包炎使 T 波持久倒置；超声心动图可见心包腔内有液性暗区。

8. 影像学检查：胸部 X 线检查可正常，磁共振显像能清晰地显示心包积液的容量和分布情况，并可分辨积液的性质，低信号强度一般系病毒感染等非出血性渗液；中、重度信号强度可能为含蛋白、细胞较多的结核性渗出液等。

9. 心包穿刺：可证实心包积液的存在并对抽取的液体做生物学（细菌、真菌等病原体）、生化、细胞分类的检查，包括寻找肿瘤细胞等；抽取一定量的积液也可解除心脏压塞症状；同时，必要时可经穿刺在心包腔内注入抗菌药物或化疗药物等。心包穿刺的主要指征是心脏压塞和未能明确病因的渗出性心包炎。

【西医治疗】

急性期卧床休息、密切观察心包积液的增长情况，出现心脏压塞即行心包穿刺。胸痛给予止痛药，阿司匹林0.9g，4次/天或非激素类抗炎药，如吲哚美辛75mg/d、布洛芬600～1200mg/d。经上述治疗数天后仍有剧烈胸痛，心包积液量增多或出现血性心包积液倾向者，排除合并感染后，采用激素治疗，泼尼松40～60mg/d，症状一旦缓解即逐渐减量和停用。急性特发性心包炎需用小剂量泼尼松5～10mg/d维持治疗数周甚至半年。病情进展至心包缩窄时，可行心包切除术。

【中医治疗】

1. 外邪侵袭

主症：发热汗出，胸痛咳嗽，气促，喉咙肿痛，舌苔薄黄或黄腻，脉滑数或结代。

治法：清热肃肺。

方药：银翘散加减，药用金银花、连翘、芦根、桑叶、鱼腥草、杏仁、桔梗、牛蒡子、薄荷、紫花地丁、生甘草、玄参、黄芩。

2. 瘀血阻滞

主症：胸胁刺痛，痛有定处，胸闷气憋，心悸怔忡，胁下痞块，舌质紫黯，有瘀点、瘀斑，苔薄，脉弦细涩或结代。

治法：行气活血，通络止痛。

方药：膈下逐瘀汤加减，药用当归、赤芍、川芎、桃仁、红花、蒲黄、香附、郁金、桔梗、枳壳、延胡索。

3. 痰饮内停

主症：胸痛或胸闷气憋，咳逆喘急，心痛彻背，痰多不能平卧，头昏心悸，肢体浮肿，小便短赤，舌苔白滑或白腻，脉沉滑或滑数无力。

治法：祛痰化饮。

方药：葶苈大枣泻肺汤、苓桂术甘汤和生脉散加味，药用葶苈子、大枣、茯苓、桂枝、北五味子、白术、桂枝、甘草、黄芪、附片、砂仁、沉香曲。

【科研思路与方法】

1. 实验研究方面

最新研究进展表明，心包纤维钙化是产生心包缩窄症状的主要原因，但其具体的发病机制尚不清楚，临床上无有效药物和非手术干预方法。因而，我们可以此为切入点，从基因、细胞及组织三个不同的层面深入探索心包纤维钙化的发病机制，初步尝试针对性的干预试验。刘晓红研究发现心包纤维钙化是多因素参与的主动调控过程，表现为PICs向肌纤维母细胞转分化、细胞外胶原沉积、弹力降解、金属基质蛋白酶和金属基质蛋白酶抑制物的失衡，其中心环节为心包间质细胞向肌纤维母细胞和骨母细胞转分化，FGF－2、PDGF和BMP－2是纤维钙化疾病中常见的生长因子。FGF－2与纤维化关系密切，是一种多效能的生长因子，广泛作用于中胚层和神经外胚层的细胞和组织。可以诱导多种组织器官的成纤维细胞增生，向肌纤维母细胞转分化并促进细胞外基质的表达。

2. 临床研究方面

非感染性心包炎在自身免疫性疾病中多见，特发性心包炎往往可并有不明原因的病毒感染和自身免疫双重病因。糖皮质激素能快速控制炎症反应，在复发性心包炎中普遍使用，但是糖皮质激素在急性心包炎中可能会有利于病毒复制，加重心包炎的复发率和疾病的迁延。李绍太通过回顾分析 1998 年到 2003 年间的临床病例及随访结果，发现使用小剂量的秋水仙碱可明显延长复发性特发性心包炎的发病间隔时间，并有效改善其预后。使用秋水仙碱进行辅助治疗后，能抑制心包膜的炎性反应，减少心包液渗出的量及减慢渗出的速度，而心包积液患者的临床症状及预后与心包液量的增长速度有很大的关系。

根据辨证论治的思想，在中医药宝库中有大量可用于治疗本病的方法，在中医药的思路指导下，可设计前瞻队列研究，观察使用中医治疗后本病的复发率、实验室检查、心包积液、炎性因子等指标的变化情况，可能更能总结更稳定、更有效的中医药治法。

【名医验案】

韩旭医案

孔某，男，某单位职员，1975 年 2 月 6 日初诊。两年来心悸时作时休，胸闷善太息，气短，大便干结，舌淡红苔薄，脉弦结代；心电图示频发早搏。

中医诊断：胸痹。

辨证：气血亏耗，心阳不振。

治法：补心气，养心血，通心阳，佐以理气活血。

处方：党参 12g，炙甘草 9g，桂枝 6g，赤芍 12g，当归 12g，淮小麦 30g，佛手 5g，郁金 12g，香橼皮 9g，茶树根 30g，红枣 5 枚。7 剂。

药后心悸略减轻，胸闷已瘥。舌苔薄，脉小弦结代。再拟前法。原方去淮小麦，加磁石 30g，7 剂。

三诊：心悸续减，每于上午出现胸闷一次，时间较短。仍守原方 7 剂。

四诊：心悸胸闷较前减轻，自觉神疲。舌质淡，苔薄白。脉小弦、结代已少见。最近回单位工作已 20 天。仍予前法，原方 7 剂。

五诊：心悸续见减轻，偶有胸闷，精神渐振。苔薄腻，脉弦，偶见结代。再予益气养心，活血通阳。处方：党参 9g，炙甘草 9g，桂枝 6g，赤芍 12g，当归 12g，丹参 12g，郁金 9g，茶树根 30g。6 剂。

六诊：诸症基本消失，纳香。诊脉未见结代。再守前法，原方 7 剂以巩固疗效。

按语：本病病机为气血亏耗，心阳不振，心悸，多属虚证。本例由于气血亏耗，心失所养，导致心阳不振，气机不调，故见心悸气短、胸闷太息、脉来结代等症。用炙甘草汤合甘麦大枣汤，除去生地黄、阿胶等滋腻药，并佐以理气行血之品。以党参、炙甘草补益心气，当归、赤芍、丹参调养心血，桂枝温通心阳为主；淮小麦、大枣养心润燥而安神；佛手、郁金、香橼理气开郁而宣痹；茶树根能强心利尿活血调经，用治脉结代。“气为血之帅”，依据阴血赖阳气以推动之原理，重点在于补心气和通心阳，心阳通，心气复，则脉结代可以消失；合补养心血药以充盈血脉，使阳气有所依附而不致浮越，则心悸亦自止。患者胸闷太息，乃心气不足之象，非属湿阻气滞一类，虚实悬殊，必须加以鉴别。

【参考文献】

[1] 叶任高，陆再英．内科学，[M]．6版．北京：人民卫生出版社，2004.

[2] 李绍太，林健青．秋水仙碱在治疗复发性特发性心包炎的应用［J］．国际医药卫生导报，2005，11（14）：80－81.

[3] Leonard S. Lilly. Treatment of Acute and Recurrent Idiopathic Pericarditis［J］. Circulation，2013，16（127）：1723－1726.

[4] Luca Cantarini，Massimo Imazio，Maria Giuseppina Brizi，et al. Role of Autoimmunity and Autoinflammation in the Pathogenesis of Idiopathic Recurrent Pericarditis［J］. Clinical Reviews in Allergy and Immunology，2013，1（44）：6－13.

[5] 周仲瑛，金妙文，吴勉华．益阴助阳、活血通脉法治疗充血性心力衰竭的临床研究［J］．南京中医药大学学报（自然科学版），2000，16（1）：13－15.

[6] Caforio AL，Marcolongo R，Brucato A，et al. cute idiopathic pericarditis：current immunological theories［J］. Research Reports in Clinical Cardiology，2012：49－55.

[7] Sakamoto A，Nagai R，Saito K，et al. Idiopathic retroperitoneal fibrosis，inflammatory aortic aneurysm，and inflammatory pericarditis－Retrospective analysis of 11 case histories［J］. Journal of Cardiology，2012，2（59）：139－146.

[8] Cantarini Luca，Imazio Massimo，Brucato Antonio，et al. Innate versus acquired immune response in the pathogenesis of recurrent idiopathic pericarditis［J］. Autoimmunity Reviews，2010，6（9）：436－440.

[9] Klagsbrun M，Baird A. A dual receptor system is required for basic fibroblast growth factor activity［J］. Cell，1991，67：229－231.

[10] 李玉芳，吴维平．养心汤加减治疗冠心病心绞痛（胸痹－气阴两虚）临床观察［J］．牡丹江医学院学报，2009，30（6）：34－35.

[11] Szebenyi G，Fallon JF. Fibroblast growth factors as multifunctional signaling factors［J］. Int Rev Cytol，1999，185：45－106.

[12] 龚少愚．心肾阳虚型胸痹38例疗效观察［J］．中医函授通讯，1998，17（1）：16.

[13] LIU Ying－feng. Exploration on sanjiao fu syndrome from heat excess accumulated in chest［J］. China Journal of Traditional Chinese Medicine and Pharmacy，2007，22（6）：342.

[14] 赵鸿，谢静．温络通阳法治疗冠心病心绞痛心肾阳虚证30例临床观察［J］．中医药导报，2011，17（6）：25－26.

第二节 冠状动脉粥样硬化性心脏病

【概述】

冠状动脉粥样硬化性心脏病（ coronary heart disease，CHD ）是指冠状动脉无菌性炎症和粥样硬化导致心肌缺血、缺氧而引起的心脏病，为动脉粥样硬化导致器官病变的最常见类型。本病多发于40岁以上，男性多于女性，已成为欧美国家最多见的心脏病病种。在我国，本病不如欧美多见，但近年来呈增长趋势。20世纪70年代，北京、上海、广州本病的人口死亡率分别为21.7/10万、15.7/10万和4.1/10万；80年代分别增至62.0/10万、37.4/10万和19.8/10万；2008年我国城市居民冠心病死亡率为91.41/10万，农村居民冠心病死亡率为51.89/10万，冠心病已经成为威胁我国人民健康的主要疾病。此外，在住院心脏病患者中，本病所占比例也随年代不断增加。由于病理解剖和病理生理变化的不同，本病有不同的临床表型。近年临床医学家趋于将本病分为急性冠脉综合征（ acute coronary syndrome，ACS ）和慢性冠脉病（ chronic coronary artery disease，CAD 或称慢性缺血综合征 chronicischemic syndrome，CIS ）两大类。前者包括不稳定型心绞痛（unstable angina，UA）、非ST段抬高性急性冠脉综合征（non－ST－segment elevation myocardial infarction，NSTEMI ）和ST段抬高性心肌梗死（ ST－segment elevation myocardial infarction，STEMI ），也有将冠心病猝死包括在内；后者包括稳定型心绞痛、冠脉正常的心绞痛（如X综合征）、无症状性心肌缺血和缺血性心力衰竭（缺血性心肌病）。本节将重点讨论“心绞痛”和“心肌梗死”，其他类型仅做简略介绍。

冠状动脉粥样硬化性心脏病属中医学的“卒心痛”“厥心痛”“真心痛”“胸痹”等范畴。最早见于《黄帝内经》，如《素问·标本病传论》有“心病先心痛”之谓，《素问·缪刺论》又有“卒心痛”“厥心痛”之称。《灵枢·厥病》把心痛严重，并迅速造成死亡者称为“真心痛”，谓：“真心痛，手足青至节，心痛甚，旦发夕死，夕发旦死。”《金匮要略》称之为“胸痹”，且把病因病机归纳为上焦阳气不足，下焦阴寒气盛的本虚标实之证。

【西医病因病机】

1. 西医病因

本病病因尚未完全确定，对常见的冠状动脉粥样硬化所进行的广泛而深入的研究表明，本病是多病因的疾病，即多种因素作用于不同环节所致，这些因素称为危险因素（riskfactor）。主要的危险因素有以下几种。

（1）年龄与性别 本病临床上多见于40岁以上的中老年人，49岁以后进展较快，也曾在尸检中发现某些青年和儿童的动脉有早期的粥样硬化病变，提示动脉粥样硬化可能从儿童或者青年时期已经开始。近年来，临床发病年龄有年轻化趋势。与男性相比，女性发病率较低，但在更年期后发病率增加。年龄和性别属于不可改变的危险因素。

(2) 血脂异常　脂质代谢异常是动脉粥样硬化最重要的危险因素。总胆固醇(TC)、甘油三酯(TG)、低密度脂蛋白(low density lipoprotein, LDL, 即β脂蛋白, 特别是氧化的低密度脂蛋白)或极低密度脂蛋白(very low density lipoprotein, VLDL, 即前β脂蛋白)增高, 相应的载脂蛋白B(ApoB)增高; 高密度脂蛋白(high density lipoprotein, HDL即α脂蛋白)减低, 载脂蛋白A(apoprotein A, ApoA)降低都被认为是危险因素。此外脂蛋白(a)增高也可能是独立的危险因素。在临床实践中, 以TC及LDL增高最受关注。

(3) 高血压　血压增高与本病关系密切。60%~70%的冠状动脉粥样硬化患者有高血压, 高血压患者患本病较血压正常者高3~4倍。收缩压和舒张压增高都与本病密切相关。

(4) 吸烟　吸烟者与不吸烟者比较, 发病率和死亡率增高2~6倍, 且与每日吸烟的支数呈正比, 被动吸烟也是危险因素。

(5) 糖尿病和糖耐量异常　糖尿病患者冠状动脉粥样硬化较非糖尿病者高出数倍, 且病变进展迅速。本病患者糖耐量减低也十分常见。

近年提出肥胖(标准体重计算参考本节防治段)与血脂异常、高血压、糖尿病和糖耐量异常同时存在时称为"代谢综合征", 是本病重要的危险因素。

其他的危险因素尚有: ①肥胖。②从事体力活动较少, 脑力活动紧张, 经常有工作紧迫感者。③西方的饮食方式: 常进较高热量、动物性脂肪、高胆固醇、高盐的食物者。④遗传因素: 家族中有在年龄<50岁时患本病者, 其近亲得病的机会可5倍于无这种情况的家族。近年已克隆出与人类动脉粥样硬化危险因素相关的易感或突变基因200余种, 常染色体显性遗传所致的家族性高脂血症是这些家族成员易患本病的因素。⑤性情急躁、好胜心和竞争性强、不善于劳逸结合的A型性格者是本病的高危人群。

新发现的危险因素还有: ①血中同型半胱氨酸增高; ②胰岛素抵抗增强; ③血中纤维蛋白原及一些凝血因子增高; ④病毒、衣原体感染等。

2. 发病机制与免疫异常

(1) 与动脉粥样硬化相关的抗原　抗原启动免疫反应的发生, 产生多种免疫效应包括使B细胞产生抗体、炎症反应和细胞毒作用等。抗原抗体复合物同时也促使补体系统激活, 实验证明动脉粥样硬化损伤处的血管内膜上可检测到补体激活后产生的生物活性片段, 如C1、C3b、C5b-9。目前认为可能于As发病相关的抗原有氧化的低密度脂蛋白(OX-LDL)、热休克蛋白(HSP)、病毒、细菌蛋白等。

(2) 参与动脉粥样硬化免疫反应的主要细胞　免疫系统的单核(巨噬)细胞、淋巴细胞、内皮细胞和平滑肌细胞等, 它们在各种免疫分子的协调下相互作用, 相互影响, 共同参与了动脉粥样硬化的发生、发展。

1) 单核/巨噬细胞: 在动脉粥样硬化形成早期, 单核细胞起着重要作用。在多种因素作用下, 它接触并黏附到损伤部位的血管内皮, 继而进入动脉壁内膜下间隙, 激活并分化成巨噬细胞。巨噬细胞产生许多物质如脂肪酶、活性氧或自由基, 进一步使LDL分子氧化, 通过其表达的清道夫受体不断摄取OX-LDL, 最终形成泡沫细胞, 构成As脂质条纹的基础, 巨噬细胞分泌大量的细胞因子如TNF、单核细胞集落刺激因子(MCSF)等, 可引起自身的增殖和单核细胞进一步集聚, 并引起平滑肌细胞迁移、增殖。随着As斑块的不断进展，巨噬细胞还通过表达金属基质蛋白酶促进基质降解，增加斑块不稳定性，最终斑块破裂，表现为不稳定型心绞痛和心肌梗死等急性冠状动脉缺血的发生。

2）淋巴细胞：T细胞在动脉粥样硬化损伤形成早期就进入血管壁，与单核细胞一起被发现存在于脂质条纹中。T淋巴细胞可识别由血管内皮细胞和平滑肌细胞摄入并提呈的外来抗原。动脉粥样硬化斑块中存在的$CD4^+$T、$CD8^+$T细胞表明在斑块处存在着抗原递呈和免疫激活。动脉粥样硬化斑块部位的T细胞分泌的干扰素γ（IFN-γ）促使平滑肌细胞表达Ⅱ型HLA基因。在动脉粥样硬化早期脂质条纹中，$CD8^+$T细胞占大多数并且免疫反应主要是Ⅰ型HLA基因决定的。抗原来自单纯疱疹病毒、巨细胞病毒及衣原体的感染。成熟的动脉粥样硬化纤维斑块中含有大量的$CD4^+$T细胞，对来自巨噬细胞、内皮细胞和其他抗原提呈细胞的Ⅱ型HLA产生免疫应答。激活淋巴细胞产生的IFN-β还通过降低胶原合成，促进平滑肌细胞凋亡，削弱斑块处的纤维帽，增加动脉粥样硬化斑块的不稳定性。

（3）细胞因子　与动脉粥样硬化发生发展密切相关的细胞因子由参与As斑块形成的内皮细胞、单核/巨噬细胞、淋巴细胞、平滑肌细胞和血小板产生，包括血小板源生长因子（PDGF）、IL-1β、TNF、TGF、MCP-1等，它们通过介导细胞间免疫应答，促进炎症反应而在动脉粥样硬化中起重要作用。

【中医病因病机】

本病的发生多与寒邪内侵，饮食不当，七情内伤，年老体虚等因素有关。病位在心，但其发病与心、肾、肝、脾诸脏的盛衰有关，可在心气、心阳、心血、心阴不足，或肝、肾、脾失调的基础上，兼痰浊、血瘀、气滞、寒凝等病变，在本病的形成和发展过程中，大多先实而后致虚，亦有先虚而后致实者。总属本虚标实之病证。

1. 寒邪犯心

素体心气不足或心阳不振，复因寒邪侵袭，寒凝气滞，痹阻胸阳，胸阳失展，心脉痹阻，故患者常于气候突变，特别是遇寒冷则易于突发心痛。

2. 饮食不当

如过食肥甘生冷，或嗜酒成癖，或饥饱无常，日久损伤脾阳，运化失司，聚湿成痰，痰阻脉络，则气滞血瘀，而心前区疼痛，“精微”浊化而成脂浊痰湿，发为本病。

3. 七情内伤

除忧思伤脾、脾失健运之外，郁怒伤肝，而致肝胆失利，或肝郁脾虚，亦可导致膏脂聚集，变生此病。

4. 年老体虚

因久病虚弱或年老体虚，肾气不足，不能温煦脾胃，脂质运化失常，滞留血中；肾阴不足则水不涵木，则疏泄失职，气滞痰凝，而成本病。

稳定型心绞痛

【概述】

稳定型心绞痛亦称稳定型劳力性心绞痛，由劳累或情绪激动引起心肌剧烈的、暂时的缺血，造成心前区及其附近部位压榨性疼痛，伴心肌功能障碍，但没有心肌坏死。其特点是在一段时间内（1~3个月以上）心绞痛性质相对不变，即引起心绞痛发作的体力活动量是可以预测的。本病多发于40岁以上患者，男性多于女性。冠心病的危险因素主要包括高血压、高脂血症、糖尿病、吸烟、冠心病家族史、年龄因素（男性>45岁、女性>55岁），其他如体重超重、活动减少、心理社会因素等。

【诊断标准】

1. 诊断依据

（1）临床特征　有典型的心绞痛发作样疼痛。包括劳累后诱发的胸骨中、上1/3段的压榨样或闷痛，可向左侧肩部放射，休息或舌下含服硝酸甘油可以缓解。

（2）心电图特征　静息普通心电图、心绞痛发作时心电图、运动心电图和动态心电图有心肌缺血的变化（ST—T改变、异常Q波）及动态改变。

（3）运动核素心肌显像　显示缺血心肌的范围和部位。

（4）冠状动脉造影和冠状动脉内超声显像　显示冠状动脉狭窄的部位和程度，是目前诊断冠心病的最可靠方法。

2. 鉴别诊断

稳定型心绞痛需与多种引起胸痛的疾病鉴别，见表13-1。

表13-1　稳定型心绞痛的鉴别诊断

疾病	胸痛持续时间	性质	诱因	缓解方式	部位	特点
稳定型心绞痛	5~15分钟	内脏性	劳累、情绪激动	休息、含硝酸甘油	胸骨下部，可放射	反复类似发作
二尖瓣脱垂	数分钟至数小时	浅表性或内脏性	无	休息	左前胸	多变
食管反流	10~60分钟	内脏性	卧位空腹时	制酸剂、进食	上腹部	罕有放射痛
食管痉挛	5~60分钟	内脏性	寒冷、进食、运动	硝酸甘油	胸骨下端，放射	酷似心绞痛
消化性溃疡病	数小时	内脏性、烧灼感	空腹、酸性食物	进食、制酸剂	胸骨下端、上腹部	上腹有压痛
胆道病	数小时	内脏性	内发性、油腻食物	止痛药、解痉药	上腹部，可放射	绞痛性
颈椎病	不定	浅表	头颈运动时	止痛药	颈部、手背	休息不能缓解
肌肉骨骼病	不定	浅表	运动、压迫	止痛药	多部位	有压痛

续表

疾病	胸痛持续时间	性质	诱因	缓解方式	部位	特点
通气过度	2~3 分钟	内脏性	情绪变化	消除情绪因素	胸骨下端	面部感觉异常
肺疾病	30 分钟左右	内脏性	劳力或自发性	休息、支气管扩张药	胸骨下端	伴呼吸困难

不稳定型心绞痛

【概述】

不稳定型心绞痛是介于稳定型心绞痛和急性心肌梗死之间的一种临床综合征。它标志着冠心病由慢性期转变为急性期、由稳定状态转化为不稳定状态。不稳定型心绞痛、无Q波性和有Q波性心肌梗死统称为急性冠状动脉综合征。本病的主要发病机制为：①斑块破裂、出血导致冠状动脉腔内不全堵塞性血栓形成；②内膜损伤或斑块破裂诱发血管痉挛；③斑块因脂质浸润而迅速增大，或内皮下出血形成血肿，挤压管腔使其狭窄明显加重。

【诊断标准】

1. 诊断依据

（1）符合心绞痛的临床诊断标准：见稳定型心绞痛临床诊断标准。

（2）符合下列情况中的1种或以上：①初发劳力性心绞痛：病程在2个月内新生的心绞痛（从无心绞痛或有心绞痛病史，但在近年内未发作过心绞痛）。②恶化劳力性心绞痛：病程在3个月内，病情突然加重，表现为疼痛发作次数增加，持续时间延长，诱发心绞痛的活动阈值明显减低，硝酸甘油缓解症状的作用减弱。③静息心绞痛：心绞痛发生在休息或安静状态，发作持续时间相对较长，含服硝酸甘油效果欠佳，病程在1个月内。④梗死后心绞痛：指心肌梗死发生24小时后至1个月内出现的心绞痛。⑤变异型心绞痛：休息或一般活动时发生的心绞痛，有如下特点：a. 无体力活动或情绪刺激下发生的静息性胸痛；b. 发作时心电图呈ST段抬高，疼痛消失则ST段恢复；c. 可伴严重心律失常，包括室性心动过速、心室颤动；d. 可发展为心肌梗死或发生猝死。

（3）心电图：心绞痛发作时，心电图ST段抬高和压低的动态变化最具诊断价值，动态ST段水平型或下斜型压低≥1mm或ST段抬高（肢体导联≥1mm、胸导联≥2 mm）有诊断意义，部分有T波倒置，少数表现为T波高耸及过去倒置的T波呈假性正常化。当发作时，心电图显示ST段压低≥0.5mm但<1mm时，仍须高度怀疑患本病。不稳定型心绞痛急性期应避免做任何形式的负荷试验，这些检查宜在病情稳定后进行。

（4）心肌酶学检查：肌钙蛋白T或I阴性或者阳性。

（5）非创伤性检查：不稳定型心绞痛之非创伤性检查的目的是为了判断患者病情的严重性及近、远期预后。项目包括踏车、活动平板、运动同位素心肌灌注扫描和药物负荷试验等。对于低危险组的不稳定型心绞痛患者，病情稳定1周以上可考虑行运动试验检查；对于中、高危组的患者，应避免做负荷试验，病情稳定后可考虑行症状限制性运动试验。

如果已有心电图的缺血证据、病情稳定，可直接行冠状动脉造影检查。

（6）冠状动脉造影：不稳定型心绞痛患者具有以下情况时，应进行冠状动脉造影检查：①近期内心绞痛反复发作、胸痛持续时间较长、药物治疗效果不满意者，可考虑及时行冠状动脉造影，以决定是否急诊介入性治疗或急诊冠状动脉旁路移植术；②原有劳力性心绞痛，近期内突然出现休息时频繁发作者；③近期活动耐量明显减低，特别是低于 BruceⅡ级或 4METs 者；④梗死后心绞痛；⑤原有陈旧性心肌梗死，近期出现由非梗死区缺血所致的劳力性心绞痛；⑥严重心律失常、左心室射血分数 <40% 或充血性心力衰竭。

2. 不稳定型心绞痛危险度分层

不稳定型心绞痛危险度分层（中华医学会心血管病学分会、中华心血管病杂志编辑委员会，2000 年）详见表 13－2。

表 13－2　不稳定型心绞痛临床危险度分层

分组	心绞痛类型	发作时 ST 下降幅度	持续时间	肌钙蛋白 T 或 I
低危险组	初发、恶化劳力性，无静息时发作	≤1min	<20min	正常
中危险组	A：1 个月内出现的静息心绞痛，但 48 小时内无发作者（多由劳力性心绞痛进展而来） B：梗死后心绞痛	>1min	<20min	正常或轻度升高
高危险组	A：48 小时内反复发作静息心绞痛 B：梗死后心绞痛	>1min	>20min	升高

3. 劳力性心绞痛分级（加拿大心脏学会分级法）

Ⅰ级：一般日常活动不引起心绞痛，费力大、速度快、时间长的体力活动引起发作。

Ⅱ级：日常体力活动受限，快步行走、上楼、爬坡、餐后、冷风、情绪激动均可发作。

Ⅲ级：日常活动明显受限，一般速度平地步行一个街区或上一层楼即可引起发作。

Ⅳ级：轻微活动甚至休息时也有发作。

急性心肌梗死

【概述】

急性心肌梗死指冠状动脉急性闭塞，血流中断，使部分心肌因严重持久性缺血而发生坏死。我国急性心肌梗死发病率为 0.02% ~0.06%，城市高于农村，男性多于女性，男女之比约为（1.9 ~5）：1。每 10 万人口急性心肌梗死病死率为男性 15.0，女性 11.7。患者年龄在 40 岁以上者占 87% ~96.5%，女性发病较男性晚 10 年。近年，我国急性心肌梗死呈现发病率增高、发病年龄提前的趋势。急性心肌梗死几乎均由冠状动脉粥样硬化及在此基础上粥样斑块破裂出血、血管内血栓形成、动脉内膜下出血或动脉持续痉挛所致。

【诊断标准】

急性心肌梗死的诊断需符合下列 3 项标准中的 2 项：①缺血性胸痛；②心电图呈心肌

缺血或坏死的动态变化；③坏死的血清标记物浓度的动态变化。

1. 诊断依据

（1）临床特点　急性心肌梗死的胸痛类似于心绞痛，但疼痛程度加重、持续时间更长，休息或舌下含服硝酸甘油常不能缓解。50%以上透壁性急性心肌梗死和严重胸痛患者有恶心、呕吐，其他症状有乏力、眩晕、心悸、出冷汗、濒死感。但女性患者、某些老年人或糖尿病、高血压病患者发生急性心肌梗死可无胸痛，表现为意识模糊、呼吸困难，或原有心力衰竭症状加重等。少见的有以脑栓塞或其他系统动脉栓塞的发生为首发症状。

（2）心电图特点　①ST—T改变：ST段抬高伴高尖直立T波或T波倒置系急性心肌损伤表现。ST段呈持续性缺血性压低应考虑非ST段抬高急性心肌梗死。②Q波：新出现的异常Q波（宽度>40Hm、深度>1/4R波）往往提示发生急性心肌梗死，但亦可发生在急性心肌炎患者。③非ST段抬高心肌梗死：主要表现为普遍性或局限性ST段缺血型压低，且持续时间达12~24小时，而始终不出现Q波。④右心室梗死：右胸导联（V1、V3R-V6R）的ST段抬高，尤其V3R-V6R导联中1个或1个以上导联出现ST段抬高≥1mm，对右心室梗死的敏感性和特异性分别为90%和91%。V3R和（或）V4R导联出现QS或QR波型，也提示右心室梗死。⑤心房梗死：最常见的是PR段压低或抬高、P波形态变化和异常心房节律，如心房扑动、心房颤动、游走心房节律及房室结性心律。⑥Q波性心肌梗死：有关心电图定位诊断见表13-3。心电图除有表中所述特点外，最重要的是动态改变，并应做18导联心电图。

表13-3　Q波性心肌梗死的心电图定位

梗死部位	异常Q波导联
前间隔	V_1、V_2
前壁	V_3、V_4
前壁间隔	V_1 ~ V_4
侧壁	Ⅰ、aVL、V_5、V_6
前侧壁	Ⅰ、aVL、V_3 ~ V_6
下壁	Ⅱ、Ⅲ、aVF
右室	V3R、V4R（ST上升≥1min）
正后壁	V1、V2R波增宽、增高，ST段压低，T波直立高耸

（3）血清学检查　①肌酸磷酸激酶：既往血清肌酸激酶升高是一项检出急性心肌梗死指标，但有许多情况可导致假阳性，如肌病、酒精中毒、糖尿病、肺栓塞等。肌酸磷酸激酶在起病4~8小时内升高，24小时达高峰，3~4日恢复正常。有条件的医院应查心肌型肌酸磷酸激酶同工酶。②心肌型肌酸磷酸激酶同工酶：主要存在于心肌中，仅少量存在于其他组织，对诊断急性心肌梗死有较高的价值。其起病后4小时内增高，16~24小时达高峰，3~4日恢复正常。③心肌肌钙蛋白T或I：在起病2~4小时后升高，高峰时间10~24小时，心肌肌钙蛋白I升高可持续5~10天，心肌肌钙蛋白T升高可持续5~14天。心肌肌钙蛋白T或I正常情况下，在外周血液循环中不存在，超过参考值上界即有诊断价值。

2. 鉴别诊断

急性心肌梗死主要须与急性心包炎、急性心肌炎、主动脉夹层、气胸、肺栓塞、急性胆囊炎等鉴别。应根据上述疾病的不同特征诊断，可参阅表13－4。

表13－4　急性心肌梗死的鉴别诊断

疾病	酷似心肌梗死的心电图	诊断方法	肌钙蛋白T或I
心包炎	ST段抬高	超声心动图	正常
心肌炎	ST段抬高、Q波无动态变化	超声心动图等	正常或轻度，无动态变化
主动脉夹层	ST段抬高或压低或呈非特异性改变	CT、超声心动图或磁共振成像	正常
气胸	下壁ST段抬高或V1－V3ST段偏移	X线摄片	正常
急性胆囊炎	下壁ST段抬高	腹部超声检查	正常

【西医治疗】

（一）心绞痛

1. 发作时的治疗

（1）*休息*　发作时立刻休息，一般患者在停止活动后症状即可消除。

（2）*药物治疗*　较重的发作，可使用作用较快的硝酸酯制剂。这类药物除扩张冠状动脉，降低阻力，增加冠状循环的血流量外，还通过对周围血管的扩张作用，减少静脉回流心脏的血量，降低心室容量、心腔内压、心排向量和血压，减低心脏前后负荷和心肌的需氧，从而缓解心绞痛。

1）硝酸甘油（nitroglycerin）：可用0.3～0.6mg，置于舌下含化，迅速为唾液所溶解而吸收，1～2分钟即开始起作用，约半小时后作用消失。对约92%的患者有效，其中76%在3分钟内见效。延迟见效或完全无效时提示患者并非患冠心病或为严重的冠心病，也可能所含的药物已失效或未溶解，如属后者可嘱患者轻轻嚼碎后继续含化。长时间反复应用可由于产生耐受性而效力减低，停用10小时以上，即可恢复有效。与各种硝酸酯一样，副作用有头晕、头胀痛、头部跳动感、面红、心悸等，偶有血压下降。因此第一次用药时，患者宜平卧片刻。

2）硝酸异山梨酯（isosorbide dinitrate）：可用5～10mg，舌下含化，2～5分钟见效，作用维持2～3小时。还有供喷雾吸入用的制剂。

在应用上述药物的同时，可考虑用镇静药。

2. 缓解期的治疗

宜尽量避免各种确知足以诱致发作的因素。调节饮食，特别是一次进食不应过饱，禁绝烟酒；调整日常生活与工作量，减轻精神负担；保持适当的体力活动，但以不致发生疼痛症状为度；一般不需卧床休息。

（1）*药物治疗*　使用作用持久的抗心绞痛药物，以防心绞痛发作，可单独选用、交替应用或联合应用下列被认为作用持久的药物。

1）β受体阻滞剂：阻断拟交感胺类对心率和心收缩力受体的刺激作用，减慢心率，降低血压，减低心肌收缩力和氧耗量，从而减少心绞痛的发作。此外，还减低运动时血流动力的反应，使在同一运动量水平上心肌氧耗量减少；使不缺血的心肌区小动脉（阻力血管）缩小，从而使更多的血液通过极度扩张的侧支循环（输送血管）流入缺血区。用量要大。负性作用有心室射血时间延长和心脏容积增加，这虽可能使心肌缺血加重或引起心肌收缩力降低，但其使心肌氧耗量减少的良性作用远超过其负性作用。目前常用对心脏有选择性的制剂是美托洛尔（metoprolol）25～100mg，2次/日，缓释片95～190mg，1次/日；阿替洛尔（atenolol）12.5～25mg，1次/日；比索洛尔（bisoprolol，康忻）2.5～5mg，1次/日；也可用纳多洛尔（nadolol，康加尔多）40～80mg，1次/日；塞利洛尔（celiprolol，塞利心安）200～300mg，1次/日或用兼有α受体阻滞作用的卡维地洛（carvedilol）25mg，2次/日；阿罗洛尔（arotinolol，阿尔马尔）10mg，2次/日等。

使用本药要注意，本药与硝酸酯类合用有协同作用，因而用量应偏小，开始剂量尤其要注意减小，以免引起直立性低血压等副作用；停用本药时应逐步减量，如突然停用有诱发心肌梗死的可能；低血压、支气管哮喘及心动过缓、二度或以上房室传导阻滞者不宜应用。

2）硝酸酯制剂：①硝酸异山梨酯：片剂或胶囊口服3次/日，每次5～20mg，服后半小时起作用，持续3～5小时；缓释制剂药效可维持12小时，可用20mg，2次/日。②5-单硝酸异山梨酯（isosorbide 5-mononitrate）：是长效硝酸酯类药物，无肝脏首过效应，生物利用度几乎100%。2次/日，每次20～40mg。③长效硝酸甘油制剂：服用长效片剂，硝酸甘油持续而缓缓释放，口服后半小时起作用，持续可达8～12小时，可每8小时服1次，每次2.5mg。用2%硝酸甘油油膏或橡皮膏贴片（含5～10mg）涂或贴在胸前或上臂皮肤而缓慢吸收，适于预防夜间心绞痛发作。

3）钙通道阻滞剂：本类药物抑制钙离子进入细胞内，也抑制心肌细胞兴奋-收缩耦联中钙离子的利用。因而抑制心肌收缩，减少心肌氧耗；扩张冠状动脉，解除冠状动脉痉挛，改善心内膜下心肌的供血；扩张周围血管，降低动脉压，减轻心脏负荷；还降低血黏度，抗血小板聚集，改善心肌的微循环。更适用于同时有高血压的患者。常用制剂有：①维拉帕米（verapamil）40～80mg，3次/日或缓释剂240mg/d，副作用有头晕、恶心、呕吐、便秘、心动过缓、PR间期延长、血压下降等。②硝苯地平（nifedipine），其缓释制剂20～40mg，2次/日，副作用有头痛、头晕、乏力、血压下降、心率增快、水肿等；控释剂（拜新同）30mg，每日1次，副作用较少；同类制剂有尼索地平（nisoldipine）10～40mg，1次/日；氨氯地平（amlodipine）5～10mg，1次/日等。③地尔硫䓬（diltiazem，硫氮䓬酮）30～60mg，3次/日；其缓释制剂90mg，1次/日，副作用有头痛、头晕、失眠等。

4）曲美他嗪（trimetazidine）：通过抑制脂肪酸氧化和增加葡萄糖代谢，改善心肌氧的供需平衡而治疗心肌缺血，20mg，3次/日，饭后服。

5）其他治疗：增强型体外反搏治疗可能增加冠状动脉的血供，也可考虑应用。兼有早期心力衰竭或因心力衰竭而诱发心绞痛者，宜用快速作用的洋地黄类制剂。

（2）冠心病的介入治疗　介入治疗是用心导管技术疏通狭窄甚至闭塞的冠状动脉管腔，从而改善心肌的血流灌注的方法。它属血管再通（vascular recanalization）术的范畴，是心肌血流重建（myocardial revascularization）术中创伤性最小的一种。临床最早应用的是经皮冠状动脉腔内成形术（percutaneous transiluminal coronary angioplasty，PTCA），其后还发展了经冠状动脉内旋切术、旋磨术和激光成形术等，1987 年开发了冠状动脉内支架植入术（intracoronarystenting），2002 年又应用药物洗脱支架降低了再狭窄发生率。这些技术统称为经皮冠状动脉介入治疗（percutaneous coronary intervention，PCI）。目前 PTCA 加上支架植入术已成为治疗本病的重要手段。

(3) 外科手术治疗　外科手术治疗主要是在体外循环下施行主动脉 - 冠状动脉旁路移植手术，取患者自身的大隐静脉作为旁路移植材料，一端吻合在主动脉，另一端吻合在有病变的冠状动脉段的远端；或游离内乳动脉与病变冠状动脉远端吻合，引主动脉的血流以改善病变冠状动脉所供血心肌的血流供应。

本手术主要适应于：①左冠状动脉主干病变狭窄 >50%；②左前降支和回旋支近端狭窄≥70%；③冠状动脉 3 支病变伴左心室射血分数 <50%；④稳定型心绞痛对内科药物治疗反应不佳，影响工作和生活者；⑤有严重室性心律失常伴左主干或 3 支病变；⑥介入治疗失败仍有心绞痛或血流动力异常。术后心绞痛症状改善者可达 80% ~90%，且 65% ~85% 患者生活质量提高。这种手术创伤较大，有一定的风险，虽然由于手术技能及器械等方面的改进，手术成功率已大大提高，但仍有 1% ~4% 围手术期死亡率，死亡率与患者术前冠脉病变、心功能状态及有无其他合并症有关。此外，术后移植的血管还可能闭塞，因此应个体分析，慎重选择手术。

(4) 运动锻炼疗法　谨慎安排进度适宜的运动锻炼有助于促进侧支循环的形成，提高体力活动的耐受量而改善症状。

(二) 心肌梗死

对 ST 段抬高的 AMI，强调及早发现，及早住院，并加强住院前的就地处理。治疗原则是尽快恢复心肌的血液灌注（到达医院后 30 分钟内开始溶栓或 90 分钟内开始介入治疗）以挽救濒死的心肌，防止梗死扩大或缩小心肌缺血范围，保护和维持心脏功能，及时处理严重心律失常、泵衰竭和各种并发症，防止猝死，使患者不但能渡过急性期，且康复后还能保持尽可能多的有功能的心肌。

1. 监护和一般治疗

(1) 休息　急性期卧床休息，保持环境安静，减少探视，防止不良刺激，解除焦虑。

(2) 监测　在冠心病监护室进行心电图、血压和呼吸的监测，除颤仪应随时处于备用状态。对于严重泵衰者还监测肺毛细血管压和静脉压。密切观察心律、心率、血压和心功能的变化，为适时做出治疗措施、避免猝死提供客观资料。监测人员必须极端负责，既不放过任何有意义的变化，又保证患者的安静和休息。

(3) 吸氧　对有呼吸困难和血氧饱和度降低者，最初几日间断或持续通过鼻管面罩吸氧。

(4) 护理　急性期 12 小时卧床休息，若无并发症，24 小时内应鼓励患者在床上行肢体活动，若无低血压，第 3 天就可在病房内走动；梗死后第 4 ~5 天，逐步增加活动直至每天 3 次步行 100 ~150m。

（5）建立静脉通道　保持给药途径畅通。

（6）阿司匹林　无禁忌证者即服水溶性阿司匹林或嚼服肠溶阿司匹林150～300mg，然后每日1次，3日后改为75～150mg，每日1次，长期服用。

2. 解除疼痛

选用下列药物尽快解除疼痛：①哌替啶50～100mg肌内注射或吗啡5～10mg皮下注射，必要时1～2小时后再注射一次，以后每4～6小时可重复应用，注意防止对呼吸功能的抑制。②痛较轻者可用可待因或罂粟碱0.03～0.06g肌内注射或口服。③或再试用硝酸甘油0.3mg或硝酸异山梨酯5～10mg舌下含用或静脉滴注（参见本节“心绞痛”），要注意心率增快和血压降低。心肌再灌注疗法可极有效地解除疼痛。

3. 再灌注心肌

（1）介入治疗　具备施行介入治疗条件的医院（能在患者住院90分钟内施行PCI；心导管室每年施行PCI＞100例并有心外科待命的条件；施术者每年独立施行PCI＞30例；AMI直接PT′CA成功率在90%以上；在所有送到心导管室的患者中，能完成PCI者达85%以上），在患者抵达急诊室明确诊断之后，对需施行直接PCI者边给予常规治疗和做术前准备，边将患者送到心导管室。

1）直接PCI：适应证为：①ST段抬高和新出现左束支传导阻滞（影响ST段的分析）的MI；②ST段抬高性MI并发心源性休克；③适合再灌注治疗而有溶栓治疗禁忌证者；④非ST段抬高性MI，但梗死相关动脉严重狭窄，血流≤TIMI Ⅱ级。应注意：①发病12小时以上不宜施行PCI；②不宜对非梗死相关的动脉施行PCI；③要由有经验者施术，以避免延误时机。有心源性休克者宜先行主动脉内球囊反搏术，待血压稳定后再施术。

2）补救性PCI：溶栓治疗后仍有明显胸痛，抬高的ST段无明显降低者，应尽快进行冠状动脉造影，如显示TIMI 0－Ⅱ级血流，说明相关动脉未再通，宜立即施行补救性PCI。

3）溶栓治疗再通者的PCI：溶栓治疗成功的患者，如无缺血复发表现，可在7～10天后行冠状动脉造影，如残留的狭窄病变适宜于PCI可行PCI治疗。

（2）溶栓疗法　无条件施行介入治疗或因患者就诊延误、转送患者到可施行介入治疗的单位将会错过再灌注时机，如无禁忌证应立即（接诊患者后30分钟内）行本法治疗。

1）溶栓药物的应用：以纤维蛋白溶酶原激活剂激活血栓中纤维蛋白溶酶原，使转变为纤维蛋白溶酶而溶解冠状动脉内的血栓。国内常用以下几种药物：

①尿激酶（urokinase，UK）：30分钟内静脉滴注150万～200万U。

②链激酶（streptokinase，SK）或重组链激酶（rSK）：以150万U静脉滴注，在60分钟内滴完。

③重组组织型纤维蛋白溶酶原激活剂（recombinant tissue－type plasminogen activator，rt－PA）：100mg在90分钟内静脉给予，先静脉注入15mg，继而30分钟内静脉滴注50mg，其后60分钟内再滴注35mg（国内有报告用上述剂量的一半也能奏效）。用rt－PA前先用肝素5000U静脉注射，用药后继续以肝素每小时700～1000U持续静脉滴注共48小时，以后改为皮下注射7500U每12小时一次，连用3～5天（也可用低分子量肝素）。用链激酶时，应注意寒战、发热等反应。根据冠状动脉造影直接判断，或根据心电图抬高的ST段于2小时内回降＞50%；胸痛2小时内基本消失；2小时内出现再灌注性心律失常；

血清 cK－MB 酶峰值提前出现（14 小时内）等间接判断血栓是否溶解。

2）紧急主动脉－冠状动脉旁路移植术：介入治疗失败或溶栓治疗无效有手术指征者，宜争取 6～8 小时内施行主动脉－冠状动脉旁路移植术。再灌注损伤：急性缺血心肌再灌注时，可出现再灌注损伤，常表现为再灌注性心律失常。各种快速、缓慢性心律失常均可出现，应做好相应的抢救准备。但出现严重心律失常的情况少见，最常见的为一过性非阵发性室性心动过速，对此不必行特殊处理。

4. 消除心律失常

心律失常必须及时消除，以免演变为严重心律失常甚至猝死。

（1）发生心室颤动或持续多形性室性心动过速时，尽快采用非同步直流电除颤或同步直流电复律。单形性室性心动过速药物疗效不满意时也应及早用同步直流电复律。

（2）一旦发现室性期前收缩或室性心动过速，立即用利多卡因 50～100mg 静脉注射，每 5～10 分钟重复 1 次，至期前收缩消失或总量已达 300mg，继以 1～3mg/min 的速度静脉滴注维持（100mg 加入 5% 葡萄糖液 100mL，滴注 1～3mL/min）。如室性心律失常反复可用胺碘酮治疗。

（3）对缓慢性心律失常可用阿托品 0.5～1mg 肌内或静脉注射。

（4）房室传导阻滞发展到第二度或第三度，伴有血流动力学障碍者宜用人工心脏起搏器做临时的经静脉心内膜右心室起搏治疗，待传导阻滞消失后撤除。

（5）室上性快速心律失常选用维拉帕米、地尔硫䓬、美托洛尔、洋地黄制剂或胺碘酮等药物治疗不能控制时，可考虑用同步直流电复律治疗。

5. 控制休克

根据休克纯属心源性，抑或尚有周围血管舒缩障碍或血容量不足等因素存在，而分别处理。

（1）*补充血容量*　估计有血容量不足，或中心静脉压和肺动脉楔压低者，用右旋糖酐 40 或 5%～10% 葡萄糖液静脉滴注，输液后如中心静脉压上升 >18cmH_2O，肺小动脉楔压 >15～18mmHg，则应停止。右心室梗死时，中心静脉压的升高则未必是补充血容量的禁忌。

（2）*应用升压药*　补充血容量后血压仍不升，而肺小动脉楔压和心排血量正常时，提示周围血管张力不足，可用多巴胺［起始剂量 3～5μg/（kg·min）］或去甲肾上腺素（2～8μg/min），亦可选用多巴酚丁胺［起始剂量 3～10μg/（kg·min）］静脉滴注。

（3）*应用血管扩张剂*　经上述处理血压仍不升，而肺动脉楔压（PCWP）增高，心排血量低或周围血管显著收缩以致四肢厥冷并有发绀时，硝普钠 15μg/min 开始静脉滴注，每 5 分钟逐渐增量至 PCWP 降至 15～18mmHg；硝酸甘油 10～20μg/min，开始静脉滴注，每 5～10 分钟增加 5～10μg/min，直至左室充盈压下降。

（4）*其他治疗*　休克的其他措施包括纠正酸中毒、避免脑缺血、保护肾功能，必要时应用洋地黄制剂等。为了降低心源性休克的病死率，有条件的医院考虑用主动脉内球囊反搏术进行辅助循环，然后做选择性冠状动脉造影，随即施行介入治疗或主动脉－冠状动脉旁路移植手术，可挽救一些患者的生命。

（三）心力衰竭

主要是治疗急性左心衰竭，以应用吗啡（或哌替啶）和利尿剂为主，亦可选用血管扩张剂减轻左心室的负荷，或用多巴酚丁胺10μg/（kg·min）静脉滴注或用短效血管紧张素转换酶抑制剂从小剂量开始治疗。洋地黄制剂可能引起室性心律失常，宜慎用。由于最早期出现的心力衰竭主要是坏死心肌间质充血、水肿引起顺应性下降所致，而左心室舒张末期容量尚不增大，因此在梗死发生后24 小时内宜尽量避免使用洋地黄制剂。有右心室梗死的患者应慎用利尿剂。

（四）其他治疗

下列疗法可能有挽救濒死心肌、防止梗死扩大、缩小缺血范围、加快愈合的作用，有些尚未完全成熟或疗效尚有争论，可根据患者具体情况考虑选用。

1. β受体阻滞剂和钙通道阻滞剂

在起病的早期，如无禁忌证可尽早使用美托洛尔、阿替洛尔或卡维地洛等β受体阻滞剂，尤其是前壁MI伴有交感神经功能亢进者，可防止梗死范围的扩大，改善急、慢性期的预后，但应注意其对心脏收缩功能的抑制。钙通道阻滞剂中的地尔硫䓬可能有类似效果，如有β受体阻滞剂禁忌者可考虑应用。

2. 血管紧张素转换酶抑制剂和血管紧张素受体阻滞剂

在起病早期应用，从低剂量开始，如卡托普利（起始6.25mg，然后12.5～25mg，2次/日）、依那普利（2.5mg，2次/日）、雷米普利（5～10mg，1次/日）、福辛普利（10mg，1次/日）等，有助于改善恢复期心肌的重塑，降低心力衰竭的发生率，从而降低病死率。如不能耐受血管紧张素转换酶抑制剂者，可选用血管紧张素Ⅱ受体阻滞剂氯沙坦或缬沙坦等。

3. 极化液疗法

氯化钾1.5g、胰岛素10U 加入10%葡萄糖液500mL 中，静脉滴注，1～2 次/日，7～14 天为一疗程，可促进心肌摄取和代谢葡萄糖，使钾离子进入细胞内，恢复细胞膜的极化状态，以利心脏的正常收缩，减少心律失常，并促使心电图上抬高的ST 段回到等电位线。

4. 抗凝疗法

抗凝疗法目前多用在溶解血栓疗法之后，单独应用者少。在梗死范围较广、复发性梗死或有梗死先兆者可考虑应用。有出血、出血倾向或出血既往史、严重肝肾功能不全、活动性消化性溃疡、血压过高、新近手术而创口未愈者禁用。先用肝素或低分子量肝素，维持凝血时间在正常的两倍左右（试管法20～30 分钟，APTT 法60～80 秒，ACT 法300 秒左右），继而口服氯吡格雷或阿司匹林。

【中医治疗】

1. 气滞血瘀

主症：多见于善感易怒，性情多变之人，常因情志异常而诱发。情志抑郁则气滞不舒，气滞日久则血流不畅，心脉痹阻，而发心痛。气滞致心气不畅故见心悸气短、心烦不安、胸部郁闷、心气不足之症；气滞血瘀，故时发刺痛，舌质暗紫有瘀斑、瘀点，脉沉弦等。

治法：宜行气活血，通脉化瘀。

方药：桃仁红花煎合血府逐瘀汤加减，药用红花、当归、桃仁、香附、延胡索、赤芍、川芎、乳香、丹参、青皮、熟地黄、降香、瓜蒌、三七。

2. 痰浊闭阻

主症：胸闷重而心痛轻，形体肥胖，痰多气短，遇阴雨天而易发作或加重，伴有倦怠乏力，纳呆便溏，口黏，恶心，咳吐痰涎，苔白腻或白滑，脉滑。

治法：通阳泄浊，豁痰开结。

方药：瓜蒌薤白半夏汤加味，药用瓜蒌、薤白、姜半夏、枳实、陈皮、石菖蒲、桂枝、干姜、细辛。

3. 气阴两虚

主症：时发心痛，郁闷气短，心悸易惊，自汗畏寒，时而五心烦热，少寐多梦，易梦中惊醒，口干少饮，舌红苔薄少津，脉弦细或沉细无力。

治法：益气养阴，通脉宣痹。

方药：生脉饮加味，药用党参、麦冬、五味子、黄精、枸杞子、川芎、丹参、当归、赤芍、木香、三七粉（粉吞）。

4. 寒凝心脉

主症：卒然心痛如绞，或心痛彻背，背痛彻心，或感寒痛甚，心悸气短，形寒肢冷，冷汗自出，苔薄白，脉沉或促。多因气候骤冷或感寒而发病或加重。

治法：温经散寒，活血通痹。

方药：当归四逆汤，药用桂枝、细辛、当归、芍药、甘草、通草。

【生活调摄】

炎症相关动脉粥样硬化症病因和发病机理，目前尚未完全阐明，但通过广泛研究发现了一些危险因素，如高血脂、高血压、吸烟、糖尿病、缺乏体力活动和肥胖等，这些因素多可通过改变生活习惯、药物治疗等方式加以调节和控制。

1. 合理调整饮食

一般认为，限制饮食中的胆固醇和饱和脂肪酸，增加不饱和脂肪酸，同时补充维生素C、维生素 B、维生素 E 等，限制食盐和碳水化合物的摄入，可预防动脉粥样硬化。

2. 加强体力活动

流行病学调查表明，从事一定体力劳动和坚持体育锻炼的人，比长期坐位工作和缺乏体力活动的人的冠心病发病率低些，同时体育锻炼对控制危险因素（减低血脂、降低高血压、减轻体重）、改善冠心病患者的血液循环也有良好的作用。

3. 控制吸烟

吸烟在冠心病的发病中起着一定的作用。有人报告，在 35 ~ 54 岁死于冠心病的人群中，吸烟者比不吸烟者多4～5倍，吸烟量多者危险性更大，可高达4～5倍；戒烟后心肌梗塞的发病率和冠心病的死亡率显著减少，而且戒烟时间越长效果越大。这足以说明吸烟的危险性和戒烟的重要性。

4. 查治相关疾病

早期发现和积极治疗高血脂、高血压、糖尿病等与本病相关的疾病，尽可能消除或控制这些危险因素，对于本病的发生和预防具有积极意义。

5. 戒酒

美国科学家的一项实验证实乙醇对心脏具有毒害作用。过量的乙醇摄入能降低心肌的收缩能力。对于患有心脏病的人来说，酗酒不仅会加重心脏的负担，甚至会导致心律失常，并影响脂肪代谢，促进动脉硬化的形成。

6. 改善生活环境

污染严重及噪音强度较大的地方，可能诱发心脏病。因此要改善居住环境，扩大绿化面积，降低噪音，防止各种污染。

7. 避免拥挤

避免到人员拥挤的地方去。无论是病毒性心肌炎、扩张型心肌病，还是冠心病、风心病，病因可能都与病毒感染有关。

8. 规律生活

养成健康的生活习惯。生活有规律，心情愉快，避免情绪激动和过度劳累。

【科研思路与方法】

血管壁的炎症呈现级联反应，首先是内皮细胞激活，使细胞间黏附分子、细胞血管间黏附分子、选择素、整合素等表达，促炎性细胞因子和趋化因子如TNF－α、干扰素、MCP－1、SDF－1、MGF－1α等得以释放。这些反应可被ROS、缺氧、细胞因子及环境等因素放大。缺氧是新血管生成的有效刺激因素，可在血管壁形成广泛的血管网络，通过氧敏感机制使缺氧诱导因子（HIFs）稳定化，最终使相应基因程序激活，提高在缺氧环境中的生存能力。这些机制包括表达糖酵解酶，使无氧环境下仍有能量产生；表达血管内皮生长因子（VEGF），VEGF促进缺氧区域的血管生成以达到恢复该区域血液灌注的生物学目的。包含各种生长因子及细胞因子的新生内膜微环境可促使新生血管增殖。

【名医验案】

1. 张学文验案

熊某，女，41岁，1991年11月23日初诊。诉胸闷、心慌气短1年，下肢浮肿半年。患者1年前出现阵发性胸闷痛，伴心慌、心烦、气短乏力，近半年来下肢浮肿。曾在西安某医院经检查后确诊为“冠心病”，予以药物治疗，疗效不显，病情加重。刻诊：舌苔白，脉沉细而偶有结脉。心律不齐，心音低钝，肝区压痛，下肢Ⅰ°浮肿。

西医诊断：冠心病。

中医诊断：胸痹。

辨证：痰浊痹阻。

治法：宽胸理气。

方药：宽胸通痹汤加减。瓜蒌、麦冬、丹参、桑寄生、鹿衔草、炒酸枣仁、生山楂、玄参各15g，薤白、降香各10g，杜仲12g，桂枝6g，三七3g（冲服）。水煎服，1剂/d，分早晚服。

服药6剂，症状有减轻，但眠差多梦，下午腹胀，面部烘热，舌淡红、苔薄白，脉沉细。原方加减：瓜蒌、炒酸枣仁、茯苓、麦冬各15g，薤白、通草、丹参、降香、五味子各10g，川牛膝12g，夜交藤30g，琥珀3g（冲服）。水煎服，1剂/d。服6剂，症状明显减轻，浮肿消退。以后上述2方交替使用，经治2个月，诸症平伏。

按语：对于本病的认识，张师通过详细的研究，认为属中医学“胸痹”“心痛”范畴，在这一点上，中医与西医的认识基本相似。张师认为其核心病理是血脉瘀滞，引起血脉瘀滞的病因虽然复杂，但主要是虚与痰。本病常发生在40岁以后，此时脏腑功能开始衰退，宗气生化不足，从而心脉灌注不足，胸阳不振，血液运行无力，血脉瘀滞。长期过食肥甘厚味，则损伤脏腑，尤其是脾胃受损，导致运化失常，清气不升，浊气不降，津液内停，聚而为痰，壅塞心脉，闭遏胸阳，从而脉道不通、气血瘀滞。《灵枢·口问》云：“悲哀愁忧则心动。”长期情志妄动，七情过激，或受寒，或劳累过度，损伤气机，导致气血逆乱，心脉失畅，血脉瘀滞。心主血脉，心脉瘀滞则一身失养，机能衰退，是为虚，故本病是虚实夹杂之证。

2. 张伯礼验案

肖某，女，76岁，2009年10月30日初诊。主诉：胸痛、胸闷反复5年余，加重7天。患者5年前，因受寒后诱发胸痛如压，持续1~3分钟，含服硝酸甘油后可迅速缓解，至当地医院查心电图示：心肌缺血，诊断为：冠心病。后时有反复，7天前劳累后再发，患者既往有高血压病史10余年，高脂血症病史7年余，十二指肠溃疡病史20余年。现症：胸痛隐隐，胸闷，气短乏力，喜温饮，常白昼汗出，汗后不恶风，腰膝酸痛，头晕健忘，纳食少，入睡困难，睡后易梦，二便调，舌紫暗有裂纹、苔白腻，脉沉缓。

西医诊断：冠心病。

中医诊断：胸痹。

辨证：气阴两虚，痰瘀互结。

治法：补气养阴，化湿辟秽，活血止痛。

处方：藿香15g，佩兰15g，豆蔻12g，砂仁12g，降香15g，五灵脂15g，延胡索15g，丹参30g，郁金15g，女贞子15g，墨旱莲15g，浮小麦30g，五味子6g，酸枣仁30g，夜交藤30g，龙齿30g。上方服10剂，腻苔大减，胸痛已无，偶感胸闷，口干气短，夜寐欠安。上方去藿香、佩兰，加太子参15g、麦冬15g，继服10剂以善后。

按语：患者年高，下焦精血亏虚不能温养于心，阴虚则血行滞涩，气虚则运血无力，久则络虚不荣；兼之气虚，水湿分解失利，聚生痰浊，久则痰瘀互结阻络，故症见胸痛隐隐，胸闷，气短乏力。舌紫暗有裂纹、苔白腻，亦为气阴两虚、痰瘀互结之征。选女贞子、墨旱莲、五味子以补气养阴通络，填精化血敛汗；藿香、佩兰、豆蔻及砂仁化湿辟秽，醒脾开胃；合降香、五灵脂、延胡索、丹参行气养血，活血止痛。兼见入睡困难，睡后易梦属心血不足，神失所养，阳亢不潜之证，故合酸枣仁、夜交藤及龙齿以养血和血，潜镇安神。再方加太子参、麦冬以益气养阴扶正，达标本兼治之功。

3. 邓铁涛验案

金某，女，62岁，2009年10月19日初诊。患者患冠心病心绞痛4年，近1周因情志不畅而出现胸闷、气短加重，心前区不适，伴心悸、失眠、口干、纳差。服用单硝酸异山梨醇酯片、丹参滴丸后效果不明显，遂来我院门诊就治。查其舌质淡嫩而有瘀斑，苔薄白，舌边齿痕，脉弦细。心电图提示：窦性心律，ST、V4－V6下移≥0.5mv。

西医诊断：冠心病、心绞痛。

中医诊断：胸痹。

辨证：气滞血瘀兼气阴两虚。

治法：益气养阴，活血化瘀。

方药：生脉散合桃仁红花煎加减。党参15g，黄芪25g，麦冬20g，当归15g，丹参15g，川芎20g，红花15g。

患者服7剂后胸闷减轻，前方加远志、酸枣仁，继服7剂，临床症状缓解，胸部无憋闷、胸痛，乏力、心悸、失眠、口干、纳差减轻，复查心电图、窦性心律、心肌缺血有所改善。连续服用1个月，诸症悉除。心电图恢复正常。

按语：本方党参既能补脾肺之气，又能补血生津；黄芪性甘、微温，健脾温中升阳；麦冬养阴生津、清心润肺，三者共为君药，重以益气养阴，兼以调脾以补益后天气血。当归为补血之圣药，既能补血，又能活血，与党参、黄芪配伍更增补气生血之功。佐以丹参、红花，以活血化瘀、除烦安神止痛。《本草汇言》谓“川芎，上行头目，下调经水，中开郁结，血中气药”，既可活血化瘀，又可行气止痛。诸药合用，益气养阴以治其本，活血化瘀以治其标，标本兼治，以治本为主，共奏益气养阴、活血化瘀之功。

【参考文献】

[1] 黄春林，心血管科专病中医临床诊治［M］．北京：人民卫生出版社，2000.

[2] 黄春林，杨霓芝．心肾疾病临证证治［M］．广州：广东人民出版社，2000.

[3] 刘亦选，陈镜合．中医内科学［M］．北京：人民卫生出版社，2001.

[4] 曲松柏，李家庚．实用中医心血管病学［M］．北京：科学技术文献出版社，2000.

[5] 叶任高．内科学［M］．北京：人民卫生出版社，2001.

[6] 陈灏珠，实用内科学［M］．北京：人民卫生出版社，2001.

[7] 张晗，康立源，张伯礼．心脑血管疾病痰瘀互结证述析［J］．天津中医药，2009，26（2）：172－174.

[8] 何继勇．胸痹心痛（气阴两虚兼血瘀型）病机及治疗探析［J］．实用中医内科杂志，2010，（5）：35.

[9] 林谦．党参治疗心气虚型冠心病的临床及实验研究［J］．中国中医药科技，1994，1（3）：14－17.

[10] 韩玲，陈可冀．黄芪对心血管系统作用的实验药理学研究进展［J］．中国中西

医结合杂志，2000，20（3）：234－237.
[11] 王亮，张慧．邵静辨治胸痹心痛经验举要［J］．中医临床研究，2012，4（15）：75－76.
[12] 黄燕．宋一亭教授治疗冠心病经验［J］．内蒙古中医药，2011，21（2）：135－136.
[13] 杨利．邓铁涛教授治疗冠心病经验采菁［J］．湖北民族学院学报，2005，22（3）：35－37.
[14] 谢伟，康立源．张伯礼治疗冠心病经验［J］．中医杂志，2011，52（18）：1539－1541.
[15] 刘绪银．益心宽胸通痹治疗冠心病——国医大师张学文治疗心系疾病经验［J］．中医药导报，2011，(17) 8：1－2.

第三节　风湿性心脏瓣膜病

【概述】

风湿性心脏瓣膜病（ rheumatic valvular heart disease ）是指风湿性心脏炎遗留下来的以心瓣膜病变为主的心脏病，简称风心病，有1/3～1/2的风湿性二尖瓣狭窄患者无明确风湿热病史。对于风湿性心脏瓣膜病，以二尖瓣病变和主动脉瓣病变为主，根据1954年Wood的300例二尖瓣疾患的临床统计，以二尖瓣关闭不全为主的约占总数的34%，其中半数为单纯性二尖瓣关闭不全，而另一半则伴有二尖瓣狭窄。慢性风湿性心脏病累计主动脉瓣者占20%～35%，对其瓣膜的损害通常表现为反流和狭窄同时存在，几乎无单纯的风湿性主动脉瓣狭窄，多伴有关闭不全，并常累计二尖瓣。风湿病变单纯累计主动脉瓣，导致孤立性慢性主动脉瓣关闭不全者占少数，大多数风湿性主动脉瓣关闭不全还合并二尖瓣病变。本病以20～40岁最常见，女性稍多于男性，在20世纪50～60年代初期，风心病占内科（儿科）住院心脏病中的首位，近年来由于青霉素的普遍应用和社会经济条件的改善，风心病的患病率逐年下降，我国风心病的患病率在20世纪70年代成人为0.19%～0.29%，儿童为0.04%～0.27%，80年代分别为0.199%和0.025%。尽管如此，风心病仍是多发病、常见病，应积极防治。

风心病属于中医学“心痹”“心悸”“怔忡”“水肿”“喘证”等范畴。中医学虽无风湿性心脏病一词，但是风湿热对内脏器官的损害，中医早有认识。《素问·痹论》已明确指出，痹证不仅侵犯筋骨、关节，病邪深入还能内伤脏腑，形成脏腑之痹，其中心痹的形成就是“脉痹不已，复感于邪，内舍于心”，这与风湿性心脏炎、慢性风湿性心脏瓣膜病的发病过程十分吻合。

【西医病因与发病机制】

1. 西医病因

风湿性心脏瓣膜病患者一般先有风湿热病史，如风湿性咽喉炎、风湿性心肌炎等；其致病微生物是A型溶血性链球菌。经济落后、生活水平低、卫生条件差的地区较易发病。

2. 发病机制与免疫异常

自20世纪60年代中期以来，关于风湿性心脏瓣膜病与A组溶血性链球菌有关的论述，得到了临床、流行病及免疫学方面的一些间接证据支持。虽然风心病与A组溶血性链球菌感染有密切关系，但并非链球菌的直接感染所引起。目前一般认为，风心病与链球菌的关系是一种变态反应。链球菌菌体及其代谢产物具有高度的抗原性和特异性，抗原和抗体能从血液深入结缔组织，使这类组织产生退化和溶解。

近年来发现A组链球菌细胞壁上含有一层蛋白质，由M、T及R三种蛋白所组成，其中M蛋白既能阻碍吞噬作用，又是细菌分型的基础，亦称“交叉反应抗原”。另外，在链球菌细胞壁的多糖成分内，有一种特异性抗原，称为“C物质”；人体经链球菌感染后，部分人可产生相应抗体，不仅作用于链球菌本身，还可作用于心瓣膜，从而引起心瓣膜病变。心瓣膜的黏多糖成分随年龄而异，因而可以解释青少年与成年人中发生心脏瓣膜病变的不同发病率。用A组乙型溶血性链球菌膜蛋白抗原（A－HSMPA）刺激风湿性心脏炎患者的外周血淋巴细胞，发现风湿性心脏炎患者外周血淋巴细胞人类白细胞抗原DR亚型（HLA－DR）分子表达量增加。

此外细胞免疫缺陷也参与了风湿性心脏瓣膜病的发病。高雯等用流式细胞仪检测外周血T细胞亚群，用液相终点散射免疫沉淀法检测血清IgG、IgA、IgM、C3、C4，用聚乙二醇法测血清循环免疫复合物（CIC），结果发现风湿性心脏瓣膜病的细胞免疫功能低下，表现为CD3、CD4、CD8数量减少，CD4/CD8降低，CD19数量减少，而IgG、C4和CIC显著增高。

【中医病因病机】

1. 病因

（1）*禀赋不足*　因先天禀赋不足，正气亏虚，免疫力低下，受体质、生活习惯等影响，有热内蕴，复感风寒湿邪，热为外邪所郁，流注肌肉、关节、脏腑，内舍于心，而为心痹。

（2）*感受外邪*　气候异常，寒暑不均，冷热无常，或久居潮湿之地，加之正气不足，风寒湿热之邪侵袭，痹阻经脉、筋骨，使气血运行不畅而为痹证；痹证日久，外邪由经脉而入脏腑，则为心痹。

2. 病机

（1）*气阴亏虚*　外邪痹阻，日久化热，耗伤气阴；心气虚则无以行血，心阴虚则心失所养，神无所依，而见心悸、怔忡、胸痹等症。心脾两虚，邪留不去，气血亏耗，心之气血不足，心失所养则心悸；病久由气伤阳，心阳亦虚，不能温养心脉亦可发为心悸、胸痹；脾虚运化无力，一则血化生失源，心失所养，二则使痰湿内阻，水湿聚而成饮，水饮泛滥，上凌于心而见心悸、怔忡、水肿等症。心血瘀阻，则心阳不振，血液运行不畅，寒凝为瘀；或风寒湿邪搏于血脉，内犯于心，以致心脉痹阻，营血运行不畅，引发心悸、胸痹等症。

(2) 水饮凌心　脾肾阳虚，不能蒸化水液，停聚而为饮，饮邪上犯心肺，致水饮凌心，肺失宣肃，而为心悸、喘证。

(3) 阳气虚脱　阳虚不能温运，水饮上凌于心，甚或阳气虚脱，阳气外脱或阴阳俱竭而危及生命。

【诊断标准】

(一) 二尖瓣狭窄

1. 症状

一般在二尖瓣中度狭窄（瓣口面积<$1.5cm^2$）时才有明显症状。

(1) 呼吸困难　为最常见的早期症状，首次呼吸困难发作常以运动、精神紧张、性交、感染、妊娠或心房颤动为诱因，并多先有劳力性呼吸困难，随狭窄加重，出现静息时呼吸困难、端坐呼吸和阵发性夜间呼吸困难，甚至发生急性肺水肿。

(2) 咯血　有以下几种情况：①突然咯大量鲜血，通常见于严重二尖瓣狭窄，可为首发症状，支气管静脉同时回流体循环静脉和肺静脉，当肺静脉压突然升高时，黏膜下瘀血、扩张，壁薄的支气管静脉破裂引起大咯血，咯血后肺静脉压减低，咯血可自止。多年后支气管静脉壁增厚，而且随病情进展，肺血管阻力增加及右心功能不全使咯血的发生率降低。②阵发性夜间呼吸困难或咳嗽时的血性痰或带血丝痰。③急性肺水肿时咳大量粉红色泡沫状痰。④肺梗死伴咯血为本病晚期伴慢性心力衰竭时少见的并发症。

(3) 咳嗽　常见，尤其在冬季明显，有的患者在平卧时干咳，可能与支气管黏膜瘀血水肿易患支气管炎或左心房增大压迫左主支气管有关。

(4) 胸痛　约有15%的二尖瓣狭窄患者有胸痛表现。

(5) 血栓栓塞　20%的二尖瓣狭窄患者在病程中发生血栓栓塞，其中80%有心房颤动，血管栓塞可发生于脑动脉、冠状动脉、肾动脉等。

(6) 其他症状　左房扩大和左肺动脉扩张压迫左喉返神经可引起声音嘶哑；左房明显扩大压迫食道可引起吞咽困难；左心室衰竭时可出现食欲减退、腹胀、恶心等症状。

2. 体征

重度二尖瓣狭窄常有“二尖瓣面容”，双颧绀红。

(1) 二尖瓣狭窄的心脏体征　①望诊心尖搏动正常或不明显。②心尖区可闻第一心音亢进和开瓣音，提示前叶柔顺、活动度好；如瓣叶钙化僵硬，则第一心音减弱，开瓣音消失。③心尖区有低调的隆隆样舒张中晚期杂音，局限、不传导。常可触及舒张期震颤；窦性心律时，由于舒张晚期心房收缩促使血流加速，使杂音此时增强，心房颤动时，不再有杂音的舒张晚期加强。

(2) 肺动脉高压和右心室扩大的心脏体征　右心室扩大时可见心前区心尖搏动弥散，肺动脉高压时肺动脉瓣区第二心音亢进或伴分裂，当肺动脉扩张引起相对性肺动脉瓣关闭不全时，可在胸骨左缘第二肋间闻及舒张早期吹风样杂音，称“Graham Steell 杂音”。右心室扩大伴相对性三尖瓣关闭不全时，在三尖瓣区闻及全收缩期吹风样杂音，吸气时增强。

3. 实验室和其他检查

（1）*X线检查*　左心房增大，后前位见左心缘变直，右心缘有双心房影，左前斜位可见左心房使左主支气管上抬，右前斜位可见增大的左心房压迫食管下段后移。其他X线征象包括右心室增大、主动脉结缩小、肺动脉干和次级肺动脉扩张、肺瘀血、间质性肺水肿（如Kerley B线）和含铁血黄素沉着等征象。

（2）*心电图*　重度二尖瓣狭窄可有“二尖瓣型P波”，P波宽度 >0.12秒，伴切迹，PV1，终末负性向量增大，QRS波群示电轴右偏和右心室肥厚表现。

（3）*超声心动图*　为明确和量化诊断二尖瓣狭窄的可靠方法。M型示二尖瓣城墙样改变（EF斜率降低，A峰消失），后叶向前移动及瓣叶增厚。二维超声心动图可显示狭窄瓣膜的形态和活动度，测绘二尖瓣口面积。典型者为舒张期前叶呈圆拱状，后叶活动度减少，交界处粘连融合，瓣叶增厚和瓣口面积缩小。用连续多普勒测得的二尖瓣血流速度计算跨瓣压差和瓣口面积，与心导管法结果相关良好。彩色多普勒血流显像可实时观察二尖瓣狭窄的射流，有助于连续多普勒测定的正确定向。经食管超声有利于左心耳及左心房附壁血栓的检出。超声心动图还可对房室大小、室壁厚度和运动、心室功能、肺动脉压、其他瓣膜异常和先天性畸形等方面提供信息。

（4）*心导管检查*　如症状、体征与超声心动图测定和计算二尖瓣口面积不一致，在考虑介入或手术治疗时，应经心导管检查同步测定肺毛细血管压和左心室压以确定跨瓣压差和计算瓣口面积，正确判断狭窄程度。

（二）二尖瓣关闭不全

1. 症状

（1）*急性轻度二尖瓣反流*　仅有轻微劳力性呼吸困难。严重反流（如乳头肌断裂）可迅速发生急性左心衰竭，甚至发生急性肺水肿心源性休克。

（2）*慢性轻度二尖瓣关闭不全*　可终身无症状。严重反流有心排出量减少，首先出现的突出症状是疲乏无力，肺瘀血的症状如呼吸困难出现较晚。

（3）*风心病*　从首次风湿热后，无症状期远较二尖瓣狭窄长，常超过20年。一旦出现明显症状，多有不可逆的心功能损害；急性肺水肿和咯血较二尖瓣狭窄少见。

（4）*二尖瓣脱垂*　一般二尖瓣关闭不全较轻，多无症状，或仅有胸痛、心悸、乏力、头昏、体位性晕厥和焦虑等，可能与自主神经功能紊乱有关，严重的二尖瓣关闭不全晚期出现左心衰竭。

2. 体征

（1）*慢性二尖瓣关闭不全*

1）心尖搏动：呈高动力型，左心室增大时向左下移位。

2）心音：风心病时瓣叶缩短，导致重度关闭不全时，第一心音减弱。二尖瓣脱垂和冠心病时第一心音多正常。由于左心室射血时间缩短，A2提前，第二心音分裂增宽；严重反流时心尖区可闻及第三心音，二尖瓣脱垂时可有收缩中期喀喇音。

3）心脏杂音：瓣叶挛缩所致者（如风心病），有自第一心音后立即开始、与第二心音同时终止的全收缩期吹风样高调一贯型杂音，在心尖区最响，杂音可向左腋下和左肩胛下区传导。后叶异常时，如后叶脱垂、后内乳头肌功能异常、后叶腱索断裂，杂音则向胸骨左缘和心底部传导。在典型的二尖瓣脱垂，为随喀喇音之后的收缩晚期杂音。冠心病乳头肌功能失常时可有收缩早期、中期、晚期或全收缩期杂音，腱索断裂时杂音可似海鸥鸣或乐音性。反流严重时，心尖区可闻及紧随第三心音后的短促舒张期隆隆样杂音。

(2) *急性二尖瓣关闭不全*　心尖搏动为高动力型。第二心音肺动脉瓣成分亢进，非扩张的左心房强有力收缩所致心尖区第四心音常可闻及。由于收缩末左室房压差减少，心尖区反流性杂音于第二心音前终止，而非全收缩期杂音，低调，呈递减型，不如慢性者响，严重反流也可出现心尖区第三心音和短促舒张期隆隆样杂音。

3. 实验室和其他检查

(1) *X 线检查*　急性者心影正常或左心房轻度增大伴明显肺瘀血，甚至肺水肿征。慢性重度反流常见左心房左心室增大，左心室衰竭时可见肺瘀血和间质性肺水肿征。二尖瓣环钙化为致密而粗的 C 形阴影，在左侧位或右前斜位可见。

(2) *心电图*　急性者心电图正常，窦性心动过速常见。慢性重度二尖瓣关闭不全主要为左心房增大，部分有左心室肥厚和非特异性 ST－T 改变，少数有右心室肥厚征，心房颤动常见。

(3) *超声心动图*　M 型和二维超声心动图不能确定二尖瓣关闭不全。脉冲式多普勒超声和彩色多普勒血流显像可于二尖瓣心房侧和左心房内探及收缩期反流束，诊断二尖瓣关闭不全的敏感性几乎达 100%，且可半定量反流程度。后者测定的左心房内最大反流束面积，$<4cm^2$ 为轻度、$4\sim8cm^2$ 为中度以及 $>8cm^2$ 为重度反流。二维超声可显示二尖瓣装置的形态特征，如瓣叶和瓣下结构增厚、融合、缩短和钙化，瓣叶冗长脱垂，连枷样瓣叶，瓣环扩大或钙化，赘生物，左室扩大和室壁矛盾运动等，有助于明确病因。超声心动图还可提供心腔大小、心功能和合并其他瓣膜损害的资料。

(4) *放射性核素心室造影*　可测定左心室收缩、舒张末容量和静息、运动时射血分数，以判断左心室收缩功能。通过左心室与右心室心搏量之比值评估反流程度，该比值 $>$ 2.5 提示严重反流。

(5) *左心室造影*　经注射造影剂行左心室造影，观察收缩期造影剂反流入左心房的量，为半定量反流程度的“金标准”。

(三) 主动脉瓣狭窄

1. 症状

呼吸困难、心绞痛和晕厥为典型主动脉狭窄常见的三联征。

(1) *呼吸困难*　劳力性呼吸困难为晚期肺瘀血引起的常见首发症状，见于 90% 的有症状患者，进而可发生阵发性夜间呼吸困难、端坐呼吸和急性肺水肿。

(2) *心绞痛*　见于 60% 的有症状患者。常由运动诱发，休息后缓解，主要由心肌缺血所致，极少数可由瓣膜的钙质栓塞冠状动脉引起，部分患者同时患冠心病，进一步加重心肌缺血。

(3) *晕厥或接近晕厥*　见于 1/3 的有症状患者。多发生于直立、运动中或运动后即刻，少数在休息时发生，由于脑缺血引起。其机制为：①运动时周围血管扩张，而狭窄的主动脉瓣口限制心排出量的相应增加；②运动致心肌缺血加重，使左心室收缩功能降低，心排出量减少；③运动时左心室收缩压急剧上升，过度激活室内压力感受器通过迷走神经传入纤维兴奋血管减压反应（vasodepressor response），导致外周血管阻力降低；④运动后即刻发生者，为突然体循环静脉回流减少，影响心室充盈，左心室心搏量进一步减少；⑤休息时晕厥可由于心律失常（心房颤动、房室阻滞或心室颤动）导致心排出量骤减所致。以上均引起体循环动脉压下降，脑循环灌注压降低，发生脑缺血。

2. 体征

（1）心音　第一心音正常，如主动脉瓣钙化僵硬，则第二心音主动脉瓣成分减弱或消失，由于左心室射血时间延长，第二心音中主动脉瓣成分延迟，严重狭窄者可呈逆分裂，肥厚的左心房强有力收缩产生明显的第四心音，先天性主动脉瓣狭窄或瓣叶活动度尚属正常者，可在胸骨右、左缘和心尖区听到主动脉瓣喷射音，不随呼吸而改变，如瓣叶钙化僵硬，喷射音消失。

（2）收缩期喷射性杂音　在第一心音稍后或紧随喷射音开始，止于第二心音前，为吹风样、粗糙、递增—递减型，在胸骨右缘第2或左缘第3肋间最响，主要向颈动脉，也可向胸骨左下缘传导，常伴震颤。老年人钙化性主动脉瓣狭窄者，杂音在心底部，粗糙，高调成分可传导至心尖区，呈乐音性，为钙化的瓣叶振动所引起。狭窄越重，杂音越长。左心室衰竭或心排出量减少时，杂音消失或减弱。杂音强度随每搏间的心搏量不同而改变，长舒张期之后，如期前收缩后的长代偿间期之后或心房颤动的长心动周期时，心搏量增加，杂音增强。

（3）其他　动脉脉搏上升缓慢、细小而持续（细迟脉，pulsus parvus et tarsus），在晚期，收缩压和脉压均下降。但在轻度主动脉瓣狭窄合并主动脉瓣关闭不全的患者及动脉床顺应性差的老年患者，收缩压和脉压可正常，甚至升高和增大。在严重的主动脉瓣狭窄患者，同时触诊心尖部和颈动脉可发现颈动脉搏动明显延迟。心尖搏动相对局限、持续有力，如左心室扩大，可向左下移位。

3. 实验室和其他检查

（1）X线检查　心影正常或左心室轻度增大，左心房可能轻度增大，升主动脉根部常见狭窄后扩张；在侧位透视下可见主动脉瓣钙化，晚期可有肺瘀血征象。

（2）心电图　重度狭窄者有左心室肥厚伴ST－T继发性改变和左心房大，可有房室阻滞、室内阻滞（左束支阻滞或左前分支阻滞）、心房颤动或室性心律失常。

（3）超声心动图　为明确诊断和判定狭窄程度的重要方法。M型诊断本病不敏感和缺乏特异性，二维超声心动图探测主动脉瓣异常十分敏感，有助于显示瓣叶数目、大小、增厚、钙化，收缩期呈圆拱状的活动度、交界处融合、瓣口大小和形状及瓣环大小等瓣膜结构，有助于确定狭窄的病因，但不能准确定量狭窄程度。用连续多普勒测定通过主动脉瓣的最大血流速度，可计算出平均和峰跨膜压差以及瓣口面积，所得结果与心导管检查相关良好。超声心动图还提供心腔大小、左室肥厚及功能等多种信息。

（4）心导管检查　当超声心动图不能确定狭窄程度并考虑人工瓣膜置换时，应行心导管检查。最常用的方法是通过左心双腔导管同步测定左心室和主动脉压，或用单腔导管从左心室缓慢外撤至主动脉连续记录压力曲线；如左心导管难以通过狭窄的主动脉瓣口，则可取右心导管经右心穿刺室间隔进入左室与主动脉内导管同步测压。计算左心室-主动脉收缩期峰值压差，根据所得压差可计算出瓣口面积，>1.0cm² 为轻度狭窄，0.75~1.0cm² 为中度狭窄，<0.75cm² 为重度狭窄；如以压差判断，平均压差>50mmHg 或峰压差达 70mmHg 为重度狭窄。

（四）主动脉瓣关闭不全

1. 症状

（1）急性主动脉瓣关闭不全　轻者可无症状，重者出现急性左心衰竭和低血压。

（2）慢性主动脉瓣关闭不全　可多年无症状，甚至可耐受运动，最先的主诉为与心搏量增多有关的心悸、心前区不适、头部强烈搏动感等症状，晚期始出现左心室衰竭表现。心绞痛较主动脉瓣狭窄时少见，常有体位性头昏，晕厥罕见。

2. 体征

（1）急性主动脉瓣关闭不全　收缩压、舒张压和脉压正常或舒张压稍低，脉压稍增大，无明显周围血管征，心尖搏动正常，心动过速常见。二尖瓣舒张期提前部分关闭，致第一心音减低，第二心音肺动脉瓣成分增强，第三心音常见。主动脉瓣舒张期杂音较慢性者短和调低，是由于左心室舒张压上升使主动脉与左心室间压差很快下降所致，如出现 Austin-Flint 杂音，多为心尖区舒张中期杂音。

（2）慢性主动脉瓣关闭不全

1）血管：收缩压升高，舒张压降低，脉压增大。周围血管征常见，包括随心脏搏动的点头征（De Mtasset 征）、颈动脉和桡动脉扪及水冲脉、股动脉枪击音（Traube 征）、听诊器轻压股动脉闻及双期杂音（Duroziez 征）和毛细血管搏动征等。主动脉根部扩大者，在胸骨旁右第 2、3 肋间可扪及收缩期搏动。

2）心尖搏动：向左下移位，呈心尖抬举性搏动。

3）心音：第一心音减弱，由于收缩期前二尖瓣部分关闭引起，第二心音主动脉瓣成分减弱或缺如，但梅毒性主动脉炎时常亢进。心底部可闻及收缩期喷射音，与左心室心搏量增多、突然扩张已扩大的主动脉有关。由于舒张早期左心室快速充盈增加，心尖区常有第三心音。

4）心脏杂音：主动脉关闭不全的杂音为与第二心音同时开始的高调叹气样递减型舒张早期杂音，坐位并前倾和深呼气时易听到。轻度反流时，杂音限于舒张早期，音调高；中或重度反流时，杂音粗糙，为全舒张期。杂音为乐音性时，提示瓣叶脱垂、撕裂或穿孔。由主动脉瓣损害所致者，杂音在胸骨左中下缘明显；升主动脉扩张引起者，杂音在胸骨右上缘更清楚，向胸骨左缘传导，老年人的杂音有时在心尖区最响；心底部常有主动脉瓣收缩期喷射性杂音，较粗糙，强度 2/6~4/6 级，可伴有震颤，与左心室心搏量增加和主动脉根部扩大有关。重度反流者，常在心尖区听到舒张中晚期隆隆样杂音（Austin-Flint 杂音），其产生机制目前认为系严重的主动脉瓣反流使左心室舒张压快速升高，导致二尖瓣处于半关闭状态，使快速前向血流跨越二尖瓣口时遇到障碍，与器质性二尖瓣狭窄的杂音鉴别要点是 Austin-Flint 杂音不伴有开瓣音、第一心音亢进和心尖区舒张期震颤。

3. 实验室和其他检查

（1）X 线检查　①急性心脏大小正常。除原有主动脉根部扩大或由主动脉夹层外，无主动脉扩大，常有肺瘀血或肺水肿征。②慢性左心室增大，可有左心房增大，为主动脉瓣膜的病变造成的关闭不全，由于左心室心搏量增加，升主动脉继发性扩张仍比主动脉狭窄时明显，并可累及整个主动脉弓。严重的瘤样扩张提示为Marfan综合征或中层囊性坏死，左心衰竭时有肺瘀血征。

（2）*心电图* 急性者常见窦性心动过速和非特异性ST－T改变，慢性者常见左心室肥厚劳损。

（3）*超声心动图* M型显示舒张期二尖瓣前叶或室间隔纤细扑动，为主动脉瓣关闭不全的可靠诊断征象，但敏感性低（43%）。急性者可见二尖瓣期前关闭，主动脉瓣舒张期纤细扑动为瓣叶破裂的特征。脉冲式多普勒和彩色多普勒血流显像在主动脉瓣的心室侧可探及全舒张期反流束，为最敏感的确定主动脉瓣反流方法，并可通过计算反流血量与搏出血量的比例，判断其严重程度。二维超声可显示瓣膜和主动脉根部的形态改变，有助于确定病因。经食管超声有利于主动脉夹层和感染性心内膜炎的诊断。

（4）*放射性核素心室造影* 可测定左心室收缩、舒张末容量和静息、运动的射血分数，判断左心室功能。根据左心室和右心室心搏量比值估测反流程度。

（5）*磁共振显像* 诊断主动脉疾病如夹层极准确。可目测主动脉瓣反流射流，可靠的半定量反流程度，并能定量反流量和反流分数。

（6）*主动脉造影* 当无创技术不能确定反流程度，并考虑外科治疗时，可行选择性主动脉造影，半定量反流程度。

【西医治疗】

（一）二尖瓣狭窄

1. 一般治疗

①有风湿活动者应给予抗风湿治疗。特别重要的是预防风湿热复发，一般应坚持至患者40岁，甚至终生应用苄星青霉素120万U，每4周肌注1次。②预防感染性心内膜炎；③无症状者避免剧烈体力活动，定期（6～12个月）复查。④呼吸困难者应减少体力活动，限制钠盐摄入，口服利尿剂，避免和控制诱发急性肺水肿的因素，如急性感染、贫血等。

2. 并发症的处理

（1）大量咯血应取坐位，用镇静剂，静脉注射利尿剂，以降低肺静脉压。

（2）急性肺水肿处理原则与急性左心衰竭所致的肺水肿相似，但应注意：①避免使用以扩张小动脉为主、减轻心脏后负荷的血管扩张药物，应选用扩张静脉系统、减轻心脏前负荷为主的硝酸酯类药物。②正性肌力药物对二尖瓣狭窄的肺水肿无益，仅在心房颤动伴快速心室率时可静注毛花苷C，以减慢心室率。

（3）心房颤动治疗目的为满意控制心室率，争取恢复和保持窦性心律，预防血栓栓塞。急性发作伴快速心室率，如血流动力学稳定，可先静注毛花苷C，以减慢心室率，该药起效较慢，且常不能满意控制心室率，此时应联合经静脉使用β受体阻滞剂、地尔硫䓬、维拉帕米；如血流动力学不稳定，出现肺水肿、休克、心绞痛或晕厥时，应立即电复律，如复律失败，应尽快用药减慢心室率。慢性心房颤动：①如心房颤动病程 <1 年，左心房直径 <60mm，无高度或完全性房室传导阻滞和病态窦房结综合征，可行电复律或药物转复，成功恢复窦性心律后需长期口服抗心律失常药物，预防或减少复发。复律之前 3 周和成功复律之后 4 周须服抗凝药物（华法林），预防栓塞。②如患者不宜复律，或复律失败，或复律后不能维持窦性心律且心室率快，则可口服受体阻滞剂，控制静息时的心室率在 70 次/分左右，日常活动时的心率在 90 次/分左右。如心室率控制不满意，可加用地高辛，每日 0.125～0.25mg。③如无禁忌证，应长期服用华法林，预防血栓栓塞。

（4）预防栓塞。

（5）右心衰竭限制钠盐摄入，应用利尿剂等。

3. 介入和手术治疗

介入和手术治疗为治疗本病的有效方法。当二尖瓣口有效面积 <1.5cm²，伴有症状，尤其症状进行性加重时，应用介入或手术方法扩大瓣口面积，减轻狭窄。如肺动脉高压明显，即使症状轻，也应及早干预。

（1）*经皮球囊二尖瓣成形术*　为缓解单纯二尖瓣狭窄的首选方法，系将球囊导管从股静脉经房间隔穿刺跨越二尖瓣，用生理盐水和造影剂各半的混合液体充盈球囊，分离瓣膜交界处的粘连融合而扩大瓣口。在瓣叶（尤其是前叶）活动度好，无明显钙化，瓣下结构无明显增厚的患者效果更好。对高龄、伴有严重冠心病，因其他严重的肺、肾、肿瘤等疾病不宜手术或拒绝手术，妊娠伴严重呼吸困难，外科分离术后再狭窄的患者也可选择该疗法。术前可用经食管超声探查有无左心房血栓，对于有血栓或慢性心房颤动的患者应在术前充分用华法林抗凝。术后症状和血流动力学立即改善，严重并发症少见，主要应注意减少二尖瓣关闭不全、脑栓塞和心房穿孔所致的心脏压塞，手术死亡率小于 0.5%，其近期与远期（5 年）效果与外科闭式分离术相似，基本可取代后者。

（2）*闭式分离术*　经开胸手术，将扩张器由左心室心尖部插入二尖瓣口分离瓣膜交界处的粘连融合，适应证和效果与经皮球囊二尖瓣成形术相似，目前临床已很少使用。

（3）*直视分离术*　适于瓣叶严重钙化、病变累及腱索和乳头肌、左心房内有血栓的二尖瓣狭窄患者。在体外循环下，直视分离融合的交界处、腱索和乳头肌，去除瓣叶的钙化斑，清除左心房内血栓。较闭式分离术解除瓣口狭窄的程度大，因而血流动力学改善更好。

（4）*人工瓣膜置换术*　适应证为：①严重瓣叶和瓣下结构钙化、畸形，不宜做分离术者；②二尖瓣狭窄合并明显二尖瓣关闭不全者，手术应在有症状而无严重肺动脉高压时考虑，严重肺动脉高压增加手术风险，但非手术禁忌，术后多有肺动脉高压减轻。人工瓣膜置换术手术死亡率（3%～8%）和术后并发症均高于分离术。术后存活者，心功能恢复较好。

（二）二尖瓣关闭不全

1. 急性二尖瓣关闭不全

治疗目的是降低肺静脉压，增加心排出量和纠正病因。内科治疗一般为术前过渡措施，尽可能在床旁 Swan - Ganz 导管血流动力学监测指导下进行。静滴硝普钠通过扩张小动静脉，降低心脏前后负荷，减轻肺瘀血，减少反流，增加心排出量；静注利尿剂可降低前负荷。外科治疗为根本措施，视病因、病变性质、反流程度和对药物治疗的反应，采取紧急、择期或选择性手术（人工瓣膜置换术或修复术）。部分患者经药物治疗后症状基本控制，进入慢性代偿期。

2. 慢性二尖瓣关闭不全

（1）内科治疗

1）风心病伴风湿活动者需抗风湿治疗并预防风湿热复发。

2）预防感染性心内膜炎。

3）无症状、心功能正常者无须特殊治疗，但应定期随访。

4）心房颤动的处理同二尖瓣狭窄，但维持窦性心律不如在二尖瓣狭窄时重要。除因心房颤动导致心功能显著恶化的少数情况需恢复窦性心律外，多数只需满意控制心室率。慢性心房颤动、有体循环栓塞史、超声检查见左心房血栓者，应长期抗凝治疗。

5）心力衰竭者，应限制钠盐摄入，使用利尿剂、血管紧张素转换酶抑制剂、β 受体阻滞剂和洋地黄。

（2）外科治疗　为恢复瓣膜关闭完整性的根本措施。应在发生不可逆的左心室功能不全之前施行，否则术后预后不佳。慢性二尖瓣关闭不全的手术适应证：①重度二尖瓣关闭不全伴心功能 NYHA Ⅲ或Ⅳ级；②心功能 NYHA Ⅱ级伴心脏大，左室收缩末期容量指数（LVESVI）>30mL/m^2；③重度二尖瓣关闭不全，左室射血分数（LVEF）减低，左室收缩及舒张末期内径增大，LVESVI 高达 60mL/m^2，虽无症状也应考虑手术治疗。严重二尖瓣关闭不全，术前 LVESVI 正常（<30mL/m^2）的患者，术后左室功能正常；而 LVESVI 显著增加者（>90mL/m^2），围术期死亡率增加，术后心功能差；LVESVI 中度增加者（30~90mL/m^2）常能耐受手术，术后心功能可能减低。手术方法有瓣膜修补术和人工瓣膜置换术两种。

1）瓣膜修补术：如瓣膜损坏较轻，瓣叶无钙化，瓣环有扩大，但瓣下腱索无严重增厚者可行瓣膜修复成形术。瓣膜修复术死亡率低，能获得长期临床改善，作用持久。术后发生感染性心内膜炎和血栓栓塞少，不需长期抗凝，左心室功能恢复较好，手术死亡率为 1%~2%。与置换人工瓣膜相比，较早和较晚期均可考虑瓣膜修补手术，但 LVEF≤0.15~0.20 时为禁忌。

2）人工瓣膜置换术：瓣叶钙化，瓣下结构病变严重，感染性心内膜炎或合并二尖瓣狭窄者必须置换人工瓣。感染性心内膜炎感染控制不满意或反复栓塞或合并心衰药物治疗不满意者，提倡早做换瓣手术。真菌性心内膜炎应在心衰或栓塞发生之前行换瓣手术。目前换瓣手术死亡率约 5% 左右。多数患者术后症状和生活质量改善，肺动脉高压减轻，心脏大小和左心室重量减少，较内科治疗存活率明显改善，但心功能改善不如二尖瓣狭窄和主动脉瓣换瓣术满意。严重左心室功能不全（LVEF≤0.30~0.35）或左心室重度扩张（左心室舒张末内径 LVEDD≥80mm，左心室舒张末容量指数 LVEDVI≥300mL/m^2），已不宜换瓣。

（三）主动脉瓣狭窄

1. 内科治疗

内科治疗主要目的为确定狭窄程度，观察狭窄进展情况，为有手术指征的患者选择合理手术时间。治疗措施包括：①预防感染性心内膜炎；如为风心病合并风湿活动，应预防风湿热。②无症状的轻度狭窄患者每 2 年复查一次，应包括超声心动图定量测定。中和重度狭窄的患者应避免剧烈体力活动，每 6～12 个月复查 1 次。③如有频发房性期前收缩，应予抗心律失常药物，预防心房颤动。主动脉狭窄患者不能耐受心房颤动，一旦出现，应及时转复为窦性心律，其他可导致症状或血流动力学后果的心律失常也应积极治疗。④心绞痛可试用硝酸酯类药物。⑤心力衰竭者应限制钠盐摄入，可用洋地黄类药物和小心应用利尿剂，过度利尿可因低血容量致左心室舒张末压降低和心排血量减少，发生直立性低血压。不可使用作用于小动脉的血管扩张剂，以防血压过低。

2. 外科治疗

人工瓣膜置换术为治疗成人主动脉狭窄的主要方法。无症状的轻、中度狭窄患者无手术指征。重度狭窄（瓣口面积 $<0.75cm^2$ 或平均跨瓣压差 $>50mmHg$）伴心绞痛、晕厥或心力衰竭症状为手术的主要指征。无症状的重度狭窄患者，如伴有进行性心脏增大和（或）明显左心室功能不全，也应考虑手术；严重左心室功能不全、高龄、合并主动脉瓣关闭不全或冠心病，增加手术和术后晚期死亡风险，但不是手术禁忌证，手术死亡率≤5%。有冠心病者，需同时做冠状动脉旁路移植术。术后的远期预后优于二尖瓣疾病和主动脉关闭不全的换瓣患者。儿童和青少年的非钙化性先天性主动脉瓣严重狭窄，甚至包括无症状者，可在直视下行瓣膜交界处分离术。

3. 经皮球囊主动脉瓣成形术

经股动脉逆行将球囊导管推送至主动脉瓣，用生理盐水与造影剂各半的混合液体充盈球囊，裂解钙化结节，伸展主动脉瓣环和瓣叶，解除瓣叶和分离融合交界处，减轻狭窄和症状。尽管此技术的中期结果令人失望（操作死亡率 3%，1 年死亡率 45%），但它主要的治疗对象为高龄、有心力衰竭和手术高危患者，因此在不适于手术治疗的严重钙化性主动脉瓣狭窄患者，仍可改善左心室功能和症状。适应证包括：①严重主动脉瓣狭窄的心源性休克者；②严重主动脉瓣狭窄需急诊非心脏手术治疗，因有心力衰竭而具极高手术危险者，作为以后人工瓣膜置换的过渡；③严重主动脉狭窄的妊娠妇女；④严重主动脉瓣狭窄，拒绝手术治疗的患者，与经皮球囊二尖瓣成形不同，经皮球囊主动脉瓣成形的临床应用范围局限。

（四）主动脉瓣关闭不全

1. 急性主动脉瓣关闭不全

外科治疗（人工瓣膜置换术或主动脉瓣修复术）为根本措施。内科治疗一般仅为术前准备过渡措施，目的在于降低肺静脉压，增加心排出量，稳定血流动力学，应尽量在 Swan－Granz 导管床旁血流动力学监测下进行。静滴硝普钠对降低前后负荷、改善肺瘀血、减少反流量和增加排血量有益；也可酌情经静脉使用利尿剂和正性肌力药物。血流动力学不稳定者，如严重肺水肿，应立即手术。主动脉夹层即使伴轻或中度反流，也需紧急手术。活动性感染性心内膜炎患者，争取在完成7～10天强有力抗生素治疗后手术。创伤性或人工瓣膜功能障碍者，根据病情采取紧急或择期手术。个别患者，药物可完全控制病情，心功能代偿良好，手术可延缓；但真菌性心内膜炎所致者，无论反流轻重，几乎均需早日手术。

2. 慢性主动脉瓣关闭不全

（1）内科治疗　①预防感染性心内膜炎，如为风心病，如有风湿活动应预防风湿热。②梅毒性主动脉炎应予一疗程青霉素治疗。③舒张压 >90mmHg 者应用降压药。④无症状的轻或中度反流者，应限制重体力活动，并每1～2年随访1次，应包括超声心动图检查。在有严重主动脉瓣关闭不全和左心室扩张者，即使无症状，可使用血管紧张素转换酶抑制剂，以延长无症状和心功能正常时期，推迟手术时间。⑤左室收缩功能不全出现心力衰竭时应用血管紧张素转换酶抑制剂和利尿剂，必要时可加用洋地黄类药物。⑥心绞痛可用硝酸酯类药物。⑦积极纠正心房颤动和治疗心律失常，主动脉瓣关闭不全患者耐受这些心律失常的能力极差。⑧如有感染应及早积极控制。

（2）外科治疗　人工瓣膜置换术为严重主动脉瓣关闭不全的主要治疗方法，应在不可逆的左心室功能不全发生之前进行，而又不过早冒手术风险。无症状（呼吸困难或心绞痛）和左心室功能正常的严重反流不需手术，但需密切随访。下列情况的严重关闭不全应手术治疗：①有症状和左心室功能不全者。②无症状伴左心室功能不全者，经系列无创检查（超声心动图、放射性核素心室造影等）显示持续或进行性左心室收缩末容量增加或静息射血分数降低者应手术；如左心室功能测定为临界值或不恒定的异常，应密切随访。③有症状而左心室功能正常者，先试用内科治疗，如无改善，不宜拖延手术时间。手术的禁忌证为 LVEF≤0.15～0.20，LVEDD≥80mm 或 LVEDVI≥300mL/m^2，术后存活者大部分有明显临床改善，心脏大小和左心室重量减少，左心室功能有所恢复，但恢复程度不如主动脉瓣狭窄者大，术后远期存活率也低于后者。部分病例（如创伤、感染性心内膜炎所致瓣叶穿孔）可行瓣膜修复术。主动脉根部扩大者，如 Marfan 综合征，需行主动脉根部带瓣人工血管移植术。

【中医治疗】

1. 气虚血瘀证

主症：心悸，劳则气喘，疲乏无力，下肢水肿，胁下积块，舌苔薄白，舌质口唇紫暗，爪甲略暗，脉沉而无力或结代。

治法：益气活血，健脾利水。

药物：党参、黄芪、丹参、泽兰、北五加皮、半夏、茯苓、车前子、白术、干姜。

2. 气虚阳虚证

主症：心悸气喘，动则尤甚，畏寒肢冷，腰酸尿少纳差，腹胀便溏，腰以下肿，压之没指，舌淡，脉沉细无力。

治法：补气活血，温阳利水。

药物：党参、黄芪、丹参、赤芍、泽兰、北五加皮、半夏、干姜、桂枝、猪苓、车前子、苍术。

3. 水犯心肺型

主症：心悸，喘息不得卧，咳吐白色泡沫痰，神疲倦怠，下肢水肿，口干不饮，唇舌紫暗，苔白腻水滑，脉沉滑或结代。

治法：益气活血，利水定喘。

药物：党参、丹参、泽兰、赤芍、北五加皮、半夏、苏子、白芥子、白果、杏仁、猪苓、干姜、桂枝、车前子、冬瓜皮。

4. 气阴两虚型

主症：心悸气短，劳则加重，疲乏无力，盗汗，两颧暗红，心烦不寐，舌质暗红，苔中有剥脱，脉沉细或结代。

治法：滋阴益气。

药物：党参、麦冬、五味子、丹参、泽兰、北五加皮、半夏、茯苓、酸枣仁、远志。

5. 气血两虚型

主症：心悸气短，动则尤甚，疲乏无力，面色无华，头晕眼花，不寐多梦，记忆力减退，下肢微肿，舌暗有齿痕，苔薄白，脉沉细。

治法：补益气养血安神。

药物：党参、黄芪、当归、赤芍、白芍、丹参、北五加皮、龙眼肉、酸枣仁、远志、姜半夏。

【科研思路与方法】

1. 实验研究方面

吴智明等将31例风心病接受瓣膜置换手术患者，于体外循环前切取得右心耳组织作为研究对象，采用ELISA和Western blot法，检测心房组织中SK2和CX40蛋白表达水平，得出SK2与CX40蛋白参与风心病合并AF的病理过程，且SK2与CX40之间呈负相关。

2. 临床研究方面

张磊通过120例风湿性心瓣膜病的对照研究得出，米力农治疗风湿性心瓣膜病心功能不全效果显著，不良反应少。薛世岳等认为，风湿性二尖瓣狭窄是最常见的风湿性心脏病，手术治疗成为共识。目前，国内外针对手术方式的选择主要集中在保留二尖瓣及瓣下结构。柳磊等通过探讨左心耳组织中基质金属蛋白酶－2（MMP－2）和金属蛋白酶组织抑制因子－2（TIMP－2）的表达对风湿性心脏瓣膜病瓣膜手术同期行心房颤动射频消融疗效的影响，发现左心耳组织MMP－2表达与左心房大小和心房纤维化程度相关并影响瓣膜手术同期射频消融治疗房颤的疗效。

【名医验案】

1. 邓铁涛医案

黄某，女，58岁。因胸前区闷痛反复发作5年余，加重1周入院，伴纳差，气短，胸闷，耳鸣，喉中痰多，疲乏无力，二便调，舌淡红苔浊，脉沉弱。经检查诊断为冠心病，心绞痛，高血压病。曾服参苓白术散治疗，服药后腹泻，服右归丸则感胃脘不适。

西医诊断：冠心病。

中医诊断：胸痹。

辨证：脾胃虚弱，痰湿阻滞。

治法：健脾和胃，化痰祛湿。

方药：加味温胆汤治疗。竹茹、法半夏、胆南星各10g，枳壳、橘红各6g，云苓、白术、丹参各15g，党参30g，薏苡仁20g，甘草5g。

服上方7剂后，胸闷胸痛已不明显，纳食增加，精神好转，痰少。继续以上方调治月余，明显好转出院。

按语：胸痹是临床常见的疑难病，西医冠心病与之类似。胸痹的病机为本虚标实，心阴阳不足，痰瘀阻滞。张仲景认为胸痹是由于胸阳不振，下焦阴寒邪气上乘阳位所致，即“阳微阴弦”，故多以辛温通阳之剂治之。而近代研究冠心病多从“瘀”字着手，强调活血化瘀。邓老认为胸痹确为本虚标实，本虚有心阳（气）虚、心阴（血）虚，标实主要为痰瘀，我国南方地区以痰浊为多，强调在仲景辛温通阳的基础上，加甘温健脾法，既益气，又温通化浊，仲景治胸痹方多温燥，不能久服，邓老主张以温胆汤加味为主方治疗，加党参或白术，健脾和胃，以绝痰源，甘温与辛温并用，临床疗效更好，当然心阴血不足者以生脉散化裁。

2. 董长富验案

王某，男，60岁，2002年1月20日初诊。胸闷，心悸，甚则喘促2年余，动则尤显，口唇轻度紫绀，下肢无浮肿，饮食二便尚可，舌质暗红苔白腻，脉象沉细虚涩、时结，平素易感冒，BP 12.0/8.0kPa。ECG：窦性心律、左室肥大劳损、室性早搏，Ⅰ度房室传导阻滞，异常心电图。心脏彩超：全心增大，左心为甚，二尖瓣关闭不全，主动脉瓣钙化并轻度关闭不全，三尖瓣关闭不全，心脏收缩功能明显减低。

西医诊断：风心病。

中医诊断：胸痹。

辨证：瘀血内阻，阳气虚衰。

治法：活血通脉，温阳益气。

处方：桃仁300g，三棱250g，莪术250g，当归100g，川芎150g，党参200g，黄芪300g，附子100g，桂枝100g，五灵脂100g，炒枣仁150g，水蛭100g，苏叶100g，葛根150g，木香100g，砂仁100g，丹参300g，炙甘草100g，红参50g，三七100g，茯苓150g，陈皮100g，法半夏100g。上诸药共为细末，炼蜜为丸，每次1丸，日服3次，空心白开水送服。

2002年3月27日二诊：胸闷、心悸减轻，口唇无紫绀，服药期间无感冒，唯不耐劳，夜卧欠佳。在上方基础上去苏叶加远志100g，麦冬100g，五味子100g，继服。

2002年6月2日三诊，平素无明显不适，唯活动量大则心慌，上方去陈皮、法半夏，续服。随访一年病情稳定，日常生活自如。

按语：董师认为心肺瘀血是病机关键。病初风寒湿热诸邪痹阻经络，内舍于心，使心血瘀阻，血停气滞，终致心肺血瘀内停。“瘀血不祛，新血不生”，日久使机体气血阴阳俱虚，虚实夹杂，缠绵难愈，而心肺瘀血贯穿病理始终。本病初期病位在心，日久渐累及肺、脾、肾三脏。桃仁、三棱、莪术、川芎、五灵脂、丹参、水蛭、三七活血化瘀，祛瘀生新；附子、桂枝、党参、红参、炙甘草助阳益气，温通心肺，而且破血不伤正；当归、枣仁养血安神；陈皮、半夏、茯苓、木香、砂仁化痰利湿。综观全方，祛瘀不伤正，扶正不留邪，活血通脉，温阳益气，通过对整体机能的调节达到防治心衰的目的。

【参考文献】

[1] Phyllis Supino, Martin L, Detchkov, et al. Trends in rheumatic valvular heart disease: a longitudinal study of hospitalizations and the effect of immigration in new york city (1983 – 2007) [J]. Journal of the American College of Cardiology, 2011, (57) 14: 1366.

[2] 薛世岳，程可洛．风湿性心脏病瓣膜二尖瓣狭窄的外科治疗进展［J］．海南医学，2015，26（4）：540 –542.

[3] Kellen C. Faé, Selma A. Palacios, Luciana G. CXCL9/Mig Mediates T cells Recruitment to Valvular Tissue Lesions of Chronic Rheumatic Heart Disease Patients [J]. Inflammation, 2013, (36) 4: 800 –811.

[4] Hafez M, Yahia S, Eldars W, et al. Prediction of residual valvular lesions in rheumatic heart disease: role of adhesion molecules [J]. Pediatr Cardiol, 2013, (34) 3: 583 –590.

[5] Diker E, Aydogdu S, Ozdemir M, et al. Prevalence and predictors of atrial fibrillation in rheumatic valvular heart disease [J]. The American Journal of Cardiology, 1996, (77) 1: 96 –98.

[6] Singh A, Desai B, Hirakannawar A, et al. Correlation of left atrial appendage histopathology, cardiac rhythm and response to maze procedure in patients undergoing surgery for rheumatic valvular heart disease [J]. Indian Journal of Thoracic and Cardiovascular Surgery, 2004, (20) 1: 32.

[7] 陶宗欣．超声心动图检查用于心脏瓣膜置换术后的临床价值探讨［J］．中国医药指南，2012，（2）35：536 –537.

[8] 刘娟．心悸的现代诊断及综合治疗［J］．光明中医，2010，25（11）：2119.

[9] 赵玉芝．心悸的中医药治疗［J］．中国社区医师，2007，9（11）11.

[10] 尤可．心律失常辨证治疗十法［J］．山东中医杂志，2007，26（10）：659 –661.

[11] 叶任高，陆再英．内科学［M］．5 版．北京：人民卫生出版社，2002.

[12] 杨宝峰，蔡本志．心律失常发病机制研究进展［J］．国际药学研究杂志，2010，37（2）：81 –88.

[13] 常栋，杨延宗．2009 年心律失常亮点概述［J］．中国心脏起搏与心电生理杂志，2010，24（1）：1 –3.

[14] 黄德嘉．心律失常治疗的现代进展 – 抗心律失常药物在当今的作用与不足［J］．

中国循环杂志，2009，24（3）：164－165.

[15] 费建平，王蕊，罗新民．风心病辨治经验拾零［J］．中国中医急症，2006，15（8）：917－918.

[16] 吴焕林．邓铁涛教授治疗风湿性心脏病医案一则［J］．现代中医药，2005，（25）5：57.

[17] 郑洪．邓铁涛教授治疗风湿性心脏病验案［J］．新中医，2002，2（34）：17.

[18] 吴智明，石开虎，吴君旭．风湿性心脏瓣膜病合并心房颤动患者中SK2与CX40蛋白的表达变化及相关性［J］．安徽医科大学学报，2014，49（4）：460－463.

[19] 张磊．探讨米力农治疗风湿性心脏瓣膜心功能不全中的应用价值［J］．中国继续教育．2015，7（15）：139－140.

第十四章　消化系统免疫病

第一节　克罗恩病

【概述】

克罗恩病（crohn's disease，CD）又名局限性肠炎、节段性局限性肠炎，是一种原因不明的慢性肠道炎症性疾病，伴有溃疡、肉芽肿、瘢痕形成和关节炎等病理变化。本病好发于青壮年，消化道各部位均可有病变发生，以远端小肠和结肠最常累及。同时，还可有胃肠道外的病变，特别是皮肤转移性病变。1932 年由 Crohn 首先报道，1973 年世界卫生组织专家小组建议命名为 Crohn 病。

中医学对胃肠道疾病有深入的认识，Crohn 病属中医学"休息痢""久痢"和"肠澼""泄泻""腹痛""积聚""便血"范畴。《仁斋直指方论》曰："精气血气，生于谷气，是以大肠下血，大抵胃药收功，真料四君子汤、参苓白术散，以枳壳散、小乌沉汤和之，胃气一回，血自循于经络矣。"《医碥》曰："搜风顶气丸，久患肠便血，服之除根。"《医说》谓："人患肠风下血者何也？人肠皆有脂裹之，厚则肠实而安，肠中本无血，血缘有风或有热以消其脂，肠遂薄，渗入身中血。"

【西医病因与发病机制】

1. 西医病因

本病病因尚不明确，目前主要有细菌、病毒、真菌、原虫等感染学说，淋巴管阻塞和淋巴细胞聚集学说，炎症循环障碍学说等。现在一般认为是在遗传基础上，与感染、免疫异常等多因素的综合作用有关。

遗传是本病主要的致病因素，近年从疾病的慢性炎症特性、病理形态学的多样性、肉芽肿的存在、多系统损伤（如关节炎、皮肤损害）及免疫抑制剂治疗有效等方面考虑，免疫调控机制障碍是本病的重要致病原因。有人提出肠上皮细胞与肠内厌氧菌具有共同抗原性，与溃疡性结肠炎一样，对厌氧菌抗原处于过敏性状态，作为抗原的细菌突破防御屏障侵入机体，即可产生自身抗体，同时还刺激免疫系统产生致敏的淋巴细胞。

2. 发病机制

CD 的发病机制目前尚未明确，文献研究表明，环境因素、遗传因素、免疫因素与 CD 的发生密切相关，有学者对其研究机制进行综述，免疫因素被认为是 CD 发病机制中重要因素之一。正常人肠道中有两道免疫屏障：天然（黏膜上皮屏障）和适应性免疫屏障。由于这两种免疫屏障功能的异常，易感宿主对肠道菌群免疫应答失常，进而导致肠道炎症反应。天然免疫系统持续地监控肠道菌群并维持肠道内环境稳定，天然免疫反应是适应性免疫反应的先决条件，但在CD的发病机制中，适应性免疫占主导地位。适应性免疫由多种免疫细胞共同完成，包括B细胞，以Th1、Th2、Th17为主的效应性T细胞及调节性T细胞（Treg），其中IL－12/Th1/IFN－γ细胞因子轴和IL－23/Th/IL－17轴在CD发病机制中的作用得到广泛研究。

本病以贯穿肠壁各层的增殖性病变为主要病理变化，可侵犯肠系膜和局部淋巴结，可呈典型的节段性分布，受累肠段与正常肠段间分界清楚，有跳跃区的间隔。在急性炎症期，末端回肠肠壁水肿、充血，呈紫红色，浆膜层有纤维素性渗出物，相连的肠系膜有肿胀、充血和淋巴结肿大。在慢性期，肠壁因纤维组织增生而明显增厚、坚韧，肠腔狭窄，多见于末端回肠、肠系膜和周围脂肪组织增厚，集合淋巴结和肠系膜淋巴结肿大，并出现不同程度的肠梗阻，狭窄上段肠壁扩张。肠黏膜的典型改变有：

（1）溃疡早期为局限或散在的浅小溃疡，可有脓肿，溃疡深度各不相同，但一般都侵犯到浆膜下，溃疡间黏膜正常；后逐渐演变为纵行或横行的溃疡，沿肠系膜分布的纵行裂沟为纵行溃疡典型表现。

（2）卵石状结节黏膜下层水肿和细胞浸润形成的小岛状突起，好发于小肠纵行溃疡的近旁，在结肠可因纤维化和瘢痕组织收缩而引起局限致密性炎症性息肉。

（3）肉芽肿由类上皮细胞组成，有时伴有朗罕细胞，无干酪灶，无抗酸杆菌，故有别于肠结核。肉芽肿是由单核细胞、淋巴细胞和浆细胞组成的炎性浸润，且以后二者为主，通常位于黏膜下，也可位于肠壁任何部位、肠系膜、局部淋巴结和肝脏中，因此本病曾有肉芽肿性肠炎之称。

（4）当溃疡逐渐扩展时，可穿透浆膜与附近的肠袢而形成交通性瘘管，这种瘘管可以在肠与肠之间融合。

【中医病因病机】

本病的病因病机，总的来说是泄痢后寒湿、湿热、疫毒等余邪未尽，正气虚弱，气血失调；饮食不节，感受外邪，久病体虚皆可导致脾胃运化失健，小肠分清泌浊功能失司，大肠传导失常而致泄泻。其病位主要在脾，可因土虚木贼而成脾虚肝郁之症。或脾病及肾，或火不暖土均可出现脾肾两虚；若肝脾两伤、气滞血瘀，“不通则痛”则可形成腹痛；病久渐成“积聚”；若湿郁化热，热伤血络，或脾气亏虚，不能统血则可导致“便血”。治疗当以健脾化湿为主，有肝郁者，兼以疏肝；久病及肾者，温补肾阳；湿郁化热者，清肠化湿；气滞血瘀者，行气活血。

1. 痰瘀交阻

感受外邪，外邪侵及肠胃，湿热郁蒸，或疫毒弥漫，气血阻滞而生痰湿，气血运行不利而成瘀，痰瘀交阻，相互搏结化为脓血而见脓血便。

2. 湿热蕴蒸

湿热痢后，余邪未尽，或感受风湿之邪郁而化热，湿热稽留，壅滞肠中，气机不畅，传导失常，故里急后重而腹痛。

3. 热毒内攻

素为阳盛之体，感受湿热、疫毒之邪，久留不去，与血热相搏，热毒内攻，闭阻经络，气血壅滞化为脓血，出现腹痛、大便脓血、里急后重。

4. 肝肾阴虚

平素烦劳操持，肾阴不足，肝阳易亢之人，加上饮食失节，劳逸失调，伤及脾胃，以致运化水谷、升清化浊功能失职，则出现腹痛、腹泻，大便稀烂或干结；肝肾阴虚而见腰膝酸软，心烦易怒，失眠多梦。

【诊断标准】

目前 CD 的诊断主要沿用了 WHO 的诊断标准，具体诊断标准如下：

①连续性或区域性肠道病变——节段性病变。

②肠黏膜呈铺路卵石样表现或有纵行溃疡。

③全层性炎性肠道病变，伴有肿块或狭窄；在不做手术的情况下，CT、核磁上提示肠壁增厚。

④结节病样非干酪性肉芽肿——病理上最典型的表现。

⑤裂沟或瘘管。

⑥肛门病变，有难治性溃疡、肛瘘或肛裂。

具有 WHO 诊断要点①②③者为疑诊，再加上④⑤⑥3 项中之任何一项可确诊。有第④项者，加上①②③3 项中之任何两项亦可确诊。

同时，临床结合以下症状诊断与实验室检查也可辅助诊断 CD。

1. 症状诊断

CD 常见症状有腹痛、腹泻、发热、便血、腹块、肠瘘、肛门疾病等，因此对于反复发作的进食后腹痛、大便习惯改变和间歇性或持续性腹泻患者应怀疑本病，如出现肛门疾病和 CD 的肠外表现导致儿童生长发育受影响，则高度怀疑有 CD。对疑诊患者应选择胃镜、结肠镜、小肠镜、胶囊内镜等检查。小肠造影检查对小肠病变的诊断很重要，发现多发的肠壁增厚、节段性炎症伴僵硬狭窄、裂隙状溃疡、瘘管、假息肉形成和鹅卵石改变有助于诊断。CT 和 B 超检查能了解肠外并发症和肠壁病变。为排除肠结核还应行结核菌素试验和胸部 X 线片检查，主要参照 X 线检查定位局限性溃疡性质；血常规及内镜检查也可以明确本病的溃疡性质以提供临床诊断。

2. 血液检查

为了解 CD 的活动程度，还应行全血红细胞沉降率、细胞计数、C 反应蛋白等检查，白细胞增多和血沉增速，可反映出病变的活动性和炎症程度；由于慢性失血，以及叶酸或维生素吸收不良，可引起贫血。

3. 内镜检查

内镜检查对 CD 诊断至关重要，早期 CD 肠黏膜可见散在的白色、浅表、小圆形溃疡，形似阿弗他溃疡。进展期可见：①形态不规则的深大、纵行溃疡，溃疡周围黏膜球状或颗粒样增生性隆起，有的呈铺路石样隆起，称为卵石征；②当病变段肠壁肌肥厚及广泛纤维化后，肠壁显示僵硬，肠段环形狭窄，出现梗阻症状；③多节段肠段的跳跃性病变，可涉及小肠和结肠，病变肠段之间的黏膜正常。具有上述改变的全部或者两项，才能诊断CD。

此外，病理活检对CD确诊很重要，一旦检出非干酪样肉芽肿，即可诊断。临床工作中，临床医师需与病理医师密切合作，在内镜下表现正常和异常的部位均应取活检以提高诊疗率。总之，CD的诊断依赖于临床表现、内镜加病理检查、小肠造影检查及治疗后的反应，综合分析后才能做出诊断。

【西医治疗】

（一）治疗方案

1. 水杨酸类

柳氮磺胺吡啶（SASP）和5－氨基水杨酸（5－ASA）适用于慢性期和轻、中度活动期患者。一般认为SASP不能预防克罗恩病复发，对不能耐受SASP或过敏者可改用5－ASA。对直肠和乙状结肠、降结肠病变可采用SASP或5－ASA制剂灌肠，经肛门用药。严重肝、肾疾患，婴幼儿，出血性体质以及对水杨酸制剂过敏者不宜应用SASP及5－ASA制剂。

2. 生物制剂

治疗克罗恩疾病的生物制剂根据作用机制可分为抗肿瘤坏死因子单克隆抗体、抑制炎症分子迁移和黏附药物、抗炎性细胞因子药物。抗TNF单克隆抗体主要通过拮抗TNF－α及诱导T细胞凋亡发挥作用，以英夫利昔（infliximab，IFX）和阿达木单抗（adalimumab，ADA）为代表。IFX是一种小鼠抗人TNF－α嵌合型IgG1抗体，其疗效无剂量效应，是目前疗效较为确切、应用较为广泛的抗TNF－α抗体。临床研究证实，IFX对活动性中、重度，或伴有瘘管，或传统药物治疗无效患者显示有良好疗效。但是使用IFX后会增加感染发生率，尤其是联合使用免疫抑制剂者，同时由于IFX本身存在免疫原性，在治疗过程中可能出现输液反应、超敏反应，因此，肺炎、肺结核、肠梗阻、视神经炎等患者禁用。ADA是完全重组人源性IgG1型TNF－α单克隆抗体，具有良好的耐受性和安全性，与IFX不同的是，ADA给药方便，而且其疗效与剂量呈依赖性，可以成为对IFX无响应或不能耐受IFX患者的替代药物。

值得一提的是，虽然生物制剂的早期介入对病程改变有积极影响，但经典的免疫抑制剂治疗在长期维持缓解中的作用依然无可替代。

3. 免疫抑制剂

免疫抑制剂多适用于难治、激素治疗无效或依赖或伴有复发性瘘管患者，常见免疫抑制剂包括硫唑嘌呤、6－巯基嘌呤、甲氨蝶呤等，也可合用左旋咪唑、干扰素、转移因子、卡介苗及免疫球蛋白等免疫增强剂。

4. 肾上腺皮质激素

常用于中、重症或暴发型患者，对不能耐受口服者，可静滴氢化可的松或甲基强的松龙或促肾上腺皮质激素（ACTH），14天后改口服泼尼松维持。通常在急性发作控制后尽快停用，也可采用隔日口服泼尼松或合 SASP 或 5 - ASA 作为维持治疗。对直肠、乙状结肠、降结肠病变可采用药物保留灌肠，如氢化可的松琥珀酸盐、0.5%普鲁卡因，加生理盐水，缓慢直肠滴入，也可与 SASP、5 - ASA 或锡类散等药物合并使用。

5. 其他药物

抗生素及益生菌治疗。微生物感染被认为是 CD 发生的潜在因素，对于并发感染、重症患者以及伴有腹腔、肠间、肛周脓肿、瘘管等并发症的 CD 患者，应积极采取抗菌治疗。临床最常用的是甲硝唑和喹诺酮类药物。CD 患者肠道内有害菌繁殖过量导致菌群失调，而益生菌定植于人体肠道，可通过竞争性排斥杂菌，调整微生态，防治腹泻。部分代谢产物还可刺激机体的非特异性免疫功能，增强人体免疫力，对维持 CD 缓解期起到协同作用，多用于 CD 缓解期的维持治疗。

（二）西医治疗困境

克罗恩病近年发病率有上升趋势，目前尚无特效药，西医治疗以缓解临床症状为主，但不能延缓其病程，更不能预防慢性炎症的发生，且治疗易反复。

同时，克罗恩病缺乏诊断的金标准，其诊断除需要临床症状、实验室检查、影像学诊断、内镜检查、病理检查的证据之外，还有赖于其他疾病的鉴别诊断，临床容易导致误诊及漏诊，西医主要采用对症治疗，免疫抑制剂的使用是常规的治疗手段，长期的免疫抑制剂使用可能会伴发其他疾病。

【中医治疗】

1. 辨证论治

根据本病临床表现特点，可归属中医学“休息痢”“久痢”和“肠澼”等病范畴。随着中医现代化发展，许多西医的疑难病症在中医的辨证论治指导下有了更新的认识，以下参照 2010 年溃疡性结肠炎中医诊疗共识意见，按证候分类标准论治对克罗恩病进行探讨。

（1）大肠湿热证

主症：腹痛，腹泻，便下黏液脓血；舌质红，苔黄腻。

次症：肛门灼热；里急后重；身热，小便短赤；口干口苦，口臭；脉滑数。

治法：清热化湿，调气行血。

方药：芍药汤加减（蒲辅周经验方），药用当归、薤白头、甘草、滑石、芍药、槟榔、莱菔子、枳壳、广木香（磨汁冲服）。

（2）脾虚湿泛证

主症：大便溏薄，黏液白多赤少，或为白冻；舌质淡红，边有齿痕，苔白腻。

次症：腹痛隐隐；脘腹胀满，食少纳差；肢体倦怠，神疲懒言；脉细弱或细滑。

治法：健脾益气，化湿助运。

方药：参苓白术散加减，药用党参、茯苓、炒白术、山药、炒薏苡仁、砂仁、陈皮、桔梗、木香、黄连、地榆、炙甘草。

（3）寒热错杂证

主症：下痢稀薄，夹有黏冻，反复发作；舌质红，或舌淡红，苔薄黄。

次症：腹痛绵绵；四肢不温；腹部有灼热感，烦渴；脉弦，或细弦。

治法：温中补虚，清热化湿。

方药：乌梅丸加减，药用乌梅、黄连、黄柏、肉桂、细辛、干姜、党参、炒当归、制附片。

（4）肝郁脾虚证

主症：腹痛即泻，泻后痛减；常因情志或饮食因素诱发大便次数增多。

次症：大便稀溏，或黏液便；情绪抑郁或焦虑不安；嗳气不爽，食少腹胀；舌质淡红，苔薄白；脉弦或弦细。

治法：疏肝理气，健脾和中。

方药：痛泻要方合四逆散加减，药用陈皮、炒白术、炒白芍、防风、炒柴胡、炒枳实、党参、茯苓、炙甘草。

（5）脾肾阳虚证

主症：久泻不止，夹有白冻，甚则完谷不化，滑脱不禁；形寒肢冷。

次症：腹痛喜温喜按；腹胀，食少纳差；腰酸膝软；舌质淡胖，或有齿痕，苔薄白润；脉沉细。

治法：健脾补肾，温阳化湿。

方药：理中汤合四神丸加减，药用党参、炮姜、炒白术、炙甘草、补骨脂、肉豆蔻、吴茱萸、五味子、生姜、大枣。

（6）阴血亏虚证

主症：排便困难，粪夹少量黏液脓血；舌红少津，少苔或无苔。

次症：腹中隐隐灼痛；午后低热，盗汗；口燥咽干；头晕目眩，心烦不安；脉细数。

治法：滋阴清肠，养血宁络。

方药：驻车丸加减，药用黄连、阿胶、当归、太子参、生地黄、麦冬、白芍、乌梅、石斛、山药、炙甘草。

加减：大便脓血较多者，加败酱草、秦皮、槐角；腹痛较甚者，加徐长卿、延胡索；便血明显者，加仙鹤草、紫草、槐花、地榆；大便白冻黏液较多者，加苍术、薏苡仁；伴发热者，加金银花、葛根；畏寒怕冷者，加干姜；里急后重，加槟榔、炒枳壳；久泻气陷者，加炙升麻、柴胡、荷叶；久泻不止者，加赤石脂、石榴皮、诃子；排便不畅、便夹脓血者，加制大黄。

中成药治疗：①香连丸：适用于大肠湿热证。②参苓白术丸：适用于脾虚湿蕴证。③乌梅丸：适用于寒热错杂证。④固肠止泻丸（结肠炎丸）：适用于肝郁脾虚证。⑤补脾益肠丸：适用于脾虚证。⑥固本益肠片：适用于脾虚或脾肾阳虚证。⑦结肠宁（灌肠剂）：灌肠用。

2. 辅助疗法

（1）*灌肠* 中药灌肠治疗对CD有确切的疗效。治疗CD的常用灌肠中药有：①敛疮生肌类：儿茶、白及、赤石脂、枯矾、炉甘石和诃子等；②活血化瘀和凉血止血类：蒲黄、丹参、参三七、地榆、槐花、仙鹤草、血竭、侧柏叶和云南白药等；③清热解毒类：青黛、黄连、黄柏、白头翁、秦皮、败酱草、苦参、金银花、鱼腥草和白蔹等；④其他：

石菖蒲、椿根皮、五倍子、锡类散。

（2）针灸　治疗 CD 的针灸常用取穴有脾俞、天枢、足三里、大肠俞、气海、关元、太冲、肺俞、神阙、上巨虚、阴陵泉、中脘、丰隆。

【生活调摄】

1. 饮食总原则为：在适应消化功能的前提下，饮食清淡、温热营养、少食多餐，少食肥甘厚味、生冷、辛辣刺激等食物，减少胃肠道刺激因素。

2. 适于食用的有粳米、小麦、大麦、高粱、小米、薏苡仁、白扁豆、莲子肉、山药、胡萝卜等，减轻胃肠道负担。

3. 纠正不良进食习惯，如挑食、偏食、饮食不规律等，增强体质。

4. 根据天气变化适度增减衣物，加强户外锻炼，多晒太阳，优先选用中医治疗，避免滥用抗生素、激素、退热药及不合理使用中成药等。

【科研思路与方法】

1. 理论研究方面

包春辉等总结历代文献著作中对克罗恩病相关证候的描述，从中医针灸理论立足，提出患者多为虚（脾肾阳虚或脾胃虚弱）、实（湿热内蕴、气滞血瘀）夹杂的观点，并确立夹脊穴为主穴，根据不同证型配合胃经、足三阴经、任脉穴加减论治，并视情况辅以温和灸或隔药饼灸的治疗方法。欧阳博文等从中医“疮全赖脾土”论治克罗恩病，认为克罗恩病的临床表现与中医外科病肠痈高度吻合，总结中医方药，提出可用于治疗克罗恩病的思路与治法。

2. 临床研究方面

李学锋等选取三家综合性医院的克罗恩病和肠结核患者的活检标本各 55 例，克罗恩病手术标本 29 例，肠结核手术标本 9 例，统计每例标本的病理学特征并进行比较，得出结论：手术标本病理学特征有鉴别价值，但仍需结合临床、内镜及影像学检查综合诊断。徐晓敏等收集南京医科大学第二附属医院明确诊断的住院 IBD 患者 479 例，其中 UC 301 例，CD 178 例，按是否复发分为两组，对可能影响 IBD 复发的各项临床特征，行单因素和多因素分析。得出结论：发病年龄轻和服药依从性差是克罗恩病复发的独立危险因素；复发早期识别、坚持维持治疗，同时加强健康宣教以改善服药依从性，可能对降低克罗恩病临床复发率具有积极意义。李晓婷等对 115 例克罗恩病患者应用 Mc－Master 版炎性肠病问卷调查，得出结论：影响克罗恩病患者健康相关生活质量的因素为克罗恩病疾病活动指数、焦虑、现工作状态。

3. 实验研究方面

曾梦优等通过检索、分析相关文献研究 NLRP3 在自身免疫性疾病中的研究进展，总结并认为 NLRP3 可维持肠道内环境稳态，对实验性结肠炎有保护作用，其功能缺陷可能导致对克罗恩病易感。Leach 等通过实验研究发现克罗恩病患者血清和肠黏膜 s100a8/a9 比正常对照组表达明显上调，提示 s100a8/a9 对克罗恩病发生发展有一定的作用。

【名医验案】

1. 何任验案

患者，女，44岁，职工，2005年3月20日初诊。大便泄泻，里急后重为痢，便夹脓血，腹不痛。当地诊为溃疡性结肠炎，服药后短时好转，旋即又作，日泄5～6次，并有混合痔、脱肛。如此已历七八年，疲乏倦怠，面色苍白，形体憔悴。舌质淡，苔白满，脉濡。

治法：升益脾气，理肠止泻。

方药：黄芪30g，炒白术15g，陈皮10g，升麻6g，柴胡10g，生晒参9g，炙甘草10g，当归身10g，无花果30g，大枣30g，马齿苋30g。7剂，每日1剂，水煎服。同时服下方药散：山药100g，苍术100g，黄连50g，诃子肉100g，石榴皮100g。共5味，拣净，烘干，研细末。每日服前开水送服，每次6g，每日2次。

复诊：谓服药1周以后，腹泻明显减少，神情舒畅。乃再予上汤药14剂。并续服以上药散。服完汤药并1料药粉（约1个月），久年之腹泻治愈。

按语：患者病程已达八年之久，病邪久羁，损阳伤阴，正气消伐。脾胃为后天之本，气血生化之源，脾胃气虚，健运失职，气血无源，水谷精微不能敷布，形体失于温煦濡润，则面色苍白，形体憔悴；脾胃气虚日久，中气下陷，则大便溏泄，洞下无度，甚则脱肛；舌质淡，苔白，脉濡皆为气虚之象。脉证合参，此乃脾胃气虚，中气下陷，治宜益气升阳，调补脾胃。故何老在方中首先重用补中益气汤以治其本，方中黄芪能益脾补肺，振奋元阳，建中州、升清阳、补肺气、行血脉、布精微、养脏腑、统血液，为补气升阳之良品；辅以人参、白术、炙甘草益气健脾，合主药以益气补中，燥湿和胃；佐以陈皮理气和胃，当归养血和营，柴胡、升麻协助主药以升提下陷之中气。柴胡、升麻两味药物，其用尤良，柴胡功专升阳举陷，本品轻清升散，能疏解肝胆之郁遏，而升举少阳之清气；升麻其性主升，善提清气，升阳气，清气在下者能升之，阳气下陷者能举之，为升阳举陷之要药。脾胃虚馁、清气下陷诸症，如久泻久痢，遗浊崩带，肠风淋露，久痔脱肛之类，苟非湿热阻结，即当提举清阳，非升麻不可，而柴胡尤为升麻之辅佐，东垣益气升阳诸方，亦即此旨，并非以升、柴并辔扬镳也。二药同用，可使清气之陷于阴分者重返其宅，令中阳敷布，中气自振。重用大枣味甘性温，归经脾胃，补益脾胃，调和诸药为使。诸药合用，使脾胃强健，中气充足，气陷得升，则诸症可除。

2. 王新月验案

王某，女，32岁。因黏液脓血便1周，加重2日，2010年12月10日于北京某医院行电子结肠镜检查，被诊断为克罗恩型结肠炎（初发型、发作期），为求中医治疗，2010年12月13日来王教授处就诊。

患者述：近日工作压力大，精神紧张，饮食不规律，1周前出现大便次数增多，2～3次/日，呈糊状夹有黏液脓血，便前腹痛，便后缓解，腹胀肠鸣，得矢气则舒，腹部畏寒，口苦，食欲不振，舌淡暗、苔黄腻，脉滑数。

治法：疏肝健脾，清化湿热。

处方：黄连10g，木香6g，赤芍、白芍各15g，苦参15g，茯苓30g，生甘草6g，当归6g，炮姜6g，炒山楂10g，炒白术20g，炒陈皮10g，防风10g，三七粉（冲）3g，珍珠粉（冲）0.6g，生黄芪30g，蒲公英20g，白头翁15g。7剂，水煎服，每日1剂，1日2次。

按语：克罗恩病主要是胃肠道的症状，很多溃疡性结肠炎患者的发病、复发或加重，受情志影响非常明显。王新月教授治疗此类患者多在分期辨证用药的基础上，由从肝论治入手，调理气血，兼顾脾胃、心、肾，收效显著。通过综合分析辨证，该患者为痢疾，证属肝郁脾虚，湿热壅滞。治宜疏肝健脾，清化湿热。方中重用茯苓、炮姜、白术等淡渗利湿、温通燥湿之品，再辅以黄连、苦参等清热解毒之药，收效显著。

【参考文献】

[1] 韩建高．克罗恩病10例临床内镜分析报道［J］．中国医药指南，2013，1（2）：227－228.

[2] 原文军．克罗恩病与肠结核患者的粪便菌群特征及其鉴别诊断价值［J］．中国医药指南，2013，1（2）：529－530.

[3] 李富军，薛梅，卢放根，等．乐复能对LPS介导的健康人外周血单核细胞分泌TNF－α的影响及其机制［J］．中南大学学报：医学版，2013，38（1）.66－69.

[4] 高尚社．国医大师何任教授治疗溃疡性结肠炎验案赏析［J］．中国中医药，2012，（10）21：4－5.

[5] Nielsen OH. Biological treatment of Crohn's disease［J］. Dig Dis，2012，30（s3）：121.

[6] 李文杰，蒋文瑜，张晓斐，等.CT小肠造影在克罗恩病临床诊断中的价值［J］．世界华人消化杂志，2013，3（10）220－225.

[7] Charles Randall，JohnVizuete. Current and emerging strategies in the management of Crohn's disease［J］. Best Practice & Research Clinical Gastroenterology，2012，26（5）：601－610.

[8] 施茵，包春辉，吴焕淦，等．隔药灸结合针刺对克罗恩病患者肠黏膜TNF－α、TNFR1、TNFR2表达及肠上皮细胞凋亡的影响［J］．上海中医药杂志，2011，01（1）：46－50.

[9] 郑家驹，史肖华，褚行琦，等．克罗恩病临床特征以及诊断和治疗选择［J］．中华内科杂志，2002，09：8－12.

[10] Pouria Heydarpour，Reza Rahimian，Gohar，et al. Behavioral despair associated with a mouse model of Crohn's disease：Role of nitric oxide pathway［J］. Progress in Neuro－Psychopharmacology and Biological Psychiatry，2016，64：131－141.

[11] 曾锐，欧阳钦，胡锦梁．肠结核和克罗恩病临床病理改变的比较［J］．现代预防医学，2006，33（12）：2287－2288.

[12] 马晓芃，安彩萍，吴焕淦，等．隔药灸和电针对克罗恩病大鼠结肠IGF－I、IGF－IR、IGFBP－5表达的影响［J］．上海针灸杂志，2008，27（05）：37－40.

[13] 常玉英，欧阳钦，胡仁伟．我国克罗恩病的漏诊误诊情况分析［J］．中华消化内镜杂志，2005，22（06）：372－375.

[14] 邹宁，刘晓红．肠结核与克罗恩病的鉴别诊断［M］．胃肠病学，2003，05：321－322.

[15] Austin J，Vaccaro A. Pregnancy，Crohn's disease and azathioprine：a case study and literaturereview［J］. Aust Nurs Midwifery，2016，23（9）：28－31.

[16] 施茵，吴焕淦，秦秀娣，等．针灸对大鼠克罗恩病结肠组织 E－选择素、ICAM－1 表达影响的实验研究［J］．江西中医学院学报，2005，01：37－39.

[17] Akane Mukai，Shuji Yamamoto，Kazuyoshi Matsumura. Hypocalcemia secondary to hypomagnesemia in a patient with Crohn's disease［J］. Clinical Journal of Gastroenterology，2015，8（1）：22－25.

[18] 包春辉，施茵，马晓芃，等．克罗恩病的发病机制及针灸治疗进展与思考［J］．上海针灸杂志，2010，29（11）：681－686.

[19] 欧阳博文，陈延．从"疮全赖脾土"理论探讨克罗恩病的中医治疗［J］．广州中医药大学学报，2013，30（4）：585.

[20] 李学锋，周明欢，刘小伟．克罗恩病和肠结核活检及手术标本的病理学特征分析 148 例［J］．世界华人消化杂志，2010，18（4）：409－412.

[21] 徐晓敏，黄光明．479 例炎症性肠病患者复发相关危险因素临床分析［J］．胃肠病学，2015，20（7）：411－416.

[22] 李晓婷，刘云，任建安，等．克罗恩病患者健康相关生活质量及其影响因素调查［J］．中华护理杂志，2014，49（1）：70－75.

[23] 曾梦优，仝巧云，周婷婷．NLRP3 在自身免疫性疾病中的研究进展［J］．胃肠病学，2015，20（7）：442－444.

[24] Leach ST，Yang Z，Messina I，et al. Serum and mucosal S100proteins，calprotectin（S100A8/S100A9）and S100A12，are elevatedat diagnosis in children with inflame－matory bowel disease［J］. Scand J Gastroenterol，2007，42（11）：1321－1331.

[25] 中华中医药学会脾胃病分会．溃疡性结肠炎中医诊疗共识意见［J］．中华中医药杂志，2010，25（6）：891－894.

[26] 中华医学会消化病学分会炎症性肠病协作组．对我国炎症性肠病诊断治疗规范的共识意见［J］．胃肠病学，2007，12（8）：488－495.

[27] 陈治水，危北海，张万岱，等．溃疡性结肠炎中西医结合诊治方案（草案）［J］．中国中西医结合消化杂志，2005，13（2）：133－136.

[28] 欧阳钦，RakeshTandon，K L Goh，等．亚太地区炎症性肠病处理共识意见（一）［J］．胃肠病学，2006，11（4）：233－238.

[29] Magarotto A，Orlando S，Coletta M，et al. Evolving roles of cross－sectional imaging in Crohn's disease［J］. Dig Liver Dis，2016，48（9）：975－983.

[30] Nickerson TP，Merchea A. Perioperative Considerations in Crohn Disease and Ulcerative Colitis［J］. Clin Colon Rectal Surg，2016，29（2）：80－84.

[31] Kawalec P. Indirect costs of inflammatory bowel diseases：Crohn's disease and ulcerative colitis［J］. A systematicreview，Arch Med Sci，2016，12（2）：295－302.

[32] 杨舒，王新月．王新月教授从肝论治溃疡性结肠炎经验 [J]．中华中医药杂志，2012，6 (27)：1589－1590.

第二节 自身免疫性胃炎

【概述】

20世纪80年代，斯特里克兰（Strickland）和麦凯（Mackay）根据慢性萎缩性胃炎病变部位，将其分为A、B两型，其中A型主要以富含壁细胞的胃体黏膜萎缩为主，患者血清中普遍存在自身抗体，例如壁细胞抗体，抗胃壁细胞抗体阳性，血清胃泌素增高，胃酸和内因子分泌减少或缺少，易发生恶性贫血，但胃窦黏膜基本正常。B型萎缩性胃炎病变多见于胃窦部，血清胃泌素水平基本上正常，病变呈多灶性分布，亦称多灶萎缩性胃炎（multifocal atrophic gastritis）。1990年，澳大利亚悉尼召开的世界胃肠病大会制定了一种新的胃炎分类系统——"悉尼系统"，将A型萎缩性胃炎称为自身免疫性胃炎（autoimmune gastritis，AIG）。

AIG是慢性胃炎的一种类型，是一种 $CD4^+$ 细胞介导的自身免疫性疾病。病理上呈广泛性的胃黏膜固有腺萎缩（数量减少，功能减低），抗胃壁细胞抗体阳性，胃黏膜常伴有肠上皮化生及炎性反应，其诊断主要依靠胃镜发现和胃黏膜活检。亚洲发病率明显低于欧美国家，国内目前尚缺乏相关流行病学资料。临床表现为食欲减退、恶心、嗳气、上腹部饱胀或钝痛，少数患者可发生上消化道出血、消瘦、贫血、脆甲、舌炎或舌乳头萎缩等。

历代文献关于本病的介绍，《灵枢·邪气脏腑病形》云："胃病者，腹胀，胃脘当心而痛，上支两胁，膈咽不通，食饮不下。"《素问·六元正纪大论篇》云："木郁之发，民病胃脘当心而痛。"《素问·经脉篇》云："胃胀者腹满，胃脘痛，鼻闻焦臭，妨于食，大便难。"《明医杂著》云："惟饮食不节，起居不时，损伤脾胃，胃损则不能纳，脾损则不能化，脾胃俱损，纳化皆难，元气斯弱，百邪易侵而饱闷，痞积等证作也。"《兰室秘藏·中满腹胀论》云："脾胃久虚之人，胃中寒则生胀满，或脏寒生满病。"《素问·五常政大论》云："备化之纪，其病否。"

【西医病因与发病机制】

1. 西医病因

目前AIG的发病原因尚不清楚，可能与下列因素有关：

（1）幽门螺杆菌（h. pylori，Hp）感染　Hp感染在AIG发生、发展中的作用尚有争议。有学者认为，Hp可通过分子模拟机制触发机体针对胃壁细胞的自身免疫反应。多项研究显示，Hp感染者针对胃壁细胞的自身抗体阳性率升高，慢性活动性胃炎患者胃黏膜可检出幽门螺杆菌，幽门螺杆菌在胃内分布与胃内炎症分布一致，根除幽门螺杆菌可使胃内炎症消除，提示Hp感染可能与AIG相关。多项研究发现Hp感染的患者较非Hp患者饥饿素mRNA表达明显下降，而饥饿素mRNA表达的抑制可能会导致胃体的腺体萎缩及胃体慢性炎症。

（2）饮食和环境因素　长期的幽门螺杆菌感染，部分患者可发生胃黏膜萎缩和肠化生，即发展为慢性多灶萎缩性胃炎，研究显示饮食中高盐和缺乏新鲜蔬菜、水果与胃黏膜萎缩、肠化生即胃癌有着密切的关系。

（3）自身免疫　AIG 是由 $CD4^+$T 细胞调控的自身免疫性消化道疾病，其发病原因尚未明确，自身免疫性胃炎以富含壁细胞的胃体黏膜萎缩为主，血清中存在自身抗体，如壁细胞抗体、抗内因子抗体阳性，有些患者伴有恶性贫血，可以查到贫血因子抗体。AIG 常伴发其他自身免疫性疾病，常见的有 1 型糖尿病和自身免疫性甲状腺炎，研究显示，24% 的 AIG 恶性贫血患者合并糖尿病，7% 合并甲状腺疾病。1 型糖尿病和自身免疫性甲状腺炎患者的 AIG 患病率较一般人群高出 3～5 倍。另外本病还与自身免疫性多腺体综合征发生相关。

（4）遗传体质因素　研究表明，慢性萎缩性胃炎可能与遗传因素有关，第一代亲属间慢性萎缩性胃炎的发病率明显增高，且恶性贫血的发病率也明显增高。临床统计结果显示本病的发生与年龄呈显著的正相关，年龄愈大，胃黏膜机能“抵抗力”也愈差，容易受外界不利因素的影响而造成损伤。

（5）饥饿素（Ghrelin）　Ghrelin 是 28 个氨基酸组成的多肽，参与调节摄食行为和体重，在胃黏膜防御机制方面具有重要作用。Ghrelin 主要由位于胃泌酸黏膜区的内分泌细胞（X/A 样细胞）合成、分泌；也在肠道、胰腺、肾脏等组织中表达。Ghrelin 在与其受体结合后可产生广泛的生物学作用，其对消化系统的功能包括：①调节胃肠激素分泌及胃肠活动；②调节蛋白质及脂肪摄入；③调节能量代谢；④调节免疫应答及炎症反应等。Rau 等的研究发现，在正常胃黏膜约有 20% 的嗜铬粒蛋白阳性神经内分泌细胞表达 Ghrelin，而在自身免疫性胃炎患者中约有一半的神经内分泌细胞表达 Ghrelin，说明 Ghrelin 可能成为自身免疫性胃炎重要的血液学标志物。

（6）其他因素　例如幽门括约肌功能不全时，含胆汁和胰液的十二指肠液反流入胃，可减弱胃黏膜的屏障功能，酗酒、服用非甾体抗炎药、接触放射性物质、缺铁性贫血、生物因素等均可损伤胃黏膜而引起慢性炎症。

2. 发病机制与免疫异常

Tanaka 及 Glass 对免疫因素致使胃黏膜萎缩做了如下假设：①各种原因引起的胃黏膜损伤释放抗原，并使免疫细胞产生延迟过敏反应，伴随炎症发生；②发生体液免疫反应，在胃壁及局部淋巴结产生抗胃壁细胞抗体（PCA），循环的 PCA 见于胃液、胃黏膜及血清中；③PCA 到达壁细胞，在该处形成抗原－抗体－补体复合物，并激活补体，产生趋化因子，吸引中性粒细胞至该处，释放溶酶体酶，对细胞有损害作用；④这种反应使壁细胞的成熟及增殖发生障碍，壁细胞群减少，酸分泌亦减少，细胞碎片再成为自身抗原，使胃黏膜不断遭受损害。萎缩的腺体代之以肠上皮化生或幽门腺化生，直至发生胃萎缩。

随着免疫学的发展，人们关于免疫因素与慢性萎缩性胃炎关系的认识亦有所深入，相继发现了三个有意义的抗体，即内因子抗体（IFA）、壁细胞抗体（PCA）、胃泌素分泌细胞抗体（GCA）。IFA 分两型：Ⅰ型为阻断型抗体，能阻滞维生素 B_{12} 在胃内与内因子（IF）结合，致使维生素 B_{12} 不能吸收；Ⅱ型为结合型抗体，作用于内因子与维生素 B_{12} 的结合物，使其在肠内不能被吸收。恶性贫血患者血清中Ⅰ型抗体检出率为38%～70%（平均53%），Ⅱ型抗体为11.5%～40%（平均27.9%），Ⅰ型比Ⅱ型抗体效价高且作用强。实验证明胃液中IFA能阻碍IF与维生素B_{12}结合，致使维生素B_{12}不能吸收而致恶性贫血。

Irvine等在A型萎缩性胃炎患者中发现抗胃壁细胞抗体，它不与幽门、十二指肠、回肠及结肠黏膜起反应，而只与胃体腺壁细胞起反应，是一种器官特异性抗体，一部分属免疫球蛋白IgG，一部分属IgA；存在于血中的大部分为IgG，胃液中的大部分为IgA。萎缩性胃炎伴恶性贫血患者的PCA阳性率最高为55%～95%，一般萎缩性胃炎不合并恶性贫血者则较低，为23.6%～62.5%，但国内报道甚低，约11%左右。Strickland认为A型萎缩性胃炎为自身免疫疾病，由于PCA与壁细胞发生自身免疫反应，引起壁细胞萎缩，盐酸分泌减少；B型萎缩性胃炎不属于自身免疫疾病，可能由于其他因素如胆汁反流、酒精等因素引起胃窦炎。但是在Nandeli的实验研究中，用B型萎缩性胃炎的胃黏膜作用于各种自身免疫抗体，发现了GCA，实验证明GCA为G细胞浆的特殊自身免疫抗体，属IgG系，具有补体结合能力，说明B型中有一部分患者，其病变与G细胞自身免疫有关。

综上所述，IFA、PCA、GCA的发现及细胞免疫存在，均说明了免疫因素与慢性萎缩性胃炎发病相关。人们根据自身免疫现象的有无，将萎缩性胃炎分为两大类：凡是具有自身免疫现象者属于自身免疫性胃炎，另一类属非自身免疫性胃炎。前者又有三种情况：①有恶性贫血，PCA和IFA阳性萎缩性胃炎；②一般的PCA阳性萎缩性胃炎；③GCA阳性萎缩性胃炎。

【中医病因病机】

中医学并无慢性胃炎这一病名，根据其临床表现，可将其归纳为“胃脘痛”“胃痞”“吞酸”“嘈杂”“纳呆”等疾病范畴。

中医学认为，慢性胃炎多因长期情志不遂，饮食不节，劳逸失常，而导致肝气郁结，脾失健运，胃脘失和，日久中气亏虚，从而引发种种症状的出现。胃痛、胃痞病变部位在胃，但与肝、脾、胆、肺、肠等脏腑功能失调密切相关。脾与胃共居中焦，为气机升降之枢纽。胃为阳土，喜润恶燥，主受纳、腐熟水谷，其气以和降为顺，不宜郁滞；脾为太阴湿土，阳气易亏，易化湿生寒，脾胃升降失机，运化失司容易引起胃痛、胃痞等病症。

【诊断标准】

自身免疫性胃炎迄今没有明确的诊断指南，临床多采用慢性萎缩性胃炎诊断指南，以胃镜加活检为本病诊断的金标准。2012年召开的全国慢性胃炎诊治共识会议进一步完善及通过了《中国慢性胃炎共识意见》。

1. 萎缩的定义：胃黏膜萎缩是指胃固有腺体减少，组织学上有2种类型：①化生性萎缩：胃黏膜固有层部分或全部由肠上皮腺体组成；②非化生性萎缩：胃黏膜层固有腺体数目减少，取代成分为纤维组织或纤维肌性组织或炎性细胞（主要是慢性炎性细胞）。

2. 只要慢性胃炎病理活检显示固有腺体萎缩，即可诊断为慢性萎缩性胃炎，而不管活检标本的萎缩块数和程度。临床医师可根据病理结果并结合内镜所见，最后做出萎缩范围和程度的判断。

3. 萎缩程度以胃固有腺体减少各 1/3 来计算。

① 0：固有腺体数无减少。

② +：固有腺体数减少不超过原有腺体数的 1/3。

③ ++：固有腺体数减少介于原有腺体数的 1/3～2/3 之间。

④ +++：固有腺体数减少超过 2/3，仅残留少数腺体，甚至完全消失。

局限于胃小凹区域的肠化不能算萎缩，黏膜层出现淋巴滤泡不算萎缩，要观察其周围区域的腺体情况来决定。一切引起黏膜损伤的原因都可造成腺体数量减少，不一定就是慢性萎缩性胃炎。切片中未见黏膜肌层者，失去了判断有无萎缩的依据，不能单凭“推测”来诊断。

【西医治疗】

（一）治疗方案

1. 根除幽门螺杆菌的治疗

本治疗适用于伴有胃黏膜糜烂、萎缩及肠化生、异型增生者；伴有消化不良症状者；伴有胃癌家族史者。推荐应用 3 联疗法根除幽门螺杆菌。幽门螺杆菌根除治疗的理想方案应是：联合用药，疗程 7～10 日，幽门螺杆菌根除率达到或超过 90%。现主要采用质子泵抑制剂加两种抗生素，如奥美拉唑与克拉霉素和甲硝唑联合应用根除幽门螺杆菌。

2. 对消化不良的治疗

慢性萎缩性胃炎伴有消化不良的症状者，可给予抑酸抗酸、促胃肠动力药，胃黏膜保护药硫糖铝、枸橼酸铋钾及中药等。

3. 对自身免疫性胃炎的治疗

目前尚无特异治疗，自身免疫性胃炎可用维生素 B_{12} 替代治疗，开始 2 天每天肌肉注射 B_{12} 100μg，以补充体内储存量，以后每周注射 2 次，若伴有恶性贫血，贫血纠正后，改为每周注射维生素 B_{12}1 次，维持终身。

4. 对异型增生的治疗

异型增生是胃癌的癌前病变，对重度异型增生应该预防性手术，目前我国多采用内镜下黏膜切除术。

（二）西医治疗困境

目前，西医尚无特异性的治疗，主要是围绕根除幽门螺旋杆菌或是针对自身免疫性胃炎临床出现的兼症治疗，治疗效果均不理想，而针对免疫因素引起的胃黏膜萎缩也无法用常规的方法实现对症治疗。中医从益气健脾、调理脾胃升降功能着手，较西医治疗方法好。

【中医治疗】

自身免疫性胃炎的治疗一般考虑升清降浊、清热养阴、消积通瘀等治法。

1. 辨证论治

（1）脾胃湿热证

主症：上腹部疼痛，痞满，嘈杂，口干苦黏，纳差，大便溏不爽，舌质红，舌苔厚腻，脉滑数。

治法：清化湿热，和中醒脾。

方药：黄连温胆汤加减，药用川黄连、竹茹、枳实、法半夏、橘红、炙甘草、生姜、茯苓。

（2）胃阴亏虚证

主症：胃脘部痞满，灼热，隐痛，口干不欲饮水，大便溏，消瘦乏力，舌质红，津液少无苔，脉细数或细。

治法：养阴益胃，和胃止痛。

方药：益胃汤加减，药用北沙参、麦冬、生地黄、玉竹、玄参、玉竹、石斛。

（3）胃络瘀阻证

主症：胃痛日久不愈，疼痛固定，刺痛，黑便，舌质暗，有瘀斑，脉弦数。

治法：活血化瘀，行气止痛。

方药：失笑散合丹参饮加减，药用炒五灵脂、炒蒲黄、丹参、檀香、砂仁、白芍、炙甘草、延胡索。

2. 其他疗法

针灸治疗　可取足三里、肝俞、胃俞等穴位针灸治疗，也可穴位注射黄芪、当归注射液。在足三里穴、血海穴、气海穴、膈俞穴及关元穴进行针灸，毫针长度控制在16～39mm，进行针刺治疗。在对膈俞穴进行针刺治疗时，可以采用得气后行平补平泻针刺法进行治疗，针刺深度在19mm，针刺时间在3分钟。

【科研思路及方法】

1. 理论研究方面

柴可夫系统整理总结中外文献著作中对慢性萎缩性胃炎相关证候的描述、对病因病机认识、治疗方药以及名医类案，挖掘治疗慢性萎缩性胃炎的有效治疗方药，提出了活血化瘀法防治慢性萎缩性胃炎。谢晶日教授认为CAG的基本病机为气阴两虚，夹瘀夹毒，在治疗上应该以益气养阴、化瘀解毒为基本治则，同时还应根据患者不同兼症，随症加减。朱良春认为慢性萎缩性胃炎命名为“胃痞”比较确当，符合中医病机，有利于辨证用药。本病主要病机是本虚标实，本虚指中焦虚馁，包括脾胃气虚、阳虚、阴虚；标实则指湿阻、气滞、血瘀。

单兆伟根据叶天士“初病在气，久病入血”的理论，认为CAG的形成乃是一个由气及血、由经入络的渐变过程，认为脾胃虚弱（损）是发病之本，邪壅胃腑、胃络瘀阻是重要病机特征，邪毒久滞、毒损胃络是重要病机转归，提出“脾虚络阻毒损”为其基本病机，以“健脾通络解毒”为基本治法。

2. 临床研究方面

Achyut 等临床研究纳入印度北部 130 例 Hp 感染非溃疡性消化不良患者和 200 例无症状对照者，该研究发现 TLR4 Thr399Ileu 位点多态性是 Hp 相关胃炎和胃癌前病变的危险因素。Bagheri 等对伊朗 195 例 Hp 感染者和 241 例非感染者的病例对照研究则发现，Hp 感染相关慢性胃炎患者的 TLR4 Asp299Gly 位点 G 等位基因和 DG 基因型频率显著高于慢性活动性胃炎患者，DG 基因型携带者胃黏膜单核细胞浸润显著增多，表明 G 等位基因置换可能改变 Hp 感染者的胃黏膜免疫应答模式，最终发展为慢性胃炎。邹水平等认为加味半夏泻心汤可以用来治 AIG，临床实验结果，治疗组总有效率高于 90%，对照组总有效率为 70%；此外发现，治疗组幽门螺杆菌转阴率显著高于对照组。

3. 实验研究方面

王正强等选取 ^{13}C - 尿素呼气试验确诊的 Hp 阳性与阴性病例各 200 例，检测 TLR1 rs4833095 的基因表达，结果 TLR1 rs4833095 位点多态性可影响机体对 Hp 的易感性，AA 基因型携带者 Hp 感染风险显著增加。王义霞等回顾分析 120 例慢性萎缩性胃炎患者的临床资料，检查患者叶酸（FA）和维生素 B_{12} 的水平，胃镜检查时取胃黏膜组织做快速尿素酶试验并检查幽门螺旋杆菌；得出结论：Hp 阳性患者的血清维生素 B_{12} 和叶酸水平显著低于 Hp 阴性患者，慢性萎缩性胃炎与巨幼细胞贫血有相关性，慢性萎缩性胃炎可诱发巨幼细胞贫血，巨幼细胞贫血能加剧慢性萎缩性胃炎的病情。

【名医验案】

1. 周仲瑛医案

卜某，男，38 岁。胃痛 6 年，时时发作，此次发作持续 2 周。上腹部疼痛烧灼，有压痛，自觉痞闷胀重，纳食不多，食后腹胀不适，口干欲饮，头昏，舌光红无苔、中裂，脉细，又进行胃镜检查，检查结果示胃体腺体部分萎缩。

诊断：萎缩性胃炎。

证型：胃阴耗伤，胃气失和。

治法：酸甘凉润，和胃调气。

处方：麦冬 12g，生地黄 12g，炙甘草 3g，白芍 10g，乌梅 15g，山楂 10g，鲜石斛 15g，川楝子 10g，生麦芽 10g，天花粉 10g。每日 1 剂，水煎服。

服药 5 剂，胃脘灼热、痞闷、食后腹胀等症均愈，舌苔新生，唯夜晚脘部微有闷感。原方再服 5 剂，症状消失。

按语：从本案脉证可知，病机关键是胃阴耗伤，胃气失和，其病位在胃，与肝肺关系密切。由于胃阴枯竭，阴虚则生内热，虚火灼津，故症见上腹部疼痛烧灼，口干欲饮，舌光红无苔、中裂，脉细等火盛津亏之象。治宜甘寒养阴，润胃生津。所以周老在方中首先配用了麦冬、生地黄、石斛这三味药物。麦冬味甘苦微寒，归经肺胃，本品一可体润而滋，能清热邪、补真阴、降心火、益心气、解烦温，常为退热养心、益气补阴之良品；二可清泻，能清胃热、泄肺火、补胃阴、滋津液、润肺燥、退热邪，常为养胃润肺、退热定嗽之要药。《本草正义》云：“麦冬，其味大甘，膏脂浓郁，故专补胃阴，滋津液，本是甘药补益之上品。凡胃火偏盛，阴液渐枯，及热病伤阴，病后虚羸，津液未复，或炎暑燥津，短气倦怠，秋燥逼人，肺胃液耗等证……皆为必用之药。”生地黄味甘苦性寒归经心、肝、肾，本品气轻质润，能清胃热、养胃阴、益胃气、生津液、补五脏、通血脉。《本草经疏》云：“干地黄，乃补肾家之要药，益阴血之上品。”戴元礼曰：“阴微阳盛，相火炽强，来乘阴位，日渐煎熬，阴虚火旺之症，宜生地黄以滋阴退阳。”石斛味甘淡性寒，归经肺、胃、肾，本品甘寒质润，气味轻清，能养胃阴、清肺热、生肾水、益精气、退虚热，为养阴益胃，生津退热平和之品。《神农本草经》云：“主伤中，除痹下气，补五脏虚劳羸瘦、强阴，久服厚肠胃。”徐究仁云：“石斛功能清胃生津，胃肾虚热者最宜。夫肺胃为温邪必犯之地，热郁灼津，胃液本易被劫。如欲清胃救津，自非用石斛之甘滋轻灵不为功。”周老在此方中用此三味相伍，可养肾水益胃阴，清胃热润胃燥，退肝火凉肺金，共奏甘寒养阴、益胃生津、清肝凉肺之功。胃阴得滋，肾水得养，肝火得清，肺金得肃，诸症自愈。

2. 徐珊医案

李某，女，55岁，2010年4月26日初诊。主诉胃脘胀满，时有隐痛喜按，寐差。胃镜示慢性萎缩性胃炎，重度肠化，舌质淡，苔白，脉细弱。

中医诊断：胃脘痛。

证型：脾胃虚寒证。

治法：益气温中和胃。

处方：黄芪30g，炙桂枝10g，柴胡10g，炒白芍15g，郁金15g，甘草5g，佛手花10g，木蝴蝶5g，厚朴花10g，浙贝母15g，炒黄芩10g，延胡索15g，溪黄草15g，沉香片5g，合欢皮10g，珍珠母30g。每日1剂，水煎服。

3个月后诸症减，胃镜复查：萎缩性胃炎，轻-中度肠化。

按语：患者年过半百，阳气亏虚，中气不固，时有胃脘胀满，时有隐痛喜按，寐差。胃镜示慢性萎缩性胃炎，重度肠化，舌质淡，苔白，脉细弱。中医诊断胃脘痛，辨证为脾胃虚寒证，治以益气温中和胃。徐珊教授认为温中散寒、调畅气机法是治疗慢性胃炎重要方法之一，气机失于通降是慢性胃炎的重要病因病机，方以黄芪、炙桂枝、炒黄芩辛开苦降；以柴胡、炒白芍、郁金、佛手花、厚朴花疏肝理气、调理肝脾。徐珊认为治疗慢性胃炎从气滞、气逆、气虚、气陷4个方面着手，所选方药多用辛开苦降配伍，调畅气机，化浊和胃多见。

3. 李振华医案

张某，女，30岁，干部，1986年10月18日入院。胃脘胀痛5年余，经服中药行气疏利之品效不显，于是加强行气之力，胀痛更甚，初病时食后加重，现不食亦胀。1985年5月做胃镜诊断“浅表性胃炎”。

现症：脘腹满闷胀满，胀甚于痛，以午后傍晚为甚，口淡黏腻，纳差食少，食后不化，形体消瘦，倦怠乏力，面色萎黄，舌质胖淡有齿痕，苔厚腻，脉濡缓稍弦。

中医诊断：胃脘痛。

西医诊断：浅表性胃炎。

证型：脾胃气虚，气滞湿阻证。

治法：健脾补中，行气化湿。

方药：香砂六君子汤加味。党参15g，白术10g，茯苓15g，半夏10g，陈皮12g，木香10g，砂仁10g，枳壳10g，神曲12g，佩兰10g，川厚朴10g，炙甘草3g。每日一剂，水煎服。

服药一周后，满闷胀痛略减，稍思饮食。半月后，胀痛减轻，已不满闷，口不黏腻，腻苔渐退，饮食增加。以后在此方基础上适当增减。两个月后，胀痛基本消失，饮食正常，即使稍多饮食，亦不作胀，形体渐感有力。

按语：观其脉证不难看出，此病乃本虚标实之证，脾胃气虚是其本，气滞湿阻为其标。前医辨证误以气滞为其根，只知一味服用行气疏利之药以治其滞，效不显，复倍用行气之品以攻其疾。结果事与愿违，病未向愈，却中气消伐，使之越治越重。李老脉证合参，审证求因，诊为脾胃气虚、气滞湿阻、胃气不和之证。治宜健脾补中、行气化湿、和胃降逆、开结除痞，标本同治以奏其功。

【参考文献】

［1］Du Y，Bai Y，Xie P，et al. Chronic gastritis in China：a national multi－center survey［J］. BMC Gastroenterol，2014，14（1）：21－21

［2］Daniel C Baumgart，William J Sandborn. Crohn's disease［J］. The Lancet，2012，（380）9853：1590－1605.

［3］Yamada A，Suzuki Y. Classification of Crohn's disease［J］. Nihon Rinsho，2012，（70）1：164－168.

［4］Nielsen OH，Bjerrum JT，Seidelin JB，et al. Biological Treatment of Crohn's Disease［J］. DIGESTIVE DISEASES，2012，（30）：121－133.

［5］张书瑶，姜树民．姜树民治疗慢性萎缩性胃炎伴非典型增生经验［J］．辽宁中医杂志，2014，41（5）：854－855

［6］郭建生，任守忠．安胃丸对慢性胃炎大鼠血清胃泌素生长抑素及表皮生长因子的影响［J］．辽宁中医药大学学报，2012，14（1）：7－9.

［7］张东旭．徐珊教授调畅气机法治疗慢性胃炎经验［J］．中华中医药杂志，2012，27（6）：1585－1586.

［8］中华医学会消化病学分会．中国慢性胃炎共识意见（2012年，上海）［J］．中华消化杂志，2013，33（1）：5－6.

［9］陆再英．内科学［M］．7版．北京：人民卫生出版社，2008.

［10］Repetto O，Zanussi S，Casarotto M，et al. Differential Proteomics of Helicobacter pylori Associated with Autoimmune Atrophic［J］. Mol Med，2014，（20）1：57－71.

［11］舒劲，李喜香，任远，等．制萎扶胃浓缩丸对慢性萎缩性胃炎模型大鼠SOD活性、MDA和NO含量的影响［J］．中国实验方剂学杂志，2011，02：160－162.

［12］丁成华，李晶晶，方芳，等．慢性萎缩性胃炎中医病机与证候分布规律研究

［J］．中华中医药杂志，2011，03：582－586.
［13］邝耀均．中西医结合治疗慢性萎缩性胃炎的临床效果分析［J］．当代医学，2011，19：145－146.
［14］朱亮亮，田金徽，拜争刚，等．胃复春治疗慢性萎缩性胃炎的系统评价［J］．中国循证医学杂志，2009，01：81－87.
［15］李中奇．慢性萎缩性胃炎临床治疗效果分析［J］．中医临床研究，2014，04：139－140.
［16］白璐，马英杰．慢性萎缩性胃炎内科规范治疗临床分析［J］．中国实用医药，2014，03：48－49.
［17］魏玮，史海霞，来要良．中医对慢性萎缩性胃炎及胃癌癌前病变的研究概况［J］．中华中医药杂志，2008，02：151－153.
［18］周学文．慢性萎缩性胃炎中医证治旨要［J］．中医药学刊，2002，05：558－559.
［19］柴可夫．活血化瘀法防治慢性萎缩性胃炎辨识［J］．中医药学刊，2004，22（3）：389－390.
［20］李琼，刘晏，吴坚炯．慢性萎缩性胃炎的治疗进展［J］．中医学报，2013，01：114－116.
［21］陈文彬，潘祥林．诊断学［M］．7版，北京：人民卫生出版社.
［22］Mera R，Fontham ET，Bravo LE，et al. Long term follow up of patients treated for Helicobacter pylori infection［J］. Digest of the World Core Medical Journals，2006，54（11）：1536－1540
［23］高尚社．国医大师周仲瑛教授治疗慢性萎缩性胃炎验案赏析［J］．中国中医药现代远程教育，2013，11（8）：9－12.
［24］格希格玛．慢性萎缩性胃炎临床治疗对比分析［J］．中国保健营养，2012，22（12）：1847－1847
［25］段彩荣．中医治疗慢性萎缩性胃炎的临床分析［J］．中国中医药现代远程教育，2011，06：93－94.
［26］Vasileiou I，Patsouras D，Patsouris E，et al. Ghrelin and toxicity：recent findings and futurechallenges［J］. Journal of Applied Toxicology，2013，33（4）：238－245.
［27］Arguello G，Balboa E，Arrese M，et al. Recent insights on the role of cholesterol in nonalcoholicfatty liver disease［J］. Biochim Biophys Acta，2015，1852（9）：1765－1778.
［28］Lückhoff HK，Kruger FC，Kotze MJ. Compositeprognostic models across the non－alcoholic fattyliver disease spectrum：Clinical application indeveloping countries［J］. World J Hepatol，2015，7（9）：1192－1208.
［29］Zhang SR，Fan XM. Ghrelin－ghrelin O－acyltransferasesystem in the pathogenesis of nonalcoholic fatty liverdisease［J］. World J Gastroenterol，2015，21（11）：3214－3222.
［30］Estep M，Abawi M，Jarrar M，et al. Association ofobestatin，ghrelin，and inflammatory cytokinesin obese patients with non－alcoholic fatty liver disease［J］，2011，21

(11)：1750－1757.

[31] Howlett M, Chalinor HV, Buzzelli JN, et al. IL－11 is aparietal cell cytokine that induces atrophic gastritis [J], Gut, 2012, 61 (10)：1398－409.

[32] 柴可夫．活血化瘀法防治慢性萎缩性胃炎辨识 [J]．中医药学刊，2004，22 (3)：389－390.

[33] 刘晶晶，代二庆，李菁，等．慢性萎缩性胃炎中医辨证分型健康教育处方的设计思路与内容 [J]．辽宁中医杂志，2015，2 (42)：227－229.

[34] Achyut BR, Ghoshal UC, Moorchung N, et al. Associationof Toll－like receptor－4 (Asp299Gly and Thr399Ileu) genepolymorphisms with gastritis and precancerous lesions [J]. Hum Immunol, 2007, 68 (11)：901－907.

[35] Bagheri N, Azadegan－Dehkordi F, Sanei H, et al. Associationsof a TLR4 single－nucleotide polymorphism with H. pyloriassociated gastric diseases in Iranian patients [J]. Clin ResHepatol Gastroenterol, 2014, 38 (3)：366－371.

[36] 邹水平，连建共．加味半夏泻心汤治疗慢性萎缩性胃炎35例体会 [J]．当代医学，2013，19 (14)：155－156.

[37] 王正强，于新娟，王莉莉，等．Toll受体－1基因多态性与幽门螺杆菌易感性的关系 [J]．实用医学杂志，2014，30 (1)：102－104.

[38] 王义霞，黄燕，兰巧云．慢性萎缩性胃炎与巨幼细胞贫血的相关性 [J]．中外医疗，2015，15：45－46.

[39] 刘金狄，谢晶日．谢晶日教授从虚论治自身免疫性胃炎经验 [J]．四川中医，2017，35 (04)：1－2.

[40] Xavier RJ, Podolsky DK. Unravellingthepathogenesis of inflammatory bowel disease [J]. Nature, 2007, 448 (7152)：427－434.

[41] Bamias G, Cominelli F. Immunopathogenesis of inflammatory bowel－disease：current concepts [J]. Curr Opin Gastroenterol, 2007, 23 (4)：365－369.

第三节　自身免疫性胰腺炎

【概述】

自身免疫性胰腺炎（autoimmune pancreatitis，AIP）是慢性胰腺炎的特殊类型，是由自身免疫机制介导，以淋巴细胞、浆细胞浸润伴胰腺肿大，纤维化和胰管不规则狭窄为特征，并与IgG4相关的疾病。1961年Sarles等首次报道有自身免疫特征的慢性胰腺炎后，1995年日本学者Yoshida等正式提出免疫性胰腺炎的概念。2001年TIGARO慢性胰腺炎危险因素分类系统中AIP已成为一个独立分型。

AIP临床表现无特异性，多见于中老年男性，起病隐匿，临床症状轻微，甚至无任何症状，可表现为梗阻性黄疸、不同程度非特异性腹痛、后背痛、乏力、体重下降等，其中梗阻性黄疸常见，约占70%，呈进行性或间歇性。临床约15%患者无症状，于体检时发现；约45% AIP患者可伴胰腺外器官受累，主要以Ⅰ型AIP为主，包括IgG4相关性胆管炎、纵隔或腹腔淋巴结肿大、间质性肾炎、腹膜后纤维化、涎腺炎、肺间质纤维化等，Ⅱ型AIP患者较Ⅰ型者年轻且无性别差异，除炎症性肠病外，无其他胰腺外器官受累；约50% AIP患者合并糖尿病或糖耐量异常。

AIP发病率及流行特征尚不明确，有学者报道，AIP的患病率为0.82/10万，韩国和意大利等数据显示，AIP占慢性胰腺炎患者的2%～6%。以60～70岁多见，男女比例约为2∶1。

【西医病因与发病机制】

1. 西医病因

AIP病因及发病机制尚无定论，可能与感染、遗传易感性、自身免疫功能紊乱有关。

（1）遗传因素　目前有证据支持AIP与遗传因素相关。有研究报道，主要组织相容性复合体Ⅱ抗原与人类的AIP易感性相关。AIP易感因素在不同种族、不同地域之间有所不同，这种多样性提示可能存在某种内在抗原触发了AIP易感者的发病。

AIP易感性可能与遗传因子改变有关。Parkdo等研究结果显示，主要组织相容性白细胞抗原单倍体DQβ1第57位氨基酸残基的天门冬氨酸置换与AIP的复发明显相关。Gao等研究结果发现，免疫性胰腺炎可能与“胰蛋白酶原基因”突变有关，胰蛋白酶原基因突变导致胰蛋白酶产生减少。Kawa等研究结果显示，日本人群中AIP患者的单倍体基因主要组织相容性白细胞抗原DRB1＊0405－DQB1＊0401明显高于其他慢性胰腺炎患者及健康人群。

（2）感染　研究显示，AIP患者血清中存在一种与幽门螺杆菌纤维蛋白溶酶原结合蛋白（PBC）及胰腺腺泡细胞上的泛素蛋白连接酶E3成分N－识别蛋白2（UBR2）非常相似的多肽序列，相较之正常人和胰腺癌患者，AIP患者血清中PBC和UBR2蛋白抗体水平均明显升高；幽门螺旋杆菌感染后可能通过分子模拟机制诱发自身免疫反应，诱发胰腺腺泡细胞凋亡，引起AIP并加速胰腺的损害。在AIP合并胃溃疡患者中，PBC及UBR2含量高于慢性胰腺炎，而单纯胃溃疡患者中则无差别。

（3）免疫机制　目前认为，AIP是一种慢性胰腺炎，以自身免疫性炎性反应过程为特征。在AIP的发生发展中，细胞及体液免疫机制均起到了重要作用。根据是否伴有其他的免疫系统疾病，AIP分为原发性和继发性两种。继发性AIP最常见的伴随症状为干燥综合征，发病原因很大程度上与自身免疫系统失调有关。

2. 发病机制

AIP发病机制尚无定论，可能与遗传易感性、自身免疫功能紊乱有关。AIP患者常伴高γ球蛋白血症、IgG或IgG4水平升高，多种自身抗体阳性（包括抗碳酸酐酶抗体ACA－Ⅱ、抗乳铁蛋白抗体、抗核抗体、类风湿因子等），组织病理学可见胰管周围大量淋巴细胞、浆细胞浸润，激素治疗有效，提示AIP的发生与自身免疫机制有关，但其病因及具体发病机制尚不清楚。

（1）体液免疫　AIP患者常出现胰腺外器官受累且病理所见相似，提示胰腺与这些器官（涎腺、胆管及肾小管等）之间可能存在共同抗原。基于胰腺、涎腺、胆管及远端肾小管均有碳酸酐酶Ⅱ及乳铁蛋白分布，且抗碳酸酐酶Ⅱ抗体（ACA－Ⅱ）和抗乳铁蛋白抗体（ALF）在AIP患者中阳性率较高，ACA－Ⅱ及ALF是AIP可能的靶抗原。此外，部分患者ANA、RF等自身免疫抗体阳性，也提示AIP发病机制与体液免疫相关。

（2）细胞免疫　AIP患者外周血中HLA－DR的$CD4^{+}$、$CD8^{+}$及$CD25^{+}$T淋巴细胞较之慢性胰腺炎患者明显升高，$CD4^{+}$T淋巴细胞分泌大量的干扰素－γ，而天然的调节性T细胞数却比慢性胰腺炎患者少。根据其分泌的细胞因子，$CD4^{+}$T细胞又可分为Th1及Th2细胞，Th1细胞分泌IL－2、TNF－α、γ干扰素以介导细胞免疫、巨噬细胞活化、细胞毒性及辅助B细胞产生补体；Th2细胞产生IL－4、IL－5、IL－6、IL－10以促进体液免疫和过敏反应。此外，AIP患者中血循环免疫复合物处于激活状态，水平升高，其与经典补体激活途径有关，体液免疫及细胞免疫相互交叉，共同促进AIP的发生、发展。

【中医病因病机】

1. 病因

AIP的病因主要与胆道疾患、过量饮酒、暴饮暴食、高脂血症及情志等因素有关。

（1）酒食不节　过食辛辣肥甘，暴饮暴食，饮酒过度，导致肝胆疏泄失司，胃肠腐熟传导失司，实热内积，湿热邪毒壅积，腑气不通。

（2）跌仆损伤　外部创伤致胰脏受损，日久不愈，耗伤人体气血津液，亦或腑气不通，血瘀气滞而引发疾病。

（3）情志不舒　情志不畅，或暴怒伤肝，或忧思多虑，致肝气郁结或脾失健运，不通则痛。

（4）感受外邪　外感六淫之邪，传里化热，热郁中焦，里热积滞，因热致瘀，热毒血瘀互结。

总之，自身免疫性胰腺炎病性以里、实、热证为主。病位在脾、胃、肝、胆，并涉及心、肺、肾、脑、肠。病机演变以湿、热、瘀、毒蕴结中焦而致脾胃升降传导失司，肝失疏泄为主。

2. 病机

脾胃是机体对饮食物进行消化、吸收与输布的主要脏器，脾胃虚弱，则机体运化失职，精微物质无法正常化生和转运，整体气血呈现虚弱的状态，正气不足，御邪无力。患者情志不畅、饮食不节均可损伤脾胃，导致脾胃虚弱，运化失常，升降失司。或恣食肥甘，阻遏脉络，气不宣泄等。另外胃、肠、胆道手术之后的创伤及粘连等原因，亦可致升清降浊功能失常。

AIP的病机属虚实夹杂，即为本虚标实，本虚主要体现在脾虚方面，标实主要表现为气滞血瘀。脾虚为本，脾虚则中气失于健运，必然影响肝的疏泄功能，导致气机郁滞，气行则血行，气滞则血瘀，故脾虚致肝郁气滞，肝郁气滞日久会导致血瘀。其中，脾虚是形成气滞血瘀的主要原因，气滞血瘀亦会导致脏腑功能紊乱，继而加速脾虚进程。因此本虚与标实相互影响，相互促进，引发恶性循环。

【诊断标准】

日本胰腺学会于2002年首次提出JPS标准，于2006年、2011年、2013年进行了修订，JPS标准强调包括胰腺弥漫性或局灶性肿大、主胰管狭窄在内的胰腺影像学改变以及血清IgG4升高等。

日本、韩国学者于2008年在JPS标准、Kim标准的基础上，制定了AIP诊断的亚洲标准。此亚洲标准结合了影像学、血清学、组织学的变化，以及激素治疗反应，较为符合亚洲病例病变的特点。

1. 影像学

（1）胰腺实质：胰腺体弥漫性/局限性/局灶性增大，有时伴有包块（或）低密度边缘。

（2）胰胆管：弥漫性/局限性/局灶性胰腺管狭窄，常伴有胆管狭窄。

2. 血清学

（1）血清高水平的IgG或IgG4。

（2）其他自身抗体阳性。

3. 组织学

胰腺病变部位活检示淋巴浆细胞浸润伴纤维化，有大量IgG4阳性细胞浸润。

4. 可选择的标准

对激素治疗的反应。

注：影像学2条为必备条件，血清学和组织学可仅具备1条即可诊断，手术切除的标本组织学表现为LPSP时，也可做出诊断；在患者仅满足影像学2条必备条件，且胰胆肿瘤检查指标均为阴性时，可在胰腺专家的密切监督下行激素试验性治疗。

【西医治疗】

（一）治疗方案

AIP的治疗以口服激素为主。如激素疗效不佳，首先需要考虑诊断是否正确，然后可换用或联用免疫调节剂乃至利妥昔单抗。对胰腺内、外分泌功能不全者应给予相应治疗，对诊断不明确或黄疸较重患者可考虑内镜介入治疗。

1. 糖皮质激素

AIP对糖皮质激素反应良好，能明显改善患者临床症状。临床常用药物为泼尼松龙，起始剂量一般为0.6mg/（kg·d），应用2~4周后根据临床表现、实验室和影像学检查结果，每1~2周递减5mg，减至15mg/d时改为每4~8周递减2.5mg，维持剂量为2.5~5mg/d，疗程2~3个月，部分患者可不经治疗自行缓解，部分患者停药后或使用维持剂量出现复发，再次给予激素治疗仍有效。激素治疗无效或怀疑恶性肿瘤时应进行手术治疗。如患者伴有梗阻性黄疸或胆管感染，激素治疗前应先行“经皮肝穿胆道外引流术”或“内镜下支架置入引流术”，并给予抗生素治疗。

2. 免疫调节剂和利妥昔单抗

硫唑嘌呤（AZA）、6－巯基嘌呤（6－MP）或霉酚酸酯（MMF）等免疫调节剂可用于激素治疗无效的患者。初步研究表明，对激素和免疫调节剂抵抗的AIP患者，应用利妥昔单抗（RTX）效果良好。

3. 熊去氧胆酸

国内外有研究报道，给予熊去氧胆酸可用于伴有胆汁淤积性肝功能异常，并发糖尿病肝功能损害的AIP患者明显改善，胰腺体积减小。但其治疗机制尚不明确，且临床应用报道尚少，其价值需进一步研究。

（二）西医治疗困境

目前自身免疫性胰腺炎的治疗仍然以激素与免疫抑制剂的使用作为主要治疗手段，患者停药后，或者使用维持剂量时出现疾病的反复发作是临床亟待解决的问题，且激素和免疫抑制剂的使用容易出现副作用，影响患者的生存质量。另外，自身免疫性疾病的发病机制复杂，难于清晰地阐述免疫平衡的变化并指导临床用药也是瓶颈所在。

【中医治疗】

1. 肝胆湿热型

主症：胁肋灼痛胀痛，或胁下有痞块，按之疼痛，发热，恶心，厌食油腻，身重倦怠或黄疸，舌红，苔黄腻，脉弦数或弦滑，大便或闭或溏。

治法：清利湿热，通利肝胆。

方药：清胰汤合龙胆泻肝汤加减，药用柴胡、黄芩、胡黄连、厚朴、枳壳、木香、大黄、芒硝、龙胆草、栀子、生地黄、车前子、泽泻、莱菔子、木通、炙甘草、当归。

2. 热实结滞型

主症：多见于慢性胰腺炎急性发作，症见腹痛拒按、痛连胁背、脘腹胀满，恶心嗳气，口干口苦，苔黄腻，脉滑数，大便不通。

治法：清热通腑，理气导滞。

方药：大柴胡汤加减，药用柴胡、黄芩、芍药、姜半夏、生姜、枳实、大枣、大黄、厚朴。

3. 脾胃虚弱型

主症：此型患者病程较长，病情较重，属临床最常见证型，日久会导致气滞血瘀。症见倦怠乏力，食欲不振，脘腹胀满肠鸣，纳谷不化，稍进油腻则大便次数明显增加，面色萎黄，消瘦，舌苔厚腻，脉缓或虚弱，大便溏薄。

治法：健脾和胃。

方药：参苓白术散加减，药用人参、白术、茯苓、白扁豆、陈皮、炙甘草、桔梗、莲子、砂仁、山药、薏苡仁、焦山楂、丹参。

4. 脾虚食积型

主症：神倦乏力，脘闷纳呆，腹满喜按、食则饱胀不适，面色萎黄，形体消瘦，夜寐不安，倦怠乏力，舌淡胖，苔白，脉弱，大便溏薄、酸臭或有不消化食物。

治法：健脾助运，消食化积。

方药：保和丸加减，药用山楂、神曲、法半夏、茯苓、陈皮、连翘、莱菔子、炒麦芽。

5. 肝气郁滞型

主症：脘腹胀满，一侧或者双侧胁痛拒按，疼痛多与情志不畅相关，恼怒常使病情加重，嗳气、矢气痛减。患者喜怒、纳呆，舌暗苔薄，脉弦、细或兼涩、数，大便或干或溏。本型发病与情志不遂、饮食不节有关。

治法：疏肝解郁，理气止痛。

方药：柴胡疏肝散加减，药用陈皮、柴胡、川芎、香附、枳壳、青皮、白芍、炙甘草。

6. 气滞血瘀型

主症：本型患者往往合并胆道疾患或假性囊肿。症见胸胁腹部疼痛，痛处不移，拒按，痛如针刺，上腹部扪及包块，压痛明显，面色淡白或晦滞，身倦乏力，气少懒言，舌淡暗或有紫斑，脉沉涩。多见于慢性胰腺炎发作日久者，病情较重，由气及血，属正虚邪实阶段。

治法：疏肝理气，活血通瘀。

方药：膈下逐瘀汤加减，药用灵脂、当归、川芎、桃仁、牡丹皮、赤芍、乌药、延胡索、炙甘草、香附、红花、枳壳。

【科研思路】

1. 文献研究方面

舒建昌结合自身免疫性胰腺炎临床特征与诊治经验，以“自身免疫性胰腺炎”为关键词检索文献，检索到符合标准的 AIP 患者共 185 例，临床表现主要为间歇性或进行性黄疸、轻度腹痛、体质量减轻等；影像学特点包括胰腺肿大，尤以胰头明显，主胰管狭窄及胆总管胰腺段狭窄合并近端胆管扩张；病理检查可见胰腺组织内淋巴细胞、浆细胞浸润和实质纤维化。AIP 诊断主要依赖临床表现、影像学和病理学特征。临床误诊为胰胆恶性肿瘤 93 例，其中 85 例实施手术，185 例患者中 127 例使用糖皮质激素治疗后临床症状明显缓解。结论为，AIP 是一种特殊类型的慢性胰腺炎，易误诊为胰腺癌而采取手术治疗。

2. 实验研究方面

朱明华通过对 AIP 与非 AIP 胰腺组织内调节性 T 细胞和髓源性抑制细胞（MDSCs）的检测和比较，采用荧光免疫双标记及免疫组化染色，检测 81 例纤维包块型胰腺炎胰腺组织内 $CD11b^+CD33^+$ MDSCs 与 $Foxp3^+$ Tregs 的浸润情况，其中包括 20 例 AIP，61 例非 AIP。结果发现 AIP 组胰腺组织内 $CD11b^+CD33^+$ MDSCs 浸润数量明显多于非 AIP 组；AIP 组与非 AIP 组胰腺组织内 $Foxp3^+$ Tregs 浸润数量差异无显著性（$P=0.076$）。得出结论，MDSCs 在 AIP 胰腺组织内的累积水平显著高于非 AIP，而二者胰腺组织内 Tregs 的累积水平差异无显著性，MDSCs 和 Tregs 在胰腺组织内的累积可能是炎症反应所致。

此外，应用双重免疫荧光染色观察 AIP 患者胆管和胰腺腺泡细胞上皮损害，发现含胶原蛋白Ⅳ的基底膜上存在 IgG4、IgG 的免疫复合物。这一系列研究均提示 AIP 的发病机制与自身免疫有关，但还需要更多的研究来阐明具体的发病机制。

3. 临床研究方面

钟百书等系统回顾性分析 24 例 AIP 患者胰腺和胰外受累组织器官的 CT 和 MRI 扫描资料和临床表现。虽然 AIP 临床表现不典型，但在 CT 和 MRI 上具有以下特征性影像征象："腊肠样" 外观、胰周包膜样环、均匀和高密度延迟强化、胰管节段性狭窄而远侧段胰管扩张轻、胰周静脉受累为主、胰外组织器官受累等，熟悉这些影像表现，有助于与一般胰腺炎和肿瘤鉴别，同时结合血清实验室检查和进一步胰腺穿刺活检，避免误诊甚至手术切除。

【参考文献】

[1] Kim KP, Kim MH, Song MH, et al. Autoimmune chronic pancreatitis [J]. Am J Gastroenterol, 2004, 99 (8): 1605 - 1616.

[2] Lv HJ, Wei Z, Qian JM, et al. Clinical features of autoimmune pancreatitis: a case series of 16 patients [J], Chin J Pancreatol, 2010, 10 (3): 155 - 158.

[3] 余在先，贾丽丽．中医辨证分型治疗慢性胰腺炎［J］．中国医学科学，2011，1 (16)：100 - 101.

[4] 常雪姣，张晶，朱明华．自身免疫性胰腺炎与免疫抑制细胞的关系［J］．临床与实验病理学杂志，2013，29 (12)：1379 - 1281.

[5] 孙丽媛，焦华波，涂玉亮．自身免疫性胰腺炎诊断标准及诊疗手段研究进展［J］．疑难病杂志，2017，16 (9)：955 - 958.

[6] Uchida K, Okazaki K, Konishi Y, et al. Clinical analysis of autoimmune - related pancreatitis [J]. Am J Gastroenterol, 2000, 95 (10): 2788 - 2794.

[7] Finkelberg DL, Sahani D, Deshpande V, et al. Autoimmune pancreatitis [J]. N Engl J Med, 2006, 355 (25): 2670 - 2676.

[8] Otsuki M, Chung JB, Oazaki K, et al. Asian diagnostic criteria for autoimmune pancreatitis: consensus of the Japan - Korea Symposium on Autoimmune Pancreatitis [J]. J Gastroenterol, 2008, 43 (6): 403 - 408.

[9] Omiyale AO. Autoimmune pancreatitis [J]. Gland Surg, 2016, 5 (3): 318 - 326.

[10] Roque Ramos L, Atreja A, Colombel JF, et al. Autoimmune pancreatitis and inflammatory bowel disease: Case series and review of the literature [J]. Dig Liver Dis, 2016, 48 (8): 893 - 898.

[11] Pujahari AK. Chronic Pancreatitis: A Review [J]. Indian J Surg, 2015, 77 (3): 1348 - 1358.

[12] Madhani K, Farrell JJ. Autoimmune Pancreatitis: An Update on Diagnosis and Management [J]. Gastroenterol Clin North Am, 2016, 45 (1): 29 - 43.

[13] Jani N, Buxbaum J. Autoimmune pancreatitis and cholangitis [J]. World J Gastroint-

est Pharmacol Ther, 2015 , 6 (4): 199 - 206.

[14] Rotzinger R, Bläker H, Bahra M, et al. CT and MRI Findings ofAutoimmune PolymorphBifocal Pancreatitis Mimicking Pancreatic Adenocarcinoma: A Case Report and Review of the Literature [J] . J Investig Med High Impact Case Rep, 2015, 3 (1): 1 - 5.

[15] Okazaki K, Uchida K. Autoimmune Pancreatitis: The Past, Present, and Future [J] . Pancreas, 2015 , 44 (7): 1006

[16] Chintanaboina J, Yang Z, Mathew A. Autoimmune Pancreatitis: A Diagnostic Challenge for the Clinician [J] . South Med J, 2015, 108 (9): 579 - 589.

[17] 舒建昌，周雄根，宁晓燕 . 185 例自身免疫性胰腺炎的荟萃分析 [J] . 胃肠病学和肝病学杂志，2011，20 (11): 1018 - 1021.

[18] 常雪姣，张晶，朱明华，等 . 自身免疫性胰腺炎与免疫抑制细胞的关系 [J] . 临床与实验病理学杂志，2013，29 (12): 1279 - 1282.

[19] 钟百书，杨根仁，阮凌翔，等 . 自身免疫性胰腺炎患者胰腺内外 CT 和 MRI 表现 [J] . 浙江大学学报 (医学版)，2014，43 (01): 94 - 100.

第四节　食管反流性哮喘

【概述】

食管反流性哮喘（GERD）是指由于胃食管反流诱发的哮喘，临床见胃食管反流病与哮喘同时存在；多在餐后、平卧或运动时哮喘发作或加重，应用抗哮喘药物治疗效果不佳，加用抗酸药物症状改善明显。由于消化和呼吸系统同源于内胚层，食管与支气管反应相互影响，胃食管反流病与多种肺部疾患特别是哮喘密切相关。

流行病学研究显示，美国胃食管反流患者群中，约 5% 患有哮喘；法国 150 名哮喘患者的研究中发现，有 65% 的人具有反流症状；189 名退伍军人哮喘患者的研究中报道，有 72% 的人具有胃灼热症状；加拿大的 109 名哮喘患者，哮喘组和两个对照组的“烧心”发生率分别为 77%、53% 和 47%，具有明显统计学意义，胃灼热和反酸同时发生的概率也远高于两个对照组。

食管反流性哮喘属于中医学“哮证”“喘证”的范畴，如果食管反流症状严重，胃脘部烧灼、疼痛，与中医学描述的“胃脘痛”“痞证”相类似。历代文献对哮喘和胃脘痛都有相关记载。《医宗必读》云：“肺为贮痰之器，脾为生痰之源。”《不居集》谓：“盖痰之生也，多由于脾。脾气虚则不能致精微于肺，以化其津液也……痰之来也，多由于肺。肺气虚则不能水精四布，而浊瘀凝聚也。”沈金鳌《沈氏尊生书》对本病之认识独辟蹊径，认为：“哮之一症，古人专主痰。后人谓寒包热，治须表散。窃思之，大都感于幼稚之时，客犯盐醋，渗透气脘。一遇风寒，便窒塞道路，气息急促，故多发于冬初。”又如“胃脘痛”的相关记载，《素问 · 六元正纪大论篇》记载：“木郁发之，民病胃脘当心而痛。”《灵枢 · 邪气脏腑病形篇》指出：“胃病者，腹膜胀，胃脘当心而痛。”

【西医病因与发病机制】

1. 西医病因

食管和支气管有共同胚胎起源和自主神经支配，它们共同起源于胚胎前肠基础上。食管和肺的传入神经通路由起源于中脑孤束核的迷走神经支配，而其中间神经元在延髓腹外侧疑核区和运动神经元相联系，反流物及酸刺激食管内各种机械感受器和化学感受器后，再通过迷走神经反射影响气管。胃食管反流食物及液体（以酸性为主）吸入支气管内是造成哮喘的重要原因，经常反流可引起明显咽后壁炎症，酸性反流物刺激食管黏膜，造成炎症，暴露的酸敏感受体通过迷走神经提高气道反应性，引起支气管平滑肌紧张度增高，导致哮喘反复发作。

因此，对久治不愈的慢性咳嗽及哮喘患者，必须考虑是否存在胃食管反流病。动物实验研究发现，健康狗食管内注入酸后，肺功能明显降低，而切断其两侧颈背根迷走神经后，肺功能无明显变化。因此，迷走神经反射可能在反流物和酸触发支气管收缩机制中发挥着重要作用。

2. 发病机制与免疫异常

（1）*食管支气管反射*　多项研究表明，食管内酸灌注可以引起呼气流量减少和气道阻力增加。对哮喘患者进行食管内酸灌注，有阵发的反流症状。第一秒用力呼气量、最大呼气流速和气道阻力的改变分别为3%、35%和42%，说明这一反射牵涉到迷走神经纤维和神经炎症。

（2）*支气管高反应性*　有数据表明食管内酸灌注可以增加支气管对其他刺激物的反应性，包括过度通气和乙酰胆碱。另外，GERD的哮喘患者具有原发性迷走神经高反应性的自主神经障碍。

（3）*微量误吸*　动物试验表明，气管内酸较之食管内酸，可使气道阻力升高几倍。微量误吸是支气管痉挛的强诱发因素，但似乎不是主要的病理机制，这一领域还有更多的研究空间。

（4）*气管炎症*　人体气管分布着致密的神经纤维，在一系列伤害性刺激作用下，外周神经末梢可通过轴索反射释放出速激肽和缓激肽，这些神经递质可直接或间接刺激气管壁上的NK受体，引发炎性反应。在炎症作用下，气管出现一系列防御反射，如支气管痉挛、黏液过度分泌、血管扩张、血浆渗出等。

（5）*食管细菌定植学说*　食管细菌定植学说是对上述主流学说的补充。GERD患者由于反流造成食管微环境改变，在食管和口咽有较多产酸菌（如链球菌类和乳酸菌类）定植，可通过其自身的质子泵产酸，即使没有胃食管反流，这些细菌自身产生的氢离子也可通过上述途径刺激咳嗽中枢，引起咳嗽或哮喘。

【中医病因病机】

中医学认为食管反流性哮喘的发生在于本虚、宿痰内伏于肺，进而波及食管，主要原因责之于肺。肺气虚，又受到感染、饮食失调、情志不畅、劳倦伤身等因素时，导致痰阻气道，肺气上逆，出现一系列哮喘的症状和体征。另外“食味酸咸太过，渗透气管，痰入结聚，一遇风寒，气郁痰壅即发”。清代沈金鳌《沈氏尊生书》也有言哮病“大都感于童稚之时，客犯盐醋，渗透气脘，一遇风寒，便窒塞道路，气息喘促。”认为返流性哮喘的起因常与患者自幼过吃咸食有关。

【诊断标准】

根据2006年蒙特利尔定义，反流性哮喘综合征属于GRED的食管外表现之一，当时达成的共识包括：

①哮喘与GRED相互影响。

②哮喘通常为多因素作用的疾病过程，GRED为其加重因素。

③GRED较少成为哮喘的单一发病因素。

④哮喘可能对GRED产生直接或间接影响。

⑤若无烧心或反流症状，不明原因的哮喘可能与GRED无关。

⑥针对GRED的药物及外科治疗方，对于假定的反流性哮喘综合征的疗效其实并不确定。

胃食管反流的诊断方法主要有以下几种：

1. 辅助检查

（1）胃镜　了解有无食管糜烂及糜烂程度，以及贲门口是否松弛。

（2）食管24小时pH监测　对于无黏膜破损的非糜烂性胃食管反流病，该检查是“金标准”，并可明确“哮喘”症状是否与反流相关。

（3）食管压力测定　对食管运动障碍性疾病的诊断具有重要意义。

（4）食管腔内阻抗监测　可以监测到 pH > 4 的反流，并可明确“哮喘”症状是否与反流相关。

以上4种方法均为诊断胃食管反流的有效办法，其中食管24小时pH监测和食管腔内阻抗监测，把反流事件与患者症状结合起来，有助于“哮喘”症状与反流相关性的判定。

2. 疑似症状

对于症状不典型，而以上辅助检查又无阳性发现，但在临床上又怀疑胃食管反流性哮喘者，诊断性药物试验不失为一个很好的办法，可行质子泵抑制剂试验，即标准剂量的质子泵抑制剂（如奥美拉唑20mg），2次/日，治疗2～3个月。若患者症状消失或好转，提示为明显的酸相关疾病。该试验可靠且简便易行，具有较高的临床应用价值。

【西医治疗】

（一）治疗方案

治疗主要包括控制哮喘及治疗胃食管反流病两个方面。

1. 一般治疗

改变生活方式与饮食习惯。睡前2小时内避免进食，白天进食后不宜立即平卧，睡时可将床头抬高15～20cm；避免进食高脂肪、巧克力、咖啡等食物；尽量避免应用茶碱及多巴胺受体激动剂，以免加重病情。

2. 食管反流治疗

（1）促胃肠动力药 这类药物的主要作用是增加食管下括约肌压力，改善食管蠕动功能，促进胃排空，从而减少胃内容物食管反流及减少其在食管的暴露时间。首选药物为西沙必利，适用于轻、中症患者，常用剂量为5～10mg，每天3～4次，疗程8～12周。

（2）抑酸药 主要有两种药物，分别为H_2受体拮抗剂及质子泵阻滞剂（proton pump inhibitors，PPIs）。H_2受体拮抗剂主要有西咪替丁、雷尼替丁、法莫替丁等药物，能减少24小时胃酸分泌，适用于轻、中症患者；质子泵阻滞剂包括奥美拉唑、兰索拉唑、泮托拉唑、雷贝拉唑等药物，这类药物抑酸作用强，效果优于H_2受体拮抗剂或促胃肠动力药，适用于症状重、有严重食管炎的患者。

（3）抗酸药 仅适用于症状轻、间歇发作的患者，作为临时缓解症状应用。

3. 平喘药物

平喘药物主要有糖皮质激素、肾上腺素受体激动剂等。糖皮质激素是目前控制哮喘发作最有效的药物，主要作用机制是抑制炎症细胞的迁移和活化，抑制细胞因子的生成，抑制炎症介质释放，增强平滑肌细胞受体的反应性。

4. 抗反流手术治疗

目前用于治疗GERD的手术方式主要有腹腔镜胃底折叠术、肥胖症治疗手术以及应用LINX抗反流系统的辅助食管下端括约肌关闭。GERD患者手术治疗的适应证：欲停止药物治疗、依从性差、药物不良反应、严重食管裂孔疝、药物治疗无效的糜烂性食管炎、难治性GERD、pH阻抗监测发现与反流症状相关的异常非酸反流且同时服用PPI的患者。

（二）西医治疗困境

食管反流性哮喘的治疗主要包括控制哮喘的发作和针对胃食管反流进行治疗。目前临床针对哮喘的治疗主要包括糖皮质激素治疗及肾上腺受体激动剂的使用，而食管反流的治疗主要是抑酸药物的使用及手术治疗。以上治疗方法都是针对症状进行缓解，尤其是糖皮质激素的使用虽然极大地缓解了哮喘的症状，但是人体是一个完整的有机体，需要从整体的层面进行治疗。中医学认为哮喘的发作责之于肺，其本在肾，与脾胃的运化失司，从病机层面较西医的认识更为深入。

【中医治疗】

历代医家对哮喘病病机的见解颇多迥异，而反流性哮喘兼见胃部不适症状，对哮喘的治疗多遵循“发时治肺”“平时治肾”的法则，兼有胃部不适之时更应“和胃降逆”。另外“哮喘专主于痰”，因宿痰内伏，反复发作，故发病之期应以痰为矛盾的主要方面，治疗必须祛痰，在祛痰的同时注意胃部的症状，达到和胃降逆的效果。

1. 发作期

（1）寒饮束肺证

主症：呼吸急促，喉中有哮鸣声，胸膈闷如闭塞感，咳多，痰少咳吐不爽，面色晦滞带青，口渴或渴喜热饮，天寒或冷，受寒易复发，形色怕冷，累及食管常出现吞咽不适，泛酸胃胀，舌苔白薄，脉弦紧或浮紧。

治法：温肺散寒，化痰平喘。

方药：小青龙汤和大黄甘草汤加减，药用麻黄、芍药、细辛、干姜、炙甘草、桂枝、五味子、法半夏、瓦楞子、大黄、甘草。

（2）痰热雍盛证

主症：呼吸气粗息涌，喉中痰鸣音如“吼”，胸高胁胀，阵发呛咳，咳嗽痰色黄或白稠，黏浊稠厚，排吐不利，烦闷不安，汗出面赤，口苦，口渴喜饮，不恶寒，伴发胃脘部不适症状。舌苔黄腻，质红，脉洪数或弦滑。

治法：清热宣肺，化痰定喘。

方药：麻杏石甘汤合小半夏汤加减，药用麻黄、杏仁、生石膏、炙甘草、半夏、茯苓。

2. 缓解期

（1）肺气亏虚证

主症：自汗，怕冷怕风，常易感冒，喉中有轻度哮鸣音，咳痰清稀色白，面色苍白，胃脘部常喜按喜揉，舌苔薄白、质淡，脉细弱或虚大。

治法：补肺益气。

方药：生脉散合桂枝汤加减，药用麦冬、人参、五味子、桂枝、生白芍、鲜生姜、生甘草、红枣。

（2）脾虚痰阻证

主症：平日食少腹胀，大便不实，往往因饮食失当诱发哮喘，同时伴有胃脘部反酸不适，气短不足以息，乏力，舌苔薄腻或白滑，质淡，脉细软无力。

治法：健脾化痰。

方药：参苓白术散合二陈汤加减，药用人参、茯苓、炒白术、山药、白扁豆、莲子、炒薏苡仁、砂仁、桔梗、甘草、半夏、陈皮、茯苓、竹茹、枳壳、青皮、乌梅、生姜。

（3）肾阳亏虚

主症：哮喘日久，伤及肾气。肾气虚，平日短气息促，动则易喘，劳累后易发哮喘，伴发胃脘部不适症状，舌苔淡白，质胖嫩，脉沉细。

治法：补肾纳气。

方药：金匮肾气汤加减，药用生地黄、山药、山茱萸、茯苓、牡丹皮、泽泻、桂枝、附子、牛膝、车前子。

（4）肝火犯胃证

主症：呼吸急促，喉中有哮鸣声，腹痛、腹泻，大便多次，眩晕头痛，口苦，脘闷纳呆，腰膝酸软，心烦易怒，失眠多梦，舌质红，苔厚腻而干，或弦大而虚。

治法：清热养阴，行气导滞。

方药：沙参麦冬汤合左金丸加减，药用北沙参、麦冬、石斛、败酱草、白芍、枳壳、柴胡、茯苓、黄连、吴茱萸、生甘草。

（5）脾肾阳虚证

主症：咳嗽喘满，胸闷不舒，伴有腹部隐痛，滑脱不禁，食少神疲，四肢不温，关节冷痛或肿胀，游走不定，腰酸怕冷，舌质淡红，苔薄白或白腻，脉沉细而弱。

治法：温补脾肾，收涩祛湿。

方药：金匮肾气丸合羌活胜湿汤加减，药用熟地黄、山茱萸、山药、泽泻、赤石脂、干姜、粳米、羌活、独活、防风、威灵仙、秦艽、桂枝、白芍、茯苓、炒白术、炙甘草。

【科研思路与方法】

1. 理论研究方面

谢微杳等立足中医理论、系统整理文献，分析建立证型原则，及现代文献对肝胃不和证型的描述，得出结论：肝胃郁热的说法不够明确。同时指出，所谓的肝胃郁热证应该包含在肝胃不和证里面。因此，其在胃食管反流病中医辨证分型的同时提出肝胃不和与肝胃郁热。邢文文等总结研究李培教授治疗胃食管反流病经验，阐明李培教授在胃食管疾患临床治疗中的独到见解，顺应脾胃之性，调畅气机，寒温并用，攻补兼施，重视日常调护。

2. 临床研究方面

秦晓光将116例符合肝胃不和型胃食管反流病诊断标准的患者随机分为治疗组和对照组各58例，治疗组给予四逆散加左金丸，每日1剂；对照组口服奥美拉唑肠溶胶囊20mg，每日2次，多潘立酮片10mg，每日3次。均服药3个月，观察两组治疗前后证候疗效和不良反应。结果治疗组总有效率91.38%，对照组总有效率87.93%。沙比拉·沙比提等临床采集51例相关病患，进行24小时食管pH监测，记录患儿反流与呼吸道症状同时进行抗反流治疗，并以51例无呼吸道症状的GERD患儿作为对照。得出结论：胃食管反流并哮喘症状的患儿反流比普通GERD严重，对有GERD并哮喘症状的患儿，实施抗反流治疗可显著改善症状，提示哮喘症状与胃食管反流密切相关。

3. 实验研究方面

张敏等对99例受试者进行了对照研究，其中联合用药组50例，PPI单药组49例，治疗8周后，得出结论：与PPI单药治疗比较，为期8周的联合用药在一定程度上能更好改善有夜间症状GERD患者的生理功能、生理职能、躯体疼痛、活力方面的生存质量。武春燕等以探讨胃食管反流病与肥大细胞及食管鳞状上皮细胞间隙的关系为目的，对27例非糜烂性反流病、30例糜烂性食管炎患者与10例正常健康志愿者行胃镜检查，通过免疫组化法染色检测肥大细胞数量，收集数据，得出结论：非糜烂性食管炎、糜烂性食管炎患者食管黏膜上皮中的肥大细胞数量增多，上皮细胞间隙增大，两者在胃食管反流病的发病机制中具有一定作用。

【名医验案】

王左教授验案

徐某，男，58岁。反复咳嗽、咳痰、胸闷、气促10余年，加重1周余。测体温38.5℃，神清，口唇轻度紫绀，呼吸急促，桶状胸，两肺可闻及干、湿性啰音，食管烧灼感，心率95次/分，律齐，双下肢轻度浮肿，血压110/70mmHg，血常规示白细胞9.7×10^9/L，中性粒细胞百分比90%。

西医诊断：慢性喘息性支气管炎急性发作伴食管炎症。

治法：宣肺化痰，和胃降逆。

处方：陈皮12g，半夏12g，茯苓15g，炙麻黄9g，杏仁12g，紫苏子12g，莱菔子12g，白芥子9g，地龙12g。7剂。

复诊：服药后，诸症稍减，舌淡胖，苔白薄腻，脉滑。继宗前法，原方加太子参12g，桃仁12g，川厚朴12g。再进7剂。以上方出入治疗4周，咳、痰、喘诸症消失，下肢水肿消退，舌脉基本复常。

按语：哮证之痰湿郁肺。患者素有咳、痰、喘宿疾多年，肺脏宣肃、通调水道之功日减。肺气壅塞胸中，气不化水，液聚成痰，痰闭气道，发为哮喘。刻下咳频作，痰稠难咳，胸闷气促，下肢浮肿，舌淡胖苔白腻，脉滑。治宜开肺平喘，健脾祛痰，予二三汤化裁。

【参考文献】

［1］黎博，于晓．反流性哮喘综合征发病机制［J］．国际消化病杂志，2011，31（6）：321－323.

［2］丁亚春，刘娅，何小溪，等．黄芩苷与甘草甜素合用对豚鼠实验性哮喘的影响［J］．中国实验诊断学，2007，11（3）：366－368.

［3］吕小华，吴铁，覃冬云．甘草酸防治小鼠哮喘的作用及其免疫学机理探讨［J］．时珍国医国药，2006，17（8）：1434－1435.

［4］刘兰．血小板活化因子与支气管哮喘［J］．临床荟萃，2008，23（5）：373－375.

［5］延光海，崔允浩．A20重组蛋白通过NF－κB/TGF－β1/CTGF信号通路抑制哮喘小鼠气道重构的初步实验研究［J］．免疫学杂志，2012，28（1）：44－46.

［6］况晓东，崔永耀，王昊，等．胆碱能药物在胃食管反流性哮喘治疗中的策略［J］．中国临床药理学与治疗学，2007，28（9）：965－969.

［7］Gabriela J，Ianosi ES，Aberle E，et al. Gastroesophageal reflux and asthma－pathogenticmechanisms and treatment［J］. Pneumologia，2012，61（1）：15－19.

［8］Thakkar K，Boatright RO，Gilger MA，et al. Gastroesophageal reflux and asthma in children：a systematic review［J］. Gastroenterology，2010，136（5）：A－432.

［9］Susan M Harding. Gastroesophageal reflux as an asthma trigger：acid stress［J］. CHEST，2004，126（5）：1398－1399.

［10］申玉莲．中医治疗胃食管反流性慢性咳嗽概述［J］．实用中医药杂志，2012，28（3）：224－224.

［11］李建华，蔡北源．胃食管反流性呼吸道疾病的中医浅析［J］．中国中医急症，2013，22（7）：1172－1172.

［12］苗建平．胃食管反流相关性哮喘的治疗［J］．四川医学，2006，27（02）：161.

［13］汪忠镐，陈秀，韩冰，等．胃食管反流病引起“顽固性哮喘”以致气胸一例报告［J］．临床误诊误治，2006，19（11）：8－9.

［14］鲍永波．胃食管反流和支气管哮喘的相关性研究［D］．延边：延边大

学，2012.
[15] 刘复州，吴继敏．胃食管反流源性哮喘的诊断与鉴别诊断［J］．中国社区医师，2011，13（12）：4.
[16] 叶辉．中西医结合治疗胃食管反流性咳嗽临床观察［J］．当代医学，2012，18（30）：153－154.
[17] 季锋，汪忠镐．2013美国胃肠病学院胃食管反流病诊断和管理指南解读［J］．中华胃食管反流病电子杂志，2015，2（2）：70－74.
[18] 王鹤兵．1例胃食管反流性疾病相关性哮喘患者的诊断和治疗［J］．世界临床药物，2008，29（10）：616－618.
[19] 师宁．反流性食管炎的中医证候及证候要素分布特点及相关因素分析［D］．北京：北京中医药大学，2013.
[20] 刘春芳，郭召平，曹会杰，等．通降和胃方治疗胃食管反流性咳嗽60例［J］．环球中医药，2013，6（7）：539－541.
[21] 黎博，于晓峰．反流性哮喘综合征发病机制［J］．国际消化病杂志，2011，31（6）：321－323.
[22] 谢微杳，谢慧民．胃食管反流病中医证型之肝胃不和与肝胃郁热的关系［J］．中国中医急症，2014，23（12）：2233－2235.
[23] 邢文文，王飞，苏春娟，等．李培教授治疗胃食管反流病经验初探［J］．时珍国医国药，2014，25（11）：2774－2775.
[24] 秦晓光．四逆散加左金丸治疗肝胃不和型胃食管反流病的临床随机对照观察［J］．中国新药杂志，2015，24（11）：1275－1277.
[25] 沙比拉·沙比提，丁芳．以哮喘为主51例胃食管反流病患者临床分析［J］．新疆医学，2014，44（12）：14－16.
[26] 张敏，黄智春，杨林锌．PPI＋H_2RA联合治疗对有夜间症状的胃食管反流病患者生存质量的影响［J］．中国中西医结合消化杂志，2014，22（12）：710－713.
[27] 武春燕，孟宪梅．胃食管反流病与肥大细胞及食管鳞状上皮细胞间隙的关系［J］．临床医药文献杂志，2014，1（10）：1740－1741.

第五节　嗜酸性粒细胞胃肠炎

【概述】

嗜酸性粒细胞胃肠炎（eosinophilic gastroenteritis，EG）是一种慢性胃肠道炎症疾病，从食管到直肠均可累及，其最常见的部位为胃窦及小肠。典型的EG以胃肠道的嗜酸性粒细胞浸润、胃肠道水肿增厚为特点，患者主要临床表现为不明原因的发热、腹痛、腹泻，主要特征是受累炎症部位组织中和外周组织中嗜酸性粒细胞增多。本病发生率比较低，自1937年报道以来，全世界报道不过数百例。

嗜酸性粒细胞胃肠炎属于中医学“胃脘痛”“痞证”的范畴，历代文献对于胃脘痛等相关病证有不少记载。《素问·五常政大论》云:“备化之纪,其病否。”“卑监之纪……其病留满否塞。”《明医杂著》云:“惟饮食不节,起居不时,损伤脾胃,胃损则不能纳,脾损则不能化,脾胃俱损,纳化皆难,元气斯弱,百邪易侵而饱闷,痞积等证作也。”《兰室秘藏·中满腹胀论》云:“脾胃久虚之人,胃中寒则生胀满,或脏寒生满病。”

【西医病因与发病机制】

1. 西医病因

本病具体发病病因不清楚,可能与过敏因素有关,约50%患者有个人或家族过敏史。部分患者可由某些食物如牛奶、羊肉等诱发,在摄食特殊食物后,血清中IgE水平增高。还可能与感染后的病原体接触过敏原有关。故认为本病是对外源性或内源性过敏原的变态反应所致。

2. 发病机制与免疫异常

该病表现为大量的嗜酸性粒细胞浸润,可累及胃肠壁全层,也可仅为胃肠壁的某一层,组织学表现为成纤维细胞与胶原纤维构成的基质水肿。按累及的范围可分为弥漫性嗜酸性粒细胞胃肠炎和局限性嗜酸性粒细胞胃肠炎两种类型。

胃肠组织中肥大细胞通过Fc受体与食物抗原特异性IgE抗体结合后,肥大细胞再遇到相对应抗原后被激活,释放组胺、嗜酸性粒细胞趋化因子,并生成和分泌IL-3,吸引嗜酸性粒细胞在胃肠道受累部位聚集,激活的嗜酸性粒细胞具有合成细胞因子的能力,而这些因子会再吸引嗜酸性粒细胞聚集,继而引起嗜酸性粒细胞脱颗粒,释放各种水解酶类,造成组织损伤,暴露自身抗原,激活补体系统,诱发胃肠道反应。

本病可发生于任何年龄,因累及部位、肠壁的层次不同,临床表现主要有以下三方面。

(1)*前驱非特异性表现* 部分患者有过敏现象,如哮喘、便溏、乏力、不规则低热等症状。

(2)*胃肠表现* 可有腹痛、腹泻表现,病变广泛时由于腹泻及肠道吸收障碍出现贫血、消瘦、乏力、发育迟缓;病变累及肌层时,患者可表现为幽门梗阻、肠梗阻;病变累及食管,可有贲门失弛缓症的表现。

(3)*胃肠外表现* 当肠壁的浆膜层受累为主时,可出现腹水,腹水检查可见大量的嗜酸性粒细胞。

【中医病因病机】

1. 饮食不节,损及胃肠

《素问·痹论》云:“饮食自倍,肠胃乃伤。”暴饮暴食,饥饱无常;或恣食生冷,寒积胃脘,损伤脾胃之气,气机升降失常;或过食辛辣肥甘,过饮烈酒,酿热生痰,损伤脾胃,而出现胃痛、痞满之症。

2. 抑郁伤肝,横逆脾胃

肝为将军之官,喜条达而恶抑郁。若境遇不遂,忧思恼怒,情志不畅,肝郁气滞,疏泄失职，横犯脾胃，脾胃失和则可致胃脘胀满嘈杂等症。正如《临证指南医案》所言："肝为起病之源，胃为传病之所。"《沈氏尊生书·胃痛》曰："胃痛，邪干胃脘病也，唯肝气相乘为尤甚，以木性暴且正克也。"

3. 禀赋不足，脾胃虚弱

身体脾胃虚弱，或劳倦内伤，中伤脾胃；或久病不愈，延及脾胃，脾胃虚弱，阳气不足，胃纳呆钝，脾运失健，而发为胃脘痞满、疼痛。正如《兰室秘藏·中满腹胀论》中谓："脾胃久虚之人，胃中寒则生胀满，或脏寒生满病。"禀赋不足且肺卫气虚，容易感受风邪，客于皮肤腠理之间而诱发此疾病。

4. 外感内伤，脾胃湿热

外感暑湿、寒湿，伤及脾胃，水湿内停；或饮酒过度，酿湿生热，损及胃腑；或肝郁脾虚，脾失运化，蕴生湿热，而致痞满、嘈杂、反酸、胃脘灼痛等症。

【诊断标准】

EGE 的诊断标准主要根据 Talley 等人在 1990 年提出的分类诊断标准：

（1）有胃肠道症状。

（2）病理活检证实有 1 个或 1 个以上部位存在 EOS 浸润。

（3）除外寄生虫感染和其他引起胃肠道 EOS 增多的疾病。

（4）病理组织每 HPF 下 EOS 计数尚无统一的诊断标准，至少应≥20 个/HPF。

另外，也可参考以下疾病的分层目进行详细诊断：

（1）黏膜型：嗜酸性粒细胞浸润胃肠黏膜、黏膜下层。

（2）肌肉型：嗜酸性粒细胞浸润肌层为主，出现肠梗阻表现。

（3）浆膜型：出现腹水。

（4）混合型：同时累及消化道的 2 层或 2 层以上。

【西医治疗】

（一）治疗方案

本病的治疗原则是去除过敏原、抑制变态反应和稳定肥大细胞。

1. 脱敏治疗

逐个排除可致敏的食物、药物，停止食用致敏物后效果良好。对于激素治疗效果不好或有激素使用禁忌证的患者，可应用要素饮食，配合脱敏治疗。

2. 糖皮质激素的应用

激素使用适应证有：①饮食治疗无效或疗效短暂，以黏膜病变为主的病例；②手术切除后复发或病变弥漫难以手术切除的病例；③以腹水为主要表现的浆膜下层病例。一般选用泼尼松 20～40mg/d，2 周后逐渐减量，小剂量维持数月后逐步停药，效果不佳可加用其他免疫抑制剂。

3. 抗组胺药

抗组胺药主要有氯苯那敏、赛庚啶、息斯敏等药物，其中阿司咪唑是第二代抗组胺类药物，常用量为10mg，每日一次。

4. 手术治疗

患者出现幽门梗阻或肠梗阻时，内科保守治疗无效时可采用手术。

（二）西医治疗困境

目前针对本病的治疗主要是抗过敏及抑制变态反应着手，主要是抗组胺治疗及脱敏治疗。西医认为主要是过敏状态引起的胃肠道反应，但是针对体质较差的人群，容易出现症状反复。中医认为人体肺卫不足，免疫力低下是导致过敏的重要因素，且脾虚失运，气血生化无权也是导致疾病发生的重要病机，因此，从整体调理肺脾之气较之西医的治疗方式更为得当。

【中医治疗】

辨证论治：中医辨证论治宜从肝、脾、胃着手进行论治。

1. 胃络瘀阻证

主症：胃脘疼痛，如针刺，似刀割，痛有定处，按之痛甚，痛时持久，食后加剧，入夜尤甚，或见吐血黑便，舌质紫黯或有瘀斑，脉涩。

治法：活血化瘀，行气止痛。

方药：失笑散合丹参饮加减，药用五灵脂、蒲黄、丹参、檀香（后下）、砂仁、三七粉（冲服）、延胡索、郁金、枳壳、炒莪术。

2. 肝胃不和证

主症：嗳气、呃逆，手脚冰凉，吞酸嘈杂，食入不化，胃脘饱胀疼痛，引及两胁窜痛，喜怒无常，烦躁易怒，弦脉胀痛，苔薄白或薄黄，脉弦。

治法：疏肝理气，和胃解郁。

方药：柴胡疏肝散加减，药用柴胡、白芍、枳壳、川芎、香附、陈皮、佛手、苏梗、延胡索、炙甘草。

3. 脾胃虚弱证

主症：胃脘胀满，隐隐作痛，喜温喜按，时缓时急，纳呆便溏，身倦乏力，四肢不温，少气懒言，小便清；舌质淡或有齿痕、苔薄白，脉细弱。

治法：温中健脾，益气和胃。

方药：香砂六君子汤合黄芪建中汤加减，药用党参、茯苓、白术、陈皮、广木香、砂仁、黄芪、桂枝、白芍、生姜、甘草。

4. 脾胃湿热证

主症：脘灼热疼痛，嘈杂泛酸，口干口苦，渴不欲饮，或口甜黏浊，食甜食则冒酸水，纳呆恶心，身重肢倦，小便色黄，大便不畅，舌质红，舌苔黄腻，脉象滑数。

治法：清热化湿，和中醒脾。

方药：三仁汤合连朴饮加减，药用黄连、黄芩、白蔻仁、蒲公英、生薏苡仁、法半夏、茯苓、厚朴、炙甘草。

5. 胃阴不足证

主症：胃脘隐痛或灼痛，嘈杂似饥，饥不欲食，口干舌燥，烦渴思饮，干呕呃逆，心烦不寐；舌红少苔，或有裂纹，或光剥苔，脉细数。

治法：养阴益胃，和络止痛。

方药：一贯煎合芍药甘草汤加减，药用北沙参、太子参、麦冬、生地黄、栀子、当归、川楝子、白芍、炙甘草、绿萼梅、八月札、香橼皮、鸡内金。

【生活调摄】

1. 规律饮食

忌暴饮暴食，尽量做到定时进餐，进食量少，减轻胃的负担，避免胃部过度扩张；进餐次数多，可使胃中经常存有少量食物，以中和过多分泌的胃酸。

2. 注意饮食卫生

应尽量少吃刺激性食品，新鲜食品为佳；减少烟酒对胃的危害。

3. 保持精神愉快

肠胃健康与精神因素有很大关系。过度的精神刺激会引起大脑皮层的功能失调，促进迷走神经功能紊乱，导致胃壁血管痉挛性收缩，进而诱发胃炎、胃溃疡，因此要注意保持精神愉快。

【科研思路与方法】

嗜酸性粒细胞胃肠炎临床暂无特效药物治疗，要发挥中医药优势，发掘经典方剂，结合文献和临床经验总结出有效的治疗方法。实验研究方面，可结合临床研究成果，在嗜酸性粒细胞胃肠炎相关发病机制的基础上，筛选针对性较强的有效中药单体、中药成分群、有效中药或有效方剂，并在此基础上进一步开展药效、药理、毒理等研究，以开发出有效的中药制剂。

1. 理论研究方面

叶院宁等报道一例嗜酸性粒细胞胃肠炎，并复习国内外文献资料，通过总结、讨论，丰富了临床治疗 EG 的经验、资料。黄曼玲等通过检索文献，搜集 92 例相关病例，总结嗜酸细胞性胃肠炎的临床特点及诊治方法，结论提示，内镜检查是嗜酸细胞性胃肠炎主要的诊断方法，但确诊仍需依靠病理检查。

2. 临床研究方面

Soavi 等报告了一例合并幽门螺杆菌感染的嗜酸细胞性胃肠炎患者，在根除幽门螺杆菌后症状消失，并根据一些理论研究文献提出观点：嗜酸细胞性胃肠炎可能与幽门螺杆菌的感染有关。赵亮等报告了临床遇见的嗜酸性粒细胞胃肠炎 1 例，患者服用泼尼松片后腹痛症状明显好转，复查血常规也提示嗜酸性粒细胞明显降低，出院后继续激素治疗，随访至今无复发。激素是治疗本病最有效的药物，但停药后复发率较高，且有一定的不良反应。当激素治疗效果不佳时，可加用免疫抑制剂。

3. 实验研究方面

黄焕军等收集20例EG患者的临床资料，对其临床表现、实验室检查、内镜表现及治疗预后进行分析，提出论点：EG临床表现缺乏特异性，容易误诊。当发现外周血嗜酸性粒细胞增多和（或）其他原因不能解释的胃肠道症状时，应想到EG的可能，内镜检查时进行多点活检及腹水细胞学检查对诊断很有帮助。王礼建等回顾性对照研究9例EG和19例HES，分析其临床表现及治疗经过，EG是以胃肠道组织中EOS异常浸润为特征的胃肠道疾病。

【名医验案】

刘建华医案

陈某，男，56岁，2006年9月13日初诊。腹痛、腹泻、便脓、便血，里急后重，肛门刺痛，大便时坠痛，大便每天10余次，纳呆乏力，喜冷饮，舌淡苔薄黄，脉沉。纤维肠镜结果：黏膜水肿、充血伴局部出血灶、糜烂。

中医诊断：泄泻。

治法：健脾益气，清热解毒。

处方：黄芪30g，党参15g，薏苡仁15g，茯苓15g，山药15g，白术10g，黄连10g，白花蛇舌草30g，半枝莲15g，败酱草15g，野麻草15g，车前草12g，藿香10g，陈皮6g，扁豆12g，砂仁6g，甘草3g。7剂，每日1剂，水煎服。嘱患者1剂药水煎3次，混匀后，分早、中、晚于饭后0.5小时口服。

2006年9月20日复诊：诸症明显缓解，大便每天2~3次，仍有少量脓血，前方加槐米炭9g，地榆炭6g，继服7剂。

三诊：脓血便消失，未见余症，上方再服7剂。随访至今，痊愈，未见复发。由于放射治疗后半年至数年仍有发生慢性放射性肠炎的可能，故该病患者需要长期随访，本例随访1年半余未见复发，余随访长达数年甚者数十年亦未见复发者。

按语：本证属脾胃虚弱，湿热蕴结，热毒灼伤血络。治宜健脾益气、清热解毒兼以利湿止泄、凉血止血。由于患者得到准确及时的诊治，没有发展成危重证候而中断放射治疗。

【参考文献】

[1] 王翀，李国华，朱萱，等.23例嗜酸性粒细胞性胃肠炎误诊分析及其诊治［J］.南昌大学学报，2013，3（7）：30－33.

[2] 许文艳，曹泽伟，陈明.陈明嗜酸性粒细胞性胃肠炎伴发肾系疾病1例［J］.现代中西医结合杂志，2011，21（2）：2686－2687.

[3] 周细平，李宏.嗜酸性粒细胞性消化道炎［J］.中华临床免疫和变态反应杂志，2011，2（8）：124－131

[4] 杨落落，孙逊，时阳.嗜酸性粒细胞性胃肠炎2例分析并文献回顾［J］.胃肠病学和肝病学杂志，2013，22（3）：270－272.

[5] Lucendo AJ，Arias A. Eosinophilic gastroenteritis：an update［J］. Expert Review of

Gastroenterology and Hepatology，2012，5（6）：591－601.
［6］Shih HM，Bair MJ，Chen HL，et al. Eosinophilic Gastroenteritis：Brief Review［J］. Acta Gastroenterol Belg，2016，79（2）：239－244.
［7］Dr Seema Khan，Susan R，Orenstein. Eosinophilic Gastroenteritis［J］. Pediatric Drugs，2002，4（9）：563－570.
［8］刘松涛. 中药治疗嗜酸性胃肠炎的临床研究［J］. 临床医学工程，2012，2（2）：260－261.
［9］翁书强，唐文清，崔璨. 嗜酸细胞性胃肠炎：附16例临床分析［J］. 中国临床医学，2012，6（3）：624－627.
［10］Masashi Ohe，Satoshi Hashino. Successful Treatmentof Eosinophilic Gastroenteritis with Clarithromycin［J］. Korean J Intern Med，2012，27（4）：451－454.
［11］郭全治，刘洪飞. 儿童嗜酸性粒细胞性胃肠炎伴腹水1例分析［J］. 中国误诊学杂志，2011，11（3）：727－728.
［12］刘梅，黄永坤. 嗜酸性粒细胞胃肠病的诊断与治疗［J］. 实用儿科临床杂志，2011，26（7）：550－552.
［13］刘红利，陈大权. 中西医结合治疗嗜酸性粒细胞性胃肠炎1例［J］. 山西中医，2011，27（11）：28.
［14］郑琴芳，梁列新，梁荣新. 以消化道症状为主要表现的嗜酸性粒细胞增多症14例［J］. 实用医学杂志，2007，23（11）：1686－1687.
［15］刘长勤，林明珠，肖方森，等. 垂体功能减退误诊为嗜酸性粒细胞胃肠炎2例分析［J］. 中国误诊学杂志，2008，8（21）：5174－5175.
［16］张剑，洪丽华. 嗜酸性粒细胞性胃肠炎合并肠梗阻1例［J］. 浙江中西医结合杂志，2010，20（4）：239－240.
［17］朱红楠，张志平. 嗜酸性粒细胞性胃肠炎1例［J］. 临床检验杂志，2013，31（3）：238.
［18］黄曼玲，孙圣斌，吴杰，等. 嗜酸细胞性胃肠炎临床诊治及文献分析［J］. 中国全科医学，2013，16（7B）：2386－2389.
［19］叶院宁，陆恒，汪芳裕，等. 嗜酸性粒细胞性胃肠炎1例并文献复习［J］. 分子影像学杂志，2015，38（2）：145－146.
［20］Soavi C，Caselli M，Sioulis F，et al. Eosinophilic gastroenteritiscured with Helicobacter pylori eradication：case report and reviewof literature［J］. Helicobacter，2014，19（3）：237－238.
［21］赵亮，赵子夜，柏愚，等. 嗜酸性粒细胞性胃肠炎1例［J］. 世界华人消化杂志，2012，20（14）：1263－1265.
［22］黄焕军，刘瑶，刘南植，等. 20例嗜酸性粒细胞性胃肠炎临床及内镜特点分析［J］. 临床内科杂志，2008，25（6）：413－415.
［23］王礼建，朱峰，钱家鸣. 嗜酸细胞性胃肠炎与高嗜酸性粒细胞综合征［J］. 中华消化杂志，2003，23（8）：455－457.

[24] Cianferoni A, Spergel JM. Eosinophilic Esophagitis andGastroenteritis. [J]. Curr Allergy Asthma Rep, 2015, 15 (9): 58.

第六节 自身免疫性肝炎

【概述】

自身免疫性肝炎（utoimmune hepatitis, AIH）是一种累及肝脏实质的特发性疾病，以血清转氨酶升高、循环中存在自身抗体、高γ-球蛋白血症、肝组织学特征性改变以及对免疫抑制治疗应答为特点。此病女性多见（男女比例为1:4），任何年龄均可发病。典型病理组织学特征为界面性肝炎，如未给予有效治疗可逐渐发展为肝硬化，最终导致肝功能失代偿引起死亡或需要进行肝脏移植。在北欧白种人群中，其年发病率为1.9/100000，但流行率为16.9/100000，占欧洲肝移植登记处肝移植的2.6%，占美国肝移植的5.9%。

AIH表现为长期的血清ALT和（或）AST异常，通常伴随高球蛋白血症。约25%的AIH患者，甚至包括部分肝硬化患者在内，诊断本病时并无临床症状，患者通常表现为疲劳不适、纳差、体重减轻、恶心及闭经等。尽管据报道有30%~60%的患者存在关节痛，但关节肿胀者少见。此外，极少数患者可出现皮肤斑丘疹及不明原因性发热，约30%的患者起病时就已进展至肝硬化阶段，故此类患者（尤其是年老者）可出现腹水，提示肝功能失代偿和（或）静脉曲张破裂出血。AIH有时可表现为急性肝功能衰竭，有些被诊断为隐源性或血清阴性爆发性肝炎的患者很有可能是AIH的急性发作，30%~50%的AIH患者同时伴有其他自身免疫性疾病，此项特征有助于诊断本病。

自身免疫性肝炎属中医学“胁痛”“黄疸”范畴，历代文献有相关记载。《素问·举痛论》曰：“百病生于气也。”《素问·至真要大论》中说：“高者抑之，下者举之。”“疏令气调，而致和平，则其道也。”亦有“见肝之病，不解实脾，唯治肝也”的论述。后《金匮要略》亦言“见肝之病，知肝传脾，当先实脾”。《医学求是》中说：“明乎脏腑阴阳升降之理，凡病皆得其要领。”

【西医病因与发病机制】

1. 西医病因

自身免疫性肝炎的发病机制尚未明确。现在认为本病主要病因是遗传因素，而病毒感染、药物和环境则可能是在遗传易感基础上的促发因素。

（1）遗传因素　AIH有明显的种族倾向。在北美和西欧人群中，AIH的发病率较高，在中国、日本等亚洲地区的人群中相对较低。本病患者的家族成员中，AIH相关的自身抗体检出率高于对照组。HLA抗原与AIH的临床亚型之间有一定关系，AIH 1型患者多为HLA-DR3和HLA-DR4阳性，分别占50%和40%左右；AIH 2型患者中，以HLA B14和HLA-DR3较多见。遗传易感性主要集中在免疫球蛋白的超家族上，包括位于MHC编码HLA的基因，以及编码免疫球蛋白和T细胞受体（TCR）分子的基因。另外，TCR、维生素 D 受体（VDR）、Toll 样受体 4（TLR－4）、TGFβ 等在遗传上的差异也都可能影响着 AIH 的易感性。

（2）病毒感染　AIH 肝组织损伤的病理改变与病毒性慢性活动性肝炎非常相似，自身免疫性肝炎患者的淋巴细胞内常见有麻疹病毒基因。有研究表明，如 EB 病毒、巨细胞病毒感染可诱发 AIH。病毒抗原表位通过“分子模拟”（molecular mimicry）和某些肝脏抗原具有相同的决定簇而导致交叉反应，导致自身免疫性肝病。如 HCV 感染的部分患者血清中可检测到多种非特异性自身抗体，很可能 HCV 的感染刺激了 HIA 在肝细胞膜表面的表达，改变了肝细胞膜上的蛋白质成分所致。

动物实验方面，感染了腺病毒的小鼠可表达 P450ⅡD6，后者为Ⅱ型 AIH 的自身抗原，该小鼠可发展为永久性自身免疫性肝炎，并进展为 P450ⅡD6 自身抗体相关的肝纤维化。该资料证明，在小鼠实验中，病毒感染可打破免疫耐受，从而导致自身免疫性损伤。

（3）自身免疫功能异常　体液免疫和细胞免疫反应均参与 AIH 的自身免疫，AIH 的免疫病理损伤机制主要涉及两个方面：T 细胞介导的细胞毒性作用，$CD4^+$ T 细胞被激活后分化为细胞毒性 T 淋巴细胞，并通过释放毒性细胞因子直接破坏肝细胞；抗体依赖的细胞介导的细胞毒性作用（ADCC），在 T 细胞的协同作用下，浆细胞分泌大量针对肝细胞抗原的自身抗体，它们与肝细胞膜上的蛋白成分反应形成免疫复合物，自然杀伤细胞通过 Fc 受体识别免疫复合物后引起肝细胞破坏。异常的 HLA 分子促进正常肝细胞膜成分的抗原递呈，活化的抗原递呈细胞刺激自身抗原致敏的细胞毒 T 细胞克隆增殖，细胞毒 T 细胞浸润肝组织，释放细胞因子，损伤肝细胞。

（4）其他　主要包括年龄、性别、内分泌、药物等。已知 AIH 多发于女性，以青春期和绝经期前后为发病高峰期，且年轻女性的病情严重，这些都提示可能与内分泌有关。另外有些药物如甲基多巴、呋喃妥因、双氯酚酸、米诺环素、干扰素等导致肝损伤类似 AIH，这些药物作为一种半抗原进入人体后，与体内组织中的某种蛋白质结合而形成复合物，后者即可成为抗原，与自身组织产生相应的自身抗体而发生自身免疫反应，诱发组织损伤。

2. 发病机制与免疫异常

AIH 发病机制尚不明确，是发生在遗传基础上的多因素疾病，免疫功能的紊乱在本病中起到重要的作用。

（1）分子模拟学说　AIH 以缺乏对肝细胞抗原的免疫耐受为特征，并最终导致由自身反应性 T 细胞介导的肝实质细胞损伤。在免疫发病机制方面，T 细胞起着至关重要的作用，且 $CD4^+$ T 和 $CD8^+$ T 细胞均参与了由 NK 细胞及 γδT 细胞介导的免疫反应。细胞免疫介导的肝细胞损伤，由于免疫耐受的破坏，激活的 $CD4^+$ T 细胞（包括 Th1 和 Th2）通过 T－B细胞膜的直接接触以及释放细胞因子，刺激 B 细胞产生针对自身抗原的抗体，启动免疫损伤反应。此外细胞因子还通过激活 $CD8^+$ T 细胞介导 ADCC 效应杀伤肝细胞，激活 TNF 或 Fas 系统介导肝细胞凋亡，激活星状细胞促进肝纤维化的发生。

肝细胞膜的正常成分在抗原呈递细胞（APC）或肝细胞本身帮助下被辅助 T 细胞（Th 和 Th2）识别为“异己抗原”，这一识别在 HLAⅡ类分子的参与下进行，如抑制性 T 细胞（Ts ）不予干预，势必启动多种免疫效应机制损伤肝实质细胞。

（2）Th17 的作用　Th17 细胞是新近发现的辅助性 T 细胞的一个亚群，以可分泌白介素 17（IL－17）、IL－22、肿瘤坏死因子 α（TNF－α）及重组人巨噬细胞炎性蛋白（CCL20）为特征，其在人类和小鼠自身免疫中有重要作用。Th17 可分泌 IL－1β、IL－6、IL－23、TGF－β 和 IL－21 等细胞因子。Th17 免疫反应也参与人类多种自身免疫性疾病，Th17 细胞在包括原发性胆汁性肝硬化的自身免疫性肝病中被报道。有研究显示，5% 的 T 细胞在 AIH 患者肝脏内浸润，这类 T 细胞包括分泌 IL－17 的 $CD4^+$T（经典 Th17 细胞）和 $CD8^+$T 细胞（也称为 Tc17 细胞）。

（3）调节性 T 细胞　Treg 细胞可表达多种共刺激分子，包括细胞毒性 T 淋巴细胞抗原（CTLA4），是免疫反应的一种负调节分子，该基因的多态性与 1 型 AIH 有关。AIH 患者中，Treg 细胞数目下降、功能减弱，表明 Treg 细胞的缺乏是 AIH 发病的基础。免疫系统可区分自我与非我，并可建立及维持自身耐受的无应答，以抑制针对自身抗原的免疫反应，进而预防自身免疫。外周耐受由 $CD4^+$T 细胞来维持，其可高表达 IL－2 受体 CD25，且低表达 IL－17 受体 CD127，这类细胞称为调节性 T（Treg）细胞。该亚群细胞以表达转录因子 Foxp3 为特征，其对 Treg 细胞的功能至关重要。

（4）自身免疫性肝病中的特异性抗原　去唾液酸糖蛋白受体（ASGP－R），被认为是肝细胞膜上的抗原，分布在肝小叶门静脉周围，破坏免疫耐受性，引起自身免疫，在肝脏组织可见免疫反应的特征性细胞学改变，即 T 细胞浸润。T 细胞的靶抗原被认为是细胞色素 P450ⅡD6、线粒体丙酮酸脱氢酶（MCPD）和去唾液酸糖蛋白受体蛋白（ASGP－R 蛋白），这些蛋白均为肝细胞特异性抗原，是引起肝组织损伤的较重要机制。

【中医病因病机】

AIH 常以乏力、黄疸、皮肤瘙痒、肝区疼痛、肝脾肿大等为临床表现。中医学多将其归属为“胁痛”“黄疸”等范畴，病因主要有以下几个方面：

1. 素体亏虚

机体素虚以致内邪滋生，机体邪盛正衰，疫毒蕴结于肝胆，肝郁气滞，日久则热毒瘀血互结，损伤正气。

2. 湿邪侵袭

素体正虚，感受湿邪，湿阻中焦，从而导致肝失疏泄，胆汁不能正常输送，浸渍皮肤，以致发黄；另外，患者肝阴亏虚，不能濡养肝体，肝气郁滞，以致木郁土壅，脾胃运化失常，则血行不畅，瘀血阻滞脉络，日久更化热伤阴。湿阻、血瘀、气滞、阴亏为重要的病理环节。

3. 肝气郁结

情志不调，肝失疏泄，肝气郁滞，郁久则化热伤阴，日久肝肾受损，精血暗耗。同时，肝肾同源，肝病日久及肾，则可能出现急躁易怒、经行不畅、闭经、腰膝酸软等一系列症状。另外，由于 AIH 多病程较长，久病入络，以致血瘀化热。

4. 瘀热互结

AIH 病机多为病程日久，肝郁湿滞，湿热内蕴，伤阴耗气继而气病及血，瘀血凝结，瘀热互结。证属本虚标实，病机关键为肝络郁滞，病位在肝、胆、脾、胃；湿、热、瘀、毒是本病之原，阴阳气血虚弱是本病之本，肝络郁滞是病机的中间环节。

本病临床症状类似于慢性乙肝，慢性迁延，因此其治疗的基本思路与一般肝炎相一致，湿热仍是贯穿其病程的基本病理因素。病机随着病情轻重发展变化：疾病早期，病情轻，多为肝郁脾虚、肝肾阴虚；疾病的中后期多为瘀血阻络；肝硬化失代偿期则发展为瘀血阻络与肝肾阴虚或脾肾阳虚并见。

【诊断标准】

AIH 的诊断无特异性指标，在排除其他可能导致肝损的病因后，确诊主要是基于生化、免疫及组织学的特征性表现。目前该病的诊断多采用 2011 年英国胃肠病学会（British Society of Gastroenterology，BSG）在美国肝病研究学会（AASLD）2002 年发表及 2010 年更新的“AIH 诊断和治疗”的优化指南，及自身免疫性肝炎诊断和治疗共识（中华医学会 2015 年）。

推荐诊断意见：

（1）AIH 临床表现多变，任何肝功能异常者均应考虑存在本病的可能。

（2）患者以往病史、酒精摄入史、药物服用史及肝炎暴露史的全面回顾对于 AIH 的诊断至关重要，此外还应进一步除外病毒性和代谢性肝病。

（3）肝活检对于诊断 AIH 十分重要，且有助于判断预后。除非存在绝对禁忌证，否则均应行此项检查。

（4）疑诊 AIH 时，国际自身免疫性肝炎小组（IAIHG）的修正标准将有助于疾病的判断。但是仍有部分非典型患者难以被确切诊断，可考虑在这些患者中进行激素治疗。

【西医治疗】

（一）治疗方案

1. 治疗原则

（1）治疗目标　治疗目标是获得生化缓解（血清转氨酶、IgG 和/或 γ－球蛋白水平均恢复正常）和肝组织学缓解，防止疾病进展。

（2）治疗指征　所有活动性 AIH 患者均应接受免疫抑制治疗，并可根据疾病活动度调整治疗方案和药物剂量。

中度以上炎症活动的 AIH 患者（血清氨基转移酶水平 >3 × ULN、IgG >1.5 × ULN），急性［ALT 和（或）AST >10 × ULN］甚至重症［伴凝血异常：国际标准化比值（INR）>1.5］应及时启动免疫抑制治疗，以免出现急性肝衰竭。

对于轻微炎症活动（血清氨基转移酶水平 <3 × ULN、IgG <1.5 × ULN）的老年（>65 岁）患者，需平衡免疫抑制治疗的益处和风险做个体化处理。暂不启动免疫抑制治疗者需严密观察，如患者出现明显的临床症状，或出现明显炎症活动可进行治疗。

从肝组织学角度判断，存在中度以上界面性肝炎是治疗的重要指征。桥接性坏死、多小叶坏死或塌陷性坏死、中央静脉周围炎等特点提示急性或重症 AIH，需及时启动免疫抑制治疗。轻度界面炎患者可视年龄而区别对待，轻度界面性肝炎的老年患者可严密观察、暂缓用药，特别是存在免疫抑制剂禁忌证者。而存在轻度界面炎的年轻患者仍有进展至肝硬化的风险，可酌情启动免疫抑制治疗。对非活动性肝硬化 AIH 患者则无需免疫抑制治疗，但应长期密切随访（可每隔 3 ~6 个月随访 1 次）。

2. 治疗药物

（1）*糖皮质激素*　标准治疗包括 2 个阶段，分别为用大剂量糖皮质激素治疗的缓减期和用最小维持量糖皮质激素及硫唑嘌呤治疗的维持期。大部分 AIH 患者需长期应用糖皮质激素和（或）硫唑嘌呤治疗。无症状的部分患者一般不需治疗，治疗方式的选取还是根据疾病活动度来决定。

1）诱导和维持缓解期：糖皮质激素是诱导缓解治疗的一种药物，而硫唑嘌呤则是维持治疗的一种药物。年轻患者开始可应用大剂量的泼尼松龙 1mg/kg 或 60mg/d；若转氨酶水平开始下降，每周减量 10mg 直至减至 20mg/d，随后缓慢减至 10mg/d，直到肝功能检查正常才可进一步减量。有学者提倡泼尼松龙治疗 2 ~3 周后再加用硫唑嘌呤，因为：①糖皮质激素治疗的效果可进一步证实 AIH 的诊断；②如一开始应用硫唑嘌呤，其肝毒性会和治疗无反应相混淆。

2）泼尼松（龙）和硫唑嘌呤联合治疗：AIH 患者一般优先推荐泼尼松（龙）和硫唑嘌呤联合治疗方案，联合治疗可显著减少泼尼松（龙）剂量及其不良反应。泼尼松（龙）可快速诱导症状缓解、血清氨基转移酶和 IgG 水平的复常，用于诱导缓解，而硫唑嘌呤需 6 ~8 周才能发挥最佳免疫抑制效果，多用于维持缓解。泼尼松（龙）初始剂量为 30 ~40mg/d，并于 4 周内逐渐减量至 10 ~15mg/d；硫唑嘌呤以 50mg/d 的剂量维持治疗。诱导缓解治疗一般推荐如下用药方案：泼尼松（龙）30mg/d 1 周、20mg/d 2 周、15mg/d 4 周，泼尼松（龙）剂量低于 15mg/d 时，建议以 2.5mg /d 的幅度渐减至维持剂量（5 ~10mg/d）；维持治疗阶段甚至可将泼尼松（龙）完全停用，仅以硫唑嘌呤 50mg/d 单药维持。同时，糖皮质激素的减量应遵循个体化原则，可根据血清生物化学指标和 IgG 水平改善情况进行适当调整，如患者改善明显可较快减量，而疗效不明显时可在原剂量上维持 2 ~4周。

3）泼尼松（龙）单药治疗：泼尼松（龙）单药治疗时初始剂量一般选择 40 ~60mg/d，并于 4 周内逐渐减量至 15 ~20mg/d。初始剂量可结合患者症状、血清氨基转移酶和 IgG 水平特别是肝组织学炎症程度进行合理选择。单药治疗适用于合并血细胞减少、巯基嘌呤甲基转移酶功能缺陷、妊娠或拟妊娠、并发恶性肿瘤的 AIH 患者。已有肝硬化表现者多选择泼尼松（龙）单药治疗并酌情减少药物剂量。疑似诊断为 AIH 患者也可以单用泼尼松（龙）进行试验性治疗。泼尼松可在肝脏代谢为泼尼松（龙）后发挥作用，除非肝功能严重受损，两者作用相似。泼尼松（龙）可等剂量替代泼尼松，4mg 的甲基泼尼松（龙）相当于 5mg 泼尼松（龙）。

4）其他替代药物：布地奈德（budesonide）是第二代糖皮质激素，其在肝脏的首过清除率较高（约 90%），6 - OH - 布地奈德与糖皮质激素受体的亲和性高，抗炎疗效相当于泼尼松（龙）的 5 倍，而其代谢产物［16 - OH - 泼尼松（龙）］无糖皮质激素活性。因此，布地奈德作用的主要部位为肠道和肝脏，而全身不良反应较少。由于布地奈德与泼尼松一样作用于激素受体，因此，不推荐用于传统激素无应答的病例。在肝硬化门静脉侧支循环开放患者中，布地奈德可通过侧支循环直接进入体循环而失去首过效应的优势，同时还可能有增加门静脉血栓形成的风险。因此，布地奈德不宜在肝硬化患者中应用。

5）长期治疗：在生化和组织学达到缓解撤药后，约70% AIH 患者会在12个月内复发；单用较高剂量的硫唑嘌呤2mg/（kg·d）维持，可降低泼尼松龙撤药后的复发率。上述疗法在长期治疗中被证实是安全的，是否使用硫唑嘌呤维持及如何治疗首次复发取决于对复发可能性、肝病严重程度及可预见副反应的综合判断，建议在年轻以及LKM抗体或SLA阳性患者中行常规维持治疗；复发患者应如同初发时再次接受治疗。在可耐受的前提下，一旦达到缓解应给予硫唑嘌呤维持；泼尼松龙与硫唑嘌呤联合治疗仍未能达到生化或组织学上完全缓解的患者，吗替麦考酚酯的疗效也是有限的。可考虑试用环孢素、布地奈德、地夫可特、他克莫司或环磷酰胺，但上述疗效尚未被证实；AIH肝硬化患者以及正常已缓解的患者，无论男女，均应每6个月检测一次血AFP和腹部超声检查以除外肝细胞癌。

（2）环孢霉素和他克莫司　环孢霉素和他克莫司是两种化学性质不同的磷酸酶抑制剂（CNIs），成功用于AIH治疗的诱导期和缓解期。不良反应包括神经毒性、高血压和高血脂，其中神经毒性是最大的不良反应。若这两种药物用于治疗AIH，则应密切监测肾功能，并应用最低有效剂量。

（3）环磷酰胺　环磷酰胺是一种细胞毒药物，常用于血管炎的治疗。尽管治疗AIH的经验仅限于小样本且无严格对照组的试验，但结果提示治疗效果不错。缓解期可用环磷酰胺1.5mg/kg联合小剂量的糖皮质激素，即泼尼龙初始剂量1mg/kg，缓解后减至小剂量（2.5～10mg/d）联合环磷酰胺50mg/d。

（4）D-青霉胺　D-青霉胺是一种衍生氨基酸，具有抗炎和整合金属的功效。不良反应见于皮肤黏膜、胃肠、肾脏、血液系统、肺和自身免疫性并发症。无足够证据表明其对AIH有效。

（5）甲氨蝶呤　对恢复肝脏生化指标和改善肝组织学有效，并可减少维持期糖皮质激素用量。然而，甲氨蝶呤可致胎儿畸形，治疗银屑病时发现可致肝纤维化。

（6）熊去氧胆酸（UDCA）　可改善肝脏生化指标，但不能减少糖皮质激素用量，不能改善结局和组织学病变，因此不推荐常规应用。对有胆管改变的AIH患者，UDCA治疗可能有效，但目前无系统研究。

（7）麦考酚酯酸（MMF）　麦考酚酯酸是一种霉酚酸（MPA）的乙酯化产物。MMF口服吸收后转化为MPA，MPA是次黄嘌呤核苷酸脱氢酶的非竞争性抑制物，可抑制鸟嘌呤核苷酸的合成，从而抑制T淋巴细胞和B淋巴细胞内DNA的复制。MMF的耐受性较好，白细胞减少和腹泻是其主要不良反应；可对动物有致畸作用，因此育龄期妇女需慎用。研究表明，MMF可用于不能耐受硫唑嘌呤和难治性的AIH患者。

（8）生物制剂　调节性T细胞功能缺陷导致AIH患者自身耐受的打破，因此调节性T细胞可能是一种治疗选择。2型AIH可产生自身抗原特异性T细胞，提示其可能是Treg细胞治疗的一种较好类型。然而，这种治疗价格贵且有风险，即在长期炎症环境下，回输的Treg细胞可能无功能或无法分化成分泌IL-17的细胞，因此需慎重。另外，芬戈莫德

（FTY720）是一种新型免疫调节剂，可通过竞争鞘氨醇－1 磷酸受体抑制二级淋巴组织和胸腺中淋巴细胞的输出，有可能用于 AIH 的治疗。

（二）西医治疗困境

自身免疫性肝炎是临床上较为棘手的免疫性疑难病。目前急性期肝功能受损，西医的治疗主要是激素的冲击治疗为主，缓解期使用糖皮质激素维持治疗较多，此病进入慢性期容易出现肝功能指标异常，而常规的免疫治疗无法起到根治自身免疫性肝炎的目的，需要针对其他并发症治疗，该病在治疗的手段上也较为单一，而中医采用疏肝理气、化痰祛瘀治疗，临床疗效较好。

【中医治疗】

中医治疗本病通过辨证论治，治疗法度以清、疏、化、补、利为准。《徐批叶天士晚年方案真本·卷下》云："若肝脏日刚，木火内寄，情志拂逆，必相火勃起，谓凉则肝宁。昔贤谓肝宜凉，肾宜温也。"

1. 阴虚内热证

主症：疲乏，低热，关节酸痛，口眼干燥，小便短赤，大便干结，舌红，脉细数。

治法：养阴清热。

方药：玉女煎加减，药用生地黄、生石膏、知母、北沙参、牛膝、麦冬、当归、薏苡仁、青蒿、虎杖根、忍冬藤。

2. 肝胆温热证

主症：胁胀，腹胀，黄疸，口苦，便干，尿赤，苔黄腻，脉弦数。

治法：疏肝清热。

方药：龙胆泻肝汤加减，药用龙胆草、山栀子、当归、黄芩、黄连、泽泻、柴胡、生地黄、六月雪、蒲公英、茵陈、猪苓、大黄、木香、陈皮、炙甘草。

3. 肝郁气滞证

主症：两胁刺痛，面部黄滞，口苦齿燥，便干溲赤，苔薄，舌红有痕点，脉弦细。

治法：疏肝解郁。

方药：复元活血汤加减，药用柴胡、当归、桃仁、丹参、鬼箭羽、积雪草、徐长卿、炮山甲、郁金、延胡索、枳壳、佛手、炙甘草。

4. 肝脾两虚证

主症：两胁胀痛，面色黄黯，腹胀纳呆，大便溏薄，小便短黄，苔腻，脉濡细。

治法：疏肝健脾。

方药：逍遥散加减，药用柴胡、炙甘草、当归、黄芩、茯苓、芍药、生姜、薄荷、白术。

5. 脾虚湿蕴证

主症：周身乏力，四肢酸困，腹部满闷，饥不欲食、恶心、呕吐或不吐，大便溏薄，小便清长，舌体淡胖或有齿痕，苔白腻，脉弦滑。

治法：燥湿化痰，健脾和胃。

方药：二陈汤合三仁汤加味，药用陈皮、姜半夏、厚朴、茯苓、白术、白蔻仁、生姜、大枣、薏苡仁、杏仁、滑石。

6. 瘀血内阻证

主症：胁肋隐痛，或痛若针刺，痛处不断，颈面部可见赤丝、红缕，赤掌，舌质暗红或有瘀斑，脉涩。

治法：健脾益气，活血去瘀。

方药：血府逐瘀汤合四君子汤加味，药用桃仁、红花、川芎、当归、熟地黄、赤芍、柴胡、枳壳、党参、白术、茯苓、炙甘草。

【饮食调摄】

1. 饮食宜清淡

宜多进食新鲜蔬菜，如芹菜、菠菜、黄瓜、西红柿等；多吃水果，如苹果、生梨、香蕉、葡萄、柑橘等。

2. 食物要富含优质蛋白质

蛋白质是维持人类生命活动最重要的营养素之一，一旦病情好转，即应逐步增加蛋白质的摄入，并选用优质蛋白质和营养价值较高的食物，以利于肝细胞的再生和修复，如牛奶、鸡蛋、鱼、精瘦肉、豆制品等。

3. 补充微量元素

肝病患者体内往往缺乏锌、锰、硒等微量元素，部分患者还缺乏钙、磷、铁等矿物质。因此宜补充含微量元素和矿物质的食物，如海藻、牡蛎、香菇、芝麻、大枣、枸杞子等。

【科研思路与方法】

1. 理论研究方面

郭英君等从自身免疫性肝炎的诊断标准、现代医学治疗自身免疫性肝炎、中医药治疗自身免疫性肝炎三个方面，讨论了自身免疫性肝炎中西医诊治特点，并附以典型病例予以说明。王倩怡等整理多位学者的学术文献，系统分类并分析了关于自身免疫性肝炎发病机制的研究进展，从遗传易感性、诱因、自身抗原和分子模拟、免疫调节网的紊乱、肝细胞损伤机制以及动物模型等方面予以阐述，指出正确的动物模型的重要性。申弘等立足中医，系统研究古代文献与现代临床治疗报告，从整体上分析了中医治疗所具有的独特优势，客观评价中医在治疗自身免疫性肝炎方面的优劣。

2. 临床研究方面

陈静临床招募 60 例自身免疫性肝炎患者，随机分为治疗组 30 例和对照组 30 例，治疗组和对照组同时应用甲基强的松龙，治疗组在应用激素的同时加服六味地黄汤为主的中药汤剂，分析对比两组 8 周内药物疗效；得出结论：六味地黄汤结合小剂量肾上腺皮质激素治疗自身免疫性肝炎疗效较好，且无不良反应。黄晶晶等选取 40 例自身免疫性肝炎患者，随机分为 2 组，对照组给予泼尼松片口服并予常规的护肝等对症支持处理，治疗组在对照组基础上加用柔肝化纤颗粒治疗，疗程均为12周；通过对比各项临床指标包括肝功能、纤维指标、凝血指标等，肯定了联合用药能明显改善肝功能，阻止或延缓肝硬化进展。

3. 实验研究方面

刘良忠等收集20例自身免疫性肝炎患者与20例健康志愿者外周抗凝血，通过实验研究分析、检测外周血滤泡型辅助性T淋巴细胞百分率（Tfh）及细胞上CCR7、PD－1、IL－21R等分子的表达水平，血清IL－21的表达水平，为进一步研究Tfh细胞及其相关分子在自身免疫性肝炎发病机制中的作用提供实验依据。连帆等将40只小鼠随机分组，探讨同种异体脂肪干细胞经肝动脉移植对刀豆素A（Con A）诱导的小鼠自身免疫性肝炎的治疗价值。结果：经肝动脉移植组和经尾静脉移植组行脂肪干细胞移植后全部存活，未发生明显并发症；经肝动脉移植组血清炎症指标（IFN－γ、IL－4和IL－5）及血清天冬氨酸氨基转移酶、丙氨酸氨基转移酶及碱性磷酸酶明显下降。

【名医验案】

1. 卢秉久验案

纪某，男，50岁，2007年2月26日初诊。主诉：右胁隐痛伴腹胀2年。现病史：2年前无明显诱因出现右胁隐痛伴腹胀，乏力，食少纳呆，大便溏泻，1～2次/天，时头晕，双手麻木。舌淡红，黯滞，苔白稍腻，脉沉细涩。查肝功：ALT 68U/L，AST 46U/L，血脂：TG 7.8mmol/L，B超示：脂肪肝。

中医辨证：肝郁脾虚，痰瘀互结。

中医诊断：肝痞。

治法：疏肝健脾，化痰祛瘀。

处方：柴胡15g，陈皮15g，木香15g，香附15g，泽兰15g，川芎20g，丹参20g，路路通20g，焦山楂20g，泽泻20g，党参20g，茯苓20g，苍术20g，甘草10g，丝瓜络20g。每日1剂。

2007年3月25日复查：肝功、血脂均正常，B超显示：脂肪肝已消失。嘱其调节生活规律，节制饮食。山楂降脂片4片，日2次口服，以善其后。

按语：本病多因营养失调、中毒、代谢、内分泌障碍及某些消化道疾病引起。病因病机为长期进食肥甘厚味或醇酒所伤，中焦脾胃气机壅滞，聚湿成痰，土壅木郁而成。其病具有脾虚湿停，痰浊阻滞，气滞血瘀等特点。重者由于气机壅塞，水湿内停，痰瘀互结，而成积聚、鼓胀。治宜疏肝健脾，化痰祛瘀。

2. 范永升验案

患者，女，61岁，因“皮肤发黄18年，腹胀、双下肢水肿半年”于2011年3月1日入住我院风湿病科。查体：面色晦滞不华，皮肤、巩膜略黄染，浅表淋巴结未及肿大，心肺听诊无殊，腹大膨隆，脾肋下一横指，移动性浊音阳性，腹部可见散在蜘蛛痣，双下肢可见多处瘀点、瘀斑，伴有中度凹陷性水肿，舌暗红苔薄黄腻，脉滑。辅助检查：血常规：白细胞$2.5\times10^{9}\cdot L^{-1}$，血红蛋白$117g\cdot L^{-1}$，血小板$35\times10^{9}\cdot L^{-1}$。肝功能：谷丙转氨酶

170U·L^{-1}，谷草转氨酶155U·L^{-1}，总胆红素45.2μmol·L^{-1}，直接胆红素25.8μmol·L^{-1}，碱性磷酸酶230U·L^{-1}，谷氨酰转肽酶167U·L^{-1}。病毒性肝炎抗体阴性。抗核抗体阳性1∶320，抗线粒体抗体M2阳性，抗可溶性肝抗原抗体/抗肝胰抗体阳性。腹部B超示慢性弥漫性肝病，脾大，腹腔积液。西医予以美卓乐片12mg·d^{-1}、优思弗胶囊500mg·d^{-1}、输血浆以及利尿治疗。

中医治疗如下。初诊：面色晦滞不华，身目略发黄，脘腹胀满，口干而苦，眼干涩，小便短少，大便干，肢体瘀点、瘀斑，下肢浮肿，舌暗红，苔黄白相间，脉滑。

西医诊断：自身免疫性肝病。

中医诊断：鼓胀（肝胆湿热、水瘀内停）。

治法：清热祛湿，活血通络。

方药：茵陈蒿汤加减。绵茵陈30g，焦栀子9g，制大黄9g，赤芍30g，川芎15g，白英9g，郁金12g，茯苓30g，猪苓30g，仙鹤草30g，麦冬20g，枸杞子30g，生薏苡仁10g，苍术12g，姜半夏9g，川朴花9g，红枣10g。14剂，水煎服，1剂/d。

二诊：药后下肢浮肿减退，黄疸渐消，口干仍有，感下肢关节酸胀，舌暗红，苔薄黄腻，脉滑。拟参除湿舒筋，前方改川芎为丹参30g，加石菖蒲9g，木瓜10g，滑石（包）12g。14剂，水煎服，1剂/d。

三诊：药后下肢浮肿基本消退，腹胀减轻，面色逐渐转华，黄疸基本消退，右眼白内障术后，舌暗红，苔薄黄腻，脉滑。拟参清肝明目，前方去石菖蒲，加谷精草15g。

如此坚持中西医结合治疗1年后，患者黄疸消退，腹胀消除，下肢浮肿消退，面色转华，病情明显好转。复查肝功能恢复正常，腹部B超未见腹水。激素逐渐减量至美卓乐片4mg·d^{-1}，同时继续服用优思弗胶囊500mg·d^{-1}和中药治疗。

【参考文献】

[1] Kerr JF, Cooksley WG, Searle J, et al. The nature of piecemealnecrosis in chronic active hepatitis [J]. Lancet, 1979, 314 (8147): 827-828.

[2] Krawitt Edward L. Autoimmune hepatitis [J]. The New England journal of Medicine, 2006, 354 (1): 54-66.

[3] Czaja AJ. Review article: Chemokines as ochestratorsofautoimmune hepatitis and potential therapeutic targets [J]. Aliment Pharmacol Ther, 2014, 40 (3): 261-279.

[4] Albert J, Czaja. Targeting Apoptosis in Autoimmune Hepatitis [J]. Dig Dis Sci, 2014, 59 (12): 2890-2904.

[5] Miceli E, Lenti MV, Padula D, et al. Common features of patientswith autoimmune atrophic gastritis [J]. Clin Gastroenterol Hepatol, 2012, 10 (7): 812-814.

[6] Dittfeld A, Gwizdek K, Michalski M, et al. A possible link between the Epstein-Barr virus infection and autoimmune thyroid disorders [J]. Cent Eur J Immunol, 2016, 41 (3): 297-301.

[7] Berg CP, Stein GM, Keppeler H, et al. Apoptosis-associated antigens recognized by autoantibodies in patients with theautoimmune liver disease primary biliary cirrhosis

[J]. Apoptosis, 2008, 13 (1): 63－75.

[8] MUribe, C Casian, S Rojas, et al. Decreased bioavailability of prednisone due to antacids in patients with chronic active liver disease and in healthy volunteers [J]. Gastroenterology, 1981, 80 (4): 661－665.

[9] Guicciardi ME, Gores GJ. Apoptosis as a mechanism for liverdisease progression [J]. Semin Liver Dis, 2010, 30 (04): 402－410.

[10] 吴东海，王国春. 临床风湿病学 [M]. 北京：人民卫生出版社，2008.

[11] 中华医学会肝病学分会，中华医学会消化病学分会，中华医学会感染病学分会. 自身免疫性肝炎诊断和治疗共识（2015）[J]. 临床肝胆病杂志，2016，32（1）：9－22.

[12] 孙阳，马兆文，王海滨. 慢性活动性肝病血清 PCⅢ与肝功能损伤的关系研究 [J]. 中国卫生检验杂志，2006，16（3）：355－356.

[13] 叶春华，黄静，范永升. 范永升教授诊治自身免疫性肝炎心得 [J]. 中华中医药杂志，2013，28（6）：1749－1751.

[14] 李正富，王新昌，范永升. 范永升教授治疗自身免疫性肝病经验探析 [J]. 浙江中医药大学学报，2013，37（4）：385－386.

[15] 郭英君，李京涛，常占杰. 浅析自身免疫性肝炎中西医诊治特点 [J]. 现代中医药，2007，27（1）：18－19.

[16] 王倩怡，贾继东. 自身免疫性肝炎发病机制研究进展 [J]. 临床肝胆病杂志，2011，27（6）：572－576.

[17] 申弘，聂红明，陈建杰. 中医治疗自身免疫性肝炎临床研究进展 [J]. 实用中医药杂志，2014，30（12）：1176－1178.

[18] 陈静. 六味地黄汤治疗自身免疫性肝炎的临床观察 [J]. 中成药，2001，23（3）：188－190.

[19] 黄晶晶，黄鸿娜，李民杰. 柔肝化纤颗粒治疗自身免疫性肝炎临床观察 [J]. 新中医，2014，46（3）：68－70.

[20] 刘良忠，王静，任红. 循环滤泡型辅助性 T 淋巴细胞及 IL－21 在自身免疫性肝炎中的初步研究 [J]. 免疫学杂志，2010，26（12）：1065－1069.

[21] 连帆，杨岫岩，李家平. 经肝动脉同种异体脂肪干细胞移植治疗小鼠自身免疫性肝炎的实验研究 [J]. 中国病理生理杂志，2011，27（7）：1389－1392.

[22] 姜冬云，徐姗姗，李建才. 探析自身免疫性肝炎的中医治疗思路 [J]. 新中医，2012，44（11）：11－14.

[23] 高丽英，贾建伟，张华伟. 自身免疫性肝炎中医辨治探微 [J]. 黑龙江中医药，2007，1：27－28.

[24] Wang Q, Yang F, Miao Q, et al. The clinical phenotypes of autoimmune hepatitis: A comprehensive review [J]. J Autoimmun, 2016, 66: 98－107.

[25] 中华医学会. 自身免疫性肝炎诊断和治疗共识（2015）[J]. 临床肝胆病杂志，2016，32（1）：8－14.

[26] Zachou K, Gatselis NK, Arvaniti P, et al. A real - world study focused on the long - term efficacy of mycophenolatemofetil as first - line treatment of autoimmune hepatitis [J]. Alimentary Pharmacology & Therapeutics, 2016, 43 (10): 1035 - 1047.

[27] Montano - LozaAJ, Thandassery RB, Czaja AJ. Targeting Hepatic Fibrosis in Autoimmune Hepatitis [J]. Dig Dis Sci, 2016, 61 (11): 3118 - 3139.

[28] Than NN, Jeffery HC, Ho Ye. Autoimmune Hepatitis: Progress from Global Immunosuppression to Personalised Regulatory T Cell Therapy [J]. Can J Gastroenterol Hepatol, 2016, 2016 (2): 1 - 12.

[29] Tiniakos DG, Brain JG, Bury YA. Role of Histopathology in Autoimmune Hepatitis [J]. Dig Dis, 2015, 33 (2): 53 - 64.

第十五章　内分泌系统免疫病

第一节　腺垂体功能减退症

【概述】

腺垂体功能减退症（hypopituitarism）指腺垂体激素分泌减少，可以是单种激素减少，也可为多种垂体激素同时缺乏，而出现相应靶腺/靶器官功能减退的一组综合征。腺垂体功能减退可原发于垂体病变，也可继发于下丘脑病变，表现为甲状腺、肾上腺、性腺等靶腺功能减退和（或）鞍区占位性病变。临床症状变化较大，会长期延误诊断，但补充所缺乏的激素治疗后症状可迅速缓解。成年人腺垂体功能减退症又称为西蒙病（Simmond disease），生育后妇女因产后腺垂体缺血性坏死所致者称为席汉综合征（Sheehan syndrome），儿童期发生腺垂体功能减退可因生长发育障碍而导致垂体性矮小症。腺垂体功能减退症发病率为2.9～4.55/10000，临床表现受病因、激素缺乏严重程度及发生速度等因素影响而表现各异。一般来说，只有垂体组织丧失达50%以上时才会出现功能减退症状，该病可使死亡率加倍。

本病最常见的病因为垂体腺瘤及产后垂体缺血性坏死，儿童期和成年期均可见到。儿童期因产伤、发育不全引起者相对少见，而成年期因肿瘤、创伤、手术而引起，近年来由于主动随访垂体激素水平，应用可靠的功能试验，发现了较少见的亚临床垂体功能减退症，尤其是在颅脑外伤、手术和放化疗后。

大多数腺垂体功能减退症的表现较为隐匿，且缺乏特异性，具有潜伏的危险。患者可逐渐出现腺垂体多种激素分泌不足的现象，一般先出现泌乳素、促性腺激素、生长激素不足，继而出现促甲状腺激素分泌不足，最后出现促肾上腺皮质激素分泌不足。若累及垂体后叶，会出现抗利尿激素分泌不足；累及性腺轴，可出现产后无乳、闭经、不育、毛发脱落、男性性欲减退、阳痿及肌力减退；累及甲状腺轴，可出现继发性甲减、畏寒、皮肤干燥、记忆力减退、行动迟缓，但较原发性甲减症状轻；累及肾上腺轴，可出现乏力、厌食、恶心、呕吐、体重减轻、低血压、低血糖及皮肤颜色变浅；影响生长激素，可导致儿童生长障碍，导致成人低血糖、血脂紊乱及骨代谢异常。此外，患者还可出现头痛、视力受损、视野缺损、脑脊液鼻漏等肿瘤压迫症候群。根据患者的激素缺乏情况，可将其分为多激素缺乏型和单激素缺乏型，以单纯生长激素缺乏多见。需要注意的是，对于不同年龄的腺垂体功能减退症患者，临床表现具有一定差异。

中医并没有腺垂体功能减退症的概念，中医学认为本病的发生与“虚劳”“水肿”相似。该病病位在脾肾二脏，以元气亏虚、命门火衰为主要病机，常伴水湿内停、瘀血内阻等病理现象。

【西医病因与发病机制】

本病病因复杂，下丘脑、垂体及其邻近组织的各种病变如累及腺垂体，均可引起本病。根据原发病变的部位可将本病分为两大类：由下丘脑促释放激素缺乏引起的称为继发性腺垂体功能减退症；由垂体本身疾病引起的称为原发性腺垂体功能减退症。

1. 原发性腺垂体功能减退症

（1）*先天性*　多因 Pit－1、Prop1、HESX－1、KAL1、DAX－1、GH－1 等基因突变所致，受累激素有生长激素（GH）、催乳素（PRL）、促甲状腺激素（TSH）、促肾上腺皮质激素（ACTH）等。一些先天性发育畸形可引起垂体发育不良，从而产生多种垂体激素缺乏，如无脑儿、前脑无裂畸形等。

（2）*垂体肿瘤*　垂体腺瘤为最常见的垂体肿瘤，也是目前引起本病最常见的原因。各种垂体腺瘤均压迫正常的垂体组织及垂体柄而致腺垂体功能减退，无功能腺瘤激素高分泌症状不明显，起病潜隐，最易引起腺垂体功能减退；其他垂体肿瘤及垂体邻近组织的肿瘤等也可引起腺垂体功能减退，包括颅咽管瘤、Rathke 囊肿、皮样囊肿、神经节细胞瘤、副神经节瘤、鼻腔神经胶质瘤、肉瘤、脂肪瘤、血管外皮细胞瘤、胚胎细胞瘤等。垂体肿瘤是引起垂体功能减退症最为常见的原因，肿瘤导致正常垂体腺细胞受压，内分泌腺萎缩，促性腺激素分泌不足，引起的继发性性腺功能减退，症状出现最早，也最常见；其次为 TSH 不足引起的继发性甲状腺功能减退；ACTH 不足引起的继发性肾上腺皮质功能减退，一般症状较轻，且较少见；GH 亦可减少，但在成人其表现缺乏特异性，常被忽视。

（3）*垂体卒中*　垂体卒中指的是垂体组织的缺血坏死或出血。垂体肿瘤和产后大出血是引起垂体卒中最常见的原因，动脉硬化尤其是糖尿病合并动脉硬化也易产生垂体卒中，其他如放射线照射、创伤等较少引起垂体卒中。垂体卒中后垂体的分泌功能降低，从而引起本病。

（4）*浸润及感染*　淋巴细胞性垂体炎、白血病、结节病、组织细胞增生症、肉芽肿病性垂体炎、组织胞浆菌、寄生虫、结核杆菌等；细菌性（垂体结核、垂体脓肿等）、真菌性、病毒性（脑炎、流行性出血热等）及螺旋体（梅毒等）感染均可引起腺垂体功能减退。

（5）*其他*　如垂体外伤损伤垂体组织而致其功能减退；垂体手术时切除垂体组织过多或手术损伤垂体过度，均可引起腺垂体功能减退；垂体肿瘤行放射治疗时如剂量较大，极易引起腺垂体功能减退，且随着时间的推移其发生率逐年增加，其他颅内或颅外肿瘤的放射治疗也可产生腺垂体功能减退；病因未明的特发性垂体功能减退症，可能由于心理障碍、极度营养不良（神经性厌食、不适当减肥）、大脑皮层功能改变影响下丘脑神经介质和细胞因子的释放，从而影响下丘脑－垂体轴功能。

2. 继发性腺垂体功能减退症

继发性腺垂体功能减退症是主要由于下丘脑或其他部位病变引起下丘脑促垂体释放激素分泌不足或不能有效地作用于垂体而引起的腺垂体功能不足。

(1) 垂体柄病变　垂体外伤、手术可损伤垂体柄，垂体及其邻近部位的肿瘤压迫垂体柄，二者均可致垂体门脉系统功能障碍，使得下丘脑促垂体释放激素不能有效地作用于腺垂体，从而引起腺垂体功能减退。

(2) 下丘脑及其邻近部位病变　下丘脑的各种病变，如肿瘤、感染、浸润性病变、放射损伤、外伤、手术等均可使下丘脑促垂体释放激素分泌不足，从而产生腺垂体功能减退。

(3) 其他　功能性营养不良、运动过度及神经性厌食可致下丘脑功能紊乱，使下丘脑促性腺激素释放激素（GnRH）分泌不足，从而引起 LH/FSH 的不足。精神应激可使儿童的下丘脑功能紊乱，生长素释放激素（GHRH）受抑，于是引起 GH 分泌不足。各种危重病可使下丘脑 TRH 产生减少，垂体 TSH 分泌随之下降。长期使用糖皮质激素者下丘脑促肾上腺皮质激素释放激素（CRH）受抑，ACTH 分泌遂减少。

【中医病因病机】

1. 病因

本病病因较复杂，多属虚证。如产后大出血，气随血耗，血少而不能生津，至气耗津伤，血脱脉空，脏腑失却濡润，四肢百骸、皮毛筋骨失去润泽。血虚与肾阴不足，致肝失涵养，肝血虚极则月事不下，性事减少，乳汁减少。此外，产后血少气弱，情志失调，肝郁气滞，或脾肾阳虚，寒凝经脉，或滥补致壅，致痰瘀互结、胞脉瘀滞者亦非少见，可见乳房胀痛、便秘、腰酸等。

2. 病机

腺垂体功能减退症以元气亏虚、命门火衰为主要病机。常始于脾气亏虚，在此基础上脾失运化，肾失温煦，水湿内停，泛溢三焦。临床见症虽多，然始终以“虚”为本，水湿、痰饮、瘀血为标，脾肾二脏为病变核心。脾为后天之本，主运化、升清。脾虚则运化失司，致水湿内停，泛溢肌肤。若脾虚不能升清，水谷精微失于输布，则气血乏源。肾为先天之本，为生命活动之根。肾藏精、主水、司二便。肾阳虚，不能主水，肾气化功能失常，则二便失摄。肾阴虚，阴精不能上充于脑则健忘。

【诊断标准】

（一）症状诊断

本病诊断需综合病史、症状、体检、实验室检查、影像等各因素，正确排除其他疾病，然后做出准确诊断。

1. 临床特征

临床表现为多个腺体功能低下，存在多个内分泌靶腺功能减退症候群，各症候群可单独或同时存在。

(1) FSH、LH 和 PRL 分泌不足症候群　产后无乳、乳腺萎缩、闭经不育，为本症最先出现的特征，毛发常脱落，男性伴阳痿、性欲减退或消失、睾丸松软缩小，女性生殖器萎缩。

（2）TSH 分泌不足症候群　如同原发性甲减的临床表现，但一般较轻，血清 TSH 水平降低为其主要鉴别点。

（3）ACTH 分泌不足症候群　如同原发性肾上腺皮质功能减退者，常有乏力、厌食、体重减轻，但肤色变浅，血清 ACTH 水平正常或降低为其鉴别点。

2. 实验室检查

腺垂体功能情况可通过对其所支配的靶腺功能状态来反映。

（1）性腺功能测定　女性有血雌二醇水平降低，没有排卵及基础体温改变，阴道涂片未见雌激素作用的周期性改变；男性见血睾酮水平降低或正常低值，精液检查表现为精子数量减少，形态改变，活动度差，精液量少。

（2）肾上腺皮质功能测定　24 小时尿 17－羟皮质类固醇及游离皮质醇排量减少，血浆皮质醇浓度降低，但节律正常，葡萄糖耐量试验示血糖低平曲线。

（3）甲状腺功能测定测定　血清总 T4、游离 T4 均降低，而总 T3、游离 T3 可正常或降低。

（4）腺垂体分泌激素　如 FSH、LH、TSH、ACTH、GH、PRL 均减少，但因垂体激素呈脉冲式分泌，故宜相隔 15～20 分钟连续抽取等量抗凝血液 3 次，等量相混后送检测。

3. 影像学检查

常规的颅骨后前位和侧位 X 线片可确定蝶鞍的轮廓。对疑有占位病变者，可做眼底检查、视野检查及头颅正侧位片、CT、磁共振检查。

（二）美国内分泌学会诊断指南

参照美国内分泌学会（TES）发布的 2016 年成人腺垂体功能减退症的激素替代治疗临床实践指南，指南内容涉及成人腺垂体功能减退症（AI）的诊断、治疗、治疗风险、妊娠期管理、围手术期处理等。

1. 中枢性肾上腺皮质功能减退症

（1）建议将测定血清皮质醇水平的时间点设为上午 8～9 点。

（2）不推荐用随机皮质醇水平诊断 AI。

（3）建议将皮质醇水平 $<3\mu g/dL$ 作为诊断 AI 的切点，当皮质醇水平 $>15\mu g/dL$ 时可排除 AI。

（4）当皮质醇水平介于 $3\sim15\mu g/dL$ 之间时，建议使用促肾上腺皮质激素刺激试验来诊断 AI，如果 30 或 60 分钟时皮质醇峰值水平 $<18.1\mu g/dL$（500nmol/L），可确诊 AI。

（5）建议口服氢化可的松（HC）的患者至少在服药 18～24 小时后再进行下丘脑－垂体－肾上腺（HPA）轴的相关检测，使用合成糖皮质激素（GCs）的患者所需间隔时间更长。

2. 中枢性甲状腺功能减退症（CH）

（1）推荐使用游离甲状腺素（f T4）和促甲状腺激素（TSH）水平来诊断 CH。

（2）垂体疾病患者如出现 f T4 水平偏低，应考虑轻度 CH 可能。如果合并相关症状，或者 f T4 水平减少 20% 以上，应使用左旋甲状腺素（L－T4）治疗。

（3）不推荐使用动态 TSH 分泌试验来诊断 CH。

3. 生长激素缺乏症（GHD）

（1）对于疑似GHD的患者，推荐行GH激发试验，单纯GH检测不足以确立诊断。

（2）推荐使用体重指数（BMI）对GH峰值切点进行调定。

（3）不建议对有明确GHD特征的患者进行GHD相关生化检测。

4. 男性中枢性性腺机能减退症

（1）对于疑似男性中枢性性腺机能减退的患者，推荐行血清T、FSH和LH检测。

（2）男性中枢性性腺机能减退症患者应在上午10点前（禁食一夜后）行激素水平检测，并除外合并急性/亚急性疾病，同时还要检测血清催乳素（PRL）水平。

5. 女性中枢性性腺机能减退症

（1）对于月经过少或闭经的患者，推荐检测血清雌二醇（E2）、FSH、LH。

（2）GnRH动态测试无助于确立诊断，不建议使用。

（3）对于绝经后女性，如无血清高FSH、LH水平存在，可确诊性腺功能紊乱。

6. 中枢性尿崩症

对于多尿患者［大于50 mL/（kg·d）］，推荐同时检测血清、尿渗透压。

（三）鉴别诊断

本病诊断须根据病史、症状和体检，结合实验室和影像学检查全面分析，排除其他影响因素和疾病后才能明确，并与下列疾病相鉴别。

1. 内分泌腺功能减退症

如Schmedit综合征，患者有皮肤色素沉着及黏液性水肿，而腺垂体功能减退症患者往往皮肤色素变淡，黏液性水肿罕见。

2. 神经性厌食

神经性厌食多见于年轻女性，有精神症状和恶病质，厌食消瘦，精神抑郁，性功能减退，闭经或月经稀少，但无阴毛、腋毛脱落，可伴有神经性贪食交替出现。内分泌检查除性腺功能减退外，其余垂体功能均正常。

3. 失母爱综合征

本病患者因得不到家庭尤其是母亲的关怀而表现为生长障碍、营养不良、情绪紊乱。与心理社会因素有关，改变环境、得到关怀和改善营养后可显著恢复生长。

【西医治疗】

（一）治疗方案

1. 病因治疗

腺垂体功能减退症可由多种原因引起，应针对病因治疗。肿瘤患者可选择手术、放疗和化疗。对于鞍区占位性病变，首先必须解除压迫及破坏作用，减轻和缓解颅内高压症状。对于出血、休克而引起缺血性垂体坏死，关键在于预防，加强产妇围生期监护，及时纠正产科病理状态。患者宜进高热量、高蛋白、高维生素膳食，注意维持水电解质平衡，不宜过多饮水，尽量避免感染、过度劳累和应急刺激。

2. 激素替代治疗

腺垂体功能减退症采用相应靶腺激素替代治疗能取得满意效果，可改善精神和体力活动，改善全身代谢及性功能，防治骨质疏松，但需要长期，甚至终身维持治疗，治疗需因人而异。应激情况下需适当增加糖皮质激素剂量。所有替代治疗宜口服给药，下述药物剂量为生理剂量，供参考：左甲状腺激素 50 ~ 150μg/d，甲状腺干片 40 ~ 120mg/d，氢化可的松 20 ~ 30mg/d，泼尼松 5 ~ 7.5mg/d。炔雌醇 5 ~ 20μg/d，妊马雌酮（结合型雌激素）0.625 ~ 1.25mg/d（月经周期第 1 ~ 25 天），甲羟孕酮（安宫黄体酮）5 ~ 10mg/d（月经周期第 12 ~ 25 天）以形成人工周期性月经。丙酸睾酮每周 50mg，肌注，对男子性腺功能减退症有效，十一酸睾酮 40mg，每日 3 次口服，但应防治前列腺癌的发生。

治疗过程中应先补充糖皮质激素，再补充甲状腺激素，以防肾上腺危象的发生。对于老年人及冠心病、骨密度低的患者，甲状腺激素宜从小剂量开始，并缓慢递增剂量。一般不必补充盐皮质激素。除儿童垂体性侏儒症外，一般不必应用人 GH。GH 可使骨骼肌肉生长，减少体内脂肪量，但应防止肿瘤生长。

有生育需要者，女性可先用雌激素促进子宫生长，再周期性应用雌激素和黄体酮 3 ~ 4 个月诱导月经，然后可用 HMG 75 ~ 150IU/d，持续两周，刺激卵泡生长，并肌注 HCG 2000IU 诱导排卵；男性可用 HCG 2000IU 肌注，一周 3 次，持续 4 个月，然后肌注 75IU，一周 3 次，以期精子形成。

3. 垂体危象处理

首先给予静脉推注 50% 葡萄糖液 40 ~ 60mL 抢救低血糖，继而补充 5% 葡萄糖盐水，每 500 ~ 1000mL 中加入氢化可的松 50 ~ 100mg 静脉滴注，以解除急性肾上腺功能减退危象。有循环衰竭者按休克原则治疗，有感染败血症者应积极抗感染治疗，有水中毒者主要应加强利尿，可给予泼尼松或氢化可的松。低温与甲状腺功能减退有关，可给予小剂量甲状腺激素，并用保暖毯逐渐加温，禁用或慎用麻醉剂、镇静药、催眠药或降糖药等。

（二）西医治疗困境

西医治疗本病采取替代疗法，由于要同时应用多种激素，需要定期复查激素水平。如果激素水平太低，容易出现垂体前叶功能危象，可危及患者生命。患者在感染、创伤等状态下，都容易出现垂体前叶功能危象，因此需要密切观察患者变化，及时治疗。

【中医治疗】

腺垂体功能减退症，在中医学中无相应病名，根据本病临床主要表现，可将其归入中医学虚劳、水肿之范畴。该病病位在脾肾二脏，以元气亏虚、命门火衰为主要病机，常伴水湿内停、瘀血内阻等病理现象。

1. 气血亏虚证

主症：面色无华萎黄，畏寒肢冷，自汗，头晕耳鸣，精神萎靡，疲倦无力，心悸气短，失眠多梦，发育迟缓。

治法：补气养血。

方药：八珍汤加减，药用党参、白术、茯苓、当归、熟地黄、赤芍、川芎、炙甘草。

2. 脾肾阳虚证

主症：面色苍白，形寒肢冷，腰膝或下腹冷痛，大便溏泄，下肢身肿，小便不利，舌质淡胖，舌苔白滑，脉沉迟无力。

治法：补肾壮阳。

方药：右归丸加减，药用熟地黄、山茱萸、山药、枸杞子、菟丝子、鹿角胶、肉桂、当归、淡附片。

3. 肝肾阴虚证

主症：视物昏花，眩晕耳鸣，失眠多梦，腰膝酸软，形体消瘦，咽干口燥，五心烦热，午后潮热，颧红盗汗，舌红少苔或无苔，脉沉弦细数。

治法：滋补肝肾。

方药：左归丸加减，药用熟地黄、山茱萸、山药、枸杞子、菟丝子、鹿角胶、龟甲胶、怀牛膝。

4. 阴阳两虚证

主症：除脾肾两虚见症外，尚有五心烦热，大便燥结，口舌干燥，皮肤粗糙，视物昏花，失眠多梦，闭经，舌质红少津，脉细数。

治法：温肾益气，填补精血。

方药：龟鹿二仙胶加味，药用鹿角、龟甲、枸杞子、人参、肉苁蓉、巴戟天、山茱萸。

【生活调摄】

日常生活注意不宜过度劳累，注意保暖，秋冬季节气候变化之际，尤须避免感受外邪，防止感冒；加强营养，注意饮食卫生，防止腹泻等，以上这些因素都可诱发危象发生。一经发病，立即治疗。平时除服用药物外，还需加强锻炼，增强正气，提高抗病能力。

【科研思路与方法】

腺垂体功能减退症涉及多种激素，相对于西医的替代疗法，理论上选择腺垂体激素最为合理，但是腺垂体激素属于蛋白质或肽类激素，难以补充，且长期应用易产生相应抗体而失效，并且价格昂贵，因此如何通过中药的作用提高患者腺垂体激素的分泌，可能是重要的研究方向。

1. 理论研究方面

腺垂体功能减退症在中医学中无相应病名，根据该病一系列“肾阳虚衰，冲任不盛”的临床表现，可将其归于“虚劳”“水肿”之范畴。该病病位在脾肾二脏，以元气亏虚、命门火衰为主要病机，常伴水湿内停、瘀血内阻。以“虚”为本，水湿、痰饮、瘀血为标，脾肾二脏为病变核心。脾为后天之本，主运化、升清。脾虚则运化失司，致水湿内停，泛溢肌肤。若脾虚不能升清，水谷精微失于输布，则气血乏源。肾为先天之本，为生命活动之根，藏精、主水、司二便。肾阳虚，不能主水，肾气化功能失常，则二便失摄。

肾阴虚，阴精不能上充于脑则健忘。本病治疗原则是“补元气，养肾阳，滋阴精”，重点应温补肾阳，佐以健脾益气，补脾补肾共存，补气补血同用。然本病病程缠绵，凡药已中病，必守法守方，缓缓图治，方可获效。

2. 临床研究方面

作者通过文献检索发现，腺垂体功能减退症临床研究较多，基础研究文章较少，可能由于本病病因比较明确。张尽红等对50例腺垂体功能减退症患者的临床表现及治疗方法进行回顾性分析，从发病原因、主要临床表现及治疗前后生活质量评分比较等方面进行评价。结果发现：①腺垂体功能减退症发病原因主要包括席汉综合征、垂体瘤、颅咽管瘤、空泡蝶鞍、病毒性脑炎以及特发性垂体功能衰减等；②主要临床表现包括贫血、血脂异常、乏力、低钠血症、闭经、恶心呕吐、食欲降低、外生殖器发育不足、身材矮小、产后无乳、低血糖及低血压等；③根据SF－12生活量表评分方法，患者治疗后量表各维度评分均显著高于治疗前。郭永高等回顾了以消化系统症状就诊的24例腺垂体功能减退症患者，探讨误诊为消化系统疾病的腺垂体功能减退症的临床特点及误诊原因和结果。24例患者中男6例，女18例，症状多出现于40岁以后，以厌食、纳差为主症的5例，恶心、呕吐11例，腹泻8例，确诊后给予纠正电解质紊乱、激素替代等治疗后症状均好转。所以，临床对于以消化系统症状就诊并反复出现电解质紊乱的患者应注意考虑腺垂体功能减退症的可能。

【名医验案】

1. 黄庆祐验案

张某，女，25岁。全身无力，间歇发作昏厥已3～4年。闭经已8个月。于1957年5月入院。自1954年以来，时有间歇性昏厥发作，轻时自觉全身无力，头昏，重时则出冷汗，面色苍白，头晕，眼前发黑，以致昏倒，经吃红糖或进餐后好转。于同年曾月经闭止数月，内服甲状腺素而月经复来。自1955年发现两小腿浮肿，当时曾住某院检查，发现血糖较低，子宫发育不全，此期间月经正常，故未确诊而出院。但仍有昏厥发作，间歇期仅觉体弱，尚能坚持工作与学习。1956年9月月经闭止，以后身体更渐渐衰弱，昏厥现象较前频繁，乃入院治疗。10岁时患“麻疹”，后逐渐消瘦，体弱无力，但无自觉症状。并有“百日咳”“伤寒”“痢疾”“多形渗出性红斑”等病史，无不良嗜好，月经14岁初潮，每次3～4天，周期28～30天不定。血量中等，舌正常，无痛经，已婚，无妊娠史。

体格检查：发育尚好，消瘦，体重37kg，神志清楚，精神正常，体温36.7℃，脉搏正常，血压90/60mmHg，皮肤有皱折，稍粗糙，发稍黄，分布稀松，腋毛缺如。两乳房呈幼年型，心肺正常，皮肤检查无异常，生殖器发育不良，阴毛稀少，大阴唇皮下脂肪甚少，小阴唇似皮肤折起，阴蒂不见，子宫体小如栗子。

实验室检查：血色素9g，红细胞347万，白细胞正常范围，血糖64～74mg/dL；糖耐量试验空腹血糖90mg/dL，半小时144mg/dL，1小时94mg/dL，2小时117mg/dL，3小时154mg/dL，4小时66mg/dL；血钠、钾、磷、钙、氯化物均在正常范围，胆固醇24mg/dL，基础代谢率－11%～－28%，心电图正常，颅骨X片阴性。小腿皮肤活检：表皮层萎缩，变薄，真皮乳头层消失，表皮下结缔组织疏松，胶原纤维有断裂现象，其间有轻度水肿。患者入院后经内服甲状腺素、甲基睾丸素等激素替代疗法治疗，效果不明显。

西医诊断：垂体前叶功能减退症。

中医诊断：二阳病。

证型：脾肾阳虚，气血亏虚。

治法：益气养荣，建中培土。

方药：补中益气汤、小建中汤复方。炙黄芪50g，焦白术15g，陈皮7.5g，升麻7.5g，柴胡7.5g，红人参15g，炙甘草20g，当归10g，大枣10枚。水煎3次，共煎成360mL，分3次服，1日2次，早晚分服。

22剂后，自述全身状态好转，体重增加，血糖恢复正常，血压升高，基础代谢率恢复正常，唯有服药后伴轻度头痛，故将该方减量后继续内服12剂。10月余不见之月经又复出现，于9月10日，持续3天，惟色稍淡，其他症状显著好转而出院。出院后随访1年，患者除尚有轻度全身无力外，无昏厥，月经每月来潮，量中等，持续3~4天，色正常，体重无明显减轻，远期疗效尚待进一步观察。

按语：垂体前叶功能减退症是一种罕见的内分泌障碍疾患，其临床证候以月经闭止、极度消瘦、毛发脱落、低血糖为特点。中医诊断为“二阳病”，根据“劳者温之，损者益之”“形不足者，温之以气”“精不足者，补之以味”之治疗原理，而用益气、养荣、建中、培土法治之，拟补中益气汤、小建中汤复方进行治疗。

2. 杨学振验案

患者，男，34岁。1971年因手指端逐渐增大，毛发脱落，精神萎靡，畏寒，嗜睡，并时发热，阵发性喷射状呕吐，上述症状进行性加重而入院。实验室检查结果：甲状腺吸碘率低下，17-羟类固醇0.25μmol/24h，17酮类固醇0.36μmol/24h，促性腺激素总量5MUU/24h。X线颅骨侧位像：蝶鞍扩大，前后径2.0cm，深径1.2cm，后床突骨质略吸收，颅壁骨增厚。给予甲状腺激素75mg，1次/d，睾丸素5mg，3次/d，泼尼松6.25mg，1次/d。治疗半年余，患者出现五心烦热，盗汗，口干咽燥，大便干，小便短赤，舌质红，脉细数，面部水肿，衰弱无力和头晕嗜睡等并发症，遂加中药。

西医诊断：脑垂体前叶功能减退症。

中医诊断：虚劳。

证型：阴阳两虚证。

治法：补阴扶正。

处方：鳖甲15g，知母12g，地骨皮10g，生地黄12g，元参10g，天冬、麦冬各10g，何首乌15g，石斛12g，龙胆草10g，牡丹皮6g，栀子10g，茅根10g。水煎服，每日1剂。加中药后，激素用量减少，甲状腺素片减为60mg（1次/d），睾丸素减为7.5mg（1次/d），泼尼松减为5mg（1次/d）。

用中西医结合治疗2年余，基本治愈，随诊至今已20余年，患者生活、工作如常人。

按语：患者初起症状畏寒、嗜睡、精神萎靡，乃一派虚象，考虑为脑垂体前叶功能减退症，予激素治疗。激素具有副作用，长期使用，可为药毒所伤，至诊时出现五心烦热、盗汗等阴虚证相，乃为药毒劫阴，杨师遂予补阴扶正之法，顾护阴液，扶助争气，减轻激素药毒劫阴，达缓症增效之功。

【参考文献】

[1] 陈灏珠，林景为．实用内科学［M］．13版．北京：人民卫生出版社，2009.

[2] 中华医学会．临床诊疗指南－内分泌及代谢性疾病分册［M］．北京：人民卫生出版社，2005.

[3] Fleseriu M，Hashim IA，Karavitaki N，et al. Hormonal Replacement in Hypopi－tuitarism in Adults：An Endocrine Society Clinical Practice Guideline［J］. J Clin Endocrinol Metab，2016，101（11）：3888－3921.

[4] 张丽娜．垂体前叶功能减退症的发病机制及治疗进展［J］．疑难病杂志，2011，10（3）：239－242.

[5] 匡伟，徐永太，董晓蕾．中医药治疗腺垂体功能减退症浅探［J］．河北中医，2005，27（5）：596.

[6] 常宗钦，董德保．右归丸加减治疗腺垂体功能减退症二例［J］．实用中医内科学杂志，2002，16（3）：140.

[7] 张青立，申姗姗．腺垂体功能减退症及其危象62例临床分析［J］．现代医药卫生，2013，29（15）：2283－2284.

[8] 孙建．垂体前叶功能减退症的发病机制分析及治疗进展［J］．中国实用医药，2015，10（4）：242－243.

[9] 中华医学会．临床诊疗指南－内分泌及代谢性疾病分册［M］．北京：人民卫生出版社，2005.

[10] Denef C，Van Bael A. A new family of growth and differentiation factors derived from the N－terminal domain of proopiomelanocortin（N－POMC）［J］. Comp Biochem Physiol Pharmacol Toxicol Endocrinol（Abstract），1998，119（3）：317－324.

[11] Pfaffle RW，Blankenstein O，Wuller S，et al. Combined pituitary hormone deficiency：role of pit－1 and prop－1［J］. Acta Paediatr Suppl，1999，88（433）：33－41.

[12] Brue T，Vallette S，Pellegrini－Bouiller I，et al. Congenital multiple anterior pituitary hormone deficiencies. an approach of pituitay ontogenesis［J］. Ann Endocrinol，1997，58（6）：436－450.

[13] Krysiak R，Okopień B. Sheehan's syndrome－a forgotten disease with 100 years' history［J］. Przegl Lek，2015，72（6）：313－320.

[14] 张尽红．腺垂体功能减退症患者50例诊治体会［J］．临床合理用药，2016，9（2）：113－116.

[15] 范慧洁，于江红，董其娟．垂体瘤术后患者腺垂体功能减退与激素替代治疗［J］．中华实用诊断与治疗杂志，2014，28（9）：876－878.

[16] 殷琪淇，李海，廖志红．垂体瘤伴腺垂体功能减退诊疗进展［J］．中国神经肿瘤杂志，2013，11（4）：230－235.

[17] 郭永高，吴明波，吴萍．以消化系统症状就诊的腺垂体功能减退症24例临床分析［J］．中国煤炭工业医学杂志，2012，15（10）：1504－1508.

[18] 张丽娜，李保英．垂体前叶功能减退症的发病机制及治疗进展［J］．疑难病杂志，2011，10（3）：239－242.

[19] 贾丹，梁利波，李双庆．垂体前叶功能减退症314例临床分析［J］．四川医学，2015，36（7）：954－957.

[20] 葛均波，徐永健．内科学［M］．8版．北京：人民卫生出版社，2013.

[21] 黄庆祜，顾万昌．中医治疗垂体前叶功能减退症一例报告［J］．辽宁医学杂志，1960，4：25－26.

[22] 杨学振．中西医结合治疗成人脑垂体功能减退症1例［J］．中国危重病急救医学，1993，4（1）：252.

第二节　Graves 病

【概述】

Graves 病（GD）是一种自身免疫性疾病，是甲亢最多见的一个类型，又称毒性弥漫性甲状腺肿，是伴有甲状腺激素（TH）分泌增多的器官特异性自身免疫疾病。临床表现并不限于甲状腺，而是一种多系统的综合征，包括高代谢症候群、弥漫性甲状腺肿、眼征、皮损和甲状腺肢端病。在欧洲多称为 Basedow 病或 Parry 病，多见于成年女性，男性与女性患病比1∶4～1∶6。绝大多数患者有中、轻度弥漫性、对称性甲状腺肿大，质软、无压痛；肿大程度与甲亢轻重无明显关系；颈前常可听到收缩期吹风样或连续性收缩期增强的血管杂音。

中医学并没有 Graves 病的概念，中医对其论述散在于各种文献中，相当于“气瘿”“心悸”“郁证”“虚劳”等范畴。本病起病缓慢，精神刺激如恐惧、悲伤、盛怒等均为重要诱因。

【西医病因与发病机制】

1. 西医病因

（1）遗传因素　部分患者有家族史，同卵双生相继发生 Graves 病者比例达30%～60%，异卵双生患病比例仅为3%～9%。与 Graves 病遗传易患性有关的基因分为 HLA 和非 HLA 候选基因两大类。HLA DR3 和 Graves 病的相关性已在白种人中得到证实，HLA2 和 DBP1 * 0501 在促甲状腺素结合抑制免疫球蛋白（TBⅡ）阳性的患者中出现的频率增加。TSHR 基因、IFN－γ 基因、TNF－β 基因、IL－4 基因等，已报道与 Graves 病的病因相关。

（2）感染因素　细菌或病毒可通过三种可能途径启动自身免疫性甲状腺病：①分子模拟，感染因子和 TSH 受体间在抗原决定簇方面的相似分子结构，引起抗体对自身 TSH 受体的交叉反应，如在耶森肠杆菌中，具有 TSH 受体样物质，能增加甲亢发病的危险性。②感染因子直接作用于甲状腺和 T 淋巴细胞，通过细胞因子，诱导Ⅱ类 MHC、HLA－DR

在甲状腺细胞表达，向T淋巴细胞提供自身抗原作为免疫反应对象。③感染因子产生超抗原分子，诱导T淋巴细胞对自身组织起反应。

（3）*精神因素*　部分Graves病患者在临床症状出现之前，有明显的精神刺激或创伤史。精神因素引起本病很可能是通过免疫系统而发生的。有学者认为，精神创伤后出现的Graves病是通过中枢神经系统作用于免疫系统形成的；精神因素使中枢神经系统去甲肾上腺素降低，CRH和ACTH及皮质醇分泌增多，免疫监视功能降低，B淋巴细胞增生，分泌甲状腺自身抗体增多，进而引起本病。

2. 发病机制及免疫异常

目前认为，Graves病是自身免疫性甲状腺病中的一种，其确切病因病机还不清楚。其发病多是在遗传基础上因精神刺激、药物、感染等应激因素而诱发自体免疫反应所致。

（1）*免疫功能异常*　GD患者具有HLA相关的遗传因素，能导致抑制性T细胞（Ts）的免疫监视和调节功能缺陷，辅助性T细胞（Th）及B细胞功能增强，当精神刺激、感染、性激素紊乱等应激时，体内免疫稳定性被破坏，禁忌细胞株失去控制，其结果引起产生甲状腺刺激免疫球蛋白（TSI）的B细胞增生，在Th细胞的辅助下分泌大量自体抗体TSI而致病。

环境因素、感染、药物、创伤或其他应激反应等，也可诱发Ts的功能减低、数目减少，加重器官特异性T细胞的缺乏，从而减少了对甲状腺Th的抑制。特异的Th在有单核细胞及特异抗原存在的情况下，产生IFN－γ，刺激特异性B淋巴细胞活化而产生甲状腺刺激性抗体（TSAb）。TSAb与TSH相似，刺激TSH受体，使甲状腺激素的产生增加，增强甲状腺抗原的表达。IFN－γ在甲状腺细胞表面引起HLA－DR抗原的表达，此种效应可被TSAb及TSH增强。甲状腺细胞变为表面抗原细胞是由于这种特异Th的刺激及不断作用，这是Graves病目前较为公认的发病机制。

（2）*细胞免疫功能异常*　GD患者外周血活化T淋巴细胞数量增多，甲状腺内的抑制性调节环路不能发挥正常的免疫抑制功能，致使自身反应性器官特异性Th细胞得以活化、增殖，产生各种细胞因子，作用于甲状腺组织、单核细胞，诱导B淋巴细胞活化，产生抗甲状腺的自身抗体，最终引起甲状腺结构与功能的病理变化及临床特征。另外，GD患者甲状腺和眼球后组织均有明显的淋巴细胞浸润，甲状腺的淋巴细胞通过细胞间黏附分子/白细胞功能相关抗原，介导淋巴细胞与GD患者甲状腺细胞相互黏附，引起甲状腺细胞增生及甲状腺肿大。

（3）*甲状腺自身抗体*　甲状腺自身抗体是淋巴细胞分泌的一组多克隆抗体，与TSH受体的不同位点结合。甲状腺自身抗体一般分为3类，在兴奋型抗体中，有一类与TSH受体结合，促进Th合成和释放，甲状腺细胞受刺激而增生，称为甲状腺刺激性（兴奋性）抗体，是自身抗体的主要成分。另一类与TSH受体结合后促进甲状腺细胞肿大，不促进Th的合成与释放，称为甲状腺生长刺激免疫球蛋白。封闭型自身抗体与TSH受体结合后，阻断即抑制甲状腺功能，称为甲状腺功能抑制抗体。少数患者虽有明显的高代谢症候群，但甲状腺肿大甚微，可能是由于体内兴奋性抗体占优势所致。

【中医病因病机】

1. 病因

本病起病缓慢，以瘿瘤化火伤阴所致，而“瘿瘤之症非阴阳正气结肿，乃五脏瘀血、浊气、痰滞而成”。本病临床以怕热或面部烘热、自汗、心悸不宁、烦躁易怒、乏力消瘦、舌指震颤、甲状腺肿大为主要表现，本病的发生与情志及体质关系密切。

（1）情志内伤　长期情志抑郁或紧张，或突遭剧烈精神创伤，致肝气郁结，气机郁滞，津液输布失常，凝结化为痰浊，或气郁化火，生热伤阴，炼液为痰，或肝气乘脾，脾失健运，聚湿为痰，痰气交阻，随肝气上逆，搏结于颈前而成瘿。

（2）体质因素　患者素体阴虚，肝肾不足，或先天禀赋不足，加之后天调摄不当，致使肝肾阴虚，虚火妄动，煎熬阴液而成痰，凝聚于颈前而成瘿。

2. 病机

本病以气、痰、瘿、火、虚为主要病机，初起多实，其主要病理因素为气、火、痰；病性多虚，或虚实夹杂，又以阴虚为主。本病与肝、肾、心、脾等脏腑关系密切。

【诊断标准】

参照2016年美国甲状腺学会（ATA）发布的《甲状腺功能亢进症和其他原因所致的甲状腺毒症的诊断和管理》及2013年中华医学会核医学分会（CSNM）发布的《^{131}I治疗格雷夫斯甲亢指南》(2013版)。

1. 高代谢症候群交感神经系统兴奋性增高，特征性眼征与特征性甲状腺肿大。

2. 甲状腺功能试验表现不典型的疑似患者，可按下列次序做各种检测，以助诊断：

（1）血清总四碘甲状腺原氨酸（TT4）测定：代表血中结合T4及游离T4的总和，在患者无甲状腺激素结合球蛋白（TBG）异常的情况下，TT4增高（超过164 ng/L）提示甲亢。

（2）血清总三碘甲状腺原氨酸（TT3）测定：代表血中结合T3及游离T3的总和，正常值1.0～2.6nmol/L，本病时增，幅度常大于总T4。患者TBG正常时，T3的增高（超过2.6nmol/L）提示甲亢，如疑及TBG异常，必要时可同时测定游离T4、T3。

（3）血清反T3（rT3）的测定：rT3正常值为0.5～1.0 nmol/L，甲亢时明显增高。

（4）游离T4（FT4）和游离T3（FT3）的测定：结果不受前述TBG的影响，较总T4和总T3的结果，可更为准确地反映甲状腺的功能状态。正常值FT4为10.3～25.7pmol/L，FT3为2.2～6.8pmol/L，甲亢患者结果明显高于正常高限。

（5）血清超敏促甲状腺激素（S－TSH）：TSH是由腺垂体分泌和调节甲状腺的激素，一般放免法不能测出正常值的下限，以超敏的IRMA法可测出Graves病患者的TSH水平低于正常。

（6）T3抑制试验：试验前用碘塞罗宁（三碘甲状腺原氨酸）片20μg，每8小时1次，1周后，测甲状腺的摄^{131}I率。正常及单纯甲状腺肿时第二次摄^{131}I率明显下降50%以上，本病患者TSH对甲状腺的刺激已为TSAb所取代，且不受T3和T4所抑制，故在服用T3后第二次摄^{131}I率不被抑制或下降率小于50%。

（7）超声检查：采用彩色多普勒超声检查，可见患者甲状腺腺体呈弥漫性或局灶性回声减低，在回声减低处，血流信号明显增加，CDFI 呈“火海征”，甲状腺上动脉和腺体内动脉流速明显加快，阻力减低。

【西医治疗】

（一）治疗方案

目前尚不能对 GD 进行病因治疗。针对甲亢有三种疗法，即抗甲状腺药物（antithyroid drugs，ATD）、^{131}I 和手术治疗。ATD 的作用是抑制甲状腺合成甲状腺激素，^{131}I 和手术则是通过破坏甲状腺组织、减少甲状腺激素的产生来达到治疗目的。临床常用药物如下：

1. 抗甲状腺药物治疗

抗甲状腺药物应用于甲亢治疗已超过半个世纪，目前仍然是甲亢治疗的基石，特别是 Graves 甲亢的治疗。单纯 ATD 治疗的治愈率仅有 50% 左右，复发率高达 50%～60%，ATD 也用于手术和^{131}I 治疗前的准备阶段。常用的 ATD 分为硫脲类和咪唑类两类，硫脲类包括丙硫氧嘧啶（propylthiouracil，PTU）和甲硫氧嘧啶等；咪唑类包括甲巯咪唑（methimazole，MMI）和卡比马唑（carbimazole）等。疗程一般分三个阶段：初治期、减量期、维持期，总疗程一般为 1.5～2 年。对于症状严重者，首先应该应用抗甲状腺药物，抑制甲状腺激素的合成和释放，缓解临床表现。常用的 ATD 有硫脲类药物丙硫氧嘧啶和咪唑类药物甲巯咪唑。

适应证：①症状较轻，甲状腺轻、中度肿大的患者；②20 岁以下的青少年及儿童患者；③妊娠妇女；④甲状腺次全切除术后复发又不适合放射性治疗的患者；⑤手术前准备；⑥放射性^{131}I 治疗前后的辅助治疗。

剂量和疗程：在权衡两种药物的特点后做出选择，一般 T3 增高明显的重症患者和妊娠妇女选择甲硫氧嘧啶；轻重度症状的甲亢患者选用甲巯咪唑。丙硫氧嘧啶初始剂量每日 300～400mg，分 3 次服用；甲巯咪唑每日 30～40mg，分 1～3 次服用。由于抗甲状腺药物主要是抑制甲状腺激素的合成，而不是抑制其释放，因此只有在甲状腺储存的激素消耗完以后才能见到明显的临床疗效。一般 2～3 周以后心悸、烦躁、乏力症状缓解，4～6 周后代谢状态恢复正常，可逐渐减少药物用量至维持量，根据病情调整药量。

一般而言，MMI 为甲亢一线药物，而 PTU 作为二线用药，在对 MMI 过敏或不可耐受的情况下使用。部分患者无法耐受抗甲状腺药物，可选用锂盐、碘番酸、过氯酸钾、β 受体阻滞剂治疗。在甲亢危象时可选用糖皮质激素、碘化物等药物治疗。

2. 放射性碘治疗

^{131}I 治疗适应证、治疗效果和副作用的评价非常重要，其治疗机制是甲状腺摄取^{131}I 后释放出 β 射线，破坏甲状腺组织细胞。^{131}I 治疗甲亢已有 60 多年的历史，现已是欧美国家治疗成人甲亢的首选疗法。此法安全简便，费用低廉，效益高，总有效率达 95%，临床治愈率 85% 以上，复发率小于 1%。第 1 次^{131}I 治疗后 3～6 个月，部分患者如病情需要可做第 2 次治疗。治疗后没有增加患者甲状腺癌、白血病等癌症的发病率和遗传缺陷的发生率，也没有影响患者的生育能力。^{131}I 在体内主要蓄积在甲状腺内，对甲状腺以外的脏器，

例如心脏、肝脏、血液系统等不造成急性辐射损伤，可以比较安全地用于治疗患有这些脏器合并症的重度甲亢患者。

适应证：成人 Graves 甲亢伴甲状腺肿大Ⅱ度以上；ATD 治疗失败或过敏；甲亢手术后复发；甲状腺毒症心脏病或甲亢伴其他病因的心脏病；甲亢合并白细胞和（或）血小板减少或全血细胞减少；老年甲亢；甲亢合并糖尿病；毒性多结节性甲状腺肿；自主功能性甲状腺结节合并甲亢。

相对适应证：青少年和儿童甲亢，用 ATD 治疗失败、拒绝手术或有手术禁忌证；甲亢合并肝、肾等脏器功能损害；Graves 眼病，对轻度和稳定期的中、重度病例可单用 ^{131}I 治疗甲亢，对病情处于进展期患者，可在 ^{131}I 治疗前后加用泼尼松。

禁忌证：妊娠和哺乳期妇女。

3. 手术治疗

适应证：中、重度甲亢，长期服药无效，或停药复发，或不能坚持服药者；甲状腺肿大显著，有压迫症状；胸骨后甲状腺肿；多结节性甲状腺肿伴甲亢。手术治疗的治愈率95%左右，复发率为0.6%～9.8%。

禁忌证：伴严重 Graves 眼病；合并较重心脏、肝、肾疾病，不能耐受手术；妊娠初 3 个月和第 6 个月以后。

手术方式：通常为甲状腺次全切除术，两侧各留下 2～3g 甲状腺组织。主要并发症是手术损伤导致甲状旁腺功能减退症和喉返神经损伤，有经验的医生操作时发生率为 2%，普通医院条件下的发生率达到 10%左右。

（二）西医治疗困境

ATD 常见的不良反应为皮疹、瘙痒、粒细胞减少、肝损伤、关节痛、胃肠道反应、味嗅觉异常、粒细胞缺乏、ANCA 血管炎等。甲亢治疗周期较长，长期药物治疗导致不良反应风险亦随之增加。药物不良反应常导致治疗失败：一方面，医生出于对严重不良反应的顾虑导致用药剂量不足；另一方面，任何轻微的不良反应均可导致依从性降低从而影响治疗。

“长期用药不良反应”与“坚持治疗最终获益”存在矛盾：ATD 不良反应降低患者依从性，且 ATD 不能满足妊娠期甲亢患者的用药要求。这一治疗矛盾给临床实践带来两难，是临床医师亟待思考的问题，期待新的治疗方法（新剂型或新药物）出现以解决这一难题。

【中医治疗】

1. 气郁痰阻证

主症：多因情志不舒，肝气郁结，痰邪内生，结聚于颈前，结块肿大，弥漫对称，肿块光滑、柔软，性急易怒，胸闷胁痛，怕热汗出，颈部憋胀，吞咽不爽，喉间有痰，舌质淡红，苔白厚腻，脉弦滑或弦数有力。

治法：理气舒郁，化痰消瘿。

方药：四海舒郁丸加减，药用青木香、海蛤粉、陈皮、昆布、海藻、乌贼骨。

2. 痰结血瘀证

主症：病程较长，颈前肿块经久不消，按之较硬或有结节，胸闷憋气，眼球突出，心烦善怒，喉间有痰，吞咽不爽，食少便溏，舌质紫暗或有瘀点，苔白厚腻，脉沉弦或沉涩。

治法：理气活血，化痰消瘿。

方药：海藻玉壶汤加减，药用海藻、昆布、贝母、姜半夏、青皮、陈皮、当归、川芎、连翘、炙甘草。

3. 肝火旺盛证

主症：面红目赤，烦躁易怒，口干口苦，头痛眩晕，食欲亢进，或皮肤瘙痒，肢体震颤，眼球突出，甲状腺肿大，舌质红，苔黄，脉弦数。

治法：清肝泻火。

方药：栀子清肝汤合消瘰丸加减，药用牛蒡子、柴胡、川芎、白芍、石膏、当归、山栀子、牡丹皮、黄芩、黄连、炙甘草、牡蛎、黄芪、三棱、莪术、血竭、乳香、没药、龙胆草、玄参、浙贝母。

4. 心肝阴虚证

主症：颈前轻度或中度肿大，质地柔软，表面光滑，心悸汗出，心烦少寐，手指颤动，眼干目眩，倦怠乏力，形体消瘦，舌质红，苔少，舌体颤动，脉弦细数。

治法：滋阴降火，宁心柔肝。

方药：天王补心丹加减，药用酸枣仁、柏子仁、当归、天冬、麦冬、生地黄、人参、丹参、玄参、茯苓、五味子、远志、桔梗。

【生活调摄】

患者注意调适寒温，预防感冒等感染性疾病的发生，减少精神刺激，避免过度紧张或忧虑。平时生活注意劳逸结合，饮食有节，起居有常，饮食要清淡，食用富含营养而含碘量少的食物，注意食盐的摄入量，不宜常食肥甘厚味、辛辣香燥的食物。

【科研思路与方法】

Graves 病常见的远期并发症是甲减，在 Graves 病的治疗过程中，抗甲状腺药物使用时间过长或甲状腺组织由于辐射导致 DNA 受损，细胞停止分裂再生长，从而导致甲减。与甲减发生相关的因素有：年龄越小越容易发生甲减，抗甲状腺球蛋白抗体、抗甲状腺微粒体抗体阳性者易发生甲减。因此，结合中医药治疗，减少抗甲状腺药物的使用剂量和使用时间，从而减少甲减的发生，可能是我们需要研究的。研究方法方面，同样需要开展大样本、多中心的随机对照研究。

【名医验案】

1. 何炎燊验案

袁某，女，19 岁，学生。患甲亢已 2 年，曾服西药他巴唑、心得安等治疗 1 年半，自觉好转，但停药2个月后病状又起，再用西药4个月效果不显，其人形瘦，眼突，两侧甲状腺漫肿，质软平滑无结节，扪之震颤，听之血管性杂音，虚里（心尖部）抖动应衣，隔衣两重亦可见其搏动，自觉心悸心慌，烘热自汗，夜烦少寐，咽干喉燥，气逆痰多，月汛衍期5个月未至，舌红瘦敛、苔薄黄干，脉弦细滑数（108次/分）。

西医诊断：甲亢。

中医诊断：心悸。

证型：阴虚阳亢，痰火郁结。

治法：育阴潜阳，除痰散结。

方药：增液消瘿丸加减。玄参、牡蛎、龟甲各30g，生地黄、夏枯草、太子参各20g，白芍25g，麦冬、香附、瓜蒌子各15g。西药照常。

以此方为基础，随症略事加减，连服3个月，诸症大减，但甲状腺漫肿如故，气逆依然，脉仍细滑数（98次/分）。何老于方中加入莱菔子30g，炒穿山甲15g，王不留行20g，以增强散结透络除痰作用，疗效渐显，再服100余剂，月汛至，体重增加，甲状腺肿消过半，脉数亦减（84次/分），24小时摄^{131}I率<95%，从此停西药，长期服丸方以巩固疗效。处方：龟甲、牡蛎各30g，穿山甲、山茱萸、麦冬、王不留行、太子参、夏枯草、山药各15g，鳖甲、茯苓各25g，牡丹皮、泽泻、川贝母、天竺黄各12g，玄参、莱菔子各20g。按比例加量配制成丸，每服10g，日3次。1990年恢复学业，随访5年未复发。

按语：甲状腺机能亢进常表现为心率快，心律失常，气促，震颤，眼突，烦躁易怒，易饥消瘦以及男子不育、妇女月经不调等。何老认为本病临床表现虽复杂，但总的病机是阴液损耗，阳热亢盛，气郁痰凝之本虚标实证。治宜育阴潜阳，除痰散结。此例先用西药治疗好转后停药复发，何老加用中药，获得良效，且后停用西药5年未复发，乃长期服用丸方之功。何老治疗慢性病，多用丸剂调治，亦用丸剂收功。

2. 孟如验案

李某，男，24岁，工人，1997年9月30日初诊。主诉手抖、汗出3年，伴乏力、心悸1年余。西医确诊为“甲亢”，曾服西药疗效不佳而自行停药。来诊诉乏力、气短、时心悸，恶热汗出，手抖，心烦易怒，少寐多梦，有饥饿感，消瘦，二便正常。查体：面潮热，皮肤湿温，体重52kg，双侧甲状腺Ⅱ度肿大，压痛，HR 90次/分，律齐，各瓣膜听诊区未闻及病理性杂音，腹（-）。舌淡红少津，苔薄黄，脉细数。化验甲状腺功能TT3、TT4、rT3、FT3、FT4均高于正常值，血常规正常。

西医诊断：甲亢。

中医诊断：心悸、郁证。

证型：气阴两虚，气郁火旺。

治法：益气养阴，清热泻火，消肿散结。

方药：生脉二至饮合栀豉汤加味。生晒参25g，麦冬20g，五味子10g，女贞子12g，旱莲草12g，焦栀子10g，淡豆豉10g，黄药子10g，夏枯草12g，莪术15g，鸡内金10g，酸枣仁30g，生牡蛎30g，甘草3g。水煎服，日服1剂。

连服2周后复诊，诉心悸除，乏力、气短、手抖、烦躁等症减，仍诉眠差，汗出，口干苦，大便日2次，小便调，舌淡红，根苔黄腻，脉滑。中医辨证属气阴两虚、痰火内扰，治宜益气养阴、清化痰热、潜阳安神，方投生脉酸枣仁汤合温胆汤加味。处方：生晒参25g，麦冬20g，五味子10g，酸枣仁30g，知母12g，茯神15g，川芎12g，竹茹5g，枳实15g，法半夏15g，陈皮12g，黄药子10g，生龙骨、生牡蛎各30g，甘草3g。水煎服，日服1剂。再服2周后诸症大减，精神好转，眠稍安，舌淡红，苔薄黄，脉弦细。查甲状腺功能除TT3值偏高外，其余项值均为正常，继守以上2方交替加减调治2个月，病情基本稳定。

按语：孟老师认为，本病的发生主要是由于情志所伤、饮食等因素损及肝气，肝旺克脾，脾不运化，气机郁滞，津聚痰凝，痰气交阻结于颈前而成。其主要病机为痰火壅结、气郁化火、火热伤阴而耗气，气阴两虚；而又以心、肝、肾阴虚为主，兼有气虚；并认为本病属本虚标实，以气阴两虚为本，又与肝热有关，气、痰、瘀交结壅滞为标。孟老师抓住本病的主要病机，治以益气养阴，兼理气、化痰、泻火、消瘀、散结，并结合现代药理研究专病专药运用，较常选用黄药子，使本病的中医药治疗获较好效果。

3. 祝谌予验案

林某，男，25岁，职员。门诊病历。1993年6月28日初诊。主诉：心慌、多汗、手颤1月余。患者1991年曾患甲亢，经中西医结合治疗半年而愈。今年5月初复发，心慌汗出，乏力手颤，外院查见T4 251nmol/L（正常值60. 63～118. 68nmol/L），T3 6. 66nmol/L（正常值1. 23～3. 08nmol/L），TSH 3. 29nmol/L（正常值1. 20～3. 23nmol/L），予他巴唑10mg，3次/日治疗1周，症状未减，故来就诊。现症：心慌阵作，汗出极多，乏力明显，心烦易怒，双手震颤，口干口苦，失眠多梦，大便溏薄；舌暗红，脉弦数。

西医诊断：甲状腺功能亢进。

中医诊断：颤证。

证型：气阴两虚，阴虚内热，肝风袭络。

治法：益气养阴，清热散结，平肝定颤。

方药：当归六黄汤合生脉散加减。生黄芪30g，当归10g，生地黄、熟地黄各10g，黄芩10g，黄连5g，黄柏10g，沙参15g，麦冬10g，五味子10g，生牡蛎30g（先下），橘核10g，荔枝核15g。水煎服。

服药20剂，汗出手颤均减，守方加丹参30g，再服40剂，心慌、乏力、汗出消失，情绪安定，略有手颤，复查T4 149nmol/L，T3 3. 19nmol/L，TSH 4. 06nmol/L，他巴唑减为20mg/d。守方加苍术、白术各10g，葛根10g，继服14剂，诸症消失。复查T4 80. 2nmol/L，T3 1. 86nmol/L，TSH 1. 73nmol/L，他巴唑15mg/d，乃原方加穿山甲、皂角刺配制蜜丸常服以资巩固。

按语：现代中医治疗甲亢一般以疏肝解郁、滋阴清热、软坚散结为主，祝师认为本病多属气阴两伤，阴虚内热，扰动肝风，习用《兰室秘藏》所载之当归六黄汤加减治疗，因为虽然初起阴虚火旺，日久未始不累及于气，所以必须气阴并补，方能取效。本案因虚汗极多，汗为心之液，故加生脉散益气养阴，宁心敛汗。至于加生牡蛎滋阴潜阳，息风定颤；橘核、荔枝核疏肝散结，消瘤去瘿；葛根配芩连清热止泻均随症而施。一般先是症状改善，然后化验指标正常，方可守方以丸服为宜。

4. 刘惠民验案

林某，男，25岁，1963年5月3日初诊。病史：6年前开始，发现脖子变粗，时觉心慌，气闷，疲劳，乏力，两手颤抖，易激动，常有失眠、多梦、头痛、头晕，多食善饥，体反消瘦。经医院检查，诊为甲状腺机能亢进，治疗效果不显，来诊。检查：面黄体瘦，甲状腺轻度肿大，两手轻微颤抖，舌苔薄黄，脉细弦而滑。

西医诊断：甲状腺机能亢进。

中医诊断：瘿病。

证型：气阴不足，痰浊凝滞。

治法：补肾健脾，益气养阴，化痰散结，佐以和血养心。

处方：炒酸枣仁36g，炒蕤仁9g，生菟丝子24g，女贞子12g，山药18g，陈皮9g，清半夏9g，浙贝母15g，玄参12g，夏枯草12g，海藻12g，生牡蛎30g，当归9g，红花9g，党参15g，黄药子4.5g，木香9g，生白术9g，砂仁9g。水煎2遍，分2次温服。

药酒方：党参15g，人参15g，当归18g，红花15g，陈皮24g，清半夏21g，昆布24g，海藻24g，生牡蛎21g，枸杞子30g，夏枯草21g，浙贝母21g，玄参18g，黄药子24g，生白术21g，木香15g，橘核15g。上药共捣粗末，以白酒1000mL浸泡2周，常摇动。再隔温水炖后，过滤，加碘化钾12g，冰糖60g。每次服10mL，每日3次，饭后服，服1星期，休药1天。

2年后二诊，服汤药数十剂后，配服药酒6料，各症均减轻，甲状腺较前明显缩小，仍感疲劳、头昏，有时四肢发麻，消化不好，常有腹泻，每天两三次，但无腹痛、腹胀。面色较前红润，舌苔薄白，脉象沉细。原药酒方，碘化钾改为5g，加黄芪24g，天麻21g，薏苡仁30g，补气、健脾、利湿，以求巩固。

按语：刘老医生认为，本病的发生，除肝郁、血瘀、痰结的因素外，多伴有气阴不足的见症，如乏力、多汗、畏热、急躁、舌红、脉数、善饥、腹泻等，故治疗时除常用香附、木香等药理气疏肝，当归、红花等活血行瘀，陈皮、半夏、浙贝母、海藻、昆布、牡蛎、夏枯草、黄药子、橘核等药以豁痰散结外，还强调应用人参、黄芪、山药、白术之类以益气，山茱萸、女贞子、枸杞子、玄参、知母、菟丝子、酸枣仁、蕤仁、玉竹之类以养阴，有时并配用少许碘化钾以软坚散结，实践证明，常可收事半功倍之效。

【参考文献】

[1] 廖二元，莫朝晖．内分泌学［M］．北京：人民卫生出版社，2007.

[2] 熊曼琪，邓兆智．内分泌科专病与风湿病中医临床诊治［M］．北京：人民卫生出版社，2004.

[3] 何绍奇．现代中医内科学［M］．北京：中国中医药出版社，1991.

[4] 陈灏珠．实用内科学［M］．北京：人民卫生出版社，2009.

[5] 朱明风，温赤君，钱红．Graves病患者^{131}I治疗后早发性甲减相关因素分析［J］．放射免疫学杂志，2006，19（3）：210-212.

[6] 中华医学会．临床诊疗指南-内分泌及代谢性疾病分册［M］．北京：人民卫生出版社，2005.

[7] Ross DS, Burch HB, Cooper DS, et al. 2016 American Thyroid Association Gu - idelines for Diagnosis and Management of Hyperthyroidism and Other Causes of Th - yrotoxicosis [J]. Thyroid, 2016, 26 (10): 1343 - 1421.
[8] 中华医学会核医学分会. ^{131}I 治疗格雷夫斯甲亢指南（2013 版）[J]. 中华内分泌代谢杂志, 2013, 29 (6): 448 - 459.
[9] Baloch ZW, LiVolsi VA. Fine - needle aspiration of the thyroid: today and tomo - rrow [J]. Best Pract Res Clin Endocrinol Metab, 2008, 22 (6): 929 - 939.
[10] Pearce EN. Diagnosis and management of thyrotoxicosis [J]. BMJ, 2006, 332: 1369 - 1373.
[11] Liu XJ, Shi BY, Li H. Valuable features forpredicting the remission of Graves hyperthyroidism after antithyroid drug treatment [J]. Thyroid, 2006, 16 (9): 875.
[12] Ungerer M, Faßbender J, Li Z, et al. Review of Mouse Models of Graves' Disease and Orbitopathy - Novel Treatment by Induction of Tolerance [J]. Clin Rev Allergy Immunol, 2017, 52 (2): 182 - 193.
[13] Laurberg P, Andersen SL. ENDOCRINOLOGY IN PREGNANCY: Pregnancy and the incidence, diagnosing and therapy of Graves' disease [J]. Eur J Endocrinol, 2016, 175 (5): R219 - 230.
[14] Li HX, Xiang N, Hu WK, et al. Relation between therapy options for Graves' disease and the course of Graves' ophthalmopathy: a systematic review and meta - analysis [J]. J Endocrinol Invest, 2016, 39 (11): 1225 - 1233.
[15] Yuk JS, Park EJ, Seo YS, et al. Graves Disease Is Associated With Endometriosis: A 3 - Year Population - Based Cross - Sectional Study [J]. Medicine (Baltimore), 2016, 95 (10): 2975.
[16] Erdei A, Steiber Z, Berényi E, et al. Differential diagnosis of Graves' orbitopathy. case report [J]. Orv Hetil, 2016, 21, 157 (8): 310 - 315.
[17] 刘石坚. 何炎燊老中医治疗甲状腺疾病的经验 [J]. 新中医, 1997, 29 (12): 8 - 10.
[18] 林丽, 曹惠芬. 孟如教授治疗甲状腺机能亢进症经验 [J]. 云南中医中药杂志, 2000, 21 (5): 5 - 6.
[19] 董振华, 季元, 范爱平. 祝谌予临证验案精选 [M]. 北京: 学苑出版社, 2007.
[20] 戴歧, 刘振芝. 刘惠民医案 [M]. 济南: 山东科学技术出版社, 1978.

第三节 亚急性甲状腺炎

【概述】

De Quervain 甲状腺炎，又称亚急性甲状腺炎、病毒性甲状腺炎、肉芽肿性甲状腺炎或巨细胞性甲状腺炎等，是1904年由De Quervain首先报告的。本病是甲状腺的一种自发缓解性的炎症状态，病程持续数周至数月，有复发可能。本病发作前常有上呼吸道感染病史或腮腺炎病史，特征性表现为甲状腺触痛、疼痛，并向咽、耳部放射，摄碘率受抑制。亚急性疼痛性甲状腺炎占就诊甲状腺疾病患者的3% ~5%，好发年龄为30 ~50岁，女性的发病率比男性高3倍以上。发病有季节性，冬、春季节是其发病的高峰。

中医并无亚急性甲状腺炎的称谓，本病属于中医学的“瘿瘤”“瘿痈”“瘿肿”“痛瘿”等范畴。中医认为本病多为外感风热、疫毒之邪，或内伤七情所致。历代医家对本病的发生趋向相同，认为本病的发生有两个至关重要的因素，水土失宜和情志内伤。溯流追源，瘿病第一次出现在春秋战国时代。瘿疾这一名称古文献中早有类似描述，《养生方》曰：“诸山黑水中，山泉流者，不可久居，常食令人作瘿病。”提出了地理环境的作用。宋代《三因极一病证方论》明确指出本病为外感六淫侵袭所致：“此乃外因寒、热、风、湿所成也。”《医宗金鉴》有云：“瘿瘤二证，发于皮肤血肉筋骨之处。瘿者，如缨络之状；瘤者，随气留住，故有是名。”明·李梴《医学入门》：“盖瘿瘤本共一种，皆痰气结成。”《诸病源候论·瘿候》谓：“瘿者，由忧恚气结所生，亦曰饮沙水，沙随气入于脉，搏颈下而成之。”认为饮食、情志因素与发病有关。《重订严氏济生方·瘿瘤论治》指出：“夫瘿瘤者，多由喜怒不节，忧思过度，而成斯疾焉。大抵人之气血，循环一身，常欲无滞留之患，调摄失宜，气凝血滞，为瘿为瘤。”瘿病因情志内伤、水土不调、饮食失宜，引起气机郁滞，津凝痰聚日久则导致血脉瘀阻，是气滞、痰凝、血瘀三者合而为患。

【西医病因与发病机制】

病因方面，一般认为本病与病毒感染有关，患者常常在病毒感染后发病。本病在发病前多有呼吸道感染的病史，1 ~3周后发病，在一些患者血液中发现高滴度的腮腺炎抗体，偶尔也会伴发腮腺炎或睾丸炎，在亚急性甲状腺炎的甲状腺肿已培养出腮腺炎病毒。腮腺炎病毒感染仅仅是个例报道，亦有报道该病与其他病毒包括麻疹病毒、流感病毒、腺病毒、柯萨奇病毒、埃可病毒感染有关，还可能与感染性单核细胞增多症、心肌炎、猫爪病等有关。

本病病理机制不明确，有学者认为本病与病毒感染后引起的自身免疫功能紊乱有关，考虑亚急性甲状腺炎患者HLA - B35的自身抗原和感染的病毒相关抗原的细胞毒性T细胞之间的交叉反应引发了机体的自身免疫反应，进而导致甲状腺细胞的损害。遗传因素可能在亚急性甲状腺炎的发病中也起一定作用。

亚急性甲状腺炎与遗传易感性高度相关。研究显示，72%患者HLA - B35阳性，也有HLA - B35阳性的亚急性甲状腺炎患者呈家族性发病的报道。在遗传易感性的体质基础上，遗传易感性的人群中，病毒感染可能更容易诱发本病。外源性的细胞因子及外来抗原也可能诱导本病出现，如IL - 2联合运用肿瘤坏死因子或干扰素、流感疫苗注射治疗慢性乙肝及丙型肝炎等都可能导致亚急性甲状腺炎的发生。

【中医病因病机】

1. 病因

顾伯康在《中医外科学》瘿篇中说：“有关瘿的发病原因，总的来说，不外乎正气不足，外邪入侵。由于正气不足，以致外邪乘虚侵入，结聚于经络、脏腑，导致气滞、血瘀、痰凝等病理变化，逐渐形成瘿病，说明了正气不足是形成瘿病的内在病机。”

中医学认为本病与外感风温、疫毒之邪或内伤七情有关。气虚体质为本，外感风温、疫毒之邪为标，外邪侵入肺卫，致使卫表不和，肺失宣肃，故多见发热恶寒、咽喉肿痛、汗出头痛等。风温夹痰结毒，壅滞于颈前，可见瘿肿而痛，结聚日久以致气血阻滞不畅，导致痰瘀毒互结，可见瘿肿坚硬而痛。

情志内伤，肝气郁结，气郁化火，肝火上炎，扰乱心神，可见心悸、心烦、失眠等。肝失疏泄，冲任失调，故女子可见月经不调，经量减少。反复不愈，病程日久，可致气血亏虚，阴盛阳衰而见肢冷、神疲、声低懒言。

2. 病机

亚急性甲状腺炎的病机是本虚标实，本虚是气虚，标实为热毒、痰、瘀。病变脏腑在肺、肝、肾。不同阶段虚实的主次有差别，早期以标实为主，中期以虚实夹杂为主，后期以本虚为主，本虚标实贯穿病程始终。

初期因感受风寒、风热之邪，侵袭肺卫，卫表不和，肺失宣肃，郁而化热，或热毒直接侵犯颈部，热毒壅盛，热毒伤阴，阴虚火旺，灼津为痰；或者加之情志不调，肝失疏泄，气血运行不畅，瘀血阻滞；同时气虚则影响精血津液的运行输布，导致精血津液的瘀滞，进而形成痰、瘀；痰、瘀既是疾病过程中形成的病理产物，又是致病因素。热毒、痰凝、血瘀凝结于颈前而发病。后期热毒渐退，阴损及阳，可出现肾阳虚变证。

【诊断标准】

诊断标准 1

参照中华医学会内分泌学会（CSE）发布的《2008 中国甲状腺疾病诊治指南——亚急性甲状腺炎诊治指南》。

甲状腺肿大、疼痛、质硬、触痛，常伴上呼吸道感染的症状和体征：①发热、乏力、食欲缺乏、颈部淋巴结肿大等。②红细胞沉降率加快。③一过性甲状腺功能亢进。④^{131}I 摄取率受抑制。⑤甲状腺自身抗体、甲状腺微粒体抗体、甲状腺球蛋白抗体阴性或低滴度。⑥甲状腺穿刺或活检，有多核巨细胞或肉芽肿改变。符合上述 6 条中的 4 条即可以诊断亚急性甲状腺炎。

诊断标准 2

参照日本甲状腺学会亚甲炎诊断指南。

临床标准：急性起病。

临床表现：甲状腺肿胀，疼痛，触痛。

实验室表现：C 反应蛋白升高和/或红细胞沉降率加快；血清游离 T4 升高，血清促甲状腺激素（TSH）受抑制：低于 0.1μU/mL。

超声检查：甲状腺的疼痛部位为低回声病变。

患者表现满足所有四条标准，即被诊断为亚急性甲状腺炎；如果患者符合临床标准，且满足实验室标准 2 条，可能患有亚急性甲状腺炎。

上述两种诊断标准，未进行敏感性及特异性比较。

【西医治疗】

（一）治疗方案

亚急性甲状腺炎是一种自限性疾病，治疗措施包括两方面：减轻局部症状和甲状腺功能异常影响。大多数患者仅对症处理即可，症状较轻的患者，仅口服非甾体抗炎药（如消炎痛、塞来昔布等）就可使症状缓解，一般需服药2周左右。病情严重病例，如疼痛、发热明显者，可短期用其他非类固醇抗炎药或应用糖皮质类固醇激素，如泼尼松。

1. 急性期

急性期首选肾上腺皮质激素类药物。美国甲状腺协会和美国临床内分泌专家协会的管理指南推荐泼尼松40mg/d作为治疗亚急性甲状腺炎的起始剂量。我国的诊治指南推荐剂量20～40mg/d，根据红细胞沉降率调整激素用量，当红细胞沉降率下降或恢复正常时，泼尼松开始减量，疗程一般2～3个月。病程中当甲状腺滤泡组织遭受破坏后，释放大量甲状腺素，可出现一过性“甲状腺功能亢进期”，可不处理或给予小剂量普萘洛尔，不用抗甲状腺功能亢进药物，症状缓解即停药，一般2～3周症状消失。

2. 缓解期

继之可出现甲状腺功能减退，即“缓解期”，此时促甲状腺激素分泌增加，使用甲状腺素可抑制促甲状腺激素分泌，从而减轻甲状腺急性炎症过程，缓解症状及缩短疗程。可用L－甲状腺素片50～150μg，1次/d或2次/d，口服，也可用甲状腺素片短期替代疗法，40～60mg /d，症状缓解、甲状腺功能正常后逐渐减量至正常后停药。只有5%～10%的患者有可能发生永久性甲状腺功能减退，需终身替代治疗。若出现甲状腺毒症，使用β肾上腺能受体阻滞剂（心得安）可缓解症状，无须抗甲状腺药物治疗。

（二）西医治疗困境

亚急性甲状腺炎症状重者多应用糖皮质激素治疗，部分患者反复复发，病程较长，持续应用糖皮质激素会导致一系列的副作用，而且随着病程的延长，患者出现甲减的概率也会增加。

【辨证论治】

对于本病的病因病机，医家观点不一，主要可归纳为外感及内伤两个方面。外感风热火毒之邪是瘿痈发病的主要外因，初由风热毒邪蕴结、气血壅滞所致，这点与西医认为可能与病毒感染有关相吻合；情志内伤是瘿痈发病的主要内因，这点与现代医学免疫紊乱有关。本病中医辨证如下：

1. 热毒壅盛证

主症：起病急，瘿肿质韧，触痛明显，口干畏热，舌红、苔薄黄，脉浮数。

治法：疏风清热，解毒消肿。

方药：银翘散合五味消毒饮加减，药用蒲公英、板蓝根、射干、金银花、连翘、牛蒡子、延胡索、大青叶、紫花地丁、桔梗、赤芍、牛膝。

2. 气郁火旺证

主症：瘿肿、疼痛减轻，心悸汗出，心烦少寐，头晕乏力，舌红，苔少，脉弦数。

治法：行气解郁，泻火消肿。

方药：丹栀逍遥散加减，药用牡丹皮、栀子、当归、白芍、柴胡、郁金、薄荷、延胡索、川楝子、茯苓、白术、青皮、香附、荔枝核。

3. 气郁痰阻证

主症：瘿肿、疼痛明显减轻或消失，胁肋不舒，纳差，体倦乏力，舌质淡红，薄白苔或薄腻苔，脉弦滑。

治法：理气解郁，化痰散结。

方药：柴胡疏肝散合二陈汤加减，药用柴胡、芍药、枳壳、香附、佛手、贝母、生牡蛎、玄参、陈皮、薏苡仁、白术、茯苓、炙甘草。

4. 气阴两虚证

主症：瘿肿、疼痛消失，肢体困重，眼睑、面颊虚肿，大便秘结，舌质嫩红，有齿痕，苔少，脉细弱或细数。

治法：健脾益气，养阴生津。

方药：生脉散合四君子汤加减，药用黄芪、党参、麦冬、五味子、白术、茯苓、当归、浙贝母、炙甘草。

【生活调摄】

1. 起居有常，劳逸适度，日常生活中注意天气变化，避免外邪侵袭。

2. 在疾病缓解后，注意锻炼身体，增强机体抗病能力，避免精神过度紧张和情志刺激。

3. 饮食清淡，注意食盐和含碘量高的食物的摄入，多食新鲜蔬菜水果，少食肥甘厚味，适当进食营养丰富的瘦肉、蛋类，增加营养。

【科研思路与方法】

对于疼痛剧烈、体温持续升高或其他非甾体抗炎药治疗无效者，需要应用糖皮质激素，糖皮质激素需要使用较长时间，若过快减量或过早停药，可能导致疾病复发。病程较长的患者容易出现甲减，因此，可开展结合中医药治疗减少亚急性甲状腺炎复发、缩短病程以及减少糖皮质激素等西药用量方面的研究。

1. 文献研究方面

史宏博等通过检索收集中国期刊全文数据库及重庆维普数据库中 1999 ~ 2011 年关于亚急性甲状腺炎的文献共计 99 篇，分类选取中医治疗文献，录入复方药物组成，建立数据库，统计占方比率和占药比率，总结出了亚甲炎中药用药规律。所有文献中含中药复方 144 首，药物 185 味，共计 1652 频次。常用中药 30 味，以柴胡、甘草、连翘、夏枯草、黄芩较多；清热药为第一位占 36.86%，多为清热解毒药物；归属十二经总计 461 频次，肝经为第一位占 21.04%。

2. 临床研究方面

朱晨介绍江苏省中医院许芝银老中医治疗本病经验，许老认为亚甲炎初期多为甲状腺功能亢进期，病机为热毒痰瘀交阻，壅聚颈靥，表现以邪实为主，治疗上采用急则治其标的原则，以清热解毒、化痰散瘀为大法，再根据临床伴随症状的不同，随症加减，权衡用药。本病中、后期多为甲状腺功能减退期，大多表现为阳气虚弱、阴寒内盛的证候，本着缓则治本的原则，以益气散寒作为基本治法。具体治疗，病初方选银翘散化裁；病久方选四君子汤合阳和汤加减。

教富娥等治疗亚甲炎认为早期风热痰凝，治以清热疏风生津、化痰散结；中期瘀痰互结，治以活血化瘀、祛痰散结；后期气血亏虚，治以益气养血、健脾补肾。此与本案早期以标实为主，中期以虚实夹杂为主，后期以本虚为主的观点基本相符，也肯定了热毒、痰、瘀在亚甲炎证治中的重要性。

【名医验案】

1. 方和谦验案

患者，女，50 岁。3 个月来右颈部肿痛，可触及 1cm×2cm 大小结节。夜间低热，体温 37.4～37.7℃之间，汗出烦热，纳便尚可，舌淡红苔薄白，脉弦平，半月前在我院做甲状腺 B 超，报告为：弥漫性炎症。确诊为亚急性甲状腺炎。住院 1 个月，服激素治疗。现仍有低热，症状改善不明显，求治于方老。

西医诊断：亚急性甲状腺炎。

中医诊断：瘿瘤。

证型：热郁上焦，痰凝气结。

治法：清热散结通络。

处方：金银花 15g，连翘 15g，桔梗 10g，橘叶 6g，大瓜蒌 15g，泽兰叶 10g，白芷 3g，当归 6g，陈皮 10g，生甘草 6g，天花粉 10g，蒲公英 10g。10 剂，水煎服。嘱禁食海鲜等发物。

二诊时体温已正常，右颈部仍肿大，疼痛缓解。继服前方，加川贝母 5g，20 剂。

三诊患者右甲状腺结节已消，疼痛偶发。继服前方 10 剂而病愈。

按语：亚急性甲状腺炎属中医学瘿瘤范畴，但方老没有用治疗瘿瘤的软坚散结的常用治法，而是把其当作疮疡来对待，以仙方活命饮加减，立法独到，疗效独特。方中金银花、连翘、蒲公英、生甘草清热解毒，白芷疏散外邪，花粉、川贝母清热散结，当归、泽兰叶活血散瘀，瓜蒌、橘叶理气化痰，陈皮理气和中。前后服药 2 月余，获解毒散结、消肿止痛之效。

2. 陆德铭验案

张某，女，37 岁。患者自感咽痛、发热 3 天，今突然发现颈前有一肿块，头晕，曾服用抗生素等药症状未改善。刻下：白细胞总数增高，B 超提示右甲状腺有一结节，大小为 2cm×2.5cm，甲状腺瘤可能，肿块穿刺提示亚急性甲状腺炎。体检：右颈前有肿块，表面光滑，质地中等，随着吞咽而上下活动，触痛明显。脉细数，苔薄黄，舌质红。

西医诊断：亚急性甲状腺炎。

中医诊断：瘿瘤。

证型：气阴两虚证。

治法：养阴清热，疏气化痰。

处方：生地黄30g，玄参25g，麦冬9g，天冬9g，黄芩9g，大青叶30g，金银花12g，紫草12g，牛蒡子9g，夏枯草12g，柴胡9g。

服药3天，发热已除，咽痛、颈前疼痛明显好转，肿块同前，近2天心悸胸闷，易烦，多汗。此为表邪已去，气滞痰结，郁久伤阴耗气。用益气养阴，疏气化痰。原方去黄芩、大青叶、金银花、紫草、牛蒡子，加生黄芪60g，党参30g，制半夏9g，2周后放射免疫检查提示T3、T4、FT3、FT4、TG、TM均高于正常。颈前疼痛已除，肿块缩小至1cm×1.2cm，心悸胸闷，易烦，多汗明显好转，再宗前法，佐以活血。原方加桃仁15g，三棱30g，莪术30g，丹参30g，1个月后放射免疫及B超检查提示均正常，动则易汗，再以前法进之，患者再服药2个月诸症未出现。

按语：陆师认为甲状腺疾病的病因不外乎肝郁、脾虚、外邪入侵、气滞、湿痰为患，由于病久必气阴两虚。虽然临床症状各不相同，但其疾病发展过程中与肝、脾密切相关，临床根据病情变化而辨证施用育阴清热、疏气化痰、活血软坚等法，取效良好。

【参考文献】

[1] 陈灏珠．实用内科学［M］．北京：人民卫生出版社，2009.

[2] 中华医学会．临床诊疗指南－内分泌及代谢性疾病分册［M］．北京：人民卫生出版社，2005.

[3] 中华医学会内分泌学会．中国甲状腺疾病诊治指南－甲状腺炎［J］．中华内科杂志，2008，47（9）：784－788.

[4] 高莹，高燕明．亚急性甲状腺炎［J］．国际内分泌代谢杂志，2009，29（5）：358－360.

[5] Espino Montoro A，Medina Pérez M，González Martín MC，et al. Subacute thyroiditis associated with positive antibodies to the Epstein－Barr virus［J］. An Med Interna，2000，17（10）：546－548.

[6] Rizzo LF，Mana DL，Bruno OD. Non－autoimmune thyroiditis［J］. Medicina（B Aires），2014，74（6）：481－492.

[7] Nishihara E，Ohye H，Amino N，et al. Clinical characteristics of 852 patients with subacute thyroiditis before treatment［J］. Intern Med，2008，47（8）：725－729.

[8] Bahn RS，Burch HB，Cooper DS，et al. Hyperthyroidism and other causes of thyrotoxicosis：Management guidelines of the American Thyroid Association and American Association of Clinical Endocrinologists［J］. Thyroid，2011，21（6）：593－646.

[9] 谢宝强，温敬东，谢丽珍．中西医结合治疗亚急性甲状腺炎的疗效分析［J］．中国医学创新，2013，10（27）：51－52.

[10] 程娜，连小兰．亚急性甲状腺炎的鉴别诊断进展［J］．医学综述，2013，19

(20): 3703-3706.
[11] 刘祥秀，孔德明，代芳．浅谈亚急性甲状腺炎的中医辨证治疗［J］．中国医药指南，2010，8（23）：91-93.
[12] 苏伟，崔翰博，冯建华．中药治疗亚急性甲状腺炎［J］．长春中医药大学学报，2012，28（6）：1027-1028.
[13] 李娟，关小宏，杨彩哲．亚急性甲状腺炎诊治研究进展［J］．医学综述，2011，17（17）：2647-2649.
[14] Lian-Xi Li, Xing Wu, Bing Hu, et al. Localized subacute thyroiditis presenting as a painful hot nodule [J]. BMC Endocrine Disorders, 2014, 14 (1): 4.
[15] Jong Ho Kim, Kwi Hyun Bae, Yeon Kyung Choi, et al. Case of Subacute Thyro-iditis Presenting as the Cause of Fever of Unknown Origin [J]. Korean Journal of Medicine, 2013, 84 (5): 733-736.
[16] Lee KA, Park KT, Yu HM, et al. Subacute thyroiditis presenting as acute psychosis: a case report and literature review [J]. Korean J Intern Med, 2013, 28 (2): 242-246.
[17] Noh JY. Silent thyroiditis and subacute thyroiditis [J]. Nihon Rinsho, 2012, 70 (11): 1945-1950.
[18] 史宏博，王镁．亚急性甲状腺炎用药规律临床文献分析［J］．山东中医药大学学报，2013，34（4）：273-275.
[19] 朱晨．许芝银治疗亚急性甲状腺炎经验拾零［J］．山西中医，1998，14（6）：3-4.
[20] 教富娥，丛科，张颖．亚急性甲状腺炎证治探讨［J］．实用中医杂志，2011，27（11）：785.
[21] Luo H, Lü M, Pei X, et al. Chinese herbal medicine for subacute thyroiditis: a systematic review of randomized controlled trials [J]. J Tradit Chin Med, 2014, 34 (3): 243-253.
[22] Desailloud R, Hober D. Viruses and thyroiditis: an update [J]. Virol J, 2009, 6: 5.
[23] 高剑虹．方和谦治疗疑难杂症验案4则［J］．北京中医，2004，23（4）：206-207.
[24] 万华．陆德铭教授治疗甲状腺疾病的经验［J］．上海中医药杂志，2001（1）：19-20.

第四节　慢性淋巴细胞性甲状腺炎

【概述】

慢性淋巴细胞性甲状腺炎（chronic lymphocytic thyroiditis，CLT）是一种以自身甲状腺组织为抗原的慢性炎症性自身免疫性疾病，又称桥本病、慢性自身免疫性甲状腺炎。本病发病率与Graves病相当，世界范围内年发病率是0.3～1.5/1000人，本病好发年龄在30～

50岁之间，90%以上患者为女性，特别是产后女性。大约每年有5%患有CLT的甲状腺功能正常的患者发展为甲减，这也是儿童散发性甲状腺肿大的最常见原因。本病典型的临床表现是：甲状腺呈弥漫性、质地硬韧、无痛、轻度或中度肿大，发展缓慢，可有轻压痛，颈部局部压迫和全身症状不明显，常有咽部不适感，比甲状腺肿大更明显，甲状腺功能正常或偏低，实验室检查往往出现甲状腺自身抗体，包括甲状腺球蛋白抗体（TgAb）、甲状腺过氧化酶抗体（TPOAb）和甲状腺刺激阻断性抗体（TSBAb）等。

中医学认为本病属于“瘿病”范畴，类似于“气瘿、肉瘿、石瘿”，其发展过程中还常兼有其他证候，可归属于中医学“心悸”“颤证”等范畴。本病除了甲状腺肿大外还有畏寒肢冷、颜面浮肿、面色萎黄等症，与虚劳又有相似之处。所以，临床本病诊疗往往综合考虑。

【西医病因与发病机制】

CLT是由遗传和环境因素共同作用而引起的器官特异性自身免疫性甲状腺疾病，其发病机制尚未彻底阐明。目前认为其属于多基因遗传病，关键因素是自身免疫，可与其他自身免疫性疾病同时并存。

1. 遗传因素

CLT由遗传因素与非遗传因素相互作用而产生已成为人们的共识。甲状腺自身抗体的产生与常染色体显性遗传有关。在欧洲及北美，CLT患者中HLA－B8及DR3、DR5阳性多见，而日本患者则以HLA－B35阳性多见。

2. 免疫学因素

（1）*免疫监视缺陷*　特异的甲状腺抑制T细胞功能异常是本病的基本病因。先天性免疫监视缺陷导致器官特异的抑制性T淋巴细胞数量和质量异常，T淋巴细胞直接攻击甲状腺滤泡细胞。甲状腺滤泡上皮细胞将自身细胞内蛋白作为自身抗原提呈给辅助T淋巴细胞，使辅助T淋巴细胞激活，从而诱导B淋巴细胞产生抗甲状腺自身抗体。

（2）*体液免疫*　HK细胞可在抗甲状腺抗体协同下攻击甲状腺滤泡细胞，当抗原抗体结合时，其复合物存在于靶细胞靶面，激活的HK细胞与抗体的Fc片段起反应，而杀伤靶细胞。这种抗体依赖HK细胞所参与的细胞毒性反应，在CLT中是被甲状腺球蛋白－甲状腺球蛋白抗体复合物所激活，具有特异的细胞毒性而杀伤甲状腺滤泡细胞。此外，TPO-Ab本身就在甲状腺组织中发挥细胞毒作用。

（3）*细胞免疫*　甲状腺内浸润的B淋巴细胞与T淋巴细胞数量（以细胞毒性T淋巴细胞为主）是相等的。被激活的Th1细胞产生IFN－γ，刺激甲状腺滤泡细胞分泌IL－1β，诱导桥本甲状腺炎的滤泡细胞Fas表达，Fas与Th1细胞的Fas配体（FasL）相互作用引起的甲状腺细胞凋亡，是导致甲状腺组织破坏的一个重要通路，Bcl－2等相关因子在其中起着调节作用。此外，IFN－γ、TNF－α细胞因子还诱导甲状腺滤泡细胞表达TNF相关性凋亡诱导配体（RAIL），引起细胞凋亡，是导致甲状腺组织破坏的又一个通路。但是这些不同的通路在慢性自身免疫甲状腺炎中，引起甲状腺组织破坏的程度以及范围目前尚未明了。另外，CLT免疫机制可能还涉及：①以Fas为介导的细胞凋亡；②与补体结合的抗甲状腺抗体对滤泡细胞的溶解作用；③抗体依赖性细胞介导的细胞毒作用（ADCC）等方面。CLT 患者常同时伴随其他自身免疫性疾病，也证明自身免疫因素的存在。

3. 环境因素

感染和膳食中的碘化物是 CLT 发生的两个主要环境因素。高碘摄入是桥本甲状腺炎（HT）发病的一个重要因素，适碘和高碘地区 CLT 的发病率高于低碘地区，摄碘量低的国家 HT 亦较少见。在碘缺乏地区或富含碘的地区，CLT 的发病率均上升，说明碘在 CLT 发病中有重要作用。动物实验表明，碘过量时，遗传易感的动物可发生甲状腺炎；但碘在甲状腺内不耗竭，可阻止发展成严重的甲状腺炎，其机制尚未阐明。饮食中添加碘，CLT 的甲状腺损害明显加重，CLT 发生率增加。甲状腺球蛋白碘化后，CLT 中 T 细胞增殖，主要的致病抗原 - Tg 自身抗原效力增加，全身免疫反应加重，可导致 CLT。另外，肠道病原中的 Yersinia 细菌的小肠结肠感染、应激、情绪、吸烟可能与本病的发生也有关系。

【中医病因病机】

1. 病因

中医认为本病多因情志不舒，抑郁不畅，肝失调达，气滞、痰凝、血瘀等交阻凝滞于颈前而发。本病病位属肝经循行部位，肝属木，其气喜条达舒畅。因七情不舒，肝气抑郁，肝失疏泄，则致肝郁化火，肝阳过亢，甚或心火亦亢，表现为机体代谢功能亢进，产生心悸、手颤、心烦易怒、消谷善饥、消瘦等一系列症状。若肝木疏泄不及，可致脾胃功能减弱，甚至脾肾亏虚，产生机体代谢功能减低，表现恶食、面色萎黄、肢体畏冷、肢体肿胀等一系列脾肾阳虚之症。

2. 病机

本病的病机，始于肝郁气滞，血行不畅，气滞血瘀，进而木郁克土，累及于肾，水之运化失常，肝、脾、肾功能相互失调，终致痰浊、气滞、血瘀交集于颈前，发生瘿肿。诚如明代陈实功所论：“夫人生瘿瘤之症，非阴阳正气结肿，乃五脏血、浊气、痰滞而成。”（《外科正宗·瘿瘤论》）

【诊断标准】

参照中华医学会内分泌学会发布的《2008 中国甲状腺疾病诊治指南——慢性淋巴细胞性甲状腺炎诊治指南》。

1. 中老年女性，甲状腺肿大，伴有局部不适感，或伴甲状腺功能减退表现。

2. 甲状腺弥漫性肿大，表面不平，可有分叶或结节，质硬有弹性。

3. 实验室检查：

（1）早期血清 TT3、TT4、FT3、FT4 多为正常，少数可升高或降低；后期血清甲状腺激素水平可渐降低，TSH 升高。

（2）60% ~90% 的患者血清 TgAb、TPOAb 阳性，且滴度常较高。

（3）甲状腺摄 ^{131}I 率常减低，可正常或升高，取决于病程与甲状腺功能状态。

（4）甲状腺放射性核素扫描呈不均质浓集与稀疏，或呈“凉”“冷”结节。

（5）过氯酸钾排泌试验多数为阳性。

（6）γ－球蛋白等免疫球蛋白可升高。

（7）甲状腺穿刺活检或针吸细胞学检查，可见滤泡上皮细胞间有大量淋巴细胞浸润，为本病的重要诊断依据。

【西医治疗】

1. 治疗方案

大多数慢性自身免疫性甲状腺炎患者甲状腺功能正常，甲状腺肿大也较轻微，所以无须治疗。对于明显甲状腺功能减退者应使用甲状腺激素制剂予以替代治疗，一般可给予甲状腺片40～160mg/d，或L－T4按体重1～2μg/（kg·d）。年龄大，特别是伴有心血管疾病的患者应从小剂量（12.5～25mg/d）开始治疗。亚临床甲状腺功能减退症患者中TSH值>10IU/L时，其中80%将发展成明显的甲状腺功能减退症，故也应予以替代治疗。

对于甲状腺肿大者，可以短期（6个月）使用甲状腺激素制剂予以抑制治疗，即抑制TSH以缩小甲状腺肿。部分患者在使用抑制治疗6个月后，甲状腺肿可缩小30%。但由于甲状腺激素制剂的多种副作用，以及疗效的不确定性，一般不用于常规或长期治疗。少数压迫气管及周围器官的巨大甲状腺肿，以及个别患者出现甲状腺肿伴持续性疼痛时，使用药物治疗后无效，也应施以手术治疗。

无痛性甲状腺炎甲状腺毒症期，因其是自限性的，故应给予β受体阻滞剂而不是抗甲状腺药物，以期缓解症状。

2. 西医治疗困境

慢性淋巴细胞甲状腺炎常可出现甲状腺肿大，由于激素及甲状腺激素等药物副作用较大，一般短期治疗抑制TSH生成，以缩小甲状腺肿，但疗效不确定，病程较长。中医药在本病治疗方面有较好的优势，可以起到疏肝解郁、调畅情志的作用，从而调节神经免疫内分泌，增效减毒，减少并发症。

【中医治疗】

本病多因情志内伤、肝失疏泄而致，气滞、痰凝、血瘀等交阻，病位在颈前，属肝经循行部位，肝属木，喜疏泄，治以疏肝理气，辨证以肝郁气滞为主。本病日久，肝病及肾，畏寒怕冷症状明显，加之激素及甲状腺制剂运用，加重脾肾阳虚症状，故辨证以脾肾阳虚为主，治以温肾健脾。

1. 肝郁气滞证

主症：颈前对称性漫肿，质地坚韧，无痛，推之移动，胸胁满闷，易怒，善太息，情绪抑郁，烦热自汗，经前乳胀，舌红苔薄黄，脉弦数。

治法：疏肝理气。

方药：四海舒郁丸合柴胡疏肝散，药用陈皮、海蛤粉、海藻、昆布、海螵蛸、青木香、柴胡、白芍、枳实、炙甘草、香附、川芎。

2. 痰瘀互结证

主症：颈部肿大，可扪及肿块，肿块可偏于一侧或两侧，质地较韧或较硬，可伴有局部压迫紧缩感或胀痛不适，胸脘痞闷，苔白或薄腻，脉弦或滑。

治法：破瘀化痰。

方药：桃红四物汤合二陈汤加减，药用桃仁、红花、川芎、当归、白芍、生地黄、法半夏、陈皮、茯苓、生甘草。

3. 脾肾阳虚证

主症：颈下瘿肿，面色苍白，形寒肢冷，腰膝酸软，头晕目眩，男子阳痿，女子闭经，纳少懒言，颜面四肢浮肿，舌质淡，苔白，脉沉细。

治法：温补脾肾。

方药：阳和汤加减，药用制附子、桂枝、鹿角、熟地黄、白芥子、麻黄、炮姜。

【生活调摄】

患者应保持精神愉悦，情志稳定。以甲减为主要表现的患者，应注意防寒保暖，关注气候变化，及时增减衣物，防止外邪侵袭。劳作运动时，防止汗出当风，切勿贪凉饮冷。

【科研思路与方法】

中医软坚散结、活血化瘀等法治疗甲状腺肿大具有较好的临床疗效，西医缺乏对于甲状腺肿大的治疗方法。而一些中药复方具有较好的软化、缩小肿大的甲状腺及其结节的作用，还可以减轻甲状腺自身免疫的作用。因此，可以开展中医内服、外敷、针灸等综合治疗方法治疗甲状腺肿大的研究。

1. 文献研究方面

笔者复习国内近10年病例数在100例以上的8篇文献报道，慢性淋巴细胞性甲状腺炎并发甲状腺癌的发生率为10%～23%。慢性淋巴细胞性甲状腺炎并发甲状腺癌以乳头状癌居多，文献报道慢性淋巴细胞性甲状腺炎并发甲状腺癌中乳头状癌占56%～100%，尤以微小癌多见，慢性淋巴细胞性甲状腺炎并发甲状腺癌中微小癌占60%～78%。

2. 临床研究方面

黄建芬等选取2011年3月至2015年11月间行手术治疗的528例甲状腺患者，对所有患者的临床资料进行回顾分析，对慢性淋巴细胞性甲状腺炎与甲状腺恶性肿瘤间的关系进行分析。发现慢性淋巴细胞性甲状腺炎患者中有39.56%合并甲状腺恶性肿瘤，明显高于非慢性淋巴细胞性甲状腺炎患者（17.39%），而两组患者的TNM分期相比较，差异不明显（$P>0.05$）。得出结论是，慢性淋巴细胞性甲状腺炎患者易并发甲状腺恶性肿瘤，但其对于肿瘤分期影响不大。邓小凡等回顾了其院内3年间，手术治疗并经病理检查证实的77例慢性淋巴细胞性甲状腺炎及其合并甲状腺疾病的临床资料，总结了慢性淋巴细胞性甲状腺炎及其合并甲状腺疾病的诊治经验，结果发现，单纯慢性淋巴细胞性甲状腺炎53例，慢性淋巴细胞性甲状腺炎合并乳头状癌10例，滤泡状癌1例。结论是慢性淋巴细胞性甲状腺炎临床表现复杂，合并甲状腺其他疾病多，术前诊断困难。全面体检、结合甲状腺相关激素检测、彩色多普勒以及细针穿刺细胞学检查可以提高术前诊断率，重视术中甲状腺薄层切片及冰冻切片检查，有利于提高术中确诊率，从而选择正确的手术方式。

【名医验案】

1. 陈如泉验案

喻某，女，36岁，1989年12月12日初诊。颈部肿大7年余。从1982年开始，颈部肿大、心慌、怕热、乏力，西医诊断为“甲亢”，服用西药他巴唑等药物1年，症状缓解，自行停药。近1年来，颈部又逐渐肿大，吞咽时感不适，无明显急躁易怒等现象，偶有心慌，纳食一般，月经正常，二便自调。查体：体温36.5℃，脉搏90次/分，呼吸20次/分，血压130/82mmHg。眼突（－），手颤（－），甲状腺Ⅱ度肿大，两侧均可叩及大小不等结节，血管杂音（－），心律齐，心率90次/分，两肺未闻及异常，肝脾未触及。脉细数，舌苔薄白。同位素检查：T4 233.17nmol/L，T3 5.42nmol/L，TSH 2.3mU/L。甲状腺穿刺为较多淋巴细胞，少量甲状腺细胞。

西医诊断：桥本病。

中医诊断：瘿病。

证型：痰凝血瘀，兼有气郁。

治法：疏肝理气，化痰活血之法。

方药：活血消瘿汤化裁。柴胡10g，郁金10g，瓜蒌皮15g，白芥子20g，桃仁10g，三棱10g，莪术10g，王不留行30g，土贝母20g，自然铜15g，蜣螂虫3枚。每日1剂，水煎服。连服上方21剂后，症状消失，甲状腺明显缩小，继服上药化裁，隔日1剂。

1990年5月8日再诊，自觉症状消失，甲状腺不肿大，未叩及肿块，复查T3、T4、TSH属正常范围，中药仍以原方化裁，仍隔日1剂，2个月后自行停药。1991年4月3日复查，病情稳定，自觉症状消失，T3、T4、TSH仍属正常范围。

按语：慢性淋巴细胞性甲状腺炎之病位在肝经循行之部位，其病机以气滞、痰凝、血瘀为主，因此治疗的重点应在疏肝理气、化痰活血。临床中陈师运用自拟活血消瘿汤加减治疗，每获效验。活血消瘿汤方以柴胡、郁金、香附、青皮等疏肝理气、舒达肝气；以瓜蒌皮、山慈菇、土贝母等化痰涤痰；以三棱、莪术、蜣螂虫、自然铜等破血行瘀。方中蜣螂虫为必用之品，《本草纲目》记载蜣螂虫“治瘿”。自然铜有活血行瘀之功，《本草纲目》记载有“消瘿”之说。若局部较韧或较硬，经久不消者选加蜈蚣、全蝎、土鳖虫等药物。若甲状腺肿大明显，质地较软者，则加用荔枝核、橘核、瓦楞子等破气化瘀之品。若本病合并有甲亢表现有气阴不足者，以生脉散合二至丸加减为主，酌情伍以活血消瘿汤。若本病表现脾肾阳虚证为主，则以温补脾肾为主，宜右归饮合活血消瘿汤以温通散结。

2. 张兰验案

王某，女，39岁，2009年9月14日以“颈前正中肿大1个月”为主诉初诊。患者于2009年8月无意间发现颈前正中肿大，无吞咽困难、心慌、怕热等其他自觉症状，查甲状腺激素FT3、FT4、TSH均在正常范围内。TgAb 338IU/mL、TPOAb 494IU/mL。查体：双侧甲状腺Ⅱ度肿大，质韧，未触及结节，血管杂音（－），无眼突，无手颤体征。舌淡红，苔薄黄，脉细弦。

西医诊断：慢性淋巴细胞性甲状腺炎。

中医诊断：瘿瘤。

证型：痰气交阻，肝气郁结。

治法：疏肝解郁，化痰软坚，散结消瘿。

方药：软坚消瘿汤化裁。柴胡10g，当归15g，白芍15g，香附15g，夏枯草15g，王不留行20g，玄参20g，海藻10g，昆布10g，陈皮10g，茯苓10g，白术10g，砂仁10g。该方每日1剂，水煎服，共服28剂后来诊，甲状腺Ⅰ度肿大，查甲状腺功能及抗体均在正常范围内。后上方改为隔日1剂，2个月后再诊，甲状腺不肿大，再查甲状腺功能及抗体，均在正常范围内。

按语：软坚消瘿汤以逍遥散为基本方，此方主要适用于瘿病实邪为主的早、中阶段，当晚期出现甲减之临床表现时可以加入扶助正气的药物，使其达到去邪而不伤正，扶正不敛邪的疗效。本方由柴胡、当归、白芍、香附、夏枯草、海藻、昆布、浙贝母、王不留行、陈皮等药物组成。方中柴胡为君药，作为肝经引经药，可以疏肝解郁，使肝气得以调达；白芍，酸苦微寒，养血敛阴，柔肝止痛；当归，甘辛温，养血活血，为血中之气药；夏枯草，性寒，味辛苦，辛能散结，苦寒能泄热。本复方气血兼顾，肝脾同调，软坚散结，活血化瘀，共奏祛邪扶正、标本兼治的作用。

【参考文献】

[1] 中华医学会．临床诊疗指南－内分泌及代谢性疾病分册［M］．北京：人民卫生出版社，2005.

[2] 陈灏珠．实用内科学［M］．北京：人民卫生出版社，2009.

[3] 中华医学会内分泌学会．中国甲状腺疾病诊治指南－甲状腺炎［J］．中华内科杂志，2008，47（9）：784－788.

[4] 方邦江，孙丽华，周细秋，等．软坚消瘿汤治疗慢性淋巴细胞性甲状腺炎的临床研究［J］．中西医结合学报，2006，4（4）：355－357.

[5] 顾立军，韩本谊，冀星华．慢性淋巴细胞性甲状腺炎的MSCT诊断［J］．中国医学计算机成像杂志，2012，18（3）：201－204.

[6] 李昀昊，杨宏杰，何燕铭，等．中药复方对慢性淋巴细胞性甲状腺炎的临床研究［J］．浙江中医杂志，2010，45（7）：514－515.

[7] 黄建芬，黄有全．慢性淋巴细胞性甲状腺炎与甲状腺恶性肿瘤的临床相关性因素分析［J］．世界最新医学信息文摘，2016，16（29）：57.

[8] 邓小凡，李波，陈鹏．慢性淋巴细胞性甲状腺炎的诊治（附77例报告）［J］．中国普外基础与临床杂志，2006，13（3）：260－264.

[9] Jorgensen KT，Rostgaard K，Bache L，et al. Autoimmune diseases in women with Turner's Syndrome［J］. Arthritis Rheum，2010，62（3）：658－666.

[10] Fava A，Oliverio R，Giuliano S，et al. Clinical evolution of autoimmune thyroiditis in children and adolescents［J］. Thyroid，2009，19（4）：361－367.

[11] Wu X，Schott M，Liu C，et al. Statins decrease the aberrant HLA－DR expression on thyrocytes from patients with Hashimoto's thyroiditis［J］. Horm Metab Res，

2008，40（12）：838－841.

[12] Liu C，Papewalis C，Domberg J，et al. Chemokines and Autoimmune Thyroid Diseases［J］. Horm Metab Res，2008，40（6）：361－368.

[13] Schmeltz LR，Blevins TC，Aronoff SL，et al. Anatabine supplementation decreases thyroglobulin antibodies in patients with chronic lymphocytic autoimmune（Hashimoto′s）thyroiditis：arandomizedcontrolled clinical trial［J］. J Clin Endocrinol Metab，2014，99（1）：137－142.

[14] Zhu C，Liu W，Chen H，et al. Multidetector computed tomography analysis of benign and malignant nodules in patients with chronic lymphocytic thyroiditis［J］. Oncol Lett，2016，12（1）：238－242.

[15] Iliadou PK，Effraimidis G，Konstantinos M，et al. Chronic lymphocytic thyroiditis is associated with invasive characteristics of differentiated thyroid carcinoma in children and adolescents［J］. Eur J Endocrinol，2015，173（6）：827－833.

[16] Kim SK，Choe JH，Kim JH，et al. Chronic lymphocytic thyroiditis and BRAF V600E in papillary thyroid carcinoma［J］. Endocr Relat Cancer，2016，23（1）：27－34.

[17] 方邦江，周爽，鲁新华．陈如泉运用活血消瘿汤治疗慢性淋巴细胞性甲状腺炎经验［J］．中医杂志，2002，43（6）：419.

[18] 马帅，张兰．张兰教授运用软坚消瘿汤论治慢性淋巴细胞性甲状腺炎经验［J］．中医药信息，2011，28（1）：31－32.

第五节　甲状腺功能减退症

【概述】

甲状腺功能减退症（hypothyroidism，简称甲减）是指由于不同原因引起的甲状腺激素合成和分泌减少或组织作用减弱导致的以甲状腺功能减退为主要特征的全身代谢减低综合征。胎儿及新生儿期发病表现为生长和发育迟缓、智力障碍，称为呆小症。成年人的甲状腺功能减退发病表现为全身性代谢降低，细胞间黏多糖沉积，称为黏液性水肿。按其病因分为原发性甲减、继发性甲减、三发性甲减及周围性甲减四类。原发性甲减，约占甲减症的96%，本文主要介绍原发性甲减。

多种原因可以引起甲状腺功能减退，不同因素引起的甲状腺功能减退与地域和环境因素（饮食中碘含量、致甲状腺肿物质、遗传及年龄等）的不同而有所差别。本病女性较男性多见，普通人群发病率为0.1%－1.0%，新生儿发病率约1/7000，青春期发病率降低，但成年期后上升，且随年龄增加其患病率逐渐上升。

甲减广义上属于中医学“瘿病”的范畴，但尚无专属的对应病名，现在学者们将其归属于“虚劳”、“虚损”范畴。亦有医家根据患者的不同表现将甲减归属为“瘿痛·虚劳”“失眠痴呆”“水肿、肤胀”“胸痹、心悸”“厥证”等。

【西医病因与发病机制】

1. 西医病因

96%以上的甲状腺功能减退为原发性甲减，由甲状腺不发育或发育不全、甲状腺激素合成酶缺陷、长期缺碘、甲状腺炎、甲状腺放射性碘治疗、抑制甲状腺激素生成的药物或甲状腺手术导致，分为先天性甲减和获得性甲减。

（1）先天性甲减　病因包括：①甲状腺发育不良或异常；②碘酪氨酸脱碘酶缺乏；③碘化物转运或利用障碍；④有机化异常（TPO缺乏或损伤）；⑤甲状腺球蛋白合成或生成障碍；⑥TSH受体缺陷；⑦甲状腺Gs蛋白异常（假性甲状旁腺机能减退症Ⅰa型）；⑧特发性TSH无应答。

（2）获得性甲减　病因包括：①甲状腺炎；②碘缺乏（地方性甲状腺肿）；③药源性：T4合成或释放障碍（例如锂、乙硫异烟胺、硫胺类药剂、碘化物）；④致甲状腺肿的食物、污染物；⑤细胞因子（如IFN-α、IL-2）；⑥甲状腺浸润（如淀粉样变、血色素沉着病、Riedel甲状腺肿、结节病、硬皮病）；⑦放射碘治疗后，甲状腺放射治疗后，甲状腺手术后。

2. 发病机制及免疫异常

（1）先天性甲减　甲状腺发育不良或异常可能是甲状腺完全缺如或是在胚胎时期甲状腺未适当下降造成。影响甲状腺发育的基因如甲状腺转录因子Ⅰ（TTF1）、TTF2、同原盒基因8（PAX8）、促甲状腺受体（TSHR）等基因异常会导致甲状腺发育不良，甲状腺激素合成基因如甲状腺球蛋白（Tg）、钠碘转运体（NIS）、甲状腺过氧化物酶（TPO）等基因突变可以导致激素合成障碍，Gs蛋白α-亚基变异导致促甲状腺激素受体反应性下降；SECIS-BP2基因突变导致甲状腺素向T3活化缺陷；其他促甲状腺激素（TSH）β基因异常引起垂体功能障碍，甲状腺激素抵抗综合征在先天性甲减发病中起重要作用。

（2）获得性甲减　获得性加减比先天性甲减更常见，可分为甲状腺激素缺乏、促甲状腺激素缺乏和末梢组织对甲状腺激素不应症三大类。由于甲状腺本身病变导致甲状腺激素缺乏，如甲状腺手术切除、放射性碘或放射线治疗后、自身免疫相关的慢性淋巴细胞性甲状腺炎后期、晚期甲状腺癌造成腺内广泛病变、抗甲状腺药物治疗过量等。促甲状腺激素不足多由于垂体功能减退、下丘脑疾所致。末梢性甲减系指组织甲状腺激素不应症，由于血中存在甲状腺激素结合抗体，导致甲状腺激素不能发挥正常的生物效应，或由于周围组织中的甲状腺激素受体数目减少，或者受体对甲状腺激素的敏感性减退，从而导致周围组织对甲状腺激素的效应减少。

【中医病因病机】

1. 病因

（1）先天因素　先天禀赋不足，肾中元阳衰微，阳气不运，气血运化失司，开阖不利，则气结痰凝，水湿、痰浊、瘀血等留滞脏腑肢节，脏腑失养，不能温煦机体，而发为本病。另外，先天禀赋不足，则脏腑虚弱，正气不足，则易受风火、温热毒邪侵袭。正如

《灵枢·五变》记载“肉不坚，腠理松，则善病风”“小骨肉弱者，善病寒热”，均认识到本病的发生与先天禀赋不足密切相关。

（2）情志不遂 《严氏济生方》载：“夫瘿病者，多由喜怒不常，忧思过度而成斯疾焉。”现代社会压力日益增大，越来越多的人不良情绪得不到适当宣泄，久之则肝气郁结，气机不畅，以致津液不布，水湿聚而生痰，痰浊化火，灼炼津液，则痰凝结于颈部而发为本病。

（3）环境因素 居住在高山地区，水土失宜，影响脾胃功能，使脾失健运，不能运化水湿，聚而生痰，影响气血正常运行，致气滞、痰凝、血瘀壅结颈前则发为本病。

（4）饮食劳倦内伤 《素问·痹论》曰：“饮食自倍，脾胃乃伤。”脾为后天之本，化生水谷精微，主肌肉且统血，若饮食不节，或久病失养，脏气损伤，正气短时难以恢复，加之病后失于调养，气血亏虚，或烦劳过度，因劳致虚，精血虚少，脏腑肌肤失养而发病。

（5）误治失治 由于本病发病缓慢，症状隐匿且不典型，常常被人忽视，或误作它病从而错过了早期的治疗机会；又因其病程的迁延性，不少患者失于治疗和日常的维护，久之则致阴精或阳气受损，从而导致本病的发生。另外，目前采用^{131}I治疗甲亢导致的一个主要副作用即为甲减。

2. 病机

本病虚实夹杂，以虚证为本，兼有气郁、阻湿、疲血等阴邪留滞的实证表现。病位涉及肾、脾、心、肝四脏，肾为先天之本，内藏元阳真火，温养五脏六腑。本病有禀赋不足者，有始于胎儿期者，可见与肾虚关系密切；其临床主症为元气亏乏、气血不足之神疲乏力，畏寒怯冷等是肾阳虚的表现。肾阳不足，命门火衰，火不生土，脾阳受损，出现脾肾阳气俱伤。脾为后天之本，气血生化之源，脾主肌肉且统血。甲减患者多见肌无力、疼痛，贫血、月经紊乱，甚至持续大量失血，均系脾阳不足之征象。又因“肾命不能蒸运，心阳鼓动无能”而常见心动过缓，脉沉迟缓的心肾阳虚之象。黏液性水肿即为痰浊之象，此痰浊仍源于脾肾阳虚不能运化水湿，聚而成痰。肾阳亏虚，可致阴寒内盛，血行瘀滞，水湿潴留，形成心肾阳衰。阳气不运，气化失司，开阖不利，可导致水湿、痰浊、瘀血等阴邪留滞全身，出现尿少或全身浮肿、眩晕、精神萎顿，甚则神志昏蒙等症状。此外，肝气内郁，气机郁滞，津凝成痰，痰气交阻于颈，痰阻血瘀，遂成瘿肿。由于妇女多见性情抑郁，加之经、产期肾气亏虚，外邪乘虚而入，造成妇女多思多虑，易患甲状腺疾病。

【诊断标准】

参照中华医学会内分泌学分会2017年发布的《成人甲状腺功能减退症诊治指南》。

1. 典型的临床表现和体征：本病起病常隐匿，以轻症起始，症状不典型。病情轻重取决于激素不足的程度、速度和病程，可见乏力、困倦、畏寒、便秘、体重增加、表情淡漠、反应迟钝、脱发、声音嘶哑、食欲不振、眼睑和颜面水肿、皮肤干燥、结膜苍白、手掌皮肤发黄等。甲状腺体征因病因不同而各异。桥本甲状腺炎时甲状腺显著肿大，质地中、重度硬，萎缩性甲状腺炎时甲状腺不能触及。

2. 血清TSH增高，血清TT_3、TT_4、FT_3、FT_4均可减低，但以FT_4为主。

3. 血清甲状腺过氧化物酶抗体、甲状腺球蛋白抗体强阳性提示为自身免疫性甲状腺疾病，如慢性淋巴细胞性甲状腺炎和原发性萎缩性甲状腺炎。

4. 甲状腺^{131}I 摄取率降低。

【西医治疗】

（一）治疗方案

参照 2014 年美国《甲状腺功能减退症治疗指南》。

1. 甲状腺功能减退症的标准治疗

左旋甲状腺素（$L-T_4$）是治疗甲减的主要替代药物，长期应用经验证明 $L-T_4$具有疗效可靠、副反应小、依从性好、肠道吸收好、血清半衰期长、治疗成本低等优点。$L-T_4$治疗甲减的基本原理是利用外源的甲状腺素（T_4）在外周组织转换为活性代谢产物 T_3。

2. 影响甲减患者血清 TSH 的 $L-T_4$需求量

在决定 $L-T_4$的起始剂量时，患者的体重、理想体重、怀孕状态、甲减的病因、TSH 升高的水平、年龄，以及其一般临床情况，包括心脏疾病，都应该被考虑在内。此外，也要同时考虑最适合此临床状态的血清 TSH 目标水平。

3. $L-T_4$治疗的最佳起始和调整剂量

一般甲状腺激素疗法中，根据患者血清中促甲状腺激素含量从低到高，使用甲状腺激素作为部分或完全替代。患者体重明显变化、年龄增长以及妊娠时应调整用药剂量，调整后 4～6 周检测促甲状腺激素水平。

4. $L-T_4$过量的不利影响

医源性甲状腺毒症引起的副反应包括心房颤动和骨质疏松。为避免这些后果，建议要避免甲状腺激素过量和低于正常的促甲状腺激素水平，特别是促甲状腺激素低于 0.1 mU/L，尤其是老年人和绝经后妇女。

5. $L-T_4$替代治疗对共患疾病的影响

为了获得整体的临床治疗效果及防止其他疾病的病情恶化，使用 $L-T_4$时应当考虑患者同时合并的其他基础疾病情况，例如动脉粥样硬化性心脏病。

6. 老年甲减患者的 $L-T_4$治疗

一般情况下，$L-T_4$治疗起始剂量较低，剂量大小要根据血清中促甲状腺激素水平（TSH）而定。但要注意的是，正常老年人（65 岁以上）血清 TSH 值较高，所以保持较高的血清促甲状腺激素值可能比较合适。

7. 妊娠甲减妇女的 $L-T_4$治疗

明显甲减的妇女应该接受甲状腺激素替代治疗，其剂量要使促甲状腺激素值达到孕妇孕早期（孕前 3 个月）的参考范围。血清促甲状腺激素水平要在妊娠前半阶段（前 20 周）每 4 周进行 1 次评估，根据结果调整 $L-T_4$的剂量，使促甲状腺激素维持在妊娠前 3 个月的特定范围。血清中促甲状腺激素也应在妊娠后半阶段（后 20 周）重新评估。对于已经服用 $L-T_4$的妇女，在每周正常剂量中附加 2 次额外剂量的 $L-T_4$片，1 周 2 次的额外剂量要分开服用，中间要隔几天，一旦确认妊娠要立即服药。

8. 婴幼儿临床甲减的 $L-T_4$ 治疗

婴幼儿一旦筛查结果阳性，就应该开始甲状腺素替代治疗，根据确诊的检查结果确定 $L-T_4$ 剂量，起始剂量为 10~15μg/（kg·d）。严重先天性甲状腺功能低下症的婴儿需要的剂量更大。治疗的目标是维持血中甲状腺素值位于小儿参考范围的中上水平，血清促甲状腺激素位于儿童参考范围的中下水平。治疗目标是治疗开始后 2~4 周使血清甲状腺素接近正常。一旦确定合适剂量，在第一年必须每 1~2 个月检查 1 次血清促甲状腺激素和甲状腺素水平，之后随着孩子年龄增长，随诊时间可以延长。所有临床甲状腺功能减退症的儿童都应接受 $L-T_4$ 替代治疗，使生化指标达到正常，同时改善他们甲减的症状和体征。

9. 儿童亚临床甲减的 $L-T_4$ 治疗

在临床甲减的儿童中，考虑到 $L-T_4$ 替代治疗的低风险性，很多临床医生认为，通过治疗以规避其影响生长发育的潜在风险是合理的。当促甲状腺激素在 5~10mU/L 时，通常不推荐治疗。对于促甲状腺激素 >10mU/L 且体征及症状与原发性甲状腺疾病一致的患者，伴有或不伴有危险因素的进展，$L-T_4$ 替代治疗可能是合理的。

10. 与碘塞罗宁联合治疗

对于单用 $L-T_4$ 感到不适（除外 $L-T_4$ 过敏，也无血清促甲状腺激素异常）的原发性甲减患者，由于缺乏治疗远期风险效益比的数据，也缺乏如何定义最理想的临床试验来指导临床决策的数据，因此除了正式临床试验或单病例随机对照试验外，目前没有足够的证据支持常规联合应用 $L-T_4$ 和碘塞罗宁疗法。需要设计针对那些单药治疗血清三碘甲腺原氨酸相对低而促甲状腺素正常的患者的研究，以确定此类患者能否从此联合疗法中受益。

（二）西医治疗困境

甲状腺功能减退症的治疗多以甲状腺素补充替代为主，病程较长的患者容易出现黏液性水肿和甲减导致的心脏病，而这些并发症都是多种原因造成的，单纯补充甲状腺素很难取得较好的疗效。

【中医治疗】

1. 脾阳不足证

主症：畏寒肢冷，无汗，纳差，面白虚浮，倦怠神疲，脘腹冷痛，喜按，或腹胀便秘，带下清稀，色白量多，舌质淡胖有齿痕，苔白滑，脉沉迟无力，或微弱。

治法：温阳健脾，除湿驱寒。

方药：附子理中汤加减，药用附子、人参、白术、干姜、炙甘草。

2. 脾肾虚衰证

主症：畏寒肢冷，食少腹胀，遍身浮肿，面白虚浮，神疲乏力，少汗，毛发枯槁，肌肤甲错，腰背酸楚冷痛，阳痿早泄，经少或经闭，便秘尿清，舌体大，苔白润，脉沉微，或沉迟无力。

治法：温补脾肾，化气利水。

方药：真武汤加减，药用附子、茯苓、白术、白芍、干姜。

3. 肝肾阴虚证

主症：神情憔悴，面色青黄虚浮，耳鸣耳聋，毛枯发落，声哑善怒易恐，腰膝酸软无力，阳痿闭经，自汗盗汗，头晕目眩，反应迟钝，舌淡少苔，脉沉细无力。

治法：滋补肝肾，佐以温阳。

方药：固阴煎加减，药用人参、熟地黄、山药、山茱萸、远志、炙甘草、五味子、菟丝子。

4. 阴浊内闭证

主症：面色苍白晦滞，头晕目昏，四肢冰冷，尿少浮肿，少气难续，胸闷腹胀，郑声不语，嗜睡，昏迷，舌淡，脉微欲绝。

治法：温阳化浊，醒神开窍。

方药：真武汤送苏合香丸加减，药用附子、白芍、生姜、白术、茯苓。

【生活调摄】

甲状腺功能减退症患者生活起居需要注意防风保暖，避免贪凉饮冷。同时需要注意劳逸结合，多锻炼身体，保持气血运行顺畅，保持心情舒畅。饮食营养丰富，多食富含热量食物，以瘦肉、蛋类、鱼类为主，避免肥甘厚味。可以适当补充热性的药食，如羊肉、鹿茸等。

【科研思路与方法】

成人甲状腺功能减退症的主要发病机制有甲状腺本身病变致使甲状腺激素缺乏，促甲状腺激素不足和末梢甲减（甲状腺素抵抗），但在临床治疗中没有很好加以区分。对于部分甲状腺切除而形成甲状腺功能减退症模型，应用温阳补肾药物治疗，可以明显提高残存的甲状腺的分泌水平。因此，可以从明确中医药的作用机制开展中医药治疗甲状腺功能减退的研究。

【名医验案】

1. 邢锡波验案

殷某，女，28 岁，工人。因甲状腺肿、心悸气短、性情急躁、食多消瘦、手颤等症，诊为甲状腺机能亢进。但出现精神萎靡，倦怠乏力，浮肿尿少，嗜睡，饮食减退，怕冷，腰痛酸软，四肢厥逆，大便溏稀等症。后经检查，甲状腺吸碘率低于正常，诊为甲状腺机能减退。检查：面色晦暗，颜面浮肿，皮肤粗糙，表情淡漠，嗜睡，毛发无光泽，甲状腺不大，无震颤，下肢轻度浮肿，脉沉细，舌质淡，边缘有齿痕。

西医诊断：甲状腺机能减退。

中医诊断：瘿瘤、水肿。

证型：肾阳虚损，脾阳不振。

治法：温补肾阳，健脾利湿。

处方：覆盆子18g，狗脊、菟丝子、桑寄生、杜仲、泽泻各15g，胡芦巴、巴戟天各12g，白术、淫羊藿、紫石英、附子各9g，紫油桂6g，人参（冲服）4.5g。

二诊：前方连服5剂，精神好转，食欲增加，四肢回暖，不畏冷，小便增多，浮肿消退。脉弦虚，舌质淡红，是肾阳渐复，脾气健运之象，仍宜补肾健脾。处方：菟丝子、覆盆子各15g，巴戟天、楮实子各12g，紫石英、紫河车、鹿角胶各9g，附子、紫油桂6g，人参（冲服）3g。

连服4剂，精神清健，食欲正常，浮肿消退。以此方配成丸剂，长期服用以巩固疗效，半年追访未复发。

按语：本例属于中医学“瘿瘤”范围。因气血虚损，不能滋养脏腑，使各脏腑的功能衰退，而出现各种虚损证候，本例脾肾阳虚，肌肉失荣，则肢体倦怠无力，脾失运化，肾阳衰微，水湿停聚而现浮肿及溏泻等。治疗以温补肾阳，健脾利湿为主。方中用覆盆子、菟丝子、狗脊、巴戟天、杜仲、淫羊藿等补肾助阳；人参、白术补气健脾；泽泻利水祛湿；附子、肉桂补火助阳温中，鼓舞气血滋长；紫石英、鹿角胶温补肝肾；楮实子补脾肾而不温，利小便而不伤正，使脾肾之阳恢复，振奋生机，则脏腑功能旺盛，症状消除恢复健康。

2. 张伯臾验案

王某，女，56岁，1976年2月27日初诊。遍体浮肿已十余年，皮肤板紧，按之无凹陷，毛发脱落，1周来尿量减少，腹胀突然加剧，卧床不起，口臭便秘，言语欠清，声音低哑，面红肢冷畏寒，脉弦滑，舌质红，苔白腻。

西医诊断：甲状腺机能减退、黏液性水肿。

中医诊断：水肿、腹胀。

证型：肾脏阴阳两虚，水湿聚积皮肤，肠夹湿滞郁热。

治法：治本宜调肾，治标宜导滞泄水。

处方：仙茅24g，淫羊藿15g，炒知母、黄柏各6g，全当归15g，净麻黄6g，生石膏30g，炙甘草3g，猪茯苓15g，福泽泻18g，上官桂3g，生大黄9g（后下）。

二诊：1976年3月12日。前方连服2周，遍体浮肿明显消退，已能起床自由活动，步履轻快，肢体温暖，口臭已除，腑气通畅，小便量多，语清音响，皮肤已由板紧转为皱软，脱发如前，脉沉弦，苔薄白质淡。水湿积聚与湿滞郁热已见清化，肾脏阴阳两亏亦有好转之势，依然调补肾脏以治本。

处方：仙茅24g，淫羊藿14g，炒知母、黄柏各9g，全当归15g，巴戟肉12g，炙龟甲30g（先煎），炙鳖甲30g（先煎），制熟地黄15g，桂枝6g，猪茯苓15g，福泽泻18g；济生肾气丸12g（包煎）。14剂（出院带回服用）。

按语：本例经检查证实为甲状腺功能减退（原发性）、黏液性水肿。观其形，一身悉肿，近其旁口臭逼人，舌红苔腻，按脉弦滑，且有便秘之症，标实可知；听其声，音息低哑，并见尿量减少，面红畏寒肢冷，又属虚候；故用越婢汤、五苓散合滋肾通关丸，助气化而泄水湿，生大黄导湿滞而清郁热，治其标也；用二仙汤（仙茅、淫羊藿、炒知柏、当归、巴戟肉）调补肾脏阴阳，以图其本。不意十余年之水肿竟消退于一时，诸恙悉减。张老医生认为本例虽已取得效验，尚未除根，其本为甲状腺功能低下，若中西医两法治疗，疗效必然更佳。唯病员家属顾虑西药副作用大，不愿接受，故予调补肾脏阴阳之剂合五苓散带回服用，并嘱长期进服济生肾气丸，观察变化。

【参考文献】

[1] 陈灏珠. 实用内科学 [M]. 北京：人民卫生出版社，2009.

[2] 中华医学会. 临床诊疗指南 - 内分泌及代谢性疾病分册 [M]. 北京：人民卫生出版社，2005.

[3] 张梅菊，马小军，张津怀，等. 王志刚主任医师从肝脾论治甲状腺功能减退症经验 [J]. 中医研究，2016，29（5）：37 - 39.

[4] Fugazzola L，Cerutti N，Mannavola D，et al. Monoallelic expression of mutantthyroid peroxidase allele causing total iodide organification defect [J]. J Clin Endocrinol Metab，2003，88（7）：3264 - 3271.

[5] Vuissoz JM，Deladoey J，Buyukgebiz A，et al. New autosomal recessive mutation of the TSH - beta subunit gene causing centralisolated hypothyroidism [J]. J Clin Endocrinol Metab，2001，86（9）：4468 - 4471.

[6] 徐蓉娟，葛芳芳，李红. 中医辨治甲状腺功能减退症 [J]. 上海中医药大学学报，2007，21（6）：42 - 43.

[7] 王永炎. 临床中医内科学 [M]. 北京：北京出版社，1994.

[8] 王耀立，魏军平. 魏军平治疗甲状腺功能减退症经验 [J]. 中国中医基础医学杂志，2016，22（6）：869 - 871.

[9] 任明，何易. 中医药治疗甲状腺功能减退症研究简况 [J]. 实用中医内科杂志，2016，30（1）：118 - 120.

[10] 周雨，陈惠，倪青. 甲状腺功能减退症中医学病因病机探讨 [J]. 北京中医药，2012，31（30）：189 - 190.

[11] Zaporozhan VM，Mescheryakova NV. Histopathological changes in rat liver in hyper - and hypothyroidism are associated with DNA methyltransferase activity [J]. Chin J Mod Med，2013，23（2）：8 - 12.

[12] Kanza RE，Gagnon S，Villeneuve，et al. Spontaneous ovarian hyperstimulation syndrome and pituitary hyperplasia mimicking macroadenoma associated with primary hypothyroidism [J]. World J Radiol，2013，5（1）：20 - 24.

[13] Nada AM. Effect of treatment of overt hypothyroidism on insulin resistance [J]. World J Diabetes，2013，4（4）：157 - 161.

[14] Nam SM，Kim YN，Yoo DY，et al. Hypothyroidism affects astrocyte and microglial morphology in type 2 diabetes [J]. Neural RegenRes，2013，8（26）：2458 - 2467.

[15] Kekez T，Augustin G，Hrstic I，et al. Colonic duplication in an adult who presented with chronic constipation attributed to hypothyroidism [J]. World J Gastroentero，2008，14（4）：644 - 646.

［16］Dong X，Gao X，Xu Y，et al. Potential harmfulcorrelation between homocysteine and low－density lipoprotein cholesterol in patients withhypothyroidism［J］. Medicine (Baltimore)，2016，95（29）：4291.
［17］Bozkus F，Dikmen N，Güngör G，et al. The effect of obstructive sleep apnea syndrome and hypothyroidism to intima－media thickness of carotid artery［J］. Sleep Breath，2016，21（1）：31－36.
［18］王喜英，张科进，张富昌. 先天性甲状腺功能减退症致病基因的研究进展［J］. 生命科学，2010，22（4）：352－356.
［19］中华医学会内分泌学分会. 成人甲状腺功能减退症诊治指南［J］. 中华内分泌代谢杂志，2017，33（2）：167－180.
［20］Jonklaas J，Bianco AC，Bauer AJ，et al. Guidelines for thetreatment of hypothyroidism：prepared by the Americanthyroid association task force on thyroid hormonereplacement［J］. Thyroid，2014，24（12）：1670－1751.
［21］Kopp P. Perspective：genetic defects in the etiology of congenital hypothyroidism［J］. Endocrinology，2002，143（6）：2019－2024.
［22］Meeus L，Gilbert B，Rydlewski C，et al. Characterization of a novel loss of function mutation ofPAX8 in a familial case of congenital hypothyroidism with in－place，normal－sized thyroid［J］. J Clin Endocrinol Metab，2004，89（9）：4285－4291.
［23］邢锡波. 邢锡波医案集［M］. 天津：天津科学技术出版社，1980.
［24］严世芸，郑平东，何立人. 张伯臾医案［M］. 上海：上海科学技术出版社，1979.

第六节　甲状旁腺功能减退症

【概述】

甲状旁腺功能减退症（hypoparathyroidism，简称甲旁减）指的是甲状旁腺素（PTH）缺乏和（或）PTH效应不足引起的临床综合征，其特点是手足抽搐、癫痫样发作、低钙血症和高磷血症。临床常见类型有特发性甲旁减、继发性甲旁减、低血镁性甲旁减和新生儿甲旁减，少见类型包括假性甲旁减等。特发性甲状旁腺功能减退症的患病率为0.72/10万，而甲状腺手术后的继发性甲状旁腺功能减退症的发病率为0～29%。

甲旁减临床表现为：①神经肌肉症状：血钙轻度降低，感觉异常，四肢发麻或刺痛，重者可致肌肉痉挛，手足搐搦。严重者可出现全身骨骼肌及平滑肌痉挛。病情较轻者面神经叩击征和/或束臂加压试验、深呼吸试验阳性。②精神神经症状：长期低血钙致头痛、焦虑、幻觉、性格改变，癫痫发作，有时误诊为癔症。影响儿童智能发育，引起智能障碍，情感障碍也是较常见症状，以焦虑和易激怒为主。③外胚层器官营养性损害：表现为白内障，皮肤粗糙、脱屑，头发粗糙、干燥易脱落，指甲薄脆易裂，牙釉质发育障碍等。④异位钙化：钙质沉着在皮下、血管壁、肌腱、四肢及关节周围的软组织中，可引起关节僵直疼痛。⑤心电图表现：低血钙心电图表现 Q－T 间期延长及 T 波平坦或倒置。

中医学认为本病属于“麻木”“颤证”等范畴，多为肝脾肾亏虚，气血不足，血虚生风所致。

【西医病因与发病机制】

1. 西医病因

甲旁减病因包括颈部手术、自身免疫性、家族性、特发性及其他少见原因导致的甲旁减（如放疗后、金属沉积、病变浸润、低镁血症等）。

（1）*特发性甲旁减* 较少见于自身免疫性疾病，可同时合并甲状腺和肾上腺皮质功能减退、糖尿病，如多发性内分泌腺功能减退症；有的患者血中尚可检出抗胃壁细胞、甲状旁腺、肾上腺皮质和甲状腺的自身抗体。

（2）*继发性甲旁减* 最多见者为甲状腺手术时误将甲状旁腺切除或损伤所致。如腺体大部或全部被切除，常发生永久性甲状旁腺功能减退症，占甲状腺手术中的1%～1.7%；甲状旁腺增生切除腺体过多也可引起本病；至于因甲状腺炎症、甲状腺功能亢进症接受放射性碘治疗后或因恶性肿瘤侵及甲状旁腺所致者较少见。

（3）*假性甲旁减* 假性甲旁减是一种罕见的多基因缺陷病，其特征类似于真性特发性甲旁减，但甲状旁腺无病变。患者周围靶器官受体或受体后缺陷，对 PTH 无反应，表现出靶细胞对 PTH 抵抗，表现为假性甲旁减，但血清 PTH 增高。可以分为 Ia、Ib 型和Ⅱ型。

2. 发病机制及免疫异常

（1）*遗传因素* 先天性甲状旁腺发育不全可致甲状旁腺功能减退，在新生儿时发病，可单一发生甲状旁腺功能减退（常染色体隐性或 X 伴性遗传，但确切的分子遗传缺陷尚不明），也可有先天性胸腺萎缩的免疫缺陷和先天性心脏异常。

特发性甲状旁腺功能减退以儿童常见，也可见于成人，有家族性和散发性。家族性者伴有性联隐性遗传或常染色体隐性或显性遗传，此病患者可能在免疫监视上有缺陷。

（2）*手术外伤* 甲状腺癌根治或甲状旁腺功能亢进症多次手术后，切除或损伤甲状旁腺组织，影响甲状旁腺血液供应。有暂时性和永久性甲状旁腺功能减退两种，暂时性可恢复的低血钙由于甲状旁腺手术引起的水肿和出血所致，长期低血钙提示有永久性甲状旁腺功能减退症。

（3）*免疫因素* 目前有研究提示免疫因素在甲状旁腺功能减退症发病中可能具有一定作用。体液免疫方面，随着抗甲状旁腺抗体在特发性甲旁减患者中的发现，自身免疫因素在甲旁减发病机制中的作用逐渐成为国际上的研究热点。目前研究主要集中在钙敏感受体抗体和 NALP5（NACHT leucine－rich－repeat protein 5）自身抗体。关于细胞免疫因素在甲旁减发病机制中作用的研究很少。Wortsman 等检测了 8 例特发性甲旁减患者的外周血淋巴细胞亚型，发现 CD4、CD29/CD4、CD16、CD56 以及 CD3/DR（表达 DR 的活化 T 细胞）比例增高，提示特发性甲旁减患者中存在广泛的 T 淋巴细胞活化，可能在该病发病机制中起一定作用。

【中医病因病机】

1. 病因

（1）先天因素　先天禀赋不足，气血亏虚，津液无以荣养筋脉；脾胃虚弱，水谷精微不能化生营血，血虚生风。风气内动，或者痰浊、瘀血阻滞经脉，气血运行不畅，筋脉失养。

（2）后天因素　因真元本虚，六淫之邪乘袭，至津血有亏，无以滋养经脉，以致痉挛僵仆。因血去过多，新血不生，久病不愈，营血消耗，以致血亏。外伤手术及治疗不当亦可致病。

2. 病机

甲旁减的突出症状是手足抽搐，此为风气内动之象，基本病机是肝风内动，筋脉失养；肝阳化风、血虚生风、阴虚风动、瘀血生风、痰热动风也都可导致内风。本病的病理总属于本虚标实，气血阴阳亏虚为本，风、火、痰、瘀为标。患者多素体羸弱，先后天不足，肝脾肾亏虚，气血不足，血虚生风；或者痰浊、瘀血阻滞经脉，气血运行不畅，筋脉失养。

【诊断标准】

甲状腺手术后发生者可根据手术史诊断。特发性患者症状隐潜易被忽略，误认为神经症或癫痫者并不鲜见，但如能进行多次血和尿的检验，则大多数均能及时发现血钙过低性抽搐，可帮助诊断。

1. 甲旁减诊断标准

参照2015年欧洲内分泌学会（ESE）发布的《成人慢性甲状旁腺功能减退症临床治疗指南》。

（1）无甲状腺手术或前颈部放射治疗等病史。

（2）慢性发作性搐搦症。

（3）血钙过低，血磷过高。

（4）除外可引起血浆钙离子过低的其他原因，如肾功能不全、脂肪痢、慢性腹泻、维生素D缺乏症及碱中毒等。

（5）血清PTH显著低于正常或缺如；给予外源性PTH后，尿cAMP、血浆cAMP及尿磷酸盐排泄显著升高。

（6）Ellsworth－Howard试验有排磷反应。

（7）无体态畸形，如身材较矮、指（趾）短而畸形或软骨发育障碍等。

2. 特发性甲旁减诊断标准

（1）慢性手足搐搦症。

（2）血钙低、血磷高或正常，血碱性磷酸酶正常，24小时尿钙排泄低于健康人。

（3）X线平片无佝偻病或骨质软化症表现。

（4）无肾功能不全、慢性腹泻或碱中毒等引起低钙血症的原因。

（5）无甲状腺、甲状旁腺或颈部手术史，无颈部放射线照射或浸润情况。

（6）用大剂量维生素D（或有其生理作用的衍生物）和钙剂方可控制发作。

（7）在有指征情况下，Ellsworth - Howard 试验阳性。

【西医治疗】

（一）治疗方案

治疗的目的是：①控制症状，包括终止手足搐搦发作，使血清钙正常或接近正常；②减少甲旁减并发症的发生；③避免维生素D中毒。临床常用药物如下：

1. 钙剂

急性低血钙搐搦发作期需要立即处理。应即刻静脉缓慢注射10%葡萄糖酸钙10mL，如果不能缓解，可在密切监测血钙的同时，继续静脉注射10%葡萄糖酸钙，必要时辅以镇静剂如苯巴比妥钠或苯妥英钠肌注。间歇期的治疗目的在于维持血钙在正常浓度，降低血磷，防止搐搦及异位钙化。宜进高钙、低磷饮食，不宜多进食蛋黄及菜花等食品。每天补充1～3g元素钙。

2. 镁剂

少数患者经上述处理后，血钙虽已提高至正常，但仍有搐搦症则应怀疑可能伴有血镁过低症，应使用镁剂，剂量视血镁过低程度而定，治疗过程中需随访以免血镁过量。

3. 维生素D及其活性代谢产物

如属术后暂时性甲状旁腺功能减退症，则在数日至1～2周内，腺体功能可望恢复，故仅需补充钙盐，不宜过早使用维生素D（作用可达数月至1年），以免干扰血钙浓度，影响诊断。如1个月后血钙仍低，不断发生搐搦，应考虑为永久性甲状旁腺功能减退症，则需补充维生素D，提高血钙，防止搐搦发作。严重者需长期补充活化维生素D，可供使用的药物有骨化醇（维生素D2）、骨化二醇、双氢速甾醇（双氢速变固醇）及骨化三醇。

（二）西医治疗困境

甲状旁腺功能减退症一般需要终生补充维生素D和钙剂，不同患者需要不同剂量的维生素D，需要根据临床情况调整用量，但维生素D也具有一定的毒性，一旦中毒，很难治疗。另外，维生素D还可导致高血钙，需要密切观察患者血钙的变化。长期低血钙可以出现一些甲状旁腺功能减退症的并发症，如导致心衰（低血钙性心衰）、白内障、软组织钙化、脑组织钙化，这些并发症较难治疗。

【中医治疗】

1. 风阳内动证

主症：肢体颤动幅度较大，不能自制，肢体麻木，眩晕耳鸣，面赤烦躁，易激动，心情紧张时颤动加重，口苦而干，尿赤，大便干。舌质红，苔黄，脉弦。

治法：镇肝息风，舒筋止颤。

方药：天麻钩藤饮合镇肝息风汤加减，药用天麻、栀子、黄芩、杜仲、益母草、桑寄生、夜交藤、茯神、川牛膝、钩藤、石决明、怀牛膝、生赭石、生龙骨、生牡蛎、生龟甲、白芍、玄参、天冬、川楝子。

2. 痰热风动证

主症：肢麻震颤或轻或重，尚可自制。头晕目眩，胸脘痞闷，口苦，甚则口吐痰涎，舌体胖大，有齿痕，舌质红，舌苔黄腻，脉弦滑数。

治法：清热化痰，平肝息风。

方药：导痰汤合天麻钩藤饮加减，药用法半夏、橘红、茯苓、枳实、胆南星、炙甘草、天麻、栀子、黄芩、杜仲、益母草、桑寄生、夜交藤、茯神、川牛膝、钩藤、石决明。

3. 气血亏虚证

主症：肢体震颤日久，面色无华，精神倦怠，四肢乏力，头晕眼花。舌体胖大，舌质淡红，舌苔薄白滑，脉沉濡无力或沉细弱。

治法：益气养血，濡养筋脉。

方药：八珍汤合天麻钩藤饮加减，药用人参、白术、茯苓、炙甘草、川芎、当归、白芍、熟地黄、天麻、栀子、黄芩、杜仲、益母草、桑寄生、夜交藤、茯神、川牛膝、钩藤、石决明。

4. 髓海不足证

主症：头摇肢颤，持物不稳，腰膝酸软，头晕耳鸣，善忘，舌质红，舌苔薄白，或红绛无苔，脉象细数。

治法：填精补髓，育阴息风。

方药：大补阴丸合六味地黄丸加减，药用黄柏、知母、熟地黄、龟甲、山茱萸、山药、牡丹皮、泽泻、茯苓。

【生活调摄】

患者在平时宜食清淡易消化的食物，忌肥甘厚味、动风、辛辣刺激之品，并禁烟酒，做到起居有常，饮食有节，劳逸结合。

【科研思路与方法】

治疗甲状旁腺功能减退症主要是服用钙剂和维生素 D 制剂，治疗不足会出现手足搐搦和基底节钙化等并发症，而治疗过度会出现高钙血症和泌尿系结石；另外，对治疗的效果因人而异，个体差异较大，因此，结合中医药的治疗，保持血钙稳定是研究的重点方向。

【名医验案】

1. 周晖验案

患者，女，52 岁，2008 年 9 月 24 日入院。患者 30 年前因颈前肿物在北京某医院诊断为“甲状旁腺腺瘤”，手术治疗后出现手足抽搐，并有“癫痫”发作，诊断为“甲状旁腺功能减退症”，经予“补钙”“抗癫痫”治疗后抽搐症状缓解，“癫痫”发作控制，治疗和检查不规律，血钙控制水平不详。近半年患者逐渐出现言语不利，双下肢痿弱无力，行走困难，在我院门诊查血钙示血清钙偏低（数值不详），予口服“碳酸钙”和“阿法骨化醇”，并静脉“补钙”数次，自觉抽搐发作明显减少，但仍言语不利，双下肢痿弱，复查血清钙1.7mmol/L，为求系统诊治入院。入院时症见：手足时有抽搐，双下肢萎软无力，行走困难，腰背僵硬、疼痛，四肢末端时有麻木疼痛，言语謇涩，纳可眠安，小便调，大便干。否认其他慢性病史。查体见：颈部可见一手术疤痕，心肺（-），双下肢不肿。神经系统检查：左下肢肌力Ⅲ级，右下肢肌力Ⅳ-，四肢肌张力正常，面神经叩击试验、束臂试验阴性。舌暗红少苔，苔薄黄，脉沉细无力、略弦。血、尿、便常规未见明显异常。心电图（-）。胸片（-）。腰椎片：腰椎轻度退行性变。头颅CT：双侧基底节多发钙化点。实验室指标：Ca 1.61mmol/L，IP 2.08mmol/L，Mg 0.64mmol/L，甲功（-），PTH 5.7pg/mL，降钙素<2.00pg/mL，24小时尿Ca 2.79mmol/24h，IPI 0.69mmol/24h。

西医诊断：继发性甲状旁腺功能减退症，基底节钙化。

中医诊断：痉证。

证型：肝肾亏虚。

治法：滋补肝肾。

方药：地黄饮子加减。生地黄、熟地黄各15g，巴戟天10g，山茱萸10g，麦冬10g，石斛10g，肉苁蓉30g，五味子6g，肉桂5g，白茯苓15g，石菖蒲10g，远志10g。水煎服，7剂。

入院后予高钙膳食，西医治疗予碳酸钙0.75g，每日3次；阿法骨化醇0.5μg，每日1次；卡马西平0.2g，每日3次。服药后自觉乏力稍有好转，略有口干，余无明显变化，治疗改以滋补肝肾、益气活血为法。地黄饮子合补阳还五汤加减：生黄芪30g，生地黄15g，山茱萸10g，麦冬10g，石斛10g，肉苁蓉30g，五味子6g，菖蒲10g，远志10g，知母10g，桃仁10g，红花10g，赤芍15g，当归10g，地龙10g，丹参30g。水煎服，7剂。

服药后口干消失，乏力略好转，余变化不明显，仍以地黄饮子合补阳还五汤加减，治疗2个月，诸症减轻，病情明显好转，言语比较清晰，双腿有力，能独立行走1~2公里，无手足抽搐和癫痫发作，除继续服用钙剂和阿法骨化醇外，停用其他西药。

按语：起病之初表现为手足抽搐，“癫痫”样的发作。中医辨证当属阴虚风动之象，属中医“痉证”范畴，但本患者长期失于规范治疗，久病下及肝肾，肾元大亏。患者入院时已无抽搐表现，而主要表现为言语謇涩，双下肢无力，不能行走，所以在辨证上只能参考“痉证”的病机演变过程，而不能单纯从“痉证”辨治。临床表现腰腿乏力，腰背僵直，行走困难，结合舌、脉，均符合肝肾精亏，故初诊时以地黄饮子加减治疗，但初诊时处方忽略了患者肝肾亏虚以阴虚为主的病理特点，也忽略了血瘀证的存在，用药偏于温燥，故患者服药后乏力虽有缓解，但出现口干伤津的症状。二诊时及时调整治则，治疗上以滋补肾阴为主，同时合用补阳还五汤益气活血，获效。

2. 岳仁宋验案

唐某，男，64岁。因“反复头痛、抽搐9年，加重1月”于2010年6月22日入院。患者9年前无明显原因出现头痛，伴双手抽搐，疲乏无力，晕厥1次，在四川大学华西医院确诊为甲状旁腺功能减退症，予以钙尔奇D等药物治疗后症状缓解。出院后长期服用上述药物，但仍有头部隐痛，缠绵难愈。1 年前，患者受凉后头痛加剧，在我院经中西药治疗缓解出院。1 个月前，患者再次出现头痛加剧，伴头晕，视物旋转，颜面及双下肢高度浮肿，疲乏无力，时有抽搐。在院外治疗，头痛无好转，遂入住我院。症见：神清，精神萎靡，反应迟钝，头痛剧，为闷痛，呈持续性，以前额为主，头晕，视物旋转，时有双手抽搐，疲乏无力，头面及四肢水肿，食欲差，口淡乏味，腹泻 4～6 次/d，舌淡苔白厚腻，脉濡细而数。电解质示钾 2.73mmol/L，钙 1.21mmol/L，无机磷 1.45mmol/L，尿酸 529μmol/L；头颅 CT 示双侧小脑半球、大脑半球内核团与脑白质对称性钙化，符合甲状旁腺功能低下改变。

西医诊断：甲状旁腺功能减退症。

中医诊断：头痛。

证型：脾肾亏虚，痰湿内阻。

治法：滋补脾肾，祛痰止痛。

方药：治以菖蒲郁金汤加减。石菖蒲 15g，郁金 15g，枳实 15g，竹茹 15g，法半夏 15g，陈皮 15g，晚蚕沙 15g，藿香 15g，炒扁豆 15g，薏苡仁 15g，芦根 30g，滑石 30g，胆南星 10g，炙甘草 6g。3 剂，水煎分 2 次服，日 1 剂。同时继续沿用原来服用的钙尔奇 D、阿法迪三等补充钙、维生素 D。

二诊：患者头痛较前好转，伴头晕，食欲差，疲乏，偶抽搐，腹泻止，舌淡苔白微腻，脉濡细而数。效不更方，继前方 3 剂。

三诊：患者头痛继续减轻，伴头晕，双下肢乏力，纳食改善，无抽搐，舌淡红苔白微腻，脉濡细。考虑患者湿浊已祛，正气已虚，遂改以六君子汤合龟鹿二仙胶加减。处方：法半夏 15g，陈皮 15g，党参 30g，炒白术 15g，茯苓 30g，枸杞子 15g，龟甲胶（另包，烊化）15g，鹿角胶（另包，烊化）15g，川芎 15g，炙甘草 3g。3 剂。

四诊：患者诉轻微头痛，双下肢仍乏力，纳食、二便可，舌淡红苔白，脉数无力。复查电解质已正常。予龟鹿二仙胶合补中益气汤加减：红参 30g，枸杞子 15g，龟甲胶（另包，烊化）15g，鹿角胶（另包，烊化）15g，川芎 15g，白芷 15g，细辛 8g，菟丝子 15g，黄芪 30g，白术 15g，陈皮 15g，升麻 10g，柴胡 10g，当归 15g，炙甘草 6g。6 剂。

五诊：患者头痛消失，双下肢乏力改善，舌脉同前。予前方 6 剂出院，以巩固疗效。

按语：本例甲状旁腺功能减退症患者有一典型特点，即虽然坚持规律服药，但仍反复出现低钙、头痛，曾在外院多方治疗，疗效仍欠佳。从中医学角度来看，本例为脾肾亏虚，痰湿内阻，湿邪致病，胶着难解，故头痛缠绵难愈。一旦外受寒邪，引动痰湿，蒙蔽清窍，则头痛复发加剧。初诊所见，虚实并见，急则治其标，故选用菖蒲郁金汤加减，以运脾除湿、涤痰开窍为主。湿邪渐去，阳亦衰微，故继则以扶正治本为主，脾肾同治，防其复发，选用龟鹿二仙胶合六君子汤加减，以补肾填精，健脾益气，兼化其湿。其后继用龟鹿二仙胶合补中益气汤加减，以补肾填精、益气升阳。步步为营，切中病情发展的每一个阶段，故能收效。

【参考文献】

[1] 陈灏珠．实用内科学［M］．北京：人民卫生出版社，2009.

[2] 郑日新，巴执中，肖金. 巴坤杰治疗甲状旁腺功能减退症 1 例 [J]. 安徽中医学院学报，1993，S1：74－75.

[3] Koschker AC，Burger－Stritt S，Hahner S. Hypoparathyroidism [J]. Dtsch Med Wochenschr，2015，140 (16)：1195－1197.

[4] Kim ES，Keating GM. Recombinant Human Parathyroid Hormone (1－84)：A Review in Hypoparathyroidism [J]. Drugs，2015，75 (11)：1293－303.

[5] 赵大江，薛双峰，段秀庆. 甲状旁腺功能减退症诊断与治疗进展 [J]. 中华实用诊断与治疗杂志，2011，25 (12)：1145－1147.

[6] 陈佳，霍景山. 甲状旁腺功能减退症的非手术治疗进展 [J]. 中华临床医师杂志（电子版)，2014，8 (19)：3516－3519.

[7] 赵越，罗斌. 甲状旁腺功能减退症的治疗现状 [J]. 医学研究生学报，2016，9 (1)：104－108.

[8] Bollerslev J，Rejnmark L，Marcocci C，et al. European Society of Endocrinolo－gy Clinical Guideline：Treatment of chronic hypoparathyroidismin adults [J]. Eur J Endocrinol，2015，173 (2)：1－20.

[9] Wang SY，Wu W，Ma X. Recurrent seizures manifestations in a case of congenital hypoparathyroidism：a case report [J]. Chin Med Sci，2013，28 (4)：242－244.

[10] Kakava K，Tournis S，Papadakis G，et al. Postsurgical Hypoparathyroidism：A Systematic Review [J]. In Vivo，2016，30 (3)：171－179.

[11] Abboud B，Daher R，Boujaoude J. Digestive manifestations of parathyroid disorders [J]. World J Gastroentero，2011，17 (36)：4063－4066.

[12] De Sanctis V，Soliman A，Fiscina B. Hypoparathyroidism：from diagnosis to treatment [J]. Curr Opin Endocrinol Diabetes Obes，2012，19 (6)：435－442.

[13] Karanth SS，Bhat R，Gupta A. Refractory hypocalcemia precipitated by dual infection with typhoid fever and hepatitis A in a patient with congenital hypoparathyroidism [J]. Asian Pac J Trop Med，2012，5 (8)：667－668.

[14] Rejnmark L，Sikjaer T，Underbjerg L，et al. PTH replacement therapy of hypoparathyroidism [J]. Osteoporos Int，2013，24 (5)：1529－1536.

[15] Belge H，Dahan K，Cambier JF，et al. Clinical and mutational spectrum of hypoparathyroidism，deafness and renal dysplasia syndrome [J]. Nephrol Dial Transplant，2017，32 (5)：830－837.

[16] 李悦芃，王鸥，邢小平. 免疫因素在甲状旁腺功能减退症发病机制中的作用 [J]. 中华骨质疏松和骨矿盐疾病杂志，2015，8 (4)：347－349.

[17] Shoback D. Clinical practice. Hypoparathyroidism [J]. N Engl J Med，2008，359 (4)：391－403.

[18] Betterle C，Garelli S，Presotto F. Diagnosis and classification of autoimmune parathyroid disease [J]. Autoimmun Rev，2014，13 (4－5)：417－422.

[19] Rejnmark L，Underbjerg L，Sikjaer T. Hypoparathyroidism：Replacement Therapy with

Parathyroid Hormone [J]. Endocrinol Metab (Seoul), 2015, 30 (4): 436-442.
[20] 周晖. 继发性甲状旁腺功能减退合并基底节钙化治验1例 [J]. 北京中医药, 2009, 28 (8): 644-645.
[21] 曹立虎，李明辉，岳仁宋. 中医药治疗甲状旁腺功能减退症继发头痛验案1则 [J]. 江苏中医药, 2011, 43 (11): 52-53.

第七节　肾上腺皮质功能减退症

【概述】

肾上腺皮质功能减退症（primary adrenocortical insufficiency, PAI），可分原发性及继发性两大类。原发性肾上腺皮质功能减退症又称Addison病，主要是由于自身免疫、感染等原因破坏了双侧肾上腺皮质的绝大部分而引起肾上腺皮质激素分泌不足所致，多同时有肾上腺皮质激素（皮质醇）和盐皮质激素（醛固酮）分泌不足的表现；继发性PAI是由于下丘脑-垂体病变或使用肾上腺皮质激素治疗引起促肾上腺皮质激素（ACTH）不足，导致肾上腺皮质激素分泌减少所致。慢性肾上腺皮质功能减退症多见于中年，老年和幼年者较少见，无性别差异。

本病多是由于自身免疫、结核、感染、肿瘤、肾上腺双侧大部分或全部切除等原因，破坏双侧肾上腺组织从而导致肾上腺皮质激素分泌不足和促肾上腺皮质激素（ACTH）分泌增多而引起。临床上呈衰弱无力、体重减轻、色素沉着、血压下降等综合征。患者以中年及青年为多，年龄大多在20~50岁之间，男、女患病率几乎相等，自身免疫引起者以女性为多，女性与男性之比为2:1~3:1。

中医学认为肾上腺皮质功能减退症与肾虚关系密切，属于“黑疸”“虚劳”等证。《金匮要略·黄疸病脉证并治》：“黄家日晡所发热，而反恶寒，此为女劳得之。膀胱急，少腹满，身尽黄，额上黑，足下热，因作黑疸。其腹胀如水状，大便必黑，时溏，此女劳之病，非水也。腹满者难治。”

【西医病因与发病机制】

1. 慢性肾上腺皮质破坏

（1）自身免疫：本病由自身免疫性肾上腺炎引起者，约占80%，具有显著的遗传易感性，炎症可能局限于肾上腺，也可属于多腺体自身免疫综合征的一部分。后者常伴有性功能衰竭、自身免疫性甲状腺疾病、1型糖尿病、白斑病、恶性贫血及甲状旁腺功能减退等。40%~50%的自身免疫性Addison病伴有上述一种或多种自身免疫性疾病，称之为自身免疫性多内分泌腺综合征。许多病例血循环中发现有与上述疾病有关的抗体，如肾上腺抗体、抗甲状腺抗体、抗胃壁细胞抗体、甲状旁腺抗体及胰岛抗体等。

（2）肾上腺结核、感染：Addison病最常见的病因是感染导致的肾上腺损伤，特别是结核，患者体内多有结核病灶，肾上腺区可有钙化点阴影，可能由于陈旧性结核所致，但目前结核病已渐趋控制，故本症病因以自身免疫病引起者占多数。

（3）肾上腺转移性癌肿：起源于肺、乳腺、结肠的癌肿常转移至双侧肾上腺，但患者较少出现肾上腺皮质功能减退，只有当90%以上的腺体组织被破坏时，临床上才出现功能减退的表现。

（4）淀粉样变性等。

（5）血管病变：脉管炎、肾上腺静脉血栓形成伴梗死、双侧皮质出血性病变等。

（6）双侧肾上腺次全或全切除后。

此外，真菌感染、艾滋病末期、结节病、血色病等亦可引起本病。

2. 皮质激素合成代谢酶缺乏

（1）先天性：缺乏21－羟化酶、11－羟化酶或17－羟化酶等。

（2）后天性：可由于某些药物如酮康唑、氟康唑、安鲁米特和米托坦等抑制酶的活性，偶可导致本病。

3. 肾上腺脑白质营养不良和肾上腺脊髓神经病

两者均系性连锁隐性遗传性疾病，是一种先天性长链脂肪酸异常而引起的肾上腺皮质功能减退。

【中医病因病机】

本病多与先天禀赋不足密切相关，如父母体虚，胎中失养。烦劳过度，房事不节，纵情恣欲以及思虑太过，以致阴阳气血虚弱。大病久病治疗不当，迁延不愈，脏气受损，或热病日久，耗伤营血，或寒病日久，损伤阳气等都可造成本病。本病病位在肾，与肝、脾关系密切，并可涉及心、肺。本病病性以虚为主，可兼有瘀血内停。

【诊断标准】

参照《2013欧洲原发性肾上腺皮质功能减退症的诊断、治疗和随访共识》及2016年美国内分泌学会《原发性肾上腺皮质功能减退症临床实践指南》（简称TES指南）的相关内容。

1. 临床表现

原发性肾上腺皮质功能减退症患者，一般起病隐匿，病情逐渐加重，当临床症状明显时，肾上腺病变已很严重，主要症状为乏力，皮肤黏膜有特征性的色素沉着，食欲不振，体重下降，血压正常或偏低，血钾、钠水平在平时尚可正常，但尿钠增加，尿钾减少。

2. 实验室检查

（1）金标准为标准剂量（成人及≥2岁的儿童250μg，＜2岁的儿童125μg，婴儿15μg/kg）静脉促肾上腺皮质激素（ACTH）兴奋试验，30或60分钟皮质醇峰值水平＜500nmol/L（18μg/dL）提示PAI。

（2）低剂量（1μg/dL）ACTH兴奋试验：仅适用于试剂供应受限的情况。

（3）如果ACTH兴奋试验暂时不可行，建议将清晨皮质醇＜140nmol/L（5μg/dL）结合ACTH水平测定作为初步诊断的提示，有条件再进行ACTH兴奋试验确诊。

（4）推荐测定血浆 ACTH 水平来确立 PAI 诊断，血样可同时作为 ACTH 兴奋试验的基线样本，可与清晨皮质醇样本同时获取。有明确皮质醇缺乏的患者，血浆 ACTH 水平如果 >2 倍参考范围上限，符合 PAI 诊断。

（5）推荐同时进行血浆肾素及醛固酮测定，以确定盐皮质激素缺乏的存在。

【西医治疗】

（一）治疗方案

1. 替代治疗，应用生理量的糖皮质激素，通常口服氢化可的松或可的松。

2. 病因治疗，自身免疫性肾上腺炎引起的 Addison 病，如同时有其他内分泌腺体或脏器受累，则应予以相应的治疗。肾上腺结核引起的 Addison 病需要抗结核治疗。继发性肾上腺皮质功能减退症常伴有其他垂体前叶功能低下，如性腺功能和甲状腺功能低下，应予以相应的治疗。甲状腺素的替代治疗应在糖皮质激素治疗 2 周后开始，以免甲状腺素的过早补充加重病情而诱发肾上腺危象。

3. 肾上腺危象时，立刻补充糖、盐皮质激素；纠正脱水和电解质紊乱；消除诱因和支持疗法。在危象基本控制后，3～7 天内将激素剂量逐渐减至平时的替代剂量。

（二）西医治疗困境

患者经替代治疗后身体各方面基本接近正常人，但容易继发感染，可以引发急性肾上腺功能减退，危及生命。糖皮质激素的应用需要随时调整，用量不足则不能很好改善患者症状，但用量过大则容易出现糖皮质激素的副作用。

【中医治疗】

1. 气虚血瘀证

主症：面色晦暗不华，皮肤色素由棕黄色渐至褐黑，神疲乏力，少气懒言，食欲不振，舌淡红，有瘀点瘀斑，脉涩或缓。

治法：补益元气，兼以化瘀。

方药：归脾汤加减，药用炙黄芪、党参、当归、白术、茯苓、龙眼肉、木香、川芎、炙甘草。

2. 脾肾阳虚证

主症：皮肤黧黑，畏寒肢冷，腹胀便溏，腰膝酸软，毛发脱落，肢体浮肿，性欲减退，男子阳痿，女子闭经，带下清冷，舌质淡胖，有齿痕，或瘀斑，苔白滑，脉沉迟，无力。

治法：温补脾肾，益气活血。

方药：右归丸加减，药用淡附片、肉桂、熟地黄、杜仲、山药、山茱萸、白术、枸杞子、菟丝子、当归、鹿角胶、党参、炙甘草。

3. 肝肾阴虚证

主症：肌肤黧黑，头晕目眩，腰膝酸软，心悸不寐，手足心热，或长期低热，盗汗，耳鸣，男子遗精，女子月经不调，舌红少津，脉细数。

治法：滋补肝肾，养血化瘀。

方药：六味地黄汤合四物汤加减，药用生地黄、熟地黄、山茱萸、山药、当归、白芍、茯苓、牡丹皮、泽泻。

4. 心肾两虚证

主症：精神疲惫，记忆减退，注意力难以集中，夜寐不安，面色黧黑，肤色晦暗，心累气短，或心慌动悸，头昏眼花，甚则昏厥，唇舌齿龈瘀暗，苔薄少，脉细数或沉迟无力。本证多见于本病病程较长、病情较重者。

治法：益气养血，心肾两补。

方药：补肾养心汤加减，药用益智仁、补骨脂、女贞子、覆盆子、桑葚、肉豆蔻、黄精、玉竹、黄芪、党参、白术、茯苓、柏子仁、远志、炙甘草。

5. 阴竭阳微证

主症：发热，汗出如珠，恶心，呕吐，腹泻不止，形神疲惫，面色晦暗，肌肤皱瘪，眼眶下陷，小便量少，四肢厥冷，烦躁不安，谵妄，甚则昏迷，高压下降，舌体瘦小，苔黄少津，脉细微欲绝。本证见于肾上腺皮质危象。

治法：阴阳两补，救阴回阳。

方药：补阳救逆汤加减，药用人参、附子、肉桂、黄芪、黄精、茯苓、干姜、姜黄、吴茱萸、灵芝、丹参、羚羊粉、水牛角、琥珀、珍珠粉、炙甘草。

【生活调摄】

患者应避免过度劳累，保证充足的休息和睡眠，同时注意日常锻炼，保持气血运行通畅。注意保暖，防止外邪侵袭，及早治疗各种感染性疾病，防止肾上腺皮质危象的发生。饮食应以富含糖、蛋白质、维生素的食物为主，同时减少盐的摄入。保持心情舒畅，情志稳定。

【科研思路与方法】

在严格使用内分泌治疗后，患者的寿命大大提高，劳动力也得到显著恢复，如何提高患者的生活质量可能是中医药研究的重点。在最小替代治疗的剂量下，应用中医药，减少患者感染的发生，预防急性肾上腺皮质功能减退的发生。对肾虚的研究发现，肾上腺皮质功能减退与肾虚密切相关，特别是肾阳虚，与本病的多种临床表现非常相似，因此非常有必要进一步开展本病的临床和基础研究。

宋薇等对 107 例肾上腺疾病患者进行回顾性分析，运用频数统计和证素统计方法对患者的症状、证候进行分析，得到纳入的 107 例肾上腺疾病患者多以头晕、疲倦、眠差、乏力、头痛、纳差等为主要首发症状。肾上腺功能减退症均以虚实夹杂为主。虚证主要表现为气虚、脾虚、肾虚，实证主要有血瘀、痰、湿、气滞等。肾上腺功能减退症主要证素为脾虚、血瘀、湿。结论是肾上腺疾病临床证型以气虚、脾虚、肾虚、血瘀、痰、湿、气滞等证多见，其中血瘀证贯穿疾病的始终。

【名医验案】

1. 张伯臾验案

区某，女，24岁，1973年1月11日初诊。近七八年来，皮肤和黏膜色素沉着日益加深，现呈黧黑枯槁，面部、乳头、手足背侧、阴部等处尤显。头晕甚则昏仆，神疲乏力，纳呆，舌紫暗，苔根腻，脉细。

西医诊断：Addison病。

中医诊断：黑疸。

证型：肾阳不足，阴盛而气滞瘀阻。

治法：益肾活血化瘀。

处方：仙茅12g，淫羊藿12g，全当归9g，桃仁泥9g，红花6g，川芎4.5g，萆薢12g，茯苓9g，补骨脂12g，焦山楂、神曲各9g，稍加减服20余剂。另：血余炭240g，猪肤500g，共熬膏，每日2次，每次1匙，长期服用。

二诊：1973年2月7日。近来因疲劳过度，昨又昏倒，经检查为血压低，对症处理后收入病房。现仍神疲头晕，脉细，舌紫暗，苔薄。气血两亏，虚风上旋，拟益肾化瘀，调补气血，以平虚风。炒党参12g，补骨脂12g，仙茅12g，淫羊藿12g，全当归9g，炒赤芍、白芍各6g，鸡血藤12g，炒川芎4.5g，紫石英18g（先煎），鹿角霜9g，怀牛膝15g。

三诊：1973年2月14日。肤黑稍退，口干，四肢冷，艰寐，头晕欲吐，脉细，舌暗尖转红，阳气虚弱，脉行不利，不温四末，再守原法合当归四逆汤甲减。全当归9g，桂枝4.5g，赤白芍6g，细辛2.4g，淫羊藿12g，鹿角霜9g，怀牛膝15g，补骨脂12g，紫石英18g（先煎），夜交藤15g，姜半夏9g。连服30剂。

四诊：1973年3月14日。面色黑色转淡，口唇色紫红，手足背黑色稍退，头晕怕冷，脉沉细，苔薄白，舌边紫暗。再拟益肾通脉化瘀。制熟地黄15g，制附片6g（先煎），仙茅15g，淫羊藿15g，鹿角片9g，当归尾9g，制川芎9g，桂枝4.5g，木通4.5g，紫石英15g（先煎），北细辛2.4g，大黄䗪虫丸6g（分吞），稍加减服28剂。

五诊：1973年4月11日。面部黑色，十退八九，唯指、趾、乳头、阴部色退较缓，肢冷好转，心悸失眠，纳呆乏力，脉细，舌边紫，苔薄腻。阳气渐复，阴寒得减，瘀血见化，再守原法，久服取效。全当归12g，木通4.5g，制川芎4.5g，桂枝4.5g，炙甘草3g，熟附片4.5g（先煎），仙茅12g，淫羊藿12g，茯苓12g，紫石英18g（先煎），红花6g，生山楂12g。稍加减服30剂出院。

按语：黑疸为《金匮要略》病名，多因疸证经久不愈，肝肾虚衰，气血瘀阻所致。多见身黄不泽，目青，面额色黑，大便黑等症。黑疸之病名临证已很少引用，以上所载，西医诊断为Addison病，实际并非疸证。原案病名黑疸，列此仅供参考。

2. 赵绍琴验案

颜某，男，40岁。初诊：面色黧黑如漆，逐渐加重，额部炱黑尤甚。病已2年余。经某大医院检查，确诊为Addison病。自觉精神疲惫，一身乏力，腰膝酸软，双下肢无力尤甚，恶心欲吐，饮食少进。脉沉细无力，按之欲无，舌白苔滑。

西医诊断：Addison病。

中医诊断：虚劳。

证型：元阳衰微，阳虚水泛证。

治法：先温肾阳以治其本，所谓益火之源以消阴翳也。

处方：淡附片6g，淡干姜6g，淡吴茱萸6g，肉桂6g，杜仲10g，川续断10g，补骨脂10g，熟地黄20g。7剂。

二诊：药后自觉精神好转，乏力减轻，余症如前，继用前法，重剂以进。淡附片10g，淡干姜10g，淡吴茱萸10g，肉桂10g，杜仲15g，川续断15g，补骨脂10g，熟地黄20g。7剂。

三诊：自觉精神转佳，气力有增，仍感恶欲吐，纳食少进，脉仍沉细，舌白苔润。温补下元之平，兼运中阳。淡附片10g，淡干姜10g，淡吴茱萸10g，肉桂10g，杜仲10g，川续断10g，补骨脂10g，焦白术10g，半夏10g，陈皮10g，白蔻仁6g（后下）。7剂。

四诊：呕恶虽减而未除。面色黧黑有减退之势，跌进温补下元之品，肾阳有再振之望，继用前法，补火以燠中土。淡附片10g，淡干姜10g，淡吴茱萸10g，肉桂10g，杜仲10g，川续断10g，补骨脂10g，焦白术10g，淫羊藿10g，山茱萸10g，怀山药15g，枸杞子10g，熟地黄20g。7剂。

五诊：药后精神大振，纳食有增，面色黧黑续减。然肾阳久衰，非朝夕可以为功，宜用丸药以缓图之。宗前法加味。淡附片30g，淡干姜30g，淡吴茱萸30g，肉桂30g，杜仲30g，川续断30g，补骨脂30g，焦白术30g，红人参30g，枸杞子30g，山茱萸30g，淫羊藿30g，怀山药60g，熟地黄60g，陈皮30g，半夏30g，茯苓50g，鹿角胶100g。制法：上药除鹿角胶外共研细面，将鹿角胶烊化后加炼蜜适量，为丸如弹子大，重约10g，每日早晚各服1丸。

患者服上药后，面色黧黑渐次消退，精神体力均有好转，其余症状大部消失。

按语：赵师认为其属于元阳衰微，命门火衰之征，故治疗以温肾壮阳为法，以仲景四逆汤为基础，加入淡吴茱萸，名三淡汤，再酌加肉桂、杜仲、川续断、补骨脂、熟地黄等温补下元之品，治疗本病可收到明显效果。

3. 任继学验案

董某，男，24岁，2002年9月17日初诊。因反复心悸10余年而就诊。10余年前无明显诱因而时有心悸，未予重视。近1年症状加重，曾至北京某医院系统检查，诊断为肾上腺皮质功能减退症，因惧怕激素的副作用，遂求治于任老。症见时有心悸，余无明显不适，舌淡红，苔薄白，脉沉缓无力。BP 96/58mmHg。理化检查：血皮质醇：上午8时2.4μg/dL，晚上8时1.6μg/dL。尿皮质醇4.0μg/24h。

西医诊断：肾上腺皮质功能减退症。

中医诊断：虚劳。

证型：心肾两虚证。

治法：滋阴填精，益气壮阳，安神止悸。

方药：仙茅15g，淫羊藿10g，巴戟天15g，当归15g，鹿角胶10g（烊化），龟甲胶10g（烊化），丹参10g，茯神15g，远志10g，黄精15g，白术10g，韭子15g。水煎服。成药龟龄集，1g/次，日2次口服。

二诊：11 月 15 日。已无心悸，但全身无力，夜尿频。舌淡红，苔薄白，脉沉无力。BP：80/ 60mmHg。处方：生晒参 15g，生黄芪 10g，仙茅 10g，淫羊藿 15g，巴戟天 20g，丹参 10g，韭子 15g，胡桃 1 个（打碎），鹿角胶 10g（烊化），熟地黄 20g，砂仁 15g。水煎服。龟龄集 1g，日 2 次口服。

三诊：12 月 7 日。药后症状改善不显。全身乏力，汗出，遗精，舌嫩红，苔白，脉沉弱无力。BP 90/60mmHg。尿皮质醇：3. 2μg/24h。处方：生晒参 15g，绵黄芪 10g，山茱萸 25g，肉桂、附子、熟地黄各 15g，淫羊藿 15g，巴戟天 20g，黄精 15g，白首乌 15g，鹿角胶 10g（烊化），龟甲胶 10g（烊化），红花 10g，凌霄花 15g。

四诊：12 月 21 日。药后汗出减少，体力稍增，但觉浑身燥热，仍有遗精，舌淡红，苔少，脉沉弱无力。BP 100/60mmHg。有阴虚火旺之象，故去淫羊藿、巴戟天，加白薇 15g，珍珠母 15g，以滋阴清热。

五诊：2003 年 1 月 5 日。药后已无汗出，仍偶有乏力，舌淡红，苔少，脉沉弱无力。BP：110/80mmHg。处方：生晒参 10g，绵黄芪 20g，山茱萸 25g，砂熟地黄 20g，黄精 15g，白首乌 15g，鹿角胶 15g（烊化），龟甲胶 15g（烊化），红花 10g，凌霄花 15g，乌蛇 10g，岷当归 15g。水煎服。龟龄集 1g，日 2 次口服。

六诊：2 月 22 日。偶有乏力，体重明显增加。舌淡红，苔少，脉沉弱无力。BP 120/ 70mmHg。尿皮质醇：6. 1μg/ 24h。效不更方。

七诊：3 月 8 日。口渴，余症同前。

八诊：3 月 22 日。患者已明显好转，故停用汤剂，改用下方。处方：西洋参 40g，白首乌 50g，海马 30g，醋柴胡 30g，肉桂、附子、熟地黄各 40g，酒生地黄 30g，枸杞子 50g，砂仁 40g，生白术 30g，淡菜 40g，生绵黄芪 50g，鹿角胶 30g，龟甲胶 20g，红花 30g，山茱萸 50g。上药共为细面，每次 5g，日 3 次口服。该患者又服上方 2 剂，共治疗 1 年余而痊愈。

按语：遵《黄帝内经》“劳者温之”“精不足者，补之以味”之旨，任继学教授以填精补肾、燮理阴阳法治疗该病，组方以善用血肉有情之品为特点，并配合成药龟龄集补肾壮阳，取得了良好效果。

【参考文献】

［1］中华医学会．临床诊疗指南 – 内分泌及代谢性疾病分册［M］．北京：人民卫生出版社，2005.

［2］陈灏珠．实用内科学［M］．北京：人民卫生出版社，2009.

［3］王永炎．临床中医内科学［M］．北京：北京出版社，1994.

［4］沈自尹．肾阳虚证的定位研究［J］．中国中西医结合杂志，1997，17（1）：50 – 52.

［5］Koelemij I，Massolt ET，Van Doorn R. Eruptive melanocytic naevi as a sign of primary adrenocortical insufficiency［J］. Clin Exp Dermatol，2013，38（8）：927 – 929.

［6］Fichna M，Gryczyńska M，Sowińska A，et al. Metabolic assessment of hydrocortisone replacement therapy in patients with primary adrenocortical insufficiency［J］. Przegl Lek，2011，68（2）：96 – 102.

[7] 宋薇，赵玲，张鹏．肾上腺疾病中医证候回顾性研究 [J]．广州中医药大学学报，2013，30（4）：458－460.
[8] Li－Ng M，Kennedy L. Adrenal insufficiency [J]. J Surg Oncol，2012，106（5）：595－599.
[9] Chavakis T，Ehrhart－Bornstein M. The adrenal gland in the center [J]. Horm MetabRes，2013，45（2）：79－80.
[10] Husebye ES，Allolio B，Arlt W，et al. Consensus statement on the diagnosis，treatment and follow－up of patients with primary adrenal insufficiency [J]. J Intern Med，2014，275（2）：104－115.
[11] Bornstein SR，Allolio B，Arlt W，et al. Diagnosis and Treatment of Primary Adrenal Insufficiency：An Endocrine SocietyClininalPractice Guideline [J]. J Clin Endocrinol Metab，2016，101（2）：364－389.
[12] 宋薇，赵玲，温建炫，等．肾上腺疾病中医证候回顾性研究 [J]．广州中医药大学学报，2013，30（4）：458－462.
[13] 刘亚峰，司英奎，陈雪，等．原发性肾上腺皮质功能减退的研究进展 [J]．中国中医药现代远程教育，2011，9（24）：124－127.
[14] 范良敏，袁媛，韦卫琴．Addison 病引起肾上腺危象 4 例临床分析 [J]．贵阳医学院学报，2014，39（1）：139－140.
[15] 方年富，余小燕．以反复休克和急性肝肾损伤为主要表现的原发性肾上腺皮质功能减退症一例分析 [J]．中国全科医学，2013，16（38）：941－942.
[16] Tsai SL，Green J，Metherell LA，et al. Primary Adrenocortical Insufficiency Case Series：Genetic Etiologies More Common than Expected [J]. Horm Res Paediatr，2016，85（1）：35－42.
[17] 严世芸，郑平东，何立人．张伯臾医案 [M]．上海：上海科学技术出版社，1979.
[18] 赵绍琴．赵绍琴医学全集 [M]．北京：北京科学技术出版社，2012.
[19] 任喜洁，刘艳华．任继学教授治疗肾上腺皮质功能减退症验案例析 [J]．中医药学刊，2005，23（2）：224.

第八节　自身免疫性多发性内分泌腺病综合征

【概述】

自身免疫性多发性内分泌腺病综合征（autoimmunepolyendocrine syndromes，APS），又称多发性内分泌自身免疫综合征（polyglandular autoimmune syndromes，PGAS），由自身免疫引起，同时或先后发生 2 种或 2 种以上的内分泌腺病，合并或者不合并其他自身免疫病。根据病因和临床特征可以将 APS 分为 APS Ⅰ型和 APS Ⅱ型。

APS Ⅰ型是由于自身免疫调剂基因（autoimmune regulator gene，AIRE）突变导致的常

染色体单基因遗传病，又称自身免疫性多内分泌腺病－黏膜与皮肤念珠菌病－外胚层营养不良症（autoimmunepolyendocrinopathy－candidiasis－ectodermal dystrophy，APECED）。该型较罕见（详见表 15－1），发病率在男女之间相近，在民族和地区之间有较大差异。婴儿期即可发病，一般最先出现黏膜与皮肤念珠菌病，可能仅表现为不典型的皮疹，随后可能间隔数年至数十年才出现以下 1 种该型的组成成分疾病。APS Ⅰ型最常见的 3 种组成成分包括 Addison 病、甲状旁腺功能减退和黏膜与皮肤念珠菌病，同时或先后出现上述任何 2 种疾病即可诊断为 APS Ⅰ型。

APS Ⅱ型是一种多基因遗传病，与位于 6 号染色体断臂上的人白细胞抗原（HLA）基因有关。较 APS Ⅰ型常见，多在成年发病，少数于未成年发病，女性多于男性，且有家族聚集性。1 型糖尿病、Addison 病和自身免疫性甲状腺疾病（ autoimmune thyroid disease，AITD ）是 APS Ⅱ型的主要组成成分，其中以 AITD 最为常见。出现上述 3 种疾病中任 2 种即可诊断为 APS Ⅱ型。APS Ⅱ型的其他疾病组成成分包括重症肌无力、僵人综合征和 IgA 缺乏症等。

除了上述病变外，亦可伴发多种非内分泌的自身免疫性病变，如萎缩性胃炎、恶性贫血、重症肌无力、系统性红斑狼疮、肺出血－肾小球肾炎综合征（Goodpasture 综合征）等，但无黏膜皮肤之念珠菌病变，由于Ⅱ型可以多代遗传，故 20～30 岁的高危家族成员需每隔 3～5 年做详细的症状查询以及体检与化验。

本病主要表现为甲状旁腺、肾上腺及性腺功能减退，中医学认为本病与“虚劳”等证关系密切。

【西医病因与发病机制】

1. APS Ⅰ型

AIRE 基因突变是 APS Ⅰ型发病的决定性因素，自身免疫耐受的破坏、T 细胞阴性选择等多种因素参与其发病。Ⅰ型临床表现主要包括肾上腺皮质功能减退、黏膜和皮肤念珠菌病、原发甲状旁腺减退，往往发生在有血缘关系的人群中。Ⅰ型男女发病率相似，是一种常染色体隐性遗传疾病。Ⅰ型与Ⅱ型不同，Ⅰ型与 HLA 无关，Ⅱ型 95% 的患者表达 HLA－DR3 或 HLA－DR4 阳性；Ⅰ型仅累及患者的同胞兄妹，Ⅱ型累及几代人；Ⅰ型在儿童期发病，Ⅱ型发病高峰在中年。

2. APS Ⅱ型

Ⅱ型疾病组成主要包括 Graves 病、萎缩性胃炎、1 型糖尿病、肾上腺皮质功能减退、腹腔疾病和重症肌无力，这些疾病都与 HLA－B8、HLA－DR3 相关，原发性肾上腺皮质功能减退、1 型糖尿病与 HLA－DR3、HLA－DR4 密切相关。多发性内分泌自身免疫综合征不是特异的疾病，而是一种免疫遗传的易感性疾病。

Ⅱ型的 T 淋巴细胞异常，包括功能缺陷与细胞表面标志改变，最显著的功能缺陷是抑制性 T 细胞活性减低。（表 15－1，表 15－2）

表 15-1

	患病率	发病时期	基因及遗传	HLA 基因型	免疫缺陷	与糖尿病相关	常见表型
Ⅰ型	罕见	婴儿期	AIRE 基因（21 号染色体上，隐性遗传）	糖尿病	脾功能异常，易导致念珠菌感染	是（18%）	念珠菌感染、甲状旁腺功能减退、Addison's 病
Ⅱ型	常见	婴儿期至成人期	多基因	HLA-DQ2、HLA-DQ8；HLA-DRB1 * 0404	无	是（20%）	Addison's 病、1 型糖尿病、慢性甲状腺炎

表 15-2

	APSⅠ型	APSⅡ型
Addison 病	60% ~72%	约 70%
甲状旁腺功能减退症	常见（79% ~96%）	罕见（晚发）
自身免疫性甲状腺疾病	相对少见（约 5%）	更常见（约 70%）
1 型糖尿病	14%	> 50%
原发性性腺功能减退症	60% 女性，14% 男性	约 5%
垂体炎	无报道	有报道
慢性黏膜皮肤念珠菌病	发生时常见（约 100%）	无报道
角膜病变	常见	不见
秃头症	常见（约 29%）	有报道
白癜风（白斑）	可见（大约 13%）	可见（大约 5%）
疱疹样皮炎	无报道	有报道
乳糜泻	无（仅脂肪泻）	在 2% ~3% 中出现
自身免疫性肝炎	约 12%	无报道
恶性贫血	约 13%	与 APSⅠ型中一样常见
纯红细胞增生低下	有报道	无报道
特发性血小板减少性紫癜	无报道	有报道
牙釉质发育不全	有报道	无报道
重症肌无力	无报道	均有报道
无脾	有报道	无报道
角膜病	有报道	无报道
进展性疾病	有报道	无报道
IgA 缺乏症	无报道	有报道
浆膜炎	无报道	有报道
特发性心脏阻滞	无报道	有报道
Goodpasture 综合征	无报道	有报道

【中医病因病机】

本病患者多为先天禀赋不足，或饮食失当，水谷精气不充，导致脏腑气血阴阳亏虚；或烦劳过度，因劳致虚，日久成损；或忧郁思虑，心神失养，脾失健运，致使心脾损伤，气血亏虚；或饮食不节，损伤脾胃，致使不能化生水谷精微，气血来源不充，脏腑经络受损，日久形成本病。部分患者还可见怕热或面部烘热、自汗、心悸不宁、烦躁易怒等甲状腺亢进症，多属虚火内扰所致。

总之，幼年罹患本病者，多以先天因素为主，成年患病多属于后天失养，劳伤过度所致。

【诊断标准】

本病家族史和多个内分泌腺体累及是重要的线索，如伴有非内分泌组织的自身免疫性病变及相应内分泌腺器官特异性抗体的检出，即可考虑本病。

APS Ⅰ型：①有或无家族史；②具有甲状旁腺功能减退症、念珠菌感染、肾上腺皮质功能减退症 3 种疾病；③钙受体和肾上腺自身抗体阳性；④AIRE 基因突变。如果具备①和②中 3 种疾病中的 2 种，其中内分泌腺病由自身免疫引起，再加④可以确诊。

APS Ⅱ型：①临床上有自身免疫性甲状腺疾病、特发性肾上腺皮质功能减退症和低促性腺激素性腺功能减低症，又能排除腺垂体功能减退的其他原因，临床上可初步诊断，进一步做相关的自身抗体检查以确诊。②有一个主要组成成分内分泌疾病或两个以上的次要组成成分疾病，且有相应的自身抗体为阳性者。③对可疑患者，要通过长期随访以确诊。

【西医治疗】

1. 治疗方案

目前对此病尚无根治之法。应根据每个患者临床表现而采取不同的方法。

（1）*内分泌激素替代治疗*　本综合征为遗传性疾病，无法根治。激素替代治疗仍是 APS 目前的唯一治疗方式。受累内分泌腺体如功能不足，即是替代治疗的适应证。由于每个患者受累的内分泌腺的残存功能不同，所补充的剂量应个体化，视临床症状和血浆激素水平的精确测定而定，并及时调整。

但多腺体功能减退的替代治疗必须注意：①肾上腺皮质或腺垂体功能不足时，机体对胰岛素或甲状腺激素十分敏感，故胰岛素或甲状腺激素剂量必须从小剂量开始，逐渐增加，观察疗效；②糖皮质激素替代需早于甲状腺激素应用，以避免产生肾上腺危象，补充糖皮质激素后甲状腺功能可得到部分提高；③糖尿病控制不良或胰岛素剂量减少时，甲状腺或肾上腺皮质功能可随之减退；④甲状腺功能亢进可加重糖尿病，随着甲亢的控制，糖尿病也会相应减轻，故应及时减少胰岛素剂量。

（2）*免疫干预治疗*　器官特异抗体常早于器官损害之前数年出现，在这段时间内可采用措施以期预防或延迟临床显性疾病的发生，即为免疫“干预”。自身免疫性内分泌疾病的干预治疗包括两个方面：①免疫治疗（可分免疫调节、免疫刺激与免疫耐受）；②激素反馈治疗。

(3)功能亢进的治疗　Graves 病甲状腺功能亢进症见于本病Ⅱ型，可予以抗甲状腺药物治疗。

2. 西医治疗困境

由于本病的临床表现复杂，除了激素水平不足，还有部分激素的过量，如甲状腺功能亢进，因此本病的治疗也相当复杂。另外，不同的激素之间也会有相互影响，甲状腺功能亢进可加重糖尿病，同时，糖尿病控制不良或胰岛素剂量减少时，甲状腺或肾上腺功能也可发生减退，因此，需要同时精确控制多种激素水平。

【中医治疗】

1. 脾肾阳虚证

主症：面色萎黄，食少，形寒，神倦乏力，少气懒言，大便溏薄，肠鸣腹痛，腰背酸痛，遗精，阳痿，女子闭经，舌质淡胖，有齿痕，脉沉细。

治法：温中健脾，温补肾阳。

方药：附子理中汤合右归丸加减，药用党参、白术、干姜、炙甘草、肉桂、杜仲、山茱萸、菟丝子、鹿角胶、熟地黄、山药、枸杞子、当归。

2. 肝肾阴亏证

主症：眩晕耳鸣，面潮红，腰酸腿软，遗精，两足痿弱，眩晕，耳鸣，甚则耳聋，口干，咽痛，颧红，肢体麻木，舌红，少津，脉沉细。

治法：滋补肾阴。

方药：左归丸加减，药用熟地黄、山茱萸、山药、龟甲胶、枸杞子、鹿角胶、菟丝子。

3. 痰湿内盛证

主症：身体重着，肢体困倦，胸闷痞满，痰涎壅盛，神疲嗜卧，舌质淡，苔白腻或白滑，脉滑。

治法：燥湿化痰。

方药：导痰汤加减，药用姜半夏、制天南星、生姜、橘皮、枳实、白术、茯苓、炙甘草。

【生活调摄】

患者保持精神乐观，情绪稳定，避免暴怒、过度紧张、过大压力等不良情志，适当参加体育运动，加强锻炼，但需注意避免剧烈运动，注意饮食，保证正常营养的摄入。

【科研思路与方法】

本病的发病率较低，中医对本病的认识还相对不足，因此，首先需要从个案研究做起，明确本病的基本病因病机，再通过整理历代医家相关的论述与本病相比较，才能对本病有一个相对全面的认识，以进一步进行相应的临床和实验研究。

【名医验案】

程红英验案

王某，女，23 岁，未婚。患者 18 岁月经初潮，（2～3）/（30～40）d，行经时伴神倦嗜卧。近 1 年余，月经来潮仅 2 次，且量少色淡而质黏，无血块。平素白带少而黏，头发渐落，自感阴中干涩。诊时已闭经 4 个月，自述乏力嗜卧，不思饮食，头重。查见：神情淡漠，体略胖，舌淡苔白腻，脉沉滑。甲状腺不大，头顶脱发，阴毛呈女性分布，外阴未产式。肛诊：子宫略小，后位，无压痛，双附件未发现异常。实验室检查：细胞染色体分析 46XX。甲状腺 49.4nmol/L（血清正常参考 52～195nmol/L），皮质醇 104.9nmol/L（血清正常参考 66～552nmol/L），基础体温：单相型。

西医诊断：多发性内分泌机能减退症。

中医诊断：虚劳。

证型：痰湿郁阻证。

治法：化痰散结，佐以行气。

处方：海藻 15g，昆布 15g，半夏 10g，陈皮 10g，青皮 10g，当归 12g，川芎 12g，独活 15g，连翘 10g。5 剂。

二诊：神倦嗜卧、不思饮食大减，余症如前，上方去连翘，加女贞子 15g，山药 15g，6 剂。

三诊：阴中干涩减轻，带下清而不黏，自感腰酸腿软，阴中发冷，舌脉如旧，二诊方去半夏，加川续断 15g，巴戟天 15g，10 剂。

四诊：月经来潮，量中等，色红，行 5 天净。三诊方改为散剂冲服 3 个月（每次 10g，每日 2 次）。7 个月后随访，月经（5～7）/（30～32）d。头发已生，诸症均消，实验室检查正常，体温双相型已 3 个月。

按语：本病病机在于痰湿郁结，困扰脾阳，以致脾不布津，血海空虚。治宜健脾化痰，燥湿散结。方用海藻玉壶汤加减。方中海藻、昆布化痰利水以散结；青皮、陈皮行气导滞以利湿，配以当归、川芎养血活血；独活祛风胜湿；连翘、浙贝母清热化痰。诸药合用，使痰有所化，湿有所去，气有所行，则脾健津布，诸干涩之症可除。

【参考文献】

［1］陈灏珠．实用内科学［M］．北京：人民卫生出版社，2009.

［2］Stolarski B，Pronicka E，Korniszewski L，et al. Molecular background of polyendocrinopathy－candidiasis－ectodermal dystrophy syndrome in a Polish population：novel AIRE mutations and an estimate of disease prevalence［J］. Clin Genet，2006，70（4）：348－354.

［3］金雨，杨涛．自身免疫性多发性内分泌腺病综合征［J］．内科急危重症杂志，2015，21（4）：259－262.

［4］Bellastella G，Maiorino MI，Petrizzo M，et al. Vitamin D and autoimmunity：what happens in autoimmune polyendocrine syndromes?［J］. J Endocrinol Invest，2015，

38 (6): 629 - 33.

[5] Cutolo M. Autoimmune polyendocrine syndromes [J]. Autoimmun Rev, 2014, 13 (2): 85 - 9.

[6] Cheng MH, Anderson MS. Insights into type 1 diabetes from the autoimmune polyendocrine syndromes [J]. Curr Opin Endocrinol Diabetes Obes, 2013, 20 (4): 271 - 278.

[7] Vialettes B, Dubois - Leonardon N. Type 2 autoimmune polyendocrine syndromes (APS - 2) [J]. Bull Acad Natl Med, 2013, 197 (1): 31 - 40.

[8] Eisenbarth GS, Gottlieb PA. Autoimmune polyendocrine syndromes [J]. N Engl J Med, 2004, 350 (20): 2068 - 2079.

[9] 程红英. 多发性内分泌机能减退症从痰湿论治 [J]. 山东中医杂志, 1999, 18 (7): 327.

第九节 1型糖尿病

【概述】

1型糖尿病（T1DM）是一组由于胰岛素分泌缺陷及（或）其生物学作用障碍引起的以高血糖为特征的代谢性疾病，又叫青年发病型糖尿病，这是因为它常常在35岁以前发病，约占糖尿病的5%。1型糖尿病是一种自身免疫性疾病，多由T淋巴细胞介导，胰岛β细胞被攻击破坏，引发炎症，导致胰岛素分泌绝对不足而发病，依赖外源胰岛素替代治疗。部分患者无明显病因，但有明显遗传史，具有持久性的胰岛素分泌减少而导致酮症酸中毒，无胰岛β细胞自身免疫性损伤的证据。

全世界糖尿病患者中，1型患者占5%~10%，是儿童与青少年糖尿病的主要类型。1型糖尿病的发病与年龄相关，很少发生在1岁以内，到12~14岁，发病率直线上升，然后下降。我国儿童T1DM年发病率约为0.59/10万。我国T1DM患者现状不容乐观：长期存活者少，血糖控制差，并发症多，接受糖尿病教育机会少，经济负担重，升学、就业中遭遇阻力等。

中医学并没有糖尿病的概念，根据其临床证候特征，属于中医学“消渴”“消瘅”“中消”等范畴，本病多发于青少年，因此与先天禀赋不足、五脏羸弱，尤其是肾虚密切相关。

【西医病因与发病机制】

1. 西医病因

1型糖尿病以β细胞永久性破坏为特征，病因及发病机制尚不十分清楚，但T细胞介导的自身免疫异常是其最主要的发病因素。其病因以遗传学为基础，在环境因素（包括微生物、化学物质、食物成分等）作用下，诱发以胰岛炎为病理特征的胰岛β细胞自身免疫反应，损伤胰岛β细胞，使其丧失合成和分泌胰岛素的功能，引起糖代谢紊乱。

（1）遗传因素　T1DM的遗传学研究已有很大进展。与1型糖尿病相关的基因较多，至今已有20多个位点定位在染色体上，其中研究较为深入的易感位点主要是HLA，如HLA DQA1 * 0501、DQB1 * 0201、DQA1 * 0301、DQB1 * 0302等易感单体型，HLA DR2或伴有DQB1 * 0602为保护单体型。其他会增加T1DM患病风险的遗传因子包括胰岛素基因位点CTLA4基因位点、酪氨酸磷酸酶、非受体型22（PTPN22）基因位点等。CTLA4的G等位基因（Ala17Thr）大大提高T1DM的发病风险。

（2）环境因素　环境因素涉及面较广，有物理性、化学性、生物性，其中主要有病毒感染、营养食品和化学毒物等，可以直接或间接破坏胰岛β细胞，使胰岛素分泌严重缺乏。胎儿期、新生儿期及儿童期的环境暴露是环境因素研究的热点，这些因素包括出生体重高、早期快速生长发育及早期的喂养模式，如牛乳喂养。柯萨奇病毒及其他肠道病毒可能诱导免疫反应或加速β细胞凋亡，此外，有证据表明，疾病发病的季节性趋势与肠道病毒的季节性感染相一致，很多病毒可引起糖尿病，在刚发病或新近诊断1型糖尿病患者中，血清中可见病毒感染后滴度升高的抗体，胰腺中分离出柯萨奇B4病毒及人类肠道病毒，认为是病毒与疾病之间的直接证据。但对病毒暴露的不充分也可能是增加患病风险的原因，因为这可能不利于免疫系统的发育成熟。

2. 发病机制及免疫异常

1型糖尿病是由T淋巴细胞介导的，多种因素共同参与的一种器官特异性自身免疫性疾病。

（1）自身免疫和1型糖尿病　许多免疫细胞参与1型糖尿病的发病，包括$CD4^+$和$CD8^+$T淋巴细胞、B淋巴细胞、单核细胞、巨噬细胞、树突状细胞等。这些细胞在免疫应答中发挥作用，损伤胰岛β细胞，引发胰岛的炎症，致使胰岛素分泌减少或缺乏，最终引发糖尿病。

现一般认为1型糖尿病的发病主要是由细胞免疫介导。有学者提出其发病模式：任何来自外部或内部的环境因素（营养、病毒、化学物质、IL-1等）会用一系列免疫反应最终破坏β细胞，诱发糖尿病。

胰岛产生的IL-1可诱导自由基（超氧阴离子、过氧化氢、羟自由基等）的产生明显增加，而人体内胰岛β细胞清除氧自由基的能力最为薄弱，加之氧自由基损伤β细胞DNA，活化多聚核糖体合成酶，以修复损伤的DNA，此过程加速β细胞死亡。另外，自由基对细胞膜脂质、细胞内碳水化合物及蛋白质亦具有很大的损伤作用。

（2）自身抗体和1型糖尿病　在1型糖尿病发病前及病程中，体内可检测多种针对β细胞的自身抗体，如胰岛细胞抗体（ICA）、胰岛素抗体（IAA）、谷氨酸脱羧酶抗体（GAD抗体）和胰岛素瘤相关蛋白抗体（IA-2）等。

【中医病因病机】

在病因病机方面，一般将消渴分为上、中、下三消：上消多饮属肺，中消善饥属胃，下消多尿属肾。临床上三消很难截然分开，往往肺、胃、肾兼而有之。先天不足，后天失养，劳逸过度，房事失节，七情过激，膏粱厚味、饮食所伤，或感受外邪，化热伤阴，使阴津亏耗，燥热偏盛，久之损伤经脉、脏腑，酿生本病。《证治准绳·消瘅》在前人论述的基础上，对三消临床分类做了规范，“渴而多饮为上消，消谷善饥为中消，渴而便数有膏为下消”。

高弘等对古代医籍中消渴病因病机的认识进行初步分析，认为古代医家对消渴病的发生发展不一而论，五脏皆有所论，或虚或实，或热或寒，皆有所论述，但皆是以津液代谢异常为其根本。项磊等通过总结金元四大家对消渴的论治，指出刘完素从怫郁燥热论治，张从正从三消火断论治，李东垣从血中伏火论治，朱丹溪从阳有余阴不足论治，此四家对消渴的论治虽有不同，但皆是建立在“运气不齐，古今异轨”的基础之上。

【诊断标准】

1. 参照美国糖尿病协会（ ADA ）2014 年的糖尿病诊断标准。

糖尿病诊断主要基于 FPG、75g OGTT 2hPG 以及 HbA1c，诊断标准如下：

（1）糖化血红蛋白 A1C≥6.5%（试验应用经 NGSP 认证，且由 DCCT 试验标化的方法在实验室内测定）。

（2）FPG≥126mg/dL（ 7.0mmol/L）（空腹指禁食至少 8 小时）。

（3）口服糖耐量试验（OGTT 试验），2hPG≥200mg/dL（11.1mmol/L）（试验应按照世界卫生组织的标准进行，用 75g 无水葡萄糖溶于水中作为糖负荷）。

（4）患者有高血糖症状或高血糖危象，随机血糖≥200mg/dL（11.1mmol/L）（如果没有明确的高血糖，应通过重复检测来确定诊断）。

2. 1 型糖尿病诊断标准。

参考 2015 年 NICE《成人 1 型糖尿病的诊断和管理（NG.17）》。1 型糖尿病主要依据临床表现而诊断，由于 β 细胞破坏所致的依赖胰岛素治疗是诊断 1 型糖尿病的“金标准”。因此 1 型糖尿病实际上是一种回顾性诊断，在患者起病初期进行分型诊断有时非常困难。1 型糖尿病诊断的临床特征包括：

（1）起病年龄：大多数患者 20 岁以前起病，但也可以在任何年龄发病；20 岁以前发病的患者中约 80% 是 1 型糖尿病。

（2）起病方式：起病较急，多数患者的口干、多饮和多尿、体重下降等“三多一少”症状较为典型，有部分患者直接表现为脱水、循环衰竭或昏迷等酮症酸中毒的症状。

（3）方式：依赖胰岛素治疗。一般在临床上年轻起病、发病较急、“三多一少”症状明显，且伴有酮症或酮症酸中毒者，应警惕 1 型糖尿病可能，先给予胰岛素治疗，定期观察患者对胰岛素治疗的依赖程度，同时注意与其他类型的糖尿病相鉴别，最终根据治疗后的临床表现，特别是对胰岛素治疗的依赖程度确定分型。

3. 2016 年美国糖尿病协会（ADA）对 T1DM 发生风险增加人群的分类与管理推荐标准：

（1）对于急性发作伴有高血糖症状的 T1DM 患者，应该依据血糖水平而不是 HbA1c。

（2）告知 T1DM 患者的亲属有机会应筛查 T1DM 的发生风险，但仅限于在临床机构进行。T1DM 的诊断原则与 2 型糖尿病类似，但是 HbA1c 并不用于 T1DM 的诊断，尽管可以依据 HbA1c 评估患者高血糖的时间。

（3）免疫相关的T1DM：自身免疫性T1DM患者往往存在多种自身抗体，比如胰岛细胞抗体、胰岛素抗体、谷氨酸脱羧酶抗体65（GAD65）、酪氨酸磷酸酶抗体等，其遗传易感性与HLA-DQA、HLA-DQB基因密切相关。不同个体间胰岛β细胞的破坏速率差异较大。某些儿童或青少年可能以酮症酸中毒为首发表现；其他患者可能在感染或其他应激后迅速发展为中度高血糖和/或酮症酸中毒。某些成年患者β细胞仍保留部分功能，此类患者可避免酮症酸中毒的发生，在一段时间内不依赖胰岛素。但是T1DM大部分患者胰岛素几乎无胰岛素分泌或分泌严重不足，同时伴血浆C肽水平的下降。除此之外，环境因素在T1DM的发生发展中也起了一定的作用；肥胖的人群也不能排除T1DM诊断；T1DM患者往往合并其他自身免疫性疾病，比如桥本甲状腺炎、Graves病、Addison病、乳糜泻、白癜风、自身免疫性肝炎、肌无力、恶性贫血等。

（4）特发性T1DM：此类患者终身依赖胰岛素，容易发生酮症酸中毒，具体病因不明。虽无自身免疫证据，与HLA突变无关，但遗传性较高。

（5）T1DM发生风险的评估：T1DM的发病率逐年增加，患者往往以急性症状及血糖明显升高就诊。约1/3患者诊断为酮症酸中毒，许多研究表明对T1DM亲属筛查胰岛细胞抗体有助于发现T1DM高风险人群，但仅限于在临床机构进行。不推荐对于无症状、低风险的个体进行大规模临床筛查。

【西医治疗】

（一）治疗方案

1. 临床常用药物

由于胰岛素分泌绝对不足，1型糖尿病患者需终生胰岛素替代治疗。

（1）*餐时胰岛素*　餐时胰岛素包括速效胰岛素类似物和短效胰岛素。

1）速效胰岛素类似物：由于速效胰岛素类似物在餐后即刻注射能达到餐前注射的效果，故对于进食不规律的学龄前患儿可在餐后根据进食量立即注射。

2）短效胰岛素：是目前儿童患者中应用最广的胰岛素制剂。与速效胰岛素类似物相比，短效胰岛素吸收入血的速度相对缓慢，必须在进餐前30～45分钟注射，以使胰岛素的吸收峰与餐后碳水化合物的吸收峰相吻合。

（2）*基础胰岛素*　基础胰岛素包括中效胰岛素（NPH）和长效胰岛素及其类似物。

1）中效胰岛素：NPH在皮下吸收缓慢，较短效胰岛素具有更长的作用时间。NPH一般需每天注射2次。由于其吸收峰值出现在注射后5～7小时，为降低夜间低血糖发生风险，单用NPH时应尽量在睡前给药。

2）长效胰岛素及其类似物：包括动物长效胰岛素与长效胰岛素类似物。长效胰岛素类似物能够更好地模拟生理性基础胰岛素分泌，较中效胰岛素日间变异性更小，低血糖发生率更低。

2. 胰岛素治疗方案的选择

胰岛素的治疗方案应尽可能模拟生理性胰岛素分泌的模式，包括基础胰岛素和餐时胰岛素两部分的补充。方案的制定和执行要根据病情，同时兼顾患者及家人的经济情况、生活方式和个人选择。

(1) 强化胰岛素治疗方案　推荐所有1型糖尿病患者采用强化胰岛素治疗方案。美国大型DCCT研究及其后续的研究证实，通过强化胰岛素治疗、控制体重和自我管理教育等方式，可以降低患者多种慢性并发症的发生。随机临床试验也显示基础加餐时胰岛素或持续皮下胰岛素输注方案，比每天2次预混胰岛素治疗方案的血糖控制水平更好，低血糖发生的机会更少。

(2) 非强化胰岛素治疗方案

1) 每天2次预混胰岛素方案：尽管推荐所有1型糖尿病患者均应尽早及长期使用强化胰岛素治疗方案，但在部分患者，如处于蜜月期或不能坚持强化胰岛素治疗方案的患者，可短期使用预混胰岛素治疗。

2) 每天1次中效或长效胰岛素方案：不推荐1型糖尿病患者使用一天一次的胰岛素注射方案，仅少数蜜月期患者短期内通过每天使用一次中效或长效胰岛素来控制血糖。

（二）西医治疗困境

1型糖尿病占糖尿病患者总数的5%～10%，其中多数为儿童及青少年患者。他们需要依靠外源胰岛素存活，造成无数家庭精神和经济上的巨大压力。

胰岛素的应用已经大大增加了1型糖尿病的生存时间，但是糖尿病急性并发症难以完全控制，慢性并发症的发生率明显升高。酮症酸中毒是1型糖尿病主要的急性并发症，在胰岛素中断治疗或饮食应用不当可引起，早期症状轻微，如不引起重视，容易造成患者死亡。1型糖尿病的慢性并发症如视网膜病变、肾衰、微血管病变、外周神经病变都严重影响患者生活质量，是患者致残、致死的主要原因。虽然强调早期治疗，定期进行各种慢性并发症的筛查，以便早期诊断处理，但是由于医疗条件所限，各种并发症仍然难以得到很好的控制，而且对于已经发生的各种慢性并发症，治疗难以起到很好的效果。中医药可以有效减轻1型糖尿病的并发症，提高胰岛素疗效，调节患者体质，可作为T1DM治疗的有益补充。

【中医治疗】

1. 肝胃郁热证

主症：脘腹痞满，胸胁胀闷，面色红赤，形体偏胖，腹部胀大，心烦易怒，口干口苦，大便干，小便色黄，舌质红，苔黄，脉弦数。

治法：开郁清热。

方药：大柴胡汤加减，药用柴胡、黄芩、清半夏、枳实、白芍、大黄、生姜。

2. 胃肠实热证

主症：脘腹胀满，痞塞不适，大便秘结，口干口苦，或有口臭，或咽痛，或牙龈出血，口渴喜冷饮，饮水量多，多食易饥，舌红，边有瘀斑，舌下络脉青紫，苔黄，脉滑数。

治法：通腑泄热。

方药：大黄黄连泻心汤加减，药用大黄、黄连、枳实、石膏、葛根、玄明粉。

3. 脾虚胃热证

主症：心下痞满，胀闷呕恶，呃逆，水谷不消，纳呆，便溏，或肠鸣下利，或虚烦不眠，或头眩心悸，或痰多，舌淡胖，舌下络脉瘀阻，苔白腻，脉弦滑无力。

治法：辛开苦降。

方药：半夏泻心汤加减，药用法半夏、黄芩、黄连、党参、干姜、炙甘草。

4. 上热下寒证

主症：心烦口苦，胃脘灼热，痞满不痛，或干呕呕吐，肠鸣下利，手足及下肢冷甚，舌红，苔黄根部腐腻，舌下络脉瘀阻，脉弦滑。

治法：清上温下。

方药：乌梅丸加减，药用乌梅、黄连、黄柏、干姜、蜀椒、附子、当归、肉桂、党参。

5. 阴虚火旺证

主症：五心烦热，急躁易怒，口干口渴，渴喜冷饮，易饥多食，时时汗出，少寐多梦，溲赤便秘，舌红赤，少苔，脉虚细数。

治法：滋阴降火。

方药：知柏地黄丸、白虎汤加减，药用知母、黄柏、山茱萸、牡丹皮、山药、石膏、粳米、炙甘草、天花粉、黄连、生地黄、藕汁。

6. 气阴两虚证

主症：消瘦，倦怠乏力，气短懒言，易汗出，胸闷憋气，脘腹胀满，腰膝酸软，虚浮便溏，口干口苦，舌淡体胖，苔薄白干或少苔，脉虚细无力。

治法：益气养阴。

方药：参芪麦味地黄汤加减，药用人参、黄芪、麦冬、五味子、熟地黄、山药、茯苓、牡丹皮、泽泻、山茱萸。

7. 阴阳两虚证

主症：小便频数，夜尿增多，浑浊如脂如膏，甚至饮一溲一，五心烦热，口干咽燥，耳轮干枯，面色黧黑；畏寒肢凉，面色苍白，神疲乏力，腰膝酸软，脘腹胀满，食纳不香，阳痿，面目浮肿，五更泄泻，舌淡体胖，苔白而干，脉沉细无力。

治法：阴阳双补。

方药：金匮肾气丸加减，药用桂枝、附子、熟地黄、山茱萸、山药、茯苓、牡丹皮、泽泻、枸杞子、炙甘草、杜仲、菟丝子、肉桂、当归。

【生活调摄】

本病除药物治疗外，注意生活调摄具有十分重要的意义。其中节制饮食具有基础治疗作用，在保证机体合理需要的情况下，应限制淀粉类主食、油脂的摄入，忌糖类，食物应以适当的大米、杂粮，配合蔬菜、豆类、瘦肉、蛋类为主。忌烟酒、咖啡。保持情志舒畅，避免精神刺激，保持生活规律。

【科研思路与方法】

总结历代文献著作中对消渴等相关证候的描述、病因病机认识、治疗方药及名医类案；挖掘有效治疗方药；系统总结分析1型糖尿病变化规律和西医治疗过程中的证候变化规律。

1. 理论研究方面

文献研究是消渴相关研究的重要方面，几乎涉及医学史的每个年代，包含了如《黄帝内经》《伤寒杂病论》《小品方》《诸病源候论》《千金翼方》《丹溪心法》《脾胃论》《景岳全书》《名医类案》，以及近代医案等相关医籍，重在从病名、病因病机、辨证分型、治则方药、用药规律、并发症及防治等几个方面探讨。

2. 临床研究方面

可针对1型糖尿病的病因开展流行病学调查研究。1型糖尿病需要长期应用胰岛素，微血管并发症是糖尿病主要的死因，而活血化瘀等中药能够较好地治疗心血管病变，其是否可以减缓糖尿病微血管并发症的发生值得研究。因此，需要开展大样本、多中心的随机对照研究，以明确中药、针灸的疗效，使其能够在糖尿病并发症的治疗中得到推广。

临床诊疗方面，应详细对古文献进行梳理，提高治则方药水平。姜德友等通过对消渴病医案的文献整理，分析认为消渴的病位在肺、胃、肾，其多用补虚药、清热药，并提出消渴病以“益气养阴清热”为主，“涤痰化湿活血”兼顾的治疗方法。

现代中医研究应立足于临床辨症与辨证相结合分析，而对糖尿病本身研究也包括对其并发症的探讨，因为并发症也是影响糖尿病转归的重要因素。现代学者常探讨诸多糖尿病并发症，如肾病、代谢综合征、冠心病、便秘、认知障碍，并强调对此病症应分期论治，如岳仁宋等提出按病程和并发症的发生分为早、中、晚3期综合辨证论治；李克忠认为消渴应分食气太过、郁热化火、气阴两虚、瘀血内阻四期病机进行辨证。

【名医类案】

1. 祝谌予验案

黄某，男，7岁4个月，体重16.5kg，身高110cm，BMI 13.64kg/m^2。因“多饮、多食、多尿伴消瘦1月余”于2011年9月26日入院。患者1个月前无明显诱因出现口干多饮，多食易饥，多尿，夜尿次数增多，2~3次/夜，伴有消瘦，外院查空腹血糖12.02mmol/L，予中药口服治疗后，口干多饮症状有所缓解。半月前出现乏力疲倦，近1月来体重下降约3.5kg。9月24日复查空腹血糖14.5mmol/L。为求进一步诊治，收入院。刻诊：神疲乏力，口干多饮，多食易饥，大便正常，夜尿频多，每晚2~3次。查体：双侧腹股沟均可触及0.5cm×1cm大小淋巴结，质中无压痛，左下肺呼吸音减弱；腹部稍膨隆，腹壁静脉轻度曲张，右腹部轻压痛，无反跳痛。舌稍红，苔白腻，脉弦细。生化检查：GLU 25.17mmol/L，β羟基丁酸2.5mmol/L；尿GLU3+，KET2+。

西医诊断：1型糖尿病，糖尿病酮症。

中医诊断：消渴病。

证型：肺胃热盛，气阴两伤。

治法：清热生津，益气养阴为主。

方药：以白虎加人参合生脉饮甲减。麦冬15g，五味子6g，苍术10g，知母10g，山药30g，白芍8g，茯苓15g，广藿香6g，生石膏30g，柴胡8g，炙甘草6g，西洋参10g（另炖）。3剂，日1剂，分温再服。西药予小剂量胰岛素持续静滴控制血糖，补液消酮，静滴生脉针益气养阴。

9月28日二诊：患儿精神转佳，口渴缓解。诉腹胀不适，无腹痛、腹泻、呕吐，睡眠可，易饥，今日大便未行，小便量多，约3700mL，舌淡红，苔薄白，脉细弱。馒头餐糖耐量试验：GLU-K 12.8mmol/L，GLU-B 17.75mmol/L，GLU-1 21.7mmol/L，GLU-2 23.63mmol/L，GLU-3 22.55mmol/L，胰岛素释放测定：ins-b 6.09uIU/mL，ins-1 7.52uIU/mL，ins-3 9.75uIU/mL。患者今晨血糖低，晚餐前血糖高，予调整晚餐前胰岛素用量为5u，中效胰岛素12u。中医更健脾和胃之法，以四君子汤化裁：麦冬10g，苍术10g，山药20g，茯苓15g，炙甘草6g，党参20g，陈皮6g，炒麦芽15g，砂仁6g（后下）。3剂，日1剂，分温再服。

9月30日三诊：患者腹胀，夜间多汗，多食易饥，口渴多饮缓解，睡眠可，二便正常。昨日三餐前血糖分别是3.0mmol/L、14.0mmol/L、14.9mmol/L，睡前血糖17.0mmol/L，今晨血糖3.4mmol/L。查体：左下肺呼吸音减弱，右腹部轻压痛，无反跳痛。舌淡红，苔薄白，脉细滑。胸片示左侧少量胸腔积液。中药守原方，加槟榔10g，厚朴10g。2剂，日1剂，分温再服。

10月1日四诊：患儿诉腹胀，阴囊肿胀，无明显疼痛，夜间汗多，无口干口苦，无胸闷心慌，纳眠可，二便正常。昨日三餐前血糖分别是3.4mmol/L、2.9mmol/L、11.9mmol/L，睡前空腹血糖7.5mmol/L，今晨血糖2.6mmol/L。中效胰岛素减至4u，减少补液量。中药拟五苓散、四逆散、葶苈大枣泻肺汤合方：茯苓15g，猪苓15g，泽泻10g，桂枝3g，白术10g，柴胡6g，枳壳6g，白芍6g，葶苈子5g，黑枣10g，薏苡仁20g，黄芪20g，炙甘草3g，牛膝6g。2剂，日1剂，分温再服。

随证治疗半月余，患者诸症均消失，纳眠可，二便调，舌淡红苔薄白，脉细。复测体重：19kg，理化指标均正常，继续中药治疗。

按语：患儿体质差，除1型糖尿病外，继发酮症酸中毒，并合并胸水、肺部感染、肝大、肝功能损害、阴囊水肿、低钾、甲减、白细胞低、白蛋白低，治疗期间出现2次发热，病情复杂多变。尽管西医检查、理化结果显示多器官受损，但中医从整体、宏观辨证，始终抓住病机、病位，坚守六经辨证思维，固本祛邪。从中医言，病在三阳，反映邪实而正尚能与邪抗争，预后良好。固护脾胃，守住中焦，融开表、渗下、和解、清泻于一体，邪有出路则病解而正安，体现了中医整体观、动态观、个性化治疗优势，多病同治，一方而顾全局，一方而愈多病。

2. 钱秋海验案

刘某，男，25岁，因“发现血糖升高3余年入院”。患者3年前因白内障于当地医院查体发现空腹血糖升高，实测血糖17mmol/L，入院予二甲双胍、长秀霖、甘舒霖笔芯治疗，空腹血糖控制在6～7mmol/L，后自行停胰岛素。1年前因爬山后出现乏力、不欲饮食，后出现胸闷、晕倒送于医院，查血糖23mmol/L，以糖尿病酮症酸中毒收入院，好转后以甘舒霖50R笔芯早午晚各17u，空腹血糖控制在12mmol/L，为求进一步治疗收入我院。入院症见：口干多饮，夜尿多，3～4次/夜，腹泻，2～4次/日，时有胸闷，全身乏力、发凉、怕冷，右眼视物模糊，纳眠可，大便稀不成形，舌红苔白，脉细弱。空腹血糖在17～20mmol/L范围内。

西医诊断：1型糖尿病。

中医诊断：消渴。

证型：脾肾阳虚证。

治法：补肾健脾，益气温中。

处方：制附子9g，肉桂15g，熟地黄15g，炒山药30g，山茱萸20g，泽泻20g，牡丹皮15g，茯苓30g，淫羊藿45g，巴戟天45g，补骨脂20g，乌药40g，干姜20g，炒白术60g，黄芪30g，鹿角胶11g，佩兰15g，白芍30g，炙甘草9g。7剂，水煎300mL，分早晚两次温服。

口服中药1周后，口干、尿频及全身发凉等症状减轻，仍腹泻，在上方基础上加减，改肉桂20g，去白芍、炙甘草，加肉豆蔻15g，五倍子9g，石榴皮30g，继服中药2周后，腹泻止，大便成形，日2次，小便利，夜2次，口干、乏力、怕冷症状明显减轻，空腹血糖控制在8～9mmol/L，遂出院。

按语：钱教授认为该1型糖尿病患者，25岁，发病年龄早，多与先天禀赋不足，肾虚有关。肾为先天之本，内含元阴元阳。肾阳不足则气化无权，故小便频数，夜尿尤多；津液不能正常输布，不能上承于口，则口渴甚；肾阳不足，温煦体表无力，则怕冷；肾阳虚日久火不暖土，终致脾阳虚，故进食凉食后易腹泻，脾失温煦，运化失职，不能运化水谷精微，故大便稀，不易成形；肾阴不足，肝失濡养，肝肾精血不能上承于目，目失滋养，故并发白内障，右眼视物模糊。方中附子、肉桂、淫羊藿、巴戟天、补骨脂、乌药温肾助阳，鼓舞肾气；山茱萸、熟地黄、牡丹皮、鹿角胶填补肾精，滋阴养血，两组药对共补肾之元阴元阳；茯苓、干姜、炒白术、黄芪温中补虚，益气健脾；白芍、炙甘草温中补虚，缓急止痛。诸药合用，共奏固肾温阳，补肾填精，益气健脾温中之效。

【参考文献】

[1] C. Ronald Kahn, Gordon C. Weir, George L. King, et al. Joslin's Diabetes Mellitus [M]. Fourteenth. Lippincott Williams & Wilkins, 2007.

[2] 许曼音. 糖尿病学 [M]. 上海：上海科学技术出版社，2010.

[3] Gan MJ, Albanese - O'Neill A, Haller MJ. Type 1 diabetes: current concepts in epidemiology, pathophysiology, clinical care, and research [J]. Curr Probl Pediatr Adolesc Health Care, 2012, 42 (10): 269 - 291.

[4] 中华医学会糖尿病分会. 中国1型糖尿病诊治指南 [M]. 北京：人民卫生出版社，2012.

[5] 李赛美 . 1 型糖尿病及其合并症 1 则辨治心得 [J] . 中医药通报, 2013, 2 (16): 51 - 53.

[6] 王姮 . 预防 1 型糖尿病的可能性 [J] . 中华内分泌代谢杂志, 2001, 17 (1): 5 - 6.

[7] Ferrannini E, Mari A, Nofrate V, et al. Progression to diabetes in relatives of type 1 diabetic patients: mechanisms and mode of onset [J] . Diabetes, 2010, 9 (3): 679 - 685.

[8] 李敏, 宋陆军, 秦新裕 . 1 型糖尿病 (T1D) 的细胞免疫学发病机制的研究进展 [J] . 复旦学报 (医学版), 2012, 39 (5): 523 - 525.

[9] 毛佳, 杨涛 . 1 型糖尿病发病机制的研究进展 [J] . 江苏医药, 2013, 39 (3): 342 - 344.

[10] 吕玲, 林书祥 . 1 型糖尿病自身免疫机制新进展 [J] . 中国优生与遗传杂志, 2011, 19 (10): 5 - 6.

[11] 张璞, 梁文姝, 李占淳 . 1 型糖尿病小鼠胰岛 CD3、CD57 阳性细胞表达改变的研究 [J] . 免疫学杂志, 2014, 30 (2): 105 - 109.

[12] 梁梦璐, 胡永华 . 1 型糖尿病病因流行病学研究进展 [J] . 中华疾病控制杂志, 2013, 17 (4): 349 - 353.

[13] 王宾, 李鑫德, 杨乃龙 . DPP4 抑制剂类药物治疗 1 型糖尿病的研究进展 [J] . 齐鲁医学杂志, 2016, 31 (3): 376 - 378.

[14] Scaramuzza AE, Mantegazza C, Bosetti A, et al. Type 1 diabetes and celiac disease: The effects of gluten free diet on metabolic control [J] . World J Diabetes, 2013, 4 (4): 130 - 134.

[15] Kong L, Cai Y, Mei G, et al. Psychological status and diabetes - related distress of Chinese type 1 diabetes patients in Jiangsu province, China [J] . J Biomed Res, 2013, 27 (5): 380 - 385.

[16] Figliuzzi M, Bonandrini B, Silvani S, et al. Mesenchymal stem cells Mesenchymal stem cells help pancreatic islet transplantation to control type 1 diabetes [J] . World J Stem Cells, 2014, 6 (2): 163 - 172.

[17] Feng YF, Yao MF, Li Q, et al. Fulminant type 1 diabetes in China: a case report and review of the literature [J] . J Zhejiang UnivSci B, 2010, 11 (11): 848 - 850.

[18] Emami A, Youssef JE, Rabasa - Lhoret R, et al. Modelling Glucagon Action in Patients with Type 1 Diabetes [J] . IEEE J Biomed HealthInform, 2017, 21 (4): 1163 - 1171.

[19] Due - Christensen M, Hommel E, Ridderstrle M. Potential positive impact of group - based diabetes dialogue meetings on diabetes distress and glucose control in people with type 1 diabetes [J] . Patient Educ Couns, 2016 , 99 (12): 1978 - 1983.

[20] American Diabetes Association. Diagnosis and classification of diabetes mellitus [J] DiabetesCare, 2014, 37 (1): S81 - S90.

[21] Amiel SA, Pursey N, Higgins B, et al. Diagnosis and management of type 1 diabetes

in adults：summary of updated NICE guidance [J]. BMJ，2015，351：h4188.

[22] Shruthi S，Mohan V，Amutha A，et al. Increased serum levels of novel T cell cytokines IL-33，IL-9 and IL-17 in subjects with type-1diabetes [J]. Cytokine，2016，86：6-9

[23] 岳仁宋，龚光明，李一北. 糖尿病中医证治思路探讨 [J]. 中国中医药信息杂志，2008，15（10）：85-86.

[24] 李克忠. 2 型糖尿病四期病机辨识 [J]. 陕西中医，2009，30（5）：640-641.

[25] 董振华，季元，范爱平. 祝谌予临证验案精选 [M]. 北京：学苑出版社，2007.

[26] 曲芊芊，杨文军，钱秋海. 钱秋海以肾为主脾为辅治疗 1 型糖尿病经验 [J]. 黑龙江中医药，2015（3）：34-35.

第十六章　血液系统免疫病

狭义的免疫性血液病（immunological blood disorder，IBD）是指由免疫病理介导的原发或继发于血液系统，造成一个或多个细胞系发生数量与功能的障碍，产生临床症状、体征，有明确的实验室检测指标变异，采用免疫治疗反应良好的一类疾病。广义的免疫性血液病，即所有包括免疫病理机制参与的血液系统疾病，因其病种范围甚广，故不在本讨论范畴。

血细胞产生自骨髓，骨髓的免疫损伤机制和血细胞的免疫损伤机制不尽相同。骨髓细胞受免疫损伤后，增殖状态的细胞系会随之凋亡，不再释放到血液循环中，血液中的干细胞受免疫损伤后也不会再定植到骨髓中重新进入增殖状态，以上两种免疫损伤隔离有时会被打破，成为免疫血液病细胞病理理论之一。

血细胞的自身免疫破坏和清除是紧密衔接的两个环节。按血细胞破坏方式可以分成一步破坏和多步破坏；按破碎血细胞清除方式可以分成血管内清除和血管外清除。血管内的血细胞溶解是一步破坏，其清除方式可为吞噬细胞吞噬、酶降解和网状内皮系统清除；血管外的血细胞溶解是多步破坏，血细胞膜先被部分吞噬，膜愈合后的血细胞失去变形能力，可再被肝和脾清除。破碎的血细胞降解产物可以从肾脏排除，被吞噬细胞吞噬，较大的血细胞碎片则被肝和脾网状内皮系统清除。

血液是免疫活性细胞和免疫活性因子的生理存在场所，漂浮在血液里的各种免疫活性细胞和免疫活性因子互相紧密接触，从而产生了其特有的“漂浮组织免疫病理学”特点。漂浮的血细胞表面可以黏附免疫球蛋白、免疫复合物和补体，这种细胞表面的黏附与解离是一个动态平衡的生理过程，为悬浮细胞所特有。如果血细胞表面自身抗体的黏附过多或者解离过少，则会形成细胞表面抗体聚合物过多，此时可以激活补体，产生补体损伤。随着血管在全身分布，免疫活性细胞和免疫活性因子可以分布到全身各种组织间隙，炎症细胞的游出和致炎因子的渗出是造成局部非感染性炎症的主要病理因素，游出的炎症细胞可以在趋化部位形成细胞浸润，还可以形成炎细胞样肉芽肿。温度变化时更容易激活补体造成血细胞的损伤。血浆免疫复合物结合到血细胞表面会更快激活补体且不受温度调节。半抗原物质黏附到血细胞表面与膜蛋白结合成完全抗原后，可以结合抗体，也会快速激活补体。以上是原发免疫血液病的主要病理环节。

正常的血浆中，可以有溶解血细胞的直接抗体，但为低浓度和非致病性的。抗红细胞抗体、抗淋巴细胞抗体、抗血小板抗体等多继发于其他自身免疫病，这种抗体是高浓度和致病性的。感染可以产生针对血细胞膜蛋白的交叉抗体，分子模拟理论描述交叉抗原决定簇是多个氨基酸的肽段，由寡糖决定立体空间结构，分别存在于病原微生物表面的肽段和血细胞膜表面的肽段，因抗原相似，产生交叉攻击。

血浆中凝血物质免疫损伤是悬浮颗粒蛋白免疫损伤问题，其拮抗和限速机制尚不明了。抗凝血因子抗体既可以导致凝血因子部分或全部的数量减少，也可导致其部分或全部功能障碍。凝血因子的活性位点和抗体结合位点可以不在一个立体层面上。抗原位点的暴露往往还有拮抗因子的掩蔽，功能位点的活性又会受到限速因子的调节。多数情况下凝血因子蛋白和抗体结合后会很快凝集成颗粒并被清除。

T淋巴细胞和B淋巴细胞是通过多级增殖来维系其功能和数量的。骨髓中多能造血干细胞产生淋巴定向干细胞。血循环干细胞和骨髓干细胞处于动态交换状态。由定向淋巴干细胞增殖、分化、成熟而来的淋巴细胞不再返回骨髓，而是进入血管-淋巴结-淋巴管-血管循环。这种淋巴细胞的血管-淋巴管循环保证了淋巴细胞多种功能群产生，稳定了免疫警觉性。

第一节　原发性免疫粒细胞减少症

【概述】

原发性中性粒细胞减少症（autoimmune neutropenia，AIN）是由免疫因素造成外周血中性粒细胞数量减少（小于10岁儿童外周血中性粒细胞绝对值低于$1.5\times10^{9}/L$，成人低于$2.0\times10^{9}/L$）和粒细胞缺乏症（中性粒细胞绝对值低于$0.5\times10^{9}/L$）的一组疾病。AIN因患者体内存在中性粒细胞特异性抗原的抗体，导致中性粒细胞在外周血或脾脏被破坏，或由补体介导的中性粒细胞溶解作用，使粒细胞减少，分为急性和慢性两个亚型。

此病属于中医学“虚劳”范畴。是由先天不足，禀赋薄弱，或劳倦过度损及五脏，或饮食不节伤及脾胃，或大病久病失于调理，或外邪侵袭等导致气血俱虚、阴阳失和、脏腑亏损所致，表现为外周血粒细胞减少或缺乏。

【西医病因与发病机制】

1. 西医病因

导致粒细胞缺乏症的原因有多种，药物是最主要原因，如常见的有抗肿瘤及抗甲状腺功能亢进等药物；病毒感染、化学毒物及放射线也是本病重要的病因，其中病毒感染引起粒细胞缺乏症，其机制复杂多样，不同的病毒其作用程度、途径各异。本文主要考虑免疫性的粒细胞缺乏症。

（1）*病毒感染*　免疫性的粒细胞缺乏症中，病毒感染也可能是其中的一个原因，病毒感染后直接或间接通过作用于免疫系统而发病。病毒感染的早期主要为直接损害骨髓，即抑制骨髓粒系增殖、分化、成熟，以及抑制造血的负性调控因子如TNF-α、TGF-β等。病毒感染的晚期以免疫介导损伤为主，如特异性抗中性粒细胞抗体、免疫复合物和补体系统激活等。而中性粒细胞功能异常，凋亡加速，均可发生在病毒感染早期或晚期。

（2）粒细胞成熟障碍　细胞形成的过程如果元素缺乏，会影响 DNA 合成，虽然骨髓造血活跃，但是细胞成熟停滞而被破坏于骨髓内，从而导致粒细胞减少。患者体内存在抗中性粒细胞特异性抗原的抗体，导致中性粒细胞在外周血或脾脏被破坏，或由补体介导的中性粒细胞溶解作用，使粒细胞减少。大多数患者的抗体作用于成熟中性粒细胞，因此患者的骨髓象大多呈增生象伴粒细胞系“成熟障碍”，但也有少数患者的抗体可直接作用于粒细胞系的前体细胞，导致严重粒细胞减少。这其中不仅有粒细胞的破坏，还有生成障碍，骨髓象呈现“纯白细胞再生障碍性贫血”。某些先天性粒细胞缺乏症、急性非淋巴细胞白血病、骨髓异常增生综合征、阵发性睡眠性血红蛋白尿等也存在着粒细胞成熟障碍。

2. 发病机制与免疫异常

中性粒细胞的自身抗体或自身抗原－抗体复合物，在引发中性粒细胞减少的过程中起着非常重要的作用；中性粒细胞的自身抗体不仅导致其数量的减少，同样可以影响中性粒细胞功能，在自身抗体存在的情况下，致敏的中性粒细胞被巨噬细胞吞噬是导致粒细胞减少最主要的原因。人类自身中性粒细胞抗体产生调理作用，其抗体的数量可以定量；但自身抗体的数量和粒细胞减少的程度不呈正相关，可能与抗体活化补体有关。与红细胞不一致的是，粒细胞对于补体介导的溶解作用有抵抗作用，而结合的补体 C3 仍有调理作用。国外有学者发现，在系统性红斑狼疮患者中，中性粒细胞减少的程度与补体 C3 结合到抗体上的能力有关。自身抗体结合固定补体的能力是该病的一个很重要的原因。免疫复合物结合到中性粒细胞的 Fc 受体（FcR）或补体受体上，可以提高中性粒细胞的清除率。有研究将 Felty's 综合征来源的免疫复合物注入小鼠体内，另有研究利用患者来源的免疫复合物注入兔的体内，二者的研究中均发现中性粒细胞的减少；可溶性免疫复合物同样可以导致补体的活化，将中性粒细胞黏附到其他淋巴细胞的表面，降低中性粒细胞的吞噬功能和趋化功能。

其他的 AIN 重要发病机制：因为要维持粒细胞的数量，需要骨髓能释放足够数量的成熟粒细胞到外周血中，抗体结合到早期阶段的造血细胞表面可以导致其数量减少，影响其造血功能，大约有 3% 的患者是由于存在针对成熟和髓系早期细胞抗原的抗体而引发的，如中性粒细胞的自身抗原出现在早期阶段的粒细胞表面。有学者曾经倡议应用“纯白细胞再障”名称，用以描述由于自身抗体抑制造血功能导致外周血中性粒细胞减少和骨髓髓系造血抑制。有研究描述了 1 例重症的粒细胞减少和骨髓造血功能低下的患者，其血清中的 IgG 聚集在髓系细胞和早幼粒细胞表面。在另一个研究中发现，3 例选择性髓系受抑制的血清 IgG 结合到髓系早期阶段的细胞株 HL－60 的数量明显高于其他的对照血清，但结合到成熟粒细胞表面的 IgG 数量没有明显区别，此发现提示早期阶段粒细胞的自身抗体直接影响骨髓的粒细胞成熟功能。曾有学者应用流式细胞仪定量检测患者中性粒细胞的氧爆发和吞噬葡萄球菌功能，和正常对照相比，与自身抗体结合后可以导致中性粒细胞的功能下降，引发患者粒细胞相关的感染。患者的粒细胞结合调理后的细菌或单克隆抗体，结合 FcR 的功能明显下降。免疫性粒细胞减少症患者体内分离的 IgG 与正常对照的血清孵育后可以导致正常粒细胞的移动功能下降。

【中医病因病机】

众多医家认为本病属中医学“虚劳”范畴，粒细胞减少症系先天不足，禀赋薄弱，或劳倦过度损及五脏，或饮食不节伤及脾胃，或大病久病失于调理，或外邪侵袭等导致气血俱虚、阴阳失和、脏腑亏损。脾为后天之本，肾为先天之本，故临床治疗以益气养血、健脾生血、补益肝肾、调和气血为主。虚则补之，在无发热感染情况下，补法是治疗本病的基本原则。

【诊断标准】

1. 临床表现

多数白细胞减少者病程常短暂呈自限性，无明显临床症状或仅有头晕、乏力、低热、咽喉炎等非特异性表现。中性粒细胞是人体抵御感染的第一道防线，因而粒细胞减少的临床症状主要是反复感染；患者发生感染的危险性与中性粒细胞数目、减少持续时间和减少速率直接相关。粒细胞缺乏时起病急骤，进展迅速，患者可突然畏寒、高热、多汗、周身乏力；几乎都在2～3天内发生严重感染，肺、泌尿系、口咽部和皮肤最易发生化脓性感染，黏膜可有坏死性溃疡，感染容易迅速播散，进展为脓毒血症，病情凶险，死亡率较高，预后较差，慢性者常有肝、脾、淋巴结肿大。

2. 辅助检查

（1）*血常规*　白细胞（WBC）明显减少，常低于2×10^9/L，中性粒细胞绝对值在0.5×10^9/L以下；分类仅占1%～2%，甚至缺如，余下的绝大多数为淋巴细胞和单核细胞；红细胞和血小板变化不大。慢性粒细胞减少症患者WBC为（2～4）$\times10^9$/L，中性粒细胞$>1.5\times10^9$/L；急性颗粒细胞减少症患者WBC $<1.5\times10^9$/L。

（2）*非特异性炎症和免疫指标*　CRP明显升高；血清溶菌酶减少或溶菌酶指数减小；补体和免疫球蛋白正常或消耗性减少。

（3）*感染特异性指标*　降钙素原（PCT）阳性（>0.5）；中性粒细胞碱性磷酸酶（NAP）阳性率和积分升高；组织液细菌培养阳性。

（4）*骨髓检查*　骨髓检查显示中幼粒细胞、杆状核细胞、分叶核细胞减少。

（5）*影像学诊断*　影像学检查显示有感染灶存在，部分患者肝脾肿大。

3. 诊断依据

诊断主要依靠白细胞计数和分类，结合临床有无感染、淋巴结肿大和肝脾肿大，糖皮质激素和免疫抑制剂治疗有效，在排除其他原因的白细胞减少之后，可以确诊。

【西医治疗】

在最短时间内提升粒细胞数量和防治感染是治疗粒细胞缺乏的关键。因此，临床上常应用一些快速促粒细胞生长和抗菌的药物来治疗粒细胞缺乏症。

1. 一般治疗

危重患者、严重感染的高热患者，应进入无菌层流室，做好消毒隔离，包括口腔、肛门、外阴等感染部位的局部清洗，停用引起或可能引起粒细胞缺乏的各种药物。慢性患者可以口服碳酸锂、雄性激素、氨肽素、维生素 B_4 和鲨肝醇等进行支持治疗。

2. 升白细胞药

临床常用的升白细胞药有利血生、鲨肝醇、维生素 B_4、辅酶 A、碳酸锂、肌苷、脱氧核糖核酸、肾上腺皮质激素等。对抗肿瘤药物导致粒缺，用维生素 B_4、鲨肝醇、肌苷、脱氧核糖核酸、康立龙等治疗可取得较好的疗效；免疫介导的粒细胞减少，肾上腺皮质激素能刺激骨髓造血功能，使血液中的粒细胞增多，而且肾上腺皮质激素对于多个环节具有抑制作用，包括抑制巨噬细胞吞噬和处理抗原；阻碍淋巴细胞转化，破坏淋巴细胞；干扰淋巴组织在抗原作用下的分裂和增殖，阻断致敏 T 淋巴细胞诱发的单核细胞和巨噬细胞的募集等。小剂量主要抑制细胞免疫，大剂量可以抑制 B 细胞转化成浆细胞，减少抗体生成，抑制体液免疫，抑制抗原抗体的反应。

3. 抗菌药物的应用

合理使用抗生素，尽量在用药前仔细寻找病灶，做咽拭子、血液、尿液、大便等细菌培养。在细菌培养和药物敏感试验回报结果前，应联合应用足量抗生素，特别兼顾针对 G^+ 球菌和 G^- 杆菌感染，待明确病原菌和药物敏感情况后，针对性选择敏感抗生素，有真菌感染时要及时应用抗真菌药物。

4. 集落刺激因子（CSF）

CSF 是一种多潜能的造血细胞生长因子，用于预防化疗后粒细胞减少的 CSF 主要是粒细胞集落刺激因子（G－CSF）和粒细胞巨噬细胞集落刺激因子（GM－CSF）。两者作用机制有差异，根据患者的病情需要，选择合适的 CSF，可快速升高粒细胞数量。GM－CSF 和 G－CSF 可诱导造血干细胞进入粒细胞增殖周期，促进粒细胞增生、分化、成熟，由骨髓释放至外周血液，并能增强粒细胞的趋化、吞噬和杀菌活性，100～300μg/d 皮下或静脉内滴注，待白细胞回升后酌情减量或停药，副作用有发热、寒战、骨节痛等。

5. 粒细胞输注

研究表明，联合应用 G－CSF 与糖皮质激素可进一步提高分离的粒细胞数量，且应用 G－CSF 为基础的动员方案是安全有效的，对于供体和受体其不良反应均较小，对于严重粒细胞缺乏症感染患者，特别是真菌感染患者，粒细胞输注仍有一定作用。成分粒细胞输注虽然对严重感染患者是一种强有力的支持措施，但由于供受体间 HLA 配型的差异，输注后，特别在多次输注粒细胞后，机体产生白细胞抗体，可成为无效输注。且粒细胞输注价格昂贵，剂量大，含量不稳定，物化性质不稳定，产生白细胞抗体，可致发热、病毒感染、肺毒性等多种副作用，故不作为常规治疗。

6. 脾切除

脾切除治疗机制是去除抗体、补体，减少由于脾脏巨噬细胞吞噬的结合免疫复合物的粒细胞，减少脾脏产生的抗体或抑制性 T 细胞功能。1932 年 Hanrahan 和 Mille R 第 1 次应用脾切除治疗 Felty's 综合征，80%～90% 的患者粒细胞数量提高，但 20%～30% 患者可以复发，再次出现白细胞减少。有研究提示，中性粒细胞减少的程度与脾脏大小无关，与粒细胞表面结合的 IgG 抗体有关，脾脏切除治疗有效会伴有血清 IgG 水平下降，治疗失败的原因可能是存在抗体依赖淋巴细胞介导的粒细胞毒作用。脾切除对于淋巴增殖性疾病导致的继发性中性粒细胞减少是无效的，对于 SLE 合并继发性中性粒细胞减少的经验不多，但对于合并严重粒细胞减少和反复感染的患者可能有效。

此外，应用血浆置换可以清除血浆内的大量游离自身抗体和抗原－抗体免疫复合物，减少二者对粒细胞的影响，但部分患者应用血浆置换后会出现抗体反跳，加重疾病，可以配合应用细胞毒药物。

【中医治疗】

1. 脾肾阳虚证

主症：面色少华，头昏耳鸣，精神萎靡，倦怠乏力，或伴畏寒肢冷，容易感冒，舌淡苔白，脉沉细。

治则：温补脾肾，填精补血。

方药：十四味建中汤加减，药用人参、茯苓、炒白术、当归、熟地黄、川芎、白芍、炙黄芪、肉桂、制附子、制半夏、麦冬、肉苁蓉、鹿角胶、炙甘草。

2. 肝肾阴虚证

主症：头昏目眩，腰膝酸软，失眠多梦，口燥咽干，低热盗汗，舌红少苔，脉弦细。

治则：滋养肝肾，育阴潜阳。

方药：左归丸合西洋参，药用熟地黄、枸杞子、山茱萸、炙龟甲、鹿角胶、菟丝子、牛膝、山药、西洋参。

【生活调摄】

1. 饮食调摄：少食多餐为基本原则，选择容易消化的食物，严禁暴饮暴食；可适量选择富含铁质的食物；根据病情对症调理饮食。

2. 加强体育锻炼，提高身体素质，增强人体抗病能力，对于密切接触放射线和苯的作业人员应加强劳动保护，定期进行检查，以达到早期诊断和防治的目的。

3. 注意休息，避免劳累。当白细胞减少时，容易导致致病物的侵入，出现多部位反复感染，需特别注意预防感染，加强个人卫生和配合医生护士做好口腔、皮肤、会阴部护理。

【科研思路与方法】

1. 理论研究方面

魏蔚等在先天性中性粒细胞减少症发病机制研究进展中分析总结了 15 种常见的致病基因，及各种基因相关致病表现，这些已知致病基因的功能涉及中性粒细胞颗粒的包装、线粒体膜电势的维持、核糖体和糖代谢等各个方面，而部分患者的致病基因依旧不明确。对 CN 发病机制的研究，能深入了解中性粒细胞正常和异常的生理功能，并且有利于 CN 的诊断和疾病分型，对疾病的治疗有指导意义，可为今后的靶向治疗和基因治疗提供理论基础。

2. 实验研究方面

侯佳等报道了2例中性粒细胞弹性蛋白酶（ELANE）基因突变致先天性粒细胞减少症，分析了这2例先天性粒细胞减少症患者的临床表现，外周血中性粒细胞绝对计数变化，中性粒细胞呼吸爆发功能及其体液、细胞免疫功能，对ELANE基因5个外显子及外显子相邻区域进行直接测序，分析突变位点，探讨其治疗方法，得出ELANE基因是先天性粒细胞减少症的重要致病基因的结论。造血干细胞移植是先天性粒细胞减少症的有效根治手段。

3. 临床研究方面

夏云金等对临床84例患者进行研究，其中治疗组44例（给予地榆升白片治疗），对照组40例（给予鲨肝醇片治疗），疗程4周，观察治疗前后患者的白细胞、红细胞数值变化情况，发现给予地榆升白片能有效地促进白细胞升高，可能是地榆中的皂苷对粒细胞的增殖分化有直接促进作用。罗继霞对182例儿童粒细胞减少症进行了临床分析，对其临床资料、实验室检查结果及治疗经过进行总结，结果发现182例中 <1 岁占28.57%，1～3岁占48.90%，>3 岁占22.53%，以1～3岁患儿居多；多为病毒感染所致，以急性上呼吸道感染及幼儿急诊多见，应用莪术油及黄芪联合治疗儿童粒细胞减少症，疗效满意。

【名医验案】

1. 姚彤验案

王某，男，37岁，2001年3月15日初诊。6个月前开始头昏、乏力、食欲不振、畏寒，容易感冒，无明确服药史及化学药品接触史，查白细胞计数 $2.7\times10^9/L$，口服利血生及沙肝醇、维生素 B_4 等药物2个月，症状无明显改善。查体：无贫血貌及皮肤、黏膜出血现象，无肝脾肿大，舌质淡，苔白，脉沉细。血常规：白细胞计数 $2.9\times10^9/L$，红细胞计数 $4.2\times10^{12}/L$，血红蛋白125g/L，血小板计数 $171\times10^9/L$。

西医诊断：原发免疫性粒细胞减少症。

中医诊断：血证。

证型：脾肾阳虚。

治法：温补脾肾，填精补血。

处方：人参（另炖）、鹿角胶（烊）、茯苓、炒白术、当归、熟地黄、川芎、白芍10g，炙黄芪15g，肉桂5g，制附子10g，制半夏10g，麦冬10g，肉苁蓉10g，炙甘草5g。每日1剂，水煎分2次服。

服药10剂后自觉头昏、乏力、畏寒等症状显著好转，睡眠改善，食欲增加。复查白细胞计数为 $3.5\times10^9/L$，继守原方20剂后，白细胞升至 $5.7\times10^9/L$，分类正常，自觉症状全部消失。

按语：慢性特发性粒细胞减少症以容易疲劳、头昏、失眠、倦怠乏力或低热盗汗为主症，实验室检查血液中白细胞显著偏低，与中医学虚劳的定义颇为吻合。其病理过程为脏腑元气亏损，精血不足。中医学认为脾为后天之本，肾为先天之本，肝脏调节全身血液供给，此三脏中脾统血、肝藏血、肾藏精，又有“精血同源”之说，因此本病的病位在脾、肝、肾三脏。脾虚气弱，水谷精微无以生化以充肾精，或肾阳不足，无以温煦脾土，临床表现为脾肾两虚证，多以气血不足为明显的病象，而肾精亏虚，精不化血，肝失濡养，又可导致肝阴不足，而成肝肾阴虚之候。以阴阳为纲，结合所属脏腑并以肾为本进行辨证，可将本病分为脾肾阳虚和肝肾阴虚两型，分别采用健脾温肾及滋养肝肾法，选用十四味建中汤和左归丸2首治疗虚劳的著名方剂。

十四味建中汤源于《太平惠民和剂局方》，方中以人参、黄芪、白术、茯苓、炙甘草等益气健脾；熟地黄、当归、白芍、川芎养血和血；肉桂、附子、肉苁蓉温补脾肾；半夏和胃燥湿；麦冬滋养胃阴，共收益气养血、健脾温肾之功。鹿角胶具温补肾阳、养血填精之功效，可增加原方温补之功。有文献表明，方中滋阴养血类药物当归、白芍、川芎、熟地黄等有可能促进粒细胞DNA合成，促进其增殖分化、成熟及释放；而黄芪、人参、甘草等能调节和改善机体免疫功能，抑制免疫抗体及抗体形成细胞，减轻免疫性的白细胞减少；鹿角胶、附子、肉苁蓉等温补肾阳类药物能刺激骨髓造血细胞的增殖与分化，使粒细胞的生成增多。温阳益气与养血活血类药物合用时，可进一步提高疗效。左归丸源于《景岳全书》，方中重用熟地黄滋肾填精；龟甲、鹿角胶为血肉有情之品，鹿角胶偏于补阳，龟甲胶偏于滋阴，两胶合力，沟通任督二脉，益精填髓，寓“阳中求阴”之意；枸杞子、山茱萸、淮山药滋阴补肾；菟丝子与牛膝配伍，能强腰膝、健筋骨。全方共收滋养肝肾、育阴潜阳之功。

2. 史亦谦验案

黄某，女，57岁。该患者已经有白细胞减少10余年，并且为乙肝病毒携带者，西医曾用利血生治疗，效果不理想。目前患者自觉口干舌燥，夜间难以入睡，舌偏红少苔，脉弦。辅助检查：2011年11月3日查血常规，提示WBC 2.7×10^9/L。

西医诊断：原发性免疫粒细胞减少症。

中医诊断：血证。

证型：阴虚火旺。

治法：滋阴降火。

方药：酸枣仁汤合六味地黄丸加味。酸枣仁15g，茯苓15g，知母6g，川芎9g，当归12g，甘草6g，熟地黄15g，山茱萸12g，淮山药15g，牡丹皮9g，泽泻10g，生晒参9g，黄芪9g，杜仲10g，巴戟天10g。患者服用1周后，口干舌燥症状较前好转，服用1个月后睡眠较前明显改善，舌略红，脉弦，查血常规提示WBC 3.4×10^9/L。

按语：患者有白细胞减少病史10余年，平时容易乏力，目前最主要的症状是难以入睡，口干舌燥，据此中医认为这是由于阴血不足导致虚火上扰所致。故用酸枣仁汤合六味地黄丸加味治疗。方中酸枣仁生心血、养肝血；茯苓利阳水以平阴；川芎辛散，助酸枣仁通肝调荣，使血流畅则血能养神；知母滋阴水以制火，使热不扰神则神自安宁；甘草以缓肝急；当归养血和血；熟地黄、山茱萸、山药滋阴补血，健脾补肺，固肾益精；牡丹皮、泽泻清热凉血，淡渗利湿；生晒参、黄芪健脾益气；杜仲、巴戟天补肾助阳。影响白细胞减少的原因有很多，除了常见的物理、化学、生物（病毒等）、免疫功能紊乱等，临床上发现睡眠不足、劳累等因素也可以影响白细胞的数量变化，睡眠状况改善后，白细胞会相应升高。由于引起白细胞减少的原因是多因素的，因此疗效难以预测。

【参考文献】

[1] 林果为，王小钦．免疫性粒细胞减少症的诊断及治疗［J］．中国实用内科杂志，2006，26（7）：334－345.

[2] 邢莉民．免疫性中性粒细胞减少症［J］．中国实用内科杂志，2006，26（13）：1026－1027.

[3] 付蓉．免疫相关性全血细胞减少症的诊断及治疗［J］．中国实用内科杂志，2006，26（7）：436－437.

[4] 中华医学会血液学分会血栓与止血学组．成人原发免疫性血小板减少症诊断与治疗中国专家共识（2012年版）［J］．中华血液学杂志，2012，33（11）：975－976.

[5] 黄佩珊，陈汉平．中医药治疗抗精神病药物所致粒细胞减少症58例临床分析［J］．广州中医药大学学报，2011，28（2）：133－134.

[6] 姚彤．中医辨证论治慢性特发性粒细胞减少症疗效观察［J］．河北中医，2005，27（1）：11－12.

[7] 李樯，杨志军，郭胜．中医药治疗粒细胞减少症的研究现状［J］．甘肃中医，2004，17（7）38－39.

[8] 张冬，史亦谦．黄芪桂枝五物汤加味治疗粒细胞减少症临床观察［J］．亚太传统医药，2010，6（2）：34－35.

[9] 王维勋．益气调血法治疗粒细胞减少症［J］．湖北中医杂志，2002，24（5）：32－33.

[10] 周红，王沁．中西医结合治疗成人慢性特发性中性粒细胞减少症临床观察［J］．江西中医药，2005，36（271）：44－45.

[11] 马涛．中西医结合治疗幼儿急疹引起粒细胞减少症的临床研究［J］．天津中医药，2010，27（2）：168－169.

[12] 侯佳，王莹，刘丹如，等．中性粒细胞弹性蛋白酶基因突变致先天性粒细胞减少症2例并文献复习［J］．中医循证儿科杂志，2014，9（3）：172－176.

[13] 魏蔚，竺晓凡．先天性中性粒细胞减少症发病机制研究进展［J］．中医儿科杂志，2012，50（11）：868－871.

[14] Rei LA, Sach SUJ, Siahanidou T, et al. HNA－1d：A New Human Neutrophil Antigen Located on Fcγ Receptor ⅢB Associated with Neonatal IIIB Immune Neutropenia［J］. Transfusion，2013，53（10）：2145－2151.

[15] 滕广帅，李丽娟，邵宗鸿，等．免疫相关性全血细胞减少症患者树突状细胞亚群、数量及其临床意义［J］．中国实验血液学杂志，2012，20（3）：722－726.

[16] 林丹，史亦谦．史亦谦治疗白细胞减少症的临床经验浅析［J］．江西中医药，2012，10（43）：18－20.

第二节　自身免疫性溶血性贫血

【概述】

自身免疫性溶血性贫血（autoimmune hemolytic anemia，AIHA）是由于机体免疫功能紊乱，产生自身抗体，导致红细胞破坏加速（溶血）超过骨髓代偿时发生的贫血。本病发病率国外为1/8万～1/10万，东西方不同的人种和民族间其发病率有很大差别，北方明显高于南方。女性患者多于男性，男女之比为1∶1.3～1∶2.9，以青壮年为多，中位年龄在32～35.4岁。

本病在中医学中属于“黄疸”“虚劳”“积聚”等范畴，其病因不外乎外感和内伤两类。外感湿热毒邪，或饮食不慎，嗜食烟酒、肥厚辛辣之品，以致湿热内盛，或外感寒湿而起病。内伤者与饮食、情志、房劳有关，因脾肾两虚，或气血两虚，或气滞血瘀而发病。

【西医病因与发病机制】

1. 西医病因

根据发病原因，本病可分为原发性（特发性）和继发性（或症状性）两大类。本病常见的原发病因有以下几种：

（1）*血液或淋巴系恶性疾病*　如慢性淋巴细胞白血病、慢性粒细胞白血病、骨髓增生异常综合征（myelodysplastic syndromes，MDS）、霍奇金病、非霍奇金淋巴瘤、骨髓瘤、巨球蛋白血症、血管免疫母细胞淋巴结病等。

（2）*自身免疫性疾病*　如系统性红斑狼疮、类风湿关节炎、硬皮病、甲状腺炎、重症肌无力、溃疡性结肠炎、甲亢等。

（3）*感染性疾病*　如病毒性感染。冷凝集素综合征相对多见于支原体感染和EB病毒感染恢复期。阵发性冷性血红蛋白尿（paroxysmal cold hemoglobinuria，PCH）早年报道主要由梅毒，特别是先天性梅毒及晚期梅毒静止期引起，近年认为PCH也可继发于某些病毒感染，如水痘、传染性单核细胞增多症、麻疹、腮腺炎、流感等。

（4）*实体瘤*　如卵巢畸胎瘤、卵巢腺癌、肺癌、肾癌等。

（5）*其他*　如高雪病、肝豆状核变性、急性肾小球肾炎、皮肤型血卟啉病、硬化性胆管炎及肾移植后、异基因外周血干细胞移植后、妊娠或产后等。

（6）*药物因素*　如止痛退热片、合霉素、磺胺类、甲亢平、甲基多巴、左旋多巴、降压药、青霉素、头孢拉定、扶他林、诺和灵30R等。另外，同一家族中数人患AIHA或类似自身免疫性疾病的，提示人类AIHA可能具有遗传倾向。

2. 发病机制与免疫异常

（1）*AIHA的自身抗体*

1）温性自身抗体：温性自身抗体一般在37℃时作用最活跃，主要为IgG，少数为IgA和IgM，红细胞由于表面带有负电荷而相互排斥，保持25nm间距呈悬浮状态。凝集素性

IgM 分子较大，能跨越 28.5～35nm 的间距，使红细胞凝集，因此为完全抗体；而 IgG 分子较小，只能跨越 8.5～14nm 间距，不能使致敏红细胞凝集，需借助其他抗体（如抗人球蛋白血清中的抗 IgG 抗体）起搭桥作用才能引起凝集反应，故称其为不完全抗体。

2）温性溶血素：抗体主要是 IgM，能在体外激活补体溶解红细胞，有两种：①在体外直接溶解正常红细胞。幸运的是这类抗体非常罕见，能导致严重的血管内溶血，是死亡的直接原因。②在体外只与经酶处理的红细胞发生反应，引起溶血。这类抗体占绝大多数，它们的靶抗原多对磷脂酶敏感，只有此类抗体的患者，其红细胞寿命仅受到轻度影响。温性溶血素无血型抗原特异性。

3）冷性自身抗体：冷抗体 20℃以下作用最活跃。分两种：①冷凝集素和冷溶血素。②双相溶血素：冷抗体主要为 IgM，偶为 IgA，是一种补体结合 IgG 抗体。在体外最适反应温度为 0～4℃，当温度降到 20℃以下时，即结合于红细胞表面，补体可加快其结合并被激活，但在 15℃以下时，补体成分不能按序最终激活，故不发生溶血；当温度回升到 37℃时，抗体虽与红细胞解离，但补体仍然依次激活，导致溶血。与此同时巨噬细胞对红细胞的吞噬亦显著增强。

（2）补体　补体是血清中具有酶活性的一组球蛋白。补体成分包括 C1、C2、C3、C4、C5、C6、C7、C8、C9，其中 C1 由 C1q、C1r、C1s 3 个亚单位组成。补体经由经典途径和替代途径激活后，最终形成终末产物——膜攻击复合物（membrane attack complex，MAC）。MAC 插入红细胞双脂层膜，形成约 10nm 宽的水溶性微孔，两倍于 Hb 四聚体直径，使 Hb 渗漏，同时 K^+ 丢失、Na^+ 内流，使红细胞肿胀破裂。

（3）AIHA 的其他免疫异常

1）外周血 T 淋巴细胞亚群分布异常、功能障碍。

2）T 细胞数量和功能的下降，导致其对 B 细胞抑制作用和对 Th 细胞促 B 细胞产生抗体作用的控制能力地减弱，最终抗红细胞自身抗体明显增多，红细胞溶解。

3）巨噬细胞在 AIHA 的发病中扮演着极为重要的角色。巨噬细胞膜上的 Fc 受体和 C3b 受体分别与致敏红细胞膜上的 IgG、C3b 分子结合，接触部分发生变形，红细胞被部分或全部吞噬。此外，AIHA 患者还存在着红细胞免疫黏附活性（RCIA）的降低。

（4）AIHA 的发生机制

1）病毒、药物、酶类和其他致病因子作用于红细胞膜，使膜的抗原性发生改变，从而触动免疫监视系统，激发抗体形成，产生相应的抗红细胞自身抗体。

2）对病毒或肺炎支原体感染所产生的抗体有交叉反应性，同时与红细胞的 I 或 P 抗原相作用。

3）由于淋巴组织感染或恶变、遗传基因突变及胸腺疾患等因素的影响，抗体形成，对自身红细胞失去识别能力，从而产生了异常的自体抗体。近年多数均强调后一种的可能性，即免疫器官遭受破坏，失去免疫监视功能（识别作用），导致自身抗体的产生，其中部分患者还不能排除先天性免疫组织缺陷的可能性。

（5）AIHA 的红细胞破坏方式　AIHA 的红细胞破坏方式也可归纳为血管内和血管外溶血两种方式，分述如下：

1）血管内溶血：常见于 PCH，较少见于 CAS，在温抗体型 AIHA 中极罕见。血管内溶血主要由于抗体激活补体引起。

2）血管外溶血：主要见于温抗体型 AIHA。被 IgG 温性抗体致敏的红细胞，在血管内并不发生立刻溶血，被单核－巨噬细胞的 FcR 识别而吞噬活细胞毒性溶解。

【中医病因病机】

本病常表现为黄疸反复发作，畏寒发热，腰背酸痛，尿色加深呈浓茶样或酱油样；日久则有面色苍黄，身疲乏力，少气懒言，甚则头晕耳鸣、腰膝酸软、畏寒肢冷等。起病大多与湿热毒邪有关，少数为寒湿内侵或脾肾阳虚所致，故常表现出虚中夹实、本虚标实的特点，晚期常有积聚形成。

1. 湿热内蕴，肝木失调

素体禀赋不足，后天失于调理，或情志不遂，肝气郁滞，升降失调，疏泄失司，胆汁不循常道，浸淫肌肤，则发黄疸；或过劳伤脾，脾胃虚弱，湿浊内生，日久化热；或患者外感湿热，或饮食不节，积食内停，或嗜食烟酒肥厚辛辣之品，或外感寒湿，入里化热，以致湿热内盛，熏蒸肝胆，胆汁不循常道而外溢，发为黄疸。湿热内盛故发热，与正气相搏于表则寒战。

2. 脾肾亏虚，精血不足

肾为先天之本，藏精而生髓；脾为后天之本，气血生化之源，精血同源而互生。若先天禀赋不足，或房劳过度，多致肾精损伤，精亏血少，肾阴受损，肾水不足，日久阴损及阳，阳气虚衰，阴阳两虚；后天失于调理，脾胃受损，运化功能失常，气血生化不足，而水湿痰浊内生，日久郁而化热，湿热交蒸；或从寒化，寒湿凝滞，均可阻滞气机，而发本病。

3. 气血两虚，瘀血阻络

脾肾亏虚，正气不足，肝失所养；或因肝木失调，气血失和，运行不畅，因虚致实，形成血瘀；或因卫气虚弱，感受寒邪入里，血受寒则凝，气滞则血瘀，日久结成癥块；或病久脾肾不足，气血生化乏源，致气血不足，运行受阻，复因湿热邪毒相搏，瘀阻于腹，形成腹部癥块，瘀热交结，深入骨髓，暗耗精血，加重虚损，而发本病。本型多为长期慢性溶血或急性溶血后的恢复期患者。

4. 肝气郁结，气滞血瘀

本型多见于长期反复溶血患者，患者久病，或因热毒炼津成痰，阻滞经络，或因脾肾不足，气血生化乏源，气虚运血无力，血停而成瘀，或情志不畅，肝气郁结，气机不畅，气滞而成瘀。

【诊断标准】

1. 临床表现

AIHA 的体征是非特异性的，主要以贫血为主要临床症状。温抗体类型的 AIHA 的临床症状随着致病抗体的量会发生变化。当该量小或抗体在影响溶血时效率低时，即使轻度贫血，患者也可能无症状。症状的轻重取决于贫血的速度、程度和机体的代偿能力。

（1）神经系统　头昏、耳鸣、头痛、失眠、多梦、记忆减退、注意力不集中等，乃是贫血缺氧导致神经组织损害所致常见的症状。小儿贫血时可哭闹不安、躁动甚至影响智力发育。

（2）皮肤黏膜　苍白是贫血时皮肤、黏膜的主要表现。贫血时机体通过神经体液调节进行有效血容量重新分配，相对次要脏器如皮肤、黏膜则供血减少；另外，由于单位容积血液内红细胞和血红蛋白含量减少，也会引起皮肤、黏膜颜色变淡。粗糙、缺少光泽甚至形成溃疡是贫血时皮肤、黏膜的另一类表现，可能还与贫血的原发病有关。溶血性贫血，特别是血管外溶血性贫血，可引起皮肤、黏膜黄染。

（3）呼吸循环系统　贫血时红细胞内合成较多的2,3－二磷酸甘油酸，以降低血红蛋白对氧的亲和力，使氧解离曲线右移，组织获得更多的氧。气急或呼吸困难，大都是由于呼吸中枢低氧或高碳酸血症所致。故轻度贫血无明显表现，仅活动后引起呼吸加快加深并有心悸、心率加快。贫血愈重，活动量愈大，症状愈明显。重度贫血时，即使平静状态也可能有气短甚至端坐呼吸。长期贫血，心脏超负荷工作且供氧不足，会导致贫血性心脏病，此时不仅有心率变化，还可有心律失常和心功能不全。

（4）消化系统　贫血时消化腺分泌减少甚至腺体萎缩，进而导致消化功能减低、消化不良，出现腹部胀满、食欲减低、大便规律和性状的改变等。长期慢性溶血可合并胆道结石和脾大。缺铁性贫血可有吞咽异物感或异嗜症。巨幼细胞贫血或恶性贫血可引起舌炎、舌萎缩、牛肉舌、镜面舌等。

（5）泌尿生殖内分泌系统　血管外溶血出现无胆红素的高尿胆原尿；血管内溶血出现血红蛋白尿和含铁血黄素尿，重者甚至可发生游离血红蛋白堵塞肾小管，进而引起少尿、无尿、急性肾衰竭。长期贫血影响睾酮的分泌，减弱男性特征；对女性，因影响女性激素的分泌而导致月经异常，如闭经或月经过多。在男女两性中性欲减退均多见。长期贫血会影响各内分泌腺体的功能和红细胞生成素的分泌。

2. 诊断参考标准

参考《自身免疫性溶血性贫血诊断与治疗中国专家共识》（2017年版）。

（1）诊断标准　①血红蛋白水平达贫血标准；②检测到红细胞自身抗体；③至少符合以下一条：网织红细胞百分比>4%或绝对值>120×10^9/L；结合珠蛋白<100mg/L；总胆红素≥17.1μmol/L（以非结合胆红素升高为主）。

（2）分型　①依据病因明确与否，分为继发性和原发性两类；②依据自身抗体与红细胞结合所需的最适温度分为温抗体型、冷抗体型［包括冷凝集素综合征（cold agglutinin syndrome，CAS）及阵发性冷性血红蛋白尿症（paroxysmal cold hemoglobinuria，PCH）］和混合型。③依据红细胞自身抗体检测结果，分为自身抗体阳性型和自身抗体阴性型。自身抗体阴性型AIHA临床符合溶血性贫血，除外其他溶血性贫血而免疫抑制治疗有效。

（3）特异性检查

1）红细胞自身抗体检查：①直接抗人球蛋白试验（direct antiglobulin test，DAT）检测被覆红细胞膜自身抗体。温抗体自身抗体与红细胞最佳结合温度为37℃，冷抗体自身抗体与红细胞最佳结合温度为0～5℃。②间接抗人球蛋白试验（indirect antiglobulin test，IAT）检测血清中的游离温抗体。③冷凝集素试验检测血清中冷凝集素。冷凝集素是IgM

型冷抗体，与红细胞最佳结合温度为0～5℃。冷凝集素效价＞1∶32时即可以诊断CAS。CAS的DAT为补体C3阳性。④冷热溶血试验检测冷热双相溶血素（D－L抗体）。D－L抗体是IgG型冷热溶血素，在0～4℃时与红细胞结合，并吸附补体，但并不溶血；在30～37℃发生溶血。PCH的冷热溶血试验阳性，DAT为补体C3阳性。

2）病因学检查：无基础疾病者诊断为原发性AIHA，有基础疾病则为继发性AIHA。

【西医治疗】

（一）治疗方案

迅速脱离接触病因（如药物），控制原发病（如感染、肿瘤），AIHA治疗才有好的效果。

1. 支持治疗

①应尽量避免或减少输血。AIHA由于存在自身抗体，增加了交叉配血难度，增大了同种抗体致溶血性输血反应的危险。②输血时机应根据贫血程度、有无明显症状、发生快慢而定。对于急性溶血性贫血患者，出现严重症状时能排除同种抗体者须立刻输注红细胞。对于慢性贫血患者，HGB 70g/L以上可不必输血；HGB在50～70g/L时如有不能耐受的症状时可适当输血；HGB在50g/L以下时应输血。③检测自身抗体抗ABO、Rh血型特异性，对供者进行选择及交叉配血试验。交叉配血不完全相合时，选用多份标本交叉配血中反应最弱的输注。缓慢滴注，密切观察有无输血反应。④抢救时不强调应用洗涤红细胞。⑤常规治疗效果欠佳可行血浆置换术或者免疫抑制治疗。⑥输血前加用糖皮质激素可减少和减轻输血反应的发生。另外，注意碱化利尿、利胆去黄，并注意电解质平衡。

2. 糖皮质激素

推荐在无糖皮质激素使用禁忌情况下应用。按泼尼松计算，剂量为0.5～1.5mg/（kg·d），可以根据具体情况换算为地塞米松、甲泼尼龙等静脉输注。糖皮质激素用至红细胞比容大于30%或者HGB水平稳定于100g/L以上才考虑减量。若使用推荐剂量治疗4周仍未达到上述疗效，建议考虑二线用药。急性重型AIHA可能需要使用100～200mg/d甲泼尼龙10～14天才能控制病情。有效者泼尼松剂量在4周内逐渐减至20～30mg/d，以后每月递减（减少2.5～10.0mg），在此过程中严密检测HGB水平和网织红细胞绝对值变化。泼尼松剂量减至5mg/d并持续缓解2～3个月，考虑停用糖皮质激素。冷抗体型AIHA多为继发性，治疗与温抗体型AIHA不同，详见继发性AIHA治疗。

3. 二线治疗

以下情况建议二线治疗：①对糖皮质激素耐药或维持剂量超过15mg/d（按泼尼松计算）；②其他禁忌或不耐受糖皮质激素治疗；③AIHA复发；④难治性/重型AIHA。二线治疗有脾切除、利妥昔单抗、环孢素A和细胞毒性免疫抑制剂等。

（1）脾切除　对于难治性温抗体型AIHA，可考虑脾切除，尚无指标能预示脾切除的疗效。脾切除后感染发生率增高，但不能排除与免疫抑制剂有关，其他并发症有静脉血栓、肺栓塞、肺动脉高压等。

（2）利妥昔单抗　利妥昔单抗剂量为375mg/（m^2·d），第1、8、15、22天，共4

次。也有报道显示小剂量利妥昔单抗（100mg/d）在降低患者经济负担、减少不良反应的同时，并不降低疗效。监测B淋巴细胞水平可以指导控制利妥昔单抗的并发症，包括感染、进行性多灶性白质脑病等。HBV感染患者应在抗病毒药有效控制并持续给药的情况下使用利妥昔单抗。

（3）细胞毒性免疫抑制剂　最常用的有环磷酰胺、硫唑嘌呤、长春碱属药物等，一般有效率为40%～60%，多数情况下仍与糖皮质激素联用。环孢素A治疗AIHA已经较广泛应用，多以3mg/（kg·d）起给药，维持血药浓度（谷浓度）不低于150～200μg/L。环孢素A不良反应有齿龈/毛发增生、高血压、胆红素增高、肾功能受损等。由于环孢素A需要达到有效血药浓度后才起效，建议初期与糖皮质激素联用。他克莫司和霉酚酸酯用于难治性AIHA也有报道。

4. 继发性AIHA治疗

继发性AIHA需要积极治疗原发疾病，其余治疗同原发性AIHA。多数冷抗体型AIHA是继发性，治疗的同时保温非常重要。

5. 其他药物和治疗方法

静脉免疫球蛋白对部分AIHA患者有效。血浆置换对IgM型冷抗体效果较好（37℃时80%IgM型抗体呈游离状态），但对其他吸附在红细胞上的温抗体效果不佳，且置换带入大量补体。

（二）西医治疗困境

AIHA病程长，易反复发作。西医治疗具有起效快、副作用相对较多的特点。大多数患者经一般西医治疗后即使一时获得缓解，但仍随时存在复发的危险性，疲劳、感染和受寒往往是诱发的因素。

【中医治疗】

1. 辨证要点

本病具有反复发作、虚实夹杂的特点，发病多与外感和劳累有关。初次急性发病，实证居多，长期慢性反复发病后虚证多见，若有外感诱发，则成虚中夹实、本虚标实之证。累及脏腑包括脾、肾、肝、胆。晚期常有瘀血形成。

2. 辨证论治

（1）湿热内蕴证

主症：皮肤、白睛黄染，尿色如茶或深如酱油，或有发热，口渴而不思饮，腰背酸痛，大便干结，舌黄腻，脉滑数。

治法：清热利湿。

方药：茵陈五苓散加味减，药用茵陈、茯苓、泽泻、白术、猪苓、栀子、大黄、柴胡、车前草。

加减：胁胀腹满者，加枳壳、厚朴；发热便结重者，重用生大黄，再加生地黄、麦冬、玄参；舌紫、脉弦、腹中积块者，加丹参。

(2) 脾肾阳虚证

主症：头晕耳鸣，纳少便溏，腰膝酸软，畏寒肢冷，舌淡胖，苔白，脉沉细。

治法：补脾益肾。

方药：四君子汤合左归丸加减，药用茯苓、炒党参、白术、炙甘草、熟地黄、山茱萸、山药、巴戟肉、淫羊藿、当归、菟丝子、焦六曲。

加减：有黄疸者，加茵陈、泽泻、柴胡；有瘀血者，加桃仁、红花、三棱、鳖甲。

(3) 气血两虚证

主症：面色苍白或苍黄，头昏乏力，心悸气短，自汗，少气懒言，尿色多清。若有湿热未解者，则有轻度黄疸。舌淡胖，苔薄白或薄黄腻，脉细。

治法：益气养血。

方药：八珍汤加味，药用炒党参、白术、茯苓、炙甘草、当归、川芎、白芍、熟地黄、黄芪、阿胶、焦六曲。

加减：有黄疸，湿热未清者，加茵陈、泽泻、柴胡；大便溏、纳呆者，去阿胶，加炒谷芽、炒麦芽、鸡内金；有瘀血者，加桃仁、红花、鳖甲；兼阴虚内热者，加知母、黄柏、山茱萸、女贞子、旱莲草。

(4) 气滞血瘀证

主症：腹中癥积，推之不移，胁腹作胀，皮肤甲错，舌质黯紫或有瘀斑，脉弦细。

治法：理气化瘀。

方药：血府逐瘀汤加减，药用柴胡、桃仁、当归、红花、香附、赤芍、枳壳、川芎、三棱、莪术、鳖甲。

加减：兼有气血两虚者，加黄芪、党参、熟地黄；湿热未清者，加茵陈、茯苓、泽泻。

3. 中医增效减毒治疗

中医辨证论治治疗本病有副作用少、疗效持久、不易复发等优点，可全面、整体调节人体的阴阳气血平衡，从根本上防止了疾病的复发。中西医综合治疗综合了中、西医两种治疗方法的长处，取长补短，疗效突出，值得深入探讨研究。一般的轻度溶血患者，仅表现为轻度贫血，血清胆红素轻度升高，或疾病的静止期，首选中医治疗。

【生活调摄】

1. 饮食调摄

食物须多样化，食谱要广，不应偏食、嗜食；忌食辛辣、生冷及不易消化的食物；平时可配合滋补食疗以补养身体。饮食应有规律、有节制，严禁暴饮暴食。一些特殊的食材如猪肝，内含丰富的铁质和维生素 A，对贫血的治疗具有很大的帮助。

2. 日常起居

避免感冒，通常的裸露部位也不应忽视。温抗体型 AIHA 溶血的发作无明显诱因，部分患者的发作与外伤、手术、妊娠、精神刺激等因素均有关，应尽力避免。患者需了解本病的基本概念、防治要点，以及预防的重要性及实施方法，在药物充分治疗条件下应加强自我锻炼与调养，以提高个人体质。平时注意休息，避免过度劳累，控制好情绪，保持心情愉悦，同时随季节变化适时、适当增减衣服，预防感染。

【科研思路与方法】

1. 理论研究方面

王欣等在自身免疫性溶血性贫血发病机制研究进展中总结相关文献发现，基因、免疫调节、抗体后调节等环节出现异常均可导致 AIHA 的发生。对 AIHA 发病机制进行更深入的研究有助于为 AIHA 治疗提供更广泛的思路及新的靶点。

2. 实验研究方面

陆欣在利妥昔单抗治疗温抗体自身免疫性溶血性贫血的疗效评价中，随机分为试验组（80 例）和对照组（80 例），试验组接受 375mg/m^2 利妥昔单抗，1 次/周，连续 4 周，对照组接受同等体积的生理盐水进行治疗。随访 12 个月后进行数据统计分析，试验组的完全缓解率（65%）高于对照组（35%），1 年复发率（10%）低于对照组（50%），两组比较差异有统计学意义。得出利妥昔单抗治疗 AIHA 可以提高患者的完全缓解率，降低患者的复发率。

3. 临床研究方面

高伟波在自身免疫性溶血性贫血临床研究中分析 65 例温抗体型 AIHA 患者的临床、实验室资料、输血及预后情况，从不同方面分为严重贫血组与非严重贫血组、存活组与死亡组、输血组与非输血组，比较各组之间的 Hb、RET、IBIL 及 LDH 的差异，分析输血与预后的关系。得出对于 AIHA 患者，找到完全相合的血液非常困难，但是对于危重的溶血患者，需要输血支持治疗度过危机，输血治疗是改善预后的重要手段的结论。

【名医验案】

1. 扈晓宇验案

韩某，女，10 岁。主诉：确诊自身免疫性溶血性贫血 1 年余。患者 1 年前不明原因出现贫血，在重庆、成都等地医院均诊断为“自身免疫性溶血性贫血”。经用皮质激素治疗有效，在减量过程中病情反复，后又反复加量。现用甲基强的松龙 15mg，顿服，隔日 1 次。症见：厌食，虚弱，眼灼热不适、久视眼疲，口不干、不苦，极易感冒，小便偏黄，大便调，舌质红、苔薄黄，脉沉滑数。激素面容，全身皮肤黏膜无黄染。2011 年 11 月 8 日：白细胞 3.15×10^9/L，血红蛋白 79g/L，血小板 125×10^9/L，中性粒细胞 0.76，网织红细胞（Reti）0.06。

西医诊断：自身免疫性溶血性贫血温抗体型。

中医诊断：虚劳。

证型：脾虚兼热毒证。

治疗：清热解毒，健脾养血。

方药：茵陈五苓散和八珍汤加减。艾叶 10g，茵陈 30g，栀子 10g，大黄 5g，常山 10g，柿蒂 60g，党参 30g，石决明 30g，连翘 20g，忍冬藤 60g，黄芪 60g，白术 40g，防风 30g，麻黄10g，制附子10g（先煎1小时），细辛3g，茜草50g，三棱15g，莪术15g，桃仁10g，红花10g，土茯苓40g。

2011年11月24日二诊：WBC 7.4×10^9/L，HB 133g/L，PLT 86×10^9/L，N%0.75。脉沉略滑数，舌质红、苔薄白。原有症状大为好转，饮食有所增加。在原方基础上加乌梅60g，黄芩30g，鹿角胶10g，加大清热养阴、温阳补脾的力度，同时可减少强的松的用量。

2011年12月8日三诊：WBC 3.89×10^9/L，N 0.79，HB 103g/L，PLT 154×10^9/L。脉沉，舌质红、苔薄白。效不更方，续在原方基础上加黄精30g，淫羊藿30g，五味子30g，进一步巩固疗效。患者无任何不适，饮食增加，满月脸较前好转。1个月后随访，血常规恢复正常，饮食复常，外感未再发。

按语：扈晓宇教授采用分期辨证论治模式治疗本病，不仅体现了中医辨证结合辨病的思想，也体现了中药调节免疫的特色和优势。初诊时患者处于溶血未完全控制阶段，此期邪气亢盛，但是又因患病日久，长期应用激素，正气已衰，故予茵陈五苓散和八珍汤加减以清热解毒，健脾养血。二诊症状好转，溶血控制，长期应用激素已致阴虚内热，故更侧重清热养阴。三诊为顾护肾中阴阳，促进肾上腺皮质功能及造血功能的恢复，可以提高人体的自主调节能力和祛邪能力，故加黄精、淫羊藿、五味子。

2. 麻柔验案

患者，女，62岁，2008年12月11日初诊。确诊自身免疫性溶血性贫血1年余。患者1年前不明原因出现贫血，在协和医院诊断为自身免疫性溶血性贫血，并多项自身免疫性可溶性抗体阳性，混合性结缔组织病待排。经用皮质激素治疗有效，但在减量过程中病情反复，后又反复加量。现甲基强的松龙15mg顿服，隔日1次，刻下症：乏力，头晕，关节疼痛，时咽干痛有痰，自汗。舌质红，舌苔薄白，脉沉尺弱。贫血貌，全身皮肤黏膜无黄染。咽后壁淋巴滤泡增生。2008年12月11日：WBC 3.15×10^9/L，HB 79g/L，PLT 125×10^9/L，N%76%，RetI 5.7%。

西医诊断：自身免疫性溶血性贫血。

中医诊断：虚劳。

证型：脾虚血瘀热毒证。

治法：活血化瘀，健脾益气，清热解毒。

处方：益母草30g，当归10g，川芎10g，川萆薢10g，穿山甲15g，土茯苓30g，炙甘草10g，太子参30g，炒白术10g，生姜10g，大枣10枚，鸡血藤30g，蒲公英20g。

二诊（2008年12月25日）：WBC 5.5×10^9/L，HB 99g/L，PLT 149×10^9/L，N 74%，RetI 4.6%。脉沉略滑数，舌质红苔薄白。原方加女贞子20g，菟丝子15g调补肾之阴阳。

三诊（2009年1月15日）：WBC 3.89×10^9/L，N 79%，HB 103g/L，PLT 154×10^9/L，RetI 2.82%。脉沉，舌质红苔薄白。效不更方，续在原方基础上加强补肾的女贞子20g，菟丝子15g及淫羊藿10g。

四诊（2009年2月19日）：WBC 4.89×10^9/L，HB 113g/L，PLT 160×10^9/L，RetI 1.5%。脉沉，舌质红苔薄白，畏寒。效不更方，续在原方基础上加强温补肾阳的巴戟天

10g，淫羊藿10g及通阳活血之鸡血藤30g，桂枝10g。

五诊（2009年3月26日）：WBC 4.72×10^9/L、HB 113g/L、PLT 163×10^9/L、RetI 1.5%。脉沉，舌质红苔薄白，平素易患感冒，且感冒后易诱发溶血发作，上方去鸡血藤、桂枝，加益气固表之生黄芪15g，防风6g，与原方中的白术组成玉屏风散益气固表。

1年后随访结果：外周血三系及网织红细胞正常，以前常易患的外感年余未发。

按语：麻柔教授诊治本病着重调补脾肾以固正气，活血化瘀针对致病之本。本例患者开始通过活血化瘀、健脾益气调治1个月后血红蛋白上升，网织红细胞下降，逐渐加重补肾温阳，治疗3个月余患者血象基本恢复正常。后加用益气固表以免感染诱发或加重溶血，发挥防病治病双重作用，体现出中医“治未病”的思想。

【参考文献】

[1] 左雅蓓，王艳，林风茹．自身免疫性溶血性贫血诊治进展［J］．河北医药，2012，34（24）：3794－3795.

[2] 李文益．自身免疫性溶血性贫血研究进展［J］．中华妇幼临床医学杂志，2008，4（3）：1－4.

[3] 戚丽娟，张旭亚，孟凡威．以自身免疫性溶血性贫血为首发表现的小儿再生障碍性贫血1例并文献复习［J］．中国实用医药，2012，7（1）：42－43.

[4] 季建敏，朱学军，朱光荣．浅谈瘀血发黄在自身免疫性溶血性贫血发病机制中的作用［J］．辽宁中医杂志，2007，34（3）：299－300.

[5] 王艳艳，张扬．扈晓宇治疗自身免疫性溶血性贫血经验［J］．中医杂志，2012，53（22）：1961－1962.

[6] 邢莉民．免疫性中性粒细胞减少症［J］．中国实用内科杂志，2006，26（13）：1026－1027.

[7] 陈瑶，史小安．75例自身免疫性溶血性贫血免疫分型及临床分析［J］．江苏医药，2012，38（2）：219－220.

[8] V Gupta，J Shukla，BD Bhatia. Autoimmune Hemolytic Anemia［J］. Indian Journal of Pediatrics，2008，75（5）：451－455.

[9] 蒋利星．自身免疫性溶血性贫血的实验诊断及治疗［J］．检验医学与临床，2009，03：204－207.

[10] 李成荣．自身免疫性疾病免疫发病机制概况［J］．中国实用儿科杂志，2010，05：411－414.

[11] 金皎．自身免疫性溶血性贫血研究进展［J］．实用儿科临床杂志，2010，15：1127－1131.

[12] 于洋，孙晓琳，马春娅，等．61例自身免疫性溶血性贫血患者血型血清学特征及输血疗效评估［J］．中国实验血液学杂志，2013，05：1275－1279.

[13] 包萃华，任晓云．自身免疫性溶血性贫血的治疗［J］．内蒙古医学杂志，2002，2：146－147.

[14] 尹俊，王鸿利．自身免疫性溶血性贫血的诊断［J］．诊断学理论与实践，

2004, 6: 75-79.

[15] José Carlos Jaime - Pérez, Marisol Rodríguez - Martínez, Andrés Gómez - de - León, et al. Current Approaches for the Treatment of Autoimmune Hemolytic Anemia [J]. Archivum Immunologiae et Therapiae Experimentalis, 2013, 61 (5): 385-395.

[16] Agrawal N, Naithani R, Mahapatra M. Rubella infection with autoimmune hemolytic anemia [J]. Indian Journal of Pediatrics, 2007, 74 (5): 495-496.

[17] Mizuki Ogura, Motoshi Ichikawa, Akiko Masuda, et al. A mixed - type autoimmune hemolytic anemia with immune thrombocytopenia related with myositis and post - transplantation lymphoproliferative disorder [J]. Annals of Hematology, 2014, 93: 869-871.

[18] 王欣，乔丽津. 自身免疫性溶血性贫血发病机制研究进展 [J] 中国小儿血液与肿瘤杂志，2014，19 (2): 107-109.

[19] 陆欣，王海军，王助衡. 利妥昔单抗治疗温抗体自身免疫性溶血性贫血的疗效评价 [J]. 中国实用医药，2015，18 (1): 102-104.

[20] 高伟波. 65 例温抗体型自身免疫性溶血性贫血临床分析 [J]. 中国急救医学，2013，33 (8): 10-12.

[21] Prabhu R, Bhaskaran R, Shenoy V, et al. Clinical characteristics and treatment outcomes of primary autoimmune hemolytic anemia: a single center study from South India [J]. Blood Res, 2016, 51 (2): 88-94.

[22] Barcellini W. New Insights in the Pathogenesis of Autoimmune Hemolytic Anemia [J]. Transfus Med Hemother, 2015, 42 (5): 287-293.

[23] Berentsen S. Role of Complement in Autoimmune Hemolytic Anemia [J]. Transfus Med Hemother, 2015, 42 (5): 303-310.

[24] 夏小军，段赟. 中医药治疗自身免疫性溶血性贫血的思路与方法 [J]. 西部中医药，2016，29 (2): 41-44.

[25] Packman CH. The Clinical Pictures of Autoimmune Hemolytic Anemia [J]. Transfus Med Hemother, 2015, 42 (5): 317-324.

[26] 中华医学会血液学分会红细胞疾病学组. 自身免疫性溶血性贫血诊断与治疗中国专家共识（2017 年版）[J]. 中华血液学杂志，2017，38 (4): 265-267.

第三节　原发免疫性血小板减少症

【概述】

原发免疫性血小板减少症（primary immune thrombocytopenic, ITP）又称原发性血小板减少性紫癜，是一类原因未明的免疫性出血性疾病。血循环中存在抗血小板抗体，导致血小板破坏增多引起紫癜，循环血小板数量减少，导致皮肤、黏膜、内脏出血。急性型多见于儿童，常发生在病毒感染恢复期，血清中有较高的抗病毒抗体，血小板表面 IgG 明显增高；慢性型多见于女性，起病缓慢，由血小板抗体破坏引起，大多数为 IgG 型，少数合并有 IgA、IgM。皮肤紫癜以下肢远端多见，可伴有齿龈、鼻、口腔黏膜出血，女性月经过多有时是唯一症状。

中医学中没有 ITP 的病名，根据患者皮肤黏膜出血或外伤后出血不止等常见的临床表现，将其归属于中医学“血证”的范畴。古代文献中记载的“葡萄疫”“发斑”“衄血”“失血”“虚劳”等疾病，亦与其密切相关。早在《素问·至真要大论》中已有：“少阴司天，热淫所胜，怫热至，火行其政。民病胸中烦热，咽干……唾血、血泄、鼽衄、嚏呕、溺色变……”提出外感六淫所致咯血、血泄、衄血和尿血等。明·陈实功《外科正宗》云：“葡萄疫，其患多生于小儿，感受四时不正之气，郁于皮肤而不散，结成小大青紫斑点，色若葡萄，发在遍体头面，乃为腑症，邪毒传胃，牙根出血，久则虚人。”其所说“葡萄疫”与儿童急性期临床表现类似。古人对出血性疾病历来有不同的认识与命名，为了建立明确的、唯一性的中医病证名，以便于科学研究和相互交流，在第七届全国中西医结合血液病学术会议上，将其明确称为“紫癜病”。

【西医病因与发病机制】

1. 西医病因

ITP 的确切发病原因尚不完全清楚。目前认为，感染在发病中具有重要作用。在临床观察中发现，很多急性患者在发病前 1～3 周，常常发生过上呼吸道感染；而病情稳定或慢性患者，也常常会因为感染而导致疾病复发或病情加重。

目前发现与发病有关的病毒包括肝炎病毒、人类微小病毒 B19、人类巨细胞病毒、柯萨奇病毒、人类免疫缺陷病毒、流行性出血热病毒、呼吸道合胞病毒、疱疹病毒、腺病毒等。除上述因素外，布鲁杆菌、幽门螺杆菌及肺炎支原体等因素的感染，也可以导致 ITP 发病。病毒感染后，大多数患者血清中存在血小板表面包被抗体（PAIgM）增加，在血小板表面形成抗原-抗体复合物，被单核-巨噬细胞系统吞噬和破坏而引起血小板减少，另外病毒可改变血小板膜糖蛋白（platelet membrane glycoprotein，GP）的结构，使其抗原性发生改变，形成自身抗体破坏血小板或病毒，使机体产生的抗病毒抗体通过分子模拟机制与血小板表面糖蛋白发生交叉反应，使血小板受到损伤，而被单核巨细胞系统清除。因此，感染是发病的一个非常重要的原因，并且在疾病的发展、治疗、预后以及复发等方面，均有重要的意义。

2. 发病机制与免疫异常

ITP 是一种由多种机制介导的自身免疫性疾病。其发病机制包括细胞免疫和体液免疫的紊乱，涉及以下几个方面。

（1）*细胞免疫* T 细胞异常在 ITP 的发生发展过程中起到的作用越来越受到重视，目前多认为，尽管 B 细胞产生针对血小板的自身抗体是 ITP 发病的直接原因，但 T 细胞异常导致 B 细胞激活，可能才是 ITP 真正的发病机制。T 细胞亚群平衡失调及细胞因子失调，Th1 细胞和 Th2 细胞平衡与否直接影响机体的细胞和体液免疫功能平衡。研究表明，Th1/Th2 细胞的平衡在自身免疫病的发生发展过程中起重要作用，其平衡失调与 ITP 的发生发展有关。大量研究表明，慢性 ITP 患者存在 Th1/Th2 比例失调。$CD4^+CD25^+$ Tr 细胞是具有独特免疫调节作用的一种专职抑制细胞。它在维持自身免疫耐受性和防止器官特异性自身免疫性疾病中发挥重要作用。Tr 细胞除抑制 T 淋巴细胞免疫应答外，还能够抑制 B 淋巴细胞免疫应答，包括抑制 B 淋巴细胞活化和抗体生成，从而抑制由抗体介导的自身免疫病发生。巨核细胞的增殖、分化、成熟及血小板的产生过程由组织、细胞、分子等多个水平共同调控，其中细胞因子网络发挥重要作用。抗原特异性 T 淋巴细胞免疫失耐受，参与 T、B 细胞激活的协同刺激分子中最重要的是 B7 – CD28/CTLA4 和 CD40 – CD154 的相互作用。ITP 发病时的免疫应答过程中，使 T 淋巴细胞异常活化的协同刺激信号主要由 CD28 – CD80/CD86 提供，使 B 淋巴细胞异常活化的协同刺激信号主要由 CD40 – CD154（即 CD40L）提供。

（2）*体液免疫* ITP 为一种针对自身 GP 的自身免疫病。ITP 患者 $CD19^+$ B 淋巴细胞和 $CD19^+CD5^+$ B 淋巴细胞百分率与对照组比较明显增高，说明体液免疫参与了 ITP 的发生过程。ITP 患儿分泌血小板抗体（PAIg）增多，并通过 PAIg 与外来和自身抗原反应。80% 以上的 ITP 患者血小板表面可以检测到血小板抗体，这些抗体主要为 IgG 型并针对 GPⅡb/Ⅲa 和 GPⅠb/ⅠX。因此，PAIgG 可作为 ITP 治疗效果的检测指标之一。GP 与病毒等病原微生物间存在相同或相似的抗原决定簇，抗病毒抗体与血小板膜抗原发生交叉反应，形成抗原抗体复合物，使血小板受到非特异性损伤，易被单核 – 巨噬细胞系统大量破坏，而使血小板寿命缩短，数量减少而引起出血。机体识别自身抗原进而产生自身抗体主要通过分子拟态和交叉反应，以及隐匿表位与表位延伸。B 细胞激活因子（BAFF）是肿瘤坏死因子超家族成员之一，BAFF 在 B 细胞成熟、生存及抗体产生中起重要作用。BAFF 缺陷将导致外周 B 细胞数目减少及体液免疫功能降低。BAFF 过度表达可以使得自身反应性 B 细胞从无能状态恢复过来，这在诱导自身免疫性疾病的发生和发展过程中起关键性作用。

（3）*雌激素的作用* 雌激素对血小板生成有抑制作用，并能促进单核巨噬细胞对结合抗体血小板的吞噬作用。

【中医病因病机】

ITP 属于中医学血证中的“紫斑”“肌衄”“发斑”“血证”和“葡萄疫”的范围。病因常为外感热毒或内生邪热，壅遏脉络，迫血妄行，而致血溢肌肤；或饮食劳倦，损伤心脾，气虚不能摄血所致。《严氏济生方·失血论治》曰：“所致之由，因大虚损，或饮酒过度，或强食过饱，或饮啖辛热，或忧思恚怒。”认为本病多为外感、饮食、劳倦、七情等，伤及五脏，导致气虚不摄，阴虚火旺，热迫血行，病久络瘀，血溢脉外，而发为紫斑。

本病病位主要在肝、脾、肾，病理因素为火、虚、瘀。内在失调、劳倦过度、久病入络、血瘀内阻是该病发生的内伤基础；而饮食不节、外感毒邪是导致本病发生的条件。不同的致病因素可导致火热内郁、脾气虚弱、阴虚火旺、血瘀阻络的病理结果。火热内郁，熏蒸血液迫血妄行；肝肾阴虚，阴虚火旺，热伤血络；脾气虚弱，统摄失权，气不摄血；气虚血瘀，瘀血贯穿该病始终，血瘀阻络，血不循经，也可导致血溢脉外而出血。

【诊断标准】

1. 临床表现

（1）急性原发性血小板减少性紫癜　①儿童多见，部分患儿有先期感染，如麻疹、水痘、百日咳、EB病毒感染，多发于冬春季。②急、重起病，治疗后90%在4~6周缓解，10%转为慢性。③皮肤紫癜多较重。可见口腔血疱，常见球结合膜出血、鼻出血。④内脏出血多较重，有咯血、消化道出血、泌尿道出血等。⑤可见颅内出血病例。表现为头痛，视物模糊，眼底出血，颅内压升高，意识障碍，昏迷。⑥肝、脾、淋巴结肿大少见。严重出血可继发感染，出现发热。

（2）慢性原发性血小板减少性紫癜　①女性多见，青壮年多见。多重叠其他自身免疫病。②起病隐匿，病情反复，可因轻度出血症状而延缓确诊。③皮肤出血点较多见。牙龈出血，轻度鼻出血，间歇球结膜出血。④内脏出血以月经过多较常见。眼底出血、关节出血、消化道出血等均不常见。⑤颅内出血很少见。慢性患者病情加重者，约为10%。⑥可见肝、脾轻度肿大。

2. 辅助检查

（1）血常规检查　不同程度贫血，外周血涂片可见异形红细胞及碎片（>1%），网织红细胞计数大多增高；血小板计数显著降低，半数以上患者PLT<2.0×10^9/L。

（2）血液生化检查　血清游离血红蛋白和间接胆红素升高，血清结合珠蛋白下降，血清乳酸脱氢酶明显升高，尿胆原阳性，血尿素氮及肌酐不同程度升高。肌钙蛋白T水平升高者见于心肌受损。

（3）凝血检查　活化部分凝血酶时间（APTT）、凝血酶原时间（PT）及纤维蛋白原检测多正常，偶有纤维蛋白降解产物轻度升高。

（4）CoombS试验　阴性。

（5）免疫学检查　目前国内外多采用直接结合试验，如核素标记、荧光标记或酶联抗血清的PAIG检测法。国内应用酶联免疫吸附试验测定ITP患者PAIgG、PAIgM和血小板相关补体（PAC3）阳性率分别为94%、35%、39%。其增高程度与血小板计数负相关。急性型时PAIgM多见。

（6）骨髓象　急性型：巨核细胞数正常或增多，多为幼稚型，细胞边缘光滑，无突起、胞浆少、颗粒大；慢性型：巨核细胞一般明显增多，颗粒型巨核细胞增多，但胞浆中颗粒较少，嗜碱性较强。

3. 诊断参考标准

参考《成人原发免疫性血小板减少症诊断与治疗中国专家共识》（2016年版）。

（1）至少2次检查显示血小板计数（BPC）减少，血细胞形态无异常。

（2）脾脏一般不增大。

（3）骨髓检查：巨核细胞数增多或正常，有成熟障碍。

（4）须排除其他继发性血小板减少症，如假性血小板减少、先天性血小板减少、自身免疫性疾病、甲状腺疾病、药物诱导的血小板减少、同种免疫性血小板减少、淋巴系统增殖性疾病、骨髓增生异常（再生障碍性贫血和骨髓增生异常综合征等）、恶性血液病、慢性肝病、脾功能亢进、血小板消耗性减少、妊娠血小板减少以及感染等所致的继发性血小板减少。

（5）诊断 ITP 的特殊实验室检查。

1）血小板膜抗原特异性自身抗体检测：单克隆抗特异性俘获血小板抗原试验（MAIPA）法检测抗原特异性自身抗体的特异性高，可以鉴别免疫性与非免疫性血小板减少，有助于 ITP 的诊断。主要应用于下述情况：骨髓衰竭合并免疫性血小板减少；一线及二线治疗无效的 ITP 患者；药物性血小板减少；复杂（罕见）的疾病如单克隆丙种球蛋白血症和获得性自身抗体介导的血小板无力症。MAIPA 不能鉴别特发性血小板减少与继发性免疫性血小板减少。实验方法尚待标准化。

2）血小板生成素（TPO）不作为 ITP 的常规检测，但对诊断复杂原因引起的血小板减少可能有所帮助，可以鉴别血小板生成减少（TPO 水平升高）和血小板破坏增加（TPO 水平正常），从而有助于鉴别 ITP 与不典型再生障碍性贫血或低增生性骨髓增生异常综合征（hypoplastic myelodysplastic syndrome）。

4. ITP 的分型

（1）新诊断的 ITP：诊断后 3 个月内血小板减少的所有患者。

（2）慢性 ITP：血小板减少持续超过 12 个月的所有患者。

（3）难治性 ITP：满足以下所有三个条件的患者：①脾切除后无效或者复发；②需要治疗（包括小剂量肾上腺皮质激素及其他治疗）以降低出血的危险；③除外其他引起血小板减少症的原因，确诊为 ITP。

（4）重症 ITP：BPC $<10\times10^9/L$，显著的皮肤黏膜多部位出血和（或）内脏出血。

【西医治疗】

（一）治疗方案

1. 治疗原则

（1）急性型 ITP　多发生在儿童，与病毒感染有关，故预防病毒感染是防止复发或病情恶化的关键。慢性型 ITP 患者，过劳和外感是加重的主要因素，应避免过劳和外感；发病期间应卧床休息，避免外伤，进食易消化食物，防止致命性出血。

（2）本病致命性出血的紧急治疗　对有严重黏膜出血、内脏大出血及怀疑中枢神经系统出血者，应采用静脉注射丙种球蛋白治疗，能使多数患者的血小板在短期内升到理想水平，并可同时输注血小板，以（6~8）U/（4~6）h 的速度为宜。尽管输入的血小板可能被立即破坏，但它能保护患者免遭灾难性出血，直到特异性治疗生效。免疫性血小板减少的患者经输注血小板后，血小板计数明显增高，偶有间断输血小板无效者，改用连续输入（1~2）U/h 可控制严重出血。急症脾切除主要适用于经上述方法治疗失败者，但术前应输注血小板使之达到理想水平。

2. 临床常用药物

（1）一般治疗　急性型及重症者应住院治疗，限制活动，加强护理，避免外伤。禁用阿司匹林等一切影响血小板聚集的药物，以免加重出血。止血药物对症处理也很重要，如：①止血敏可降低毛细血管通透性，使血管收缩，缩短出血时间，还可加强血小板黏附功能，加速血块收缩。每次250～500mg，肌肉或静脉滴注，每次250～750mg加5%葡萄糖溶液或生理盐水，2～3次/日。②安络血可稳定血管及其周围组织中的酸性黏多糖，使血管脆性减低。10～20mg，每日三次口服，或60～100mg，加入5%葡萄糖溶液500mL静脉滴注。③抗纤溶药物，如6－氨基己酸4～6g，加入5%～10%葡萄糖溶液250mL静脉滴注，之后每次用1g维持，一日量最多不超过20g；止血芳酸，每次0.1～0.3g加5%葡萄糖液，静脉滴注，每日最大量0.6g；止血环酸0.25g，每日3～4次口服，或0.25g静脉滴注，每日1～2次。可酌情选用。慢性型女性患者月经过多时，于月经来潮前10～14天起，每日给予肌肉注射丙酸睾丸酮50mg，至月经来潮时停用，常有较好疗效。

（2）西药治疗

1）肾上腺皮质激素：急、慢性型出血较重者，应首选肾上腺皮质激素，对提升血小板及防治出血有明显效果，然而停药后，半数病例可复发，但再治仍有效。肾上腺皮质激素可抑制单核巨噬细胞系统的吞噬作用，从而使抗体被覆的血小板寿命延长；改善毛细血管的渗透脆性，改善出血。急性型时为防止颅内出血，需用剂量较大，2～3mg/（kg·d），至血小板达安全水平为止。慢性型0.5～1mg/（kg·d），一般需2～3周始能显效，然后逐步减少剂量，每日或隔日口服5～10mg，维持4～6个月。出血较重者静脉滴注氢化可地松或地塞米松疗效较好。肝功能差或长期服强地松无效者，改用强地松龙有时可以奏效。长期用药者应酌情加同化类激素（如苯丙酸诺龙）。

新诊断ITP的肾上腺糖皮质激素：①大剂量地塞米松（HD－DXM）：40mg/d，连用4天，建议口服用药，无效患者可在半个月后重复1个疗程。治疗过程中应注意监测血压、血糖的变化，预防感染，保护胃黏膜。②泼尼松：起始剂量为1.0mg/（kg·d）（分次或顿服），病情稳定后快速减至最小维持量（<15mg/d），如不能维持应考虑二线治疗，治疗4周仍无反应，说明泼尼松治疗无效，应迅速减量至停用。

2）脾切除：脾切除是ITP的有效疗法之一。脾切除有效率可达70%～90%，术后复发率9.6%～22.7%，长期效果为50%～60%。指征：①慢性ITP，内科积极治疗6个月无效；②肾上腺皮质激素疗效差，或需用较大剂量维持者（30～40mg/d）；③对激素或免疫抑制应用禁忌者；④^{51}Cr标记血小板检查，若血小板主要滞留在脾脏，则脾脏有效率可达90%，若滞留在肝脏，则70%的患者脾切除无效。

3）免疫抑制剂：环磷酰胺50～150mg/d口服，一般2～6周才可奏效，缓解率30%～40%，对骨髓抑制作用强。硫唑嘌呤50～150mg/d口服，缓解率40%，需长期用药。长春胺生物碱可选择性地与单核巨噬细胞的微管球蛋白结合，抑制它们的吞噬作用和C3受体功能。长春新碱（VCR）0.025mg/kg，每次1mg，或长春花碱（VLB）0.125 mg/kg，每次不超过10mg，溶于500～100mL生理盐水，缓慢静滴8～12小时，每7～10天一次，3～4次为一疗程，疗效较好。

4）静脉丙种球蛋白（IVIg）：作用：①抑制自身抗体的产生；②抑制单核巨噬细胞Fc受体的功能；③保护血小板免被血小板抗体附着。适应证：①并发严重出血的急性重症ITP；②慢性ITP患者手术前准备；③难治性ITP；④妊娠或分娩前；⑤部分慢作用药物发挥疗效之前。有效率60%左右，能快速升高血小板，但不能持久。首次剂量400mg/kg

静脉滴注，连续5天，维持量400mg/（kg·d），连用5天或1000mg/kg给药1次（严重者每天1次，连用2天）。必要时可以重复。IVIg慎用于IgA缺乏、糖尿病和肾功能不全的患者。

5）达那唑（DNZ）：是一种合成雄激素，但其雄性作用已被减弱。其作用可能是与恢复抑制性T细胞功能使抗体减少有关。剂量为每日口服400～800mg，疗程≥2个月，孕妇禁用，定期查肝功能。

6）输注血小板：用于有危及生命的出血患者或术前准备。6～20U/d，每输血小板2.5U（每单位相当于200mL全血所含血小板），可使血小板升高$10\times10^9/L$。如先输注免疫球蛋白再输注血小板，可使血小板寿命延长。输注血小板易使受者产生同种抗体，影响输注效果。

7）血浆置换：适用于急性重症患者，可在短时间内除去部分抗血小板抗体。每日交换血浆3～5单位，连续数日。慢性ITP一般无效。

8）促血小板生成药：目前尚无有效的促血小板生成药。可用肌苷200～600mg，每日三次口服；或200～600mg静脉注射或滴注，每日1～2次。氨肽素1g，每日三次口服。核苷酸100～200mg，每日三次口服。促血小板生成药物，包括重组人血小板生成素（rhT-PO）、艾曲波帕（eltrombopag）和罗米司亭（romiplostim），上述药物均有前瞻性多中心随机对照的临床研究数据支持。此类药物起效快（1～2周），但停药后疗效一般不能维持，需要进行个体化的维持治疗。

9）生物制剂：抗CD20单克隆抗体（rituximab，利妥昔单抗），有前瞻性多中心随机对照的临床研究数据支持。推荐剂量：$375mg/m^2$，每周1次静脉滴注，共4次。一般在首次注射4～8周内起效，小剂量利妥昔单抗（100mg每周1次，共4次）同样有效，但起效时间略长。

3. ITP的疗效判断

（1）完全反应（CR）：治疗后$BPC\geq100\times10^9/L$且没有出血表现。

（2）有效（R）：治疗后$BPC>30\times10^9/L$，并且至少比基础血小板数增加2倍，且没有出血表现。

（3）无效（NR）：治疗后$BPC<30\times10^9/L$或者血小板数增加不到基础值的2倍或者有出血表现。

注：在定义CR或R时，应至少检测两次BPC，其间间隔7天以上。

（二）西医治疗困境

本病治疗一般以激素为主，如肾上腺皮质激素类，当出血症状改善、血小板接近正常后，逐渐减量维持治疗。虽然激素能升高血小板，挽救生命方面有着无可替代的作用，但是激素减量或停止后，血小板又会下降；同时，经常使用激素对人体副作用非常大，在治疗的同时还会引起如向心性肥胖、高血压、糖尿病等副作用。其他治疗方法如输注血小板、脾脏切除等，虽能起到一定疗效，但因消耗快、费用高、副作用大，大多数患者也难以承受。

中医学的整体观念和辨证论治是ITP治疗的基本法则，辨证论治能够体现个体化，能够量体裁衣地为每一位患者提供身心受益的治疗方法或方药，单方治疗 ITP 也有一定疗效。所以，寻找中西医结合的治疗方式，急性期以西医治疗为主，急则治其标，慢性期以中西药结合的方式，提高疗效，减轻西药的毒副作用。

【中医治疗】

ITP 急性发病多在内伤基础上，遇风热之邪而诱发，起病急、紫癜重，有发热症状，应以血热妄行为辨证要点；慢性发病多为病程日久，气阴耗伤，应以阴虚火旺、气虚不摄、血瘀内阻为辨证要点，而瘀血贯穿于该病始终。将 ITP 分为血热妄行、阴虚火旺、气虚失摄、瘀血阻络四型。分别采取清热泻火；滋阴降火，凉血止血；健脾益肾，益气摄血；活血止血方法治疗。

1. 血热妄行证

主症：皮肤出现紫色瘀点或瘀斑，或伴有鼻衄、齿衄、便血、尿血，或发热，口干，便秘，舌红苔黄，脉弦数。多见于本病早期或急性型。

治法：清热解毒，凉血止血。

方药：清营汤合十灰散加减，药用水牛角、生地黄、玄参、竹叶心、麦冬、丹参、黄连、金银花、连翘、大蓟、小蓟、荷叶、侧柏叶、白茅根、茜草根、棕榈皮、牡丹皮。

加减：高热，出血广泛严重者，加生石膏、龙胆草、紫草，以泻火清热；腹痛、便血者，加白芍、甘草、五灵脂、蒲黄、木香、地榆，以缓急止痛，活血理气止血。

2. 阴虚火旺证

主症：紫癜较多，时发时止，常伴鼻衄、齿衄或月经过多，颧红，心烦，口渴，手足心热，或潮热，盗汗，舌质红绛，少苦，脉细数。多见于本病慢性型。

治法：滋阴降火，宁络止血。

方药：茜根散加减，药用茜草根、黄芩、阿胶、侧柏叶、生地黄、炙甘草。

加减：潮热盗汗明显者，加玄参、龟甲、女贞子、旱莲草，以加强滋阴之力。

3. 气不摄血证

主症：久病不愈，反复出现紫癜，神疲乏力，头晕目眩，面色苍白或萎黄，食欲不振，舌质淡胖，脉细弱。多见于本病慢性型。

治法：补气摄血。

方药：归脾汤加减，药用黄芪、当归、白术、党参、木香、远志、酸枣仁、龙眼肉、炙甘草、棕榈炭、仙鹤草、大枣。

加减：肾虚腰膝酸软，遗精阳痿或月经不调者，加山茱萸、菟丝子、川续断、鹿角胶，以补肾填精。

4. 瘀血阻络证

主症：疾病迁延日久，紫斑时起时消，消退较慢，或有肝脾肿大，舌苔薄黄，舌质紫暗或有瘀斑。多见于本病慢性型。

治法：活血化瘀，补气活血。

方药：血府逐瘀汤合归脾汤加减，药用党参、白术、黄芪、当归、赤芍、白芍、川芍、炒枣仁、牡丹皮、生地黄、熟地黄、阿胶、白扁豆、仙鹤草、鸡血藤、炙甘草。

加减：出血明显加紫草、地榆；伴手足心热，舌红少津，加天冬、麦冬、地骨皮；伴气短懒言，面色皖白加黄芪、太子参；畏寒加淫羊藿、菟丝子。

【生活调摄】

1. 饮食调摄：应保证充分的高蛋白膳食，如瘦肉、动物肝脏、蛋类及豆制品等优质蛋白质的摄入。高维生素食品，尤其是含维生素 C 的食物对于维持血管正常功能有重要作用。

2. 预防感冒，密切观察紫斑的变化，如密度、颜色、大小等，注意体温、神志及出血情况，有助于了解疾病的预后和转归，从而予以及时的处理。避免外伤，出血严重者须绝对卧床休息。

3. 避免七情内伤，保持心情愉快，饮食宜细软，如有消化道出血，应进半流质或流质，忌烟酒、辛辣刺激之物。斑疹搔痒者，可用炉甘石洗剂或九华粉洗剂涂擦，注意皮肤卫生，避免抓搔划破皮肤，引起感染。

4. 慢性患者，可据实际情况适当参加锻炼，避免劳累。随天气增减衣物，检查过敏原的种类，并杜绝过敏原的干扰。及时随诊。

【科研思路与方法】

1. 理论研究方面

杨淑莲在从肝论治原发性血小板减少性紫癜的中医辨治体会中探讨病因病机，她认为血热妄行、阴虚火旺、气不摄血为主要病机，随着对 ITP 免疫机理的深入研究，提示 ITP 的发病机制可能与机体免疫内环境平衡紊乱有关，治疗可归纳为治火、治气、治血三大原则。苏伟回顾性总结 149 例 ITP 患者及 49 例继发性血小板减少症患者住院病例资料，对其临床证候进行统计分析，结果发现，免疫性血小板减少性紫癜发病女性多于男性，证候出现频率高的前 3 位依次是气虚 85.4%，血瘀 44.4%，血虚 42.4%。所以，临床上 ITP 患者以气虚、血瘀、血虚为主要证候，其出血机制为气不摄血、瘀血内阻致血不循经。

2. 实验研究方面

潘娟在探究中医药对原发性血小板减少性紫癜中，通过动物实验及多种造模方法，设立对照组，观察中医药对动物模型的疗效指标及机理，从而发现实验研究与临床联系中的问题，对动物实验模型进行完善，筛选出有利于疾病治疗的中医药，扩大了中医药的适应证范围。杨氏指出，T 淋巴细胞亚群 PAIg 的改变按血热妄行型 - 气血两虚型 - 脾肾阳虚型 - 肝肾阴虚型 - 阴阳两虚型的顺序逐渐明显。孙氏的研究显示，在血热妄行、气不摄血和阴虚火旺三型中，血热妄行型虽然 PAIgG、PAIgM 均高于正常，但一般属起病之初，疗效较好；气不摄血型只有 PAIgG 单项增高，其值也低于其他两型，疗效也较好。而阴虚火旺型 PAIgG 高于气不摄血型，且 PAIgM 在三型中最高，疗效较差。免疫指标的数值变化与中医辨证分型有着一定的联系，血小板计数、PAIg 和 T 淋巴细胞亚群等指标的检测可作为本病辨证分型较有价值的参考依据。

PasS 等发现人类巨细胞病毒感染的新生儿一半以上有血小板减少性紫癜，人是巨细胞病毒的唯一宿主，而在我国巨细胞感染相当普遍。RicE 等曾应用单克隆免疫荧光法证实人巨细胞病毒感染 T 细胞、B 细胞、NK 细胞和大单核细胞，感染后可抑制宿主细胞免疫，而且在这些细胞长期潜伏，致使机体免疫功能紊乱，还可刺激机体多克隆 B 细胞活化，产生反应性抗体、介导免疫反应使血小板减少，另外巨细胞本身对骨髓造血细胞的直接抑制也加重血小板的减少。

3. 临床研究方面

韦金华等在原发性血小板减少性紫癜的临床研究中，选取原发性血小板减少患者 60 例，对患者进行全面检测，将患者分为三组，对其治疗前后的血小板聚集功能、血小板百分率、血小板绝对值进行观察分析。得出原发性血小板减少性紫癜与生物感染、血小板聚集状况有关，对其进行控制可有效提高患者治疗效果的结论。临床治疗方面，活血化瘀中药治疗 ITP 研究进展较快，这类中药可抗变态反应，抑制抗体形成，调节辅助性 T 淋巴细胞和抑制 T 淋巴细胞的平衡，降低毛细血管脆性和通透性，加强其抵抗力，能使 ITP 患者外周血小板增多，降低 PAIgM，具有免疫抑制作用。但是在临床上单用活血化瘀药效果不够理想，应结合临床证候特征，针对不同病因病机，与清热凉血、降火、滋阴、益气诸法合理配伍使用，方可取得较好疗效。王氏等以止血补虚、活血化瘀为治则组成的基本方（仙鹤草、紫珠草、荔枝草、当归、鸡血藤等）对气虚、阴虚、阳虚随证加味，治疗慢性特发性血小板减少性紫癜 32 例，并与西药组 32 例进行对照，两组总有效率相仿，而中药组显效率及实验室指标的改善（血小板计数、PAIgG、血红蛋白和红细胞）均优于对照组。刘氏以益气活血治疗顽固性原发性血小板减少性紫癜 43 例，治疗前均用泼尼松等效果不佳，以基础方（太子参、白术、黄精、赤芍等）随证加味，30 天为 1 个疗程，一般 2～3个疗程患者的血小板计数及出血征象即有不同程度改善，总有效率达 92.8%，并有较好的远期疗效。

【名医验案】

1. 沈舒文验案

张某，女，56 岁，2007 年 6 月 12 日以反复皮肤瘀点瘀斑 1 年就诊。曾在当地医院确诊为 ITP，发病初期用激素治疗，血小板上升，但不能维持，后血小板降为 $48\times10^9/L$，故来治疗。现症：全身皮肤散在的瘀点、瘀斑，色紫暗，伴胸胁痞闷，心烦易怒，五心烦热，盗汗，纳差，口干不欲饮，夜寐差，舌质淡紫苔白，脉弦。

西医诊断：原发免疫性血小板减少症（ITP）。

中医诊断：紫斑。

证型：肝血不足，血不疏泄，瘀阻肝络。

治法：滋养肝血，疏肝活血。

处方：白芍、山茱萸、龟甲（先煎）、当归、酸枣仁、乌梅炭各 15g，黄芪 30g，柴胡、郁金各 10g，三七粉（冲服）、炙甘草各 4g。水煎服，每日 1 剂。

二诊：服用两周，诉饮食增加，少寐；查皮肤紫癜未再新发，舌紫红苔白，脉弦数。上方加用夜交藤、仙鹤草各 20g，远志 6g，服用 2 月余。

三诊：血小板上升至 $99\times10^9/L$，乏力，皮肤无瘀斑，舌淡苔白，脉弦。本方治疗 3

个月，血小板维持 70×10^9/L～100×10^9/L，随访半年，病情稳定。

按语：沈舒文教授治疗 ITP 立足于肝藏血，补、敛、温、行并用。中医治疗 ITP，医者以脾统血治疗居多，但沈舒文教授认为肝主疏泄，主藏血，具有调节血液在机体及脏器的分配，保持血液在血脉中正常运行的功能，“故人卧血归于肝”（《素问·五脏生成篇》）。沈舒文教授从“诸般血药不能止，必然气郁血无藏”（李梴《医方入门·衄血篇》）的见解认为，治疗 ITP 多从养肝血、疏肝气调治，首先保证肝藏血的充足，常用当归配黄芪取当归补血汤之意补气生肝血，并用补血药物桂圆肉、女贞子、龟甲之属；肝血属阴，性主敛藏，兼用具有收敛作用的白芍、酸枣仁、乌梅敛肝血，使血行归经；肝为阳脏，血易亏，阳易亢，阳亢则生热，常用止血凉血之品仙鹤草、牡丹皮之属；肝血贵在调畅，疏肝调血用柴胡、合欢皮、郁金，化瘀止血治疗已不可少，常用鸡血藤，少用三七。

2. 沈丕安验案

陈某，男，32 岁，2007 年 5 月 16 日初诊。患者 2007 年 3 月发现牙龈容易出血，查血小板：5.0×10^9/L，抗血小板抗体阳性；骨髓穿刺检查提示免疫性血小板减少性紫癜。予强的松 20mg/d，效果不显，仍反复牙龈出血，遂求中医药治疗。刻诊：乏力，精神萎靡，头晕目眩，四肢、胸背部有出血点；舌红、苔薄，脉濡。

西医诊断：免疫性血小板减少性紫癜。

中医诊断：紫斑。

证型：阴虚血热。

治法：清热凉血，补益肝肾。

处方：生地黄 30g，熟地黄 30g，山茱萸 30g，羊蹄根 30g，炙龟甲 12g，鹿角胶 12g，郁金 12g，女贞子 30g，墨旱莲 30g，陈皮 6g，佛手 6g，甘草 3g。水煎服，每日 1 剂。并嘱患者注意休息，禁服补品。

二诊（5 月 30 日）：患者神清，精神差，面色晦暗；仍有牙龈出血，四肢及胸背部出血点较前稍有好转；舌红、苔少，脉涩。实验室检查 ANA（－），ENA（－），ds－DNA（－），ACA（－），IgG 14.0g/L；血小板 12×10^9/L。继续服用强的松 20mg/d。辨证为阴虚血热，兼瘀血内阻。原方去墨旱莲，加水牛角 30g，牡丹皮 12g，莪术 15g，黄芩 30g，金雀根 30g，徐长卿 15g，藿香 9g，豆蔻 3g。此后，患者每两周复诊 1 次，维持原方治疗，病情逐渐好转，逐步减少强的松的用量。

2007 年 6 月 27 日，血小板：94×10^9/L，强的松减为 15mg/d。2007 年 11 月 7 日查血小板 223×10^9/L，强的松改为 5mg/d。2008 年 2 月 27 日查血小板 222×10^9/L；患者体力基本恢复，无头晕目眩，无牙龈出血，四肢及胸背部出血点消失；停用强的松，继予中药巩固疗效。处方：生地黄 30g，熟地黄 30g，山茱萸 30g，羊蹄根 30g，水牛角 30g，黄芩 30g，莪术 30g，郁金 12g，牡丹皮 12g，陈皮 6g，佛手 6g，制何首乌 12g，甘草 3g。之后每月复诊 1 次，患者病情稳定，服药至今。

按语：本例属紫癜。患者主要症状是神疲乏力，精神萎靡，头晕目眩，四肢、胸背部有出血点以及反复牙龈出血。辨证以阴虚血热、瘀血内阻为主症，用药以补益肝肾、清热化瘀为重点。根据“精血同源”“肝肾同源”理论，沈师认为补精血即是补肝肾，当选用血肉有情之品，其中龟甲、鹿角在本病的治疗中尤为重要，且选药多以抑制免疫之品，而慎用黄芪、人参等提高免疫的药物。患者阴虚血热，恐伤胃气，故治疗上同时给予佛手、陈皮、甘草以护胃。

3. 周仲瑛验案

患者，女，28岁，2009年5月20日初诊。1998年患者出现鼻腔、牙龈出血，皮肤瘀斑反复发作。曾诊断为“特发性血小板减少性紫癜”，曾用大剂量激素、免疫抑制剂等治疗，病情反复难愈。2009年3月全身皮肤瘀斑、紫癜，化验血小板计数12×10^9/L，曾在当地医院使用大剂量强的松治疗2月余，血小板计数仅升至35×10^9/L，就诊时肌肤散见瘀斑，偶有齿衄，月经量多，神疲乏力，腰酸腿软，夜寐梦多，口干欲饮，二便尚调，舌质暗红苔薄黄，脉细数。中医辨证：肝肾亏虚，阴血不足，血失归藏。

西医诊断：特发性血小板减少性紫癜。

中医诊断：紫斑。

治法：滋肾养肝，凉血化瘀为主。

处方：生地黄15g，山茱萸10g，制何首乌10g，白芍10g，黄精10g，阿胶珠10g，女贞子10g，旱莲草12g，地锦草15g，牡丹皮10g，肿节风20g，鸡血藤15g，茜草根10g，仙鹤草15g，血余炭10g，花生衣20g，炙甘草3g。浓煎，每日1剂，日服2次。

患者上方连续服药2月余，停用激素治疗，皮肤瘀斑消失，无出血，月经正常，血小板逐渐上升至正常，2009年10月16日化验血小板计数$103\times10^9\cdot L^{-1}$。

2009年12月23日复诊，诸症已消，无出血及瘀斑，化验血小板计数134×10^9/L，血甘油三酯及胆固醇增高。效不更方，继守原方加味，加山楂10g，决明子10g，泽泻12g以泄浊降脂。继续服药，临床随访观察中。

按语：《圣济总录·汗血》中记载：“肝藏血，人卧血归于肝。盖血虽藏于肝，而心则行之也。若肝心二脏俱伤于邪，故血随心液为汗而出。”说明治疗ITP的用药要从肝着手。肌肤瘀斑、牙龈出血，或月经不调，形体消瘦，腰酸耳鸣，毛发枯燥，五心烦热，面色暗黑，舌质暗红少苔，脉细数。治法为滋补肝肾，兼以凉血化瘀，代表方为大补阴丸、六味地黄汤加减。大生地黄、山茱萸、制何首乌、白芍、牡丹皮具有平补肝肾、疏肝解郁之功。“血休止血，首当祛瘀，瘀血不去，新血不生，血不归经。”故在补益肝肾的同时需要配伍活血祛瘀中药，阿胶、鸡血藤、茜草根、仙鹤草、血余炭、女贞子、旱莲草，取二至丸之意，补益肝肾，滋阴止血。

【参考文献】

［1］Noronh AV，Philip SD，Josh IA，et al. Prolonged Remission from Eltrombopag in Chronic Refractory Idiopathic Thrombocytopenic purpura［J］. International Journal of Hematology，2012，96（3）：380－382.

［2］洪亚庆，常玉双．沈舒文教授从肝藏血治疗原发性血小板减少性紫癜临床经验［J］．陕西中医，2010，31（1）：73－74.

［3］中华医学会血液学分会止血与血栓学组．成人原发免疫性血小板减少症诊断与治疗中国专家共识（2016年版）［J］．中华血液学杂志，2016，37（2）：89－93.

［4］尹涛．原发性血小板减少性紫癜的中医治疗［J］．医学信息，2010，4：1006－1007.

[5] 单丽娟，秦兰，杜晓军．中西医结合治疗老年难治原发性血小板减少性紫癜临床观察［J］．中华中医药杂志，2010，25（8）：1337－1338.

[6] 钟新林，匡肇，刘雄．中西医结合治疗原发性血小板减少性紫癜36例总结［J］．湖南中医杂志，2008，24（1）：20－21.

[7] Wehrl IM，Goede JS. Primary Immune Thrombocytopenia［J］. Praxis，2014，103（9）：485 - 494.

[8] 李荣，徐秀月，王克非．中西医结合治疗原发性血小板减少性紫癜疗效观察［J］．中国误诊学杂志，2011，11（30）：7363－7364.

[9] 许京淑，陈志伟，孙红丹．中药复方治疗原发性血小板减少性紫癜临床研究［J］．中医学报，2012，27（169）：756－747.

[10] Godeau B，Stas IR. Is B－cell depletion Still A Good Strategy for Treating Immune Thrombocytopenia?［J］. Presse médicale（Paris，France：1983），2014，43（4PT2）：e79－85.

[11] Kashiwagi H，Tomiyama Y. Pathophysiology and management of primary immunethrombocytopenia［J］. International journal of hematology，2013，98（1）：24－33.

[12] Ghanima W，Godeau B，Cines DB，et al. How I Treat Immune Thrombocytopenia：the Choice between Splenectomy or a Medical Therapy as a Second－line Treatment［J］. Blood，2012，120（5）：960－969.

[13] George J N. Sequence of treatments for adults with primary immune thrombocytopenia［J］. American Journal of Hematology，2012，87（S1）：S12－S15.

[14] Kashiwagi H，Tomiyama Y. Idiopathic thrombocytopenic purpura（ITP）［J］. The Japanese journal of clinical hematology，2012，53（2）：178－184.

[15] Paola Coccia，Antonio Ruggiero，Giorgio Attinà，et al. Chronic Idiopathic Thrombocytopenic Purpura in Children：Predictive Factors and Outcome［J］. Central European Journal of Medicine，2012，7（4）：525－528.

[16] 韦金华，简荣林，刘爱菊．原发性血小板减少性紫癜的临床研究［J］．当代医学，2013，19（32）：87－88.

[17] 潘娟．中医药对原发性血小板减少性紫癜的实验研究概况［J］．河南中医学院学报，2006，21（1）：82－84.

[18] 张树森．徐瑞荣治疗原发性血小板减少性紫癜的经验［J］．广西中医药，2016，39（1）：50－51.

[19] 王红梅．小剂量糖皮质激素与肿节风联合方案治疗原发性血小板减少性紫癜的临床效果分析［J］．中国卫生标准管理，2016，7（6）：132－133.

[20] 刘伟，刘晓莺，叶绥艳．凉血解毒方联合小剂量泼尼松龙治疗原发性血小板减少性紫癜的临床研究［J］．中医药导报，2015，21（24）：69－71.

[21] Xu J，Zhao L，Zhang Y，et al. Chen H. CD16 and CD32 Gene Polymorphisms May Contribute to Risk of Idiopathic Thrombocytopenic Purpura［J］. MeD ScI Monit，2016，18（22）：2086－96.

[22] Zulfiqa RAA, Novell AJL, Mahmoud IR, et al. Treatmentin Idiopathic Thrombocytopenic Purpura in the Elderly: about A Retrospective study [J]. Geriatr Psychol Neuropsychiat Rvieil, 2016, 14 (2): 151 - 157.
[23] Stagno S, Myers GJ. Outcome of Symptontic Congenital Cytomegalo Virus Infections: Results of Long - term Longitudinal follow - up [J]. Pediatrics, 1980, 66 (5): 758.
[24] Xu Baohua. Children with Idiopathic Thrombocytopenic Purpura Related to The Etiology Discussed [J]. Modern Medicine, 2006, 17 (10): 118.
[25] Rice GP, Schrier RD, Oldstone MB. CytomegalovircysInfects HumanLymphocytes and Monocytes Virus Expression is restricted toimmediate - early gene products [J]. Proc Natl AcadSci USA, 1984, 81 (19): 6134.

第四节　朗格汉斯细胞组织细胞增生症

【概述】

朗格汉斯细胞组织细胞增多症（langerhans cell histiocytosis，LCH），以往曾称为组织细胞增生症 X（histiocytosis X），是以大量朗格汉斯细胞（LC）呈克隆性增生、浸润和肉芽肿形成，导致器官功能障碍为特征的一组疾病。LCH 通常累及的器官包括骨骼（特别是颅骨和中轴骨）、肺脏、中枢神经系统（特别是下丘脑区域）及皮肤。

本病的发现经过了曲折的历程，1865 年报道首例病例。Hand - Schuller - Christian 病、Letterer - Siwe 病以及嗜酸性肉芽肿，由于病理学表现相似均被归入组织细胞增生症 X。1973 年，Nezelof 通过电镜观察到病变细胞中的 Birbeck 颗粒，并最终确认组织细胞增生症 X 来源于 LC，遂统一更名为 LCH。根据累及部位的不同，将其分为 3 种类型：①嗜酸性肉芽肿（eosinophilic granuloma，EG）；②单系统、多病灶（Hand - Schuller - Christian 病）；③多系统、多病灶（Letterer - Siwe），多系统病变伴器官功能异常：若病变累及皮肤、骨、淋巴结及垂体为低风险，累及肺、肝、脾及骨髓为高风险；根据累及的范围又分为局限性和播散性两大类。

LCH 发病率为 1/200 万 ~ 1/20 万，主要发生在婴儿和儿童，也见于成人甚至老人。Lieberman 等回顾 50 年来 238 例患者，发病年龄在 1 个月至 66 岁之间，56.6% 在 15 岁以内发病，男女比例为 3.7∶1，北欧白种人多见，黑种人罕见。

LCH 为多器官受累病变，根据其临床症状，可散见于中医各个疾病种中，据其受累器官及系统进行中医辨证论治。本病相当于中医学“血证”“风疹”“虚劳”等范畴，《景岳全书·虚损》曾有记载：“病之虚损，变态不同，因有五劳七伤，证有营卫脏腑。然总之则人赖以生者，惟此精气，而病惟虚损者，亦惟此精气。气虚者，即阳虚也；精虚者，即阴虚也。”即从脏腑精气理论间接阐述了此病的发生发展。

【西医病因与发病机制】

LCH是反应性病变还是肿瘤性病变，一直有争议。不少学者已经尝试用各种病毒病因学和遗传学探讨LCH的发病机制。支持感染者，是一些病情较轻的LCH患者，可自行消退，并且找到了感染病毒的证据；支持肿瘤者，是部分LCH呈系统性病变，甚至危及生命的患者。

1. 西医病因

本病病因和发病机制尚不明确，是一类以组织细胞增生为主的疾病。由于组成病变的细胞具有分化为组织细胞的倾向，所以这些细胞缺乏新生物细胞的异型性，在生物学行为上呈浸润性、进展性生长，并向全身播散，所以有人认为此病是网状造血系统的恶性疾病；也有人认为本病是由于机体因某种感染如病毒等引起的一种免疫反应。随着病理学的发展，1973年Nezeloff通过电镜观察，在骨嗜酸性粒细胞肉芽肿的病变细胞内发现了特异的Birbeck颗粒，推测本病可能起源于LC。近年来，免疫组化技术的应用和发展，进一步证实增生的组织细胞是LC，免疫学研究还发现，本病病变区内不但有组织细胞，而且还有免疫反应性的单核细胞、淋巴细胞和嗜酸性粒细胞等。另外，还有许多患者有胸腺的病理改变和明显的免疫学异常。所以，本病更倾向免疫性或者反应性增生性疾病，并非真性肿瘤。

（1）*感染因素*　局部穿刺液中并未发现与细菌学有关的证据。Mc Clai N等研究结果表明，在LCH中未找到人类疱疹病毒、腺病毒、巨细胞病毒、EB病毒、单纯疱疹病毒、人类免疫缺陷病毒及细小病毒等感染的证据，但有学者认为EB病毒是其病因。Glotzbecker等提出人类疱疹病6型或9型可导致该疾病的发生。Murakami等在LCH患者的外周血及组织样本中，利用实时荧光定量PCR及免疫组化技术检测Merkel细胞多瘤病毒（MCPyV）的情况，结果显示2/3重要器官（肺、肝、脾及骨髓）受累的患者有MCPyVDNA含量的增高，认为本病可能与MCPyV感染有关。

（2）*遗传因素*　LCH是一种具有遗传倾向的疾病，有学者对双胞胎的研究发现，同卵双胞胎LCH的一致性（92%）比异卵双胞胎的一致性高（10%）。因此，基因改变可能影响细胞增殖、细胞周期调控和/或细胞凋亡从而造成LCH。曾凯旋采用桑格测序法检测BRAFV600E基因突变率为17.1%，MAP2K1基因突变率为14.3%，MAP2K1与BRAFV600E基因突变有互异性；免疫组化法检测BRAFV600E阳性表达率为28.6%，涵盖了桑格测序法测得的突变病例；BRAFV600E和MAP2K1基因突变更多出现在未成年组（35.7%和28.6%），其中BRAFV600E突变在未成年人组与成人组间有显著性差异。

尽管在LCH中存在BRAFV600E高频突变，但是该突变与LCH的发病机制、临床表现、肿瘤侵袭性及预后等方面的关系仍未明确，且存在争议。

2. 发病机制

（1）*免疫病理*　Basset等首次在本症患者的病变组织细胞中发现BirbecK颗粒，经多种免疫组织化学方法检查，证实了此种细胞的特异性非常接近正常的朗格汉斯细胞，由此确立了本症是由于朗格汉斯细胞异常增生的结果。朗格汉斯细胞是单核/巨噬细胞系统中的表皮树状突细胞，虽然它的吞噬功能较弱，但在免疫识别和信息传入中起重要作用，它具有T细胞抗原表达和诱发延迟性超敏反应的作用，可分泌具有生物活性的细胞因子，如IL-1和PGE-2等，这些活性细胞因子能促使破骨细胞功能活化，发生溶骨现象，从而造成骨损害。组织化学染色S-100蛋白呈阳性，能与花生凝集素和OKT（CD1a）单克隆抗体发生反应。作为非肿瘤性的朗格汉斯细胞增生，此种增生可能由于内源性或外源性刺激导致免疫调节功能紊乱所致。

（2）组织病理　光镜下，朗格汉斯细胞与不同数量的嗜酸性粒细胞、淋巴细胞及中性粒细胞混杂在一起。朗格汉斯细胞直径为10～12μm，胞质丰富呈伊红色，核椭圆或肾形，大多数的核呈典型的沟槽状或卷曲状外观，含颗粒状的染色质，可见到1个或多个明显的核仁，核分裂象少见。病变中可见到广泛的坏死及纤维化。电镜下，在朗格汉斯细胞中可见到BirbecK颗粒，本质上为质膜的内陷，朗格汉斯细胞的免疫组化显示：S-100蛋白（+）、MABO10（+）、CD1a（+）、vinmentin（+）、CD68（+/-）、溶菌酶（+/-）LCA冷冻切片（+/-）、EMA（-）、CD21（-）、CD15（-）。

【中医病因病机】

本病归属于中医学“血证”“虚劳”范畴。

1. 先天禀赋不足

先天禀赋薄弱，胎中失养，或生后喂养失当，水谷精气不充，均可导致罹患本病。

2. 烦劳过度，损伤五脏

劳神过度、房劳过度及劳力过度，都可见因劳致虚，日久成劳。忧郁思虑过度，心失所养，脾失健运，心脾两虚成劳。

3. 大病久病，失于调理

大病邪气过盛，脏器损伤，耗伤气血阴阳，加之病后失于调理，每易发展成劳。久病迁延失治，日久不愈，损伤气血阴阳而成劳。

【诊断标准】

1. 临床表现

患者的症状和体征在很大程度上取决于浸润的器官，骨、皮肤、牙齿和齿龈组织、耳、内分泌器官、肺、肝、脾、淋巴结和骨髓都可被侵犯。

（1）骨病变　骨病变几乎见于所有的LCH患者，单个的骨病变较多发性骨病变为多，主要表现为溶骨性损害，以头颅骨病变最多见，下肢骨、肋骨、骨盆和脊柱次之。颌骨病变亦相当多见，在X线平片上多表现为边缘不规则的骨溶解，颅骨破坏从虫蚀样改变直至巨大缺损或呈穿凿样改变，形状不规则，呈圆形或椭圆形缺损，边缘锯齿状，初发或进展病灶边界模糊，且常见颅压增高，骨缝裂开或交通性脑积水，可伴有头痛，但在恢复期，骨质边缘逐渐清晰，出现硬化带，骨质密度不均，骨缺损逐渐变小，最后完全修复不留痕迹，其他扁骨的X线改变：可见肋骨肿胀、变粗，骨质稀疏或囊状改变，而后骨质吸收、萎缩、变细，椎体破坏可变成扁平椎，但椎间隙不变窄，很少发生角度畸形，椎弓破坏者易发生脊神经压迫，少数有椎旁软组织肿胀，颌骨病变可表现为牙槽突型和颌骨体型两种。

（2）皮疹　急性患者，皮疹主要分布于躯干、头皮发际及耳后，开始为斑丘疹，很快发生渗出（类似于湿疹合脂溢性皮炎），可伴有出血，而后结痂、脱痂，最后留有色素白斑，白斑长时不易消散，各期皮疹可同时存在，或一批消退，一批又起。在出疹时常有发热，慢性者皮疹可散见于身体各处，初为淡红色斑丘疹或疣状结节，消退时中央下陷变平，有的呈暗棕色，极似结痂水痘，最后局部皮肤变薄稍凹下，略具光泽或少许脱屑。皮疹既可与其他器官损害同时出现，也可作为唯一的受累表现存在。

（3）淋巴结　LCH 的淋巴结病变可表现为三种形式：①单纯的淋巴结病变，即称为淋巴结原发性嗜酸细胞肉芽肿；②局限性或局灶性 LCH 的伴随病变，常牵涉到溶骨性损害或皮肤病变；③作为全身弥散性 LCH 的一部分，常累及颈部或腹股沟部位的孤立淋巴结，多数患者无发热，少数仅有肿大淋巴结部位疼痛，单纯淋巴结受累，预后多良好。

（4）耳和乳突　LCH 的外耳炎症是耳道软组织或骨组织郎格汉斯细胞增殖和浸润的结果，有时很难与弥漫性细菌性耳部感染相区别。主要症状有外耳道溢脓、耳后肿胀和传导性耳聋，CT 检查可显示骨与软组织病变，乳突病变可包括乳突炎、慢性耳炎、胆脂瘤形成和听力丧失。

（5）骨髓　正常情况下骨髓内一般没有 LC，甚至侵犯多部位的 LCH 也难看到骨髓内有 LC，而 LC 一旦侵犯骨髓，患者即可出现贫血，白细胞和血小板减低。但骨髓功能异常的程度与骨髓内 LC 浸润的数量不成正比，仅凭骨髓内出现 LC，不足以作为 LCH 的诊断依据。

（6）胸腺　胸腺是 LCH 常常累及的器官之一。据北京儿童医院 23 例尸检材料的结果，有 15 例胸腺受累，占 65%。形态学改变包括胸腺严重发育不良、变形和非特异性变化等。大多数 LCH 患者存在原发或继发性 T 细胞异常。对局灶性 LCH，可见胸腺破坏和囊肿形成。胸腺的萎缩、胸腺上皮细胞的破坏以及发育不良等改变可能为自身免疫过程的结果。

（7）肺　LCH 的肺部病变可作为全身病变的一部分，也可能单独存在，即原发性肺 LCH，任何年龄都可出现肺部病变，但儿童期多见于婴儿，表现为轻重不等的呼吸困难，缺氧和肺的顺应性变化，重者可出现气胸，皮下气肿，极易发生呼吸衰竭而死亡，肺功能检查常表现为限制性损害。

（8）肝脏　全身弥散性 LCH 常侵犯肝脏，肝脏受累部位多在肝脏肝门区，受累的程度可从轻度的胆汁淤积到肝门严重的组织浸润，出现肝细胞损伤和胆管受累，表现肝功能异常、黄疸、低蛋白血症、腹水和凝血酶原时间延长等，进而可发展为硬化性胆管炎、肝纤维化和肝功能衰竭。

（9）脾脏　弥散性 LCH 常有脾脏肿大，伴有外周血三系或多系血细胞减少，其原因可能为脾脏的容积扩大，造成血小板和粒细胞的阻滞而并非破坏增多，受阻滞的血细胞与外周血细胞仍可达到动态平衡，故出血症状并非常见。

（10）胃肠道　病变常见于全身弥散性 LCH，症状多与受侵的部位有关，以小肠和回肠最常受累，表现为呕吐、腹泻和吸收不良，长时间可造成小儿生长停滞。

（11）中枢神经系统　LCH 有中枢神经系统受累并非少见，最常见的受累部位是丘脑－

垂体后叶区，弥散性LCH可有脑实质性病变，大多数患者的神经症状出现在其他部位。LCH的若干年后，常见有共济失调、构音障碍、眼球震颤、反射亢进、轮替运动障碍、吞咽困难、视物模糊等，由丘脑和/或垂体娄肉芽肿引起的尿崩症可先于脑症状或与脑症状同时或其后发生，也可为中枢神经系统的唯一表现。

2. 临床分类

（1）Letterer - Siwe病　Letterer - Siwe病是最严重的一型朗格汉斯细胞组织细胞增生症。根据典型的病例体征，可发生脂溢性皮炎，有时可能呈现紫癜皮疹，侵犯头皮、耳壳、腹部以及颈与面部的皱褶区域，进一步并发脓毒血症。可伴有出血，而后结痂、脱痂，最后留有色素白斑，白斑不易消散。各期皮疹可同时存在或一批消退一批又起，在出疹时常有发热。慢性者皮疹可散见于身体各处，初为淡红色斑丘疹或疣状结节，消退时中央下陷变平，有的呈暗棕色，极似结痂水痘，最后局部皮肤变薄稍凹下，略具光泽或少许脱屑。

常见耳溢脓、淋巴腺病、肝脾肿大。重症患儿可出现肝功能紊乱伴低蛋白血症和凝血因子合成减少、厌食、急躁、体重减轻；并有明显的呼吸道症状（如咳嗽、呼吸急促、气胸），严重的贫血，有时发生中性粒细胞减少；血小板减少常是死亡的先兆。

（2）嗜酸性肉芽肿　主要分为单发性和多发性，多发生于大龄儿童和青年（常近30岁）。单个和多发性嗜酸性肉芽肿约占朗格汉斯细胞组织细胞增生症病例的60%～80%。全身侵犯的患者有类似的骨质损害，常无力负重，并有突出表面的软性的肿块，有时触之有温感。放射线检查示病损往往边缘清楚，呈圆形或椭圆形，伴锯齿状边缘。

（3）Hand - Schüller - Christian　多发生在2～5岁儿童，亦见于一些大龄儿童和成人，约占朗格汉斯组织细胞增生症病例的15%～40%。颌骨病变可表现为牙槽突型和颌骨体型两种。表现为骨质缺损，眼眶部位肿块可引起突眼，视神经或眼球肌受侵犯导致视力减退或斜视，由于齿龈和下颌浸润而引起牙齿脱落。骨质侵犯最常见的部位是扁骨（如颅、肋、骨盆和肩胛骨）、长骨和腰椎，骶骨较少受累。长骨上的病损酷似Ew - ing肉瘤、成骨肉瘤和骨髓炎。腕、头、膝、足或颈椎骨侵犯属罕见。常有患儿家长陈述患儿早熟性出牙，实际上这是由于牙龈退缩，未成熟牙质暴露的缘故。

3. 辅助检查

（1）血常规　全身弥散型LCH常有中度到重度以上的贫血，网织红细胞和白细胞可轻度升高，血小板减低，少数病例可有白细胞减低。

（2）骨髓检查　LCH患者大多数骨髓增生正常，少数可呈增生活跃或减低。少数LCH有骨髓的侵犯，表现为贫血和血小板减少，故仅在发现有外周血象异常时再做此项检查。

（3）血沉　部分病例可见血沉增快。

（4）肝肾功能　部分病例有肝功能异常并提示预后不良，内容包括SGOT、SGPT、碱性磷酸酶和胆红素增高，血浆蛋白减低，凝血酶原时间延长，纤维蛋白原含量和部分凝血活酶生成试验减低等。肾功能包括尿渗透压，有尿崩症者应测尿比重和做限水试验。

（5）X线检查　肺部X线检查多为肺纹理呈网状或网点状阴影，颗粒边缘模糊，不按气管分支排列。有的肺野呈毛玻璃状但多数病例肺透光度增加，常见小囊状气肿，重者呈峰窝肺样，可伴间质气肿、纵隔气肿、皮下气肿或气胸，不少患者可合并肺炎，此时更易发生肺囊性改变，肺炎消退后囊性变可消失，但网粒状改变更为明显，久病者可出现肺纤维化，骨骼X线改变见前述。

（6）血气分析　如出现明显的低氧血症提示有肺功能受损。

（7）肺功能检查　肺部病变严重者可出现不同程度的肺功能不全，多提示预后不良。

（8）免疫学检查　鉴于此症常牵涉到免疫调节功能紊乱，如表现T淋巴细胞亚群数量异常和T辅助与T抑制细胞的比率失常，故有条件单位应进行T亚群的表型分析、淋巴母细胞转换试验和血清免疫球蛋白定量等。

（9）病理活检或皮疹压片检查　有新出现的皮疹者应做皮疹压片，如能做皮疹部位的皮肤活检则更为可靠；有淋巴结肿大者，可做淋巴结活检；有骨质破坏者可做肿物刮除，同时将刮除物送病理检查，或在骨质破坏处用粗针做穿刺，抽液涂片送检。

（10）免疫组织化学染色　如前所述近年发现郎格汉斯细胞具有CDla的免疫表型，以抗CDla单抗做免疫组化染色，呈特异性阳性反应。此外对以下四种酶也可呈阳性反应，即S－100神经蛋白、α－D－甘露糖酶、ATP酶和花生凝集素。

LCH的典型组织病理特征是朗格汉斯细胞表型出现组织细胞损伤，伴随不同比例的巨噬细胞、T淋巴细胞、嗜酸性粒细胞和多核巨细胞。目前，LCH诊断的金标准是损伤中出现CDla和（或）Langerin（或BirbecK颗粒）阳性。

【西医治疗】

1. 治疗方案

治疗目的为避免早期死亡，缩短病程及减少后遗症。应根据疾病类型、患者年龄、病变部位及活动性选择。单个系统受累的患者，几乎不需要全身性治疗。重症患者应住院并给予抗生素治疗，保持气道通畅，加强营养支持及皮肤护理。

（1）手术治疗　适用于骨组织细胞肉芽肿，病变处于易刮除部位；孤立的皮肤结节可以选择手术切除，不必行根治性手术。

（2）放射治疗　适用于牙龈、眼眶、乳突、脊柱等孤立的骨骼病变和有病理性骨折危险的部位。对尿崩症尚未完全丧失尿液浓缩功能者，头部放疗可使症状消失或减轻。

（3）化学治疗　有效化疗药物有泼尼松、长春新碱、环磷酰胺、苯丁酸氮芥、甲氨蝶呤、6－巯基嘌呤、阿糖胞苷、柔红霉素及依托泊苷等。一般采用两种药物联合化疗方案，连用6～12周，不同方案交替应用。泼尼松对肺部病变及大片皮疹疗效较好。

（4）免疫治疗　对于病情严重患者，除化疗外，应加用胸腺肽每次1～2mg，肌内注射，隔日一次。对于有严重肺浸润、气胸和皮下气肿者，可取得较好的效果。近年来开始试用α－干扰素和环孢素，对调节免疫功能、减少化疗的远期副作用有较好的效果。

（5）其他治疗　对合并呼吸衰竭、气胸、贫血和肝功能损害者应对症治疗。对继发尿崩症的应给予垂体后叶激素；继发侏儒的患者可试用生长激素。积极防治感染，治疗中应注意控制和预防继发感染，对较长期应用联合化疗者，应给予复方新诺明以预防卡氏肺囊虫感染。

2. 西医治疗困境

西药皮质激素、免疫抑制剂、抗疟药，长期服用会产生耐药和各种毒副反应。必须减量，一旦停药，又会出现病情反跳和复发。其远期疗效不尽如人意。

西药的毒副反应常制约了西药的长期应用，皮质激素会引起骨质疏松、骨坏死，抑制儿童的生长发育，还会引起更严重的毒副反应，如应激功能减弱、并发或加重感染、诱发动脉粥样硬化、引起心肌梗死等，常导致病情加重甚而引起死亡。免疫抑制剂长期使用，也有许多毒副反应，如白细胞下降、消化道反应、影响肝肾功能、妊娠畸胎等，使药物不得不停用。

【中医治疗】

1. 气血亏虚证

主症：鼻衄，或兼齿衄、肌衄，神疲乏力，面色苍白，体倦乏力，纳差食少，心悸气短，健忘，失眠，面色萎黄，头晕，耳鸣，夜寐不宁，舌质淡，脉细无力。

治法：补气摄血。

方药：归脾汤加减，药用茯苓、白术、党参、炙甘草、当归、黄芪、酸枣仁、远志、龙眼肉、木香。

2. 脾肾阳虚证

主症：皮肤出现青紫斑点或斑块，或伴有鼻衄、齿衄、便血、尿血，面色萎黄，食少，形寒，神倦乏力，少气懒言，大便溏薄，腰背酸痛，遗精，阳痿，多尿或不禁，面色苍白，畏寒肢冷，下利清谷或五更腹泻。舌质淡，苔白，脉弱。

治法：温中健脾，温补肾阳。

方药：附子理中汤合右归丸加减，药用党参、白术、炙甘草、附子、干姜、肉桂、杜仲、山茱萸、菟丝子、鹿角胶、熟地黄、山药、枸杞、当归。

加减：遗精，加金樱子、桑螵蛸、莲须，或金锁固精丸以收涩固精；脾虚以致下利清谷者，去熟地黄、当归等滋腻滑润之品，加党参、白术、薏苡仁益气健脾，渗湿止泻；命门火衰以致五更泄泻者，合四神丸温脾暖肾，固肠止泻；阳虚水泛以致浮肿、尿少者，加茯苓、泽泻、车前子，或合五苓散利水消肿；肾不纳气而见喘促、短气，动则更甚者，加补骨脂、五味子、蛤蚧补肾纳气。

3. 阴虚火旺证

主症：皮肤出现青紫斑点或斑块，时发时止，常伴鼻衄、齿衄或月经过多，颧红，心烦，口渴，手足心热，或有潮热，盗汗，舌质红，苔少，脉细数。

治法：滋阴降火，宁络止血。

方药：茜根散加减，药用茜草根、黄芩、侧柏叶、生地黄、阿胶、炙甘草。

加减：阴虚较甚者，可加玄参、龟甲、女贞子、旱莲草养阴清热止血；潮热可加地骨皮、白薇、秦艽清退虚热。

【生活调摄】

1. 饮食调摄：以清淡饮食、容易消化为原则。少糖，少油，饮食宜缓。可选择性饮用绿茶、普洱茶、绞股蓝茶、玉米须茶，也可冲服葛粉、百合粉。少食或不食油炸、烘焙及含脂肪过多的食品。

2. 生活起居规律：心态平和，劳逸结合，适当锻炼，增强体质。保持心情愉快、情志稳定，正确面对逆境，避免情绪波动。

3. 避风寒，忌劳累，防止感染，及时随诊。

【科研思路与方法】

1. 理论研究方面

泥永安等对朗格汉斯细胞组织细胞增生症治疗进展进行总结，对单系统病变（SS－LCH）、伴危险器官受累的多系统病变（MS－LCH）及难治性/复发性病例（Re－LCH）的治疗方案进行比较；得出结论，随着化学疗法的进步，伴危险器官受累的 MS－LCH5 年生存率已达 80% 以上，Re－LCH 的治疗有效率达 60% 以上，Re－LCH 可行造血干细胞移植以达到根治。

2. 实验研究方面

孙忠辉等检测朗格汉斯细胞组织细胞增生症（LCH）中 TP53 蛋白表达和 TP53 基因全外显子突变，以探讨 TP53 在 LCH 发生发展中的作用机制。方法为应用免疫组化 SP 法检测 38 例 LCH 中 TP53 蛋白水平；对 16 例 TP53 蛋白阳性组织原位提取 DNA 后 PCR 直接测序，检测 TP53 基因外显子 2－11 的变化。得出结论：LCH 中有朗格汉斯细胞组织细胞 TP53 蛋白异常表达，但在临床分型上比较差异无统计学意义；LCH 中 TP53 基因在全外显子无突变；TP53CodoN72 基因型与正常人群一致且与临床分型及预后无相关，在 LCH 中可能有另一无关基因突变的机制影响了 TP53 蛋白表达。

3. 临床研究方面

郭智等通过回顾分析 3 例朗格汉斯细胞组织细胞增生症患者的病例资料、治疗方法并复习相关文献，LCH 是一组原因不明的罕见疾病，其病理基础是单核－巨噬细胞系统中郎格汉斯细胞增殖，但由于病变年龄、郎格汉斯组织细胞增生程度、病变涉及组织和器官的不同，其症状表现不一样，预后也不一样。魏氏等探讨 LCH 的临床病理学特征、免疫表型及预后，运用方法：分析 5 例成人 LCH 的临床病理学特点，同时用免疫组化染色观察 LCH 的免疫表型，采用原位分子杂交方法检测病变组织中 EBV 编码的小 RNA（EBER）。结果 5 例成人 LCH 均为男性，发病年龄 21～29 岁。组织学改变为朗格汉斯细胞弥漫分布，细胞中等至偏大，胞质淡染至嗜酸，核呈圆形、卵圆形、咖啡豆样或不规则形，可见核沟和凹陷，间质富于小血管和纤维母细胞，并见不同程度的嗜酸性粒细胞、淋巴细胞及中性粒细胞浸润。免疫组化示朗格汉斯细胞 S－100、CD68 和 CDla（＋），p53 不同程度（＋），Ki－67 增殖指数 5%～15%。原位分子杂交示病变组织中 EBER 均（－）。结论：成人 LCH 可以发生于颅眶、外耳道、肛周及背部皮肤，手术切除结合其他治疗，预后较好。

【参考文献】

[1] 王海燕，侯梅．朗格汉斯细胞组织细胞增多症研究进展［J］．现代预防医学，

2011，38（9）：1771－1773.

［2］王焯殉，何娟.8例朗格汉斯细胞组织细胞增生症的临床诊治分析［J］. 辽宁医学杂志，2013，27（1）：10－11.

［3］赵艳伟，刘逢辰，潘瑞丽.23例肺朗格汉斯细胞组织细胞增生症的观察与护理［J］中华现代护理杂志，2011，17（18）：2176－2177.

［4］郭大昕，郑超，林颖，等.33例朗格汉斯细胞组织细胞增生症临床特征分析［J］. 中华医学杂志，2012，92（28）：2005－2006.

［5］魏丽，杨冬梅，李雪. 成人朗格汉斯细胞组织细胞增生症5例临床病理分析［J］. 诊断病理学杂，2011，18（6）：420－421.

［6］庄少侠，黄丽蓉. 肺朗格汉斯细胞组织细胞增多症继发气胸3例报告并文献复习［J］. 中国实用内科杂志，2009，29（10）：935－936.

［7］李岱，滕鸿. 朗格汉斯细胞组织细胞增生症1例报道［J］. 浙江医学，2012，34（23）：1933－1934.

［8］汪路明，郑春辉，何哲浩，等. 朗格汉斯细胞组织细胞增生症的诊治并文献复习［J］. 浙江中西医结合杂志，2010，20（5）：300－301.

［9］孙忠辉，石梅，李明，等. 朗格汉斯细胞组织细胞增生症中TP53蛋白表达及基因突变检测［J］. 中国皮肤性病学杂志，2013，27（1）：9－10.

［10］许霞，刘卫平，杨群培，等. 系统性朗格汉斯细胞组织细胞增生症的临床病理分析.［J］. 中华病理学杂志，2011，40（8）：551－552.

［11］汪晨，马蕾. 原发于淋巴结伴皮肤损害的朗格汉斯细胞组织细胞增多症［J］. 临床皮肤科杂志，2005，3（41）：63－64.

［12］Pulm Mehmet Kose，Mehmet Akif Ozdemir. Onary Langerhans Cell Histiocytosis［J］. European Journal of Pediatrics，2013，172（9）：1283.

［13］Vikas Dua，Satya Prakash Yadav，Anupam Sachdeva. Treatment of Relapsed/ Refractory Langerhans Cell Histiocytosis：A Single Centre Experience［J］. The Indian Journal of Pediatrics，2014，3（81）：315－316.

［14］郭智，何学鹏，马德彰. 朗格汉斯细胞组织细胞增生症3例临床分析［J］. 实用癌症杂志. 2010，25（4）：402－404.

［15］泥永安，孙立荣. 朗格汉斯细胞组织细胞增生症治疗进展［J］. 临床儿科杂志，2015，33（3）：291－293.

［16］Li X，Deng QI，Li YM. A Case of Langerhans' Cell Histiocytosis following Hodgkin's Disease［J］. Mol Clim Oncol，2016，5（1）：27－30.

［17］Liang C，Liang Q，Du C，et al. Langerhans'cell Histiocytosisof the Temporal Fossa：A case Report［J］. Oncol Lett，2016，11（4）：2625－2628.

［18］曾凯旋，郭英，刘一雄，等. 朗格汉斯细胞组织细胞增生症中BRAFV600E和MAP2K1基因突变的分析及其临床意义［J］. 现代肿瘤医学，2016，24（1）：1－5.

［19］许霞，聂秀. 朗格汉斯细胞组织细胞增生症发病机制的研究进展［J］. 临床与

实验病理学杂志，J Clin ExP Pathol，2015，31（12）：1392－1395.

［20］袁聪聪，陈淳桑，邢丽华，等．朗格汉斯细胞组织细胞增生症诊疗进展［J］．中国卫生标准管理，2015（32）：84－86.

［21］Gadner H，Minkov M，Grois N，et al. Therapy Prolongation Improves Outcome in Multisystem Langerhans Cell Histiocytosis［J］. Blood，2013，121（25）：5006－5014.

［22］Schönfeld N，Dirks K，Costabel U，et al. A Prospective Clinical Multicentre Studyon Adult Pulmonary Langerhans' cell Histiocytosis［J］. Sarcoidosis Vasc Diffuse Lung Dis，2012，29（2）：132－138.

［23］泥永安，孙立荣．朗格汉斯细胞组织细胞增生症治疗进展［J］．临床儿科杂志，2015，33（3）：291－295.

第五节　脾功能亢进症

【概述】

脾功能亢进症（hypersplenism）简称脾亢，是临床表现为脾肿大，一种或多种血细胞减少而骨髓造血细胞相应增生，脾切除后症状缓解的综合征。许多疾病可以引起脾功能亢进，肝硬化及门脉高压症引起的充血性脾肿大较多见，如肝炎后肝硬变、血吸虫性肝硬变、门脉性肝硬变等；其次为慢性感染引起，如疟疾等；而血液系统中的遗传性球形红细胞增多症、自身免疫性贫血、原发性血小板减少性紫癜等疾病也可引起脾功能亢进。

脾亢全世界范围发病率为17.1/10万，发病年龄大多在20～50岁，男女比例（3.6～8):1。在气候温和地区，最常见的原因是淋巴系统病变和骨髓增殖性疾病、类脂质沉积症和结缔组织疾病；而在热带，传染病则是主要原因。

本病相当与中医学“积”证范畴，多因外邪或情志因素阻滞气机，内生成痰而导致。《金匮翼·积聚统论》阐述：“积聚之病，非独痰、食、气、血，即风寒外感，亦能成之。然痰、食、气、血，非得风寒，未必成积，风寒之邪，不遇痰、食、气、血，亦未必成积。”说明其他原因会导致积聚发生。

【西医病因与发病机制】

1. 西医病因

脾脏是由结缔组织支架、淋巴组织、血管和淋巴管以及造血和单核－巨噬细胞系统的细胞所共同组成。脾脏分为白髓和红髓两部分，中间有过渡区，即边缘带，为红髓接受动脉血区域；白髓由密集的淋巴组织构成，是T淋巴细胞的主要分布区，与淋巴小泡的结构相似，但其血循环丰富，从小梁动脉分出的小动脉，其周围有大量的淋巴鞘，淋巴鞘内有密集的淋巴细胞和浆细胞，中央动脉与其分支小动脉呈垂直位，因此分支小动脉内大部分是血浆，血细胞很少，有利于脾脏发挥免疫作用。血液中的抗原物质经过分支小动脉和毛细血管直接与淋巴鞘内的淋巴和浆细胞接触，刺激生成更多的免疫活性细胞，由于抗原刺激，白髓中可出现生发中心，其内部有分化增殖的 B 细胞，可产生相应抗体。

有关脾功能亢进引起血细胞减少的机理，现概括如下。

（1）过分阻留作用　正常人脾内并无红细胞或白细胞的贮藏，但约 1/3 血小板及部分淋巴细胞却被阻留在脾脏。当脾脏有病理性显著肿大时，不但更多血小板（50%～90%）及淋巴细胞在脾内阻留，也可有 30% 以上的红细胞在脾内滞留，导致周围血中血小板及红细胞减少。

（2）过分筛选及吞噬作用　脾亢时脾内单核－巨噬细胞系统过度活跃，而脾索内异常红细胞（如球形细胞及受体、氧化剂或其他化学毒物、物理因素损伤的红细胞等）明显增多，并为巨噬细胞所清除，导致外周血中红细胞明显减少。有些红细胞膜上出现海因小体，或浆内有豪－胶小体，甚至疟原虫的滋养体；当自脾索进入血窦时，红细胞因进退两难，最后为窦壁巨噬细胞所挖除，同时红细胞膜受到损失。反复多次受损后，红细胞成为球形细胞，终至无法通过基膜小孔而被吞噬。

此外，尚有学者提出脾亢时，脾脏产生过多的体液因素，以抑制骨髓造血细胞的释放和成熟；也有认为脾亢是一种自身免疫性疾病，但均缺乏有力佐证，有待研究证实。

2. 发病机制与免疫异常

（1）免疫病理

1）滞留血细胞：衰老红细胞在弯曲的脾索内缓慢行进，在低葡萄糖及酸性环境条件下，红细胞受损，红细胞变形能力减弱，无法通过基膜小孔进入脾血窦，最终在脾索中心为巨噬细胞吞噬。正常血小板在脾索内黏附性增加，容易被脾内网状纤维阻滞，正常脾对粒细胞阻留作用不明显。

2）免疫作用：脾是机体最大的淋巴组织，在感染、变态反应及自身免疫性疾病时，脾可产生部分抗体。血液中的抗原物质经过分支小动脉和毛细血管直接与淋巴鞘内的淋巴细胞和浆细胞接触，刺激生成免疫活性细胞。由于抗原刺激，白髓生发中心促使抗体产生。

3）血液储存：脾的被膜具有平滑肌纤维，经脾小梁而深入脾实质。急性失血或注射肾上腺素时，脾能引起节律性的收缩与松弛。当脾显著肿大时，其贮血量增加，甚至可达全身血量的 20%，起到调节全身血流量的作用。

4）血细胞的生成：在胚胎时期，脾脏可以生成各种血细胞，出生后则仅产生单核细胞及淋巴细胞。病理情况下，如骨髓纤维化或恶性肿瘤骨髓转移时，可发生髓外造血脾重新生成血细胞。在脾切除后几小时内，外周血白细胞和血小板可迅速上升，并分别在 2～3 天及 1 周内达到高峰；血涂片中靶形细胞明显增多，有时出现幼红细胞、铁粒幼细胞。上述现象提示正常脾具有控制调节血细胞成熟及促进骨髓造血释放入血液的功能。

（2）组织病理　脾白髓、红髓及血窦均可累及，脾小体受压，红髓和脾小体结构被破坏。脾明显肿大者可因供血不足伴发缺血性脾梗死。脾梗死可由血栓、动脉分支阻塞引起，也可因血细胞增多，使脾脏局部缺血坏死而形成。梗死多在脾实质的前缘部，梗死局部组织水肿、坏死，逐渐机化、纤维化，形成瘢痕。偶可发生自发性脾破裂、薄膜下出血及血肿形成。患者的血细胞变性，性能很差，常无法通过，长期阻留在脾索而被巨噬细胞所破坏。在肝硬化门静脉高压时，由于大量的血细胞在肿大的脾中停留而被巨噬细胞所破坏，出现白细胞、红细胞、血小板等血细胞减少，脾功能亢进表现。

【中医病因病机】

本病相当于中医学“积”证范畴。本病的发生，多因情志抑郁，寒湿侵袭，病后体虚，或黄疸、疟疾等经久不愈，使脏腑失和，阻滞气机，瘀血内停，或兼痰湿凝滞而成积。此外《诸病源候论》曰：“积者，脏病也，阴气所生也……虚劳之人，阴阳伤损，血气凝涩，不能宣通经络，故积聚于内也。”说明虚劳亦能致积。

1. 情志所伤

气为血之帅，若情志抑郁，肝气不畅，气滞不能率血畅行，以致瘀血内停，脉络受阻，结而成积。

2. 感受寒湿

寒湿邪气侵袭，内伤于脾，使脾阳不运，气滞痰阻，血行受挫，使脉络瘀滞而成积证。

3. 他病转归

黄疸病后，或黄疸经久不退，湿邪留恋，阻滞气机；或久疟不愈，湿痰凝滞，脉络痹阻，血液内瘀；或感染血吸虫日久不愈，肝脾气血不畅，血络瘀滞等均可导致气滞血瘀，结而成块，以致成积。

【诊断标准】

1. 临床分类

（1）原发性脾亢　有所谓原发性脾增生、非热带性特发性脾肿大、原发性脾性粒细胞减少、原发性脾性全血细胞减少、脾性贫血或脾性血小板减少症。由于病因不明，很难确定该组疾病系同一病因引起的不同后果，或系相互无关的独立疾病。

（2）继发性脾亢　发生在下列各种病因较明确者：

①急性感染伴脾肿大，如病毒性肝炎或传染性单核细胞增多症。

②慢性感染，如结核、布氏杆菌病、疟疾等。

③充血性脾肿大即门脉高压，有肝内阻塞性（如门脉性肝硬化、坏死后肝硬化、胆汁性肝硬化、含铁血黄素沉着症、结节病等）及肝外阻塞性（有门静脉或脾静脉外来压迫或血栓形成）等。

④风湿免疫疾病，如系统性红斑狼疮、类风湿关节炎、Felty 综合征及结节病等。

⑤恶性肿瘤，如淋巴瘤、白血病及癌肿转移等。

⑥慢性溶血性疾病，如遗传性球形细胞增多症、自身免疫性溶血性贫血及海洋性贫血等。

⑦类脂质沉积症，如戈谢病及尼曼－匹克病。

⑧骨髓增生症如真性红细胞增多症、慢性粒细胞白血病及骨髓纤维化。

⑨其他，尚有脾动脉瘤及海绵状血管瘤等。

（3）隐匿性脾亢　无论原发性或继发性脾亢，因骨髓代偿性增生良好，所以周围血象未显示血细胞减少。但一旦有感染或药物等因素抑制造血功能，即可导致单一或全血细胞减少症。

2. 临床表现

症状轻重不一，病情较轻时，甚至无症状。继发性脾功能亢进症多伴有原发病的症状，甚至可掩盖脾功能亢进本身的症状。患者抵抗力下降，脸色苍白、头昏、心悸，容易感染、发热。血小板减少时则有出血倾向。查体，脾脏可为轻度、中度及重度肿大。对于肋下未触到脾脏者，应进一步通过其他检查证实是否肿大，但脾肿大与脾功能亢进的程度并不一定成比例。

3. 辅助检查

（1）外周血检查　外周血中红细胞、白细胞或血小板可以一系、两系或三系同时减少。一般早期病例，只有白细胞或血小板减少，晚期病例发生全血细胞减少，血细胞减少与脾脏肿大不成比例，发生全血细胞减少时各系列细胞的减少程度也不一致。

（2）骨髓穿刺　骨髓呈造血细胞增生活跃或明显活跃，部分病例还可同时出现成熟障碍，如粒细胞系可见分叶核细胞减少，产血小板型巨核细胞减少；也可能因外周血细胞大量被破坏，成熟细胞释放过多，造成类似成熟障碍象。

（3）影像学检查　对于肋下未触到脾脏者，应进一步通过其他检查证实是否肿大。应用^{99m}锝、^{198}金或^{113m}铟胶体注射后脾区扫描，有助于对脾脏大小及形态的估计。电子计算机断层扫描也能测定脾大小及脾内病变。

（4）生化检查　血液生化检查有助于许多伴有脾肿大疾病的诊断。早期肝功能及生化指标正常，继发肝硬化时球蛋白、γ 球蛋白、γ－GT、AKP、胆红素均升高。血清电泳出现单克隆丙种球蛋白或免疫球蛋白降低，提示淋巴增殖性疾病或淀粉样变性。多克隆高丙种球蛋白血症可见于慢性感染，如疟疾、黑热病、布氏杆菌病、结核及胶原性血管疾病。肝功能试验在肝硬化充血性脾肿大时可出现异常。血清维生素 B_{12} 升高可见于骨髓增殖性疾病，如慢性粒细胞白血病和真性红细胞增多症。

（5）放射性核素扫描　^{51}Cr 标记血小板或红细胞注入体内后体表扫描，发现脾区的 ^{51}Cr量大于肝脏 2～3 倍，提示血小板或红细胞在脾内破坏过多。

【诊断标准】

因脾功能亢进以继发性常见，故诊断应包括两方面：脾功能亢进的诊断及原发疾患的诊断。对脾功能亢进，国内的诊断标准（1991）如下：

（1）脾肿大，轻度肿大在肋缘下未触及的，应以超声、放射性核素显像等手段检测。

（2）外周血中血细胞一系、两系或三系同时减少。

（3）骨髓造血细胞增生活跃或明显活跃，部分可伴轻度成熟障碍。

（4）脾切除后外周血象接近或恢复正常。

（5）^{51}Cr 标记红细胞或血小板注入体内后，脾区体表放射性活性比率大于肝 2～3 倍，提示血小板或红细胞在脾内过度破坏或阻留。

在考虑脾功能亢进诊断时，前 3 条尤为重要。

【西医治疗】

1. 治疗方案

（1）大多数脾大而血细胞减少者以治疗原发病为主，通常原发病的治疗有可能使脾脏缩小，脾亢减轻甚或消失。

（2）血细胞减少严重，脾亢的诊断无误，且放射性核素检查脾脏确为破坏血细胞的主要场所而内科治疗无效者，可考虑脾脏摘除、脾区放射或脾动脉栓塞。手术时应注意同时清除副脾（约10%正常人有1个或1个以上副脾，通常直径为1cm大小，被腹膜覆盖，大部分位于脾门，但近1/6患者埋于胰尾，也可位于腹腔其他部位）。

（3）脾脏摘除或脾功能被毁坏后，细菌感染的发生率可能增高（特别是具有荚膜的细菌及某些肠球菌感染），应加强预防。

（4）若患者血小板正常或轻度减少，脾切除后可能发生血小板增多症，甚至发生血栓形成（但出血现象罕见），故血小板正常或轻度减少者，脾切除应十分慎重。

（5）脾切除后如无红细胞大小不一，无异型红细胞出现，也无Howell－Jolly小体及嗜碱性点彩，提示可能副脾未被摘除。

2. 西医治疗困境

尽管脾切除后，临床症状可得到纠正，但少数脾切除患者，因机体的免疫功能削弱，抗感染能力下降，易发生脾切除后严重感染，不及时治疗，死亡率高。

【中医治疗】

1. 辨证论治

（1）气滞血阻证

主症：积块软而不坚，固着不移，胀痛并见，舌苔薄，舌质青，或见瘀斑，脉弦。

治法：理气活血，通络消积。

方药：金铃子散或失笑散加减，药用金铃子、延胡索、五灵脂、蒲黄、丹参、桃仁、红花、赤芍。

（2）正虚瘀结证

主症：积块坚硬，疼痛逐渐加剧，面色萎黄或黧黑，消瘦脱形，饮食大减，舌质淡紫，舌光无苔，脉细数或弦细。

治法：大补气血，活血化瘀。

方药：八珍汤合化积丸加减，药用党参、白术、茯苓、炙甘草、熟地黄、当归、白芍、川芎、三棱、莪术、阿魏、苏木、香附、槟榔、海浮石、瓦楞子。

2. 中医增效减毒治疗

江氏等观察滋补肝肾法治疗肝肾阴虚型肝硬化脾功能亢进症疗效，将符合诊断标准的60例脾亢患者随机分成治疗组和对照组各30例，治疗组给予自拟滋补肝肾方（熟地黄、山茱萸、鹿角霜、紫河车、当归、黄精、白术、枳壳），对照组口服利可君片治疗，两组均以1个月为一疗程，治疗3个疗程后对中医症状、体征积分及脾亢重要指标改变进行对比观察。结果显示治疗组在改善患者中医症状、体征及脾功能亢进症主要指标方面均优于对照组，得出结论为滋补肝肾法治疗肝肾阴虚型肝硬化脾功能亢进症有显著疗效。

萧氏等探讨中医药对于减少肝硬化脾功能亢进症患者部分脾动脉栓塞术后并发症的临床疗效，把70例确诊为肝硬化合并脾功能亢进症的患者随机分为2组，对照组35例，治疗组35例，2组均行部分脾动脉栓塞术。对照组术后常规予以护肝、抗感染治疗；治疗组在对照组治疗基础上，加用中医药方法治疗，疗程均为10天。结果显示治疗组患者在部分脾栓塞术后发热、腹痛、乏力、纳差等症状较对照组明显减轻，持续时间短，白细胞及血小板回升速度快，2组比较有显著性差异。得出结论为中医药方法能有效地减少部分脾栓塞术后并发症，缩短术后住院时间，提高患者的生存质量。

【生活调摄】

1. 饮食调摄：本病饮食质地宜软而细。如有消化道出血，应给予半流质或流质饮食，宜凉不宜热。烟、酒及辛辣等食物需忌食。

2. 注意休息，避免劳累，避免情绪波动及精神刺激。

3. 注意锻炼身体，增强体质，提高抵抗疾病的能力；密切关注天气变化，及时增减衣物，避免感染。

【科研思路与方法】

1. 理论研究方面

纪春玲等在脾功能亢进症的中医辨证论治中总结相关古近代文献，分析病因病机、临床特征，得出其病机关键为气滞血瘀，脉络阻塞，结而成块。临床上辨证为气滞血阻、气虚血瘀、正衰瘀结3个证型，并确定相应的治则治法方药，最终得出脾功能亢进症是一种临床综合征，与脾脏增大有着密切的关系。

2. 实验研究方面

梅浙川在HIFU消融脾脏治疗脾功能亢进的动物实验研究中，将15只健康成年杂种犬随机分为对照组（A）、脾静脉结扎（SVL）组（B）和SVL+HIFU治疗组（C），SVL术后3周对C组犬开腹行HIFU脾脏消融，观察3组犬外周血象、脾脏体积、消融后并发症及脾脏病理学变化。得出HIFU消融脾脏治疗实验性脾肿大和脾亢是可行和有效的，可以作为临床脾亢治疗的新尝试。

3. 临床研究方面

黄鸿娜等在柔肝化纤颗粒治疗肝硬化脾功能亢进症的临床观察中，将肝硬化失代偿期合并脾功能亢进患者80例随机分为治疗组、对照组各40例，对照组予常规西医治疗，治疗组在对照组治疗的基础上加用柔肝化纤颗粒治疗，8周后观察疗效。结果：治疗组患者白细胞计数为（5.71 ± 1.37）$\times 10^9$/L、血红蛋白为（120.26 ± 27.32）g/L、血小板计数为（89.86 ± 8.26）$\times 10^9$，脾长径为（11.17 ± 2.33）cm，均较对照组改善，差异具有统计学意义（$P < 0.05$）。得出柔肝化纤颗粒对肝硬化失代偿期患者脾功能亢进有一定疗效

的结论。

【名医验案】

赵立明验案

赵某，男，83岁，2006年6月26日初诊。主诉：疲乏无力，眼花，齿龈出血，有时鼻出血，气短，下肢倦怠。既往史：16岁患疟疾，20岁患伤寒，24岁患肺结核均治愈。2000年体检脾大4.2cm。查体：面色、口唇略苍白，舌体胖、舌质淡白无苔，脉沉细无力。体温36℃，血压130/70mmHg。心率56次/分，心律齐，肺左侧呼吸音减弱，叩诊呈浊音（陈旧性胸膜炎），腹部胀满，脾于左肋下2cm触痛，肝区无触痛。血象检查：WBC $3.0\times10^9/L$，RBC $4.0\times10^9/L$，HGB 119g/L，PLT $75\times10^9/L$。B超检查：脾肿大厚4.6cm（正常值4.0cm），肝脏内回声密集细腻，胆囊壁毛粗糙不均，内见0.3~0.4cm数个回声影。

西医诊断：①脾功能亢进症；②脂肪肝；③慢性胆囊炎。

中医诊断：积证（瘀血内结）。

治则：活血化瘀，软坚消积，佐以补气养血，健脾理气益肾。

方药：膈下逐瘀汤加减。桃仁18g，红花、牡丹皮、延胡索、川芎、香附、枳壳各15g，当归、赤芍各24g，五灵脂10g，乌药10g，甘草6g，三棱10g，莪术12，丹参12g，黄芪30g，红参9g（先煎）。每日1剂，分三次服。

以上方加减，三诊后，上述症状基本消失。血象：WBC $4.5\times10^9/L$，RBC $4.35\times10^9/L$，HGB 129g/L，PLT $100\times10^9/L$。B超检查：脾脏厚4.0cm，已恢复正常。随访半年无异常，血象继续上升，WBC $7.6\times10^9/L$。

按语：脾亢属西医学的造血系统疾病，临床表现为脾脏肿大，导致周围血中血小板、白细胞、红细胞减少，其原因是血细胞在脾脏内被过度阻留及脾内吞噬细胞作用增强所致。中医学归属“积聚”“虚劳”“痞块”范畴诊治。本例病久老年正气渐衰，邪气渐甚，积块增大，持续坠痛，根据“积证症在血分，聚证病在气分；积证重在活血，聚证重在调气”的理论，以隔下逐瘀汤活血化瘀，削积为主，配伍参芪片扶正气、健脾理气为辅，经治疗3~5个月，临床症状消失，血象白细胞、血小板值均恢复正常，脾肿大已回缩正常，随访半年无异常。《医林改错》说：“无论何处，皆有气血，气无形不能结块，结块者必有形之血也，血受寒则凝结成块，血受热则煎熬成块。”这一瘀血致积论为后世活血化瘀治疗脾亢提供了理论依据。

方中桃仁、红花、延胡索、丹参、赤芍、三棱、莪术、五灵脂等均可活血化瘀散癥积，药理研究证明活血化瘀药能扩张血管，改善血液循环和血凝状态，调节吞噬细胞功能，促进炎症吸收，调节血小板的生理功能，调节免疫平衡。丹参具有抗血小板功能，当归具有生白细胞的作用。香附、乌药、枳壳理气散滞。甘草调和诸药。人参、黄芪、当归等，补气养血，健脾益肾，药理实验证实具有保护骨髓、促进造血功能恢复的作用。全方活血化瘀，软坚削积为主，佐以补气养血、健脾益肾之功效，获临床痊愈。

【参考文献】

[1] 赵立明，呼延妮，赵健．膈下逐瘀汤加减治愈脾功能亢进症［J］．黑龙江中医药，2008，2：34－35.

[2] 胥淑贤，徐树雷．PSE 治疗肝硬化并脾功能亢进 35 例护理［J］．中国中医药，2013，11（4）：128－129.

[3] 黎东明，汪谦，胡文杰，等．肝癌合并门静脉高压脾功能亢进 105 例的外科个体化治疗［J］．中华普通外科学文献，2013，7（2）：110－111.

[4] Cai Y，Liu X，Peng B. A Novel Method for Laparoscopic Splenectomy in the Setting of Hypersplenism Secondary to Liver Cirrhosis：Ten Years'experience［J］. World Journal oF Surgery，2014，38（11）：2934－2939.

[5] 张泽波，李学军，张冬平．归脾丸治疗肝硬化继发脾功能亢进症 25 例［J］．中西医结合肝病杂志，2006，16（5）：298－299.

[6] 杨建方，张四利．加味归脾汤治疗肝硬化脾功能亢进症 32 例［J］．江西中医药杂志，2009，8（40）：23－24.

[7] 熊志远，陈玺卿，周艳，等．脾动脉栓塞术治疗肝硬化脾功能亢进 60 例疗效观察［J］．浙江医学，2013，35（15）：1442－1443.

[8] 赵松，余红涛，卢运，等．脾栓塞联合双镜法治疗晚期血吸虫病肝纤维化合并脾功能亢进 38 例［J］．中国血吸虫病防治杂志，2013，25（1）：108－109.

[9] 王拥泽，李永伟，杨宏志，等．清下消补四法组方对乙肝后肝硬化合并脾功能亢进症的影响［J］．中国实验方剂学杂志，2006，12（3）：62－63.

[10] 田明国，杨立玲．远端脾肾分流术后无吻合口梗阻的重度脾功能亢进一例［J］．中华消化外科杂志，2013，12（4）：314－315.

[11] 萧焕明，池晓玲，陈培琼，等．中医药对 35 例肝硬化脾功能亢进症患者部分脾栓塞术后影响的临床观察［J］．江苏中医药，2008，40（4）：45－46.

[12] 江一平，李娅娅．滋补肝肾法治疗肝肾阴虚型肝硬化脾功能亢进症 30 例［J］．江西中医药，2011，5（42）：26－27.

[13] Dbritz J，Worch J，Matern AU，et al. Life－threatening Hypersplenism due to Idiopathic Portal Hypertension in Early Childhood：Case Report And Review of the Literature［J］. BMC Gastroenterology，2010，10：122.

[14] 黄鸿娜，黄晶晶，王振常，等．柔肝化纤颗粒治疗肝硬化脾功能亢进症的临床观察［J］．西部中医药，2014，27（9）：111－113.

[15] 纪春玲，张文志．脾功能亢进症的中医辨证论治［J］．中国实用医药，2015，10（29）：263－264.

[16] 梅浙川，刘永军，廖元江，等．HIFU 消融脾脏治疗脾功能亢进的动物实验研究［J］．第四军医大学学报，2008，29（5）：414－416.

第六节　巨球蛋白血症

【概述】

华氏巨球蛋白血症（Waldenström's Macroglobulinemia，WM）是淋巴浆细胞淋巴瘤（lymphoplasmacytic lymphoma，LPL）最常见的一类，是一种少见的惰性成熟B细胞淋巴瘤，在非霍奇金淋巴瘤中所占比例<2%。LPL/WM是由小B淋巴细胞、浆细胞样淋巴细胞和浆细胞组成的淋巴瘤，常常侵犯骨髓，也可侵犯淋巴结和脾脏，并且不符合其他可能伴浆细胞分化的小B细胞淋巴瘤诊断标准。LPL侵犯骨髓同时伴有血清单克隆性IgM丙种球蛋白时诊断为WM。90%～95%的LPL为WM，仅小部分LPL患者分泌单克隆性IgA、IgG成分或不分泌单克隆性免疫球蛋白。由于非WM型LPL所占比例低，相关研究较少，本章节仅探讨WM相关标准，非WM型LPL的治疗等参照WM进行。

本病多发生于老年人，病情进展缓慢，发病率占所有血液系统肿瘤的1%～2%，大约为多发性骨髓瘤的1/4，且占巨球蛋白血症总患病人数的25%。高加索人发病率较高，而非洲后裔患病率相对较低。美国白种人患病男性为0.61/10万；女性为0.25/10万，黑种人女性为0.36/10万。发病年龄80%在50岁以上（18～92岁），平均年龄63岁，发病高峰在70～80岁，仅3%在40岁以下。国内报道较少，尚无大样本统计分析。

本病相当于中医学"血痹""瘀痹""血证""虚劳"范畴。《中藏经·论痹》曾有记载："痹者，风寒暑湿之气，中于人脏腑之为也……而有风痹、寒痹、湿痹、热痹、气痹，又有筋、骨、血、肉、气之五痹也……痹者闭也，五脏六腑感于邪气，乱于真气，闭而不仁，故曰痹也。"《医宗必读·痹》："治外者，散邪为急，治脏者，养脏为先。治行痹者，散风为主，御寒利湿仍不可废，大抵参以补血之剂，盖治风先治血，血行风自灭也。治痛痹者，散寒为主，疏风燥湿仍不可缺，大抵参以补火之剂，非大辛大温，不能释其凝寒之害也。治着痹者，利湿为主，祛风解寒亦不可换，大抵参以补脾补气之剂，盖土强可以胜湿，而气足自无顽麻也。"皆阐明此病发病机理及治则。

【西医病因与发病机制】

1. 西医病因

巨球蛋白血症约占所有血液系统肿瘤的2%，为少见病。高加索人发病率较高，而非洲后裔只占所有巨球蛋白血症患者的5%。有大量关于家族性疾病的报道，包括巨球蛋白血症及其他B淋巴细胞增生性疾病的多代群发现象，由此可见，遗传因素是重要原因。研究观察181例巨球蛋白血症患者，其一级家属中约20%患巨球蛋白血症或其他B细胞性疾病，而健康亲属中也易患其他免疫性疾病，有低丙种球蛋白血症和高丙种球蛋白血症（尤其是多克隆IgM），产生自身抗体（尤其是针对甲状腺的），活性B细胞增多。

本病是否与环境因素有关还不肯定，感染、自身免疫病或特殊职业性暴露所引起的慢性抗原刺激与巨球蛋白血症没有明确的联系，与病毒感染是否有关也有待确定；关于HCV、HHV－8与巨球蛋白血症之间相互关联有诸多报道，但也仍有争论。

2. 发病机制

遗传学的多项研究虽病例数有限，但已证明巨球蛋白血症患者多存在染色体数目或结构异常。常见的数目异常的有17、18、19、20、21、22、X及Y染色体缺失，另外3、4、12号染色体数目的增加也有报道。40%～90%巨球蛋白血症患者存在6q21－22缺失，尤其有家族史的患者出现率相对更高。该区域可能包含了几种抑癌基因，其中BLIMP－1是涉及淋巴浆细胞分化的一种主要的调节基因。然而巨球蛋白血症并不存在IgH开关基因的重组，该发现可用于鉴别巨球蛋白血症和以IgH开关重组为主要特征的IgM骨髓瘤。

巨球蛋白血症骨髓克隆性B细胞，由一种表面含有大量免疫球蛋白灶沉积的小淋巴细胞到淋巴浆细胞，再到胞浆内含有免疫球蛋白的成熟浆细胞的克隆分化而来。有时外周血B淋巴细胞中可检测到克隆性B细胞，其数量在耐药或疾病进展的患者中升高，这些克隆性血细胞在体外培养时有自动分化为浆细胞的特殊能力。

【中医病因病机】

中医学归属于“血痹”“瘀痹”“血证”“虚劳”范畴。

1. 情志失调

情志抑郁，肝气不舒，脏腑失和，脉络受阻，血行不畅，气滞血瘀，日积月累，可形成积聚。

2. 饮食所伤

酒食不节，饥饱失宜，或恣食生冷肥甘，脾胃受损，运化失健，水谷精微不布，食滞湿浊凝聚成痰，或食滞、虫积与痰气交阻，气机壅结，则成聚证。

3. 感受寒邪

寒邪侵袭，脾阳不运，湿痰内聚，阻滞气机，气血瘀滞，积聚乃成。亦有外感寒邪，复因情志内伤，气因寒遏，脉络不畅，阴血凝聚而成积。

4. 病后所致

黄疸、胁痛病后，湿浊留恋，气血蕴结；或久疟不愈，湿痰凝滞；或感染虫毒，肝脾不和，气血凝滞；或久泻、久痢之后，脾气虚弱，营血运行涩滞，均可导致本病。

【诊断标准】

1. 临床症状

本病发病缓慢，可多年无明显症状或仅偶感疲乏、体重减轻，不少患者在诊断本病时尚无症状。

（1）异常细胞增生、浸润所致症状　一般以淋巴结、肝、脾大为主要表现。肝、脾多为轻度大，个别可达肋下5～6cm。后期也可累及肺、肠、肾及中枢神经系统。皮肤可见结节浸润，口腔黏膜可见溃疡。骨骼疼痛及局部压痛罕见，X线检查可见骨质疏松，但局灶性溶骨损害少见。

（2）巨球蛋白血症所致症状

1）高黏滞综合征：90%患者的血液黏滞度增高。主要症状和体征有：头痛、眩晕、失眠、视力减退、黏膜出血、神经精神症状以及充血性心力衰竭等；眼底可见视网膜静脉瘀血、扩张、弯曲，呈腊肠样分节外观，称为副蛋白血症性眼底；部分患者可有眼底出血，视盘水肿，一般无渗出物，球结膜可有红细胞聚集现象；血浆量过大，血液黏滞度高，加上贫血，可引起充血性心力衰竭。一般在IgM＞30g/L时易出现高黏滞综合征，但两者并不成正比，因高黏滞综合征的出现还与IgM与血浆中的其他蛋白相互作用有关。

2）神经系统异常：单克隆IgM主要影响感觉神经，也可影响运动神经，最常见的症状是四肢麻木、暂时性瘫痪、共济失调等，严重者可出现意识模糊、昏迷，以至惊厥。WM极少影响中枢神经系统。

3）冷球蛋白有关症状：当巨球蛋白具有冷球蛋白性质时，可出现冷敏感、冷荨麻疹、雷诺现象，甚至动脉痉挛及闭塞，导致组织坏疽。

4）淀粉样变性：据报道，在有单克隆IgM的患者中约2%发生淀粉样变性，这其中21%为WM，涉及的器官主要有心、肾、肺、周围和自主神经系统。WM患者出现心力衰竭、肾病、蛋白尿及不能解释的呼吸系统疾病时，应当想到发生淀粉样变性的可能。

5）出血倾向：巨球蛋白能干扰凝血因子和血小板功能，可反复发生鼻出血、口腔黏膜及牙龈出血，而血小板数目不一定减少。胃肠道出血和下肢紫癜亦可发生。

6）继发感染及伴发第二肿瘤：由于巨球蛋白大量生成，正常免疫球蛋白的产生受到抑制，患者细胞和体液免疫功能均降低，因此易发生反复感染及伴发第二肿瘤，第二肿瘤多为淋巴系统恶性肿瘤。

2. WM诊断标准

（1）血清中检测到单克隆性的IgM（不论数量）。

（2）骨髓中浆细胞样或浆细胞分化的小淋巴细胞呈小梁间隙侵犯（不论数量）。

（3）免疫表型：CD19（+），CD20（+），sIgM（+），CD22（+），CD25（+），CD27（+），FMC7（+），CDS（+/-），CDIO（-），CD23（-），CD103（-）。10%～20%的患者可部分表达CD5、CD10或CD23，此时不能仅凭免疫表型排除WM。

（4）除外其他已知类型的淋巴瘤。

（5）有研究者报道MYD88L265P突变在WM中的发生率高达90%以上，但其阳性检出率与检测方法和标本中肿瘤细胞的比例等有关，MYD88L265P突变也可见其他小B细胞淋巴瘤、弥漫大B细胞淋巴瘤等。因此MYD88L265P突变是WM诊断及鉴别诊断的重要标志，但非特异性诊断指标。

注：LPL/WM无特异的形态学、免疫表型及遗传学改变，故LPL/WM的诊断是一个排他性诊断，需要紧密结合临床表现及病理学等检查结果进行综合诊断。虽然通过骨髓检查可诊断LPL/WM，但如有淋巴结肿大仍建议尽可能获得淋巴结等其他组织标本进行病理学检查，以除外其他类型淋巴瘤可能。

【西医治疗】

（一）治疗方案

无症状的 WM 患者不需要治疗。WM 治疗指征为：B 症状（盗汗、发热、体重减轻）；症状性高黏滞血症；周围神经病变；器官肿大；淀粉样变；冷凝集素病；冷球蛋白血症；疾病相关的血细胞减少（HGB≤100g/L、PLT＜100×10^9L）；髓外病变，特别是中枢神经系统病变（Bing－Neel 综合征）；巨大淋巴结；或有证据表明疾病转化时。单纯血清 IgM 水平升高不是本病的治疗指征。若血细胞减少考虑是自身免疫性因素所致，首选糖皮质激素治疗，若糖皮质激素治疗无效，则针对原发病治疗。

1. 一线治疗选择

有治疗指征患者的一线选择主要依据年龄、主要症状及是否行自体造血干细胞移植（ASCT）等来选择。依据骨髓干细胞毒性分类的推荐方案详见表 16－1，主要方案用法、疗效及注意事项详见表 16－2。各个方案间疗效无直接比较，有效性数据仅供参考。另外方案选择时注意以下几点：

（1）伴有症状性高黏滞血症、冷球蛋白血症的患者，建议先行血浆置换 2～3 次后续以化疗。并避免直接应用利妥昔单抗（R）化疗，建议先以硼替佐米或氟达拉滨为主的方案降低 IgM 水平，再考虑应用含 R 的方案或其他方案化疗。

（2）主要症状为 WM 相关的血细胞减少或器官肿大者，首选含 R 为基础的方案化疗，如 RCD（利妥昔单抗＋环磷酰胺＋地塞米松）方案或苯达莫司汀＋R，可以较快降低肿瘤负荷。

（3）伴有 IgM 相关的神经性病变患者，首选含 R 的方案化疗，应避免使用有潜在神经毒性的药物如长春新碱、硼替佐米和沙利度胺等。

（4）虽然 R－CHOP 方案仍是被推荐方案，但蒽环类药物在 WM 中的地位受到质疑，有研究结果显示 R－CVP（环磷酰胺，长春新碱，泼尼松）或 R－CP（环磷酰胺，泼尼松）方案与 R－CHOP 疗效相当，不良反应发生率更低。

（5）氟达拉滨联合利妥昔单抗治疗的有效率达 95%，环磷酰胺的加入似乎并不增加疗效，反而增加不良反应的发生。

（6）ASCT 在 WM 中的适应证并不十分明确，有研究结果显示 ASCT 可延长部分患者的总生存时间。考虑行 ASCT 的患者应尽可能避免应用对骨髓有毒性的药物，特别是长期应用，如烷化剂、核苷类似物，以免影响造血干细胞的采集。

表 16－1　华氏巨球蛋白血症患者的治疗方案推荐

疾病状态	非干细胞毒性方案	可能有干细胞毒性/高转化风险的方案
初始	B±R、BD 方案、BDR 方案、依鲁替尼、R 单药、RCP/D 方案、沙利度胺±R	苯达莫司汀±R、克拉屈滨±R、苯丁酸氮芥、氟达拉滨±R、氟达拉滨＋环磷酰胺±R
复发	阿仑单抗、B±R 或 BD±R、COP－R 方案、依鲁替尼、Ofatumumab（R 不能耐受者）、R 单药、RCP/D 方案、沙利度胺±R	苯达莫司汀±R、克拉屈滨±R、苯丁酸氮芥、氟达拉滨±R、氟达拉滨＋环磷酰胺＋R、干细胞移植（临床研究）

注：B：硼替佐米；R：利妥昔单抗；D：地塞米松；C：环磷酰胺；P：泼尼松。

表 16－2　各主要药物/方案在治疗华氏巨球蛋白血症中的用法及疗效

方案或药品名称	用法	总有效率（主要有效率）	生存	需要注意的事项
苯丁酸氮芥	8mg/d×10 天（或 2mg/d 持续），28 天为 1 个疗程，最多 12 个疗程	≥PR38.6%	中位 PFS 期 27.1 个月	骨髓抑制，干细胞损伤，第二肿瘤风险
氟达拉滨	30～40mg/m^2×5 天，28 天为 1 个疗程，最多 6 个疗程	≥PR47.8%	中位 PFS 期 36.3 个月	骨髓抑制，干细胞损伤，第二肿瘤风险
利妥昔单抗	375mg/m^2，每周 1 次，连用 4 次	52.5%（27.5%）		燃瘤反应，特别是单药应用时避免用于 IgM 相关性神经性病变患者，以免与硼替佐米相关性神经损伤重叠。每周 1 次的硼替佐米方案可能减少其相关不良反应
硼替佐米	1.3mg/m^2，第 1、4、8、11 天，21 天为 1 个疗程	78%（44%）		
依鲁替	420mg/d	90.5%（73%）	2 年 PFS 和 OS 率分别为 69.1% 和 95.2%	有出血倾向或需服用抗凝剂治疗者慎用。MYD88 野生型者不建议应用
BR 方案	硼替佐米 1.6mg/m^2，第 1、8、15、28 天，6 个疗程；利妥昔单抗 375mg/m^2，第 1、4 疗程应用	88%（65%）	1 年 EFS 率 79%	
BRD 方案	首剂：硼替佐米单药 1.3mg/m^2，第 1、4、8、11 天，21 天为 1 个疗程，其后硼替佐米 1.6mg/m^2，第 1、8、15、22 天，35 天为 1 个疗程×4；地塞米松 40mg，第 1 天；利妥昔单抗 375mg/m^2，第 2、5 疗程应用	85%（68%）	中位 PFS 期 42 个月，3 年持续反应率 70%（≥PR 者），3 年 OS 率 81%	
RCD 方案	利妥昔单抗 375mg/m^2，第 1 天；地塞米松 20mg，第 1 天；环磷酰胺 100mg/m^2，第 1～5 天	83%（74%）	2 年 PFS 率 67%，中位 PFS 期 35 个月	
R－沙利度胺	利妥昔单抗 375mg/m^2，每周 1 次，连用 4 次，3 个月后再重复 4 次；沙利度胺，计划用法每晚 200～400mg	72%（64%）	中位 TTP34，8 个月	沙利度胺实际推荐用法每晚 < 200mg，推荐每晚 75～100mg
苯达莫司汀＋R 方案	苯达莫司汀 90mg/m^2，第 1～2 天；利妥昔单抗 375mg/m^2，第 1 天	95%	中位 PFS 期 69.5 个月	对髓外病灶、恶性胸腔积液、重度骨髓侵犯者等需要尽快控制本病患者或伴巨大肿块患者更为适合

续表

方案或药品名称	用法	总有效率（主要有效率）	生存	需要注意的事项
FR 方案	利妥昔单抗 375mg/m^2，第 1 天；氟达拉滨 25mg/m^2，第 2～6 天	95.3%（86%）	中位 PFS 期 51.2 个月	骨髓抑制、转化及第二肿瘤风险
FCR 方案	利妥昔单抗 375mg/m^2，第 1 天；氟达拉滨 25mg/m^2，第 2～4 天；环磷酰胺 250mg/m^2，第 2～4 天	79%（74.4%）	中位 EFS 期 59.1 个月，4 年 OS 率 69.1%	骨髓抑制、转化及第二肿瘤风险

注：PR：部分缓解；PFS：无进展生存；OS：总生存；EFS：无事件生存；TTP：疾病进展时间；B：硼替佐米；R：利妥昔单抗；D：地塞米松；F：氟达拉滨；C：环磷酰胺。

2. 复发难治性患者的治疗选择

复发患者仍然需要考虑是否具有治疗指征，无治疗指征的复发患者选择观察随访，有治疗指征的复发患者首选参加设计良好的临床试验。方案选择主要参考患者复发时间、之前使用的治疗方案以及是否进行 ASCT。对于一线治疗 12 个月后复发的患者，可继续应用原一线方案，而 12 个月内复发的患者，应选择其他治疗方案。对于之前未保存自体造血干细胞的患者，若考虑 ASCT，则应避免应用损伤造血干细胞的药物。依鲁替尼单药在复发难治性 WM 患者中可获得 91% 的治疗反应，73% 患者达主要治疗反应，2 年无进展生存（PFS）和 OS 率分别为 69% 和 95%，是较理想的选择。

ASCT 是 WM 挽救治疗的重要选择之一，特别是对于对化疗仍敏感的复发患者，应进行 ASCT。异基因造血干细胞移植仅在年轻、病情进展较快，或者多次复发、原发难治且一般状况较好的患者中选择性进行。

3. 维持治疗

利妥昔单抗维持治疗在 WM 中的地位尚不明确，有研究表明部分患者可能获益，对于考虑进行维持治疗者，可选择利妥昔单抗 375mg/m^2，每 3 个月 1 次，连用 2 年。

4. 新药治疗

近年来在 WM 中开展的新药试验较多，包括新型抗 CD20 单抗奥法木单抗（ofatumumab）、新一代蛋白酶体抑制剂卡非佐米（cartilzomib）、mTOR 抑制剂依维莫司（everolimus）等。奥法木单抗被认为在利妥昔单抗不能耐受或耐药患者中有效；卡非佐米联合利妥昔单抗、地塞米松是一个比较有前途的方案。

5. 中枢侵犯（Bing－Neel 综合征）患者的治疗

中枢侵犯是 WM 一种罕见的并发症，中位发生时间为诊断 WM 后 3～9 年不等，表现多样，常见的症状包括四肢运动神经功能障碍、神志状态改变和颅神经麻痹，可侵犯脑实质或脑软膜。个案报道显示氟达拉滨、苯达莫司汀、依鲁替尼等治疗有效，ASCT 也是一种有效选择。

6. 并发症的治疗

（1）*贫血的治疗*　贫血是本病最常见临床表现和最主要的治疗指征，在疾病治疗起效前可应用 rh－EPO、红细胞输注纠正或改善贫血。对于伴有高黏滞血症的患者，输注红细胞时应谨慎，以免增加血液黏滞度而加重患者症状；对于伴有冷凝集素综合征的患者，应输注预温至37℃的红细胞；对于高血栓风险、高血压控制不良、肝功能不全、慢性肾功不全的患者，应慎用rh－EPO治疗。

（2）IgM相关性周围神经病的治疗　IgM相关性周围神经病变在WM的发生率为20%～25%，怀疑存在IgM相关的周围神经病时应及时治疗。方案应选择含利妥昔单抗的方案，不建议选择含硼替佐米或沙利度胺的方案。

（3）化疗相关性疱疹病毒感染　氟达拉滨、硼替佐米治疗过程中，约一半以上的患者可能出现疱疹病毒感染，应该进行疱疹病毒的预防性治疗，并持续至停药后6个月。

（4）利妥昔单抗治疗的燃瘤反应（flare现象）　利妥昔单抗单药治疗WM时可能出现燃瘤反应（发生率高达60%），即出现短暂的血IgM水平升高，加重高黏滞血症、冷球蛋白血症及其他IgM相关并发症。对于高IgM患者，特别是高于40～50g/L的患者可考虑血浆置换，待IgM水平降低后应用利妥昔单抗。但利妥昔单抗与其他药物联合，特别与硼替佐米联合后燃瘤反应明显下降。因此对高黏滞血症或高IgM水平患者，尽量避免单用利妥昔单抗治疗。

（二）西医治疗困境

血浆置换：虽可清除患者体内可溶性免疫复合物及部分抗体，使接受这一治疗的部分患者在治疗前循环免疫复合物水平很高，治疗后显著下降。但其所带来的并发症也很多，包括出血倾向、病毒感染、过敏反应、低钾血症、低钙血症、药物同时被清除等。

化疗：化疗对细胞没有分辨能力，多次放化疗后，患者头发脱落，胃肠功能紊乱，低烧不退，恶心，呕吐，此时应及时采取中医治疗，调理人体脏腑功能，提高免疫能力。凭借现在的科学技术水平，化疗不能根治此病，高额的治疗费用也给患者家庭带来巨大经济负担。

【中医治疗】

1. 辨证论治

治疗以清热化瘀结合温化、祛风通络为主，不要片面使用温热药治疗，非重危病例可单用中药治疗。

（1）气血亏虚证

主症：四肢乏力，关节酸沉，绵绵而痛，麻木尤甚，汗出畏寒，时见心悸，纳呆，颜面微青而白，形体虚弱，舌质淡红欠润滑，苔黄或薄白，脉多沉虚而缓。

治法：益气养血，舒筋活络。

方药：气血并补荣筋汤，药用生薏苡仁、茯苓、生白术、何首乌、当归、砂仁、熟地黄、黄精、蜂房、乌梢蛇、豨莶草、络石藤、狗脊、秦艽、菟丝子。

（2）气血瘀滞证

主症：肢体关节疼痛，屈伸不利，关节肿大、僵硬、变形，甚则肌肉萎缩，筋脉拘急，肘膝不得伸，或尻以代踵、脊以代头而成废人，舌质暗红，脉细涩。

治法：补肾祛寒，活血通络。

方药：补肾祛寒治王汤，药用续断、补骨脂、骨碎补、淫羊藿、制附片、熟地黄、桂枝、独活、威灵仙、白芍。

2. 中医增效减毒治疗

有血管炎、紫癜、免疫复合物存在，治疗要抗血管炎，抗过敏，抑制免疫，可选用生地黄、黄芩、忍冬藤、牡丹皮、槐花米、川芎、当归、郁金、水牛角、鬼箭羽、生蒲黄、徐长卿、制首乌、羊蹄根、虎杖、藕节、白鲜皮、赤白芍、丹参、甘草等；关节痛、转氨酶升高，可选用岗稔根、金雀根、羌活、制川乌、女贞子、败酱草、鸡骨草、蒲公英、地肤子、麻黄、桂枝、细辛等，以降酶和抗关节炎。

【生活调摄】

1. 饮食调摄：此病性属虚，病位在脾，病机为脾肾两虚，气血瘀阻，禁食期间除给予高热量、含丰富维生素且易消化的食物外，还应增加补益脾肾、健胃止血的食物，如淮山药、芡实及核桃。食量逐渐增加、适量，不过饱，防止肠功能减退及正常肠道菌群易位。鼓励患者多喝水，多吃新鲜蔬菜、水果，同时勿食过硬、过烫、对口腔黏膜有刺激的食物。

2. 注意休息，避免劳累，避免情绪波动及精神刺激。注意预防感染。

3. 注意锻炼身体，增强体质，提高抵抗疾病的能力。

【科研思路与方法】

1. 理论研究方面

李晓莹等在文献复习中分析 3 例巨球蛋白血症患者的病因病机、临床资料及诊治过程，发现 3 例患者发病时均出现不同程度贫血，单克隆 IgM 及骨髓浆细胞样淋巴细胞浸润。得出结论是，巨球蛋白血症的诊断与鉴别诊断有赖于形态学及免疫表型检查。烷化剂、嘌呤类似物及利妥昔单抗是 WM 一线治疗药物。

侯健综述了华氏巨球蛋白血症是一种独特的 B 细胞肿瘤，其主要特征为骨髓淋巴样浆细胞浸润和单克隆 IgM 血症。最新研究表明，WM 细胞 MYD88 基因发生了突变（L265P），该突变通过一系列信号最终激活 NF－κB，导致 B 细胞异常增殖。WM 临床主要表现为组织浸润和单克隆 IgM 引起的损害。WM 需与其他产生单克隆 IgM 的淋巴系统肿瘤相鉴别，而 MYD88 L265P 检测是新的鉴别手段之一。目前，WM 的推荐治疗方案包括烷化剂、核苷类似物、硼替佐米和利妥昔单抗等。

2. 实验研究方面

汤非以 5 例华氏巨球蛋白血症患者为研究对象，采用离心超滤管将采集的患者血清中大分子蛋白滤去，分别用湿化学酶法、苦味酸法、干化学酶法检测超滤前后患者血清肌酐水平并进行比较分析，超滤前后 3 种方法测得的血清肌酐水平有明显差异。结论是采用湿化学酶法检测华氏巨球蛋白血症患者血清肌酐时，应去除大分子蛋白以防止所测血清肌酐水平异常增高，或用干化学酶法或苦味酸法测定以确定检测的准确性，为临床提供真实可靠的检验结果。

3. 临床研究方面

谢氏等探讨具有高黏滞综合征的巨球蛋白血症患者输血治疗的方法和安全性，选取具有高黏滞综合征的WM患者8例，筛选ABO血型系统、RH血型系统与WM患者相同的红细胞悬液，用盐水介质法、凝聚胺法、微柱凝胶法配血，同时做患者自身对照，选取凝集小于对照的献血员红细胞，制成洗涤红细胞进行输血治疗以改善贫血。结果8例具有高黏滞综合征的WM患者输血后HB值明显高于输血前，差异有统计学意义（$P<0.05$），且具有高黏滞综合征的WM患者与同期血液病患者输血后Hb升高值比较，差异无统计学意义（$P>0.05$），追踪溶血指标检测均未显示溶血迹象。得出此研究实施的方法对具有高黏滞综合征的WM患者是安全和有效的，可以供输血工作者参考。

2015年1月，FDA批准依鲁替尼用于WM基于一项有63名先前有过治疗的受试者参与的临床研究。所有受试者每天接受这款药物420mg剂量治疗，直到疾病恶化或副作用变得无法忍受。结果显示，62%的受试者在治疗后癌症缩小（总有效率）。在研究时，应答持续时间从2.8个月到大约18.8个月。

【名医验案】

周仲英验案

患者，女，62岁，2009年12月11日初诊。主诉：2007年4月因面色苍白无力，下肢肿胀，视物模糊，于苏州大学第一附属医院行骨髓穿刺后诊断为巨球蛋白血症，曾住院化疗6次，免疫球蛋白不降。现服马法兰、法欣、泼尼松等药物。刻诊：面色不华，目花视糊，腿软，足掌心热，纳差。舌苔淡黄薄腻，舌质暗，脉细滑。近查IgM 35.1g/L，WBC 2.2，L 0.7，RBC 3.0，PLT 9.5。有缺铁性贫血史。

西医诊断：巨球蛋白血症。

中医诊断：虚劳。

证型：肝肾亏虚，气阴两伤。

治法：补肾益气，阴阳并调。

处方：炙鳖甲（先煎）15g，炙黄芪25g，当归10g，生地黄15g，炙黄精10g，菟丝子10g，山茱萸10g，川石斛10g，生地榆15g，炙女贞子10g，旱莲草10g，鸡血藤20g，枸杞子10g，地骨皮12g，炙甘草5g，炒谷芽、炒麦芽各10g，肿节风20g，红景天10g，灵芝5g，炮山甲（先煎）5g，藿香、佩兰各10g。28剂，每日1剂，水煎服。

2010年1月15日（二诊）：巨球蛋白血症近3年，经治巨球蛋白不降，服用上方视物模糊减轻，足软，脚心时热，食纳尚好。舌苔淡黄薄腻，舌质暗淡，脉细。肝肾亏虚，气阴两伤，精血生化少源。处方：炙鳖甲（先煎）15g，鹿角片10g，当归12g，生地黄、熟地黄各12g，制黄精10g，潞党参15g，枸杞子10g，菟丝子12g，山茱萸10g，炙黄芪30g，生地榆15g，炙女贞子10g，旱莲草10g，鸡血藤10g，地骨皮12g，肿节风20g，红景天10g，淫羊藿10g，骨碎补10g，炒阿胶珠10g，灵芝5g，藿香、佩兰各10g，炒谷芽、炒麦芽各10g，炙甘草5g，砂仁（后下）3g。28剂，每日1剂，水煎服。

2010年3月26日（三诊）：自觉症状尚平，可以操持家务，食纳知味，面色萎黄不华，舌苔黄薄腻，舌质暗，脉细滑。2010年3月20日查血常规WBC 2.7，RBC 3.27，免疫球蛋白 IgM 16.8g/L。仍当补益肝肾，阴阳并调，益气生血。处方：二诊处方加仙鹤草15g，红花3g，川石斛10g，穿山甲15g，麦冬10g，紫河车粉（粉吞）4g；去藿香、佩兰；改红景天15g。28剂，每日1剂，水煎服。

2010年5月7日（四诊）：最近10天，右头角痛，下颌部牙龈痛，足心灼热未发。2010年5月4日查血常规：WBC 2.5，L 0.7，N 0.2，RBC 2.7，PLT 44，免疫球蛋白 IgM 16.8g/L。处方：二诊处方加川石斛10g，麦冬10g，玄参10g，白薇12g，穿山甲15g，仙鹤草15g；去鹿角片、灵芝、藿香、佩兰；改红景天15g。28剂，每日1剂，水煎服。

2010年11月12日（五诊）：2010年10月9日复查血常规：WBC 上升至3.5，N 0.8。近两月牙痛未复发，稍有上感咳嗽，腰痛，食纳知味，二便正常，面黄不华。苔淡黄，舌质暗，有齿印，脉细。处方：二诊处方加补骨脂10g，南沙参、北沙参各10g，麦冬10g，紫河车（粉吞）4g；改炙女贞子15g，红景天15g。28剂，每日1剂，水煎服。

2011年3月11日（六诊）：2011年2月9日查血常规：WBC 3.73，RBC 3.75，HB 123，PLT 148，IgM 18.9g/L，K 轻链 1890，免疫分型：6.4%的幼稚细胞群，见0.4%的异常浆细胞。前有感冒咳嗽，面黄不华。舌苔薄黄，舌质略暗，脉细滑。处方：二诊处方加南沙参、北沙参各10g，麦冬10g，补骨脂10g，川石斛10g，紫河车（粉吞）4g；去藿香、佩兰、骨碎补；改炙女贞子15g，红景天15g。28剂，每日1剂，水煎服。

2011年4月29日（七诊）：最近因精神刺激情绪紧张，失眠，多思，有烦热感，食量尚可，大便偏软。舌苔淡黄薄腻，脉细滑。仍当补益肝肾，阴阳并调，益气生血。处方：二诊处方加功劳叶10g，熟酸枣仁20g，知母10g，南沙参、北沙参各10g，麦冬10g；去藿香、佩兰；改女贞子15g，红景天15g，紫河车粉（粉吞）4g。28剂，每日1剂，水煎服。

2011年6月24日（八诊）：近来睡眠好转，烦热减轻，食纳、二便正常。苔淡黄薄腻，脉细滑。复查血常规：WBC 3.4，L 0.9，余正常。守法调剂。处方：二诊处方加功劳叶10g，熟酸枣仁20g，知母10g，南沙参、北沙参各10g，麦冬10g；去藿香、佩兰；改女贞子15g，红景天15g，紫河车粉（粉吞）4g。28剂，每日1剂，水煎服。

2011年9月16日（九诊）：经治以来复查血象，全部正常，精神良好，食纳知味，二便正常，视物清楚，脚心不热，口干不显。苔淡黄薄腻，舌质暗紫，脉细滑。仍当补益肝肾，阴阳并调，益气生血。处方：二诊处方加麦冬10g，北沙参10g，紫河车（粉吞）4g；改女贞子15g，红景天15g；去藿香、佩兰。28剂，每日1剂，水煎服。

近期随访，患者病情缓解3年后中断治疗。

按语：本例据其症状辨证属于“虚劳”范畴，面色不华、有缺铁性贫血史多为气血不足，目花视糊、腿软是为肝肾亏虚，足掌心热多因阴虚内热，但亦与血虚发热、气虚发热有关，故拟从肝肾亏虚、气阴两伤治疗。处方仿黄芪鳖甲汤、当归补血汤、二至丸之意补益肝肾气阴，适当配以运脾健胃之品。二诊视物模糊即能转清，可见补肝养阴有效，食纳改善，属脾胃之气稍好。故在原方中加强补肾养血的作用，仿龟鹿二仙胶之意，进一步补养精血，龟甲易为鳖甲，以清虚热、阴火，滋阴潜阳。三诊因舌质暗，辨为久病络瘀，酌加少量红花，以达祛瘀生新目的。之后主方未变，均为随证加减调整。

【参考文献】

[1] 童娟，郭明英，蔡晓燕．Waldenstrom 巨球蛋白血症的治疗进展［J］．临床荟萃，2010，25（23）：133－134.

[2] 中国抗癌协会血液肿瘤专业委员会，中国抗淋巴瘤联盟．淋巴浆细胞淋巴瘤/华氏巨球蛋白血症诊断与治疗中国专家共识（2016 年版）［J］．中华血液学杂志，2016，37（9）：729－734.

[3] 刘艳奎，庄秀琴．以鼻衄为首发表现的华氏巨球蛋白血 1 例［J］．现代预防医学，2009，36（16）：3198－3199.

[4] 周雪，赵鹏台，刘旭阳，等．中西医结合治疗原发性巨球蛋白血症临床缓解 1 例子［J］．临床荟萃，2009，24（22）：1949－1950.

[5] 潘德璋，徐琳，曹军皓，等．巨球蛋白血症患者血小板假性升高 1 例［J］．华南国防医学杂志，2011，25（5）：454－455.

[6] 卢媛，高明，王霞．血浆置换在原发性巨球蛋白血症治疗中的应用［J］．临床血液学杂志，2012，25（12）：933－934.

[7] 唐海飞，谢一唯，陈秉宇．具有高黏滞综合征的巨球蛋白血症患者输血治疗的方法和安全性研究［J］．检验医学，2010，25（5）：400－401.

[8] 侯健，彭利晖．华氏巨球蛋白血症：循证医学新进展及共识更新［J］．解放军医学杂志，2013，38（9）：705－706.

[9] 李晓莹，张会永，刘宝文．巨球蛋白血症 3 例及文献复习［J］．现代肿瘤医学，2013，21（6）：1325－1326.

[10] 汤菲，安黎云，贾克然，等．湿化学酶法测定华氏巨球蛋白血症患者血清肌酐假性增高的评析［J］．国际检验医学杂志，2015，36（8）：1070－1071.

[11] Gertz MA，Reeder CB，Kyle RA，et al. Stem cell transplant for Waldenstrm macroglobulinemia：an underutilized technique［J］. Bone Marrow Transplant，2011，10：175.

[12] Usmani S，Sexton R，Crowley J，et al. Autologous stem cell transplantation as a care option in Waldenstrom's macroglobulinemia［J］. Clin Lymphoma Myeloma Leuk，2011，11（1）：139－142.

[13] Baehring JM，Hochberg EP，Raje N，et al. Neurological manifestations of Waldenstrom macroglobulinemia［J］. Nat Clin Pract Neurol，2008，4（10）：547－556.

[14] Dimopoulos MA，García－Sanz R，Gavriatopoulou M，et al. Primary therapy of Waldenstrom macroglobulinemia（WM）with weekly bortezomib，low－dose dexamethasone，andrituximab（BDR）：long－term results of a phase 2 study ofthe European Myeloma Network（EMN）［J］. Blood，2013，122（19）：3276－3282.

[15] Tripsas CK，Meid K，Cropper SJ，et al. Carfilzomib，rituximab and dexamethasone（CaRD）is highly active and offers a neuropathy sparing approach for proteasome－inhibitor based therapy in Waldenstrom's macroglobulinemia［J］. Blood，2013，122

(21): 757.

[16] Ghobrial IM, Witzig TE, Gertz M, et al. Long - term resultsof the phase II trial of the oral mTOR inhibitor everolimus (RAD001) in relapsed or refractory Waldenstrom Macroglobulinemia [J]. Am J Hematol, 2014, 89 (3): 237 - 242.

[17] Tsdeschia, Picardi P, Ferrero S, et al. Bendamustine andrituximab combination is safe and effective as salvage regimenin Waldenström macroglobulinemia [J]. Leuk lymphoma, 2015, 56 (9): 2637 - 2642.

[18] Léger JM, Viala K, Nicolas G, et al. RIMAG Study Group (France and Switzerland) Placebo - controlled Trial of Rituximab in IgM Anti - myelin - associated Glycoprotein Neuropathy [J]. Neurology, 2013, 80 (24): 2217 - 2225.

[19] Treon SP, Hanzis C, Manning RJ, et al. Maintenance Rituximabis associated with Improved Clinical Outcome in Rituximabnaïve Patients with Waldenstrom Macroglobulinaemia Whorespond to a Rituximab - containing Regimen [J]. Br J Haematol, 2011, 154 (3): 357 - 362.

[20] 余和平. 华氏巨球蛋白血症的治疗进展 [J]. 世界临床药物, 2015, 36 (12): 864 - 868

[21] 朱垚, 周仲瑛. 国医大师周仲瑛阴阳并调复法辨治巨球蛋白血症临床思路 [J]. 中华中医药杂志, 2015, 30 (10): 3540 - 3542.

第十七章　泌尿系统免疫病

随着对肾脏疾病的认识不断深入，目前认为，人类多数肾小球疾病、部分肾间质及肾小管疾病为免疫介导。免疫反应主要为两类：体液免疫和细胞免疫。体液免疫反应涉及抗体产生，而细胞免疫主要涉及T细胞、单核细胞和巨噬细胞等。根据现代免疫学的认识，在正常的免疫反应中，体液免疫和细胞免疫的组成成分均可参与针对大多数抗原的免疫反应，而且二者相互依赖。发生组织损伤时，二者往往共同参与发病机制，既往体液免疫在肾小球疾病中的作用研究较为深入，近年来细胞免疫在肾小球疾病及肾小管间质疾病中的作用也得到充分的认识。

多数免疫性肾脏病的病因尚不清楚，虽然感染可诱导发生肾脏病，如链球菌引起的感染性肾小球肾炎，乙型和丙型肝炎病毒等也可以继发肾小球疾病，但其确切的免疫发病机制尚不完全清楚。既往研究认为，包含细菌和病毒的循环免疫复合物（CIC）沉积于肾脏可能是其主要原因，目前认为肾脏病免疫发病机制可能更为复杂，例如丙型肝炎病毒引起的冷球蛋白血症性肾损害已经证明有自身免疫因素参与。因此，除了经典的自身免疫性疾病如抗肾小球基底膜病、狼疮性肾炎和抗中性粒细胞胞浆抗体（ANCA）相关小血管炎，其他类型的肾脏疾病也同样有免疫因素参与，例如膜性肾病存在上皮免疫复合物的沉积，有可能是肾小球足细胞上固有抗原的自身免疫所导致；而药物引起的急性肾小管间质病也有明确的证据表明免疫因素，甚至自身免疫的参与。

此外，不论肾脏病病因如何，免疫反应造成的肾损害还受到患者遗传背景的影响。其影响不但涉及易感性，还与疾病的临床表型，如严重程度、对治疗的反应以及预后相关。

第一节　急性肾小球肾炎

【概述】

急性肾小球肾炎（acute glomerulonephritis，AGN）是常见的免疫反应性肾小球疾病，临床上常急性起病，多有前驱感染，以血尿为主，伴不同程度蛋白尿，可有水肿、高血压或肾功能不全等症状。本病多见于3～12岁男性儿童，多有以呼吸道及皮肤为主的前驱感染，且通常于前驱感染后1～3周起病，本病有多种病因，但绝大多数由A组乙型溶血性链球菌感染引起，其他细菌、病毒、支原体等也可导致急性肾小球肾炎。

急性肾小球肾炎为西医病名，中医无完全对应的疾病名称，但根据其临床表现，多属“水肿”“血尿”“风水”“水气”等范畴。《素问·水热穴论篇》写到：“勇而劳甚则肾汗出，肾汗出逢于风，内不得入于藏府，外不得越于皮肤，客于玄府，行于皮里，传为胕肿，本之于肾，名曰风水。”认识到“风水”的发生与肾有关。而《金匮要略·水气病脉证并治》更是对不同类型的“水气”加以阐述，认为：“风水，其脉自浮，外证骨节疼痛恶风。皮水，其脉亦浮，外证胕肿，按之没指，不恶风，其腹如鼓，不渴，当发其汗。正水，其脉沉迟，外证自喘。石水，其脉自沉，外证腹满不喘。”

【西医病因与发病机制】

本病常因β-溶血性链球菌感染所致，常见于上呼吸道感染（多为扁桃体炎）、猩红热、皮肤感染（多为脓疱疮）等链球菌感染后。感染严重程度与急性肾小球肾炎的发生和病变轻重不完全一致。

本病主要由感染所诱发的免疫反应引起，胞壁上的M蛋白曾被认为是链球菌的致病抗原，而现在多认为胞浆或分泌蛋白某些成分为主要致病抗原，导致免疫反应后可通过循环免疫复合物沉积于肾小球致病，或种植于肾小球的抗原与循环中的特异抗体相结合形成原位免疫复合物而致病。肾小球内的免疫复合物激活补体，导致肾小球内皮细胞及系膜细胞增生，并可吸引中性粒细胞及单核细胞浸润，导致肾脏病变。

【中医病因病机】

1. 六淫外袭

六淫之邪外袭，内舍于肺，肺失宣降，水道通调失司，以致邪遏水阻，泛溢肌肤，发为水肿。

2. 疮毒内陷

肺主皮毛，脾主肌肉，疡疮湿毒侵于肌肤，内犯于肺脾，肺失宣降，脾失健运，水湿内停，溢于肌肤，而成水肿，湿蕴日久化热，灼伤血络，则见血尿。

3. 肾元亏虚

本病的发生除了外邪侵袭，肺脾受损之外，更重要的是肾元亏虚。肾为先天之本，脾胃为后天之本。肾元亏虚可因先天不足而来，亦可因后天饮食失节、劳逸不当、调理失宜而致。先有脾胃虚弱，后有肾元不足，此即所谓后天不能充养先天所致。脾肾先虚，外邪侵袭，内外两因相合，水液不得正常代谢而停于体内，外溢肌肤则发为水肿。肾元亏虚，精微外泄，可见蛋白尿。

【诊断标准】

（1）病前1～4周有前驱感染。

（2）临床表现有非凹陷性水肿、少尿、血尿、高血压四大症状。

（3）尿检查有蛋白、红细胞及管型等。

（4）血清尿素氮增高，肌酐清除率下降。

【西医治疗】

1. 治疗方案

（1）一般治疗：对轻型病例，以卧床休息及低盐饮食为主。

（2）治疗感染灶：肌注长效青霉素或其他有效抗生素。

（3）对症治疗：典型病例除注意休息、饮食及控制感染外，尚需对症治疗，如降压、利尿等。

（4）透析治疗：少数发生急性肾衰竭而有透析指征时，应及时给予透析治疗以帮助患者渡过急性期。

2. 西医治疗困境

急性肾小球肾炎西医的治疗是以对症治疗为主，大多患者也可以因此而完全治愈，但仍有部分患者遗留尿异常和（或）高血压而转为慢性。有的甚至出现肾功能急剧恶化而出现急性肾衰表现，危及生命。激素的应用会干扰其免疫紊乱，往往使急性肾小球肾炎转变为慢性肾炎，失去本病自限性的时间窗。

【中医治疗】

1. 风水相搏证

主症：水肿自眼睑和面部开始迅速波及全身，以头面部肿势为著，皮色光亮，按之凹陷，随手而起，尿少色赤，微恶风寒或发热汗出，乳蛾红肿疼痛，口渴或不渴，骨节酸痛，鼻塞，咳嗽，气短，舌质淡、苔薄白或薄黄，脉浮紧或浮数。

治法：疏风宣肺，利水消肿。

方药：风寒偏甚证用麻黄汤合五苓散加减，风热偏甚证用麻黄连翘赤小豆汤合越婢汤加减。药用麻黄、桂枝、连翘、杏仁、赤小豆、茯苓、猪苓、泽泻、车前子、桑白皮、大腹皮、陈皮、生姜皮、炙甘草。

2. 湿热内侵证

主症：小便短赤，甚则尿血，发热或不发热，水肿或轻或重，烦热口渴，口苦口黏，头身困重，倦怠乏力，脘闷纳差，大便黏滞不爽，常有近期疮毒史，舌质红、苔黄腻，脉滑数。

治法：清热利湿，凉血止血。

方药：五味消毒饮合小蓟饮子加减，药用金银花、野菊花、蒲公英、紫花地丁、天葵子、生地黄、小蓟、滑石、淡竹叶、通草、蒲黄、当归、炙甘草。

3. 邪陷心肝证

主症：头痛眩晕，视物模糊，烦躁不安，口苦，恶心呕吐，甚至惊厥、抽搐、昏迷，肢体面部水肿，尿短赤，高血压，舌质红、苔黄糙，脉弦数。

治法：平肝泻火，清心利水。

方药：龙胆泻肝汤合羚角钩藤汤加减，药用夏枯草、山栀子、黄芩、通草、泽泻、车前子、柴胡、当归、生地黄、羚羊角、钩藤、菊花、桑叶、白芍、炙甘草。

4. 水凌心肺证

主症：全身明显水肿，频咳气急，胸闷心悸，烦躁不宁，不能平卧，面色苍白，甚则唇甲青紫，舌质暗红、舌苔白腻，脉沉细无力。

治法：泻肺逐水，温阳扶正。

方药：己椒苈黄丸合参附汤加减，药用防己、椒目、葶苈子、大黄、人参、附子。

5. 水毒内闭证

主症：全身水肿，尿少或尿闭，色如浓茶，头晕头痛，恶心呕吐，畏寒肢冷，神疲乏力，嗜睡，甚则昏迷，血尿素氮、肌酐显著升高，舌质淡胖、苔垢腻，脉滑数或沉细数。

治法：通腑泄浊，解毒利尿。

方药：温胆汤合附子泻心汤加减，药用姜半夏、竹茹、枳实、陈皮、茯苓、附子、大黄、黄芩、黄连、生姜、炙甘草。

6. 阴虚邪恋证

主症：神倦乏力，头晕，手足心热，腰酸盗汗，或有反复乳蛾红肿，镜下血尿持续不消，舌红苔少，脉细数。

治法：滋阴补肾，兼清余热。

方药：知柏地黄丸合二至丸加减，药用知母、黄柏、熟地黄、山药、山茱萸、泽泻、牡丹皮、茯苓、旱莲草、女贞子。

7. 气虚邪恋证

主症：身倦乏力，面色萎黄，纳少便溏，自汗，易于感冒，舌淡红、苔白，脉缓弱。

治法：健脾益气，兼化湿浊。

方药：参苓白术散合防己黄芪汤加减，药用人参、茯苓、白术、白扁豆、陈皮、黄连、山药、砂仁、桔梗、黄芪、防己。

【生活调摄】

1. 饮食调摄

肾炎患者饮食治理应给予高糖、高维生素、适量蛋白质和脂肪以及低盐的饮食。急性期1~2周内，应严格控制钠的摄入量，水肿消退后可逐渐增加。水肿严重、尿少、氮质血症患者，应限制水及蛋白质的摄入。待水肿消退、血压恢复正常后，逐渐恢复到正常饮食。如患者伴有高血压或高脂血症，要限制饮食中饱和脂肪酸与胆固醇的含量。如遇有贫血，应给予含蛋白质和铁丰富的食物。

2. 精神调摄

急性肾小球肾炎无特效药物治疗，卧床静养十分重要，因此，要保持良好的情绪，卧床休息，尽量减轻心脏负荷，改善肾脏血流量，至水肿消退、血压正常、肉眼血尿消失后，方可慢慢恢复正常活动。

【科研思路与方法】

1. 理论研究方面

系统整理和挖掘古代及近现代中医文献中有关急性肾小球肾炎相关证候的描述及对病因病机、治法方药的认识，总结治疗用药规律，为临床提供借鉴。如现代医家结合《伤寒论》的理论概念，认为急性肾小球肾炎的病因病机是初起太阳表证，随着病变发展，邪气入里出现不限于六经本证的太阳变证。如有学者从中医的角度认为外感六淫及皮肤疮毒内侵是本病的主要病机，并且强调从四个方面着手，提倡将息得宜、祛邪为先、清解为要、活血为重，通过辨证论治分四型，并分别予以专方治疗。挖掘治疗急性肾小球肾炎的有效治疗方药，在治疗中酌情加以活血化瘀的药物，增加肾血流量从而达到减轻肾脏病理损害。还有学者通过中西医治疗的对比研究，发现中西医结合治疗——在西医常规治疗的基础上结合中医辨证论治，如发汗利水、清热解毒、健脾固肾，大大提高了临床疗效。

2. 临床研究方面

近年来，我国相继出版了适用于小儿急性肾小球肾炎的中医诊疗指南，提出了明确的诊断标准、辨证分型及治疗建议，充分发挥了中医药的优势。临床研究方面，如付勇等通过搜集麻黄连翘赤小豆汤及其加减方的临床随机对照试验，筛选合格研究，应用 Jadad 评分进行质量评价，运用异质性检验、meta 分析、漏斗图分析等方法统计相关数据，纳入标准的临床对照试验文献 5 篇，发现麻黄连翘赤小豆汤及其加减方治疗急性肾小球肾炎相对对照组而言有效，在提高总有效率和治愈率、消退浮肿、血尿方面都有治疗优势。李涛等选取急性肾小球肾炎患者 70 例，通过对照组和观察组的方法，均予以西药治疗，对照组加用小蓟饮子，观察组另加六味地黄丸治疗，发现观察组的有效率高于对照组，观察组治疗后的肉眼血尿、尿蛋白、血压、水肿、1 小时尿红细胞排泄率、24 小时尿蛋白定量、血尿素氮、血肌酐改善更加显著；最终发现六味地黄丸治疗急性肾小球肾炎的临床疗效显著，且能显著改善肾功能。

3. 实验研究方面

可结合临床研究成果，对临床上行之有效的方剂及单味中药进行筛查，并筛选出有效的中药单体、中药成分群，并在此基础上进一步开展药效、药理、毒理等研究，以开发出有效的中药制剂。麻黄连翘赤小豆汤是著名的仲景经方，为表里双解之剂，是解表利湿的代表方剂。有研究选用此方加减治疗急性肾小球肾炎动物模型，证实解表利湿法在预防急性肾小球肾炎大鼠模型过程中对保护肾脏、减少免疫性损伤起到积极作用。如周毓梅等采用 ELISA 法测定 38 例患儿及 30 例健康的对照儿的血清及尿液单核细胞趋化蛋白（MCP－1）水平，按常规方法测定尿肌酐、血肌酐、尿蛋白、24 小时尿蛋白定量、补体 C3，生化方法检测血清超氧化物歧化酶（SOD）和脂质过氧化产物（LPO）含量；同时观察 MCP－1 水平与肾小球肾炎患儿肾功能、尿蛋白及过氧化物损伤的关系，得出急性肾小球肾炎患儿血清及尿液 MCP－1 水平增高，尿液 MCP－1 水平变化可作为评估急性肾小球肾炎炎症程度的潜在指标。古国荣等采用实验组和对照组的方法，运用胶体金方法测定血清 Cys－C，用苦味酸法测定血肌酐，并对其数据进行统计学分析；结果发现血清 Cys－C 在急性肾小球肾功能损害时升高较血肌酐灵敏，Cys－C 可作为急性肾小球肾炎早期肾功能损害评估的敏感指标之一。

【名医验案】

1. 李少川验案

患儿，男，11 岁，1992 年 9 月 4 日初诊。患儿 20 天前因双眼睑浮肿伴血尿，某院以“急性肾小球肾炎”收住院治疗。经抗感染及对症治疗 3 周，未见明显好转，自动出院。刻诊：患儿双眼睑浮肿，无四肢浮肿，无腹水，无发热，纳食尚可，尿色深黄，无尿频、尿急、尿痛，大便正常，舌淡红，苔黄腻，脉滑数。查：BP 105/75mmHg，神清，精神可，巩膜无黄染，心肺界，腹水征（－），双下肢无水肿。外院曾查血 C3 降低。尿相差镜检提示：红细胞均为肾小球性。血沉 34mm/h，抗链球菌溶血素“O”试验（＋），尿素氮 12.2mmol/L，血肌酐 18.3μmol/L，乙肝全项、尿培养均未见异常。尿常规示：Pro（＋），BLD（＋＋），RBC（＋＋），管型 1～2/HP。双肾 B 超示：双肾实质损害。

西医诊断：急性肾小球肾炎。

中医诊断：尿血。

证型：脾肾不足，湿热下注。

治法：益肾清热凉血。

方药：小蓟饮子合归芍地黄汤加减。大蓟、小蓟各 10g，藕节炭 10g，鲜茅根 20g，生地黄 20g，牡丹皮 10g，泽泻 10g，白术 10g，山药 10g，炒神曲 10g，炒枳壳 10g，藿香 6g，厚朴 10g，炒莱菔子 10g，当归 10g，甘草 10g。7 剂，每日 1 剂，水煎服。

治疗 1 周后复诊：患儿症状好转，无明显浮肿，纳可便调，舌红，苔薄黄，脉滑。复查尿常规示：Pro（－），BLD（＋），RBC（＋＋＋），WBC 1～2/HP。继服上方。

1992 年 9 月 21 日三诊：患儿无不适感觉，未见恶心呕吐，纳可便调，肉眼未见血尿。查体：咽稍红，腹软，双肾无叩击痛。舌红，苔薄黄，脉滑。原方去白术、神曲、枳壳、藿香、炒莱菔子，加柴胡、蝉衣、桔梗、益母草、白芍、山茱萸。

1992 年 10 月 3 日四诊：患儿无不适，纳可便调。查体未见异常。舌红，苔薄稍黄，脉细。尿常规：BLD（＋），RBC（＋），WBC 1～2/HP。方药：知柏地黄丸加减。知母 10g，泽泻 10g，白芍 10g，黄柏 10g，山茱萸 10g，山药 6g，生地黄 25g，茯苓 12g，大蓟、小蓟各 10g，鲜茅根 30g，牡丹皮 10g，益母草 15g，柴胡 10g，甘草 9g。每日 1 剂，水煎服。

1992 年 11 月 11 日五诊：患儿无不适，查体未见异常。近 1 个月曾 4 次复查尿常规正常，肾脏 B 超未见异常。

按语：急性肾炎主要由于感受风邪、湿热、疮毒等致肺、脾、肾功能失调所致。本案患儿脾肾不足，复因湿热内蕴，内归于脾，脾湿内渍，脾虚不能制肾，肾不能行五液之水，水与邪毒并走于内，泛于肌肤，发为水肿，湿热下注膀胱，膀胱血络受损，则见尿血。故治疗应标本兼治，清热利湿、凉血止血，同时宜健脾益肾。方中大蓟、小蓟、藕节炭、鲜茅根凉血止血；当归养血活血；藿香、厚朴芳香化浊；枳壳、神曲、莱菔子行气化食消积、健运中焦；泽泻清热利湿，泻肾浊，使湿热由小便而去；牡丹皮清血分之热；生地黄清热凉血益阴，配以山药、茯苓、白术益肾健脾以固其本。诸药合用，共奏益肾消热凉血之功。待湿热已除，则转为固本为主，拟知柏地黄丸加减滋养肾阴，兼清湿热、凉血止血，尤加入柴胡于诸药中，取其疏解少阳枢机、通利三焦、和调阴阳之功，每获事半功倍之效 。

2. 孙郁芝验案

刘某，男，7 岁，学生，1997 年 7 月 29 日初诊。患者 2 个月前因上呼吸道感染，1 周后出现血尿，就诊于某三甲医院，尿常规检验：Pro（+ +），BLD（+ +），RBC（+ + + +），诊断为急性肾小球肾炎，予青霉素静滴治疗 20 余天，肉眼血尿消，但尿检验仍异常，又服中药数剂，疗效不显，遂来我院求治。患者口干，咽红，腰酸困重，小便色深，大便干 1 ~2 日 1 次，舌红、苔薄白，脉细数。尿常规检验：Pro（+ +），BLD（+ +），RBC：5 ~8 个/HP。

西医诊断：急性肾小球肾炎。

中医诊断：尿血。

证型：湿热未尽，阴虚邪恋。

治法：滋阴凉血，清热利湿。

处方：金银花、小蓟、白茅根各 20g，女贞子、旱莲草各 12g，生地黄、牡丹皮各 6g，赤芍、黄芩、桔梗各 8g，茯苓 10g，石韦 15g，白术 9g，砂仁 4g。每日 1 剂，水煎服。

1997 年 8 月 5 日二诊：服上药 6 剂后，口干、咽红消失，尿色渐淡，大便已不干，每日 1 次，仍有腰酸困，近日牙龈痛，舌质略红、苔薄黄，脉细，尿常规检验：Pro（+），BLD（+ +），RBC：0 ~2 个/HP，病情好转，原方去黄芩，加黄连 5g，藕节 10g。每日 1 剂，水煎服。

1997 年 8 月 17 日三诊：服上药 12 剂，诸症皆减，仅有轻微腰部酸困，余无不适，舌淡红、苔薄，脉细。化验尿常规：Pro（-），BLD（+）。予初诊方加藕节、乌梅炭各 10g 治之。

1997 年 8 月 24 日四诊：服药 6 剂后，诸症皆消，舌淡红、苔薄白，脉细。检验尿常规均为（-）。此后以六味地黄汤加减调治 3 个月，病情稳定，巩固治疗期间，多次检验尿常规均为（-）。

按语：急性肾小球肾炎多由外感引起，发病有以颜面、四肢浮肿、尿少为基本表现的，亦有以尿血为基本表现而无浮肿的。临床上前者多见于素体气虚阳虚患者，而后者多见于素体阴虚之人，该例急性肾小球肾炎即是以血尿为主。患者素体阴虚，感受外邪，风热犯肺，邪热由表入里，由上而下，故见肉眼血尿。但因调治不当，渐致肾阴亏损，邪热留恋，阴虚内热，虚火灼络，故见口干，咽干，腰酸困重，镜下血尿，病情缠绵。孙师在治疗时善于抓住病机特点，滋阴凉血，佐以清热利湿，使肾阴渐复，湿热渐去，治疗彻底，疗效满意。由此可窥孙师治疗急性肾小球肾炎经验之一斑。

【参考文献】

[1] 龙凤艳，庞家善．中西医结合治疗小儿急性肾小球肾炎 48 例［J］．现代中西医结合杂志，2007，16（27）：4003.

［2］李艳，周莉．中西医结合治疗小儿急性肾小球肾炎临床观察［J］．中华中医药杂志，2007，22（8）：576.
［3］朱青芝，关生柏．中西医结合治疗小儿急性肾小球肾炎的体会［J］．河北中医，2008，30（10）：1056－1057.
［4］中华医学会儿科学分会肾脏病学组．小儿肾小球疾病的临床分类、诊断及治疗［J］．中华儿科杂志，2001，39（12）：746－749.
［5］沈庆法．中医临床肾脏病学［M］．上海：上海科学技术文献出版社，1997.
［6］丁爱国．韩子江治疗急性肾小球肾炎的经验［J］．四川中医，1998，（6）：2－3.
［7］向阳．李少川辨治小儿急性肾炎的经验简介［J］．吉林中医药，1994，（2）：7－8.
［8］苏琛，朱文晓，曹觉予，等．从伤寒论太阳证及其变证探识急性肾小球肾炎病变［J］．中医药临床杂志，2010，22（2）：121－122
［9］何文兵，刘光陵．急性肾小球肾炎中医诊疗指南［J］．中医儿科杂志，2011，07（2）：1－3.
［10］张智，张雪亮，闪增郁，等．解表利湿法预防大鼠急性肾小球肾炎作用机理的初步探讨婷［J］．中国中医基础医学杂志，2008，14（7）：518－519.
［11］Stratta P，Musetti C，Barreca A，et al. New trends of an old disease：the acute post infectious glomerulonephritis at the beginning of the new millenium［J］．Journal of Nephrology，2014，27（3）：229－239.
［12］Eison TM，Ault BH，Jones DP，et al. Post－streptococcal acute glomerulonephritis in children：clinical features and pathogenesis.［J］．Pediatric Nephrology，2011，26（2）：165－180.
［13］Wong W，Morris MC，Zwi J. Outcome of severe acute post－streptococcal glomerulonephritis in New Zealand children［J］．Pediatric Nephrology，2009，24（5）：1021－1026.
［14］Carceller LF，De ITEM，Porto AR，et al. Acute glomerulonephritis associated with pneumonia：a review of three cases［J］．Pediatric Nephrology，2010，25（1）：161.
［15］付勇，涂曼丽，宋俊生，等．麻黄连翘赤小豆汤加减治疗急性肾小球肾炎临床系统评价［J］．辽宁中医药大学学报，2008，10（12）：7－9.
［16］李涛，冯爱桥，刘一卓．六味地黄丸治疗急性肾小球肾炎 35 例［J］．河南中医，2015，35（4）：912－914.
［17］周毓梅，邱毓华．急性肾小球肾炎患儿单核细胞趋化蛋白－1 的表达及意义［J］．临床儿科杂志，2008，26（4）：305－308.
［18］古国荣，曾康港，蔡菊红．血清胱抑素 C 在急性肾小球肾炎早期肾功能损害评估中的意义［J］．临床和实验医学杂志，2011，10（6）：407.
［19］李新民．李少川治疗小儿急性肾小球肾炎临证经验［J］．中国中医药信息杂志，2007，14（5）：83－84.

第二节　急进性肾小球肾炎

【概述】

急进性肾小球肾炎（rapidly progressive glomerulonephritis，RPGN）是一组数周或数月内迅速进展为肾功能衰竭的临床综合征，尿检结果提示肾炎（蛋白尿、血尿、红细胞管型、颗粒管型）表现。本病好发于任何年龄，病情凶险，临床以急性肾炎综合征、肾功能急剧恶化、早期出现少尿性急性肾衰竭为特征，病理呈坏死性新月体肾小球肾炎表现为主的一组疾病。RPGN 多在急性肾炎综合征基础上肾功能急剧恶化，往往于数周至数月内发展为肾功能衰竭。

RPGN 的发生率占肾穿刺患者的2% ~7%，人群发生率为7/百万。该病病情危重，若不及时治疗，90%以上的患者于6个月内死亡或依赖透析生存，但如能早期明确诊断，并针对不同的病因采取及时正确的治疗措施，可改善预后。

RPGN 病因多样，可分为原发性和继发性 RPGN，继发性疾病主要包括感染性疾病、系统性疾病和其他原发性肾小球疾病。除抗中性粒细胞胞浆抗体（ANCA）相关小血管炎和 Goodpasture 综合征以外，其他疾病如 IgA 肾病、系统性红斑狼疮（SLE）、过敏性紫癜（HSP）等基础上均可发生新月体肾炎。根据肾脏免疫病理检查，RPGN 分为三种类型：抗肾小球基底膜（GBM）抗体型（Ⅰ型）、免疫复合物型（Ⅱ型）和少免疫沉积型（Ⅲ型）。

急进性肾小球肾炎为西医病名，中医无完全对应的疾病名称，但根据其临床表现，多属“水肿”“溺毒”“关格”“癃闭”等范畴。

【西医病因与发病机制】

本病病因仍不清楚，某些化学物尤其是烃化物的吸入，感染如链球菌、流感病毒、柯萨奇病毒 B，某些药物如青霉胺 - D、利福平等均被认为是诱发本病的病因。

近年来随着某些与 RPGN 密切相关的自身抗体的发现，如抗 GBM 抗体和 ANCA，证明了原发性 RPGN 的病因和发病机制是不同的。

【中医病因病机】

1. 风邪外袭，肺失通调

风邪外袭，内舍于肺，肺失宣降通调，上则津液不能宣发外达以营养肌肤，下则不能通调水道而将津液的代谢废物变化为尿，以致风遏水阻，风水相搏，水液潴留体内，泛滥肌肤，甚则引起少尿或无尿。

2. 湿毒浸淫，内归肺脾

肺主皮毛，脾主肌肉。痈疡疮毒生于肌肤，未能清解而内归肺脾，脾伤不能升津，肺伤失于宣降，以致水液潴留体内，泛滥肌肤，发为水肿。

3. 肾气虚衰，气化失常

“肾者水脏，主津液”。生育不节，房劳过度，或久病伤肾，以致肾气虚衰，不能化气行水，遂使膀胱气化失常，开合不利，引起水液潴留体内，泛滥肌肤，而成水肿，甚至无尿。

【诊断标准】

1. 急进性肾炎综合征多为急性起病，在血尿、蛋白尿、水肿和高血压的基础上短期内出现少尿、无尿，肾功能急骤下降。

2. 应尽快施行肾活检以明确诊断。肾穿刺标本中50%以上的肾小球有大新月体形成。

3. 鉴别诊断：临床上部分其他原因引起的急性肾损伤也可表现为急进性肾炎综合征，应注意鉴别。如血栓性微血管病、急性间质性肾炎和严重的毛细血管内增生性肾小球肾炎等。

4. 辅助检查。

（1）一般实验室检查：血尿、蛋白尿、血肌酐进行性升高；可有与肾损害程度不平行的贫血；ANCA 相关小血管炎患者多有明显的血沉快和 CRP 强阳性。

（2）血清自身抗体：血清抗 GBM 抗体阳性提示为抗 GBM 病；ANCA 阳性支持系统性小血管炎；ANA 阳性应考虑 SLE 等自身免疫性疾病。

（3）B 超：双肾增大或正常大小。

【西医治疗】

（一）治疗方案

参照2014年日本肾脏病学会（JSN）发布的急进性肾小球肾炎临床实践指南。

1. 强化疗法

本病预后凶险，如未治疗，患者多进展至终末期肾衰竭，很少有自发缓解的可能。目前认为在疾病早期应用强化血浆置换并联合应用皮质激素及细胞毒药物可有一定疗效。

（1）*血浆置换* 该法是用膜血浆滤器或离心式血浆细胞分离器分离患者的血浆和血细胞，然后用正常人的血浆或血浆成分（如白蛋白）对其进行置换，每日或隔日置换1次，每次置换2～4L。此法清除致病抗体及循环免疫复合物的疗效肯定，已被临床广泛应用。

对于晚期肾功能不全或肺出血的 ANCA 阳性 RPGN 患者初始治疗期间、标准治疗不足的 RPGN（Ⅳ期及部分Ⅲ期）狼疮性肾炎患者初始治疗期间、抗肾小球基底膜抗体阳性 RPGN 患者初始治疗期间，免疫抑制治疗的同时联合血浆置换可改善患者肾功能，延长生存期，推荐该类患者使用血浆置换。

（2）*静注免疫球蛋白* 免疫球蛋白可作为难治性 ANCA 相关性血管炎或出现并发症如重度感染的患者选择性治疗的方法，但不适用于使用大剂量皮质类固醇和免疫抑制剂的患者。

（3）*糖皮质激素* 将甲泼尼龙0.5～1.0g 静脉滴注，每日或隔日1次，3次为1个疗程，据病情需要应用1～3个疗程（两疗程间需间隔3～7日）。大剂量甲泼尼龙具有强大的免疫抑制、抗炎症及抗纤维化作用，从而发挥治疗效应。应用这一疗法时，也需配合常规剂量激素及细胞毒药物治疗。

对于RPGN初始治疗，当ANCA相关的RPGN、狼疮相关的RPGN及抗GBM阳性的RPGN患者，出现肾功能快速下降或者出现严重系统并发症如肺出血时，可在口服基础上加用静脉注射糖皮质激素。

在ANCA相关的RPGN中，大剂量或中等剂量的糖皮质激素治疗，可有效改善肾功能及提高生存率。当然，免疫抑制剂的联合应用可以更有效，但存在全身感染可能。年龄>70岁及维持性透析的患者，慎用免疫抑制剂，以免白细胞减低，肝功能受损以及病情加重。可单独应用糖皮质激素。

大剂量或中等剂量糖皮质激素可改善ANCA阳性RPGN、RPGN（Ⅳ期和部分Ⅲ期）狼疮性肾炎肾功能，大剂量糖皮质激素可改善RPGN抗肾小球基底膜抗体肾小球肾炎患者肾功能，延长患者生存期。但是，糖皮质激素、免疫抑制剂联合用药，效果更佳；因此，初始治疗期间，糖皮质激素单一用药仅推荐用于免疫抑制剂治疗不佳的患者。

肾功能急速下降或合并严重全身性并发症，如肺出血的ANCA阳性RPGN患者、中枢神经系统狼疮的RPGN（Ⅳ期和部分Ⅲ期）狼疮性肾炎患者、出现肺出血的RPGN抗肾小球基底膜抗体肾小球肾炎患者，推荐口服糖皮质激素的同时静脉冲击疗法治疗。无肺出血的RPGN抗肾小球基底膜抗体肾小球肾炎患者，推荐口服糖皮质激素的同时，静脉冲击疗法治疗，但是，即使积极免疫抑制治疗肾功能也不可能恢复的患者除外。

激素撤减及维持：推荐初始治疗期间，泼尼松龙口服剂量8周内减少20mg，维持治疗期间减药速度<0.8mg/月。RPGN患者的维持治疗推荐糖皮质激素单一用药；小剂量糖皮质激素可改善ANCA阳性RPGN患者肾功能、RPGN（Ⅳ期以及部分Ⅲ期）狼疮性肾炎患者肾功能、RPGN抗肾小球基底膜抗体肾小球肾炎患者肾功能，延长患者生存期。

（4）*利妥昔单抗（rituximab）* ANCA阳性RPGN患者初始治疗期间，使用利妥昔单抗联合糖皮质激素可延长患者生存期。因此，因不良反应无法耐受标准治疗或标准治疗后复发或难治性患者，推荐使用利妥昔单抗。

无研究数据表明，利妥昔单抗可延长RPGN（Ⅳ期及部分Ⅲ期）狼疮性肾炎患者生存期，改善肾功能。但是，无其他治疗方法可选择的时候，可考虑使用利妥昔单抗。

无研究数据表明，利妥昔单抗可延长RPGN抗肾小球基底膜抗体肾小球肾炎患者生存期，改善肾功能。

（5）*免疫抑制剂* RPGN患者初始治疗推荐使用免疫抑制剂。免疫抑制剂、糖皮质激素联合用药可改善ANCA阳性RPGN患者、RPGN（Ⅳ期和部分Ⅲ期）狼疮性肾炎患者及抗GBM抗体阳性的肾小球肾炎患者肾功能，延长患者生存期。因此，RPGN患者初始治疗推荐免疫抑制剂联合糖皮质激素。对于接受透析治疗的ANCA阳性RPGN患者、接受透析治疗的RPGN（Ⅳ期及部分Ⅲ期）狼疮性肾炎患者、接受透析治疗的RPGN抗肾小球基底膜抗体肾小球肾炎患者，免疫抑制疗法并不能延长患者生存期。但是，可延长出现肺出血的患者生存期。口服或静脉冲击疗法在改善RPGN患者肾功能、延长生存期方面无差异，两种治疗方法都可改善RPGN患者肾功能、延长生存期。

（6）*甲氧苄啶/磺胺甲噁唑* 甲氧苄啶/磺胺甲噁唑（TMP/SMX）可改善RPGN患者

生命预后。因此，推荐接受免疫抑制治疗的 RPGN 患者预防性使用 TMP/SMX。TMP/SMX 对肾脏预后的疗效尚不明确。

2. 替代治疗

如果患者肾功能急剧恶化达到透析指征时，应尽早进行透析治疗（包括血液透析或腹膜透析），以维持生命、赢得治疗时间。如果治疗过晚，疾病已进入不可逆性终末期肾衰竭，则应予患者长期维持透析治疗或肾移植。肾移植应在病情静止半年至 1 年、血中致病抗体（抗 GBM 抗体、ANCA 等）阴转后才进行，以免术后移植肾再发 RPGN。

（二）西医治疗困境

本病在早期西医治疗是主要的治疗手段，患者若能得到及时明确诊断和早期强化治疗，预后可得到显著改善。早期强化治疗可使部分患者得到缓解，避免透析。但本病经西医治疗缓解后，以逐渐转为慢性病变甚至发展为肾衰竭为常见，此阶段西医缺乏较好的干预措施。

【中医治疗】

1. 风湿热瘀证

主症：发热，小便黄赤，水肿明显，胸脘痞闷，舌红苔黄腻，脉浮滑。

治法：祛风清热，利湿活血。

方药：疏凿饮子加减，药用羌活、秦艽、冬瓜皮、大腹皮、茯苓皮、椒目、商陆、丹参、赤芍、当归、泽泻、生大黄、紫花地丁、细辛。

2. 湿热毒邪内盛证

主症：精神萎靡，疲乏无力，面色晦暗，浮肿，恶心呕吐，口气秽浊，五心烦热，大便秘结，夜寐不安，畏寒，夜尿增多，舌红绛或淡、苔白黄腻，脉弦。

治法：益气养阴，清热解毒，温肾健脾。

方药：清心莲子饮加减，药用黄芪、党参、麦冬、地骨皮、白茅根、茯苓、生地黄、紫苏、六月雪、丹参、制附子、大黄、黄连、砂仁、生姜。

3. 湿胜阳微证

主症：水肿益甚，气息喘促不能平卧，恶心呕吐尿闭，苔白，脉沉。

治法：温肾化气利水。

方药：真武汤加减，药用制附子、茯苓、茯苓皮、炒白术、白芍、大黄、桑白皮、葶苈子、大枣、生姜皮、人参。

4. 气阴两亏证

主症：精神萎靡，面色潮红，气短乏力，肢肿以下肢为甚，伴食欲不振，失眠盗汗，舌红，苔白，脉虚。

治法：健脾补肾，益气养阴。

方药：参芪地黄汤加减，药用生黄芪、当归、太子参、生地黄、山茱萸、白茅根、白术、生薏苡、丹参、赤芍。

【生活调摄】

急进性肾小球肾炎患者病情危急，必须卧床休养，保持平和的心态，切忌情绪激动，饮食上要严格控制钠盐的摄入，限制饮水量，适当限制蛋白质的摄入，选择优质蛋白，补充维生素。

【科研思路与方法】

1. 理论研究方面

孙世澜从西医的角度阐述了急进性肾小球肾炎的病因病机，并从原发性、继发性出发，将此病根据血清抗 GBM 抗体和 ANCA 测定的结果确定分为五型，更加清晰了临床的思维方法。顾勇等利用光学显微镜检查、电子显微镜检查、免疫荧光检查将急进性肾小球肾炎分为三型，最终对新月体肾炎的病理诊断标准强调两点：①新月体为闭塞肾小囊腔50%以上的大新月体，不包括小型或部分新月体；②伴有大新月体的肾小球必须大于或等于全部肾小球数的50%。得出治疗上应及时使用肾上腺皮质激素冲击治疗，合用免疫抑制剂、抗凝、抗血小板黏附和血浆置换等进行治疗。还有学者认为急进性肾小球肾炎是一组由各种原因、不同疾病引起的以肾病为主的临床综合征，病情发展急骤，在数日或数周内进行性血清肌酐升高、少尿或无尿、血压升高、贫血等，导致快速进展性肾衰竭。如何早期诊断 RPGN 及确定其分类，是指导治疗和判断预后的基础和关键。因此，特别强调的是针对病因和发病机制的免疫学诊断。

2. 临床研究方面

本病早期西医治疗是主要的治疗手段，患者若能得到及时明确的诊断和早期强化治疗，预后可得到显著改善。早期强化治疗可使部分患者得到缓解，避免透析。但本病经西医治疗缓解后，以逐渐转为慢性病变甚至发展为肾衰为常见，此阶段西医缺乏较好的干预措施。此时中医药有可能发挥独特的作用，其一，虽然 RPGN 的机制不清楚，而中医的“证”是可见的，可根据中医辨证施治理论来设计中草药复方制剂；其二，很多中草药已沿用上千年，少有对机体造成严重毒性反应，可直接试用于现成的 RPGN 患者；其三，RPGN 发病机制复杂，中草药复方制剂成分较复杂，在不明机制的情况下有可能通过多靶点作用找到突破点。总之，通过多学科联合、横向研究，可能找到对 RPGN 客观可靠的有效药物和疗效判定标准。

3. 实验研究方面

罗丹过收治100例急进性肾小球肾炎患者的临床资料进行回顾性研究，将其随机分为观察组和对照组，并以环磷酰胺、甲泼尼龙及硫唑嘌呤对对照组患者进行治疗，用血浆置换疗法对观察组的患者进行治疗，发现观察组患者治疗的有效率明显高于对照组患者，得出用血浆置换疗法治疗急进性肾小球肾炎的临床效果显著的结论。近年来，肽类药物开始广泛用于肾炎的防治研究，尤其是小分子肽，其分子量小，无免疫原性，结构简单，比较安全。有研究发现，CMS010.26 这一小分子肽可明显减少 Masugi 肾炎家兔（表现为急进性肾小球肾炎症状）24 小时尿蛋白，改善肾功能，减少免疫复合物沉积，对家兔 Masugi

肾炎具有积极的治疗作用。

【名医验案】

刘宝厚验案

祁某，女，15岁，学生。1998年1月因考试劳累加之感冒突发血尿、踝部稍肿、乏力、恶心。尿检：PRO（+）、BLD（++），镜下红细胞满视野。住白银公司职工医院治疗1个月余无明显疗效，于3月去北京中日友好医院诊治。肾穿诊断：毛细血管内增殖性肾炎伴多数小型新月体形成；肾图：双肾小管浓度分泌延长，排泄缓慢。经用强的松、环磷酰胺、潘生丁、洛汀新等药治疗50余天，尿检：PRO（+）、BLD（++），出院回兰。

1998年6月1日初诊：乏力、纳差，由亲属搀扶来门诊。PE：BP13.3/8.0kPa，神清，精神差，满月脸，踝部凹肿（++），舌淡红，苔白，脉细数。查肾功：BUN 3.5mmol/L、SCr 332μmol/L；血脂：CHOL 4.9mmol/L、TG 3.3mmol/L、HDL 1.76mmol/L、LDL 2.18mmol/L；蛋白：TP 63.4g/L、A 36.6g/L、G 27g/L、A/G1.3。

西医诊断：RPGN。

证型：湿热蕴阻型。

治法：清热利湿，祛风活血。

方药：给予中西医结合“四联”疗法：①强的松40mg，口服，每日一次，晨顿服。②CTX 0.2g+5% GS 100mL，静脉注射，隔日1次，共10次。③酚妥拉明10mg+多巴胺10mg+5%GS 250mL，静脉注射，每日一次，共10次。④潘生丁50mg，口服，一日3次。⑤硫糖铝1.0g，口服，一日3次。⑥脂必妥10.5g，口服，一日3次。⑦中药以自拟肾复康1号颗粒（主要成分：白花蛇舌草、半枝莲、穿山龙、白茅根、泽兰、苍术、蝉蜕、三七粉等）清热利湿、祛风活血。

6月21日二诊：精神好转，无明显不适。PE：踝部凹肿（-），尿检：PRO（±）、BLD（+）。中药加紫珠草、茜草、小蓟凉血止血，继续上述治疗15天。

7月6日三诊：无症状，尿检正常。舌淡红，苔白，脉沉细。证属肺肾阴虚，予自拟肾复康2号颗粒益气滋肾、祛风活血。以求扶正祛邪，巩固疗效之目的。嘱激素6周后缓慢递减，有外感等诱因及时准确治疗，定期复查，带药持续巩固。

按语：刘教授认为本病主要为正虚邪盛，其病邪离不开湿和热，病位离不开脾和肾。早期正确诊断、及早正确治疗，处处注意保护残存的肾功能，是本病治疗的根本大法。刘老采用中西医双重诊断，中西药有机结合的方法治疗PRGN，不但能提高好转率，缩短病程，改善残存肾功能，而且有利于减轻肾脏损伤，制止新月体毁坏肾小球，对延缓肾衰的进展、推迟透析治疗有着重要的意义，临床取得了令人满意的效果。

【参考文献】

[1] 李鸣，张源潮．急进性肾小球肾炎的病理与临床［J］．新医学，2005，36（7）：380-382.

[2] 杨继红．急进性肾小球肾炎的临床监测［J］．新医学，2005，36（7）：385-386.

[3] 陆再英，钟南山．内科学［M］．7版．北京：人民卫生出版社，2008.

［4］Bonsib SM. Glomerular basement membrane discontinuities. Scanning electron microscopic study of acellular glomeruli［J］. American Journal of Pathology, 1985, 119（3）: 357－60.

［5］Morel－Maroger SL, Killen PD, Chi E, et al. The composition of glomerulosclerosis. I. Studies in focal sclerosis, crescentic glomerulonephritis, and membranoproliferative glomerulonephritis［J］. Laboratory investigation; a journal of technical methods and pathology, 1984, 51（2）: 181－192.

［6］李晓燕．小分子多肽化合物 CMS010.26 对家兔 Masugi 肾炎的治疗作用及其机制探讨［D］．天津：天津医科大学，2004.

［7］平山浩一，史春虹．急进性肾小球肾炎［J］．日本医学介绍，2007，28（7）：291－294.

［8］黄健，刘承志．急进性肾小球肾炎 18 例临床治疗体会［J］．社区医学杂志，2013，11（14）：48－49.

［9］王慧娟．急进性肾小球肾炎 8 例临床分析［J］．中国实用医药，2011，06（30）：162－163.

［10］孙云凤，彭兆兴，孙华．急进性肾小球肾炎的护理体会［J］．中国实用医药，2012，07（15）：206－207.

［11］何向东．急进性肾小球肾炎的诊断［J］．中国医药指南，2013（25）：284－285.

［12］顾勇，范虹．急进性肾小球肾炎的发病机制［J］．内科急危重症杂志，2002，8（3）：145－147.

［13］孙世澜．急进性肾小球肾炎的病因和分类［J］．内科急危重症杂志，2002，8（3）：148－150.

［14］钱桐荪，崔世维．急进性肾小球肾炎的诊断和治疗［J］．新医学，2003，34（11）：667－668.

［15］Sinha A, Puri K, Hari P, et al. Etiology and outcome of crescentic glomerulonephritis［J］. Indian Pediatrics, 2013, 50（3）: 283－288.

［16］Koyama A, Yamagata K, Makino H, et al. A nationwide survey of rapidly progressive glomerulonephritis in Japan: etiology, prognosis and treatment diversity［J］. Clinical & Experimental Nephrology, 2009, 13（6）: 633－650.

［17］Kim SD, Kim SH, Kim HR, et al. Rapidly－progressive glomerulonephritis in a patient with Behcet's disease: successful treatment with intravenous cyclophosphamide［J］. Rheumatology International, 2005, 25（7）: 540－542.

［18］Rutgers A, Damoiseaux J, Roozendaal C, et al. ANCA－GBM dot－blot: evaluation of an assay in the differential diagnosis of patients presenting with rapidly progressive glomerulonephritis［J］. Journal of Clinical Immunology, 2004, 24（4）: 435－440.

［19］Arimura Y, Muso E, Fujimoto S, et al. Evidence－based clinical practice guidelines for rapidly progressive glomerulonephritis 2014［J］. Clinical & Experimental Nephrology, 2016, 20（3）: 1－20.

[20] 罗丹，张浩．用血浆置换疗法治疗急进性肾小球肾炎的效果观察［J］．当代医药论丛，2014（14）：179－180.
[21] 谌纯芝．急进性肾炎的临床特点及不同临床类型治疗效果的回顾性分析［J］．中国医学工程，2014（2）：56.
[22] 许雨均．刘宝厚教授治疗急进性肾小球肾炎临证经验［J］．甘肃中医，1999（06）：11－13.

第三节　慢性肾小球肾炎

【概述】

慢性肾小球肾炎（chronic glomerulonephritis，CGN）简称慢性肾炎，是一种病情迁延，有多种病因、多种病理类型的肾小球疾病。疾病表现呈多样化，病程较长，病情缠绵难愈，具有反复进展的倾向，最终导致慢性肾衰竭。临床表现为浮肿、腰痛、倦怠乏力、尿少等；实验室检查可见蛋白尿、血尿，后期出现贫血、高血压、氮质血症或尿毒症。由于本病是一种免疫介导的肾脏炎症性疾病，西医目前对该病尚无满意的治疗方法。慢性肾小球肾炎属中医学“风水”“肾水”“水肿”“腰痛”“虚劳”等范畴。

【西医病因与发病机制】

多数 CGN 患者病因不明，与链球菌感染并无明确关系，据统计仅 15%～20% 从急性肾小球肾炎转变而至。此外，大部分慢性肾炎患者无急性肾炎病史，故目前较多学者认为本病与急性肾炎之间无肯定的关联，它可能是由于各种细菌、病毒或原虫等感染通过免疫机制、炎症介质因子及非免疫机制等引起的。

【中医病因病机】

1. 湿毒浸淫，内归肺脾

肺主皮毛，脾主肌肉。痈疡疮毒生于肌肤，未能清解而内归肺脾，脾伤不能升津，肺伤失于宣降，以致水液潴留体内，泛滥肌肤，发为水肿。《济生方·水肿》谓：“又有年少，血热生疮，变为肿满，烦渴，小便少，此为热肿。”

2. 水湿浸渍

脾气受困，脾喜燥而恶湿，久居湿地，或冒雨涉水，水湿之气内侵；或平素饮食不节，过食生冷，均可使脾为湿困，而失其运化之职，致水湿停聚不行，潴留体内，泛滥肌肤，发为水肿。

3. 肾气虚衰，气化失常

“肾者水脏，主津液。”生育不节，房劳过度，或久病伤肾，以致肾气虚衰，不能化气行水，遂使膀胱气化失常，开阖不利，引起水液潴留体内，泛滥肌肤，而成水肿，甚至无尿。

4. 饮食劳倦，伤及脾胃

饮食失调，或劳倦过度，或久病伤脾，脾气受损，运化失司，水液代谢失常，引起水液潴留体内，泛滥肌肤，而成水肿。

【诊断标准】

慢性肾小球肾炎的诊断并不完全依赖病史的长短，多数慢性肾小球肾炎的病理类型决定其起病即为慢性。一般而言，凡有尿检异常（血尿、蛋白尿、管型尿）、水肿及高血压病史，病程迁延，无论有无肾功能损害均应考虑此病，肾活检病理检查可确诊并有利于指导治疗。

【西医治疗】

（一）治疗方案

慢性肾小球肾炎早期应该针对其病理类型给予相应的治疗，抑制免疫介导炎症，抑制细胞增生，减轻肾脏硬化，并应以防止或延缓肾功能进行性恶化、改善或缓解临床症状以及防治合并症为主要目的，可采用下列综合治疗措施。

1. 积极控制高血压

防止肾功能减退或使已经受损的肾功能有所改善，防止心血管合并症，并改善远期预后。

（1）*治疗目标*　尿蛋白＜1g/d 的患者的血压应该控制在 130/80mmHg 以下；蛋白尿≥1g/d，无心脑血管合并症者，血压应控制在 125/75mmHg 以下。降压不能过低过快，保持降压平稳。一种药物小剂量开始调整，必要时联合用药，直至血压控制满意。优选具有肾保护作用、能延缓肾功能恶化的降压药物。

（2）*治疗方法*

①非药物治疗：限制饮食钠的摄入，伴高血压患者应限钠，钠摄入量控制在 80～100mmol/d，降压药物应该在限制钠饮食的基础上进行；调整饮食蛋白质与含钾食物的摄入；戒烟、限制饮酒；减肥；适当锻炼等。

②药物治疗：常用的降压药物有血管紧张素转换酶抑制剂（ACEI）、血管紧张素受体拮抗剂（ARB）、长效钙通道阻滞剂（CCB）、利尿剂、β 受体阻滞剂等。由于 ACEI 与 ARB 除具有降低血压作用外，还有减少尿蛋白和延缓肾功能恶化的肾保护作用，应优选。肾功能不全患者应用 ACEI 或 ARB 要防止高血钾和血肌酐升高，血肌酐大于 264μmol/L（3mg/dL）时务必在严密观察下谨慎使用，尤其注意监测肾功能和防止高血钾。少数患者应用 ACEI 有持续性干咳的不良反应，可以换用 ARB 类。

2. 减少尿蛋白

延缓肾功能的减退，蛋白尿与肾脏功能减退密切相关，因此应该严格控制。ACEI 与 ARB 具有降低尿蛋白作用，其用药剂量常需要高于其降压所需剂量，同时应预防低血压的发生。

3. 限制食物中蛋白及磷的摄入

低蛋白与低磷饮食可以减轻肾小球高压、高灌注与高滤过状态，延缓肾小球硬化。肾功能不全的氮质血症患者应限制蛋白质及磷的摄入量，采用优质低蛋白饮食或加用必需氨基酸或α-酮酸。

4. 避免加重肾损害的因素

感染、低血容量、脱水、劳累、水电解质和酸碱平衡紊乱、妊娠及应用肾毒性药物（如氨基糖苷类抗生素、非甾体类抗炎药、造影剂等），均可能损伤肾脏，应避免使用或者慎用。

5. 糖皮质激素和细胞毒药物

由于慢性肾炎是包括多种疾病在内的临床综合征，其病因、病理类型及其程度、临床表现和肾功能等差异较大，故是否应用糖皮质激素和细胞毒药物应根据病因及病理类型确定。

6. 其他

抗血小板聚集药、抗凝药、他汀类降脂药。

（二）西医治疗困境

本病早期西医治疗可使部分患者得到缓解，目前治疗仍以控制蛋白尿、血压等对症治疗为主，在此基础上，根据具体病理类型使用激素或（和）细胞毒药物，该类药物毒副作用大，并且随着疾病复发与进展，疗效常会越来越差。

【中医治疗】

1. 湿毒浸淫证

主症：身发疮痍，甚则溃烂，或咽喉红肿，或乳蛾肿大疼痛，继则眼睑浮肿，延及全身，小便不利，恶风发热，舌质红，苔薄黄，脉浮数或滑数。

治法：宣肺解毒，利水消肿。

方药：麻黄连翘赤小豆汤合五味消毒饮，药用麻黄、杏仁、桑白皮、连翘、赤小豆、金银花、野菊花、蒲公英、紫花地丁、天葵子、苦参、土茯苓、黄柏。

2. 水湿浸渍证

主症：全身水肿，按之没指，小便短少，身体困重，胸闷腹胀，纳呆，泛恶，苔白腻，脉沉缓，起病较缓，病程较长。

治法：健脾化湿，通阳利水。

方药：胃苓汤合五皮饮，药用白术、茯苓、苍术、厚朴、陈皮、猪苓、泽泻、肉桂、桑白皮、陈皮、大腹皮、茯苓皮、生姜皮。

3. 肾阳衰微证

主症：面浮身肿，腰以下为甚，按之凹陷不起，心悸，气促，腰部冷痛酸重，尿量减少，四肢厥冷，怯寒神疲，面色㿠白或灰滞，舌质淡胖，苔白，脉沉细或沉迟无力。

治法：温肾助阳，化气行水。

方药：济生肾气丸合真武汤加减，药用制附子、肉桂、白术、茯苓、泽泻、车前子、生姜、炒白芍、牛膝、杜仲。

4. 脾阳虚衰证

主症：身肿，腰以下为甚，按之凹陷不易恢复，脘腹胀闷，纳减便溏，食少，面色不华，神倦肢冷，小便短少，舌质淡，苔白腻或白滑，脉沉缓或沉弱。

治法：温阳健脾，化气利水。

方药：实脾饮加减，药用干姜、附子、草果、白术、茯苓、炙甘草、生姜、大枣、大腹皮、茯苓、木瓜、木香、厚朴、苍术、桂枝、猪苓、泽泻、黄芪。

5. 脾肾气虚证

主症：腰脊酸痛，疲倦乏力，或浮肿，纳少或脘腹胀满，大便溏薄，尿频或夜尿多，舌质淡红、有齿痕，舌苔薄白，脉细。

治法：补脾益肾。

方药：补脾益肾方加减，药用黄芪、制何首乌、丹参、山药、党参、杜仲、益母草、当归、淫羊藿、泽泻。

6. 肺肾气虚证

主症：颜面浮肿或肢体肿胀，疲倦乏力，少气懒言，易感冒，腰脊酸痛，面色萎黄，舌质淡、苔白润，边有齿痕，脉细弱。

治法：补益肺肾。

方药：防己黄芪汤加减，药用防己、黄芪、白术、枇杷叶、桑白皮、金樱子、菟丝子、玉米须。

7. 气阴两虚证

主症：面色无华，少气乏力，或易感冒，午后低热，手足心热，腰痛或浮肿，口干咽燥或咽部暗红，咽痛，舌质红或偏红，少苔，脉细或弱。

治法：益气养阴，调补肾气。

方药：六味地黄汤合生脉散加减，药用生地黄、山药、茯苓、牡丹皮、泽泻、山茱萸、北沙参、麦冬、五味子。

【生活调摄】

1. 饮食调摄

慢性肾小球肾炎患者需严格控制食物中钠盐、蛋白质及磷的摄入，忌食咸菜、酱、腌制食物，忌辛辣刺激性食物；肾功能不全的氮质血症患者应限制蛋白质及磷的摄入量，采用优质低蛋白饮食或加用必需氨基酸或α-酮酸；同时，多食维生素丰富的食物，注意饮水适量。

2. 起居调摄

养成良好的作息习惯，避免过度劳累，可适当运动；同时，保持平和的心境，避免情绪波动。

【科研思路与方法】

本病早期西医治疗可使部分患者得到缓解，目前治疗仍以控制蛋白尿、血压等对症治疗为主，但很大部分患者发展为肾衰是必然结果，透析和肾移植是大多数患者晚期的选择，中医可通过理论研究、临床研究、实验研究三方面进行研究。

1. 理论研究方面

有学者回顾了近十年来中医药认知与治疗慢性肾小球肾炎的相关文献，归纳出本虚标实的疾病本质，认为本虚责之肺、脾、肾三脏功能失调，标实主要因外感、湿热、瘀血、水湿、热毒等。同时，展示了各方学者的不同观点，充实了中医药治疗本病的理论基础。如张琪根据临床经验认为外邪侵袭是慢性肾小球肾炎的主要诱发因素，脾肾虚衰是共同病理基础，水湿、湿热、瘀血是主要病理产物，虚实并见、寒热夹杂是共同病机特点，临床对肾小球肾炎主要症状水肿、蛋白尿、血尿、氮质血症等辨证施治，疗效显著。

2. 临床研究方面

目前临床上治疗慢性肾小球肾炎主要依靠对症治疗，而且对症治疗有其局限性，如存在禁忌证和不良反应，这些局限性也为许多患者的治疗造成了困难，因此，我们可以立足临床，发挥中医药优势，结合临床经验和相关文献总结出有效的、具有针对性的治疗方剂，进行个体化的辨证施治，从而为弥补西医治疗的局限性及降低不良反应起到积极作用。赵相如等人经过长期临床观察实践，根据“久病必瘀”“久病入络为瘀血”的理论，提出慢性肾小球肾炎瘀血证的概念，总结了应用活血化瘀法及其方药治疗慢性肾小球肾炎的研究，并且探讨其前景。此外，也有学者认为本病因肾络亏虚、湿热蕴结、瘀血阻络所致，自拟玉肾露加减补气益肾，活血利水为治，运用临床多年，收效甚佳，为中医药治疗本病开拓了思路。曲宗旭采用滋阴清热法（竹叶石膏汤合二至地黄汤加减）治疗慢性肾小球肾炎，将 72 例患者随机分成两组，治疗组与对照组均给予血管紧张素受体阻滞剂控制血压，其中治疗组 36 例予以竹叶石膏汤合二至地黄汤加减治疗，对照组 36 例予以肾炎康片治疗，用药两个月，得出竹叶石膏汤合二至地黄汤加减为代表的滋阴清热法治疗慢性肾小球肾炎疗效明显优于肾炎康复片的结论。

3. 实验研究方面

可结合临床研究成果，对临床上行之有效的方剂及单味中药进行筛查，并筛选出有效的中药单体、中药成分群，并在此基础上进一步开展药效、药理、毒理等研究，以开发出有效的中药制剂。如已有研究成功制备慢性肾小球肾炎模型，并运用越婢加术汤治疗取得较好的疗效，为其临床治疗此类疾病提供了实验室依据。丁世永等观察慢性肾小球肾炎少阳病患者辅助性 T 细胞的 1 型/2 型平衡及相关前炎症细胞因子调节活化正常 T 细胞表达和分泌的细胞因子变化和辅助性 T 细胞 17 型效应因子 IL－17 的异常变化，揭示小柴胡汤和解少阳法治疗慢性肾小球肾炎蛋白尿的机理结论，证明和解少阳理论可以用于治疗慢性肾小球肾炎炎症，起到减轻蛋白尿的作用。

【名医验案】

1. 王国三验案

刘某，男，43岁。因周身水肿反复发作2年，加重1周，于1994年3月l8日就诊。反复周身水肿2年，尿常规：Pro（++～+++），间断给予利尿药物及六味地黄丸维持，病情时轻时重。1周前因感冒致病情加重来本院就诊。刻诊：周身水肿，颜面及双下肢肿甚，腰酸畏冷，尿少，腹胀大，小便不利。舌苔白，脉弦细。尿常规：Pro（+++）。镜检：细颗粒管型0～2个/HP，RBC 5～8个/HP。

西医诊断：慢性肾小球肾炎。

中医诊断：水肿。

治法：化气利水消肿。

方药：五苓散合己椒苈黄汤合禹功散加减。猪苓、茯苓各15g，桂枝、白术各10g，汉防己40g，椒目10g，葶苈子、小茴香、黑丑、白丑（打碎）各6g。水煎服，日1剂。

服药后尿量渐增，大便稀薄，日5～6行。10剂后，周身水肿消，腹胀亦除。但停药1周后，肿势又起，复用原方去黑丑、白丑，加补骨脂、菟丝子各10g，服药调治1个月，诸症俱去，尿常规：尿蛋白±。病情好转出院，后继续服用补肾健脾药物治疗，病情稳定。

按语：此慢性肾小球肾炎患者以周身水肿，伴腹胀为主症，中医辨证为脾阳虚损，水湿留滞之水肿。病因为久病脾阳虚损，水湿不化，中宫被困，脾失健运，水精不布，则水湿流于肌肤而发水肿；水湿中阻，气机升降失调而腹胀不适。苍牛防己汤为方药中教授治肝病腹水20多年经验方，王国三老师在此基础上又扩大其应用范围，用于心、肾性水肿或腹水，亦屡验不爽。但是方中防己用量宜大，王老认为其用量为30～60g，最大量为120g。防己有较好的利水消肿功效；苍术、白术健脾燥湿；怀牛膝补肾强腰，引药达病所；黄芪、党参益气健脾扶正，脾气健运则水湿可除。此方以益气健脾除湿为主，兼能通利下行，扶正又能祛邪，祛邪而不伤正，用治土气日衰，水湿壅盛之证，因此获此良效。

2. 刘渡舟验案

张某，男，56岁，干部，1994年11月23日初诊。患慢性肾炎2年余，蛋白尿长期居高不下，曾在北京某大医院诊为“慢性肾炎肾病型”，迭经医治，终无起色。就诊时患者下肢轻度浮肿，尿检：蛋白（+++），颗粒管形（++）。血检：胆固醇12.2mmol/L，血红蛋白90g/L。面色黄白，腰酸乏力，小便短少，口干不欲饮，舌质淡，苔厚略腻，脉左滑右濡。患者出示旧服处方，皆为滋补固涩一辙。刘老师认为此湿浊内阻、脾气不健之候，纯事止涩则使邪恋不去，故前医取效缓慢。

治法：分利湿浊，健运脾气。

方药：参苓白术散加味。人参10g，茯苓30g，炒白术15g，炙甘草6g，淮山药30g，白蔻仁10g，砂仁6g，焦三仙各10g，莲子肉15g，炒扁豆10g，桔梗6g，茜草10g，泽泻20g，芡实12g，陈皮10g，生薏苡仁30g。服7剂，尿蛋白减为++，颗粒管型+，尿量较以前增多。

药已中鹄，继服14剂，尿蛋白减为+，颗粒管型偶见。下肢仍轻度浮肿，近2日稍有劳累，两眼睑晨起微肿如卧蚕，动则汗出，乏力，舌淡苔白，脉沉。遂改用防己黄芪汤加味。防己15g，生黄芪30g，白术15g，茯苓30g，泽泻20g，桑白皮10g，炙甘草6g，生姜3片，大枣5枚。服药20剂后，尿检蛋白转为阴性，血红蛋白升为110g/L。嘱服八珍丸以善其后。以后连续4周尿检均为阴性。

按语：蛋白尿是慢性肾小球肾炎的主要临床表现之一，与脾肾二脏功能失调最为相关。盖脾主运化水谷精微，水湿困脾或脾虚不运，则精微不为全身而下陷；肾主封藏脏腑精气，水气伤肾，肾失固封，则精微必然下漏于尿中。因此，紧紧抓住调理脾肾一环，是治疗慢性肾炎蛋白尿之关键。因脾执中央以灌四旁，脾土封疆，则水不泛滥，精微不散。其次，应注意祛邪。蛋白尿虽有虚象存在，但其虚亦非责之于正气虚，而是由邪气困正、伤正所致，邪不去则正难安，故治疗中应以补益与祛邪并重，切不可专事补涩，否则，越补邪气越恋，越涩病情越重，关门留寇，病终难愈。临证治疗蛋白尿时，可先采用健脾益气、利湿化浊之法，俟邪去正孤、蛋白仍有渗漏者，再以固肾收涩法治之。临床常用参苓白术散加白豆蔻、焦三仙、泽泻、芡实等，伴有浮肿者合五皮饮，或用防己黄芪汤合五苓散。

【参考文献】

[1] 赵秀丽．中医辨证治疗慢性肾小球肾炎47例临床观察［J］．中国中医药信息杂志，1999，6（12）：53－54.

[2] 王海燕．肾脏病学［M］．3版．北京：人民卫生出版社，2008.

[3] Bozanich NK，Kwo PY. Renal Insufficiency in the Patient with Chronic Liver Disease.［J］. Clinics in Liver Disease，2015，19（1）：45－56.

[4] Collins JA. Evidence－based Clinical Practice Guideline for CKD 2013［J］. Clinical & Experimental Nephrology，2014，18（3）：346－423.

[5] Monteiro RC，Beghdadi W，Madjene LC，et al. The Function of Mast Cells in Autoimmune Glomerulonephritis［J］. Methods in Molecular Biology，2015，1220：487－496.

[6] 张鲁豫．中西医结合治疗慢性肾炎40例［J］．光明中医，2010，25（3）：497－498.

[7] 吴大真，李剑颖．国医大师验案精粹：内科篇［M］．北京：化学工业出版社，2011.［8］钱蕾蕾，孙伟．慢性肾小球肾炎的中医研究［J］．实用中医内科杂志，2012（6）：100－102.

[9] 李丽萍，杜雪荣，徐慧宁，等．活血化瘀法及其方药治疗慢性肾小球肾炎研究进展［J］．吉林大学学报（医学版），2005（03）：480－482.

[10] 战弋音，马进．玉肾露为主治疗慢性肾小球肾炎初探［J］．辽宁中医药大学学报，2013（5）：216－217.

[11] Noone D，Licht C. Chronic kidney disease：a new look at pathogenetic mechanisms and treatment options［J］. Pediatric Nephrology，2014，29（5）：779－792.

[12] Ruggenenti P，Cravedi P，Remuzzi G. Mechanisms and treatment of CKD［J］. Journal of the American Society of Nephrology Jasn，2012，23（12）：1917.

[13] Zand L, Fervenza FC, Nasr SH, et al. Membranoproliferative glomerulonephritis associated with autoimmune diseases [J]. Journal of Nephrology, 2014, 27 (2): 165 -171.

[14] Ferrario F, Vanzati A, Pagni F. Pathology of ANCA - associated vasculitis [J]. Clinical & Experimental Nephrology, 2013, 17 (5): 652 -658.

[15] Chen Y, Wan JX, Jiang DW, et al. Clinical efficacy and safety of sequential treatment with alprostadil and beraprost sodium for chronic renal failure induced by chronic glomerulonephritis [J]. Journal of Southern Medical University, 2013, 33 (10): 1521.

[16] Gorriz JL, Martinez - Castelao A. Proteinuria: detection and role in native renal disease progression [J]. Transplantation Reviews, 2012, 26 (1): 3 -13.

[17] 中华中医药学会. 慢性肾小球肾炎诊疗指南 [J]. 中国中医药现代远程教育, 2011, 09 (9): 128 -129.

[18] 赵刃, 刘玉洁, 李桂林, 等. 王国三治疗慢性肾小球肾炎验案3则 [J]. 辽宁中医杂志, 2006, 33 (9): 1188 -1189.

[19] 陈明. 刘渡舟辨治慢性肾小球肾炎主要症状的经验 [J]. 北京中医药, 2003, 22 (2): 10 -12.

第四节　隐匿性肾小球肾炎

【概述】

隐匿性肾小球肾炎（latent glomerulonephritis, LGN）是由不同病因及发病机制所引起的病理类型不同的一组肾小球疾病，属于原发性肾小球疾病中的一种。本病以轻度持续性或间断性蛋白尿和（或）血尿为主要表现，无明显的症状及体征且肾功能正常，故又称无症状性血尿或（和）蛋白尿。LGN 肾病理改变轻微，预后相对良好。

隐匿性肾小球肾炎的病因不明，发病机制与慢性肾炎类似，并可见多种病理类型，但病理改变较轻。常见于轻微性肾小球病变，轻度系膜增生性肾小球肾炎（根据免疫病理表现，又可分为 IgA 肾病和非 IgA 系膜增生性肾小球肾炎）和局灶节段性增生性肾小球肾炎等病理类型，也可见于早期膜性肾病和轻度系膜增生性肾小球肾炎等。

本病临床症状不明显，部分患者可出现肉眼血尿、腰酸痛，属于中医学中“尿血”“腰痛”等范畴。

【西医病因与发病机制】

1. 以单纯性血尿为主要表现的病因主要有：早期 IgA 肾病、非 IgA 系膜增生性肾小球肾炎、局灶性肾小球肾炎、过敏性紫癜性肾炎、狼疮性肾炎、感染性心内膜炎等。

2. 以轻、中度无症状性蛋白尿为主要表现的常见病因有：微小病变性肾炎、系膜增生性肾炎、膜性肾病、局灶节段性肾小球硬化及某些 IgA 肾病的早期、淀粉样变肾病、糖尿病肾病（DN）、系统性红斑狼疮（SLE）、狼疮性肾炎（LN）等。

3. 以无症状性血尿伴蛋白尿为主要表现的常见病因有：多种肾小球疾病某一阶段的早期表现，如肾小球轻微病变、系膜增生性肾炎、局灶增生性肾炎及IgA肾病所致的肾脏损害。

本病发病机制尚不清楚，目前认为多与感染及免疫反应有关。

【中医病因病机】

1. 脾肾气虚

脾主统摄，肾主封藏；脾失固摄，精微物质外泄，则可出现蛋白尿和血尿；若肾失封藏，不能分清别浊，精微物质随尿液排出，也可出现蛋白尿和血尿。脾为后天之本，肾为先天之本，二者相互促进。若脾虚日久势必导致肾虚，反之，肾虚日久也会累及脾胃，最终形成脾肾两虚证。

2. 阴虚火旺

精微物质属阴，长期蛋白尿和血尿必然会导致阴液亏虚，阴虚则火旺，虚火又反过来损伤阴络和脾肾功能，使病情加重。劳欲过度，耗伤阴精，也可导致阴虚火旺证。

3. 气阴两虚

久病不愈，损伤气阴，或阴损及气（阳），气损及阴，导致气阴两虚。气虚不能固摄，精微物质外泄，则可出现蛋白尿和血尿；阴虚则火旺，虚火损伤阴络，血液外溢，则可出现血尿，甚至出现蛋白尿。

4. 肾络癥瘕说

吕仁和提出“肾络癥瘕说”，提出本病基本病机是在禀赋不足基础上，由于外感、内伤等因素造成人体正气亏虚，邪气内着，或气结血瘀阻滞不通，或痰湿邪毒留而不去，久病入络，造成气滞、血瘀、毒留，聚而成为肾络癥瘕，毒害肾之大络、小络、孙络则病生也。

【诊断标准】

1. 排除急慢性肾炎或其他肾脏疾病，肾功能基本正常。
2. 无明显症状和体征，仅表现为单纯性血尿或（和）蛋白尿。
3. 排除非肾小球性血尿或功能性蛋白尿。
4. 以持续或间歇性镜下血尿为主要表现，尿常规检查除红细胞形态呈多样变形性外，无其他异常者，称为单纯性血尿；而以蛋白尿为主要表现，尿蛋白定量小于1.0g/24h，多以白蛋白为主，无其他异常者，称为单纯性蛋白尿。
5. 肾活检则可确诊病理类型。

【西医治疗】

1. 治疗方案

（1）对患者应定期（至少每3～6个月1次）检查，监测尿沉渣、肾功能和血压的变化。

（2）保护肾功能，避免肾损伤的因素。

（3）对反复发作的慢性扁桃体与血尿、蛋白尿发作密切相关者，可待急性期过后行扁桃体摘除术。

2. 西医治疗困境

本病部分患者有自愈倾向，西医过度治疗可能是本病慢性转归原因之一。早期西医治疗可使部分患者得到缓解，治疗仍以控制蛋白尿、血尿等对症治疗为主，但一部分患者仍可发展为慢性肾炎，长期迁延，以致后期成肾衰。这不仅增加患者自身精神和身体的痛苦，也给家庭及社会增加负担。中医药在本病的治疗方面有其优势，可以中西医结合治疗，辨证论治，调理体质。

【中医治疗】

辨证分型参照国家中医药管理局中医诊疗方案。

1. 阴虚火旺证

主症：尿色淡红，腰膝酸软无力，咽喉干痛不适，手足心热，舌黯红，苔黄腻或少苔，脉细数。

治法：滋阴益肾，化瘀止血。

方药：知柏地黄汤合二至丸加减，药用知母、黄柏、生地黄、山药、茯苓、泽泻、牡丹皮、女贞子、旱莲草、仙鹤草、茜草、白茅根、三七。

加减：若手足心热，加鳖甲、地骨皮清虚热；咽喉干痛者，加玄参、麦冬滋阴润喉；苔黄腻者为湿热久蕴伤阴，久病虚中夹实，佐加土茯苓、白花蛇舌草、石韦清热化湿解毒；久病反复尿血佐加化瘀止血之品，如水蛭、益母草、蒲黄炭等。

2. 气不摄血证

主症：腰酸痛，神疲乏力，面色无华，血尿迁延反复，劳累后加重，气短，舌质淡，边有齿痕，苔薄白或白腻，脉沉细弱。

治法：补脾摄血。

方药：归脾汤加减，药用当归、龙眼肉、远志、木香、生姜、大枣、白术、茯神、炙甘草、人参。

加减：血尿明显，加藕节、蒲黄等加强化瘀止血之功；气虚及阳，脾胃虚寒，畏寒，便溏者，加炮姜、艾叶、桂枝等温运中焦。

3. 下焦湿热证

主症：小便短赤，血尿，脘闷纳呆，腰酸痛，舌质红，苔黄腻，脉滑数。

治法：清热利湿，凉血止血。

方药：小蓟饮子加减，药用生地黄、小蓟、滑石、蒲黄、藕节、栀子、淡竹叶、炙甘草、白茅根、茯苓。

加减：若病延日久湿热伤阴，加知母、女贞子滋阴清利；小便热涩不爽，加萹蓄、瞿麦、车前子清利下焦；舌质黯红者，加丹参、益母草、水蛭化瘀止血，活血和络。

4. 风热扰络证

主症：发热头痛，咽干咽痛，咳嗽，尿中带血，腰酸痛，舌质红，苔薄微黄，脉浮数。

治法：宣肺清热，凉血止血。

方药：银翘散加减，药用金银花、连翘、淡豆豉、荆芥、牛蒡子、薄荷、桔梗、生甘草、竹叶、芦根、小蓟、白茅根、藕节、血见愁、仙鹤草、蒲黄。

5. 脾肾气虚证

主症：腰酸痛，面色㿠白，精神困乏，纳呆，食后腹胀，少气乏力，肢沉便溏，夜尿频多，舌淡或有齿痕，苔白，脉沉弱。

治法：益肾健脾。

方药：大补元煎加减，药用黄芪、党参、枸杞子、熟地黄、山茱萸、茯苓、狗脊、杜仲、覆盆子、芡实、炙甘草。

6. 气阴两虚证

主症：小便频数，腰酸痛，膝软无力，神疲乏力，手足心热，咽喉干痛，舌略红边有齿痕，苔薄，脉沉细无力。

治法：益气滋肾。

方药：大补元煎、参芪地黄汤加减，药用黄芪、太子参、枸杞子、牡丹皮、丹参、白术、熟地黄、山药、山茱萸、杜仲、狗脊、鳖甲。

7. 肾阴不足证

主症：小便黄赤，面色潮红，手足心热，口咽干燥，腰酸腰痛，口渴喜饮，大便干结，舌红无苔或少苔，脉沉细或细数。

治法：滋阴益肾。

方药：六味地黄汤加减，药用熟地黄、山药、女贞子、山茱萸、牡丹皮、泽泻、茯苓、鳖甲、龟甲、女贞子、枸杞子。

加减：可佐加丹参、益母草、赤芍活血通络；金樱子、芡实、覆盆子益肾固摄。

【生活调摄】

1. 饮食调摄

本病虽然症状较轻，但患者饮食上仍需注意控制钠盐、蛋白质的摄入，忌食咸菜、酱、腌制食物，适当补充维生素。

2. 起居调摄

本病患者应养成良好的作息习惯，避免过度劳累，可适当运动，但切忌剧烈运动。同时，保持平和的心境，避免情绪波动。

【科研思路与方法】

本病多为其他肾脏疾病的早期表现，或者是这些疾病的某一阶段的“证”的表现，医学工作者应积极开展本病理论、临床、基础实验三方面研究。

1. 理论研究方面

吕仁和认为隐匿性肾小球肾炎的病机是本虚标实，其本虚是肾元亏虚，标实为风湿热等外邪侵袭，并针对本病病理提出了“肾络癥瘕说”，提出肾脏疾病的根本病机为外感六淫、内伤七情、饮食不节、起居无常、情志失调及禀赋不足等因素造成人体正气亏虚，邪气内着，或气结血瘀阻滞不通，或痰湿邪毒留而不去，久病入络，造成气滞、血瘀、毒留，聚积于肾络，形成微型癥瘕，损伤肾脏，进而影响肾脏的功能。米秀华从中西医两方面阐述隐匿性肾小球肾炎单纯性蛋白尿和单纯性血尿的病因病机，并分别予以辨证论治，利用中西医结合治疗，大大提高了临床疗效。

2. 临床研究方面

目前临床上治疗隐匿性肾小球肾炎主要依靠对症治疗，有其局限性。吕仁和根据“肾络癥瘕说”将隐匿性肾小球肾炎分为早期（虚损期）、中期（虚劳期）、晚期（虚衰期），广泛应用于临床，取效甚佳。有学者临床研究发现中西医结合治疗隐匿性肾小球肾炎疗效明显，比单用西药治疗效果好。

3. 实验研究方面

临床病理研究方面，有学者通过对 62 例临床诊断为隐匿性肾炎的患者行肾活检穿刺术及实验室检查，肾组织行光镜、免疫组化及电镜检查，发现蛋白尿伴血尿组肾病的发生率最高，其病理改变也相对较重并且病理类型多样，蛋白尿伴持续镜下血尿与病情严重程度明显相关。高炜等研究了隐匿性肾小球肾炎发病特点及临床与病理类型的关系，对临床表现为隐匿性肾小球肾炎的 355 例患者发病年龄、病程、起病情况进行分析，将其分为镜下血尿组、肉眼血尿组、蛋白尿组，全部病例行肾穿刺活检，分为 IgA 肾病组及非 IgA 肾病组。结果发现，隐匿性肾小球肾炎均为青年起病，病程多在 3 个月内，各临床组在免疫球蛋白、补体及血、尿 β2 微球蛋白上均无差异；IgA 肾病 188 例，血尿明显，以Ⅱ级最多，非 IgA 肾病 167 例，以轻系膜最多，两组均为蛋白尿组病理类型偏重。结论是隐匿性肾小球肾炎青年发病，男性居多，IgA 肾病及非 IgA 肾病发生比例无差异，IgA 肾病血尿明显，IgA 肾病及非 IgA 肾病系膜增生性病变为主，但部分病例病理表现较重，尤其伴有蛋白尿者。

【名医验案】

1. 吕仁和医案

李某，女，21 岁，2006 年 1 月 2 日初诊。患者腰痛，伴镜下血尿半年余。2 年前患上呼吸道感染，诱发镜下血尿，经中西医治疗，血尿终未能控制。诊见：自觉症状少，偶有腰酸痛，疲乏无力，大便不爽，每天 2 ~ 3 次，咽略红，舌暗、苔腻略黄，脉沉细。实验室检查：尿潜血（+ + +），红细胞 5 ~ 8 个/HP，肾功能正常。

西医诊断：隐匿性肾小球肾炎。

中医诊断：肾风。

证型：脾肾两虚，湿热瘀滞。

治法：健脾清热祛湿，凉血活血止血。

处方：苍术、白术、黄柏、当归、生地榆、板蓝根、川芎各12g，薏苡仁、土茯苓、白茅根各30g，川牛膝、怀牛膝、丹参、夏枯草各15g，地肤子25g。30剂，每天1剂，水煎服。嘱避风寒，戒劳累。

2月3日二诊：服药后，腰痛、疲乏减轻，大便好转，镜下血尿减轻，舌略红、苔腻，脉细略滑。效不更方，继续服60剂。

5月11日三诊：尿频，皮肤瘙痒，大便偏稀，舌苔腻，脉细。原方去夏枯草、板蓝根，加莲子、金樱子、白花蛇舌草各15g，芡实、苦参各12g。

8月2日四诊：病情稳定，多次检尿阴性，仍疲乏，舌略红、苔薄，脉细。易《太平惠民和剂局方》清心莲子饮善后。

按语：在治疗隐匿性肾小球肾炎时，吕仁和教授除强调分阶段、分期辨证论治外，亦强调对每个患者病、证、症的把握。对证，即针对中医证候；对症，即针对临床主症，针对患者主诉的痛苦或西医客观检查指标。认为病、证、症，三者都很重要，不可偏废。针对隐匿性肾小球肾炎的基本病因病机，即肾元亏虚，感受风湿热诸邪，日久肾络瘀阻，五脏亏虚，根据不同病情选择不同药物。针对不同阶段辨证论治，针对不同患者病、证、症三者结合，选方用药具有针对性，故而效果明显。

2. 时振声医案

董某，女，32岁，1995年9月17日初诊。2个月前感冒发热咽痛后出现肉眼血尿，在某院住院治疗后肉眼血尿消失，但镜下血尿持续不愈，遂来门诊求治于时老。某院肾活检示：轻度系膜增生性IgA肾病，临床诊断为隐匿性肾小球肾炎（血尿型）。目前，腰酸腿软，全身乏力，经常感冒，咽干咽痛，口干喜饮，手心热。月经后期，经行欠畅，有瘀块，大便干，2～3日一行，小便黄，无尿频、尿急、尿痛，但有时尿热。舌黯红苔薄黄根稍腻，脉弦细。当日尿检：Pro（－），BLD（＋＋＋），WBC 0～3/HP，RBC 15～20/HP。

西医诊断：隐匿性肾小球肾炎（血尿型）。

中医诊断：血淋。

证型：气阴不足，阴虚内热，血热妄行。

治法：益气滋肾清利，佐以化瘀止血。

处方：太子参15g，女贞子、旱莲草各9g，侧柏、马鞭草、益母草各30g，白茅根20g，忍冬藤30g，大蓟、小蓟各6g。

服药2周后，诸症减轻，尿检示：BLD（－），RBC 3～5/HP，余（－）。原方继服4周后尿检未见异常。又原方去大蓟、小蓟继服2个月以善后。

按语：本例患者因外感风热出现肉眼血尿时未能有效治疗，以致病情迁延日久，气阴内耗，阴虚内热，血热妄行。故时老立益气滋肾清利、化瘀止血之法，收效甚捷。凡血尿患者不宜见血止血，用大量炭类固涩，即使用之亦无效，反而留邪为患，导致病程迁延。凡出血则必有瘀滞，故于滋肾中佐以凉血活血，实乃经验之谈。

【参考文献】

［1］王海燕．肾脏病学［M］．3版．北京：人民卫生出版社，2005.

［2］叶任高，沈清瑞．肾脏病诊断与治疗学［M］．北京：人民卫生出版社，1994.

[3] 钱桐荪．肾脏病学［M］．南京：江苏科学技术出版社，1980.
[4] 倪青．时振声治疗蛋白尿型隐匿性肾炎的经验［J］．辽宁中医杂志，1996（9）：52－53.
[5] Woof JM，Russell MW. Structure and function relationships in IgA［J］．Mucosal Immunology，2011，4（6）：590－597.
[6] 解红霞，李靖，高菁．吕仁和教授治疗隐匿性肾小球肾炎经验介绍［J］．新中医，2008，40（2）：6－7.
[7] 翁平平．隐匿性肾小球肾炎血尿型的中医治疗［J］．福建中医药，2006，37（3）：35－36.
[8] 米秀华．隐匿性肾小球肾炎的中西医研究概况［J］．中医药导报，2006，12（7）：100－102.
[9] 王焕，申新宏，裴文燕，等．隐匿性肾小球肾炎50例临床分析［J］．河南医学高等专科学校学报，2011，23（6）：679－680.
[10] 胡岚，孙伟．隐匿性肾小球肾炎的中医治疗研究概况［J］．安徽医药，2014，18（1）：12－15.
[11] 董小革．辨证治疗隐匿性肾小球肾炎60例［J］．山东中医杂志，2010（3）：176－177.
[12] 孙静，安淑萍．中医辨证治疗隐匿性肾小球肾炎36例［J］．四川中医，2010（7）：61－62.
[13] Wehbe E，Salem C，Simon JF，et al. IgA－dominant Staphylococcus infection－associated glomerulonephritis：case reports and review of the literature［J］．Ndt Plus，2011，4（3）：181.
[14] Huang L，Guo FL，Zhou J，et al. IgA nephropathy factors that predict and accelerate progression to end－stage renal disease［J］．Cell Biochemistry & Biophysics，2014，68（3）：443－447.
[15] Barratt J，Feehally J，Smith AC. Pathogenesis of IgA nephropathy［J］．Kidney International，2003，24（4）：477.
[16] Katafuchi R，Ninomiya T，Nagata M，et al. Validation study of oxford classification of IgA nephropathy：the significance of extracapillary proliferation［J］．Clinical Journal of the American Society of Nephrology Cjasn，2011，6（12）：2806.
[17] Lv J，Shi S，Xu D，et al. Evaluation of the Oxford Classification of IgA nephropathy：a systematic review and meta－analysis［J］．American Journal of Kidney Diseases，2013，62（5）：891－899.
[18] 李征，肖凌勇，吕光耀．宋立群教授对隐匿性肾炎的辨证论治经验［J］．中医药信息，2013，30（2）：34－35.
[19] 阳贵林，周家俊．周家俊主任医师治疗隐匿性肾炎血尿经验［J］．吉林中医药，2013，33（5）：448－449.
[20] 李靖．吕仁和教授对“肾络癥瘕说”的认识及分期辨治隐匿性肾小球肾炎［J］．

中国中西医结合肾病杂志，2009，10（8）：661－663.
[21] 高祎，张亚莉，冯学亮．355例隐匿性肾小球肾炎临床与病理分析［J］．陕西医学杂志，2012，41（4）：473－474.

第五节　肾病综合征

【概述】

肾病综合征（nephrotic syndrome，NS）是多种肾脏病理损害致使严重蛋白尿，相应临床表现的总称。肾病综合征的定义须符合：①蛋白尿（≥3.5g/d）；②低白蛋白血症（血清白蛋白≤3.0g/dL）；③高脂血症（血清胆固醇＞6.5mmol/L）；④水肿，水钠潴留。其中大量蛋白尿，及其导致的低白蛋白血症是肾病综合征诊断的必备条件。根据病因可将NS分为两大类：一类原因不明，称为特发性（原发性）肾病综合征（INS）；另一类为继发某些疾病的肾病综合征，继发性NS的病因常见糖尿病、SLE、药物、肿瘤等。原发性肾病综合征的病理类型有多种，以微小病变肾病（MCNS）、肾小球局灶节段硬化（FSGS）、系膜增生性肾炎、膜性肾病（MN）、系膜毛细血管性肾炎等几种类型最为常见。

截至2010年底，肾病综合征的流行病学调查发现，原发性肾小球疾病是最常见的肾小球疾病，而糖尿病肾病（DN）是最常见的继发性肾小球疾病；膜性肾病及微小病变性肾病综合征的总和占原发性肾小球疾病的80%。在年龄≥65岁的NS患者中，DN及淀粉样变肾病比例最高，其次是原发性肾小球疾病。MCNS缓解率可高达90%以上，然而复发率也高达30%～70%；与MCNS相比，局灶性节段性肾小球硬化缓解率低，肾功能预后差，易致终末期肾病。FSGS的预后与缓解率相关，而约有半数FSGS对激素治疗无反应。在日本的数据中，20年随访肾存活率约为33.5%。日本MN的患者缓解率相对较高，单独激素治疗完全缓解及部分缓解率可达到73.1%，约30%的病例可自然缓解，其20年随访肾存活率为59%。

本病临床症状以水钠潴留为主，在中医学属于“水肿病”范畴。

【西医病因与发病机制】

1. 遗传因素

遗传性肾病综合征是指由于肾小球滤过屏障组成蛋白的编码基因或其他相关基因突变所导致的肾病综合征。目前约18个与遗传性肾病综合征有关的基因被克隆、定位。这些基因的编码蛋白大多为肾小球裂孔隔膜蛋白分子（如NPSH1、NPSH2、KIRREL）、足细胞分子骨架蛋白（如ACTN4、CD2AP、TRCP6）；一些突变基因编码的蛋白为肾小球基膜结构分子（如LAMB2、ITGB4），一些突变基因编码是足细胞发育和维持功能所必需的转录因子或蛋白酶（如WT1、LMX1B、PLCE1、GLA），还有一些基因编码产物为溶酶体（SCARB2）、线粒体（COQ2、PDSS2、MTTL1）蛋白或DNA核小体重组调节子（SMARCAL1）。

肾小球毛细血管壁自内而外有3层屏障：有窗孔的肾小球内皮细胞，GBM，足突及覆盖于足突裂隙间的裂孔隔膜（SD）。最近几年关于蛋白尿的研究多以足细胞为重点，特别是足细胞裂孔间的SD被视为分子屏障中最关键的部分，SD蛋白由于编码基因突变造成缺失或功能改变，引起的SD受损是遗传性肾病综合征的主要原因。

2. 免疫因素

肾病综合征细胞免疫、T细胞激活及循环因子，特别是细胞因子与原发性肾病综合征发病密切相关。

NS与T细胞亚群：在NS的发生发展过程中，主要参与的细胞为T淋巴细胞和单核巨噬细胞系统，它们的致病作用主要体现在外周血淋巴细胞数量或功能的异常，淋巴细胞亚群间比例失调及这些淋巴细胞在肾间质内广泛浸润。

NS与细胞因子：细胞因子是由活化的淋巴细胞、单核巨噬细胞及成纤维细胞合成和分泌的，在免疫反应和炎性反应中有多种生物学活性的非免疫球蛋白分子。细胞因子的发现使人们对细胞免疫在免疫性疾病的作用有了更新、更全面的认识，同样亦积极推动了对NS机制的研究，使对细胞免疫在NS中的致病机制有了更深刻的了解。免疫病理学和细胞生物学研究发现，NS肾小球内细胞增生、基膜通透性增强、间质纤维化及致肾小球硬化等病理过程均系细胞因子代谢异常的结果。目前认为与肾病综合征有肯定意义的细胞因子有IL-1、IL-6、TNF-α、胰岛素样生长因子-1、血小板活化因子、转化生长因子-β和细胞黏附分子等，体外研究还证明巨噬细胞刺激因子、IL-8、IFN-γ等也有肯定意义。

【病因病机】

1. 风邪外袭，肺失通调

风邪外袭，内舍于肺，肺失宣降通调，上则津液不能宣发外达以营养肌肤，下则不能通调水道而将津液的代谢废物变化为尿，以致风遏水阻，风水相搏，水液潴留体内，泛滥肌肤，甚则引起少尿或无尿。

2. 湿毒浸淫，内归肺脾

肺主皮毛，脾主肌肉。痈疡疮毒生于肌肤，未能清解而内归肺脾，脾伤不能升津，肺伤失于宣降，以致水液潴留体内，泛滥肌肤，发为水肿。《严氏济生方·水肿》谓："又有年少，血热生疮，变为肿满，烦渴，小便少，此为热肿。"

3. 肾气虚衰，气化失常

"肾者水脏，主津液"。生育不节，房劳过度，或久病伤肾，以致肾气虚衰，不能化气行水，遂使膀胱气化失常，开阖不利，引起水液潴留体内，泛滥肌肤，而成水肿，甚至无尿。

4. 脾肾气虚

脾主统摄，肾主封藏。脾失固摄，精微物质外泄，则可出现蛋白尿和血尿；若肾失封藏，不能分清别浊，精微物质随尿液排出，也可出现蛋白尿和血尿。脾为后天之本，肾为先天之本，二者相互促进。若脾虚日久势必导致肾虚，反之，肾虚日久也会累及脾胃，最终形成脾肾两虚证。

【诊断标准】

参照中华医学会发布的《临床诊疗指南》(2011)。

1. 肾病综合征(NS)诊断标准为:①尿蛋白大于3.5g/d;②血浆白蛋白低于30g/L;③水肿;④高脂血症。其中①②两项为诊断所必需。

2. INS诊断应包括三个方面:①确诊NS;②确认病因:首先排除继发性和遗传性疾病,才能确诊为原发性NS;最好进行肾活检,做出病理诊断;③判断有无并发症。

【西医治疗】

(一)治疗方案

1. 一般治疗

凡有严重水肿、低蛋白血症者需卧床休息。水肿消失、一般情况好转后,可起床活动。

给予正常量0.8~1.0g/(kg·d)的优质蛋白(富含必需氨基酸的动物蛋白为主)饮食。热量要保证充分,每日每公斤体重不应少于30~35kCal。尽管患者丢失大量尿蛋白,但由于高蛋白饮食增加肾小球高滤过,可加重蛋白尿并促进肾脏病变进展,故目前一般不再主张应用。

水肿时应低盐(<3g/d)饮食。为减轻高脂血症,应少进富含饱和脂肪酸(动物油脂)的饮食,而多吃富含多聚不饱和脂肪酸(如植物油、鱼油)及可溶性纤维的饮食。

2. 对症治疗

(1)利尿消肿

1)噻嗪类利尿剂:主要作用于髓襻升支厚壁段和远曲小管前段,通过抑制钠和氯的重吸收,增加钾的排泄而利尿。长期服用应防止低钾、低钠血症。

2)潴钾利尿剂:主要作用于远曲小管后段,排钠、排氯,但潴钾,适用于低钾血症的患者。单独使用时利尿作用不显著,可与噻嗪类利尿剂合用。常用氨苯蝶啶或醛固酮拮抗剂螺内酯。长期服用需防止高钾血症,肾功能不全患者应慎用。

3)襻利尿剂:主要作用于髓襻升支,对钠、氯和钾的重吸收具有强力的抑制作用。常用呋塞米(速尿)或布美他尼(丁尿胺)(同等剂量时作用较呋塞米强40倍),分次口服或静脉注射。在渗透性利尿药物应用后随即给药,效果更好。应用襻利尿剂时需谨防低钠血症及低钾、低氯血症性碱中毒发生。

4)渗透性利尿剂:通过一过性提高血浆胶体渗透压,可使组织中水分回吸收入血。此外,它们又经过肾小球滤过,造成肾小管内液的高渗状态,减少水、钠的重吸收而利尿。常用不含钠的右旋糖酐40(低分子右旋糖酐)静脉点滴,随后加用襻利尿剂可增强利尿效果。但对少尿(尿量<400mL/d)患者应慎用此类药物,因其易与肾小管分泌的Tamm-Horsfall蛋白和肾小球滤过的白蛋白一起形成管型,阻塞肾小管,并由于其高渗作用导致肾小管上皮细胞变性、坏死,诱发“渗透性肾病”,导致急性肾衰竭。

5)提高血浆胶体渗透压:血浆或血浆白蛋白等静脉输注均可提高血浆胶体渗透压,

促进组织中水分回吸收并利尿，如再用呋塞米加于葡萄糖溶液中缓慢静脉滴注，有时能获得良好的利尿效果。但由于输入的蛋白均将于24～48小时内由尿中排出，可引起肾小球高滤过及肾小管高代谢，造成肾小球脏层及肾小管上皮细胞损伤，促进肾间质纤维化，轻者影响糖皮质激素疗效，延迟疾病缓解，重者可损害肾功能。故应严格掌握适应证，对严重低蛋白血症、高度水肿而又少尿（尿量<400mL/d）的NS患者，在必须利尿的情况下方可考虑使用，但也要避免过频过多，心力衰竭患者应慎用。对NS患者利尿治疗的原则是不宜过快过猛，以免造成血容量不足，加重血液高凝倾向，诱发血栓、栓塞并发症。

（2）*减少尿蛋白*　持续性大量蛋白尿本身可导致肾小球高滤过，加重肾小管－间质损伤，促进肾小球硬化，是影响肾小球病预后的重要因素。已证实减少尿蛋白可以有效延缓肾功能的恶化。

血管紧张素转换酶抑制剂（ACEI）或血管紧张素受体拮抗剂（ARB）除可有效控制高血压外，均可通过降低肾小球内压和直接影响肾小球基底膜对大分子的通透性，有不依赖于降低全身血压的减少尿蛋白作用。用ACEI或ARB降尿蛋白时，所用剂量应比常规降压剂量大，才能获得较好的疗效。

3. 主要治疗（抑制免疫与炎症反应）

（1）*糖皮质激素治疗*　糖皮质激素（下面简称激素）用于肾脏疾病，主要是其抗炎作用。激素能减轻急性炎症时的渗出，稳定溶酶体膜，减少纤维蛋白的沉着，降低毛细血管通透性而减少尿蛋白漏出；此外，尚可抑制慢性炎症中的增生反应，降低成纤维细胞活性，减轻组织修复所致的纤维化。糖皮质激素对疾病的疗效反应在很大程度上取决于其病理类型，微小病变的疗效最为迅速和肯定。

使用原则和方案一般是：①起始足量，常用药物为泼尼松，口服8周，必要时可延长至12周。②缓慢减药，足量治疗后每2～3周减原用量的10%，当减至20mg/d左右时症状易反复，应更加缓慢减量。③长期维持，最后以最小有效剂量再维持数月至半年。激素可采取全日量顿服或在维持用药期间两日量隔日一次顿服，以减轻激素的副作用。水肿严重、有肝功能损害或泼尼松疗效不佳时，可更换为泼尼松龙口服或静脉滴注。

根据患者对糖皮质激素的治疗反应，可将其分为“激素敏感型”（用药8～12周内NS缓解）、“激素依赖型”（激素减药到一定程度即复发）和“激素抵抗型”（激素治疗无效）三类，其各自的进一步治疗有所区别。

长期应用激素的患者可出现感染、药物性糖尿病、骨质疏松等副作用，少数病例还可能发生股骨头无菌性缺血性坏死，需加强监测，及时处理。

（2）*细胞毒性药物*　激素治疗无效，或激素依赖型或反复发作型，可以细胞毒药物协助治疗。由于此类药物多有性腺毒性、肝脏损伤及大剂量可诱发肿瘤的危险，因此，在用药指征及疗程上应慎重掌握。目前此类药物中，环磷酰胺（CTX）和苯丁酸氮芥（CB1348）临床应用较多。

（3）*免疫抑制剂*　目前临床上常用的免疫抑制剂有环孢霉素A、他克莫司（FK506）、吗替麦考酚酯（MMF）和来氟米特（LEF）等。

既往免疫抑制剂常与糖皮质激素联合应用治疗多种不同病理类型的肾病综合征，近年来也推荐部分对糖皮质激素相对禁忌或不能耐受（如未控制糖尿病、精神因素、严重的骨质疏松）及部分不愿接受糖皮质激素治疗方案或存在禁忌证的患者，可单独应用免疫抑制剂治疗（包括作为初始方案）某些病理类型的肾病综合征，如局灶节段性肾小球硬化、膜性肾病、微小病变型肾病等。

应用糖皮质激素及免疫抑制剂（包括细胞毒药物）治疗NS可有多种方案，原则上应以增强疗效的同时，最大限度地减少副作用为宜。对于是否应用激素治疗、疗程长短，以及是否使用和选择何种免疫抑制剂（细胞毒药物）等，应结合患者肾小球病的病理类型、年龄、肾功能，和有否相对禁忌证等情况不同而区别对待，依据免疫抑制剂的作用靶目标，制定个体化治疗方案。近年来根据循证医学的研究结果，针对不同的病理类型，提出相应治疗方案。

附：2014年日本肾病综合征循证实践指南

1. 微小病变性肾病（MCD）及局灶节段性肾小球硬化（FSGS）

（1）口服激素常作为MCNS的初始治疗方案，反应率≥90%。

（2）联合运用激素及环孢素对降低尿蛋白更有效，并可缩短复发性MCNS患者完全缓解的时间，但环孢素是否可防止肾功能下降不明确。

（3）口服激素作为初始治疗方案对FSGS有效，缓解率为20%～50%，但其功效依赖于病理类型，对于激素抵抗的病例需联合运用免疫抑制剂。

（4）联合运用激素及环孢素对FSGS有效。

（5）对频繁复发的成人NS，在激素的基础上加用环孢素或环磷酰胺可有效降低尿蛋白水平。

（6）对激素抵抗的FSGS，加用环孢素可有效降低尿蛋白水平。

2. 膜性肾病（MN）

（1）表现为NS的MN患者需在免疫抑制剂的基础上辅以支持治疗。

（2）单独使用激素治疗表现为NS的MN对降低尿蛋白水平无效，但单独使用激素或激素联合环磷酰胺可有效延缓肾功能下降。

（3）联合使用激素及环孢素可有效降低尿蛋白水平。

（4）有报道称激素联合咪唑立宾可降低MN患者尿蛋白水平，但缺乏随机对照试验证据，且慢性肾功能不全患者咪唑立宾剂量应更加谨慎。

（5）海外国家广泛认为激素联合烷化物的治疗效果优于单用激素，但在日本患者中两者效果相似。

（6）使用RAS阻滞剂、降脂药或抗血小板药可降低MN患者尿蛋白水平，但对延缓肾功能下降无效。

3. 膜增生性肾小球肾炎（MPGN）

儿童特发性膜增生性肾小球肾炎使用激素，可有效降低尿蛋白水平且可延缓肾功能下降，在成人特发性膜增生性肾小球肾炎虽然证据支持，但仍推荐使用激素。

（1）激素的应用

①因口服激素半衰期长（12～36小时），故在未予激素脉冲式疗法时，需口服激素

治疗。

②系统性水肿的患者应考虑静脉应用激素或予激素脉冲式疗法。

③无有效证据显示隔日服用激素可减少其副作用。

④对于复发性 NS 的治疗有两种观点：A. 与初发 NS 治疗相同；B. 予泼尼松龙 20～30mg/d；这两种观点尚未达成一致。

⑤无证据显示 NS 缓解后需标准化激素维持治疗。

（2）免疫抑制剂的应用

①利妥昔单抗可能对降低尿蛋白水平有效，可作为治疗 NS 的选择之一。

②吗替麦考酚酯可能对降低尿蛋白水平有效，可作为治疗 NS 的选择之一。

③硫唑嘌呤可能对降低尿蛋白水平有效，可作为治疗 NS 的选择之一。

（3）肾病综合征的辅助支持治疗

①RAS 阻滞剂可降低尿蛋白水平。

②袢利尿剂联合/不联合噻嗪类利尿剂可减轻 NS 水肿。

③白蛋白输注对改善水肿、利尿的作用并不确定。

④抗血小板药及抗凝血药对降低尿蛋白的作用不明确，但华法林可以降低致命性肺动脉栓塞的风险。

⑤他汀类药物可降低 NS 患者甘油三酯、总胆固醇、低密度脂蛋白，升高高密度脂蛋白，但对改善预后的作用不明确。

⑥单独使用依泽替米贝的作用并不明确。

⑦血浆单采 LDL 可使尿蛋白水平下降近 50%。

⑧水肿及有腹水的患者可采用体外超滤法（ECUM）。

⑨为了预防免疫抑制剂后肺囊虫性肺炎，可预防性使用复方磺胺甲噁唑。

⑩免疫球蛋白支持治疗可预防 NS 患者感染性疾病的发生。

⑪免疫抑制剂可增加隐形感染肺结核转变为显性感染，故使用免疫抑制剂治疗的 NS 患者有必要行抗结核治疗。

⑫开始免疫抑制治疗前，需先进行乙型肝炎感染评估，若有现症感染，需先治疗乙型肝炎。

4. 激素抵抗肾病综合征

糖皮质激素（激素）抵抗型肾病综合征（SRNS）属难治性肾病综合征。2012 年改善全球肾脏病预后组织（KDIGO）发布的《肾小球肾炎临床实践指南》中将激素抵抗型肾病综合征（steroid - resistant nephrotic syndrome，SRNS）定义为：儿童经单纯激素 2mg/（kg·d）治疗 8 周、成人经单纯激素 1mg/（kg·d）治疗 16 周后仍不能缓解的原发性肾病综合征。

肾病理类型是临床上产生激素抵抗的主要原因，尽管肾病综合征各种病理类型都有可能出现激素抵抗，但最主要的病理类型是膜性肾病和局灶节段性肾小球硬化，糖皮质激素受体生物活性也是 SRN 的一个原因；另外，影响激素疗效的因素，如水肿、肝功能异常、激素是否起始足量，有些合并因素，如感染、急性肾损伤、继发性甲状腺功能减退，以及血栓因素等，都是形成 SRNS 的原因。

(1) *原发性激素抵抗型肾病综合征的治疗规范*　首先应按 KDIGO 临床实践指南（以下简称指南）规范用药。

1）膜性肾病：不是所有 MN 都需要用激素和免疫抑制剂治疗，指南推荐：

①表现为肾病综合征并至少具备以下条件之一的患者才考虑免疫抑制治疗：经过至少 6 个月的降压和降蛋白尿治疗，尿蛋白持续超过 4g/d，并且维持在基线水平 50% 以上，且无下降趋势。存在与肾病综合征相关的严重、致残或威胁生命的临床症状。在确诊后 6～12 个月内 Scr 升高≥30%，但 eGFR 不低于 25～30mL/（min·1.73m^2），且上述改变为非肾病综合征并发症所致。对 Scr 持续 >309.4μmol/L [eGFR <30mL/（min·1.73m^2）] 及肾脏体积明显缩小（长径 <8cm）者，或同时存在严重或潜在的威胁生命的感染患者，避免使用免疫抑制治疗。

②初始治疗：推荐初始治疗采用隔月交替的口服或静脉激素及口服烷化剂，疗程 6 个月。建议治疗首选环磷酰胺而非苯丁酸氮芥。推荐至少坚持初始治疗方案 6 个月，再予评价病情是否缓解。

③初始治疗替代方案：对符合初始治疗标准，但不愿意接受激素或烷化剂周期性治疗方案或存在禁忌证的患者，推荐环孢素 A（CsA）或他克莫司治疗至少 6 个月。若钙调磷酸酶抑制剂（CNIs）治疗 6 个月仍未达到完全或部分缓解，建议停止使用。若达到完全或部分缓解，且无 CNIs 相关的肾毒性发生，建议在 4～8 周内将 CNIs 剂量减至初始剂量的 50%，全疗程至少 12 个月。初始治疗阶段或治疗中出现无法解释的 Scr 升高（>20%），建议检测 CNIs 血药浓度。

④对推荐初始方案抵抗的特发性 MN 的治疗：对以烷化剂或激素为基础的初始方案抵抗者，建议 CNIs 治疗。对以 CNIs 为基础的初始方案抵抗者，建议烷化剂或激素治疗。

(2) *局灶节段性肾小球硬化*　指南指出对原发性 FSGS 的患者不必常规进行遗传学检查。

1）初始治疗：①推荐只有临床表现为肾病综合征的患者用激素和免疫抑制剂。②建议泼尼松每日顿服 1mg/kg（最大剂量 80mg/d）或隔日顿服 2mg/kg（最大剂量 120mg/隔日）。③建议初始大剂量激素治疗至少 4 周；如患者能耐受，用至获得完全缓解，或最长可达 16 周。④建议获得完全缓解后激素在 6 个月内缓慢减量。⑤对使用激素有相对禁忌证或不能耐受大剂量激素的患者（如未控制的糖尿病、精神因素、严重的骨质疏松），建议选择 CNIs 作为一线治疗药。

2）激素抵抗局灶节段性肾小球硬化的治疗：①建议 CsA 3～5mg/（kg·d），分次口服，至少 4～6 个月。②如完全或部分缓解，建议 CsA 至少持续 12 个月，再缓慢减量。③不能耐受 CsA 治疗的激素抵抗 FSGS 者，建议吗替麦考酚酯联合大剂量地塞米松。

（二）西医治疗困境

尽管针对 NS 已有国际性的治疗指南，但疗效仍不尽如人意，且副作用堪忧。

NS 在早期西医治疗可使部分患者得到缓解，但很大部分患者发展为肾衰是必然结果，透析和肾移植是大多数患者晚期的选择，这不仅增加患者自身精神和身体的痛苦，也给家庭及社会增加负担。

对于激素依赖型及激素抵抗型 NS 患者，及大剂量长期应用免疫抑制剂的患者，可以间插应用中医药治疗，故探寻中医药治疗具有重要的临床意义。

【中医治疗】

NS 突出临床表现有两方面：其一，持续不缓解的大量蛋白尿和不同程度的水肿，故属于中医“水肿”和“尿浊”范畴；其二，由于长期大量应用激素、免疫抑制剂，患者常常出现满月脸、面色潮红、痤疮、手足心热、肝功能异常、造血系统损害等症状。本虚标实为其主要病机特点。

本虚：脾肾亏虚是基本病机。由于过劳或外邪所伤，脾虚健运失司，或肾气（阳）虚衰，不能运化水湿，致水液泛溢肌肤而为水肿；肾虚封藏失职，精微物质从尿中流失，致大量蛋白尿。本病因长期大量应用激素，耗气伤阴，致使肝肾阴虚，阴虚火旺，是本病证的病机特点。

标实：主要表现为湿热和瘀血。既是病理产物，又是病情加重及迁延难愈的病因。尤其是瘀血为本病最突出的病理特点，贯穿疾病始终。主要是由于脾肾气虚，运血无力，血滞脉中之气虚致瘀；久病入络，或长期使用大剂量激素耗伤阴液之阴虚致瘀；湿热蕴结、胶着成瘀之湿热致瘀。需注意的是临床上往往缺乏面色黧黑、肌肤甲错、舌质紫暗等典型传统瘀血证征象，应结合肾脏病理进行微观辨证。

1. 风热犯肺证

主症：一身悉肿，面目尤甚，或伴有恶寒发热，头痛身痛，咳嗽，咽痛，小便不利，舌红苔黄，脉浮数。

治法：发汗，利水，宣肺。

方药：越婢汤合麻黄连翘赤小豆汤加减，药用麻黄、石膏、鱼腥草、黄芩、连翘、白茅根、杏仁、赤小豆、冬瓜皮。

加减：若表邪解，可去麻黄、石膏；尿检仍有蛋白或红细胞，加黄芪、益母草。

2. 脾肾阳虚证

主症：面色㿠白，形寒肢冷，遍身悉肿，按之没指，甚者可伴有胸腹水，乃至胸闷气急，小便短少，大便溏薄，舌淡体胖，苔薄或腻，脉沉细。

治法：温阳利水。

方药：真武汤合五苓散，药用制附子、白术、茯苓、生姜、白芍、桂枝、泽泻、猪苓、炙甘草。

加减：兼恶寒无汗，发热头痛，咳嗽鼻塞等风寒外感者，去生姜、白术，加麻黄、细辛；阳虚水泛，喘促不能平卧，加葶苈子。

3. 瘀阻水停证

主症：面浮肢肿，迁延日久，皮肤甲错，或现红丝赤缕，瘀点瘀斑，或腰痛尿赤，舌淡或红，舌边有瘀点，舌下筋系瘀紫，苔薄黄或腻，脉细涩。

治法：活血化瘀，利水消肿。

方药：当归芍药散加味，药用赤芍、当归、川芎、泽泻、白术、泽兰叶、益母草、穿山龙、地龙、冬瓜皮、赤小豆、怀牛膝。

加减：兼气虚者，加黄芪、太子参；有热邪者，加白花蛇舌草、金银花；肝肾阴虚者，加旱莲草、女贞子。

4. 肝肾阴虚证

主症：浮肿不甚，但口干咽部疼痛，头目昏眩，腰酸尿赤，手足心热，舌红，脉细弦数。

治法：补肝益肾，养阴清热。

方药：杞菊地黄丸合二至丸加减，药用枸杞子、菊花、地黄、山茱萸、山药、女贞子、牡丹皮、旱莲草、茯苓、泽泻、白茅根。

加减：水肿较甚者，加车前子、冬瓜皮；尿血，加仙鹤草、茜草。

5. 气阴两虚证

主症：全身浮肿，下肢尤甚，伴神疲气短，腹胀，纳差，手足心热，口咽干燥，腰酸腰痛，头晕头痛，舌质淡红有齿痕，苔薄，脉沉细或弦细。

治法：益气养阴

方药：参芪地黄汤加味，药用党参、黄芪、生地黄、山药、山茱萸、泽泻、茯苓、牡丹皮、丹参、川芎。

加减：兼有湿热，加黄柏、石韦；尿血，加白茅根、茜草。

6. 气滞水停证

主症：全身浮肿较重反复发作，腹胀明显，胸闷气短，恶心呕吐，尿少，尿黄，舌红苔薄黄，脉弦滑。

治法：行气利水。

方药：方以鸡鸣散加减，药用槟榔、陈皮、苏叶、生姜、木香、车前子、柴胡、桔梗。

加减：尿血者，加白茅根、茜草；湿热重者，加黄柏、石韦；气虚，加黄芪。

7. 湿热壅滞证

主症：全身浮肿，面红气粗，口苦口黏，口干不欲饮，或痤疮感染，或继发疮疖，小便短涩，大便不畅，舌苔黄腻，厚腻有垢，脉象濡数或滑数。或可伴有上焦湿热：咽痛，胸闷咳嗽浊痰，面赤；中焦湿热：脘腹痞满，纳呆呕恶，大便黏滞不爽；下焦湿热：尿液浑浊、色黄赤，排尿灼热、涩痛不利等。

治法：清热，利湿，解毒。

方药：疏凿饮子加减，药用羌活、大黄、商陆、泽泻、赤小豆、椒目、大腹皮、槟榔、茯苓皮、炙甘草。

加减：皮肤疮疡热肿者，加金银花、地肤子；大便干燥不通者，倍大黄，加火麻仁。

【生活调摄】

1. 饮食调摄

NS 饮食应提倡摄入优质蛋白，控制钠盐的摄入，如严重水肿应用利尿剂时应适当放开盐的摄入，常规饮食即可；水肿不明显，没有应用利尿剂时应做到低盐饮食，每天低于3g；伴有高血压或心衰时应严格控制盐的摄入，每天少于1g。提倡低脂饮食，脂肪每日摄入量以产生的热量不超过总热量的30%为宜，但无证据证明低脂饮食可改善NS患者预后。适当补充维生素，对每日摄入水量严格控制。

2. 起居调摄

适当锻炼身体，避免过度劳累。长期卧床可导致肺动脉栓塞及深静脉血栓，故需适度锻炼。慎起居，注意保暖，预防感冒。

3. 情志调摄

保持积极心态，但无明确证据证明初发或复发性NS与精神压力有关。

4. 其他

避免过度使用激素，可预防激素导致的股骨头坏死；除有禁忌，NS患者应定期行疫苗接种。

【科研思路与方法】

中医药可通过理论、临床、实验三方面进行研究，已经取得了可喜结果，但是中药机制不明确是其短板。该病中西医结合治疗提高疗效、减少西药毒副作用研究是热点。

1. 理论研究方面

到目前为止，对肾病综合征的根本病机尚未达成共识，有学者将历代医家对原发性肾病综合征的病因病机做了概括，分为五脏亏虚、邪实为患及其他因素三点加以详细阐述。

2. 临床研究方面

目前临床上治疗肾病综合征主要依靠对症治疗，而且对症治疗有其局限性，如存在禁忌证和不良反应，这些局限性也为许多患者的治疗造成了困难，因此，我们可以立足临床，发挥中医药优势，结合临床经验和相关文献总结出有效的具有针对性的治疗方剂进行个体化辨证施治，从而对弥补西医治疗的局限性及降低不良反应起到积极作用。Meta分析发现，在激素或免疫抑制剂基础上使用川芎嗪有提高原发性肾病综合征近期疗效的作用，尤其是对高凝状态和一过性肾功能不全患者。

3. 实验研究方面

肾病综合征基础研究可结合临床研究成果，对临床上行之有效的方剂及单味中药进行筛查，并筛选出有效的中药单体、中药成分群，在此基础上进一步开展药效、药理、毒理等研究，以开发出有效的中药制剂。以积雪草提取物为主的肾乐软胶囊是近年来开发的中成药新药，研究发现其对大鼠实验性肾病模型有积极的治疗作用，可抑制成纤维细胞增生，防治粘连的发生，且无明显的毒副作用。

【名医验案】

1. 赵历军医案

龚某，女，10岁，2010年3月25日初诊。患儿1个月前感冒后，见颜面部浮肿，在当地医院诊断为肾病综合征，予口服激素（具体药量不详）治疗，浮肿症状减轻，1周前患儿浮肿症状加重，遂到本院就诊。门诊查：尿蛋白（+++），血浆总蛋白40.5g/L，白蛋白19.3g/L。查体见全身高度浮肿，尿少，面色苍白，气短乏力，自汗出，舌淡胖，苔薄白，脉弱。

西医诊断：肾病综合征。

中医诊断：水肿。

证型：肺脾气虚，水湿内蕴。

治法：宣肺健脾，利水消肿。

处方：猪苓10g，泽泻10g，白术10g，茯苓10g，生姜皮6g，陈皮6g，大腹皮6g，麻黄6g，连翘10g。激素选用强的松2mg/（kg·d）治疗。嘱家长让患儿注意休息，低盐饮食，每周到门诊复查。

以上方为主加减并口服强的松治疗4周，患儿水肿消退，尿蛋白（-），尿量增加，精神兴奋，食欲增加，身热汗出，手足心热，口干咽燥，舌红苔少。方选知柏地黄丸加减以滋阴降火。处方：熟地黄10g，山茱萸10g，山药10g，泽泻10g，牡丹皮6g，茯苓10g，沙参10g，枸杞子10g。激素减量，强的松2mg/（kg·d），隔日顿服。

4周后，患儿病情平稳，精神、食欲均正常，舌红，苔薄白，脉数。尿蛋白（-）。激素逐渐撤减，予开方药调养患儿机体虚弱状态。处方：熟地黄10g，山茱萸10g，山药10g，茯苓10g，泽泻10g，牡丹皮6g，黄芪10g，淫羊藿10g，肉苁蓉6g，菟丝子6g，巴戟天6g。此方加减共服30剂，巩固疗效。随诊至今，未复发。

按语：赵历军教授主张在使用激素的基础上，分阶段地配合中医药治疗，既可以调节机体的状态，以促进激素的作用效果，同时可以缓解长期应用激素对机体造成的如满月脸、水牛背等相关的副作用，中西医结合治疗，从而获得良好的治疗效果。

2. 裘沛然验案

某患儿感冒后浮肿、蛋白尿，由宁波来沪求医，在某医院诊为肾病综合征，用激素、环磷酰胺等西医治疗2月余未效，已发病危通知。家长急求诊于裘老。查患儿面色白无华，眼睑虚浮，气促神萎，腹大如鼓，阴囊肿大如球，下肢浮肿，小便不利，口不渴，纳不馨，泛恶多，舌苔薄质淡，脉沉细。蛋白尿（+++），尿量日仅百余毫升。

西医诊断：肾病综合征。

中医诊断：虚劳。

治法：健脾益肾，通利三焦。

处方：生黄芪40g，生牡蛎40g，建泽泻1.5g，黑大豆30g，大枣7枚。水煎，日1剂。起效，守方再进7剂，患儿明显好转，效不更方，2周后病情缓解，出院返家治疗。2个月后患儿康复。

按语：观此验案脉证，病机的关键是脾肾气虚，水湿壅盛。脾气虚弱，健运失职，水湿内停，溢于肌肤则见眼睑虚浮、下肢水肿；水湿壅滞于中，三焦不利，则见腹部胀大如鼓，阴囊肿大如球，小便不畅；脾虚失运，胃纳欠佳，则见口不渴，纳不馨，泛恶多；脾虚失运，水谷不能化为精微，营血失充，则见气促神萎，面色白无常，舌苔薄质淡。脉沉细，主里，主虚，故此证为里虚证。

本证既非阳水之明显表现，亦非阴水之典型证候，乃系三焦气虚又水湿泛滥所致。肺虚不能制其上源，脾虚不能运化水湿，肾虚则气化无权。故治宜升脾阳，健脾气，升三焦，利水道。所以，裘老在方中用黄芪补气升阳，利水消肿为君药。牡蛎，平肝益阴，敛精固锐，降气利水为臣药。泽泻益气健脾，渗湿利尿；黑大豆，善治水，消胀下气；二者共为佐药。大枣，补脾益气，缓和药性为使药。诸药合用，共奏健脾益肾、通利三焦、利水消肿之功。

【参考文献】

[1] Eddy AA, Symons JM. Nephrotic syndrome in childhood [J]. Lancet, 2003, 362 (9384): 629-639.

[2] 张奎军. 石志超治疗慢性胃炎用药探析 [J]. 辽宁中医药大学学报, 2012, 14 (5): 161-162.

[3] 易著文. 小儿临床肾脏病学 [M]. 北京: 人民卫生出版社, 1998.

[4] 王庆其. 学习裘沛然治疗慢性肾病经验之体会 [J]. 中医文献杂志, 2008, 26 (2): 29-31.

[5] Ruf RG, Lichtenberger A, Karle SM, et al. Patients with mutations in NPHS2 (podocin) do not respond to standard steroid treatment of nephrotic syndrome [J]. Journal of the American Society of Nephrology, 2004, 15 (15): 722-732.

[6] 中华中医药学会. 中医内科常见病诊疗指南: 西医疾病部分 [M]. 北京: 中国中医药出版社, 2008.

[7] 任献国, 刘光陵, 夏正坤, 等. 410 例儿童肾病综合征中医证型与肾脏病理关系探讨 [J]. 中医杂志, 2011, 52 (4): 317-318.

[8] 廖国华. 小儿频复发性肾病中医证型与病理类型的相关性分析 [D]. 福州: 福建中医学院, 2004.

[9] 徐双, 赵历军. 赵历军教授治疗小儿肾病综合征经验 [J]. 辽宁中医药大学学报, 2012, (5): 160-161.

[10] 潘钰婷. 原发性肾病综合征的中医研究进展 [D]. 北京: 北京中医药大学, 2011.

[11] 张秀君. 肾乐软胶囊对实验性肾病综合征大鼠的干预作用 [D]. 石家庄: 河北医科大学, 2007.

[12] 简讯, 樊均明, 李孜, 等. 川芎嗪治疗原发性肾病综合征的系统评价 [J]. 中国循证医学杂志, 2004, 4 (9): 627-633.

[13] Nishi S, Ubara Y, Utsunomiya Y, et al. Evidence-based clinical practice guidelines for nephrotic syndrome 2014 [J]. Clinical & Experimental Nephrology, 2016, 20 (3): 342-370.

[14] Cara-Fuentes G, Clapp WL, Johnson RJ, et al. Pathogenesis of proteinuria in idiopathic minimal change disease: molecular mechanisms [J]. Pediatric Nephrology, 2016, 31 (12): 2179-2189.

[15] Alazzawi HF, Obi OC, Safi J, et al. Nephrotic syndrome - induced thromboembolism in adults [J]. International Journal of Critical Illness & Injury Science, 2016, 6 (2): 85 -88.
[16] Pal A, Kaskel F. History of Nephrotic Syndrome and Evolution of its Treatment [J]. Frontiers in Pediatrics, 2016, 4: 1 -6.
[17] Rahul C, Parekh RS. Ethnic Differences in Childhood Nephrotic Syndrome: [J]. Frontiers in Pediatrics, 2016, 4 (1): 39.
[18] Zhao L, Cheng J, Zhou J, et al. Enhanced Steroid Therapy in Adult Minimal Change Nephrotic Syndrome: A Systematic Review and Meta - analysis [J]. Intern Med, 2015, 54 (17): 2101 -2108.
[19] 鲁盈. 激素抵抗肾病综合征的中西医结合治疗 [J]. 中华肾病研究电子杂志, 2015, 4 (4): 177 -181.

第六节　IgA 肾病

【概述】

IgA 肾病（IgA nephropathy）是一种复杂的免疫相关性的以 IgA 或以 IgA 为主的免疫复合物在肾小球沉积并伴有各种病理损伤的肾小球肾炎，也称 Berger 病（Berger's disease）。IgA 肾病是我国终末期肾病（ESRD）的首要原因，本病临床表现多种多样，发病患者以血尿最为多见，可伴有不同程度的蛋白尿和肾功能受损。IgA 肾病进展的危险因素主要有肾小球硬化、肾间质纤维化、高血压、大量蛋白尿和肾功能减退。

IgA 肾病是目前世界范围内最常见的原发性肾小球疾病之一，在中国，IgA 肾病约占原发性肾小球肾炎的 40% ~47%。IgA 肾病发病有一定的年龄、性别、种族和地区差异，青壮年多见，16 ~35 岁的患者约占总患者数的 80%。有学者研究发现，在无症状供体的移植肾的肾活检中，16.1% 可见系膜区 IgA 的沉着，这也提示了 IgA 肾病在人群中的实际发病率可能更高。既往 IgA 肾病被认为是一种良性病变，预后良好，但现已明确认识到 IgA 肾病是一个缓慢进展的疾病，只有 5% ~30% 的 IgA 肾病患者尿检异常能完全缓解，大多数患者呈慢性进行性发展，有研究表明，15% ~20% 的 IgA 肾病患者将在 10 年内、30% ~40% 的患者将在 20 年内进展至 ESRD。

IgA 肾病无特定的中医病名，大多归属于“血尿”“水肿”“腰痛”“肾风”“虚劳”等范畴中。

【西医病因与发病机制】

IgA 肾病的确切发病机理尚未完全清楚，目前认为，遗传因素、环境因素和免疫因素共同决定了 IgA 肾病的发病。目前比较一致的看法是 IgA 肾病属免疫复合物引起的肾小球疾病。

1. 遗传因素

IgA 肾病是一个多基因、多因素复杂性的疾病，遗传因素在发病的各个环节中起着不可忽视的作用。目前已经完成了 5 个 IgA 肾病的全基因组关联分析研究 GWAS 研究，发现 15 个以上的 IgA 肾病易感位点。研究发现近 60% 的家系与 6 号染色体（6q22 – 23）连锁，表现为不完全显性遗传；还有部分病例与 3 号染色体（3p23 – 24）、4 号染色体（4q26 – 31）等连锁。IgA 肾病有较明确的家族史，如不同种族都发现同胞姐妹患 IgA 肾病，在此后连续几代亲属中都有 IgA 肾病患者。种族方面，例如日本肾小球疾病中有 50% 是 IgA 肾病，欧洲为 10% ~30%，在美国一些地区仅为 2%，北京大学第一医院肾脏内科的数据显示为 58.2%。

2. 免疫功能异常

IgA 肾病主要是以多聚体 IgA（PIgA）在肾小球沉积，表明了 IgA 免疫系统异常导致了 PIgA 分子在肾小球系膜区沉积。35% ~50% 的 IgA 肾病患者血清中 IgA 含量升高，其中主要是聚合型 IgA1 亚型，并常以大分子的免疫复合物（IgA – IC）形式存在。IgA1 是 IgAN 发病中起主要作用的抗体，其独特结构是其黏蛋白型的铰链区和铰链区上的 O 聚糖，当 O 聚糖出现异常，会使 IgA1 通过相互聚合形成多聚体，诱发机体产生自身抗体。免疫球蛋白的 Fc 受体与肾小球系膜细胞之间受体 – 配体结合及细胞外基质结合增多等不同途径和机制，可能参与了部分 IgA 肾病的发病。

（1）*IgA1 产生增多*　Emancipator 于 1990 年提出“黏膜耐受缺陷”理论，认为 IgA 肾病是由于黏膜免疫引起的免疫复合物肾炎。从临床表现来看，肉眼血尿往往发生于黏膜感染如上呼吸道、胃肠道或泌尿系感染后。另一种观点是，致病性 IgA1 可能来源于骨髓免疫活性的提高，血清异常升高的 IgA 并非由黏膜产生，而是由黏膜内抗原特定的淋巴细胞或抗原递呈细胞等记忆细胞进入骨髓腔，引起骨髓 B 细胞分泌，致肾炎的 IgA 增加，从而提出了“黏膜 – 骨髓轴”的观点。

（2）*IgA 清除减少*　IgA 肾病的核心是 IgA 在肾小球系膜区的沉积，并导致肾小球系膜细胞的增殖和系膜基质增多。沉积在系膜区的 IgA 主要是来自血液的多聚免疫球蛋白 A1（PIgA1）。PIgA1 结构改变，使 IgA1 受体不能识别和清除异常的 IgA1，从而导致血中致病性 IgA1 增高。

IgA 的产生可能还与 Th1、Th2 失衡有关，IgA 由多克隆活性 B 细胞生成，而 B 细胞分泌 IgA 受 T 细胞调控，T 细胞免疫调节功能紊乱能使 B 细胞产生过量的 IgA。研究发现，IgA 肾病患者血清中特异性辅助 T 细胞减少而抑制性 T 细胞增加。

（3）*炎性细胞和细胞因子*　系膜区沉积的 IgA1 引起系膜细胞分泌炎症因子、炎性细胞如多形核白细胞和巨噬细胞等在间质和肾小球区的浸润。巨噬细胞分泌的 TNF – α、IL – 6等细胞因子可刺激肾小球系膜细胞的增殖，促进中性粒细胞及巨噬细胞黏附和成纤维细胞分泌而导致肾纤维化。单核细胞趋化蛋白 – 1（MCP – 1）能趋化循环中的单核细胞进入内膜下，同时该细胞因子又以自分泌或旁分泌的方式作用于肾小球固有细胞，使系膜增殖和合成过量的细胞外基质，引起肾小球损伤；中性粒细胞可释放蛋白酶和氧自由基，损伤肾小球组织甚至造成肾小球硬化；强致炎细胞因子——巨噬细胞移动抑制因子（MIF）也是形成炎症和免疫反应的重要成分，IgA 肾病患者尿中 MIF 的含量明显高于正常对照组。

【中医病因病机】

1. 火热灼伤脉络

机体感受风热、湿热、疮毒，热邪客于下焦或心火下移，致热伤血络，迫血妄行，均可出现尿血。火热有实火与虚火之分。中医学对血尿的论述最早见于《黄帝内经》。《素问·气厥论》云："胞移热于膀胱，则癃溺血。"《诸病源候论·小便血候》曰："心主于血，与小肠合，若心象有热，结于小肠，故小便血也。"《景岳全书》指出："此多以酒色欲念，致动下焦之火而然。常见相火妄动，逆而不痛者……甚则见血。"《血证论·尿血》谓："膀胱与血室并域而居，热入血室则蓄血，热结膀胱则尿血……其致病之由，则有内外二因。外因，乃太阳、阳明传经之热，结于下焦……内因，乃心经遗热于小肠，肝经遗热于血室。"

2. 气虚统摄无权

中医学认为，气虚不能摄血运行，血溢脉外，自小便而出，而气虚又有脾肾气虚与气阴两虚之别。《灵枢·口问》云："中气不足，溲便为之变。"《景岳全书·血证》曰："盖脾统血，脾气虚则不能收摄；脾化血，脾气虚则不能运行，是皆血无所主，因而脱陷而妄行。"《医学衷中参西录·理血论》指出："中气虚弱，不能摄血，又秉命门相火衰弱，乏吸摄之力，以致肾脏不能封固，血随小便而出也。"

3. 瘀血阻滞脉络

唐容川《血证论》云："离经之血，虽清血鲜血，亦是瘀血。""离经之血，与好血不相合，是谓瘀血。""凡系离经之血，与荣养周身之血已睽绝而不合。"《医学心悟》所谓："凡治尿血，不可轻用止涩药，恐积瘀于阴茎痛楚难当也。"

【诊断标准】

参照《2014 日本肾脏病学会（JSN）临床实践指南：IgA 肾病》。

1. IgA 肾病的临床诊断线索

尽管 IgA 肾病的临床表现和实验室检查缺乏特征性的改变，但如果出现以下表现，应怀疑 IgA 肾病：①上呼吸道感染或扁桃体炎发作同时或短期内出现肉眼血尿，感染控制后肉眼血尿消失或减轻；②典型的畸形红细胞尿，伴或不伴蛋白尿；③血清 IgA 值增高。

2. IgA 肾病的病理诊断

（1）光镜检查　肾小球系膜病变是 IgA 肾病基本的组织学改变，表现为系膜增生和系膜基质增多。典型的 IgA 肾病 PAS 染色时可见系膜区、旁系膜区圆拱状的深染物质，Masson 三色染色上述部位则可见嗜复红物沉积。IgA 肾病的组织学改变多种多样，从肾小球基本正常，到弥漫系膜增生性病变、新月体形成及节段硬化性病变，病变类型与疾病的临床表现、病程有一定关系。

（2）免疫病理改变　是诊断 IgA 肾病必需的检查，主要表现为以 IgA 为主的免疫球蛋白在肾小球系膜区呈团块状或颗粒状弥漫沉积，可伴有 IgG 和 IgM 的沉积。绝大多数病例合并 C3 的沉积，并与 IgA 的分布一致，若出现 C4、C1q 沉积要注意除外继发性因素。

（3）电镜检查　肾小球系膜区、旁系膜区见电子致密物沉积，有的呈圆拱状，少数病例肾小球内皮下亦见节段性电子致密物，基底膜上皮侧一般无电子致密物沉积。少数患者肾小球毛细血管袢可见节段性基底膜厚薄不一或基底膜节段分层、系膜插入。IgA 肾病组织形态学病变程度的判断，最新发表的牛津 IgA 肾病分类，重点关注系膜细胞增殖、节段性肾小球硬化、毛细血管内细胞增生、小管萎缩/间质纤维化的程度。

【西医治疗】

（一）治疗方案

本病无特殊治疗方法，临床根据患者不同表现及病程采用不同措施，目的是保护肾功能，减慢病情进展。按照临床分型治疗 IgA 肾病：

1. 孤立性镜下血尿型

无须特殊治疗，定期随访。

2. 反复发作肉眼血尿型

将病灶清除如扁桃体切除，可根据蛋白尿的多少使用三联疗法（雷公藤多苷、大黄素、ACEI/ARB）。

3. 血管炎型

（1）吗替麦考酚酯（MMF）治疗方案　甲泼尼龙静脉滴注冲击治疗（0.5g/d）三天，继以泼尼松 0.6mg/（kg·d），每 2 周减少 5mg/d，至 10mg/d 以后维持此剂量。MMF 以 0.5g，每天 2 次开始给药，依据血药浓度增加至 1.5～2.0g/d，连续使用 6 个月，以每日 0.75～1g 剂量维持，总疗程 2 年。

（2）环磷酰胺（CTX）治疗方案　甲泼尼龙同 MMF 治疗方案。CTX 冲击 0.5～1.0g/m^2，每月 1 次，共 6 个月，以后每 3 个月 1 次。总剂量 <8g。CTX 治疗结束后用硫唑嘌呤维持，总疗程 2 年。

4. 蛋白尿型

（1）ACEI 和 ARB　因 ACEI 与 ARB 有独立于降压外的降低尿蛋白作用而被认为是疗效较为肯定的治疗 IgAN 的药物。一项涉及 2838 名参与者的研究显示，仅抗高血压药，尤其是 ACEI 和 ARB 类能为 IgAN 患者的治疗提供益处，2012 年的“KDIGO 指南”建议当 24 小时尿蛋白大于 1.0g/d 时，推荐长期服用 ACEI 或 ARB 类（证据强度 1B），并根据血压情况调整药物剂量，建议对于 24 小时在 0.5～1.0g 的 IgA 肾病患者也使用 ACEI 或 ARB 治疗（证据强度 2D）。

（2）糖皮质激素治疗方案

1）对经 ACEI/ARB 充分治疗 3～6 个月，24 小时尿蛋白持续≥1.0g 且肾功能仍相对较好（GFR >50mL/min）的患者，2012 年“KDIGO 指南”建议糖皮质激素治疗疗程 6 个月（证据强度 2C），但对于激素的用量尚不能给出推荐方案。可在综合评估患者临床及病理表现、激素不良反应后参照其他肾炎的治疗措施制定个体化治疗方案。“中华医学会肾脏病临床诊疗指南”中，建议给予泼尼松每日 0.6～1.0mg/kg，4～8 周后酌情减量，总疗程6～12个月。

2）对临床上呈肾病综合征同时病理表现为微小病变的IgA肾病患者，"KDIGO指南""中华医学会肾脏病临床诊疗指南"和"中国成人肾病综合征免疫抑制治疗专家治疗共识"都建议按微小病变肾病综合征处理，常用泼尼松每日1mg/kg（不超过80mg/d）或1mg/kg隔日口服（不超过120mg），连续使用4周以上直至缓解（最长不超过16周），之后在6个月内缓慢减量。

5. 高血压型

IgA肾病的"KDIGO指南"对血管紧张素受体拮抗剂（ARB）在IgA肾病治疗中的作用进行了充分的肯定。推荐当24小时尿蛋白>1g时，使用长效血管紧张素转换酶抑制剂（ACEI）或ARB治疗；若24小时尿蛋白在0.5～1.0g，建议使用ACEI或者ARB治疗，如果患者可以耐受，建议ACEI和ARB逐渐加量以控制24小时尿蛋白<1g。血压的控制应该首选肾素-血管紧张素系统（RAS）阻断剂，如前所述，24小时尿蛋白<1g患者，血压的控制目标应当<130/80 mmHg；当24小时尿蛋白>1g，则血压控制目标应<120/75mmHg。

6. 新月体型IgA肾病

新月体型IgA肾病是指肾活检提示IgA肾病同时有超过50%肾小球新月体形成伴快速进展性肾衰竭。"中华医学会肾脏病临床诊疗指南"和"KDIGO指南"都建议积极的免疫抑制治疗，建议激素联合免疫抑制剂治疗，方案类似于ANCA相关性血管炎的治疗。并且在没有严重感染、活动性消化道溃疡出血等禁忌证的前提下，可给予甲泼尼龙冲击治疗，即静脉滴入甲泼尼龙0.5～1.0g/d，连续3日，随后给予常规剂量的糖皮质激素（强的松每日1mg/kg）联合免疫抑制剂治疗。

7. 其他

避免感冒、劳累和使用肾毒性的中西药物并定期随诊观察。注意呼吸道感染的预防和控制，对反复发作扁桃体炎的患者进行扁桃体切除有助于减轻血尿、蛋白尿的发作，对肾功能可能具有长期保护作用。

（二）西医治疗困境

本病在早期西医治疗可使部分患者得到缓解，目前治疗仍以控制蛋白尿、高血压、高脂血症、血尿等对症治疗为主，但很大部分患者发展为肾衰是必然结果，透析和肾移植是大多数患者晚期的选择。

【中医治疗】

IgA肾病的中医辨证，首先应该辨分期（急性发作期、慢性持续期），再辨主症、次症；先辨正虚，再辨邪实。

1. 急性发作阶段

（1）风热扰络证

主症：发热，咽喉肿痛或扁桃体肿大，咳嗽，尿赤或肉眼血尿，腰酸，口苦，烦渴，舌质红，苔薄白或薄黄，脉浮数。

治法：清热利咽，凉血止血。

方药：桑菊饮合银翘散加减，药用桑叶、菊花、杏仁、金银花、连翘、薄荷、桔梗、淡竹叶、荆芥穗、黄芩、茯苓、淡豆豉、牛蒡子、小蓟、生甘草。

（2）下焦湿热证

主症：小便黄赤，尿血鲜红，心烦口渴，面赤口疮，夜寐不安，舌质红，脉滑数。

治法：清热利湿，凉血止血。

方药：八正散合小蓟饮子加减，药用小蓟、大蓟、栀子、白茅根、淡竹叶、石菖蒲、滑石、车前草、通草、大黄、萹蓄、蒲公英、紫草、茜草。

2. 慢性持续阶段

（1）肾虚火旺证

主症：小便短赤带血，头晕耳鸣，口咽干燥，神疲，颧红潮热，盗汗，腰膝酸软，舌质红，脉细数。

治法：滋降降火，凉血止血。

方药：知柏地黄丸加减，药用知母、黄柏、牡丹皮、泽泻、山药、山茱萸、生地黄、赤芍、龟甲、女贞子、旱莲草、仙鹤草。

（2）脾不统血证

主症：久病尿血，甚或兼见齿衄、肌衄，食少，体倦乏力，气短声低，面色不华，舌质淡，或兼见齿痕，脉细弱。

治法：补中健脾，益气摄血。

方药：归脾汤加减，药用茯苓、炒白术、炙甘草、太子参、大枣、龙眼肉、木香、生黄芪、仙鹤草、山药、山茱萸。

（3）瘀血阻络证

主症：小便色赤，甚则可兼有细瘀块，口燥常不欲咽，舌紫暗，或有瘀点，脉细涩。

治法：益气活血，化瘀止血。

方药：桃经四物汤加减，药用桃仁、红花、五灵脂、蒲黄、丹参、赤芍、炒川芎、当归、生甘草、柴胡。

（4）脾肾阳虚证

主症：面色苍白，畏寒肢冷，夜尿增多，腰脊酸痛或胫酸腿软，足跟痛，神疲，呕恶纳呆或便溏，舌胖嫩有齿痕，苔白，脉沉细弱或沉迟无力。

治法：温补脾肾，化瘀降浊。

方药：健脾温肾通络方加减，药用生黄芪、黄精、杜仲、夏枯草、白芥子、炒蒺藜、淫羊藿、巴戟天、茯苓、僵蚕、丹参、当归、王不留行。

（5）气阴两虚证

主症：神疲乏力，面色无华，反复镜下血尿，劳累后加剧，易感冒，腰膝酸软，大便或干或稀，口干黏腻，手足心热或午后低热，口干咽燥或长期咽痛，咽部暗红，舌质淡红苔薄白少津，脉沉细。

治法：益气养阴，活血化瘀。

方药：参苓白术散合二至丸加减，药用太子参、山药、莲肉、苍术、白术、杜仲、桑寄生、菟丝子、女贞子、白花蛇舌草、当归、麦冬、山药、地骨皮。

【科研思路与方法】

本病在早期西医治疗可使部分患者得到缓解，目前治疗仍以对症治疗为主，但很大部分患者发展为肾衰，透析和肾移植是大多数患者晚期的选择，为此，中医药可通过理论、临床、实验三方面进行研究。

1. 理论研究方面

陈香美等对 IgA 肾病采用多中心流行病学现场调查的方法，收集了1016例 IgA 肾病患者的人口学、中医证候学及实验室检查资料，探索 IgA 肾病中医证候的分布规律，发现 IgA 肾病的主要表现——气虚、阴虚等中医证型与尿蛋白、高血压、肾功能损害等指标密切相关。

有学者对 IgA 肾病进行大样本的中医证候学调研，旨在探索能正确反映 IgA 肾病中医证候、病机及其演变规律的创新辨证方案。采用流行病学现场调查方法，收集1148例 IgA 肾病患者的舌苔、脉象、症状、实验室检查及肾病理资料。结果发现新方案分肾虚、瘀痹、风湿、肝风和溺毒五证，简明扼要，实用有效，贴近临床，有利于及时判断 IgA 肾病的独立危险因素、可逆因素，以及对预后的强预测因子。有学者通过计算机检索 CENTRAL、MEDLINE、EMbase、PubMed、CBM、WanFang Data 和 CNKI 并手动检索关于黄葵胶囊治疗 IgA 肾病的随机和半随机对照试验及文献，证据显示黄葵胶囊可减少 IgA 肾病患者的尿蛋白，提高 IgA 肾病疗效。

有学者总结近几十年的 IgA 肾病临床及临床发病机制发现，来自不同国家多个研究中心的研究普遍认为，IgAN 发病率的高低与生活方式关系密切，种族差异可能是 IgAN 的重要因素，而并不完全取决于环境因素，IgAN 的临床表现繁杂，无标志性体征，所以诊断仍然依赖于肾活检，IgA 在肾小球系膜区弥漫或全球沉积是最重要的病理特点，但沉积免疫球蛋白的种类和强度与病理损害程度无关。

2. 临床研究方面

目前临床上治疗 IgA 肾病主要依靠对症治疗，但对症治疗有其局限性，如存在禁忌证和不良反应，这些局限性也为许多患者的治疗造成了困难，因此，我们可以立足临床，发挥中医药优势，结合临床经验和相关文献总结出有效的具有针对性的治疗方剂进行个体化的辨证施治，从而弥补西医治疗的局限性并降低不良反应。

陈香美对 IgA 肾病中医证型分布规律及其与西医临床病理关系进行了系统探讨，其研究发现，脾肺气虚、气阴两虚证病理变化较轻，Lee 分级以Ⅰ级为主（72.3%，70.2%）；肝肾阴虚证病理变化较重，以Ⅲ～Ⅳ级为主（84.6%）；脾肾阳虚证病理变化最重，以Ⅳ～Ⅴ级为主（88.0%）。辨证分型与 Lee 分级相关显著（$r=0.26$，$P<0.01$）。提示 IgA 肾病中医辨证分型与 IgA 肾病病理分级及病变程度显著相关，中医临床辨证分型对推测肾脏病理改变程度有一定的参考价值。

有研究者对 IgA 肾病进展的预测指标进行了研究。对确诊 IgAN 的438位患者尿液标本进行了分析研究，随访时间≥12个月，测量患者尿白蛋白肌酐比值（ACR）、尿蛋白肌酐比值和24小时尿蛋白排泄量（UPE）。结果表明，ACR、尿蛋白肌酐比值及24小时

UPE 均与 IgA 肾病病程和病理结果具有相关性。与尿蛋白肌酐比值和 24 小时 UPE 相比，ACR 预测 IgA 肾病进展的性能较好。

3. 实验研究方面

有学者通过黄芪防治 IgA 肾病肾小管间质损害，减轻模型组大鼠的尿红细胞数、尿蛋白和尿 NAG 酶活性，减轻 IgA 肾病模型大鼠肾小管间质病理损害。

【名医验案】

1. 李学铭验案

吴某，女，40 岁，2008 年 11 月初诊。患者 1 年前因劳累后感乏力、尿中多泡沫，查尿蛋白，肾活检诊断为 IgA 肾病。曾服强的松、来氟米特等，病情一度好转，但停药后又反复，劳累及感冒则加重。诊见乏力，肢软，头昏，大便易溏，胃纳欠佳，舌淡、苔薄，脉细，Pro（+）、RBC（±）。

西医诊断：IgA 肾病。

中医诊断：肾风。

证型：肺脾两虚证。

治法：补益肺脾。

方药：四君子汤加味。炒党参、茯苓、防风、蝉衣、独活、僵蚕、益智仁各 12g，黄芪、山药、石见穿各 30g，白术 20g，甘草 6g。水煎每日 1 剂，分早晚服，7 剂。

二诊：诉咽痛、咳嗽，无发热。舌质偏红、苔薄黄，脉细数。尿蛋白（+），红细胞（±）。系正虚外感，肺失宣降。治宜疏风宣肺，清热宁络。方选桑菊饮，加白茅根、紫珠草各 12g，鹿衔草、仙鹤草各 30g。5 剂。

三诊：咽痛、咳嗽已愈，但感疲乏，大便成形、质软，胃纳欠丰。舌淡、苔薄，脉细，Pro（+）、RBC（±）。仍以加味四君子汤调理，病情好转。

按语：本例患者系脾肺亏虚，脾运失职，治宜益气健脾为主。初诊以四君子汤加味，方中炒党参、黄芪、山药益气健脾；白术、茯苓、甘草有健脾燥湿、益气助运之力；黄芪、防风、白术益气固表；蝉衣、独活、僵蚕祛风胜湿；益智仁温脾暖肾；久病入络，加石见穿活血通络。二诊时正虚外感，肺系受邪，上熏咽喉，方选桑菊饮疏风宣肺，加白茅根、鹿衔草、紫珠草、仙鹤草宁络止血。后仍投加味四君子汤，使脾气健，正气复，精秘固，获显著疗效。

2. 赵玉庸医案

张某，女，35 岁，2009 年 3 月 15 日初诊。主诉：血尿反复发作 5 年，5 年前感冒发热、咽痛后出现肉眼血尿，于当地医院治疗后肉眼血尿消失，但镜下血尿持续不愈。后于某省级医院就诊，肾穿刺活检示 IgA 肾病。后服用中药治疗，无明显好转。现腰酸，乏力，咽干咽痛，口干喜饮，手心热，平素易感，舌红、苔薄黄，脉沉弦细。理化检查：24 小时尿蛋白定量 0.8g，尿常规：BLD（+++），Pro（++），RBC（++）。

西医诊断：IgA 肾病。

中医诊断：尿血。

证型：阴虚内热，瘀血阻络证。

治法：滋阴清热，化瘀止血。

处方：黄芪 30g，玄参 15g，金银花 15g，女贞子 12g，墨旱莲 12g，仙鹤草 20，茜草 20g，蒲公英 15g，杜仲 12g，制大黄 15g，蝉蜕 10g，龟甲 15g，土茯苓 15g，积雪草 15g。14 剂，水煎服，每日 1 剂。

2009 年 3 月 29 日二诊：诸症减轻，但觉咽中不适，口干，偶咳嗽，无痰，纳寐可，二便调。舌淡红、苔白，脉弦细。理化检查：24 小时尿蛋白定量 0. 34g，生化：尿素氮 7. 9mmol/L，血肌酐 104mmol/L，尿酸 286. 6μmol/L，尿常规：BLD（＋＋），Pro（＋），RBC（＋＋）。见效守方。前方去蒲公英、仙鹤草，加荆芥 10g，连翘 10g，桔梗 10g，甘草 6g，青风藤 15g。每日 1 剂，水煎服。连续服用 2 个月。

2009 年 6 月 8 日三诊：患者精神可，两目有神，语音清晰，无不适。舌尖红、苔薄白，脉弦细。理化检查：24 小时尿蛋白定量 0. 11g，查尿常规（－），继服前方。随访 1 年余患者无复发。

按语：本例因外感风热出现肉眼血尿时未能有效治疗，以至病情迁延日久，气阴内耗，阴虚内热，迫血妄行，见血尿，脉弦细。故立益气滋肾、清利化瘀止血之法，收效甚捷。方中取二至丸之意，以女贞子、墨旱莲滋肾养阴，其中龟甲、僵蚕、蝉蜕等虫类药活血通络贯穿始终。初期用金银花、连翘等辛凉药物清热疏风为主，中期以玄参、麦冬滋阴为主，后期以黄芪、山药健脾固本。血尿患者并非见血止血，用大量炭类固涩，反而留瘀为患，导致病情迁延，出血日久则常伴瘀滞，故于滋肾中佐以清热活血，其效显著。

【参考文献】

[1] 王海燕．肾脏病学［M］．3 版．北京：人民卫生出版社，2008.

[2] Donadio JV, Grande JP. IgA nephropathy［J］. N Engl J Med, 2002, 347 (10)：738.

[3] Suzuki K, Honda K, Tanabe K, et al. Incidence of latent mesangial IgA deposition in renal allograft donors in Japan［J］. Kidney International, 2003, 63 (6)：2286－2294.

[4] Xu G, Tu W, Jiang D, et al. Mycophenolatemofetil treatment for IgA nephropathy：a meta－analysis［J］. American Journal of Nephrology, 2008, 29 (5)：362－367.

[5] 王海燕，吕继成，张宏．从循证医学角度评价成人 IgA 肾病的治疗方案［J］．中华内科杂志，2004，43（9）：712－714.

[6] 陈香美，谢院生．IgA 肾病的发病与治疗［J］．中国中西医结合肾病杂志，2006，7（12）：683－686.

[7] 侯凡凡．伴有蛋白尿的 IgA 肾病的治疗［J］．肾脏病与透析肾移植杂志，2002，11（1）：45.

[8] 列才华，谢院生，陈香美．糖皮质激素治疗 IgA 肾病的循证研究［J］．中国中西医结合肾病杂志，2008，9（3）：273－275.

[9] 范军芬．李学铭治疗 IgA 肾病临证经验撷菁［J］．浙江中医杂志，2012，47（1）：10－11.

[10] Kawasaki Y. The pathogenesis and treatment of IgA nephropathy [J]. Fukushima Journal of Medical Science, 2008, 54 (2): 43 -60.

[11] Li LS, Liu ZH. Epidemiologic data of renal diseases from a single unit in China: analysis based on 13519 renal biopsies [J]. Kidney International, 2004, 66 (3): 920 -923.

[12] 罗来敏，胡志欢，周静，等. B超引导下自动活检枪肾活检500例报告 [J]. 江西医学院学报, 2009, 49 (2): 13 -17.

[13] Haas M. Histologicsub classification of IgA nephropathy: A clinicopathologic study of 244 cases [J]. American Journal of Kidney Diseases, 1997, 29 (6): 829 -842.

[14] 施珍，潘殊方，谷定英，等.121例原发性IgA肾病的临床与病理及相关性分析 [J]. 中国中西医结合肾病杂志, 2010, 11 (5): 434 -436.

[15] 陈香美，谢院生.IgA肾病肾病综合征临床病理特点及肾脏病理危险因素 [J]. 中国中西医结合肾病杂志, 2008, 9 (4): 321 -324.

[16] Ruggenenti P, Cravedi P, Remuzzi G. Mechanisms and treatment of CKD [J]. Journal of the American Society of Nephrology Jasn, 2012, 23 (12): 1917.

[17] Gorriz JL, Martinez - Castelao A. Proteinuria: detection and role in native renal disease progression [J]. Transplantation Reviews, 2012, 26 (1): 3 -13.

[18] 陈玲，吴小燕.IgA肾病临床诊治指南（解读）[J]. 临床内科杂志, 2015, 32 (5): 358 -360.

[19] Zhao YF, Zhu L, Liu LJ, et al. Measures of Urinary Protein and Albumin in the Prediction of Progression of IgA Nephropathy [J]. Clin J Am Soc Nephrol, 2016, 11 (6): 947 -955.

[20] KU Eckardt, BL Kasiske. KDIGO Clinical Practice Guideline for Glomerulo - nephritis Foreword [J]. Kidney International Supplements, 2012, 2 (2): 140 -142.

[21] 王聪慧，王筝，丁英钧，等. 赵玉庸治疗IgA肾病经验 [J]. 中医杂志, 2012, 53 (8): 645 -647.

[22] Yukio Yuzawa, Ryohei Yamamoto, Kazuo Takahashi, et al. Evidence - based clinical practice guidelines for IgA nephropathy 2014 [J]. Clin Exp Nephrol, 2016, 20 (4): 511 -535.

第七节　紫癜性肾炎

【概述】

紫癜性肾炎（Henoch - Schönlein purpura nephritis, HSPN）是继发于过敏性紫癜（Henoch - Schönlein purpura, HSP）的肾小球肾炎，是较为常见的继发性肾小球疾病。HSPN是一种系统性小血管炎，主要累及皮肤、关节、胃肠道和肾脏。本病在HSP中的发病率为30% ~50%，有学者对HSP进行肾活组织检查发现，几乎100%的患者有不同程度的肾损伤；HSPN 在我国的发病率占儿童肾脏疾病的 9.6% ~19.3%，约 2.21% 的患儿会发展为慢性肾功能衰竭。本病好发于 10 岁以下儿童，成年人（>20 岁）少见。其患病率有逐年升高趋势，且好发于寒冷季节。

中医学认为 HSP 应归属于“紫斑”“肌衄”“葡萄疫”，HSPN 属“尿血”“水肿”等的范畴。

【西医病因与发病机制】

HSPN 病因和发病机制可能与感染、药物、食物及免疫异常、遗传等有关，主要涉及免疫学异常，其中以体液免疫异常为主。一般认为，本病是在各种刺激因子，包括感染原、过敏原作用于具有遗传背景的个体，激发 B 淋巴细胞多克隆扩增和 T 淋巴细胞功能紊乱，诱发 IgA 介导的系统性血管炎、肾脏受累。

1. 基因遗传学研究

国内外多项研究表明，HSPN 的发生具有遗传易感倾向，但尚未发现任何一个单基因与之相关。目前研究的热点主要集中在人类白细胞抗原（HLA）、IL、血管紧张素转化酶、TNF-α 等基因的多态性上。有研究认为 HSPN 的发生与 IL-8 基因上 G/A 多态性有关联，其中 A 等位基因出现的频率与肾脏损害发生率、蛋白尿严重程度及肌酐水平均呈正相关。另外细胞因子及各种酶类如基质金属蛋白酶-9、转化生长因子-β 等亦被认为参与 HSPN 的发生。

2. 免疫紊乱

（1）体液免疫　HSPN 患者 IgA、IgM、IgE、C4、IgA/C3、IgA/IgG 明显升高，IgG、C3 变化不明显。患者免疫球蛋白和补体整体偏高，提示紫癜性肾炎体液免疫及补体系统被激活。HSPN 免疫复合物形成过程中，常有补体活化，主要是 C5、C6、C7、C8、C9 与 C5b~9，肾小球补体激活可启动炎症反应从而加剧肾损害。

（2）细胞免疫　T 细胞亚群功能紊乱是 HSP 发病的重要机制，肾脏组织 Th 细胞亚群发生变化，引起免疫系统紊乱，出现病理性免疫应答而致肾脏损害。HSPN 患者中，Th1 功能低下及 Th2 优势活化，Th1/Th2 的比值失衡，说明 T 细胞亚群失调及 Th1 功能低下为 HSPN 的发病因素之一。研究显示，HSPN 患儿干扰素表达降低，IL-4 表达升高，Th1/Th2 比值随着 HPSN 病理损伤的加重而减小，肾脏组织中 Th1/Th2 比值与微血管密度变化呈负相关，提示 Th1/Th2 比值降低可能参与了 HSPN 肾脏微血管损伤。多种细胞因子可能参与 HSPN 的发生与发展。有研究显示 HSPN 患儿血清 IL-4、IL-10、TNF-α 含量高于健康儿童对照组，IL-2 含量低于健康儿童对照组；IL-10 水平与 IgA 呈正相关，IL-4 水平与 IgE 呈正相关；此外，黏附分子是介导细胞与细胞间或细胞与细胞外基质间相互接触和结合的一类膜表面糖蛋白分子，在炎症发生发展过程中具有重要作用。

3. 血清 IgA1 沉积

HSPN 和 IgA 肾病的病理学研究发现这两种疾病的表现十分相似，均是以系膜区和毛细血管袢内异常的 IgA1 分子沉积为病理特点的肾小球疾病。有研究发现 IgAN、HSPN 两种疾病相关性体现在这两种疾病都是在肾小球系膜区内含有异常糖基化的 IgA1 免疫复合物，糖化 IgA1 在 HSPN 发病中所扮演的角色可能是多聚糖化 IgA1 分子被 IgA1 或 IgG 的 anti－glycan 识别，因为分子体积过大，Gd－IgA1 免疫复合物不能被肝脏的唾液酸糖蛋白受体识别，也不能被降解，而在血液循环中不断堆积。HSPN 系膜区内存在着结构异常的 IgA1 分子，通过形成抗原抗体复合物或者自身聚集形成免疫复合物，进而促成机体的免疫反应。肾小球内系膜细胞、足细胞等与免疫复合物可通过激活一系列链式反应最后导致系膜细胞增殖、肾小球硬化、间质纤维化等肾脏损伤。

【中医病因病机】

本病内因多为患者阴虚血热，或气虚卫外不固，或湿热内蕴。外因多为外感六淫、饮食刺激或接触过敏原。就病机而言，初起多以风、湿、热、毒邪实为主，留而不去或热灼营血，煎炼成瘀，或热毒迫血妄行，离经之血成瘀，瘀血贯穿于疾病的始终。本病热邪伤阴，可成阴虚内热之候，病久耗气伤正或药物失治误治，可成气阴两虚之象，部分患者会进一步发展为阳虚证。“瘀”是本病的重要环节，新病亦可入络化瘀，可因热、湿、虚而致瘀，其病理演变过程归纳为：以热（毒）为先，以瘀为重，先实后虚，因实致虚。本病多发于儿童是由于小儿形气未充、脏腑娇嫩、易虚易实，加之毒邪内扰，可致肾络受损，因络病易滞易瘀的特点，遂成肾络瘀阻证。从脏腑看，初起多为风热伤肺或湿热伤脾；热毒内盛，耗伤肝肾之阴；病久伤及脾肾，遂致脾肾两虚。其后期正气虽伤，但邪实未尽，故多表现为本虚标实之候。

【诊断标准】

参照 2016 年中华医学会儿科学分会发布的《紫癜性肾炎诊治循证指南》(2016)。

1. 诊断标准

HSPN 的诊断必须符合下述三个条件：第一，有过敏性紫癜的皮肤紫癜等肾外表现；第二，有肾损害的临床表现，如血尿、蛋白尿、高血压、肾功能不全等；第三，肾活检表现为系膜增殖、IgA 在系膜区沉积。

2. 病理改变

HSPN 的病理改变类似于 IgA 肾病的病理改变。HSPN 典型的光镜检查特点为系膜增生性肾炎，可伴不同程度新月体形成。系膜病变包括系膜细胞增多和系膜基质增宽，可为局灶性或弥漫性。严重情况下，肾小球内出现中性粒细胞和单个核细胞浸润，甚至出现节段性袢坏死。某些病例的病理表现类似于膜增生性肾炎，肾小球基底膜出现“双轨征”。新月体可为节段性或环性，开始为细胞性，之后为纤维细胞性或纤维性。肾小管萎缩和肾间质纤维化程度与肾小球损伤程度一致。

免疫荧光检查可见以 IgA 为主的免疫球蛋白在肾小球内沉积，IgG、IgM 和 C3 常伴随沉积，主要沉积部位是系膜区，也可见于内皮下。电镜检查可见肾小球系膜区有电子致密物沉积，伴系膜细胞增殖和系膜基质增多，电子致密物也可见于内皮下。免疫电镜证实电子致密物主要是 IgA 伴 C3 和 IgG 沉积，严重新月体形成时出现肾小球毛细血管壁断裂。

HSPN 按国际儿童肾病研究（ISKDC）标准分为六级。Ⅰ级：轻微病变；Ⅱ级：单纯性系膜增生；Ⅲ级：系膜增生伴 50% 以下有肾小球新月体形成和（或）节段损害；Ⅳ级：

系膜增生伴50%～75%肾小球有新月体形成和（或）节段损伤；Ⅴ级：系膜增生伴75%以上肾小球有新月体和（或）节段损伤；Ⅵ级："假性"膜增生性肾炎。

【西医治疗】

1. 治疗方案

本病有一定自限性，特别是儿童病例，对一过性尿检异常者不需特殊治疗，但应注意观察尿常规变化。

（1）一般治疗　①充分休息；②抗感染及抗过敏治疗；③维生素C等改善毛细血管脆性；④雷尼替丁、西咪替丁等H_2受体阻滞剂治疗消化道出血；⑤抗凝。腹痛明显和便血者可应用H_2受体阻滞剂、肌注维生素K_1、阿托品等。酌情采用抗过敏、抗感染、降压、利尿治疗。

（2）糖皮质激素　临床表现为肾病综合征，或尿蛋白定量>1g/d，病理表现为活动增殖性病变的患者，可用糖皮质激素治疗。激素可以减轻蛋白尿，缓解胃肠道症状、关节肿痛及皮肤紫癜。泼尼松初始剂量0.6～1.0mg/（kg·d），服用8周后逐渐减量，每2～4周减10%，逐渐减量至隔日顿服，维持量为隔日5～10mg，总疗程6～12个月以上。对于有细胞或细胞纤维新月体形成、毛细血管袢坏死的患者，首选甲泼尼龙冲击治疗，剂量0.5～1.0g/d，静脉滴注3天。根据病情需要可追加一疗程，间歇期及疗程结束后，改为泼尼松口服0.6～1.0 mg/（kg·d），减量方案同上。

（3）免疫抑制剂　对于明显新月体形成、单用激素效果不佳的患者，可联合使用免疫抑制剂，如环磷酰胺（CTX）、吗替麦考酚酯（MMF）、环孢素A、来氟米特、咪唑立宾、雷公藤多苷等。CTX通过影响核酸复制而发挥其细胞毒作用，主要作用于S期，使细胞分裂受阻于G2期之前，对静止期细胞无影响。临床表现蛋白尿者，CTX 2～3mg/（kg·d），分次口服，疗程8～12周。目前更多的是使用大剂量CTX冲击治疗，0.5～1.0g/（m^2·次），每月1次，共6次，后改为每3个月1次，共2次，再酌情每6个月1次。MMF能选择性抑制T、B淋巴细胞的浸润和增殖，并通过抑制细胞表面黏附分子的合成而发挥抗炎作用，从而达到治疗肾脏血管炎性病变的目的。在一项回顾性研究中，6例激素不敏感的HSPN患儿在接受霉酚酸酯治疗后，临床症状在1周内基本消失，且所有患儿最终达到完全缓解。起始治疗剂量成人1.0～1.5g/d，6个月，然后逐渐减量，总疗程9～12个月以上。

2. 西医治疗困境

HSPN以儿童多见，西医治疗可使大部分患者病情得到缓解，但治疗上仍以糖皮质激素和免疫抑制剂为主，这些药物存在很大的毒副作用，很大部分患者也会因为毒副作用而出现多种继发性疾病。中医药在本病的治疗方面，可以综合调理，减轻西药的毒副作用。

【中医治疗】

血热、血瘀、正虚是本病病理机制的三个中心环节。一般而言，本病初期以实为主，病变主要在肺胃，病久则由实转虚，当责之脾肾。实者，治以清热泻火、凉血止血，佐以疏风利湿化瘀；虚者，分别施以滋阴降火、益气摄血；病久者，则以益气养阴活血之法治之。

1. 风热毒夹瘀证

主症：发热咽痛，皮肤紫癜或关节痛，腹痛，大便干结，血尿，舌边尖红，苔薄黄，脉滑数。

治法：疏风清热、凉血止血。

方药：方选银翘散与四妙勇安汤加减，药用金银花、连翘、炒荆芥、蝉衣、紫草、玄参、赤芍、牡丹皮、小蓟、地榆、白茅根、生甘草。

加减：咽喉肿痛者加黄芩、板蓝根；颜面、下肢浮肿者加薏苡仁、滑石；腹痛者加白芍、延胡索；肉眼、血尿者加茜草、三七粉；大便干燥者加大黄。

2. 血热夹瘀证

主症：皮肤紫癜、色鲜红，分批出现，甚或色暗，融合成片，关节痛或腹痛，黑便，尿血，舌红，苔黄，脉数。

治法：清热解毒，凉血止血。

方药：犀角地黄汤加减，药用水牛角、生地黄、赤芍、白芍、牡丹皮、忍冬藤、紫草、蝉衣、地榆、黄连、白茅根、生甘草、三七粉。

加减：血尿甚者加车前草、小蓟；黑便者加槐花、乌贼骨。

3. 胃热阴虚夹瘀证

主症：紫癜消退或时有隐现，心烦少寐，口渴喜饮，少气乏力，镜下血尿，舌红少苔，脉象虚数。

治法：清热止血、益气养阴佐以化瘀。

方药：竹叶石膏汤为基础加减，药用竹叶、生石膏、麦冬、太子参、甘草、紫草、赤芍、白芍、茜草、小蓟、白茅根。

加减：口渴甚者加生地黄、石斛；少寐多汗者加酸枣仁、浮小麦；若有呕逆者加竹茹、姜半夏。

4. 湿热内蕴夹瘀证

主症：病情反复，紫癜或隐或现，常伴有关节肿痛，颜面或下肢浮肿，镜下血尿、蛋白尿，舌黯红或有瘀点，苔腻微黄，脉滑。

治法：清热祛湿，化瘀止血。

方药：三仁汤化裁，药用杏仁、白豆蔻、薏苡仁、滑石、焦山栀、泽兰、马鞭草、蒲黄、小蓟、白茅根。

加减：苔黄腻者加苍术、黄柏；关节肿痛者加桑枝、海桐皮；蛋白尿多者加玉米须、芡实。临证当辨湿热轻重，灵活加减。

5. 脾肾两虚夹瘀证

主症：多见于成年患者，紫癜消退后，或兼有轻度浮肿，乏力，消瘦，镜下血尿、蛋白尿，舌苔薄，边有齿印，脉滑。

治法：益气养阴，活血祛瘀。

方药：参苓白术散合二至丸复合加减，药用太子参、白术、茯苓、山药、芡实、女贞子、旱莲草、当归、川芎、仙鹤草、白茅根、玉米须。

加减：气虚易感冒者加黄芪、防风；血压偏高者去白术、茯苓、山药，加生石决明、钩藤、黄芩、白芍，加服杞菊地黄丸。

【科研思路与方法】

1. 理论研究方面

有学者研究中药治疗儿童过敏性紫癜性肾炎的用药规律，总结中医治疗儿童过敏性紫癜性肾炎的用药经验，以期指导临床用药。利用国内三大全文数据库进行 HSPN 检索，归纳（1980～2009 年间）国内公开发表的使用中医药治疗儿童 HSPN 的临床文献，对文献报道中所用药物的分类、功效、药性、药味、归经进行统计分析。结果在符合纳入条件的中医药治疗儿童 HSPN 的 326 篇临床文献中，共涉及 39 首方剂，17 类药物，222 味中药，其中居前 5 位的药物类别分别是清热药、补益药、止血药、活血化瘀药和利水渗湿药，居前 5 位的单味药分别是生地黄、白茅根、牡丹皮、黄芪、紫草。验证了长期以来中医治疗儿童过敏性紫癜性肾炎从“瘀”“湿”“虚”论治的经验，及中医运用清热凉血、活血化瘀、益气养血类中药治疗本病的经验。

2. 临床研究方面

有学者检索 1990 年以来过敏性紫癜性肾炎中医辨证分型相关文献，通过对现代期刊中不同辨证方法下的证型进行统计分析，进一步探索总结基本证型特征，结果在符合纳入条件的 91 篇文献中，整合归纳，拟合为 30 类中医证型。主要证型为脾肾亏虚型（报道文献 58 篇，占 15.68%），风热型（报道文献 53 篇，占 14.32%），血热血瘀型（报道文献 40 篇，占 10.81%）；在报道过敏性紫癜性肾炎辨证分型及研究病例中，主要证型为血热血瘀型（文献报道 176 例，占 16.39%）、风热型（文献报道 168 例，占 15.64%）、阴虚热瘀型（文献报道 115 例，占 10.71%）。结论是过敏性紫癜性肾炎临床以实证及虚证为主，主要证型为风热型、血热血瘀型和脾肾亏虚型。本项研究为今后 HSPN 临床实践提供了理论研究，为本病的实验研究和临床研究提供大量而且集中的文献资源和理论数据。

有学者从伏毒论治过敏性紫癜性肾炎进行了初步探讨，认为伏毒即伏藏的邪毒，由伏邪久蕴于人体而成；过敏性紫癜性肾炎的根本病机为邪毒内伏血分，禀赋不足之体，每易因感受新邪，引动体内“伏毒”而发病，“伏毒”往往依附于热毒、瘀血两种病理因素而存在，贯穿于紫癜性肾炎发生发展的整个过程，导致过敏性紫癜性肾炎久治难愈。临床上以祛毒护正、化解透托为原则，以加味升降散（女贞子、墨旱莲、紫草、茜草、僵蚕、蝉蜕、姜黄、大黄）为主方辨证加减，从根本上治疗紫癜性肾病，取得了良好的临床疗效。

3. 实验研究方面

蔡晋等探讨尿单核细胞趋化蛋白-1（MCP-1）与血浆白细胞介素-8（IL-8）在紫癜性肾炎中的诊断价值，将 57 例过敏性紫癜患儿纳入实验组，其中合并紫癜性肾炎的 45 例，按照尿微量白蛋白（UMALB）测定分为正常尿白蛋白组（第 1 组）、微量尿白蛋白组（第 2 组）及大量尿白蛋白组（第 3 组），12 例无尿常规异常者为单纯性紫癜组（第 4 组）；同期选取 19 例健康儿童作为对照组。采用酶联免疫吸附双抗体夹心法测定尿 MCP-

1及血浆IL-8水平，并比较各组间尿MCP-1及血浆IL-8水平差异，计算紫癜性肾炎病例尿MCP-1、血浆IL-8在ROC曲线下面积，分析其在紫癜性肾炎中的诊断价值。结果发现，尿MCP-1水平在1~4组间比较，差异有统计学意义（$F=8852$，$P<0.01$），且随着尿白蛋白的增加，尿MCP-1水平随之上升，组间两两比较，差异均有统计学意义（$P<0.01$）。血浆IL-8水平在1~4组及对照组组间比较，差异有统计学意义（$F=289.55$，$P<0.01$），两两比较显示：血浆IL-8水平在不同水平尿白蛋白组（1~3组）间比较差异有统计学意义；而正常尿白蛋白组与单纯紫癜组比较，差异无统计学意义；1~4组血浆IL-8水平均显著高于对照组。尿MCP-1、血浆IL-8在ROC曲线下面积分别为0.90、0.83，其诊断界值分别为111.50、349.54ng/L，灵敏度分别达到82.22%、68.89%。结论：尿MCP-1对紫癜性肾炎早期诊断的灵敏度优于血浆IL-8，且两者都有助于判断紫癜性肾炎肾脏损害的轻重程度。

【名医验案】

翟文生医案

张某，女，7岁，于2013年11月6日初诊。诉皮肤紫癜伴尿检异常5个月余，曾以维生素C、芦丁片及赛庚啶等治疗，效果不佳易于反复，查血小板计数正常；尿常规示：蛋白质（-），潜血（++），红细胞（+）/HP。彩超示：左肾静脉不符合“胡桃夹”现象。刻下：双下肢散在绿豆大小的暗红色皮肤紫癜，高出于皮肤，压之不褪色，伴五心烦热，咽干口燥，盗汗，大便偏干，舌暗红，苔黄少津，脉细数。

西医诊断：紫癜性肾炎（血尿型）。

中医诊断：血尿。

证型：阴虚火旺兼血瘀证。

治法：滋阴清热，活血化瘀兼补益肝肾。

方药：血尿2号方加减。干熟地黄、白茅根各15g，山茱萸、茯苓、泽泻、牡丹皮、蒲黄、茜草、侧柏叶、墨旱莲、女贞子、玄参、知母各10g，薏苡仁20g，甘草6g，三七粉3g。共14剂，日1剂。西医治疗以来氟米特片（0.5mg/kg，前3天加倍，日1次），2周后复查。

2013年11月20日二诊。患儿紫癜较前减少，色淡，期间未再新出，夜间仍汗出，大便较前好转，但近日食欲欠佳，舌红苔少，脉细数。复查尿常规示：潜血（+），红细胞（+）/HP。故上方加用炒麦芽、炒山楂、煅龙骨、牡蛎各10g，28剂。来氟米特（15mg，每日1次口服）继用，4周后复查。

2013年12月17日三诊。患儿皮肤紫癜基本消退，盗汗较前好转，纳眠可，大便偏稀，舌质红，苔薄偏黄少津，脉细。复查尿常规示：潜血（+），红细胞6~8/HP。故上方去泽泻、玄参、知母、炒麦芽、山楂，加山药15g，28剂。来氟米特减至10mg，日1次，口服，4周后复查。

2014年1月14日四诊。患儿紫癜完全消退，期间未再新出，盗汗较前减轻，纳食可，二便正常，复查尿常规潜血（+），红细胞0~2个/HP。患儿症状及实验室检查较前明显好转，提示原方有效，暂不更方，继用21剂；来氟米特片继续巩固治疗，暂不减量，3周后复查。

2014 年 2 月 5 日五诊。患儿未诉不适，复查尿常规无异常。故停用来氟米特，仅服用中药巩固治疗，后中药随证加减口服 3 个月，随访 4 个月未再复发。

按语：本例患儿镜下血尿，伴五心烦热，咽干口燥，盗汗，大便偏干，舌暗红苔黄少津，脉细数。考虑病程日久，耗气伤阴，肾阴虚损，虚火妄动，灼伤脉络，络伤血溢所致。此外，久病则瘀，患儿病程长达 5 个月余，耗气伤阴后，气不足则无力推动血液正常运行故而致瘀。大便干结提示虚火伤及津液致使肠道无血以滋、无津以润，粪便存留其中，涩滞难行。治疗上以来氟米特抑制免疫及血尿 2 号方加减滋阴清热、活血化瘀兼补益肝肾，并在复诊中根据其不同次症加减用药，临床获效可。

【参考文献】

[1] 唐宽裕，于俊生．从伏毒论治过敏性紫癜性肾炎初探［J］．中华中医药杂志，2013，28（6）：1779－1781.

[2] 蔡晋，吴尤佳，张向东．尿 MCP－1、血浆 IL－8 在紫癜性肾炎诊断中的价值［J］．南京医科大学学报（自然科学版），2012，32（9）：1272－1275.

[3] 中华医学会儿科学分会肾脏病学组．儿童常见肾脏疾病诊治循证指南（二）：紫癜性肾炎的诊治循证指南（试行）［J］．中华儿科杂志，2009，47（12）：911－913.

[4] Wang JJ, Shi YP, Huang Y, et al. Association of tumor necrosis factor－alpha gene polymorphisms with Henoch－Schonlein purpura nephritis in children［J］. Chinese Journal of Contemporary Pediatrics, 2013, 15（2）：88－90.

[5] He X, Yu C, Zhao P, et al. The genetics of Henoch－Schönlein purpura：a systematic review and meta－analysis［J］. Rheumatology International, 2013, 33（6）：1387－1395.

[6] Zhou TB, Yin SS. Association of matrix metalloproteinase－9 level with the risk of renal involvement for Henoch－Schonlein purpura in children［J］. Renal Failure, 2013, 35（3）：425－429.

[7] Dudley J, Smith G, Llewelyn－Edwards A, et al. Randomised, double－blind, placebo－controlled trial to determine whether steroids reduce the incidence and severity of nephropathy in Henoch－Schönlein Purpura（HSP）［J］. Archives of Disease in Childhood, 2013, 98（10）：756－763.

[8] Davin JC. Henoch－Schonlein purpura nephritis：pathophysiology, treatment, and future strategy［J］. Clin J Am Soc Nephrol, 2011, 6（3）：679－689.

[9] Park JM, Won SC, Shin JI, et al. Cyclosporin A therapy for Henoch－Schönlein nephritis with nephrotic－range proteinuria［J］. Pediatric Nephrology, 2011, 26（3）：411－417.

[10] 中华医学会儿科学分会肾脏学组．紫癜性肾炎诊治循证指南（2016）［J］．中华儿科杂志，2017，55（9）：647－651.

[11] 张茂华，翟文生，张秋月．翟文生教授治疗难治性血尿型肾炎经验举要［J］．中国中西医结合儿科学，2015，7（02）：170－172.

第八节 ANCA 相关性肾炎

【概述】

ANCA 相关性肾炎也称原发性急进性肾炎（部分内容已在急进性肾小球肾炎论述），目前临床已将其归入原发性系统性血管炎的肾损害范畴，是以血管壁的炎症和纤维素样坏死为病理特征的一组系统性疾病。

ANCA 是一种识别存在于中性粒细胞和单核细胞胞浆中的靶抗原的自身抗体，是 ANCA 相关血管炎的标志性抗体。已知 ANCA 有十几种靶抗原，这类抗原大多数存在于中性粒细胞的嗜天青颗粒中，其中髓过氧化物酶（myeloperoxidase，MPO）和蛋白酶 3（proteinase 3，PR3）是最常见的 2 种。抗体均匀分布于胞浆中，国际上命名为 C－ANCA，其靶抗原为蛋白酶 3；抗体位于环核的，称为 P－ANCA，其靶抗原为髓过氧化物酶，不仅是 ANCA 相关血管炎的生物学标志物，其本身亦具有致病性，在疾病的发生中具有重要的作用。

【西医病因与发病机制】

本病病因不确切，一般认为与感染、环境因素共同导致的免疫紊乱有关。目前认为，前驱感染诱导和激活中性粒细胞，出现氧化爆炸从而释放有害的氧自由基，造成中性粒细胞的脱颗粒，从而释放活性氧代谢产物及颗粒中的各种蛋白酶，另外 ANCA 还影响了中性粒细胞三磷酸肌醇的生成，共同造成了血管的损伤。

【中医病因病机】

1. 火热灼伤脉络

机体感受风热、湿热、疮毒，热邪客于下焦或心火下移，致热伤血络，迫血妄行，均可出现尿血。中医学对血尿的论述最早见于《黄帝内经》，《素问·气厥论》云："胞移热于膀胱，则癃溺血。"《诸病源候论·小便血候》曰："心主于血，与小肠合，若心象有热，结于小肠，故小便血也。"《血证论·尿血》谓："膀胱与血室并域而居，热入血室则蓄血，热结膀胱则尿血……其致病之由，则有内外二因。外因，乃太阳、阳明传经之热，结于下焦……内因，乃心经遗热于小肠，肝经遗热于血室。"

2. 阴虚火旺

精微物质属阴，长期蛋白尿和血尿必然会导致阴液亏虚，阴虚则火旺，虚火又反过来损伤阴络和脾肾功能，使病情加重。劳欲过度，耗伤阴精，也可导致阴虚火旺证。

3. 气阴两虚

久病不愈，损伤气阴，或阴损及气（阳），气损及阴，导致气阴两虚。气虚不能固摄，精微物质外泄，则可出现蛋白尿和血尿；阴虚则火旺，虚火损伤阴络，血液外溢，则可出现血尿，甚至出现蛋白尿。

4. 肾气虚衰，气化失常

肾者水脏，主津液，生育不节，房劳过度，或久病伤肾，以致肾气虚衰，不能化气行水，遂使膀胱气化失常，开阖不利，引起水液潴留体内，泛滥肌肤，而成水肿，甚至无尿。

【诊断标准】

1. 多系统受累：有非特异性症状如发热、乏力和体重下降，肺肾等多系统受累时应高度怀疑本病。

2. 组织活检：典型的寡免疫沉积性小血管炎病变有助于确诊，如以小血管为中心的肉芽肿形成，小血管局灶节段性纤维素样坏死。肾活检：典型的免疫病理表现为肾小球无或微量免疫球蛋白和补体沉积；光镜可见肾小球毛细血管袢纤维素样坏死和（或）新月体形成，其特点为肾小球病变轻重不等。肾间质小动脉的纤维素样坏死较为少见。

【西医治疗】

（一）治疗方案

ANCA 相关性肾炎可累及其他器官，故应及时诊断，积极治疗。目前国际上尚无统一的治疗方案，但国内外研究均表明糖皮质激素加细胞毒药物联合使用可明显提高生存率，其治疗可分为初期诱导治疗和巩固维持治疗。

1. 诱导缓解

（1）*糖皮质激素联合环磷酰胺*　目前糖皮质激素联合环磷酰胺仍为治疗 ANCA 相关肾炎的首选方法，能够使90%以上的患者临床显著缓解，其中完全缓解率约为75%。泼尼松（龙）初期治疗剂量为1mg/（kg·d），4～8周，病情控制后可逐步减量，治疗6个月可减至10～20mg/d，糖皮质激素治疗的时间一般为1.5～2.0年。环磷酰胺（CTX）静脉冲击疗法在国内得到广泛应用，常用方法为0.75g/m^2（多为0.6～1.0g），每月1次，连续6个月。CTX 口服剂量为1～3mg/（kg·d），一般选用2mg/（kg·d），分两次服用，持续3～6个月。对于老年患者和肾功能不全者，CTX 应酌情减量。糖皮质激素联合利妥昔单抗可以作为非重症 ANCA 相关肾炎或应用 CTX 有禁忌的患者的另一可选择的方案。

（2）*甲基泼尼松龙冲击疗法*　一般情况下，肾脏症状严重、MPO－ANCA 明显升高的急进性肾小球肾炎（RPGN），合并有肺脏表现时（肺出血、急性间质性肺炎），适用甲泼尼松龙冲击疗法（0.5～1g/d，连用3日）或（泼尼松40～60mg/d），并用免疫抑制剂 CTX 50～100mg/d。无合并症时，持续1个月的泼尼松30mg/d及CTX 75mg/d以上，参考肾功能及肺症状、ANCA 比值、C 反应蛋白值，逐渐减量，以诱导缓解为目标。经过1～3月的诱导缓解疗法后，转为维持治疗。

（3）*血浆置换*　血浆置换可去除血中的自身抗体，从而缓解病情，尤其适用于有肺出血的患者。初期可采用强化血浆置换疗法，3～4L/d，每日一次，连续7天，其后间隔延长，在进行置换时，必须同时给予强的松和环磷酰胺。

2. 巩固维持

ANCA 相关肾炎是一组易于复发的疾病，因此，当患者经过初始治疗达到缓解之后，就应该进入维持治疗，减少患者的复发。常用的维持缓解治疗药物是小剂量糖皮质激素联合免疫抑制剂。

（1）环磷酰胺　在完成诱导缓解的基础上，每次静脉点滴环磷酰胺 0.6～1.0g，2～3 个月一次，总疗程 1.5～2.0 年。

（2）吗替麦考酚酯　吗替麦考酚酯是近几年出现的一种新型免疫抑制剂，副作用少而轻，对 ANCA 阳性血管炎早期缓解率高。

（3）硫唑嘌呤　“KDIGO 指南”推荐：硫唑嘌呤 1～2mg/（kg·d）用于 ANCA 相关肾炎维持治疗。关于维持治疗的药物选择，硫唑嘌呤 2mg/（kg·d）是在维持治疗阶段能够替代环磷酰胺证据最强的药物。

（4）生物制剂　用抗 CD4 或 CD52 的人源化单克隆抗体，可消除循环中的自身反应性 T 淋巴细胞，使机体的免疫状态处于平衡。

（二）西医治疗困境

本病早期西医采取积极的治疗措施可使很大部分患者病情得到缓解，但治疗上仍以糖皮质激素和免疫抑制剂为主，这些药物存在很大的毒副作用，大部分患者也会出现感染、消化道出血等继发性疾病。

【中医治疗】

1. 下焦湿热

主症：小便黄赤，尿血鲜红，心烦口渴，面赤口疮，夜寐差，舌质红，脉滑数。

治法：清热利湿，凉血止血。

方药：八正散合小蓟饮子加减，药用小蓟、大蓟、栀子、白茅根、淡竹叶、菖蒲、滑石、车前草、通草、大黄、萹蓄、蒲公英、紫草、茜草。

2. 肾虚火旺

主症：小便短赤带血，头晕耳鸣，口咽干燥，神疲，颧红潮热，盗汗，腰膝酸软，舌质红，脉细数。

治法：滋阴降火，凉血止血。

方药：知柏地黄丸加减，药用知母、黄柏、牡丹皮、泽泻、山药、山茱萸、生地黄、赤芍、龟板、女贞子、旱莲草、仙鹤草。

3. 肾阳衰微

主症：面浮身肿，腰以下为甚，按之凹陷不起，心悸，气促，腰部冷痛酸重，尿量减少，四肢厥冷，怯寒神疲，面色㿠白或灰滞，舌质淡胖，苔白，脉沉细或沉迟无力。

治法：温肾助阳，化气行水。

方药：济生肾气丸合真武汤加减，药用制附子、肉桂、白术、茯苓、泽泻、车前子、生姜、炒白芍、牛膝、杜仲。

4. 气阴两虚

主症：面浮皖白，下肢略肿，心悸，气促，乏力，伴有盗汗，尿量减少，手足心热，怯寒神疲，舌质淡白，苔白，脉细无力。

治法：益气养阴。

方药：生脉散合参苓白术散加减，药用太子参、黄芪、麦冬、五味子、茯苓、炒白术、薏苡仁、山药、旱莲草、女贞子、牡丹皮、赤芍。

【生活调摄】

生活各方面应注意个人卫生，预防各种感染，避免感受风寒湿及过度劳累。慎起居，调畅情志，戒烟酒，忌食肥甘厚腻、辛辣之品。

【科研思路与方法】

1. 理论研究方面

有学者回顾分析 4 例 ANCA 相关性肾炎的临床表现、诊断、治疗及疾病预后，结果发现 ANCA 相关性肾炎临床表现复杂多变，但以肾受累者多见。ANCA 为其特异性血清学诊断工具，必要时需行肾活检病理诊断以确诊，治疗方面环磷酰胺和糖皮质激素对该病有一定的疗效。

2. 临床研究方面

目前临床上治疗 ANCA 相关性肾炎主要依靠糖皮质激素和免疫抑制剂治疗，但这些治疗方法有极易继发各种感染等副作用，甚至会因一些条件致病菌的感染而致生命危险。因此，我们可以立足临床，发挥中医药优势，结合临床经验和相关文献总结出有效的具有针对性的治疗方剂进行个体化的辨证施治，从而为提高西医治疗的疗效、改善预后及减少感染率起到积极作用。

2004 年，Haas 等对 126 例坏死性/新月体性肾炎（ANCA 阳性）患者的筛查中发现，54%（68 例）的病例电镜下有电子致密物沉积，其中 22 例仅系膜区沉积，36 例系膜及上皮下/基膜内均见沉积；17 例荧光 IgG 阳性，15 例荧光 IgA 阳性。但并未提及荧光及电镜的沉积部位是否一致，也并未与临床资料进行比较分析。后来也有部分学者有合并免疫复合物的报道，提示可能与感染有关。有日本学者在 2012 年将 ANCA 相关新月体肾炎分为寡免疫复合物沉积性及免疫复合物沉积性，并将免疫复合物性 ANCA 相关新月体肾炎分为三亚类：①IgA 与 C3 系膜区沉积；②IgG 与 C3 系膜区沉积；③IgG 与 C3 毛细血管袢为主的沉积。

3. 实验研究方面

有学者应用间接免疫荧光（IIF）检测 100 例肾炎综合征患者血清抗 ANCA 抗体，对其阳性的 29 例用酶联免疫吸附试验（ELISA）检测靶抗原髓过氧化物酶（MPO）和蛋白酶 3（PR3）。结果发现 IIF 检测肾炎综合征 ANCA 阳性率为 29%，其中胞浆型 10%、核周型 19%；急进型肾炎、狼疮性肾炎、紫癜性肾炎阳性率分别为 56%、20% 和 15%。结论：ANCA 在急进性肾炎和狼疮性肾炎中阳性率高，有重要诊断意义，对狼疮性肾炎活动及疗效判断也具有参考价值。

【参考文献】

[1] Savige J, Davies D, Falk RJ, et al. ANCA and associated diseases: A review of the clinical and laboratory features [J]. Kidney International, 2000, 57 (3): 846-862.

[2] 赵学智，梅长林. 伴 MPO-ANCA 阳性的狼疮性肾炎的临床和病理特点（附 18 例报告）[J]. 第二军医大学学报, 2001, 22 (4): 373-375.

[3] Jayne DR, Rasmussen N. Treatment of Antineutrophil Cytoplasm Autoantibody-Associated Systemic Vasculitis: Initiatives of the European Community Systemic Vasculitis Clinical Trials Study Group [J]. Mayo Clinic Proceedings, 1997, 72 (8): 737.

[4] Franssen CF, Stegeman CA, Oostkort WW, et al. Determinants of renal outcome in anti-myeloperoxidase-associated necrotizing crescentic glomerulonephritis [J]. Journal of the American Society of Nephrology, 1998, 9 (10): 1915-1923.

[5] 肖厚勤，涂明利，朱少铭，等. 酶酚酸酯联合小剂量糖皮质激素治疗 MPO-ANCA 阳性狼疮性肾炎的观察 [J]. 中国中西医结合肾病杂志, 2003, 4 (1): 38-39.

[6] Harada T, Miyazaki M, Ozono Y, et al. Therapeutic apheresis for renal diseases [J]. Therapeutic Apheresis Official Journal of the International Society for Apheresis & the Japanese Society for Apheresis, 1998, 2 (3): 193.

[7] Yamagata K, Hirayama K, Mase K, et al. Apheresis for MPO-ANCA-associated RPGN-indications and efficacy: lessons learned from Japan nationwide survey of RPGN [J]. Journal of Clinical Apheresis, 2005, 20 (4): 244-251.

[8] Mcgrogan A, Franssen CFM, De Vries CS. The incidence of primary glomerulonephritis worldwide: a systematic review of the literature [J]. Nephrology, dialysis, transplantation : official publication of the European Dialysis and Transplant Association - European Renal Association, 2011, 26 (2): 414.

[9] Waldo B, Korbet SM, Freimanis MG, et al. The value of post-biopsy ultrasound in predicting complications after percutaneous renal biopsy of native kidneys [J]. Nephrology, dialysis, transplantation : official publication of the European Dialysis and Transplant Association - European Renal Association, 2009, 24 (8): 2433.

[10] Saad B. Aspiration biopsy of the kidney [J]. La Presse Médicale, 1953, 61 (8): 148.

[11] Donadio JV, Grande JP. IgA nephropathy [J]. N Engl J Med, 2002, 347 (10): 738.

[12] Fofi C, Pecci G, Galliani M, et al. IgA nephropathy: multivariate statistical analysis aimed at predicting outcome [J]. Journal of Nephrology, 2001, 14 (4): 280.

[13] 李红艳，张训，侯凡凡，等. 慢性肾衰竭肾活检的风险与价值分析 [J]. 中华肾脏病杂志, 2006, 22 (1): 48-49.

[14] 左力，王梅，王海燕. 急性肾功能衰竭误漏诊原因分析及肾活检的意义 [J].

中华内科杂志，1999，38（8）：537－540.

[15] Haas M. Histologicsubclassification of IgA nephropathy：A clinicopathologic study of 244 cases [J]. American Journal of Kidney Diseases，1997，29（6）：829－842.

[16] Haas M，Eustace JA. Immune complex deposits in ANCA－associated crescentic glomerulonephritis：a study of 126 cases [J]. Kidney International，2004，65（6）：2145－2152.

第九节 急性间质性肾炎

【概述】

急性间质性肾炎（acute interstitial nephritis，AIN）又称急性肾小管－间质肾炎，是由多种病因所致的一组临床病理综合征，表现为急性肾功能衰竭（ARF）、肾间质肿胀和炎性细胞浸润，以肾小管功能障碍和滤过功能下降为主要临床特点，肾小球和肾血管多正常或轻度病变。

AIN是导致急性肾衰竭较常见的原因之一。药物不良反应和感染是本病最常见的病因，无任何致病因素者称为特发性急性间质性肾炎。此外，自身免疫性疾病如系统性红斑狼疮、干燥综合征及移植排斥、恶性肿瘤、代谢、遗传、理化等因素也可引发本病。本病临床表现可轻可重，大多数病例均有明确的病因，去除病因、及时治疗可痊愈或使病情得到不同程度的好转。

中医没有急性间质性肾炎的病名，其可归属于中医学“水肿”“腰痛”“血尿”“淋证”等范畴。如《素问·水热穴论篇》：“勇而劳甚则肾汗出，肾汗出逢于风，内不得入于藏府，外不得越于皮肤，客于玄府，行于皮里，传为胕肿，本之于肾，名曰风水。”《丹溪心法·水肿》：“水肿因脾虚不能制水，水渍妄行，当以参术补脾，使脾气得实，则自健运，自能升降，运动其枢机，则水自行。”《景岳全书·肿胀》：“水肿证以精血皆化为水，多属虚败，治宜温脾补肾，此正法也。”“温补即所以化气，气化而痊愈者，愈出自然；消伐所以逐邪，逐邪而暂愈者，愈出勉强。此其一为真愈，一为假愈，亦岂有假愈而果愈者哉。”

【西医病因与发病机制】

1. 西医病因

急性间质性肾炎的病因多样，大致有药物过敏、感染、肾移植急性排异反应、系统性疾病伴发等；此外，特发性急性间质性肾炎病因尚不完全清楚，但目前已经明确其中部分发病与病毒感染有关。

（1）药物相关的AIN　药物毒副作用为AIN的最主要病因，占半数以上，可能引发本病的药物达百种以上，其中抗生素约占致病药物的一半以上。绝大多数毒物可直接损伤肾小管上皮细胞，尤其是近端肾小管上皮细胞。

β内酰胺类抗生素相关的AIN最常见，包括青霉素类及头孢菌素类，而又以甲氧西林发生率较高，上述药物及其代谢物可抑制肾小管上皮细胞内线粒体功能，造成细胞“呼吸窘迫”和损伤。止痛剂代谢产物在肾髓质中高度浓缩，直接损害肾小管上皮细胞膜，通过减少扩血管性前列腺素引起肾组织缺血和肾小管间质慢性炎症。内源性毒素对近端肾小管上皮细胞也有毒性，如轻链可进入细胞核、激活溶酶体，导致细胞脱屑和裂解、细胞质空泡变性、微绒毛脱落等。

长期小剂量摄入关木通可诱导肾小管上皮细胞转化，马兜铃酸代谢产物与细胞 DNA 形成马兜铃酰胺－DNA 加合物等机制，导致肾小管损伤和肾间质纤维化；重金属和化学毒物对肾组织细胞也具有高亲和性，可直接造成肾毒性损害，改变细胞通透性及转运功能，影响酶和核酸的功能，引起肾小管上皮细胞坏死和凋亡。

（2）*感染因素*　因全身性感染所伴发的 AIN，称为感染相关的 AIN，一般肾脏无直接感染的证据。可引起感染相关 AIN 的致病微生物包括细菌（军团杆菌、伤寒杆菌等）、病毒（汉坦病毒、EB 病毒、巨细胞病毒）、支原体（肺炎支原体）、衣原体、立克次体、螺旋体（梅毒螺旋体、钩端螺旋体）、寄生虫等。

（3）*特发性 AIN*　特发性 AIN 病因不清，其中约 1/3 的患者并发眼前色素膜炎，又被称为肾小管间质性肾炎－眼色素膜炎综合征。

（4）*多种系统性疾病继发*　如系统性红斑狼疮、干燥综合征、各种免疫球蛋白病等均可伴发 AIN，恶性肿瘤可因肿瘤抗原诱发免疫反应而致 AIN。

2. 发病机制

（1）*药物相关 AIN 免疫机制*　药物已成为急性间质性肾炎最常见的病因，免疫反应是其主要发病机制。大多数研究表明细胞免疫是药物性 AIN 的主要免疫类型，也有研究发现，在少数药物相关性 AIN 患者肾活检标本中，偶可见到抗肾小管基底膜抗体或免疫复合物的沉积，提示体液免疫也参与此类 AIN 的发生。药物及其代谢产物有 4 种方式实现此类免疫反应：①药物作为半抗原和肾小管基底膜的正常组分结合介导免疫反应；②模拟内源性抗原，诱导免疫反应；③作为植入性抗原沉积在肾小管或间质中；④诱导机体产生抗体，形成循环免疫复合物沉积在肾间质。$CD4^+$ T 细胞介导的迟发型超敏反应和 $CD8^+$ T 细胞介导的直接细胞毒作用是其免疫反应的两条主要途径。

（2）*感染相关 AIN 免疫机制*　感染介导的 AIN 就其发病机制而言可分两大类：①病原微生物直接侵袭肾间质引起肾间质炎症，也可继发于肾盂肾炎或其他血行性感染；②（肾外）病原体感染后发生的反应性 AIN。与前者不同之处在于此类 AIN 发生时肾间质未被病原体直接累及，其发病由免疫因素介导。

【中医病因病机】

1. 禀赋不足、体质薄弱

机体五脏柔弱，肾亏精少，肾失开阖，气化失调，输布失常。

2. 外邪侵犯

本病容易感受湿热、毒邪气及药物毒副作用，以致肾失开阖，气化失调，致水津与精微物质的输布、分清泌浊失司及水液出入不循常道。

急性期为湿热下注，或毒邪伤肾，或他脏病及于肾，以邪实为主，病至后期，肾脏虚损较为严重，累及肝、脾，而至封藏失司，肝风内动，气血虚衰，湿浊化生，转以正虚邪实为主。

【诊断标准】

典型的药物过敏性AIN病例可根据近期用药史、药物过敏表现、尿检异常和肾功能急剧坏转（肾小管功能异常显著）做出临床诊断。非典型病例确诊必须依靠肾活检病理检查。光镜检查典型病变为肾间质水肿，弥漫性淋巴细胞及单核细胞浸润，可伴有数量不等的嗜酸性白细胞浸润，有时可见散在的上皮细胞性肉芽肿形成。肾小管上皮细胞呈退行性变，而肾小球及肾血管正常。免疫荧光检查一般均为阴性，但由甲氧苯青霉素引起者有时可见IgG及C3沿肾小球基底膜呈线样沉积。电镜检查在部分非甾体类抗炎药引起者可见肾小球脏层上皮细胞足突融合表现。

【西医治疗】

1. 治疗方案

急性间质性肾炎的治疗目标是去除病因、促进肾功能恢复以及防治并发症。病因治疗针对引起急性间质性肾炎的不同病因进行相应的处理。对药物过敏性AIN一旦临床诊断确立，应立即停用可疑致病药物。若无法确定致病药物时，应及时停用所有的可疑药物。对于其他原因引起的急性间质性肾炎，可针对不同的情况进行针对性治疗，如治疗感染和治疗原发病等，同时应给予支持及对症治疗，维持水、电解质及酸碱平衡，以及加强营养支持，合理给予蛋白质、热量、维生素等。

（1）*糖皮质激素* 一般认为，在特发性AIN及免疫疾病引起的急性间质性肾炎中，激素的疗效是肯定的。而药物相关性AIN及感染相关性AIN在停用敏感药物或感染控制后，肾功能若无改善，或者病理检查提示肾间质呈弥漫性炎症或肉芽肿性间质性肾炎者，有必要早期使用糖皮质激素。AIN泼尼松治疗一般采用0.5～1.0mg/（kg·d）口服，在4～6周内减量直至停用，不宜用药时间过长。

在肾间质病变严重、伴有肉芽肿且肾功能急剧恶化的情况下，可考虑静脉给予甲基强的松龙进行冲击治疗。激素治疗不仅促进肾功能恢复、预防或减少肾间质纤维化，并可改善眼色素膜炎。

（2）*细胞毒类药物* 急性间质性肾炎治疗一般无须使用细胞毒类药物。国外学者提出，若糖皮质激素治疗2周无效，或肾功能进行性恶化，且肾组织无或仅有轻度纤维化者，可考虑加用细胞毒类药物，如环磷酰胺1～2mg/（kg·d），若用药6周肾功能无改善，应停用，无论有效与否时间均不宜过长。

（3）*血液透析* 对严重急性肾衰竭（尤其是少尿型）具有透析治疗指征时，应尽快给予血液净化治疗，一般为血液透析，个别特殊情况下可考虑连续肾替代治疗（CRRT），以帮助患者渡过危险期。

2. 西医治疗困境

本病早期西医采取积极的治疗措施，可使很大部分患者病情得到缓解，但治疗上仍以糖皮质激素和血液透析为主，激素治疗存在很大的毒副作用，出现感染等继发性疾病。对于临床 AIN 患者，可以尝试应用中医药进行肾功能恢复，但应避免许多中药本身的毒副作用，如中草药的高钾血症、急性马兜铃酸肾病。

【中医治疗】

1. 热毒炽盛证

主症：寒战高热，腰痛，小便短赤，热涩不利，头痛神昏，口干喜饮。次症见或皮肤斑疹，或皮肤黄染，或关节疼痛，恶心呕吐，大便秘结。舌质红绛，苔多黄燥，脉弦滑数。

治法：清热解毒，凉血清营。

方药：清营汤合升麻鳖甲汤加减，药用生地黄、牡丹皮、水牛角、知母、制鳖甲、升麻、积雪草、山栀子、白茅根、淡竹叶、滑石、蒲公英、紫草、茜草。

2. 湿热蕴结证

主症：腰痛，胸闷纳呆，小便黄赤，溲短尿浊，尿频，尿急，尿痛，渴不思饮。次症见发热恶寒，或便溏不爽。舌质嫩红，苔黄腻，脉滑数。

治法：清热利湿，凉血止血。

方药：八正散合小蓟饮子加减，药用小蓟、大蓟、山栀子、白茅根、淡竹叶、菖蒲、滑石、车前草、通草、大黄、萹蓄、蒲公英、紫草、茜草。

3. 阴虚火旺证

主症：腰酸痛，小便短赤带血，头晕耳鸣，五心烦热。次症见盗汗，口干咽燥，大便干结。舌质红，苔薄白或微黄，脉沉细数。

治法：滋阴益肾。

方药：左归丸加减，药用山药、知母、黄柏、牡丹皮、泽泻、山茱萸、枸杞子、怀牛膝、龟甲、女贞子、旱莲草、仙鹤草。

4. 脾肾两虚证

主症：面色萎黄无华，神疲乏力，腰膝酸软，腹胀纳差或恶心欲呕。次症见口干多饮，夜尿频多，或小便清长。舌质淡胖，苔薄白，脉沉细无力。

治法：温肾健脾，化气行水。

方药：右归丸、归脾汤、真武汤加减，药用熟地黄、制附子、肉桂、菟丝子、山茱萸、车前子、干姜、牛膝、杜仲。

5. 湿浊弥漫证

主症：血尿素氮、肌酐升高，纳呆呕恶，身重困倦。次症见神志模糊，甚或神昏不知人，尿少，大便溏薄或秘结。舌质淡，苔腻，脉沉。

治法：化湿泄浊，通腑理气。

方药：三仁汤合大柴胡汤加减，药用白豆蔻、杏仁、薏苡仁、厚朴、姜半夏、通草、柴胡、制大黄、黄芩、藿香。

【生活调摄】

1. 急性间质性肾炎患者应卧床休息，大量饮水，每日摄入水量应在2500mL以上，以增加尿量，促进细菌、毒素及炎性分泌物迅速排出。

2. 急性间质性肾炎饮食原则是调节尿液酸碱度，饮食宜清淡、易消化，患者应忌食一切咸味调味品和含高蛋白的食物。

3. 摄入充足的营养，包括优质蛋白质和各类维生素。

【科研思路与方法】

1. 理论研究方面

有学者对87例儿童急性间质性肾炎临床与病理进行了分析，结果发现，病因方面，感染性疾病占64例（73.6%），以呼吸道及消化道感染最多见，而非感染性疾病23例（26.4%），以手术后及蜂毒等理化因素为主；87例患儿中药物所致55例（60.9%），其中主要为解热镇痛药和抗生素类药（部分因感染后使用）；病原学方面，87例病例共检出病毒抗体（血IgM阳性）35例（40.2%），其中以EBV最常见；尿常规检查，87例均有改变，蛋白尿、血尿和白细胞尿常见，合并急性肾功能衰竭（ARF）31例（35.6%）。11例行肾穿刺活检确诊，以中重度小管间质病变为特点，3例伴新月体形成。因ARF行血液净化（血液透析或血液滤过）治疗12例共28人次，行腹膜透析1人，仅3例使用小剂量糖皮质激素，肾功能均在短期内恢复正常。结论：儿童AIN发病原因以感染和药物最常见，临床表现以尿常规改变为主，重者出现急性肾功能衰竭等多脏器功能损伤；肾脏病理以小管间质病变为主。预防感染，合理用药是预防AIN发生的关键。

2. 临床研究方面

临床研究发现，药物是导致急性间质性肾炎的主要原因，早期以青霉素和磺胺类抗生素最为常见，20世纪80年代后以头孢类抗生素和NSAIDs为主。近年来，全球范围的流行病学调查和诸多回顾性病例研究发现质子泵抑制剂已成为导致AIN的常见药物。有研究回顾性整理了1993～2011年期间在梅奥诊所经肾活检证实的133例AIN患者的病史资料，其中45例患者肾活检时年龄≥65岁（老年患者），88例患者肾活检时年龄18～64岁（较年轻患者）。收集患者的用药史、人口学特征和临床数据、预后数据以及AIN的治疗方案后证实，老年人中绝大部分AIN是由药物引起的，主要是PPI和抗生素，而较少与自身免疫/系统性疾病有关。PPI导致的AIN与抗生素导致的AIN在老年人中的长期预后相似。

3. 实验研究方面

上海龙华医院肾内科观察金蝉补肾汤治疗慢性间质性肾炎患者的生化及免疫指标，探讨其临床疗效和作用机制，选择临床慢性间质性肾炎病例72例，中医辨证分型为脾肾两虚型、气滞血瘀型。随机分为两组，即治疗组与对照组，两组患者均于治疗前2周开始低蛋白饮食，治疗组服用中药金蝉补肾汤，对照组服用西药科素亚与中药保肾康。观察治疗

3个月后两组临床症状、生化及免疫指标方面的变化，结果发现，金蝉补肾汤治疗组用药前后比较，患者24小时尿蛋白定量下降，肌酐和尿素氮明显下降，尿渗透压明显提高，血红蛋白和红细胞明显升高；对照组用药前后比较，24小时尿蛋白定量显示下降明显，而血常规指标无差异。治疗组以尿β2－M降低及6－K－PGF1α升高尤其显著；对照组以血、尿β2－M降低及tpA/PAI升高尤其显著。研究表明金蝉补肾汤通过保护肾间质微血管而减少肾小管间质慢性损伤，是延缓肾间质纤维化、治疗慢性间质性肾炎的有效方剂，具有潜在的抗肾脏间质纤维化的临床价值，其作用机制可能与保护肾间质微血管而减少肾小管间质慢性损伤相关。

【参考文献】

[1] 董德长．实用肾脏病学［M］．上海：上海科学技术出版社，1999.

[2] 王海燕．肾脏病学［M］．2版．北京：人民卫生出版社，1996.

[3] Muriithi AK, Leung N, Valeri AM, et al. Clinical characteristics, causes and outcomes of acute interstitial nephritis in the elderly［J］. Kidney International, 2015, 87 (2): 458－464.

[4] Sarabu N, Rahman M. Nephrology Update: Acute Kidney Injury［J］. Fp Essentials, 2016, 444: 11－17.

[5] Moledina DG, Perazella MA. PPIs and kidney disease: from AIN to CKD［J］. Journal of Nephrology, 2016, 29 (5): 1－6.

[6] 程红，王小琴，金劲松，等．回顾性分析急性间质性肾炎的临床和病理特点［J］．医学研究杂志，2012，41（10）：135－137.

[7] Bartoli E. Adverse effects of drugs on the kidney［J］. Eur J Intern Med, 2016, 28: 1－8.

[8] Donadio J V, Grande J P. IgA nephropathy［J］. N Engl J Med, 2002, 347 (10): 738.

[9] Fofi C, Pecci G, Galliani M, et al. IgA nephropathy: multivariate statistical analysis aimed at predicting outcome［J］. Journal of Nephrology, 2001, 14 (4): 280.

[10] 左力，王梅，王海燕．急性肾功能衰竭误漏诊原因分析及肾活检的意义［J］．中华内科杂志，1999，38（8）：537－540.

[11] Haas M. Histologicsub classification of IgA nephropathy: A clinicopathologic study of 244 cases［J］. American Journal of Kidney Diseases, 1997, 29 (6): 829－842.

[12] Jayne DRW, Rasmussen N. Treatment of antineutrophil cytoplasm autoantibody－associated systemic vasculitis: initiatives of the European Community Systemic Vasculitis Clinical Trials Study Group［C］. Mayo Clinic Proceedings, 1997, 72 (8): 737－747.

[13] 唐雪梅，李秋，杨锡强，等．儿童急性间质性肾炎87例临床与病理分析［J］．重庆医科大学学报，2008，33（1）：114－118.

[14] 王莹，王耀献，刘玉宁，等．质子泵抑制剂诱发的急性间质性肾炎［J］．中国

中西医结合肾病杂志，2015，16（12）：1121－1125.
[15] 杜兰屏，朱戎，金亚明，等. 金蝉补肾汤治疗慢性间质性肾炎的临床观察［J］. 中国中西医结合肾病杂志，2007，8（4）：214－218.

第十节 特发性肾小管间质性肾炎

【概述】

特发性肾小管间质性肾炎（tubulointerstitial nephritis，TIN）是间质性肾炎中的一个特殊类型，是一种病因不明的肾小管－间质性急慢性损害的临床病理综合征。按肾脏病理变化特点分为以肾间质水肿、炎性浸润为主的急性肾小管间质性肾炎（acute tubulointerstitial nephritis，ATIN），以肾间质纤维化、肾小球萎缩为主的慢性肾小管间质性肾炎（Chronic tubulointerstitial nephritis，CTIN）。本节主要讨论ATIN。原发性ATIN的病因主要是药物和感染，除此之外，尚有少数病因不明者称“特发性ATIN”。本病临床常见症状和体征：乏力、厌食、恶心、肌痛、体重减轻、轻到中度贫血、血沉增快、发热等，尿检可发现有血细胞、白细胞异常增高。另外，伴葡萄膜炎的ATIN简称肾小管间质性肾炎－眼色素膜炎综合征（TINU综合征），已基本确定是自身抗原导致的免疫反应致病，多发生于青少年，特别是女性，有资料显示，在急性TIN的患儿中约14.3%最终表现为TINU，在色素膜炎患者中2%的成人和8%的儿童为TINU。

中医没有特发性肾小管间质性肾炎的病名，其可归属于中医学“水肿”“腰痛”“虚劳”等病的范畴。如《金匮要略·水气病脉证并治》：“风水，其脉自浮，外证骨节疼痛恶风。皮水，其脉亦浮，外证胕肿，按之没指，不恶风，其腹如鼓，不渴，当发其汗。正水，其脉沉迟，外证自喘。石水，其脉自沉，外证腹满不喘。”《丹溪心法·水肿》：“水肿因脾虚不能制水，水渍妄行，当以参术补脾，使脾气得实，则自健运，自能升降，运动其枢机，则水自行。”

【西医病因与发病机制】

本病病因与发病机制不明，免疫功能紊乱是本病重要的发病原因。

1. 细胞免疫

目前认为ATIN的发生机制主要为T细胞介导的免疫功能紊乱，T细胞相关的淋巴因子如IL－2、TNF、γ－INF的低水平表达；外周血中T细胞亚群异常，$CD3^+$、$CD4^+$、$CD8^+$以及$CD4^+/CD8^+$比值降低，$CD56^+$ NK细胞增多；患者肾间质内大量T淋巴细胞、单核细胞/巨噬细胞浸润，其中以$CD4^+$细胞浸润为主，且长期存在。肾脏免疫组化显示，肾间质可见单核细胞、淋巴细胞、嗜酸粒细胞、嗜中性粒细胞、巨噬细胞、浆细胞浸润，细胞亚型多为$CD3^+$、$CD4^+$、$CD8^+$T细胞，表明T细胞在其发病中占重要作用，其他病理改变包括肾小管上皮细胞变性、萎缩和坏死，可见微脓肿，肾小球及小血管基本正常或轻微病变。

2. 体液免疫

ATIN 以多克隆高球蛋白血症和血清免疫球蛋白 G 水平升高为特征，提示体液免疫的参与。患者肾组织中已成功检测出抗肾小管上皮细胞抗体成分，该抗体存在于皮质区近（远）端肾小管上皮细胞的胞浆中。少数 ATIN 病例中检测出抗心磷脂抗体－IgM、RF、ANCA、ANA 等免疫复合物或自身抗体，提示本病可能是多种自身免疫性疾病。

另外，ATIN 具有一定的遗传背景，HLA 系统在其发病中也起着重要作用。已证实 HLA－DQA1 和 DQB1 以及 DR6、DR14 等位基因与本病发生密切关联。

【中医病因病机】

1. 六淫外袭

六淫之邪外袭，内舍于肺，肺失宣降，水道通调失司，以致邪遏水阻，泛溢肌肤，发为水肿。

2. 气虚统摄无权

气虚不能摄血运行，血溢脉外，自小便而出，而气虚又有脾肾气虚与气阴两虚之别。《灵枢·口问》云：“中气不足，溲便为之变。”《景岳全书·血证》曰：“盖脾统血，脾气虚则不能收摄；脾化血，脾气虚则不能运行，是皆血无所主，因而脱陷而妄行。”《医学衷中参西录·理血论》指出：“中气虚弱，不能摄血，又秉命门相火衰弱，乏吸摄之力，以致肾脏不能封固，血随小便而出也。”

3. 肾气虚衰

肾气不足，则气化失常，肾者水脏，主津液；生育不节，房劳过度，或久病伤肾，以致肾气虚衰，不能化气行水，遂使膀胱气化失常，开阖不利，引起水液潴留体内，泛滥肌肤，而成水肿，甚则无尿。

4. 阴虚火旺

长期蛋白尿和血尿必然会导致阴液亏虚，阴虚则火旺，虚火又反过来损伤阴络和脾肾功能，使病情加重。劳欲过度，耗伤阴精，也可导致阴虚火旺证。

【诊断标准】

根据临床表现、实验室检查、肾活检病理检查可诊断本病。青年女性及儿童（尤其是青春期女童）出现非少尿性急性肾功能衰竭，同时合并轻中度蛋白尿（肾小管性）、糖尿等肾小管功能异常，以及血沉加快、高丙种球蛋白血症等，肾活检病理检查可见间质浸润淋巴细胞、浆细胞、嗜酸粒细胞，系膜免疫球蛋白沉淀，小管颗粒状 IgE 和 C3 沉淀。根据以上特点支持本病诊断。在临床无确切病因可寻时，均应警惕特发性 TIN。确诊特发性 TIN 必须经由肾组织活检证实为 TIN，同时能引起间质性肾炎的全身系统性疾病、感染、药物、毒物、重金属等因素需除外。

【西医治疗】

1. 治疗方案

普遍认为本症预后相对良好，儿童—青少年特发性TIN、TINU患者的预后优于成人。绝大多数肾功能可以恢复正常，致慢性肾功能衰竭者5%～11%，极少数需肾替代治疗维持；未见有永久性失明的报道。

本病使用皮质类固醇治疗对肾脏和眼部病变的好转均有价值，使用皮质类固醇治疗方法和用量同常规激素治疗。儿童特发性急性小管间质性肾炎，不论是否接受激素治疗，其预后均表现良好。对于反复发作或慢性的色素膜炎，可以长期小剂量糖皮质激素维持1～2年。除非急性肾功能衰竭，很少主张大剂量冲击及全身应用激素。

尽管特发性肾小管间质性肾炎有自愈趋势，但对成人病例病程及预后的判断则应慎重。成人病例一般在皮质类固醇治疗数周后肾功能出现部分恢复，但仍有50%的病例成为残余肾和慢性肾功能不全，当激素应用效果不佳，可酌情应用免疫抑制剂治疗。

2. 西医治疗困境

本病早期西医采取积极的治疗措施可使很大部分患者病情得到缓解，但治疗上仍以糖皮质激素为主，糖皮质激素似一把双刃剑，在治疗疾病的同时存在很大的毒副作用，虽然在疾病进展期可以起到很好的作用，但很大部分患者也会因为不耐药物本身的毒副作用而出现感染等继发性疾病。

中医的辨病和辨证治疗可以结合西医常规治疗，对缓解病情有很好的效果，并能减轻激素和免疫抑制剂的毒副作用。

【中医治疗】

1. 风水相搏证

主症：浮肿起于眼睑，继则四肢及全身皆肿，甚者眼合不能开，来势迅速，多有恶寒发热，肢节酸痛，小便短少等症。偏于风热者，伴咽喉红肿疼痛，口渴，舌质红，脉浮滑数；偏于风寒者，兼恶寒无汗，头痛鼻塞，咳喘，舌苔薄白，脉浮滑或浮紧。如浮肿较甚，此型亦可见沉脉。

治法：疏风散邪，宣肺行水。

方药：越婢加术汤加减，药用麻黄、石膏、白术、甘草、生姜、大枣、浮萍、茯苓、泽泻。

加减：偏于风热者重用石膏，加连翘、桔梗、板蓝根、鲜白茅等清热解毒药；偏于风寒者加桂枝、羌活等发散表寒药，并加大麻黄、生姜的药量以疏散风寒水气；脉沉者可加附子、干姜以温里祛水。

2. 脾不统血证

主症：久病尿血，甚或兼见齿衄、肌衄，食少，体倦乏力，气短声低，面色不华，舌质淡，或兼见齿痕，脉细弱。

治法：补中健脾，益气摄血。

方药：归脾汤加减，药用茯苓、炒白术、炙甘草、太子参、大枣、龙眼肉、木香、生黄芪、仙鹤草、山药、山茱萸。

3. 肾阳衰微证

主症：面浮身肿，腰以下为甚，按之凹陷不起，心悸，气促，腰部冷痛酸重，尿量减少，四肢厥冷，怯寒神疲，面色㿠白或灰滞，舌质淡胖，苔白，脉沉细或沉迟无力。

治法：温肾助阳，化气行水。

方药：济生肾气丸合真武汤加减，药用制附子、肉桂、白术、茯苓、泽泻、车前子、生姜、炒白芍、牛膝、杜仲。

4. 肾虚火旺证

主症：小便短赤带血，头晕耳鸣，口咽干燥，神疲，颧红潮热，盗汗，腰膝酸软，舌质红，脉细数。

治法：滋阴降火，凉血止血。

方药：知柏地黄丸加减，药用知母、黄柏、牡丹皮、泽泻、山药、山茱萸、生地黄、赤芍、龟甲、女贞子、旱莲草、仙鹤草。

【生活调摄】

本病患者应注意休息，适量饮水，促进细菌、毒素及炎性分泌物迅速排出，饮食上则宜清淡、易消化，忌食辛辣、含高蛋白的食物。同时，适当摄取优质蛋白质，补充各类维生素。

【科研思路与方法】

1. 理论研究方面

文献报道，急性间质性肾炎发病率在肾活检中占2%～3%，并且以1%～4%的速度递增。南京军区南京总医院肾脏病研究所对于1万余例肾活检病理资料的分析表明，肾小管间质性疾病占3.2%。

2. 临床研究方面

有学者对7例特发性间质性肾炎行肾活检免疫荧光及电镜检查，血肌酐、β2微球蛋白测定并做眼科检查。全部患者用糖皮质激素，部分用环磷酰胺治疗，随访0.5～5年。临床观察发现，对临床上无原因的肾功能不全，特别是非少尿型急性肾衰并伴有肾小管功能障碍者，应考虑此病的可能，尽早行肾活检明确诊断，尽早治疗。

3. 实验研究方面

结合临床研究成果，对临床上行之有效的方剂及单味中药进行筛查，并筛选出有效的中药单体、中药成分群，并在此基础上进一步开展药效、药理、毒理等研究，以开发出有效的中药制剂。

【参考文献】

[1] 王海燕. 肾脏病学 [M]. 2版. 北京：人民卫生出版社，1996.

［2］叶任高，沈清瑞．肾脏病诊断与治疗学［M］．北京：人民卫生出版社，1994.
［3］Hinkle DM，Foster CS. Tubulointerstitial nephritis and uveitis syndrome［J］. International Ophthalmology Clinics，2001，41（4）：217－221.
［4］Johnson BS，Austin JK，Pizio HF. Tubulointerstitial nephritis and uveitis syndrome.［J］. International Ophthalmology Clinics，2003，41（4）：217－221.
［5］Levinson RD. Tubulointerstitial Nephritis and Uveitis Syndrome［J］. Int Ophthalmol Clin，2008，48（3）：51－59.
［6］Ramakrishnan S，Dilip R. Syndrome of tubulointerstitial nephritis and uveitis［J］. Journal of the Association of Physicians of India，2009，57（2）：177.
［7］Goda C，Kotake S，Ichiishi A，et al. Clinical features in tubulointerstitial nephritis and uveitis（TINU）syndrome［J］. American Journal of Ophthalmology，2005，140（4）：637－641.
［8］Mutsumi K，Tetsu A，Taro S，et al. Tubulointerstitial Nephritis and Uveitis Syndrome：Are Drugs Offenders or Bystanders？［J］. Clinical Medicine Insights Case Reports，2016，9（4）：21－24.
［9］Donadio JV，Grande JP. IgA nephropathy［J］. N Engl J Med，2002，347（10）：738.
［10］Mandeville JT，Levinson RD，Holland GN. The tubulointerstitial nephritis and uveitis syndrome［J］. Survey of Ophthalmology，2001，46（3）：195.
［11］Jr L S. Tubulointerstitial nephritis and uveitis syndrome［J］. Clinical & Surgical Ophthalmology，2007，25（11）：394－396.
［12］Weinstein O，Tovbin D，Rogachev B，et al. Clinical manifestations of adult tubulointerstitial nephritis and uveitis（TINU）syndrome［J］. International Ophthalmology，2010，30（5）：621－628.
［13］姚勇．儿童特发性间质性肾炎［J］．中国实用儿科杂志，2009，24（2）：95－98.
［14］Saarela V，Nuutinen M，Ala－Houhala M，et al. Tubulointerstitial nephritis and uveitis syndrome in children：a prospective multicenter study［J］. Ophthalmology，2013，120（7）：1476－1481.
［15］Mandeville JT，Levinson RD，Holland GN. The tubulointerstitial nephritis and uveitis syndrome［J］. Survey of Ophthalmology，2001，46（3）：195.
［16］Paladini A，Venturoli V，Mosconi G，et al. Tubulointerstitial Nephritis and Uveitis Syndrome in a Twelve－Year－Old Girl［J］. Case Reports in Pediatrics，2013，2013（3）：652043.
［17］Takemoto Y，Namba K，Mizuuchi K，et al. Two cases of subfoveal choroidal neovascularization with tubulointerstitial nephritis and uveitis syndrome［J］. European Journal of Ophthalmology，2013，23（2）：255－257.
［18］Reddy AK，Hwang YS，Mandelcorn ED，et al. HLA－DR，DQ class II DNA typing in pediatric panuveitis and tubulointerstitial nephritis and uveitis［J］. Am J Ophthal-

mol, 2014, 157 (3): 678-686.
[19] Alaygut D, Torun BM, Ünlü M, et al. Acute tubulointerstitial nephritis - uveitis (TINU) syndrome developed secondary to paracetamol and codeine phosphate use: two case reports [J]. Turkish Journal of Pediatrics, 2014, 56 (1): 92-96.
[20] Ali A, Rosenbaum JT. TINU (Tubulointerstitial Nephritis Uveitis) Can Be Associated with Chorioretinal Scars [J]. Ocular Immunology & Inflammation, 2014, 22 (3): 213-217.

第十一节　药物性急性间质性肾炎

【概述】

药物性急性间质性肾炎（drug associated AIN, DAIN）是由广泛应用的许多药物如抗生素、利尿药、非甾体类抗炎药（NSAIDs）等引起的非免疫介导的肾脏急性小管间质性损害，多见急骤起病，以肾间质水肿和炎细胞浸润为主要病理改变，以肾小管功能障碍伴滤过功能下降为主要临床特点的一组临床病理综合征。

中医学没有本病病名的记载，可属“水肿”“癃闭”“血尿”等病的范畴。《景岳全书·肿胀》：“水肿证以精血皆化为水，多属虚败，治宜温脾补肾，此正法也。”“温补即所以化气，气化而痊愈者，愈出自然；消伐所以逐邪，逐邪而暂愈者，愈出勉强。此其一为真愈，一为假愈，亦岂有假愈而果愈者哉。”《血证论》：“尿血治心与肝而不愈者，当兼治其肺，肺为水之上源，金清则水清，水宁则血宁，盖此证原是水病累血，故治水即是治血。”

【西医病因与发病机制】

DAIN 多由药物过敏所引起，其中抗生素的过度应用是其发病的主要原因，其发病机制为免疫机制，包括体液免疫和细胞免疫，与药物直接毒性作用关系不大，因急性间质性肾炎仅在用药的少数患者中发生，可能是机体对药物的高度敏感性所致，与用药剂量无关。

1. 西医病因

引起间质性肾炎的药物已有百余种，一般可分为四大类。

（1）β-内酰胺类　主要为青霉素族及头孢族抗生素。如青霉素G、甲氧苯青霉素、氨苄青霉素、羟氨苄青霉素、羧苄青霉素、苯唑青霉素以及先锋霉素Ⅰ、先锋霉素Ⅳ、先锋霉素Ⅴ、先锋霉素Ⅵ、头孢氨噻肟、头孢噻吩等。

（2）非β-内酰胺类　如庆大霉素、对氨水杨酸、磺胺、异烟肼、利福平、乙胺丁醇、多黏菌素B、黏菌素、四环素、万古霉素、5-环鸟苷、呋喃坦丁、强力霉素及红霉素等。

（3）解热镇痛剂　如炎痛喜康、布洛芬、消炎痛、萘普生、阿司匹林、二氟苯水杨酸、氟布洛芬、安乃近、氨基比林、扑热息痛、对乙酰氨基酚、非那西丁、罗非昔布、塞来昔布及保泰松等。

(4) *利尿剂* 如氯噻酮、利尿酸、呋塞米、双氢克脲噻、氨苯蝶啶、吲哚帕胺等。

(5) *其他* 如甲氰咪胍、西咪替丁、雷尼替丁、法莫替丁、硫唑嘌呤、环孢菌素、干扰素、别嘌呤醇、巯甲丙脯酸、心得安、甲基多巴、苯丙胺、苯妥英钠、苯巴比妥及苯茚二酮等。

中药一直以其良好的临床疗效及传统的应用优势，长期受到人们欢迎。但近年来其毒副作用比如肾损伤也越来越受到人们的关注。中药品种复杂、用量过大及配伍不当等原因是造成肾损伤的因素。

2. 发病机制

肾毒性药物的细胞毒反应，抑制肾小管上皮细胞内磷脂酶的活性，引起溶酶体形成髓样小体致细胞损伤、变性、坏死，肾小管基底膜断裂，见于氨基糖苷类抗生素致急性肾小管坏死。肾脏是氨基糖苷类抗生素唯一排泄途径，药物从肾小球滤过后与近曲小管的细胞膜受体结合引起破坏作用；氨基糖苷类引起肾损害过程中涉及药物使肾小管上皮细胞内氧化磷酸化过程受损，降低细胞膜 Na^+-K^+-ATP 酶的活性，使肾小管细胞内 Ca^{2+} 蓄积，抑制肾内高能磷酸盐的贮存。肾血管上皮细胞内溶酶体内溶酶体酶及溶酶体内药物分子释放，引起其他细胞器及细胞坏死。肾小管上皮细胞内线粒体功能受到抑制，造成细胞的损害。上述一种或几种因素的共同作用，引起肾小管上皮细胞的损伤、凋亡或死亡，临床出现急性肾衰竭。

免疫机制：细胞免疫是 DAIN 主要的免疫类型。也有研究发现，在少数 DAIN 患者肾活检标本中偶可见到抗肾小管基底抗体或免疫复合物的沉积，提示体液免疫也参与其发生。药物及其代谢产物有 4 种方式实现此类免疫反应：①作为半抗原和肾小管基底膜的正常组分结合介导免疫反应；②模拟内源性抗原，诱导免疫反应；③作为植入性抗原沉积在肾小管或间质中；④诱导机体产生抗体，形成循环免疫复合物沉积在肾间质。$CD4^+$ T 细胞介导的迟发型超敏反应（常见于内酰胺类药物）、$CD8^+$ T 细胞介导的直接细胞毒作用（见于西咪替丁、NSAIDs）是其免疫反应的两条主要途径。

此外，间质中激活的巨噬细胞可以通过非抗原特异性的免疫反应，释放蛋白溶解酶、活性氧、活性氮物质及诱生型一氧化氮合酶（iNOs），损伤肾小管基底膜，加重疾病的进展。一些细胞因子和黏附分子可直接参与或通过细胞或体液免疫介导和加重对肾间质的损伤，在病程的发生和演变过程中起重要作用。在 DAIN 免疫反应的过程中，小管间质细胞遭受炎症损伤，但受损的细胞又可成为间质免疫反应中的另一抗原，引起免疫应答，加重了小管间质损伤。

中草药方面，传统观点认为，中药大多来源于天然的植物、动物，毒副作用较少，但近年来发现中药导致的毒性、不良反应也广泛存在，特别是肾损伤。现代研究更进一步揭示了其造成肾损伤的机制，比如直接细胞毒性、氧化应激、诱导肾细胞凋亡等。

【中医病因病机】

1. 禀赋不耐

肾为先天之本，藏精之所，若受药毒之邪，则肾惫而不能主水液气化，故可见水肿、血尿等。

2. 药毒内侵

脏腑相连，血脉相传，药毒随脾胃运化之水谷经由气血相传于肾，或兼风热之邪，或兼湿热蕴蒸，或兼火毒炽盛，致功能失调。

【诊断标准】

1. 用药2天至2周后出现过敏性肾脏病或DAIN症状，均应考虑到本病的可能性；可疑药物应用史、用药的潜伏期、过敏反应的证据、嗜酸细胞尿和镓^{67}核素扫描阳性等有助于诊断。

2. 尿液中的嗜酸性粒细胞增高是过敏性间质性肾炎诊断的重要线索。尿检查异常，无菌性白细胞尿（包括嗜酸性粒细胞尿）可伴白细胞管型，镜下血尿或肉眼血尿，轻度至重度蛋白尿（常为轻度蛋白尿，但NSAIDs引起者蛋白尿可达重度）；在短期内出现进行性肾功能减退，近端和（或）远端肾小管功能部分损伤及肾小球功能损害。

3. 确诊必须依靠肾活检病理检查，肾活检见病理改变为双侧肾脏弥漫性病变，肾间质弥漫或多灶性的炎症细胞浸润导致的间质水肿，肾小管有不同程度的退行性改变乃至坏死，肾小球多正常，部分患者可见免疫球蛋白IgG和补体C3的沉积，或血中可测得抗肾小球基底膜抗体。

【西医治疗】

1. 治疗方案

（1）*去除病因* 尽早停用可能的致病药物，避免再次使用同类药物。尽快控制炎症反应，防止肾小管间质纤维化的发生，故早期诊断是治疗的关键。多数预后良好，停药后几天内会得到缓解，极少数遗留肾功能不全并最终进展至终末期肾病。

（2）*营养及支持治疗* 药物性急性间质性肾炎可导致急性肾衰竭，而急性肾衰竭常伴有蛋白质的高分解代谢状态，加上食入量的限制，往往可导致营养不良，虽然部分患者没有显示出明显的负氮平衡，但大多数患者都有不同程度的净蛋白分解（即体内的蛋白质合成总量与分解代谢总量的差值为负值），以及水与电解质平衡或酸碱平衡失调，对于不能进食的急性肾衰竭患者，应给予恰当的营养支持和补充辅助疗法。

（3）*药物治疗*

1）糖皮质激素：激素可以迅速缓解全身过敏症状，并加快肾功能的恢复。若有明显肾功能减退，或肾活检病理显示间质浸润较严重、有肉芽肿形成等，应尽早给予激素治疗。视病情的严重和急性程度给药，对于血清肌酐轻微升高的患者，或者停药后3～5天肾功能显著恢复的患者，多无须激素等特殊治疗；对于持续性肾衰竭的患者，应早期开始治疗，主张激素短程治疗，口服泼尼松剂量推荐为30～60mg/d，至少连续应用4周，对于重症肾衰竭的患者，最好由静脉给药，一般为甲泼尼龙0.5～1g/d，连用3天，用药2～3周仍无好转，可加用环磷酰胺等其他药物治疗。

2）环磷酰胺：少数重症患者伴有急性肾功能衰竭，如应用糖皮质激素治疗2～3周病情仍无明显改善，可试用环磷酰胺治疗。

（4）*透析疗法* 急性过敏性间质性肾炎出现急性肾衰竭，若病情轻而无明显的并发症者，采用非手术疗法在短期内即有好转的迹象，无须进行透析治疗；但如果患者的病情较重并且在进行性发展，应尽早考虑采用透析治疗。临床上目前用于急性肾衰竭治疗的透析技术主要是血液透析、血液滤过和腹膜透析，三种透析技术各有各的优缺点，可适用于不同临床背景的急性肾衰竭患者的抢救与治疗，但由于血液透析的总体效率较为显著，而且普及的程度也较高，故目前血液透析仍是临床用于急性肾衰竭抢救与治疗的最常用透析治疗技术。

2. 西医治疗困境

本病早期，西医采取积极的治疗措施可使很大部分患者病情得到缓解，但很多患者也因不能及时治疗出现肾衰而不得不透析，同时在治疗上仍以糖皮质激素为主，甚至以此冲击治疗，但很大部分患者会出现感染等继发性疾病。

【中医治疗】

1. 热入营血证

主症：皮肤上可见散在鲜红色皮疹，或融合成片，头面或双下肢可见浮肿，或伴有发热，入眠后热势甚，关节疼痛，小便量减少，或见血尿，或尿多泡沫，舌质红绛，或有芒刺，苔薄黄，脉数。

治法：清营凉血。

方药：犀角地黄汤合清营汤加减，药用水牛角、赤芍、生地黄、牡丹皮、玄参、淡竹叶、连翘、金银花、麦冬、女贞子、旱莲草、茜草、紫草。

2. 湿毒浸淫证

主症：身发疮痍，甚则溃烂，或咽喉红肿，或乳蛾肿大疼痛，继则眼睑浮肿，延及全身，小便不利，恶风发热，舌质红，苔薄黄，脉浮数或滑数。

治法：宣肺解毒，利尿消肿。

方药：麻黄连翘赤小豆汤合五味消毒饮加减，药用麻黄、杏仁、桑白皮、连翘、赤小豆、金银花、野菊花、蒲公英、紫花地丁、紫背天葵、苦参、土茯苓、黄柏。

【科研思路与方法】

中医可通过理论、临床、实验三方面进行研究，在病症早期作为辅助治疗，从而起到增效减毒作用。

1. 理论研究方面

有学者对老年急性药物性小管间质性肾炎疾病的临床特点进行分析和探讨，总结其病理特点，结果发现，老年急性药物性小管间质性肾炎的临床表现较多，病因较复杂，主要的临床表现为水肿、高血压、尿蛋白定量不正常并出现血尿等现象。

2. 临床研究方面

药物性急性间质性肾炎西医的治疗是以对症治疗为主，大多患者也可以因此而完全治愈，但仍有部分患者遗留尿异常和（或）高血压而转为慢性。有的甚至出现肾功能急剧恶化而出现急性肾衰表现，危及生命。因此，我们可以立足临床，发挥中医药优势，结合临床经验和相关文献总结出有效的具有针对性的治疗方剂进行个体化辨证施治，从而弥补西医治疗的局限性。

有学者对40例肾活检确诊的DTIN患者的尿进行了分析，寻找药物性肾小管间质性肾炎患者中尿标志物，方法是检测尿中TGF－β、IL－6、NAG及α1微球蛋白，结果发现，A－DTIN（急性DTIN）组的尿NAG和尿α1－MG分别是C－DTIN（慢性DTIN）组的2.5和2.1倍。研究结论是，尿α1－MG和NAG水平能反映DTIN的急性损伤，二者联合检测能提高鉴别诊断A－DTIN的效率。

3. 实验研究方面

可结合临床研究成果，对临床上行之有效的方剂及单味中药进行筛查，并筛选出有效的中药单体、中药成分群，并在此基础上进一步开展药效、药理、毒理等研究，以开发出有效的中药制剂。

【参考文献】

[1] 王海燕．肾脏病学［M］．2版．北京：人民卫生出版社，1996.

[2] Cippà PE，Fehr T，Gaspert A，et al. Drug－induced acute interstitial nephritis［J］．Praxis（Bern 1994），2014，103（15）：865－872.

[3] Ramachandran R，Kumar K，Nada R，et al. Drug－induced acute interstitial nephritis：A clinicopathological study and comparative trial of steroid regimens［J］．Indian Journal of Nephrology，2015，25（5）：281－286.

[4] 潘荣华．本院24例抗生素等药物致肾毒性损害的回顾性分析［J］．中国医药指南，2012，10（21）：590－591.

[5] Johnson JR，Russo TA. Acute Pyelonephritis in Adults［J］．New England Journal of Medicine，2018，378（1）：48.

[6] Krishnan N，Perazella MA. Drug－induced Acute Interstitial Nephritis：Pathology，Pathogenesis，and Treatment.［J］．Iranian Journal of Kidney Diseases，2015，9（1）：3.

[7] Naqvi R，Mubarak M，Ahmed E，et al. Acute tubulointerstitial nephritis/drug induced acute kidney injury；an experience from a single center in Pakistan［J］．Journal of Renal Injury Prevention，2016，5（1）：17－20.

[8] Paueksakon P，Fogo AB. Drug－induced nephropathies［J］．Histopathology，2017，70（1）：94－108.

[9] Haas M. Histologicsubclassification of IgA nephropathy：A clinicopathologic study of 244 cases［J］．American Journal of Kidney Diseases，1997，29（6）：829－842.

[10] 陈秀强，刘思良．药物性急性间质性肾炎36例的临床及病理分析［J］．广西医学，2011，33（7）：838－839.

[11] Saad B. Aspiration biopsy of the kidney［J］．La Presse Médicale，1953，61（8）：148.

[12] Rinaldo B，Kellum JA，Claudio R. Acute kidney injury［J］．Lancet，2012，380

(9843): 756 - 766.
[13] Fofi C, Pecci G, Galliani M, et al. IgA nephropathy: multivariate statistical analysis aimed at predicting outcome. [J]. Journal of Nephrology, 2001, 14 (4): 280.
[14] 吴昱，王辰，李晓玫，等. 几种尿标志物在急性药物性肾小管间质性肾炎鉴别诊断中的意义 [J]. 北京大学学报（医学版），2010，42 (2): 164 - 167.
[15] Kawasaki Y. The pathogenesis and treatment of IgA nephropathy [J]. Fukushima Journal of Medical Science, 2008, 54 (2): 43 - 60.
[16] 彭晓辉. 老年急性药物性小管间质性肾炎探讨分析 [J]. 齐齐哈尔医学院学报，2015，36 (15): 2199 - 2211.
[17] Rossert J. Steroid treatment of drug - induced acute interstitial nephritis. [J]. Kidney International, 2008, 74 (10): 1360 - 1361.
[18] 陈楠. 急性间质性肾炎的诊治进展 [J]. 临床肾脏病杂志，2002，2 (1): 36 - 38.
[19] Beige J, Kreutz R, Rothermund L. Acute renal failure: pathophysiology and clinical management [J]. Dtsch Med Wochenschr, 2007, 132 (48): 2569 - 2578.
[20] 吕丽，杨莉，李翠，等. 药物性急性间质性肾炎肾组织炎性细胞特征及其相关性探讨 [J]. 临床肾脏病杂志，2012，12 (4): 155 - 158.
[21] 姚德厚，周雪勤，贾小兵，等. 老年急性药物性小管间质性肾炎 1 例及文献复习 [J]. 西南国防医药，2013，23 (10): 1098 - 1099.
[22] Shahrbaf FG, Assadi F. Drug - induced renal disorders [J]. Journal of Renal Injury Prevention, 2015, 4 (3): 57 - 60.
[23] 横山仁，李昌臣. 药物性肾损害的诊断途径 [J]. 日本医学介绍，2006，27 (08): 342 - 345.
[24] Usui J, Yamagata K, Imai E, et al. Clinical practice guideline for drug - induced kidney injury in Japan 2016: digest version [J]. Clinical & Experimental Nephrology, 2016, 20 (6): 1 - 5.

第十二节　间质性膀胱炎

【概述】

间质性膀胱炎（interstitial cystitis，IC）是一种盆腔疼痛综合征，是较为少见的自身免疫性特殊类型的慢性膀胱炎。常发生于中年妇女，女性患者要多于男性，其特点主要是膀胱壁的纤维化，并伴有膀胱容量的减少，临床表现主要是膀胱和盆腔周围不适或疼痛。IC 分为溃疡型（典型 IC）和非溃疡型（非典型 IC），两者虽然症状相似，但临床过程和对治疗的反应结果不同，在进行临床评价治疗效果时应采用不同的方法。典型 IC 常有上皮异常和特征性炎症细胞浸润，而非溃疡型 IC 炎症反应较轻。典型 IC 膀胱内一氧化氮（NO）的含量很高；非溃疡型 IC，无论是否处在活动期，NO 的含量都没有增加。可结合生长因子的蛋白聚糖如 CD44 等的表达在溃疡型 IC 中明显高于非溃疡型 IC 而区别。

中医没有特发间质性膀胱炎的病名，与之相对应的疾病为“淋证”“血尿”等疾病。如《伤寒论·辨太阳病脉证并治》：“淋家不可发汗，汗出必便血。”《丹溪心法·淋》：“痛者为血淋，不痛者为尿血……血淋一证，须看血色分冷热，色鲜者，心、小肠实热；色瘀者，肾、膀胱虚冷……若热极成淋，服药不效者，宜减桂枝五苓散加木通、滑石、灯心、瞿麦各少许，蜜水调下。”《医宗必读·淋证》：“气淋有虚实之分。”《金匮翼·诸淋》：“初则热淋、血淋，久则煎熬水液，稠浊如膏如沙如石也。夫散剂利小便，只能治热淋、血淋而已。其膏、沙、石淋，必须开郁行气，破血滋阴方可也。”《景岳全书·淋浊》曰：“淋之初，病则无不由乎热剧，无容辨矣。但有久服寒凉而不愈者，又有淋久不止及痛涩皆去，而膏淋不已，淋如白浊者，此惟中气下陷及命门不固之证也。故必以脉以证，而察其为寒为热为虚，庶乎治不致误……治淋之法，大都与治浊相同。凡热者宜清，涩者宜利，下陷者宜升提，虚者宜补，阳气不固者宜温补命门。”

【西医病因与发病机制】

1. 感染

IC 病因不明，可能通过一个或多个因素而导致疾病的发生。有学者认为感染是 IC 的重要原因，患者的一些症状类似细菌性感染，但患者的尿液检查未能发现致病微生物，且抗生素疗效差。病理显示，炎症是溃疡型 IC 的主要特征，表现为广泛黏膜下炎症和神经周围浆细胞及淋巴细胞浸润；但非溃疡型 IC 炎症表达较少，因此 IC 是否与炎症有关值得探讨。

2. 免疫机制

肥大细胞是一类多功能免疫细胞，细胞内含有大量的炎性介质，如组胺、白细胞三烯、5－羟色胺和细胞因子等。研究发现溃疡型 IC 的许多表现如疼痛、尿频、水肿、局部纤维化及新生血管形成都与肥大细胞密切相关；溃疡型 IC 中黏膜下肥大细胞数量是对照组的 10 倍，因此认为肥大细胞不但是溃疡型 IC 发病机制中的重要环节，而且是其特异性标志物。IC 与自体免疫性疾病有一定的关系，许多学者发表了类似的观点，溃疡型 IC 膀胱黏膜下 T 细胞和 B 细胞的浸润比非溃疡型 IC 严重，提示两种亚型发生的免疫机制有所差异，但这些表现都无特异性，IC 的部分临床组织病理学表现与其他免疫变态性疾病非常相似。尿路上皮黏膜表层有氨基葡聚糖（glycosaminoglycan，GAG）层形成的血尿屏障，它由 GAGs 家族组成，主要包括透明质酸钠、肝素、软骨素－4－硫酸等，这些碳水化合物链与蛋白核心偶联形成蛋白聚糖，其主要功能是维持黏膜屏障，阻止尿液渗透。尿路上皮功能障碍/GAG 层缺陷理论认为，IC 患者的尿液中抗增殖因子的含量增加导致 GAG 层的破坏，黏膜下神经末梢暴露，从而产生尿频、尿急和疼痛等症状；另外，IC 患者尿中的不耐热低分子阳离子可以破坏 GAG 层的完整性，减低黏膜对有毒物质的防御能力，使患者产生疼痛、尿急、尿频等临床症状。

另外，IC 的神经生物学发病机制逐渐被人们认知，感觉神经释放 P 物质、神经激肽 A、降钙素等可以引起神经性炎症，进而导致肥大细胞去颗粒，引起黏膜损害和通透性增加。

【中医病因病机】

1. 膀胱湿热

多食辛热肥甘之品，或嗜酒太过，酿成湿热，下注膀胱；或下阴不洁，秽浊之邪侵入膀胱，酿成湿热，发而为淋。若小便灼热刺痛者为热淋；若湿热蕴积，尿液受其煎熬，日积月累，尿中杂质结为砂石，则为石淋；若湿热蕴结于下，以致气化不利，无以分清泌浊，脂液随小便而去，小便如脂如膏，则为膏淋；若热盛伤络，迫血妄行，小便涩痛有血，则为血淋。

2. 脾肾亏虚

久淋不愈，湿热耗伤正气，或年老、久病体弱，以及劳累过度，房事不节，均可导致脾肾亏虚。脾虚则中气下陷，肾虚则下元不固，因而小便淋沥不已。如遇劳即发者，则为劳淋；中气不足，气虚下陷者，则为气淋；肾气亏虚，下无不固，不能制约脂液，脂液下泄，尿液浑浊，则为膏淋；肾阴亏虚，虚火扰络，尿中夹血，则为血淋。

3. 肝郁气滞

恼怒伤肝，气滞不宣，气郁化火，或气火郁于下焦，影响膀胱的气化，则少腹作胀，小便艰涩而痛，余沥不尽，而发为气淋，此属气淋之实证；中气下陷所致气淋，是气淋的虚证。所以《医宗必读·淋证》指出："气淋有虚实之分。"

【诊断标准】

由于特发间质性膀胱炎患者症状与泌尿系其他疾病的症状类似，且间质性膀胱炎没有确诊试验，因此医生在考虑间质性膀胱炎诊断时必须排除其他情况。这些病症包括：尿道或阴道感染、膀胱癌、盆腔放射导致的膀胱炎、嗜酸性和结核型膀胱炎、肾结石、子宫内膜异位、神经系统障碍、性传播疾病、低计数细菌尿液，男性还包括慢性非细菌性前列腺炎。

诊断特发间质性膀胱炎主要依据如下：

1. 尿急、尿频、盆腔或膀胱疼痛。
2. 麻醉下膀胱镜检发现膀胱壁炎症，包括点状出血或 Hunner's 溃疡。
3. 排除可以导致这些症状的其他疾病。
4. 帮助确诊的其他可能诊断试验包括尿液分析、尿培养、尿道镜、尿细胞学、前列腺液检查（男性），有时需要膀胱壁活检。确诊 IC 最重要的检查是麻醉下膀胱镜检查。

【西医治疗】

（一）治疗方案

1. 一般治疗

（1）*等待观察与行为治疗*　对于轻度的 IC、生活无明显影响者可以等待观察。部分患者症状会自行消退，但症状消退是否意味着 IC 的痊愈，症状缓解能持续多长时间，等待观察期间病情会否进展，何种类型的患者会有进展等问题均尚不清楚。行为疗法和定时排尿具有明显的短期疗效，特别对于那些尿频明显而疼痛症状较轻的患者。有效行为疗法包括坚持记排尿日记、控制摄入液体量、盆底肌肉训练、延长排尿间期等。生物反馈、软组织按摩等物理疗法也已被证实有效。

（2）饮食调整　目前没有证据显示严格的饮食控制对患者有利。但很多患者发现某些食物会加重其临床症状。这些食物包括酸性饮料和食品、咖啡、辛辣食物和酒精等。间质性膀胱炎协会推荐了多种 IC 饮食配方，但都缺乏科学依据。

（3）膀胱训练　已经发现疼痛充分减轻的患者，也许能通过使用膀胱锻炼技术减少尿频。方法多种多样但是基本点是患者在规定的时间去排尿（即排空膀胱），并且通过放松和分散注意力以保证按计划进行；逐渐地，患者试着延长排尿时间。记录排尿日记通常对诊断及评价疾病进程是有帮助的。

2. 药物治疗

临床一线治疗方法有阿米替林、西米替丁、多硫戊聚糖钠、羟嗪、二甲亚砜等。

（1）阿米替林　阿米替林为三环类抗抑郁药物，是治疗间质性膀胱炎/膀胱疼痛综合征（IC/BPS）最有效的药物之一。其作用机理包括：阻断胆碱能受体；抑制 5－羟色胺和去甲肾上腺素的再摄取；抗焦虑作用和阻断 H1 受体。从该药物的作用机制分析，均与缓解间质性膀胱炎的病理生理改变有关，如抗胆碱能作用和刺激肾上腺素能受体能有效松弛膀胱逼尿肌，而抗组胺作用能抑制肥大细胞释放组胺，缓解其引起的一系列炎症反应。

（2）多硫戊聚糖钠（艾米龙）　是美国 FDA 批准用于治疗间质性膀胱炎的唯一口服药物。多硫戊聚糖钠是一种人工合成的硫酸化多糖类物质，经口服后 3% ~6% 以肝素原型随尿液排入膀胱，可在膀胱黏膜上逐渐形成类似 GAG 层，以修补 GAG 层的缺失，进而降低尿路上皮的渗透性。多硫戊聚糖钠可以改善疼痛、尿急和尿频，但对夜尿没有作用。多硫戊聚糖钠对溃疡型 IC 更加有效，该药作用与服用时间呈正相关，增加剂量并不能增加疗效，但服用越久疗效越好。

（3）羟嗪　羟嗪为 H1 受体拮抗剂，通过抑制丘脑肥大细胞和神经元分泌 5－羟色胺来阻断肥大细胞的激活，而肥大细胞被认为在 IC/BPS 的发生中起着重要的作用，其释放的物质有组胺等炎性介质。

3. 膀胱灌注

膀胱灌注可以使药物直接到达膀胱表面，减少副作用。膀胱用溶液充满并保持 10 ~15 分钟，然后排空。二甲基亚砜（DMSO）被美国 FDA 批准为唯一膀胱灌注药，DMSO 治疗要通过尿管进行，一定量的 DMSO 通过尿管灌入膀胱，保留 15 分钟，然后排空。治疗每周或每两周进行一次，共计 6 ~8 周，如果必要可以重复。对 DMSO 有反应的大部分患者，在治疗后 3 ~4 周症状改善。DMSO 治疗该病的作用机制主要与其抗炎、胶原溶解、镇痛和松弛肌肉作用有关。

肝素的结构与 GAG 层结构相似，一组研究显示将肝素 10000U 膀胱灌注，每周 1 次，连续 3 月，超过半数的患者症状得到改善；将肝素与 DMSO 合用可以提高 DMSO 的疗效。局部麻醉剂也可以作为膀胱灌注的选择，单独使用利多卡因等灌注疗效并不肯定，碱化尿液可以增加利多卡因的药物代谢率，提高疗效。

4. 外科手术

膀胱扩大术、膀胱全切术及尿流改道这类不可逆的破坏性手术应作为IC这种良性疾病的最后选择，只有其他治疗均无效及患者生活质量严重损害时才考虑。手术治疗效果的关键因素是术前必须全面评估膀胱有无溃疡病变，有典型溃疡病变的患者效果比较好，而无溃疡IC患者手术治疗效果较差，且术前对疼痛的评估非常重要，因为许多患者术后疼痛症状不能缓解。

采用肠道膀胱扩大术来试图增加膀胱容量而缓解IC症状是一种主要的外科治疗方法，尤其适用于膀胱容量减少的患者。IC晚期确实存在膀胱纤维化和低顺应性膀胱的现象，因此可加重尿频症状，严重者甚至出现上尿路功能损害，对这类患者行各种形式的膀胱扩大术可能有所帮助。膀胱尿道全长切除及尿流改道是治疗IC最为极端的方法，去除了IC的发病和产生症状的器官，以彻底缓解患者的疼痛，如何评价该术式的疗效值得商榷。

（二）西医治疗困境

西医目前对本病病因病机了解不深，治疗上也多是对症治疗为主。面对IC患者，专业的泌尿科医师有许多可供选择的方法，但效果多不明显，甚至需要外科手术以缓解症状，不仅增加了患者精神负担，也增加患者经济压力。中医药作为另一种可供选择的手段和方法，应予重视；针灸在IC的治疗中也有一定的作用，作用机理可能与针灸对机体免疫功能的调节作用和对膀胱平滑肌调整作用有关。

【中医治疗】

1. 膀胱湿热证

主症：小便短数，灼热刺痛，溺色黄赤，少腹拘急胀痛，或有寒热，口苦，呕恶，或有腰痛拒按，或有大便秘结，苔黄腻，脉滑数。

治法：清热利湿通淋。

方药：八正散加减，药用木通、车前子、扁蓄、瞿麦、滑石、大黄、山栀子、甘草、知母、白茅根。

2. 肝气郁结证

主症：小便涩滞，淋沥不畅，少腹满痛，苔薄白，脉多沉弦。

治法：疏肝利气疏导。

方药：沉香散加减，药用沉香、陈皮、白芍、甘草、石韦、滑石、冬葵子、王不留行、青皮、乌药。

3. 脾肾亏虚证

主症：小便不甚赤涩，但淋沥不已，时作时止，遇劳即发，腰酸膝软，神疲乏力，舌质淡，脉虚弱。

治法：健脾益肾。

方药：无比山药丸加减，药用山药、茯苓、泽泻、熟地黄、山茱萸、巴戟天、菟丝子、杜仲、牛膝、五味子、肉苁蓉、赤石脂。

【生活调摄】

1. 特发性膀胱炎患者的饮食控制很重要，宜少食多餐，尽量避免吃含钾离子含量高的食物。酸性食物（肉类、罐头食品、腌制品）、碳酸性饮料或发酵过的食物也易诱发症状。咖啡、茶、酒、香烟具刺激性，容易使症状加重。

2. 运动宜适量，避免剧烈运动，以免刺激膀胱，影响骨盆腔肌肉和小便的通畅。平常最好做些可减轻压力或有助于放松骨盆腔肌肉的运动，如散步、游泳、骑单车、做瑜伽等。

【科研思路与方法】

中医可通过理论、临床、实验三方面进行研究，弥补西医对本病的病因病机及治疗之不足，发挥中医药特色。

1. 理论研究方面

系统整理和挖掘古代及近现代中医文献有关特发间质性膀胱炎的相关证候的描述及其对病因病机、治法方药的认识，然后总结其中病因病机的规律及治疗用药规律，为临床提供借鉴。

2. 临床研究方面

间质性膀胱炎西医的治疗是以对症治疗为主，大多患者也可以因此而完全治愈，但仍有部分患者遗留尿异常和（或）高血压问题而转为慢性。因此，我们可以立足临床，发挥中医药优势，结合临床经验和相关文献总结出有效的具有针对性的治疗方剂进行个体化辨证施治，从而弥补西医治疗的局限性。

3. 实验研究方面

可结合临床研究成果，对临床上行之有效的方剂及单味中药进行筛查，并筛选出有效的中药单体、中药成分群，在此基础上进一步开展药效、药理、毒理等研究，以开发出有效的中药制剂。

【参考文献】

[1] 李文广，史刚刚，张卫，等．膀胱水囊扩张联合药物灌注在间质性膀胱炎治疗中的应用[J]．天津医药，2008，13（10）：296-297.

[2] 王永权，宋波，方强，等．女性间质性膀胱炎和膀胱过度活动症的尿动力学比较研究[J]．第三军医大学学报，2009，14（11）：352-353.

[3] 孙立军，袁绍罡，宋立刚，等．间质性膀胱炎3例诊治术后近期并发症处理[J]．中国煤炭工业医学杂志，2009，21（6）：163-164.

[4] 叶少波，史明，常江平，等．透明质酸钠膀胱灌注治疗间质性膀胱炎的研究[J]．中国生物制品学杂志，2008，16（3）：274-275.

[5] 黄海，姚友生，许可慰，等．间质性膀胱炎治疗方案选择[J]．广东医学，2007，11（4）：86.

[6] Hanno PM, Burks DA, Clemens JQ, et al. AUA Guideline for the Diagnosis and Treatment of Interstitial Cystitis/Bladder Pain Syndrome [J]. Journal of Urology, 2011, 185 (6): 2162-2170.

[7] Hanno P, Lin A, Nordling J, et al. Bladder Pain Syndrome Committee of the International Consultation on Incontinence. [J]. Neurourol Urodyn, 2010, 29 (1): 191-198.

[8] Scheiner DA, Daniele P, Daniel F, et al. Interstitial cystitis/bladder pain syndrome (IC/BPS) [J]. Praxis, 2015, 104 (17): 909-918.

[9] Nickel JC, Egerdie B, Downey J, et al. A real-life multicentre clinical practice study to evaluate the efficacy and safety of intravesical chondroitin sulphate for the treatment of interstitial cystitis [J]. Bju International, 2009, 103 (1): 56-60.

[10] Nickel JC, Egerdie RB, Steinhoff G, et al. A multicenter, randomized, double-blind, parallel group pilot evaluation of the efficacy and safety of intravesical sodium chondroitin sulfate versus vehicle control in patients with interstitial cystitis/painful bladder syndrome [J]. Urology, 2010, 76 (4): 804-809.

[11] Riedl CR, Engelhardt PF, Daha KL, et al. Hyaluronan treatment of interstitial cystitis/painful bladder syndrome [J]. International Urogynecology Journal & Pelvic Floor Dysfunction, 2008, 19 (5): 717-721.

[12] Engelhardt PF, Morakis N, Daha LK, et al. Long-term results of intravesical hyaluronan therapy in bladder pain syndrome/interstitial cystitis [J]. International Urogynecology Journal, 2011, 22 (4): 401-405.

[13] Cervigni M, Natale FL, Padoa A, et al. A combined intravesical therapy with hyaluronic acid and chondroitin for refractory painful bladder syndrome/interstitial cystitis [J]. International Urogynecology Journal, 2008, 19 (7): 943.

[14] Henry RA, Morales A, Cahill CM. Beyond a Simple Anesthetic Effect: Lidocaine in the Diagnosis and Treatment of Interstitial Cystitis/bladder Pain Syndrome [J]. Urology, 2015, 85 (5): 1025-1033.

[15] Homma Y, Ueda T, Tomoe H, et al. Clinical guidelines for interstitial cystitis and hypersensitive bladder updated in 2015 [J]. International Journal of Urology, 2016, 23 (7): 542-549.

[16] Cox A, Golda N, Nadeau G, et al. CUA guideline: Diagnosis and treatment of interstitial cystitis/bladder pain syndrome [J]. Canadian Urological Association journal, 2016, 10 (5-6): E136.

[17] Atchley MD, Shah NM, Whitmore KE. Complementary and alternative medical therapies for interstitial cystitis: an update from the United States [J]. Translational Andrology & Urology, 2015, 4 (6): 662.

[18] Hanno PM, Erickson D, Moldwin R, et al. Diagnosis and Treatment of Interstitial Cystitis/Bladder Pain Syndrome: AUA Guideline Amendment [J]. Journal of Urology, 2015, 193 (5): 1545-1553.

第十三节　动脉粥样硬化性肾动脉狭窄

【概述】

动脉粥样硬化性肾动脉狭窄（atherosclerotic renal artery stenosis，ARAS）是动脉粥样硬化性心血管疾病的肾动脉表现，是一种进展性疾病，多见于老年人，是肾动脉狭窄最常见的类型。ARAS是老年患者终末期肾病病因中增长最快的病变和心血管疾病死亡的独立预测因子。

ARAS粥样硬化斑块大多为单侧狭窄，多发生于肾动脉开口处或近端1/3段，可能是腹主动脉硬化斑块向肾动脉延伸的结果。主要导致两个结局：缺血性肾脏病和肾血管性高血压。流行病学显示，80%～85%患者肾动脉粥样硬化是全身弥漫性动脉粥样硬化的局部表现，ARAS患者往往伴有冠状动脉、脑动脉及外周血管等病变。

据统计，70%～80%的肾动脉狭窄由肾动脉粥样硬化引起。尸检发现50岁以上者肾动脉狭窄程度超过50%的占27%。在美国，由ARAS造成的终末期肾病（end stage renal disease，ESRD）的年增长率是最高的，为12.4%，已超过糖尿病8.3%，高于总的ESRD年增长率5.4%。

ARAS的危险因素主要包括动脉粥样硬化、高血压、血脂异常、老年、糖尿病、慢性心力衰竭和外周血管病变等。

中医没有本病病名，可属中医学“腰痛”“水肿”“癃闭”等范畴。如《素问》：“少阴脉贯肾络肺，今得肺脉，肾为之病，故肾为腰痛之病也。”《素问·水热穴论篇》：“勇而劳甚则肾汗出，肾汗出逢于风，内不得入于藏府，外不得越于皮肤，客于玄府，行于皮里，传为胕肿，本之于肾，名曰风水。”《素问·经脉别论篇》又曰：“饮入于胃，游溢精气，上输于脾，脾气散精，上归于肺，通调水道，下输膀胱，水精四布，五经并行。”《金匮要略·水气病脉证并治》：“风水，其脉自浮，外证骨节疼痛恶风。皮水，其脉亦浮，外证胕肿，按之没指，不恶风，其腹如鼓，不渴，当发其汗。正水，其脉沉迟，外证自喘。石水，其脉自沉，外证腹满不喘。”《丹溪心法·水肿》：“水肿因脾虚不能制水，水渍妄行，当以参术补脾，使脾气得实，则自健运，自能升降，运动其枢机，则水自行。”《景岳全书·肿胀》：“水肿证以精血皆化为水，多属虚败，治宜温脾补肾，此正法也。”“温补即所以化气，气化而痊愈者，愈出自然；消伐所以逐邪，逐邪而暂愈者，愈出勉强。此其一为真愈，一为假愈，亦岂有假愈而果愈者哉。”

【西医病因与发病机制】

引起ARAS的主要原因是动脉粥样硬化累及肾动脉造成狭窄及肾缺血，从而引发一系列症状。动脉粥样硬化涉及许多病理生理过程，包括脂质代谢紊乱、血小板活化、血栓、血管内皮功能失调、炎症、氧化应激、血管平滑肌细胞活化、基质代谢改变及重塑和遗传因素等。其中，氧化应激在动脉粥样硬化斑块的发生、发展和斑块破裂促发临床事件中的影响被日益肯定。在ARAS各种发病机制中，活性氧簇（ROS）、缺血/再灌注损伤、基质转化调节被认为是 ARAS 导致肾功能损伤的主要因素。

1. 活性氧簇和氧化应激

研究显示，ARAS 与氧化通路的激活、NO 合成减少和肾素血管紧张素系统的激活有关。ROS 可能在介导血管收缩物质，如血管紧张素Ⅱ（AngⅡ）、血栓素 A2、内皮素 1、腺苷和去甲肾上腺素等作用方面起重要作用。在 ARAS 的发病机制中，肾素血管紧张素系统的兴奋可能是 AngⅡ诱发血管内皮细胞产生过度过氧化物从而对血管内皮造成了损伤。AngⅡ表达上调是氧化应激增加的主要原因，其水平的增加可能导致过多的氧化应激，增加的超氧化物削弱内皮依赖血管舒张，损害内皮功能。氧化应激通过影响 ARAS 患者血流动力学和狭窄侧肾脏功能，对肾小管钠转移和加强小管－小球反馈时的氧耗产生重大影响。研究证明增加的氧化应激和炎症因子的调节作用与肾血流动力学的显著变化相关，ROS 最初导致微血管内皮功能失调，这种改变可以先于肾动脉阻塞的发生，或随其进展而恶化。

2. 炎症

炎症反应参与了 ARAS 的发生及发展过程，许多研究表明斑块内炎症细胞及其炎症产物对粥样斑块脂质中心的扩大、纤维组织完整性的破坏及细胞外基质的降解均有明显影响，可能是造成斑块不稳定、破裂的促发因素。炎症反应通过以下过程而使斑块不稳定性增加，从而导致肾脏功能的急剧恶化：①脂质中心的扩大，单核细胞迁入内膜后转变为巨噬细胞并摄取脂蛋白，而转变为泡沫细胞，当泡沫细胞摄取过量的修饰脂蛋白后发生凋亡或破裂，脂质中心逐渐扩大。②巨噬细胞和血管平滑肌细胞凋亡。③细胞外基质合成减少而降解增加，巨噬细胞合成并分泌基质金属蛋白酶增加，而其特异性抑制剂——组织型金属蛋白酶抑制剂的表达并不增加。可见，炎症反应可以通过多种机制使稳定斑块降解，纤维帽变薄，脂质核心增大，转变成不稳定斑块，导致肾脏功能急剧恶化。

炎症参与了动脉粥样硬化性肾动脉狭窄的发生及发展过程。研究证实，炎症反应既可促进 ARAS 的发生，又可导致肾动脉内血栓形成甚至破裂，肾动脉粥样斑块的炎症反应在 ARAS 中起重要的作用。炎症是 ARAS 斑块的主要标志物之一，炎症标志物水平随 ARAS 进展的不同时期和阶段而呈动态变化，检查血清中对炎症敏感的急性反应蛋白对早期反映 ARAS 斑块的进展具有重要意义。

3. 肾素－血管紧张素系统（RAS）的作用

单侧肾动脉狭窄的患者，若去除狭窄或用血管紧张素转化酶抑制剂（ACEI）治疗，可使血压恢复正常。血浆肾素活性（PRA）偏低或正常，往往提示存在双侧肾动脉狭窄、水钠潴留和血容量扩张。

（1）肾素依赖型高血压　即高肾素型高血压，可见于单侧肾动脉狭窄患者。肾动脉狭窄后，肾内血液供应减少和肾内压降低，促使肾素分泌增多，产生高血压。对侧肾因自身反馈调节加强，使其肾素分泌下降和排钠增加。患侧肾脏的肾素增加值超过健侧肾脏的肾素减少量，结果 PRA 高于正常，形成高肾素型高血压。

（2）容量依赖型高血压　即低肾素型高血压，多见于双侧肾动脉狭窄者。由于血压升高引起的利尿反应消失，肾脏钠排泄降低，导致水钠潴留和血容量扩张，从而产生高血压；肾素分泌并不增加，在血容量增加的条件下，血浆肾素活性甚至低于正常，形成低肾素型高血压。

（3）正常肾素型高血压　又称混合型高血压，是指上述两种机制混合存在，即兼有钠排泄障碍和肾素分泌增加。一方面血容量扩张，另一方面小动脉收缩增强，两者均可导致血压升高。血压升高和血容量增加又可抑制肾素分泌，最后达到一种动态平衡。

【中医病因病机】

一般而言，ARAS 的病因病机有气虚血瘀、痰瘀互阻、肝肾阴虚、气滞血瘀等，多从痰、瘀和痰瘀互结来认识。但随着疾病的进展，ARAS 不仅表现为痰瘀阻脉，还有毒损血脉等病机变化，所以，ARAS 疾病过程中，痰、瘀既是疾病的病理产物，又是疾病的致病原因。瘀毒在疾病发展过程中可以相互转化，互为因果。

1. 瘀血内阻

血脉贵乎流畅，流畅则百疾不生，一旦有滞则百病生焉，其有因气虚则血运不畅，脉道不利，血脉失养，血液瘀滞者；有因阴虚虚火灼津，脉道干涩，无力营养血脉者；有因痰浊内生，易阻碍气机，气机不利则瘀血内生者。

2. 脾肾亏虚

脾肾亏虚是动脉粥样硬化肾动脉狭窄发生的主要内因，“饮食自倍，肠胃乃伤”，脾伤不能运化水湿，水湿内停，导致气机升降失司，阳用不宣，阴霾四布，湿浊厥逆；脾主升清降浊失常，导致脂浊入脉中成痰浊，壅阻血脉，滞而为瘀，痰瘀阻滞血脉；肾阳虚衰则不能鼓动五脏之阳，血脉失于温煦，痰湿内聚，鼓动无力而痹阻不通；若肾阴亏虚，则不能滋养五脏之阴，血脉失养；或虚火偏旺，灼津成痰，痰浊痹阻血脉，发为ARAS。

3. 虚瘀错杂

多虚多瘀是动脉粥样硬化肾动脉狭窄的主要病机。气血互根互用，气血失常导致气滞血瘀，气血失和，不荣经脉，产生经脉瘀阻不通等。ARAS 病机变化为虚实夹杂，其病在血脉，根在脏腑。虚为脾肾虚，实为水湿、湿热、湿浊、瘀血，疾病过程中多有“因虚致瘀”和“久病入络”的基本病机。

各种病因引起气虚气滞，血脉凝涩成瘀，湿瘀阻滞气机，升降失常，痰饮流注血脉，着而不去，产生水湿、湿热、痰热、湿毒、瘀血等病邪，湿热痰浊瘀血互结，脉络闭阻，痰瘀梗阻，先痰后瘀，痰瘀胶结，血管堵塞导致动脉粥样硬化、狭窄甚至闭塞而发生ARAS。后渐出现脾肾受损，脾肾阳虚，阴寒内盛，痰浊易生；肾阴不足，肝失所养，多致肝阳上亢，肝郁不达而使气滞血瘀加重，产生的痰浊、血瘀、气滞和寒凝等进一步阻塞血脉。后期甚至脾肾衰败而出现多种内生之邪交织的复杂病机变化，如水瘀互结、痰凝血瘀、瘀热内生、瘀毒阻脉等。

【诊断标准】

1. ARAS 的临床诊断线索

目前尚无统一的诊断标准。美国心脏病协会建议的 ARAS 的临床诊断线索包括：

（1）30 岁之前出现高血压或 55 岁之后出现严重的高血压（Ⅰ类，B 级）。

（2）急进性、顽固性或恶性高血压（Ⅰ类，C 级）。

（3）高血压患者应用血管紧张素转换酶抑制剂或血管紧张素受体拮抗剂类药物后，肾功能迅速恶化甚至出现氮质血症（Ⅰ类，B 级）。

（4）存在不明原因的肾萎缩或双侧肾大小不等（直径相差大于 1.5cm）（Ⅰ类，B 级）。

（5）突发的不明原因的肺水肿（Ⅰ类，B 级）。

（6）不明原因的肾脏功能不全，包括开始接受肾脏替代治疗的患者（Ⅱa 类，B 级）。

（7）合并有冠状动脉多支病变或外周血管病变（Ⅱb 类，B 级）。

（8）不明原因的充血性心衰或顽固性心绞痛（Ⅱb 类，C 级）。

2. 筛选检查

推荐首先使用肾脏彩超、肾血管彩色多普勒超声、CTA 或 MRA 无创检查，当高度怀疑而无创检查又不能得到明确诊断时，应用血管造影进行确诊。须与肌纤维增生不良、大动脉炎鉴别，还须与肾素瘤、原发性醛固酮增多症、嗜铬细胞瘤等鉴别。

3. 确诊检查

筛选检查阳性或虽阴性但临床上高度怀疑者，可做经皮肾动脉造影术。肾动脉造影对肾动脉狭窄诊断最有价值，是诊断肾血管疾病的“金指标”，可反映肾动脉狭窄的部位、范围、程度、病变性质、远端分支及侧支循环情况，并可观查肾脏形态和功能改变以及对血管扩张或手术指征的判断。

【西医治疗】

（一）治疗方案

ARAS 的治疗目的是控制血压和改善肾功能。具体包括控制血压、控制血糖、纠正脂质代谢紊乱、抗血小板聚集等治疗，以及解除肾动脉狭窄，重建肾血管，恢复肾血流量及肾功能等。药物治疗是基础，介入、手术不可缺。

1. 一般治疗

许多患者在肾动脉狭窄之前就存在原发性高血压和（或）其他部位的动脉粥样硬化。因此，戒烟、饮食疗法、适当控制钠盐摄入、降低血脂和合理应用抗高血压药物，在肾血管扩张术前后均很重要。

2. 药物治疗

降压治疗，适用于狭窄 <50%、临床症状较轻；血运重建可能无效或风险过大者以及血运重建后的辅助治疗。

（1）肾素 - 血管紧张素系统抑制剂（RASI）：RASI 是双刃剑，可特异性作用于肾素 -

血管紧张素系统，有效控制肾血管性高血压，同时又导致肾灌注不足，肾小球滤过压下降。因此，对双侧或单侧肾动脉狭窄者可诱发急性肾功能恶化，要禁用。单侧 ARAS 可用 RASI 治疗，从小剂量开始，逐渐加量，密切监测。

由于单侧 ARAS 有可能发展为双侧 ARAS，所以在使用 RASI 时应格外小心，严密监测肾功能，一旦出现肾功能减退，即应停止使用。一般用药后血肌酐升高小于 30% 可继续使用，大于 30% 应减量，大于 50% 应停药。血管紧张素受体拮抗剂（ARB）优于血管紧张素转换酶抑制剂（ACEI）。

（2）钙通道阻滞剂（CCB）在无禁忌证时，可联合使用，或 RASI 禁忌时作为主要用药，建议使用第三代 CCB。

（3）β 受体阻滞剂也可阻断 RAS，可选择使用。

（4）利尿剂可激活 RAS，对高肾素性高血压不宜选用。

（5）α 受体阻滞剂也同样有效。

推荐意见：①ACEI 和 CCB 能够有效地用于治疗单侧 RAS 并发高血压者（1A）。②ARB能够有效地用于治疗单侧 RAS 并发高血压者（1B）。③β 阻滞剂能够有效地用于治疗 RAS 合并高血压者（1A）。

除此之外，还需并用降脂、控制糖尿病和抗凝等治疗。

3. 支架置入术

支架置入术成功率可达 98%，再狭窄率 17%。介入治疗能改善肾缺血，但萎缩的肾脏是不可逆的。有部分病例肾功能恶化，可能与胆固醇结晶栓塞引起肾实质损害、造影剂肾病或支架内再狭窄等有关。

肾动脉狭窄到何种程度进行血运重建是合理的，目前尚无一致意见。最小域值为狭窄 >50%，一般认为狭窄须 >70%，并有明确的血液动力学异常的证据。除此，还要取决于肾实质损害是否可逆。

有文献报道，如果符合下列指标，进行血管重建后还可能挽救肾功能：

（1）肾脏长径 >9cm。

（2）造影显示狭窄血管远端已建立侧支循环并恢复血运。

（3）肾功能显像证实患肾仍有部分功能。

而下列情况，血管重建已无意义：

（1）血肌酐 >265。

（2）肾脏长径 <8cm。

（3）多普勒示肾内血流阻力指数 >0.8。

有资料显示，支架治疗后，27% 肾功能改善，52% 肾功能稳定，19% ~25% 肾功能恶化。

4. 外科手术治疗

外科手术有肾动脉内膜切除术、主 - 肾动脉旁路重建、脾 - 肾动脉吻合术、肾切除等。外科手术创伤较大，不作首选，用于经皮腔内肾动脉成形术失败，或严重主动脉病变、肾动脉畸形、病变复杂者。

（二）西医治疗困境

多数 ARAS 患者可能在 ESRD 发生前死于冠心病或脑卒中。肾动脉硬化患者的总体死亡危险比稳定性心绞痛住院的患者低，因此预防重点应放在全身动脉粥样硬化进展上。西医目前对本病治疗多是对症治疗为主，如血压高则降压、水肿则利尿等，且能够对症治疗的药物少，有部分病情不能缓解者甚至需要外科手术来缓解症状，不仅增加了患者的精神负担，也增加了患者的经济压力。

【中医治疗】

1. 脾肾气虚证

主症：畏寒、怕冷，腰部酸痛，手足不温，小便量少，甚至无尿，或有头痛、头晕，舌淡暗苔薄，脉细。

治法：温中益气，补肾养阴。

方药：补中益气汤加六味地黄丸加减，药用生黄芪、太子参、党参、当归、川芎、赤白芍、车前子、鸡血藤、大黄、熟地黄、山药、山茱萸、茯苓、牡丹皮等。

2. 寒凝血脉证

主症：腰痛如锥刺或如折，痛有定处，日轻夜重，痛势轻者俯仰不利，或伴血尿，舌质紫暗，或有瘀斑，脉涩。

治法：温阳通脉，散寒止痛。

方药：当归四逆汤合肾着汤加减，药用当归、桂枝、细辛、炒白芍、炙甘草、干姜、炒白术、茯苓、淡附片、天麻、地龙、滑石。

3. 瘀血内阻证

主症：腰部疼痛，疼痛剧烈，前屈后仰活动受限，夜间尤甚，小便量少，甚至无尿，或有头痛如针刺、头晕如眩等症，舌质暗红有瘀斑苔薄，脉弦或涩。

治法：理气活血，化瘀止痛。

方药：少腹逐瘀汤加减，药用当归、赤芍、延胡索、川芎、蒲黄、五灵脂、没药、小茴香、干姜、桂枝、枳实、柴胡。

4. 肾阳衰微证

主症：面浮身肿，腰以下为甚，按之凹陷不起，心悸，气促，腰部冷痛酸重，尿量减少，四肢厥冷，怯寒神疲，面色㿠白或灰滞，舌质淡胖，苔白，脉沉细或沉迟无力。

治法：温肾助阳，化气行水。

方药：济生肾气丸合真武汤加减，药用制附子、肉桂、白术、茯苓、泽泻、车前子、生姜、炒白芍、牛膝、杜仲。

【生活调摄】

肾动脉狭窄患者宜饮食均衡，多吃水果、蔬菜等高纤维食物，多吃鸡蛋、大豆等高蛋白质食品，注意饮食清淡，忌烟酒，戒辛辣、咖啡等刺激性食物，可进行适量的运动。

【科研思路与方法】

1. 理论研究方面

饶向荣探讨ARAS患者证候分布特点及其与临床指标之间的关系，方法采用横断面调查，对符合纳入标准的60例ARAS患者进行中医虚损和邪实证候评分，所有病例采集人口学、病史及各种临床资料，分析各项临床指标与虚损证和邪实证积分之间的关系。研究结果表明，ARAS以脾肾气虚最为多见，邪实则为多湿多瘀；ARAS患者虚损证积分与邪实证积分之间呈正相关关系；病变累及单侧肾动脉与双侧者中医证候方面差异无统计学意义。结论认为，ARAS患者病机特点为本虚标实，多见脾肾气虚，夹湿夹瘀证。

2. 临床研究方面

国外一项多中心、开放性RCT研究纳入947例合并顽固性高血压或CKD3期的ARAS患者（平均狭窄73%），将患者随机分为单侧药物治疗组和药物联合肾动脉支架置入术组，观察主要复合终点包括心血管或肾脏复合死亡终点事件、心梗、中风、心衰、CKD进展或需要替代治疗等。所有患者都接受抗血小板治疗，控制血压、血糖和血脂等。结果显示，在平均随访43个月中，联合治疗组和单纯药物治疗组主要复合终点的发生率分别为35.1%和35.8%，两者差异无统计学意义。该研究是第一个具体评价ARAS临床结局的研究，结果提示，采用支架置入术并不能使患者得到更多的获益。该研究的药物治疗包括：ARB联合或不联合噻嗪类利尿药，配伍氨氯地平控制血压；抗血小板治疗；阿托伐他汀控制血脂，并根据指南对糖尿病进行管理。采用此方案，接受单纯治疗的患者获得了极好的心血管和肾脏结局。

3. 实验研究方面

可结合临床研究成果，对临床上行之有效的方剂及单味中药进行筛查，并筛选出有效的中药单体、中药成分群，在此基础上进一步开展药效、药理、毒理等研究，以开发出有效的中药制剂。

【名医验案】

饶向荣医案

患者，男，63岁，因“血肌酐升高3月余，双下肢水肿3年”于2012年11月12日初诊。既往有高血压病20余年，甲亢、甲状腺结节病史10余年，2012年1月因脑梗死遗留有右下肢轻度麻木，2012年7月行冠状动脉搭桥术。查：血压140/70mmHg，双下肢轻度可凹性水肿。生化检查示：总蛋白76.8g/L，白蛋白39.1g/L，球蛋白37.7g/L，尿酸389μmol/L，总胆固醇5.4mmol/L，三酰甘油2.25mmol/L，肌酐181μmol/L，磷1.45mmol/L。尿常规示：尿蛋白（+）。血常规：白细胞5.2×10^{9}/L，红细胞3.49×10^{12}/L，血红蛋白10^{4}g/L，血小板256×10^{9}/L，红细胞压积29.4%。24小时尿蛋白定量630mg，肾小球滤过率39.7mL/min。B超示：右肾8.9cm×4.3cm，左肾9cm×4.4cm，实质1.1cm。磁共振示：双肾动脉硬化，并左肾起始段狭窄，腹主动脉及两侧髂总动脉多发性动脉硬化症。

患者就诊时乏力，口干口苦，常觉胸闷，无心慌和头晕，纳可，眠差，大便稀、日行2~3次，夜尿2~3次，舌黯红，苔黄，脉弦滑。

证型：气虚血瘀，湿热内蕴证。

治法：益气养阴，清热利湿活血。

处方：黄芪15g，太子参15g，黄精15g，当归15g，川芎10g，赤芍15g，白芍15g，益母草12g，穿山龙20g，茯苓15g，泽泻15g，车前草18g，黄芩15g，牛膝12g，大黄12g。每日1剂，水煎服。

服15剂后，乏力明显缓解，守方继服30剂，患者胸闷次数明显减少，水肿基本缓解。守方加减继服30剂后血清肌酐维持在100μmol/L左右。2013年1月查肌酐110μmol/L，钾离子3.9mmol/L，尿素氮6.34mmol/L，血糖8.18mmol/L；24小时尿蛋白定量392mg。症状明显缓解，胸闷偶见。

按语：ARAS所致肾脏缺血缺氧，引起肾功能进行性减退，若合并有糖尿病或高血压，患者往往表现为气阴不足、湿热瘀互阻。本案以益气养阴、活血利水为法，祛邪不伤正，效果显著。

【参考文献】

[1] Colyer WR, Eltahawy E, Cooper CJ. Renal artery stenosis: optimizing diagnosis and treatment [J]. Progress in Cardiovascular Diseases, 2012, 54 (1): 29-35.

[2] Seddon M, Saw J. Atherosclerotic Renal Artery Stenosis: Review of Pathophysiology, Clinical Trial Evidence, and Management Strategies [J]. Canadian Journal of Cardiology, 2011, 27 (4): 468-480.

[3] Ronden RA, Houben AJ, Kessels AG, et al. Predictors of clinical outcome after stent placement in atherosclerotic renal artery stenosis: a systematic review and meta-analysis of prospective studies [J]. Journal of Hypertension, 2010, 28 (12): 2370.

[4] O'Connor PJ, Lookstein RA. Endovascular Treatment of Renal Artery Stenosis in the Post CORAL Era [J]. Curr Treat Options Cardiovasc Med, 2016, 18 (8): 1-8.

[5] Bavishi C, de Leeuw PW, Messerli FH. Atherosclerotic renal artery stenosis and hypertension: pragmatism, pitfalls and perspectives [J]. American Journal of Medicine, 2015, 129 (6): 635.e5-635.e14.

[6] Haller ST, Evans KL, Folt DA, et al. Mechanisms and treatments for renal artery stenosis [J]. Discovery Medicine, 2013, 16 (90): 255-260.

[7] Choi SS. Atherosclerotic renal artery stenosis and revascularization [J]. Expert Review of Cardiovascular Therapy, 2014, 12 (12): 1419-1425.

[8] Patel SM, Li J, Parikh SA. Renal Artery Stenosis: Optimal Therapy and Indications for Revascularization [J]. Current Cardiology Reports, 2015, 17 (9): 1-12.

[9] Kwon SH, Lerman LO. Atherosclerotic Renal Artery Stenosis: Current Status [J]. Advances in Chronic Kidney Disease, 2015, 22 (3): 224-231.

[10] Zhu Y, Ren J, Ma X, et al. Percutaneous Revascularization for Atherosclerotic Renal

Artery Stenosis: A Meta - Analysis of Randomized Controlled Trials [J]. Annals of Vascular Surgery, 2015, 29 (7): 1457.

[11] 方吕贵，饶向荣．饶向荣辨治动脉粥样硬化性肾动脉狭窄经验总结 [J]. 中国中医药信息杂志，2013 (11): 88 - 89.

[12] Safian RD, Textor SC. Renal - artery stenosis [J]. New England Journal of Medicine, 2001, 344 (6): 431 - 442.

[13] Sarkodieh JE, Walden SH, Low D. Imaging and management of atherosclerotic renal artery stenosis [J]. Clinical Radiology, 2013, 68 (6): 627 - 635.

[14] Tanemoto M. Diagnosis and therapy of atheromatous renal artery stenosis [J]. Clinical & Experimental Nephrology, 2013, 17 (6): 765 - 770.

第十四节　多囊肾

【概述】

多囊肾（polycystic kidney disease，PKD）是指双肾多个肾小管节段或（和）肾小球囊进行性扩张，形成多个液性囊肿，并最终导致不同程度的肾功能损伤的一类遗传性肾脏疾病。多囊肾根据遗传方式分为常染色体显性遗传性多囊肾（ADPKD）和常染色体隐性遗传性多囊肾（ARPKD）两类。过去认为 ADPKD 仅见于成年人，而后者发病在婴儿期，目前普遍认为两者不局限于固定的年龄组，ADPKD 可于围生期发现，ARPKD 也可在青春期发病。ARPKD 是一种较为少见的疾病，发病率仅为两万分之一，无性别和种族差异，缺陷基因通过突变携带者遗传，只有在父母双亲同为杂合子的情况下，子代纯合子发病概率才能达到25%。因患者多在婴幼儿期夭折，不会将缺陷基因遗传给后代，故 ARPKD 远不如 ADPKD 常见和危害大。本节主要介绍 ADPKD。

【西医病因及发病机制】

1. 西医病因

目前认为多囊肾是一种以基因遗传突变为基础的，感染因素及环境因素等多因素夹杂的疾病，其中遗传基因突变是本病主要病因。

（1）ADPKD 遗传基因　85% ADPKD 患者来自 PKD1 基因突变，基因定位于16 号染色体短臂，产物为多囊蛋白 1（PC1）；约 15% 来自基因 PKD2 突变，定位于 4 号染色体长臂，产物为多囊蛋白 2（PC2）。PC1 分布广泛，肾、肝、胰、心以及小肠等部位都有分布，它以膜受体身份参与各种信号传导。在肾脏，PC1 突变后导致囊肿上皮细胞不断增生；PC1 缺失如发生在细胞表面，将会使细胞间的黏附发生断裂，最终改变小管极性，出现 PC1 融合蛋白，进而促进囊液不断积聚和囊腔持续扩大。PC2 是一种允许钙离子通过的非选择性阳离子通道，参与 PC1 的定位，主要表达于内质网、细胞膜底外侧及初级纤毛。PKD2 突变所致疾病相对 PKD1 突变较轻，在 PKD1 发生的突变中，截短突变比错义突变所产生的肾脏表型更严重。

(2) ARPKD遗传基因 ARPKD是由多囊肾/多囊肝病变1基因（PKHD1）突变导致，该基因是目前所知的唯一的致病基因。ARPKD的临床表征在家族内外都有较大差异，有人认为PKHD1突变的多样性可能是ARPKD临床表征多样性的原因，目前已报道了至少300种PKHD1突变，其中包括184个错义突变，37个无义突变，62个插入或缺失（移码）突变以及21个经典剪接位点突变。

PKHD1高表达于人胎肾和成年肾，在肝和胰腺也有适度表达，其位于人染色体6p21，由67个外显子组成。PKHD1基因近几年才被克隆，其产物纤囊素（FPC）的具体功能目前还不十分清楚。已有的研究结果表明，纤囊素参与了调控体内各管道上皮细胞的分化、增殖、极化和移行，进而调节各种生理管道的形成。FPC也主要表达于集合管上皮细胞，在近曲小管、亨利袢升支的上皮细胞顶端和基底膜端也有微弱表达，在成人肾和大鼠肾组织也得到相似的表达模式。

2. PKD发病机制

PKD的发病机制仍不十分清楚，且缺乏一种能独立完整地解释整个肾囊肿发生和发展过程的机制。关于其发病机制有以下几种学说：

(1) 纤毛致病假说 该假说认为PKD的主要发病机制为纤毛结构或功能异常。初级纤毛是一种细胞器，存在于几乎所有上皮细胞和很多内皮细胞的表面。动物模型和ADPKD及ARPKD患者的研究都证实，大多数导致多囊肾的相关蛋白都定位于或极为接近纤毛。

肾脏部位纤毛结构和功能正常情况下均保持稳定，当纤毛结构或功能发生紊乱时便会导致囊肿。肾脏部位发挥作用的是一种初级纤毛，此种纤毛无运动能力，而是经多囊蛋白复合体来感测尿液流动速率，进而纤毛弯曲刺激钙离子向内流动并传递调控信号，最终发挥调节肾小管分化及其直径大小的作用。基因发生突变后导致纤毛正常结构和功能发生障碍，这种尿流速率传递的终止信号不能传递至肾小管细胞，导致肾小管进行性扩张，最后产生囊肿。

最新研究都强调纤毛在维持细胞平面极性方面（PCP）的重要作用。PCP在细胞形成单分子层的过程中发挥关键作用，并可使细胞在分裂和增殖过程中正确地迁移和定位。PKD中纤毛功能紊乱可导致肾小球囊内上皮细胞异常增殖和转运，促进囊肿生成。

(2)“二次打击，三次打击”学说 目前大多数研究者认为PHKD1及PHKD2突变是多囊肾发病的直接病因，也即体细胞等位基因突变学说。该学说认为囊肿的产生需两步：第一步是先天突变，第二步是体细胞在个体出生后受环境因素刺激，发生PHKD1或PHKD2等位基因突变甚至失活，原来的单倍体缺失后引起囊肿（也即所谓的“二次打击”）。胚胎时期肾小管上皮细胞的首次突变并不能直接使囊肿产生，只有体细胞突变（即在首次打击基础上经再次打击）后，其增殖才开始出现异常并逐渐形成囊肿。近年来研究发现，缺血再灌注损伤、肾毒性药物可明显加重多囊。肾动物模型囊肿表型表明基因突变基础上急性肾损伤也是导致肾囊肿发生发展的重要因素，即“三次打击”学说。

(3) 环磷酸腺苷（cAMP）的作用 cAMP是很多信号途径的第二信使，可促进体液分泌和细胞增殖。在几种ARPKD动物模型中，cAMP表达增高，可能与细胞异常增殖和囊肿形成有关。cAMP 可以被很多种受体/配体复合物激活。在集合管中，后叶加压素 V2 受体（V2R）是 cAMP 的主要激活剂。细胞内高水平的 cAMP 通过后叶加压素与 V2R 结合后，可促进细胞顶端膜上水通道蛋白的嵌入，使很多下游 cAMP 依赖的信号途径也被激活。几种多囊肾的模型均表现出 V2R 活性增高，并且特异的 V2R 抑制剂（托伐普坦）可改善甚至逆转动物模型的疾病进程。

PKD 的发病机制除以上主要学说外，还有另一些如螺旋区 - 螺旋区（Coil - Coil）相互作用假说、终止信号假说、钙信号假说、感染发病机制等，均不够成熟，需要更深入的研究。其他与 PKD 发病机制有关的因素包括：表皮生长因子家族的成员及其相关受体，ErbB1、ErbB2、ErbB4，生长因子/受体在囊性肾中的表达高于在同龄正常肾中的表达，这提示在囊性肾中可能存在更不成熟的细胞表型，从而显示强增殖性，导致囊肿生成。

【中医病因病机】

先天不足，肾气亏虚，脉络失和，气血瘀滞，水营于肾是本病的基本病机。大多医家认为，多囊肾是一种本虚标实的慢性疾患。

在临床根据本病腰痛、腹内结块、血尿、高血压、腰部或胀或痛的表现，以及后期肾功能受损，多参照“积聚”“痞块”“腰痛”“尿血”等论治，出现慢性肾衰竭终末期多按中医学“关格”辨证治疗。

1. 先天禀赋不足

禀赋不足，先天阴阳失调。病位在肾，常波及于肝、脾等脏，且肾、肝、脾三脏同病较多。

2. 后天失调

劳累太过以致肾气亏虚，肝失疏泄，脾失健运，痰湿内生，经络气血瘀阻不通，痰浊、瘀血着于腰部，流注于肾，日久发为痰核、积聚等。痰、湿、瘀互结下焦肝肾，尤以血瘀为主，形成痞块，日久耗伤正气，终则肾用失司，肾体劳衰，溺毒难出，浊毒内停而成关格重症。

【诊断标准】

参照 2015 年“KHA - CARI 指南”。

ADPKD 具有高度的遗传渗透性，所有具有 ADPKD 基因突变的个体都会在有生之年出现超声可以检测到的多个肾脏囊肿（Bosniak1 级）。虽然分子基因分型仍是确定诊断的金标准，但是这一检测、昂贵耗时并且不方便随时进行。因此在年龄 >40 岁的高危个体中仍然使用超声诊断和筛查 ADPKD。

1. ADPKD 的影像学诊断指南推荐

（1）推荐使用超声作为一线影像学检查方法来诊断（证据等级 1B）。

（2）建议使用如表 17 - 1、表 17 - 2 所列的年龄和表型相关的标准来诊断个体的患病风险（证据等级 2B）。

表 17-1　阳性家族史危险个体的诊断标准（Pei-Ravine 诊断标准）

年龄（岁）	囊肿数量
15~39	至少 3 个（单侧或双侧）
40~59	每侧肾脏至少 2 个
≥60	每侧肾脏至少 4 个

表 17-2　阳性家族史危险个体的排除标准

年龄（岁）	囊肿数量
<40	无推荐
≥40	每侧肾脏 <2 个囊肿

（3）推荐在超声结果模棱两可而又需要绝对排除 ADPKD 时（如潜在的肾脏捐赠者）进行分子分型诊断这一金标准的检测（证据等级 1A）。

同时指南建议：

（1）在超声诊断结果模棱两可或者不能进行分子表型检测的情况下，可以考虑磁共振检查作为排除疾病的替代选择。钆增强是更好的选择，但不是必需的，并且由于肾源性系统性纤维化的风险，应避免应用于 GFR < 60mL/（min · $1.73m^2$）或不满 15 岁的患者。

（2）对没有 ADPKD 家族史的肾囊肿个体，由于缺乏没有家族史的囊肿性肾脏病诊断标准方面的证据，因此在诊断时应该考虑许多因素：

①应该在受影响个体的父母中进行超声检查来评估无症状的 PKD2 患者。

②超声检查除肾脏之外的其他器官（包括肝脏和胰腺），如发现肝囊肿和胰腺囊肿，可有助于诊断。

③对更加不典型的病例（囊肿数目处于边缘值，肾脏没有增大），可能必须要进行一系列的影像学检查来追踪囊肿的生长情况或进行基因检测来诊断 ADPKD。

④如果需要强制认定一个囊肿数目的话，那么超声可以检测到总共 10 个囊肿这一数目是普遍共识。

2. ADPKD 基因检测的指南推荐

（1）推荐对 PKD1 起始的 33 个外显子在内进行聚合酶链反应（PCR）扩增，接着是 Sanger 测序（证据等级 1A）或者条件允许的话进行新一代测序（证据等级 1D）。

（2）建议临床诊断 ADPKD 而 PCR 扩增和测序未发现突变的个体通过荧光定量 PCR 或自定义设计的阵列比较基因组杂交法（CGH）进行 PKD1 和 PKD2 分析（证据等级 2B）。

【西医治疗】

（一）治疗方案

目前尚缺乏特异性的干预措施和治疗药物，治疗重点在于治疗并发症，缓解症状，保护肾功能。

1. 一般治疗

戒烟，忌浓茶、咖啡、酒精及巧克力等，合并高血压时限盐，避免应用非甾体类抗炎药物。当囊肿较大时，应避免剧烈体力活动和腹部受创，以免囊肿破裂出血。

2. 并发症治疗

（1）*疼痛* 首先针对囊肿出血、感染或结石等病因进行治疗。急性剧烈疼痛可用麻醉性镇痛剂，慢性疼痛一般采取保守治疗，如改变生活习惯、避免剧烈活动等。疼痛持续或较重时首选非阿片类止痛药，避免长期使用止痛药和非甾体类抗炎药，以防肾损害。如果疼痛严重，止痛剂不能缓解且影响患者生活的，可考虑囊肿穿刺硬化治疗、囊肿去顶减压术或肾脏切除术。

（2）*囊肿出血和血尿* 多为自限性，一般卧床休息，止痛，适当饮水防止血凝块阻塞输尿管等保守治疗效果较好。血透患者出现反复发作性血尿，应选用小分子肝素或无肝素透析。少数情况下，囊肿出血破入后腹膜，引起大量出血需住院治疗，给予输血，常用的止血药物作用不大，甚至会引起血块形成而梗阻尿路或诱发感染。保守治疗无效的患者经 CT 检查或血管造影后，行选择性肾动脉栓塞术（肾内感染时禁用）或肾脏切除。

（3）*高血压* 高血压是 ADPKD 最常见的并发症之一，也是促进肾功能恶化的因素之一，严格控制血压可延缓肾功能减退，降低死亡率，目标值为130/80mmHg。高血压早期应限盐（2～4g/d），保持适当体重、适量运动。药物治疗首选血管紧张素转换酶抑制剂（ACEI）、血管紧张素Ⅱ受体拮抗剂（ARB）和钙通道阻滞剂（CCB）。对于药物不能控制的高血压，可考虑肾囊肿去顶减压术、肾动脉栓塞术或肾脏切除术。

（4）*感染* 泌尿道和囊肿感染是常见并发症。水溶性抗生素通过肾小球滤过、近曲小管分泌；脂溶性抗生素通过囊壁弥散进入囊肿，因此应联合使用水溶性和脂溶性抗生素。尽早进行致病菌培养，选用敏感抗生素可获得较好疗效。疗程 1～2 周，对于肾囊肿感染还需更长疗程。

3. 肾外症状的治疗

（1）*多囊肝* 包括非侵入性措施和侵入性治疗。非侵入性措施包括戒酒，避免肝毒性药物。H_2受体阻滞剂、生长抑素可降低胰泌素和囊肿衬里上皮细胞分泌，可适量使用。雌激素促进囊肿生长，故女性患者禁用口服避孕药，停经后禁用雌激素替代治疗。非侵入性治疗无效时，可行经皮肝囊肿穿刺硬化治疗、腹腔镜下去顶减压术或开放手术去顶减压术甚至肝部分切除。囊肿感染以囊肿液穿刺引流联合抗生素治疗为主，疗程 23 周，感染复发者需长期口服抗生素。复方新诺明和氟喹诺酮类药物可渗入胆道系统和囊肿，有效杀菌，因而作为抗生素的首选。

（2）*颅内动脉瘤* 对于 18～35 岁有动脉瘤家族史的患者应进行 MRI 或血管造影。如无阳性发现，则 5 年后复查。如有阳性结果，应通过血管造影确定动脉瘤大小。直径小于 6mm 的动脉瘤破裂的危险性小，可保守治疗，每年随访 1 次；大于 6mm 的动脉瘤需要手术治疗。动脉瘤破裂出血者，治疗原则为防止再出血及脑缺血，可应用可待因止痛，禁用阿司匹林，尽早外科治疗，最好在出血 72 小时内进行手术。25% 患者在动脉瘤破裂后 5～

14 日会发生脑缺血，可酌情使用血管活性药物或钙拮抗剂。

4. 肾脏替代治疗

当 ADPKD 进展至终末期肾衰竭需采取替代治疗。首选血液透析，也可选用腹膜透析，但增大的肾脏使有效腹膜透析面积下降，可影响腹透效果。肾移植是 ADPKD 终末期肾衰竭另一治疗选择，移植后肾存活率及并发症发生率与其他肾移植人群相似。肾移植前若有囊肿感染、反复囊肿出血、严重高血压及巨大肾突入盆腔等症状可行肾切除术。ADPKD 患者肾移植后主要并发症之一是感染，最常见尿路感染。因此，移植后应对感染进行仔细监测和早期治疗。

（二）西医治疗困境

多囊肾至今尚无特效治疗药物。目前主要治疗措施仍是缓解疾病症状及控制并发症的治疗。

【中医治疗】

本病的特点为虚实夹杂，以肝脾肾虚为本，水湿、痰浊、血瘀为标。早期为气滞湿阻，水湿困脾，肾气不固；中期则多以痰瘀内阻，肝阳上亢，精血不足；晚期以正虚瘀结，肝风内动，肝肾亏虚为主。

1. 气滞湿阻证

主症：脘腹胀满，周身困重，纳呆食少，食后胀甚，得嗳气、矢气稍减，或下肢水肿，肾区酸胀，小便短少，舌苔薄白腻，脉弦。

治法：疏肝理气，运脾利湿。

方药：柴胡疏肝散合五苓汤加减，药用赤芍、川芎、枳壳、陈皮、甘草、柴胡、泽泻、白术、茯苓、肉桂、猪苓。

2. 痰瘀互阻证

主症：症见胸闷泛恶，嗜睡神倦，头痛，纳减便溏，胸胁痞塞，腰间疼痛，如有肾结石，可见疼痛难忍症状，下肢水肿，口不渴，尿少，舌苔薄腻或白腻，脉弦滑。

治法：健脾化痰，活血通络。

方药：膈下逐瘀汤和温胆汤加减，药用桃仁、牡丹皮、赤芍、乌药、延胡索、甘草、当归、川芎、红花、茯苓、姜半夏、姜竹茹、陈皮。

加减：有肾结石疼痛者，重用延胡索，加海金沙、鸡内金、金钱草、车前子利水消石。

3. 肝肾阴虚证

主症：消瘦，头目昏沉，头痛，眩晕，水肿，腰间隐痛，精神萎靡，少寐多梦，健忘，腰膝酸软，耳鸣，五心烦热，舌质红，脉弦细数。

治法：柔肝养阴，益肾潜阳。

方药：一贯煎和左归丸加减，药用生地黄、北沙参、枸杞子、麦冬、当归、川楝子、山药、怀牛膝、菟丝子、炙龟甲、山茱萸。

【科研思路与方法】

1. 理论研究方面

对中医古文献及现代文献进行系统整理，总结历代文献著作中对 PKD 相关证候的描述、病因病机认识、治疗方药以及名医类案；挖掘有效治疗方药；系统总结分析 PKD 的疾病证候变化规律和西医治疗过程中的证候变化规律。

2. 临床研究方面

可针对 PKD 的诱因、病因、发病率、患病率等开展流行病学调查研究。目前西医学对 PKD 治疗无有效的疗法，因此，应发挥中医药优势，结合文献和临床经验总结出有效方剂，开展基础实验研究，进而进行 RCT 研究，发掘中医中药的有效方剂。

3. 实验研究方面

可结合临床研究成果、临床有效方剂，开展中医药基础研究；可应用网络药理学方法，在 PKD 相关发病机制的基础上，筛选针对较强的有效中药单体、复方，并在此基础上进一步开展药效、药理、毒理等研究，以开发出有效的中药制剂。

【名医验案】

路志正医案

张某，女，61 岁，主因双下肢浮肿 20 余年，于 2010 年 7 月 3 日初诊。患者于 20 年前无诱因出现双下肢、面目浮肿。在当地医院查 B 超示：肾积水。1995 年又在某医院查彩超示：先天性双侧多囊肾，后未予任何治疗。2010 年 5 月于北京某医院确诊为双侧多囊肾。现主症：双下肢水肿明显，时有头晕，目痛，左眼发紧，后背酸痛，足趾痛，咽干，盗汗，习惯性便秘 3 年，二三日一行，纳可，寐安。既往患高血压病 1 年，一直服用沙坦类降压药物，血压稳定。家族史：其兄患多囊肾。望诊：面色晦暗，舌质嫩红、少苔，舌边有齿痕，脉弦滑细，双尺弱。

西医诊断：多囊肾。

中医诊断：水肿。

治法：补气阴，滋肝肾，润肠通便。

处方：五爪龙 30g，西洋参 10g，炒麦冬 12g，玄参 12g，桔梗 12g，瓜蒌皮 18g，半夏 12g，黄连 10g，桑寄生 15g，炒杜仲 12g，淫羊藿 12g，巴戟天 12g，益智仁 10g，盐知母、盐黄柏各 10g，石韦 12g，川牛膝、怀牛膝各 15g，生姜 1 片。14 剂，日 1 剂。同时予茶饮方：蟋蟀 4 只，蝼蛄 6g，益母草 15g，川牛膝 15g，巴戟天 12g，淫羊藿 15g，泽泻 12g，猪苓 12g，鸡内金 12g，炒苍术 15g，琥珀粉 2g。12 剂代茶饮，每 2 日 1 剂。

二诊：诉药后时后背酸痛，足趾痛，双下肢水肿明显减轻，余症消，纳可，寐安，二便正常，已停用降压药物，血压正常，140/80mmHg，舌质嫩红、中有裂纹、少苔，脉弦滑。处方予上方加减：去玄参、瓜蒌皮、半夏、黄连、巴戟天，加莲子 12g，地骨皮 12g，柴胡 12g，车前子 15g，金钱草 20g。21 剂，日 1 剂。茶饮方中蟋蟀改为 6 只，蝼蛄改为 8g，余药同前，10 剂，每 2 日 1 剂。随访患者，药后效著，肾囊肿明显缩小，无不适症状。

按语：本案患者患病已多年，逐渐造成气阴两伤，肾体日劳，肾气不固，开阖失常，不能固摄精气，又不能排泄湿浊，于是水湿停留，肢体浮肿。肾水不足，肝木失养，阴虚阳亢，则头晕。肺肾之间相互滋生，肺虚可及肾，肾虚不能上滋肺阴，子盗母气，终致肺肾两虚，因而出现咽干、盗汗、便秘等症状。

故本证的辨证要点是肝肾、肺肾两虚，阴津亏损，湿浊内生。治以益气养阴、滋补肝肾，佐以润肠通便为法。方用五爪龙、西洋参、麦冬、玄参益气养阴生津，桑寄生、杜仲、淫羊藿、巴戟天、益智仁、牛膝滋养肝肾。方中加入桔梗，以其味苦辛、性微温，入肺经，能宣肺散邪，载药上行，故有“药中舟楫”之称。又肺为水之上源，“通调水道，下输膀胱”，肺气不利，则源头堵塞，水湿泛滥而成水肿，故治以宣肺降气，通调水道，亦即“提壶揭盖”之法。肺与大肠相表里，肺热可移于大肠，造成大便干。故用瓜蒌、半夏、黄连小陷胸汤清热化痰、理气散结，取其辛开苦降，润燥通便之力。

【参考文献】

[1] Wüthrich RP, Mei C. Pharmacological management of polycystic kidney disease [J]. Expert Opin Pharmacother, 2014, 15 (8): 1085-1095.

[2] Ravichandran K, Edelstein CL. Polycystic kidney disease: a case of suppressed autophagy? [J]. Seminars in Nephrology, 2014, 34 (1): 27-33.

[3] Paul BM, Vanden Heuvel GB. Kidney: polycystic kidney disease [J]. Wiley Interdisciplinary Reviews Developmental Biology, 2014, 3 (6): 465.

[4] 江惠明，姚史武，钟凯华，等．微创经皮肾镜治疗多囊肾合并肾结石的疗效分析[J]．中华腔镜泌尿外科杂志（电子版），2018（1）：28-30.

[5] 刘春莹，冯露夷，冷伟，等．常染色体显性多囊肾病患者继发囊内严重感染一例[J]．中华肾病研究电子杂志，2017，6（6）：287-288.

[6] 李新伟，张群芝．遗传性多囊肾家系 PKD1、PKD2 基因突变探讨与研究[J]．中国优生与遗传杂志，2017（10）：10-11.

[7] 丁国栋．微创经皮肾碎石术治疗多囊肾合并上尿路结石[J]．现代诊断与治疗，2017，28（3）：417-419.

[8] 白正学，韩彬，姜文斌，等．中西医结合治疗早期慢性肾衰竭疗效观察[J]．现代中西医结合杂志，2012，21（4）：397-398.

[9] 魏天天，杨国华．中药配合外科手术治疗成人多囊肾 12 例临床分析[J]．数理医药学杂志，2016，29（3）：331-333.

[10] 李瑞玲，杜霄壤，丁世永，等．抑囊方治疗脾肾亏虚兼血瘀型多囊肾临床观察[J]．中国中西医结合肾病杂志，2016，17（8）：682-685.

[11] 冯婷，梁衍，王晓明，等．终末期多囊肾患者行腹膜透析的疗效及安全性分析[J]．陕西医学杂志，2016，45（10）：1361-1362.

[12] 张武强，胡君，万雪梅．张文泰老中医运用中药重剂起沉疴治验举隅[J]．光明中医，2014，29（12）：2640-2641.

[13] 骆杰伟，黄昉萌，范丁前．张雪梅主任治疗成年型多囊肾经验［J］．光明中医，2015，30（2）：241－243.
[14] 王惠玲，司海龙，高建东．浅谈高建东教授治疗多囊肾经验［J］．中国中西医结合肾病杂志，2015，16（4）：289－290.
[15] 王振强，苏凤哲，李福海，等．路志正治疗多囊肾经验［J］．中医杂志，2011，52（14）：1184－1186.

第十八章　神经系统免疫病

神经系统免疫病是指由免疫病理介导的神经系统形态与功能异常的一类疾病。常见神经系统免疫病有：①多发性硬化；②视神经脊髓炎；③原发性中枢神经血管炎；④僵人综合征；⑤获得性神经性肌强直；⑥肌萎缩侧索硬化；⑦小舞蹈病。

第一节　多发性硬化

【概述】

多发性硬化（multiple sclerosis，MS）是一种免疫病理介导的中枢神经系统（central nervous system，CNS）炎性脱髓鞘性疾病。其病因尚不明确，可能与遗传、环境、病毒感染等多种因素相关。MS病变主要累及中枢神经系统白质，表现为广泛髓鞘脱失同时伴随少突胶质细胞受损，部分可致神经轴突变性及神经细胞坏死。MS病变具有时间多发和空间多发的特点，时间多发性是指缓解-复发的病程，空间多发性是指病变部位的多发。

MS好发于青壮年，女性更多见，男女患病比率为1∶1.5～1∶2。因CNS各个部位均可受累，临床表现多样，常见症状包括视神经功能障碍、复视、肢体感觉障碍、肢体运动障碍、共济失调、膀胱或直肠功能障碍等。在西方国家，MS的发生率仅次于外伤，是导致早、中期成年人神经功能障碍的多发疾病。长期以来亚洲被认为是MS的低患病率（<5/10万）区。我国目前缺乏相关的流行病学调查资料，但近年来全国各地治疗的MS患者越来越多，发病率呈上升趋势。

MS较为公认的临床分型：①复发-缓解型MS，疾病表现为明显的复发和缓解过程，每次发作后均基本恢复，不留或仅留下轻微后遗症。80%～85% MS患者最初为本类型。②继发-进展型MS，约50%的复发-缓解型MS患者在患病10～15年后疾病不再有复发缓解，呈缓慢进行性加重过程。③原发-进展型MS，病程大于1年，疾病呈缓慢进行性加重，无缓解复发过程。约10%的MS患者表现为本类型。④进展-复发型MS，疾病最初呈缓慢进行性加重，病程中偶尔出现较明显的复发及部分缓解过程，约5%的MS患者表现为本类型。

根据MS的发病及预后情况，有以下2种少见临床类型作为补充，其与前面国际通用临床病程分型存在一定交叉。①良性型MS：少部分MS患者在发病15年内几乎不留任何神经系统残留症状及体征，日常生活和工作无明显影响。②恶性型MS：又名爆发型MS或Marburg变异型MS，疾病呈爆发起病，短时间内迅速达到高峰，神经功能严重受损甚至导致死亡。

历代中医古籍中无“多发性硬化”这一病名的记载。根据本病的临床表现，MS 可纳入不同的病证之中。以肢体瘫痪或无力为主者，归属于中医学中“痿证”；以视力下降、复视或失明为主者，可归属于“视瞻昏渺”“青盲”；以眩晕为主者，可归属于“眩晕”；以吞咽困难、构音障碍、步态不稳者，可归属于“喑痱”“风痱”的范畴。

【西医病因与发病机制】

1. 西医病因

本病的病因和发病机制至今尚未完全明确，近几年的研究提出了自身免疫、病毒感染、遗传倾向、环境因素及个体易感因素综合作用的多因素病因学说。

（1）*病毒感染及分子模拟学说* 研究发现，本病最初发病或之后的复发常伴有一次急性感染。多发性硬化患者不仅抗麻疹病毒抗体效价增高，其他多种病毒抗体效价也增高。感染的病毒可能与 CNS 髓鞘蛋白或少突胶质细胞存在共同抗原，即病毒氨基酸序列与髓鞘碱性蛋白等神经髓鞘组分的某段多肽氨基酸序列相同或极为相近，推测病毒感染后体内 T 淋巴细胞激活并生成病毒抗体，可与神经髓鞘多肽片段发生交叉反应，导致脱髓鞘病变。

（2）*自身免疫学说* MS 的免疫发病机制和病损与实验性变态反应性脑脊髓炎（EAE）常相类比，如针对自身 MBP 产生的免疫攻击，导致中枢神经系统白质髓鞘的脱失，出现各种神经功能的障碍。同时临床上应用免疫抑制药或免疫调节药物对 MS 治疗有明显的缓解作用，从而提示 MS 也可能是一种与自身免疫有关的疾病。

（3）*遗传学说* 研究发现，多发性硬化患者约 10% 有家族史，患者第 1 代亲属中多发性硬化发病概率较普通人群增高 5 ~ 15 倍；单卵双胞胎中，患病概率可达 50%。

（4）*地理环境* 国际一些流行病学研究表明 MS 发病具有明显的地理分布特点，大致为越远离赤道的地区发病率越高，说明气温、光照、饮食、生活方式等环境相关因素可能与 MS 的发病有一定联系。

其他诱发因素，如感染、过度劳累、外伤、情绪激动，以及激素治疗中停药等，均可促发疾病或促使本病复发或加重。

2. 发病机制

近年来大量累积的资料表明 MS 存在免疫异常，炎性细胞尤其是 T 淋巴细胞向 CNS 的迁移和浸润是 MS 的关键因素，通常血脑屏障把 CNS 与外周血分隔开，使得 CNS 成为免疫豁免区。同位素标记实验发现，MS 患者脑脊液中免疫活性细胞均来自外周血，炎性细胞通过血脑屏障到达损伤部位，攻击及破坏中枢髓鞘，这提示着炎性细胞、血脑屏障及 CNS 三者之间关系密切。

（1）*炎性细胞因子与血脑屏障* 活化的 T 淋巴细胞才能通过血脑屏障，且只有识别 CNS 中特异性抗原的活化 T 淋巴细胞才能在 CNS 中停留。在 MS 动物模型中，Th1 细胞因子（干扰素 - γ、肿瘤坏死因子 - α、白细胞介素 - 1β、白细胞介素 - 6、白细胞介素 - 12、白细胞介素 - 18）在 CNS 引起和维持炎症反应，同时也使血脑屏障受累。有学者也发现白细胞介素 - 1β 能诱导星形胶质细胞产生缺氧诱导因子 - 1，它作用于靶血管内皮生长因子，对血脑屏障的通透性起主要调节作用。髓鞘碱性蛋白特异性的自身反应性 T 淋巴细胞上 VLA - 4 的表达对调控 T 淋巴细胞穿过血脑屏障有重要作用。趋化因子可以促使炎性细胞进入 CNS 中，有研究显示 CXC 趋化因子是粒细胞迁移和血脑屏障受损所必需的，CCR2 及其配体 CCL、CCR3T、CXCR4 都被认为与炎性细胞通过血脑屏障有关。

（2）脱髓鞘病灶的形成

1）抗体介导：鞘内产生髓鞘相伴糖蛋白和髓鞘碱性蛋白抗体，在 MS 的发病机制中是重要的。MS 患者脑脊液中存在髓鞘少树突胶质细胞糖蛋白抗体。在发育中的少树突胶质细胞和髓鞘中可见髓鞘相伴糖蛋白，而成熟髓鞘中髓鞘相伴糖蛋白位于轴突周围，即轴突周围的少树突胶质细胞膜区。在 MS 病灶中，自身抗体可以通过几方面的作用破坏髓鞘，如抗体依赖细胞介导的细胞毒性作用；通过刺激自然杀伤细胞、巨噬细胞或肥大细胞的 Fc 受体介导炎性细胞因子的释放；髓鞘特异性自身抗体还可以通过对髓鞘的调理，促进巨噬细胞的吞噬作用，诱导巨噬细胞介导脱髓鞘；还可通过补体的活化导致补体介导的细胞毒性。

2）细胞因子：活化巨噬细胞和小胶质细胞可以通过产生细胞因子如肿瘤坏死因子 - α 和干扰素 - γ，产生活性氧或氮类物质和兴奋性氨基酸，使补体激活或释放蛋白水解酶和脂解酶，造成髓鞘的破坏。

3）补体参与：MS 病情加重时，患者脑脊液中免疫复合物含量增高，这可能是急性发作时释放出来的髓鞘抗原和其抗体间的反应产物。而循环的免疫复合物可沉积于靶器官的血管，通过激活递质导致组织损伤。

【中医病因病机】

中医学认为，MS 是多种病因综合作用引起的疾病。中医病因涉及六淫、七情、劳倦等因素，病机系五脏气偏，功能失调，而核心病机是肾中精气亏虚，或兼痰夹瘀。

MS 是在内因（遗传因素）、外因（病毒感染）和环境三个方面共同作用的结果，是机会致病。从中医学来讲，既有六淫和七情致病，也有内外因致病，比如外伤（拔牙、手术、外力损伤）。

从临床看，中医对多发性硬化的病因认识也有不同，有强调脾虚，有强调肾亏，也有主张湿热，还有认为气血不足，可谓莫衷一是。但前提是素体“正气不足”，即《黄帝内经》所云的“邪之所凑，其气必虚”，如果“正气存内”则“邪不可干”。正气不足、正邪相争，导致疾病的发生。从这个意义上说，多发性硬化有正虚的一面，也有邪实的一面，如果把正虚比作免疫功能低下，把邪实比作免疫功能亢进，其发病实际上就是一个免疫失衡的过程，既有不足的一面又有亢进的一面，不是绝对意义上的亢进或不足，而是相对的概念，因此用免疫失衡更为确切。

从临床经验和临床文献报道总结分析，多发性硬化的中医病机是五脏失衡，肾虚为本病的主要病机核心，病位在脑髓，与肾、肝、脾等有关，尤与肾关系密切。根据《黄帝内经》的论述“肾者主水，受五脏六腑之精而藏之”“肾生骨髓”“肾主身之骨髓”“脑为髓之海”“诸髓者皆属于脑”“肾不生则髓不能满”“髓海有余则轻劲多力，自过其度；髓海不足则脑转耳鸣，胫酸，眩冒，目无所见，懈怠安卧”。张介宾云：“精藏于肾，肾通于脑……故精成而后脑髓生。”张锡纯曰：“脑为髓海……乃聚髓处，非生髓之处，究其本源，实由肾中真阴真阳之气酝酿化合而成……缘督脉上升而灌注于脑。”可见 MS 中医病机与肾、骨、髓、脑有着非常密切的生理病理联系，肾气充盈则髓海得养，脑功能健全，肾虚则髓不得生，髓海不足，脑失所养，故肾虚是多发性硬化的主要病理基础。

【诊断标准】

推荐使用“2010年多发性硬化McDonald诊断标准”（表18-1），其适用于典型发作MS的诊断，以往2001年及2005年诊断标准同样适用。对于存在视神经脊髓炎（neuromyelitis optica，NMO）及NMO谱系疾病（neuromyelitis optica spectrum disorders，NMOSDs）可能的人群，如脊髓受累超过3个椎体节段以上、具有典型第三脑室周围器官受累症状、颅内缺乏典型MS病变、合并严重视神经炎或多项自身免疫疾病或相关抗体阳性者（包括复发性长节段性横贯性脊髓炎、复发性视神经炎等疾病），MS应与其进行鉴别。建议疾病急性复发期及免疫治疗前进行血清水通道蛋白4（aquaporin4，AQP4）抗体的检测，如结果阳性提示非MS可能。

表18-1　2010年多发性硬化McDonald诊断标准

临床表现	诊断MS需要的附加证据
≥2次临床发作；≥2个病灶的客观临床证据或1个病灶的客观临床证据并有1次先前发作的合理证据	无
≥2次临床发作；1个病灶的客观临床证据	空间的多发性需具备下列2项中的任何一项：MS 4个CNS典型病灶区域（脑室旁、近皮质、幕下和脊髓）中至少2个区域有≥1个T2病灶；等待累及CNS不同部位的再次临床发作[a]
1次临床发作；≥2个病灶的客观临床证据	时间的多发性需具备下列3项中的任何一项：任何时间MRI检查同时存在无症状的钆增强和非增强病灶；随访MRI检查有新发T2病灶和（或）钆增强病灶，不管与基线MRI扫描的间隔时间长短；等待再次临床发作[a]
1次临床发作；1个病灶的客观临床证据（临床孤立综合征）	空间的多发性需具备下列2项中的任何一项：MS 4个CNS典型病灶区域（脑室旁、近皮质、幕下和脊髓）中至少2个区域有≥1个T2病灶；等待累及CNS不同部位的再次临床发作。时间的多发性需具备以下3项中的任何一项：任何时间MRI检查同时存在无症状的钆增强和非增强病灶；随访MRI检查有新发T2病灶和/或钆增强病灶，不管与基线MRI扫描的间隔时间长短；等待再次临床发作
提示MS的隐袭进展性神经功能障碍（PPMS）	回顾或前瞻研究证明疾病进展1年并具备下列3项中的2项：MS典型病灶区域（脑室旁、近皮质或幕下）有≥1个T2病灶以证明脑内病灶的空间多发性；脊髓内有≥2个T2病灶以证明脊髓病灶的空间多发性；CSF阳性结果（等电聚焦电泳证据有寡克隆区带和/或IgG指数增高）

临床表现符合上述诊断标准且无其他更合理的解释时，可明确诊断为MS；疑似MS，但不完全符合上述诊断标准时，诊断为“可能的MS”；用其他诊断能更合理地解释临床表现时，诊断为“非MS”。

【西医治疗】

（一）治疗方案

MS 应该在遵循循证医学证据的基础上，结合患者的经济条件和意愿，进行早期、合理治疗。MS 的治疗分为急性期治疗、缓解期治疗、对症治疗。参考美国神经病学会针对免疫修正治疗中的分级。

1. 急性期治疗

有客观神经缺损证据的功能残疾症状方需治疗，如视力下降、运动障碍和小脑/脑干症状等。

（1）（一线治疗）*糖皮质激素*　几项研究证实，糖皮质激素治疗能促进急性发病的 MS 患者神经功能恢复（Ⅰ级推荐），但延长糖皮质激素用药对神经功能恢复无长期获益（Ⅱ级推荐）。原则上采用大剂量、短疗程的治疗方案。

大剂量甲泼尼龙冲击治疗：根据成人患者发病的严重程度及具体情况，病情较轻者从 1g/d 开始，静脉滴注 3～4 小时，共 3～5 天，如临床神经功能缺损明显恢复可直接停用，如疾病仍进展则转为阶梯减量方法；病情严重者从 1g/d 开始，静脉滴注 3～4 小时，共 3～5天，此后剂量阶梯依次减半，每个剂量用 2～3 天，至 120mg 以下，可改为口服 60～80mg，1 次/d，每个剂量 2～3 天，继续阶梯依次减半，直至减停，原则上总疗程不超过 3～4周；若在减量的过程中病情明确再次加重或出现新的体征和（或）出现新的 MRI 病变，可再次甲泼尼龙冲击治疗或改用二线治疗。儿童 20～30mg/（kg·d），静脉滴注 3～4 小时，每天 1 次，共 5 天，症状完全缓解者，可直接停用，否则可继续给予口服泼尼松，1mg/（kg·d），每 2 天减 5mg，直至停用。口服激素减量过程中，若出现新发症状，可再次甲泼尼龙冲击治疗或给予 1 个疗程的静脉大剂量免疫球蛋白治疗（intravenous immunoglobulin，IVIg）。常见不良反应包括电解质紊乱，血糖、血压、血脂异常，上消化道出血，骨质疏松，股骨头坏死等。

（2）（二线治疗）*血浆置换*　急性重症或对激素治疗无效者可于起病 2～3 周内应用 5～7天的血浆置换。

（3）IVIg　缺乏有效证据，仅作为一种可选择的治疗手段，用于妊娠或哺乳期妇女、不能应用糖皮质激素的成人患者或对激素治疗无效的儿童患者。推荐用法为：静脉滴注 0.4g/（kg·d），连续用5 天为1 个疗程，5 天后，如果没有疗效，则不建议患者再用，如果有疗效但疗效不是特别满意，可继续每周用 1 天，连用 3～4 周。

注意鉴别假复发：假复发是指在感染或其他原因导致体温升高、压力或疲劳状态下出现神经系统异常症状，但查体无新体征、影像学检查无客观病灶的现象。典型假复发症状一般持续 <24 小时，但个别情况下（如感染未控制、持续处于高温状态、长时间压力较大和长期睡眠剥夺等）也可持续超过 24 小时。治疗上除消除引起假复发的诱因外，无须其他治疗。

2. 缓解期治疗

以控制疾病进展为主要目标，推荐使用疾病修正治疗。

（1）（一线治疗药物）干扰素－β　干扰素－β可降低复发－缓解型MS和可能发展为MS的高危临床孤立综合征患者的临床发作和MRI发作（Ⅰ级推荐）；干扰素－β可减少MS患者的T2病灶容积和延缓残疾进展（Ⅱ级推荐）；有可能发展为MS的高危临床孤立综合征或已确诊的复发－缓解型MS或仍有复发的继发－进展型MS患者应给予干扰素－β治疗（Ⅰ级推荐）；干扰素－β对临床无复发的继发－进展型MS患者的疗效不清（Ⅳ级推荐）。治疗原则：早期、序贯、长期。

（2）（二线治疗药物）芬戈莫德（fingolimod，FTY720）　FTY720是一种新型免疫抑制剂，为鞘氨醇－1－磷酸（sphingosine 1－phosphate，s1P）受体调节剂，在体内经磷酸化后与淋巴细胞表面的s1P受体结合，改变淋巴细胞的迁移，促使细胞进入淋巴组织，减少CNS内淋巴细胞浸润。

（3）（二线治疗药物）那他珠单抗（natalizumab）　那他珠单抗是一种选择性黏附分子抑制剂，其可阻止α4（淋巴细胞表面的蛋白）整合，且能促进外周血淋巴细胞迁移到中枢神经系统。在美国，其单独治疗被批准用于复发型MS，常在患者对其他MS治疗疗效不佳或不能耐受时使用。在欧盟，它被批准用于对干扰素－β无反应的高活动性复发－缓解型MS或快速进展的严重复发－缓解型MS。

（4）（三线治疗药物）米托蒽醌（mitoxantrone）　是第一个被FDA批准用于治疗MS的免疫抑制剂，为三线治疗药物。几项研究证实，米托蒽醌治疗可以减少复发－缓解型MS患者的复发率（Ⅱ级推荐）；延缓复发－缓解型MS、继发－进展型MS和进展－复发型MS患者的疾病进展（Ⅲ级推荐），但由于其严重的心脏毒性和白血病的不良反应，建议用于快速进展、其他治疗无效的患者（Ⅱ级推荐）。

3. 对症治疗

（1）痛性痉挛：可应用卡马西平、加巴喷汀、巴氯芬等药物。

（2）慢性疼痛、感觉异常等：可用阿米替林、普瑞巴林、选择性5－羟色胺、去甲肾上腺素再摄取抑制剂（SNRI）及去甲肾上腺素能与特异性5－羟色胺能抗抑郁药物（NaSSA）类药物。

（3）抑郁焦虑：可应用选择性5－羟色胺再摄取抑制剂、SNRI、NaSSA类药物以及心理辅导治疗。

（4）乏力、疲劳（MS患者较明显的症状）：可用莫达非尼、金刚烷胺。

（5）震颤：可应用盐酸苯海索、盐酸阿罗洛尔等药物。

（6）膀胱直肠功能障碍：配合药物治疗或借助导尿等处理。

（7）性功能障碍：可应用改善性功能药物等。

（8）认知障碍：可应用胆碱酯酶抑制剂等。

（二）西医治疗困境

西医既往和目前对多发性硬化的治疗主要是应用肾上腺皮质激素，临床实践也证明对急性发作的患者能很快控制病情发展。但在药物减量或停药后，病情又易反复，促使长期用药而副作用也将增多和加重。激素治疗并不能影响疾病的全过程，对神经功能恢复也无帮助。其他免疫抑制剂控制多发性硬化的复发，要长时间服药，副反应大，多数患者不能坚持用药。

【中医治疗】

本病病因与先天肾精不足、感受外邪、情志不舒、饮食不节、劳倦过度等有关。其病机主要在肾虚（遗传因素）基础上，由于外感六淫（感染因素）、七情内伤（情志因素）等几个方面而发病。本病病程较长，反复发作，“久病入络化瘀”。

1. 脾肾阳虚证

主症：脑转耳鸣，发为眩晕，或腰膝酸软无力，肢冷畏寒。脾为后天之本，气血生化之源，脾脏虚弱，头晕，视物昏花，少气乏力，舌淡，体胖大，边有齿痕，脉沉而无力。

治法：温补脾肾，益气养血。

方药：肾气丸合补中益气汤加减，药用熟地黄、山茱萸、山药、太子参、黄芪、陈皮、泽泻、茯苓、炒白术、炙甘草、当归、升麻、柴胡、淡附片、干姜。

2. 肝肾阴虚证

主症：肢体痿软无力，步态不稳，手足麻木，眩晕，视物模糊不清，甚至失明，舌红少苔，脉弦细。

治法：滋补肝肾。

方药：杞菊地黄汤合大定风珠加减，药用熟地黄、山茱萸、山药、炙甘草、鸡子黄、阿胶、炙龟甲、牡丹皮、天麻、泽泻、山药、枸杞子、杭白菊、女贞子、旱莲草。

3. 气虚血瘀证

主症：头晕眼花，面色萎黄，气短乏力，走路不稳，肢体麻木、束带感，舌淡，苔紫黯，脉沉。

治法：益气活血。

方药：补阳还五汤加减，药用生黄芪、地龙、桃仁、红花、熟地黄、炒白芍、当归、丹参、五灵脂。

4. 脾胃虚弱，气血亏虚证

主症：四肢无力，饮食欠佳，语言不利，讲话欠清，头晕等，舌淡苔白，脉沉。

治法：益气健脾。

方药：补中益气汤合归脾汤加减，药用太子参、黄芪、陈皮、泽泻、茯苓、炒白术、炙甘草、当归、升麻、柴胡、大枣、龙眼肉、木香。

5. 湿热浸淫证

主症：肢体痿软无力，尤以下肢为重，兼见手足麻木微肿，胸脘痞闷，恶心呕吐，头晕头沉，舌质红，苔黄腻，脉滑数。

治法：清热化痰，利水渗湿。

方药：四妙散合小陷胸汤加减，药用黄柏、炒苍术、生薏苡仁、川牛膝、川黄连、制半夏、茯苓、土茯苓、藿香。

6. 瘀血阻络证

主症：四肢痿软，手足麻木不仁，肢体抽掣作痛。舌淡暗，苔薄，脉寸口关上微，尺中小紧，或脉沉涩。

治法：活血止痛。

方药：黄芪桂枝五物汤合身痛逐瘀汤加减，药用生黄芪、桂枝、生姜、炒白芍、桃仁、红花、川牛膝、没香、香附、生地黄、羌活、秦艽、丹参、川芎。

【生活饮食调摄】

1. 伴有肢体、语言、吞咽等功能障碍的 MS 患者，应早期在专业医生的指导下进行相应的功能康复训练。
2. 对于有家族史的患者，其婚姻、妊娠应接受专业医生的指导。
3. 避免预防接种，避免过热的热水澡、强烈阳光下高温暴晒。
4. 保持心情愉快，不吸烟，作息规律，适量运动等。

【科研思路与方法】

1. 理论研究方面

T 淋巴细胞一直被认为是 MS 发病的关键因素，近年来，越来越多的研究表明，除了 T 淋巴细胞，B 淋巴细胞及其产生的自身抗体在 MS 的发病过程中可能起到更为重要的作用。有新的证据表明 B 淋巴细胞及 B 淋巴细胞介导的体液免疫应答亦参与了 MS 的发生发展过程，而且，靶向 B 细胞的治疗方案亦对 MS 的缓解起到了积极的作用：抗 CD20 单克隆抗体通过清除 B 细胞达到治疗 MS 的良好效果，也进一步证明 B 细胞在 MS 的发病过程中发挥重要作用。因而，B 淋巴细胞在 MS 中的作用机制也越发被研究学者重视。

2. 临床研究方面

目前 MS 的病因不清楚，但普遍认为，它是与环境及遗传有关的自身免疫反应性疾病。胡学强等用临床病例分析统计方法，对 413 例 MS 患者的发病规律和临床特点进行归纳、分析，结果发现，我国 MS 的特点不同于北欧等地：国人 MS 以视神经和脊髓受损为主，而欧美国家 MS 是以脑干受损为主；MS 起病年龄较低，以急性或者亚急性起病；病变最常累及视神经和脊髓，视力障碍是最常见的首发症状，发作性症状比较多见，合并有周围神经系统损害。

吴畏从四诊信息出发，收集多发性硬化患者 500 例，以基于熵的复杂系统划分方法，提取多发性硬化中医症状条目组合，以及归纳中医证候要素组合，以多元回归方法确立各个症状条目，对各相应中医证候要素组合的贡献度，以诊断性试验 ROC 曲线建立诊断阈值，目的为建立多发性硬化的中医证候量化诊断标准。结果发现，熵聚类结果得到多发性硬化疾病本身特点的 6 组证候要素集合，分别为肝肾阴虚、脾肾阳虚、脾气虚、血瘀、痰湿热、动风。不同中医症状条目对相应证候要素组合诊断贡献度不同，各证候要素组合有不同的诊断阈值，经过与专家辨证为金标准的回顾性检验，具有良好的灵敏度和特异度。吴畏应用各统计学方法综合运用建立起的《多发性硬化证候要素诊断量表》，具有良好的诊断效能，符合临床使用要求。

3. 实验研究方面

细胞外调节蛋白激酶（ERK）ERK1/2 通路激活后可以将细胞外信号从细胞膜转到细

胞核，参与如细胞的生长、增殖、分化和凋亡等多种细胞的生理病理功能；ERK1/2 通路的激活可以引起星形胶质细胞、T 淋巴细胞、巨噬细胞等活化，释放多种炎性因子，引起髓鞘损伤，导致 MS 的发病。多项研究表明，通过抑制 ERK1/2 通路可以减少炎性因子的释放，减轻髓鞘损伤，改善 MS 的病情，为治疗 MS 药物的开发提供了重要的靶点。可结合这一发现，开展中医药靶向作用的机制研究，筛选针对性较强的有效中药单体、复方，并在此基础上进一步开展药效、药理、毒理等研究，以开发出有效的中药制剂。

【名医验案】

1. 连建伟验案

患者，女，65 岁，金华人。2015 年 7 月 20 日初诊。主诉：行走不利 3 个月。7 月 17 日金华中心医院头颅 MRI 检查提示：双侧脑白质缺血性脱髓鞘病变。症见：行走不利，举步沉重，大便 1 周 1 行，口干不欲饮。右尺虚浮，舌苔薄而干。

西医诊断：多发性硬化症。

中医诊断：“瘖痱”病。

治法：滋肾养阴。

处方：熟地黄 20g，山茱萸 12g，麦冬 15g，五味子 5g，巴戟天 10g，肉苁蓉 10g，肉桂 3g，石菖蒲 6g，茯苓 15g，远志 5g。7 剂，常规水煎 2 次共 200mL，分 2 次服用。

按语：多发性硬化症是以中枢神经系统白质炎性脱髓鞘病变为主要特点的自身免疫病。本案患者已予抗炎、免疫抑制剂和免疫调节剂为主治疗，疗效不佳。肾主骨生髓，下元虚衰，筋骨痿软，故行走不利。肾主水液，司二便，故大便干结。下元虚衰，虚阳上浮，故口干不欲饮、舌苔薄而干。下元阴阳俱虚，故右关乏力，左关弦，两尺虚浮。连师认为，多发性硬化症在早期单纯中药治疗，肾中阴阳两虚是本病关键，权衡阴阳，或温阳为主，或滋阴为重，或阴阳双补，全凭医者存乎一心，取效方为可期。

2. 李涛验案

患者，女，55 岁，2012 年 4 月 17 日初诊。患者 2008 年 12 月因呕吐不能饮食、双下肢无力入院，诊断为 MS，激素治疗后好转。2010 年 7 月感冒后复发，再次激素治疗后好转，但本次口服激素地塞米松减量至 10mg 时，一直长期服用。症见：双手及前臂麻木，尤其腕关节处明显，时有头晕，气短，喜叹息。舌淡红，苔薄微黄，脉弦。

辨证：肝郁化热伤筋。

治法：疏肝健脾，佐以清热祛风解毒。

处方：柴胡 15g，白芍 20g，枳壳 15g，生甘草 6g，炒白术 15g，防风 10g，黄芩 15g，金银花 15g，菟丝子 20g，土茯苓 20g，蝉蜕 5g。此方每月 10 剂，服用 6 个月后，完全停用激素，后以四逆散为基础方佐以补肝肾药物组方，仍每月服用 10 剂，患者病情稳定，至今无复发。

按语：患者女性，年龄大于 50 岁，病程 5 年余。已过七七之年，肝气已衰，加之病程较长，故而出现肝虚气郁之证。爪为筋之余，患者表现为手、腕、足底等筋之所汇处麻木。同时伴有气短，喜叹息，脉弦等肝气不舒症状。

肾为先天之本，脾胃为后天之本，脾肾互滋互助，人体气血精微充足，则百病不生，然而随着年龄增长，人体肝肾脾功能逐渐减退，正不胜邪则疾病复发。

本案患者肝虚气郁，脾肾两脏之气亦逐渐减弱，气血化生乏源，出现手、腕麻木，气短喜叹息；正气不足，抵御外邪能力降低，易受外邪侵袭而复发。治疗当以疏肝解郁为基础，益肾填精以滋先天，健脾益气以养后天，同时兼顾清热祛风解毒。方选四逆散加减。方中重用白芍（常用20～30g）柔肝、滋肝、缓急；用柴胡、枳壳，疏发肝气；甘草、白术健脾培中；根据患者具体表现症状，辨证论治分别采用黄芩、金银花清除虚热，附子温阳补火，土茯苓、蝉蜕祛风解毒。诸药合用，整体调治。

【参考文献】

[1] 邱仕君．邓铁涛教授对多发性硬化的辨治经验［J］．新中医，2000，32（8）：9－10.

[2] 李青．詹文涛教授辨证治疗多发性硬化经验［J］．北京中医药大学学报（中医临床版），2003，1（3）：18－20.

[3] 胡学强，麦卫华，王敦敬．多发性硬化413例患者的临床表现特点［J］．中华神经科杂志，2004，37（1）：7－10.

[4] Polman CH，Reingold SC，Banwell B，et al. Diagnostic criteria for multiple sclerosis：2010 revisions to the McDonald criteria［J］. Ann Neurol，2011，69（2）：292－302.

[5] Killestein J，Rudick RA，Polman CH. Oral treatment for multiplesclerosis［J］. Lancet Neurol，2011，10（11）：1026－1034.

[6] 郭俊，李宏增，李柱一．2010版多发性硬化McDonald诊断标准［J］．中国神经免疫学和神经病学杂志，2011，18（4）：299.

[7] 陈克龙，樊永平．多发性硬化中医证型分类的文献分析［J］．辽宁中医杂志，2011，38（1）：85－87.

[8] 李海峰，高翔．多国专家关于2010年版McDonald标准的进一步讨论［J］．中国神经免疫学和神经病学杂志，2011，18（6）：447－453.

[9] 吴卫平．简评多发性硬化诊断的McDonald标准（2010）和缓解期治疗进展［J］．中国神经免疫学和神经病学杂志，2011，44（7）：441－444.

[10] 刘剑，周莉，高颖．中医药治疗多发性硬化临床研究的思考［J］．北京中医药大学学报（中医临床版），2012，19（4）：14－18.

[11] 刘广志，何洋，杨亭亭．诊断多发性硬化的两种比较方法的研究［J］．中国全科医学，2012，15（25）：2882－2883.

[12] 张奇，李涛．李涛教授从肝论治多发性硬化经验［J］．世界中西医结合杂志，2013，8（12）：1199－1203.

[13] 房玲，樊永平，赵辉，等．补肾益髓方防治多发性硬化的研究进展［J］．中医药导报，2013，19（12）：108－110.

[14] 樊永平，吴畏．500例多发性硬化患者中医证候研究［J］．北京中医药大学学报，2014，37（1）：68－72.

[15] 张雨涵，龚洪翰，周福庆，等．静息态功能磁共振成像观察复发－缓解型多发性硬化壳核功能连接改变［J］．中国医学影像技术，2014，30（2）：194－198.

[16] 樊永平，吴畏．500例多发性硬化患者中医证候研究［J］．北京中医药大学学报，2014，37（1）：68－72.
[17] 中华医学会神经病学分会神经免疫学组，中国免疫学会神经免疫分会．多发性硬化诊断和治疗中国专家共识（2014版）［J］．中华神经杂志，2015，48（5）：362－367.
[18] 李鑫，朱文浩，高颖．ERK1/2通路及其介导多发性硬化发病的研究进展［J］．世界科学技术－中医药现代化，2015，17（4）：880－884.
[19] 陈建斌，连建伟．连建伟运用地黄饮子经验撷菁［J］．中华中医药杂志，2017，32（12）：5407－5409.

第二节 视神经脊髓炎

【概述】

视神经脊髓炎（neuromyelitis optica，NMO），又名Devic病或Devic综合征，是视神经与脊髓同时或相继受累的急性或亚急性脱髓鞘病变。其临床特征为急性或亚急性起病的单眼或双眼失明，在其前或其后数日或数周伴发横贯性或上升性脊髓炎。

传统概念的NMO被认为病变仅局限于视神经和脊髓。随着深入研究发现，NMO的临床特征更为广泛，包括一些非视神经和脊髓表现。这些病变多分布于室管膜周围水通道蛋白4（aquaporin－4，AQP4）高表达区域，如延髓最后区、丘脑、下丘脑、第三和第四脑室周围、脑室旁、胼胝体、大脑半球白质等。AQP4－IgG的高度特异性进一步扩展了对NMO及其相关疾病的研究。

临床上有一组尚不能满足NMO诊断标准的局限形式的脱髓鞘疾病，可伴随或不伴随AQP4－IgG阳性，例如单发或复发性视神经炎（optic neuritis，ON）、单发或复发性长节段横贯性脊髓炎（longitudinally extensive transverse myelitis，LETM）、伴有风湿免疫疾病或风湿免疫相关自身免疫抗体阳性的ON或LETM等，它们具有与NMO相似的发病机制及临床特征，部分病例最终演变为NMO，2007年Wingerchuk等把上述疾病统一命名为视神经脊髓炎谱系疾病（neuromyelitis optica spectrum disorders，NMOSD）。

《素问·宣明五气》："五气所病，心为噫，肺为咳，肝为语，脾为吞，肾为欠、为嚏，胃为气逆、为哕、为恐，大肠、小肠为泄，下焦溢为水，膀胱不利为癃，不约为遗溺，胆为怒，是谓五病。"《类证治裁·闭癃遗溺》："闭者小便不通，癃者小便不利。"《血痹虚劳病脉证并治第六》："夫尊荣人，骨弱肌肤盛，重因疲劳，汗出，卧不时动摇，加被微风，遂得之……血痹，阴阳俱微，寸口关上微，尺中小紧，外证身体不仁，如风痹状，黄芪桂枝五物汤主之。"《圣济总录·首风》："新沐之人，发腠既疏，肤发濡渍，不慎于风，风邪得以乘之，故客于首而为病，其证头面多汗，恶风头痛。"《黄帝素问宣明论方》："首风旋晕眩急，外合阳气，风寒相搏，胃膈痰饮，偏正头疼，身拘蜷。"《杂病源流犀烛·头痛源流》："首风，风伤于卫病也，盖沐则腠理皆开……邪遂袭而入，则卫受之，故成首风，其症头面多汗，必恶风。"

【西医病因与发病机制】

1. 西医病因

NMO 没有明确的病因及发病机制，是遗传、环境和感染协同作用所致，具体原因不清，但患者中 30% 合并其他自身免疫性疾病，如桥本病、甲状腺功能亢进（低下）、系统性红斑狼疮、类风湿关节炎、免疫性肝炎、干燥综合征等。其合并比例较多发性硬化。

2. 发病机制

现普遍认为本病是一种免疫相关的神经系统疾病，与 AQP4 相关。2004 年抗 AQP4 抗体发现之后，AQP4 被认为是视神经脊髓炎特异性标志物，抗 AQP4 抗体对 NMO 有极高敏感性，该抗体滴度有明显的临床及免疫学意义。

（1）*抗 AQP4 抗体破坏血脑屏障*　AQP4 是中枢神经系统主要的水通道蛋白，集中表达于血－脑脊液屏障处的星形胶质细胞和血管内皮细胞上，是 NMO－IgG 的主要目标，这解释了 NMO 的病灶主要位于视神经及脊髓。

AQP4 不仅与调节水平衡有关，还参与谷氨酸转运体、内向整流钾通道、抗肌萎缩蛋白复合物的形成，在调节钾离子、胞外水平衡、神经传导中发挥作用。AQP4 缺乏可使血管周围的星形胶质细胞足突水肿，血管－神经单位的完整性失调，使血脑屏障呈高通透性。NMO－IgG 可直接特异性地作用于血脑屏障，引起血脑屏障内的 AQP4 极性损害，使血脑屏障通透性增高，造成 NMO 病灶内水肿。此外，补体介导的炎性作用、星形胶质细胞直接参与的毒性作用，进一步加重星形胶质细胞－内皮细胞突触受损，破坏血脑屏障。

（2）*抗 AQP4 抗体介导血管周围炎性浸润*　NMO－IgG 与星形胶质细胞结合后可起一种“补体”作用，对细胞产生直接毒性作用，激活和导致过敏毒素释放，如 C3a 和 C5a。AQP4 四聚体分子与 IgG 结合过程中需上述补体化的激活作用。过敏毒素的释放，一方面加重免疫反应，造成过敏性损害；另一方面又使激活的颗粒细胞聚集，导致组织和脏器的损害，使正常功能失衡。

抗 AQP4 抗体引起星形胶质细胞损害和脱髓鞘，NMO－IgG 对 AQP4 的抗体－抗原－补体反应也可损伤星形胶质细胞，使血脑屏障通透性增高，造成 NMO 病灶中炎性细胞浸润和影响病灶中胶质细胞的存在。

AQP4 抗体通过血脑屏障中可通过的部分进入中枢神经系统，遇到星形胶质细胞并导致细胞依赖的细胞毒性反应，星形胶质细胞足突被 NMO－IgG 和补体降解，继而活化的巨噬细胞、嗜酸性粒细胞及中性粒细胞一起产生细胞因子、氧自由基等，造成血管和实质损伤，最终导致包括轴索和少突胶质细胞在内的白质和灰质的损伤。

（3）*AQP4 特异性 T、B 淋巴细胞的激活*　AQP4 在中枢和周围都存在，在细胞死亡以后，其碎片进入颈部的淋巴结，导致特异性 T、B 淋巴细胞激活。中枢神经系统血管周围的巨噬细胞时刻监视脑脊液中衰老细胞膜的可溶性组织碎片，通过胞吐作用将抗原迁徙到中枢神经系统的引流淋巴结，而细菌和病毒感染也能够破坏呼吸道表达 AQP4 的黏膜，从而致敏特异的淋巴细胞。AQP4 特异性 T 细胞导致血－脑脊液屏障的破坏，使特异性抗体和其他免疫因子进入 AQP4 高表达的区域，产生病灶。

【中医病因病机】

本病属中医学之“暴盲”“青盲”“便秘”“癃闭”“头痛”“痿证”“血痹”等范畴。病位在脑与目系，与肝、脾、肾密切相关。病因多有外感六淫、内伤七情、饮食劳倦、久病体虚等。临床多从肝胆湿热、风痰阻络、阴虚火旺、气滞血瘀、脾肾不足、肝肾亏虚等病机来论治。

本病的病变位置在眼和脊髓，以复视、眼睛疼痛、视力下降甚至失明为主要症状者，中医可以称之为“暴盲”；病情进展稍缓而致盲者，称为“青盲”；明显损伤视力，造成视物不清或者视野缺损、视物变色者，称为“视瞻昏渺”。症状以运动障碍、无力为主，或者肌肉萎缩者，称为“痿证”；以肌肉关节疼痛为主，称为“痹证”；以肢体强直痉挛为主，可以称为“痉证”。

1. 病因

先天禀赋是 NMO 谱系病的重要内因，禀赋不足，肾精亏虚，是本病发病基础。外感六淫、内伤七情、饮食不当、劳累过度或者外伤致损，产后百脉空虚等，是其诱发因素。本病精亏是本，邪伏体内，外遇诱因，启动伏邪，产生虚虚实实之变，引发此病。

2. 病机

本病病机主要包括肝肾阴虚、脾肾两虚、气血亏虚、寒湿或湿热侵袭。所以，从脏腑来说，主要涉及肝肾脾，盖肝主筋、藏血、开窍于目；肾主骨生精生髓，髓汇于脑为脑髓，汇于脊为脊髓，“肾者，作强之官，伎巧出焉”；脾为后天之本，脾胃乃气血生化之源，脾主四肢肌肉。所以，综合肝肾脾，与视力、运动有关，与气血生成有关，而营卫是气血的一部分，营卫运行异常与感觉障碍有关，视力障碍、运动障碍、感觉障碍总关乎肝脾肾，所以，肝肾脾不足是本病的核心。

NMO 谱系病的中医病位在脑（目）与脊髓。中医学认为，肝开窍于目，肾主骨生髓，主要在肝肾，也涉及脾，盖脾主四肢肌肉。本病的病机归纳为：先天肾精亏虚，或后天脾胃失养，肝之阴血不足，气虚血瘀，痰湿热蕴而成。

【诊断标准】

1. 我国专家推荐使用2006 年 Wingerchuk 修订的 NMO 诊断标准。

（1）必备条件（下列每项至少有 1 次发作）：①视神经炎；②横贯性脊髓炎。

（2）支持条件（至少两项）：①MRI：正常或病变不符合多发性硬化影像学诊断标准。②脊髓 MRI：病灶超过 3 个脊椎节段。③血清 NMO－IgG 阳性。

具备必要全部条件和支持条件中的 2 条，即可诊断 NMO。

2. 2015 国际 NMO 专家组诊断标准（International Panel for NMO Diagnosis，IPND）。

AQP4－IgG 阳性时：

（1）至少一个核心临床特征。

（2）采用最佳检测方法明确 AQP4－IgG 阳性。

（3）除外其他诊断。

AQP4－IgG 阴性或无检测条件时：

（1）至少两个核心临床特征（可以一次出现，也可以多次发作时出现）并且符合下列所有：①至少一个核心临床特征为视神经炎、长节段横贯性急性脊髓炎或极后区综合征；②空间播散（至少两个核心临床特征）；③符合 MRI 的相应要求。

（2）采用最佳检测方法明确 AQP4 - IgG 阴性或无法检测。

（3）排除其他诊断。

核心临床特征包括：视神经炎；急性脊髓炎；极后区综合征；急性脑干综合征；发作性睡病或其他急性间脑综合征；大脑综合征。

【西医治疗】

（一）治疗方案

1. 急性发作期治疗

急性期治疗以减轻急性期症状、缩短病程、改善残疾程度和防治并发症为主。

（1）*糖皮质激素*　治疗原则：大剂量冲击，缓慢阶梯减量，小剂量长期维持。

激素是最常用的一线治疗方法，可抑制炎症反应，促进白细胞凋亡及抑制多形核白细胞迁移，减轻疾病的炎性活动及进展，保护神经功能。

具体方法：甲泼尼龙 1g 静滴 3～5 天，500mg 静滴 3 天，240mg 静滴 3 天，120mg 静滴 3 天，60mg 口服后缓慢阶梯减量至小剂量长时间维持。对激素依赖性患者，激素减量过程要慢，可每周减 5mg，至维持量（每日 2～4 片），小剂量激素须长时间维持。

激素有一定副作用，包括电解质的紊乱，血糖、血压、血脂异常，上消化道出血，骨质疏松，股骨头坏死，脂肪重新分布等。激素治疗中应注意补钾、补钙，应用抑酸药。

（2）*血浆置换（plasma exchange，PE）*　与血浆中的自身抗体、补体及细胞因子等被清除有关。对于症状较重及糖皮质激素治疗无效的患者有一定效果。用激素冲击治疗无效的 NMO 患者，血浆置换治疗有效率约为 50%。经典治疗方案为在 5～14 天内接受 4～7 次置换，每次置换 1～1.5 倍血浆容量。一般建议置换 3～5 次，每次血浆交换量在 2～3L，多数置换 1～2 次后见效。

（3）*静脉注射大剂量免疫球蛋白（intravenous immunoglobulin，IVIg）*　对大剂量甲基泼尼松龙冲击疗法反应差的患者，可选用 IVIg 治疗。用量为 0.4g/（kg·d），静滴，一般连续用 5 天为一个疗程。

（4）*激素联合其他免疫抑制剂*　激素冲击治疗收效不佳时，尤其合并其他自身免疫疾病的患者，可选择激素联合其他免疫抑制剂治疗方案，如联合环磷酰胺治疗，终止病情进展。

2. 缓解期治疗

缓解期治疗目的为预防复发，减少神经功能障碍累积。适应对象：AQP4 - IgG 阳性的 NMOSD 及 AQP4 - IgG 阴性的复发型 NMOSD 应早期预防治疗；经过急性期治疗，NMOSD 多数都可转入缓解期，突然停药或治疗依从性差都极易导致复发。

目前的方案有硫唑嘌呤、吗替麦考酚酯、美罗华、米托蒽醌、环磷酰胺、甲氨蝶呤、静脉注射免疫球蛋白及强的松，硫唑嘌呤、吗替麦考酚酯与利妥昔单抗是常用的长期预防性药物。干扰素、那他珠单抗及芬戈莫德可能会使 NMOSD 病情加重。

(1) 硫唑嘌呤 硫唑嘌呤能减少 NMOSD 的复发和减缓神经功能障碍进展，其完全起效需 4～6 个月，在完全起效前可合用小剂量激素。

用法：2～3mg/(kg·d) 单用或联合口服泼尼松［泼尼松用量 1mg/(kg·d)］，通常在硫唑嘌呤起效后将泼尼松渐减量。对于 AQP4 抗体阳性患者应长期应用免疫抑制剂，以防止复发。

副作用：发热、恶心、呕吐、白细胞降低、血小板减少、胃肠道及肝功能损害、肌痛、感染、轻度增加罹患肿瘤风险等。在用药治疗初期应监测血常规、肝功能。

(2) 吗替麦考酚酯 通常用于硫唑嘌呤不耐受患者的治疗。1～3g/d，口服。常见的副作用有胃肠道症状和增加感染机会。

(3) 利妥昔单抗 利妥昔单抗是特异性针对 CD20 的单克隆抗体，能够有效减灭 B 淋巴细胞，从而达到治疗目的。

(4) 环磷酰胺 小样本临床试验表明，环磷酰胺对减少 NMOSD 复发和减缓神经功能障碍进展有一定疗效。环磷酰胺为二线药物，可用于其他治疗无效者。

(5) 米托蒽醌 临床试验表明米托蒽醌能减少 NMOSD 复发，为二线药物，对于反复发作而其他方法疗效不佳者可选用。推荐方法：按体表面积 (10～12) mg/m^2 静脉滴注，每个月 1 次，共 3 个月，后每 3 个月 1 次再用 3 次，总量不超过 $100mg/m^2$。

通过支持治疗，可以使患者的功能障碍得到改善并提高其生活质量。目前，尚无专门针对 NMOSD 的对症支持治疗相关研究发表，大多数治疗经验均来自对 MS 的治疗。

(二) 西医治疗困境

视神经脊髓炎的病因及发病机制目前还不清楚，治疗尚无特效疗法。对此，西医多采用激素或其他免疫疗法治疗，虽在急性期效果明显，但仍不能完全缓解症状，且长期服用激素副作用大，患者不能耐受。

【中医治疗】

本病临床上多从肝胆湿热、风痰阻络、阴虚火旺、气滞血瘀、脾肾不足、肝肾亏虚等病机来论治，针对病变过程中出现的其他症状，当观其脉诊，知犯何逆，随证治之。

1. 肝胆湿热证

主症：视力骤降，甚至失明，眼球钝痛或转动时牵拉痛，下肢瘫痪，麻木疼痛，伴头身困重，身热不扬，胸闷脘痞，纳呆口苦，不喜饮水，小便短赤不利或大便不爽，舌质红、苔黄腻，脉滑数或濡数。

治法：清利肝胆湿热。

方药：龙胆泻肝汤合四妙散加减，药用车前草、木通、生甘草、当归、柴胡、黄芩、栀子、泽泻、生地黄、黄柏、苍术、薏苡仁、牡丹皮、茯苓。

2. 阴虚火旺证

主症：视力骤降，甚至失明，眼球胀痛，转动眼球痛甚，干涩不适，下肢瘫痪，肢体麻木疼痛，或有头痛发热，心烦失眠，口燥咽干，小便不利，舌质红、舌苔少，脉细数。

治法：滋补肝肾，清热明目。

方药：杞菊地黄汤加减，药用熟地黄、山茱萸、山药、炙甘草、泽泻、山药、枸杞子、杭白菊、女贞子、旱莲草。

3. 脾肾阳虚证

主症：机体恶寒怕冷，下肢尤甚，甚至下肢如在冰窖中，或伴沉重、剧烈疼痛，小便失禁，遗尿，大便干结，舌质淡胖，苔薄白，薄腻而润，脉沉细，两尺尤甚。

治法：宜温补脾肾。

方药：金匮肾气丸加减，药用山药、熟地黄、山茱萸、泽泻、茯苓、鹿角霜、制附子、独活、细辛等。

4. 脾胃虚弱，气血亏虚证

主症：肢无力或瘫痪，行走不便，肢体麻木，视物昏花，神疲乏力，纳食减少，面色无华，便溏，舌苔薄白，脉细弱无力或寸口关上微，尺中小紧。

治法：健脾养胃，益气养血。

方药：参苓白术散合黄芪桂枝五物汤加减，药用太子参、茯苓、生薏苡仁、炒白术、生黄芪、桂枝、生姜、炒白芍、炙甘草、莲子、桔梗。

5. 肝肾不足，风痰阻络证

主症：头晕，站立久则头晕加剧，全身肌肉跳动，行走无力，腰膝酸软，筋骨痿弱，腿足消瘦，步履乏力，或眩晕，耳鸣，遗精，遗尿，舌红少苔，脉细弱。

治法：调补肝肾，祛风通络。

方药：虎潜丸加减，药用知母、黄柏、山药、熟地黄、龟甲、陈皮、锁阳、天麻、制半夏、炒白术、山茱萸。

【生活饮食调摄】

1. 本病患者中以阴虚火旺者多，故饮食应忌辛辣燥热之品，少食油腻，多食清淡之品。

2. 患者要戒怒戒躁，避免情绪激动，保持心情舒畅，以防肝火伤目。

3. 对瘫痪患者应予按摩及被动运动，缓解期应坚持锻炼，先在床上练习，逐渐下地活动，以争取瘫痪肢体功能的最大程度恢复。

【科研思路与方法】

1. 理论研究方面

姜红等系统地总结分析了 NMOSD 的证候变化规律，通过回顾分析 56 例视 NMOSD 疾病患者的临床资料，提出 NMOSD 患者可合并多种自身免疫性疾病，同时存在多种自身抗体，可能与 NMOSD 的发病有关，此外，妊娠期或分娩可能加重患者病情。

2. 临床研究方面

AQP4 被证实是 NMO 的靶抗原，越来越多的证据表明抗 AQP4 抗体参与 NMO 的病理过程。厉向等以稳定表达人增强型绿色荧光蛋白 - AQP4 的人胚肾上皮细胞为底物，建立检测血清抗 AQP4 抗体的 CBA 法，检测包括 48 例 NMO 患者在内的 206 例患者的血清 AQP4 水平，得出结论：抗 AQP4 抗体对于诊断 NMO 有较高敏感性和特异性；抗 AQP4 抗体阳性 NMO 患者更易出现严重视力损害；AQP4 抗体阳性患者更快进展为 NMO；抗 AQP4 抗体有助于对 NMO 的早期诊断和转归预后预测。

3. 实验研究方面

目前普遍认为，抗 AQP4 抗体和星形胶质细胞上 AQP4 结合，引发补体依赖性细胞毒性，导致星形胶质细胞损伤和死亡，募集炎性细胞和细胞因子发生炎性反应，以及血脑屏障破坏是 NMO 发生发展的主要机制。核转录因子 - κB（Nuclear factor - κB，NF - κB）在调节免疫和炎性反应中发挥重要作用，李晓晖等应用细胞培养等方法深入研究相关机制，发现抗 AQP4 抗体阳性血清能激活星形胶质细胞 NF - κB 通路，抑制 NF - κB 活性可减轻星形胶质细胞的损伤。NF - κB 的激活可能涉及 NMOSD 早期的发病机制，抑制其活性或可减轻 NMOSD 的发生发展。

【名医验案】

1. 刘红军验案

患者，男性，35 岁。因言语含混，肢体麻木无力反复 3 月余，于 2004 年 7 月 9 日收入我院神经内科。查体：神志清楚，精神萎靡，表情淡漠，语少音低，言语欠清晰，双侧瞳孔等大等圆，对光反应灵敏，眼球运动正常，无复视，双侧均见水平眼震，双眼睑闭合均力弱，鼓颊无力，构音不清。四肢肌力Ⅳ级，肌张力可，左侧提睾反射消失，右侧肱二、三头肌及桡骨膜反射减退，双侧膝腱反射、跟腱反射明显亢进，Kerning 征、Brudzinski 征，指鼻、跟膝胫试验左侧欠稳准。实验室检查：血沉 56mm/h；ANA 1∶100。头颅 MRI 平扫：右侧延髓、右半卵圆区、左额顶近中线区可见斑点状片状略高信号影。提示：脑内多发斑点状硬化可能。

西医予以甲基强的松龙针 500mg，静滴，每日 1 次。冲击治疗 5 天后改为每日强的松 50mg 口服，逐渐减量，并予神经营养治疗，出院时症状好转，强的松每日维持剂量 10mg，每日 3 次。因停用激素后症状易复发，且长期服用激素的副作用较大，故求治于中医。

患者就诊时头晕，站立久则头晕加剧，全身肌肉跳动，双下肢行走无力。舌淡红、苔厚腻，脉细滑。

辨证：肝肾亏虚，风痰阻络证。

治法：调补肝肾，祛风通络。

方药：全蝎、炙甘草各 6g，蜈蚣 3 条，熟地黄、枸杞子、乌梢蛇各 15g，龙骨、牡蛎各 30g，防风、锁阳、炙五味子、天龙、地龙、当归各 9g，大枣 5 枚。每日 1 剂，水煎分服。强的松仍用维持剂量 10mg，每日 3 次。

按语：本病在急性期及发作期的病机为患者阳气先虚，风、寒、湿邪乘虚袭踞经隧，气血为邪所阻，脉络凝滞不通。全蝎、蜈蚣、僵蚕、乌梢蛇祛风、通络、除湿，又搜剔络邪，使浊去凝开，经行络畅，邪去正复。缓解期则以培正补虚为主，祛邪为辅：锁阳温肾益精；当归、白芍养血柔肝；熟地黄、龟甲滋阴清热；加黄芪、党参等培补脾胃之元气，蕴涵“治痿独取阳明”之意；炮山甲、龙骨、牡蛎等平肝潜阳通络，使阴阳调和，阴平阳秘。因久病入络，痰瘀胶结易阻滞脉络，故还宜佐以祛痰、活血、化瘀通络之品以巩固疗效。

2. 李翔验案

杨某，女，18岁。2005年10月10日无明显诱因出现右眼失明、左眼视力剧降伴眼球转动痛，左侧腰部疼痛，10月20日来本院就诊，由门诊以视神经脊髓炎收入神经内科治疗。入院时T：36℃，P：74次/分，R：20次/分，BP：90/60mmHg。右眼直接、间接对光反射消失，左眼直接对光反射迟钝、间接对光反射尚可。神经系统检查：颅神（－），四肢肌张力正常，双上肢肌力Ⅴ级，下肢肌力Ⅴ级，下肢腱反射活跃，双侧巴彬斯基征（＋），查多克征（＋），T9～L2平面感觉减退。余体格检查未见异常。否认家族遗传性疾病史。

入院后予甲基强的松龙1000mg，银杏达莫20mL静滴；3天后停用甲基强的松龙，改为强的松50mg口服。经治疗症状无明显好转，视力进行性下降，遂请本科会诊。专科检查：右眼视力无光感，左眼视力0.1，右眼压17mmHg，左眼压17.7mmHg，双眼瞳孔正圆，直径3～4mm，右眼直接、间接对光反射消失，左眼直接对光反射迟钝、间接对光反射尚可，双眼底视盘色泽偏淡，黄斑区光反射弥散；辅助检查示：血常规：WBC：12.8×10^9/L；Lymph：1.7×10^9/L；Gran：10.9×10^9/L；PVEP：左眼P100波峰时明显延迟，波幅下降；视野检查：左眼下方及颞侧大部分视野缺损。故转入本科治疗，予地塞米松注射液5mg、硫酸阿托品注射液13mL、盐酸利多卡因注射液0.5mL，球后注射抗炎及扩张血管；银杏达莫20mL静滴，地巴唑10mg口服，复方樟柳碱2mL，双侧颞浅动脉注射以扩张血管、改善微循环；地塞米松20mg，青霉素480万U静滴以抗炎，免疫球蛋白12.5g静滴调节机体免疫功能；恰神保0.5mg、CoVitB2#口服、VitC 2.0静滴营养视神经、视网膜，视明注射液2mL肌注，麝香粉0.03g口服。

辨证：气郁伤肝，玄府闭阻证。

治法：疏肝理气，活血通络开窍。

方药：柴胡疏肝散合桃红四物汤加减。柴胡10g，陈皮10g，白芷20g，枳壳10g，炙甘草6g，川芎10g，香附10g，桃仁10g，红花10g，当归15g，生地黄10g，赤芍10g，地龙10g，黄芪30g，鸡血藤30g，血通10g，石菖蒲4g。地塞米松每3天减5mg，患者视力呈进行性提高。

按语：患者素来情志不舒，气郁伤肝，血瘀脉道不利，玄府闭阻，目失所养，神光不得发越，以至目视不明；经脉不通则痛，故眼球转动痛及腰痛。舌质黯红有瘀点，苔薄白，脉弦为气滞血瘀之征。故予柴胡疏肝散合桃红四物汤加减以疏肝理气、活血通络开窍。方中柴胡、香附、陈皮、枳壳理气舒肝行滞，白芷祛风止痛，川芎行气活血止痛，桃仁、红花、赤芍活血祛瘀，当归补血和血养肝，补气以生血，重用黄芪，以气生血，鸡血藤通络活血，地龙平肝通络，石菖蒲芳香开窍。复方樟柳碱注射液主要成分是氢溴酸樟柳碱，其次还有盐酸普鲁卡因，樟柳碱是茄科植物唐左特山莨菪分离的一种生物碱，有缓解平滑肌痉挛、抑制唾液分泌等抗胆碱作用。

【参考文献】

[1] 陆正齐，胡学强．视神经脊髓炎的免疫、病理和治疗研究进展［J］．中华神经科杂志，2006，39（8）：567－569.

[2] 刘红军．视神经脊髓炎辨证体会［J］．浙江中医杂志，2007，10（42）：594.

[3] 李翔，毛欣，曹水清，等．视神经脊髓炎无光感治验［J］．辽宁中医杂志，2008，10（35）：1595－1596.

[4] Sellner J，Boggild M，Clanet M，et al. EFNS guidelines on diagnosis and management of neuromyelitis optica［J］. Eur J Neurol，2010，17（8）：1019－1132.

[5] 杨扬，吴卫平．中枢神经系统炎性脱髓鞘患者血清 AQP4 抗体与细胞因子的研究［J］．中国神经免疫学与神经病学杂志，2010，17（2）：101－103.

[6] 刘建国，戚晓昆，熊斌，等．多发性硬化与视神经脊髓炎临床对比研究［J］．中华内科杂志，2010，49（2）：111－114.

[7] 牛会丛，张星虎．视神经脊髓炎发病机制及治疗策略研究进展［J］．中国神经免疫学和神经病学杂志，2013，20（3）：208－211.

[8] 程辰，黄德辉，吴卫平．视神经脊髓炎的治疗研究进展［J］．临床医学杂志，2013，6（26）：474－476.

[9] 袁静静，李泽宇，殷旭华．视神经脊髓炎的研究进展［J］．中华神经免疫学和神经病学杂志，2013，20（2）：135－137.

[10] 杨亭亭，刘广志．视神经脊髓炎的免疫学研究进展［J］．中国神经免疫学和神经病学杂志，2013，20（4）：274－276.

[11] 姜红，何洋，杨亭亭．视神经脊髓炎谱系疾病全身表现分析及其机制探讨［J］．中国现代神经疾病杂志，2014，14（9）：795－799.

[12] Derle E，Güneş HN，Konuşkan B，et al. Neuromyelitis optica in children：a review of the literature［J］. Turk J Pediatr，2014，56（6）：573－580.

[13] 厉向，童巧文，柯建明，等．血清水通道蛋白 4 抗体测定对视神经脊髓炎的诊断及预后判断价值［J］．中国病理生理杂志，2014，30（11）：1974－1979.

[14] 冯凯，张星虎，许贤豪．视神经脊髓炎研究发展史［J］．中国现代神经疾病杂志，2014，14（9）：744－748.

[15] Pandit L. Neuromyelitis optica spectrum disorders：An update［J］. Ann Indian Acad Neurol，2015，18（Suppl 1）：S11－S15.

[16] 蒋雨平．视神经脊髓炎的发病机制．中国临床神经科学，2015，23（3）：321－323.

[17] Crout TM，Parks LP，Majithia V. Neuromyelitis Optica（Devic's Syndrome）：an Appraisal. Curr Rheumatol Rep，2016，18（8）：54.

[18] Rosales D，Kister I. Common and Rare Manifestations of Neuromyelitis Optica Spectrum Disorder［J］. Curr Allergy Asthma Rep，2016，16（6）：42.

[19] 中国免疫学会神经免疫学分会．中国视神经脊髓炎谱系疾病诊断与治疗指南［J］．中国神经免疫学和神经病学杂志，2016，23（3）：155－159.

[20] 李晓晖，李艳．曹晓芸．核转录因子 κB 涉及水通道蛋白 -4 抗体阳性血清对星形胶质细胞的毒性作用［J］．中国神经免疫学和神经病学杂志，2017，24（6）：390 -394.

[21] Tan CT，Mao Z，Weinshenker BG，et al. International consensus diagnosticcriteria for neuromyelitis optica spectrum disorders［J］. Neurology，2016，86（5）：491 -492.

[22] 樊永平．视神经脊髓炎谱系病的中医辨识［J］．环球中医药，2018，11（4）：571 -573.

[23] Wingerchuk DM，Lennon VA，Pittock SJ，et al. Revised diagnostic criteria for neuromyelitis optica［J］. Neurology，2006，66（10）：1485.

第三节 原发性中枢神经系统血管炎

【概述】

原发性中枢神经系统血管炎（primary angiitis of the central nervous system，PACNS）是主要局限于脑实质、脊髓和软脑膜的中小血管的罕见重度免疫炎性疾病。PACNS 发病罕见，病因尚未明确，估测发病率约 2.4/100 万人，男女发病比率约为 2∶1，40 ~60 岁表现突出，中位发病年龄是 50 岁，目前尚未发现易感基因。临床表现多样化，通常缓慢起病，少数也可急性起病，病程可有复发缓解，也可进行性加重。前驱症状通常 6 个月或更长，慢性波动性病程是其特征。临床表现与受累血管大小、血管炎病理分型有关，常无特异性症状和体征。头痛、认知障碍及持续性局灶神经功能缺损或脑卒中的相关表现是 PACNS 最常见的临床表现，也是 2/3 以上 PACNS 患者的首发症状。偏瘫多见于较大血管受累，癫痫多见于儿童，部分成人患者可合并淀粉样血管病。

中医历代医籍中无“原发性中枢神经系统血管炎”的论述，但根据其具体症状表现可将其归纳为“首风”“脑风”“头痛”“偏瘫”“癫病、痫病”等范畴。《黄帝内经》将“偏瘫，下肢瘫，感觉缺失”等症状称作“偏枯”“偏风”“身偏不用”“风痱”等，将以关节痛为主要表现的病证称“痹”。《素问·风论》：“新沐中风，则为首风。”“风气循风府而上，则为脑风。”《素问·五脏生成》：“头痛巅疾，下虚上实，过在足少阴、巨阳，甚则入肾。”《丹溪心法·头痛》：“头痛多主于痰，痛甚者火多。有可吐者，可下者。清空膏治诸头痛，除血虚头痛不可治。”《证治准绳·头痛》：“浅而近者名头痛，其痛卒然而至，易于解散速安也。深而远者为头风，其痛作止不常，愈后遇触复发也。皆当验其邪所从来而治之。世俗治头痛，不从风则从寒，安知其有不一之邪乎。”《医林改错·头痛》曰：“头痛有外感，必有发热、恶寒之表证，发散可愈；有积热，必舌干口渴，用承气可愈；有气虚，必似痛不痛，用参芪可愈。”

【西医病因与发病机制】

PACNS 病因及发病机制尚不完全清楚，目前比较认可的是病原微生物感染及患者自身免疫异常。另外，长期吸烟、相关服药史（如烟碱、咖啡因、麻黄碱、避孕药等）也可能与该病的发生有关。

有学者认为水痘-带状疱疹病毒与脑血管炎相关，感染可能是PACNS的促发因素。许多疱疹性眼炎综合征患者，可在三叉神经节、大脑中动脉及其分支等处见到血管炎的发生。电镜下可观察到某些PACNS患者大脑血管壁中存在病毒样微粒，如巨细胞病毒、EpsteinBarr病毒、嗜T淋巴细胞Ⅲ型病毒、人类免疫缺陷病毒，上述病毒均可造成血管炎。电镜下发现患者的单核细胞内存在类病毒颗粒或类支原体结构，提示PACNS可能由各种感染因素导致血管壁的直接损伤引起。

PACNS发病机制与自身免疫有关。有研究发现，PACNS患者血管壁上没有自身抗体及免疫复合物的沉积，提出该病是T淋巴细胞介导的非特异性迟发性过敏反应。也有研究发现，PACNS患者体内自身抗体多呈阴性，少数患者体内抗中性粒细胞胞质抗体可呈弱阳性，推测体液免疫可能参与了PACNS的发病。

【中医病因病机】

PACNS发病属于多因素致病，与心肝脾肾关系密切，多始于肝失调达，疏泄失常，以气机郁滞不畅为先。气郁则湿不化，湿郁则生痰，而致痰气郁结；气郁日久，由气及血而致血郁。久病内伤积损，复因劳逸失度、情志不遂、饮酒饱食或外邪侵袭等触发，引起脏腑阴阳失调，血随气逆，肝阳暴张，内风旋动，夹痰夹火，横窜经脉，蒙蔽神窍。

【诊断标准】

近年来，众多研究倾向于将PACNS视为有多种临床及病理亚型的谱系疾病。目前仍以脑活检为诊断PACNS的金标准，临床诊断仍旧广泛沿用Calabrese和Mallek 1988年的诊断标准。具体如下：

1. 临床标准

患者病史或临床检查提示有神经功能缺损，通过多方面评价后仍不能用其他病变解释。

2. 影像学和组织学标准

由影像和/或病理证实的中枢神经系统血管炎性过程。

3. 排除标准

无任何证据显示有系统性血管炎，或有任何证据显示血管炎为继发性，如梅毒性血管炎。

注：应符合以上所有条件（临床标准、影像学和组织学标准、排除标准），儿童型PACNS要求发病年龄大于1个月、小于18岁。

4. 补充诊断标准

2009年Birnbaum和Hellmann等在此基础上提出了新的补充诊断标准，用以排除RCVS。

确诊的PACNS：活检确诊的PACNS（金标准）。

很可能的PACNS：①缺乏活检资料；②血管造影、MRI、CSF表现符合PACNS表现。

【西医治疗】

1. 治疗方案

激素是治疗 PACNS 的主要手段，约一半以上患者需要应用免疫抑制剂治疗，约 1/5 患者对强化免疫治疗仍反应欠佳。由于 PACNS 是一组异质性疾病，应针对具体类型进行个体化治疗。

对于病情危重者，可先予甲泼尼龙冲击治疗，后改为泼尼松口服逐渐减量并联合环磷酰胺，序贯治疗 3 个月；轻症患者可直接口服激素，并根据疗效决定是否联合使用免疫抑制剂；若免疫抑制治疗无效，应当重新评估可能的致病原因，之后再次制定治疗方案。治疗过程中需复查 MRI、腰穿（脑脊液检查）以监测病情变化，如出现症状加重、病灶增多，除考虑疾病复发还应考虑到机会性感染、药物不良反应及毒性作用的可能。

（1）*一线治疗*　一线治疗药物包括激素、环磷酰胺，适用于急性发病患者。急性期可予甲泼尼龙冲击治疗 1g/d，静脉滴注 3～5 天，或泼尼松 1mg/（kg·d）（最大剂量不超过 80mg/d）口服治疗 1 周，若反应较好，可以泼尼松口服逐渐减量序贯治疗，序贯治疗期限为 2～3 个月。如减量过程中症状加重，可将剂量提高至之前有效的最低剂量，待症状稳定后再次尝试减量。诊疗过程中应注意预防感染、骨质疏松等并发症。

对于病情较重的患者，可加用环磷酰胺 2mg/（kg·d）口服或每个月 1g/m^2 体表面积静脉滴注，用药期间每 2 周检查 1 次全血细胞计数，并注意预防卡氏肺孢子菌肺炎感染。维持 3～6 个月稳定缓解后可换用低毒性免疫抑制剂，如硫唑嘌呤、吗替麦考酚酯，继续 6～12个月的维持治疗。

此外，由于甲氨蝶呤毒性较高，不建议用于治疗 PACNS。在启动治疗 4 个月后应进行疗效评价，如无缓解，应考虑终止一线治疗并改用其他治疗方案。

（2）*二线治疗*　二线治疗药物包括吗替麦考酚酯、硫唑嘌呤等毒性较低的免疫抑制剂。造影阴性、活检阳性、MRI 可见脑膜明显强化的小血管受累型 PACNS 预后较好，可选用该类药物进行治疗。吗替麦考酚酯可用于 PACNS 的初发、再发治疗及维持治疗，也适用于难治性或儿童型 PACNS；可在维持治疗期发挥激素减量效应；与环磷酰胺相比，缓解率较高，不良反应及毒性作用较小，主要为白细胞减少。具体用法：吗替麦考酚酯诱导缓解及维持缓解均为 1～2g/d。硫唑嘌呤也常用于激素减量过程中免疫抑制治疗，用法：2～3mg/（kg·d），一般 9～12 个月可见症状改善。

（3）*三线治疗*　三线治疗药物主要是肿瘤坏死因子－α 拮抗剂或利妥昔单抗等生物制剂。出现以下情况可考虑使用：①一线、二线治疗均无效或不耐受；②神经功能缺损持续不缓解或继续进展并由 MRI 证实；③使用足量激素及免疫抑制剂治疗仍复发 2 次以上；④激素一旦减至 7.5mg/d 即复发。

因缺乏相关证据，故不建议单独使用肿瘤坏死因子－α 拮抗剂或将其作为新发 PACNS 的一线治疗及激素的附加治疗手段。较为常见的肿瘤坏死因子－α 拮抗剂的使用方法：英夫利昔单抗按体质量 5mg/kg 单次使用；伊纳西普 25mg，每周 2 次，之后按体质量 25mg/（kg·w），连用 8 个月。利妥昔单抗用于淋巴细胞性 PACNS 效果较好，使用方法：每次 1g，第一次给药 14 天后给予第二次，共两次；或每周给药 375mg/m^2 体表面积，每 6～9

个月连用2周。也有文献报道直接使用利妥昔单抗作为一线治疗方案。使用生物制剂过程中应注意感染、肿瘤等并发症。

2. 西医治疗困境

目前最佳治疗方案是大剂量类固醇药物和环磷酰胺联用，长期大量应用类固醇会导致医源性肾上腺皮质功能亢进，并可诱发感染；类固醇激素可促进钙质流失，易造成骨质疏松；另外类固醇激素刺激胃酸、胃蛋白酶分泌，减弱对胃壁的保护，少数患者可诱发胰腺炎、脂肪肝。

环磷酰胺可抑制造血功能，导致白细胞减少、化学性膀胱炎、消化系统症状、脱发、男性可致睾丸萎缩及精子缺乏，妇女可致闭经、卵巢纤维化或致畸胎。

【中医治疗】

本病发生与心肝脾肾功能失调关系密切，初起病因主要为情志内伤，治疗当理气开郁、调畅气机、怡情易性。对于实证，首当理气开郁，根据是否兼夹其他病理因素采取活血、降火、祛痰、化湿等治疗方法。对于虚证，应视脏腑及气血阴精亏虚的不同情况而补之，虚实夹杂者应虚实兼顾。如出现偏瘫、感觉障碍、癫痫及视野缺失等风痰阻络症状者，应以平肝息风、化痰通络为主，视脏腑阴阳亏损状况，扶正与祛邪并用。

1. 肝气郁结证

主症：精神抑郁，情绪不宁，胸部满闷，胁肋胀痛，痛无定处，胸闷嗳气，不思饮食，大便不调，苔薄腻，脉弦。本证多见于以性格改变、情绪淡漠为主要表现者。

治法：疏肝解郁，理气畅中。

方药：柴胡疏肝散加减，药用柴胡、香附、枳壳、陈皮、郁金、青皮、苏梗、合欢皮、川芎、白芍、炙甘草。

2. 风痰瘀阻证

主症：口眼㖞斜，舌强语謇或失语，半身不遂，肢体麻木，苔滑腻，舌紫暗，脉弦滑。本证多见于以言语困难、偏瘫、下肢瘫、感觉缺失为主要表现者。

治法：搜风化痰，化瘀通络。

方药：解语丹加减，药用天麻、胆南星、天竺黄、姜半夏、陈皮、地龙、僵蚕、全蝎、远志、菖蒲、豨莶草、桑枝、鸡血藤、丹参、红花。

3. 肝肾两虚证

主症：关节屈伸不利，肌肉瘦削，乏力，或腰膝酸软，或虚热心烦，舌淡红，舌苔薄白或少津，脉沉细弱或细数。本证多见于以发热、关节痛为主要表现者。

治法：培补肝肾，舒筋止痛。

方药：补血荣筋丸加减，药用熟地黄、肉苁蓉、五味子、鹿茸、菟丝子、牛膝、杜仲、桑寄生、天麻、木瓜。

4. 心脾两虚证

主症：癫痫发作，神疲乏力，心悸气短，失眠多梦，面色苍白，体瘦纳呆，大便溏薄，舌质淡，苔白腻，脉沉细而弱。本证多见于以癫痫发作、乏力、体重减轻为主要表现者。

治法：补益气血，健脾宁心。

方药：六君子汤合归脾汤加减，药用人参、茯苓、白术、炙甘草、陈皮、姜半夏、当归、丹参、熟地黄、酸枣仁、远志、五味子。

【生活饮食调摄】

1. 精神调理：由于本病的病程长、痛苦大，患者容易失去治疗的信心，要树立信心，心情舒畅，生活规律，积极配合治疗。

2. 饮食调理：忌海鲜、腌菜、菌菇等食品，以新鲜蔬菜、水果，适量的蛋肉，低脂肪、低热量为宜。禁抽烟、喝酒。

3. 生活方式：注意患肢保温，避免劳累损伤。

【科研思路与方法】

1. 理论研究方面

PACNS 尽管有较完整的诊断标准，但总体看来，目前原发性中枢神经系统血管炎临床症状体征、实验室检查结果、影像学表现、脑组织活检均无特异性或不具有通用性，诊断困难，检出率低。李建章提出可供参考的诊断策略，且针对西医治疗困境提出了国内多用激素（冲击后改口服）并加用脑循环剂及脑代谢剂治疗，辅以中药及康复等治疗策略，丰富了对 PACNS 的理论研究。

2. 临床研究方面

PACNS 治疗临床常用类固醇激素等免疫抑制剂，大剂量或长期应用毒副作用较大。庞长绪等分析并评价 11 例采用免疫抑制剂及糖皮质激素进行治疗的原发性中枢神经系统血管炎患者的组织病理学检查、脑血管造影、MRI 影像学检查及各项生化指标，发现在 1 年的随访期内，有 1 例血管炎患者停用激素后无复发，此外仅有 1 例复发。这一治疗方案有效降低激素毒副作用，为临床治疗提供了新的思路。

3. 实验研究方面

现阶段国内外相关研究较少，可结合临床研究成果，开展中医药增效减毒作用机制研究；可应用网络药理学方法，在 PACNS 相关发病机制的基础上筛选针对较强的有效中药单体、复方，并在此基础上进一步开展药效、药理、毒理等研究，以开发出有效的中药制剂。

【参考文献】

[1] 张再强．原发性中枢神经系统血管炎的诊断策略［J］．中国卒中杂志，2008，3（6）：402－406.

[2] 郑奎宏，马林，史丽静，等．肿块样原发性中枢神经系统血管炎的磁共振表现［J］．中国临床医学影像杂志，2010，21（10）：761－764.

[3] 赵贺玲，曹秉振．原发性中枢神经系统血管炎［J］．中国神经免疫学和神经病

学杂志，2010，17（1）：74－75.
[4] 王晓玲，曹秉振．原发性中枢神经系统血管炎的临床及病理学特点（附1例报告）[J]．临床神经病学杂志，2010，23（6）：464－465.
[5] Hajj－Ali RA. Primary angiitis of the central nervous system：differential diagnosis and treatment [J]. Best Pract Res Clin Rheumatol，2010，24（3）：413－426.
[6] 姚生，段枫，戚晓昆，等．原发性中枢神经系统血管炎的临床、影像及病理特点研究 [J]．中国神经免疫学和神经病学杂志，2011，18（6）：411－414.
[7] Takafumi T，Norimoto N，Shigenori T，et al. Primary angiitis of the central nervous system mimicking tumor－like lesion [J]. Neurol Med Chirt，2011，51（1）：56－59.
[8] 张伟赫，焦劲松，矫毓娟．表现为复发性视神经炎的肿块样原发性中枢神经系统血管炎一例报道并文献复习 [J]．中国神经免疫学和神经病学杂志，2012，19（2）：86－89.
[9] 庞长绪，李永明，张平．原发性中枢神经系统血管炎11例临床疗效分析 [J]．中国现代药物应用，2012，6（14）：99－100.
[10] Hajj－Ali RA，Calabrese LH. Primary angiitis of the central nervous system [J]. Autoimmun Rev，2013，12（4）：463－466.
[11] 王广新，王玉林．原发性中枢神经系统血管炎的研究进展 [J]．中国医学创新，2013，9（13）：154－155.
[12] 牛磊，朱蒙蒙，王明皓，等．原发性中枢神经系统血管炎的MRI诊断 [J]．实用放射学杂志，2013，29（1）：8－14.
[13] 潘峥，李正富，王健，等．以多饮多尿起病的原发性中枢神经系统血管炎1例 [J]．中华临床免疫和变态反应杂志，2013，7（4）：377－379.
[14] Lucke M，Hajj－Ali RA. Advances in primary angiitis of the central nervous system [J]. Curr Cardiol Rep，2014，16（10）：533.
[15] Powers WJ. Primary angiitis of the central nervous system：diagnostic criteria [J]. Neurol Clin，2015，33（2）：515－526.
[16] Rodriguez－Pla A，Monach PA. Primary angiitis of the central nervous system in adults and children [J]. Rheum Dis Clin North Am，2015，41（1）：47－62.
[17] Bhattacharyya S，Berkowitz AL. Primary angiitis of the central nervous system：avoiding misdiagnosis and missed diagnosis of a rare disease [J]. Pract Neurol，2016，16（3）：195－200.
[18] 李建章．原发性中枢神经系统血管炎及诊断商讨 [J]．中国实用神经疾病杂志，2017，20（7）：1－3.
[19] Néel A，Pagnoux C. Primary angiitis of the central nervous system [J]. Clin Exp Rheumatol，2009，27（1 Suppl 52）：S95－S107.
[20] Birnbaum J，Hellmann DB. Primary angiitis of the central nervous system [J]. Arch Neurol，2009，66（6）：704－709.

第四节　僵人综合征

【概述】

僵人综合征（stiff－person syndrome，SPS）是一种以不受意识控制的进行性、波动性的中轴和近端肢体肌肉强直与痉挛僵硬为特点的中枢神经系统疾病。常在应激状态如精神紧张、随意运动以及声觉、痛觉等体感刺激时出现症状或症状加重。

本病较少见，发病年龄国外报道为13～73岁，＞18岁的青壮年占86.7%；国内一般为4～60岁，最大73岁，最小者出生1个月，平均年龄34.8岁，男女比例为2.4∶1，尤以青壮年发病者居多，约占83.3%。本病农村多，城市少，易造成误诊漏诊。本病冬秋季好发，病程多为慢性波动性进展，约半数病例病程超过4年，最长可至20年，但亦有个别病例呈急性或亚急性进展。

本病属中医学“痉证”“瘛疭”范畴。辨证以虚为本，实为标，阴血亏虚、筋燥失养为本虚，六气、痰、瘀诸邪袭扰为标实。治则以养血柔筋为主，祛邪化痰为辅。如《至真要大论》曰：“厥阴在泉，客胜则大关节不利，内为痉强拘瘛，外为不便；主胜则筋骨繇并，腰腹时痛。”《灵枢·经筋篇》曰：“足太阳之筋……脊反折，项筋急，肩不举，腋支缺盘中纽痛，不可左右摇。”《金匮要略》曰：“太阳病，发热无汗，反恶寒者，名曰刚痉。太阳病，发热汗出，而不恶寒，名曰柔痉。太阳病，发热，脉沉而细者，名曰痉，为难治。太阳病，发汗太多，因致痉。夫风病，下之则痉，复发汗，必拘急。”

【西医病因与发病机制】

僵人综合征是一组罕见的神经系统综合征，病因及发病机制不清，普遍认为与自身免疫、免疫遗传有关。

1. 抗谷氨酸脱羧酶抗体

有研究表明，在患者血清和脑脊液中发现抗谷氨酸脱羧酶抗体（anti－glutamic acid decarboxylase antibody，GADA），主要为单克隆IgG1型，故认为SPS是自身免疫性疾病。目前GADA已在60%～70% SPS患者中得到证实，且滴度高，可能直接拮抗GAD有效构象合成。GAD是γ－氨基丁酸（γ－aminobutyric acid，GABA）合成的限速酶，当GAD作为蛋白质抗原与GADA结合，可引起GABA合成减少或功能障碍，其对脊髓运动神经元的抑制作用减轻，脊髓α运动神经元持续过度兴奋，出现持续性僵硬和阵发性肌痉挛。安定治疗有效可能就是对中枢神经性儿茶酚胺能神经元的抑制或γ－氨基丁酸能神经元的激活。

2. 免疫遗传性

SPS发生具有一定的家族聚集现象，但不能肯定是一种遗传性疾病，因此SPS发病可能是多因素的，是多种疾病过程中伴发的一种临床综合征。目前认为，多数SPS患者GADA水平升高且直接攻击、破坏γ－氨基丁酸能神经细胞，使抑制性神经递质GADA合成、分泌减少，而使中间神经元出现兴奋性反射活动。肌肉僵硬是兴奋性运动神经元生理反射活动增强所致；突发性肌强直痉挛是兴奋性运动神经元过度反应的结果。但少数SPS患者脑脊液和血清中并无GADA，且GAD也与其他疾病相关。

【中医病因病机】

1. 外因：外邪侵袭

《素问·至真要大论》云："诸痉项强，皆属于湿。""诸暴强直，皆属于风。"《伤寒论》又复论"刚痉""柔痉"。于是后世医家如孙思邈、朱肱、成无己等均从风寒湿等外因阐发致痉之由，至吴鞠通提出"六气皆能致痉"。

2. 内因：肝肾阴虚

《三因极－病证方论》首先阐发内伤致痉的机理，谓："原其所由，多由亡血筋无所营，故邪得以袭之"。《景岳全书·痉证》则明确提出"血液枯燥，所以筋挛""筋急者当责其无血""凡属阴虚血少之辈，不能养营筋脉，以致搐挛僵仆者，皆是此证"，认为证属筋脉之病，总由肝肾阴虚，精血亏损不能滋养经筋所致，并说明病机"盖谓肝邪之见，本由肝血之虚，肝血虚则燥气乘之，而木从金化风必随之"。柯琴《伤寒来苏集》亦云："痉以状命名，因血虚而筋急。"

临床辨证治疗亦已验证上述病机，所以临床治疗多以虚为本，实为标，阴血亏虚、筋燥失养为本虚，六气、痰、瘀诸邪袭扰为标实。治疗以养血柔筋正源为主，祛邪清流为辅，源正流清则病得解。

【诊断标准】

1989年Lorish诊断标准：

1. 前驱期一过性的躯干僵直、痛性痉挛症状。
2. 逐渐扩展至肢体近端肌肉，出现行动不便及保持平衡困难。
3. 脊柱因椎旁和腰部肌肉僵直成固定形态（多为脊柱前凸）。
4. 突然的移动、噪音和情绪波动引起痉挛。
5. 运动和感觉检查无异常发现。
6. 智力正常。
7. 肌电图检查见持续运动单位电位，静脉注射安定后立刻消失。
8. 在血清和脑脊液中检出高浓度抗GAD抗体或抗amphiphysin抗体。

【西医治疗】

1. 治疗方案

（1）苯二氮草类是目前治疗本病的首选药物。自Howard首先用安定治疗获得满意效果后，安定已被广泛使用。安定可通过提高GABA引起脊髓内突触前抑制来实现其肌松作用，但剂量因人而异，15～200mg/d不等（逐渐增加），好转后每日递减20mg至停药。

（2）目前SPS倾向于是自身免疫性疾病，国外有报道用利妥昔单抗、皮质激素、静脉用免疫球蛋白或血浆置换疗法治疗本病有效。

（3）有报道予SPS患者鞘内注射巴氯芬后可减轻僵直和痉挛症状。巴氯芬为GA衍生物，能抑制脊髓单突触和多突触神经元间传递，对高位中枢神经亦有抑制作用，有显著肌松作用。

2. 西医治疗困境

僵人综合征的发病机理多从遗传、神经生理和免疫方面考虑。西医多采用苯二氮䓬类，有抗焦虑、镇静催眠作用，大剂量长期应用易引起依赖性。可见嗜睡、便秘等不良反应，大剂量时可发生共济失调（走路不稳）、皮疹、乏力、头痛、粒细胞减少及尿闭等症状，偶见中毒性肝炎及粒细胞减少症，肝肾功能减退者宜慎用。长期大量服用可产生耐受性和成瘾，男性患者可导致阳痿；久服骤停可引起惊厥；老年人用药后易引起精神失常，甚至昏厥。

【中医治疗】

结合SPS的临床表现，当属中医学“痉证”“瘛疭”范畴。结合临床表现，多从营卫不和，阴血不足，肝肾亏虚来考虑，但长期服用西药，可产生一些肝郁气滞，三焦湿热郁阻，少阳枢机不利的证候。

1. 阴血不足，筋脉失养证

主症：筋脉失濡，腿脚挛急，心烦，微恶寒，脘腹疼痛，发作时全身疼痛加重，呼吸困难，胸腹部板紧感，卧位不能翻身，舌红少苔，脉弦细。

治法：养阴柔筋，缓急通络。

方药：芍药甘草汤加味，药用芍药、甘草、炒葛根、瓜蒌皮、桂枝、枳实、当归、枸杞子、熟地黄。

2. 营卫不和，筋脉失养证

主症：项强直，有汗恶风，转侧不利，腹肌紧张，四肢张力高，反射活跃，双足拘挛，舌红苔薄白，脉弦细或沉迟。

治法：调和营卫，养阴舒筋。

方药：桂枝加葛根汤加味或栝楼桂枝汤加味，药用桂枝、炒白芍、葛根、炙甘草、大枣、栝楼、当归。

3. 少阳枢机不利，三焦湿热郁阻证

主症：颈项不适，身体僵硬，阵发性震颤，心烦不寐，胸闷难耐，情志抑郁，四肢冰凉，舌质红、苔黄，脉弦滑而数。

治法：和解少阳，清利湿热。

方药：柴胡加龙骨牡蛎汤合温胆汤加减，药用柴胡、黄芩、制半夏、生姜、大枣、太子参、生甘草、煅龙骨、煅牡蛎、枳实、竹茹、陈皮、茯苓、焦山栀子。

【生活饮食调摄】

1. 饮食宜忌：少吃烟熏食物，不吃霉变食品，多食新鲜、绿色蔬菜，多吃含钙较高的食品。

2. 防止暴晒，尽量远离公共场所，减少感染。

3. 适当的锻炼：适度运动，以身体状况为度。

【科研思路与方法】

1. 理论研究方面

姬水英等结合现代药理学研究成果，提出桂枝汤对汗腺分泌及体温有双向调节作用，并具有明显的镇痛、镇静及抗病原微生物、抗炎作用；对免疫功能呈现双向调节作用。结合具体症状，提出僵人综合征发病多因体虚汗出、津液耗伤、筋脉失养所致，治疗宜和营解肌，舒缓项强，通经活络，活血化瘀。本研究实现理论创新，不仅扩大桂枝汤的应用范围，也丰富了僵人综合征的中医治疗。

2. 临床研究方面

SPS 治疗临床常用苯二氮䓬类，大剂量或长期应用毒副作用较大。郭秀海等回顾性分析了 6 例僵人综合征及僵人叠加综合征患者的临床特点，以及 4 例 IVIg 治疗前后自身对照。结果发现：SPS 作为一种自身免疫性疾病，可在发现恶性肿瘤（如卵巢癌）数年前发病，此现象应引起高度重视，此外 IVIg 治疗 SPS 近期疗效确实，虽然样本量较小，但也为临床诊断 SPS 和治疗提供了参考。

3. 实验研究方面

近年的研究主要集中于自身免疫反应方面：谷氨酸脱羧酶（GAD）是谷氨酸转化为抑制性神经递质 γ－氨基丁酸的限速酶，有 GAD65 和 GAD67 两种亚型。有研究显示，$CD4^+$T 淋巴细胞对 GAD65 有波动但持久的反应，且从 SPS 患者体内分离的大多数 T 淋巴细胞克隆产生高水平的 IL－13、IL－5 和 IL－4，提示 SPS 发病或与 T 淋巴细胞相关，但缺乏成熟的模型，内在机制的研究进展受阻。

【名医验案】

1. 史凤磊验案

患者，女，56 岁。因“右乳癌 8 年，全身疼痛、双下肢活动不利 2 月”于 2009 年 7 月入院。患者胸背、肩、双髋、膝关节等多处疼痛，双下肢麻木、活动不利，痛触觉减退，不能自主排尿，全身骨扫描示胸腰椎、肋骨、股骨干等多发骨转移瘤，腹部 CT 示多发肝转移瘤。因患者为肿瘤晚期，予姑息对症支持治疗，美司康定止痛，香菇多糖、复方苦参注射液调节免疫、抗肿瘤。半月后患者开始突然反复发作四肢强直僵硬并胸腹部板紧感，多于静脉针刺、情绪波动、噪声刺激及疼痛加重时发作，睡眠时无发作，舌红少苔，脉弦细。发作时全身疼痛加重，呼吸困难，胸腹部板紧感，卧位不能翻身，腰椎前凸，四肢屈曲僵硬不能拉伸，腹肌张力增高，每次发作持续 30 分钟以上，病理征阴性，皮肌反射阳性，予安定 10mg 肌注后可缓解，缓解后全身疲乏无力，大汗淋漓。风湿免疫系列抗体、甲状腺功能、血糖、颅脑 MRI、脑电图等均无异常，肌电图示四肢放松状态下大量持续性运动单位电位发放，应用安定后肌电图异常消失。符合 Lorish 的诊断标准，诊断为

SPS。予安定5mg，每日3次口服后明显缓解，但仍偶有间断发作。因美司康定、安定同时服用且剂量较大，患者神志常恍惚，且担心呼吸抑制，遂加用中药治疗，安定减量为2.5mg，每日3次口服。

治法：养阴柔筋，缓急通络。

方药：芍药甘草汤加味。赤芍、白芍各30g，甘草20g，木瓜15g，伸筋草30g，鸡血藤30g。水煎服，日1剂，分早晚2次服用。用药半月后上述症状未再发作。

按语：本病辨证当以虚为本，实为标，阴血亏虚、筋燥失养为本虚，六气、痰、瘀诸邪袭扰为标实。治疗以养血柔筋正源为主，祛邪清流为辅，源正流清则病得解。芍药甘草汤为主方，据诸标实邪气加味合药，方中芍药，血药也；甘草，气药也，二药酸敛甘补，如叶天士云“酸能敛阴生津，甘药可令津回，酸甘可化阴生液”，自然化阴生血，填补津液，濡养筋脉。故二药相伍可奏酸甘化阴，补虚和营，养血柔筋，缓急止痛之功。

2. 黄道富验案

王某，女，52岁。平素易汗出，1985年10月感下肢抽搐疼痛，渐至颈项强，下肢僵直瘛纵，不能下地，伴发作性呼吸困难，甚则窒息。经某医院诊断为“僵人综合征”。诊时头项强直，转侧不利，全身瘦弱，面色苍白，言语欠清，神情淡漠。双眼内收外展受限，双胸锁乳突肌、腹肌紧张，四肢张力高，反射活跃，双脚趾向足心拘挛；全身湿润有汗；舌红、苔薄白，脉弦细。

证型：荣卫不和，汗出伤津，筋脉失养。

治法：调和营卫，息风止痉。

方药：桂枝加葛根汤。葛根30g，桂枝、生姜各10g，白芍12g，甘草5g，大枣5枚。连服30剂，汗止，周身有柔和感，加全蝎3g，研末冲服。又服30剂，全身拘急缓解，肌肉松弛柔和，语言清晰，虽尚有脚趾拘紧，已能下地行走。

按语：素体亏虚，腠理疏松，汗出潦潦，久则伤律，无以濡养筋脉，而见头项强直，手足挛急，反复不愈。用桂枝汤调和营卫以止汗，重用葛根以升津液，舒筋脉，再加全蝎以息风止痉。方证相对，故获良效。

【参考文献】

[1] 黄道富，肖美珍．僵人综合征治验［J］．河北中医，1991，13（5）：18.

[2] 林晨．僵人综合征．中国医师进修杂志［J］，2006，29（3）：69－71.

[3] 郭秀海，王玉平，贾建平，等．僵人综合征及僵人叠加综合征六例的临床特点及丙种球蛋白疗效观察［J］．中华神经科杂志，2006，39（4）：246－249.

[4] Raju R，Hampe CS. Immunobiology of stiff－person syndrome［J］. Int Rev Immunol，2008，27：79－92.

[5] Dalakas MC. Stiff person syndrome：advances in pathogenesis and therapeutic interventions［J］. Curr Treat Options Neurol，2009，11（1）：35－40.

[6] Alexopoulos H，Dalakas MC. A critical update on the immunopathogenesis of Stiff Person Syndrome［J］. European Journal of Clinical Investigation，2010，40（11）：1018－1025.

[7] 史凤磊，周震．僵人综合征证治浅析［J］．中国中医急症，2010，10（10）：1816－1817.

[8] 刘仕昌，杨卓．谷氨酸脱羧酶自身抗体介导的抑制电位作用引起海马神经网络自发性活动增加［J］．天津医药，2010，38（1）：51.

[9] Hänninen A，Soilu－Hänninen M，Hampe CS，et al. Characterization of CD4+ T cells specific for glutamic acid decarboxylase（GAD65）and proinsulin in a patient with stiff－person syndrome but without type 1 diabetes［J］. Diabetes Metab Res Rev，2010，26（4）：271－279.

[10] Mc Keon A，Robinson MT，Mc Evoy KM. Stiff－man syndrome and variants：clinical course，treatments，and outcomes［J］. Archives of Neurology，2012，69（2）：230－238.

[11] 姬水英，牛菲，马娟娟．桂枝汤临床新应用探索［J］，长春中医药大学报，2012，28（5）：820－821.

[12] Rakocevic G，Floeter MK. Autoimmune stiff person syndrome and related myelopathies：Understanding of electrophysiological and immunological processes［J］. Muscle& Nerve，2012，45（5）：623－634.

[13] 苏东风，李晓秋，王耀山．僵人综合征［J］．中华实用诊断与治疗杂志，2012，26（4）：318－320.

[14] 孙青，卢强，崔丽英，等．僵人综合征及变异型患者的临床与神经电生理特点［J］．中华神经科杂志，2013，46（5）：295－299.

[15] Alexopoulos H，Dalakas MC. Immunology of stiff person syndrome and other GAD－associated neurological disorders［J］. Expert Rev Clin Immunol，2013，9（11）：1043－1053.

[16] Tomioka R，Tanaka K. Stiff－person syndrome and related autoantibodies［J］. Brain Nerve，2013，65（4）：395－400.

[17] Chrissa S，Andreas F，Athanassios K. Paraneoplastic immune－mediated neurological effects of systemic cancers，expert review of clinical［J］. Immunology，2014，10（5）：621－630.

[18] Bhatti AB，Gazali ZA. Recent Advances and Review on Treatment of Stiff Person Syndrome in Adults and Pediatric Patients［J］. Cureus，2015，7（12）：e427.

[19] Baizabal－Carvallo JF，Jankovic J. Stiff－person syndrome：insights into a complex autoimmune disorder［J］. J Neurol Neurosurg Psychiatry，2015，86（8）：840－848.

[20] Sarva H，Deik A，Ullah A，et al. Clinical Spectrum of Stiff Person Syndrome：A Review of Recent Reports［J］. Tremor Other Hyperkinet Mov（NY），2016，6：340－363.

第五节　获得性神经性肌强直

【概述】

获得性神经性肌强直（acquired neuromyotonia，ANM），又称 Isaacs 综合征，是一种由周围神经兴奋性增高引起的自发性、连续性肌肉异常活动，以肌肉颤搐、痉挛、僵硬和放松迟缓为主要临床表现的综合征。本病多见于青少年，男女均可患病，部分患者有家族遗传史。起病缓慢，进行性加重，其特征为肉眼可见肩部、大腿、小腿肌肉不自主连续颤动。轻者睡眠后可减轻或消失，重者睡眠中仍可出现。

根据本病的临床表现，多属于中医学的“痉证”范畴。痉证系筋脉之病变，病因有外感、内伤的不同，如感受风、寒、热之邪，或气血亏虚，阴液不足，均可导致痉证的发生。

【西医病因与发病机制】

根据神经性肌强直发病原因，将其分为 3 大类：获得性、特发性、遗传性。临床上多见获得性且以免疫相关性居多，少数为遗传性及特发性神经性肌强直。本病病因和发病机制尚不明确，多从自身免疫、肿瘤、放射性损伤等因素方面探讨。

1. 免疫相关 ANM

目前认为，ANM 是一种由电压门控钾离子通道抗体介导的自身免疫性疾病。ANM 患者血清中存在一种或多种抗钾离子通道抗体，这些抗体可通过减少细胞膜上钾离子通道密度来发挥作用。将 ANM 患者血清或提纯的 IgG 注入小鼠体内，可显著增强小鼠膈肌神经肌接头对筒箭毒的抵抗力，而临床上通过血浆置换可显著减轻 ANM 患者的临床症状，以上均提示抗原、抗体介导的免疫反应在 ANM 的发病中起重要作用。免疫相关性神经性肌强直（NMT）可同时合并有多种自身免疫性疾病，如 SLE、脱髓鞘疾病、甲状旁腺功能减退、慢性乙型肝炎、吉兰－巴雷综合征、桥本病、重症肌无力等疾病均可与 ANM 合并出现，推测可能与免疫反应激活共同的致病通路相关。

2. 肿瘤与 ANM

多项研究证实 ANM 与肿瘤密切相关，临床报道有不同类型肿瘤导致 ANM 的发生。其中以胸腺瘤最为多见，其发病率达 16%；肺癌的发病率为 7%，且多为小细胞肺癌或腺癌；少见的有膀胱癌、肾癌等。大多数专家更倾向于 ANM 是一种副肿瘤综合征，可能是肿瘤分泌的某些细胞因子导致了周围神经的兴奋性增高。

3. 放射性损伤与 ANM

肿瘤放射治疗后经常会引起放疗局部区域内一些神经或组织的损伤。ANM 就是其中的一种，放疗后局限性 ANM 主要累及眼肌、咀嚼肌、胸锁乳突肌等肌肉。放疗后眼肌型 ANM，钾离子通道抗体检测为阴性，推测其机制可能为假突触传递，即非收缩性运动神经元发出的冲动可以激活临近的神经元，从而向中枢和外周扩散。

4. 非免疫相关的获得性 ANM

电击伤、侧索硬化、蛇咬伤、某些药物如奥沙利铂、血管压迫等非免疫因素也参与 ANM 的发生，其机制尚需进一步研究。

【中医病因病机】

中医学认为，ANM 是多种病因综合作用引起的疾病，先天禀赋不足及五劳七伤所致肝肾不足是本病发生的内在基础；肝肾不足，加之外邪侵袭，导致肌肉颤搐、痉挛的症状；另外，胆郁痰扰，三焦湿热，痰湿阻络也可导致本病的发生。

【诊断标准】

本病无明确诊断标准，以临床症状及实验室检查为主。

1. 临床表现

本病起病缓慢，进行性加重，其特征为肉眼可见肩部、大腿、小腿肌肉不自主连续颤动。有时颤动较缓慢，几呈波浪式，称为“颤搐”。上述肌肉连续颤动，可持续数分钟至数小时，并偶可累及口、咽、面部及呼吸肌；轻者睡眠后可减轻或消失，重者睡眠中仍可出现。另外，运动患肢或重复运动后，肌肉转僵硬，有时出现肌肉痉挛性疼痛。一般持续数分钟至数小时方能松弛，酷似肌强直，但肌肉扣诊不出现肌丘，称假性肌强直。病程发展数年后，因腕及手部肌肉持续收缩而呈爪状，足部肌肉痉挛以致行走足趾先着地而表现姿势异常。此外，有多汗及大汗。

2. 检查

包括血清肌酶检查、血清电解质检查、其他辅助检查。

（1）肌电图显示束颤电位、双重波、三重波或多重波。

（2）多数患者肌肉及腓肠神经活检显示正常，部分患者肌活检可见肌纤维大小不均，出现角纤维及肌纤维肥大，小群肌纤维萎缩，肌核增多，ATP 酶染色显示Ⅰ型肌纤维同型肌群化及Ⅱ型肌纤维萎缩；腓肠神经活检显示继发性髓鞘脱失及轴突变性，肌肉病理呈神经源性损害。

3. 诊断

根据病史及临床表现主要为不自主肌肉颤动，活动后肌肉变僵硬及疼痛并常出大汗即应考虑本病。肌电图检查显示持续性电活动即可诊断。肌肉及腓肠神经活检有助鉴别诊断及了解病因。少数患者可伴发内脏癌肿，故应对患者仔细全面检查。

【西医治疗】

1. 治疗方案

（1）*对症治疗*　抗痉挛药：苯妥英钠、卡马西平、拉莫三嗪、丙戊酸钠及乙酰唑胺等可快速改善周围神经高度兴奋性。苯妥英钠 200～300mg/d，分次口服或 200mg 每 2 小时口服 1 次，连续 5 次，之后改为 100mg，每天 1 次口服，可根据疗效和不良反应适当调整药量。卡马西平 100mg/d。如果患者出现皮疹、口腔溃疡等不良反应可改用巴喷丁 300mg/

d，2 周后加量至 900mg/d。合并肿瘤的 ANM 患者在治疗原发病的同时加用上述抗痉挛药可减轻和改善肌强直症状。对难治病例可以联合应用抗痉挛药。

（2）*免疫调节治疗* 根据近年研究认为 ANM 是一种抗钾离子通道抗体介导的自身免疫性离子通道病，免疫调节治疗可望缩短病程。血浆置换常可改善临床症状 2～6 周，同时可降低肌电图的高兴奋性和减低抗电压门控钾通道抗体滴度，在病区反复此治疗仍有效。国外有大剂量甲强龙冲击治疗改善 ANM 临床症状的文献报道。目前尚无长期口服免疫抑制剂的研究报道，但泼尼松合并或不合并硫唑嘌呤或甲氨蝶呤，在部分选择性病例中有效。虽然有静脉注射免疫球蛋白治疗有效的单病例报道，但治疗不佳并可使肌痉挛症状加重。

2. 西医治疗困境

本病西医治疗无特效药，服用西药维持治疗时间长，停药后易反复；中医药对本病的治疗有一定作用。

【中医治疗】

根据本病的临床表现，多属于中医学的“痉证”范畴。痉证系筋脉之病变，病因有外感、内伤的不同，如感受风、寒、热之邪，或气血亏虚，阴液不足，均可导致痉证的发生。亦有情志不遂，湿热郁阻，脾胃虚弱，痰湿内阻者。

1. 营卫不和证

主症：若见项背强直，恶寒发热，头痛，舌苔薄白，属风邪侵袭。若伴见无汗，脉浮紧，系寒客肌表，经输不利。

治法：调和营卫，发汗舒筋。

方药：葛根汤加减，药用葛根、升麻、秦艽、荆芥、赤芍、紫苏、桂枝、生姜、大枣。

2. 热生动风证

主症：若见高热，口噤齿，项背强急，四肢抽搐，舌绛、苔薄黄，脉弦数，属热盛动风。

治法：凉肝息风。

方药：羚角钩藤汤加减，药用羚羊角、钩藤、桑叶、菊花、茯神、生地黄、浙贝母、炒白芍、竹茹。

3. 阳明热结证

主症：若见高热，谵语，腹满，大便干结，项强足挛，口渴饮冷，甚则四肢抽搐，舌质红、苔黄糙，脉滑数，属阳明热结。

治法：泄热通腑。

方药：大承气汤加减，药用大黄、芒硝、枳实、厚朴、生石膏、生甘草。

4. 痰阻动风证

主症：若见头痛，胸闷，呕恶黏痰，项背强直，四肢抽搐，舌苔腻，脉滑或弦滑，属痰阻风动。

治法：化痰息风。

方药：轻者予小陷胸汤合茯苓饮加减，重者予柴胡加龙骨牡蛎汤合温胆汤加减，药用半夏、黄连、栝楼、白茯苓、防风、人参、白术、枳壳、生姜、甘草、陈皮、竹茹、龙骨、牡蛎。

5. 气血两虚证

主症：平素气血两虚，或大汗、大下、大失血之后，项背强直，四肢抽搐，舌质淡、苔薄，脉弦细。

治法：阴阳双补。

方药：轻者可予桂枝加附子汤，重者先予四逆汤、后予芍药甘草汤，后期可予十全大补汤、八珍汤等调补善后。药用桂枝、芍药、甘草、生姜、大枣、附子、人参、川芎、地黄、茯苓、白术、当归。

【科研思路与方法】

1. 理论研究方面

现阶段对ANM的认识还很局限，安坤等系统总结回顾文献，对肌强直的病因、发病机制、临床表现、实验室检查及治疗等研究进展进行综述，详细阐述了ANM还可分为免疫相关性肌强直、肿瘤相关性肌强直和放射损伤性肌强直，且对临床主要症状进行回顾分析：肌肉症状是最常见的症状，此外还应关注出汗及较少见的麻木等，有助于临床诊断和分型。

2. 临床研究方面

黄赛娥等通过分析45例神经性肌强直患者的临床特点及肌电图表现，发现主要临床表现为自发性连续性肌肉颤搐，睡眠时不消失伴多汗，少数伴发重症肌无力、胸腺瘤；肌电图表现为持续的自发运动电位发放，且免疫治疗有效，为临床诊断和治疗提供了重要参考。

3. 实验研究方面

可结合临床研究成果，开展中医药增效减毒副作用机制研究；可应用网络药理学方法，在获得性神经性肌强直相关发病机制的基础上，筛选针对较强的有效中药单体、复方，并在此基础上进一步开展药效、药理、毒理等研究，以开发出有效的中药制剂。

【名医验案】

刘元臣验案

患者，男，37岁。因肌肉跳动，口干，手足心热4个月加重1周，于2003年10月16日来诊。患者述暑天工作后大汗淋漓，出现肌肉跳动，口干，手足心热，头痛，到外院等做过多项检查，未见异常。后在外院做肌电图见双下肢多块肌肉呈混合相，有少许束颤电位。

刻诊：患者感下肢麻木，有时疼痛无力，肌肉跳动从下肢逐渐发展到上肢，手足心热。形体偏瘦，神志清，肌肉瘦削，手足心热，乏力，心慌，口干，舌质干红、无苔，脉弦略芤，今患者暑天作业，大汗淋漓，阴液亏虚，日久风动。

西医诊断：Isaacs 综合征。

中医诊断：颤振。

证型：阴虚风动证。

治法：滋阴潜阳，息风止痉。

方药：地黄饮子加减。黄芪 20g，淫羊藿 15g，生地黄、熟地黄各 15g，山茱萸 15g，黄柏 10g，地骨皮 10g，青蒿 15g，丹皮 12g，赤芍、白芍各 15g，麦冬 25g，石斛 10g，沙参 15g，鳖甲 10g，知母 10g，旱莲 10g，女贞子 10g，天花粉 10g，菖蒲 15g，远志 15g，僵蚕 10g。

按语：本病可归“颤振”范畴，辨证为阴虚风动证，治宜滋阴补肾，清热息风。故用地黄饮子滋肾阴、补肾阳，开窍化痰：生地黄、熟地黄、山茱萸滋肾阴，黄芪、淫羊藿温肾阳，为君；黄柏、地骨皮、青蒿、牡丹皮、赤芍、白芍清虚热，麦冬、石斛、沙参、鳖甲、知母、旱莲、女贞子滋阴清热活血，川芎、当归活血止痛，共为臣；天花粉生津止渴，菖蒲、远志、僵蚕交通心肾，化痰开窍，是为佐使药。

【参考文献】

［1］周亚丽，张飒．艾萨克综合征［J］．中原医刊，2005，32（20）：45.

［2］黄赛娥，孟海娇，李盛昌．45 例 Isaacs 综合征临床与肌电图［J］．现代诊断与治疗，2006，17（2）：78－79.

［3］马维娅，吴士文，陈振霸．神经性肌肉强直［J］．中国神经免疫学和神经病学杂志，2008，15（3）：45.

［4］袁学谦，王惠贞，王焕荣．Isaacs 综合征的临床病理研究［J］．中风与神经疾病杂志，2008，25（6）：716－717.

［5］Hobson DE，Kerr P，Hobson S. Successful use of botulinumtoxin for post－irradiationunilateraljaw neuromyotonia［J］. Parkinsonism Relat Disord，2009，15（8）：617－618.

［6］Forte F，Pretegiani E，Battisti C，et al. Neuromyotonia asparaneoplastic manifestation of bladder carcinoma［J］. J Neurol Sc，2009，280（1－2）：111－112.

［7］Tomlinson SE，Tan SV，Kullmann DM，et al. Nerve excitability studies characterize KV1. 1 fast po－tassium channel dysfunctionin patients with episodic ataxia type 1［J］. Brain，2010，133（12）：3530－3540.

［8］伍文清，陈伟，李继梅，等．中国遗传性神经性肌强直家系调查和遗传学特征分析［J］．临床和实验医学杂志，2011，10（21）：1653－1658.

［9］Weiss N，Behin A，Psimaras D，et al. Postirradiation neuromyotonia of spinal accessory nerves［J］. Neurology，2011，76（13）：1188－1189.

［10］Rana SS，Ramanathan RS，Small G，et al. Paraneoplastic Isaacs' syndrome：a case series and review of the literature［J］. J Clin Neuromuscul Dis，2012，13（4）：228－233.

［11］刘元臣，王思磊，吴玉辉．地黄饮子加减治疗 Isaacs 综合征 1 例［J］．按摩与

康复医学，2012，9（63）：250－251.
[12] 陈映霞．中西医结合治疗Isaacs综合征1例［J］．光明中医，2013，28（11）：2379－2380.
[13] 安坤，周文斌．神经性肌强直研究进展［J］．中国神经免疫学和神经病学杂志，2013，20（4）：281－284.
[14] 安坤，李立，冯莉．神经性肌强直病因分析（附皮肤移植后获得性神经性肌强直1例报道）［J］．国际神经病学神经外科学杂志，2013，40（3）：241－243.
[15] 张燕，郜晶．神经性肌强直的临床与神经电生理分析［J］．中国卫生产业，2013，10（6）：115.

第六节　肌萎缩侧索硬化

【概述】

肌萎缩侧索硬化（amyotrophic lateralsclerosis，ALS）是一种选择性侵犯脊髓前角细胞、脑干后组运动神经元、皮质锥体细胞及锥体束的上、下运动神经元，同时受累神经系统的变性疾病。该病在临床中主要为下运动神经元和上运动神经元损害的表现，若累及延髓可出现构音不清、饮水呛咳、吞咽困难等延髓麻痹症状，一般无感觉异常及大小便障碍。

该病呈慢性、进行性发展，发病以成人为主，男女比例为1.6∶1，年发病率为1.5～2/10万，多数患者仅存活2～5年，5%～10%的患者为家族遗传性。临床上主要表现为肌肉进行性地萎缩与无力，最后因呼吸衰竭而死。

中医历代文献中无“肌萎缩侧索硬化症”特定的病名，根据其临床证候特点，可将其归属于“痿病”范畴。如《黄帝内经·痿论》：“故肺热叶焦，则皮毛虚弱，急薄，着则生痿躄也。心气热，则下脉厥而上，上则下脉虚，虚则生脉痿……肝气热，则胆泄口苦，筋膜干，筋膜干则筋急而挛，发为筋痿。脾气热，则胃干而渴，肌肉不仁，发为肉痿。肾气热，则腰脊不举，骨枯而髓减，发为骨痿。”

【西医病因与发病机制】

由于ALS的病因、发病机制目前尚不明确，发病部位不定，发病早期临床表现多样，且缺乏特异的生化检查指标，使临床医生在诊治方面困难较大。其可能的病因有以下几种。

1. 兴奋性氨基酸假说

谷氨酸是脑中最主要的激活性神经传导物质，谷氨酸从神经末稍释放，经过突触间隙，作用在突触后的受体上。当受体被活化后，钠离子及钙离子进入细胞中，造成细胞的去极化。这种激活的信号持续较久时，去极化就会延长且过度，过度的去极化会导致离子与能量的失衡，触动由钙离子引发的细胞损伤。细胞损伤后其内容物释放出来，其中也含谷氨酸。谷氨酸又接连造成邻近组织的损伤，造成恶性循环。谷氨酸的激活毒性在多种神经退化疾病中扮演着重要的角色。

2. 遗传基因假说

家族性肌萎缩侧索硬化（familial amyotrophic lateral sclerosis，FALS）占 ALS 的 5% ~ 10%，多数表现为常染色体显性遗传。有研究以微卫星 DNA 标记对 6 个 FALS 家系进行遗传连锁分析，将 FALS 基因定位于 21 号染色体长臂。已确认此区主要包括铜锌超氧化物歧化酶、谷氨酸受体亚单位、甘氨酰胺核苷酸合成酶、甘氨酰胺核苷酸甲酰转移酶 4 种催化酶基因，现今认为 FALS 的发病与超氧化物歧化酶 1（Superoxide Dismutasel，SOD1）基因突变关系密切。

【中医病因病机】

本病属中医学“痿病”范畴，“手足痿软而无力，百节缓纵而不收，证名曰痿”。多因脏腑亏虚，气血津液不足以濡养筋脉肌肉，亏损日久，四肢羸弱不用而成。

1. 脾胃亏虚，气血不足

本病以脾、肝、肾三脏为本，脾胃居中，为上下之枢，统阳明多气多血之脉，脾胃不调则阳明虚，不能化生水谷充养先天肾精，亦不能畅行气血、调节阴阳、濡润筋骨、滑利关节，久而发为痿证。

2. 肝肾亏虚

肾精亏虚，骨枯髓空，水不涵木，则肝主之筋肉痿迟，亦可发为痿证。

3. 肝阴不足

肝为“罢极之本”，若肾虚髓亏或脾胃虚弱，则先后天之本亏虚，气血生化无源，致肝血不足，阴虚风动，不能荣筋脉与爪甲，发为筋痿。

4. 奇经受损，经脉失养

奇经受损，经脉失养而致人体经络、五脏六腑皆失气血阴阳之温煦濡养，若督脉虚损，奇阳虚乏，则其统帅、督促全身阳气的作用减弱，循行所过部位脊髓与脑受累，失其温养而发病。

【诊断标准】

参照 2012 年中华医学会神经病学分会神经肌肉病学组发布的《中国肌萎缩侧索硬化诊断和治疗指南》。

1. ALS 诊断的基本条件

（1）病情进行性发展：通过病史、体检或电生理检查，证实临床症状或体征在一个区域内进行性发展，或从一个区域发展到其他区域。

（2）临床、神经电生理或病理检查证实有下运动神经元受累的证据。

（3）临床体检证实有上运动神经元受累的证据。

（4）排除其他疾病。

2. ALS 的诊断分级

（1）临床确诊 ALS：通过临床或神经电生理检查，证实在 4 个区域中至少有 3 个区域存在上、下运动神经元同时受累的证据。

（2）临床拟诊 ALS：通过临床或神经电生理检查，证实在 4 个区域中至少有 2 个区域存在上、下运动神经元同时受累的证据。

（3）临床可能 ALS：通过临床或神经电生理检查，证实仅有 1 个区域存在上、下运动神经元同时受累的证据，或者在 2 个或以上区域仅有上运动神经元受累的证据。已经行影像学和实验室检查排除了其他疾病。

【西医治疗】

（一）治疗方案

尽管 ALS 仍是一种无法治愈的疾病，但有许多方法可以改善患者的生活质量，应早期诊断，早期治疗，尽可能延长生存期。治疗中除了使用延缓病情发展的药物外，还包括营养管理、呼吸支持和心理治疗等综合治疗。

1. 常用药物治疗

（1）延缓病情发展的药物

1）利鲁唑：是美国食品药品监督管理局（FDA）唯一批准的用于治疗 ALS 的药物。利鲁唑通过抑制突触前谷氨酸的释放，激活突触后谷氨酸受体，抑制神经末梢和神经元胞体的电压依从性钠通道，从而降低谷氨酸介导的兴奋毒性作用。用法为 50mg，每日 2 次口服。常见不良反应为疲乏和恶心，个别患者可见丙氨酸氨基转移酶升高，需注意监测肝功能。

2）其他药物：尽管有多个药物在 ALS 动物模型的治疗中显示出一定疗效，如肌酸、大剂量维生素 E、辅酶 Q10、碳酸锂、睫状神经营养因子、胰岛素样生长因子、拉莫三嗪等，但在针对 ALS 患者的临床研究中均未能证实有效。

（2）对症治疗　主要目的为改善患者生存质量。

1）有肌肉痉挛、肢体僵硬者，可给予肌松剂，如氯硝地西泮、巴氯芬等，并让患者摆正体位让其放松。

2）流涎过多可给予抗胆碱能药，如阿托品、东莨菪碱。

3）多数患者有抑郁、焦虑情绪，可给予抗抑郁药阿米替林、舍曲林等；因患者长期肌肉痉挛、强直及皮肤受压等出现疼痛，可酌情给予盐酸曲马多、芬太尼贴剂、阿片类等。

2. 营养管理

（1）在能够正常进食时，应采用均衡饮食，吞咽困难时宜采用高蛋白、高热量饮食以保证营养摄入。

（2）对于咀嚼和吞咽困难的患者，应改变食谱，进食软食、半流食，少食多餐。对于肢体或颈部无力者，可调整进食姿势和用具。

（3）当患者吞咽明显困难、体重下降、脱水或存在呛咳误吸风险时，应尽早行经皮内镜胃造瘘术。

3. 呼吸支持

（1）建议定期检查肺功能。

（2）注意患者呼吸肌无力的早期表现，尽早使用双水平正压通气。

（二）西医治疗困境

目前西医学对 ALS 的病因及治疗研究仍处于探索阶段，没有特殊的治疗手段，且不良反应较多。

【中医治疗】

中医根据其肌无力、肌萎缩等表现多归属于"痿证"范畴。根据 ALS 首发症状为渐进性手足痿弱无力，结合中医学脾主四肢、肌肉及先天禀赋不足等理论，认为其基本病机是以脾肾亏虚为本，虚风内动、痰瘀阻络为标。

1. 脾肾不足，肝郁血瘀证

主症：肌无力及肌萎缩，出现手足痿弱不用、舌肌萎缩、舌謇不能言、短气等症状，腰膝酸软，头晕耳鸣，或二便失禁，舌暗红，苔薄脉弦。

治法：补肾健脾，解郁化瘀。

方药：虎潜丸加减，药用知母、黄柏、龟甲、炒白术、当归、生甘草、天麻。

2. 气血不足，血瘀阻络证

主症：患者面色萎黄，神疲身倦，形体瘦削，不能行走，舌苔薄，舌胖边有齿印，质暗红，六脉细弱。

治法：益气活血通络。

方药：补阳还五汤加减，药用生黄芪、地龙、桃仁、红花、熟地黄、生甘草、川牛膝、丹参、太子参。

3. 肺热津伤证

主症：发热多汗，热退后出现肢体痿软无力，皮肤干燥，心烦口渴，咽干呛咳，大便干，小便黄，舌红苔黄，脉细数。

治法：清热润燥，养肺生津。

方药：清燥救肺汤加减，药用太子参、枇杷叶、胡麻、阿胶、杏仁、桑叶、麦冬、石膏、玉竹、炒白芍。

4. 脾胃虚弱证

主症：起病缓慢，逐渐出现下肢痿软无力，肌肉萎缩，神疲气短，自汗出，食少便溏，面色少华，舌淡苔白，脉细缓。

治法：补脾益气，健运升清。

方药：参苓白术散加减，药用太子参、茯苓、炒白术、桔梗、生甘草、山药、砂仁、柴胡、干姜。

5. 阴虚风动证

主症：病久四肢痿软无力，时有颤动，或麻木不仁，心烦失眠，头晕耳鸣，舌红或淡，苔少或光剥，脉细弦或数。

治法：镇肝息风，滋阴潜阳。

方药：镇肝息风汤或大定风珠加减，药用生龙骨、生牡蛎、玄参、当归、代赭石、茵陈、川牛膝、麦冬、生甘草、炒白芍。

【生活饮食调摄】

1. 饮食：多食补益脾肾的食物；不可偏嗜；避免暴饮暴食，尤其是饱餐高糖饮食。

2. 运动养生：根据病情，可选用相应的导引、按摩、气功及五禽戏、八段锦等传统体育锻炼方法。

【科研思路与方法】

1. 理论研究方面

系统整理总结历代文献制作中对肌萎缩侧索硬化相关证候的描述、病因病机认识、治疗方药及名医类案；挖掘有效治疗方药；系统总结分析肌萎缩侧索硬化的证候变化规律和西医治疗过程中的证候变化规律。

段枫等通过文献及病历复习的方法，回顾性研究1980～2000年解放军总医院收住的105例肌萎缩侧索硬化患者，对其发病特点、症状、体征及实验室检查进行统计分析。结果发现，肌萎缩侧索硬化平均发病年龄（42.7±16.9）岁，较国外早，60岁以后男女发病患者数均明显减少；男女发病比例2∶1；上肢远端为最常见的起病部位，球部起病者发病年龄晚，女性明显多于男性；本病的发展一般从起病部位水平或垂直地累及邻近的运动神经元。得出结论，肌萎缩侧索硬化中年发病为主，男性多见，其发展遵循一定的规律。曹丽丽为了研究肌萎缩侧索硬化预后相关的血液学标志物，回顾性分析2007－2012年间山东大学齐鲁医院收治的116例ALS患者的临床资料和血常规检查结果，采用Kaplan Meier生存分析计算中位生存时间，Log－rank分析各单因素变量与生存时间的关系，Cox风险比例模型分析多变量对生存时间的影响。结果发现，生存曲线分析显示，具有较高水平白蛋白、肌酐、甘油三酯、低密度脂蛋白/高密度脂蛋白、尿酸的患者生存时间较长，其中肌酐、甘油三酯水平与ALS患者生存期呈显著的剂量依赖效应（$P<0.05$）；多因素分析显示，肌酐是影响ALS患者预后的独立因素。结论是，血脂水平和营养状态与ALS患者预后密切相关，肌酐可作为预测ALS患者预后的血液学标志物。

2. 临床研究方面

可针对肌萎缩侧索硬化的诱因、病因、发病率、患病率等开展免疫病学调查研究，同时发挥中医药优势，结合文献和临床经验总结出有效方剂，开展大样本、多中心的随机对照研究，力求达到中医药治疗的良好效果。

杜宝新观察肺脾论治对肌萎缩侧索硬化肌力和呼吸功能的影响，在常规治疗基础上，对36例肺脾两虚的ALS患者加服自拟健脾益肺方，疗程8周，观察治疗前后患者肌力、呼吸功能的改变情况及不良反应，并进行随访观察。结果发现，经肺脾论治法治疗后，患者上肢肌力、肌力总分虽仍较前下降，而同期颈肌、下肢肌力则保持在稳定水平；本研究治疗前后用力肺活量、最大吸气压保持稳定，提示经治疗肺功能情况基本保持稳定。研究显示：从肺脾论治ALS，患者肌力及呼吸功能基本保持稳定，且能在一定程度上延缓；从肺脾论治ALS在一定程度上可延缓病情进展，且无不良反应，提示中医药治疗ALS具有巨大的潜力，为下一步进行多中心、大样本、长时间的随机对照研究及临床实践提供了有益探索。

3. 实验研究方面

可结合临床研究成果，开展中医药增效减毒副作用机制研究；可应用网络药理学方法，在肌萎缩侧索硬化相关发病机制的基础上，筛选针对较强的有效中药单体、复方，并在此基础上进一步开展药效、药理、毒理等研究，以开发出有效的中药制剂。

【名医验案】

祁自忠验案

患者，男，56岁。因双下肢抖动，不能行走6个月，加重1个月入院。神经系统检查：神清，精神一般，时强笑，双瞳孔2.5mm，光反射灵敏，双眼球各方面运动到边，口角伸舌无歪斜，咽反射存在，双手大小鱼际肌萎缩，肌纤维颤动，肌力检查：左上肢4级，左下肢2级，右上肢3级，右下肢2级，双下肢腱反射（++++），肌张力明显增高呈板状。双膝震挛（+），踝震挛（+）。肌电图示典型慢性前角细胞病损。诊断为肌萎缩侧索硬化症。

刻诊：患者面色萎黄，神疲身倦，形体瘦削，不能行走，舌苔薄，舌胖边有齿印，质暗红，六脉细弱。

西医诊断：肌萎缩侧索硬化。

中医诊断：痿证。

证型：阴阳两虚。

治法：培补本元，调和气血。

处方：炙黄芪、淫羊藿、鹿角胶、人参、熟地黄各30g，当归、炒白芍、枸杞子、杜仲、宣木瓜、川芎、葛根、僵蚕、丹参、地龙各10g，全蝎、蜈蚣各3g。连服30剂后，患者肌肉纤颤现象明显好转，双下肢肌力4级，肌张力呈轻度增高，双下肢腱反射（++），搀扶下能行走。

按语：本病属中医学“痿证”范畴。其病因为本元内伤，精血不足，阳气衰弱，阴阳俱损，气化不及。多由六淫侵袭，劳逸过度所诱发。阳不化气，阴难成形，故表现出退行性病变。拟用本方取其培补本元，调和气血，温通经络，强筋健骨，解痉缓急之功。故临床用之能取良效。

【参考文献】

[1] 樊东升，张俊，邓敏，等．肌萎缩侧索硬化/运动神经元病的基础与临床研究［J］．北京大学学报（医学版），2009，4（13）：279－281.

[2] Rilievi H，Polymenidou M，Cleveland DW. Non－cell autonomous toxicity inneurodegenerative disorders：ALS and beyond［J］．J Cell Biol，2009，187（6）：761－772.

[3] Adam－Vizi，Starkov AA. Calcium and mitochondrial reactive oxygenspecies generation：how to read the facts［J］．J Alzheimers Dis，2010，20（2）：413－426.

[4] Grosskreutz J，Van Den Bosch L，Keller BU. Calcium dysregulationinamyotrophic lateral sclerosis［J］．Cell Calcium，2010，47（2）：165－174.

[5] Nishimura AL, Zupunski VTroakes C, Kathe C, et al. Nuclear import impairment causes cytoplasmic trans - activation response DNA - binding protein accumulation and is associated with frontotemporal lobar degeneration [J]. Brain, 2010, 133 (6): 1763 - 1771.
[6] 姚晓黎，李伟，李志平，等. 早期无创正压通气治疗肌萎缩侧索硬化患者疗效的临床评估 [J]. 中国神经精神疾病杂志，2011，37 (6)：337 - 340.
[7] 汪双双. 邓铁涛教授治疗肌萎缩侧索硬化症经验整理 [J]. 广州中医药大学学报，2010，5 (3)：310 - 312.
[8] 龚澄. 祁自忠治疗疑难病症经验 [J]. 陕西中医，2012，10：1376.
[9] 张玮玮，郑菊阳，徐迎胜，等. 三重磁刺激技术对上运动神经元损伤的评价作用 [J]. 中国神经免疫学和神经病学杂志，2012，19 (4)：256 - 259.
[10] 曾含漪，徐仁伵. 肌萎缩侧索硬化运动神经元选择性损伤的可能发病机制 [J]. 中国老年学杂志，2013，33 (4)：972 - 975.
[11] 刘晓云，卜晖，李哲，等. 胰岛素样生长因子 (IGF - 1) 对体外培养的脊髓和皮层运动神经元的保护作用 [J]. 脑与神经疾病杂志，2013，21 (3)：205 - 208.
[12] 马琳，焉传祝，曹丽丽. 肌萎缩侧索硬化预后相关的血液学标志物 [J]. 山东大学学报 (医学版)，2016，54 (4)：47 - 49.
[13] 郑瑜，周炜，杜宝新. 肺脾论治对肌萎缩侧索硬化肌力及呼吸功能 [J]. 辽宁中医杂志，2016，43 (8)：1676 - 1679.
[14] 李娜，詹青. 肌萎缩侧索硬化中医药研究进展 [J]. 神经病学与神经康复学杂志，2018，14 (1)：38 - 41.
[15] 吴以岭. 从奇经论治运动神经元病探讨 [J]. 中医杂志，2001，42 (6)：25.
[16] 马腾，黄银兰，李玲. 中西医对肌萎缩侧索硬化症病因病机的研究进展 [J]. 时珍国医国药，2015，26 (12)：2990 - 2992.

第七节　小舞蹈病

【概述】

小舞蹈病（chorea minor）又称风湿性舞蹈病、西登哈姆舞蹈病（Sydenham's chorea），1864 年由 Thomas Sydenham 首先描述。常发生于链球菌感染后，为急性风湿热的神经系统症状。病变主要影响大脑皮层、基底节及小脑，由锥体外系功能失调所致。

小舞蹈病的临床表现为面、手和足快速舞蹈样不自主运动，伴肌张力降低，肌力减弱及精神症状。本病多见于儿童和青少年，尤以 5 ~ 15 岁女性多见。青少年期后发病率迅速下降，偶有成年妇女发病，主要为孕妇。

中医学中无“小舞蹈病”病名，但其临床症状表现在诸多古代医学著作中已有论述：《素问·至真要大论》曰：“诸风掉眩，皆属于肝。”其“掉”字，即含震颤之义。《素问·五常政大论》又有“其病摇动”“掉眩巅疾”“掉眩鼓栗”等描述，指出肢体不自主运动属风象，与肝、肾有关。《医学纲目·颤振》："颤，摇也；振，动也。"《赤水玄珠·颤振》："木火上盛，肾阴不充，下虚上实，实为痰火，虚则肾亏。"《医宗已任编·颤振》："大抵气血俱虚，不能荣养筋骨，故为之振摇，而不能主持也。"

【西医病因与发病机制】

小舞蹈病被认为是由A族β溶血型链球菌感染引起的自身免疫反应所致。部分患儿咽拭子培养A族β溶血型链球菌阳性，血和脑脊液中可查到抗神经元抗体，该抗体与尾状核、丘脑底核及其他部位的神经元上的抗原结合。血清中的抗神经元抗体滴度随着舞蹈症的好转而降低，随着病情加重而升高。

【中医病因病机】

本病病在筋脉，与肝、肾、脾等脏关系密切。痰浊、瘀血壅阻筋脉，气血运行不畅，筋脉失养；或热甚动风，扰动筋脉，而致肢体不自主运动。

本病基本病机为肝风内动，筋脉失养。"肝主身之筋膜"，为风木之脏，肝风内动，筋脉不能任持自主，随风而动，牵动肢体及头颈颤抖摇动。其中又有肝阳化风、血虚生风、阴虚风动、瘀血生风、痰热动风等不同病机。

【诊断标准】

主要依据儿童或青少年起病、有风湿热或链球菌感染史、亚急性或急性起病的舞蹈症，伴肌张力低下、肌无力和（或）精神症状应考虑本病。本病与风湿热关系密切，一般认为是风湿热中枢神经系统损害的表现，故没有明确的临床诊断标准，诊断参照风湿热的诊断标准（1992年修订的Jones诊断标准）：

1. 主要标准

（1）心脏炎：①杂音；②心脏增大；③心包炎；④充血性心力衰竭。

（2）多发性关节炎。

（3）舞蹈症。

（4）环形红斑。

（5）皮下结节。

2. 次要标准

（1）临床表现：①既往风湿热病史；②关节痛[a]；③发热。

（2）实验室检查：①ESR增快，CRP阳性，白细胞增多，贫血；②心电图[b]：P-R间期延长，Q-T间期延长。

3. 链球菌感染证据

（1）近期患过猩红热。

（2）咽培养溶血性链球菌阳性。

（3）抗链球菌溶血素"O"或风湿热抗链球菌抗体增高。

注：[a]如关节炎已列为主要表现，则关节痛不能作为1项次要表现；[b]如心脏炎已列为主

要表现，则心电图不能作为1项次要表现。

如有前驱的链球菌感染证据，并有2项主要表现或1项主要表现加2项次要表现者，高度提示可能为急性风湿热。但对以下3种情况，又找不到风湿热病因者，可不必严格遵循上述诊断标准，即以舞蹈病为唯一临床表现者；隐匿发病或缓慢发生的心脏炎；有风湿热史或现患风湿性心脏病，当再感染A组链球菌时；有风湿热复发高度危险者。

【西医治疗】

1. 治疗方案

（1）*运动症状的治疗* 对舞蹈症状可用地西泮5mg，硝西泮7.5mg，或丁苯那嗪25mg，每日2~3次口服；氯丙嗪12.5~25mg，每日2~3次；亦可用氟哌啶醇0.5~1mg，每日2~3次。后两种药物易诱发锥体外系不良反应，需注意观察，一旦发生，需减少剂量。

（2）*对因治疗* 在确诊本病后，无论病症轻重，均需应用抗链球菌治疗，目的在于最大限度地防止或减少小舞蹈病复发及避免心肌炎、心瓣膜病的发生。一般应用青霉素80万U肌注，2次/日，1~2周为一疗程。以后可给予长效青霉素120万U肌注，每月1次。如果不能使用青霉素，可改用其他链球菌敏感的抗生素，如头孢类。

（3）*免疫疗法* 患儿患病期间体内有抗神经元抗体，故目前仍然认为尽早采用免疫治疗。可应用糖皮质激素，用血浆置换、免疫球蛋白静脉注射治疗本病，可缩短病程、减轻症状。

2. 西医治疗困境

目前，西医对风湿性舞蹈病仍采用传统的治疗方法，以消除链球菌病原体为主；抗风湿药物主要针对异常的免疫反应。中医及中西医结合治疗有一定疗效，中西医在某种理论及治疗上是可以互通或借鉴的。中西医互相参照治疗风湿性舞蹈病，取长补短，可使临床疗效大增。

【中医治疗】

本病初期，常见风火相扇、痰热壅阻，治疗当以清热、化痰、息风为主；若久病，则可见肝肾亏虚、气血不足之象，治疗则当以滋补肝肾，益气养血，调补阴阳为主，兼以息风通络。

1. 风阳内动证

主症：肢体运动，不能自制，眩晕耳鸣，面赤烦躁，易激动，心情紧张时肢体运动加重，可伴有肢体麻木，口苦而干，语言迟缓不清，流涎，尿赤，大便干，舌质红，苔黄，脉弦。本证多见于以肢体不自主运动伴眩晕耳鸣、情绪激动为主要表现者。

治法：镇肝，息风，舒筋。

方药：天麻钩藤饮合镇肝息风汤加减，药用天麻、钩藤、石决明、代赭石、生龙骨、生牡蛎、生地黄、白芍、玄参、龟甲、天冬、怀牛膝、杜仲、桑寄生、黄芩、山栀子、夜交藤、茯神。

2. 风痰互结证

主症：手足乱动、不能自制、行走不稳、胸闷泛恶，甚则呕吐痰涎，烦躁易怒，善太息，舌体胖大有齿痕，舌质红，苔厚腻或白或黄，脉弦细。本证多见于以手足乱动、不能自制，胸闷泛恶，烦躁易怒为主要表现者。

治法：疏风，定痉，化痰。

方药：柴胡加龙骨牡蛎汤加减，药用柴胡、桂枝、白芍、黄芩、半夏、生龙骨、生牡蛎、甘草、生姜、人参、茯苓、大枣。

3. 气血亏虚证

主症：眩晕，心悸而烦，动则气短懒言，头摇肢颤，纳呆，乏力，畏寒肢冷，汗出，溲便失常，舌体胖大，苔薄白滑，脉沉濡无力或沉细。

治法：补中益气。

方药：补中益气汤或四君子汤送服天王补心丹，药用黄芪、白术、陈皮、升麻、柴胡、人参、甘草、当归、柏子仁、酸枣仁、天冬、麦冬、生地黄、丹参、玄参、云茯苓、五味子、远志、桔梗。

【生活饮食调摄】

1. 防治感染

防治感染是预防本病的重要措施。锻炼身体，改善居处、饮食的卫生条件，防止链球菌感染。

2. 发作期间

小舞蹈病发作期间，应卧床休息，床要柔软平整，并设护栏，以防肢体不自主运动而受伤。

3. 环境因素

环境应保持温暖，光线充足，避免强光、噪声的刺激，居室要安静，防潮防湿，避免感受风寒湿等邪气。

4. 饮食养病

患者饮食宜营养丰富，以高蛋白饮食为主，多食蔬菜、瘦肉等食品，副食中可加适量姜、辣椒、桂皮类调料，以开胃口，有助于祛风散寒，忌生冷、肥腻的食物。

【科研思路与方法】

1. 理论研究方面

系统整理总结历代文献著作中对小舞蹈病相关证候的描述、病因病机认识、治疗方药及名医类案；挖掘有效治疗方药；系统总结分析小舞蹈病的疾病证候变化规律和西医治疗过程中的证候变化规律。

石学敏认为，小舞蹈病是多种因素共同作用的结果，主要因肝肾功能失常，风、火、痰、瘀等病理产物相互影响，并在情志不调、风邪侵袭等诱因下引动肝风所发。所以治疗本病应以补阴益元、调达气血为主，使元气旺盛，脉道充实，筋肉可养，则风、火、痰、瘀等病理产物自可消失，疾病可愈。由于人体是个有机的整体，各个脏腑结构上相互联系，功能上相互协调、相互为用，病理上相互影响，所以治疗时也应顾及其他脏腑，促使各脏腑之间密切配合，互生互用，共同完成人体的各种生理功能，最终使肝肾的生理功能恢复正常。

2. 临床研究方面

陈瑞华针刺配合中药内服治疗小舞蹈病 30 例，取得较好的疗效。方法：将确诊病例采用针刺治疗，仰卧位选取曲池、合谷、后溪、神门、悬钟透三阴交、太冲、阴陵泉、阳陵泉穴；俯卧位选取四神聪、风池、大椎、心俞、肝俞、膈俞穴。两组穴位交替使用，针刺穴位得气后加用电针仪，选用连续波，电流量以患者能耐受为度，治疗时间 30 分钟，同时配合中药内服治疗。均每日 1 次，10 天为 1 个疗程。结果发现，30 例中治愈 26 例，显效 2 例，无效 2 例，有效率为 93.3%；随访 6 个月无复发，治疗最短 1 个疗程，最长 4 个疗程。结论为，针刺配合中药内服治疗小舞蹈病疗效显著。

3. 实验研究方面

可结合临床研究成果，开展中医药增效减毒作用机制研究；可应用网络药理学方法，在小舞蹈病相关发病机制的基础上，筛选针对较强的有效中药单体、复方，并在此基础上进一步开展药效、药理、毒理等研究，以开发出有效的中药制剂。

【名医验案】

1. 朱进忠验案

惠某，女，55 岁，2005 年 12 月 10 日初诊。手足乱动，挤眉弄眼，项背僵硬 3 个多月。西医诊断为脑动脉硬化，小舞蹈病。先以西药治疗 1 个多月无明显效果，继又配合中药平肝息风、养血活血及针灸等治疗 1 个多月仍无明显改变。细审其证，发病伊始，先见左半身拘急不适，次日即出现不由自主地手足乱动，项背发僵，挤眉弄眼，心烦易怒，耳鸣耳聋，口苦咽干，失眠心悸，舌苔黄白，脉弦紧。

西医诊断：脑动脉硬化，小舞蹈病。

中医诊断：颤证（风痰互结）。

四诊摘要：不由自主地手足乱动，项背发僵，挤眉弄眼，心烦易怒，耳鸣耳聋，口苦咽干，失眠心悸，舌苔黄白，脉弦紧。

证型：少阳枢机不利，痰湿蕴结，郁而化风。

治则：和解少阳，化痰息风。

处方：柴胡 10g，半夏 10g，人参 10g，黄芩 10g，甘草 6g，生姜 3 片，大枣 5 个，桂枝 10g，茯苓 15g，大黄 3g，龙骨 15g，牡蛎 15g。

按语：方中柴胡、桂枝、黄芩和里解外，以治寒热往来、身重；龙骨、牡蛎重镇安神，以治烦躁惊狂；半夏、生姜和胃降逆；大黄泻里热，和胃气；茯苓安心神，利小便；人参、大枣益气养营，扶正祛邪。共成和解清热、镇惊安神之功。

2. 程丑夫验案

唐某，男，22 岁，长沙市人，门诊病例。初诊（2010 年 9 月 29 日）：两个月以来情绪焦虑，出现不自主拍掌，呼吸急促，夜间睡眠期间亦出现上述情况，外院诊断为“小舞蹈病”，心电图示：偶见“痫”样放电。未发如常人，发作时小便失禁，大便调。既往史：体健，未询及相关家族史。BP：100/70mmHg。先按心风论治。

中医诊断：颤证。

证型：肝郁痰浊阻窍证。

治法：解郁化痰宣窍。

方药：白薇汤加减。白薇15g，当归10g，人参15g，全蝎6g，蛇含石15g（先煎），枸骨叶15g，贯叶金丝桃6g，制南星6g，炙远志6g，茯神10g，甘草6g。10剂，水煎服。

二诊（2010年10月13日）：药后夜间发作可控制，发作前有呼吸急促、胡言乱语，白天发作不能自主，发作时小便失禁，大便可，纳寐可，舌质红，苔薄白，脉弦数。BP：110/70 mmHg。证属气郁痰浊夹风，改用逍遥散合白金丸加减治之。

三诊（2010年10月22日）：药后病情好转，白天发作减少，夜间次数未减，但可控制，发作时小便失禁，用脑易发作，记忆力尚可，纳寐可，大便调，舌质红，苔薄黄，脉滑。BP：110/80mmHg。就诊时即发作1次，手舞足蹈，面色潮红，无口眼㖞斜及抽搐，其病有类狂证发作，改用清火化痰搜风法。方用黄连温胆汤化裁。

四诊（2010年11月11日）：药后白天发作1~2次，夜间入睡后发作5~7次，纳寐可，发作时小便失禁，大便调。舌红，苔黄腻，脉弦。BP：118/70mmHg。脑电图：轻度异常脑电图。仍按气郁痰浊夹风论治。

五诊（2010年11月19日）：现在每天白天发作7~8次，夜间发作7~8次，记忆力减退，发作之前，突然出现大脑空白，听不到周围声音，意识不清，发作时小便失禁，大便次数较多，每天4~5次，舌红，苔薄白，脉弦。BP：110/75mmHg。近期发作较多，按肝风痰浊论治。

六诊（2010年12月1日）：药后夜间发作次数减少，发作时手足舞动，面色潮红，口眼㖞斜，持续十余秒，自行停止，大便每天4~5次，质不稀。就诊时即发作2次，1次小发作，持续5秒，之后再发，持续约10秒，手足舞动，乱语，不能自控，面红，手心红热，心率较快。舌暗红，苔薄黄，脉弦数。BP：120/80mmHg。发作时手舞足蹈，有类肝风，改用天麻钩藤饮加减。

上药连服21剂后症状消失，2010年12月29日至2011年5月5日共复诊9次，经平肝潜阳、息风止痉，方用天麻钩藤饮加减治疗近半年，手舞足蹈一直未发作，余无不适。

按语：《素问·至真要大论》云：“诸风掉眩，皆属于肝。”中医认为小舞蹈病与肝、风、火关系最为密切。本案患者初诊情绪焦虑，出现不自主拍掌，呼吸急促，夜间睡眠期间亦出现上述情况，证类心风，故先拟白薇汤加减治之而获效。二诊见发作前有呼吸急促、胡言乱语，白天发作不能自主，证属气郁痰浊夹风，改用逍遥散合白金丸加减治之。三诊见白天发作减少，夜间次数未减，但可控制，发作时小便失禁，用脑易发作，记忆力尚可，纳、寐可，大便调，舌质红，苔薄黄，脉滑，且三诊时即发作1次，手舞足蹈，面色潮红，无口眼㖞斜及抽搐，其病有类狂证发作，改用清火化痰搜风法，方用黄连温胆汤化裁。四诊见药后白天发作1~2次，夜间入睡后发作5~7次，纳寐可，发作时小便失禁，大便调，舌红，苔黄腻，脉弦，仍按气郁痰浊夹风论治。五诊见近期发作较多，按肝风痰浊论治，拟平肝息风祛风。六诊见药后夜间发作次数减少，发作时手足舞动，面色潮红，无口吐涎沫，口眼㖞斜，持续十余秒，自行停止，大便每天4～5次，质不稀，且就诊时即发作2次，1次小发作，持续5秒，之后再发，持续约10秒，手足舞动，乱语，不能自控，面红，手心红热，心率较快，舌暗红，苔薄黄，脉弦数。发作时手舞足蹈，有类肝风，改用天麻钩藤饮加减以平肝潜阳、息风止痉，并配合中成药二十五味珊瑚丸开窍通络，并大胆守方治疗近半年。如此则风自止，症自愈。可见治疗疑难病，要做到胆识俱备，能有方有守，亦要心有定见而无成见，知常达变，如此才能取得良效。

【参考文献】

[1] 杨旭，乔晓萍，马玉新，等．异烟肼与氟哌啶醇治疗小舞蹈病60例对比研究[J]．陕西医学杂志，2001，30（12）：737－738.

[2] Kirvan CA，Swedo SE，Heuser JS，et al. Mimicry and autoantibody mediated neuronal cell signaling in Sydenham's chorea [J]. Nat Med，2003，9：914－920.

[3] 钟小芬，周育瑾．高压氧治疗小舞蹈病26例[J]．2006，7（4）：24.

[4] 张玲．朱进忠．运用柴胡加龙骨牡蛎汤治验举隅[J]．光明中医，2008，23（6）：737－738.

[5] 郑小敏，金莉蓉，钟春玖，等．小舞蹈病的临床特点及误诊原因分析[J]．中国临床医学，2008，15（2）：271－272.

[6] 陈瑞华．针刺配合中药内服治疗小舞蹈病30例[J]．河南中医，2010，30（6）：606.

[7] Brilot F，Merheb V，Ding A，et al. Antibody binding to neuronal surface in Sydenham chorea，but not in PANDAS or Tourette syndrome [J]. Neurology，2011，76（17）：1508－1513.

[8] 蔺以敏．抗生素的不良反应与合理用药[J]．中国医药科学，2011，1（15）：171－172.

[9] 王焕春，李淑红，王洵．浅谈小舞蹈病患者的护理[J]．2012，9（20）：93.

[10] 罗玲玲，石学敏．小舞蹈病病因病机浅析[J]．湖南中医杂志，2013，29（13）：115－116.

[11] 黎鹏程，卢丽丽．程丑夫教授内科疑难病治验举隅[J]．湖南中医药大学学报，2013，33（7）：60－62.

[12] 汪丽静，汪群，龚庆辉．小舞蹈症临床40例治疗体会[J]．中国现代药物应用，2013，7（4）：47－48.

第十九章　皮肤免疫病

第一节　银屑病

【概述】

银屑病（psoriasis）是一种常见的慢性皮肤病，初起为针头大小的丘疹，逐渐扩大融合为浸润性红斑，表面覆盖多层干燥的银白色鳞屑，刮去鳞屑露出半透明的薄膜，再刮去薄膜则出现多个针尖大小的出血点，即点状出血现象。可发于全身各处，以头皮、四肢伸侧和胸腹部多见，指甲、腋窝、腹股沟等处少见。

本病男女老幼皆可发病，但以青壮年为多，男性略多于女性，有一定的遗传倾向性和明显的季节性。与欧美等国家1%～2%的患病率相比，中国银屑病的患病率较低，为0.1%～2%，但由于中国人口基数较大，故银屑病患者绝对数较多，且正在逐年增加。

银屑病在中医文献中根据不同表现有多种病名，如因其“肤如疹疥，色白而痒，搔起白皮”而名“白疕”，又因其“状如苍松之皮，红白点相连”，称之为“松皮癣”，其他还有“干癣”“疕风”“蛇风”“白壳疮”“蛇虱”“顽癣”“风癣”等病名。

【西医病因与发病机制】

银屑病的发病原因和机制复杂多样，涉及遗传、感染、精神、药物、代谢、内分泌、免疫等多种因素。细菌感染尤其是链球菌感染可以诱发或加重银屑病，45%的银屑病患者都可以找到诱发的感染源；低血钙是泛发型脓疱型银屑病的一个诱因；精神压力和银屑病的关系非常明确，既可以诱发银屑病，也可以使原有的银屑病加重；锂制剂、干扰素、β－受体阻滞剂和抗疟药可以使银屑病加重；激素快速减量可以造成银屑病泛发或导致脓疱型银屑病；肥胖、饮酒过度、吸烟、受潮、食用鱼虾等均被报道和银屑病相关。

在免疫学方面，20世纪80年代早期，银屑病被认为是一种由角质形成细胞的生化或细胞缺陷造成的表皮疾病。近20年来，当环孢素等抑制T细胞的药物被发现可以改善银屑病后，人们的注意力开始转向T细胞，发现在银屑病的发病过程中，T细胞浸润先于角质形成细胞的过度增殖，可能是功能异常的T细胞引起继发性的表皮角质形成细胞过度增殖。

T细胞的局部聚集和向表皮移行是各种黏附分子选择性地黏附于真皮血管内皮细胞并调控局部微环境的结果，聚集于局部的T细胞被抗原或其他原因激活后，分泌影响表皮增生及凋亡的细胞因子，从而导致表皮的增生和凋亡加速。

银屑病患者血清中免疫球蛋白、补体和细胞因子常有异常。多数研究结果发现患者血清中IgA、IgE增高，IgM降低；C3a、C4a明显高于常人。细胞因子中，IL－1、IL－6、IL－8、IFN－γ、TNF－α的含量均升高：IL－1可直接刺激角质形成细胞增生；IL－6是组织损伤和感染反应的主要介质；IL－8具有强烈的T淋巴细胞趋化因子特性；IFN－γ是由活化的淋巴细胞分泌的细胞因子，主要分布于角质层，活动期增多更明显；TNF－α能活化T淋巴细胞并导致炎症反应加剧。

【中医病因病机】

古代中医对银屑病病因病机的认识，是一个逐渐丰富发展的过程，大致可分为两个阶段：明代以前，多认为银屑病是外因致病，明代以后则认识到银屑病是由内因、外因共同作用而致病。主要有以下学说：

1. 外因致病

隋代《诸病源候论》首先提出了“干癣”的病因病机：“皆是风湿邪气客于腠理，复值寒湿，与血气相搏所生。”认为银屑病病因是以风邪为主，夹以寒湿而致病。清代《医宗金鉴》提到：“此症总因风湿热邪，侵袭皮肤……”认为银屑病病因是以风邪为主，夹以湿热所致。

2. 内因、外因致病

明代《外科正宗》提出风癣、湿癣、顽癣、牛皮癣等病名，并提出“此等总皆血燥风毒客于脾肺二经”。清代《医宗金鉴》指出白疕“固由风邪客皮肤，亦有血燥难荣外”。《外科大全》和《外科真诠》的认识与此说相似，认为是“风邪客于皮肤，血燥不能荣养”所致，认为银屑病发病是外感风邪，既而内生血燥所致。《外科证治全书》指出：“因岁金太过，至秋深燥金用事，乃得此证，多患于血虚体瘦之人。”认为银屑病发病是内有血虚，外受秋燥而致病。

现代中医在继承了前人学术经验的基础上，对白疕进行了深入的研究，在中医基础理论指导下，对银屑病的病因病机做了进一步分析阐述。虽然观点上各有千秋，但多数学者注重血分变化，多从血热、血瘀、血虚等论治。

【诊断标准】

参照2006年中华医学会发布的《临床诊疗指南——皮肤病与性病分册》。

1. 多青壮年发病，部分发病或加重常由扁桃体炎或上呼吸道感染诱发。

2. 好发于头皮、躯干和四肢伸侧，常对称分布，亦有仅局限于某一部位者。

3. 典型皮疹为粟粒至绿豆大红色丘疹、斑丘疹或斑块，可融合成片，边界清楚，周围有炎性红晕，浸润显著，表面覆盖厚积的银白色鳞屑。轻轻刮除鳞屑，可见一层淡红色半透明薄膜（薄膜现象）；刮除薄膜后出现点状出血。白色鳞屑、薄膜现象和点状出血是本病的临床特征。皮疹形态多样，可为点滴状、钱币状、地图状、蛎壳状等。

4. 发生于头皮者，发成束状。可有趾、指甲受累，黏膜损害。

5. 临床分为三期：进行期、静止期、消退期。

6. 慢性病程，甚至终生迁延不愈；常冬季复发或加重，春夏减轻或消失，亦有与此相反者。

7. 组织病理：表皮改变出现较早，主要为角化不全，有时角质层内或下方可见 Munro 微脓肿；颗粒层变薄或消失；棘层肥厚，表皮嵴延长。真皮乳头部血管扭曲扩张，轻度增厚；乳头上方表皮变薄；真皮上部有轻度至中度炎细胞浸润。

【西医治疗】

（一）治疗方案

1. 严重程度的分类

在给银屑病患者制定合理的治疗方案前，临床医师需要对银屑病的严重程度进行评估。一个简单界定银屑病严重程度的方法称为十分规则：即体表受累面积（BSA）>10%（10 个手掌的面积）或银屑病面积与严重程度指数（PASI）>10 或皮肤病生活质量指数（DLQI）>10，即为重度银屑病；BSA <3% 为轻度，3% ~10% 为中度；还要考虑皮损范围、部位、对生活质量的影响等诸多因素。

2. 治疗原则

银屑病治疗的目的在于控制病情，延缓向全身发展的进程，减轻红斑、鳞屑、局部斑片增厚等症状，稳定病情，避免复发，尽量避免副作用，提高患者生活质量；治疗过程中与患者沟通并对患者病情进行评估是治疗的重要环节；中、重度银屑病患者单一疗法效果不明显时，可给予联合、轮换或序贯治疗。应遵循以下治疗原则：

（1）正规　强调使用目前皮肤科学界公认的治疗药物和方法。

（2）安全　各种治疗方法均应以确保患者的安全为首要，不能为追求近期疗效而发生严重不良反应，不应使患者在无医生指导的情况下，长期应用对其健康有害的方法。

（3）个体化　治疗方案的选择，要全面考虑银屑病患者的病情、需求、耐受度、经济能力、既往治疗史及药物的不良反应等，综合、合理地制定治疗方案。

3. 各型银屑病的治疗方案

（1）轻度银屑病　外用药治疗为主，可考虑光疗，必要时内用药治疗，但是必须考虑可能的药物不良反应。

（2）中重度银屑病　紫外线、光化学疗法、甲氨蝶呤、环孢素、维 A 酸类、生物制剂、联合治疗。

（3）脓疱性银屑病　维 A 酸类、甲氨蝶呤、环孢素、光疗法、光化学疗法、生物制剂、支持治疗、联合疗法。

（4）红皮病性银屑病　维 A 酸类、环孢素、甲氨蝶呤、生物制剂、支持治疗、联合疗法。

（5）关节病性银屑病　非甾体类抗炎药、甲氨蝶呤、来氟米特、环孢素、硫唑嘌呤、柳氮磺胺吡啶、生物制剂、支持治疗、联合疗法。

4. 外用药治疗

银屑病急性期宜用温和的保护剂和润肤剂；稳定期和消退期可用作用较强的药物，但应从低浓度开始，一般每天 2 次。

（1）润肤剂 凡士林、甘油、矿物油、尿素等。

（2）角质促成剂 2%～5%煤焦油或糠馏油、5%～10%黑豆馏油、3%水杨酸、3%～5%硫黄、0.1%～0.5%地蒽酚、0.001%卡泊三醇软膏、5%鱼石脂。

（3）角质松解剂 5%～10%水杨酸、10%雷琐辛、10%硫黄、20%尿素、5%～10%乳酸、0.1%维A酸、10%～30%鱼石脂。

（4）糖皮质激素 ①低效：0.5%～2.5%醋酸氢化可的松、0.25%～1%甲泼尼龙；②中效：0.1%丁酸氢化可的松、0.1%地塞米松、0.1%曲安奈德、0.03%特戊酸氟美松、0.1%糠酸莫米松；③强效：0.5%肤氢松、0.1%戊酸倍他米松、0.1%哈西奈德；④特强效：0.05%丙酸氯倍他索、0.05%卤米松、0.05%二氟拉松。

（5）维A酸类 0.025%～0.1%全反式维A酸，0.05%异维A酸，0.1%阿达帕林凝胶，0.01%、0.05%及0.1%他扎罗汀等。

（6）维生素D_3衍生物 卡泊三醇、他卡西醇、骨化三醇。

（7）地蒽酚 0.1%～0.5%地蒽酚软膏、乳膏、糊剂及复方制剂。

（8）焦油类 5%煤焦油、1%～5%煤焦油、5%～10%黑豆馏油、5%糠馏油。

（9）细胞毒性药物 0.05%盐酸氮芥水溶液或乙醇溶液。

（10）其他 0.01%～0.025%辣椒辣素软膏、10%～15%喜树碱、他扎罗汀、中效与强效的糖皮质激素、卡泊三醇可作为局部治疗的一线药物。

5. 物理疗法

（1）长波紫外线（UVA） 波长为320～400nm，单独应用UVA照射治疗会有轻至中度的改善，不推荐同时进行其他形式的光疗。UVA治疗最常用作PUVA（光化学疗法）治疗的组成部分。

（2）光化学疗法（PUVA） 光化学疗法是结合口服或外用补骨脂素（8－MOP、5－MOP）与UVA，少数亦可应用UVB（290～320nm）的方法。主要用于治疗中、重度银屑病，包括泛发性寻常性银屑病、局限性斑块状银屑病（可外用补骨脂＋UVA）、红皮病性银屑病和脓疱性银屑病。口服补骨脂可引起胃肠道症状，如恶心等；UVA照射量大可致皮肤红斑、灼热、水疱等。长期应用PUVA可致皮肤老化、色素沉着和皮肤癌，有增加白内障的危险性。

（3）宽谱UVB 为波长290～320nm的中波紫外线，常用于治疗中、重度银屑病或局部顽固性斑块。但可致红斑、晒伤、色素沉着，长期照射有致癌的可能性。宽谱UVB可以和内用药和（或）外用药联合应用以增加疗效。

（4）窄谱UVB 为波长311nm（308/310/311/312nm）的中波紫外线，治疗银屑病的疗效佳，而红斑、色素沉着、DNA损伤及致癌等副作用小。窄谱UVB治疗优于宽谱UVB，比PUVA治疗安全。窄谱UVB的有效性与PUVA的早期阶段相同，但缓解期不持久。窄谱UVB可单独使用，亦可与一些外用制剂和内用药联合应用。是目前应用较多的一种光疗，可用于各种类型的寻常性银屑病。红皮病性和脓疱性银屑病患者慎用。

6. 内用药治疗

（1）抗感染药物 细菌、病毒或真菌感染是银屑病发病的重要诱因，通过应用药物控制感染，可以达到治疗银屑病的目的。主要应用于伴有上呼吸道感染的点滴状银屑病、寻常性银屑病和一些红皮病性、脓疱性银屑病，可选用相应的对溶血性链球菌有效的抗生素，如青霉素、红霉素、头孢菌素等。

（2）甲氨蝶呤　是有效的银屑病治疗药物，根据疾病的严重性、耐受性、治疗的迫切性和患者对医嘱的依从性应用甲氨蝶呤。主要用于红皮病性银屑病、关节病性银屑病、急性泛发性脓疱性银屑病、严重影响功能的银屑病，如手掌和足跖、广泛性斑块性银屑病。

（3）维A酸类　阿维A治疗斑块状、脓疱性、掌跖型、滴状、红皮病性银屑病是有效的。有研究显示，运用阿维A治疗12周后，银屑病皮疹和严重度下降57%；严重的患者中70%经过1年的治疗后有明显改善。其长期使用是安全的，因此可以持续治疗。但对于部分出现韧带和腱钙化的患者，应限制其长期使用。首选用于治疗泛发性脓疱性银屑病、红皮病性银屑病；与其他治疗联合应用用于掌跖脓疱病、泛发性斑块状银屑病。单独疗法或辅助治疗关节病性银屑病。

（4）环孢素　对银屑病有确切的疗效。严格遵照皮肤科的应用剂量 < 5mg/（kg·d）是相对安全的。肾毒性是其主要的不良反应，因此要认真监测，必要时可咨询肾病专家。严重的银屑病在环孢素停止治疗后2个月可能复发。对各种类型的银屑病有效，但应当用于严重的和各种疗法治疗失败的银屑病患者。

（5）糖皮质激素　应用糖皮质激素可能导致红皮病性或泛发性脓疱性银屑病，因此只有皮肤科医生认为绝对需要时才可应用。适应证：①难以控制的红皮病性银屑病；②其他药物无效或禁忌的泛发性脓疱性银屑病；③急性多发性关节病性银屑病，可造成严重关节损害者。

（6）其他可能应用的药物　柳氮磺胺吡啶、他克莫司、氨苯砜、甲砜霉素、左旋咪唑、转移因子、秋水仙碱、维生素等。

（7）生物制剂　根据作用机制不同，可分为拮抗细胞因子和针对T细胞或抗原递呈细胞两大类。目前国内已用于银屑病临床治疗或正在进行临床试验的生物制剂主要包括肿瘤坏死因子α拮抗剂（依那西普、英夫利西单抗、阿达木单抗）和IL-12、IL-23拮抗剂。其中依那西普是国内最先批准应用于银屑病治疗的生物制剂。依那西普是一种人源TNF-α受体抗体融合蛋白，通用名为注射用重组人Ⅱ型TNF-α受体抗体融合蛋白。选用本药治疗必须为中、重度银屑病，PASI评分≥10分，并明显影响患者的生活质量（DLQI）> 10，病情持续6个月，治疗无效，需要系统治疗。除此之外至少要满足下列一条：

1）病情处于高风险的水平，由于药物相关毒性，难以使用标准治疗。

2）不能耐受标准系统性治疗。

3）对标准治疗疗效不好。

4）必须反复住院才能控制病情。

5）因患有合并症而妨碍系统性治疗药物的使用。

6）患有严重的红皮病性和脓疱性银屑病。

7）患有关节病性银屑病。

7. 心理治疗

心理治疗是用医学心理的原理和方法治疗。精神和心理因素在银屑病的发病中占有重要位置，因此放松心情在治疗中也很重要。通过医务人员的言语、表情、姿势、态度和行为，或是通过相应的仪器及环境来改变患者的感觉、认识、情绪、性格、态度及行为，使患者增强信心，消除紧张，促进患者的代偿，调节功能的恢复，从而达到治疗疾病的目的。心理治疗可采用个别治疗、集体治疗、家庭治疗和社会治疗的方式，也可采用生物反馈疗法和腹式呼吸训练，以增强患者内在的免疫调节功能。

8. 预防

银屑病的预防目前系指避免患者病情的加重和复发，即延长缓解期而言。保持良好的生活习惯、不嗜烟酒对银屑病患者尤为重要。另外，感冒、咽喉炎会使疾病复发或加重，适当地进行体育锻炼，提高身体素质，保持心身健康是预防银屑病的关键。至于患者饮食的禁忌需因人而异，患者可视自己的皮肤反应而决定取舍。

（二）西医治疗困境

以上诸多的治疗手段和药物对银屑病治疗作用有限，尤其对于中、重度银屑病，而大部分药物都有或轻或重的毒副作用，疗效越明显的药物毒副作用也越大，迫切需要有新的药物来治疗银屑病或减轻现有药物的副作用。

【中医治疗】

参考《寻常型银屑病（白疕）中医药循证临床实践指南》（2013 年版），以寻常型银屑病为例进行辨证论治。寻常型银屑病辨治规律是“辨血为主，从血论治”，血热证、血燥证和血瘀证是基本证型，在此基础上可加用其他多种辨证方法，以反映本病的复杂情况。如外感因素明显可兼用六淫辨证，辨为夹热毒、夹湿热、夹风寒、夹风热等；脏腑失调明显，可兼用脏腑辨证，辨为兼肝郁、肝火旺盛、脾虚等。

1. 血热证

本证相关类型包括风热血燥证、风热证和血热内蕴证。

新出皮疹不断增多，迅速扩大，皮损潮红，银白鳞屑，有筛状出血，瘙痒，可伴有尿黄，便干，舌质红，舌苔薄黄或白，脉弦滑或数。

主症：①皮损鲜红；②新出皮疹不断增多或迅速扩大。

次症：①心烦易怒；②小便黄；③舌质红或绛；④脉弦滑或数。

证候确定：具备全部主症和 1 项以上次症。

治法：凉血解毒。

方药：犀角地黄汤加减，药用水牛角、牡丹皮、土茯苓、生槐花、紫草、重楼、生地黄、白鲜皮、赤芍。

加减：夹风者，选加荆芥、防风、羌活、独活、威灵仙、全蝎、蜈蚣、乌梢蛇等；夹瘀者，选加丹参、鸡血藤等；热重者，选加白茅根、大青叶；夹湿者，加苦参；夹毒者，选加忍冬藤、金银花、紫花地丁、板蓝根、生甘草等；咽痛者，加北山豆根。

中成药：可选用消银颗粒、复方青黛胶囊、清开灵口服液（颗粒）等。

2. 血燥证

本证相关类型包括血虚风燥证。

皮损淡红，干燥脱屑，可伴有皲裂，口干咽燥，舌质淡，舌苔少或薄白，脉缓或沉细。

主症：①皮损淡红；②鳞屑干燥。

次症：①口干咽燥；②舌质淡，舌苔少或薄白；③脉细或细数。

证候确定：具备全部主症和1项以上次症。

治法：养血润燥。

方药：当归饮子加减，药用丹参、当归、生地黄、麦冬、玄参、鸡血藤。

加减：热重者，选加金银花、赤芍、紫草、天花粉；夹毒者，选加草河车、土茯苓、蜂房、大青叶、白花蛇舌草、甘草；夹瘀者，选加桃仁、红花、川芎；燥甚者，选加麻仁、天冬；夹风者，选加荆芥、防风、白鲜皮、乌梢蛇、威灵仙、全蝎、蜈蚣等；阳虚者，选加细辛、附子等；脾虚者，选加黄芪、白术、茯苓、苍术等。

中成药：可选用四物合剂、六味地黄丸等。

3. 血瘀证

本证相关类型包括瘀滞肌肤证和气滞血瘀证。

皮损肥厚浸润，经久不退，颜色暗红，鳞屑附着紧密，女性可有痛经，舌质暗紫或有瘀点、瘀斑，脉涩或细缓。

主症：①皮损暗红；②皮损肥厚浸润，经久不退。

次症：①肌肤甲错，面色黧黑或唇甲青紫；②女性月经色暗，或夹有血块；③舌质紫暗或有瘀点、瘀斑；④脉涩或细缓。

证候确定：具备全部主症和1项以上次症。

治法：活血解毒。

方药：桃红四物汤加减，药用白花蛇舌草、莪术、鬼箭羽、红花、鸡血藤、桃仁、丹参、当归、川芎。

加减：热重者，选加大青叶、紫草；夹瘀者，选加赤芍、三棱；夹燥者，选加生地黄、火麻仁、玄参；咽痛者，选加北豆根；夹湿者，选加苦参、虎杖、陈皮；夹风者，选加荆芥、防风、白鲜皮、乌梢蛇、威灵仙、全蝎、蜈蚣等；阳虚者，选加细辛、附子等；脾虚者，选加黄芪、白术、茯苓、苍术等。

中成药：可选用大黄䗪虫丸（胶囊）、血府逐瘀丸（胶囊）等。

此外，还可以用中药制剂川芎嗪注射液或脉络宁等治疗。例如：川芎嗪200mg加入5%葡萄糖液体中静脉点滴，每日1次，30天为一疗程；或用脉络宁20mL加入5%葡萄糖液体中静脉点滴，每日1次，30天为一疗程，均有一定疗效。

【生活调摄】

1. 保持居室内空气新鲜和流通。
2. 需穿干净柔软的衣服，定时更换内衣及床单，防止皮肤感染。
3. 避免外伤，防止搔抓及强力刺激，以免产生新的皮损。
4. 避风寒，防止上呼吸道感染。
5. 宜用温水洗澡，禁用强碱性肥皂、洗发水洗浴。
6. 饮食一般给予普食，以清淡为主，少饮酒，勿食易引起过敏反应的食物，如羊肉、海鲜等。

7. 注意饮食卫生，预防肠炎等疾病发生。
8. 脓疱型患者勿搓擦皮损部位，以防发生糜烂和继发感染。
9. 保持情绪乐观、心情舒畅，增强战胜疾病的信心。

【科研思路与方法】

1. 理论研究方面

国医大师赵炳南、皮肤科著名医者朱仁康两位前辈一致认为，银屑病患者多为素体血热。李继科等从卫气营血辨证进行分析，认为银屑病的治疗可借鉴温病理论，其传变过程与温病的传变过程相似。周仲瑛等认为，肝气郁结，气郁化火，长久以往，火盛体内则会内伤阴血，阴血耗伤，会导致血燥生风，肌肤缺少血的濡润，表现干燥起白屑。

秦万章多年来在研究银屑病的发病机制中，根据临床表现总结出“新血证论”，在其论述中，将血作为最基础病位所在，认为血热为最先表现出来的证候，根据病情发展的不同表现及不同阶段，可以出现多种症状，比如血虚、血燥、血寒等类型。在病情加重的情况下，皮肤会出现脓疱、大片红斑并伴有全身症状的血毒现象，这属于疾病发展的恶化状态。在各证型表现中，血瘀作为一直贯穿在疾病发展全过程中的最基础病理表现。认为银屑病发病基础与血瘀有着非常密切的关系，故治疗每一型银屑病患者均可以以血瘀为最基础的病理变化，用活血化瘀药物治疗。

2. 临床研究方面

丁晓岚等以北京大学人民医院皮肤性病科为主，在全国六省（自治区）市对银屑病进行了多中心、大样本流行病学调查，获得中国银屑病患病情况的基本资料。在中国六个省或自治区中各选择一个城市作为调查点，采取整群抽样的方法，所有被调查者填写问卷和接受皮肤科医生检查，调查表数据录入 EpiData 软件，用 SPSS 软件进行统计学分析。结果共抽样调查 19974 人，完成调查人数 17345 人，发现银屑病患者 102 人，总患病率为 0.59%，标化患病率 0.47%。其中男性患病率为 0.65%，标化患病率为 0.54%；女性患病率为 0.54%，标化患病率为 0.44%，男女银屑病的患病率差异无统计学意义。临床分型中以寻常性为主（97.06%），28.43% 的银屑病患者有家族史，59.80% 的患者认为银屑病影响了生活质量。通过中国六省市银屑病流行病学调查，发现我国银屑病患病率为 0.47%，高于国内其他调查的结果，被调查人群的男、女银屑病患病率接近。

张广中等对 2651 例寻常型银屑病中医证候分布和演变规律进行了探讨，按照临床流行病学群体研究方法，采用现况调查、多中心、大样本的研究设计，用 EPIINFO 6.0 建立数据库，对 2651 例寻常型银屑病中医证候构成情况及与病期、民族、银屑病病史、家族史、吸烟史、饮酒史、病情严重程度的关联情况进行了探讨。结果显示，寻常型银屑病主要证候为血热证（53.8%）、血燥证（27.4%）和血瘀证（18.1%），其他证候较少见（0.6%）；兼夹证候主要有夹湿、热、瘀、毒。寻常型银屑病疾病初期一般为血热证，其后病情或好转，或转化为血燥证或血瘀证。血热证是病机转化的关键，吸烟、饮酒、疾病严重程度等因素可能在证候转化中起一定作用。

3. 实验研究方面

银屑病的研究可结合临床研究成果，开展中医药增效减毒作用机制研究；可应用网络药理学方法，在银屑病相关发病机制的基础上，筛选针对较强的有效中药单体、复方，并在此基础上进一步开展药效、药理、毒理等研究，以开发出有效的中药制剂。

姜春燕等基于网络药理学预测生地黄治疗银屑病的分子机制，方法为应用IPA软件构建生地黄效应机制网络和银屑病相关基因网络，通过网络比较，可视化呈现生地黄治疗银屑病的网络靶标。结果发现，肿瘤抑制蛋白（TP53）、核转录因子κB（NF-κB）、肿瘤坏死因子（TNF）等分子及NF-κB信号通路是银屑病相关基因及生地黄靶蛋白共同关联的分子和通路。结论为，生地黄可能通过调节以上分子和通路对银屑病发挥作用；采用网络药理学方法能够预测中药治疗病证的分子机制。网络药理学为探索中药治疗银屑病的分子机制开辟了一条高通量途径，为中药有效成分筛选及探索效应机制，进而为临床用药及新药研发提供了新思路和新方法。

【名医验案】

1. 张志礼医案

（1）阮某，男，17岁，1998年3月10日初诊。病史：3年前患者身起皮疹，搔起白屑，屡治不愈，皮疹逐渐增多。咽部不适，容易感冒，纳可，二便可。诊查：躯干、四肢散在淡红色钱币状浸润斑块，上覆银白色鳞屑。背部、臂部、双大腿皮疹较多。舌质淡，苔薄白，脉沉。

西医诊断：银屑病（静止期）。

中医诊断：白疕（血燥型）。

治法：养血活血，清热解毒。

方药：生地黄、熟地黄各15g，赤芍、白芍各15g，当归10g，川芎10g，红花10g，板蓝根30g，大青叶30g，紫草根15g，茜草根15g，山豆根10g，玄参15g，天花粉15g，土茯苓30g，薏苡仁30g，首乌藤30g。外用普连膏。

二诊：连服14剂，无自觉不适，少许皮损出现中心消退趋势。原方续服42剂，皮疹全部消退，遗留色素减退斑。

按语：血燥型白疕多见于静止期或缓解期银屑病，病程迁延难治。皮肤色多淡红，瘙痒不剧，舌淡、苔白、脉沉均为血燥之象，治疗此型白疕多以养血活血、清热解毒为法。在本例治疗中以四物汤配合红花、紫草、茜草、首乌藤养血活血；板蓝根、大青叶清热解毒；山豆根、玄参、天花粉为治疗咽部不适的要药，对于反复感冒、咽痛、咽干的白疕患者，用之每获良效；再配合土茯苓、薏苡仁除湿解毒，使邪有出路。首诊见效之后，守方不变，连续服用，终使顽疾得愈。

（2）胡某，女，49岁，1999年7月22日初诊。病史：18年前患者头部起疹，上覆银白色鳞屑，曾诊为“银屑病”，经治未效，皮疹逐渐增多，渐及全身，自觉瘙痒。遂来求诊。诊查：头部银白色鳞屑，腰背部、双大腿大片肥厚斑块，色暗红；舌紫暗，苔白，脉沉缓。

西医诊断：银屑病。

中医诊断：白疕（血瘀型）。

治法：活血化瘀，除湿解毒。

方药：桃仁10g，红花10g，三棱10g，莪术10g，紫草15g，茜草9g，板蓝根30g，大青叶30g，土茯苓30g，槐花30g，生地黄15g，白鲜皮30g，苦参15g。外用5%水杨酸软膏。

二诊：服药28剂后，皮损较前变薄，部分肥厚斑块内出现“钉突”状丘疹，鳞屑较前减少。上方加薏苡仁30g、枳壳10g。

三诊：再服药28剂，大片皮损消退，遗留炎症后色素沉着斑，继续服药，巩固治疗。

按语：血瘀型白疕多见于顽固性银屑病病例。本例患者病史长达18年，皮损肥厚浸润，舌质紫暗。肥厚性皮损多由湿聚、血瘀引起，故治疗当以活血化瘀、除湿解毒为法。在本例治疗中以桃仁、红花、三棱、莪术、紫草、茜草、生地黄、槐花活血凉血化瘀；土茯苓、白鲜皮、苦参除湿；板蓝根、大青叶清热解毒。连服药4周后，皮损散开变薄。再加薏苡仁除湿和胃，使药祛邪而不伤正，体现了治疗顽固难治性疾患中保胃气的治疗原则。诸药配合，使十余年顽疾基本治愈。说明活血祛瘀，除湿解毒这一治疗法则在对血瘀型白疕的治疗中确实有好的疗效。

2. 黄煌验案

何某，男，63岁，2014年8月23日初诊。患者自述有寻常型银屑病13年，皮损为干癣样，四肢躯干可见红色斑片样皮损，局部增厚，覆有鳞屑。诉平素家中琐事较多，情绪波动较大，时有焦躁，时有抑郁，且自觉病情变化常与情绪相关。食欲可，睡眠一般，时有早醒，大便1~2日1次，下肢皮肤色暗，皮损鳞屑增厚，观其体型偏瘦，唇暗红，面部表情僵。舌暗红苔薄，脉弦。有高血压病史10余年，平素服用苯磺酸氨氯地平、替米沙坦片控制。父亲有糖尿病史，母亲有甲状腺功能亢进病史。

西医诊断：银屑病（寻常型）。

证型：气血瘀滞，瘀血内结。

治法：活血化瘀，行气导滞。

方药：桂枝茯苓丸加川芎合柴胡加龙骨牡蛎汤。桂枝10g，茯苓15g，赤芍15g，牡丹皮15g，桃仁15g，川芎15g，柴胡20g，黄芩5g，姜半夏10g，党参10g，制大黄10g，生龙骨15g，生牡蛎15g，干姜5g，红枣15g。水煎服，每日1剂。

二诊（9月20日）：药后皮损颜色转淡，鳞屑变薄。近来睡眠尚可，偶有难寐早醒，情绪较前稳定。原方黄芩加至10g。

三诊（10月14日）：背部及下肢皮损明显变薄，近日新发头部皮损减少，诉舌苔时厚时薄，平素怕冷，睡眠可，大便近期每日1次，情绪稳定。9月20日方续服30剂，服法同上。

四诊（11月22日）：后背及下肢皮损范围缩小，鳞屑变薄，睡眠尚可。9月20日方继服30剂，隔日服1剂。

按语：患者为老年男性，且患有银屑病，病程长。能够控制疾病的发展，并且能够有效缩小疾病范围便是治疗顽固性银屑病的有效指征。桂枝茯苓丸是经典的活血化瘀方，但并非所有瘀血导致的疾病均能够使用桂枝茯苓丸。

从方证相应角度上看，黄煌教授曾提出“桂枝茯苓丸证”，一般表现为下肢皮肤干燥，左下腹按压紧张疼痛，面部暗红，舌下静脉充盈，易患有高脂血症、高血压、阑尾炎等由于局部血液循环不畅导致的疾病，即中医上认为的“瘀血”体质。该患者下肢皮肤色暗，皮损干有鳞屑，唇舌暗红，患者有高血压病史10余年，考虑为桂枝茯苓丸证。柴胡加龙骨牡蛎汤是古代的精神神经心理病用方，传统的安神定惊解郁方，具有抗抑郁、改善焦虑情绪、镇静、安眠、抗癫痫等作用，适用于以胸满、惊、身重为特征的疾病。七情是银屑病的致病因素之一，故服用此方后患者情绪较前稳定，从而减少银屑病发作的诱因。两方合方，效如桴鼓，此乃方证相应是也。

【参考文献】

[1] Schön MP, Boehncke WH. Psoriasis [J]. New Engl J Med, 2005, 352 (18): 1899-912.

[2] 甘海芳，蔡东华. 银屑病病因病机研究概述 [J]. 中国中西医结合皮肤性病学杂志，2010，9 (4): 251-252.

[3] 宋坪，李博鑑. 从血论治诸法合用-朱仁康研究员治疗银屑病经验 (-) [J]. 中国中西医结合皮肤性病学杂志，2004，3 (1): 1-2.

[4] 金起凤. 消银汤治疗银屑病58例疗效观察 [J]. 辽宁中医杂志，1983，7 (6): 29-30.

[5] 顾伯华. 实用中医外科学 [M]. 上海：上海科学技术出版社，1985.

[6] 丁履伸，赵绚德. 银屑病的中医治疗 [J]. 山东中医学院学报，1980，4 (4): 47-49.

[7] 贾鸿魁，张宝善，乐奇. 养阴解毒法为主治疗银屑病100例疗效观察 [J]. 青海医药杂志，1988 (6): 28-30.

[8] 唐长华，许彦来，戚明杰. 李富玉从毒论治寻常型银屑病经验 [J]. 山东中医药大学学报，2007，31 (4): 313-314.

[9] 刘巧，张永杰. 从毒论治银屑病100例临床研究 [J]. 中医杂志，2001，42 (9): 550-551.

[10] 张晓杰，耿立东，赵纯修. 寻常型银屑病病因病机探讨 [J]. 山东中医杂志，2001，20 (10): 586-587.

[11] 蒋蔚. 从痹论治银屑病 [J]. 四川中医，1999，17 (12): 14-15.

[12] 孙步云. 中医药治疗银屑病226例临床观察 [J]. 中医杂志，1995，36 (2): 99-100.

[13] 吴刚，张江辉，赵俊萍. 温阳强肾、活血化瘀治疗银屑病的经验 [J]. 山西医药杂志，2008，37 (7): 648-649.

[14] 刘朝霞. 刘朝霞治疗寻常型银屑病经验 [J]. 辽宁中医杂志，2008，35 (5): 670-671.

[15] 中华医学会皮肤性病学分会银屑病学组. 中国银屑病治疗指南 (2008版) [J]. 中华皮肤病杂志，2008，42 (3): 213-214.

[16] 范瑛，宋坪. 对银屑病中医病因病机的思索 [J]. 环球中医，2012，5 (9): 691-693.

[17] 巢元方．诸病源候论［M］．北京：中国医药科技出版社，2011.
[18] 李梴．医学入门［M］．北京：中国医药科技出版社，2011.
[19] 胡晓峰．中医外科伤科名著集成［M］．北京：华夏出版社，1997.
[20] 赵辨．临床皮肤病学［M］．3 版．南京：江苏科学技术出版社，2001.
[21] 吴谦．医宗金鉴［M］．北京：中国医药科技出版社，2011.
[22] 李萍，王莒生，赵京霞，等．银屑病血分蕴毒病机解析［J］．首都医科大学学报，2009，30（4）：413－416.
[23] 闫玉红，卢传坚，禤国维．寻常型银屑病核心病机探讨［J］．辽宁中医杂志，2012，39（6）：1013－1015.
[24] 郭霭春．黄帝内经素问校注语译［M］．天津：天津科学技术出版社，1981.
[25] 崔炳南，赵岩松．与寻常型银屑病相关的体质因素初探［J］．中国中医基础医学杂志，2010，16（9）：799－800.
[26] 张广中，王萍，王莒生，等．22651 例寻常型银屑病中医证候分布和演变规律研究．［J］．中医杂志，2008，49（10）：894－897.
[27] 赵炳南．简明中医皮肤病学［M］．北京：中国展望出版社，1983.
[28] 李继科，邓樱，艾儒棣．从卫气营血辨证治疗银屑病［J］．四川中医，2006，24（4）：28－29.
[29] 周德瑛．脏腑辨证治疗银屑病经验［J］．中国中医急症，2005，14（11）：1080.
[30] 秦万章．银屑病血证与调血研究［J］．中国中西医结合皮肤性病学杂志，2008，7（1）：1－4.
[31] 丁晓岚，王婷琳，沈佚葳，等．中国六省市银屑病流行病学调查［J］．中国皮肤性病学杂志，2010，24（7）：598－603.
[32] 姜春燕，张广中，吕爱平，等．基于网络药理学预测生地黄治疗银屑病的分子机制［J］．中国中医基础医学杂志，2013，19（4）：404－407.
[33] 苗婷婷，陈广东，等．黄煌运用经方治疗银屑病临床经验［J］．上海中医药杂志，2016，50（2）：28－31.
[34] 中华中医药学会皮肤科分会．寻常型银屑病（白疕）中医药循证临床实践指南（2013 版）［J］．中医杂志，2014，55（1）：76－78.
[35] 中华医学会皮肤性病分会银屑病学组．中国银屑病治疗专家共识（2014 版）［J］．中华皮肤病杂志，2013，47（3）：213－218.

第二节　荨麻疹

【概述】

荨麻疹（urticaria）是一种常见的皮肤病，系多种不同原因所致的一种皮肤黏膜血管反应性疾病，表现为时隐时现、边缘清楚、红色或白色的瘙痒性风团。本病为全球范围内发生的疾病，可见于任何年龄，发病率高低取决于病因。慢性荨麻疹是指风团每周至少发作2次，持续≥6周者；少数慢性荨麻疹患者也可表现为间歇性发作。中医称荨麻疹为“瘾疹”，俗称“风疹块”。

【西医病因与发病机制】

1. 西医病因

急性荨麻疹常可找到病因，但慢性荨麻疹的病因多难以明确。通常将病因分为外源性和内源性，外源性因素多为暂时性，包括物理刺激（摩擦、压力、冷、热、日光照射等）、食物（包括鱼、虾、蟹、贝壳类、蛋类等，植物或水果类如柠檬、芒果、李子、杏子、草莓、胡桃、可可、大蒜、西红柿等，腐败食物和食品添加剂）、药物（免疫介导的如青霉素、磺胺类药、血清制剂、各种疫苗等，或非免疫介导的肥大细胞释放剂如吗啡、可待因、阿司匹林等）、植入物（人工关节、吻合器、心脏瓣膜、骨科的钢板、钢钉及妇科的节育器等）以及运动等。

内源性因素多为持续性，包括肥大细胞对IgE高敏感性、慢性隐匿性感染（细菌、真菌、病毒、寄生虫等感染，如幽门螺杆菌感染在少数患者可能是重要的因素）、劳累或精神紧张、针对IgE或高亲和力IgE受体的自身免疫，以及慢性疾病如风湿热、系统性红斑狼疮、甲状腺疾病、淋巴瘤、白血病、炎症性肠病等。特别指出，慢性荨麻疹很少由变应原介导所致。

2. 发病机制

荨麻疹的发病机制至今尚不十分清楚，可能涉及感染、变态反应、假变态反应和自身反应性等。肥大细胞在发病中起中心作用，其活化并脱颗粒，导致组胺、白三烯、前列腺素等释放，是影响荨麻疹发生、发展、预后和治疗反应的关键。诱导肥大细胞活化并脱颗粒的机制包括免疫性、非免疫性和特发性。免疫性机制包括针对IgE或高亲和力IgE受体的自身免疫、IgE依赖的以及抗原抗体复合物和补体系统介导等途径；非免疫性机制包括肥大细胞释放剂直接诱导、食物中小分子化合物诱导的假变应原反应，或非甾体抗炎药改变花生烯酸代谢等；还有少数荨麻疹患者目前尚无法阐明其发病机制，甚至可能不依赖于肥大细胞活化。

3. 临床表现

荨麻疹的特征性临床表现是突然出现的风团和（或）血管性水肿。风团有3个典型特征：①中央大小不等的肿胀，几乎所有患者肿胀周围都会出现反应性红斑；②瘙痒，时有烧灼感；③一过性，皮肤通常在1～24小时会恢复正常外观。血管性水肿的特点：①突然发生的真皮下部和皮下组织明显肿胀；②疼痛而非痒；③常累及黏膜的下部；④消退比风团慢，可持续长达72小时。

4. 分类

不同亚型荨麻疹的临床表现谱很广，并且两个或两个以上不同亚型的荨麻疹可以共存于同一患者。荨麻疹的这一分类（表19－1）还有相矛盾的地方，例如，物理性荨麻疹也有慢性情况，但由于诱发因素独特而独立分组。而典型的急性和慢性自发性荨麻疹风团是自发产生的，无须外部物理刺激。

表 19－1 荨麻疹的分类

类型	亚型	定义
自发性荨麻疹	急性自发性荨麻疹	自发性风团和（或）血管性水肿 <6 周
	慢性自发性荨麻疹	自发性风团和（或）血管性水肿 >6 周
	寒冷性荨麻疹	诱发因素：冷的物体、空气、液体、风
	迟发性压力性荨麻疹	诱发因素：垂直压力（风团潜伏 3～12 小时）
	热荨麻疹	诱发因素：局部受热
物理性荨麻疹	日光性荨麻疹	诱发因素：紫外线和（或）可见光
	人工皮肤划痕症	诱发因素：机械剪切力（风团 1～5 分钟后发生）
	振动性荨麻疹/血管性水肿	诱发因素：振动因素
	水源性荨麻疹	诱发因素：水
其他类型荨麻疹	胆碱能荨麻疹	因锻炼、辛辣饮食致体内温度增高所诱发
	接触性荨麻疹	因接触导致荨麻疹的物质所诱发
	锻炼诱导的过敏反应/荨麻疹	诱发因素：体育锻炼

【中医病因病机】

现代中医学者在传统中医理论的指导下，认为荨麻疹的发病多在先天不足、禀赋不耐的基础上，复感风、寒、湿、热之邪，或因饮食不节、情志不畅等而诱发。

1. 禀赋不足，内外合邪

禀赋异常，内外合邪是本病重要的病机。人之禀赋异常是本病发生的根本。禀赋异常多指素体虚弱，或内有湿热，或血气不和等，都是疾病发生的病理基础。

虚弱之人，肺卫不固则易感受外邪，且缠绵难愈，反复发作。《儒门事亲》云："凡胎生血气之属，皆有蕴蓄浊恶热毒之气。有一二岁而发者，有三五岁至七八岁而作者，有老年而发丹熛、瘾疹者。"说明了禀赋不足是发病重要原因。《医宗金鉴·赤白游风》亦曰："由脾肺燥热，而兼表虚腠理不密，风邪袭入，怫郁日久，与热相搏，则化热益盛而成。"说明风邪等外邪侵犯机体时，表虚是发病的前提。素体湿热者，若饮食不当，或食鱼腥海味、辛辣等物，则湿热内蕴，伤及脾胃，脾失健运。又外受于风，气机失利，风热之邪内不得疏、外不得透达，致身发风团伴有胃痛腹胀、大便溏薄等。

2. 六淫侵袭，风邪为首

外感六淫所致本病，以风邪为主，常兼夹寒热湿燥之邪。现代医家赵炳南先生认为风邪是本病发病的关键因素，而"风为百病之长，善行而数变"，风与寒相合而为风寒之邪，与热相合而为风热之邪，风寒、风热在一定条件下又可以互相转化；风寒、风热之邪客于肌肤皮毛腠理之间，"则起风瘙瘾疹"。隋·巢元方《诸病源候论》阐明了发病原因："人皮肤虚，为风邪所折，则起瘾疹。""夫人阳气外虚则多汗，汗出当风，风气搏于肌肉，与热气并生痦瘟。"亦有湿热郁结，不得透发者，血虚风热，营分郁滞者。现代医家陈汉章教授认为："荨麻疹病因虽较复杂，但溯本求源，终归于风……风为百病之长……多夹寒、湿、热诸邪，邪气侵入肌肤之间，与气血相搏，气血运行障碍，风团叠现。”

3. 饮食失宜

戴思恭《证治要诀·发丹》云：“瘾疹……病此者……有人一生不可食鸡肉及章鱼动风之物，才食则丹随发，以此得见系是脾风。”指出饮食失宜或食动风之物与发生本病的关系。现代研究中，郭田章等统计500例荨麻疹的致病因素，由食物引起者253例，占50.6%，其中最常见者为虾、蟹、鱿鱼、墨鱼等。所以多数学者认为“荨麻疹最常见的病因是食物过敏，尤其是急性荨麻疹”。

另外，慢性荨麻疹发病有十分明显的时间特点，往往夜间发病，此与卫气及其运行规律密切相关。慢性荨麻疹患者，多腠理疏松，卫外不固，而卫气昼行于阳，夜行于阴。夜间体表卫气稀少，抵御外邪之力更差，不耐风寒，故本病多于睡觉前发病或者病情加重，起床后卫行于阳，重新输布肌表，正邪交争，故而也常常发病或者病情加重。

对病因病机的认识主要为禀赋不足，卫外不固，风邪乘虚侵袭，客于肌表，致使营卫失调而致；或素体气血不和，湿热内蕴，一旦受到致病因素的刺激，则出现病变。而外感邪气，某些药物、饮食则是发病诱因。

【诊断标准】

1. 皮疹为发作性的皮肤黏膜潮红或风团，风团形状不一、大小不等，颜色苍白或鲜红，时起时消，单个风团常持续不超过24~36小时，消退后不留痕迹。

2. 自觉瘙痒剧烈，少数伴发热、关节肿痛、头痛、恶心、呕吐、腹痛、腹泻、胸闷、气憋、呼吸困难、心悸等全身症状。

3. 主要类型的临床特点：

（1）急性荨麻疹：发病急骤，经治疗或脱离诱因多于数日内痊愈。详细询问病史后，多数患者能找到病因，如食物、药物等，病程小于6周。

（2）慢性荨麻疹：病程大于等于6周，风团反复发作。80%~90%以上的患者找不到病因，治疗较困难。

（3）人工荨麻疹：人工荨麻疹又称皮肤划痕症，往往先有皮肤瘙痒或灼热，搔抓或轻划后局部皮肤出现线状风团，即皮肤划痕征阳性。

（4）寒冷性荨麻疹：主要分为两型。

1）获得性寒冷性荨麻疹：可于任何年龄突然发病。皮肤暴露于冷风、冷水数分钟内，局部出现瘙痒性水肿和风团，可持续30~60分钟，保暖后缓解。

2）遗传性寒冷性荨麻疹：属显性遗传，女性多见。婴儿期发病，持续终生。于受冷后数小时出现泛发性风团，有烧灼感，不痒，可持续48小时。同时伴畏寒、发热、头痛、关节痛和白细胞增多等。贴冰试验阴性。

（5）蛋白胨性荨麻疹：多在暴饮暴食（特别是海味、牛羊肉、猪肉），或饮酒、情绪激动后，皮肤出现潮红、风团，伴头痛、乏力。病程短，仅持续1~2日。

（6）胆碱能性荨麻疹：多于青年期发病，在遇热（热饮、热水浴）、情绪激动和运动后出现。皮疹的特点为1~3mm大小的小风团，周围有红晕，多在躯干及四肢近端，伴瘙痒。有些患者伴有消化道炎症，如腹痛、腹泻等。

(7)血管性水肿:也叫巨大荨麻疹,主要分为两型。

1)获得性血管性水肿:突然发生的大片暂时性水肿,边缘不清,肤色或稍带苍白及淡红色,不痒或轻度烧灼和不适感。数小时或24小时消失。好发于皮下组织较疏松的部位,如眼睑、口唇、外生殖器和手足背部。发生在咽喉部者可出现喉头水肿。

2)遗传性血管性水肿:常10岁前开始发病,有家族史。突然发生局限性水肿,非凹陷性,不痒,常单发,局限于面部或一个肢体,1~2天消退。有产生喉头水肿导致窒息的危险。化验血清C1酯酶抑制物、C4补体值均减少,在发作时尤显著。

【西医治疗】

(一)治疗方案

尽量详细询问病史和进行全面系统检查,找出病因并去除之(如食物、感染和药物等因素)。对慢性荨麻疹患者,则应尽力避免各种诱发加重因素。各主要类型荨麻疹的系统治疗:

1. 急性荨麻疹

(1)以皮疹、瘙痒为主者:

1)抗组胺H_1受体药物口服。一般用1~2种,可选用氯苯那敏4~8mg或去氯羟嗪25mg,每日3次口服;或选用新一代抗组胺药,较少或无中枢镇静及口干等副作用,如西替利嗪,10mg或左西替利嗪(商品名优泽),5mg,每日1次口服;氯雷他定,10mg或地氯雷他定(商品名恩理思)5mg,每日1次口服;咪唑斯汀每日1次口服,可酌情选择其中1~2种。并可同时配合维生素C 0.2g,每日3次口服。

2)2~3岁以内小儿多用0.2%苯海拉明糖浆,剂量每日1mg/kg,分3次口服,或氯苯那敏2mg,每日2~3次口服,或盐酸西替利嗪滴剂(商品名仙特明滴剂)2.5~5mg或氯雷他定糖浆(开瑞坦糖浆)2.5~5mg,每日1次口服。

3)皮疹广泛且痒著者,可同时给予氯苯那敏10mg或苯海拉明20mg,即刻或每日1次肌内注射。10%葡萄糖酸钙10mL,即刻或每日1次静脉注射,或50%葡萄糖液20~40mL内加维生素C 0.5g,即刻静脉注射。

(2)严重荨麻疹伴喉头水肿、哮喘或有低血压状态时:

1)0.1%肾上腺素0.3~0.5mL,即刻皮下或肌内注射。注意有心血管病的老人慎用。

2)地塞米松5mg,即刻肌内注射或静脉小壶给药。

3)同时开放静脉,给予5%葡萄糖液500mL加氢化可的松100~200mg及维生素C 2.0~3.0g,即刻静脉滴注。

4)应予吸氧,密切观察血压等变化。

5)如经以上处理,喉头水肿无好转,必要时气管切开、气管插管和辅助呼吸。

(3)急性荨麻疹伴有高热、寒战、关节痛、白细胞总数增高及分类核左移明显者:

1)应注意查找感染病灶,警惕败血症发生。

2)首先应予有效抗生素治疗。

2. 慢性荨麻疹

(1)H_1受体拮抗剂:一般首选较少或无中枢镇静及口干等副作用的新一代H_1受体拮

抗剂，如西替利嗪10mg，或左西替利嗪（商品名优泽）5mg，每日1次口服；氯雷他定10mg或地氯雷他定（商品名恩理思）5mg，每日1次口服；咪唑斯汀（商品名皿治林），每日1次口服。可酌情选择其中1种，也可联合传统H_1受体拮抗剂应用，如去氯羟嗪或羟嗪或赛庚啶或酮替芬等。

（2）H_1、H_2受体拮抗剂联合应用：H_2受体拮抗剂可选用甲氰咪呱200mg，每日2～3次口服；或0.4g加入5%葡萄糖液中，每日1次静脉滴注或静脉小壶给药；雷尼替丁150mg，每日2次口服，或法莫替丁20mg，每日1次口服。

（3）对常规按抗组胺药治疗无效的患者可选用三环类抗忧郁药如多塞平25mg，每日2～3次口服。

（4）其他药物治疗：

1）桂益嗪25mg，每日3次口服［儿童2.5mg/（kg·d）］。

2）氨茶碱0.1g，每日3次口服（同时选用1种H_1受体拮抗剂合用）。

3）利血平（有抗5－羟色胺作用）0.125mg，安络血2.5mg，赛庚啶2mg，均每日3次口服，2周为1疗程。

4）胎盘组织浆2～4mL，隔日1次肌内注射，10次为1疗程。组胺球蛋白2mL，每周2次皮下注射。也可用甘草酸二铵（商品名甘利欣）150mg或复方甘草甜素注射液（商品名美能）40～60mL，加入5%葡萄糖液500mL中，每日1次静脉滴注，1～2周为1疗程。

3. 皮肤划痕症

用羟嗪及衍生物效果好，如羟嗪、去氯羟嗪、西替利嗪、左西替利嗪，每日3次或1次口服。注意要足量给药，维持治疗时间要长。另外，止血环酸、组胺球蛋白肌内注射和全身紫外线照射对本病有一定疗效。

4. 寒冷性荨麻疹

（1）避免冷刺激，尤其是湿冷刺激。避免皮肤温度较快速变化，注意保暖，治疗原发病。

（2）药物治疗：

1）首选赛庚啶，2mg，每日3次口服。

2）其他，如咪唑斯汀、多塞平、桂益嗪、酮替芬等也可选用。

3）氮他定1mg，每日4次口服。

4）配合口服维生素E或肌注组胺球蛋白或胎盘球蛋白等。

（3）冷脱敏治疗。

5. 蛋白胨性荨麻疹

（1）饮食宜清淡。

（2）H_1受体拮抗剂口服。

（3）严重者应给予容积性泻药，如50%硫酸镁40mL，1次顿服导泻。

6. 血管性水肿

（1）H_1受体拮抗剂口服。

（2）伴有喉头水肿、低血压及有明显胃肠道症状者，给予0.1%肾上腺素0.3～

0.5mL，皮下或肌内注射。异丙肾上腺素或肾上腺素雾化吸入。

（3）6－氨基己酸，每日6.0～12.0g，分3～4次口服或止血芳酸0.25～0.5g，每日3次口服。

（4）遗传性血管性水肿治疗：

1）首选达那唑（Danazol，炔羟雄烯异噁唑），开始剂量600mg/d，以后逐渐减量为200～300mg/d。

2）对达那唑无效或不能耐受者，可用桂益嗪或6－氨基己酸或止血芳酸、抑酞酶等。

3）急性发作时即刻肾上腺素0.3～0.5mL肌内注射及输新鲜血浆补充C4等。

7. 胆碱能性荨麻疹

（1）目前首选甲喹吩嗪（商品名玻丽玛朗），5mg，每日2次口服。

（2）也可选用羟嗪、多塞平、酮替芬、塞庚啶或达那唑。

（3）其他抗胆碱药，如山莨菪碱等也可选用。

8. 局部治疗

局部治疗主要给予止痒剂，如炉甘石洗剂、薄荷酚液、复方樟脑酯等外搽。

（二）西医治疗困境

传统抗组胺药物常有嗜睡、头晕、口干等副作用。驾驶员、高空作业人员等慎用. 青光眼、前列腺肥大患者慎用。新一代组胺药无或较少有嗜睡等副作用，但存在个体差异，也应提醒患者注意。单用H_2受体拮抗剂治疗荨麻疹是无效的，长期应注意其抗雄性激素作用，如男性乳房女性化等。

【中医治疗】

1. 风寒伤表，营卫不和证

主症：瘾疹色白，遇风、冷则甚，得暖则瘥，舌淡苔白，脉缓。

治法：调和营卫，益气固表，祛风止痒。

方药：桂枝汤合玉屏风散加蛇蜕、僵蚕、鸡血藤，药用桂枝、白芍、生姜、大枣、甘草、黄芪、白术、防风、蛇蜕、僵蚕、鸡血藤。

2. 肾阳不足，卫外不固证

主症：肌肤瘙痒不适，多于夜间发病，素体畏冷，终年手足欠温，舌淡苔白微腻，脉沉细。

治法：温阳益卫发表。

方药：麻附细辛汤合玉屏风散加味，药用麻黄、附子、细辛、黄芪、白术、防风。

3. 湿热郁结证

主症：发作时颜面潮红起风团块，阴股、两腘、两肘处疹片如云，瘙痒难忍。风团块大小不一，形状各异。口渴便干，微有恶寒，舌质红绛苔腻，脉弦数或滑数。

治法：清热利湿，祛风止痒。

方药：麻黄连翘赤小豆汤加减，药用麻黄、连翘、杏仁、荆芥、防风、生石膏、滑石、白鲜皮、地肤子、僵蚕、赤小豆、生姜。

4. 风热犯表证

主症：瘾疹色红，遇热加剧，得冷则隐，发于上半身，被覆部位为多，或兼咽喉肿痛，舌红、苔薄白或薄黄，脉浮滑数。

治法：辛凉解表，疏风清热。

方药：银翘消风散加减，药用消风散原方去苍术，加金银花、连翘、淡竹叶、黄芩、白鲜皮组成。

加减：若咽痛明显，加板蓝根、桔梗；便秘者加生地黄、大黄；风团鲜红灼热者加牡丹皮、赤芍；口渴者加生地黄、天花粉；瘙痒剧烈，情绪烦躁者加白蒺藜、珍珠母。

5. 血热瘀血证

主症：一般身起风块较少，每到夜晚皮肤先感觉灼热刺痒，搔后随手起红紫色条块，越搔越多，心中烦躁，面色晦暗，口唇色紫，舌质暗，脉弦滑数。

治法：养血清热凉血。

方药：犀角地黄汤合通经逐瘀汤加减，药用水牛角、生地黄、牡丹皮、刺猬皮、薄荷、地龙、角刺、赤芍、桃仁、连翘、金银花。

【生活调摄】

1. 勿服食可疑食品或药品，并留心排便正常与否。

2. 若是因为吃鱼、虾、蟹而出现荨麻疹，可以食用大量新鲜的紫苏叶，或者饮用紫苏叶的煎煮汁，一般鲜品用15～30g，干品5～10g煎煮。

3. 慢性荨麻疹可以通过饮食提高免疫力：皮肤容易起荨麻疹的人，可以常食用芝麻、核桃仁等，以改善体质。常吃黑芝麻酱也可以收到一定效果。

4. 桃叶可以作入浴剂：桃叶的汤汁可以抑制荨麻疹引起的瘙痒，并有防治发生荨麻疹的功效。取生桃叶阴干，捣碎放入纱布袋中，置于浴缸内。将水煮沸注入浴缸，待冷却至适当温度后，身体慢慢浸泡在浴缸，效果很好。

5. 枇杷叶的煎煮法：枇杷叶的煎煮洗浴也有治疗痱子和荨麻疹的功效。取三枚叶片，用手掐碎，放入500mL水中煮沸。待煮汁冷却，用此清洗患部。也可以将枇杷叶放入纱布袋中，放入浴池水中片刻，用作入浴剂。

6. 发疹严重时应注意忌口，如虾、蟹、章鱼、蚵鱼贝类，或者竹笋、糯米、巧克力、咖啡、香辛料、砂糖等，在出疹时皆应禁止食用。缓解期亦应时常注意忌食或少食这些食品。

【科研思路与方法】

1. 理论研究方面

李幼平对当归饮子治疗慢性荨麻疹疗效与安全性进行了系统评价，Meta分析结果显示，当归饮子治疗慢性荨麻疹，比常规抗组胺药治疗有更高的治愈率、好转率和较低的复发率；当归饮子作为治疗慢性荨麻疹的经典古方，为经方治疗荨麻疹提供了理论依据。

赖维对荨麻疹欧洲2009年指南和2006年指南进行了比较，发现新指南在荨麻疹的定义、分类、病因、疾病严重程度、诊断及处理方面的更新；另外，提出荨麻疹流行病学、诊断等方面下一步的研究方向。对比新指南和当前我国的临床诊疗实践，可以发现仍有相当的不同，例如，目前我国的临床实践中，对于常规剂量的第二代抗组胺药疗效不佳时的进一步治疗，较为混乱。这些情况提示，虽然我们不一定要严格遵从欧洲的指南，但在规范我国荨麻疹的诊疗工作之前，必须先进行严谨的临床研究，累积充分的证据。

2. 临床研究方面

可针对荨麻疹的诱因、病因、发病率及患病率等开展流行病学调查研究。

朱玉娟对《中医方剂大辞典》中治疗荨麻疹的方剂用药规律进行了分析，总结出其中收载的治疗荨麻疹内服方剂的组方规律。通过收集其中主治荨麻疹的内服方剂，录入中医传承辅助系统软件，采用软件集成的数据挖掘方法，分析治疗荨麻疹内服方剂的用药规律。对筛选出的134首荨麻疹内服方剂进行分析，确定方剂中药物出现的频次、常用药对及药物组合，演化得到核心组合27个、新处方5个；明确了《中医方剂大辞典》中治疗荨麻疹内服方剂的用药规律，为荨麻疹的临床治疗和新药研发提供依据和参考。刘玲玲等对咪唑斯汀组治疗慢性荨麻疹进行了随机双盲研究，5个研究中心共入选慢性荨麻疹患者213例，纳入疗效分析共206例，其中咪唑斯汀104例，氯雷他定组102例。治疗结束时，咪唑斯汀组总有效率（痊愈+显效）为80.8%，氯雷他定组为74.5%，两组差异无显著性（$P=0.28$）；咪唑斯汀组于治疗后第1周时，对控制风团大小、每周发作次数及直观模拟标尺法瘙痒程度平均值明显优于对照组，两组差异均有显著性（$P=0.05$，$P=0.03$ 和 0.02）；至第4周时，两组间比较差异无显著性（$P>0.05$）。结论，口服咪唑斯汀或氯雷他定10mg/d，治疗慢性荨麻疹疗效相似，但咪唑斯汀似乎比氯雷他定组起效更快。

3. 实验研究方面

可结合临床研究成果，如当归饮子治疗慢性荨麻疹，对当归饮子开展中医药增效减毒机制研究；可应用网络药理学方法，在荨麻疹相关发病机制的基础上筛选针对较强的有效中药单体、复方，并在此基础上进一步开展药效、药理、毒理等研究，以开发出有效的中药制剂。

【名医验案】

1. 李振华医案

患者，女，45岁，2011年5月6日初诊。主诉：全身皮肤间断性出现疹块十余年。病史：患者自诉十余年前淋雨后皮肤突然瘙痒，愈抓愈痒，继之出现疹块，到医院诊断为荨麻疹，经西药（具体药物不详）治疗后症状消失。以后每遇冷风和冷空气反复发作，数年不愈，苦不堪言，经多方治疗均不能彻底痊愈。现症见疹块遇冷即发作，因害怕发病，穿衣总是要比别人穿的厚，平素怕冷，心慌气短，自汗乏力，食欲不振，睡眠差，容易腹泻。舌质薄白，舌质淡，脉象细弱。

西医诊断：荨麻疹。

中医诊断：瘾疹。

证型：气血虚弱，风湿郁表。

治法：益气健脾，活血祛风。

方药：补气消疹汤（自拟）。黄芪20g，党参12g，白术10g，茯苓15g，当归12g，川芎10g，赤芍15g，桂枝6g，白芍12g，防风4g，羌活10g，荆芥8g，地肤子15g，厚朴10g，木香6g，甘草3g。10剂，水煎，1日1剂。

二诊（2011年5月20日）：服药后，食欲增加，精神好转，服药期间没有发作。原方黄芪改为30g，继服10剂。

三诊（2011年6月3日）：怕冷感消失，已不用多加衣服，睡眠好转，大便正常，精力充沛。上方继服5剂，隔1日1剂，以资巩固。

按语：气血虚弱证多发生于年老或久病体弱之人，此型临床虽比较少见，但可久病缠绵，反复发作难愈。本病是由久病导致气血不足，卫阳不固，风湿之邪郁于肌表，故每遇冷空气而发作。方中黄芪、党参、甘草补气固表；白术、茯苓健脾利湿；当归、川芎、赤芍配黄芪可以补气和血；桂枝、白芍为小建中汤调和营卫；防风与黄芪、白术为玉屏风散固肺卫之表，防风之量不宜过大，以免祛邪伤正；羌活、荆芥、地肤子祛风透表，散皮肤之风湿而治瘙痒；厚朴、广木香宽中理气，运化中焦，使补而不滞。诸药合用，理法方药环环相扣，故疗效显著。

2. 贺普仁医案

患者，男，56岁，2004年1月10日初诊。近4年来，患者全身反复起风团块，发作时伴瘙痒难忍，影响睡眠，需服用开瑞坦等抗过敏药才能缓解症状，但停药后又复发，症状时轻时重。刻下：纳差，大便时干，小便调，舌红，苔黄，脉弦滑。

证型：腠理素虚，胃肠积热，外受风邪。

治法：清热和营，活血通络，疏风止痒。

先用火针点刺风团块局部，后用毫针刺曲池、合谷、血海、风市、三阴交，每日1次。治疗4次后，患者全身瘙痒明显减轻，共治疗10余次而痊愈。

按语：本病发生是因素体禀赋不耐，加之胃肠积热，或体弱气血不足，腠理空虚，感受风邪，致营卫失调所致。治以清热和营、疏风止痒。取穴曲池、合谷、血海、风市、三阴交，其中曲池、合谷清理胃肠之热；血海、三阴交、合谷调理营卫之气；风市、合谷疏风。对于风疹局部，可用火针点刺以温通经脉，以热引热。

【参考文献】

[1] 张贵菊. 桂枝汤化裁治疗妊娠瘙痒性荨麻疹性丘疹及斑块临床观察 [J]. 新中医，2012，44（5）：51-53.

[2] 李宏军. 慢性荨麻疹证治 [J]. 河南中医，2012，32（2）：147-148.

[3] 吴军. 加味麻黄连翘赤小豆汤合针灸治疗顽固性荨麻疹 [J]. 哈尔滨医药，2013，32（1）：50.

[4] Cho CB, Stutes SA, Altrich ML, et al. Autoantibodies in chronic idiopathic urticaria and nonurticarial systemic autoimmune disorders [J]. Journal of Allergy & Clinical

Immunology, 2013, 110 (1): 29 -33.
[5] Poonawalla T, Kelly B. Erratum to: Urticaria: a review [J]. American Journal of Clinical Dermatology, 2012, 13 (3): 215.
[6] Kaplan AP. Biologic agents in the treatment of urticaria [J]. Current Allergy And Asthma Reports, 2012, 12 (4): 288.
[7] Lyseng - Williamson, Katherine A Carter, Natalie A. Bilastinea guide to its use in the treatment of symptomatic allergic rhinoconjunctivitis and urticaria [J]. Drugs & Therapy Perspectives, 2012, 21 (28): 1 -5.
[8] Hide M. Pathogenesis of chronic spontaneous urticaria: from definition, etiology and treatments [J]. Journal of Dermatology, 2012, 39: 2.
[9] Omar Dominguez - Amorocho, Silvia Duarte. Differences in Systemic and Skin Migrating - Specific $CD4^+$ T Cells in Papular Urticaria by Flea Bite [J]. International Archives of Allergy and Immunology, 2013, 2 (160): 165 -172.
[10] 张翠月，高征孙，刘银伟．从脾辨治慢性荨麻疹临床研究［J］．中国实验方剂学杂志，2013，8（19）：298 -299.
[11] 张学军．皮肤性病学［M］．北京：人民卫生出版社，2009.
[12] Kolkhir P, Balakirski G, Olisova O, et al. Chronic spontaneous urticaria and internal parasites - asystematic review [J]. Allergy, 2016, 71 (3): 308 -322.
[13] 孙广裕．慢性荨麻疹从瘀论治浅析［J］．中国中医基础医学杂志，2002，8（6）：66 -67.
[14] 宋晓静．中药联合抗组胺药治疗慢性荨麻疹68例临床观察［J］．中国中医药科技，2013，2（20）：178 -179.
[15] 李亚杰，肖飞．经方治疗荨麻疹［J］．中医药学报．2012，40（3）：135 -137.
[16] 石春蕊，石春波，匡钱华，等．当归饮子治疗慢性荨麻疹疗效与安全性的系统评价［J］．中国循证医学杂志，2012，12（10）：1261 -1269.
[17] 赖维，谢小元，龚子鉴，等．荨麻疹：欧洲2009年指南和2006年指南的比较［J］．皮肤性病诊疗学杂志，2010，17（3）：176 -178.
[18] 朱玉娟，郑科，张毅，等．《中医方剂大辞典》中治疗荨麻疹方剂用药规律分析［J］．中国实验方剂学杂志，2012，18（18）：1 -3.
[19] 王宗明，杨雄波．枸地氯雷他定治疗慢性荨麻疹疗效和安全性的临床研究［J］．重庆医学，2013，42（12）：1401 -1403.
[20] 张正杰，李郑生．国医大师李振华教授治疗荨麻疹学术经验［J］．中医研究，2011 11（24），56 -57.
[21] 贺普仁，王桂玲，郭静．贺普仁治疗皮肤病验案举隅［J］．中国中医药信息杂志，2011，3（18）：94 -95.

第三节　白癜风

【概述】

白癜风是一种常见的后天性色素脱失性皮肤黏膜疾病，皮损为局限性色素脱失斑，色乳白，指甲至钱币大小，呈圆形、椭圆形或不规则形，好发于易受光照及摩擦损伤部位，如颜面部、颈部、躯干部和四肢，大部分对称分布，亦有部分沿神经节段分布。

白癜风多见于青壮年，无明显性别差异，但存在地区、人种、肤色的差异，一般肤色越深的人患病率越高，如法国、美国等白种人患病率不到1%，我国为0.1%～2%，而印度则不低于4%。

中医学对白癜风的认识历史悠久，在我国发现最早的医方帛书《五十二病方》中，以“白处”命名，此后还有“白癜”“白驳”“白驳风”等说。汉代《华佗神医秘传》、晋代葛洪著《肘后备急方》、南北朝我国最早外科专著《刘涓子鬼遗方》开始有对白癜风多种外治方法的记载，到了隋朝著名医学家巢元方的《诸病源候论》、宋代医学巨著《圣济总录》开始对其发病机制与论治有了更深层次的认识，金元时期因四大学派的兴起，为中医对白癜风认识又开拓了新的途径。

【西医病因与发病机制】

本病的发病机制尚不完全清楚，目前认为白癜风是一种多基因遗传的自身免疫性疾病，其发病受到遗传与环境等因素的共同影响。另外还有黑色素细胞自身破坏、神经体液、微量元素缺乏等学说。

白癜风患者常伴发许多自身免疫性疾病，如甲状腺疾病、慢性肾上腺皮质功能减退、恶性贫血、恶性黑色素瘤、糖尿病、斑秃、红斑狼疮、硬皮病等，白癜风的发病与这些疾病有着某种基因上的关联。在活动性白癜风患者的血清中可以检测出抗黑色素细胞自身抗体，且其滴度与病情正相关；将活动性患者血中提取的IgG加入培养基中，能引起补体介导的黑色素细胞破坏；对进展性白斑的边缘做组织切片检查，可发现淋巴细胞或单核细胞浸润，皮损区朗格汉斯细胞增多；多数学者研究发现患者外周血辅助性T细胞的含量明显减少，$CD4^+$T细胞下降，$CD4^+/CD8^+$比值降低，皮损部位有以$CD8^+$T细胞为主的T淋巴细胞浸润，提示T细胞在发病中可能起重要作用。

【中医病因病机】

中医学认为“气主煦之，血主濡之”“气为血帅，血为气母”，气血调和，濡润肌肤毛窍，才能保持肤色均匀、毛发正常。若气血失和，濡润不均，就会导致白斑丛生。引起气血失和的因素是多方面的，内因为脾胃虚弱、肝郁气滞、肝肾不足、血瘀经脉等，外因为感受风邪，气血搏于肌肤而失和，故发本病。

1. 风搏肌肤

皮肤是人体表面最大的保护器官，为人体之藩篱，是抵御外邪侵袭的主要屏障，外来致病因素首先侵犯皮肤。《灵枢·百病始生》曰："是故虚邪之中人也，始于皮肤，皮肤缓则腠理开，开则邪从毛发入，入则抵深……"坐卧当风，汗出受风；或素体虚弱，病后正气不足；人体腠理不密，卫外不固，风邪乘虚入侵，阻于肌表，内不得通，外不得泄，使营卫不和，气血运行失常，濡润功能不足，致使肌肤失于濡润，而引起皮肤出现白斑。风性善行数变，导致白斑发无定处，泛发全身。

2. 脾胃虚弱

脾胃居于中焦，为后天之本，气血生化之源。喻嘉言《寓意草》曰："中脘之气旺，则水谷之清气上升于肺而溉输百脉；水谷之浊气下达于小肠，从便溺而消。"只有脾之阴液充足，脾之阳气健运，则消化吸收和运输布散机能旺盛，人体营养物质充沛，水液代谢正常，机体保持正常生理功能。当各种原因致使脾胃功能失常，纳化、升降、燥湿等方面不能协调统一，气血生化乏源，导致气血亏虚，脉络不充，水谷精微无以营运周身组织器官，肌肤脉络失养，肤色不荣。《素问·五脏生成篇》曰："脾主运化水谷精微，以生养肌肉，故主肉。"肌肉与皮肤的纹理合称为腠理，为抵御外邪的首要屏障。腠理致密，邪不得入；腠理疏松，邪易乘虚而入。如脾气虚弱，气血生化不足，不能生养肌肉则肉不坚、腠理疏松，风邪易于乘虚入侵，阻于肌表，营卫不和，肌肤失于濡润，可引起皮肤出现白斑。

3. 肝肾不足

肝和肾在精、气、血、津液等物质的生成、输布、代谢方面发挥着重要作用，为包括皮肤在内的所有组织器官进行正常的生理活动提供了必要条件。因此，皮肤的生理功能、外观形态及色泽除了与肺脏的宣发卫气、开合腠理、输精于皮毛等生理功能有关外，与肝肾两脏也有着密切的联系。由于各种原因引起的肾精亏虚、肝血不足、肝失疏泄，致使机体气血不和、血不荣肤，皮肤失去了正常的形态及色泽。

4. 情志不遂

大约 2/3 的白癜风患者在起病和皮损发展阶段有精神创伤或思虑过度，病后忧心忡忡、寝食不安等"因郁致病"或"因病致郁"的情况。郁怒伤肝，则肝气郁结，肝失疏泄；惊恐伤肾，则日久黯耗精血；思虑伤脾，则脾失健运。这些病理变化，致使肌肤气血不和，表现为气滞血瘀或气虚血瘀，血瘀肌里使肌肤失养而病，正如《医林改错》"白斑风，血瘀于皮里"。或为气虚血虚或血燥，血虚则生风，血燥则风胜，使皮肤发病表现为或粗糙，或肥厚，或色素脱落，或脱屑，或瘙痒等症状。既病之后，情志不畅，又可加重病情。

【诊断标准】

1. 临床症状

参照中国中西医结合学会皮肤性病专业委员会色素病学组发布的《黄褐斑和白癜风的诊疗标准》(2010 年版)。

白癜风是一种排他性诊断，主要靠临床症状进行诊断：①通常在儿童期或青年期发病，表现为大小和形状各异的脱色性白斑，周围颜色正常或有色素增加。②皮损好发于面部、颈部、手背和躯干；口腔黏膜及周围皮肤也易侵犯，如眼、鼻、口、耳、乳头、脐、阴茎、女阴和肛门；亦常见于外伤部位；白斑部位的毛发通常也变白。③排除炎症后色素减退斑、斑驳病、特发性色素减退斑、白色糠疹、无色素痣和贫血痣等皮肤病。④Wood灯下白斑区见亮白色荧光。

2. 临床分类

白癜风临床上分为寻常型和节段型。

（1）寻常型

1）局限型：白斑单发或群集某一部位。

2）散在型：白斑散在，大小不一，但多对称分布。

3）泛发型：常由前面两型发展而来，总面积可大于体表50%以上，甚至波及全身，只余少数或全无正常色素皮肤。

4）肢端颜面型：白斑发生于面部、手足指趾暴露部位。

（2）节段型　白斑按皮节或某一神经分布区分布，一般为单侧，在儿童白癜风中较多见。

3. 临床分期

临床分为进展期和稳定期。①判定标准参考白癜风疾病活动性评分（VIDA）：近6周内出现新皮损或原皮损扩大（+4分）；近3个月内出现新皮损或原皮损扩大（+3分）；近6个月内出现新皮损或原皮损扩大（+2分）；近1年内出现新皮损或原皮损扩大（+1分）；至少1年内稳定（0分）；至少1年内稳定且有自发色素再生（-1分）。总分≤1分为稳定期；总分>1分即为进展期；>4分为快速进展期。②判定标准参考Woods灯：在自然光下观察皮损，然后与Woods灯下的白斑进行比较。进展期：Woods灯下面积>自然光下面积；稳定期：Woods灯下面积≤自然光下面积。③有同形反应者为进展期。

【西医治疗】

（一）治疗方案

1. 外用药物

（1）皮质激素　如0.05%卤米松、0.1%倍他米松二甲基亚砜乙醇溶液、0.1%曲安西龙霜等。适用于局限性白癜风，3个月内未见色素再生则停用。需注意长期使用此类药物可发生痤疮、皮肤萎缩、毛细血管扩张等副作用。

（2）盐酸氮芥　取50mg加于95%乙醇100mL中，用棉签蘸药液外擦，每日2次，需新鲜配制，冰箱保存。此药是最早用于临床的抗肿瘤药物，可能是通过免疫抑制或影响氨基而发挥作用。注意此药有刺激性和致敏性，不可过量，且仅限于白斑处。

（3）卡泊三醇和他卡西醇　是维生素D_3的衍生物，可抑制皮肤角质形成细胞的过度增生和诱导其分化，具有免疫调节、抗炎症递质作用。研究表明维生素D_3可增强黑色素细胞内酪氨酸酶活性，而卡泊三醇可促进黑色素细胞表面维生素D_3受体的表达，从而增强黑色素细胞合成黑色素的能力。另有研究表明他卡西醇可下调对黑色素细胞的细胞毒免疫反应。本品使用安全，患者依从性较好，尤其适用于不适合长期使用激素的部位。

（4）他克莫司　为大环内酯类免疫抑制剂，对细胞免疫和体液免疫均可起到抑制作用。新的研究表明他克莫司还可促进色素恢复及黑色素细胞迁移，激发酪氨酸酶活性和表达，从而促进色素恢复。此药有0.03%和0.1%两种浓度，均可用于成人，前者可用于2岁及以上的儿童。注意部分患者在刚用药时会有局部轻微烧灼或瘙痒等刺激症状，一般3天内就会消失。本品适用于面部等不适合长期外用激素的部位。

2. 内服和注射药物

（1）糖皮质激素　如泼尼松等，可抑制免疫反应而起到治疗作用，适用于泛发型、进展性白癜风，可少量持续服用。

（2）胸腺素　具有免疫增强作用，也具有调节免疫平衡作用。可口服、肌肉或皮下注射。

（3）转移因子、免疫增强剂　可口服、肌肉或皮下注射。无明显不良反应，个别患者有皮疹、痤疮增多或一过性发热。

（4）注射细胞因子和生长因子　与黑色素细胞分裂、移行相关的细胞因子主要有碱性成纤维细胞生长因子（bFGF）、转化生长因子（TGF）-G、干细胞因子（SGF）、白三烯C4（LTC4）和G蛋白及受体生长因子。

3. 光疗法

（1）补骨脂素加长波紫外线（PUVA）　补骨脂素及其衍生物是光毒性物质，内服或外搽后经长波紫外线（UVA）或日光照射可增加黑色素细胞密度、酪氨酸酶活性，使黑色素合成及转运增加，恢复色素。常用8-甲氧补骨脂素（8-MOP），每次口服0.3~0.6mg/kg，服药1.5~2小时后用UVA照射白斑，每周服药2~3次，照射强度以发生轻度红斑为宜；也可用0.1%~0.5%的8-MOP溶液或软膏外搽，半小时后再照UVA。一般照射20~30次开始发生色素沉着，半年以上有效。治疗期间需要防护好眼睛，定期查肝功能。

（2）窄谱UVB　初始剂量为75mL/cm^2，每周照射2次，每次递增20%。与PUVA相比，窄谱UVB有毒性小、无光接触变态反应、长期照射无光过度角化、色素恢复均匀一致等优点。

（3）308nm准分子激光　是一种氙氯准分子激光，波长在UVB范围内，是UVB中最具有生物活性的波长，穿透皮肤程度深，能到达真皮浅层。308nm准分子激光为光斑输出，仅作用于皮损部位，治疗更具针对性。研究证明308nm准分子激光能清除皮损处浸润的T淋巴细胞，促使其凋亡。其对颜面、躯干部的白癜风效果较好，而对肢端及关节突出部位的皮损效果较差。注意掌握好剂量，避免出现水疱、灼痛等不良反应。

（4）低能量氦氖激光　利用生物刺激作用而非热效应，可修复损伤的神经，还可引起黑色素细胞的增殖与迁移。

4. 移植疗法

此疗法主要适用于皮损面积小，处于静止期或病情稳定超过3个月，其他方法无效的白癜风患者。

（1）自体表皮移植　即将患者自身健康皮肤的表皮移植到白斑区。

(2) 自体黑色素细胞移植 借用细胞培养技术来增加黑色素细胞数量，然后将其移植到白斑区。

(二) 西医治疗困境

白癜风的病理机制尚不明确，目前的治疗手段皆是针对已发现的局部因素，因此大都有或轻或重的副作用，且除少数初发的轻度患者外，大部分患者都只能控制病情，不可根治。对于白斑面积大、患处多的患者只能口服糖皮质激素，而长期使用糖皮质激素又会带来严重的副作用，严重者会引起皮肤癌变。

【中医治疗】

隋代巢元方等著《诸病源候论》正式记载“白癜候”，首倡“风邪搏于皮肤，气血不和”的病因病机理论，指导白癜风临床治疗千余年。清代王清任著《医林改错》论证白癜风为“血瘀于皮里”，成为白癜风病因病机研究的一个里程碑，王氏创制的“通窍活血汤”，现代用治白癜风仍然有效。1987 年朱仁康主编《中医外科学》，总结近代学者临床经验，根据白癜风病程长、伴家族史、斑内毛发变白等现象，提出“肝肾不足，皮毛腠理失养而发白斑”的观点。肤色的晦明存亡，既依赖于肝肾精血的濡养，又需要肾气的温煦和肝气的条达。白癜风“肝肾不足”的观点，继承了中医学传统理论的精华，切合临床实际，迅速得到皮肤学界认同。辨证分型方面，当代医家多从以下几个方面辨证：

1. 辨证治疗

(1) 肝气郁结证

主症：白斑无固定好发部位，色泽明暗不等，皮损发展较慢，情绪变化时皮损加重，多伴胸胁胀满、性情急躁、月经不调，舌红苔薄，脉弦细。

治法：疏肝解郁，活血祛风。

方药：逍遥散加减，药用当归、赤芍、白芍、郁金、柴胡、白术、益母草、白蒺藜、香附、磁石、茯苓、炙甘草。

(2) 肝肾不足证

主症：白斑边界截然分明，脱色斑内毛发变白，局限或泛发，病程长，有遗传倾向，治疗效果不显著，兼伴有头晕耳鸣、腰膝酸软，舌淡苔黄，脉细弱。

治法：滋补肝肾，养血祛风。

方药：六味地黄丸加减，药用生地黄、熟地黄、山药、枸杞子、茯苓、首乌藤、补骨脂、黑芝麻、女贞子、旱莲草、仙茅、淫羊藿。

(3) 气滞血瘀证

主症：白斑局限而不对称，边界清楚，斑内毛发变白，病情进展缓慢，治疗效果不佳，舌质紫暗，或有瘀点，舌下静脉迂曲，苔薄，脉弦涩。

治法：活血化瘀，祛风通络。

方药：通窍活血汤加减，药用桃仁、红花、赤芍、白芍、刘寄奴、丹参、紫草、威灵仙、川芎、炙甘草。

（4）气血两虚证

主症：白斑色淡，边缘模糊，发展缓慢，伴有神疲乏力、面色晄白、手足不温，舌质淡，苔薄，脉沉细。

治法：调和气血，疏散风邪。

方药：八珍汤加减，药用黄芪、党参、当归、赤芍、白芍、何首乌、旱莲草、防风、白术、鸡血藤、桂枝。

（5）血热风燥证

主症：白斑色泽光亮，多发于头部或泛发全身，发作迅速，快速蔓延，头晕，舌质干红，苔白，脉细数。

治法：养血润燥，消风祛斑。

方药：养血息风汤加减，药用生地黄、何首乌、白芍、旱莲草、丹参、桑白皮、白蒺藜、白僵蚕、荆芥、防风、白附子。

（6）脾胃虚弱证

主症：皮损表现为白斑颜色萎黄，好发于面部及口唇，小儿多见，病情发展比较缓慢，伴有纳食减少、脘腹胀满、身倦乏力、面色萎黄，舌质淡，苔白，脉象虚弱。

治法：调和脾胃，益气养血，润肤祛斑。

方药：补中益气汤加减，药用党参、黄芪、白术、茯苓、山药、当归、丹参、赤芍、防风、白蒺藜、砂仁、白扁豆、白附子。

2. 常用外用制剂

（1）祛癜灵　补骨脂200g，骨碎补100g，花椒、黑芝麻、石榴皮各50g。将上药装入瓶内，用500mL 75%的酒精浸泡1周后备用。上药每日外搽皮损处2～3次，每次搽药后在阳光下照射局部15分钟左右。30天为1疗程。本方有散风杀虫，温燥祛寒之功。

（2）乌梅酊　乌梅100g，75%酒精1000mL。取乌梅放入75%酒精中浸泡10日，过滤后分装即得乌梅酊。每日外搽白斑2次，并用手指稍加按摩，连续治疗。本方有祛白消斑之功。

（3）祛白酊　由乙醇渗漉提取，制成20%酊剂，每100mL含人参9g，白鲜皮、黄芪、女贞子各3g，制首乌4g，熟地黄、千年健各2g。用药液外搽患处，3个月为1疗程。

（4）消斑酊　补骨脂200g，白鲜皮、骨碎补各100g，白蒺藜、菟丝子各50g，斑蝥10g，赤霉素1g，二甲基亚砜430mL，75%酒精适量。上方药浸泡备用，每天2次涂擦患处。本方有活血祛风除斑之功。

【生活调摄】

1. 调摄精神，稳定情绪

（1）保持开朗豁达的胸怀，避免焦躁、忧愁、思虑、悲哀、恼怒等不良情绪刺激。

（2）建立良好的起居规律，避免机体生物钟紊乱、神经内分泌失调。

（3）劳逸结合，避免过度劳累。

2. 调整饮食，合理禁忌

（1）多食坚果（白果、核桃、花生、葵花子、栗子、莲子、南瓜子、松子、西瓜子、杏仁）、豆类和豆制品、黑芝麻、动物肝脏等。

（2）绝对禁食鱼虾海味，禁饮酒。因食鱼、饮酒引起白癜风发病、复发或病情加重者，屡见不鲜。常见一些患者因不能严格戒酒或海味，虽经长时间治疗，但病情仍不能得以控制。

（3）不可过食辛辣等刺激性食物。

（4）儿童应改变偏食习惯。

3. 保护皮肤，免受损伤（机械性、物理性、化学性）

（1）衣服宜宽大适身，尤其内衣、内裤、乳罩不可过紧，腰带宜松。临床上，乳房下、腰部、腹股沟等处的白斑，常因局部受压迫所致。内衣、内裤尽可能用纯棉制品，不可穿用化纤之类。

（2）避免外伤、摩擦、压迫。洗澡时不可用力搓擦。

（3）避免接触酚及酚类化合物，如氢醌单苯醚（取代酚的一种），被用作橡胶的抗氧化剂，经常接触橡胶制品如橡胶手套、橡胶鞋带等，常引起局部脱色而出现白斑，而且在远隔部位也发生白斑损害。以氢醌单苯醚为主要成分的祛斑膏，亦可引起面部或手部白斑。此外，常接触汽油、油漆、沥青等，也易引发白癜风病。

（4）避免长时间、强烈日光曝晒。许多患者常因炎夏外出旅游、出差，而诱发或致白癜风复发。

（5）有湿疹、皮炎、虫咬症等皮肤病时应及早治疗。

（6）进行期患者不可用强烈刺激性外用药，亦不可照射紫外线。

4. 树立信心，规范治疗

（1）消除心理压力：白癜风不具有传染性；初发病或病程短、面积小者，一般均能治愈。

（2）争取早期治疗：一般来说，年龄小、病程短、面积小者易治；年龄大、病程长、面积大者难治。因此，争取早期治疗，是治愈白癜风的一个重要环节。

（3）坚持长期治疗：白癜风毕竟是疑难皮肤病，多数患者在治疗三个月左右方可见效，因此，一般以三个月为一个疗程，患者务必在治疗三个月后，再做疗效评估，且不可随意更换药物，延误病情。

（4）治疗效果判断：一般在治疗一个月后，病情得到控制，不再发展。有下列情形之一者，提示治疗有效：

1）白斑的边缘由模糊不清转为清晰，周围出现色素加深现象。

2）白斑边缘或中央出现毛囊性黑点，针头至粟粒、绿豆大小，逐渐变大、增多。

3）白斑边缘逐渐呈锯齿状或波浪状不规则地向内收缩。

4）白斑边缘向内出现均匀的色素沉着并向中心延伸。此时应抓紧时间继续治疗，以求取最佳疗效。

（5）愈后巩固治疗：白斑消失后，应继续巩固治疗一段时间，避免复发。

（6）谨慎选择药物：不可乱吃激素、免疫抑制剂或含有这些药物的所谓“纯中药制剂”，以免损害健康，引起严重后果。

（7）加强体育锻炼，提高机体免疫力，避免感冒发热、扁桃体炎。

（8）尽量找出诱因，避免病情复发或加重。

【科研思路及方法】

1. 理论研究方面

20世纪80年代以前，在祛风清热、调和气血治则指导下，以古方为基础加减化裁治疗取得了一定效果，但除个别资料外，痊愈率多较低，常在10%以下。80年代，在“西学中”学者带动下，发掘出了一批具有光敏作用的中药，如白芷、独活、补骨脂、无花果叶、苍术、虎杖、茜草、决明子、玉竹、沙参、麦冬等，丰富了辨证施治的内涵，迅速提高了中医药治疗白癜风的效果，研制生产了“白癜风胶囊”“盾癜净搽剂”等近10种中成药，取得了很大的成绩。进入90年代后，在继承传统的祛风、活血治疗法则基础上，强调了补益肝肾，辨证施治更加切合疾病的本质，涌现了一批疗效优良的方药和方法。

2. 临床研究方面

贾中华等以益气养血、滋补肝肾为主，兼清热除湿、活血祛风，将当归、何首乌、白芍、黑芝麻、桑椹、黄芪及女贞子、旱莲草、菟丝子、沙苑子、补骨脂与紫草、地肤子、蛇床子、茄叶、无花果叶和丹参、桃仁、白芷、桂枝配伍，制成白癜风冲剂内服，同时外搽30%补骨脂酊，3个月为1疗程，治疗组183例寻常型和节段型白癜风患者，经1～3个疗程治疗，痊愈78例，治愈率达47.5%，总有效率96.2%，较敏白灵对照组5例（治愈率38.0%，总有效率78.0%）明显为优（$\chi^2=29.6$，$P<0.001$）。

自体表皮移植在临床上开展较多，此法简单易行，疗效好，适合于稳定期皮损不多的白癜风患者，但有移植后色素扩展缓慢等缺点。为此，刘永学等以中药消白汤内服（当归16g，川芎12g，黄芪14g，制何首乌14g，枸杞12g，牡丹皮12g，白鲜皮16g，墨旱莲12g，防风12g，桂枝12g，甘草6g），消白酊外搽（补骨脂30g，白芷20g，肉桂10g，25%乙醇100mL浸泡7天，滤液备用），配合负压发疱自体表皮移植治疗白癜风125例，疗程1～3年，结果愈107例，痊愈率达85.6%，总有效率92.8%。

胡捷等亦报告中药能使白癜风由进展期转变成稳定期，为施行表皮移植创造条件，并能提高表皮移植成功率，显示出中西医结合优势互补，可以提高临床疗效的优越性。许爱娥等将白癜风患者按辨证属气滞血瘀者服1号合剂（川芎、桃仁、丹参、土鳖虫、乌梢蛇、补骨脂、白芷、独活等），属肝肾不足者服2号合剂（菟丝子、沙苑子、肉苁蓉、补骨脂、女贞子、枸杞子、制何首乌、熟地黄、地龙、白芷、独活等），外搽自制白灵酊，总疗程1～6个月。单纯中药治疗53例，治愈6例，显效12例，总有效率71.0%；在中药治疗同时每晨顿服泼尼松10～15mg，186例治愈20例，显效67例，总有效率80.2%；另31例只服泼尼松不用中药，治愈3例，显效6例，总有效率67.7%。表明中药加小剂量激素可提高疗效，尤其是进行期患者加服小剂量激素能有效阻止白癜风进展，且副作用小。

欧阳恒等采用随机对照法研究紫铜消白片及酊剂治疗白癜风的疗效及机制，观察328例患者，其中治疗组197例，治愈46例（23.9%），显效61例（31.0%），总有效率93.4%；8-甲氧补骨脂素及酊剂对照组131例，治愈7例（5.3%），显效28例（21.4%），总有效率64.1%，治疗组疗效明显优于对照组。紫铜消白片由紫铜、紫背浮萍、紫河车、紫丹参、紫草等组成，一方制备两种剂型，体现了疏风除湿、理血和血、调补肝肾的原则。实验研究表明治疗后患者T细胞亚群失衡、免疫应答调节紊乱的现象得到了较好纠正；LPO下降，SOD水平上升，机体抗自由基损伤能力增强；微循环改善；血清Cu、Zn含量提高。电镜观察显示患处黑素细胞修复和再生。

3. 实验研究方面

李廷慧等研究表明进展期白癜风患者外周血中 $CD4^+CD25^+$ Treg细胞数量均较正常人明显减少（$P<0.05$），他们进一步对治疗有效的进展期白癜风患者治疗前后 $CD4^+CD25^+$ Treg细胞数目的变化及细胞中Foxp3 mRNA表达水平进行了比较分析，结果显示治疗后患者 $CD4^+CD25^+$ Treg细胞的数量与治疗前相比明显增加（$P<0.05$），细胞中Foxp3 mRNA的表达水平较治疗前有显著升高（$P<0.05$）。推测由于 $CD4^+CD25^+$ Treg细胞数量的减少，同时伴有细胞内Foxp3表达的降低，在一定程度上导致其免疫抑制功能受损，使自身反应性T细胞激活，同时B细胞活化、增殖，产生抗黑素细胞抗体，机体的细胞免疫和体液免疫功能紊乱，促进了黑素细胞的破坏，这可能为白癜风的一种发病机制。提示监测白癜风患者外周血 $CD4^+$ $CD25^+$Foxp3 Treg细胞比例，是监测患者细胞免疫状态和了解疾病活动性的便捷有效的细胞免疫学指标。

【名医验案】

1. 林夏验案（一）

患者，女，70岁，2008年7月21日初诊。主诉颈部白斑1年。患者于2007年7月颈部出现白色斑片，因未及时治疗蔓延至躯干、双上肢。3个月后诊为“白癜风”。短暂使用糖皮质激素（泼尼松）及中成药（白蚀丸）间断治疗，效果不佳。无药敏史，否认慢性病史。皮肤科检查：颈部、上肢、躯干部散在分布指盖至钱币大小白色斑片十余处，部分边缘模糊，部分白斑周围皮肤色素加深，中央可见白色毳毛生长。平素腰膝酸软，疲乏。舌质偏红少苔，脉细弱。

西医诊断：白癜风。

中医诊断：白驳风（肝肾阴虚证）。

治法：补益肝肾，活血化瘀。

方药：桃红四物汤加减。桃仁10g，红花6g，当归12g，熟地黄12g，赤芍12g，川芎10g，潼蒺藜12g，旱莲草12g，菟丝子15g，北沙参12g，白术10g，无花果12g，自然铜10g，甘草6g。每日1剂，水煎服。并配中药外用：补骨脂80g，菟丝子80g，白芷30g。上药研粗末后加乌梅15g，白酒适量，浸泡后取液，每100mL加入地塞米松40mg，外用，2～3次/天。涂药后适度日光照射，以皮肤发红或见针尖大小丘疹或丘疱疹为佳。同时每日服黑芝麻20g。

9月3日四诊，诉左上肢屈侧白斑减轻。见左上肢屈侧白斑处呈现数个芝麻大小褐色皮岛，舌淡红，苔薄白，脉沉细，仍守原方化裁治之。原方去无花果，加黄芪12g，继服。

10月17日七诊，诉皮损处灰褐色点状色素继续增多。见颈部白斑明显减退，白斑处长出较多粟粒至芝麻大小皮岛，舌脉同四诊，仍守原方化裁治之，加补骨脂10g。

11月10日九诊，诉白斑处皮岛继续增多，自觉疗效显著。颈部白斑大部分消退，四肢白斑处均见大量皮岛生长。半月后再诊，中药改隔日 1 剂，连服 3 个月，继用中药外涂。

2009 年 2 月复诊，颈部、上肢白斑消退，胸部仍有少量皮损，但较治疗前明显好转。

按语：林夏根据白癜风的发病特点及病因病机分析，确立以桃红四物汤为本病基础方，同时根据临床辨证分型的不同进行加减用药。如气血两虚型可酌加党参、黄芪、鸡血藤、白术等；气滞血瘀型可酌加丹参、郁金、苏木、降香、柴胡等；肝肾亏虚可酌加旱莲草、枸杞子、女贞子、北沙参、黄精等；脾胃虚弱型可酌加茯苓、山药、白术、砂仁等。桃红四物汤始出于《医宗金鉴·妇科心法要诀》，具有养血、活血、祛瘀之功，最早被医家推崇为调经要方，主治由气滞血瘀造成的妇女月经不调及痛经。明代陈实功所著《外科正宗》曰："紫白癜风，乃一体两种，紫因血滞，白因气滞，总由热体风湿所侵，凝滞毛孔，气血不行所致。"林夏老师利用两病"气滞血瘀"病机的相同点活用古方，使用桃红四物汤治疗白癜风，实乃异病同治之体现。现代研究认为，加味桃红四物汤能使酪氨酸酶活性增强，促进黑色素合成，故可提高白癜风的治疗效果。

2. 林夏验案（二）

患者，男，28 岁，2008 年 7 月 2 日初诊。主诉手足部白斑 6 年。患者于 2002 年 2 月双手背面出现白色斑片，后加重，渐波及双足部及背部。诊断为"白癜风"，给予糖皮质激素结合光化学疗法（PUVA）治疗，有效但停药易复发。后经中医诊治，用清热凉血、祛风消斑类药物，效果不甚理想。今至林夏老师门诊求治。皮肤科检查：双手、双足及背部见豌豆至银币大小白斑三十余块，皮损处见白色毳毛生长，白斑周围色素加深。平素情志抑郁，烦躁叹息。舌质暗红，苔薄白，脉沉弦。

西医诊断：白癜风。

中医诊断：白驳风（气滞血瘀型）。

治法：活血化瘀，疏肝活络。

处方：桃仁 10g，红花 6g，熟地黄 12g，当归 15g，川芎 10g，赤芍 12g，牡丹皮 12g，郁金 12g，柴胡 10g，无花果 12g，自然铜 30g，丹参 15g，旱莲草 15g，北沙参 15g，甘草 6g。每日 1 剂，水煎服。另配中药外用同验案一。

8 月 1 日三诊，背部白斑处见少量黑色毳毛生长，双手及双足部皮损处出现淡红色或少量针头大小褐色皮岛，舌脉同上。吾师嘱之，久病入络，难起速效，谨守原方继用，以图进步。

8 月 15 日五诊，背、双手及双足部均见黑色毳毛生长，但自觉四肢乏力、昼汗出。舌质淡红苔薄白，脉弦而弱。师嘱：汗出乃表虚不能固卫，四肢乏力实乃脾虚失充于四肢，固应以桃红四物汤合玉屏风散加减治之。处方：桃仁 10g，红花 6g，熟地黄 12g，当归 15g，川芎 10g，赤芍 12g，白术 10g，黄芪 12g，防风 4g，潼蒺藜 12g，自然铜 10g，旱莲草 15g，郁金 12g，柴胡 10g，甘草 6g。

9 月 28 日七诊，诉汗出量多及四肢乏力症状均好转。原白斑处大多见色素沉着（皮岛），并见大量黑色毳毛生长。舌质偏暗红，苔薄白，脉沉弦。继用前方 1 个月，后再诊改为隔日服用 1 剂，连服 3 个月。

2009 年 1 月复诊，患者自述皮损已明显好转，嘱继用外治方治疗 3 个月。

按语：白癜风为典型的皮肤科心身性疾病，长期的七情内伤，在很大程度上具有气机郁滞表现，如精神创伤、工作紧张、情绪易变，加之患者久病失治，伤及肝肾，导致精血生化不足，又加重病情发展。在临床辨治过程中，要注意配合疏肝与补肾二法的应用，不可缺失，如验案（一），年老肾虚，配以补肾之品；验案（二）年轻气郁，配以疏肝之法。在养血、活血、祛瘀治法基础上，随证而变，以资达到肝郁解而气机条达，肾精充而肝血自旺，使其皮毛腠理得于血之濡养而利于促进脱色斑的消退。

【参考文献】

[1] Menchini G, Comacchi C, Cappugi P, et al. Depigmentation patterns of nonsegmental vitiligo：a prospective study of macromorphologic changes in lesions［J］. American Journal of Clinical Dermatology, 2013, 14（1）：55 – 59.

[2] Malhotra N, Dytoc M. The pathogenesis of vitiligo［J］. Journal of Cutaneous Medicine & Surgery, 2013, 17（3）：153 – 172.

[3] 王艳丽，韩月林．夏老师诊治白癜风经验浅析［J］．中国中西医结合皮肤性病学杂，2010，2（9）：109 – 110.

[4] 中国中西医结合学会皮肤性病专业委员会色素病学组．黄褐斑和白癜风的诊疗标准（2010 年版）［J］．中华皮肤科杂志，2010，43（6）：373.

[5] 杨赛，陈其华．关于白癜风的中医治疗及研究进展［J］．中医药导报，2008，3（14）：89 – 90.

[6] Gawkrodger DJ, Ormerod AD, Shaw L, et al. Guideline for the diagnosis and management of vitiligo［J］. British Journal of Dermatology, 2008, 159（5）：1051 – 1076.

[7] 张广中，王倩，曹洋．蔡念宁教授治疗白癜风经验浅谈［J］．中国中西医结合皮肤性病学杂志，2011，2（10）：111 – 113.

[8] 刘晓玉，许爱娥．当代 8 位名老中医论治白癜风经验荟萃［J］．中国中西医结合皮肤性病学杂志，2008，2（7）：131 – 132.

[9] 李娜，杨钦河．浅议白癜风中医病因病机［J］．辽宁中医杂志，2007，7（34）：902 – 903.

[10] 陈立明，杨志波．生存质量与白癜风中医临床疗效评价［J］．中医药导报，2008，2（14）：4 – 5.

[11] 刘志勇，王莒生．王莒生治疗白癜风的经验［J］．北京中医药，2008，12（27）：930 – 932.

[12] Wiwanitkit V. Mercury and vitiligo［J］. Journal of Cutaneous Medicine & Surgery, 2012, 16（6）：387.

[13] Salas – Alanis JC, Gonzalez R, Fortuna G. Vitiligo – like hypopigmentation and metastatic melanoma of unknown primary site：friends or foes?［J］. Medical Oncology, 2012, 29（4）：2963 – 2965.

[14] Kara M, Yilmaz S, Kara G, et al. Segmental vitiligo in a patient with thoracic outlet syndrome［J］. Rheumatology International, 2012, 32（9）：2941.

[15] 王全周．白癜风外用方［J］．中国民间疗法，2013，21（2）：56.
[16] 钟春燕，陈建萍，陈松．白癜风 493 例临床病例自身抗体的检测分析［J］．中国卫生检验杂志，2013，6（23）：1592－1594.
[17] 王露，陈华全．白癜风免疫学机制研究进展［J］．皮肤性病诊疗学杂志，2013，20（2）：133－135.
[18] 贾中华，董玉池．白癜风冲剂治疗白癜风的临床观察［J］．中国麻风皮肤病杂志，2000，16（1）：35.
[19] 胡捷，孙越，周萍英，等．口服中药联合自体表皮移植治疗白癜风疗效观察［J］．中国皮肤性病学杂志，2001，15（1）：18－19.
[20] 欧阳恒，祝柏芳．紫铜消白方治疗白癜风的临床研究［J］．中国中医药科技，1995（5）：13－16.
[21] 李廷慧，侯晓彬，肖漓，等．$CD4^+CD25^+$ 调节性 T 细胞与 Foxp3 表达在白癜风发病中的作用［J］．中国美容医学，2009，18（6）：819－822.
[22] 王艳丽，韩月．林夏老师诊治白癜风经验浅析［J］．中国中西医结合皮肤性病学杂志，2010，9（2）：109－110.

第二十章　生殖免疫

女性生殖免疫病是指由免疫病理介导的女性生殖系统形态与功能异常的一类疾病。有如下 3 个特点：

1. 神经内分泌免疫网络

目前研究表明，生殖神经内分泌系统除了产生生殖神经内分泌激素外，还能产生某些细胞因子。这些细胞因子通过免疫系统淋巴细胞上的相应受体对免疫功能起调节作用，能诱发免疫细胞产生肽类生殖神经内分泌激素，免疫系统也通过其所分泌的细胞介质和有免疫活性的生殖神经内分泌激素对生殖神经内分泌系统起作用。因此，免疫系统与生殖神经内分泌系统之间构成一个完整的环路，形成生殖神经内分泌 - 免疫调节网络，从而调节女性生殖功能。

2. 生殖器官局部免疫结构

在女性的生殖系统局部，也有着复杂的免疫调节机制。女性生殖道的整个黏膜面是免疫系统的一部分，产生抗体对抗多种抗原，是女性生殖道防御屏障的第一线。例如成熟的卵泡、卵巢分泌细胞、子宫、宫颈及阴道的黏膜上皮都能分泌多种抗体，而且对雌激素与孕激素非常敏感。

（1）*阴道*　阴道上皮为复层鳞状上皮，下面有一层固有膜，在此集聚许多淋巴细胞，经测定阴道液内含有大量 IgA、IgG 及少量 IgM。

（2）*子宫颈*　宫颈组织的间质中有中量的淋巴细胞与浆细胞，宫颈管受雌激素作用，分泌 IgA、IgG 的量会随月经周期有较大改变，排卵时在宫颈黏液中还可见到补体 C3。

（3）*子宫*　子宫内膜中存在较多巨噬细胞和淋巴细胞，子宫内膜上皮间存在连接复合体，能阻止抗原与内膜免疫效应因子接触，在有异物、趋化因子、感染或排斥反应的情况下，白细胞聚集在子宫内膜形成细胞介质免疫反应。

（4）*输卵管*　输卵管的底膜和纤毛间质能分泌 IgA、IgG，在输卵管和腹腔中也可发现许多巨噬细胞和淋巴细胞。

（5）*卵巢*　卵泡膜细胞、颗粒细胞、卵泡液、高柱状冠状细胞、透明带、卵黄囊和卵子的膜及卵子本身都具有抗原性，卵泡液中也含有 IgG、IgA。

3. 妊娠免疫

正常生殖是由男性和女性双方共同决定的。正常的生殖过程包括配子的发生、运行，精卵结合，胚胎种植等过程，其间的免疫反应不仅牵涉自身免疫，还有同种异体免疫参与，非常复杂。所以，免疫性不孕仍是目前生殖领域的一个难题。

胎儿作为一个同种异体移植物，存在于母体内，而不被母体所排斥，其中涉及的免疫学问题非常复杂。根据目前研究，可从以下两个方面进行解释：一是妊娠期母体的免疫防御反应受到抑制；二是由于胎盘阻碍了胎儿抗原与母体免疫系统接触。由此可见，正常妊娠得以维系，需要母体和胎儿之间多方面的免疫因素相互协调。

常见女性免疫生殖病有：自身免疫性卵巢早衰；卵巢不敏感综合征；子宫内膜异位症和子宫腺肌病；免疫性不孕；免疫性反复性自然流产。

中医学没有上述病名，但根据症状和临床表现，有类似的疾病描述，如“血枯”“年未老经水断”“不孕”“痛经”“癥瘕”“滑胎”“胎漏”“胎动不安”等。中医学认为女性的经、孕、产、乳等特殊生理功能，是经络、脏腑、气血、天癸协同作用的表现，如感受寒、热、湿邪，或饮食、劳逸、房室损伤，或七情内伤，或素体体质偏颇，均可致脏腑功能失常，气血失调，冲任受损而出现上述诸证。具体病因病机详见下面各节。

第一节　自身免疫性卵巢早衰

【概述】

卵巢早衰（premature ovarian failure，POF）是指妇女 40 岁以前因某种原因引起的以闭经、不育、雌激素缺乏及促性腺激素升高为特征的一种疾病。POF 临床高度异质，病因复杂，最主要是由于先天卵泡数量减少或后天卵泡闭锁加速导致，可能继发于感染、代谢疾病、自身免疫异常、医源性处理（如放化疗、手术损伤）等，与遗传、环境因素等也密切相关，但大多数病因不清。本文讨论的 POF 是在排除其他已知病因后的一种以自身免疫性原因造成的卵巢早衰。据文献报道，40 岁以前卵巢早衰的发生率为 1% ~3.8%，30 岁以前发生率为 1‰，自身免疫性 POF 大约占所有 POF 的 20%。

中医学中没有自身免疫性卵巢早衰的概念，中医对其认识散在各种文献中，大致认为属“闭经”“月经过少”“血枯”“年未老经水断”“不孕”等范畴。卵巢早衰主要表现为闭经，病程长，病情重，常为多种病因导致的卵巢功能的最终衰竭，因而往往多脏受累，其中与肾肝脾的关系较为密切。

【西医病因及发病机制】

1. 免疫因素

目前还未发现细胞或抗体介导自身免疫性卵巢早衰发病的确切机制，其发病的免疫机制主要体现在以下几个方面。

（1）有研究表明，POF 患者外周血中存在 T 细胞亚群的改变及 T 细胞介导的免疫损伤，表现在 $CD4^+$T 细胞数量减少，$CD8^+$ T 细胞数量增加，$CD4^+/CD8^+$T 细胞比率降低；但 $CD4^+$T 及 $CD8^+$T 淋巴细胞数量皆明显增加，$CD4^+/CD8^+$T 细胞比率升高也有报道。

（2）主要组织相容性复合物（MHC）抗原和细胞因子（TNF－α、INF－γ、IL－1 等）可能导致局部免疫调节异常，同时这些因子可促进 B 细胞增殖、分化和分泌抗体，诱导自然杀伤细胞、$CD8^+$ T 细胞等杀伤细胞的分化和效能，从而诱发自身免疫应答，促进粒细胞凋亡，加快卵泡闭锁加速，最终卵泡耗竭致卵巢萎缩。

（3）部分患者循环血中可检测出抗卵巢抗体（Ao－Ab）、抗颗粒细胞膜抗体（MG－Ab）、抗透明带抗体（Zp－Ab）、抗卵浆抗体（OO－Ab）、抗卵巢内膜抗体（TI－Ab）、抗黄体细胞抗体（LC－Ab）等；病变严重程度与抗卵巢抗体的滴度呈正相关，其他还有如抗甲状腺抗体、抗心磷脂抗体和抗核抗体异常等。

2. 遗传因素

（1）X染色体异常　2条结构正常的X染色体是维持卵泡数量的必要条件。X染色体长臂的“临界区”与卵巢发育及卵巢功能密切相关。既往研究表明，决定卵巢功能的“关键区”基因位点为X q21.3～q27或X q13.3～q21.1，这是维持正常卵巢功能必需的完整的区域，这些区域里的异常与POF发病有关。X染色体异常早已被认为是POF的最常见遗传学原因，大约12%的POF发病与X染色体异常有关。X染色体异常包括完全性或部分性的X染色体缺失、多倍体、易位等。

（2）常染色体候选基因表达异常　卵泡是卵巢的基本功能单位，卵泡的发育需经历以下阶段：卵原细胞－卵母细胞－始基卵泡－初级卵泡－次级卵泡－囊状卵泡。卵泡发育成熟需要多种基因通过多种途径发挥作用并相互协调。卵泡的退化凋亡是卵母细胞和卵泡被排出卵巢的过程，同样需要基因和蛋白的调节。目前已发现许多基因可参与卵泡发育成熟或退化凋亡的调控，被筛选为POF候选基因，但至今尚没有一个基因被公认为POF遗传标记。

原始生殖细胞（PGC）增殖，转录因子POU5F1作为POF的候选基因，可参与胚胎干细胞多潜能的维持及卵泡发育。PGC是卵巢卵细胞的来源，POU5F1突变可引起PGC发育异常，进而导致卵巢卵细胞丢失。动物实验中敲除POU5F1的雌鼠PGC迅速凋亡。

始基卵泡形成活化，生长并排卵，或走向闭锁和凋亡。始基卵泡活化过程是非促性腺激素依赖性的，具体机制尚不明确。第10号染色体缺失的磷酸酶和张力蛋白同源物基因－磷脂酰肌醇－3肌酶－蛋白肌酶（PTEN－PI3K－AKT）和结节性硬化复合物－哺乳动物雷帕霉素靶蛋白（TSC－mTOR）信号通路可能参与始基卵泡静息维持和活化启动的平衡，维持卵泡池数目稳定。通路中的PTEN、肌醇依赖性蛋白肌酶－1（Pdk1）、保守叉头盒序列（Foxo）3a、核糖体S6蛋白（Rps6）、结节性硬化复合物（Tsc）2、S相激酶相关蛋白（skp）2等关键信号分子功能失活可导致始基卵泡池过度活化，加速卵泡耗竭。

卵泡发育过程：卵泡生长发育需要卵巢特异性转录调控网络的精细调节，卵母细胞和颗粒细胞的相互协调才能保持卵泡发育的有序进行。卵泡发育过程中基因突变是导致POF的重要原因，如类固醇生成因子1（SF－1）、新生儿卵巢同源基因（NOBOX）、生殖系a因子（FIGLA）、叉头框L2（FOXL2）基因、精卵发生特异碱性螺旋环螺旋转录因子（SOHLH1）、LIM同源框蛋白8（LHX8）等基因的表达异常。

（3）微小RNAs（miRNAs）　miRNAs的研究已成为生物医学研究的前沿热点之一，它对卵泡发育成熟有调控作用。有学者对140例中国POF患者进行研究，检测到22种miRNAs表达增加，另有29种miRNAs表达下降，其中mir－22－3p引起了学者们的注意。mir－22－3p参与调节促卵泡激素（FSH）的合成与分泌，与FSH水平呈负相关，mir－22－3p表达减少或突变可诱发POF。对于miRNAs的分析将是POF基因研究中的一个全新领域。

早期自身免疫性卵巢炎的病理改变主要发生在生长卵泡及其周围，以单核巨噬细胞、浆细胞浸润为主。病情发展时间越长，细胞浸润越严重，生长卵泡和黄体数目减少，闭锁卵泡增多；颗粒细胞变薄伴有血管扩张、充血，间质水肿。病情严重后，卵巢外观可呈纤维化，表面光滑，无卵泡；少数患者尚有一些始基卵泡，但形成腔后即不向前发展，对增高的 FSH 亦无反应。

【中医病因病机】

根据自身免疫性的卵巢早衰、闭经、不孕、月经过少等临床特点，中医学认为其最基本的病因病机为“胞脉闭”，正如《素问·评热病论篇》曰：“月事不来者，胞脉闭也。”而导致“胞脉闭”的原因有很多，大体有虚实两个方面，实有阳明热盛、心火亢盛、胞宫风冷积寒、胞脉瘀阻、痰塞胞门、气郁不畅等不同情况；虚则肾水枯涸、脾胃亏虚、心血不足、肝劳血伤等。临床为病往往虚实寒热错杂。

1. 心火亢盛

《素问·评热病论篇》曰：“胞脉者，属心而络于胞中。今气上迫肺，心气不得下通，故月事不来也。”心火亢盛于上，不能循经下暖胞脉，导致冲任二脉气血生发不足，胞脉不充，从而出现闭经。

2. 肾精亏损

经水为肾精所化，先天不足或后天各种原因导致的肾精亏损，使天癸不足，直接导致闭经。如《傅青主女科》所言：“经原非血也，乃天一之水，出自肾中，是至阴之精而有至阳之气。”

3. 肝血亏虚

肝肾同源，肝为肾子，木气升发依赖肾精。肝血亏虚，失于升发，必求肾母，导致肾精亏损；此外，阴部为肝经循行之所，肝血不足，胞脉失养，亦会闭经；再者，肝血亏虚，肝阳上亢，亦致经闭；最后，肝血亏虚，木不疏土，导致脾胃后天不足，生化无源，胞宫失养，亦致经闭。

4. 脾胃亏虚

脾胃为后天之本，气血之源，素体脾胃亏虚，或后天各种原因导致脾胃损伤，气血生化不足，胞宫失养，导致经闭。

5. 痰湿闭阻

形体肥胖，或素体痰湿较重，阻滞胞脉，胞脉不同，引发闭经。正如朱丹溪所言：“有积痰下流于胞门，闭塞不行，用厚朴二陈汤。”

6. 瘀血凝滞

多见于反复流产后，瘀血留着体内，凝滞不行，胞脉闭阻，月事不行。正如明代楼全善《医学纲目》所言：“妇人经闭，有污血凝滞胞门……有寒有热。”

【诊断标准】

目前没有统一的自身免疫 POF 的诊断标准，其诊断标准参考：

1. 除外妊娠的 40 岁以下妇女，闭经 4 个月或 4 个月以上。

2. 有 2 次或 2 次以上血清卵泡刺激素（FSH）>40U/L（两次检查间隔 1 个月以上），结合病史、体格检查，及其他辅助实验室检查可有助于相关病因疾病的诊断和鉴别。

3. 雌二醇水平 <73.2pmol/L。

【西医治疗】

对自身免疫性卵巢早衰的治疗，具体方案应根据患者年龄、生育状况和生育要求、病因、卵巢内有无卵泡及经济状况等因素综合确定。治疗原则是雌孕激素替代治疗缓解症状、预防远期并发症（骨质疏松、心血管疾病、早老性痴呆等）、防止子宫萎缩（为赠卵胚胎移植做准备）以及辅助生育治疗。

1. 激素补充治疗（hormone repacement therapy，HRT）

HRT 不仅可以缓解低雌激素相关的症状，还能保护心血管、骨骼及神经系统，预防老年痴呆。因此除非有明显的禁忌证（如激素依赖性恶性肿瘤），均建议 POF 的女性使用 HRT 治疗，时间至少持续到平均绝经年龄。常用的 HRT 药物主要有：17β-雌二醇、戊酸雌二醇；雌二醇凝胶、雌三醇乳膏；微粒化黄体酮胶囊；炔诺酮、左炔诺孕酮；睾酮、脱氢表雄酮。主要的给药途径为口服，或经皮、经阴道给药。

单纯雌激素治疗：适用于子宫已切除的患者。推荐剂量是：17β-雌二醇 2mg/d，结合雌激素 1.25mg/d，或经皮 17β-雌二醇 75～100μg/d 或 10μg/d 炔雌醇连续应用。

雌孕激素序贯治疗：适用于有完整子宫，且希望每月有月经样出血的患者。雌孕激素序贯治疗是指在使用雌激素（血清雌二醇平均 100pg/mL）的基础上，每后半周期加用孕激素 10～14 天以对抗雌激素，保护子宫内膜。按照雌激素的应用时间不同，又可分为雌孕激素周期序贯和雌孕激素连续序贯，前者每周期需停用雌激素 2～7 天，后者则是连续应用雌激素。

雄激素治疗：绝经前的妇女，每天体内约含有 300μg 生理性睾酮，其中 50% 由肾上腺产生，50% 来自于卵巢。所以 POF 患者在缺乏雌孕激素的同时还会缺乏睾酮。雄激素在卵泡形成和抑制卵泡闭锁中发挥作用，可见维持正常水平的雄激素对于重建 POF 患者的卵巢功能具有重要作用。

2. 免疫治疗

对血中自身免疫抗体阳性者，给予肾上腺皮质激素治疗可恢复排卵，常用药物为泼尼松 5mg/d，可连续应用至妊娠，乃至足月生产后。但是到目前为止，还没有明确的方法鉴定免疫因素在 POF 中的作用，也没有明确的免疫治疗的指征和规范的用药方案。另外，应用血浆置换能清除血中抗体，可能有助于自身免疫性卵巢早衰的治疗。

3. 干细胞治疗

间充质干细胞（MSCs）已在细胞治疗、基因治疗及组织工程等领域被广泛地研究与应用。目前研究较多的MSCs来源包括骨髓、脐带、外周血、胎盘、脂肪及羊水等。

骨髓干细胞移植可以治疗化疗导致的卵巢损害，BMSC可能通过分化成特定的细胞类型并分泌VEGF从而影响卵巢重建。脐带间充质干细胞（umbilical cord mesenchymal stem cells，UCMSC）通过注射脐带MSCs能明显提高卵巢储备能力、细胞的增殖能力和生育能力。

【中医治疗】

结合患者病程、临床表现、全身症状，系统分析“胞脉闭”的原因，分别采取“补而通之、泻而通之”的方法治疗自身免疫性卵巢早衰。自身免疫性卵巢早衰往往虚实寒热错杂，涉及脏腑较广，临证应予详查，及时调治。此外，治疗自身免疫性卵巢早衰所引起的闭经，血肉有情之品的运用也很重要。

1. 上热下寒证

主症：闭经，数月不行，下肢不温，易上火与畏寒怕冷并见，心烦，失眠，舌尖红赤，苔根白腻，脉寸浮而有力、关虚滑尺沉弦。

治法：清上温下调中。

方药：三和汤合温经汤合四君子汤加减，药用连翘、焦山栀子、黄芩、熟地黄、当归、川芎、赤芍、吴茱萸、桂枝、牡丹皮、麦冬、姜半夏、阿胶、党参、甘草、茯苓、白术。

2. 阴亏血瘀证

主症：经血由少渐至闭经，量少而有血块，五心烦热，潮热汗出，两颧潮红，舌暗红，苔少，有瘀斑，舌下静脉充盈、怒张，脉沉细有力。

治法：养阴活血。

方药：桃红四物汤合加减一阴煎，药用生地黄、熟地黄、当归、白芍、川芎、麦冬、桃仁、红花、丹参、牛膝、甘草、地骨皮、知母。

3. 脾胃亏虚，气血不足证

主症：月经后期，量少，色淡，质稀，渐至闭经。伴头晕眼花，心悸气短，神疲肢倦或食欲不振，毛发不华，唇色淡红，舌淡苔薄白，脉沉缓或沉细。

治法：补气养血调经。

方药：人参养营汤加减，药用人参、黄芪、白术、茯苓、远志、陈皮、五味子、当归、白芍、熟地黄、肉桂心、炙甘草。

4. 气郁血瘀证

主症：月经数月不行，精神抑郁，烦躁易怒，胸胁胀满，少腹胀痛或拒按，舌边紫暗，或有瘀点，脉沉弦或沉涩。

治法：疏肝解郁，理气活血。

方药：逍遥散合四物汤加减，药用柴胡、薄荷、川芎、苍术、当归、赤芍、生地黄、甘草、香附、山楂、枳壳、牛膝。

5. 肝肾不足证

主症：初潮较晚，月经量少，经期延后，渐至闭经，伴头晕耳鸣，腰腿酸软，舌红，苔少，脉弦细或细涩。

治法：滋肾柔肝，调补冲任。

方药：左归丸加减，药用熟地黄、山药、山茱萸、茯苓、枸杞子、杜仲、菟丝子、当归、仙茅、淫羊藿、龟甲、鹿角霜、紫河车。

6. 痰湿阻滞证

主症：月经停闭，胸胁胀满，呕恶痰多，神疲倦怠，或面部浮肿，或带下量多、色白、质黏稠，大便溏，舌体胖嫩，苔腻，脉沉缓或滑。

治法：燥湿化痰，活血通经。

方药：苍附导痰丸加减，药用茯苓、陈皮、法半夏、甘草、苍术、香附、天南星、枳壳、生姜、神曲。

【生活调摄】

1. 患者如有此病家族史，应积极鼓励家庭成员进行遗传咨询，进行 POF 预测，早发现、早诊断。
2. 患者要正确认识疾病，保持乐观开朗的心情。
3. 饮食上，可以多摄入补肾类食物，如豆类、核桃、腰果、甲鱼等。
4. 保持良好的生活习惯，早睡早起，饮食定量定时。
5. 要做到未病先防，如出现月经不规则等相关症状时，应尽早就诊。

【科研思路与方法】

1. 理论研究方面

尤昭玲等系统整理中西医文献著作及名医类案中对卵巢早衰相关描述，以及对病因病机、治疗方药的认识，总结卵巢早衰是肾虚为主，肝心脾为重要影响因素，瘀是重要的病理环节，根据月经周期以卵巢早衰方加减治疗。王佩娟等分析、归纳、总结近年来的相关文献，对免疫性卵巢早衰的中西医病机进行探讨，提出补肾活血的大法。

李志成对卵巢早衰的病因及治疗进展进行综述，他发现，近年来 POF 的发病率有逐年增加的趋势，其临床特征以潮热盗汗、不孕为主，可严重危害患病女性的身心健康；经过广泛查阅国内外相关文献资料，其从遗传学因素、医源性因素、自身免疫因素等病因机制方面及激素替代治疗、青春期诱导、生育问题与避孕等治疗措施方面对 POF 的现状进行了归纳总结。

2. 实验研究方面

赵胜男等应用实时荧光定量 PCR 法和细胞免疫荧光方法，观察治疗组和对照组中人卵泡壁颗粒细胞蛋白表达的变化，研究补肾调经方对人卵泡壁颗粒细胞 Smad1、Smad5、Smad8 及 Smad4 表达的影响，发现补肾调经方提高妊娠率、改善卵巢功能的机制可能与上调壁颗粒细胞 Smad1 mRNA 和蛋白的表达有关。陈丽等采用 ELISA 法测定不同剂量的中药对小鼠血清 AzpAb 的变化，探讨护卵汤加减对免疫性卵巢早衰小鼠模型血清 AzpAb 表达的影响，发现护卵汤加减对免疫性卵巢早衰小鼠模型的免疫功能具有一定调节作用，可通过免疫系统使小鼠血清 AzpAb 值下降。开展模型研究，寻求更好的动物模型、细胞模型，有利于阐述中医药的作用机理，可以作为中医药研究的一个补充。

胡娅莉、孙海翔团队与戴建武团队合作，利用胶原/脐带间充质干细胞（UC - SCs）与小鼠卵巢共培养系统，体外研究发现小鼠卵巢 AKT1、FOXO3a 和 FOXO1 的磷酸化显著增加，原始卵泡卵母细胞的 FOXO3a 核输出比例增加至 58%，提示胶原/UC - MSCs 可以有效激活原始卵泡；胶原/UC - MSCs 激活卵巢后，卵巢移植入肾被膜下后，在 FSH 刺激下原始卵泡被激活，卵泡可发育至排卵前阶段。

3. 临床研究方面

开展大样本、多中心、随机对照研究，与西医治疗相比，中医药疗法能显著改善临床症状，且远期疗效更好，但是缺乏 RCT 的临床研究。可将临床验之有效的方药、名老中医的经验方，经过严谨合理的科研设计，开展临床研究，研究成果还可进一步优化、推广。

刘润侠等通过随机、空白对照等研究方法，观察丹参注射液对 β2 糖蛋白 I（β2 - GP I）诱导的抗心磷脂抗体（ACA）产生的影响，用酶联免疫吸附实验法测定血清中的 ACA；以链霉亲和素 - 生物素复合物法检测外周血 T 细胞亚群；以四甲基偶氮唑盐（MTT）比色法检测外周血白细胞介素 - 2（IL - 2）生物活性。发现丹参注射液可抑制 β2 - GP I 诱导的 ACA 的产生，其作用机理可能是抑制 TH/TS 比值和 IL - 2 生物活性的升高；丹参注射液对正常小鼠无明显作用，提示其具有选择性免疫调节作用。胡娅莉、孙海翔团队与戴建武团队合作，在体外、临床研究基础之上，对入组 14 例 POF 患者进行胶原/UC - MSCs 或 UC - MSCs 移植治疗的单中心随机对照试验。临床研究结果显示，胶原/UC - MSCs 或 UC - MSCs 卵巢内移植可恢复 POF 女性的卵巢功能，包括降低 FSH 水平，提高雌激素浓度，部分改善卵巢内血流，促进卵泡活动。其中 2 例患者获得自然妊娠。

【名医验案】

1. 蔡连香验案

患者，27 岁，2009 年 5 月 12 日初诊。主诉：闭经 1 年余，未避孕 1 年未孕。现病史：患者 2007 年 7 月妊娠 12 周胎停育，清宫，后闭经半年。在外院做人工周期 3 个月，月经量较前减少 1/3，月经不能自行来潮。近 1 年未避孕至今未孕，希望生育。患者 2009 年 5 月 6 日曾有阴道点滴出血。就诊时症见：疲倦，烘热汗出，烦躁，便溏，纳眠可。舌苔薄白，舌质嫩，边有齿痕，脉弦。妇科检查：阴道通畅，少量褐色分泌物，宫颈光。子宫前位偏左，常大，活动。附件左侧增厚，无压痛，右附件（ - ）。内分泌 6 项：FSH：44.82U/L，E2：15pg/mL，黄体生成素（LH）：8.99U/L，催乳素（PRL）：8.78ng/mL，孕酮（P）：0.79ng/mL，睾酮（T）：32.8ng/mL。

西医诊断：卵巢早衰。

中医诊断：月经不调。

辨证：肾精亏虚，冲任不足。

治法：补肾填精，滋养冲任。

处方：炙龟甲 15g（先煎），菟丝子 20g，女贞子 12g，紫河车 10g，生黄芪 15g，何首乌10g，知母6g，当归10g，丹参15g，茺蔚子10g，覆盆子20g，山茱萸10g。7剂。

二诊（2009年5月19日）：症状有所减轻。B超：子宫内膜厚0.65cm，右侧可见优势卵泡1.1cm×0.9cm。原方加紫石英15g（先煎），淫羊藿10g。7剂。

三诊（2009年6月2日）：基础体温（BBT）上升8天，口干，五心烦热，便溏。治法：滋肾健脾。处方：生地黄12g，麦冬10g，女贞子10g，淫羊藿10g，党参20g，白术15g，山药15g，莲子肉10g，菟丝子20g，紫河车10g。7剂。经期5天，量中，诸症均减轻，仍以补肾填精，滋养冲任为法，配合腹部外敷药：千年健15g，白芷10g，当归尾10g，桂枝10g，红花6g，鸡血藤15g，生艾叶100g，透骨草100g。2剂。

如法再治1个月，2009年7月14日就诊时BBT仍在高温，查绒毛膜促性腺激素（HCG）107U/L，E2 957.2pmol/L，P 40.94nmol/L。诊为早孕，予补肾健脾安胎治疗。

按语：患者肾虚，冲任二脉虚衰，血虚不能充盈而闭经；肾虚胞脉失养则不能成孕。肾阴虚，阴不维阳，阳失潜藏则烘热汗出，五心烦热。阴损及阳，脾肾相资，肾虚及脾，可见疲倦乏力，便溏。蔡连香从益气养血，补肾填精入手，以调补冲任，使患者恢复排卵以奏生殖之功。

2. 尤昭玲验案

粟某，34岁，2010年6月22日初诊。主诉：月经稀发2年，停经4个月。既往月经正常，近2年来月经稀发伴月经量渐少，每次2～3天。每1～4个月1次，量少，色淡红，夹少许血块，伴腰骶酸痛。LMP：2010年2月15日。平素腰膝酸软，神疲乏力，白带量少，有性交痛。偶有眩晕，潮热盗汗，心烦，纳可，多梦，二便尚调，舌淡红苔白，脉沉细。既往体健，孕1产1。当日测性激素示：FSH：87.79mIU/mL，LH：62.76mIU/mL，E2 <0.5pg/mL。妇科检查及盆腔B超未见异常改变。

中医诊断：月经不调。

辨证：肾虚血亏型。

治法：补肾填精，养血活血。

处方：熟地黄15g，黄精10g，牛膝10g，红花10g，石斛10g，香附10g，橘叶10g，莲子肉15g，山药15g，百合10g，月季花10g，菟丝子10g，桑椹10g，枸杞子10g，覆盆子10g，淫羊藿10g，巴戟天10g，益母草10g，甘草5g。每天1剂，水煎服，共21剂。

7月27日复诊，诉服药后上述症状有所减轻，且月经来潮，但量少。继服上方14剂。另以柴胡、泽泻、泽兰、丹参、白术、牛膝、当归、川芎、赤芍、红花、鸡血藤、橘叶、透骨草、茺蔚子、香附、甘草，水煎服，月经期服用，每天1剂，共5剂。以此方法再继续治疗2个月。

9月20日再次复诊，月经量明显较前增多，各种不适症状明显改善。复查性激素：FSH 10.84mIU/mL，LH 7.51mIU/mL，E2 56.21pg/mL。

后继续服药2个月，加以巩固治疗。停药后月经已能自然来潮，且月经的周期及量、色、质均基本正常。

按语：尤昭玲认为中医无POF的病名，从临床特点来看应属于“闭经”“血枯”“不孕”“经断前后诸证”等范畴。尤昭玲根据多年的临床经验，认为本病的主要病因病机为肾虚，同时也与心、肝、脾密切相关，而“瘀”是主要的病理环节。

方中熟地黄味甘，性微温，归肝肾经，可补血养阴，填精益髓，为养血及补肾阴之要药；黄精、石斛、桑椹、枸杞子、覆盆子等为平补肾阴之品，共用可滋补肝肾，养阴补血，清降虚火，加强熟地黄的滋阴养血之功；淫羊藿、巴戟天均为辛温之药，归肝肾经，可补肾壮阳；菟丝子可补肾固精，调理冲任，补肾阳，滋肾阴。上述诸药合用使肾阴得养，肾阳得化，正所谓“善补阳者，阴中求阳，则阳得阴助而生化无穷，善补阴者，阳中求阴，则阴得阳升而源泉不竭”。加山药、莲子肉、百合可在补肾的同时健脾养胃，养心安神，调和心脾；牛膝、红花、月季花、益母草、香附、橘叶可活血通经，疏肝理气，使气血调达，冲任通畅，其中牛膝又可引血下行，甘草调和诸药。全方补中有通，静中有动，以补肾为主，肝脾心共调，养血不忘活血，补气不忘行气，使阴阳平衡，气血畅通，冲任调达，血海充盈，天癸复至。

【参考文献】

[1] 张源潮．免疫病学［M］．北京：科学出版社，2011.

[2] 尤昭玲．中西医结合妇产科学［M］．北京：中国中医药出版社，2006.

[3] 罗翔祎，谈珍瑜，邱冉冉．尤昭玲补脾益肾治疗卵巢早衰经验［J］．湖南中医杂志，2016，32（3）：29－31.

[4] 廉印玲，薛汝萍，张秀萍，等．肝肾论治卵巢早衰［J］．中国中医药现代教育，2011，9（11）：126－127.

[5] 崔林．何嘉琳治疗不孕症经验［J］．中医杂志，2004，5（3）：178－179.

[6] Setiady YY，Samy ET，Tung KS. Maternal autoantibodytriggers de novo T cell－mediated neonatal autoimmune disease［J］. J Immunol，2003，170（9）：4656－4664.

[7] Chernyshov VP，Radysh TV，Gura IV，et al. Immunedisorders in women with prematureovarian failure in initialperiod［J］. Am J Reprod Immunol，2001，46（3）：220－225.

[8] Bagavant H，Sharp C，Kurth B，et al. Induction andimmunohistology of autoimmune ovarian disease incynomolgus macaques（Macaca fascicularis）［J］. Am J Pathol，2002，160（1）：141－149.

[9] 王世阆．卵巢疾病［M］．北京：人民卫生出版社，2004.

[10] 谢梅青．卵巢早衰的病因［J］．实用妇产科杂志，2003，19（4）：193－184.

[11] 郑敏．卵巢早衰的病因［J］．国外医学妇产科学分册，2005，32（3）：164－165.

[12] Rao L，Babu A，Padmalatha V，et al. Novel X－chromosomal defectassociated with abnormal ovarian function［J］. Jobstet Gynaecol Res，2005，31（1）：12－15.

[13] 葛秦生．实用女性生殖内分泌学［M］．北京：人民卫生出版社，2008.

[14] 黄欲晓，段青，李亚俐，等．蔡连香治疗卵巢早衰经验［J］．中国中医基础医学杂志，2014，20（10）：1421－1422.

[15] 徐焕霞，常惠．卵巢早衰的中医治疗研究进展［J］．中医药导报，2011，17（7）：92－93.

[16] 陈刚，刘润侠等．丹参注射液对β2 糖蛋白 I 诱导产生抗心磷脂抗体的影响［J］.

中国药理学报：英文版，2001，22（12）：1121－1128.

[17] 陈刚，刘润侠，张王刚，等．丹参对抗磷脂综合征小鼠T细胞亚群和IL－2生物活性的影响［J］．第四军医大学学报，2003，24（11）：997－999.

[18] 李长艳．尤昭玲教授治疗卵巢早衰经验［J］．湖南中医杂志，2012，28（3）：18－20.

[19] Chapman C，Cree L，Shelling AN. The genetics ofpremature ovarian failure：current perspectives［J］. Int J Womens Health，2015，23（7）：799－810.

[20] 梁莹，赵胜男．补肾调经方对人卵泡壁颗粒细胞BMP/Smads表达的影响［J］．中国中西医结合杂志，2013，33（5）：606－610.

[21] 陈丽．护卵汤加减对免疫性卵巢早衰小鼠模型血清AzpAb表达的影响［J］．实用中医药杂志，2011，27（2）：78－79.

[22] Torrealday S，Pal L. Premature Menopause［J］. Endocrinol Metab Clin North Am，2015，44（3）：543－557.

[23] Nelson LM. Clinical practice. Primary ovarian insufficiency［J］. N Engl J Med，2009，360（5）：606－614.

[24] Ding L，Dai J，Sun H，et al. Transplantation of UC－MSCs on collagen scaffold activates follicles in dormant ovaries of POF patients with long history of infertility［J］. Sci China Life Sci，2018，13：1－12.

[25] 唐华均，李成志．卵巢早衰的病因及治疗进展［J］．重庆医学，2018，47（13）：1777－1780.

[26] Komorowska B. Autoimmune premature ovarian failure［J］. Prz Menopauzalny，2016，15（4）：210－214.

第二节　子宫内膜异位症与子宫腺肌症

【概述】

子宫内膜异位症（endometriosis，EMT）是指具有生长能力的子宫内膜组织出现在子宫黏膜以外的部位时引起的疾病。绝大多数病变部位在盆腔内生殖器官和其邻近器官的腹膜面，其中异位至卵巢者最常见，约占80%。如子宫内膜出现和生长在子宫肌层，称子宫腺肌病（adenomyosis），二者均以盆腔疼痛和不孕为临床特点。子宫内膜异位症是常见妇科疾病之一，因不孕而行腹腔镜检查中，内膜异位症的比例为12%～48%；在妇科剖腹手术中发现，5%～15%的患者有内膜异位。

早在四千多年前的希波克拉底时代，已经有关于内膜异位症或腺肌病症状的描述，时称“子宫溃疡”。1860年，腺肌病和内膜异位症同时被德国病理学家Carl von Rokitansky发现。19世纪末，adenomyoma的说法得到文献确定。1908年Thomas Cullen第1次清楚地描述了子宫腺肌瘤的形态学和临床特点。1921年，人们认识到腺肌病病灶是由于“上皮浸润”子宫肌层造成的，但此时所谓的adenomyoma不仅包含腺肌病，也包含内膜异位症。

1925 年，adenomyosis 从 adenomyoma 中划分出来，获得正式命名。1927 年，Sampson 提出内膜异位症的“经血逆流”学说。1972 年，Bird 对腺肌病做出了现代定义，一直沿用至今。

中医学根据症状及体征，将子宫内膜异位症与子宫腺肌病归属于“痛经”“癥瘕”“不孕”“月经不调”等范畴。

【西医病因及发病机制】

1. 西医病因

子宫内膜异位症的发病机制尚未完全阐明，主要有子宫内膜种植学说、淋巴及静脉播散学说、体腔上皮化生学说及免疫学说等，其中子宫内膜种植学说为人们所公认：行经期，经血中所含内膜腺上皮和间质细胞可随经血逆流，经输卵管进入腹腔，种植于卵巢和邻近的盆腔腹膜，并生长和蔓延形成子宫内膜异位症。除此之外，还有以下几种学说支持子宫内膜异位症发病的机制。

（1）化生学说 化生学说认为腺肌病是由胚性多能苗勒管遗迹移位引起。阴道直肠隔内异症被认为是一种子宫外的腺肌病病灶，它在病理和临床特点上与腺肌病病灶相似，似乎支持这种起病理论。

（2）淋巴及静脉播散学说 该学说认为是淋巴系统的增殖和迁移导致了腺肌病病灶的增生。经典的“经血逆流”致病学说和前述的两种学说，可以归纳为“双转”或“3I”理论。转移理论（metastatic theory），包括植入性（implatation－经血逆流种植）和侵入性（invasion－内膜细胞经血液及淋巴运送）。转化理论（metaplastic theory）是指体腔上皮或间皮（coelom－epithelium or mesothelium）的化生，多在原位发生。

（3）骨髓干细胞假说 有学者发现在 4 例接受人类白细胞抗原（HLA）错配骨髓移植的女性中出现了供体的内膜腺体和实质，于是提出了这一假说。

（4）子宫结合带改变 超声、MRI 和组织学发现，内膜异位症和腺肌病患者的肌层内侧（或结合带）均发生改变。在腺肌病中可以观察到结合带形态的多种异常，在腺肌病病灶形成的地方结合带部分的厚度更加明显。三维超声检测结合带厚度≥4mm 以及结合带浸润及扭曲，对于诊断腺肌病具有较好的敏感度（88%）和准确性（85%）。研究发现，结合带的改变也见于内膜异位症女性，内膜异位症女性后部结合带厚度（而非前部结合带或整个内膜厚度）显著增加，与内膜异位症分期和患者年龄存在相关性。

（5）子宫内膜干细胞假说 成年女性的子宫内膜中存在极少量的上皮和间质干/祖细胞。内膜干细胞（EmSC）位于子宫内膜基底层，异常脱落后可经输卵管进入盆腔，形成内膜异位症；如果 EmSC 异常迁移、侵入子宫基层，则形成腺肌病。基于 MRI 图像，根据病变位置可将腺肌病分为 4 种：内膜型（Ⅰ型）、浆膜型（Ⅱ型）、中间型（Ⅲ型）和异质型（Ⅳ型），笔者推测Ⅰ型源于内膜，Ⅱ层源于浆膜层的内膜异位症，其他类型则源于肌层中的原始内膜残迹。

干细胞是内膜异位症和腺肌病的“种子”细胞，是逆流的经血中真正有活力的细胞，能保持其“永生性”及单克隆性，具有强大的增殖、多向分化潜能，是内膜上皮及间质细胞之始原，可以逃逸免疫监视，主动削弱局部免疫功能，改造周围环境，以利于自身生长。

综合前述观点，可以这样认为，腺肌病和内膜异位症患者存在结合带异常和异常子宫收缩，在环境修饰等表观遗传因素的作用下，导致内膜异位症和腺肌病的发生。结合带异常和子宫收缩异常的深层原因是子宫内膜异常，包括干细胞、免疫和激素反应异常等。因此，在位内膜是决定因素，是源头、是根本，是决定致病的潜质。而位于子宫腔以外的异位内膜，受环境因素的影响，是表象、是结果，是致病的特性，这就是我们提出的“在位内膜决定论”。

2. 西医发病机制

关于内膜异位症患者的在位内膜研究较多，已经发现内膜异位症患者的在位内膜存在异常的基因表达、局部雌激素产物和内膜对孕激素的反应改变、神经纤维密度和氧化应激反应增加等。腺肌病在位内膜代谢和分子异常与内膜异位症在位内膜相似，但是血管生成和细胞增殖增加，凋亡减少，导致局部雌激素水平升高，并引起孕激素抵抗，破坏细胞因子的表达。一些研究显示，内膜异位症和腺肌病的在位内膜在细胞免疫及体液免疫等方面存在差异。

（1）*免疫和黏附*　免疫异常能帮助子宫腔外的内膜碎片存活。内膜异位症和腺肌病增殖期在位内膜 $CD3^+$ 白细胞均较正常对照多，但 $CD45^+$ 和 $CD43^+$ 白细胞仅在内膜异位症患者在位内膜中升高，而腺肌病患者未见这一表现。有学者推测，腺肌病和内膜异位症患者在位内膜中白细胞的类群有所差异，可能与发病和不孕有关。研究表明，HLA－DR 在内膜异位症和腺肌病在位内膜表达均升高，可能与这两种病变的异常免疫反应相关。有学者认为，在位和异位内膜 HLA－G 表达异常可能介导免疫抑制，与保护异位内膜免受清除有关，正常子宫内膜中未发现 HLA－G 表达，而腺肌病在位内膜和异位病灶均有 HLA－G 表达。

（2）*细胞增殖与凋亡*　B 淋巴细胞瘤－2（Bcl－2）有抑制凋亡的功能，其在腺肌病患者在位内膜间质细胞中表达较内膜异位症在位内膜显著增加，且表达水平不随月经周期变化，而内膜异位症在位内膜中 Bcl－2 在晚分泌期表达增加。热休克蛋白（HSP）在多肽折叠和异位出入细胞膜过程中有重要作用。内异症在位内膜和腺肌病在位内膜中 HSP－27、HSP－70 表达较正常子宫内膜明显增加，而 HSP－60 无显著改变。细胞分裂周期蛋白（Cdc42）在内膜异位症在位内膜中表达显著增加，而在腺肌病在位内膜中无显著变化。

（3）*细胞因子和炎症介质*　与内膜异位症在位内膜相比，腺肌病在位内膜中血管内皮生长因子（VEGF）表达升高，微血管密度（MVD）表达增加。与正常内膜相比，腺肌病在位内膜中 VEGF、MMP－2 和 MMP－9 表达增加。研究显示，与正常内膜相比，内膜异位症在位内膜及腺肌病在位内膜，晚增殖期中环氧化酶－2（COX－2）表达差异有统计学意义，但也有研究认为表达差异无统计学意义。有报道称，深部浸润型子宫内膜异位症（DIE）患者在位内膜间质细胞中 COX－2 表达显著增加，且其表达水平与患者疼痛程度相关。

细胞核因子 kappaB（NF－κB）作为调节基因的转录因子，参与内膜异位症和腺肌病发病过程中的炎症、增殖、凋亡、侵袭、血管形成和其他细胞功能。有报道显示，腺肌病在位内膜中 NF－κB 的 p65 和 p50 亚单位及 NF－κB DNA 结合活性均较正常内膜显著升高，给腺肌病小鼠模型应用穿心莲内酯（一种 NF-κB 抑制剂），病灶的肌层浸润减少、子宫收缩幅度降低、痛觉敏感减少。

（4）氧化应激和自由基代谢 腺肌病和内膜异位症在位内膜中自由基代谢异常，推测可能与内膜容受性有关。腺肌病在位内膜内皮型一氧化氮合酶（eNOS）表达增加，促性腺激素释放激素激动剂（GnRH-a）治疗后 eNOS 表达下降。谷胱甘肽过氧化物酶（一种谷胱甘肽合酶，减少过氧化物的生成）在腺肌病在位内膜分泌期腺上皮中表达升高，而内膜异位症在位内膜中表达降低。黄嘌呤氧化酶（XO）在内膜异位症和腺肌病在位内膜中，随月经周期变化的特点消失。研究显示，在正常子宫内膜中过氧化氢的表达随月经周期波动，且无周期性，在腺肌病在位内膜中升高更为明显。

（5）甾体激素的作用 研究表明，内膜异位症和腺肌病均与局部雌激素产物增加有关。内膜异位症在位内膜和腺肌病在位内膜中 P450 芳香化酶 RNA 水平升高，经过 GnRH-a 或丹那唑治疗后，芳香化酶 mRNA 水平降低，内膜中芳香化酶或许是内膜异位症或腺肌病的诊断标志物之一。研究发现，正常子宫内膜中有活性的雌二醇比内膜异位症在位内膜和腺肌病在位内膜高，后两者之间差异无统计学意义。动物实验显示，甾体激素在诱发腺肌病过程中有一定作用。

尽管有了这些新的发现，但研究结果尚不一致，“经血逆流”或“迁徙”仍是包括腺肌病在内的内膜异位症病因学的主流学说。腺肌病和内膜异位症的众多病因学假说，几乎都可用“在位内膜决定论”来统摄和解释。在位内膜是根本、是枢纽、是答案，子宫异常收缩和结合带理论是目前腺肌病发病机制的关注重点，内镜手术和影像学的进步推动了组织学等基础研究的发展，反之亦然。

【中医病因病机】

中医学认为，随经血流溢而种植在盆腔的子宫内膜为“离经之血”，即瘀血，而瘀血留而不去则可能因存在气滞、寒凝、痰湿、血热、肾虚、气虚等不同因素，与瘀血互结，从而导致瘀血留滞少腹。瘀血阻滞脉络，不通则痛，则见痛经；瘀血日渐坚牢，久则形成癥瘕；瘀血阻滞胞宫，导致不孕；瘀阻胞脉，则月经失调。

1. 气滞血瘀

多因平素精神紧张，情志抑郁，气行不畅，离经之血为气所阻，冲任失和，胞脉瘀阻。

2. 寒凝血瘀

过食生冷，素体阳虚，经行产后为寒邪侵袭，导致离经之血为寒凝，瘀阻胞脉。

3. 痰瘀互结

素体痰盛脾虚，饮食劳倦失调，水湿运行障碍，痰湿下注胞脉，与离经之血互结，瘀阻胞脉。

4. 瘀热互结

素体阳盛，过食辛辣，过用温补，导致热积于内，离经之血被热灼，形成瘀热互结，阻于冲任。

5. 肾虚血瘀

素体肾虚，房劳、堕胎、小产损伤肾气，肾气虚弱，不能温运离经之血，使瘀血内停，阻于冲任。

6. 气虚血瘀

素体气虚，思虑过极，劳倦太过，饮食不节，导致气虚，不能使离经之血排出体外，瘀血内停，阻于冲任。

【诊断标准】

育龄期女性，根据痛经、不孕、性交痛、慢性盆腔痛等症状，盆腔检查时扪及触痛性包块或子宫旁有不活动的囊性包块，即可拟诊为子宫内膜异位症。血清CA125检测、抗子宫内膜抗体检测有助于诊断，超声、CT和MRI等主要适合于有子宫内膜异位囊肿的患者，但确诊仍需腹腔镜检查或病理诊断。

腺肌病的诊断主要通过对全子宫切除后的组织标本的病理检查来确定，近年的研究显示，宫腔镜和腹腔镜下活检同样可以对腺肌病进行组织学诊断。影像学技术对于鉴别诊断和无创诊断十分重要，主要包括经阴道超声和MRI。影像学诊断特征包括：不对称的子宫、肌层内囊肿（1～7mm的圆形无回声区域）；扭曲和异质性的肌层回声，界限不清的病灶高回声；边界不清的肌层异质性及结合带增生等。结合带增生是指结合带增厚至8～12mm，或者结合带与肌层厚度的比例超过40%。如果腺肌病合并肌瘤，经阴道超声和MRI的诊断准确性会显著降低。如果将超声和MRI联合使用，术前评估时可获得最高的敏感度。

【西医治疗】

腺肌病和内膜异位症的治疗都需要规范化和个体化。对内膜异位症而言，需要针对疼痛、不孕和盆腔包块，根据患者的年龄、症状程度、妊娠意愿、病变程度，并结合既往的治疗情况，制定个体化方案。

腺肌病和内膜异位症的治疗原则：减灭和去除病灶，缓解和消除疼痛，改善和促进生育，减少和避免复发。腺肌病和内膜异位症的治疗方法包括：腹腔镜治疗，卵巢抑制治疗，“3期疗法”治疗，辅助生殖技术的治疗。

1. 期待疗法

期待疗法适用于病变、症状轻微的患者，可给予前列腺素合成酶抑制剂如双氯芬酸钠、布洛芬等对症治疗。希望生育的患者，可在腹腔镜检查下行输卵管通液试验，必要时解除输卵管粘连扭曲，以促使患者尽早妊娠；一旦妊娠，则病变组织多坏死、萎缩，可能会自愈。

2. 药物治疗

应用性激素使患者闭经是目前临床上治疗子宫内膜异位症的常用药物疗法，主要适用于有慢性盆腔痛、经期痛经症状明显、无生育要求且无卵巢囊肿形成的患者。

（1）*短效避孕药* 短效口服避孕药是高效孕激素和小量炔雌醇的复合片，按周期服用，可使内膜萎缩，导致痛经缓解和经量减少。

（2）*高效孕激素* 可抑制垂体促性腺激素的释放，并直接作用于子宫内膜、异位内膜，导致内膜萎缩和闭经。如甲羟孕酮 20～50mg/d，连续 6 个月。

（3）达那唑　为合成的 17－α 乙炔睾酮衍生物，能阻断垂体促性腺激素的合成和释放，直接抑制卵巢甾体激素的合成，以及可能与子宫内膜的雄激素和孕激素受体结合，使子宫内膜萎缩，导致患者短暂闭经。一般用法 200mg，2～3 次/天。一般在停药后 4～6 周月经恢复，待月经恢复正常 2 次后可考虑受孕。

（4）孕三烯酮　为 19－去甲睾酮甾体类药物，有抗孕激素和抗雌激素作用。疗效和达那唑相似，副反应低。每周两次，每次 2. 5mg，经期第 1 天开始，连服 6 个月。

（5）促性腺激素释放激素激动剂　长期连续应用能耗尽垂体 GnRH 受体，使垂体分泌的促性腺激素减少，导致卵巢分泌的激素下降，出现暂时性绝经，此疗法又称为“药物性卵巢切除”。月经第 1 日皮下注射亮丙瑞林 3. 75mg，以后每隔 28 天再注射 1 次，共 3～6 次。

3. 手术治疗

根据病变部位的特点制定干预方案，包括全子宫切除、病灶切除、内膜消融和剥脱术、子宫肌层电凝术及子宫动脉栓塞等。手术治疗对于腺肌病保留生育功能的作用争论很多，在有选择的患者中手术治疗可以改善生育结局。有生育要求的腺肌病患者在保守术后需要考虑积极妊娠和辅助生殖技术的干预。

【中医治疗】

本病的病机核心是瘀血内停，然而引起瘀血内停的机制各有不同，需根据不同情况辨证加减；此外，此病与月经周期有关，尚需结合月经周期不同时段区别用药。

1. 气滞血瘀证

主症：经前、经行下腹胀痛、拒按，前后阴坠胀欲便，经血有块，块去痛减，腹中可触及包块，固定不移，伴胸闷乳胀，舌色黯有瘀点，舌下静脉充盈、怒张，脉弦涩或有力。

治法：理气活血，化瘀止痛。

方药：膈下逐瘀汤，药用当归、川芎、赤芍、桃仁、红花、枳壳、延胡索、五灵脂、牡丹皮、乌药、香附、甘草。

加减：疼痛剧烈，加全蝎、地鳖虫、三棱、莪术以活血通络止痛；盆腔肿块加穿山甲、三棱、莪术、皂角刺、血竭以化瘀消癥；胀甚者加柴胡、川楝子以理气行滞；经量多可加化瘀止血之品，如炒蒲黄、茜草等。

2. 寒凝血瘀证

主症：经前或经行小腹冷痛，喜温畏寒，下腹结块，疼痛拒按，得热痛减，经量少，色紫黯，或经血淋沥不净，形寒肢冷，面色苍白，舌紫暗苔薄白，脉沉紧。

治法：温经散寒，活血祛瘀。

方药：少腹逐瘀汤，药用小茴香、干姜、肉桂、当归、川芎、赤芍、没药、蒲黄、五灵脂、延胡索、三棱、莪术。

加减：腹痛甚，肢冷汗出加川椒、制川乌、制草乌以温经活血；阳虚内寒加党参、熟附子、淫羊藿；恶心呕吐加吴茱萸、半夏以温中止呕。

3. 湿热瘀结证

主症：下腹结块，平时小腹隐痛，经期加重，灼痛难忍，拒按，得热痛增，月经量多，色红或深红，质黏，带下量多，色黄质黏味臭，或伴低热绵绵，或经行发热，舌质紫黯，舌边尖有瘀斑、瘀点，苔黄腻，脉濡数或滑数。

治法：清热利湿，活血祛瘀。

方药：清热调血汤加味，药用牡丹皮、黄连、当归、川芎、生地黄、赤芍、红花、桃仁、莪术、香附、延胡索、黄柏、红藤、薏苡仁、三棱。

加减：若月经量多者，经期去三棱、莪术等破血之品，加茜草炭、生地黄以凉血止血。

4. 痰瘀互结证

主症：经前、经期小腹掣痛，疼痛剧烈、拒按，形体肥胖，头晕沉重，胸闷纳呆，呕恶痰多，带下量多、色白质黏、无味，舌暗，或舌边尖有瘀斑、瘀点，苔白腻，脉细滑有力。

治法：化痰散结，活血逐瘀。

方药：丹溪痰湿方合桃红四物汤加味，药用苍术、白术、法半夏、茯苓、滑石、香附、川芎、当归、桃仁、红花、熟地黄、白芍、海藻、昆布、贝母、三棱、莪术、水蛭、荔枝核、夏枯草。

加减：若婚久不孕，输卵管不通者，加路路通、穿山甲以通络助孕。

5. 气虚血瘀证

主症：经前或经后下腹痛，喜按喜温，经色淡质稀，神疲乏力，面色少华，小腹下坠，舌淡黯，有瘀斑或舌下静脉充盈，边有齿痕，苔薄白，脉尺沉实，关虚无力。

治法：益气活血，祛瘀止痛。

方药：理冲汤，药用黄芪、党参、白术、山药、知母、天花粉、三棱、莪术、鸡内金。

加减：痛甚者加川楝子、延胡索、五灵脂、蒲黄粉；血虚加当归、鸡血藤。

6. 肾虚血瘀证

主症：经行或经后少腹痛，痛引腰骶，喜按喜揉，月经先后不定期，经行量少，色淡黯质稀，或有血块，面色晦暗，性欲淡漠，不孕或易流产，伴腰膝酸软，头晕耳鸣，舌色黯有瘀点，苔薄白，脉沉细而涩。

治法：补肾活血，祛瘀止痛。

方药：归肾丸合桃红四物汤加减，药用熟地黄、山药、吴茱萸、当归、茯苓、杜仲、枸杞子、菟丝子、桃仁、红花、赤芍、川芎、土鳖虫、蜂房。

加减：若偏阳虚加仙茅、淫羊藿、补骨脂、艾叶、肉桂；偏肾阴虚加鳖甲、牡丹皮、地骨皮。

【生活调摄】

1. 患者在经期应注意保暖，可以在局部放置热水袋。
2. 可以使用“随身灸”等产品，以促进局部血液循环，缓解疼痛。
3. 避免过冷、过热刺激，避免过于劳累。
4. 避免烦恼或发怒及精神紧张，节制性生活。

【科研思路与方法】

1. 理论研究方面

从慧芳等总结中医治疗子宫内膜异位症的病因病机、辨证论治及分期治疗等方面，提出以“瘀血”为基本病机并按月经周期辨证治疗。蔡小荪教授博览古书，总结各家临床治疗经验，认为“宿瘀内结”是子宫内膜异位症不孕的主要病机，提出以活血化瘀为主的治疗原则。

中医药治疗内膜异位症的最大优势在于对患者卵巢功能没有抑制作用，在治疗疼痛的同时有调经、助孕的作用，可以围绕这一特点进行研究。基于活血化瘀法是治疗子宫内膜异位症的主要方法，研究者可以探索此法在调经、助孕方面的作用机理，以及活血化瘀法与补气、益肾、理气、清热、化痰等方法结合后，在调经、助孕疗效的变化和作用机理。目前中医药治疗子宫内膜异位症的适应证、辨证分型及用药规律等均缺乏共识，可进行大规模、多中心的临床研究，客观评价中医药治疗子宫内膜异位症的疗效，进一步明确优势适应证，建立规范的辨病辨证论治方案。

2. 实验研究方面

周凤珍等以实时荧光定量 PCR 法检测 CD147 子宫内膜异位细胞的表达，并比较实验组进行抗体阻断前后的 HES 细胞迁移率及基质金属蛋白酶（MMP－2）的表达，发现 CD147 在子宫内膜异位细胞中呈现高表达状态。王妍等通过免疫印迹、MS 等技术筛选子宫内膜异位患者差异表达的蛋白质，以阐释中医证候实质，发现子宫内膜异位的蛋白组学具有可行性和重要意义，为中医证候现代化奠定基础。

徐建平等检测基质金属蛋白酶－7（MMP－7）及上皮钙黏素－E（E－cadherin）在子宫腺肌病病灶与内膜－肌层界面（EMI）处在位内膜的表达情况，试验选取因子宫腺肌病行全子宫切除或次全子宫切除的子宫标本 40 例，同时以子宫良性病变（如子宫肌瘤）行全子宫切除或次全子宫切除的子宫标本 30 例作为对照。结果发现子宫 EMI 处子宫内膜腺体细胞 MMP－7 表达增高，降解了子宫肌层的细胞外基质，其屏障作用减弱，基底层子宫内膜细胞容易侵入子宫肌层生长并形成异位病灶；EMI 处腺体细胞 E－cadherin 表达下调，直接导致细胞黏附能力下降，细胞解聚，子宫内膜细胞之间及子宫内膜细胞与基质之间的黏附作用降低，从而变得易从在位部位解离，侵入和种植在肌层中。

3. 临床研究方面

李莉等通过随机、前后对照等研究方法，治疗组以腹腔镜手术加中医周期疗法，对照组能腹腔镜手术加内美通疗法，治疗 6 个月经周期并随访 1 年后，观察治疗的有效率及有无明显毒性和不良反应，结果显示治疗组无明显的毒性和不良反应，且对子宫内膜异位合并不孕症的生殖健康状态有一定的优势。蒋会芹等使用随机、平行对照方法，将 120 例门诊子宫内膜异位症患者随机分为 60 例（醋酸戈舍瑞林缓释植入剂）对照组和 60 例治疗组（丹赤饮治疗），连续治疗 3 疗程，观测治疗前后临床症状、盆腔包块、不良反应，发现丹赤饮治疗子宫内膜异位症相关不孕症疗效满意，无副作用，值得推广。

孔玉忠对比分析经腹部超声检查，以及经腹部及阴道超声检查在诊断子宫腺肌病中的临床价值，研究纳入90例疑似子宫腺肌病临床病例，患者均进行单纯腹部超声检查之后，再实施经阴道超声检查，以患者术后病理检查结果或者活检检查结果作为判断的金标准。结果发现，经单纯腹部超声检查结果显示，其中62例患者确诊为子宫腺肌病，经腹部及阴道联合超声检查结果显示其中83例患者确诊为子宫腺肌病；经腹部检查的准确率是68.89%，经腹部及阴道联合检查准确率是92.22%；联合超声检查方式对于患者子宫腺肌病的检查灵敏度高于单纯行腹部超声检查方式。所以，经腹部及阴道的联合超声检查方式在子宫腺肌病患者中的诊断准确率更高，该检查方案值得在临床中应用并加以推广。

【名医类案】

1. 裘笑梅医案（一）

王某，26岁，1984年12月5日初诊。患者主诉月经后期，经行腹痛甚剧，放射下肢及臀部，步行困难，伴身热38℃左右。二次流产，受于风寒。医院B超提示：子宫内膜异位兼右侧附件炎症，肿块大于山核桃，囊性改变。病延2载，经多方治疗无效。末次月经10月30日。脉沉细涩，苔薄白，舌质隐约呈紫色。

辨证：寒入胞宫。

治法：活血理气，散寒止痛。

方药：桂枝加桂汤化裁。炙桂枝6g，肉桂末1.5g（冲入），赤芍、白芍各9g，炒当归9g，炒川芎6g，炒川楝子9g，醋延胡索9g，台乌药10g，炒小茴香3g，制香附10g，炮姜3g，忍冬藤10g，半枝莲10g。

二诊（12月10日）：药后12月9日经转，经色、经量均正常，腹痛已止，体温37℃，仅感腰腿酸楚。脉细，舌质润。嘱经前按月继服此方。患者连服此方3个月，经行按期，腹痛消失。于1985年6月B超复查：肿块已消。7月中旬末至院复诊，停经50余天，验血证实受孕。

按语：本病的病因病机在于患者感受寒邪，寒入胞宫，使寒瘀互结，故月经后期，经行腹痛。治宜活血理气，散寒止痛。方用桂枝加桂汤加减。方中桂枝为君，以温通经脉；延胡索、乌药、小茴香及香附散寒止痛；当归、川芎活血养血；忍冬藤、半枝莲利水消肿，消炎止痛。诸药合用，使寒有所除，瘀有所化，气有所行，则诸症可除，用药后备孕成功。

2. 裘笑梅医案（二）

王某，女，33岁，1997年9月10日初诊。患者主诉结婚3年未能生育，经讯尚规，色暗夹块，经行小腹胀痛，牵及肛门。B超提示：子宫腺肌症。末次月经1997年8月14日，舌红绛苔薄，脉细缓。

辨证：瘀热互结，积而成癥。现值经前。

治法：活血祛瘀，通络止痛。

处方：延胡索12g，香附、苏木、泽兰、当归、赤芍、大麦芽、炒山楂、八月札、柴胡各10g，川芎6g，乳香、薄荷各3g。服药5剂。

9月17日二诊，患者诉经转9月13日，诸症显著好转，现月经将净，苔薄脉细缓。治法：清化逐瘀散结，补肾通络助孕。处方：①忍冬藤、红藤、白毛藤各12g，土茯苓、延胡索、大青叶、白花蛇舌草、川续断、桑寄生、狗脊、杜仲各10g，柴胡9g，薄荷3g。

②半枝莲10g，忍冬藤、大青叶、白毛藤、炒山楂各15g，炙鳖甲、威灵仙各15g，生牡蛎30g。上两方各10剂，单双日交替服用。

10月8日三诊：患者自述无明显不适，现月经将届，舌质泛紫，脉细缓。治法：养血活血，理气祛瘀。处方：延胡索12g，制香附、半枝莲、白花蛇舌草、桑寄生各10g，忍冬藤、杜仲各15g，当归、川芎、赤芍、柴胡各9g，薄荷5g。服药5剂。

药后经转按时10月13日，色量正常，腹痛明显减轻，测基础体温有双相，续上法治疗月余，月经未转，味淡纳差，11月26日尿妊娠试验阳性，诊为早孕。

按语：裘老认为本病虽为瘀热互结所致，然由于三年未育，经行腹痛，病程长久，"久病及肾"，肾阳不足则任脉通畅乏力，经血更易结聚，如此恶性循环，再难摄精成孕。故先去有形实邪，采用活血祛瘀、通络止痛之治法；中期采用逐瘀散结，补肾通络，使冲任之脉得以通畅，以助其备孕；后期有形实邪已去，且腹痛较前减轻，妊娠试验阳性，故以活血养血为主，理气祛瘀为辅，诸药合参，通络助孕。

【参考文献】

[1] 邓高丕．妇科病中医治疗策略［M］．北京：人民军医出版社，2011.

[2] 张源潮．免疫病学［M］．北京：科学出版社，2011.

[3] 尤昭玲．中西医结合妇产科学［M］．北京：中国中医药出版社，2006.

[4] 裘笑梅．裘氏妇科临证医案精萃［M］．杭州：浙江科学技术出版社，1992.

[5] 吴燕平．裘笑梅教授内膜异位症性不孕症治验浅谈［J］．福建中医药，2008，39（4）：18－19.

[6] 王隆卉，蔡小荪．蔡小荪治疗子宫内膜异位症经验［J］．世界中医药，2007，5（2）：282－283.

[7] 景彦林．夏桂成辨治子宫内膜异位症不孕经验［J］．中医杂志，2011，52（21）：1822－1823.

[8] Chlouber RO，Olive DL，Pritts EA. Investigational drugs for endometriosis［J］. Expert Opin Investing Drugs，2006，15（4）：399－407.

[9] Nishida M，Nasu K，Ueda T，et al. Beta－Hydroxyisovalerylshikonin induces apoptosis and G0/G1 cell－cycle arrest of endometriotic stromal cells：a preliminary in vitro study［J］. Hum Reprod，2006，21（11）：2850－2856.

[10] 王颖，侯丽辉．从中医体质学角度论子宫内膜异位症［J］．天津中医药，2009，26（6）：466－467.

[11] Agic A，Xu H，Finas D，et al. Is endometriosis associated with systemic subclinical inflammation?［J］. Gynecol Obstet Invest，2006，62（3）：139－147.

[12] 曹智英．中西医结合治疗子宫内膜异位症的研究进展［J］．中医中药，2012，33（14）：172－174.

[13] 乐杰．妇产科学［M］．7版．北京：人民卫生出版社，2012.

[14] Cervelló I，Mas A，Gil－Sanchis C，et al. Reconstruction of endometrium from human endometrial side population cell lines［J］. PloS One，2011，6（6）：e21221.

[15] Chan RW, Kaitu'u - Lino T, Gargett CE. Role of label - retainingcells in estrogen - induced endometrial regeneration [J]. Reprod Sci, 2012, 19 (1): 102 - 114.
[16] Maruyama T, Yoshimura Y. Stem cell theory for the pathogenesis of endometriosis [J]. Front Biosci (Elite Ed), 2012, 4: 2854 - 2863.
[17] 连方. 中西医结合妇科学 [M]. 北京: 人民卫生出版社, 2012.
[18] 卢如玲, 叶敦敏, 陶莉莉, 等. 腹腔镜结合中医周期疗法治疗子宫内膜异位症合并不孕症疗效评价 [J]. 安徽中医学院学报, 2007, 26 (4): 19 - 22.
[19] 蒋会芹. 丹赤饮治疗子宫内膜异位症相关不孕症随机平行对照研究 [J]. 实用中医内科杂志, 2015, (4): 38 - 40.
[20] 马遇春, 孙博, 丛慧芳. 子宫内膜异位症中医内治法研究进展 [J]. 医学综述, 2015, 21 (11): 2036 - 2038.
[21] 王芳. 蔡小荪治疗子宫内膜异位症不孕经验 [J]. 中医杂志, 2014, 55 (4): 283 - 285.
[22] 金爱红, 周霞平, 周凤珍. CD147 在子宫内膜异位症中的表达 [J]. 中国当代医药, 2015, 22 (18): 6 - 10.
[23] 黄金燕, 魏绍. 运用蛋白质组学研究子宫内膜异位症中医证候的探讨 [J]. 时珍国医国药, 2012, 23 (1): 204 - 206.
[24] 郎景和. 子宫腺肌病的若干问题 [J]. 中国实用妇科与产科杂志, 2017, 33 (2): 129 - 133.
[25] 廖瑜, 陈宇毅, 徐建平, 等. 子宫腺肌病 EMI 处 MMP - 7 和 E - Cadherin 的表达及意义 [J]. 暨南大学学报 (自然科学与医学版), 2018, 39 (3): 216 - 222.
[26] 孔玉忠. 单纯经腹部超声检查、经腹及经阴道超声联合检查诊断子宫腺肌病的价值分析 [J]. 影像研究与医学应用, 2018, 2 (14): 132 - 133.

第三节　免疫性不孕

【概述】

免疫性不孕是指由生殖系统抗原的自身免疫或同种免疫引起，刺激机体产生特异性抗体，从而引起不孕的一类疾病。免疫性不孕患者中的精子、精浆、卵子、生殖道分泌物等都具有抗原性，可导致免疫反应。据世界卫生组织（WHO）报道，育龄妇女中不孕者约占 10%，不孕症患者中 10% ~30% 有免疫因素参与。

中医典籍虽然没有本病的明确记载，但可归属于不孕症范畴。

【西医病因与发病机制】

1. 同种免疫

以男子的精子、精浆为抗原，在女方机体内产生抗精子抗体（AsAb），使精子凝集或失去活力。

2. 局部免疫

在部分不孕症患者的子宫颈黏膜和子宫内膜中可以产生含有 IgA、IgG 的淋巴样细胞，在子宫颈的黏液中含有 IgA、IgG 和 IgM，从而对精子产生局部免疫作用。

3. 自身免疫

自身免疫分男女两个方面，男子方面是指精子、精浆进入自身周围组织，暴露抗原性，在血中产生相应抗体，影响精子的活力。女子方面是指卵子、生殖道分泌物进入自身周围组织，引发自身免疫，影响卵泡成熟、排卵及受精。此外，还有其他自身抗原，如 ABO 红细胞抗原、HLA 抗原等。

【中医病因病机】

首先，本病的中医病因主要为肾虚。免疫机制与中医的“邪正相争”发病学说类似。《素问·评热病论》中云：“邪之所凑，其气必虚。”其根本是正气不足。具体到脏腑，应该为肾。在西医学中骨髓为中枢免疫器官，为免疫细胞发生、分化、成熟的重要场所，而骨髓在中医学中是属于“肾所主”。同时，生殖在中医学中也为肾所主。所以，肾的功能在不孕症中有重要作用。

其次，瘀血、湿热、气滞为本病之标。经行、产后或人流刮宫术后，余血未净而交合，使瘀血内停；或房事不洁，感染湿热之邪，邪毒内侵，使胞宫、冲任损伤，湿热毒邪与血相搏结，扰乱冲任、气血，而致不孕。

所以，本病以肾虚为本，瘀血、湿热、气滞为标；临床上往往虚实夹杂。

【诊断标准】

1. 不孕期超过 3 年。
2. 排除导致不孕的其他原因。
3. 可靠的检测方法证实体内存在抗生育免疫。
4. 体外实验证实抗生育免疫干扰人精卵结合。

在上述 4 项标准中，满足前 3 项可做出免疫性不孕症的临床诊断；若同时满足 4 项标准则肯定临床诊断。

【西医治疗】

1. 避免抗原接触

使用避孕套或体外排精法 6～12 个月，可避免精子抗原对女方的进一步刺激，待女方抗精子抗体水平下降至 1∶32 以下时，鼓励患者在排卵期去避孕套性生活，常与其他疗法结合应用。

2. 皮质类固醇疗法

皮质类固醇具有抗炎及免疫抑制作用，男女都可用以对抗精子抗体，抑制免疫反应，如糖皮质激素治疗。

3. 子宫内人工授精

对宫颈黏液中存在抗精子抗体者，可从男方精子中分离出高活力的精子，进行宫内人工授精，可有效避免宫颈黏液中精子抗体对精子通过的限制作用。

【中医治疗】

本病的基本病机是肾虚血瘀，补肾活血是基本治疗法则。具体到临床实际，需要辨病与辨证相结合，治病与助孕相结合。

1. 肾虚血瘀证

主症：婚久不孕，抗精子抗体等抗体阳性，月经延期或先后不定期，经量少，色暗或有血块，头晕耳鸣，腰酸腿软，脉沉细弦，舌色暗，有瘀斑，舌下静脉充盈。

治法：补肾活血，调经助孕。

方药：肾阴虚者，养精种玉汤加味，药用熟地黄、当归、白芍、山茱萸、丹参、桃仁、土鳖虫。若阴虚而内热者，症见手足心热，潮热盗汗，口燥咽干，颧赤唇红，舌红而脉细数等，治宜加生地黄、牡丹皮、玄参、黄柏、女贞子、旱莲草、青蒿、鳖甲等。肾阴阳两虚者，五子衍宗丸加味，药用菟丝子、覆盆子、枸杞子、女贞子、车前子、当归、川芎、赤芍、桃仁、丹参、熟地黄。肾亏较显著者，加鹿角片、龟甲等血肉有情之品；血瘀较重，加土鳖虫、蜈蚣等虫类药。

2. 瘀热蕴结证

主症：多年不孕，抗精子抗体等免疫性抗体阳性，经行不畅，色暗红质黏稠、夹血块，小腹灼痛或有包块，带下色黄，舌质暗红，苔黄，脉弦滑数。

治法：滋阴清热，活血化瘀。

方药：知柏地黄丸加味，药用知母、黄柏、生地黄、山茱萸、山药、茯苓、泽泻、牡丹皮、丹参、赤芍、败酱草、红藤、鳖甲（先煎）。若脾胃素虚，不耐寒凉，呈肝经瘀热，脾经虚寒之证，则取柴胡桂枝干姜汤之意，减轻知母、黄柏剂量，酌加柴胡、黄芩、桂枝、干姜。

3. 气滞血瘀证

主症：婚久不孕，抗精子抗体等免疫性抗体阳性，月经先后不定期，经血夹块，经前乳房胀痛，小腹胀痛，神情抑郁，或烦躁易怒，舌色暗，脉弦。

治法：疏肝理气，活血化瘀。

方药：开郁种玉汤加减，药用当归、白芍、白术、茯苓、牡丹皮、香附、柴胡、郁金。若乳胀有结块者，加王不留行、路路通等破气行滞；乳房胀痛灼热者，加蒲公英以清肝泄热。

【生活调摄】

1. 患者应该杜绝粗暴的性生活或者经期同房。

2. 应积极治疗生殖系统急性或慢性炎症，尤其应该彻底防治性病，杜绝滥交和不洁的性生活。

3. 产后性生活应该在2～3个月以后，子宫的创面完全愈合之后方可开始，或者先用一段时间的避孕套，防止精子从微小创口漏入组织内。保持心情开朗乐观，培养良好的生活习惯。

4. 切忌性生活过度。

【科研思路与方法】

中医学强调阴阳平衡、整体治疗，通过不同的药物组合，对紊乱的免疫系统可以出现双向调节，在治疗免疫性不孕中疗效较高、副作用小，具有独特的优势。

虽然中医药治疗该病的疗效较好，但对抗体的转阴率及受孕率仍有待提高。此外，中医药治疗该病的疗程较长。所以，今后的科研工作可以从以下角度开展：

1. 理论研究方面

蔡小荪等系统阐明了不孕症的生理、病理变化规律，提出顺应时序交替变化的临证治疗思路，为临床治疗免疫性不孕提供很好的理论基础。王成荣等系统总结免疫性不孕相关的病因病机、治疗方法及证候变化规律。

2. 实验研究方面

樊秀花等采用间接免疫荧光法检测患者抗子宫内膜体、血清抗精子抗体，采用ELISA法测定患者宫颈黏液中免疫性抗体，分析免疫性不孕不育患者应用中西药联合治疗的效果，发现治疗组的93.75% AsAb转阴，中西医联合治疗免疫性不孕不育的效果显著。朱羿龙等采用基因工程技术，制备重组ZP3蛋白，以酶联免疫吸附法测定血清中抗ZP3Ab的分泌水平，探讨补肾温阳、活血化瘀中药在基因及分子水平对ZP3表达的影响，发现具有补肾温阳、活血化瘀等功效的中药对鼠血清中ZP3Ab分泌和ZP3基因表达水平均有抑制作用，有利于免疫性不孕症的治疗。

3. 临床研究方面

黄丽萍从320名不孕患者中筛选出合格受试者88例，通过随机对照分为西药治疗组、阴虚血瘀组、湿热蕴积组，探讨生殖道炎症与抗精子免疫性不孕的相关性，比较分析中西医不同疗法治疗抗精子免疫性不孕的疗效，发现中西医疗法均能降低炎症指标水平，对AsAb有抑制和清除作用，对炎症性抗精子免疫性不孕有效。何燕萍等采用随机对照方法，将36例患者分为加减归肾丸结合针刺组和加减归肾丸组，观察加减归肾丸结合针刺对女性免疫性不孕患者IL－6、β－EP和ENK的调节，以及患者妊娠率的情况，发现加减归肾丸结合针刺治疗可通过对免疫性不孕女性神经－内分泌－免疫网络的调节，从而改善机体免疫环境，增加其妊娠机率。

【名医验案】

1. 夏桂成验案

王某，女，29岁，2004年11月26日初诊。病历摘要：婚后3年未避孕未孕，查子宫内膜抗体（EmAb）阳性，患者月经初潮15岁，5/25日，量中，色红有小血块，偶有大血块，经前一周小腹作胀，乳胀不适，26岁结婚，婚后夫妇同居未避孕未孕，男方检查未发现异常，妇科检查、盆腔B超、性激素水平等未见明显异常，双侧输卵管碘油造影示通畅。BBT测量呈双相，高温相上升时有缓慢趋向。经间排卵期锦丝状带下偏少，前后持续3天，时间亦短。血清子宫内膜抗体（EmAb 1∶200）呈阳性反应。就诊时适值经后期，烦热口干，带下偏少，腰脊酸楚，小便偏黄，大便偏干，舌质暗红，苔薄微黄腻，脉象细弦。

辨证：阴虚火旺，夹有湿热和血瘀。

治法：滋阴清热，利湿化瘀。

方药：滋阴抑抗汤加减。炒当归15g，赤芍、白芍各10g，山药、牡丹皮、熟地黄、川续断各10g，山茱萸6g，茯苓12g，苎麻根15g，生甘草5g，蒲黄（包煎）9g，炒柴胡5g。连服7剂。

二诊：有白带，但未呈锦丝状，上方加菟丝子10g，续服3剂，出现锦丝状带下，用补肾调气血法，方取补肾促排卵汤，加入清利化瘀之品。处方：丹参、赤芍、白芍、牡丹皮、山药、干地黄、茯苓、川续断、菟丝子各10g，紫石英（先煎）10g，五灵脂（包煎）10g，蒲黄（包煎）9g，山楂、白花蛇舌草各15g。先服5剂，BBT上升后，按经前期论治，上方去蒲黄、山楂，加入青皮、陈皮各6g，制香附10g。服药至行经期，经后期仍用滋阴抑抗汤加减，同时辅以心理疏导，指导同房。依上法调治4个月经周期后停经35天，BBT高温相18天，尿妊娠试验阳性，孕后血查EmAb已转阴。

按语：夏教授认为，免疫性不孕既有局部的血瘀湿热原因，又有整体肝肾阴阳气血失调的因素，但整体的气血阴阳失调尤为重要。临床上需根据月经周期中阴阳消长转化的周期特点，在辨证的基础上还需应用月经周期理论，经后初期，滋肾养水；经后中期，滋肾养水，少佐助阳；经后末期，滋阴助阳，阴阳并调；经间排卵期加入调气血之品，经前期阴中求阳，经前后半期阴中求阳，佐以疏肝理气化瘀之品；行经期活血调经，促进子宫内膜、宫颈部的抗体排出体外，通过提高阴阳消长转化的水平，既可抑制抗精子抗体的再产生，亦可使原有的抗体逐渐清除。

2. 王成荣医案

罗某，女，23岁。G0P0，LMP：2007年6月21日，因“婚后2年余未孕”于2007年7月10日初诊。月经初潮14岁，经期3~4天，周期28~30天，量中等，无痛经。2年前结婚未避孕，男方性功能正常。近2年月经偶提前10余天，偶10余天经净，余无特殊。性激素“正常”；不孕相关抗体中EmAb（+）、Ao-Ab（+）；HSG：子宫形态大小正常，双管连续显影，弥散差。现月经周期第19天，BBT未升；常苔，脉略弦偏细。

诊断为“原发不孕”。该患者似无症可辨，但若视抗体为中医学的“正气”之一，抗子宫内膜抗体和抗卵巢抗体阳性则可从“气有余便是火”着手辨治。

治法：清热利湿，行气活血。

方药：泻火达衡汤加减。茵陈12g，栀子12g，黄柏15g，桃仁10g，川红花12g，香附15g。28剂。

二诊（2007年8月28日）：LMP 25/8，行经第4天，量正常。LMP前BBT疑似上升11天。常苔，脉略弦。值经期，给邪以出路，加化瘀之品，上方加莪术15g，皂角刺10g，甘草10g，12剂。

三诊（2007年9月18日）：LMP 25/8，现周期第24天，BBT未升；舌散在瘀点，常苔，脉偏小。初诊方去甘草、桃仁，加桂枝10g，猪苓20g，枳壳12g，牛膝30g，鸡血藤30g，以增强养血和血之力，10剂。

四诊（2007年10月16日）：LMP 29/9，BBT上升7天，波动不大；纳寐可，二便调；常苔，脉略弦，右脉大于左脉。仍宗清热利湿活血，泻火达衡汤20剂。后在此基础方上随月经周期加活血化瘀之品，共4月再30剂。

五诊（2008年3月27日）：3月26日复查不孕相关抗体均（－）。LMP：10/3，LMP前BBT呈双相，缓升11天，升幅0.2～0.4℃，现周期第18天BBT未升。今妇检无异常，TVS：子宫大小4.7cm×4.7cm×3.4cm，内膜0.8（双），左卵巢见一3cm×2.5cm弱回声团；舌面散在瘀点，常苔，脉略弦。患者免疫抗体转阴仍未孕，考虑既往月经偶有失调，BBT呈缓升型，故从肾气不足辨治。本“血为气母”，宜温肾补血。拟方二仙汤加四物汤加减。当归10g，川芎10g，白芍20g，熟地黄20g，仙茅15g，淫羊藿15g，鸡血藤30g。6剂。

六诊（2008年5月16日）：LMP 9/4。停经37天，尿HCG（＋），β－HCG 4466.59mIU/mL，IP 18.29ng/mL。虽已孕，因此前BBT示非典型双相，故仍应益肾固冲，以防止胎元不固。拟方《医学衷中参西录》的寿胎丸加减。杜仲15g，川续断15g，菟丝子20g，白芍30g，甘草10g，党参30g。6剂。

随访：停经51天TVS示宫内见0.8cm×0.7cm孕囊及0.5cm×0.4cm胚芽。2009年1月10日剖宫产一女孩。

按语：该不孕患者一般情况良好，经调仅偶有经期延长，若据四诊颇难下辨证论治，但两项免疫抗体阳性，按抗体属中医学正气检测指标之一，而异常抗体（＋）便可按“气有余便是火”论治。因抗体存在于阴血中，故临床从血分郁热入手，治以清热利湿活血。前6诊均以《伤寒杂病论》栀子柏皮汤加减，方中用茵陈、栀子、黄柏清郁热，利湿热；常加猪苓等加强清热利湿之功；亦常用红花、桃仁活血化瘀，防血分郁热久聚致瘀，并在月经前期加重活血化瘀之皂角刺、川牛膝等给瘀血以出路。经清热利湿活血治疗，抗体转阴。后考虑患者偶有月经期长，BBT呈缓升型，多肾气不足，不能摄精成孕，故以温肾补血治疗，方用《医学衷中参西录》寿胎丸加减，孕后续益肾固冲以安胎。

【参考文献】

[1] 景彦林，杨修昭．夏桂成论治免疫性不孕临床经验［J］．光明中医，2011，26（10）：1974－1975.

[2] 陈淑涛，王辉，白乐，等．王成荣清血分郁热治疗免疫性不孕［J］．四川中医，2010，28（10）：8－9.

[3] 邓高丕．妇科病中医治疗策略［M］．北京：人民军医出版社，2011.

[4] 张源潮．免疫病学［M］．北京：科学出版社，2011.

[5] 尤昭玲．中西医结合妇产科学［M］．北京：中国中医药出版社，2006.

［6］Haidl G. Characterization of fertility related antisperm antibodiesa step towards causal treatment of immunological infertility and immuno－contraception［J］. Asian J Androl，2010，12（6）：793－794.

［7］Shiraishi Y，Shibahara H，Koriyama J，et al. Incidence of antisperm antibodies in males with systemic autoimmune diseases［J］. Am J Reprod Immunol，2009，61（3）：183－189.

［8］Pires ES，Khole VV. A block in the road to fertility：autoantibodies to heat－shock protein 90－beta in human ovarian autoimmunity［J］. Fertil Steril，2009，92（4）：1395－1409.

［9］Norris W，Nevers T，Sharma S，et al. Review：hCG，preeclampsia and regulatory Tcells［J］. Placenta，2011，32（2）：182－185.

［10］李大金. 生殖免疫学［M］. 上海：复旦大学出版社，2008.

［11］Chaichian S，Shoaee S，Saremi A，et al. Factors influencing success rate of leukocyte immunization and anti－paternal antibodies in spontaneous recurrent miscarriage［J］. Am J Reprod Immunol，2007，57（3）：169－176.

［12］徐福松，莫惠. 不孕不育症诊治［M］. 上海：上海科学技术出版社，2006.

［13］庞保珍. 不孕不育中医治疗学［M］. 北京：人民军医出版社，2008.

［14］邬元曦. 免疫性不孕发病机制研究进展［J］. 辽宁中医药大学学报，2010，12（2）：111－113.

［15］陈延斌. 女性不孕及流产患者5种免疫性抗体检测分析［J］. 中国妇幼保健，2012，27（4）：1524－1525.

［16］许国强. 2906例免疫性不孕患者血清抗体检测结果分析［J］. 河南大学学报，2008，27（1）：43－44.

［17］张利，王东文，王璟琦，等. 抗精子抗体检测的临床意义［J］. 临床医药实践杂志，2008，17（2）：98－99.

［18］黄莉萍. 中西医不同疗法治疗生殖道炎症相关的抗精子免疫性不孕的效果分析［J］. 中国医学创新，2014，11（20）：106－108.

［19］宋阳，肖春艳，何燕萍. 加减归肾丸结合针刺对女性免疫性不孕患者IL－6、β－EP及ENK的影响［J］. 吉林中医药，2014，34（12）：1292－1294.

［20］付金荣. 蔡小荪教授治疗不孕症的临证思路［J］. 中医药通报，2008，7（3）：29－30.

［21］曹亚芳，王辉皪，刘普勇. 王成荣经验方泻火达衡汤治疗免疫性不孕临床观察［J］. 中国计划生育和妇产科，2012，4（4）：35－38.

［22］谢有欢，胡艳英，樊秀花. 免疫性不孕不育患者应用中西药联合治疗的效果分析［J］. 当代医学，2014，20（22）：146－147.

［23］郭焱，苏颖，马等. 中药干预免疫性不孕症致病基因表达的实验研究［J］. 时珍国医国药，2012，23（11）：2837－2838.

第四节　免疫性反复自然流产

【概述】

流产是指妊娠不到28周，胎儿体重不足1000g而妊娠中止，连续发生3次及3次以上自然流产者称为反复性自然流产（recurrent or repetitive spontaneous abortion，RSA）。在排除一切其他流产因素后，由免疫功能异常所引起的RSA称为免疫性反复性自然流产。

临床观察显示RSA的发病率为0.4%～1.0%。近些年，由于隐性流产概念的引入，自然流产的发病率升至50%～60%（之前为10%～18%）。所以，RSA的实际发病率应该高于0.4%～1.0%，约40%的RSA为免疫异常所引起。

中医学根据免疫性反复自然流产的临床表现，将其归为“滑胎”“胎漏”“妊娠腹痛”“胎动不安”等范畴。

【西医病因与发病机制】

免疫性RSA的发生机制主要有两大类，即同种免疫类和自身免疫类。前者约占65%，后者约占35%。

1. 同种免疫型

（1）HLA与RSA　目前研究认为，男性的HLA抗原能够刺激母体产生相应抗体，而这些抗体能够保护胎儿免受母体免疫系统的攻击。如果夫妻间HLA相容性过高，则不能有效地刺激母体产生抗体，导致胎儿暴露在母体的免疫系统中，从而发生流产或死胎。

（2）滋养层细胞抗原与RSA　滋养层细胞膜抗原（trophoblastantigen，TA）可分为TA1和TA2（TLX），前者可诱导产生细胞毒性淋巴细胞反应，后者则可以刺激母体产生封闭性抗体。正常情况下，TA2抗体封闭TA1，使其不被免疫系统识别，妊娠维持；如果配偶间具有相同的TLX，不能激发必要的免疫反应，TA2抗体不能封闭TA1，就会导致病理性免疫反应，引起流产。

（3）血型抗原系统与RSA　主要有ABO、Rh、P等血型抗原系统。研究表明，上述各血型系统母儿血型不合均可导致早期流产。

（4）封闭抗体缺乏与RSA　在研究中发现，正常孕妇的血清中存在一种抗配偶的淋巴细胞特异性IgG抗体，而部分RSA妇女缺乏特异性封闭抗体，不能抑制混合淋巴细胞反应，封闭母体淋巴细胞对滋养层的细胞毒作用。

2. 自身免疫型

（1）抗磷脂抗体与RSA　抗磷脂抗体与RSA有很强的相关性，有研究表明抗磷脂抗体阳性者RSA发生率高达66%～89%，但其中的作用机制尚未阐明。

（2）抗核抗体和抗甲状腺抗体与RSA　RSA妇女的抗核抗体（antinuclear antibody，ANA）和抗甲状腺抗体（anti－thyroid antibody）的阳性率明显高于非RSA患者。一般认为ANA滴度≥1∶40即可引起RSA。抗甲状腺抗体可能在胎盘局部与胎盘产生的甲状腺素样蛋白结合，干扰正常妊娠。

（3）抗精子抗体与 RSA　抗精子抗体在 RSA 患者的阳性率为 50% 以上，而且随着流产的次数增多而升高，5 次以上者可达到 100%。

（4）Th1/Th2 型细胞因子失衡与 RSA　一般认为 Th1 型细胞因子，如 IFN－γ、TNF－α、IL－2 等对胎儿的作用为负向作用，而 Th2 型细胞因子，如 IL－4、IL－10 等对胎儿的生长发育有一定的正向作用，但并不是 Th1 型细胞因子越低越好、Th2 型细胞因子越高越好，而是要保持一定比例的动态平衡。

【中医病因病机】

本病的主要病机为冲任损伤、胎元不固。主要分为胎元和母体两方面。其中“胎元”有三种含义：一指胚胎；二指培育胎儿生长的精气；三指胎盘。“胎元不固”包括了胚胎、胎盘的异常及母体中育胎的精气不足。

1. 胎元因素

一般由于夫妇先天之精气不足，两精虽然能够结合，但胎元不固，或胎元有损，不能成实而流产。

2. 母体因素

若先天不足，肾气虚弱；或脾气亏虚，化源不足，冲任气血虚弱，不能载胎养胎；素体阴虚内热，热伤冲任，扰动胎元等。

【诊断标准】

根据“2008 年北京人类生殖医学国际研讨会”指定的诊断标准。

1. 自身免疫型

本型主要指抗磷脂抗体所致的流产，实际上属于抗磷脂抗体综合征范畴。抗磷脂抗体综合征的诊断标准至少有以下一项临床症状（复发性流产或血栓栓塞）和一项抗磷脂抗体阳性实验室指标。目前的抗磷脂抗体检测指标为：①抗心磷脂抗体（ACL）；②抗 β2GP－1 抗体；③狼疮抗凝因子（LAC）。阳性诊断标准是指出现 2 次以上抗磷脂抗体阳性，其间隔时间 6 周或以上。

2. 同种免疫型

该型流产的诊断是排除性诊断，即排除染色体、解剖、内分泌、感染及自身免疫方面的病因，未能发现其他导致流产的原因，称之为同种免疫型，也可称为原因不明复发性流产。

【西医治疗】

根据自身免疫和同种免疫的不同而采用不同的治疗方法。

1. 自身免疫

采用小剂量、短疗程、个体化免疫抑制和抗凝疗法。小剂量泼尼松指征：抗磷脂抗体持续阳性或呈中、高水平，药物剂量 5mg/d；用药时间：确定妊娠开始用药，用药疗程长短根据抗磷脂抗体水平变化。阿司匹林适用于血小板激活状态者，低分子肝素适用于 D－二聚体水平≥1.0μg/mL 的高凝状态者。

2. 同种免疫

采用小剂量淋巴细胞主动免疫疗法。免疫原可为患者丈夫或无关第三个体淋巴细胞（男性或女性均可使用），疗程从孕前开始，孕前主动免疫 2 次为一个疗程，孕后再主动免疫一个疗程。每次免疫淋巴细胞总数为 $20\times10^6\sim30\times10^6$，皮下注射，间隔 3 周。第一疗程结束后，鼓励患者在 3 个月内妊娠，如获妊娠则再进行 1 个疗程。如未妊娠则在排除不育症的情况下，重新进行 1 个疗程免疫。

同种免疫型患者应该检测是否存在血小板激活状态及高凝状态，如有，则应在主动免疫基础上联合抗凝治疗方案，阿司匹林和（或）低分子肝素用法同上。

【中医治疗】

免疫性反复性自然流产，根据其不同类别和临床表现，一般认为该病以肾虚为本，血瘀、湿热、痰湿为标。治疗以补肾益气固胎，佐以活血化瘀、清热利湿等法。

1. 肾虚内热证

主症：有多次流产史，孕后阴道出血，伴腰酸乏力，头晕耳鸣，手足心热，口渴喜饮，便干，舌红、苔少或黄，脉细滑或偏数。该类型多见于自身免疫类型患者。

治法：养阴清热，滋肾安胎。

方药：加减一阴煎加减，药用生地黄、白芍、麦冬、熟地黄、知母、地骨皮、炙甘草、女贞子、旱莲草。

2. 气血亏虚证

主症：反复流产 3 次以上，神疲乏力，心悸气短，头晕目眩，面色㿠白，舌质淡，边有齿痕，苔薄白，脉虚弱。此类型患者多见于抗体封闭不去。

治法：益气健脾，养血安胎。

方药：泰山磐石散加减，药用人参、黄芪、白术、炙甘草、当归、川芎、白芍、熟地黄、川续断、糯米、黄芩、砂仁。

3. 湿热内蕴证

主症：多次反复流产，或有新生儿黄疸死亡史，恶心、不欲饮食，身体困重，时有口苦，或脘腹痞闷，或大便不爽，舌暗红，苔偏腻，脉滑。

治法：化湿清热安胎。

方药：茵陈蒿汤加减，药用茵陈、制大黄、黄芩、焦山栀、炒白术、桑寄生。

【生活调摄】

1. 培养良好的生活习惯，早睡早起，要养成定时排便习惯，不要太劳累，衣着应宽大，腰带不宜束紧，穿平底鞋。

2. 要多吃富含各种维生素及微量元素、易于消化的食品，如蔬菜、水果、豆类、蛋类等，也可适当补充补肾类食物，如豆类、核桃肉、腰果、海参、甲鱼、黑豆、黑芝麻等。

3. 保持心情愉快，孕期尽量避免各种不良刺激，消除紧张、烦闷、恐惧心理。

4. 在怀孕的前三个月及后三个月，要禁忌房事，还要定期进行产前检查。

【科研思路与方法】

中医药治疗免疫性反复自然流产有其独特的优势，在前次流产后，采用预培其损，孕前调理、孕后安胎等治疗方法，可取得较好的临床疗效。且大量安胎中药安全性的临床与实验室研究表明，其急性和长期毒性试验均未见反应，显示较好的安全性。但是，仍有部分患者中医疗效不稳定，可重复性不够好。积极深入探讨免疫性反复自然流产的中医辨治规律，开展大规模的临床研究，制定相应的诊疗方案，并进一步推广优化很有必要。其次，努力开展相关的细胞、动物实验研究，阐述中药作用机理，筛选相关中药，为临床应用提供依据。

1. 理论研究方面

袁惠霞等系统整理关于免疫性反复自然流产的相关文献著作，结合其20年临床经验，认为免疫性反复流产是脾肾亏虚兼有血瘀，提出孕前调补脾肾为主，孕后调固冲任为主。唐丽萍等系统整理封闭抗体缺乏性免疫性反复自然流产相关的中医证型分布规律及其发病规律，为免疫性反复流产的病机和证型提供理论基础。

2. 实验研究方面

宋文杰等采用流式细胞术观察原因不明反复自然流产（URSA）患者外周血T淋巴细胞亚群在中药配合主动免疫治疗前后的变化，比较治疗后的URSA患者外周血$CD3^+$、$CD4^+$、$CD8^+$细胞亚群比例及$CD4^+/CD8^+$比值的变化，发现调免1号方配合主动免疫治疗可调节异常的细胞免疫功能，有利于预防再次发生自然流产。兰旭青等通过酶联免疫吸附试验测定1236例免疫性反复自然流产患者的血清抗精子抗体（AsAb），不孕及反复自然流产妇女检测AsAb阳性率为25.8%，发现AsAb可能是不孕及反复自然流产的重要病因之一。

3. 临床研究方面

袁惠霞等通过随机对照实验观察36例补肾抑抗汤治疗反复流产患者抗心磷脂抗体（AcA）阳性的变化，发现35例患者AcA转阴，说明补肾抑抗汤有消除抗心磷脂抗体的作用，对反复流产后AcA阳性疗效显著。安利红等将确诊的54例免疫性复发性自然流产患者根据随机数字表法分为对照组27例（阿司匹林联合低分子肝素治疗），观察组27例（补肾抑抗汤治疗），观察治疗后1、2个月后的血清人IFN－γ、IL－4、IL－10水平变化，发现观察组治疗后IFN－γ水平明显降低，而IL－4、IL－10水平明显升高，补肾抑抗汤可调节患者的免疫功能。

【名医验案】

1. 何少山验案

沈某，女，30岁，2002年5月13日初诊。原有1次流产史，现停经40天，尿妊娠试验（+），阴道少量出血，伴腰酸乏力、口渴喜饮、便干，舌红、苔黄，脉细滑。检查抗心磷脂抗体（+）。

辨证：阴虚血热，蕴久成瘀。

治法：滋肾清热安胎。

处方：北沙参15g，麦冬15g，生地黄炭15g，玄参炭10g，金银花炭15g，白芍12g，苎麻根15g，黄芩6g，阿胶珠12g，旱莲草15g，焦白术6g，炙龟甲10g，熟大黄9g。

患者经治疗1个月，阴虚火旺之证明显好转，阴道出血止，胚胎发育良好，复查抗心磷抗体（+），已于2003年2月顺产一女。

按语：这类患者常为阴虚之质，肾阴不足，阴虚内热，蕴久成瘀。孕妇早期多属肾虚夹瘀，而中、晚期则属湿热夹瘀，故用药亦有区别。早期以清热养阴安胎为先，酌加熟大黄、牡丹皮活血，而中、晚期孕酮水平增高后，可酌加知母、黄柏、丹参、三七、赤芍活血清热化瘀安胎。

2. 袁惠霞医案

严某，女，33岁，2009年1月3日初诊。以反复流产后，要求中医药调理为主诉求治。患者平素月经规律，28天一个周期，经期5天，量中，色暗红，无血块及其他不适。结婚5年，爱人体健，婚后避孕一年余。患者于2006年2次均孕40余天自然完全流产，未行清宫术，后避孕两年，又于2008年9月孕3个月时B超示胚胎停止发育，行药流并钳夹清宫术。现患者感腹部隐痛，白带量多，色白，质稀，头晕，腰膝酸困。面色淡白无华，舌淡，苔白，脉沉细。抗心磷脂抗体（+）、抗子宫内膜抗体（+）、抗卵巢抗体（+）。

诊断：滑胎（复发性流产）。

辨证：脾肾亏虚兼有血瘀。

治法：补脾益肾，固冲安胎。

方药：补肾抑抗汤加减。菟丝子20g，续断10g，巴戟天10g，焦杜仲10g，枸杞子10g，黄芪30g，白术10g，山药10g，丹参15g，熟地黄15g，白芍10g，大枣3枚。15剂，水煎服，1剂/天。嘱患者调理期间必须避孕并且停药5天后复诊。

二诊（2009年1月23日）：症状较前减轻，诉略感腹部隐痛，腰酸困。舌淡，苔薄白，脉弦细。抗心磷脂抗体（+）、抗子宫内膜抗体（-）、抗卵巢抗体（-）。以效不更方的原则，继上方药不变，再15剂，水煎内服，1剂/天。嘱患者停药5天后复诊。

三诊（2009年2月16日）：诸症消失，抗心磷脂抗体（-）、抗子宫内膜抗体（-）、抗卵巢抗体（-），继服上药15付加以巩固，并嘱患者继续避孕3个月。

随访：2009年8月3日患者就诊述停经44天，无明显不适。末次月经6月20日，测尿HCG（+）。于患者孕13周时随访，胚胎发育正常，患者无不适感。再次随访，患者于2010年3月22日自然分娩一健康男婴。

【参考文献】

［1］张涟．何少山治疗先兆流产经验［J］．中医杂志，2003，4（10）：739－740.

［2］顾平，郭亮霞，杨雁，等．袁惠霞主任医师治疗免疫性复发性流产经验［J］．

现代中医药，2010，30（5）：4－5.
［3］刘艳巧．刘润侠治疗母儿血型不合致反复流产经验［J］．中医杂志，2010，51（5）：397－398.
［4］应翩，姜彦，任辉，等．张萍青治疗封闭抗体不足性复发性流产经验［J］．浙江中西医结合杂志，2010，20（1）：1－3.
［5］邓高丕．妇科病中医治疗策略［M］．北京：人民军医出版社，2011.
［6］张源潮．免疫病学［M］．北京：科学出版社，2011.
［7］尤昭玲．中西医结合妇产科学［M］．北京：中国中医药出版社，2006.
［8］欧阳能勇，黄松音，郑澄宇．反复自然流产患者免疫治疗后封闭抗体与调节性T淋巴细胞变化［J］．现代临床医学，2010，3（65）：332－334.
［9］黄桓，王红祥．原因不明复发性流产患者调节性T细胞数量功能的改变及机制探讨［J］．中国优生与遗传杂志，2008，16（10）：44－46.
［10］Hong Y，Wang X，Lu P，et al. Killer immunoglobulin－likereceptor repertoire on uterine naturalkiller cell subsets inwomen with recurrent spontaneous abortions［J］. Eur J Obstet Gynecol Reprod Biol，2008，140（2）：218－223.
［11］Miyakis S，Lockshin MD，Atsumi T，et al. International consensusstatement on an update of the classification criteriafor definite antiphospholipid syndrome（APS）［J］. J Thromb Haemost B，2006，4（2）：295－306.
［12］Girardi G. Guilty as charged：all available evidence implicates complement's role in fetal demise［J］. Am J Reprod Immunol，2008，59（3）：183－192.
［13］林其德．复发性流产免疫学诊断和治疗共识［J］．生殖医学杂志，2008，17（1）：4－5.
［14］Scarpellini F，Sbracia M. Use of granulocyte colony－stimulating factor for the treatment of unexplained recurrent miscarriage：a randomised controlled trial［J］. Hum Reprod，2009，24（11）：2703－2708.
［15］顾平，郭亮霞．袁惠霞主任医师治疗免疫性复发性流产经验［J］．现代中医药，2010，30（5）：4－5.
［16］廖敦，刘志刚，唐丽萍，等．封闭抗体缺乏性反复自然流产的中医证型分布规律研究［J］．中国实用医药，2013，8（33）：245－246.
［17］张宁，宋文杰．调免1号配合主动免疫治疗原因不明反复自然流产后细胞免疫功能的变化［J］．中医药学报，2007，35（3）：21－23.
［18］邹丹，郭兰英，兰旭青．不孕及反复自然流产妇女血清抗精子抗体检测分析［J］．中医临床研究，2011，3（21）：117.
［19］袁惠霞．补肾抑抗汤治疗反复流产后抗心磷脂抗体阳性36例临床研究［J］．陕西中医学院学报，2005，28（6）：28－29.
［20］安利红．补肾抑抗汤治疗免疫性复发性自然流产的临床观察［J］．山东中医药大学学报，2014，38（1）：36－37.

第二十一章　五官免疫病

第一节　过敏性结膜炎

【概述】

过敏性结膜炎（anaphylactic conjunctivitis，AC）为结膜（也包括角膜）对外界变应原产生的超敏反应，亦称为变态反应性结膜炎（allergic conjunctivitis），主要由Ⅰ型变态反应和Ⅳ型变态反应介导，包括季节性过敏性结膜炎、常年过敏性结膜炎、巨乳头性结膜炎、春季角结膜炎、特异性角结膜炎等。过敏性结膜炎通常累及双眼，具有自限性，并反复发病，多见于特应性体质的患者，常伴发湿疹、哮喘、过敏性鼻炎等。该病于世界范围内都有较高的发病率，世界范围内为10%～20%，我国为5%～10%。

本病根据临床表现、病程及预后的差异，可以分为五种亚型：①季节性过敏性结膜炎；②常年性过敏性结膜炎；③巨乳头性结膜炎；④春季角结膜炎；⑤特应性角结膜炎。前三种类型一般预后良好，后两种类型则通常合并角膜改变而威胁视力。临床上各种类型的过敏性结膜炎并非全无关联的，部分患者可同时或先后患有不同类型的过敏性结膜炎。

根据过敏性结膜炎的临床症状及病因病机，其属于中医学的“时复证”“目痒”“痒若虫行症”等范畴。《眼科菁华录》指出：“类似赤热，不治而愈。及期而发，过期而愈，如花如潮。”《张氏医通·七窍门》曰：“乃痒不可忍，非若时常之小痒，皆有痒极之患。”明确指出了本病的临床特征。

【西医病因与发病机制】

1. 西医病因

（1）Ⅰ型变态反应所致　接触变应原引发本病。变应原有树木、草类、杂草的花粉和室外真菌等；常年变应原有尘螨、室内真菌和动物皮屑（多为猫和狗）等。

（2）Ⅳ型变态反应所致　多由药物引起，如新霉素、抗生素、阿托品及缩瞳剂等。

2. 发病机制

过敏性结膜炎主要由IgE介导的Ⅰ型变态反应所致。当变应原与机体接触时，刺激机体产生抗体（主要为IgE）。当变应原再次与机体接触时，变应原与先前已致敏的肥大细胞及嗜酸性粒细胞表面IgE结合，引起肥大细胞脱颗粒，诱导已合成介质和新合成介质的释放。

已合成介质：主要有组胺及激肽酶原等，释放后可立即引起超敏反应，此为超敏反应早期相。通常在接触抗原数秒钟后即可发生，持续数十分钟至数小时不等。新合成介质：在超敏反应发生时开始合成，主要有白三烯、前列腺素 D2 及血小板活化因子等，其释放需要 8～24 小时。

除肥大细胞外，致敏的嗜酸性粒细胞也可释放组胺、血小板活化因子等介质，从而导致晚期相超敏反应发生。通常在抗原刺激 6～12 小时发作，48～72 小时达到高峰，可持续数天。在整个超敏反应过程中，组胺起着非常重要的作用，组胺与受体结合，可引起彼此区别而又互相联系的临床表现，贯穿疾病始终。

对于一些严重的春季角结膜炎及特应性角结膜炎，通常还有 T 淋巴细胞介导的Ⅳ型变态反应的参与。最新的研究表明，Th17 也与过敏性结膜炎的发病有关。

【中医病因病机】

目前中医认为本病与风热和湿热有关。风为阳邪，最易犯目，风性善动，发而为痒；湿为阴邪，易伤肉轮，湿性黏腻，故病程缠绵，反复难愈。

1. 风热时邪侵犯肺卫肌表，上壅胞睑、白睛，阻滞脉络，气血不畅而发病。

2. 脾胃素蕴湿热，复感风邪，风湿热邪相搏于胞睑、白睛而发病。

3. 素体正气不足，风邪久恋不去或日久血虚生风而致目痒反复迁延难愈，甚或伴眼睑痉挛。

【诊断标准】

1. 临床表现

过敏性结膜炎最常见的症状是眼痒，几乎所有的患者均可出现。不同亚型的过敏性结膜炎眼痒程度不同，其中春季角结膜炎通常表现最为明显。其他较常见的症状有流泪、灼热感、畏光及分泌物增加等，分泌物多为黏液性，呈黏稠的丝状。严重的过敏性结膜炎，如春季角结膜炎及特应性角结膜炎有时可以出现视力下降。

过敏性结膜炎最常见的体征为结膜充血，充血的程度跟病情严重程度及病程长短有关。结膜乳头增生是另一个常见的体征，乳头多出现于上睑结膜，巨乳头性结膜炎及春季角结膜炎增生的乳头有其特异的形态特征。特应性角结膜炎常出现结膜纤维化（瘢痕）改变。季节性过敏性结膜炎发作时还可出现结膜水肿，在儿童及青少年中尤为多见。角膜损害在不同的亚型过敏性结膜炎发生的机率不同，以春季角结膜炎及特应性角结膜炎最常见，而季节性过敏性结膜炎、常年性过敏性结膜炎及巨乳头性结膜炎则较少发生。最常见的角膜损害为弥散性、浅点状角膜炎，一些患者可以出现角膜溃疡及角膜白斑。

2. 诊断参考标准

参照中华医学会眼科学分会角膜病学组发布的《我国过敏性结膜炎诊断和治疗专家共识》（2018 年）。

许多过敏性结膜炎缺乏特征性的主症与体征。诊断时需要仔细询问病史，如家族史及个人过敏史、用药史、接触史、眼镜配戴史，以及发病的季节、时间、快慢，病程的长短等，同时密切结合其临床表现，必要时需辅以实验室检查。

（1）病史：明显的过敏原接触史或过敏原虽不明确，但在某一特定环境或季节或气候等条件下发病。

（2）主症和体征：具有眼痒、眼红、异物感、眼部烧灼感、睑结膜乳头和滤泡等临床表现。

（3）抗过敏治疗有效。

（4）结膜刮片查结膜嗜酸性粒细胞阳性者。

（5）血清或泪液的 IgE 含量测定均升高。

3. 实验室检查

（1）结膜分泌物涂片及结膜刮片检查　在季节性过敏性结膜炎、常年性过敏性结膜炎及春季角结膜炎中，约半数患者可发现变性的上皮细胞及嗜酸性粒细胞，巨乳头性结膜炎及特应性角结膜炎阳性率则很低。

（2）泪液中 IgE 定量分析　通过醋酸硝酸纤维膜滤纸从下穹隆中吸取泪液进行 IgE 定量分析是一种半定量方法。该方法操作简单，但其敏感性及特异性均不高。泪液中 IgE 的存在在一定程度上支持过敏性结膜炎的诊断，但是 IgE 缺乏也不能排除诊断。

（3）皮肤试验及结膜变应原激发试验　可用于过敏性疾病的诊断、变应原的寻找、观察变应原引起的临床表现以及评价抗过敏治疗的效果，在进行脱敏治疗之前常采用此试验明确变应原。此试验多用于季节性及常年性过敏性结膜炎，但阳性率不高，且应注意假阳性的发生。

（4）印迹细胞检查　这是一种无创伤性检查，是在表面麻醉后，用一种醋酸纤维膜或硝酸纤维膜贴于球结膜表面获得细胞，然后进行细胞形态学检查及一些细胞因子或炎症相关因子的检测。过敏性结膜炎患者常可发现变性的上皮细胞及嗜酸性粒细胞增加。

（5）结膜活检　结膜活检仅在其他方法不能确诊的情况下才采用，主要用于怀疑特异性角结膜炎患者的诊断。

【西医治疗】

（一）治疗方案

治疗的目的是为了减轻临床症状、改善生活质量及避免后遗症发生，同时应注意避免医源性并发症。

1. 一般治疗

脱离变应原是最为理想有效的治疗手段，但变应原通常难以确定。应尽量避免与可能的变应原接触，如清除房间的破布及毛毯，注意床上用品卫生，使用杀虫剂消灭房间虫螨，花粉传播季节佩戴口罩，尽量避免接触草地及鲜花，停戴或更换优质角膜接触镜与护理液等。

眼睑冷敷可以暂时缓解症状。用生理盐水冲洗结膜囊可以中和泪液的 pH 值，稀释泪液中的抗原。佩戴深色眼镜，减少阳光刺激；炎热季节住空调冷房及待在凉爽、干燥气候的地区对于春季角结膜炎及特应性角结膜炎的治疗有一定帮助。避免揉眼，防止感染。

2. 药物治疗

（1）抗组胺药　该类药物竞争性结合组胺受体（主要为 H_1 受体）而发挥止痒、抑制血管舒张的作用，在过敏性结膜炎发作期效果优于肥大细胞稳定剂。抗组胺药通常局部使用，常用的滴眼液有富马酸依美斯汀、盐酸左卡巴斯汀等。如果有眼外症状，也可口服用药，常用的有氯雷他定、苯海拉明、马来酸氯苯那敏、异丙嗪等。但需注意可能产生的副作用，例如，部分患者可出现镇静、嗜睡及心律失常等。因此，对于从事驾驶、高空作业等特殊工种的患者应特别予以注明。口服抗组胺药尽量考虑夜间睡前使用。

（2）*肥大细胞稳定剂* 肥大细胞稳定剂通过抑制细胞膜表面钙通道而减少细胞脱颗粒，从而阻止炎症介质释放。常用的滴眼剂有色甘酸钠、洛度沙胺、吡嘧司特钾及奈多罗米等。肥大细胞稳定剂的总体治疗效果虽不及抗组胺药，且发挥作用相对缓慢，对于症状明显的患者效果不明显，但由于其有稳定肥大细胞的作用，因此在接触变应原之前使用，可长效地预防及减轻发作时症状。肥大细胞稳定剂通常没有明显的毒副作用，如病情需要可以较长时间使用。

（3）*抗组胺药物及肥大细胞稳定剂双效药物* 对于痒感和结膜充血严重的患者，能在抗组胺的同时稳定肥大细胞是更好的选择。常用的双效作用药物包括奥洛他定、酮替芬等。

（4）*非甾体类抗炎药（NSAIDs）* 非甾体类抗炎药是环氧化酶的抑制剂，它可以抑制前列腺素的产生及嗜酸性粒细胞的趋化等，在过敏性疾病发作的急性阶段及间歇阶段均可使用。非甾体类抗炎药对缓解眼痒、结膜充血、流泪等眼部症状及体征均显示出一定的治疗效果，并与肾上腺皮质激素产生协同作用。在变态反应性结膜炎中，多为局部用药，常用的滴眼剂有普拉洛芬、米索前列醇、双氯芬酸等。少数重症患者可考虑口服给药，但应注意其毒副作用（胃溃疡等）。

（5）*血管收缩剂* 局部使用血管收缩剂（如肾上腺素、萘甲唑啉、羟甲唑啉、四氢唑啉等）可以抑制肥大细胞及嗜酸性粒细胞脱颗粒，从而缓解眼部不适，减轻结膜充血，但不宜长期使用。血管收缩剂与抗组胺药联合使用时效果更佳。目前临床上常用的复合制剂有盐酸萘甲唑啉、马来酸非尼拉敏滴眼液等。

（6）*肾上腺皮质激素* 局部使用肾上腺皮质激素具有抑制肥大细胞炎症介质释放，阻断炎症细胞趋化性，减少结膜中肥大细胞及嗜酸性粒细胞的数量，抑制磷脂酶 A2，阻止花生四烯酸及其代谢产物的产生等多种功能，同时对迟发型超敏反应亦有良好的抑制作用。肾上腺皮质激素通常在严重的过敏性结膜炎、其他药物治疗无效时才使用。需注意用药时间不宜太长，以免引起白内障、青光眼、单疱病毒性角膜炎、真菌感染及角膜上皮愈合延迟等并发症。常用的滴眼剂有地塞米松、倍他米松、氟米龙、氯替泼诺等。

（7）*免疫抑制剂* 主要有环孢素 A 及 Tacrolimus（FK506）。临床应用较少，对严重的需要使用肾上腺皮质激素的变态反应性结膜炎病例，环孢素 A 滴眼液具有协同治疗作用，但在停药 2 ~4 个月后炎症复发率高。FK506 可通过抑制 IL－2 基因转录及 IgE 合成的信号通路从而抑制变态反应。有研究发现，在过敏性结膜炎发作前局部应用 FK506，可以减轻过敏性结膜炎的发生及抑制肥大细胞脱颗粒。

3. 脱敏治疗

脱敏治疗又称减敏治疗，将不能避免的并经皮肤试验或其他方法证实或怀疑的主要抗原性物质，制成一定浓度的浸出液，以逐渐递增剂量及浓度的方法进行舌下含服或肌肉注射，通过反复接触特异性抗原，促使体内产生相应的抗体，从而减少或减轻变态反应。此法主要用于季节性过敏性结膜炎，对于其他亚型的过敏性结膜炎，脱敏治疗的效果通常并不理想。加之变应原难以确认，故很少采用。

4. 冷冻疗法

冷冻疗法的原理是利用制冷物质造成局部低温，引起肥大细胞降解，减轻变态反应。制冷物质温度通常为 -80 ~ -30℃，作用于上睑结膜，持续 30 秒，重复 2 ~ 3 次，对春季角结膜炎有一定疗效。

5. 并发症的治疗

严重的变态反应性结膜炎可引起结膜纤维化及睑球粘连，影响正常眼表结构，导致视力损害。对于此类患者，可通过黏膜移植及穹隆部再造恢复眼表结构。因角膜并发症而危害视力者，必要时可考虑角膜移植。

（二）西医治疗困境

西医学对本病的治疗仍以局部用药为主，临床常用的眼部抗过敏药物主要包括肥大细胞稳定剂，但对已释放的炎性介质无作用，临床起效较慢；抗组胺药，虽有明显的止痒作用，但无缩血管作用；非甾体类抗炎药，眼表的刺激性和毒性较明显，部分患者对药物本身过敏；局部血管收缩剂，有眼灼热、刺痛感和瞳孔开大的副作用，长期应用可致反跳性充血或药物性结膜炎。糖皮质激素，长期应用有升高眼压、感染复发、并发性白内障等副作用，仅适用于重症的短期治疗；免疫抑制剂，有较长期的缓解作用，但有结膜充血、眼周皮炎、睫毛脱落、刺激性等副作用。尚缺乏持久、有效、副作用小的防治本病的药物应用于临床。

【中医治疗】

1. 辨证论治

过敏性结膜炎基本病机主要为风热相袭，脾胃湿热壅滞，亦有邪久伤正，日久血虚生风者，治疗原则为疏风散热，清热利湿止痒，益气固表，养血活血。

（1）外感风热型证

主症：眼部剧痒，灼热微痛，有白色黏丝样眼眵，胞睑内面遍生小卵石状颗粒，白睛污红，舌淡红，苔薄白，脉浮数。

治法：疏风清热，宣肺止痒。

方药：消风散加减，药用当归、生地黄、防风、蝉蜕、知母、苦参、胡麻仁、荆芥、苍术、牛蒡子、石膏、甘草、木通。

（2）湿热夹风证

主症：眼剧痒难忍，揉拭眼部后加剧，泪多眵稠如黏丝样，胞睑内面遍生小卵石状颗粒，白睛污黄，黑白睛交界处呈胶样结节隆起，舌红，苔黄腻，脉数。

治法：清热除湿，祛风止痒。

方药：除湿汤加减，药用连翘、滑石、车前子、枳壳、黄芩、川连、木通、甘草、陈皮、茯苓、荆芥、防风。

(3) 血虚风燥证

主症：眼痒较前势轻，时作时止，白睛稍显微红，面色萎黄或少华，舌淡，脉细。

治法：养血活血，息风止痒。

方药：四物汤加减，药用生地黄、当归、白芍、川芎、桃仁、红花、牡丹皮、旱莲草、秦艽、僵蚕、蝉衣、菊花、太子参、炙甘草。

(4) 正虚邪恋证

主症：眼痒较轻，偶尔发作，白睛淡红，身体虚弱乏力，脾虚不纳，面色无华，舌淡，脉沉细。

治法：益气固表，祛风止痒。

方药：玉屏风散加减，药用黄芪、党参、白术、陈皮、炙甘草、当归、赤芍、防风、僵蚕、蝉衣、旱莲草、秦艽。

2. 中医增效减毒治疗

治疗宜从整体出发，在辨证论治的基础上，内外兼治，达到治病、防病目的。内服疏风清热、宣肺止痒，或清热除湿、祛风止痒，或养血活血、疏风止痒，或益气固表、祛风止痒之中药汤剂，以扶正祛邪、提高机体免疫力、减少复发。外用抗组胺药（依美斯汀）配合清热凉血止痒的中药滴眼液局部点眼，临床观察疗效优于单用。

【生活调摄】

1. 饮食调摄：饮食清淡，多吃新鲜瓜果蔬菜，多喝水。避免与花粉、猫、狗等过敏原相接触，或停止使用眼部化妆品、停戴隐形眼镜等。
2. 注意休息，在急性发作时避免劳累，尽量避免用眼过度。
3. 注意锻炼身体，增强体质，提高抵抗疾病的能力。

【科研思路与方法】

1. 理论研究方面

刘祖国等通过过敏性结膜炎的发病机制、分类、诊断、治疗四个方面分析如何正确诊断过敏性结膜炎并合理用药。王玉玲等对目前常用的治疗 AC 的药物的研究进展做了综述，主要包括抗组胺药、肥大细胞稳定剂、非甾体抗炎药及局部糖皮质激素或免疫抑制剂。

2. 临床研究方面

刘祖国等通过多中心前瞻性研究评价 241 例过敏性结膜炎患者的病史、症状、体征等临床评分资料，了解各种类型过敏性结膜炎的临床特点。罗平晖观察祛风脱敏方治疗过敏性结膜炎的临床效果，发现治疗过敏性结膜炎有确切疗效。徐大梅用万应蝉花散加减内服并外洗治疗春季结膜炎，发现中药治疗组疗效优于双眼点色甘酸钠滴眼液组。

3. 实验研究方面

张丽丽等应用奥洛他定滴眼液和色甘酸钠滴眼液分别治疗两组过敏性结膜炎患者，从症状及体征改善方面比较两者的总体疗效，发现奥洛他定组疗效明显优于色苷酸钠组。黎鄂兰等将患者分组采用中西医结合的方法治疗和辨证施护，得出了中西医结合治疗有良好的治疗效果的实验结论。方旺等发现过敏性结膜炎小鼠 Th2/Th1 比例升高，表明过敏性结膜炎小鼠局部存在着 Th1/Th2 平衡失调，免疫状态由 Th1 向 Th2“克隆漂移”，而 FK506 实验组 Th1/Th2 比例均趋向正常小鼠水平。因此，检测过敏性结膜炎局部 Th1/Th2 细胞因子水平的变化，不仅有助于认识过敏性结膜炎发生的免疫学机制，而且可以通过人为调整 Th1/Th2 平衡设计相应的治疗方案，甚至可以开发新型免疫调节药物。

【名医验案】

罗旭昇验案

邢某，男，69 岁，住院患者，2009 年 11 月 30 日下午因“双眼间歇性发痒 1 年余，加重 3 天”求诊。患者双眼痒反复 1 年余，曾诊断过敏性结膜炎。此次发病后口服中药（荆芥 6g，知母 6g，生地黄 6g，地肤子 6g，川芎 6g，防风 6g，前胡 6g，牛蒡子 6g，蛇床子 6g，花椒 1g，丹参 6g，赤芍 6g），并双眼点左氧氟沙星滴眼液，4 次/日。中药及眼药已用 3 天，患者诉眼痒不轻反重。既往曾在美国使用抗过敏眼药（药名不详），近期未用任何抗过敏眼药。双眼原发性开角型青光眼病史，左眼视神经萎缩，口服甲钴胺片 500μg，3 次/日；肌苷片 0.4g，3 次/日；银杏叶片 19.2mg，3 次/日；复明片 1.5g，3 次/日。

刻下：双眼痒，以内眦部为主，伴全身多处瘙痒，以身体侧面为主，尤以双侧腋窝痒明显，口苦甚，舌尖红苔薄黄，脉弦。眼部检查：视力右眼 1.0，左眼 0.6，矫正不提高，双眼睑结膜轻度充血，未见明显乳头增生和滤泡形成，球结膜无明显充血，角膜清，前房周深约 1cm，房水清，晶状体密度增高，眼底视盘边清，右眼色正，左眼色略淡，C/D 右眼 0.5，左眼 0.6，A∶V＝1∶2，黄斑中心凹反光弥散。非接触眼压：右眼 22.7mmHg，左眼 23.4mmHg。

西医诊断：双眼常年性过敏性结膜炎。

中医诊断：目痒。

辨证：心胆热盛，湿热侵袭。

治法：清心泻胆，清热泻火。

方药：导赤散合柴胆牡蛎汤加味。生地黄 30g，通草 6g，竹叶 10g，柴胡 15g，龙胆 6g，生牡蛎（先煎）30g，白芍 30g，党参 15g，炙甘草 10g。日 1 剂，早晚分服。并停止点用左氧氟沙星滴眼液。因眼压偏高，另予患者 2% 盐酸卡替洛尔滴眼液点双眼，2 次/日。患者于次日上午服药 1 次后，下午即自觉眼痒明显减轻。

12 月 5 日，服完 4 剂后眼痒、身痒主症不明显，口苦明显减轻，双眼睑结膜无明显充血，余眼部检查大致同前。

按语：本案例患者证属心胆热盛，湿热侵袭型，故治以清心泻胆，清热泻火。本例在辨证时主要针对病变部位进行经络辨证，再结合舌脉，当辨属心胆热盛。辨证之理既明，治法方药并不难出。方中未用一味诸如“地肤子、蛇床子、苦参、露蜂房、白鲜皮”之类的止痒药，而是针对其“痒”之本——心胆热盛，予以清心泻胆治疗获效。其中，柴胆牡蛎汤为治疗胆热口苦的经验效方，由柴胡、胆草、牡蛎组成，具有清胆泄热之功。至此组成方，疗效显著。

【参考文献】

［1］方旺．FK506在实验性过敏性结膜炎局部免疫调控的作用［J］．临床眼科杂志，2012，20（1）：72－74.
［2］徐莉．辨证分型治疗过敏性结膜炎的临床观察［J］．中医临床研究，2011，3（4）：19－20.
［3］王玉玲．过敏性结膜炎药物治疗研究进展［J］．食品与药品，2009，11（09）：48－50.
［4］黄江丽．玉屏风散治疗过敏性结膜炎临床观察［J］．辽宁中医药大学学报，2009，11（1）：96.
［5］姜玉莹．过敏性结膜炎患者血清、泪液ECP测定分析［J］．长春中医药大学学报，2006，22（4）：61.
［6］高杰．过敏性结膜炎的药物治疗与手术治疗［J］．中国现代药物应用，2010，4（12）：159－160.
［7］刘祖国，姚勇，孙秉基，等．过敏性结膜炎的临床特点［J］．中国实用眼科杂志，2004，22（9）：694－696.
［8］李凤鸣，谢立信．中华眼科学［M］．3版．北京：人民卫生出版社，2014.
［9］中华医学会眼科学分会角膜病学组．我国过敏性结膜炎诊断和治疗专家共识（2018年）［J］．中华眼科杂志，2018，54（60）：409－414.
［10］曾庆华．中医眼科学［M］．北京：中国中医药出版社，2007.
［11］Ackerman S，Smith LM，Gomes PJ. Ocular itch associated with allergic conjunctivitis：latest evidence and clinical management［J］. Ther Adv Chronic Dis，2016，7（1）：52－67.
［12］刘小伟，李莹．过敏性眼表疾病临床现状分析［J］．国际眼科杂志，2009，9（11）：2186－2188.
［13］曾发平，沈玉兰，林伦清．过敏性结膜炎的过敏原分析［J］．医学信息（中旬刊），2011，24（4）：1325－1326.
［14］Spadavechia L，Fanelli P，Tesse R，et al. Prognosis and treatment of Vernal kerato-conjunctivitis in pediatric age：pilot study on 197 patients［J］. Minerva Pediatr，2010，62（3）：239－244.
［15］Shii D，Nakagawa S，Shinomiya K，et al. Cyclosporin A eye drops inhibit fibrosis and inflammatory cell infiltration in murine type Ⅰ allergic conjunctivitis without affecting the early－phase reation［J］. Curr Eye Res，2009，34（6）：426－437.
［16］刘祖国，肖启国．过敏性结膜炎的诊治［J］．中华眼科杂志，2004，40（7）：500－502.
［17］王玉玲，韩保萍，杜国辉．过敏性结膜炎药物治疗研究进展［J］．食品与药品，2009，11（9）：48－51.

［18］张丽丽，郝彦斌，马连风．奥洛他定滴眼液和色甘酸钠滴眼液治疗过敏性结膜炎的疗效观察［J］．中国实用医药，2008，3（33）：118－119.
［19］黎鄂兰，王玮．过敏性结膜炎的辨证施护与体会［J］．中国实用医药，2012，7（18）：235－236.
［20］罗平晖．祛风脱敏方加减治疗过敏性结膜炎31例疗效观察［J］．中医药导报，2010，16（3）：61.
［21］徐大梅．万应蝉花散治疗春季结膜炎100例临床观察［J］．中国中医眼科杂志，2010，20（3）：172－173.
［22］Schulz S，Adam P. What is the most effective topical treatment for allergic conjunctivitis?［J］．J Fam Pract，2015，64（5）：315.
［23］Abelson MB，Shetty S，Korchak M，et al. Advances in pharmacotherapy for allergic conjunctivitis［J］．Expert Opin Pharmacother，2015，16（8）：1219－1231.
［24］Ishida W，Fukuda K，Harada Y，et al. Oral immunotherapy for allergic conjunctivitis［J］．Cornea，2014，33（Suppl 11）：S32－S36.
［25］罗旭昇，郝进，刘绍燕．目痒证治1例［J］．中国中医眼科杂志，2011，21（1）：37.

第二节　蚕蚀性角膜溃疡

【概述】

蚕蚀性（或慢性匐行性）角膜溃疡，也称Mooren氏角膜溃疡。本病在临床上比较常见，但由于病因不清，病情顽固，且无特效的治疗方法，迄今仍被视为一种极为严重的致盲性眼病。蚕蚀性角膜溃疡良性型多见于老年人，多为单侧，穿孔者少，治疗反应好；恶性型多见于年轻人，进展快，3/4病例为双侧性，1/3病例角膜穿孔，治疗反应差。

蚕蚀性角膜溃疡属中医学“花翳白陷”“凝脂翳”“白陷鱼鳞”等范畴。

【西医病因与发病机制】

1. 西医病因

确切病因不清。可能的因素包括外伤、手术或感染（肠道寄生虫感染、带状疱疹、梅毒、结核、丙型肝炎等），这些因素诱导改变了角膜上皮及结膜的抗原性，使机体产生自身抗体。进一步导致补体激活、中性粒细胞浸润、胶原酶释放的免疫反应。

2. 发病机制

多数学者认为该病可能是体液免疫为主、细胞免疫为辅的自身免疫性疾病。角膜组织在某些因素的影响下，表达了自身的抗原性，从而刺激机体产生自身抗体，抗原抗体结合形成免疫复合物沉淀在角膜缘，从而加重了局部的炎症反应。角膜局部增多的浆细胞产生更多的胶原溶解酶，它可溶解角膜基质中的胶原组织。导致胶原酶的活性增加，使角膜发生溃疡。

【中医病因病机】

按五轮学说，角膜溃疡发在黑睛，而黑睛为风轮，为肝木所主。或是风热外袭，金盛克木，循经上犯，黑睛溃陷；或是脏腑素有积热，复感外邪，入里化热，热邪炽盛，上冲于目，致黑睛溃陷；素体阳虚，或过用寒凉药物损伤阳气，寒伤厥阴肝经，黑睛生翳溃陷。

【诊断标准】

1. 临床表现

蚕蚀性角膜溃疡是一种伴有疼痛较重的角膜慢性溃疡，随着病情的发展，患者由一般的角膜刺激症状发展为不可缓解的痛感。体征表现为溃疡总是从角膜缘发生，开始为角膜缘充血和灰色浸润，几周内逐渐向纵深发展为局限性溃疡，角膜溃疡可发生在角膜缘的任何位置，逐渐沿角膜缘向周围发展并且相互融合。病变有时也向巩膜发展，溃疡周围的结膜和巩膜有炎性水肿、破坏。严重病例，部分睫状体被新生的上皮和血管膜样组织覆盖。还有些溃疡的发展与假性胬肉及角膜血管膜同时生长，如果进行性的溃疡有继发细菌或真菌感染，可导致前房积脓或穿孔，并发症可有青光眼和白内障。

2. 临床分型

临床上根据病情分为二型。

（1）*良性型*　表现为溃疡逐渐向角膜中央区至角膜另一侧扩展，溃疡深度可侵蚀到角膜厚度的1/3～1/2。一般不向更深层角膜侵蚀，角膜溃疡面常有新生上皮覆盖和新生血管长入，很少引起后弹力层膨出或穿孔。蚕蚀性角膜溃疡双眼发病的良性型中占25%；恶性型中占75%，老龄患者双眼发病较年轻患者多见。

（2）*恶性型*　表现为病程进展快，溃疡进行缘有灰白色浸润线，溃疡深达后弹力层易造成穿孔，未被累及的角膜仍保持透明。

3. 诊断参照标准

（1）临床的角膜炎刺激症状和较严重的眼部疼痛。

（2）角膜缘部位典型的慢性进行性溃疡病变。

（3）广泛筛查有无潜在或隐蔽的全身性疾病，包括血细胞计数、血沉、类风湿因子、C反应蛋白及其他免疫学检查，以及肝功能、血尿分析或X线胸片等。

该病主要应与Wegener肉芽肿鉴别。Wegener肉芽肿的主要病变是肉芽肿性损害，可累及全身各组织和器官，易引起鼻窦炎、动脉炎、肺炎、关节炎、肾和眼的病变，故又名动脉炎－肺肾病综合征。此病可发生于任何年龄，但以20～40岁多见。主要临床表现：眼部表现为眼睑水肿、球结膜充血水肿、表层巩膜炎、巩膜炎、角巩膜缘溃疡，眼的局部表现酷似Mooren溃疡，但常发生角膜溃疡穿孔；呼吸道的急性坏死性病变，可引起鼻炎、鼻梁下陷和鞍状鼻、鼻窦炎、肺炎样病变；全身各组织器官的坏死性血管炎，表现为皮肤红斑及出血斑、关节炎、神经炎、心肌炎等；肝脏病变表现为肝功能异常，肾脏病变主要引起蛋白尿、血尿、弥漫性肾小球肾炎及尿毒症等。因此，对本病，尤其是恶性型患者，必须做上述全身检查，早期发现和予以鉴别诊断。

【西医治疗】

1. 治疗方案

蚕蚀性角膜溃疡目前尚缺乏特效治疗方法，总的原则是对轻症者首先采取积极的药物治疗，对疗效欠佳或重症患者采取手术和药物治疗相结合。

（1）*药物治疗*　主要是全身和局部的免疫治疗。

1）蚕蚀性角膜溃疡患者首选肾上腺皮质激素药物治疗，全身口服或静脉滴注，局部应用肾上腺皮质激素和抗生素滴眼液。因肾上腺皮质激素类药物可激活胶原酶，使组织自溶的速度加快，故在应用肾上腺皮质激素滴眼液的同时，应加用胶原酶抑制剂，如5%半胱氨酸滴眼液。

2）可使用环磷酰胺3mg/（kg·d）或者硫唑嘌呤3mg/（kg·d），静脉注射，可根据临床经验调整剂量，应注意白细胞计数必须>3500个/dL为安全，副作用有贫血、脱发、呕吐、肝肾功能异常等。

3）环孢素A（cyclosporine A，CsA）可以选择性抑制T淋巴细胞亚群的分化增殖，1%环孢素滴眼液可以有效减轻炎症反应，对恶性型患者可以口服环孢素胶囊10mg/（kg·d）。

4）临床上也常用自身血清滴眼，因为血清中含有α_2球蛋白，具有抑制胶原酶活性的作用，并且可刺激角膜上皮再生和促进组织修复。

5）其他可应用非甾体类抗炎药，如吲哚美辛、米索前列醇、双氯芬酸等；合并有葡萄膜炎时，应使用散瞳剂。

（2）*手术治疗*

1）结膜切除术：药物治疗无效的轻症患者，可采用结膜切除术。

2）对病变区的角巩膜组织，可以联合切除、灼烙、冷冻治疗，可能会收到比单纯球结膜切除更好的效果。

3）板层角膜移植术：临床常采用半月形或环状移植，根据溃疡灶切除的范围与形状，确定植片的大小和形状。对角膜病变范围较广，或病变已侵犯瞳孔区者，应做全板层角膜移植术。

4）穿透角膜移植术：病变活动期一般不宜行穿透角膜移植术，可以在病变结痂稳定以后，考虑增视效果时再行穿透角膜移植术。手术的关键是彻底清除病变组织，否则很容易复发。复发是本病治疗失败的主要危险因素，除手术经验外，术后还应长时间合理应用免疫抑制剂，是保证手术成功的重要措施。

2. 西医治疗困境

强的松龙可防止或抑制细胞介导的免疫反应；环磷酰胺在目前免疫抑制剂类中作用最强，对细胞免疫和体液免疫均有抑制作用和直接抗炎作用；环磷酰胺与强的松龙合用具有协同作用，可有效阻断其局部的免疫反应过程，解除恶性循环，依靠角膜自身修复机制，完成溃疡修复愈合。西医治疗疗效确切，但是副作用明显，环磷酰胺容易造成骨髓抑制（最低值1～2周，一般维持7～10天，3～5周恢复）、脱发、消化道反应、口腔炎、膀胱炎等。此外，环磷酰胺可杀伤精子，但为可逆性。超高剂量的环磷酰胺（ >120mg/kg）可引起心肌损伤及肾毒性。另外患者肝肾功能异常时可使环磷酰胺毒性加强。如何减少免疫抑制剂类药物的副作用是研究重点。

【中医治疗】

1. 辨证论治

治疗黑睛疾患，首先应当分辨虚实，实证应以泻火解毒、祛风清热为主，虚证应以滋阴清热降火为主。

（1）肺肝风热证

主症：视力下降，磣涩疼痛，畏光流泪，抱轮红赤，黑睛骤起白翳，中间低陷，状如花瓣，或如鱼鳞，但未扩展串连，羞明流泪，红赤疼痛，舌红苔黄，脉浮数。

治法：疏风清热。

方药：加味修肝散加减，药用羌活、防风、桑螵蛸、栀子、薄荷、当归、赤芍、甘草、麻黄、连翘、菊花、木贼、白蒺藜、川芎、大黄、黄芩、荆芥。

（2）热炽腑实证

主症：视力下降，头目疼痛，热泪频流，白睛混赤，翳从四周蔓生，迅速扩展串连，漫掩瞳神，或翳厚色黄，中间低陷，瞳神紧小，黄液上冲，白睛混赤，胞睑红肿，泪热眵多，头目剧痛，发热口渴，溲赤便结，舌红苔黄厚，脉数。

治法：泄热通腑。

方药：泻肝散加减，药用当归尾、大黄、黄芩、知母、桔梗、茺蔚子、芒硝、车前子、防风、赤芍、栀子、连翘、薄荷。

（3）阳虚寒凝证

主症：视力下降，头目疼痛，白睛暗赤，翳从四周蔓生，状如蚕蚀，年久不愈，常兼四肢不温，舌淡无苔或白滑苔，脉沉细。

治法：温阳散寒。

方药：当归四逆汤加减，药用当归、桂枝、芍药、木通、大枣、细辛、甘草。

（4）肝肾阴虚证

主症：眼睛红痛，怕光流泪，视力下降，混合充血，翳从四周蔓生，边缘锐利，邻近结膜增厚，头晕耳鸣，记忆力减退，腰膝酸痛，手足心热，口干，舌红、脉细。

治法：滋补肝肾。

方药：知柏地黄汤加减，药用熟地黄、山茱萸、山药、泽泻、茯苓、牡丹皮、知母、黄柏。

2. 中医增效减毒治疗

蚕蚀性角膜溃疡严重危害视力，甚至导致失明，邪毒乘伤袭人，发病急、发展快、病情重，运用中西医结合治疗可迅速控制病情，及早抢救视力、缩短病情、减少并发症，促进前房积脓吸收、溃疡面愈合，减少瘢痕形成。中药副作用少，刺激性小，可按临床分型与患者体质辨证施治，减少痛苦，药价低廉，效果满意。

【生活调摄】

1. 饮食调摄：饮食清淡，荤素均匀调配，保持大便通畅。

2. 注意休息，避免劳累，保持心情舒畅。

3. 注意锻炼身体，增强体质，提高抵抗疾病的能力。本病常在机体抵抗力下降的情况下发生，故增强体质、保持正气存内是防止本病的根本措施。如有感冒等热性病发生，在发热期或发热后，须注意眼部情况，做到早期发现、早期治疗。

【科研思路与方法】

1. 理论研究方面

董莹等观察分析眼蚕蚀性角膜溃疡患者分别采用单纯药物治疗、角结膜冷冻及割烙术联合药物治疗、板层角膜移植、穿透性角膜移植等方法取得的疗效，探讨蚕蚀性角膜溃疡的治疗方法，得出目前综合疗法是治疗蚕蚀性角膜溃疡较为合理的治疗方案。刘军彩等回顾性分析蚕蚀性角膜溃疡行角膜移植术后患者的病例资料，研究复发与双眼发病、全身免疫因素、术后药物维持治疗之间的关系，据复发溃疡累及角膜植片的面积及深度制定治疗方案，得出蚕蚀性角膜溃疡角膜移植术后复发与双眼发病、免疫因素、术后是否规律药物治疗相关的结论。

2. 临床研究方面

谢汉平等采用 FK506 滴眼液联合角膜移植术治疗复发性蚕蚀性角膜溃疡患者，得出局部应用 0.1% FK506 滴眼液联合角膜移植术是治疗复发性蚕蚀性角膜溃疡的有效方法。曾朝霞等对蚕蚀性角膜溃疡患者施行板层角膜移植术时，联合切除病灶临近球结膜和施行新鲜羊膜移植术，术后辅以地塞米松及环霉素 A 眼液局部治疗，发现羊膜移植联合病灶临近球结膜切除和板层角膜移植可以推迟蚕蚀性角膜溃疡的复发时间。

3. 实验研究方面

赵长霖等应用间接免疫荧光技术检测蚕蚀性角膜溃疡与正常角膜中Ⅱ型胶原、层粘连蛋白、纤维连接蛋白的分布并进行对比研究，得出蚕蚀性角膜溃疡上皮基底膜在其发病机制中可能发挥作用，需要进一步深入研究。王青松等提取 17 例中国汉族蚕蚀性角膜溃疡患者基因组 DNA，采用聚合酶链反应（PCR－SSP）法进行 HLA 基因分型，发现中国汉族人群中 HLA－DR17（3）和 HLA－DQ2 与蚕蚀性角膜溃疡的致病密切相关，与 HLA－DQ5 无相关性。研究同时发现 HLA－A133、HLA－B58 和 HLA－DQ0303 与蚕蚀性角膜溃疡致病可能密切相关。李蕊红等报告，蚕食性角膜溃疡处结膜堤样隆起，病理检查可见大量淋巴细胞，且有浆细胞、粒细胞浸润，提示角膜缘及附近球结膜中，类淋巴组织在发病过程中增殖反应活跃，病变局部存在的免疫亢进状态，可能是导致此病的直接原因。蚕蚀性角膜溃疡的血液中循环免疫复合物水平升高，Berkowitz 推测这些免疫复合物在角巩膜组织与补体结合后，破坏血管，造成角巩膜缘部缺血和炎症细胞的趋化作用，其产生的蛋白溶解酶溶解破坏了角膜组织。

【名医验案】

王开文验案

男，54 岁，因左眼红痛、怕光流泪，视力下降半个月于 1992 年 11 月入院。右眼视力 1.10，左眼视力 0.13。左眼混合充血，颞侧角膜缘 7：00 ~ 11：00 方位角膜有一弧形溃疡，宽 3mm，深至基质 1/3 深度，向中间进行，边缘呈穿凿蚕食状，附近角膜水肿。血尿常规及胸部 X 线检查正常，类风湿因子阴性，血沉及抗“O”均在正常范围。全身未发现胶原血管性疾病。按蚕食性角膜溃疡治疗，经可的松点眼、阿托品散瞳、口服多种维生素、热敷等治疗未见好转。准备做局部球结膜筋膜切除及板层角膜移植。术前仔细检查眼前节发现有房水闪光，虹膜睫状体亦有炎症反应，顾虑单纯手术治疗不一定成功。随即中医辨证论治：患者头晕耳鸣，记忆力减退，腰膝酸痛，手足心热，口干舌红，脉细。

西医诊断：蚕蚀性角膜炎。

中医诊断：花翳白陷。

辨证：肝肾阴虚火旺。

治法：滋补肝肾。

方药：知柏地黄汤加减。知母 10g，黄柏 12g，生地黄 14g，山药 12g，山茱萸 10g，泽泻 10g，牡丹皮 8g。每日 1 剂，水煎分 2 次服。西药用阿托品点眼及口服维生素。

服 15 剂后角膜溃疡修复愈合，遗留少许浸润及瘢痕，视力 0.16。出院后带药 10 剂继服，随访 5 年，溃疡无复发。

按语：本案例患者证属肝肾阴虚火旺型，故治以滋补肝肾。以知柏地黄汤加减，方中知母、生地黄、山药、山茱萸滋补肝肾之阴；另加牡丹皮、泽泻、知母、黄柏泄虚火，两者有效结合，疗效显著。

【参考文献】

[1] 于红海. 加减拨云退翳散治疗老年性蚕食性角膜溃疡 49 例 [J]. 浙江中医杂志，2011，46（08）：589.

[2] 刘英伟. 中西医结合治疗角膜溃疡 108 例疗效观察 [J]. 中国煤炭工业医学杂志，2007（10）：1237.

[3] 刘金启，宋立香，牟敦秀，等. 免疫抑制剂治疗蚕食性角膜溃疡 [J]. 中国中医眼科杂志，2005（01）：44.

[4] 孙秉基，徐锦堂. 角膜病的理论基础与临床 [M]. 北京：科学技术文献出版社，1994.

[5] 李蕊红，张文华，郭玉华. 蚕蚀性角膜溃疡患者外周血与病变处 T 淋巴细胞亚群分布的比较 [J]. 眼科，1995（01）：26 - 28.

[6] Berkowitz PJ，Arentsen JJ，Norman TF，et al. Presence of circulating immune complexs in patientswith peripheral coreal disease [J]. Arch Ophthalmol，1983，101（2）：242 - 5.

[7] 祁宝玉. 中医眼科学 [M]. 北京：人民卫生出版社，1995.

［8］黄叔仁．眼病辨证论治经验集［M］．合肥：中国科技大学出版社，1997.
［9］曾庆华．中医眼科学［M］．北京：中国中医药出版社，2007.
［10］Spelsberg H，Sundmacher R. Amniotic membrane transplantation and high－dose systemic cyclosporin A（Sandimun optoral）for Mooren's ulcer［J］．KlinischeMonatsbltter fir Augenheikunde，2007，224（2）：135－139.
［11］Tandon R，Chaw B，Verma K，et al. Outcome of treatment of Mooren's ulcer with topical cyclosporine A 2%［J］．Comea，2008，27（8）：859－861.
［12］Fontana L，Parente G，Neri P，et al. Favourable response to infliximab in a case of bilateral refractory Mooren's ulcer［J］．Clin Experiment Oph thalmol，2007，35（9）：871－873.
［13］董莹，谷树严．蚕蚀性角膜溃疡的治疗［J］．中国实用眼科杂志，2005，23（10）：1120－1124.
［14］赵长霖，谢汉平，曾玉晓．蚕蚀性角膜溃疡中Ⅱ型胶原层粘连蛋白与纤维连接蛋白的表达［J］．第三军医大学学报，2005，27（3）：254－257.
［15］王青松，袁进，周世有，等．中国汉族人群蚕蚀性角膜溃疡与HLA等位基因的相关性研究［J］．眼科研究，2009，27（4）：316－318.
［16］谢汉平，陈家祺，林跃生，等．FK506滴眼液联合角膜移植术治疗复发性蚕蚀性角膜溃疡［J］．中华眼科杂志，2002，38（1）：13－15.
［17］曾朝霞，赵普宁．新鲜羊膜移植联合板层角膜移植术治疗蚕蚀性角膜溃疡疗效分析［J］．海南医学，2009，20（2）：21－22.
［18］刘军彩，史伟云，李素霞．蚕蚀性角膜溃疡角膜移植术后复发原因及治疗方法的初步研究［J］．临床眼科杂志，2010，18（4）：289－292.
［19］李凤鸣，谢立信．中华眼科学［M］．3版．北京：人民卫生出版社，2014.
［20］王开文．知柏地黄汤治疗蚕食性角膜溃疡2例［J］．中国中医眼科杂志，2000，10（3）：177.

第三节　巩膜炎

【概述】

巩膜炎系巩膜组织的炎症性疾病，多由其他病灶感染所致，如急性牙周炎、扁桃体炎、肺结核等；亦可由感冒、风湿病、内分泌异常等诱发。临床分为前巩膜炎和后巩膜炎，共同点是自觉疼痛，畏光流泪，炎症局部有深红色结节隆起并有压痛，伴结膜充血水肿。一般不形成溃疡，病程缓慢，易复发。

本病病程缓慢，痊愈难，易复发，易波及邻近组织，且好发于女性。

根据病变部位不同，前巩膜炎和后巩膜炎分别属于中医学“火疳”和“白睛青蓝”的范畴。

【西医病因与发病机制】

引起巩膜炎的原因较多，与自身免疫有关，外源性、内源性感染者少见。主要为内源性抗原抗体免疫复合物所引起，常见于结缔组织病，如风湿性关节炎、Wegener 肉芽肿、复发性多软骨炎、系统性红斑狼疮、Reiter 病等，也可见于带状疱疹病毒感染、梅毒、痛风或眼部手术后。

【中医病因病机】

本病指实火上攻白睛，无从宣泄，致白睛里层向外隆起局限性紫红色结节的眼病。《证治准绳·七窍门》认为："火之实邪在于金部，火克金，鬼贼之邪，故害最急。"结合后世医家之说合临床，主要有以下几个方面：①肺热亢盛，气机不利，以致气滞血瘀，病从白睛而发；②心肺热毒内蕴，火郁不得宣泄，上逼白睛所致；③湿热内蕴，兼感风邪，阻滞经络，肺气失宣，郁久白睛发病；④肺经蕴热，日久伤阴，阴虚火旺，上攻白睛。

【诊断标准】

1. 临床表现

常见主症为眼胀痛、视力下降、眼部充血。有些患者无主症或仅有其中一种主症，严重的伴有眼睑水肿，巩膜表面血管怒张、迂曲，球结膜水肿，眼球突出或出现复视。

2. CT 检查

后巩膜炎时可见眼球壁或巩膜呈弥漫性或局限性增厚，眼球壁向内受压，眼内组织边界清。如炎症累及邻近眶组织，则近眼球侧可见不规则的软组织高密度影，眼球边界不清，炎症反应重时可累及眼外肌及视神经，眼外肌增厚，视神经增粗。

3. 免疫学检测

10% 的巩膜炎患者类风湿因子、抗核抗体表现阳性。免疫复合物多与类风湿关节炎有关。抗线粒体抗体、补体、抗甲状腺球蛋白抗体等自身免疫性疾病的指标检测有助于诊断。

【西医治疗】

1. 临床常用治疗

（1）药物治疗

1）抗炎治疗：眼部或者全身应用糖皮质激素及非甾体类抗炎药，如果效果不好时可加用免疫抑制剂。

2）伴睫状肌痉挛者，可用阿托品散瞳以麻痹睫状肌。

3）严重病例无血管区、葡萄膜区禁止在结膜下、球后或球周注射糖皮质激素，以防止巩膜穿孔。

（2）手术治疗　对于巩膜坏死、穿孔患者可试行异体巩膜移植术。首先要在原发疾病进行规范治疗的基础上，同时进行上述处理。

2. 西医治疗困境

巩膜主要由胶原纤维和少量弹性纤维致密交错排列而成，巩膜内细胞成分和血管很少，巩膜炎属结缔组织病范围，一旦发生炎症，病程易迁延反复，组织修复能力缓慢，巩膜伤口也较难愈合，单纯西药治疗有一定局限性。在药物上，因其长期局部应用皮质类固醇易导致白内障、青光眼等；部分患者还需全身应用非甾体抗炎药、皮质类固醇或免疫抑制剂，其副作用大，对于糖尿病、消化道溃疡等患者用药则更为局限。

【中医治疗】

1. 辨证论治

（1）肺热亢盛证

主症：发病缓慢，患眼疼痛，局部紫红色结节隆起，自觉症状较轻，全身症可有咽痛，咳嗽，便秘，舌红，苔黄，脉数。

治法：泻肺利气，活血散结。

方药：泻白散加减，药用桑白皮、地骨皮、粳米、甘草等。

（2）心肺热毒证

主症：发病较急，疼痛明显，羞明流泪，视物不清等症较重；白睛结节大而隆起，周围血脉紫赤怒张，压痛明显，病变多在睑裂部位。全身症可见口苦咽干，心情烦躁，便秘溲赤，舌红苔黄，脉数有力。

治法：泻火解毒，凉血散结。

方药：还阴救苦汤加减，药用黄连、黄芩、黄柏、知母、连翘、龙胆草、川芎、红花、当归尾、柴胡、防风、细辛、藁本、苍术、甘草、升麻、桔梗。

（3）风湿热邪攻目证

主症：发病较急，白睛结节，色较鲜红，周围有赤丝牵绊，眼珠胀闷而疼，且有压痛感，自觉羞明流泪，视物不清。全身症常伴有骨节酸痛，肢节肿胀，胸闷纳减，舌苔白厚或腻，脉滑或濡，病程缠绵难愈。

治法：祛风化湿，清热散结。

方药：散风除湿活血汤加减，药用羌活、独活、防风、当归、川芎、赤芍、鸡血藤、红花、苍术、白术、忍冬藤。

（4）肺阴不足证

主症：病情反复发作，病至后期，症见结节不甚高隆，血丝色偏紫暗，四周有轻度肿胀，压痛不明显，眼感酸痛，畏光流泪，视物欠清。全身症可见口咽干燥，或有潮热颧红，便秘不爽，舌红少津，脉细数。

治法：养阴清肺，消瘀散结。

方药：养阴清肺汤加减，药用生地黄、麦冬、甘草、玄参、贝母、牡丹皮、薄荷、炒白芍。

2. 中医增效减毒治疗

运用中医汤药煎服前后熏洗热敷患眼，使药力直达病所，局部气血流畅、经络通利，退赤消肿，内外同治，可收到更加满意的效果。其机理可能因眼部具有丰富的穴位和经络，参与免疫应答的细胞在药物刺激调控下，表现出免疫效应增强，使原来的病理反射或机体免疫应答在眼局部的反应得以阻断，达到改善病理状态的目的。西药结合中医辨证可标本兼治，对于减少复发具有积极意义。

【生活调摄】

1. 饮食调摄：饮食清淡，多吃新鲜瓜果蔬菜，多喝水。

2. 注意休息，在急性发作时避免劳累，尽量避免用眼过度。

3. 注意锻炼身体，增强体质，提高抵抗疾病的能力。

4. 遵医嘱，按时用药。视力严重损伤者家属更应照顾周到，以免因行动不便造成其他的伤害。

5. 如经用药，视力仍继续恶化，应迅速送医院治疗。

【科研思路与方法】

1. 理论研究方面

系统整理相关中医文献对巩膜炎的病因病机、证候、治法方药的认识，总结其中病因病机的规律及治疗用药规律，更好地指导临床。

2. 临床研究方面

治疗本疾病的西药副作用较大，应发挥中医药在急症疾病的优势，结合文献和临床经验，总结出快速有效的方剂和其他中医治疗方法。

3. 实验研究方面

可结合临床研究成果，对临床上行之有效的方剂及单味中药进行筛查，并筛选出有效的中药单体、成分群，并在此基础上进一步开展药效、药理、毒理等研究，以开发出有效的中药制剂。

【名医验案】

邹菊生验案

高某，女，43 岁，2008 年 5 月 26 日初诊。患者 2 个月前无明显诱因出现左眼膨胀性疼痛、视物模糊。在当地医院检查，诊为“后巩膜炎”，经予糖皮质激素、非留体类眼药水治疗，症状略减，但激素减量后，病情加重，遂求治于中医。刻诊：左眼膨胀性疼痛尤甚，视物昏花；胃纳尚佳，二便调；舌淡、苔薄腻，脉滑。眼科检查：右眼视力 1.0，左眼视力 0.6；左眼球轻度突出，球结膜水肿明显，角膜透明，晶状体未见明显混浊，左眼玻璃体轻度混浊，黄斑区中心反光未见。

西医诊断：左眼后巩膜炎。

中医诊断：火疳。

辨证：肝经热盛夹湿。

治法：和营清肝，温阳利水。

方药：四妙勇安汤加减。生地黄 12g，当归 12g，玄参 12g，金银花 12g，蒲公英 30，柴胡 6g，淡黄芩 9g，山栀子 9g，桑白皮 12g，白薇 12g，土茯苓 15g，淫羊藿 12g，楮实子 12g，猪苓 12g，茯苓 12g，胡芦巴 15g。7 剂，每日 1 剂，水煎服。并嘱患者饮食清淡，避免急躁情绪，调畅情志。

二诊（6 月 9 日）：左眼胀痛稍好转，眼球仍有轻微突出，球结膜水肿；舌淡、苔薄腻，脉滑。守前法治疗。处方：生地黄 12g，当归 12g，玄参 12g，金银花 12g，蒲公英 30g，柴胡 6g，淡黄芩 9g，山栀子 9g，车前子（包）14g，白薇 12g，泽泻 15g，淫羊藿 12g，楮实子 12g，赤小豆 15g，甘草 6g。14 剂。

三诊（6 月 24 日）：左眼胀痛明显好转，眼球轻微突出，球结膜水肿减轻，视物模糊好转；舌淡、苔薄，脉滑。治拟清肝利水，益气明目。处方：柴胡 6g，淡黄芩 9g，山栀子 9g，土茯苓 15g，秦皮 12g，木贼草 12g，淫羊藿 12g，云母石 12g，桑白皮 12g，赤小豆 15g，茵陈（包）14g，白术 9g，仙鹤草 30g，生黄芪 12g。14 剂。服后患者左眼胀痛基本消失，眼球突出不明显，球结膜水肿明显减轻，视物模糊好转。

按语：本案例患者证属肝经热盛夹湿型，故治以和营清肝，温阳利水。以四妙勇安汤加减。方中重用金银花、蒲公英清热解毒；生地黄、玄参滋阴清热，泻火解毒；当归活血和营。诸药合用，共奏清热解毒，活血止痛之效。

【参考文献】

［1］巨磊．中西医结合治疗巩膜炎 39 例临床观察［J］．江苏中医药，2010，42（10）：37－39.

［2］姚立新．巩膜炎的辨证论治［J］．河北中医，2010，32（2）：241.

［3］刘秋月，陶海．后巩膜炎的诊断和鉴别诊断的研究进展［J］．眼科研究，2007，25（10）：789－792.

［4］曾庆华．中医眼科学［M］．北京：中国中医药出版社，2007.

［5］Fong LP，Sainzdela Maza M，Rice BA，et al. Immunopathology of scleritis［J］．Ophthalmology，1991，98（4）：472－479.

［6］高阳．中西医结合治疗结节性表层巩膜炎疗效观察［J］．临床眼科杂志，2010，18（1）：77－78.

［7］Wakefield D，Di Girolamo N，Thurau S，et al. Scleritis：Immunopathogenesis and molecular basis for therapy［J］．Prog Retin Eye Res，2013，35：44－62.

［8］Wakefield D，Di Girolamo N，Thurau S，et al. Scleritis：challenges in immunopathogenesis and treatment［J］．Discov Med，2013，16（88）：153－157.

［9］Smith JR，Mackensen F，Rosenbaum JT. Therapy insight：scleritis and its relationship to systemic autoimmune disease［J］. Nat Clin Pract Rheumatol，2007，3（4）：219－226.

［10］李凤鸣，谢立信．中华眼科学［M］. 3 版．北京：人民卫生出版社，2014.

［11］朱华英．邹菊生辨治后巩膜炎验案 1 则［J］．上海中医药杂志，2010，44（10）：36.

第四节　角结膜干燥症

【概述】

角结膜干燥症（keratoconjunctivitis sicca，KCS），俗称干眼症，是指任何原因引起的泪液质或量及动力学异常，导致泪膜不稳定和（或）眼表面的异常，并伴有眼部不适的一类疾病。常见症状有眼部干燥、异物感、视疲劳、畏光及视力下降等，轻者影响工作和生活，严重者可导致眼表，尤其是角膜组织干燥、融解、穿孔，危害视功能。本病好发于女性，尤以40岁以上妇女多见，男女比例为1∶10～1∶20。

干眼症在中医学中属“神水将枯”“白涩症”等范畴，病机关键在肝肾不足、津液亏虚、目窍失养。现代药理研究证明，滋阴补血中药可提高血液中相关酶的活力，使过氧化脂质含量显著降低，延缓身体各器官的衰老，有利于泪液的生成和正常分布，恢复正常泪膜结构及功能，维持眼表的正常环境。

【西医病因与发病机制】

1. 西医病因

干眼症的病因为泪液膜成分的缺乏，使泪液膜稳定性发生改变，导致眼表干燥，角结膜上皮脱水损伤，形成干眼症。局部和全身许多疾病都可以引起干眼症。

（1）局部瘢痕形成、泪腺导管或副泪腺导管阻塞使泪液产生减少，慢性结膜炎形成大面积瘢痕而失去杯状细胞功能，睑板腺疾病使脂层功能丧失。

（2）系统性疾病包括皮肤功能紊乱引起的眼部并发症；维生素A缺乏导致的杯状细胞黏液产生减少；自身免疫疾病引起泪腺渗透性改变；淋巴增生异常和结缔组织疾病引起腺体的慢性炎症变化，这些最终都将导致干眼症发生。

另外，部分药物也可以引起干眼症。

2. 发病机制

（1）*炎症*　炎症通常是导致干眼症发生的关键因素。尽管引起干眼症的病因繁多，病理机制复杂，但干眼症的一个共同点是炎症因子的参与。炎症因子通过刺激淋巴细胞的增生，对泪腺进行免疫攻击，且炎症因子本身也干扰腺体的正常分泌。泪腺的分泌功能是受神经系统调控的，包括交感神经、副交感神经和脑部高级中枢神经。炎症因子作用于交感和副交感神经，抑制眼表感觉神经活性。眼表（角膜、结膜、副泪腺和睑板腺）、主泪腺和它们之间的神经连接，由于它们之间密切的解剖和功能联系构成一个整体功能单位，共同发挥对泪液分泌和泪膜形成的调控作用，任一环节的损害均可导致泪膜完整性和功能的破坏。高渗泪液通过激活炎症级联反应，造成炎症介质释放到泪液中，从而损害眼表上皮细胞。反之，泪膜长期异常也可引起炎症反应。

（2）*细胞凋亡*　干眼症患者，泪腺腺泡细胞和眼表上皮细胞的凋亡异常增加，局部组织中的淋巴细胞的凋亡被抑制，一方面造成了眼部组织的损伤和破坏，另一方面淋巴细胞存活时间的延长，促进炎症激活状态。

（3）性激素失调　眼是性激素作用的靶器官。性激素可调节机体及局部的免疫功能，调控泪腺和睑板腺的形态、发育、分化及分泌功能。单纯的激素缺乏可能并不引起干眼症，但会加速干眼症患者的病情恶化。

【中医病因病机】

中医学对干眼症虽尚无统一辨证分型和系统病因病机研究，但历代医家对该病早有表述。《灵枢·五癃津液别》云："五脏六腑至津液，尽上渗于目。"五脏充和，化生有源，津液在目化为神水，润泽目珠，濡养眼球。阴血亏虚，津液亏乏，则泪液生化之源不足，泪液生成减少，目失泪水濡润而生燥，导致干眼症的发生。《银海精微》指出："泪为肝之液。"《黄帝内经》云："肾者水脏，主津液。"

中医学认为，目珠润泽，不仅依赖肝气的调和、肝血的充沛，而且有赖于肾气的充和、肾精的充养，若肝肾失调，精血亏虚，阴虚火旺，虚火上炎，灼津耗液，则泪液生化之源不足，目失津液的濡润，而导致干眼症的发生。

【诊断标准】

1. 眼干涩、磨痛、畏光、视力下降，同时口鼻干燥，唾液减少。

2. 泪液分泌量测定：①基础泪液分泌量（Schirmer I test，Sit）≤5mm/5min 为强阳性（++），<10mm/5min 为阳性（+）；②泪膜破裂时间（break - up time，BUT）<10 秒者为泪膜不稳定；③角膜荧光素染色（fluorescein stain，FL）：角膜上皮着色点≥8 个或≥2 分为阳性。

3. 多见于 50 岁左右女性，双侧发病，常伴有多发性关节炎。

4. 必要时做自身抗体（类风湿因子、抗核抗体）及免疫球蛋白 IgG、IgM、IgA 测定，血沉检查等。

客观检查有 2 项阳性，伴有主观主症者，或有主观主症或伴有一项强阳性（FL≥5 分，BUT≤5 秒，Sit≤5mm/5min）可诊断为干眼症。

【西医治疗】

1. 治疗方案

（1）泪液替代疗法　人工泪液仍然是治疗干眼症的主要方法。人工泪液主要由纤维素衍生物构成。理想的人工泪液的渗透压、pH 值、离子成分等应与泪液相同，并含有模拟黏蛋白的成分，黏度接近泪液的黏度，所含的防腐剂对角膜和结膜无害。应用人工泪液治疗，可相对改善眼表炎症，增加眼表润滑和眼表湿度，营养眼表和视神经，改善对比敏感度，甚至有助于提高视力。

（2）抗炎药物　局部应用糖皮质类激素对中度、重度干眼症患者的主、客观临床主症有明显的改善作用，但必须在短期内优先使用。

四环素及其衍生物已经被证明具有抗菌、消炎和抗血管生成特性。环孢霉素 A 是一种免疫调节药，它的免疫抑制作用主要是通过抑制某些细胞因子如 IL-2 等的合成和分泌，从而抑制T细胞的增殖和活化来实现的。

非甾体类抗炎药可以通过抑制前列腺素等炎症介质的生成，达到控制眼表炎症的目的。眼科临床常将0.1%双氯灭痛用作干眼症的短期治疗，并且对干燥症导致的丝状角膜炎具有良好效果。

（3）其他对因治疗　研究证实拟胆碱药可以促进杯状细胞分泌黏蛋白。临床试验证明，匹鲁卡品能增加眼表杯状细胞数目，促进泪液分泌，减轻干眼症对结膜上皮的影响。

2. 西医治疗困境

（1）西医治疗干眼症的方法主要是药物，人工泪液仍然是治疗干眼症的主要方法，因含防腐剂、稳定剂和其他添加剂，长期使用对眼睛有损害。

（2）临床基础研究不足，常将干眼症与其他常见眼表疾病如慢性结膜炎、过敏性结膜炎等相混淆，误诊率高。

（3）治疗方法不规范，往往联合使用抗感染药物、抗过敏药物、生长因子类药物等，不仅未起到治疗作用，且诱发某些药物性眼表疾病。

【中医治疗】

1. 辨证论治

（1）邪热留恋证

主症：常见于暴风客热或天行赤眼治疗不彻底，微感畏光流泪，少许眼眵，干涩不爽，白睛遗留少许赤丝细脉，久不退，睑内亦轻度红赤，舌质红，苔薄黄，脉数。

治法：清热利肺。

方药：桑白皮汤加减，药用桑白皮、制半夏、苏子、杏仁、贝母、山栀子、黄连。

（2）肺阴不足证

主症：眼干涩不爽，不耐久视，白睛如常或稍有赤丝细脉，黑睛可有细点星翳，反复难愈，苔薄少津，脉细无力。

治法：滋阴润肺。

方药：养阴清肺汤，药用生地黄、麦冬、甘草、薄荷、玄参、贝母、牡丹皮、白芍。

（3）脾胃湿热证

主症：眼干涩隐痛，白睛淡赤，睑内可有粟粒样小泡，眦帷有白色泡沫样眼眵，胞睑有重坠之感，病程持久而难愈。全身症可见口黏或口臭，便秘，溲赤而短，苔黄腻，脉濡数等。

治法：清利湿热，宣畅气机。

方药：三仁汤加减，药用杏仁、白豆蔻、薏苡仁、制半夏、厚朴、滑石、通草、竹叶。

（4）肝肾亏损，阴血不足证

主症：眼干涩畏光，双目频眨，视物欠佳，白睛隐隐淡红，久视则诸症加重。全身可兼见口干少津，腰膝酸软，头晕耳鸣，夜寐多梦，舌红苔薄，脉细等。

治法：补益肝肾，滋阴养血。

方药：杞菊地黄丸加减，药用熟地黄、山茱萸、山药、茯苓、泽泻、牡丹皮、枸杞子、菊花、当归、白芍。

2. 中医增效减毒治疗

（1）中医针灸　采用针刺睛明、攒竹、太阳、四白、百会、神庭、风池、曲池、外关、合谷、中脘、天枢、气海、足三里、三阴交、太溪、太冲等穴位治疗干眼症，具有促进泪液分泌、延长泪膜破裂时间的作用。结果表明中医针灸是治疗干眼症的有效方法。

（2）雷火灸疗法　雷火灸疗法具有温通经络、调和气血、舒经和脉、通关利窍的作用，可以改善眼部和颜面部的血液循环，缓解干眼症临床症状。

（3）中药熏洗　中药熏洗治疗干眼具有较好的疗效。将薄荷、菊花、枸杞子、麦冬、玄参、生地黄等以适量开水冲泡，热度适宜，以能耐受为准，熏蒸双眼和泪腺部位。

所以可以综合运用中药、针灸、热敷、雷火灸等无副作用的方法为主，配合西医药物治疗，为中医药治疗干眼症开拓更广阔的空间。

【生活调摄】

1. 避免用眼过度，不可熬夜，或过于舟车劳顿和疲劳。
2. 饮食应偏于甘凉滋润，多吃滋阴清热生津的食物为宜。
3. 避免进食辛辣火热的饮料和食物，以防助燥伤津，加重病情。
4. 严禁吸烟，忌酒。

【科研思路与方法】

1. 理论研究方面

郑露从津液学说角度对角结膜干燥症进行辨证论治，认为角结膜干燥症是多种疾病的总称，中医眼科经典著作《审视瑶函》称这种慢性眼病为“白涩症”。本病临床治疗多以西医为主，以缓解症状为主。作者从“干”字入手，结合中医基础理论的津液学说，以治病求本为指导思想，探讨角结膜干燥症的中医辨证论治，从中西结合的角度，为患者解决实际痛苦。

刘祖国等系统整理了干眼症发病机制和病因，发现干眼症的某一类型、某一个体，其发病机制和过程各不相同。丛晨阳等对干眼症发病机制中各个因素间的相互关系进行了深入探讨，其结论认识到干眼症的病因复杂，单一的治疗手段可能无法解决全部问题，需要对症治疗和个体化治疗相结合，针对发病过程的多因性、复杂性、反复性，综合治疗。

高莹莹等观察就诊病例常规检查视力和矫正视力、眼球前段和眼底检查，进行泪膜破裂时间、Schirmer Ⅰ试验和角膜虎红染色并评分，观察睑板腺分泌物的质和量，结果提示睑板腺功能异常在临床干眼症患者中所占的比例不容忽视，不能单纯凭 Schirmer 试验来判断是否存在干眼；对于有干眼症状及眼部慢性不适的患者，应检查其睑板腺分泌物，并对其做出正确的诊断和治疗。

2. 临床研究方面

Straub M 等采用回顾性研究法研究患者局部使用 CsA 的疗效，观察 Schirmer 试验值、荧光素和丽丝胺绿双染色分数、BUT、延长治疗及再次治疗情况。结果显示，延长治疗时间中位数为23个月，自治疗起至随访结束，患者临床症状显著改善，仅有6.5%患者需再次治疗。结果表明，局部使用CsA 6个月，随后延长用药23个月（中位数）可改善KCS并长期维持，减少人工泪液依赖，且无显著副作用，因此，延长用药可作为治疗KCS的新选择。

刘新泉等观察针刺配合中药雾化治疗干眼症的临床疗效，结果显示针刺配合中药雾化治疗有效率优于玻璃酸钠眼药水治疗。尹海荣等采用穴位注射治疗干眼症，眼科常规治疗配合穴位注射当归注射液疗效优于眼科常规治疗，提示穴位注射当归注射液是治疗干眼症的有效方法之一。

3. 实验研究方面

高莹莹等进行泪膜破裂时间，Schirmer Ⅰ试验和0.1%角膜虎红染色并评分。显示了睑板腺分泌物性状对眼表面稳定的重要性，当睑板腺分泌物性状异常程度达到出现牙膏状分泌物时，泪膜的脂质出现量的减少和质的改变，首先出现泪膜破裂时间（BUT）的明显缩短，短的BUT使角膜表面在每次瞬目后很快出现干斑，即角膜上皮处于缺泪膜保护状态，当增加瞬目频率也无法使瞬目间歇短于BUT时，这种角膜上皮缺保护状态持续存在，导致了角膜上皮损害，体现在角膜虎红染色的阳性，这是BUT和角膜虎红染色平行增长的原因；而为了代偿短的BUT而增加的瞬目，加上睑缘的异常，在本来已经缺乏脂质润滑的眼表面，则更易由于摩擦而造成损伤，增加眼表面的损伤。

刘祖国在干眼症动物模型中采用环孢霉素A（CsA）滴眼液进行研究，证明CsA可以减少T淋巴细胞浸润下调炎症因子及抑制细胞凋亡，而发挥对干眼症的治疗作用，得出CsA通过免疫调节和抗炎作用在干眼症的治疗中具有较好的前景。

【名医验案】

李点验案

王某，男，40岁，于2012年10月4日来诊。患者主诉近几年来常感双目干涩，伴头晕耳鸣、盗汗、口干、腰膝酸软、舌红少苔、脉细数。

西医诊断：干眼症。

中医诊断：白涩症。

证型：肝肾阴虚。

治法：滋补肝肾。

方药：滋阴润目丸加减。菊花12g，枸杞子15g，生地黄12g，山茱萸15g，山药20g，牡丹皮15g，泽泻15g，竹茹12g，枳实15g，川牛膝30g，女贞子15g，旱莲草10g，桔梗10g，甘草10g。5剂，水煎服。药后患者反馈，诸症明显减轻。

按语：滋阴润目丸方中以生地黄为君，滋补肾精。当归补血养肝；枸杞子补益肝肾；沙参、白芍、石斛、桑椹子、黄精具有益胃生津、滋阴清热、清心除烦、补肾益精、养肝明目之功效，与君药配伍，具有增水行舟之功，以缓解肝肾不足引起的干眼诸症，共为臣药，君臣共奏滋阴补肾、生津养血之功。佐以牡丹皮清热凉血；菊花清热解毒，平肝明目；黄芪益气明目。本方以补为主，以清为辅，补清相合，补中有清，补中有散，滋补而不腻，清散而不过，为治疗干眼症的有效方剂。

【参考文献】

［1］周清，陈剑，陈敏，等．安贺拉滴眼液治疗兔干眼症的免疫病理学研究［J］．广东药学院学报，2007（3）：315－317.

［2］李社莉．辨证治疗眼干燥综合征 31 例［J］．陕西中医，2004，25（12）：1105－1106.

［3］丛晨阳，毕宏生，温莹．干眼症发病机制和治疗方法的研究进展［J］．国际眼科杂志，2012，12（3）：464－467.

［4］Lee L，Garrett Q，Papas E，et al. Genetic factors and molecular mechanisms in dry eyedisease［J］．Ocul Surf，2018，16（2）：206－217.

［5］Shih KC，Lun CN，Jhanji V，et al. Systematic review of randomized controlled trials in the treatment of dry eye disease in Sjogren syndrome［J］．Journal of Inflammation，2017，14（1）：26.

［6］Pflugfelder SC，de Paiva CS. The Pathophysiology of Dry Eye Disease：What We Know and Future Directions for Research［J］. Ophthalmology，2017，124（11S）：S4－S13.

［7］马宇，刘意，周利晓．干眼症相关因素的初步研究［J］．中国实用医药，2012，7（11）：123－124.

［8］国家中医药管理局．中医病证诊断疗效标准［M］．南京：南京大学出版社，1994.

［9］曾庆华．中医眼科学［M］. 北京：中国中医药出版社，2007.

［10］刘祖国，彭娟．干眼的诊断与治疗规范［J］．眼科研究，2008，26（2）：161－164.

［11］李金颖，刁慧杰．针刺治疗干眼病 34 例［J］．上海针灸杂志，2009，28（10）：596.

［12］李洁，高健生．鱼腥草雾化治疗干眼病的疗效观察［J］．中华实用眼科杂志，2005，23（9）：996.

［13］胡道德，顾磊，刘焰，等．干眼症药物治疗的研究进展［J］．中国药房，2006，17（24）：1905.

［14］曲忻，郝继龙．自体血清在眼表疾病治疗中的价值［J］．中国实用眼科杂志，2005，23（10）：1011.

［15］张彩霞．郝小波教授辨证治疗干眼症经验介绍［J］．新中医，2005，37（4）：23.

［16］Deniz Hos，Claus Cursiefen. Severe Vitamin A Deficiency in a Child Presenting as Xerophthalmia［J］．The Journal of Pediatrics，2014，165（4）：875.

［17］Vishwanath S，Everett S，Shen L，et al. Xerophthalmia of Sjogren's Syndrome Diagnosed with Anti－Salivary Gland Protein 1 Antibodies［J］．Case Rep Ophthalmol，2014，5（2）：186－189.

［18］Moisseiev E，Cohen S，Dotan G. Alagille syndrome associated with xerophthalmia［J］．Case Rep Ophthalmol，2013，4（3）：311－315.

[19] 李凤鸣，谢立信．中华眼科学［M］．3版．北京：人民卫生出版社，2014.
[20] 高莹莹．睑板腺分泌物与干眼症关系的研究［J］．眼科学报，2007（02）：121－125.
[21] 尹海荣．穴位注射当归注射液治疗干眼症45例疗效观察［J］．宁夏医学杂志，2011，33（6）：551－552.
[22] 刘新泉．针刺配合中药雾化治疗干眼症疗效观察［J］上海针灸杂志，2012，31（7）：515－517
[23] Straub M，Bron AM，Creuzot Garcher C， et al. Longterm outcome after topical ciclosporin in severe dry eye disease with a 10－year follow－up［J］．Br J Ophthalmol，2016，100（11）：1547－1550.
[24] 郑露．从津液学说角度探讨干眼症的辨证论治［J］．中医临床研究，2018，10（10）：51－52.
[25] 刘祖国，干眼症的发病机制［J］．眼科，2005，14（5）：342－345.
[26] 孙洋，李点．滋阴润目丸治疗干眼症40例临床观察［J］．国际眼科杂志，2012，12（1）：168－169.

第五节　视神经炎

【概述】

视神经炎（optic neuritis，ON）是累及视神经的急性或亚急性炎性病变，少数可呈慢性病程，又可统称为炎性视神经病变。ON是青中年人最易罹患的致盲性视神经疾病。按受累部位分为4型：①球后视神经炎：仅累及视神经眶内段、管内段和颅内段，视盘正常；②视盘炎：累及视盘，伴视盘水肿；③视神经周围炎：主要累及视神经鞘；④视神经网膜炎：同时累及视盘及其周围视网膜。目前国际上较为通用的分型方法是根据病因分型，可分为：①特发性视神经炎：IDON/MS－ON，NMO－ON，其他中枢神经系统脱髓鞘疾病相关性视神经炎；②感染性和感染相关性视神经炎；③自身免疫性视神经炎；④其他无法归类的视神经炎。

本病病因复杂，视神经感染病灶或全身各种感染因子、中枢神经系统脱髓鞘疾病，或系统性自身免疫性疾病均可能促发或并发ON。眼底征象和全身体检多不能提供有价值的病因线索，造成临床上长期误诊误治。

中医称其为“暴盲”，许多文献资料对该疾病有较为详细的记载。《证治准绳·杂病·七窍门》认为本病：“有神劳、有血少、有元气弱、有元精亏而昏渺者。”《审视瑶函·暴盲症》中谓本病：“……病于阳伤者，缘忿怒暴悖，恣酒嗜辣，好燥腻，及久患热病痰火人得之，则烦躁秘渴；病于阴伤者，多色欲悲伤，思竭哭泣太频之故；伤于神者，因思虑太过，用心罔极，忧伤至甚。元虚水少之人，眩晕发而盲瞽不见……”《儒门事亲》：“戴人（张从正，元代医家）女僮至西华，目忽暴盲不见物。戴人曰：此相火也。太阳阳明，血气俱盛，乃刺其鼻中、攒竹与顶前五穴，大出血，目立明。”

【西医病因与发病机制】

1. 西医病因

（1）*炎性脱髓鞘*　是较常见的原因。炎性脱髓鞘性神经炎确切的病因不明，很可能是由于某种前驱因素，如上呼吸道或消化道病毒感染、精神因素、预防接种等引起机体的自身免疫反应，产生自身抗体攻击视神经的髓鞘脱失而致病。

（2）*感染*　局部和全身的感染均可累及视神经，而导致感染性视神经炎。①局部感染：眼内、眶内炎症，口腔炎症，中耳和乳突炎及颅内感染等，均可通过局部蔓延直接导致视神经炎。②全身感染：某些感染性疾病可导致视神经炎，如白喉（白喉杆菌）、猩红热（链球菌）、肺炎（肺炎球菌、葡萄球菌）、痢疾（痢疾杆菌）、伤寒（伤寒杆菌）、结核（结核杆菌）、化脓性脑膜炎、脓毒血症等全身细菌感染性疾病，引起视神经炎症。病毒性疾病如流感、麻疹、腮腺炎、带状疱疹、水痘等，以及 Lyme 螺旋体、钩端螺旋体、梅毒螺旋体、弓形体病、弓蛔虫病、球虫病等寄生虫感染，都有引起视神经炎的报道。

（3）*自身免疫性疾病*　如系统性红斑狼疮、Wegener 肉芽肿、Behcet 病、干燥综合征、结节病等均可引起视神经的非特异性炎症。除以上原因外，临床上部分病例查不出病因；其中部分患者可能为 Leber 遗传性视神经病变。

2. 发病机制

有学者认为其发病机制主要与神经组织肿胀致神经内部压力增高，轴浆运输受阻，局部缺血缺氧相关；神经纤维失代偿而出现部分或全部视神经萎缩，严重影响视功能。

（1）许多的证据表明，视神经炎的病因多为自身免疫引起的炎性脱髓鞘，从现有资料来看，国内外很少有相关医学学者深入研究脱髓鞘视神经炎的分子免疫学，$CD4^+$ T 辅助细胞（Th）作为免疫调节细胞发挥着极为重要的作用，依据其分泌的细胞因子不同将其分为 Th1、Th2 细胞亚型，Th1、Th2 细胞分别分泌对白三烯（IFNC）、TNF－α 和 IL－4、IL－6、IL－10 等细胞因子，主要作用分别为促炎症反应和抗炎。

（2）真菌感染性视神经炎多源于鼻腔、鼻窦的真菌感染。真菌属条件致病菌，正常情况下能长期定植在鼻腔而不致病。当全身免疫力低下或各种原因造成鼻道引流不畅、真菌阻塞在鼻窦中不能清除时，就可能在窦腔内繁殖生长。因视神经毗邻蝶窦、海绵窦，若感染灶侵犯视神经周围的骨质、黏膜、血管等组织，就可造成视神经直接受累或压迫性损伤。

（3）Th17 细胞被证实能通过分泌炎症递质 IL－17，诱导严重的自身免疫反应，缺失 Th17 细胞能防止或减轻自身免疫性脑脊髓炎等自身免疫病的发生。此外研究发现，$CD4^+$/$CD25^+$ Treg 细胞在预防自身免疫性疾病方面发挥重要作用，其数量减少或功能异常均有可能导致自身免疫病的发生。

【中医病因病机】

视神经炎属于中医学“视瞻昏渺”“暴盲”范畴，目前多将其具体归属于“目系暴盲”。本病中医病因涉及七情内伤、肝气郁结，或恣酒嗜辛、胃热蕴积、营气不从，导致气滞血瘀、阻塞眼络；有因劳瞻竭视，暗耗真阴，阴虚火亢，上损神珠。

1. 暴怒惊恐，气机逆乱，血随气逆；或情志抑郁，肝失调达，气滞血瘀，以致脉络阻塞。

2. 嗜好烟酒，恣食肥甘，痰热内生，上壅目窍。

3. 外感热邪，内传脏腑，致邪热内炽，上攻于目。

4. 肝肾阴亏，阳亢动风，风阳上旋；或阴虚火旺，上扰清窍。

【诊断标准】

参照 2014 年“视神经炎诊断和治疗专家共识”。

（1）急性视力下降，伴或不伴眼瞳及视盘水肿。

（2）视神经损害相关性视野异常。

（3）存在相对性传入性瞳孔功能障碍、视觉诱发电位异常 2 项中至少 1 项。

（4）除外其他视神经疾病，如缺血性、压迫性及浸润性、外伤性、中毒性及营养代谢性、遗传性视神经病等。

（5）除外视交叉及交叉后的视路和视中枢病变。

（6）除外其他眼科疾病，如眼前节病变、视网膜病变、黄斑病变、屈光不正、青光眼等。

（7）除外非器质性视力下降。

【西医治疗】

（一）治疗方案

主张对视神经炎采用针对病因的治疗，最大程度挽救视功能同时，防止或减轻、延缓进一步发生神经系统损害。应首先明确视神经炎诊断，随之尽可能明确病变的性质和原因，从而选择相应针对性治疗。值得注意的是，本病应及时转诊至神经科、风湿免疫科、感染科、耳鼻喉科等相关专科进行全身系统性疾病治疗。

1. 病因治疗

积极寻找诱因，针对病因进行治疗。

2. 糖皮质激素治疗

糖皮质激素是非感染性视神经炎急性期治疗的首选用药。目前国内常用制剂有强的松、甲基强的松龙、地塞米松、氢化可的松等，静脉滴注或口服，不推荐球后或球周注射糖皮质激素治疗。应用时应注意药物副作用。

急性患者由于视神经纤维发炎肿胀，若时间过长或炎性反应过于剧烈，都可使视神经纤维发生变性和坏死。因此，早期控制炎性反应，避免视神经纤维受累极为重要。部分炎性脱髓性视神经炎患者，不经治疗可自行恢复。使用糖皮质激素的目的是减少复发，缩短病程，据研究，单纯口服泼尼松的复发率是联合静脉注射组的 2 倍，其使用原则如下：

（1）患者为首次发病，以前并无多发性硬化（multiple sclerosis，MS）或视神经炎病史：①若 MRI 发现至少一处有脱髓鞘，可使用糖皮质激素冲击疗法，加速视力恢复、降低复发几率；②MRI 正常者，发生 MS 的可能性很低，但仍可静脉给糖皮质激素冲击治疗，加速视力的恢复。

（2）对既往已诊断多发性硬化或视神经炎的患者，复发期可应用糖皮质激素冲击疗法，或酌情选择免疫抑制剂、丙种球蛋白等，恢复期可使用维生素B族药及血管扩张剂。对感染性视神经炎，应与相关科室合作针对病因治疗，同时保护视神经；自身免疫性视神经病也应针对全身性自身免疫性疾病进行正规、全程的糖皮质激素治疗。

3. 免疫抑制剂

免疫抑制剂主要用于降低视神经炎患者的复发率，以及通过防止或降低脊髓和脑损害发生，从而降低视神经炎发展为MS或视神经脊髓炎（neuromyelitis optica，NMO）的概率。

免疫抑制剂适用于NMO－ON及自身免疫性视神经病患者的恢复期及慢性期治疗。因药物起效较慢（不同药物起效时间不同，多为2～3个月开始起效），建议与口服糖皮质激素有2～3个月叠加期。但副作用较大，可有肝肾功能损伤、骨髓抑制、重症感染、生育致畸等。常用药包括硫唑嘌呤、环孢素A、环磷酰胺、甲氨蝶呤、麦考酚酸酯、利妥昔单抗等。尚无统一用法，推荐综合患者病情、耐受情况、经济条件等选择用药及用量。其中，AQP4抗体阳性或复发性NMO－ON可考虑首先选择硫唑嘌呤（口服25毫克/次，2次/天；可耐受者逐渐加量至50毫克/次，2次/天）；如复发频繁，或已合并脊髓其他部位受累，则可换用环孢素A、环磷酰胺等药物；但应特别注意硫唑嘌呤的严重骨髓抑制及肝肾功能损害的副作用，常规并及时检查血常规及肝肾功能等，发现副作用及时停用并酌情考虑更换其他免疫抑制剂；已合并系统性自身免疫病的自身免疫性视神经病患者应及时转诊至风湿免疫科予以专科免疫治疗。

4. 其他治疗

（1）*血浆置换*　可用于重症视神经炎且恢复不佳患者的急性期，包括NMO－ON及自身免疫性视神经病，特别是AQP4抗体阳性者或者频繁复发者。参考用法：血浆置换量按40mL/kg体重，按病情轻重，每周置换2～4次，连用1～2周。

（2）*免疫球蛋白*　可考虑作为IDON或者NMO－ON患者急性期的治疗选择之一。但目前仍缺乏足够证据支持其确切疗效。参考用法：每日0.2～0.4g/kg体重，静脉滴注，连续3～5天。

（3）*抗生素*　对明确病原体的感染性视神经炎应尽早给予正规、适当疗程、足量抗生素治疗。如梅毒性视神经炎应参照神经梅毒治疗方案予驱梅治疗（包括青霉素静点及长效青霉素肌注）；结核性视神经炎应予规范抗痨治疗（包括异烟肼、乙胺丁醇、利福平、链霉素、吡嗪酰胺等联合治疗）；莱姆病应予长疗程头孢曲松治疗；真菌性鼻窦炎所致视神经炎应在适当外科干预基础上予足量抗真菌治疗等。

（4）*营养神经药物*　如B族维生素（甲钴胺）、神经生长因子、神经节苷脂等，对视神经炎治疗有一定辅助作用。

（5）*血管扩张剂*　球后注射妥拉苏林或口服妥拉苏林、烟酸等。

（二）西医治疗困境

长期激素治疗可引起一系列药物不良反应，因此用药期间应长期密切观察患者全身情况，限制钠盐的摄入，监测眼压、血压、血糖、体重等，定期复查肝功能、血生化等，并观察患者有无腹部不适。如果患者合并中枢系统疾病或神经科检查有任何异常，必须请神经科医师诊治。

【中医治疗】

1. 辨证论治

（1）肝火亢盛证

主症：单眼或双眼发病，视力急降，甚至失明，常伴眼珠压痛及转动时珠后作痛。眼底可见视盘充血、水肿，生理凹陷消失，边界不清，视网膜静脉扩张，视盘附近网膜有水肿、渗出、出血等，或发病时眼底无明显改变。全身症见头痛耳鸣，口苦咽干，舌红苔黄，脉弦数。

治法：清肝泻火，消瘀导滞。

方药：龙胆泻肝汤加减，药用龙胆草、黄芩、山栀子、泽泻、木通、车前子、当归、生地黄、柴胡、生甘草，酌加牡丹皮、赤芍、毛冬青。

（2）气滞血郁证

主症：眼症同前，其人神情抑郁，常胸胁胀痛，脘闷食少，苔白脉弦。

治法：疏肝解郁，行气活血。

方药：柴胡疏肝散加减，药用柴胡、枳壳、香附、川芎、芍药、甘草，酌加当归、郁金、丹参、山楂、神曲、栀子、牡丹皮、黄芩。

（3）阴虚火旺证

主症：眼症同前，常见头晕耳鸣，颧赤唇红，五心烦热，口干舌红，脉弦细数。

治法：滋阴降火，活血祛瘀。

方药：知柏地黄丸加减，药用知母、黄柏、熟地黄、山茱萸、牡丹皮、茯苓、泽泻、山药。方中可再加玄参、旱莲草、女贞子、龟甲之类，增强滋阴降火之力。

（4）气血两虚证

主症：病久体弱，或失血过多，或产后哺乳期发病。视物模糊，兼面白无华或萎黄，爪甲色淡白，少气懒言，倦怠神疲，舌淡嫩，脉细弱。

治法：补益气血，通脉开窍。

方药：人参养荣汤加减，药用人参、白术、茯苓、甘草、陈皮、黄芪、当归、白芍、熟地黄、五味子、肉桂、远志。

2. 中医增效减毒治疗

视神经炎发病急、变化快，若失治误治，短时期即可致盲。因此，必须明确诊断，早期救治，防止视神经发生不可逆的损害。现阶段用中西医结合方法治疗优于单一的西医治疗。视神经功能的康复需要一个较长的过程，激素、免疫调节剂等因长期使用会造成较大的不良反应和副作用，且西药很难恢复中晚期患者的视功能。

中医治疗有改善微循环，增加视神经血供，加速视神经周围炎性渗出物的吸收与消散，减轻视神经炎性水肿的作用。中医辨证论治可通过随证加减调节患者的全身情况，提高疗效，针对性较广。针灸及穴位注射的广泛应用也为视神经炎的治疗拓宽了思路。中西医结合疗法治疗本病可加快视功能的恢复，缩短疗程，控制病情复发。

【生活调摄】

1. 嘱患者定期进行复查，避免劳累，防止感染。
2. 患者中以阴虚火旺者多，故饮食应忌辛辣燥热，宜清淡之品。
3. 患者避免情绪激动，保持心情舒畅，以防肝火伤目。

【科研思路与方法】

1. 理论研究方面

李志英等探讨以中医为主、中西医结合治疗急性视神经炎的思路，提高本病的诊疗水平，通过论述中西医结合治疗急性视神经炎应注意病变过程的阶段性，提出辨证与辨病相结合，在急性期处方中加入活血通络之品，康复期使用八珍汤滋阴降火，运用现代中药药理研究的成果选择配伍中药和中药注射液，注重康复期的治疗；应用多种现代检查技术的检测指标，客观评价本病的临床疗效，提高其临床诊疗水平，减少或遏止并发症的发生发展。其还对比西药治疗视神经炎的毒副作用，提出以中药方剂进行替代治疗，如激素加中药龙胆泻肝汤或柴胡疏肝汤加减等，减少治疗对机体其他脏器功能的损害。

2. 临床研究方面

赵宏范报道根据病程分期及辨证论治原则将本病分为早期、中期、后期论治。早期、中期用以清热凉血解毒，利水消肿解郁，方用龙胆泻肝汤加减，肝火郁滞者加夏枯草、青葙子、白蒺藜；后期用以益气解郁，活血明目，方用归脾汤加减，兼气郁者加柴胡、郁金，肝肾不足者酌加枸杞子、熟地黄、女贞子，无论何期，均可酌加葛根。余佩钟采用针刺的方法治疗球后视神经炎患者 42 例，取穴：球后、睛明、攒竹、鱼腰、丝竹空、瞳子髎、太阳、光明；根据患者体质差异，可选择肝俞、脾俞、肾俞、养老、商阳等穴针灸结合，治愈 32 例，显效 8 例，无效 2 例。任红苗将视神经炎分为早、中、晚三期，早期以清肝泻火解郁为主，方用丹栀逍遥散加减；中期以滋阴降火为主，方用知柏地黄汤加减；晚期以补益气血为主，方用十全大补汤加减，配合路路通静脉滴注，球后注射药物混合液 2mL（维生素 B_1、维生素 B_{12}、654－2、氟美松、肌苷注射液、利多卡因）治疗视神经炎 124 例（154 只眼），治愈 86 只眼，好转 44 只眼，未愈 24 只眼。刘光辉等采用 A 型行为问卷和症状评分表，对 89 例视神经炎患者进行调查，检测其行为类型和中医证型，以健康人 30 例为对照，进行临床研究分析。发现视神经炎肝经火盛、肝郁气滞两型患者症状得分较其他两型患者高，临床症状较其他证型患者重，在治疗上以平肝、舒肝、护肝、调肝、养肝进行论治。

中西医结合治疗本病可加快视功能的恢复、缩短疗程、控制病情复发。然而，中医药临床研究手段不足，随机对照及大样本多中心研究较少，因此要对视神经炎的中医药治疗进行深入探索，还需要加强基础及临床研究工作，以促使其疗效进一步提高。

3. 实验研究方面

郑浩等通过小鼠的对照实验研究发现脑源性神经营养因子、睫状神经营养因子、碱性成纤维细胞生长因子及神经营养素-4可以防止视网膜光感受器细胞变性的发生，增强光感受器细胞损伤后的修复，促进视网膜神经节细胞的发育，刺激神经节细胞轴突的再生。同时，晶状体上皮源性生长因子及人羊膜上皮细胞分泌的细胞因子也对神经节细胞有保护效应。

【名医验案】

姚芳蔚验案

周某，男，28岁。主诉：左眼眼底出血2月余，曾住院治疗，用过尿激酶等无效。检查：左眼视力0.1/0.1，加片无进步，玻璃体轻度混浊，眼底视网膜动脉较细，静脉充盈，颞上、颞下支动静脉交叉压迹、扭曲、断裂，伴大片火焰状出血，并夹杂灰白色絮状、团状渗出，黄斑亦受累而见小出血点与渗出，反光消失。右眼视力1.0/1.0。体征：头痛、口干、咽干、舌红、脉弦数，血压、血脂皆在正常范围。

西医诊断：左眼视网膜静脉阻塞（颞上、颞下支）。

中医诊断：目系暴盲。

证型：心肝火旺。

治法：清心凉肝，活血化瘀。

方药：龙胆泻肝汤加水牛角（先煎）30g，生地黄24g，牡丹皮12g，川芎6g，花蕊石15g，生蒲黄（包）15g。7剂。

经服药七剂后复诊，主诉头痛、口苦等主症减轻，原方加郁金，又服7剂后复诊，主诉头痛等主症消失，检查眼底，出血及渗出皆减少，再以原方去水牛角，又服14剂，检查眼底出血及渗出又较前减少，于是继续原方加减，共服2个月，眼底出血及渗出全部消失，视力升到0.8，乃终止治疗。

按语：龙胆泻肝汤中，龙胆草大苦大寒，上泻肝胆实火，下清下焦湿热，为本方泻火除湿两擅其功的君药。黄芩、栀子具有苦寒泻火之功，在本方配伍龙胆草，为臣药。泽泻、木通、车前子清热利湿，使湿热从水道排除。肝主藏血，肝经有热，易耗伤阴血，加用苦寒燥湿，再耗其阴，故用生地黄、当归滋阴养血，以使标本兼顾。方用柴胡，是为引诸药入肝胆而设，甘草有调和诸药之效。综观全方，泻中有补，利中有滋，以使火降热清，湿浊分清，循经所发诸证，乃克相应而愈，故治愈该疾病有显著疗效。

【参考文献】

[1] 韦企平，景大瑞．视神经炎的病因探讨［J］．中国中医眼科杂志，2008，18（2）：63-65.

[2] Jelka Brecelj．Visual electrophysiology in the clinical evaluation of optic neuritis，chiasmaltumours，achiasmia，and ocular albinism：an overview［J］．Doc Ophthalmol，129（2）：71-84.

[3] 周柏玉．球后视神经炎的研究进展［J］．国际眼科杂志，2012，8，12（8）：1518-1521.

[4] 任红苗．中西医结合治疗视神经炎124例［J］．实用中医药杂志，2007，23（4）：230-231.

[5] 李巧凤．中西医临床眼科学［M］．北京：中国中医药出版社，1998.
[6] 国家中医药管理局．中医病证诊断疗效标准［M］．南京：南京大学出版社，1994.
[7] 袁南菱，刘世钺．108 例视神经炎病因分析［J］．实用眼科杂志，1993，11（2）：80 －82.
[8] 曾庆华．中医眼科学［M］．北京：中国中医药出版社，2007.
[9] 吴伯喜，郑光正．急性视神经炎 20 例临床分析［J］．临床论著，2008，14（10）：104.
[10] 吴彤，朱萍，徐杰．东西方视神经炎临床分析研究［J］．中国实用眼科杂志，2006，24（2）：159 －161.
[11] 中华医学会眼科学分会．视神经炎的诊断和治疗专家共识（2014 年）［J］．中华眼科学．2014，50（6）：459 －463.
[12] 张晓君，王薇，魏永祥，等．视神经炎病因学临床分析［J］．中华眼底病杂志，2006，22（6）：367 －369.
[13] 姜利斌，王倩，魏文斌．视神经炎分类与鉴别诊断［J］．眼科，2013，22（6）：364 －369.
[14] Sudhalkar A，Khamar M，Khamar B. Mycobacterium W administration for steroid resistant optic neuritis with long – term follow – up［J］. Graefes Arch Clin Exp Ophthalmol，2014，252（12）：1999 －2003.
[15] 李志英，王燕，张淳，等．急性视神经炎中西医结合治疗思路研究［J］．中国中西医结合急救杂志，2000，7（5）：259 －261.
[16] 李志英，张淳，王燕，等．中西医结合治疗急性视神经炎的难点与对策［J］．中国中医急症，2001，10（1）：36 －38.
[17] 郑浩．细胞因子对视网膜神经元保护和诱导作用的研究进展［J］．中华眼科杂志，2005，41（9）：861 －864.
[18] 赵宏范．辨证治疗视神经炎 68 例［J］．河南中医，2007，27（7）：42 －43.
[19] 余佩钟．针刺治疗球后视神经炎 42 例［J］．中华临床医学卫生杂志，2006，4（3）：35 －36.
[20] 刘光辉，李志英，刘安，等．视神经炎患者行为类型与中医证型的相关研究［J］．中国中医眼科杂志，2010，20（3）：180 －182.
[21] Meng C，Liu L，Wang JW，et al. Clinical features of chronic relapsing inflamm – atory optic neuropathy［J］. Zhonghua Yi Xue Za Zhi，2018，98（6）：450 －453.
[22] Patterson SL，Goglin SE. Neuromyelitis Optica［J］. Rheum Dis Clin North Am，2017，43（4）：579 －591.
[23] 李凤鸣，谢立信．中华眼科学［M］．3 版．北京：人民卫生出版社，2014.
[24] 姚芳蔚．眼底病的中医治疗［M］．上海：上海中医药大学出版社，1995.

第六节　视网膜静脉周围炎

【概述】

视网膜静脉周围炎（retinal periphlebitis）又称Eales病、青年性复发性视网膜玻璃体出血，多发于青壮年男性，发病年龄大多在20～30岁，40岁以上及女性发病者较少见。双眼可同时发病或先后发病，有复发趋势。临床表现：青年人突发性或反复发作性视网膜或玻璃体出血，周围视网膜血管炎（炎症期），而无视神经盘水肿；病变视网膜静脉硬化和视网膜缺血（缺血期）；晚期发生增殖性视网膜病变，新生血管形成及反复玻璃体出血（增殖期）。

视网膜静脉周围炎与中医的“云雾移睛、暴盲、络损暴盲”描述的主症相似。《证治准绳·杂病·七窍门》：“云雾移睛证，谓人自见目外有如蝇蛇、旗旆、蛱蝶、绦环等状之物，色或青黑粉白微黄者，在眼外空中飞扬撩乱……盖瞳神乃先天元阴之所主，禀聚五脏之精华，因其内损而见其状。虚弱不足人，及经产去血太多，而悲哭太过，深思积忿者，每有此病。”

【西医病因与发病机制】

1. 西医病因

Eales病的发病因素不明，其发病与年龄、性别、营养、结核、遗传、免疫及神经系统疾病有关，结核感染为常见诱因。

2. 发病机制

（1）结核感染　Eales病的发病机制至今不明，许多学者提出Eales病与结核感染有关。有研究采用巢式PCR检测23例Eales病患眼切除的视网膜表面膜，其中11例查出结核分枝杆菌的遗传基因。

（2）性激素水平　本病多发于青壮年男性，与性激素水平有一定的关系。有研究证实，Eales病患者血清中性激素值均升高，性激素水平与Eales病的发病相关，血清LH、FSH、T指标的变化可作为Eales病患者的一个参考指标。

（3）全身性疾病　多发性硬化、急性或亚急性脊髓病、脑中风、核内眼肌麻痹等疾病与Eales病的联系均有个例报道。

（4）免疫学研究　Das等提出Eales病的发病机制是对视网膜自身抗原的免疫反应，认为本病产生的原因是由于血－视网膜屏障破坏，暴露了对视网膜自身抗原的免疫系统。有研究发现患者抗视网膜抗体和循环免疫复合物水平升高，以及IgM、IgG和IgA水平升高，推断在此病中抗视网膜自身免疫和循环免疫复合物起免疫机制作用。

（5）与遗传关系　近年研究认为人类白细胞抗原（HLA）Ⅰ和Ⅱ与此病有关，Eales患者血清中人白细胞抗原表型B51/Cw1/DR1/DR4/DR52比健康对照组明显增高并且单倍体A3－B44和A11－B12阳性失衡与Eales病的发展有关。HLA易感性个体可以发展成视网膜静脉周围炎，并且是由游离的结核分枝杆菌引起的细胞介导的免疫性组织损伤。

（6）生化研究　眼内新生血管形成与一些生长因子如PDGF、IGF、VEGF、TGF以及尿激酶、金属蛋白酶等相关。

【中医病因病机】

视网膜静脉周围炎与中医学的云雾移睛、暴盲、络损暴盲描述的主症相似。《银海指南·肾经主病》提出该病因为“属相火上浮，水不能制”。

1. 本病是由多种原因致眼底脉道瘀阻、损伤而血溢脉外，情志内伤，肝气郁结，气滞血瘀，血行不畅，瘀阻脉内，久则破损出血。

2. 肝肾阴亏，水不涵木，肝阳上亢，气血上逆，血不循经而外溢。

3. 过食肥甘厚味，内生痰湿，阻滞气机，血脉瘀阻出血。

4. 久视伤阴耗血，无以化气则脾气虚弱，血失统摄溢出脉外。

【诊断标准】

1. 临床表现

视力下降，其程度决定于病变部位及出血量。视网膜周边部静脉周围炎时，患者可无自觉症状，只在散瞳检查眼底时才可发现。主干静脉周围炎时，眼底有大量出血及渗出，视盘及其附近的视网膜均水肿，累及黄斑或出血多，穿入玻璃体时视力急骤下降，甚至指数或光感，静脉血管周围有白鞘。

2. 眼底检查

（1）早期病变　主要在视网膜周边部，常是分支静脉炎性改变，表现为形态不规则的棉絮状渗出斑，沿血管分布并与出血同时存在；静脉怒张，动脉变细，静脉血管周围有白鞘。

（2）晚期病变　表现为弥漫性视网膜出血与大片渗出斑，遮蔽了部分血管，静脉主干或某一分支受累，呈现串珠状不规则扩张及弯曲。视网膜水肿，黄斑区出现星芒状斑或囊样水肿。反复发作性出血，出血部位血管闭塞，出血量逐渐增多并相互融合，机化后形成大片白色机化灶，或形成增殖性视网膜病变。出血进入玻璃体，可形成严重的玻璃体混浊及机化牵引条带出现，最终导致视网膜脱离。

（3）眼底荧光血管造影　病变视网膜静脉管壁有荧光素渗漏，毛细血管扩张和微血管瘤形成，在灌注区与无灌注区之间有微血管瘤、新生血管和动静脉短路形成。黄斑区受累出现点状或花瓣状渗漏。

【西医治疗】

1. 治疗方案

（1）临床常用药物

1）止血剂：立即应用止血剂，酚磺乙胺500mg肌注，每日1～2次；静脉注射钙剂；口服维生素C、K以降低血管壁的脆性。

2）促进血液吸收剂：口服或注射碘剂，10%碘化钾10mL，每日3次。安妥碘0.4g，肌内注射，每日1次，连续10次。透明质酸酶1500～2000U溶于0.5mL生理盐水中做球结膜下注射，每周2～3次，连用5～7次。α-糜蛋白酶0.5mg溶于0.5mL生理盐水中做球结膜下注射。尿激酶10000U溶于500mL生理盐水中，静脉滴注，7～10次为1个疗程。

3）早期可口服糖皮质类药物，控制炎症并减少机化物形成。

4）如有结核或感染病源，应针对病因治疗。

（2）激光及手术治疗

1）激光治疗：激光对于静脉周围炎的治疗效果较好，能明显加速视网膜出血、渗出及水肿的吸收，仅残留陈旧性改变，如视网膜表面硬性渗出、色素堆积、静脉白鞘等。尤其是早期治疗能明显缩短病程，且能防止视网膜无灌注区及新生血管的形成，阻止玻璃体出血等并发症的出现。

2）玻璃体切除术：Eales病常单独应用玻璃体切除术或联合其他玻璃体-视网膜外科手术操作。Eales病中玻璃体出血经常发生，在发生第1次玻璃体出血时，常不需要行玻璃体切除术。玻璃体积血经6～8周后一般可以完全吸收，超声检查可以除外是否存在视网膜脱离。对于经3个月观察期，中心视力仍模糊，玻璃体积血仍无法完全吸收的患者，主张行玻璃体切除术。

2. 西医治疗困境

西医药物治疗主要是针对病因，注意休息，加强营养，口服大量维生素C、止血剂、钙剂等降低血管脆性，结合全身情况采用抗结核及皮质激素治疗。然而，抗结核药物在Eales病治疗中所起的作用仍存在争议，同时大剂量的使用糖皮质激素也会产生很大的副作用。西医激光和玻璃体切除治疗也存在一定的风险，可能出现激光后出血等并发症。

【中医治疗】

1. 辨证论治

（1）气滞血瘀证

主症：眼外观良好，视力急剧下降，视网膜周边部小血管出血及新生血管，静脉旁出现白鞘或机化膜，全身可有眼胀头痛，胸胁胀痛，或情志不舒，烦躁失眠，舌红，苔薄白，脉涩或弦。

治法：行气解郁，化瘀止血。

方药：血府逐瘀汤加减，药用生地黄、桃仁、红花、甘草、赤芍、当归、枳壳、柴胡、川芎、桔梗、牛膝。

（2）湿热蕴蒸证

主症：自觉视物昏矇，眼前黑影游动如蚊蝇飞舞。检视眼内，玻璃体有尘状或点状混浊。头重胸闷，心烦口苦，苔黄，脉濡数。

治法：宣化畅中，清热利湿。

方药：三仁汤加减，药用杏仁、飞滑石、白通草、白蔻仁、竹叶、厚朴、生薏苡仁、半夏；本方用于热邪较重者，酌加栀子、车前子。

(3) 阴虚阳亢证

主症：眼部主症同前，视力缓降或急降，眼底有出血性病变。全身常见头晕耳鸣，心烦少寐，面色潮红，口燥咽干，舌红少苔，脉弦细数。

治法：滋阴潜阳，凉血止血。

方药：天麻钩藤饮合蒲黄汤加减，药用天麻、生石决明、山栀子、杜仲、益母草、桑寄生、夜交藤、茯神、生蒲黄、旱莲草等。

(4) 痰瘀互结证

主症：眼症同前，眼底水肿渗出明显，身肥胖，头晕头重，胸闷腹胀，舌白苔腻，脉滑。

治法：清热除湿，化瘀通络。

方药：桃红四物汤合二陈汤加减，药用桃仁、红花、当归、白芍、川芎、熟地黄、陈皮、半夏、茯苓、甘草、生姜、乌梅。

(5) 心脾两虚证

主症：病程迁延日久，视网膜静脉反复出血，其色较淡，常伴有面色萎黄或㿠白，心慌健忘，四肢倦怠，少气懒言，食少纳呆，舌淡胖，脉细弱。

治法：益气养血，健脾养心。

方药：归脾汤加减，药用人参、白术、黄芪、当归、茯神、远志、酸枣仁、木香、龙眼肉、生姜、大枣。

2. 中医增效减毒治疗

对于视网膜静脉周围炎，西医一般以药物治疗结合激光、玻璃体切除术为主，药物治疗存在一定的副作用，手术疗法有一定的风险。中医眼科有悠久的历史，中医学认为视网膜静脉周围炎属于“圆翳内障”“暴盲”范畴，中医对本病出血期以凉血止血治疗为主；出血停止，眼内积血期，以活血行瘀为主；出血大体吸收伴增殖性视网膜病变期，治宜攻补兼顾；视网膜或玻璃体出血后期，为巩固疗效，可从补肾阴着手。中西医结合，可有效减少激素及抗结核药物的副作用，改善本病术后的并发症，改善眼底视网膜的微循环，促进血液吸收，双向调整机体免疫状态，促进炎症物质及出血灶吸收，有助于局部组织的修复。

【生活调摄】

1. 饮食调摄：饮食清淡，多吃新鲜瓜果蔬菜，多喝水。
2. 注意休息，在急性发作时避免劳累，尽量避免用眼过度。
3. 注意锻炼身体，增强体质，提高抵抗疾病的能力。

【科研思路与方法】

Eales 病有其独特的临床特征及典型的生化改变，被认为是一种特殊的玻璃体 - 视网膜疾病。近年来对本病的研究从基础到临床均取得了较大进展。Eales 病合理的临床分期及由此产生的分期治疗方案，为该病的规范化治疗提供了依据。皮质类固醇激素、激光光凝术及玻璃体 - 视网膜手术在 Eales 病不同的发展阶段发挥着不同的作用。随着对本病了解不断深入，可进一步明确其病因病机，进行规范化治疗，以提高治愈率。

1. 理论研究方面

喻干龙认为，“目得血而能视”“肝受血而能视”“肾精充沛则髓海丰满，思维灵巧，目光灵敏”，视网膜静脉是全身脉络的组成部分。由心肝肾之精血营其内，明于外；若心肝肾之精血亏耗，便可导致本病。有因淫欲太过而致肾精亏耗者，有过虑多思乱真而伤神志及“久视伤血”导致心阴亏损者，有因情志所伤，肝气郁结，日久导致肝阴暗耗者，可见心肝肾之阴亏损是本病之本，虚火上炎，灼伤眼中脉络是本病之标，提出以滋阴降火法治疗。

2. 临床研究方面

陈小燕等回顾性分析46例88眼视网膜静脉周围炎的诊断依据及治疗效果，提出FFA对视网膜静脉周围炎的诊断、治疗及预后有重要指导作用，视网膜激光光凝治疗对防止视网膜静脉周围炎再发，减少严重并发症出现，及保持有用视力有重大作用。彭清华辨证分四型治疗本病31例（44眼）：①阴虚火旺型：滋阴降火，凉血止血，方用知柏二至丸加减。②肝郁气滞型：疏肝解郁，行气止血，方用逍遥散加减。③阴虚血瘀型：养阴清热，活血祛瘀，方用生蒲黄汤加减。若玻璃体积血日久不消，则宜养阴利水，活血止血，方用猪苓汤合生蒲黄汤加减。④瘀血阻滞型：活血祛瘀，止血明目，方用血府逐瘀汤或桃红四物汤合二陈汤加减。疗程为9～245天，平均67天，有效率95.45%，其中以阴虚火旺型与肝郁气滞型疗效最好。

3. 实验研究方面

刘书勤进行分组实验，分别采用宁血复明汤和软坚化浊饮治疗，提出该病主要是因肾阴亏乏，水不涵木，肝热内生，虚火上炎，血热妄行，不循其经，溢于络外，积于目窍而致病，且中药对其有较好的疗效。李娟等总结45例（48只眼）临床确诊为视网膜静脉周围炎患者，将其玻璃体取出物进行了细胞学及免疫组化分析，提出视网膜静脉周围炎引起的增生性玻璃体视网膜病变与T细胞密切相关，提示免疫反应在发病机制中可能起到了一定的作用。左炜探讨血清中性激素水平与视网膜静脉周围炎发病的关系，发现Eales病组患者血清中性激素值均升高，可见激素水平与Eales病的发病是有关联的，血清LH、FSH、T指标的变化可作为Eales病患者的一个参考指标。

【名医验案】

丁勇验案

李某，男，17岁。5天前，无明显原因出现右眼黑影飘动，视物模糊。今感视力下降厉害，查视力，右0.106，左1.12。右眼前节（-）。右眼瞳孔圆，$d=4$mm，光反射灵，晶体明，玻璃体内可见少许团状漂浮物，眼底颞侧大片鲜红色出血，其中颞上支静脉一分支静脉周围有白鞘，视网膜水肿；左眼未见异常。双眼压正常；口干，二便调，舌红少苔，脉数。建议到外院行眼底静脉造影，结果诊断右眼视网膜静脉周围炎。

西医诊断：右眼视网膜静脉周围炎。

中医诊断：目系暴盲。

辨证：阴虚阳亢。

治法：凉血止血。

方药：宁血汤加减治疗。仙鹤草、生地黄、栀子炭、白芍、侧柏叶、白茅根、丹参各15g，旱莲草25g，白及、白蔹、阿胶各10g。水煎服，日1剂。

服15剂后，右眼视力达0.12，改服血府逐淤汤加减。药用桃仁、川芎、枳壳、怀牛膝各10g，旱莲草25g，荆芥炭、生地黄、赤芍各15g，桔梗、柴胡、红花各12g。水煎服，日1剂。服15剂后右眼视力达0.18。查右眼底出血全部吸收，随访1年未复发。

按语：本证在出血期先用宁血方止血，待出血趋于静止，即宜改用生蒲黄汤。如此，既能取得滋阴止血之效，又能促使眼内瘀血尽快吸收。

【参考文献】

[1] Das T，Pathengay A，Hussain N，et al. Eales′ disease：diagnosis and management［J］. Eye（Lond），2010，24（3）：472－482.

[2] Errera MH，Pratas A，Benesty J. Eales′ disease J Fr Ophtalmol［J］. 2016，39（5）：474－482.

[3] Biswas J，Sharma T，Ramakrishnan S. Eales disease——an update［J］. Surv Ophthalmol，2002，47（3）：197－214.

[4] 韩庆. 中西医治疗视网膜静脉周围炎［J］. 中国民族民间医药，2011，23（2）：118.

[5] 曾明葵，李建超. 加味四妙勇安汤治疗视网膜静脉周围炎临床观察［J］. 湖南中医学院学报，2004，24（4）：44－45.

[6] 曾庆华. 中医眼科学［M］. 北京：中国中医药出版社，2007.

[7] 刘英奇，赵亮. 现代眼科学［M］. 北京：北京科学技术出版社，1995.

[8] 葛坚. 眼科学［M］. 北京：人民卫生出版社，2005.

[9] 喻干龙. 滋阴降火法治疗视网膜静脉周围炎［J］. 中国中医眼科杂志，1996，6（1）：34.

[10] 刘书勤. 中医治疗视网膜静脉周围炎27例［J］. 四川中医，2005，23（10）：99－100.

[11] 李娟，张卯年. 视网膜静脉周围炎玻璃体取出物细胞学研究［J］. 眼科研究，2001，19（3）：217－219.

[12] 陈小燕，王康宏，邢健强，等. 视网膜静脉周围炎临床诊治分析［J］. 中国热带医学，2007，7（9）：1618－1619.

[13] 左炜，王恒，周金文. 血清中性激素水平与视网膜静脉周围炎的关系［J］. 临床眼科杂志，2014，22（3）：248－251.

[14] Biswas J，Sharma T，Gopal L，et al. Eales disease－an update［J］. Surv Ophthalmol，2002，47（3）：197－214.

[15] Errera MH，Pratas A，Goldschmidt P，et al. Eales′ disease［J］. J Fr Ophtalmol，2016，39（5）：474－482.

[16] 巩琰，魏世辉．视网膜静脉周围炎发病及治疗现状［J］．国际眼科杂志，2008，8（2）3：369－371.
[17] Biswas J，K R R，Kharel Sitaula R. Long－Term Outcomes of a Large Cohort of Patients with Eales' Disease［J］．Ocul Immunol Inflamm，2017，27：1－7.
[18] Anand SS，Das G，Bose B，et al. Eales' disease with neurological complications［J］．Neurol India，2013，61（4）：428－429.
[19] 彭清华．视网膜静脉周围炎31例的辨证论治［J］．江苏中医，1990，12：10－12.
[20] 丁勇．视网膜静脉周围炎辨治体会［J］．实用中医药杂志，2005，21（2）：101.

第七节　交感性眼炎

【概述】

交感性眼炎（sympathetic ophthalmia，SO）是一侧眼遭受穿通性眼外伤后引起非化脓性葡萄膜炎，健侧眼的葡萄膜也发生同样性质的急性弥漫性炎症，受伤眼称为刺激眼，未受伤眼称为交感眼，交感性眼炎为其总称。

因为交感性眼炎相对少见，所以其发病率还难以评估。根据过去的文献，其发生率因不同的年代而不同，这可能与不同年代对疾病的认识及诊断标准不同有关。与白内障、青光眼等眼部疾病相比，SO的发病率相对较低。据相关研究报道显示，目前城市居民中患有SO疾病的概率非常低，每百万人中仅有3人会患交感性眼炎。其中眼睛受到外伤或者是眼睛接受过内眼手术的人相对更容易患SO，这两种情况也是当前最为常见的SO发病原因。

中医文献早有记载，《目经大成·物损真睛》："此泛言目忽被金、被木打伤、跌伤，迫在轮廓之甚者。初患必赤肿痛涩，急进救睛散、黑神散。稍瘥，始现伤痕，或黄或白。白者害迟，黄者速而险。有赤障头疼，症必变……其为细尖之物所触，浅小可治，若伤大而深，及内损神膏、外破神珠者，纵然急治，免得枯凸，明终丧尔。"

【西医病因与发病机制】

1. 西医病因

90%以上由穿通伤及内眼手术引起，少数见于眼内恶性黑色素瘤组织坏死、角膜溃疡穿孔、睫状体冷凝或光凝等。

2. 发病机制

对其发病机制目前尚无统一的认识，主要由外伤或手术造成眼内抗原暴露并激发自身免疫应答所致。有自身免疫、病毒感染或两者结合3种学说。

（1）*自身免疫*　由于外伤等原因破坏了葡萄膜正常结构，隐蔽性抗原暴露，淋巴系统介入，激活免疫活性细胞，产生细胞免疫反应。动物实验证明，视网膜色素上皮和纯化了的视网膜可溶性抗原（soluble antigen）也能激发与人眼相同的葡萄膜炎症。本病有免疫遗传背景，患者 HLA - DR4、HLA - DRW53 的检出率显著高于其他人群。

（2）*病毒感染与病毒 - 自身免疫* 尽管近年来多数学者倾向于自身免疫学说，但还不能排除病毒感染及其所产生作用的可能。Marak 等用电子显微镜观察了 100 例本病标本，在上皮样细胞内找到了病毒样颗粒，推测系嗜色素病毒，有侵犯葡萄膜的特性。Hager 认为本病与 Vogt - 小柳原田综合征为同一种病毒引起，仅是感染途径不同而已。病毒损害了葡萄膜色素细胞，色素游离并经巨噬细胞处理后激活了 T 淋巴细胞，成为抗原，进一步形成抗原 - 抗体反应，从而影响全部含有色素的器官，如内耳迷路、皮肤、毛发等。所以这种感染因素，至少起到免疫佐剂作用。眼球穿通伤提供眼内抗原到达局部淋巴结的机会，使眼内组织抗原能接触淋巴系统而引起自体免疫反应。

【中医病因病机】

《审视瑶函》认为："今为物之所伤，则皮毛肉腠之间，为隙必甚，所伤之际，岂无七情内移，而为卫气衰惫之原，二者俱召，风安不从。"主要病因有内眼被刀、剪、锥、针等锐利之物刺破，或金石碎屑，或爆炸之破片、碎石飞射入眼，或撞击、挤压眼珠致破裂。一眼损伤后影响另一侧健眼。外伤可直接损伤组织，导致黑睛破损，黄仁脱出，神水外溢等；也可损伤脉络，血溢络外，致脉络不利，气滞血瘀。眼珠穿破，邪毒乘伤而入，邪毒蔓延，蓄腐成脓，故出现黄液上冲，甚则脓攻全珠，造成全珠毁坏。

【诊断标准】

眼球穿通伤或内眼手术史对此病诊断有重要价值，也是与 Vogt - 小柳原田综合征相鉴别的重要依据。FFA 检查可见视网膜色素上皮和脉络膜水平的早期多灶性渗漏及晚期染料积存现象，可伴有视盘染色。

1. 外伤眼伤后炎症不消退，多有伤口愈合不良或组织嵌顿，表现为慢性炎症。
2. 未受伤眼出现葡萄膜炎表现。
3. 有头痛、头晕、恶心、呕吐、重听、耳鸣、脱发等。
4. 眼底荧光血管造影可见弥漫性脉络膜渗漏，视网膜下荧光素聚集。
5. 组织病理学检查，外伤眼不能恢复有用视力时应摘除做病理检查，可见弥漫性非坏死性肉芽肿性炎症。

【西医治疗】

1. 治疗方案

交感性眼炎的治疗目的是尽快控制眼内炎症。根据疾病的严重程度，可以选择适宜剂量的皮质类固醇激素全身和局部单独或联合应用，当疾病得到控制后，应逐渐减低激素用量。在所有炎症体征完全消失后，且无全身并发症，应维持治疗 3 ~6 个月。其复发性恶化具有不可预测性，有时在数年后炎症会重新复发。因此，对患者进行常规性终生随访是必要的。

（1）*皮质类固醇激素* 抗炎疗法对交感性眼炎的最终视力和复发具有显著影响。全身和局部使用皮质类固醇激素是最常用的方法，在疾病发作时应给予大剂量的皮质类固醇激素，并维持至炎症得到控制。一般建议，初始口服强的松剂量至少在1.0～1.5mg/（kg·d）；也有人建议更高剂量的强的松，100～200mg/（kg·d）。当炎症得到控制时，通常在3个月之后，应逐渐减量。为配合全身治疗，局部也可使用皮质类固醇和睫状肌麻痹剂。

（2）环孢霉素A　一般将环孢菌素A（cyclosporine A，CsA）作为治疗交感性眼炎的第二线药物，即在使用皮质类固醇之后和使用细胞毒制剂之前应用。由于CsA具有高度的肾毒性，所以需要密切监视肾脏的功能。

（3）其他免疫抑制药物　针对非细胞毒免疫抑制剂无效或对其副作用不能耐受的患者，如儿童、老年人和糖尿病患者，许多年前国际葡萄膜炎研究组（International Uveitis StudyGroup）建议可以使用细胞毒类免疫抑制剂，如苯丁酸氮芥、环磷酰胺和硫唑嘌呤。细胞毒药物应在内科医生指导下使用，因为这些药物具有严重的副作用，如骨髓毒性、肿瘤和不育。

（4）眼局部用药　1%阿托品眼药水点患眼，每日2～3次。0.125%氯霉素眼药水点双眼，每日4～6次；0.125%强的松龙眼药水点双眼，每日4～6次。

2. 西医治疗困境

尽管实眼内植入氟轻松缓释剂，疗效似乎让人满意，但是手术本身存在的风险，术后青光眼、白内障的高发生率，以及2.5年以后可能面临的再次手术，都是困扰医生及患者的问题。激素及免疫抑制剂长期或大剂量应用可引起肾上腺功能不全、多种肝肾及造血系统的毒性，一直是临床面临的重大课题。

【中医治疗】

1. 辨证论治

（1）风邪侵袭证

主症：视力剧降，眼珠刺痛或胀痛，白睛或黑睛破裂或白睛溢血，畏光流泪，舌白苔薄白，脉弦数或弦紧。

治法：祛风益损。

方药：除风益损汤加减，药用熟地黄、当归、白芍、川芎、藁本、前胡、防风等。

（2）热毒壅盛证

主症：目珠疼痛难忍，白睛或黑睛破损，或珠内组织脱出，创口污秽浮肿，或黄液上冲，舌红、苔黄，脉数。

治法：清热解毒，活血化瘀。

方药：经效散合五味消毒饮加减，药用黄芩、当归、芍药、大黄、犀角、粉草、白芷、柴胡等。犀牛是国家保护动物，已被禁止作为药物来使用，现常用水牛角、生地黄、玄参、牡丹皮等代替。

（3）感伤健眼证

主症：伤眼白睛或黑睛破损迁延难愈，红赤难退，或反复发作，而健眼又自觉视物模糊不清，或视力剧降，羞明流泪，抱轮红赤，神水混浊，瞳神缩小，或初起神膏内呈微尘状混浊，继之眼底视盘充血水肿，边缘模糊，视网膜上有渗出物等。舌红苔白或黄，脉紧数。

治法：清热解毒，平肝泻火，凉血活血。

方药：泻脑汤加减，药用防风、车前子、木通、茺蔚子、茯苓、大黄、玄参、玄明粉、桔梗、黄芩。

2. 中医增效减毒治疗

交感性眼炎是一种严重影响患者视力、造成身心损害的疾病，中西医结合能扬长避短，充分发挥中医药治疗该病的优势。交感性眼炎患者，首次发病时多采用西医治疗，采用中医药治疗者甚少。因此，多数患者都有单纯用西药治疗史。至反复发作迁延难愈时，才来中医药眼科试治，患者应用中药、针刺配合西药治疗可能效果明显突出。中西医结合治疗反复发作的交感性眼炎，随访表明复发率较低，多数患者能保持较好的视力，生活自理，胜任工作，生活质量提高。

【生活调摄】

1. 眼球穿通伤后及时修复创口，避免葡萄膜嵌顿及预防感染，对此病可能有预防作用。

2. 忌辛辣油腻，如动物脂肪和辣椒；油炸煎炒物等蕴湿助热之品；生硬寒凉如瓜果及冷菜等妨脾碍胃之物。多食各种动物肉类与蛋类等，可以增强体质，改善全身免疫功能；赤小豆、扁豆、红枣等可健脾利湿，可以适当多食。

3. 注意休息，在急性发作时避免劳累，尽量避免用眼过度。

4. 注意锻炼身体，增强体质，提高抵抗疾病的能力。

【科研思路与方法】

1. 理论研究方面

张兰等研究眼球穿孔伤后交感性眼炎的发生与 HLA 的相关性，结合临床分析发现，交感性眼炎的发生可能与 HLAA2 B48 单倍体有一定关系，为研究交感性眼炎奠定了一定的理论基础。王遵敬研究分析手术联合药物治疗交感性眼炎患者的诊疗效果，发现交感性眼炎患者通过手术联合使用免疫抑制剂治疗具有良好的临床治疗效果，对治疗交感性眼炎奠定了良好的理论基础。

根据蒋峰等研究综合所述，交感性眼炎是一种罕见的、发生于眼外伤后的严重并发症，预防眼外伤是降低 SO 发病率的重要方法。近年来眼科手术，尤其是玻璃体手术成为 SO 的重要诱因之一，因此有必要在手术前向患者告知罹患 SO 的风险。全身糖皮质激素抗炎治疗是 SO 的主要治疗方法，对难治性病例及伴有严重激素并发症的病例应联合免疫抑制剂治疗，生物调节剂可作为难治性交感性眼炎的二线用药，其他治疗方式如 IVTA、眼内植入 Retisert 也取得了肯定疗效。治疗方案的制定取决于患者对治疗的敏感程度及不良反应。虽然预防 SO 的经典方法是在伤后 2 周内摘除眼球，但是眼内容物剜出术仍然不失为另外一种选择。内眼手术技术的不断进步使得以前不可能获救的伤眼也能挽回部分视功能，所以急性外伤后无光感的眼球并不是眼球摘除的明确指征。经过恰当的治疗，大部分 SO 患者可以期望获得相对较好的视力。

2. 临床研究方面

王珏等通过回顾性分析的研究方法，发现交感性眼炎致伤物多种多样，眼球穿孔分别位于睫状区巩膜、角巩膜及角膜缘，穿孔性眼外伤可诱发交感性眼炎，尤其是眼球睫状区穿孔更为常见；用糖皮质激素或免疫抑制剂治疗本病取得了满意效果，说明交感性眼炎系自身免疫性疾病。王海燕等对75例交感性眼炎临床资料进行回顾性分析，探讨发生交感性眼炎的相关因素，包括性别、年龄、眼别、致伤原因、受伤部位、潜伏期及临床体征等，得出交感性眼炎的发生与年龄及受伤部位有关，后段改变较多发生于年龄小及潜伏期长者的结论。

3. 实验研究方面

张锐通过检测交感性眼炎急性发作期患者房水和血清细胞因子的水平，包括检测IFN－γ（Th1细胞分泌因子）、IL－4（Th2细胞分泌因子）和IL－17（Th17细胞分泌因子）细胞因子水平，研究发现交感性眼炎患者眼部炎症的发病主要是与Th1和Th17细胞分泌因子IFN－γ和IL－17有关，对于炎症的防治有指导意义。刘玉华等通过对因交感性眼炎而摘除的眼球进行病理及免疫组化分析，结合临床特征，探讨交感性眼炎的发病机理，发现交感性眼炎是一种非环死肉芽肿性葡萄膜炎，炎症不仅局限于脉络膜，亦可见于巩膜和结膜下；巩膜的血管及神经周围存在吞噬色素的上皮样细胞，提示交感性眼炎的发生与色素颗粒或其他相关抗原密切相关。

【名医验案】

郭东萍验案

段某，男，12岁。因右眼被猎枪击伤20天，有球内异物，于1978年10月18日入院。查：右眼光感不确，眼压Tn，结膜混合性充血，角膜缘1～3点有一斜形穿孔伤痕，超出角膜缘外3～4mm。房水混，瞳孔不规则，晶体全混。X线拍片显示球内一球形异物，眶周及眶内共有8个同样大小异物。左眼视力1.5，眼前节及眼底正常。遂于10月20日做球内异物取出术，并取出眶周皮下异物3个。术后加强全身及局部抗炎治疗，术后第九天，术眼光感消失，但眼部炎症未加重。术后20天（伤后40天），自觉左眼视力下降，查左眼视力0.6，角膜后少许Kp，房内弱阳性，视盘边界模糊，轻度水肿，静脉充盈怒张，乳头上方有网膜下渗出，黄斑区轻度水肿，中反消失。诊为“交感性眼炎（后部为主型）”。立即行右眼球摘除术，中西医结合治疗左眼。西药主要为散瞳，口服强地松5mg，4次/日，7天后减量。共服50天，总量465mg。局部用强地松龙0.3mL结膜下注射，共2次，球后4次。

西医诊断：交感性眼炎（后部为主型）。

中医诊断：真睛破损。

证型：热毒壅盛。

治法：清热解毒，凉血化瘀。

方药：白虎汤加减。生石膏30g，知母12g，葛根30g，马勃9g，牡丹皮9g，生地黄15g，赤芍12g，柴胡6g，栀子9g，香附12g，甘草6g。

治疗7天后，Kp消失，10天后黄斑水肿减轻，乳头水肿消退，静脉充盈好转，中心凹反射弥散，视力1.0。前方再加金银花15g，大青叶30g，车前子30g。再进10剂后，视力恢复到1.5，渗出吸收，中心凹反射恢复，痊愈出院。为巩固治疗，共服中药两个月。随访4年未复发，视力保持1.5。

按语：本证属于热毒壅盛，故用白虎汤，热淫于内，以苦寒发之，故以知母苦寒为君。热则伤气，必以甘寒为助，故以石膏为臣。津液内烁，故以甘草、粳米甘平益气缓之为使，不致伤胃也。又烦出于肺，躁出于肾，石膏清肺而泻胃火，知母清肺而泻肾火，甘草和中而泻心脾之火。或泻其子，或泻其母，不专治阳明气分热也。清热解毒，凉血化瘀，主症皆除。

【参考文献】

[1] 蒋峰，黄振平，丁莉莉．交感性眼炎临床研究现状［J］．临床眼科杂志，2011，19（5）：475－479.

[2] 李志杰，C. Wayne Smith. 交感性眼炎的免疫病理学及其免疫治疗［J］．眼科新进展，2005，25（1）：1－4.

[3] 贾静玲．交感性眼炎长期服用糖皮质激素并发症及处理［J］．眼科研究，2002，20（5）：439.

[4] 宋桂莲．中西医结合治疗交感性眼炎24例［J］．河北中医药学报，2000，15（1）：15－16.

[5] 曾庆华．中医眼科学［M］．北京：中国中医药出版社，2007.

[6] 刘玉华，张洁，林健贤，等．交感性眼炎的临床与免疫组化分析［J］．中国实用眼科杂志，2002，20（7）：505－507.

[7] Marak GE Jr，Ikui H. Pigmentation associated histopathological variations in sympathetic ophthalmia［J］. Br J Ophthalmol，1980，64（3）：220－222.

[8] HAGER G. Observations on sympathetic ophthalmia，Vogt－Koyanagi's syndrome & Harada's disease［J］. Klin Monbl Augenheilkd Augenarztl Fortbild，1957，131（1）：89－101.

[9] Tseng VL，Matoso A，Hofmann RJ. Sympathetic ophthalmia following enuclea－tion［J］. Graefes Arch Clin Exp Ophthalmol，2013，251（1）：393－394.

[10] Chu XK，Chan CC. Sympathetic ophthalmia：to the twenty－first century and beyond［J］. OphthalmicInflamm Infect，2013，3（1）：49.

[11] Castiblanco CP，Adelman RA. Sympathetic ophthalmia［J］. Graefe's Arch Clin Ophthalmol，2009，247（3）：289－302.

[12] Zeynep Ozbek，Gul Arikan，Aylin Yaman，et al. Sympathetic ophthalmia following vitreoretinal surgery［J］. Int Ophthalmol，2010，30（2）：221－227.

[13] Kumar K，Mathai A，Murthy S，et al. Sympathetic ophthalmiain pediatric age group：clinical features and challenges in management in a tertiary center in southern India［J］. Ocul Immunol Inflamm，2014，22（5）：367－372.

[14] Kim JB, Jeroudi A, Angeles－Han ST, et al. Adalimumab for pediatric sympathetic ophthalmia [J]. JAMA Ophthalmol, 2014, 132 (8): 1022－1024.

[15] 张锐，钱江，袁一飞. 交感性眼炎患者房水和血清细胞因子水平的分析 [J]. 中国眼耳鼻喉科杂志，2014，14 (01)：17－20.

[16] 张兰，王文伟，董喆，等. 交感性眼炎与 HLA 相关性的研究 [J]. 眼外伤职业眼病杂志，2001，23 (2)：123－125.

[17] 王遵敬. 免疫抑制类药物应用联合手术治疗交感性眼炎的探索分析 [J]. 中国继续医学教育，2015，11 (7)：232－233.

[18] 张锐，钱江，袁一飞. 交感性眼炎患者房水和血清细胞因子水平的分析 [J]. 中国眼耳鼻喉科杂志，2014，14 (1)：17－20.

[19] 刘玉华，张洁，等. 交感性眼炎的临床与免疫组化分析 [J]. 中国实用眼科杂志，2002，20 (7)：505－507.

[20] 王珏，王映吉. 交感性眼炎 52 例临床分析 [J]. 眼外伤职业眼病杂志，2010，32 (7)：539－540.

[21] 王海燕，李彬，孙宪丽，等. 交感性眼炎临床相关因素的分析 [J]. 眼外伤职业眼病杂志，2004，26 (4)：232.

[22] 杨震雷，石峰，徐峥. 浅谈交感性眼炎临床研究现状 [J]. 中国继续医学教育，2015，7 (14)：62－63.

[23] 郭东萍，刘薇莉，赵卫华，等. 中西医结合治愈交感性眼炎一例随访 [J]. 现代中医药，2003，30 (3)：43.

第八节　自身免疫性内耳病

【概述】

自身免疫性内耳病（autoimmune inner ear disease，AIED）由 Me Cabe 于 1979 年首次提出，原名为“自身免疫性感音神经性聋（autoimmune sensorineural hearing loss，AISNHL）”，由于自身免疫损害可累及耳蜗，亦可波及前庭，故将其改称为自身免疫性内耳病。AIED 是指在某些病理情况下，内耳组织的自身免疫耐受被打破，免疫系统对内耳组织发生免疫反应，导致内耳损害，引起内耳功能异常的疾病。临床表现为双侧不对称或单侧快速（数周到数月）进行性、波动性感音神经性聋，可伴有耳鸣、眩晕及耳内压迫感。本病中青年多发，女性多于男性，部分患者常伴有其他自身免疫性疾病。临床上部分原因不明的感音神经性聋、突发性聋和梅尼埃病等也可能是由于自身免疫介导的内耳损伤所致。

AIED 属中医学“耳鸣”“耳聋”范畴，《杂病源流犀烛·卷二十三》指出：“耳鸣者，聋之渐也，惟气闭而聋者则不鸣，其余诸般耳聋，未有不先鸣者。”二者病因病理基本相似，临床上可参考本节进行辨证论治。

【西医病因与发病机制】

由于目前人的内耳疾病不能通过活检验证，故 AIED 病因及发病机制尚不明确。研究发现，AIED 的发病机制可能与Ⅲ型超敏反应有关，即机体受抗原刺激后，产生相应抗体，形成抗原－抗体复合物，随血液循环沉积在内耳血管壁，产生以下生物学效应：①激活补体，补体激活释放 C3b 促进吞噬作用，产生的趋化因子诱导中性粒细胞及单核细胞游走，释放过敏毒素，增加血管通透性，引起平滑肌收缩；②血小板聚集Ⅻ因子激活，促进炎症过程和微血栓形成，引起血管炎；③释放炎性介质引起耳蜗血管炎，导致耳蜗缺血性损害，影响内耳功能。但是，以上病理学机制并不能很好地反应临床上 AIED 的发病机制。另外，一些系统性自身免疫病亦可累及内耳，引起内耳病变。

【中医病因病机】

中医学认为耳聋有虚有实，实者多由外邪侵袭或脏腑实火上扰，抑或瘀血、痰饮蒙蔽清窍；虚者多为脏腑亏虚，清窍失养所致。

1. 风热侵袭

外感风热，或风寒化热，肺失宣降，外邪循经上犯耳窍，清窍被蒙，导致耳聋或耳鸣。

2. 肝火上扰

外邪由表入里侵犯少阳，或情志抑郁，或暴怒伤肝，或肝失条达，气郁化火，均可致肝胆火热循经上扰耳窍，引起耳鸣耳聋。

3. 痰火郁结

饮食不节，过食肥甘厚腻，使脾胃受伤，或思虑过度，伤及脾胃，致水湿不运，聚湿生痰，痰湿郁而化火，痰火郁于耳窍，清窍闭塞，出现耳鸣耳聋。

4. 气滞血瘀

情志抑郁，气机不畅，气滞血瘀；或跌扑爆震、陡闻巨响等伤及气血，致瘀血内停，耳窍经脉闭塞，引起耳鸣或耳聋。

5. 肾精亏虚

先天肾精不足，或后天失养，均可导致肾精亏虚，虚火内生，上扰耳窍，或肾阳不足，耳窍失于温煦，均可导致耳鸣耳聋。

6. 气血亏虚

饮食失调，或劳累思虑过度，脾胃亏虚，清阳不升，气血化生乏源，致气血亏虚，耳窍失养，引起耳鸣耳聋。

【诊断标准】

目前 AIED 的诊断主要参照 1994 年全国自身免疫性内耳病专题学术研讨会上，国内学者参考 Me Cabe 和其他学者提出的诊断标准，结合我国的研究成果及实际情况提出诊断参考标准：

1. 进行性、波动性、双耳或单耳感音神经性聋，听力检查结果可为耳蜗性、蜗后性或混合性。

2. 可伴有耳鸣、眩晕。

3. 病程为数周、数月，甚至数年，但不包括突发性聋。

4. 排除噪声性聋、药物中毒性聋、外伤性聋、遗传性聋、早老的老年聋和多发性硬化等。

5. 血清免疫学检查有改变。

6. 伴有其他免疫疾病如系统性红斑狼疮、类风湿关节炎、Wegener 肉芽肿、结节性多动脉炎、Cogan 综合征等。

7. 进行试验治疗，高剂量类固醇药物和环磷酰胺等免疫抑制剂有一定效果。

【西医治疗】

1. 治疗方案

（1）*全身药物治疗*　糖皮质激素是治疗 AIED 的基本药物，对高度怀疑者可试用糖皮质激素治疗。但有观点认为，AIED 处于早期则治疗效果较好，晚期内耳病变已不可逆，疗效较差，故不能因此而排除 AIED 的可能。对过度依赖激素的患者，可使用环磷酰胺等免疫抑制剂治疗。对伴发有系统性红斑狼疮、类风湿关节炎等免疫疾病的要积极对症治疗。

（2）*局部给药治疗*　由于血－迷路屏障的存在，全身给药方式在内耳的应用受到了限制，且糖皮质激素和细胞毒性药物在全身给药时有可能产生严重的毒副作用，对激素或细胞毒药物不耐受，且无伴发系统性自身免疫病的患者可采用经圆窗膜途径或经耳蜗骨壁造孔途径局部给药。

2. 西医治疗困境

目前自身免疫性内耳病的发病机制不明确，只能使用糖皮质激素或免疫抑制剂治疗。虽然药效明确，但其副作用明显，存在部分患者不耐受的情况。

【中医治疗】

1. 辨证论治

（1）*风热侵袭证*

主症：起病较速，常伴见风热表证，耳闷、耳胀，阻塞感，耳鸣，听力下降而自声增强，伴头痛眩晕、恶寒、发热、口干等主症，苔薄白或薄黄，脉浮数。

治法：疏风清热，宣肺通窍。

方药：银翘散加减，药用金银花、连翘、竹叶、荆芥、牛蒡子、淡豆豉、薄荷、芦根、甘草。

（2）*肝火上扰证*

主症：耳聋时轻时重，每于郁怒之后耳鸣、耳聋突发加重，兼有耳胀、耳痛感，眩晕，口苦咽干，头痛面赤，心烦急躁，胸胁胀痛，夜寐不安，小便短赤，大便秘结，舌红苔黄，脉弦数有力。

治法：疏肝泻火，解郁通窍。

方药：龙胆泻肝汤，药用龙胆草、栀子、黄芩、柴胡、车前子、泽泻、木通、生地黄、当归、甘草。

（3）痰热郁结证

主症：耳聋闭塞，胸闷痰多，头痛眩晕，时轻时重，烦闷不舒，二便不畅，舌红，苔黄腻，脉弦滑。

治法：化痰清火，散结通窍。

方药：清气化痰丸加减，药用陈皮、杏仁、枳实、黄芩、瓜蒌仁、胆南星、制半夏、姜汁。

（4）气滞血瘀证

主症：耳聋闭塞，头胀、头痛、眩晕，胸胁烦闷不舒，舌暗红或有瘀点，脉细涩。

治法：活血化瘀，行气通窍。

方药：通窍活血汤加减，药用桃仁、红花、赤芍、川芎、麝香、生姜、大枣。

（5）肾精亏损证

主症：双耳听力逐渐下降，伴细声耳鸣，夜间较甚，甚至耳聋，失眠，头晕眼花，腰膝酸软，遗精多带，夜尿频多，舌红少苔，脉细弱或细数。

治法：补肾益精，滋肾降火。

方药：耳聋左慈丸加减，药用熟地黄、山药、山茱萸、茯苓、牡丹皮、泽泻、磁石、五味子、石菖蒲等。

（6）脾胃虚弱证

主症：耳鸣耳聋，休息暂减，劳而更甚，倦怠乏力，劳怯神疲，纳少，食后腹胀，大便溏薄，面色萎黄，脉虚弱，苔薄白腻。

治法：健脾益气，补中升阳。

方药：益气聪明汤，药用黄芪、人参、葛根、蔓荆子、白芍、黄柏等。

2. 中医增效减毒治疗

本病西医学的治疗主要以糖皮质激素和免疫抑制剂为主，其副作用明显。中医可以根据患者的个体情况辨证论治，改善患者体质，增加患者对药物的敏感性，减少激素用量，减轻药物的副作用。

【生活调摄】

1. 尽早治疗或尽早做听觉言语训练。
2. 作息规律，锻炼身体，保持心情舒畅。
3. 避免颅脑损伤，尽量减少与强噪声等有害物理因素及化学物质接触，戒烟酒。

【科研思路与方法】

1. 理论研究方面

Mc Cabe 和 Moscicki 对 Wegener 肉芽肿、结节性多动脉炎、Cogan 综合征和系统性红斑狼疮等患者的颞骨解剖做组织病理切片，发现一些患者的耳蜗出现纤维化和成骨现象，这与炎症末期的表现一致，表明一些系统性自身免疫病可能损害内耳，导致继发性的AIED。Muckle－Wells综合征（MWS）是一种遗传性自身免疫性疾病，以发热、皮疹、关节痛和感音神经性耳聋为特征，致病原因是NLRP3基因突变及过量的IL－1释放引起的系统性和器官特异性炎症。Kuemmerle－Deschner对23例遗传学确诊的MWS患者（其中21例有感音神经性聋）进行前瞻性队列研究，经过IL－1阻断剂治疗后，21例患者听力均得到改善或稳定，并且治疗开始越早，听力改善情况越好。

2. 临床研究方面

陈洁等研究中，提出自身免疫性耳聋目前治疗主要是应用免疫抑制剂，常用药物是肾上腺皮质激素和环磷酰胺，应用免疫抑制剂虽能取得疗效，但易复发，需长期治疗，副作用大。而补肾活血中药具有调整免疫作用，尤其能调整“免疫－神经－内分泌”网络，所以补肾活血制剂补肾聪耳片能治疗自身免疫性耳聋，其疗效近似于肾上腺皮质激素疗效，且无副作用，复发率低，比肾上腺皮质激素复发率和副作用小。所以未来可以从中医对免疫治疗的优势上继续研究发展，研制出更有效的药物。

3. 实验研究方面

罗晨曦等利用基因治疗的独特性和内耳可行局部治疗的独特解剖特点，构建micro－RNA－146a重组慢病毒载体，再将其导入由钥孔戚血蓝蛋白（Keyhole Limpet Hemocyanin，KLH）免疫所制成的免疫介导性内耳病（immune－mediated inner ear disease，IMIED）模型动物内耳局部（鼓阶），发现micro－RNA－146a重组慢病毒载体经鼓阶注射到内耳后，可在内耳广泛分布和转染，内耳组织中microRNA－146a的含量明显升高。表明microRNA－146a重组慢病毒载体内耳导入可显著减轻内耳免疫炎性病理损伤和听觉功能障碍。

【名医验案】

李淑良验案

鲁某，女性，23岁，2004年5月13日初诊。主诉：双耳鸣如蝉鸣7个月。7个月前因工作紧张，持续加班1周，出现双侧耳鸣，声音如蝉，持续不断，因经常熬夜睡眠不足，寐则欠安，听力无减退，无头晕，口苦，食纳可，神疲倦怠，心情急切，略烦，小便黄，大便如常。舌红，苔黄，脉弦数。西医检查听力正常，声导抗检测正常。既往体健。

西医诊断：耳鸣。

中医诊断：耳鸣。

证型：肝火上扰，脾气亏虚。

治法：清肝泻火，开郁健脾。

处方：当归10g，白芍10g，柴胡10g，茯苓30g，白术10g，薄荷6g，石菖蒲6g，郁金10g，荷叶6g，薏苡仁30g，甘草6g。水煎服，每日2次，连服7天。

5月20日复诊，患者诉耳鸣有减，心烦消失，无口苦，倦怠感有减轻，舌红，苔淡黄，脉弦数微细。上方加牡丹皮10g，酸枣仁30g，继服7剂，耳鸣明显减轻，睡眠改善。

后又服上方14剂，随访2次，诸症痊愈。

按语：肝喜条达，恶抑郁。肝亦主藏血，肝阴充足以制约阳气，维持肝的疏泄，使肝气条达，气机通畅，气血运行通畅，上达耳窍。脾主运化，升发清阳之气，输布水谷精微，但脾气的升发输布，亦有赖于肝气的条畅，此例耳鸣的发生由于劳累紧张引起，劳累思虑伤脾，紧张郁闷伤肝，因此耳鸣，口苦，心情急切，略烦，舌红，苔黄，脉弦数，责之于肝；神疲倦怠，寐则欠安，责之于脾。紧张郁闷，肝气郁结，肝失条达，久而化火，上扰耳窍。劳累思虑，导致脾气虚弱，清阳不升，中气不足，故神疲倦怠，寐则欠安。这是本例的病因病机。立法：清肝泻火，开郁健脾。处方选逍遥散加减，当归、白芍养血柔肝，柴胡、薄荷清热疏肝，茯苓、白术健脾益气，在此基础上增加薏苡仁，增强健脾功效，又加石菖蒲、郁金，增强通窍散郁的作用，李师还选择了荷叶，取其清胃热，考虑到肝火易横逆烁胃，故清胃以助清肝，共奏清肝泻火之效。

【参考文献】

［1］陈洁，林文森，石志兴，等．补肾活血治疗自身免疫性感音性神经性耳聋168例［J］．天津中医，2000，17（4）：18－19.

［2］荣媛，何天有，严兴科，等．通窍聪耳综合疗法治疗感音性耳聋31例［J］．甘肃中医学院学报，2012，2（29）：37－39.

［3］王德鉴，王士贞．中医耳鼻喉科学［M］．北京：人民卫生出版社，1985.

［4］谢鼎华，杨伟炎，韩德民．听力与耳聋基础和临床现代进展［M］．长沙：湖南科学技术出版社，2008.

［5］孙建军．内耳疾病的局部药物治疗［J］．中华耳鼻咽喉头颈外科杂志，2009，44（6）：525－528.

［6］Bertoli LF，Pappas DG，Barton JC，et al. Serum immunoglobulins in 28 adults with autoimmune sensorineural hearing loss：increased prevalence of subnormal immunoglobulin G1 and immunoglobulin G3［J］．BMC Immunol，2014，15（1）：43.

［7］Mc Cabe BF. Autoimmune sensorineural hearing loss［J］．Ann Otol Rhinol Laryngol，2007，116（12）：875－879.

［8］Al－Mana D，Ceranic B，Djahanbakhch O，et al. Hormones and the auditory system：a review of physiology and pathophysiology［J］．Neuroscience，2008，153（4）：881－900.

［9］Matsuoka AJ，Harris JP. Autoimmune inner ear disease：a retrospective review of forty－seven patients［J］．Audiol Neurootol，2013，18：228－239.

［10］Kuemmerle－Deschner JB，Koitschev A，Tyrrell PN，et al. Early Detection of Sensorineural Hearing Loss in Muckle－Wells－Syndrome［J］．Pediatr Rheumatol Online J，2015，13（1）：43.

［11］Finetti M，Omenetti A，Federici S，et al. Chronic Infantile Neurological Cutaneous and Articular（CINCA）Syndrome：a Review［J］．Orphanet J Rare Dis，2016，11（1）：167.

［12］Yoo TJ，Du X，Kwon SS. Molecular mechanism of autoimmune hearing loss［J］．Acta Otolaryngol Suppl，2002，548：3－9.

[13] Nair TS，Kozma KE，Hoefling NL，et al. Identification and characterization of choline transporter－like protein 2，an inner ear glycoprotein of 68 and 72kDa that is the target of antibody－induced hearing loss [J]. J Neurosci，2004，24：1772－1779.

[14] 翟所强．自身免疫性感应神经性聋发病机制、临床诊断和分型 [J]．山东大学耳鼻喉眼学报，2011，25（5）：17－22.

[15] 罗晨曦，李涛，谭长强，等．microRNA－146a 重组慢病毒载体局部应用治疗免疫介导性内耳病的实验研究 [J]．医学研究生学报，2016，29（8）：801－807.

[16] 张予，李淑良．李淑良教授治疗耳鸣验案 3 则 [J]．中国中医急症，2013，22（7）：1164－1168.

第九节　梅尼埃病

【概述】

梅尼埃病（Ménière disease，MD）是一种原因不明，以膜迷路积水（endolyphatic hydrops）为主要病理特征的内耳病。临床表现为反复发作旋转性眩晕，伴耳鸣、耳内胀满感，进行性、波动性感音神经性耳聋。一般单耳发病，随着病程的延长，双耳均可受累。

梅尼埃病属中医学“眩晕”范畴。早在《黄帝内经》中就有关于眩晕的类似记载，如《灵枢·海论》云：“髓海不足则脑转耳鸣，胫酸眩冒，目无所见，懈怠安卧。”而朱丹溪对本病的认识更加深刻，《丹溪心法·卷四》谓：“眩者言其黑运转旋，其状目闭眼暗，身转耳聋，如立舟车之上，起则欲倒。”

【西医病因与发病机制】

1. 西医病因

（1）*免疫反应*　大量基础研究表明，内耳具有免疫应答能力，内淋巴囊是接受抗原刺激并产生免疫应答的部位。膜迷路积水与自身免疫有关，特别是与内淋巴囊的局部免疫反应具有十分密切的关系，且免疫治疗后眩晕发作的次数和严重程度均改善。

（2）*耳蜗微循环障碍*　各种原因诱发的内耳微循环障碍均可使膜迷路组织缺氧、代谢紊乱，内淋巴液渗透压增高，致膜迷路积水。膜迷路破裂炎症或外伤引起膜迷路积水，使蜗管、球囊、椭圆囊膨胀，螺旋器、囊斑、壶腹嵴受压。膜迷路积水加重致膜迷路胀破，内、外淋巴液混合，刺激神经感觉细胞导致眩晕、耳鸣、耳聋，裂口愈合则病变暂恢复，而愈合后的膜迷路可再次破裂。膜迷路裂口较大时可形成永久不愈的瘘管，膜迷路就不再发生积水与破裂的循环。

（3）*遗传因素*　近年来随着基因分析技术的进步，梅尼埃病的基因学研究受到越来越多的关注，学者认为遗传学因素有重要意义。Morrison 等认为梅尼埃病可能是一个或多个基因与环境因素共同作用的结果。如：①梅尼埃病的发病率与种族有关，高加索人发病率高达1/1000～2/1000，而乌干达黑人及美洲印第安人发病率很低。②梅尼埃病常有家族遗传病史，有些报道达50%。③家族性梅尼埃病具有常染色体遗传特征，其外显率约为60%。④家族性梅尼埃病具有遗传早发现象。⑤许多家族性梅尼埃病患者有偏头痛。

（4）内淋巴吸收障碍和生成过多　内淋巴的生成与吸收是全身水盐代谢的一部分，水盐代谢使机体维持正常功能状态，其主动转运过程受多种生物活性物质调节，膜迷路中钙离子升高，前庭水管纤维化、狭窄、闭锁，前庭小管、内淋巴囊解剖与发育异常，碳酸酐酶、腺苷环化酶等酶活性改变，均可致内淋巴液生成、吸收平衡失调，最终产生膜迷路积水。

（5）病毒感染　有学者认为梅尼埃病是儿童或青少年亚临床病毒性迷路炎的内耳损害的迟发性后遗症。

其他如变态反应、自身免疫异常、内分泌机能障碍、微量元素缺乏、内耳组织应激反应、中耳肌肉炎症等因素亦可能与梅尼埃病的发生发展有关。

2. 发病机制

目前关于梅尼埃病的免疫病理机制还不清楚。早期有人提出梅尼埃病的发病与细胞免疫、体液免疫介导的免疫损伤有关。后来随着对梅尼埃病研究的深入，越来越多的人认识到免疫复合物在梅尼埃病发病中的作用。目前关于免疫复合物在内耳中的沉积部位及其免疫病理作用，大致有以下3种学说：

（1）免疫复合物沉积于血管纹，引起内淋巴液的分泌和吸收机能障碍，最终导致膜迷路积水的发生。

（2）免疫复合物沉积于内淋巴囊，内淋巴囊处的毛细血管是有窗毛细血管，有较高的通透性，免疫复合物易于沉积；与血清相比，内淋巴液有相对较高的渗透性，这就增加了在囊周血管处免疫复合物的局部聚集。因此免疫复合物的沉积引起血管损伤将导致局部缺血、上皮损伤及上皮下区域的纤维逐渐变性。这些对内淋巴囊的损伤将妨碍淋巴液的运输，最终导致膜迷路积水。

（3）免疫复合物既沉积于血管纹，又沉积于内淋巴囊。

【中医病因病机】

本病有虚有实。虚者多因脾肾亏虚，髓海不足，耳窍失养所致；实者多由外邪、痰饮、肝阳、寒水上扰清空所致。

1. 风邪外袭

风性主动，善行而数变，若因气候突变，或起居失常，风邪外袭，引动内风，上扰清窍，则可致耳平衡失司，发为眩晕。

2. 痰浊中阻

饮食不节，或劳倦、思虑过度，伤于脾胃，致脾失健运，不能运化水湿，聚湿生痰。痰浊阻遏中焦，清阳不升，浊阴不降，清窍为之蒙蔽，发为眩晕。

3. 寒水上泛

素体阳虚或久病及肾，肾阳衰微，不能温化水湿，寒水内停，上泛清窍，发为眩晕。

4. 肝阳上亢

肝气郁结，气郁化火，肝阴暗耗，阴不制阳，风阳上扰清窍，则眩晕；若素体阴虚，水不涵木，则肝阳上亢，扰乱清窍，亦可致眩晕。

5. 髓海不足

先天禀赋不足，后天失养，或房劳过度，耗伤肾精，则肾精亏损，髓海空虚，不能濡养清窍，而发为眩晕。若肾阳亏虚，不能温化水湿，寒水内停，上泛清窍，亦可发为眩晕。

6. 气血不足

若久病不愈，耗伤气血，或失血之后，虚而不复，或脾气虚弱，运化失常，气血生化之源不足，且升降失常，清阳不升，而致上部气血不足，清窍失养，而发为眩晕。

【诊断标准】

1. 诊断依据

（1）反复发作的旋转性眩晕，持续20分钟至数小时，至少发作2次以上；常伴恶心、呕吐、平衡障碍，无意识丧失；可伴水平或水平旋转型眼震。

（2）至少1次纯音测听为感音神经性聋。

（3）间歇性或持续性耳鸣。

（4）耳胀满感。

（5）排除其他可引起眩晕的疾病。

2. 确诊步骤

梅尼埃病的确诊较难，必须系统询问病史，全面检查，综合分析，有时甚至需要进行长期随访观察，确诊需要严格的步骤。

（1）对患者主诉眩晕进行综合分析，排除类似眩晕的非眩晕症状，如头晕、头昏、站立不稳、头重脚轻以及晕厥等。

（2）区别中枢性与周围性眩晕，排除中枢性眩晕。

（3）排除非耳性疾病引起的眩晕如，颈部疾病、中枢神经系统疾病、精神性疾患等。

（4）排除其他耳蜗、前庭系统疾病。

（5）最后确诊。

【西医治疗】

1. 治疗方案

（1）急性期　药物治疗尚无特效疗法。发作期按急诊处理常规，尽快缓解眩晕、恶心、呕吐，选用脱水剂、抗组胺药、镇静剂或自主神经调整药物。50%葡萄糖注射液40mL，维生素B_6注射液100mg，静脉注射；茶苯海明片50mg，3次/天；谷维素片20mg，3次/天；地西泮片5mg，3次/天；盐酸氟桂利嗪胶囊5mg，3次/天。

（2）间歇期　镇静剂：盐酸异丙嗪25mg，肌注或口服，每日1～2次；地西泮片5mg口服，或10mg肌注，每日1～2次。

血管扩张剂：静滴复方丹参注射液或山莨菪碱。

抗眩晕药：口服眩晕停等。

钙离子拮抗剂：西比灵。

神经营养药：B 族维生素、能量合剂。

同样在急性发作期，予 50% 葡萄糖注射液静推，胃复安注射液肌注，症状严重而又无禁忌证者可适量静滴地塞米松针及利多卡因针。

手术治疗适用于发作频繁、症状较重、病程较长，并对工作、生活有明显影响者，可根据情况选择手术治疗。

2. 西医治疗困境

目前梅尼埃病在预防复发上尚存在或多或少的不足，且发病病因和机制尚不明确，单纯用西药治疗梅尼埃病，疗效差，症状控制时间短，易反复发作。

【中医治疗】

1. 辨证论治

（1）风邪外袭证

主症：突发眩晕，耳鸣，如坐舟车，可伴有鼻塞流涕，发热恶风，咳嗽，咽痛，舌质红、苔薄黄，脉浮数。

治法：疏风散邪，清利头目。

方药：桑菊饮加减，药用桑叶、菊花、芦根、甘草、薄荷、连翘、杏仁。

（2）痰浊内阻证

主症：眩晕伴头额胀重，胸中窒闷，呕恶较甚，痰涎多，心悸，纳差，倦怠，舌苔白腻，脉濡滑或弦。

治法：燥湿健脾，涤痰止眩。

方药：半夏白术天麻汤加减，药用陈皮、半夏、茯苓、白术、天麻、甘草。

（3）肝阳上扰证

主症：眩晕常因情绪波动，心情郁闷时眩晕加重，可伴头痛，口苦咽干，目赤，胸胁苦满，少寐多梦，舌质红、苔黄，脉弦数。

治法：平肝息风，滋阴潜阳。

方药：天麻钩藤饮加减，药用天麻、钩藤、石决明、山栀子、黄芩、川牛膝、杜仲、益母草、桑寄生、夜交藤、茯神。

（4）寒水上泛证

主症：眩晕时心下悸动，咳嗽咳痰稀白，腰痛背冷，肢体不温，精神萎靡，夜尿频而清长，舌质淡白、苔白润，脉沉细弱。

治法：温壮肾阳，散寒利水。

方药：真武汤加减，药用茯苓、白术、白芍、制附子、生姜。

（5）髓海不足证

主症：眩晕经常发作，耳鸣耳聋，腰膝酸软，精神萎靡，失眠多梦，记忆力差，男子遗精，手足心热，舌质嫩红，苔少，脉细数。

治法：滋阴补肾，填精益髓。

方药：杞菊地黄丸加减，药用枸杞子、菊花、熟地黄、山茱萸、牡丹皮、山药、茯苓、泽泻。

（6）上气不足证

主症：眩晕而面色苍白，唇甲不华，或食少便溏，少气懒言，动则喘促，心悸，神疲倦怠，舌质淡白，脉细弱。

治法：补益气血，健脾安神。

方药：归脾汤加减，药用白术、当归、茯苓、黄芪、龙眼肉、远志、酸枣仁、木香、炙甘草、人参、生姜、大枣。

2. 中医增效减毒治疗

目前梅尼埃病在治疗、预防复发上尚存在或多或少的不足，中医对眩晕病的治疗历史悠久，且治疗方法较多，可以运用中西医结合治疗，发挥中医增效减毒的优势，联合治疗，以往较多案例也显示出了中西医结合治疗的优势。

【生活调摄】

1. 本病虽症状严重，但不会危及生命，解除患者的恐惧心理，鼓励患者加强锻炼，注意劳逸结合。

2. 发作期间，患者应卧床休息，注意起立时因突然眩晕而跌倒。症状缓解后尽早逐渐下床活动。

3. 卧室应保持安静，减少噪音，光线宜暗，空气要流通。

4. 宜低盐饮食，禁烟、酒、咖啡及浓茶。

5. 避免过度疲劳，情志开朗，生活规律，减少复发。

【科研思路与方法】

1. 理论研究方面

内淋巴积水是MD最主要的组织病理学改变，内淋巴液是由耳蜗血管纹及前庭暗细胞产生，经内淋巴管向内淋巴囊流动，最终在内淋巴囊被吸收，由此维持其容量、成份的稳定。Paparella用“lake - river - pond”来解释内淋巴吸收不良导致的积水，其观点将内淋巴囊描述为一个池塘，前庭导水管就是连接“池塘”和“湖水（内淋巴液区域）”的“河流”；当内淋巴囊和前庭水管发生堵塞时，就会导致积水的发生。内淋巴液的过表达是堵塞后的一种结局，如果这种堵塞一旦被解除或是淋巴液快速的流出内淋巴囊都会产生眩晕。

2. 临床研究方面

吴海莺等利用Nd：YAG激光鼓膜造孔后行鼓室内灌注布地奈德治疗梅尼埃病，18例患者近期疗效较好，眩晕、耳鸣症状得到控制，听力改善，治疗期间未观察到严重不良反应。Monzani等研究结果显示，倍他司汀与尼莫地平联合用药能显著缓解患者眩晕、耳鸣，并指出尼莫地平不只是梅尼埃病的辅助治疗药物，可能对内耳疾病有特定疗效。Wasson等对行鼓室内注射庆大霉素治疗的16例梅尼埃病患者进行了电话随访，随访的2年中，

16 例患者眩晕症状均得到控制，完全控制率 87%。

3. 实验研究方面

部分 MD 患者的发病机制可能与内耳的自身免疫性病理损伤有关，李玉瑾等用同种粗制内耳抗原免疫豚鼠可诱发类似 MD 病变，并进一步采用 Western blotting 技术及自身免疫性 MD 模型动物与非模型动物比对分析方法，发现相对分子质量为 68000、58000、42000、28000 的 4 种蛋白组分可能是其主要的致病内耳抗原成分，并用其免疫豚鼠，观察和了解各自致病性，从而明确主要致病的内耳组织抗原成分。结果发现粗制内耳抗原中 42000、58000 和 68000 亚组分均能独立诱发自身免疫性梅尼埃病样内耳病变，表明实验性自身免疫性梅尼埃病的致病内耳抗原组分可能并非一种。

【名医验案】

周道春验案

应某，突发眩晕而伴头额胀重，胸中窒闷，恶心呕吐，呕痰涎，色白，纳差，四肢倦怠无力，舌苔白腻，脉濡滑。

西医诊断：梅尼埃病。

中医诊断：眩晕。

证型：痰浊内阻。

治法：燥湿健脾，涤痰止眩。

方药：半夏白术天麻汤加减。姜半夏 10g，炒白术 30g，天麻 10g，茯苓 10g，甘草 6g，陈皮 10g。少量频服，每日 1 剂，同时口服倍他司汀片 6mg，每日 3 次。

待患者呕吐好转，改为每日 1 剂，分 2 次服，患者在 12 小时内症状减轻；症状消除后，停倍他司汀（一般服用 3 天），半夏白术天麻汤每日 1 剂，服 15 天。在治疗期间，患者未出现药物的毒副作用及不良反应。口服倍他司汀 6mg，每日 3 次。

按语：此证属于痰浊内阻型眩晕，以半夏燥湿化痰，降逆止呕，天麻平肝息风而止头眩为君；白术运脾燥湿，茯苓健脾渗湿为臣；橘红理气化痰，生姜、大枣调和脾胃为佐；甘草协合诸药为使。诸药相伍，共奏燥湿化痰，平肝息风之功。

【参考文献】

［1］邹龚，王坚超．梅尼埃病的诊断与治疗［J］．重庆医学，2010，39（18）：24－25.

［2］龚帆，谭长强．梅尼埃病的相关免疫因素［J］．东南大学学报（医学版），2003，22（3）：192－194.

［3］冯勃．梅尼埃病病因及发病机制的研究进展［J］．实用医学杂志，2005，21（2）：118－120.

［4］Zhang X，Dong Y，Shi M. Advances in diagnosis and treatment of Meniere′s disease［J］．Lin Chung Er Bi Yan Hou Tou Jing Wai Ke Za Zhi，2015，29（19）：1749－1753.

［5］崔志汉．梅尼埃病的诊断治疗近况［J］．实用医药杂志，2006，23（7）：866.

［6］王士贞．中医耳鼻咽喉科学［M］．北京：中国中医药出版社，2007.

[7] Banks C, Mc Ginness S, Harvey R, et al. Is Allergy Related to Meniere's Disease? [J]. Curr Allergy Asthma Rep, 2012, 12 (3): 255-260.
[8] Calzada AP, Lopez IA, Beltran Parrazal L, et al. Cochlin expression in vestibular endorgans obtained from patients with Meniere's disease [J]. Cell Tissue Res, 2012, 350 (2): 373-384.
[9] Teresa Requena, Irene Gazquez, Antonia Moreno, et al. Allelic variants in TLR10 gene may influence bilateral affectation and clinical course of Meniere's disease [J]. Immunogenetics, 2013, 65 (5): 345-355.
[10] Crowson MG, Patki A, Tucci DL. A Systematic Review of Diuretics in the Medical Management of Ménière's Disease [J]. Otolaryngol Head Neck Surg, 2016, 154 (5): 824-834.
[11] Plontke SK, Gürkov R. Menière's Disease [J]. Laryngorhinootologie, 2015, 94 (8): 530-554.
[12] Paparella MM. Pathogenesis of Meniere's disease and Meniere's syndrome [J]. Acta Otolaryngol, 1984, 406 (Suppl): 10.
[13] Mori N. Pathophysiology of Meniere's disease——point of views from the study on endolymphatic sac [J]. Nihon Jibiinkoka Gakkai Kaiho, 2015, 118 (11): 1334-1340.
[14] Tsutomu Nakashima1, Ilmari Pyykkö, Yi-Ho Young. Meniere's disease [J]. Nature Reviews, 2016, 2: 1-8.
[15] Monzani D, Barillari MR, Alicandri CM, et al. Effect of a fixed combination of nimodipine and betahistine versus betahistine asmonotherapy in the long-term treatment of Meniere's disease: a 10-year experience [J]. Acta Otorhinolaryngol Ital, 2012, 32 (6): 393-403.
[16] 吴海莺，杨晓红，马燕．Nd：YAG 激光鼓膜造孔鼓室内灌注布地奈德治疗梅尼埃病的临床研究［J］．听力学及言语疾病杂志，2010，18（5）：501-502.
[17] Wasson J, Upile N, Pfleiderer A. Intratympanic gentamicin treatment for unilateral Meniere's disease: long-term follow up of a proven regime [J]. J Laryngol Otol, 2013, 127 (1): 20-24.
[18] 李玉瑾，谭长强，黄和，等．纯化内耳组织抗原免疫致豚鼠自身免疫性梅尼埃病的实验研究［J］．东南大学学报（医学版），2009，28（03）：157-162.
[19] 周道春．半夏白术天麻汤合倍他司汀治疗梅尼埃病 29 例［J］．CJTCM，2012，24（9）：844.

第十节　分泌性中耳炎

【概述】

分泌性中耳炎（secretory otitis media，SOM）又称非化脓性中耳炎、渗出性中耳炎、卡他性中耳炎等，是以中耳积液及听力下降为主要特征的中耳炎性疾病。成人及儿童均可发病，但以儿童多见，在上呼吸道感染后以耳闷胀感和听力减退为主要症状。由于耳痛不明显，儿童主诉不清，在小儿听力受到影响时家长才发现就诊，常常延误诊断和治疗。分泌性中耳炎可造成儿童的听力损失，影响语言发育，本病也是儿童最常见的致聋原因，应高度警惕和及时治疗。对于成人单侧病变者，应尽早明确病因，排除鼻咽部及其周围间隙的占位性肿瘤，尽早缓解症状，改善生活质量。

分泌性中耳炎辨证属中医学“耳胀”“耳闭”范畴。

【西医病因与发病机制】

本病的病因与发病机制尚未完全明确。目前认为主要与咽鼓管功能障碍、感染和免疫反应等有关。

1. 咽鼓管机械性梗阻及功能障碍

腺样体肥大在低龄儿童中高发，是临床医师最早观察到的引起儿童SOM病因，发病机制是：①增生肥大腺样体压迫、阻塞咽鼓管咽口，造成鼓室负压而致黏膜渗液。同时，肥大腺样体表面纤毛柱状上皮转化为鳞状上皮及结缔组织纤维变性，阻碍咽鼓管和中耳黏液纤毛排送系统的引流。②腺样体作为致病微生物的贮蓄池，肥大后阻塞后鼻孔导致吞咽时鼻咽部压力升高，咽部分泌物向咽鼓管反流进入中耳。③腺样体的免疫功能异常，能够分泌组织胺等物质也可造成咽鼓管黏膜水肿。

此外，腭裂是儿童SOM一个“天然模型”，对腭裂患儿的连续研究阐释了很多SOM发生机制。例如，正常咽鼓管功能靠咽鼓管软骨弹性、周围组织压力和弹性致咽鼓管被动关闭与腭帆提肌收缩等主动开放机制之间的相互平衡来维持。研究发现腭帆提肌经咽鼓管软骨部进入软腭，收缩时咽鼓管咽口开放，腭帆张肌局限于咽鼓管后半部，收缩时使咽鼓管吸入空气，将管腔内液体通过咽口排出。腭裂患者一方面由于腭帆提肌发育不良而不能有效收缩，使中耳长期处于负压状态，容易出现渗出液积聚；另一方面由于腭帆张肌肌纤维发育欠佳，肌纤维数目减少，使咽鼓管引流、压力平衡功能减退，从而导致SOM发生。

2. 感染

国外有学者发现分泌性中耳炎患者中的中耳积液细菌检查的阳性结果为74.5%，绝大多数为流感嗜血杆菌。发生细菌感染的患者主要发病机制为细菌通过产生大量的毒素，引起患者细胞密度异常增大、结缔组织增厚等，使毛细血管通透性增加、腺体和杯状细胞分泌增多，并破坏正常的黏膜纤毛清除系统，最终出现生理和解剖上的咽鼓管功能障碍症状，共同影响患者中耳积液的排泄，引起分泌性中耳炎症状迁延不愈。同时细菌内毒素还可以作为抗原激活补体及旁路激活途径，促进炎性细胞和细胞因子的分泌，加重中耳黏膜水肿。

另外，国内外相关研究学者通过用PCR检测技术，在中耳积液中发现了腺病毒、EB病毒、呼吸道合胞病毒、沙眼衣原体及肺炎支原体等病毒，病毒入侵人体中耳部位后，选择中耳黏膜上皮细胞作为繁殖环境，引起物质代谢过程受到阻碍，能量不能得到正常运转，溶酶体出现大量释放，引起SOM疾病的发生。此外，病毒的包膜与细胞可形成一种相互作用，使得人体机体出现免疫反应损害或免疫病理损害；而衣原体感染的特点是局部从明显的炎性反应到无典型症状的迁延状态，会导致咽鼓管及鼓室肉芽组织形成，引起咽鼓管黏膜肿胀等一系列症状，最终出现分泌性中耳炎症状。

3. 变态反应

有学者认为中耳具有免疫防御功能，当特异性抗体、炎性介质及免疫复合物质出现在中耳积液中，将使得分泌性中耳炎成为一种免疫介导的病理反应过程。中耳积液中嗜酸性粒细胞阳离子蛋白含量高于正常，也说明了免疫因素的参与。此外，与免疫变态反应有关的中耳渗出机制主要包括如下：①中耳黏膜是 IgE 与抗原反应的部位。②依靠变应原诱导发生咽鼓管阻塞症状。③鼻与中耳之间的变态反应是通过人体内的下丘脑，或通过化学感应器引起神经反射变态反应，导致咽鼓管黏膜水肿、中耳负压、咽鼓管阻塞，引起分泌机能亢进或渗出机能亢进，导致中耳血流量的异常改变。这些发病机制在国内外的研究中均见有报道，为变态反应学说的学者解释分泌性中耳炎的病因与发病机制提供了较好的理论基础。

4. 电离辐射损伤

有报道鼻咽癌放疗后分泌性中耳炎的发生率可以高达 78.3%，电离辐射造成 SOM 的机制有以下几种观点：①由于电离辐射，导致中耳血管及淋巴管内皮受到大量的损害，导致人体组织渗出不断，出现异常增加情况，以及淋巴循环受到阻碍，引起 SOM。②电离辐射损伤导致咽鼓管软骨受到影响，引起患者的咽鼓管弹性功能下降，正常的功能出现障碍，导致症状的病发。③放疗治疗后，患者的咽鼓管表面活性物质减少，使咽鼓管的开发压增高，顺应性出现异常，中耳负压出现不断增加，产生中耳积液。

分泌性中耳炎患者的病因及发病机制具有复杂性与多样性，除以上因素外，还与患者年龄、季节、环境、遗传因素相关，到底哪个因素占主导地位，还有待于更深层次的研究。

【中医病因病机】

分泌性中耳炎属中医学“耳胀”“耳闭”范畴。耳胀多为病之初起，多由风邪侵袭，经气闭塞而致；耳闭多为耳胀反复发作，迁延日久，多由邪毒滞留而成，与脏腑失调有关，因此多为虚实夹杂之证。

1. 风邪外袭，痞塞耳窍

风邪外袭，肺失宣降，津液不布，聚而为痰湿，积于耳窍而为病；若风热外袭或风寒化热，引动经热上循，结于耳窍，以致耳窍痞塞不宣而为病。

2. 肝胆湿热，上蒸耳窍

外感邪热，内传肝胆，肝胆火热上蒸；或七情所伤，肝气郁结，郁火上扰，致火热之邪闭阻耳窍而为病。

3. 脾虚失运，痰湿泛耳

久病伤脾，或肝郁气滞，肝气横逆犯脾，脾失健运，痰浊内困于耳窍而为病。

4. 邪毒滞留，气血瘀阻

耳胀反复发作，或病情迁延日久不愈，邪毒滞留于耳窍，阻于脉络，窍络气血瘀阻以致闭塞失用，终成耳闭。

【诊断标准】

1. 临床症状：患者有耳闷塞感，听力下降，可有耳鸣，无眩晕、恶心、呕吐等前庭主症。

2. 鼓膜完整无穿孔，呈淡红色、琥珀色或淡黄色，典型者可有液平等鼓室积液征。

3. 纯音测听呈传导性耳聋，气骨导差 >20dB。

4. 声导抗鼓室图为“B”形曲线图（平坦型）或“C”形曲线图（负压型）。

5. SOM 核心是鼓室腔积液，鼓膜穿刺或切开可以找到积液存在的直接证据，是诊断金标准，但由于其有创性，临床应用受限，在低龄儿童更是如此。颞骨影像学检查，目前常用颞骨 CT，可发现鼓室及乳突腔内软组织影，可作为婴幼儿中耳炎诊断金标准。2016 年版《临床实践指南：分泌性中耳炎》中鼓气耳镜检查被推荐为诊断 SOM 的首要方法，与临床金标准的鼓膜切开术相比，鼓气耳镜检查在敏感性（94%）和特异性（80%）两方面均取得最佳平衡。

6. 声导抗测试：临床医师对疑似分泌性中耳炎患儿行鼓气耳镜检查后无法确诊或不成功时，应进行声导抗测试。声导抗测试作为鼓气耳镜检查的辅助检查。

7. 新生儿听力筛查未通过：临床医生应对未通过新生儿听力筛查的 SOM 婴儿家长提供关于随访重要性的咨询，须在病史中记录，确保 SOM 治愈后听力恢复正常，排除可能存在的感音神经性听力损失（SNHL）。

8. 评估高危患儿：临床医生应在确认有高危因素时以及在 12～18 个月龄时（如果诊断为高危状态的时间早于此时）评估患儿是否患有 SOM。

9. 筛查健康儿童：临床医生不应对既无 SOM 高危风险，又无 SOM 相关症状（如听力减退、平衡功能障碍、学习能力差、行为问题或耳部不适）的儿童行常规 SOM 筛查。

【西医治疗】

1. 治疗方案

保持鼻腔及咽鼓管咽口通畅是治疗分泌性中耳炎的关键，故本病的治疗原则为清除中耳积液，改善咽鼓管通气引流及根除病因。

（1）积极治疗原发病：如腺样体肥大、鼻中隔偏曲、鼻甲肥大、鼻炎、鼻息肉等鼻咽或鼻腔疾病。扁桃体肥大且与分泌性中耳炎复发有关者，可行扁桃体摘除术。咽鼓管阻塞者可行咽鼓管吹张术治疗。

（2）由于分泌性中耳炎为自限性疾病，大多可以自愈，无其他并发症者一般不推荐使用药物，目前也尚无证据支持咽鼓管通气、口服或鼓室内注射黏液促排剂及其他药物的治疗作用。

（3）手术治疗：如果病情迁延不愈时间大于 3 个月，或者反复发作，或存在影响（言语语言）发育的高危因素，可以考虑手术治疗。

2. 西医治疗困境

该病幼儿多发，起病隐匿，早期不易发现，常常延误诊断和治疗，造成难复性的听力受损，是小儿后天性听力障碍重要原因之一。而西医学对分泌性中耳炎仍无确切有效的治疗药物，手术治疗后的复发率亦较高。

【中医治疗】

1. 辨证论治

（1）风邪外袭，痞塞耳窍证

主症：耳内作胀，不适或微痛，耳鸣嗡嗡，听力突然减退，但听自己说话的声音却大于平时。患者常用手指轻按耳门，以减轻不适，常伴发热恶寒，头痛，鼻塞流涕，咽痛，脉浮数，或有口苦咽干，舌红苔黄，脉弦数。

治法：疏风散邪，宣肺通窍。

方药：风寒偏重者，宜疏风散寒，散邪通窍，方用荆防败毒散加减。药用荆芥、防风、茯苓、独活、柴胡、前胡、川芎、枳壳、羌活、桔梗、薄荷、甘草。风热偏重者，宜疏风清热，散邪通窍，方用银翘散加减。药用连翘、金银花、桔梗、薄荷、竹叶、生甘草、荆芥、淡豆豉、牛蒡子、芦根。

（2）肝胆湿热，上蒸耳窍证

主症：耳内胀闷如堵塞感，耳内微痛，耳鸣如机器声，自听增强，重听。患者烦躁易怒，胸胁苦闷，口干口苦，舌红苔黄腻，脉弦数。

治法：清泻肝胆，利湿通窍。

方药：龙胆泻肝汤加减，药用龙胆草、黄芩、山栀子、泽泻、木通、车前子、当归、生地黄、柴胡、生甘草。

（3）脾虚失运，湿浊内阻证

主症：耳内胀闷堵塞感，日久不愈，听力渐降，耳鸣声嘈杂。可伴有胸闷纳呆，腹胀便溏，四肢倦怠乏力，面色无华或萎黄，舌质淡红，或舌体胖，边有齿印，脉细滑或细缓。

治法：健脾利湿，化浊通窍。

方药：参苓白术散加减，药用莲子肉、薏苡仁、砂仁、桔梗、白扁豆、姜汁、茯苓、人参、炙甘草、白术、山药。

（4）邪毒滞留，气血瘀阻证

主症：耳内胀闷，有堵塞感，日久不愈，甚则如物阻隔，听力减退，逐渐加重，耳鸣如蝉，或声音嘈杂，或伴饮食减少，舌质暗淡，或边有瘀点，舌暗或有瘀点，脉细涩。

治法：行气活血，化瘀通窍。

方药：通窍活血汤加减，药用桃仁、红花、赤芍、川芎、（人工）麝香、生姜、大枣。

2. 中医增效减毒治疗

在西医对症处理的基础上辨证治疗分泌性中耳炎，或手术治疗后予以中药辨证治疗，可提高患者的康复速度，降低复发率。且中药能改善患者体质，有利于预防患者因感冒迁延不愈，鼻窦炎、过敏性鼻炎等而诱发分泌性中耳炎。

【生活调摄】

1. 加强锻炼，增强体质，预防感冒。

2. 避免辛辣刺激性食物和烟酒刺激，避免不良气体刺激。

3. 预防和治疗过敏性疾病，避免接触变应原。

4. 擤鼻涕时勿双手同时捏紧前鼻孔用力擤鼻涕，应该按压一侧鼻孔轻轻清理鼻腔的分泌物。

5. 对婴幼儿喂奶时应注意不要使期头部太低。

6. 鼓膜置管期间应避免耳道进水，以防引发急性化脓性中耳炎。

【科研思路与方法】

1. 理论研究方面

陈勇挺探讨了难治性分泌性中耳炎的危险致病因素，回顾性分析2003－2011年收治的难治性分泌性中耳炎患者42例（56耳，病例组）和50例（66耳）非难治性分泌性中耳炎患者（对照组）的临床资料，对两组患者的病程、上呼吸道感染、咽鼓管功能障碍、慢性鼻窦炎、鼻中隔偏曲、鼻咽部恶性肿瘤、扁桃体炎症、腺样体肥大、变应性鼻炎、乳突气化不良、年龄、性别、急性中耳炎治疗不当、腭裂、中耳气压损伤等15种因素进行危险因素统计学分析比较；结果发现15种相关因素中，分泌性中耳炎伴有乳突气化不良、变应性鼻炎时易发展为难治性分泌性中耳炎，即乳突气化不良、变应性鼻炎为难治性分泌性中耳炎危险致病因素。

大量研究表明，母乳喂养可以将母体的抗体传递给子代，减少环境变态反应的风险。此外，建议在儿童生活环境中禁烟，因为烟草吸入时间与SOM风险相关。良好的手部卫生和肺炎链球菌疫苗接种也可降低儿童急性中耳炎（AOM）的发病风险。对小于18个月龄的儿童限制使用安慰奶嘴可将AOM发病率降低约30%，也会降低AOM之后SOM的患病率。尽管普遍建议不要采用仰卧奶瓶喂养婴儿以预防中耳炎，但是并无良好设计的研究证明这一说法，仅有一项小的观察性研究显示当平卧喂养时婴儿的异常鼓室图有所增加。同样，用不通气或低通气的奶瓶喂养会在中耳产生负压，但这是否会增加SOM的患病率尚不清楚。

2. 临床研究方面

最新指南推荐鼓膜置管术为分泌性中耳炎的主要手术方式，而腺样体切除术仅适用于≥4岁的儿童，或除SOM外其他指征明显的儿童（如鼻塞和慢性腺样体炎），一项meta分析共纳入10个随机试验、1761例患儿资料，其中9个试验是将伴或不伴置管的腺样体切除术与非手术或单独置管相比。对于小于4岁的儿童，腺样体切除术无明显临床益处；而≥4岁的儿童在腺样体切除术后12个月内，患分泌性中耳炎的时间减少了50天，手术失败率降低（51% VS 70%），再次手术机率降低（2% VS 19%）。该研究术后一年的“失败”被定义为需要实施其他手术、反复急性中耳炎、至少50%的时间存在中耳积液或者平均听力改善不足10dB HL。

3. 实验研究方面

付发祥综述了变态反应在分泌性中耳炎中的作用，文中阐述了 SOM 中 Th1 降低和（或）Th2 增高导致的 Th1/Th2 平衡失调，是变态反应的重要原因。Th1/Th2 的平衡状态失常，细胞因子失去相互的控制作用，机体处于 Th2 占优势状态，促进体液免疫功能，导致Ⅰ型变态反应的发生。

Lutong 等认为变态反应是在 Th2 型细胞因子（IL-4 和 IL-5）的刺激下，由 IgE 介导的Ⅰ型超敏反应，肥大细胞和嗜酸性粒细胞参与其炎症过程。嗜酸细胞与变应性疾病密切相关，SOM 的患者中耳黏液也主要以嗜酸粒细胞浸润为主。SOM 患者的中耳积液和血清的 IgE 和 IL-4 水平比正常人高。IgE 是速发性变态反应的主要抗体，而 IL-4 促进 IgE 的产生。IL-4 和 IL-5 在启动变态反应的过程中起重要作用，IL-4 可以诱导机体局部产生 IgE，IL-5 是嗜酸性粒细胞的激活剂，因此可以推测 Th2 型细胞因子介导的变态反应在 SOM 发病过程中起一定作用。Hurst 认为许多难治性、复发性的 SOM 可能是免疫介导的变态反应性疾病，由此对伴过敏体质的 SOM 患者进行针对特异性变应原的免疫疗法，这一疗法对 SOM 有一定效果，但目前特异性变应原免疫疗法仍存在争议。

综上所述，通过对 SOM 患者中耳积液中变态反应相关细胞和细胞因子的检测证明，变态反应存在于中耳，而且免疫治疗对 SOM 有一定疗效，表明变态反应在 SOM 发病中起一定作用。然而争议依然存在，尤其是对变态反应与 SOM 间的流行病学调查结果差异很大，细胞因子调控中耳黏膜炎症反应的分子学机制也有待进一步阐明，这些有赖于临床及基础的进一步研究。

【名医验案】

戴某，28 岁。因耳痛、耳鸣前来诊治，自诉耳痛，耳鸣，听力减退，耳部周围皮肤麻木感，耳内出现闷胀或闭塞的感觉。病程已有 2 周左右。检查发现光锥消失，耳膜内陷明显，脉弦，舌苔腻或白或黄，声导提示多为“B”型。

西医诊断：分泌性中耳炎。

中医诊断：耳胀。

证型：湿浊困耳。

治法：健脾利湿化痰。

方药：参苓白术散合二陈汤加减。生甘草 6g，僵蚕 10g，石菖蒲 6g，桔梗 10g，茯苓 10g，白芥子 10g，陈皮 10g，制半夏 10g，白术 10g。每日 1 剂，分早、中、晚 3 次水煎服，一个疗程为 7 日，治疗 2 个疗程，患者复诊，主症消失，检查鼓膜恢复正常。

按语：此证属于耳胀，湿浊困耳证，方用参苓白术散加减。方中以人参、白术、茯苓、甘草（即四君子汤）平补脾胃之气；以白扁豆、薏苡仁、山药之甘淡，莲子之甘涩，助白术既可健脾，又可渗湿而止泻；以砂仁芳香醒脾，促中焦运化，通上下气机，吐泻可止；桔梗为太阴肺经的引经药，入方，如舟车载药上行，达上焦以益肺气。诸药合用，共奏益气健脾，渗湿化痰之功，则分泌性中耳炎可愈。

【参考文献】

［1］林淑琴，韩茉，张亚．中西医结合治疗肝胆湿热型分泌性中耳炎45例［J］．福建中医药，2012，43（3）：33－34.

［2］陈敏，张雪溪，张杰，等．低龄儿童分泌性中耳炎诊疗进展［J］．中国耳鼻咽喉头颈外科，2016，23（8）：448－452.

［3］王士贞．中医耳鼻咽喉科学［M］．北京：中国中医药出版社，2007.

［4］付发祥，宋蕾．变态反应在分泌性中耳炎中的作用［J］．实用医院临床杂志，2011，8（5）：182－183.

［5］李燕．分泌性中耳炎的临床治疗探讨［J］．医学信息，2009，1（8）：18－19.

［6］龙孝斌，朱俭，冯晓华，等．分泌性中耳炎鼓窦入口、鼓窦解剖学研究［J］．中华耳科学杂志，2012，10（3）：341－344.

［7］张淑君，陈晓红．免疫反应与分泌性中耳炎的关系［J］．临床耳鼻咽喉头颈外科杂志，2013，27（19）：1096－1099.

［8］Kværner KJ，Kristiansen HA，Russell MB. Otitis media history，surgery and allergy in 60－year perspective：a population－based study［J］. Int J Pediatr Otorhinolaryngol，2010，74（12）：1356－1360.

［9］孙月华，刘秀丽，吴丽华，等．成人与儿童分泌性中耳炎的听力状况分析［J］．大连医科大学学报，2010，33（1）：67－69.

［10］付竟云，李秀琴．成人分泌性中耳炎的综合治疗［J］．蚌埠医学院学报，2009，34（8）：719.

［11］黄兆选，汪吉宝，孔维佳．实用耳鼻咽喉头颈外科学［M］．北京：人民卫生出版社，2008.

［12］俞飒．不同方法治疗分泌性中耳炎的疗效比较［J］．中国眼耳鼻喉科杂志，2011，11（3）：153－155.

［13］Yaman H，Yilmaz S，Guclu E，et al. Otitis media with effusion：recurrence after tympanostomy tube extrusion［J］. Int J Pediatr Otorhinolaryngol，2010，74（3）：271－274.

［14］何丽华．分泌性中耳炎的临床治疗效果分析［J］．当代医学，2013，02：50.

［15］敬尚林，林楠，陈继昌．儿童分泌性中耳炎诊疗规范化的探讨［J］．山东大学耳鼻喉眼学报，2013，02：77－80.

［16］张鹏，王延飞，车娟．山东省滨州市儿童分泌性中耳炎流行病学调查［J］．中华耳科学杂志，2009，7（4）：367－370.

［17］冯晓华，龙孝斌，陈勇挺．难治性分泌性中耳炎危险因素分析［J］．听力学及言语疾病杂志，2013，21（5）：486－489.

［18］刘娅，杨军，刘薇，等．临床实践指南：分泌性中耳炎（更新版）［J］．听力学及言语疾病杂志，2016，24（5）：499－519.

［19］魏兴梅，陈彪，Schwartz SR，等．分泌性中耳炎临床应用指南（2004版修订）

[J]. 中国耳鼻咽喉头颈外科, 2016, 23 (8): 454-472.
[20] Demir D, Karabay O, Güven M, et al. Do Staphylococcus aureus superantigens play a role in the pathogenesis of otitis media with effusion in children? [J]. Int J Pediatr Otorhinolaryngol, 2016, 84: 71-74.
[21] Luong A, Roland PS. The link between allergic rhinitis and chronic otitis media with effusion in atopic patients [J]. Otolaryngol Clin North Am, 2008, 41 (2): 311-323.
[22] Leichtle A, Hoffmann TK, Wigand MC. Otitis media: definition, pathogenesis, clinical presentation, diagnosis and therapy [J]. Laryngorhinootologie, 2018, 97 (7): 497-508.
[23] Li DP, He M, Chai W, et al. The relationship between incidence of secretory otitis media and passive smoking in children [J]. Lin Chung Er Bi Yan Hou Tou Jing Wai Ke Za Zhi, 2017, 31 (15): 1211-1213.
[24] 薛向上. 二陈汤治疗分泌性中耳炎的疗效观察 [J]. 光明中医, 2012, 27 (5): 955-956.

第十一节　耳硬化症

【概述】

耳硬化症（otosclerosis）是一种原因不明的原发于骨迷路的局灶性病变，在骨迷路包囊内形成一个或数个局限性的、富含血管的海绵状新骨代替原有的正常骨质。如病灶局限于骨迷路的骨壁内而未侵及传音和感音结构，可无任何症状，只有尸检时做病理切片才会发现，称为“组织学耳硬化症”（histological otosclerosis）；若病变向骨壁范围之外扩展，侵及环韧带，使镫骨活动受限或固定，出现进行性传导功能障碍，称为“临床耳硬化症”（clinical otosclerosis）；若病变发生在耳蜗区甚至侵袭内耳道，引起耳蜗损害或听神经变性，临床表现为感音神经性聋，则称“耳蜗性耳硬化症”（cochlearotosclerosis）。后两者可以并存而呈现混合性聋。

临床耳硬化症的发病率随种族和地区不同而有所不同。据欧美文献报道，组织学耳硬化症在白种人中发病率高达8%~10%，而临床耳硬化症仅占其中的12%左右，黄种人和黑种人发病率很低。20~40岁为高发病年龄，男女发病比例国外报道不一，日本、印度的男女发病率差异均不明显。

中医学古代无“耳硬化症”的病名，根据其症状辨证属中医学“耳鸣”“耳聋”范畴。

【西医病因与发病机制】

耳硬化症病因及其病理机制不甚明确，其中几种主要且较为可信的有遗传因素、免疫因素和病毒感染。

1. 遗传因素

Albrecht 最早认识到耳硬化症是一种常染色体显性遗传疾病，Morrison 调查了 150 例患者后计算得出其遗传外显率约为 40%；最近的遗传学分析提供了三种耳硬化基因（OTSC1 - 3）的证据，分析表明 OTSC1 位于常染色体 15q25 - q26，OTSC2 基因位于常染色体 7q34 - 36。目前 OTSC1 基因尚没有被完全克隆出，在此区分布的最令人感兴趣的基因是聚集蛋白聚糖，它是内耳骨迷路形成的重要成分；OTSC3 基因在最近才被发现，尚需进一步研究。

2. 免疫、内分泌因素

耳硬化症患者血清中抗胶原Ⅱ、Ⅸ、Ⅺ型胶原抗体的水平升高，说明耳硬化症可能存在胶原自身免疫性发病机制；但是也有研究显示，耳硬化症患者和对照组之间的抗体水平并无区别，动物实验也未在耳硬化症的病变颞骨中发现Ⅱ型胶原自身免疫反应的组织学证据。所以免疫因素与耳硬化症之间的关系有待更进一步的研究。内分泌因素方面，由于耳硬化症多发于女性，且妊娠与绝经能激发并加重病情；甲状旁腺功能异常导致的钙磷代谢异常也被认为是耳硬化症的致病因素之一，故长期以来内分泌因素被认为与耳硬化症有关。

3. 病毒因素

电子显微镜观察表明耳硬化组织中有类似成骨细胞副黏病毒核壳的结构，且通过 RT - PCR 检测发现耳硬化症患者的组织中存在麻疹病毒 RNA，作为这种慢性炎症性疾病的可能病因。免疫组化发现耳硬化症患者的镫骨足板中骨细胞、软骨细胞、破骨细胞和结缔组织中有抗流行性腮腺炎、麻疹、风疹病毒的抗原，故认为耳硬化症可能为上述病毒感染所启动的骨迷路包囊的炎性血管反应或慢性炎症，一系列形态学和生物化学研究表明这种疾病可能与麻疹病毒感染有关，流行病学资料也支持麻疹病毒参与了耳硬化症发生。

【中医病因病机】

本病根据其主症辨证属中医学“耳鸣、耳聋”范畴，其病因病机可参考自身免疫性内耳病相关内容。

【诊断标准】

1. 多始于 20 岁左右，有家族倾向。耳聋的特点是隐匿性、渐进性的传导性耳聋或混合性聋，有妊娠期发展迅速的特点，整个病程不断进行性加重。如病灶仅限于镫骨底板，耳聋常呈典型传导性聋；如病灶发展到耳蜗神经或其终器时，即出现混合性聋。

2. 多数患者伴有耳鸣，少数患者耳鸣始于耳聋之前或以后。耳鸣以低频为主，少数为高频、高调性，有的间断发生，有的呈持续性。

3. 少数患者有轻微眩晕、不稳感，眩晕伴恶心、呕吐者极少见。

4. 临床检查：部分患者耳道增宽，感觉迟钝，鼓膜变薄，后下区透出淡红色；大多数耳硬化症患者耳道及鼓膜检查是正常的。

5. 听力检查。

（1）音叉试验：骨导明显大于气导，强阴性，气、骨导差4～5倍。

（2）纯音测听：早期低频为主，听力曲线呈上升型，中、晚期呈水平型。骨导曲线一般正常，有的可出现Carhart切迹。这个切迹的出现，可能是惰性骨导和骨鼓进路的骨导作用减弱或消失的结果。这种结果正好在鼓膜及听骨链起共振的语言频率上有较显著的表现。根据内耳受累的程度和部位，气导和骨导可呈水平型下降。当内耳某一部位受损时，听力曲线可呈“深谷型”。

（3）盖来试验：蹬骨固定时呈阴性，蹬骨活动时呈阳性。

（4）声阻抗试验：静态声顺值0.3～0.6mL，鼓室压±25～50mmH_2O，鼓室曲线A型，坡度为最大声顺值的40%，蹬骨肌反射消失。

耳硬化症的诊断主要依靠音叉检查，只要没有耳溢脓的病史，外耳道、鼓膜基本正常，音叉试验为强阴性即可初步诊断，如患者有类似耳聋家族史更可佐诊。声阻抗试验可以帮助鉴别听骨链畸形的病例。内耳受累的耳硬化症患者，虽然呈混合性听力损害听力曲线，但音叉试验仍为强阴性，因此，音叉气、骨导比较试验在诊断耳硬化症中具有特殊意义。

【西医治疗】

1. 治疗方案

（1）手术治疗　手术是矫治因镫骨固定而造成的传音障碍，以恢复和改善听力，是唯一行之有效的方法。手术方法有蹬骨手术及半规管开窗术。

（2）佩戴助听器　凡不宜手术或不愿意手术的患者，可试配助听器。

（3）药物治疗　耳硬化症目前临床上没有确切有效的药物，内科治疗尚属研究阶段，每天服用氟化钠20～60mg，疗程数年以上，可能促使不成熟海绵化病灶钙化。

2. 西医治疗困境

本病较为少见，目前对于该疾病的发病机理尚有争议，没有明确的治疗药物，容易误诊。有些基层医院检查设备简陋，缺乏必要的定性诊断。主要的手术治疗同时也存在着一定的风险，并非所有的耳硬化症患者都能通过手术提高听力。

【中医治疗】

中医治疗可参考自身免疫性内耳病相关内容。

【生活调摄】

除了积极治疗外，患者还需要做好预防措施，只有这样才能最大限度地预防耳硬化症的发作。

1. 合理饮食：少食过甜、过咸及膏粱厚味，防止动脉硬化产生内耳缺血，导致听力减退。

2. 戒除吸烟、少量饮酒：减少烟酒对听神经的毒害作用，烟中的尼古丁进入血液，使小血管痉挛，血液缓慢，黏度增加，造成内耳供血不足，从而促发耳聋。

3. 避免噪音的损害：噪音会使本来开始衰退的听觉更容易疲劳，导致内耳的微细血管处于痉挛状态，使内耳供血减少，导致听力下降。

4. 忌挖掏、常按摩：挖耳是个不良习惯，易碰伤耳道，引起感染、发炎。

5. 慎用耳毒性药物：耳毒性抗生素如链霉素、庆大霉素、卡那霉素等及其他如阿司匹林、奎宁等。

6. 保持良好的心境：多参加锻炼，过度的疲劳和精神紧张都会引起内耳缺血，影响听力。

【科研思路与方法】

1. 理论研究方面

易自翔等探讨具有遗传倾向的耳硬化症的防治，采用回顾分析方法，追踪研究 6 个家庭 14 例患者的诊断、治疗情况，根据活动型耳硬化症的病理特征，提出防治的可行性方案。结果发现，6 个家庭 14 例患者均经听力学和（或）手术及病理学确诊，11 例行镫骨手术，其中 10 例选择听力损失较重侧行手术，1 例双耳先后做手术，听力均有不同程度的改善，平均提高 23dB；3 例未行镫骨手术：1 例未接受治疗；2 例已建议做手术，现在口服硫酸软骨素治疗。得出如下结论，每隔 6 ~ 12 个月对耳硬化症高发家庭的青年成员检查一次听功能是可取的，听力学和影像学检查对早期诊断、及时治疗具有重要意义；药物对耳硬化症的防治作用应予重视；镫骨手术对临床耳硬化症有防止病情恶化和治疗耳聋的双重作用；在无手术指征的前提下宜配戴助听器。

2. 临床研究方面

邓白茹等回顾性分析耳硬化症的高分辨率 CT（HRCT）表现，评估 HRCT 在耳硬化中的诊断价值，收集 2005 年 6 月 ~2013 年 10 月经临床及手术证实的耳硬化症 35 例，所有患者行横断位 HRCT 扫描。结果发现，35 例共 63 耳 HRCT 检查发现异常，其中前庭窗异常 15 耳，表现为前庭窗前区密度减低，似前庭窗扩大；镫骨板增厚，前庭窗缩小 11 耳；前庭窗及镫骨板同时受累 27 耳；耳蜗、前庭同时受累 9 耳，表现为前庭窗前方低密度区及耳蜗密度减低，呈点状、片状或双环征改变。得出如下结论，HRCT 可以清晰显示耳硬化症病灶的部位及分型，并可充分显示颞骨重要解剖的位置、形态，有利于耳硬化症的正确诊断。

3. 实验研究方面

冯晓华回顾性分析 1993 ~2007 年耳硬化症资料完整病例 88 例（162 耳），术前 1 ~3 天均行纯音测听，分析患者言语频率（500、1k、2kHz）、纯音平均听阈及气骨导差；观察 Carhar 切迹在单纯传导性聋和混合性聋这两组中的发生率及在耳硬化症早、中、晚期中的发生率。结果发现，Carhart 切迹在单纯传导性聋和早期耳硬化症听力图中出现率较高，经 χ^2 检验，统计有显著性差异。临床上常见为镫骨性耳硬化症，病变先侵及前庭窗、环韧带及镫骨底板等传声系统，在中晚期病灶向耳蜗基底部发展，出现蜗性损害，因而从 Carhart 切迹可判断患者病程发展程度。

【参考文献】

[1] 钱燕妮，赵守琴．耳硬化症的病因及治疗［J］．听力学及言语疾病杂志，2010，

18（4）：404－405.
［2］吴健．耳硬化症76例分析［J］．中国误诊学杂志，2005，5（1）：130－131.
［3］杨伟炎．耳硬化症的诊断与治疗［J］．继续医学教育，2006，20（20）：54－55.
［4］黄选兆，汪宝吉．实用耳鼻咽喉科学［M］．北京：人民卫生出版社，1998.
［5］Declau F，Van Spaendonce M，Timmermans JP，et al. Preva－lence of otosclerosis in an unselected series of temporal bones［J］. Otoloty & Neurotoloty，2001，22：596.
［6］陈翰申．25例耳硬化症患者纯音测听和声导抗测试［J］．吉林医学，2010，31（23）：3896.
［7］Konstantinos Markou，John Goudakos. An overview of the etiology of otosclerosis［J］. European Archives of Oto－Rhino－Laryngology，2009，266（1）：25－35.
［8］易自翔，陈著声，殷羽白，等．耳硬化症的遗传倾向及其防治的探讨［J］．中华耳鼻咽喉科杂志，2000，35（2）：24－27.
［9］钱燕妮，赵守琴．耳硬化症的病因及治疗［J］．听力学及言语疾病杂志，2010，18（4）：404－407.
［10］邓白茹，陈燕萍，吴俊铠，等．耳硬化症的HRCT征象分析［J］．医学影像学杂志，2015，25（4）：604－607.
［11］冯晓华，谢南屏，万良财，等．88例耳硬化症纯音听力学分析［J］．南方医科大学学报，2009，29（3）：553－555.

第十二节　过敏性鼻炎

【概述】

过敏性鼻炎即变应性鼻炎（allergicrhinitis，AR），是耳鼻咽喉科常见的呼吸道变应性疾病，根据发病时间分为常年性变应性鼻炎（allergic perennial rhinitis，APR）和季节性变应性鼻炎。两者临床表现与发病机理基本相似，主要为吸入致敏原而引起速发型变态反应。常年性过敏性鼻炎的致敏物多为屋内尘埃、螨、霉菌、动物脱屑等；季节性变态反应性鼻炎的致敏原多为花粉、蒿类植物，故又称花粉病。本病以发作性鼻痒、喷嚏、清水样鼻涕、鼻塞为主要临床表现，部分患者可伴有嗅觉减退。无论年龄大小均可发病，除鼻和鼻窦受累外，部分病例还可引起哮喘。

据世界卫生组织ARIA（过敏性鼻炎及其对哮喘的影响）工作小组（2001年）指出，“变应性鼻炎是一个极为常见的疾病，累及全世界10%～25%的人口”。近十几年来，随着ARIA指南的应用，临床诊断和治疗水平得到了大幅提高。

过敏性鼻炎根据其主症辨证属中医学“鼻鼽”范畴。

【西医病因与发病机制】

1. 西医病因

（1）遗传学与种族　研究表明，变应性鼻炎与特应性个体有密切的关系，且存在一定的遗传因素。

（2）吸入性变应原

1）尘螨：是引起过敏性鼻炎的重要因素。

2）动物的皮屑及其分泌物携带或含有引起变应性反应的强烈致敏原，可通过空气传播，并可在空气中停留时间很长。

3）花粉颗粒：极其微小，可在鼻孔里或眼睛里沉积，其诱导的变应原是最典型 IgE 介导的变应性疾病。

（3）食入性变应原　食入性过敏原为 IgE 介导的食物不良反应，属于 I 型变态反应。通常引起过敏反应的食物变应原有鸡蛋、牛奶、海鲜、大豆、坚果、花生等。食物变态反应性鼻炎通常不单独发作，常在其他器官受累时发生，儿童多见。

（4）环境与空气污染　城市工业化的发展，使人群暴露，变应原增多，从而导致过敏性鼻炎的发生率逐年增高。在我国，汽车尾气污染正在成为一个主要问题，尾气排放物中的颗粒成分可以加重变应性炎症。

（5）生活习惯　吸烟或被动吸烟可以引起鼻部对变应原的反应，并产生鼻炎。

（6）气候改变　可以影响变应原传播及变异，特别是花粉和霉菌。在气候改变的情况下，植物可产生出大量的花粉，尤其是在气温升高时或者生长在污染地区的树木花粉的变应原性更强。因此，气候改变被认为是导致变应性疾病增加的一个重要原因。

（7）精神因素　精神紧张、情绪不良、心理压力增大也可引起过敏发作。相关研究显示，精神紧张、悲观、失望可引起 T 细胞功能缺陷，细胞介导性变态反应性缺乏，肥大细胞介质释放，IgE 水平升高以及细胞膜受体反应异常等，压力可影响特应性鼻炎的严重程度。

2. 发病机制

过敏性鼻炎是个体将变应原吸入鼻腔，被鼻黏膜中的抗原提呈细胞捕获加工，将抗原肽提呈给初始的 T 细胞，使 Th2 细胞因子数量增多；B 细胞被 Th2 分泌的 IL－4 作用后，转换为浆细胞，并在此过程中产生大量的 IgE，IgE 以其 Fc 段附着于鼻黏膜中肥大细胞、嗜碱粒细胞的细胞黏膜上，使鼻黏膜处于致敏状态，当再次接触变应原时，肥大细胞和嗜酸粒细胞膜上发生一系列生化反应，使得阻力血管收缩或小血管扩张，血管渗透性强，渗出增加，引起大量清水样涕、喷嚏和鼻塞等鼻部主症。

【中医病因病机】

本病多由脏腑虚损，正气不足，腠理疏松，卫表不固，风邪寒邪或异气侵袭，肌表被束，阳气无从泄出，故喷而上出为嚏。

1. 肺气虚寒，卫气不固

肺气虚寒，卫气不固，腠理疏松，风寒乘虚而入，犯及鼻窍，邪正相搏，肺气不得通调，津液停聚，遂致喷嚏、流清涕、鼻窍壅塞。

2. 脾气虚弱，清阳不升

脾气虚弱，化生不足，鼻窍失养，外邪侵袭鼻窍，发为鼻鼽。

3. 肾阳不足，温煦失职

肾阳不足，摄纳无权，元气不归，温煦失职，腠理、鼻窍失于温煦，则外邪侵袭易发为鼻鼽。

4. 肺经伏热，上犯鼻窍

肺经素有郁热，宣降功能失职，邪热上犯鼻，发为鼻鼽。

【诊断标准】

根据1997年修订的《变应性鼻炎诊断标准及疗效评定标准》制定诊断标准。

1. 常年性变应性鼻炎

（1）记分条件

①常年发作，具有鼻痒、打喷嚏（每次连续3个以上）、流涕、鼻塞四大临床主症，1年内发作时间累计超过6个月，1天内发作时间累计超过0.5小时；

②病程≥1年。

（2）记分标准　有明确吸入物致敏原线索，有个人和/或家族过敏性疾病史，发作期有典型的症状和体征，各记1分，共3分。变应原皮肤试验阳性反应，至少有一种为（++）或（++）以上；特异性IgE抗体检测阳性或变应原鼻激发试验阳性，且与皮肤试验及病史符合，各得2分，共4分。鼻分泌物涂片检查嗜酸粒细胞阳性和/或鼻黏膜刮片肥大细胞（嗜碱粒细胞）阳性，得1分。得分6~8分诊断为常年性变应性鼻炎，3~5分为可疑变应性鼻炎，0~2分可能为非变应性鼻炎。

2. 花粉症

（1）季节性发病，每年发病季节基本一致，且与致敏花粉传粉期相符合；至少两年在同一季节发病。

（2）发作期有典型的临床症状和体征。

（3）发作期鼻分泌物（和/或结膜刮片）嗜酸粒细胞阳性，或鼻黏膜刮片肥大细胞（嗜碱粒细胞）阳性。

（4）花粉变应原皮肤试验呈阳性反应，至少一种为（++）或（++）以上，或变应原鼻激发试验阳性、眼结膜试验阳性。

【西医治疗】

1. 治疗方案

（1）非特异性治疗

1）抗组织胺药物：用以阻滞变态反应中组织胺释放所致的某些反应。此类药物多会引起嗜睡，故日间少用，夜间可加大剂量。常用有盐酸异丙嗪、扑尔敏等。

2）激素类药物：激素可增高组织胺酶，以中和组织胺，减少其局部的产生。常用强的松片10mg，短程应用；二丙酸倍氯米松效果也佳。

3）局部用药：2%色甘酸纳液滴鼻，每日3~4次。

（2）特异性脱敏治疗　针对皮肤试验阳性反应，采用逐渐增量的脱敏治疗。

(3) 手术治疗　目前认为变态反应性鼻炎都是由致敏原引起的变态反应，局部交感神经与副交感神经功能紊乱，引起临床一系列症状及体征。因此，可采用手术切除岩浅大神经、翼管神经和筛前神经的办法治疗本病，已收到良好效果。岩浅大神经切断术：效果好，但要开颅，患者难以接受。翼管神经切断术：操作较难，有一定并发症，远期疗效尚不肯定。筛前神经切断术：操作简便，效果良好，门诊即可完成，是目前较理想的手术方法。

(4) 其他治疗方法　冷冻、激光、穴位或鼻甲注射也有一定疗效。

2. 西医治疗困境

变态反应性鼻炎的临床治疗比较简单，但是其反复的发作性是较为困难的问题。如非特异性治疗，只能起到暂时缓解症状的作用，药物长期使用或慢性病例多不见效，且有些药物对日间的正常工作和学习可产生一定的影响。脱敏治疗，受条件限制，尚不能全都找出变应原，而且疗程长，患者常不能坚持治疗等。

【中医治疗】

1. 辨证论治

(1) 肺气虚寒，卫表不固证

主症：先鼻腔发痒，酸胀不适，继则喷嚏频作，鼻塞不通，流涕清稀量多，嗅觉暂时减退，可伴头痛，恶风，面色苍白，气短声低，自汗，舌淡苔白，脉浮弱。

治法：温肺散寒，益气固表。

方药：温肺止流丹加减，药用细辛、荆芥、人参、甘草、诃子、桔梗、鱼脑石。

(2) 脾气虚弱，清阳不升证

主症：鼻塞鼻痒，清涕连连，喷嚏骤发，面色萎黄，纳呆，腹胀，倦怠嗜卧，大便溏泄，形体消瘦，舌淡有齿印，苔薄白，脉濡弱。

治法：益气健脾，升阳通窍。

方药：补中益气汤加减，药用黄芪、白术、陈皮、升麻、人参、柴胡、甘草、当归。

(3) 肾阳不足，温煦失职证

主症：鼻塞，鼻痒，喷嚏频作，清涕长流，尚有腰膝酸软，遗精早泄，形寒肢冷，夜尿多，舌质淡嫩，苔白润，脉沉细。

治法：温补肾阳，固肾纳气。

方药：肾气丸加减，药用熟地黄、山茱萸、山药、泽泻、茯苓、牡丹皮。

(4) 肺经伏热，上犯鼻窍证

主症：鼻塞，鼻痒喷嚏频频，流清涕，常在闷热天气发作。全身或见咳嗽，咽痒，口干烦热，舌质红，苔白或黄，脉数。

治法：清宣肺气，通利鼻窍。

方药：辛夷清肺饮加减，药用黄芩、栀子、石膏、知母、桑白皮、辛夷花、枇杷叶、升麻、百合、麦冬。

2. 中医增效减毒治疗

西医治疗，一般采用激素、抗组胺药物、肥大细胞稳定剂等。免疫疗法，是将致敏原制成的针剂逐渐加量，反复多次地注射给患者，以提高患者对致敏原的耐受能力，但治疗效果有限。

中医治疗重在改善人体状态，扶助人体正气，通过补益肺、脾、肾气，使人体对致敏原不敏感，也就是“以人为本”。通过调理体质，以改善鼻黏膜致敏状态，从而消除过敏表现。中医治疗本病效果显著，所以应该发挥中医优势，或也可结合西药，标本兼治。

【生活调摄】

1. 注意工作、生活环境的空气清净，避免与化学气体接触。
2. 加强营养，增强正气。
3. 加强锻炼，提高身体素质。
4. 改掉挖鼻的不良习惯。
5. 及时矫正一切鼻腔的畸形，如鼻中隔偏曲等。
6. 根治病灶，彻底治疗扁桃体炎、鼻窦炎等慢性疾病。
7. 慎用鼻黏膜收缩剂，尤其不要长期不间断使用。
8. 减少冷空气对鼻黏膜的刺激，适当时候注意戴上口罩。
9. 注意保暖，气候转变极易感冒引发鼻炎。

【科研思路与方法】

1. 理论研究方面

李媛媛等通过研究季节气候与过敏性鼻炎发病相关性，认为春季属肝，其适应性调节，疏泄调达功能处于主导地位。肝之所以条达升发而又不太过，全赖于肝阴血收敛，故全身气机运行通畅，血和津液代谢正常。若肝体阴而用阳失衡，疏泄失司，气机不调，经络气血失于调和，则精血津液输布异常，亦影响血脉上濡于鼻，致鼻腔失于通利，而现鼻塞、鼻痒和流涕等症状。同时，肝调节情志失常，容易引起过敏性鼻炎患者焦虑、烦躁和抑郁等不良情绪。

风为春季主气。肺开窍于鼻，外合皮毛，易感受外来冷风异气的侵袭。若肺气虚损，腠理疏松，致卫外防御功能降低，风寒易入侵，寒邪凝滞，束于肺，则阵发鼻痒与喷嚏不止；肺失宣降，津液输布失常，见清涕长流，鼻黏膜淡白和水肿。若风热之邪经口鼻而入，犯于肺，壅塞鼻窍，可见鼻塞和流涕黏稠。

2. 临床研究方面

徐艳等将 110 例符合纳入标准的 AR 患者随机分为对照组（$n=55$）和观察组（$n=55$），在常规治疗的基础上，对照组给予通窍鼻炎颗粒治疗，观察组在对照组治疗的基础上联合应用针刺治疗。观察比较两组临床疗效、临床症状积分及炎性因子 IL－4、IL－6 和 IL－10 水平，并随访 6 个月，比较两组患者复发率。结果发现观察组的治疗总有效率为 96.4%，明显高于对照组 85.4% 的总有效率（$P<0.05$）；与对照组相比，治疗后观察组喷嚏、流涕、鼻塞及鼻痒等症状积分显著降低，IL－4、IL－6 和 IL－10 水平明显降低，比较有统计学差异；随访 6 个月，观察组的复发率为 5.4%，明显低于对照组 18.2% 的复发率。

3. 实验研究方面

丹麦学者利用基因组连锁研究的方法研究大规模家族性过敏性鼻炎患者，发现了多个风险等位基因区域，但是即使在同一国家，来自丹麦的4个过敏性家族研究中确定的基因区域也没能完全重叠，这可能与过敏性鼻炎临床表型的选择及患者人群差异有关，但也从另一个方面说明了过敏性鼻炎作为复杂疾病在遗传学研究中的困难性。利用基因组连锁研究家族人群的成果，为以后进行定位克隆确定具体的易感基因提供了宝贵的线索。

【名医验案】

温霞验案

患者，女，32岁，2006年8月10日就诊。主诉：阵发性鼻痒、鼻塞、打喷嚏及流大量清水样鼻涕5年。每年冬春两季过敏性鼻炎反复发作，持续加重。每年有将近半年的发作史，每日发作累计超过0.5小时。经服用扑尔敏、强的松、鼻炎康等药缓解症状，但遇到冷空气刺激后即复发。平时怕冷，易感冒。

刻诊见：喷嚏连连，流大量清样鼻涕，鼻塞，面色少华，舌质淡，苔清白，脉细弱。检查：鼻黏膜苍白水肿，双侧下鼻甲肿大，黏膜表面欠光滑，鼻腔内有大量的清稀分泌物。鼻腔分泌物检查：嗜酸性粒细胞阳性。

西医诊断：过敏性鼻炎。

中医诊断：鼻鼽。

证型：表卫气虚。

治法：益气固表，祛风散寒，通窍。

方药：苍耳子散合玉屏风散加减。黄芪30g，鹅不食草12g，黄精10g，地龙10g，石菖蒲12g，蝉蜕10g，辛夷10g，防风10g，乌梅15g，淫羊藿15g，细辛5g，甘草6g。每日1剂，水煎，分3次温服。

配合针灸治疗，取穴：主穴取印堂透鼻根、四白透鼻根、迎香透鼻根、列缺、合谷、风池。

中药汤剂加针灸治疗1个疗程后，症状基本消失，体征明显减轻；两个疗程后，鼻甲水肿已消失，鼻黏膜颜色正常，鼻腔分泌物检查显示嗜酸性粒细胞阴性，临床主症、体征完全消失。随访两年未复发，临床判定为治愈。

按语：本证属于鼻鼽（表卫气虚），苍耳子散方用苍耳子宜通鼻窍，散风止痛；辛夷、薄荷散风通窍；白芷祛风宣肺，诸药合用，具有散风邪，通鼻窍之功。再加玉屏风散，补脾实卫，益气固表。

【参考文献】

[1] 肖英，马新春，石磊．变态反应性鼻炎发病机理及治疗进展［J］．青海医药杂志，2012，42（2）：89－92.

[2] 洪铭沿，林志敏，郑燕青，黄丽莹．儿童过敏性鼻炎的药物治疗［J］．吉林医学，2012，33（5）：1051－1052.

[3] 王士贞．中医耳鼻咽喉科学［M］．北京：中国中医药出版社，2007.

[4] 中华耳鼻咽喉科杂志编辑委员会．变应性鼻炎诊断标准及疗效评定标准（1997年修订）[J]．中华耳鼻喉科杂志，1998，23（3）：134.
[5] 曾庆华．实用眼耳鼻喉针灸学［M］．北京：人民卫生出版社，1998.
[6] 范愈燕，和锡琳，王向东，等．“鼻鼽”中医体质特点探究［J］．世界中西医结合杂志，2013，8（4）：388－392.
[7] LU Chan，DENG QiHong，OU CuiYun，et al. Effects of ambient air pollution on allergic rhinitis among preschool children in Changsha，China［J］. Chinese Science Bulletin，2013，34：4252－4258.
[8] Yanping Wang，Sheng Chen，Peng Wang，et al. Comparison of clinical effectiveness of acupuncture and a Western drug on allergic rhinitis：study protocol for a randomized controlled trial［J］．Journal of Traditional Chinese Medicine，2014，03：254－260.
[9] Fulvio Braido，Francesca Sclifò，Matteo Ferrando，et al. New Therapies for Allergic Rhinitis［J］．Current Allergy and Asthma Reports，2014，14（4）：422.
[10] 张欣，吴敏．变应性鼻炎的中医治疗路径初探［J］．中华中医药杂志，2007，22（7）：470－472.
[11] 温霞．内服中药加针灸治疗过敏性鼻炎的临床观察［J］．中国医药导报，2008，5（14）：86.
[12] 李媛媛，袁卫玲，张国霞，等．风邪在过敏性鼻炎发病中作用的理论探讨［J］．中华中医药杂志，2013，28（1）：25－27.
[13] 徐艳，马梅，张宗强．通窍鼻炎颗粒联合针刺治疗过敏性鼻炎及对患者血清IL－4、IL－6及IL－10的影响［J］．中国实验方剂学杂志，2015，21（14）：169－172.
[14] Kruse LV，Nyegaard M，Christensen U，et al. A genome－wide search for linkage to allergic rhinitis in Danish sib－pair families［J］．EJHG，2012，20（9）：965－972.

第十三节　鼻息肉

【概述】

鼻息肉为鼻部常见病，以成人多见。临床表现为持续性鼻塞，并伴有嗅觉减退，鼻涕增多，常有头昏、头痛。可见鼻腔内一个或多个赘生物，表面光滑，色灰白或淡红，半透明，触之柔软而不痛，可移动。若息肉较多较大，可引起鼻外形的改变，鼻梁变宽而膨大。鼻息肉在成年人的发病率为1%～2%，根据文献报道，即使是近年开始的鼻内镜手术，其复发率仍高达20%。

鼻息肉和鼻窦炎一样，同属于鼻和鼻窦黏膜炎症性疾病。有些研究试图通过检测和分析鼻息肉及鼻窦炎黏膜中T细胞的功能，或炎症性标记物（如细胞因子、趋化因子和炎症性介质等）的改变来区分这两种疾病，但是到目前为止，从疾病的特征上还很难将鼻息肉从鼻窦炎中区分出来。所以目前的共识是将鼻息肉看作慢性鼻窦炎的一个亚型。根据鼻内窥镜检查结果，鼻息肉的大小还可以分为以下四个类型：0，没有鼻息肉或息肉样变；1，鼻息肉仅出现在中鼻道内；2，鼻息肉已经延伸到中鼻道以外，但仅局限于下鼻甲上方的鼻腔内；3，鼻息肉已经延伸到鼻道底部。

中国古代就有鼻息肉的病名，《诸病源候论》指出："肺气通于鼻，肺脏为风冷所乘，则鼻气不和，津液壅塞，而为鼻齆，冷搏于血气，停结鼻内，故变生息肉。"

【西医病因与发病机制】

1. 西医病因

鼻息肉的病因与发病机制还不清楚。黏膜下水肿是鼻息肉的主要病理特征，并伴有以嗜酸性粒细胞等炎症细胞浸润，这种现象是变态反应的表现，故既往变态反应被认为在鼻息肉的形成过程中起着主要的作用。另外，鼻黏膜长期慢性炎症或鼻窦脓性分泌物刺激，鼻黏膜充血、肿胀、静脉瘀血、渗出增多，促使小血管渗出增加及黏膜水肿加重，久之发生息肉样变。

2. 发病机制

鼻息肉的发生是一个多因素、多步骤的过程，鼻黏膜上皮的损伤为始动机制，细胞因子的平衡紊乱为诱导机制，嗜酸性粒细胞聚积、活化、抗凋亡并分泌毒性因子为效应机制，引起鼻黏膜损伤、纤维组织疝出、上皮再生、间质水肿等一系列病理过程，从而导致了鼻息肉的发生。针对这些发病过程进行治疗研究，将会为减少鼻息肉病复发提供重要的手段。

【中医病因病机】

1. 寒湿凝聚鼻窍

肺气素虚，卫表不固，腠理疏松，易受风寒异气的侵袭，肺气虚寒则鼻塞不利，寒湿凝聚鼻窍，日久则形成息肉。

2. 湿热蕴积鼻窍

肺经湿热，或素嗜炙煿厚味，或因鼻窍长期受湿热邪毒侵袭，致使湿热内生，上蒸于肺胃，结滞鼻窍，留伏不散，凝滞而成息肉。

【诊断标准】

1. 临床表现

（1）持续性鼻塞，嗅觉减退，闭塞性鼻音，睡眠打鼾和张口呼吸。

（2）可有流涕、头痛、耳鸣、耳闷和听力减退。

（3）黏液性息肉，颇似剥皮葡萄状或鲜荔枝肉状，表面光滑半透明，呈粉红色，有细带多来自中鼻道，触之柔软活动。

（4）出血性息肉（较少）表面光滑，充血，触之软而易出血。

（5）纤维性息肉呈灰白色，表面光滑，触之较实，不易出血。

（6）多发性息肉常来自筛窦，单个息肉多从上颌窦内长出，坠入后鼻孔称"后鼻孔息肉”。

（7）鼻息肉增多变大，长期不予治疗，可致鼻背增宽形成“蛙鼻”。

2. 诊断依据

（1）常见于变态反应性鼻炎及慢性鼻窦炎患者。

（2）有以上症状和体征。

（3）X线摄片可发现鼻腔软组织影，鼻窦内密度增高、黏膜增厚。无骨质破坏及颅底缺损。

【西医治疗】

1. 治疗方案

参考2008年“英国变态反应和临床免疫学会鼻窦炎和鼻息肉诊疗指南”。

（1）*治疗原则*

1）小息肉以内科药物治疗为主。

2）药物治疗无效者行功能性内窥镜鼻腔鼻窦手术。

3）多发性或复发性息肉行常规手术治疗。

（2）*用药原则*

1）药物息肉消除治疗（medical polypectomy）：所有患者在接受手术前均应接受药物治疗，鼻用皮质类固醇可能治愈小息肉。大的息肉需接受药物息肉消除治疗，即联合口服和鼻用皮质类固醇激素治疗，包括：晨服泼尼松龙0.5mg/kg，5～10天，并加用倍他米松滴鼻，头倒置位，每鼻孔2滴，每天3次，连用5天后改为每天2次，直至1瓶药物用尽。维持治疗中推荐使用氟替卡松（滴鼻或喷鼻）或莫米松（喷鼻），药物的生物利用度较低。所有鼻用皮质类固醇均可能抑制鼻息肉生长。由于息肉易于复发，因而推荐长期治疗，但目前没有疗程应延续多长的依据。

2）口服抗组胺药物：适用于变应性患者。

3）鼻腔冲洗：安全、便宜、常用，可缓解慢性鼻-鼻窦炎症状，是欧洲大陆广泛应用的辅助治疗手段。对原发纤毛运动障碍有疗效，但高血压患者应慎用（增加Na离子浓度）。

4）口服白三烯拮抗剂：尽管目前尚无抗白三烯药物治疗鼻息肉的随机对照研究，但其临床疗效已得到证实，可用于治疗合并阿司匹林敏感症的鼻-鼻窦炎、哮喘和鼻息肉患者，部分患者疗效显著。

5）日本的开放性研究表明，应用大环内酯类抗生素数周至数月，可减小息肉，其机制可能与药物的抗炎作用有关。有开放式研究显示，鼻用氮卓斯汀有助于鼻息肉治疗。

2. 西医治疗困境

鼻息肉易复发，药物和手术复发率很高，为30%～50%，平均每位患者行手术1.5～4次，且手术虽可去除堵塞鼻窦的组织，但无法控制鼻炎症状，受损的嗅觉功能也可能无法恢复。鼻内窥镜手术开展后并配合类固醇药物的应用，虽然鼻息肉复发率有所降低，但仍不能完全解决。

【中医治疗】

1. 辨证论治

（1）寒湿凝聚证

主症：渐进性或持续性鼻塞，嗅觉减退或消失，流清晰或白黏涕，喷嚏多，体虚易感冒，畏风寒，舌淡苔白腻，脉缓或弱。检查见鼻黏膜色淡或苍白，鼻息肉色白透明。

治法：温化寒湿，散结通窍。

方药：麻黄附子细辛汤加减。麻黄、制附子、细辛、防风、党参、甘草、诃子、桔梗、鱼脑石。

（2）湿热蕴积证

主症：持续性鼻塞，嗅觉减退，流浊涕。或有头痛，腹胀，口干烦热，舌质红，苔黄腻，脉滑数。检查见鼻黏膜色红，息肉灰白、淡红或暗红，鼻道有稠脓涕。

治法：清热祛湿，通利鼻窍。

方药：辛夷清肺饮合麻杏石甘汤加减。黄芩、栀子、石膏、杏仁、知母、桑白皮、辛夷花、枇杷叶、升麻、百合、麦冬。

2. 中医增效减毒治疗

中药辨证治疗对鼻黏膜有收敛和保护作用，使分泌物减少，改善微循环，促进分泌物吸收，减少鼻腔黏膜的炎性反应、水肿增生及变性的发生，从而有效地抑制鼻息肉的复发。

中医辨证用药与鼻息肉手术具有协同作用。鼻内窥镜手术注重术腔病变组织的清理，建立鼻腔鼻窦的通气和引流，重在治标；中药治疗则是针对病因病机，调整机体整体机能，祛邪而不留瘀，促进鼻腔正常功能恢复，重于治本。二者协同治疗，可明显提高治愈率，减少复发。

【生活调摄】

1. 本病大多为各种鼻病的继发症或并发症，故要积极治疗各种原发鼻病。
2. 工作、生活环境应保持空气新鲜。
3. 平时在鼻腔少用薄荷、冰片制剂。
4. 忌辛辣、酒类等刺激性食品。
5. 保持鼻腔清洁。

【科研思路与方法】

1. 理论研究方面

有学者检测 Toll 样受体 2（TLR2）和 Toll 样受体 4（TLR4）蛋白在慢性鼻窦炎鼻息肉黏膜组织中的表达，并探讨其在鼻窦炎鼻息肉发病机制中的作用。采用免疫组织化学技术检测 62 例鼻窦炎鼻息肉黏膜组织中 TLR2 和 TLR4 蛋白的表达和分布，同期选取 5 例正常筛窦黏膜组织进行对照。按照 1997 年海口制定的“慢性鼻窦炎鼻息肉临床分型分期及鼻内镜下鼻窦手术疗效评定标准”将其分组，比较各组间 TLR2 和 TLR4 表达程度的差异。结果发现：①TLR2、TLR4 主要表达在鼻腔黏膜上皮细胞、固有层炎性细胞及黏膜下层腺体的胞浆和胞膜上。②慢性鼻窦炎鼻息肉各型各期均较对照组高；并且随着分型的升高，TLR2、TLR4 的表达量也随之增加，差异具有统计学意义。研究得出结论，TLR2 和 TLR4 在鼻窦炎鼻息肉中的表达可能与鼻窦炎鼻息肉的发病机制存在着一定的相互关联，TLR 在该机制中可能扮演重要角色。

2. 临床研究

孙宗仁探讨修正性鼻内镜手术治疗复发性鼻窦炎鼻息肉的临床疗效及安全策略，对 2009～2013 年收治的复发性鼻窦炎鼻息肉 65 例患者，行修正性鼻内镜手术及术后规范综合治疗，并对其进行随访观察。结果发现，经过 6～12 个月的术后随访，治愈 50 例，好转 12 例，术后 12 月与 6 月临床治愈率比较，差异有统计学意义，65 例患者均未出现手术并发症。结论：修正性鼻内镜手术能有效治疗复发性鼻窦炎鼻息肉，术后规范综合治疗能提高患者治愈率，选择具有定向定位作用的解剖参照点是手术安全的关键。

张罗评价布地奈德混悬液短疗程经鼻雾化吸入治疗鼻息肉的疗效和安全性。方法：将 30 例嗜酸粒细胞性慢性鼻窦炎伴鼻息肉患者随机分为雾化吸入组（15 例）和喷鼻对照组（15 例），雾化吸入组用布地奈德混悬液 1mg/2mL 经鼻雾化吸入，每日 2 次；喷鼻对照组使用布地奈德鼻喷剂 256μg 喷鼻，每日 2 次，疗程为 1 周。治疗前后评价鼻塞、流涕、嗅觉损失、头/面痛 4 个症状的视觉模拟评分，内镜 Kennedy 评分和晨起血清皮质醇测定。结果发现经过 1 周治疗，雾化吸入组的 4 个鼻部症状评分均明显减少，其中以鼻塞的改善最为明显；内镜下息肉评分亦有明显减少；雾化吸入组鼻部症状评分和息肉评分均低于喷鼻对照组；雾化吸入组的晨起血清皮质醇浓度在治疗后降低。结论：短疗程使用布地奈德混悬液经鼻雾化吸入治疗鼻息肉，可迅速改善鼻部症状，减小息肉体积，且对肾上腺皮质功能无明显影响，可作为嗜酸粒细胞性慢性鼻窦炎伴鼻息肉患者内镜术前的治疗手段。

3. 实验研究方面

李娜医师观察鼻息肉的组织细胞学特征，探讨鼻息肉的发病机制。方法：应用常规组织学方法及甲苯胺蓝特殊染色法，观察 134 例鼻息肉组织中嗜酸性粒细胞、淋巴细胞、浆细胞、中性粒细胞和肥大细胞的浸润情况，并进行计数、分组及统计学处理。结果发现，134 例鼻息肉组织中嗜酸性粒细胞聚集型有 69 例，占 51.49%；淋巴细胞聚集型有 52 例，占 38.81%；混合型有 10 例，占 7.46%；中性粒细胞聚集型有 3 例，占 2.24%。4 组间嗜酸性粒细胞数、淋巴细胞数、肥大细胞数、中性粒细胞数和浆细胞数差异均有统计学意义。嗜酸性粒细胞数与肥大细胞数呈负相关（$r=-0.534$，$P<0.01$），淋巴细胞数与肥大细胞数呈正相关（$r=0.601$，$P<0.01$），浆细胞数与肥大细胞数呈正相关（$r=0.202$，$P<0.05$）。研究得出结论，鼻息肉中嗜酸性粒细胞聚集似乎与肥大细胞及Ⅰ型变态反应无关，各种炎性细胞的浸润及相互作用是导致鼻息肉发生发展的重要环节，鼻息肉的组织病理学分型对探讨鼻息肉的发病机制有一定帮助。

【名医验案】

傅灿鋆验案

赵某，女，63岁，2013年11月25日初诊。鼻息肉2年余，反复鼻塞、鼻腔干燥，近1周症状再发加重，鼻塞，鼻干燥，无流涕，口干，纳食可，睡眠差，舌尖偏红、苔薄白，脉细数。

西医诊断：鼻息肉。

中医诊断：鼻息肉。

证型：热毒结聚鼻窍。

治法：清热解毒，养阴通窍。

方药：升麻葛根汤加减。升麻6g，葛根10g，白芍10g，甘草6g，金银花10g，连翘10g，黄芩10g，生地黄10g，天花粉10g，白芷10g，枳壳10g，杏仁10g，生石膏30g，辛夷6g，苍耳子10g。3剂，每日1剂，水煎服。另用火硝3g、白矾3g、硼砂3g，1剂，共研细末，取适量用纸管吹鼻中，每日3次。

3天后复诊，鼻塞症状基本消除，鼻干较前有所好转，内服方去辛夷、苍耳子，继服4剂，吹鼻方继续使用。症状消除，电话随访2个月，无复发。

按语：热毒结聚于鼻道，故鼻塞；热灼津液，故见鼻干。升麻葛根汤疏风透邪；加金银花、连翘、黄芩、生石膏清肺经热毒；加杏仁、天花粉润肺滋养鼻道。火硝、白矾、硼砂吹鼻有解热、拔毒、敛疮之功。

【参考文献】

[1] 虞晏晋．鼻息肉和鼻息肉病［J］．齐齐哈尔医学院学报，2008，29（2）：179.

[2] 张耀利，王大全，傅伟，等．综合治疗复发性鼻窦炎鼻息肉［J］．山东大学耳鼻喉眼学报，2012，26（4）：44－45.

[3] 王士贞．中医耳鼻咽喉科学［M］．北京：中国中医药出版社，2007.

[4] 王世飞，谢天宏，安伟．复发性鼻息肉48例治疗体会［J］．广东医学，2008，29（3）：476－477.

[5] 中华医学会耳鼻咽喉头颈外科学分会鼻科学组，中华耳鼻咽喉头颈外科杂志编委会．慢性鼻－鼻窦炎诊断和治疗指南（2008年，南昌）［J］．2009，44（1）：6－7.

[6] 肖建新，何发尧，刘悦胜．鼻息肉与变态反应相关关系的探讨［J］．实用医学杂志，2001，17（1）：40－41.

[7] 张罗，韩德民．解读英国变态反应和临床免疫学会鼻鼻窦炎和鼻息肉诊治指南［J］．中国耳鼻咽喉头颈外科，2009，16（5）：287－291.

[8] 陈仁物，王德云．欧洲鼻窦炎和鼻息肉诊疗意见书2012版：鼻窦炎诊治更新与精要［J］．解放军医学杂志，2013，38（2）：87－92.

[9] Fokkens WJ，Lund VJ，Bachert C，et al. European Position Paper on Rhinosinusitis and Nasal Polyps［J］．Rhinology Suppl，2005，（18）：1－87.

[10] 李荣华，聂慧．傅灿鋆治疗鼻息肉经验［J］．实用中医药杂志，2014，30

(07): 659.

[11] Fokkens WJ, Lund VJ, Mullol J, et al. European Position Paper on Rhinosinusitis and Nasal Polyps 2012 [J]. Rhinology, 2012, 50 (Suppl 23): 1-298.

[12] Scadding GK, Durham SR, Mirakian R, et al. BSACI guidelines for the management of rhinosinusitis and nasalpolyposis [J]. Clin Exp Allergy, 2008, 38: 260-275.

[13] 王鸿，张罗，黄谦，等. 慢性鼻窦炎鼻息肉与变应性因素相关性的探讨 [J]. 中华耳鼻咽喉头颈外科杂志，2005，40 (3): 10-13.

[14] 袁海，韩爱国，张永奇. 慢性鼻-鼻窦炎鼻息肉药物治疗进展概述 [J]. 临床耳鼻咽喉头颈外科杂志，2011，25 (8): 382-384.

[15] 顾兆伟，曹志伟，王韫秀. TLR2 和 TLR4 在慢性鼻窦炎鼻息肉中的表达及临床意义 [J]. 中国耳鼻咽喉颅底外科杂志，2013，19 (1): 43-46.

[16] 孙宗仁. 修正性鼻内镜手术治疗复发性鼻窦炎鼻息肉 565 例分析 [J]. 中华临床医师杂志（电子版），2016，10 (4): 61-64.

[17] 王成硕，娄鸿飞，张罗. 短期布地奈德混悬液经鼻雾化治疗慢性鼻窦炎伴鼻息肉的疗效和安全性研究 [J]. 临床耳鼻咽喉头颈外科杂志，2012，26 (8): 347-349.

[18] 闫舒，李娜，杨艳华，等. 鼻息肉的组织病理学特征及其发病机制 [J]. 山东大学耳鼻喉眼学报，2008，22 (1): 52-54.

第十四节　变应性真菌性鼻窦炎

【概述】

变应性真菌性鼻-鼻窦炎（allergic fungal rhinosinusitis，AFS）是一种由真菌抗原引起的变应性鼻-鼻窦炎，具有变应性和易复发性。其病因病机是一种由真菌作为抗原引起、嗜酸性粒细胞激发的持续性级联变态反应。随着鼻内镜技术和 CT 检查的普及以及鼻腔、鼻窦变态反应性疾病发病率的上升，文献报道逐渐增多，慢性鼻窦炎中变应性真菌性鼻窦炎的发病率为 4%~7%，因对变应性真菌性鼻窦炎的认识尚不足，常将本病与真菌球型鼻窦炎相混淆。

真菌性鼻窦炎属中医学“鼻渊”范畴。早在《素问·气厥论》中就有这样的记载：“鼻渊者，浊涕流不止也。”

【西医病因与发病机制】

1. 西医病因

（1）病原菌　常见的致病菌主要是曲霉菌（aspergillus），占 80% 以上，它有念珠菌（monilia）、Seeber 鼻孢子菌（rhinosporidium Seeber）、毛霉菌（mucoraceae）和申克孢子丝菌（sporotria Schenck）等。曲霉菌为条件致病菌，致病的曲霉菌主要有烟色曲霉菌

（A. fumigatus）和黑色曲霉菌（A. nigrae），以前者最常见。可单种曲霉菌感染，亦可两种或两种以上曲霉菌合并感染。毛霉菌感染较少见，但相当险恶，因为其更倾向于侵入动脉弹性内膜层，形成血栓，继发缺血性血栓及出血性坏死，死亡率较高。

（2）*外界环境*　包括气候及生活环境。湿热气候，如中国南方省份的发病率相对北方高；长期经常性从事接触土壤、花草及家禽的工作人员易罹患。

（3）*全身因素*　如糖尿病、长期应用皮质类固醇激素、抗肿瘤药物、长期使用广谱抗生素、放疗及艾滋病患者等均为真菌性鼻窦炎的易发人群。有报道低免疫功能、低氧、低pH值血症及高血糖环境是真菌生存的合适条件。

（4）*局部因素*　局部因素是部分真菌性鼻窦炎的主要致病因素之一。各种因素所致的鼻腔、鼻窦通气引流受阻，包括解剖因素如中鼻道狭窄、中鼻甲反向弯曲等，局部的慢性炎症、水肿，窦腔的分泌物潴留，同侧上列牙齿的病变等。

2. 发病机制

AFS的发病机制尚不清楚，多数学者认为其是一种变态反应性疾病，而非感染性疾病。AFS是真菌与特应性个体的鼻窦黏膜密切接触后引发的变应性反应，其病理生理学与变应性支气管肺曲菌病（ABPA）相似，是IgE介导的Ⅰ型变态反应和免疫复合物介导的Ⅲ型变态反应的结合。

近年来发现Ⅰ型中Va2亚型（变应性慢性炎症反应，即细胞介导的嗜酸粒细胞超敏反应性）在发病中起到更重要的作用，即存在于鼻窦中的真菌作为抗原，引起IgE介导的肥大细胞反应，当肥大细胞脱颗粒释放的炎性介质，和嗜酸粒细胞等产生的细胞因子等所致的组织损害导致窦黏膜进一步水肿和炎症，形成恶性循环，导致患窦腔内变应性真菌性黏蛋白积存。后者是本病的主要特征，具有组织学、影像学和临床特征，综合治疗中彻底清除患窦中的黏蛋白也是手术治疗成功与否的关键。

【中医病因病机】

本病中医按“鼻渊”辨证。有虚实之分，实者多因外邪侵袭，引起肺、脾胃、胆腑病变而发病；虚者多因肺、脾气虚，邪气久羁，滞留鼻窍，以致病情缠绵。

1. 肺经风热

起居不慎，冷暖失调，或过度疲劳，风热袭表伤肺，或风寒外袭，郁而化热，内犯于肺，肺失宣降，邪热循经上壅鼻窍而为病。

2. 胆腑郁热

情志不遂，欲怒失节，胆失疏泄，气郁化火，胆火循经上犯，移热于脑，伤及鼻窍；或邪热犯胆，胆热上蒸鼻窍而为病。

3. 脾胃湿热

饮食失节，过食肥甘煎炒、醇酒厚味，湿热内生，郁困脾胃，运化失常，湿热邪毒循经熏蒸鼻窍而发为本病。

4. 肺气虚寒

久病体弱，或病后失养，致肺脏虚损，肺卫不固，易为邪犯，正虚托邪无力，邪滞鼻窍而为病。

5. 脾气虚弱

久病失养，或疲劳思虑过度，损及脾胃，致脾胃虚弱，运化失健，气血精微生化不足；鼻窍失养，加之脾虚不能升清降浊，湿浊内生，困阻鼻窍而为病。

【诊断标准】

近年国内也有学者通过探讨 AFS 的临床病理特征，提出 AFS 的诊断标准：

1. 必要条件

①典型的 CT 或 MRI 影像学表现，一个或多个鼻窦受累；②鼻窦腔出现黏稠分泌物，镜下有特征性黏蛋白成分，真菌染色和（或）培养阳性；③无真菌侵袭黏膜的证据。

2. 非必要条件

①变应性疾病史；②抗原皮试，一种或多种真菌阳性；③血清学检查总 IgE 和（或）真菌特异性 IgE 增高；④外周血嗜酸性粒细胞相对值和（或）绝对值增高。

上述 3 项必要条件都需满足才能诊断为 AFS，非必要条件可随患者就诊时机体免疫状态或近期曾使用抗过敏药物等情况有所变化。

【西医治疗】

1. 治疗方案

真菌性鼻 - 鼻窦炎的治疗原则：早期手术治疗，侵袭型者一经确诊应尽早手术，清除鼻腔和鼻窦内真菌病原和坏死及不可逆的病变组织，恢复鼻窦的通畅引流。

（1）*手术治疗*　手术方式和范围应根据病变范围和患者的具体情况而定。病变不严重的（如真菌球、变应性真菌性鼻 - 鼻窦炎、慢性侵袭性真菌性鼻 - 鼻窦炎）一般均可采用鼻内镜手术，彻底清除病灶及病变组织，保留正常黏膜，创造鼻窦宽敞的通气和引流。病情严重，病变范围广者，可采用柯 - 陆手术（Caldwell - Luc operation）、鼻侧切开术（lateral rhinotomy）或与鼻内镜手术联合等术式。病变累及颅内时可采用颅面联合术式，并于术前应用抗真菌药物，术后可应用抗真菌药物冲洗鼻腔和鼻窦。

（2）*药物治疗*

1）急性侵袭性真菌性鼻 - 鼻窦炎术后必须用抗真菌药物。伊曲康唑（itraconazole）和两性霉素 B（amphotericin B）为常用的抗真菌药物，剂量可根据病情和患者耐受性而定。经手术和两性霉素 B 治疗病情已被控制或病情较轻者，可用酮康唑或伊曲康唑口服治疗。

2）变应性真菌性鼻 - 鼻窦炎手术后，应用糖皮质激素是非常重要的辅助治疗。激素应用的剂量为强的松 30 ~ 40mg/d，口服 1 周后剂量减半，继续服用 1 个月然后按 0.2mg/（kg · d）服用 4 个月，再按 0.1mg/（kg · d）服用 2 个月，同时应用人工合成长效类固醇鼻内喷雾。有报道称以对患者致病的真菌浸液进行免疫治疗，可减少术后激素的用量和变应性真菌性鼻窦炎的复发率。

（3）*对症支持治疗*　增强抵抗力，恢复免疫功能，治疗原发病，停用抗生素及免疫抑制剂。必要时输全血或血浆。

2. 西医治疗困境

AFS 并不属于感染性疾病，而是一种由于变态反应引起的一系列鼻窦阻塞性病变。单纯的手术治疗或者单纯免疫治疗都不能完全、长期控制本病。手术不可能完全清除鼻窦内的真菌成分，更不可能控制患者全身的变应性状态。

【中医治疗】

1. 辨证论治

（1）风热壅遏证

主症：鼻塞，鼻涕多且色黄浊，嗅觉减退，头痛头胀，伴发热恶风，或咳嗽，咽喉不利，咳吐黄痰，口渴喜冷饮。大便或干，小便黄少，舌质红，苔薄黄，脉浮数。检查见鼻黏膜充血肿胀，尤以中鼻甲为甚，中鼻道或嗅沟可见黏性或脓性分泌物，眉间或颧部有叩压痛。

治法：疏风清热，宣肺通窍。

方药：银翘散加减，药用金银花、连翘、竹叶、荆芥、牛蒡子、淡豆豉、薄荷、桔梗、甘草。

（2）胆腑郁热证

主症：鼻涕黄浊黏稠如脓样，量多腥臭味，鼻塞，嗅觉差，头痛较剧，伴发热，口苦咽干，头晕目眩，耳鸣耳聋，夜寐不安，急躁易怒，小便黄赤，舌质红，苔黄，脉弦数。检查见鼻黏膜充血肿胀，中鼻道或嗅沟可见黏性或脓性分泌物潴留，头额、眉间或颧部有叩压痛。

治法：清泻胆热，利湿通窍。

方药：龙胆泻肝汤加减，药用柴胡、龙胆草、栀子、黄芩、泽泻、车前草、木通、生地黄、当归。

（3）脾胃湿热证

主症：鼻涕黄浊量多，鼻塞重而持续不通，嗅觉消失，伴头晕重胀，头痛较剧，胃脘胀满嘈杂，食欲不振，嗳腐吞酸，小便黄，舌质红，苔黄腻，脉濡或滑数。检查见鼻腔红肿胀痛，肿胀较甚，中鼻道或嗅沟可见大量黏性或脓性分泌物潴留，头额、眉间或颧部有叩压痛。

治法：清热利湿，化浊通窍。

方药：甘露消毒丹加减，药用飞滑石、绵茵陈、黄芩、石菖蒲、川贝母、木通、藿香、射干、连翘、薄荷、白豆蔻。

（4）肺气虚寒证

主症：鼻涕白黏，鼻塞或重或轻，嗅觉减退，遇风冷鼻塞流涕加重，鼻涕增多，喷嚏时作，伴头昏胀，形寒肢冷，气短乏力，咳嗽有痰，舌质淡，苔薄白，脉缓弱。检查见鼻内肌膜淡红肿胀，中鼻甲肥大，或息肉样变，中鼻道可见黏性分泌物。

治法：温补肺脏，散寒通窍。

方药：温肺止流丹加减，药用细辛、荆芥、人参、甘草、诃子、桔梗、鱼脑石。

（5）脾气虚弱证

主症：鼻涕白黏或黄稠，量较多无臭味，鼻塞较重，嗅觉减退，伴肢倦乏力，食少腹胀，面色萎黄，四肢倦怠乏力，大便溏薄，舌质淡，苔白薄，脉缓弱。检查见鼻内肌膜淡红肿胀，中鼻甲肥大，或息肉样变，中鼻道可见黏性分泌物潴留。

治法：健脾利湿，益气通窍。

方药：参苓白术散加减，药用人参、白术、茯苓、甘草、山药、扁豆、薏苡仁、砂仁、桔梗。

2. 中医增效减毒治疗

中医药治疗本疾病，效果突出，优势显著。中药治疗主要是针对病因病机，调整机体整体机能，祛邪而不留瘀，促进鼻腔正常功能恢复，重于治本。西医治疗，首先注重改善主症，重在治标。二者协同治疗，可明显迅速改善主症，提高治愈率，减少复发。

【生活调摄】

1. 及时治疗伤风鼻塞及邻近器官的疾病。
2. 注意保持鼻腔通畅，以利鼻窦内分泌物排出。
3. 注意正确的擤鼻方法，以免邪毒窜入耳窍致病。
4. 禁食辛辣刺激食物，戒除烟酒。
5. 锻炼身体，增强体质，提高机体抵抗力。

【科研思路与方法】

1. 理论研究方面

张宏博等选择50例变应性真菌性鼻窦炎患者作为研究对象，对患者基本资料、影像学资料、实验室检查结果等进行分析，探讨变应性真菌性鼻窦炎的病理学特点。发现50例患者影像学表现出受累鼻窦腔透亮度降低，能够观察到云絮状高密度影，部分患者伴随窦壁骨质破坏，呈现变薄和不连续；皮肤变应原点刺试验17例烟曲霉菌阳性，12例黄曲霉菌阳性，13例为白色念珠菌阳性，5例特异青霉菌阳性，8例患者多种真菌同时阳性；真菌培养试验24例真菌培养阳性，烟曲霉菌阳性15例，白色念珠菌阳性9例。由于变应性真菌性鼻窦炎在临床上易误诊和漏诊，需重视患者临床病例特征综合判定，以实现尽早诊断和治疗。

2. 临床研究方面

马玲等对于免疫治疗研究显示：结果差异较大，该治疗方法仍有争议。例如手术治疗后的AFS患者接受免疫治疗3年，有效控制了症状再发并减少了患者对全身、局部糖皮质激素的依赖性。另有一项研究显示手术后采用免疫治疗，复发率明显降低。但有一项手术后10年的随访研究表明，免疫治疗组与非免疫治疗组的生活质量无差别，sIgE水平未受影响，免疫治疗组的复发率也未表现出有效的减少。

黄谦回顾性分析449例真菌球性鼻窦炎（FBS）患者的临床资料，针对其症状、体征、影像学特点、病理特点及术后随访，对不同临床特征和治疗特点进行总结和分析，目的是为了探讨不同FBS的临床特征和诊治要点。研究结果发现，449例患者均明确诊断为FBS。依据临床资料可分为5种不同的临床特征，分别为：①单纯FBS 299例，主要症状为患侧头痛、脓涕、鼻塞，鼻窦CT具有典型FBS表现。②FBS合并鼻息肉78例，主要症状为双侧或患侧鼻塞、脓涕。手术以切除鼻息肉、扩大性开放受累鼻窦为主。③FBS合并变应性鼻炎（AR）51例，术中可见病变窦腔内黏膜高度水肿，呈囊肿样变。术后需联合抗组胺药物治疗。④FBS合并脓囊肿6例，主要症状为鼻塞、脓涕及头面部痛。鼻窦影像学特点既有典型的真菌性鼻窦炎特征，又有黏液囊肿的特点。术中对受累鼻窦进行抗生素盐水冲洗，术后全身抗生素联合抗生素盐水鼻腔冲洗治疗。⑤FBS合并息肉和AR患者15例，其诊治特点为2种类型的结合。研究得出如下结论：FBS根据其不同临床特征进行精准治疗，有利于提高治疗水平，减少术后复发，改善预后。

丁晓灿选取非侵袭性真菌性鼻窦炎患者32例，经病理确诊12例为变应性真菌性鼻窦炎，20例为真菌球型鼻窦炎。所有患者均行CT检查，观察患者CT影像学表现，并与病理组织检查结果对照。12例AFS患者CT检查结果显示，5例单侧鼻窦发病，7例双侧鼻窦发病，12例患者均伴随全部鼻窦受累。CT影像学显示鼻窦腔呈高密度影，呈均匀状；病变组织中心部位密度与鼻窦密度一致，呈毛玻璃状，部分存在钙化点特征，病变组织周围呈软组织影。7例伴随鼻腔内骨质吸收，3例鼻窦膨胀，2例病变累积眼眶。20例真菌球型鼻窦炎患者CT检查结果显示，16例上颌窦病变，4例上颌窦合并筛窦病变。CT影像学显示鼻窦腔内密度呈明显增高趋势，呈不均匀状；软组织影呈团块状（边缘模糊），可见高密度钙化影。13例伴随明显的骨质增生症状，4例出现鼻息肉，3例轻微骨质增生。表明鼻窦CT扫描可清楚显示鼻窦病变及周围组织受累情况，对临床制定治疗方案具有一定的指导意义。

【名医验案】

周凌验案

张某，男，28岁，两天来自觉鼻塞，鼻流浊涕，有腥臭味，嗅觉减退，头痛明显，口苦，咽干，目眩，耳鸣，舌质红，苔黄腻，脉弦数。检查见鼻窍肌膜红肿，鼻内有脓性分泌物潴留，双侧颌面部压痛。鼻窦CT示：双上颌窦密度增高。

西医诊断：急性鼻窦炎。

中医诊断：鼻渊。

辨证：胆腑郁热。

治法：清胆泄热，排脓通窍。

处方：龙胆草20g，鱼腥草、蒲公英各20g，黄芩、白芷、菊花、辛夷花、苍耳子各15g，桔梗10g，甘草5g。每日1剂，早、晚温服，连服7剂。一周后复诊，临床症状消失，舌质淡红，苔薄黄，脉弦。

按语：周师认为苦寒药易伤脾胃，又鼻为肺窍，故应祛邪兼扶正，以防复发，治以清热利湿，培土生金之法。方药如下：炒白术、生山药、茯苓、泽泻、黄芩各15g，桔梗、菊花、辛夷花各10g，甘草5g。连服五剂，以巩固疗效。

【参考文献】

[1] 王立，王菊．变应性真菌性鼻窦炎 19 例诊治体会［J］．淮海医药，2008，26（2）：146.

[2] 夏铁明．变应性真菌性鼻窦炎的诊断与治疗［J］．海南医学，2004，5（11）：103－104.

[3] 张宏博，任磊，王真真．探讨变应性真菌性鼻窦炎（AFS）的临床病理特征［J］．首都食品与医药，2018，25（4）：22.

[4] 王士贞．中医耳鼻咽喉科学［M］．北京：中国中医药出版社，2007.

[5] 李华斌，许庚．变应性真菌性鼻窦火的诊断与治疗［J］．临床耳鼻咽喉科杂志，1999，13（11）：526.

[6] 刘铭，周兵，刘华超．变应性真菌性鼻窦炎［J］．中华耳鼻咽喉科杂志，2002，37（3）：171.

[7] Ryan MW，Clark CM. Allergic Fungal Rhinosinusitis and the Unified Airway：the Role of Antifungal Therapy in AFRS［J］. Curr Allergy Asthma Rep，2015，15（12）：75.

[8] Patadia MO，Welch KC. Role of immunotherapyin allergic fungal rhinosinusitis［J］. Curr Opin Otolaryngol Head Neck Surg，2015，23（1）：21－28.

[9] Gan EC，Thamboo A，Rudmik L，et al. Medical management of allergic fungal rhinosinusitis following endoscopic sinus surgery：an evidence－based review and recommendations［J］. Int Forum Allergy Rhinol，2014，4（9）：702－715.

[10] Plonk DP，Luong A. Current understanding of allergic fungal rhinosinusitis and treatment implications［J］. Curr Opin Otolaryngol Head Neck Surg，2014，22（3）：221－226.

[11] Ocampo CJ，Grammer LC. Chronic rhinosinusitis［J］. J Allergy Clin Immunol Pract，2013，1（3）：205－211.

[12] 张宏博，任磊，王真真．探讨变应性真菌性鼻窦炎（AFS）的临床病理特征［J］．首都食品与医药，2018，25（04）：22.

[13] 马玲，徐睿，许庚．变应性真菌性鼻窦炎［J］．中华临床免疫和变态反应杂志，2011，5（4）：318－323.

[14] 丁晓灿．变应性真菌性鼻窦炎和真菌球型鼻窦炎 CT 影像学表现对比研究［J］．临床医学工程，2015，22（02）：141－142.

[15] 岚峰，周凌．周凌教授治疗胆腑郁热型鼻渊的临床经验［J］．中医药学报，2010，38（03）：60－61.

[16] 覃纲，梁灼萍．变应性真菌性鼻－鼻窦炎免疫治疗现状［J］．山东大学耳鼻喉眼学报，2018，32（3）：23－26.

[17] 王明婕，周兵，黄谦，等．449 例真菌球性鼻窦炎临床特征分析［J］．临床耳鼻咽喉头颈外科杂志，2018，32（3）：220－224.

［18］Luo D, Sun ZF. Advances in the immune mechanisms of chronic rhinosinusitis［J］. Lin Chung Er Bi Yan Hou Tou Jing Wai Ke Za Zhi, 2018, 32（4）: 308－311.
［19］陈福权．变态反应与慢性鼻－鼻窦炎［J］．临床耳鼻咽喉头颈外科杂志，2017，31（1）：18－22.

第十五节　变态反应性咽炎

【概述】

变态反应性咽炎是近年来逐渐被人们认识的疾病，目前尚缺少明确的定义和公认的诊断标准。通常把伴有一种或几种变态反应及类变态反应症状和体征的急、慢性咽喉炎称为“变态反应性咽炎、变应性咽喉炎”。临床多表现为咽痒、刺激性咳嗽、痰少白稠或伴咽干、咽痛、咽异物感等症状。长期难愈，且多由“感冒”而诱发。

中医学根据变态反应性咽炎的主症，把其归属于“喉痹”范畴。中国古代很早就有关于喉痹的记载，《素问·阴阳别论篇》就说到：“一阴一阳结，谓之喉痹。”

【西医病因与发病机制】

1. 西医病因

变态反应性咽炎是变态反应病的一种，是咽炎的一种重要类型。其发病与咽黏膜接触变应原或受到一些理化因素刺激有关，如花粉、室尘、虫螨、皮毛等。

2. 发病机制

变态反应性咽炎发病符合Ⅰ型变态反应，与变态反应性鼻炎的发病机理相同。除了某些疾病可能纯粹由于变态反应引起外，众多的急、慢性疾病如咽炎、喉炎等中都夹杂着变态反应因素。

本病多在炎症基础上，由病原微生物本身及其代谢物，或炎性产物可成为变态反应原，刺激机体而引起变态反应。变态反应的出现又可助长炎症，使炎症复杂化，或迁延不愈。

另外，变态反应性疾病与个体的差异密切相关，与家族变态反应家族史有一定联系。临床可见有变态反应性鼻炎的患者出现咽炎症状者，多为变态反应性咽炎。

【中医病因病机】

变态反应性咽炎属中医学“喉痹”范畴，本病病因病机可从虚实两方面考虑。

1. 外邪侵袭，上犯咽喉

因气候骤变，起居不慎，冷热失调，肺卫不固，风热邪毒乘虚入侵，从口鼻直袭咽喉，内伤于肺，相搏不去，壅结咽喉而为病；也可因风寒外侵，营卫失和，邪郁化热，壅结咽喉而致。

2. 肺胃热盛，上攻咽喉

外感病失治、误治，或过食辛热之物，肺胃邪热壅盛传里，复感外邪，内外邪热搏结，蒸灼咽喉而为病。

3. 肺肾阴虚，虚火上炎

温热病后，或劳伤过度，耗伤肺肾阴液，使咽喉失于滋养，加之阴虚阳亢，虚火上炎熏灼咽喉，发为喉痹。

4. 脾胃虚弱，咽喉失养

因思虑过度，或饮食不节，久伤脾胃，致脾胃水谷精微化生不足，津不上承，咽喉失养发为喉痹。

5. 脾肾阳虚，咽失温煦

因房劳过度，或操劳过甚，或过用寒凉药物，致脾肾阳虚，虚阳上越而扰咽喉；或脾肾阳虚，失去温运固摄功能，寒邪凝闭，阳气无以上布于咽喉而为病。

6. 痰凝血瘀，凝聚咽喉

饮食不节，损伤脾胃，运化失常，聚湿生痰，凝聚于咽喉；或喉痹反复发作，余邪留于咽喉，阻滞经脉而为病。

【诊断标准】

1. 咽部异物感、咽喉发痒、咽部肿胀感和干咳，有上述主症 1 项或 1 项以上者。
2. 咽部黏膜肿胀、色淡和（或）咽后壁淋巴滤泡增生肿大。
3. 变应原皮肤试验有 1 种以上变应原存在。

【西医治疗】

1. 治疗方案

（1）*去除病因*　避免接触变应原，积极治疗引起慢性咽炎等激发咽部黏膜高敏感性的原发病。

（2）*改善生活方式*　戒烟酒，加强体育锻炼，生活规律，保持良好的心理状态，通过增强自身整体免疫功能状态来提高咽部黏膜局部功能状态。

（3）*药物治疗*　症状严重者可应用抗组胺药物，局部或短期内全身应用糖皮质激素及免疫调节剂。

2. 西医治疗困境

变态反应性咽炎是一种变态反应性疾病，尽管抗组胺药物和激素能较好地控制症状，但复发率高，且长期使用易出现副作用。

【中医治疗】

1. 辨证论治

（1）*外邪侵袭，上犯咽喉证*

主症：偏于风热者，初起咽部干燥灼热，微痛，吞咽不利，其后疼痛加重，咽部有阻塞感。检查见咽部微红稍肿，悬雍垂色红、肿胀，喉底红肿，或有颗粒突起。伴发热恶寒，头痛，咳嗽痰黄，苔薄白或微黄，脉浮数。偏于风寒者，咽喉疼痛不甚，红肿不明显，吞咽不顺，伴恶寒发热，无汗，头痛，周身酸楚，舌淡苔白，脉浮紧。

治法：疏风散邪，宣肺利咽。

方药：风热型——疏风清热汤加减，药用荆芥、防风、牛蒡子、金银花、连翘、桑白皮、赤芍、桔梗、天花粉、玄参、浙贝母、甘草等。风寒者——六味汤加减，药用制附子、细辛、炙甘草、人参、干姜、大黄等。

（2）肺胃热盛，上攻咽喉证

主症：咽部疼痛逐渐加剧，痰多，吞咽困难，言语艰涩，咽喉梗塞感。检查见咽部及核红肿，悬雍垂肿胀，喉底滤泡肿大，颌下有臖核，压痛。伴高热，口干喜饮，头剧痛，痰黄黏稠，大便秘结，小便黄，舌红苔黄，脉数有力。

治法：清热解毒，消肿利咽。

方药：清咽利膈汤加减，药用前胡、防风、荆芥、连翘、大力子、山豆根、玄参、山栀子、桔梗、甘草。

（3）肺肾阴虚，虚火上炎证

主症：咽部不适，微痛，口鼻干燥，咽部有异物感。伴干咳少痰，手足心热，盗汗，气短乏力，形体消瘦，腰酸膝软，舌红苔少，脉细数无力。

治法：滋阴养液，降火利咽。

方药：肺阴虚者——养阴清肺汤，药用玄参、甘草、芍药、麦冬、地黄、薄荷、贝母、牡丹皮等。肾阴虚者——六味地黄丸加减，药用熟地黄、泽泻、茯苓、牡丹皮、山药、山茱萸等。

（4）脾肾阳虚，咽失温煦证

主症：咽部微红微痛，咽干不适，吞咽梗阻感，痰涎稀白。伴面色无华，倦怠乏力，形寒肢冷，动则气短，手足不温，食少便溏，小便清长，舌淡，苔薄白，脉细弱。

治法：补脾益肾，温阳利咽。

方药：附子理中丸加减，药用人参、白术、干姜、附子、甘草等。

（5）脾胃虚弱，咽喉失养证

主症：咽喉哽哽不利，或有痰黏着感，咽喉干燥微痛，口干而不欲饮或喜热饮，易恶心，或时有呃逆反酸。检查见咽黏膜淡红或微肿，喉底颗粒较多，可呈扁平或融合。平素体虚乏力，少气懒言，纳呆，大便不调，舌淡红边有齿印，苔薄白，脉细弱。

治法：益气健脾，升清利咽。

方药：补中益气汤加减，药用黄芪、白术、陈皮、升麻、人参、柴胡、当归等。

（6）痰凝血瘀，结聚咽喉证

主症：咽部不适，咽部异物感、痰黏着感、焮热感，或咽微痛，痰黏难咳，咽干不欲饮，胸闷不适，舌暗红，边有瘀点，苔白或黄，脉弦滑。

治法：活血化瘀，祛痰利咽。

方药：贝母瓜蒌散加减，药用贝母、瓜蒌、天花粉、茯苓、橘红、桔梗。

2. 中医增效减毒治疗

中医药对治疗本病具有很好的疗效，通过辨证论治，调节体质，改善机体的免疫功能，降低机体对变应原的敏感性，防止复发。

【生活调摄】

1. 忌抽烟，忌辛辣与炙煿厚味。
2. 注意保护咽喉，忌叫喊与高歌、讲话过多。
3. 注意环境卫生，忌空气干燥多尘及受寒。
4. 注意休息，避免在温度迅速变化之时受热与感冒。

【科研思路与方法】

汪向阳对74例变应性咽喉炎患者进行回顾性分析，所有患者均应用白三烯受体拮抗剂联合抗组胺类药物进行治疗，试验采用VAS评分标准对患者初诊、治疗第1周，以及治疗后的第2周临床症状进行评分，比较两次治疗前、后的症状改善程度。结果发现白三烯受体拮抗剂与抗组胺类药物联合应用，在变应性咽喉炎的临床治疗中效果显著，能够有效改善患者的临床症状。

朱愉等研究调查显示，该病的门诊就诊率占耳鼻咽喉科疾病就诊率的7.4%。根据变态反应性疾病的基本特征，其研究选择了咽黏膜分泌物中嗜酸性粒细胞、血清变应原等项检查，以作为诊断、鉴别变态反应性咽炎的客观指标。

变应性咽炎的诊断目前尚缺乏统一的标准，当今所提出的诊断标准是基于文献的提示和医师的临床观察，是经验性的。所以，完善、明确该疾病的诊断标准可以作为研究方向之一。

【名医验案】

王德鉴验案

叶某，男，29岁，1992年4月21日就诊。在室外接触花粉后出现咽部不适，微痛，晨起有灼热感3月余，口鼻干燥，咽部有异物感。伴干咳少痰，大便秘结，舌红苔黄稍腻，脉弦。检查：咽部黏膜暗红色，双扁桃体窝稍红。

西医诊断：变应性咽炎。

中医诊断：喉痹。

证型：肺阴亏虚。

治法：滋阴养液，降火利咽。

方药：养阴清肺汤加减。沙参、玄参、麦冬、石斛、金银花、牡丹皮、菊花各15g，紫花地丁、泽泻各12g，五味子10g。7剂，每天1剂，水煎服。

二诊（28日）：咽干微痛及灼热感均已消失，仍有异物感，入寐多梦，大便正常，舌脉同前。处方：沙参、麦冬、玉竹、石斛、天花粉、芦根各15g，知母、菊花、杏仁各12g。7剂后称喉痹症已消失，未见复发。

按语：本证属于喉痹之肺阴亏虚型，方中玄参养阴润燥、清肺解毒为主药；辅以麦冬养阴清肺润燥，牡丹皮助玄参凉血解毒而消痈肿。共奏养阴清肺解毒之功。

【参考文献】

[1] 李江靓. 变应性咽炎52例的经验性诊断及治疗体会 [J]. 四川医学, 2009, 30 (3): 400-401.

[2] 吴建平, 梅志丹, 陶泽璋, 等. 变态反应性咽炎的诊断和治疗 [J]. 临床耳鼻咽喉科杂志, 2006, 20 (22): 1047.

[3] 李玮. 纯中药治疗变态反应性咽炎87例 [J]. 现代中西医结合杂志, 2004, 3 (13): 603.

[4] 王士贞. 中医耳鼻咽喉科学 [M]. 北京: 中国中医药出版社, 2007.

[5] 张玉环, 林文森. 中西医结合变态反应学 [M]. 长春: 吉林科学技术出版社, 2002.

[6] 李深良. 中医外治法治疗咽喉病的分析 [J]. 中国医药指南, 2013, 11 (30): 525-652.

[7] 赵培英, 张少英. 中医辨证治疗慢性咽炎的临床疗效分析 [J]. 中国医药指南, 2013, 11 (36): 203-204.

[8] 王颋. 慢性咽喉炎临床治疗与预防的探讨 [J]. 中外医疗, 2012, 11 (32): 104-105.

[9] Zukiewicz-Sobczak WA. The role of fungi in allergic diseases [J]. Postepy Dermatol Alergol, 2013, 30 (1): 42-45.

[10] Żukiewicz-Sobczak, Wioletta A. The role of fungi in allergic diseases [J]. Advances in Dermatology & Allergology, 2013, 30 (1): 42-45.

[11] 朱愉, 林文森, 李玮. 变态反应性咽炎的客观化诊断及中医治疗 [J]. 天津中医药, 2005, 22 (4): 292-293.

[12] 刘森平. 王德鉴教授治疗慢性咽喉病经验介绍 [J]. 新中医, 1994, 26: 8.

[13] 朱愉. 变应性咽喉炎证治探讨 [J]. 实用中医药杂志, 2000, 16 (12): 44.

[14] 汪向阳. 白三烯受体拮抗剂联合抗组胺药物治疗变应性咽喉炎的临床效果分析 [J]. 系统医学, 2017, 2 (24): 21-22.

[15] 朱愉. 咽喉炎中的变态反应（摘要）[A]. 中国中西医结合耳鼻咽喉科专业委员会. 第三届第二次全国中西医结合耳鼻咽喉科学术大会论文汇编 [C]. 中国中西医结合耳鼻咽喉科专业委员会, 2000.

第十六节　慢性扁桃体炎

【概述】

慢性扁桃体炎（chronic tonsillitis, CT）是腭扁桃体的慢性炎症，亦是耳鼻咽喉科的常见病之一。临床以咽痛、咽部异物感为主要表现，甚至可引起其他系统疾病，严重影响患者的健康和生活质量。由于慢性扁桃体炎发病率的逐年上升，人们对该病的重视程度也不断提高。

从组织病理学来看，扁桃体萎缩之前，几乎所有正常人的扁桃体都有不同程度的炎症现象。从解剖学位置来看，是扁桃体位置暴露，属于中医学“上焦”，容易感染细菌等致病微生物。急性扁桃体炎反复发作，最终成为慢性扁桃体炎，并可继发全身性感染，如低热、风湿性关节炎、心肌炎等。

根据病灶性扁桃体炎的主症，隶属中医学“乳蛾”的范畴，其记载最早见于《儒门事亲》。

【西医病因与发病机制】

1. 感染因素

细菌感染因素：细菌感染在扁桃体炎发病过程中的作用已成为共识，以往的研究认为，致病菌以A组乙型溶血性链球菌最常见；其次为金黄色葡萄球菌、肺炎双球菌和流感杆菌。

研究表明，多数慢性扁桃体炎患者的扁桃体表面附着一层“细菌生物膜”，这种生物膜是由细菌附着于机体表面产生多种多糖基质、蛋白等复合物相互聚集，使多种细菌黏附成微菌集落所致的膜样物，很多细菌能够形成这样的生物膜。生物膜中的酸性代谢产物能够对抗生素发挥拮抗作用；生物膜产生的多糖等具有抵御抗生素的作用；生物膜内的细菌较浮游细菌能产生基因表型的改变，将细菌的耐药性提高至1000倍以上。

病毒感染：如EB病毒、腺病毒、柯萨奇病毒等比较常见，酵母样真菌也可以感染导致本病。美国的Fvans检查了308例扁桃体炎患者，发现病毒感染者达37.8%，在病毒中最常见的为单纯性疱病毒，占12.9%，腺病毒占2.9%，流感病毒占5.2%，副流感病毒占3.7%，Caxsackie（柯萨奇病毒）占3.9%，Piconma病毒占7.1%。

2. 免疫反应学说

通过被动免疫反应法，研究慢性扁桃体炎患者对链球菌的过敏反应，最终证明慢性扁桃炎患者对链球菌有全身过敏现象。在临床上也常有患者扁桃体经常反复发炎而无明显诱因，且往往伴有明显的家族史，抗菌素治疗等也常不能改变病程，效果不显，这种现象难以用一般感染来解释。因此，多数学者认为扁桃体炎是由一种变态反常所引起的疾病。

早在1961年，巴甫连柯就在扁桃体炎患者血清中测到扁桃体组织抗体，证明慢性扁桃体炎是一种自身免疫反应。由于自身的抗原抗体结合时，对组织细胞有损害就有利于感染，感染又促进自身抗原抗体反应，因而形成恶性循环。Fioretti认为，扁桃体的病灶性在于扁桃体已成为超免疫器官。扁桃体的抗体形成能力（主要是IgA）从它的生理单位隐窝-淋巴球转移到隐窝-淋巴球系外的间质性扁桃体组织，后者是超免疫活性组织，合成质量上和数量上改变了的抗体（主要是IgG）。扁桃体IgE的含量最高，扁桃体IgE由其浆细胞产生，这些细胞在扁桃体反复感染后明显增多。

3. 饮食因素

有学者认为，扁桃体炎的发生可能与饮食也有关。研究证明，日常生活中多食青菜、水果能减少炎症性疾病的发生，与清淡饮食能减少扁桃体炎发生的研究结论一致；清淡饮食减少炎症的原因可能与清淡饮食中某种自由基的减少，导致淋巴细胞活性增强有关。

有学者认为可能是饮食中某种微量元素的缺乏引起，如锌。国外 Beck 等通过研究发现，锌缺乏除影响儿童生长发育外，还不同程度地影响了 T、B 淋巴细胞的功能，使机体免疫功能低下。Onerci 等通过观察 37 例慢性复发性扁桃体炎患儿血锌水平，发现患儿血锌水平含量明显低于对照组。

【中医病因病机】

本病急性发作期，多为风热之邪乘虚外袭，火热邪毒搏结喉核而致，称“风热乳蛾”；若病久体虚，脏腑失调，邪毒久滞喉核，导致病程缠绵，反复发作，称“虚火乳蛾”。

1. 风热外袭，肺经有热

风热邪毒循口鼻入侵肺系，邪毒搏结于喉核，以致脉络受阻，肌膜受灼，发为乳蛾。

2. 邪热传里，肺胃热盛

外邪壅盛，乘势传里，肺胃热盛，火热上蒸，搏结于喉核，肌膜受灼；或多食炙煿，过饮热酒，脾胃蕴热，热毒上攻，搏于喉核而为病。

3. 肺肾阴虚，虚火上炎

风热乳蛾或风热喉痹治而未愈，缠绵日久，邪热伤阴，肺肾阴虚，无力滋养而致；或温热病后余邪未清而引发。

4. 脾胃虚弱，喉核失养

素体脾虚，不能运化水谷精微，气血生化不足，喉核失养；或脾虚水湿不化，湿浊内生，聚痰而成。

5. 痰瘀互结，凝聚喉核

余邪滞留，日久不去，气机阻滞，痰浊内生，气滞血瘀，痰瘀互结，阻滞经络而为病。

【诊断标准】

1. 反复发作急性扁桃体炎为最重要的诊断依据，间歇期无主症或仅有咽部不适或易感冒；小儿扁桃体过度肿大会导致呼吸、吞咽和语言障碍，睡眠有鼾声。

2. 扁桃体和舌腭弓慢性充血，扁桃体上有疤痕及脓栓，挤压舌腭弓时，隐窝口有脓性分泌物。扁桃体炎早期多显示扁桃体体积较大，多次发作后常呈纤维化，体积较小，且扁桃体咽腔可见部分不完全代表其实际体积，故扁桃体可见部分的大小，并非病变严重程度和手术与否的判断依据。双颌下淋巴结肿大。

3. 慢性扁桃体炎与扁桃体源性全身疾病发生的关系有：

（1）两者同时或相继发作。

（2）发作期全身疾病加重。

（3）扁桃体术后伴存全身疾病病情好转，主症消失或痊愈。

常见的扁桃体源性全身疾病有：风湿病、肾炎、心肌炎、关节炎、睡眠呼吸暂停综合征和不明原因低热等。

4. 诊断提供客观证据较为困难，有时根据术后疗效判定手术的作用。病原学诊断以咽拭子细菌培养，细胞学检查和血清学抗溶血性链球菌溶血素“O”效价测定，抗透明质酶、抗链激酶测定来判定乙型溶血性链球菌感染。局部病灶的诱发和消除试验、扁桃体活检对病灶性扁桃体炎具有重要的诊断价值。

【西医治疗】

1. 治疗方案

（1）一般治疗

1）保持口腔清洁：每天睡前刷牙，饭后漱口，以减少口腔内细菌感染的机会。

2）含漱法：可选用含碘片，每次1~2片，每日3~4次含化。用淡盐水漱口，简单又方便，可于饭后及睡前，取温开水一杯，加少许食盐，口感有咸味即可，反复漱口，每次5分钟左右。

3）药物治疗：可长期服用维生素C，每次1片，每日3次。体质虚弱、常易发作者，应在医生指导下使用提高机体免疫力功能的制剂。非急性发作时，不要滥用消炎药。

4）体能锻炼：参加体育锻炼，增强体质和抗病能力。

5）慢性期不建议使用抗生素，急性发作期可根据情况选用敏感抗生素治疗。

（2）手术治疗的选择

1）扁桃体过度肥大，妨碍呼吸、吞咽者。

2）反复急性发作，每年4~5次以上，有扁桃体周围脓肿病史者。

3）长期低热，全身检查除扁桃体炎外无其他病变者。

4）由于扁桃体炎而导致的肾炎、风湿等病，应在医生指导下择期手术。

2. 西医治疗困境

由于慢性扁桃体炎可以蔓延引起邻近器官的感染，如中耳炎，鼻窦炎，喉、气管、支气管炎等，更重要的是，为人体常见的感染病灶之一，常与风湿性关节炎、急性肾炎、风湿热等疾病密切相关。西医除手术治疗和对症处理外并没有其他有效的药物。

【中医治疗】

1. 辨证论治

（1）风热外袭，肺经有热证

主症：咽部疼痛，吞咽不利，吞咽时疼痛加剧，咽喉有干燥灼热感，喉核红肿，连及周围咽部，伴发热，头痛，鼻塞，肢体倦怠不适，咳嗽，舌边尖红，苔薄白微黄，脉浮数。

治法：疏风散热，消肿利咽。

方药：疏风清热汤加减，药用荆芥、防风、牛蒡子、金银花、连翘、桑白皮、赤芍、桔梗、天花粉、玄参、浙贝母、甘草。

（2）邪热传里，肺胃热盛证

主症：咽部疼痛剧烈，痛连耳根及颌下，吞咽困难，有堵塞感，或有声嘶，喉核红肿，表面或有黄白色脓点，逐渐连成伪膜；甚则咽峡红肿，颌下有臖核，压痛明显。伴高热，口渴欲饮，咳嗽痰黄稠，口臭，大便秘结，小便黄赤，舌质红，苔黄厚，脉洪大而数。

治法：清热解毒，消肿利咽。

方药：清咽利膈汤加减，药用前胡、防风、荆芥、连翘、大力子、山豆根、玄参、山栀子、桔梗、甘草。

（3）肺肾阴虚，虚火上灼证

主症：咽部灼热，微痒微痛，哽哽不利，午后主症加重，药用喉核肥大或干平，表面不平，色潮红，或有细小白色星点，喉核被挤压时，有黄白色腐物自隐窝口内溢出。全身可有午后颧红潮热，手足心热，失眠多梦，耳鸣眼花，腰膝酸软，大便干，舌干红少苔，脉细而数。

治法：滋养肺肾，清利咽喉。

方药：百合固金汤加减，药用生地黄、熟地黄、当归身、芍药、甘草、百合、贝母、麦冬、桔梗、玄参。

（4）脾胃虚弱，喉核失养证

主症：咽干痒不适，有异物阻塞感，咳嗽痰色白，胸闷痞闷，易恶心呕吐，大便溏泻，舌淡苔白或腻，脉缓弱。

治法：健脾和胃，祛湿利咽。

方药：六君子汤加减，药用人参、白术、茯苓、甘草、陈皮、半夏。

（5）痰瘀互结，结聚喉核证

主症：喉关暗红，喉核肥大质韧，表面不平，咽干涩不利，或胀痛刺痛，痰黏难咳，病程长久不愈。全身症状不明显，舌质暗红有瘀点，苔白腻，脉细涩。

治法：活血化瘀，祛痰利咽。

方药：会厌逐瘀汤合二陈汤加减，药用桃仁、红花、甘草、桔梗、生地黄、当归、玄参、柴胡、枳壳、赤芍、半夏、陈皮、茯苓、甘草。

2. 中医增效减毒治疗

西医治疗本病，以手术切除扁桃体为主，但因扁桃体存在免疫作用，故很多患者都选择保守治疗。中医药治疗本疾病，可以控制炎症的蔓延，对鼻咽部的炎症亦有较好的治疗作用，能起到整体治疗的目的，且能辅助扁桃体切除术后的康复。

【生活调摄】

1. 保持室内合适的温度和湿度，空气新鲜，是防治慢性扁桃体炎的有效措施。居室空气干燥及过冷、过热、过湿都可影响咽部黏膜的防御机能，造成功能障碍，咽部感觉异常，日久而成慢性炎症。

2. 进行饮食调养，以清淡易消化饮食为宜，多饮水及清凉饮料，但饮料不能太浓。辅助清凉祛火、柔嫩多汁的食品摄入，如甘蔗、鸭梨、苹果等。忌烟、酒，忌食姜、辣椒、芥茉、蒜及一切辛辣之物。

3. 注意口腔卫生，坚持早晚及饭后刷牙，减少烟酒和粉尘刺激，纠正张口呼吸的不良习惯。应加强身体锻炼，增强体质，预防呼吸道感染，积极治疗咽部周围器官的疾病。

【科研思路与方法】

1. 临床研究方面

李媛媛等选取成人慢性扁桃体炎患者68例，根据患者术后1周生活质量量表（SF-36）评分得分，分为观察组（SF-36得分<50分，$n=38$）和对照组（SF-36得分>50分，$n=30$），统计分析两组治疗前后SF-36评分并采用单因素和Logistic多因素分析成人慢性扁桃体炎扁桃体切除术后的生活质量预测因素。发现两组术前生理机能、生理职能、躯体疼痛等8个维度的生活质量评分得分差异比较无统计学意义。两组术后1周、2周和4周的生活质量评分得分均较术前提高，且观察组生活质量评分得分均较同期对照组降低；单因素分析结果显示，成人慢性扁桃体炎扁桃体切除术后的生活质量相关因素为性别、年龄、汉密尔顿抑郁量表（HAMD）评分和汉密尔顿焦虑量表评分（HAMA）等；Logistic多因素分析结果显示年龄、汉密尔顿抑郁量表评分和汉密尔顿焦虑量表评分为生活质量的独立预测因素。

肖红等的研究调查显示，利用微波热凝治疗青少年慢性扁桃体炎，效果突出。微波热凝工作原理是通过高频电磁波在局部病变组织内形成交变电磁场，从而产生内生热效应。即在高频电磁场作用下，体内极性分子（如水分子）来回取向摆动，同时离子及带电胶体粒子也做来回振动，它们与周围分子碰撞，把从电场得到的动能不断转化为热运动的内能而使温度升高，从而产生生物学效应。微波热凝治疗青少年常见的增生肥大型（以淋巴组织及结缔组织增生为主）及隐窝型（扁桃体隐窝内存在大量脱落上皮、细菌、淋巴细胞和白细胞或隐窝扩大形成囊肿）扁桃体炎疗效可靠，加之治疗方便、操作简单、时间短、费用低、术中无危险性、术后无并发症等特点，适合在基层医院门诊推广使用。

2. 实验研究方面

宫丽丽等采用Elivisiontm Plus法对37例IgA肾病患者和80例慢性扁桃体炎患者切除的扁桃体标本均行IgA和CD35免疫组化染色，光学显微镜下对免疫组化病理切片阳性细胞进行计数，采用t检验对IgA、CD35在两种扁桃体疾病中表达的阳性细胞数行统计学分析。结果显示IgA和CD35在IgA肾病患者的扁桃体中表达均呈强阳性反应，且呈正相关；在慢性扁桃体炎患者的扁桃体中，阳性表达明显减少，染色强度亦明显降低。表明IgA和CD35在慢性扁桃体炎和IgA肾病两种疾病的扁桃体中的阳性表达具有差异性。在慢性扁桃体炎的扁桃体IgA、CD35免疫组化阳性表达，可能是隐匿性IgA肾病发生的早期事件之一，可作为早期诊断IgA肾病的指标之一。

【名医验案】

王付验案

刘某，男，28岁。就诊时自诉咽痛咽燥，吞咽不利，有灼热感，口渴，时有咳嗽，发热，大便较干难解。察其舌红，苔黄，脉浮数。检查见喉核红肿，表面有黄白色脓点，逐渐连成伪膜，咽峡处红肿，颌下臖核，压痛明显。

西医诊断：急性扁桃体炎。

中医诊断：风热乳蛾。

证型：肺卫蕴热。

治法：清泻郁热，利咽消肿。

方药：银翘散与大黄黄连泻心汤合方。连翘30g，金银花30g，桔梗18g，薄荷18g，竹叶12g，生甘草15g，荆芥12g，淡豆豉15g，牛蒡子18g，芦根18g，大黄6g，黄连3g，射干10g，山豆根10g，赤芍10g。共7剂，每日1剂，分2次，水煎服。

七剂服完后自诉主症大大减轻，检查其喉核处，红肿消退甚多，仍色稍红，口干，在原方基础上加用天花粉15g、麦冬15g。再服7剂，之后主症全无，效佳。

按语：本证属于风热乳蛾中肺卫蕴热型，用大黄泻营分之热，黄连泄气分之热，且大黄有攻坚破结之能，其泄痞之功即寓于泄热之内，用银翘散辛凉透表，清热解毒。

【参考文献】

[1] 吕彦彬，许振东，郭晓光．微波在鼻咽科的应用［J］．包头医学，2001，25（2）：61.

[2] 马雪梅．慢性扁桃体炎80例临床治疗体会［J］．航空航天医药，2009，20（10）：75.

[3] 张奕．慢性扁桃体炎中医证型与组织病理学观察［J］，亚太传统医药，2009，11（5）：9－12.

[4] 王士贞．中医耳鼻咽喉科学［M］．北京：中国中医药出版社，2007.

[5] 黄选兆，吉宝．实用耳鼻咽喉科学［M］．北京：人民卫生出版社，1998.

[6] 吴瑞平，胡亚美，江载芳．实用儿科学［M］．北京：人民卫生出版社，1996.

[7] 尹伟．慢性扁桃体炎患者外周血T淋巴细胞亚群的测定与诊断意义［J］．中外医学研究，2013，11（5）：48－49.

[8] 孙兴俊．慢性扁桃体炎中人β－防御素－3的表达及意义［J］．兰州大学学报（医学版），2013，39（2）：7－10.

[9] 文芳聪，谢红卫，钟勋．扁桃体周围脓肿摘除扁桃体不同手术时机的疗效观察［J］．中国当代医药，2014，21（1）：170－174.

[10] 李俊．低温等离子射频扁桃体包膜内部分切除术与剥离切除术治疗慢性扁桃体炎疗效分析［J］．武汉大学学报（医学版），2011，32（6）：828－829.

[11] 范业忠．射频治疗慢性扁桃体炎的临床研究［J］．中国疗养医学，1998，7（6）：12－13.

[12] 陈隆晖．改进灼烙法对慢性扁桃体炎临床及免疫功能的研究［J］．中国中西医结合耳鼻咽喉科杂志，2004，12（1）：22－24.

[13] 宫丽丽，侯森，任玉波，等．IgA、CD（35）在慢性扁桃体炎和IgA－N患者扁桃体中表达的临床病理学意义［J］．山东大学学报（医学版），2013，51（07）：92－95.

[14] 李媛媛，张火林，严共刚．成人慢性扁桃体炎扁桃体切除术后的生活质量预测因素分析［J］．现代医院，2015，15（7）：46－48.

[15] 肖红．微波热凝治疗青少年慢性扁桃体炎80例临床观察［J］．中国疗养医学，2008，17（3）：153－154.
[16] 王付．怎样辨治慢性扁桃体炎［J］．中医杂志，2010，51（11）：1048.

第十七节　变应性喉炎

【概述】

喉是下呼吸道的门户，并与消化道毗邻，接触各类变应原的机会较多。变应性喉炎这一病名由 Williams（1972）首次提出，目前倾向于认为，变应性喉炎是一个独立的疾病。发作期的典型主症，即顽固性干咳和咽喉异常感通常持续3周以上，夜间尤甚，无发热、呼吸困难和喘鸣，偶尔有轻度声嘶，喉镜检查可见杓会厌襞、会厌、室带等处的黏膜苍白水肿，杓状软骨黏膜苍白水肿为变应性喉炎的最重要体征。

变应性喉炎属于中医学的“喉痹”范畴，与变应性咽炎相似，中医文献对其记载可参考变应性咽炎。

【西医病因与发病机制】

1. 西医病因

（1）内因

1）自主神经受体数量异常。

2）局部抗原抗体反应反复发作。

3）组胺阈值亢进等。

（2）外因

1）寒冷刺激。

2）烟雾、废气、灰尘等环境污染物的刺激。

3）食物刺激。

4）讲话时的物理性刺激。

5）病毒感染导致呼吸道上皮受损等。

2. 发病机制

变应性喉炎的发病机制尚不清楚，目前认为可能是由I型变态反应引发的免疫介导疾病，但临床上表现为慢性、迁延性经过，有别于变应性喉水肿。Slavin（1964）证实了I型变态反应中存在着一种特殊病理生理学机制支配的反应，即迟发相反应（late－phasereaction，LPR）。LPR为机体接触变应原后4～8小时出现的免疫反应，包括主症再现和介质再释放，于10～12小时达反应高峰，24～48小时逐渐消失。

目前认为，在IgE抗体介导的肥大细胞脱颗粒过程中，除了释放预合成介质（组胺、趋化因子等）外，数小时后还有继发或新形成介质（如白三烯、前列腺素等）被释放，导致效应器官产生明显的黏膜炎症反应，反应性增高。近年来的研究还发现，神经递质参与了变应性喉炎的发病。喉黏膜上皮内的 P 物质阳性神经纤维受到组胺等炎性介质的刺激后产生向心性冲动，通过轴突反射引起神经源性炎症，并将冲动传向延髓中枢，产生咳嗽症状。神经冲动还可使副交感神经反射亢进而影响血管和腺体的功能，投射于大脑皮质的神经冲动则导致咽喉部异常感的产生。但是，各种神经肽在变应性喉炎发病机制中所发挥的具体作用还有待于进一步明确。

【中医病因病机】

变应性喉炎属于中医学“喉痹”范畴，与变态反应性咽炎病因病机相似，故可参考变态反应性咽炎，本节不做赘述。

【诊断标准】

变应性喉炎尚无公认的诊断标准，1994 年日本喉变态反应研究会制定“变应性喉炎的诊断依据”，1995 年对此进行了修订，在此基础上提出新的变应性喉炎诊断标准草案，可供临床参考。

1. 无喘鸣的干咳持续 3 周以上。

2. 咽喉异常感持续 3 周以上。

3. 患者为特应性体质，以下 5 个项目中至少符合 2 项：①合并其他变应性疾病或有变应性疾病既往史（哮喘除外）；②末梢血嗜酸粒细胞增多；③血清总 IgE 值升高；④特异性 IgE 抗体阳性；⑤变应原皮肤试验阳性。

4. 镇咳药和 β2 受体激动剂对咳嗽无效。

5. 喉部无急性炎症、异物、肿瘤，喉镜检查可见杓状软骨黏膜苍白水肿，也可无异常发现。

6. 肺功能检查正常。

7. 胸部和鼻窦 X 线检查未发现与咳嗽相关的疾病。

8. 抗组胺药和（或）皮质类固醇治疗有显著效果。

9. 排除胃食管反流病。

【西医治疗】

1. 治疗方案

（1）避免接触变应原　找出致敏的变应原并避免接触是预防反应性疾病的最有效方法，但通常难以实现。减少与环境中的变应原接触可以缓解症状并有助于提高药物或免疫治疗的效果。

（2）药物治疗　目前有 5 类药物可用于变应性喉炎的治疗，应根据本病病理生理学特点和患者的临床表现选择最合适的药物。①抗组胺药：目前临床上多选用第 2 代口服 H_1受体拮抗剂，起效较快，镇静作用小。②肥大细胞膜稳定剂：阻止肥大细胞脱颗粒，减少组胺等炎性介质的释放，但起效较慢。③白三烯受体拮抗剂：可有效地预防白三烯多肽所致的血管通透性增加，抑制气道嗜酸粒细胞浸润，控制迟发相反应。④β2 受体激动剂：其治疗机制尚不十分清楚，可能与抑制肥大细胞释放炎性介质，减轻因呼吸道平滑肌收缩引起的咳嗽反射有关，对本病的疗效有待于进一步临床观察。⑤皮质类固醇：具有多种抗变态反应药理作用，可从多个环节阻断变态反应的发生和发展，一般采用局部皮质类固醇吸入治疗，全身给药副作用多，仅适宜短期治疗。变应性喉炎的药物治疗首选抗组胺药和肥大细胞膜稳定剂，口服治疗 2 ~ 3 周，对咳嗽症状的有效率为 88%。

(3) 特异性免疫治疗　适用于对吸入物过敏的变应性喉炎，药物治疗效果不理想或合并支气管哮喘者。但治疗方法、疗程和疗效有待于临床上进一步探讨。

2. 西医治疗困境

时至今日，国内外对呼吸道变态反应的基础和临床研究仍以变应性鼻炎和哮喘占主导地位，对变应性喉炎并未引起足够重视，而且目前变应性喉炎的发病机制尚不十分清楚，如何提高诊断水平及进行合理治疗是一大临床课题，值得进一步探索。

【中医治疗】

中医治疗可参考变态反应性咽炎一节。

【生活调摄】

1. 戒烟、酒，忌辛辣与炙煿厚味。
2. 注意保护咽喉，忌叫喊与高歌、讲话过多。
3. 注意环境卫生，忌空气干燥多尘。
4. 注意休息，避免在温度迅速变化之时受寒、受热与感冒。

【科研思路与方法】

在过去的 30 多年里，变应性疾病的发病率显著增加，已成为全球公共卫生问题，据推算全世界目前约有 5 亿人罹患各种变态反应病，位居最常见的疾病之列。我国变态反应学创始人张庆松教授早在 1939 年就发表了有关喉变态反应的论文，指出喉部发生变态反应绝非如常人想象的那么罕见，并唤起医学界的注意，防止误诊和漏诊。

迄今，国内外对呼吸道变态反应的基础和临床研究仍以变应性鼻炎和哮喘占主导地位，对变应性喉炎并未引起足够重视。虽然随着免疫学和分子生物学等基础医学的进展，近年来对变态反应疾病的认识不断深化，但是，目前变应性喉炎的发病机制尚不十分清楚，如何提高诊断水平及进行合理治疗是面前的一大临床课题，值得进一步探索。

【名医验案】

唐向荣验案

韩某，男，29 岁，病程 1 个月。就诊时主要表现为顽固性干咳和咽喉异常感，干咳已持续 3 周，夜间尤甚；咽喉瘙痒感、异物感、干燥感或堵塞感等；无发热、呼吸困难和喘鸣；喉部间接喉镜或喉内窥镜检查可见杓状软骨、杓间区、会厌、室带等喉部黏膜苍白水肿。

西医诊断：变应性喉炎。

中医诊断：喉痹。

证型：卫气虚弱。

治法：益气固表。

方药：玉屏风散加减。黄芪20g，白术15g，防风10g，陈皮10g，升麻8g，人参8g。7剂，每日1剂，分两次煎水服。

7日后复诊称声嘶减轻，喉痛基本消失。检查声带充血明显减轻，闭合基本正常。

按语：此证属于喉痹中卫气虚弱型，方中黄芪益气固表为君；白术补气健脾为臣；佐以防风走表而散风邪，合黄芪、白术以益气祛邪。且黄芪得防风，固表而不致留邪；防风得黄芪，祛邪而不伤正，有补中寓疏，散中寓补之意。

【参考文献】

［1］程雷．变应性喉炎的诊断与治疗［J］．华中医学杂志，2006，30（4）：274－275.

［2］吴秦川．活血益气化痰法治疗慢性喉炎78例［J］．陕西中医，2013，34（3）：313－314.［3］刘彩娟，陈文龙．辛芩颗粒治疗变应性喉炎36例［J］．中国民间疗法，2006，4（7）：46－47.

［4］唐向荣，刘华．玉屏风颗粒治疗变应性喉炎32例疗效观察［J］．山东医药，2010，50（33）：15.

［5］Naito K. Clinical features of laryngeal allergy and its echanisms of cough［J］. Allergology（Jpn），2002，3：182.

［6］Naito K，Baba R，Ishii G. et al. Laryngeal allergy：a commentary［J］. Eur Arch to-rhinolaryngol，1999，256：455.

［7］王士贞．中医耳鼻咽喉科学［M］．北京：中国中医药出版社，2007.

［8］Naito K，Lwata S，Yokoyama N. Laryngeal symptoms inpatients exposed to Japanese cedar pollen：allergic reactions and environmental pollution［J］. Eur Arch Otorhino-laryngol，1999，256：209.

［9］程雷．变态反应性喉炎的临床诊治［J］．中国眼耳鼻喉科杂志，2012，12（6）：341－343.

［10］夏成忠．中西医结合治疗变应性喉炎疗效分析［J］．中国中西医结合耳鼻咽喉科杂志，2003，11（5）：233.

［11］李深良．中医外治法治疗咽喉病的分析［J］．中国医药指南，2013，11（30）：525－526.

［12］赵培英，张少英．中医辨证治疗慢性咽炎的临床疗效分析［J］．中国医药指南，2013，11（36）：203－204.

［13］王颋．慢性咽喉炎临床治疗与预防的探讨［J］．中外医疗，2012，11（32）：104－105.

第十八节　复发性阿弗他溃疡

【概述】

复发性阿弗他溃疡（recurrent aphthous ulcer，RAU），又称为复发性阿弗他性口腔炎（recurrent aphthous stomatitis，RAS）、复发性口腔溃疡（recurrent oral ulcer，ROU）、复发性口疮（recurrent aphthae）或（canker sores），本病是最常见的口腔黏膜病，溃疡灼痛明显，呈圆形或椭圆形，具有周期性、复发性、自限性的特征。流行病学调查显示，每5个人中即有1人至少发生过1次口腔溃疡，且不论男女、年龄、人种均可发生。RAU预示着机体可能有潜在系统性疾病，如胃肠、血液和内分泌系统的疾病，但临床上大部分患者身体健康，无系统性疾病。

复发性阿弗他溃疡隶属中医学“口疮”“口疳”“口糜”范畴。

【西医病因与发病机制】

1. 西医病因

目前，RAU的病因及其致病机制仍不明确，其机制可能与免疫功能异常、遗传、感染、胃肠功能障碍、内分泌失调、体内铜锌铁比例失调、维生素与叶酸缺乏、微循环障碍等多种因素有关。

2. 发病机制

近年来有学者经过研究认为，本病发病与病毒感染有关。人类巨细胞病毒和EB病毒潜伏在血液中的T淋巴细胞和B淋巴细胞，一旦感冒、身体疲劳、免疫力差时，病毒就会发作。

免疫、遗传和环境可能是RAU发病的“三联因素”，即遗传背景与适当的环境因素（包括精神神经体质、心理状态、生活工作和社会环境等）可引发异常的免疫反应而出现RAU特征性病损。

【中医病因病机】

1. 阴虚火旺

素体阴虚，或久病伤阴，或思虑过度，耗伤阴血，阴虚火旺，虚火上炎而发口疮。

2. 脾虚湿困

脾气耗损，水湿不运，或湿邪困脾，脾失健运，导致脾阳不升，浊阴不降，化生湿热，上熏口腔而导致黏膜溃疡。

3. 脾肾阳虚

先天禀赋不足，或久用寒凉，伤及脾肾，脾肾阳虚，阴寒内盛，寒湿上渍口舌，寒凝血瘀，肌膜失却濡养，口疮经久不愈。

4. 心火上炎

邪毒内蕴，心经受热，或思虑过度，情志之火内郁，而致心火亢盛，循经上攻于口，致口舌溃烂生疮。

5. 胃肠积热

饮食不节，过食膏粱厚味、辛辣炙薄之品，以致胃肠蕴热，热盛化火，循经熏蒸于口，而致口舌生疮。

6. 肝郁化火

内伤七情，情志不舒，肝失疏达，肝郁化火，上灼口舌而致口疮。

【诊断标准】

1. 诊断依据

（1）病史特点：复发性、周期性、自限性，发作周期约数天或数月，具有不治而愈的自限性。

（2）临床特征：黄、红、凹、痛。即损害表面覆有黄色或灰白色假膜；周边有约1mm的充血红晕带；中央凹陷，基底柔软；灼痛明显。

（3）没有特异性的实验室诊断依据及病理检查依据，因此不必做实验室检查及活检。对大而深、病程长的溃疡，应警惕癌性溃疡的可能，必要时做活检明确诊断。

2. 分类标准

目前公认的分类为3种类型：轻型、重型及疱疹样溃疡。

（1）轻型复发性阿弗他溃疡（Mi－RAU）　约占口腔溃疡的80%，多数患者初发为此型。呈粟米状红点，灼痛明显，圆形或椭圆形的浅表溃疡，直径小于5mm，7～10天愈合，不留瘢痕。有规律的发病周期，如月经前后或劳累之后发病。

（2）重型复发性阿弗他溃疡（Ma－RAU）　又称复发性坏死性黏膜腺周围炎或腺周口疮。因其溃疡大而深（似“弹坑”状），预后留有瘢痕或组织缺损，故又称瘢痕性口疮，好发于青春期。

（3）疱疹样复发性阿弗他溃疡（HU）　也称口炎性口疮，好发于成年女性，约占口腔溃疡的10%，直径小于2mm，散在分布呈“满天星”样。

【西医治疗】

1. 治疗方案

目前认为局部治疗是最好的治疗RAU方法，可以抑制局部免疫反应，解除不适症状，预防继发感染。常用药物有：

（1）*局部抗菌药物*　氯己定含漱液、金霉素药膏等。

（2）*局部皮质类固醇*　氢化可的松或氟羟氢化泼尼松龙（triamcinolone）药膜、倍氯米松含漱液或喷雾剂等。

（3）*局部止痛剂*　苄达明（benzydamine）含漱液或喷雾剂、局部麻醉凝胶等。

（4）*其他局部抗炎制剂*　氨来占诺（amlexanox）、色甘酸钠（sodium cromoglycate）止咳糖浆、前列腺素E2胶、局部粒细胞－巨噬细胞刺激因子、阿司匹林含漱液、双氯酚酸（diclofenac）、胃溃宁（sucralfate）等。

（5）全身用药　泼尼松龙（prednisolone）、咪唑硫嘌呤（azathiopfine）、左旋咪唑（levamisole）、秋水仙素（colchicine）、贝通（pentoxifylline）、氨苯砜（dapsone）、甲氰咪胍（cimetidine）、转移因子等。

2. 西医治疗困境

首先 RAU 病因尚不明确，目前仍无根治的特效方法。其次，由于病因不明，RAU 的诊断完全是基于病史及临床表现，缺少可作为确诊依据的实验室指标，容易误诊。第三，临床局部用药时，因药物在口内很快被唾液稀释，很难在局部维持高浓度药物和长时间作用，影响了药效；另外，在口腔前部的溃疡容易上药，而后部的溃疡则较困难，也可影响疗效。这些因素有待于在治疗中进一步改进。第四，常用药物会产生一些副作用。

【中医治疗】

1. 辨治论治

（1）虚火上炎证

主症：口舌溃疡或糜烂，稀散色淡，不甚疼痛，反复发作或迁延难愈，神疲颧红，口干不渴，舌红，苔少或花剥，脉细数。

治法：滋阴降火。

方药：知柏地黄汤加减，药用熟地黄、山药、山茱萸、茯苓、泽泻、牡丹皮、知母、黄柏。

（2）脾虚湿困证

主症：口舌溃疡或糜烂，稀散色淡，面色萎黄，四肢倦怠，乏力体虚，口干不渴，舌淡，苔白或白腻，脉缓弱。

治法：健脾化湿。

方药：参苓白术散加减，药用人参、茯苓、炒白术、山药、炒白扁豆、莲子、薏苡仁、砂仁、桔梗、甘草。

（3）脾肾阳虚证

主症：溃点量少分散，表面紫暗，四周苍白，疼痛轻微，或仅在进食时疼痛，遇劳即发，可伴有面色㿠白，形寒肢冷，下利清谷，小便清长，舌淡苔白，脉沉细无力。

治法：温补脾肾，引火归原。

方药：金匮肾气丸加减，药用生地黄、山药、山茱萸、茯苓、牡丹皮、泽泻、桂枝、附子、牛膝。

（4）心火上炎证

主症：舌上、舌边溃疡较多，色红疼痛，心烦不安，口干欲饮，小便短黄，舌尖红，苔薄黄，脉数。

治法：清心泻火。

方药：泻心导赤汤加减，药用黄连、生地黄、竹叶、木通、甘草。

（5）胃肠积热证

主症：以口颊、口角溃疡为主，甚则满口糜烂，或为疱疹转为溃疡，周围焮红疼痛拒食，烦躁不安，口臭，涎多，小便短黄，大便秘结，或伴发热，咽红，舌红，苔薄黄，脉浮数。

治法：清胃泄热。

方药：清胃散合凉膈散加减，药用升麻、黄连、牡丹皮、生地黄、黄芩、金银花、连翘、栀子、大黄、竹叶、薄荷、甘草。

（6）肝郁化火证

主症：舌上、舌边溃疡较多，色红疼痛，心烦急躁，口干欲饮，小便短赤，舌红，苔薄黄，脉数。

治法：疏肝解郁，清肝泻火。

方药：丹栀逍遥散加减，药用牡丹皮、栀子、柴胡、当归、白芍、龙胆草、黄芩、生地黄、甘草。

2. 中医增效减毒治疗

治疗本病原则是消除病因、增强体质、对症治疗，以减少复发次数，延长间隙期，减轻疼痛，促进愈合。有效利用中西医结合，做到全身和局部、中医和西医、生理和心理相结合的综合治疗方法。

【生活调摄】

1. 注意口腔卫生，避免损伤口腔黏膜，避免辛辣性食物和局部刺激。
2. 保持心情舒畅，乐观开朗。
3. 保证充足的睡眠时间，避免过度疲劳。
4. 注意生活规律性和营养均衡性，养成规律性排便习惯，防止便秘。

【科研思路与方法】

1. 理论研究方面

蔡巧丽对国内外关于复发性阿弗他溃疡与饮食关系的代表性论文进行分析、整理和归纳，发现复发性阿弗他溃疡与饮食有密切关系，食物中有过敏物质可诱发或促进复发性阿弗他溃疡的发生，也有食物可有利于复发性阿弗他溃疡的缓解。研究认为复发性阿弗他溃疡的发生与食用过敏原性食物紧密相关，而食用富含微量元素Zn、Fe、Se，维生素A、B、C、E，蛋白质及膳食纤维的食物对缓解复发性阿弗他溃疡有帮助。

2. 临床研究方面

杜宇等采用整群随机抽样的方法，在浙江省11个地市抽取具有代表性样本，年龄在20～69岁之间，男、女人数均衡，统计不同年龄组、不同性别人群的复发性阿弗他溃疡患病率。调查共抽样20～69岁城乡居民11212人，复发性阿弗他溃疡患病率为9.99%，其中男性为9.93%，女性为10.83%，女性患病率高于男性。20～29岁、30～39岁、40～49岁、50～59岁、60～69岁年龄组的患病率分别为13.31%、11.93%、8.31%、7.82%、6.24%；随着年龄的增高，复发性阿弗他溃疡的患病率显著下降。研究认为复发性阿弗他溃疡正成为口腔疾病领域的重要公共卫生问题。从应激、社会环境等因素与复发性阿弗他溃疡的关系看，预计我国发病会呈现快速升高的趋势，患者人数会扩大，对我国口腔疾病防治构成挑战，因而有必要加强复发性阿弗他溃疡的流行病学和临床研究。

石鹏展研究发现中医药治疗对改善患者症状、提高生活质量、减轻患者痛苦等方面有着极大的作用，但也应认识到，中医对于复发性阿弗他溃疡的研究仍有许多不足之处。复发性阿弗他溃疡以火邪致病为多，每个医家依其经验、体会、认识的不同而使用不同方药进行治疗，其辨证分型有待规范化。目前口腔溃疡造模方法不同，各种方法各有其利弊，尚未形成统一规范的动物模型，一定程度上限制了对本病的研究，有待进一步开发和完善。而本病药物机理更是错综复杂，难成定论。应对本病的药物机理进行更深入的研究，并通过对中医治疗本病的总结，对复发性口腔溃疡的发病及治疗形成更深入的了解，发现治疗本病的一些规律，从而更加科学、客观、合理地指导复发性口腔溃疡的治疗。

【名医验案】

王雨验案

李某，女，46岁。在职职工，两年前无明显诱因出现口腔溃疡，以局部刺激痛伴红肿为主，病情反复发作，辗转难愈，严重影响进食、语言及心情，患者在外院西医多次治疗后疗效欠佳。刻症：口腔溃疡灼热疼痛，口燥咽干，头晕耳鸣，失眠多梦，五心烦热，舌红少苔，脉细数。

西医诊断：口腔溃疡。

中医诊断：口疮。

证型：阴虚火旺。

治法：滋阴降火。

方药：知柏地黄丸主之，辅以黄连导赤散加减。生地黄30g，玄参15g，麦冬15g，知母10g，白芍10g，川黄连10g，牛蒡子10g，肉桂6g，石斛10g，大青叶15g，板蓝根30g，甘草3g。7剂煎服，每日一剂。

用药1周后患者口腔溃疡明显消退，溃疡局部肿痛感明显减轻，进食及语言已不再受困扰。继服上方，并佐以扶正之品约1个月，患者口腔溃疡已完全消退，无局部肿痛感。继服上方，并加以玉屏风散扶正祛风。治疗约3个月后，患者口腔溃疡未再复发，随访1年亦无复发。

按语：此例患者在外院经多次西药治疗后均疗效不佳，病情呈反复发作。经中医辨证治疗3个月后，病情控制，随访1年内无复发，说明中医治疗复发性阿弗他溃疡确有疗效。知柏地黄丸出自《千金要方》，功用滋阴清热，凉血止血。方中知母滋阴降火退虚热，黄柏及生地黄滋阴清热凉血。辅方黄连导赤散中黄连清心泻脾，消肿止痛，凉膈散合。中医学认为，虚火者色淡而白斑细点，甚者脉虚不渴，此因思烦太甚，多醒少睡，虚火动而发之。复发性阿弗他溃疡的临床患者中以阴虚火旺者多见，女性多于男性。经多次临床实验研究证明，知柏地黄丸辅以黄连导赤散或玉屏风散治疗复发阿弗他溃疡，中医辨证为阴虚火旺型有明显疗效，并无副作用，安全可靠。

【参考文献】

［1］张莺.3种药物局部治疗复发性阿弗他溃疡的疗效观察［J］.现代中西医结合杂

志，2011，20（21）：2633－2634.

[2] 周海文，吴岚，周曾同. 复发性阿弗他溃疡的诊断与治疗［J］. 中华口腔医学杂志，2007，42（1）：57－58.

[3] 中华口腔医学会口腔黏膜专业委员会. 复发性阿弗他溃疡诊断及疗效评价试行标准［J］. 临床口腔医学杂志，2001，17（3）：209.

[4] 戴慎，薛建国，岳沛平. 中医病证诊疗标准与方剂选用［M］. 北京：人民卫生出版社，2003.

[5] 李秉琦. 口腔黏膜病学［M］. 北京：人民卫生出版社. 2004.

[6] Porter S，Scully C. Aphthons ulcers（recurrent）［J］. Clin Evid，2005（13）：1687－1694.

[7] Avci E，Akarslan ZZ，Erten H，et al. Oxidative stress and cellular immunity in patients with recurrent aphthous ulcers［J］. Braz J Med Biol Res，2014，47（5）：355－360.

[8] Sun M，Fu SM，Dong GY，et al. Inflammatory factors gene polymorphism in recurrent oral ulceration［J］. J Oral Pathol Med，2013，42（7）：528－534.

[9] Huling LB，Baccaglini L，Choquette L，et al. Effect of stressful life events on the onset and duration of recurrent aphthous stomatitis［J］. J Oral Pathol Med，2012，41（2）：149－152.

[10] 张燕，刘文娟，王弘轶，等. 复发性口腔溃疡免疫病因学相关研究［J］. 中国免疫学杂志，2012，32（5）：434－437.

[11] 蔡巧丽，陈敏仪，翟月明，等. 复发性阿弗他溃疡与饮食关系的研究现状［J］. 微量元素与健康研究，2009，26（04）：58－61.

[12] 王晓东，温成平，范永升，等. 浙江省20～69岁居民复发性阿弗他溃疡流行病学调查［J］. 中华中医药杂志，2018，33（6）：2687－2689.

[13] 石鹏展. 复发性口腔溃疡的中医治疗与研究进展［J］. 陕西中医，2011，32（2）：247－248.

[14] 王雨，许娟，王晓东. 中医辨证治疗复发性阿弗他溃疡63例临床观察［J］. 当代医学，2010，16（13）：152－153.

第十九节　成人牙周炎

【概述】

牙周病是指发生在牙齿周围组织的疾病，根据病变侵犯的部位分为牙龈炎和牙周炎两类。牙龈炎的病变主要发生在牙龈组织；牙周炎的病变则同时侵犯牙龈、牙周膜、牙槽骨和牙骨质，在早期多无自觉症状，易被忽视，往往较为严重时才被发现。

成人牙周炎是牙周病中最常见的一种，约占95%以上，指主要由局部因素引起的牙周支持组织的慢性炎症。发病年龄以35岁以后较为多见，常由牙龈炎进一步发展而来。

中医学将牙周病归为“牙宣”“齿衄”“齿动”“牙床肿痛”等病范畴。

【西医病因与发病机制】

牙周病的病因比较复杂，总的分为局部和全身两方面的因素。

1. 局部因素

（1）菌斑　菌斑是指黏附于牙齿表面的微生物群，不能用漱口、水冲洗等去除。现已公认，菌斑是牙周病的始动因子，是引起牙周病的主要致病因素。

（2）牙石　牙石是沉积在牙面上的矿化的菌斑，又根据其沉积部位和性质分为龈上牙石和龈下牙石两种。龈上牙石位于龈缘以上的牙面上，肉眼可直接看到；在牙颈部沉积较多，特别在大涎腺导管开口相对处，如上颌磨牙的颊侧和下颌前牙的舌侧沉积更多。龈下牙石位于龈缘以下、龈袋或牙周袋内的根面上，肉眼不能直视，必须用探针探查，方能知其沉积部位和沉积量；龈下牙石在任何牙上都可形成，但以邻面和舌面较多。龈上牙石中无机盐的主要来源是唾液中的钙、磷等矿物盐；龈下牙石主要是龈沟液和渗出物提供矿物盐。牙石对牙周组织的危害，主要是它构成了菌斑附着和细菌滋生的良好环境。牙石本身妨碍了口腔卫生的维护，从而加速了菌斑的形成，对牙龈组织形成刺激。

（3）创伤性咬合　在咬合时，若咬合力过大或方向异常，超越了牙周组织所能承受的合力，致使牙周组织发生损伤，称为创伤性咬合。创伤性咬合包括咬合时的早接触、牙合干扰、夜间磨牙等。

（4）其他　包括食物嵌塞、不良修复物、口呼吸等因素，也促使牙周组织的炎症过程。

2. 全身因素

全身因素在牙周病的发展中属于促进因子，可以降低或改变牙周组织对外来刺激的抵抗力，使之易于患病，并可促进龈炎和牙周炎的发展。包括内分泌失调，如性激素、肾上腺皮质激素、甲状腺素等分泌量异常。饮食和营养方面可有维生素 C、维生素 D 和钙、磷的缺乏或不平衡，营养不良等。血液病与牙周组织的关系极为密切，如白血病患者常出现牙龈肿胀、溃疡、出血等症状；血友病可发生牙龈自发性出血等症状。某些药物的长期服用如苯妥英钠可使牙龈发生纤维性增生；某些类型的牙周病如青少年牙周炎患者往往有家族史，因而考虑有遗传因素。

【中医病因病机】

中医学对牙周病病因、主症和治疗等都有描述，成人牙周炎的病因病机主要分为以下几个类型。

1. 胃火上蒸

嗜食膏粱厚味，或嗜烟酒辛辣，脾胃湿热久羁，胃火上攻，牙床不清而为肿、为痛，或出血，或齿不得安而摇动，甚或黑烂脱落。

2. 气血不足

五劳过度，饮食不节，损伤脏腑，各脏腑运化功能受损，气血生化不足。气虚不能温润龈肉，充养根膜；血虚而龈根失其濡养，则肌寒血弱，龈肉萎缩不附齿根，出现齿动等症。

3. 肾阴亏虚

久病伤阴，精亏髓少，肾阴亏虚。阴精不能上溉于齿骨，骨内空虚不能固齿；阴不涵阳，火乘水虚上炎于龈肉而致本病。

4. 肾阳亏虚

素体肾阳不足，或劳损过度，或过服寒凉等后天之伤削，导致肾阳虚衰，命火衰微。肾阳虚衰，不足以温煦气血，通利经脉，加之温运脾土失司，生化精微减少，故使龈肉齿骨失其温充濡养而发病。

【诊断标准】

1. 口腔卫生不良，有口臭。
2. 缘龈及附着龈普遍红肿、发炎或退缩，易出血。
3. 真性牙周袋。
4. 晚期牙松动。
5. X线检查：牙槽骨水平吸收。

【西医治疗】

1. 治疗方案

（1）*局部治疗*　目前牙周炎治疗以局部治疗为主，即采用龈上洁治、龈下刮治、牙周手术等方法去除牙周袋内壁的肉芽组织，修整病变的牙槽骨，为牙周再附着创造条件。

（2）*全身治疗*　运用抗菌药物杀灭侵入牙周壁组织内的微生物，可以作用于深牙周袋底及根分叉等刮治器难以达到的区域，消除口腔内除牙周袋以外区域的某些病原微生物，防止病原菌再生袋内定植而致病损复发，因此可以有效控制和缓解急性症状。其中，甲硝唑能显著改善牙龈出血、牙周溢脓等症状，故临床上常用甲硝唑治疗牙周炎。

2. 西医治疗困境

国内外大量微生物学研究证明，革兰阴性厌氧菌是牙周病的主要致病因素，自从发现甲硝唑能有效控制口腔厌氧菌感染以后，它被广泛应用于各种口腔厌氧菌感染性疾病，并取得了较好的效果。然而，随着时间推移，细菌对甲硝唑的耐药性增加；另外，该药对胃肠道刺激性较大，还可能抑制血白细胞，这些均限制了其临床应用。

【中医治疗】

1. 辨证论治

（1）*胃火上蒸证*

主症：牙龈红肿、疼痛、出血、出脓，口臭，烦渴喜冷饮，多食易饥，大便秘结，舌质红，苔黄厚，脉洪大或滑数。

治法：清热泻火，消肿止痛。

方药：清胃散加减，药用生地黄、当归、牡丹皮、黄连、升麻、大黄（后下）、芒硝（冲服）、生甘草。

（2）*气血不足证*

主症：牙龈、牙槽骨退缩，龈色淡白，牙根宣露，牙齿稀疏，咀嚼无力，遇风牙痛，劳累加重。面色萎黄，精神不振，失眠多梦，不思饮食，心悸自汗，唇舌色淡，舌边有齿痕，苔薄白，脉细弱。

治法：补气养血。

方药：八珍汤加减，药用当归、白术、牛膝、熟地黄、骨碎补、白芍、茯苓、人参、炙甘草、川芎、生姜、大枣。

（3）肾阴虚证

主症：牙齿疏豁松动，牙龈溃烂萎缩，牙根宣露、溃烂，边缘微红肿，伴有头晕耳鸣、手足心热、腰酸腿软，舌质微红、少苔，脉细数。

治法：滋阴补肾。

方药：六味地黄汤加减，药用熟地黄、山药、茯苓、牡丹皮、泽泻、山茱萸、枸杞子、龟甲、杜仲、牛膝。

（4）肾阳虚证

主症：齿龈色淡、浮肿、渗血，牙周流脓清稀，牙齿浮动虚软，咀嚼无力。面色苍白，形寒怯冷，精神萎靡，腰膝酸冷疼痛，小便不利，舌体胖大、质淡、苔白润，脉沉细。

治法：温肾壮阳。

方药：右归丸加减，药用熟地黄、山药、山茱萸、枸杞子、鹿角胶、菟丝子、杜仲、当归、肉桂、制附子。

2. 中医增效减毒治疗

中医药在牙周炎的治疗上，作用缓和持久，可以配合西医治疗，对长期牙周炎患者，更为适宜。

【生活调摄】

1. 注意口腔卫生，养成良好的卫生习惯。
2. 密切注意牙周疾病的早期信号。
3. 有效提高牙齿及口腔的免疫能力。
4. 养成健康的饮食习惯。
5. 定期进行口腔保健检查。
6. 注意饮食方面的卫生预防意识。

【科研思路与方法】

1. 理论研究方面

吴迪等采用便利抽样的方法对263例中重度牙周炎患者进行问卷调查，采用有序Logistic回归分析探讨中重度牙周炎患者口腔保健自我效能的影响因素。结果发现中重度牙周炎患者口腔保健自我效能量表得分处于中等水平；牙科畏惧水平、牙周炎严重程度、家庭人均月收入是中重度牙周炎患者口腔保健自我效能的影响因素。研究认为中重度牙周炎患者的口腔保健自我效能水平有待提高；医务人员应加强对具有明显牙科畏惧症状患者的关注，及时采取针对性措施，减轻患者的牙科畏惧心理，提高患者的口腔保健自我效能水平。

2. 临床研究方面

路瑞芳等收集20例侵袭性牙周炎患者拍全口根尖片，完成牙周基础治疗并定期复查，每位患者每象限取同1个位点采集治疗前和治疗后6个月的龈沟液，同时记录菌斑指数、出血指数、牙周袋探诊深度和附着水平，检测龈沟液中6种牙周可疑致病微生物和6种微生物代谢产物有机酸浓度，分析治疗前后不同袋深减少位点间的临床指标、牙周可疑致病微生物检出率及代谢产物有机酸浓度的特征。发现袋深减少>2mm的位点在治疗前的探诊深度，附着丧失和出血指数，琥珀酸、乙酸、丙酸和丁酸浓度，齿垢密螺旋体的检出率均高于袋深减少≤2mm的位点，差异有统计学意义；但是治疗后两组临床指标、有机酸浓度和牙周可疑致病微生物检出率间差异无统计学意义；治疗后探诊深度≥6mm的位点仍有红色复合体微生物的感染，多数伴有角型骨吸收。研究认为侵袭性牙周炎患者治疗后袋深减少与治疗前的临床指标有关，基础治疗后深袋位点仍有红色复合体微生物的感染，需要积极地进行感染控制。

3. 实验研究方面

曹晓静等选取105例轻/中度慢性牙周炎和85例重度慢性牙周炎患者，采集口腔颊黏膜拭子，提取DNA，应用基质辅助激光解吸电离飞行时间质谱技术（matrix - assisted laser desorption ionization time - of - flight，MALDI - TOF）检测VDR基因的多态性。结果发现在受检总人群及女性患者中，rs1544410的A等位基因及AA + AG基因型在重度牙周炎组检出率高于轻/中度组；rs731236的C等位基因及CC + CT基因型在重度牙周炎组检出率高于轻/中度组。结论：VDR的rs731236和rs1544410基因多态性可能是中国汉族重度慢性牙周炎的危险因素，VDR多态性对牙周炎程度的影响可能存在性别差异。

【名医验案】

王艳验案

张某，男，40岁。就诊发现牙龈红肿、疼痛、出血，口臭，烦渴喜冷饮，多食易饥，大便秘结，舌质红，苔黄厚，脉细数。从辨证分析来看，牙周病病因主要是肾虚和胃热，其本在肾，为虚；其标在胃，为火。出血溢脓、口臭口干、便秘、舌质红、苔薄黄、脉洪大均系肾阴虚，虚火上炎，兼有胃火盛之征。

西医诊断：牙周炎。

中医诊断：牙宣。

证型：胃火上蒸，虚火上炎。

治法：清热泻火，消肿止痛。

方药：玉女煎加减。生石膏25g，生地黄10g，知母10g，山茱萸10g，麦冬6g，牛膝6g，牡丹皮6g，黄连6g，黄芩6g，小蓟10g。每日1剂，水煎后分3次服用。

7剂为一疗程，服用2个疗程后，患者自诉症状大为减轻，效果甚佳。

按语：本证属于胃火上蒸，虚火上炎之牙宣，方用石膏、知母清阳明有余之火为君；熟地黄补少阴不足之水，为臣；麦冬滋阴生津为佐；牛膝导热引血下行，以降炎上之火，而止上溢之血为使。诸药合用，疗效佳。

【参考文献】

[1] 郑曦. 202 例成人牙周炎就诊原因分析 [J]. 河南预防医学杂志, 2008, 19 (5): 391 - 392.

[2] 黄世光, 王晓歌, 潘倩茹. 慢性心理应激对大鼠实验性牙周炎及血清乳酸脱氢酶 1 的影响 [J]. 中国病理生理杂志, 2012, 28 (5): 924 - 928.

[3] 刘树生, 刘善忠, 王双彪. 中西医结合治疗成人牙周炎的临床研究 [J]. 北京口腔医学, 2002, 10 (1): 27 - 29.

[4] 曹采方. 牙周病学 [M]. 北京: 人民卫生出版社, 2003.

[5] 岳桧龄. 口腔内科学 [M]. 2 版. 北京: 人民卫生出版社, 1993.

[6] 张举之. 口腔内科学 [M]. 3 版. 北京: 人民卫生出版社, 1995.

[7] 李业荣. 成人牙周炎正畸治疗前后的牙周变化 [J]. 中华口腔医学研究杂志 (电子版), 2009, 3 (5): 541 - 547.

[8] 饶利佳. 黄芩苷对牙周炎小鼠血清白细胞介素 - 6 和白细胞介素 - 4 水平的影响 [J]. 中国病理生理杂志, 2011, 27 (3): 550 - 554.

[9] 郝梅. 牙周炎患者血清超敏 C 反应蛋白的相关性研究 [J]. 现代口腔医学杂志, 2010, 24 (6): 453 - 456.

[10] 刘彦, 王雷, 林崇韬. 慢性牙周炎伴原发性高血压患者血清 hs - CRP 水平的检测及其意义 [J]. 吉林大学学报 (医学版), 2013, 39 (4): 795 - 798.

[11] 吴迪, 张燕, 梁会, 等. 牙周炎患者口腔保健自我效能量表的汉化及信效度评价 [J]. 中华护理杂志, 2015, 50 (06): 758 - 762.

[12] 路瑞芳, 冯向辉, 徐莉, 等. 侵袭性牙周炎在非手术治疗后不同治疗反应位点的临床和可疑致病微生物特性 [J]. 北京大学学报 (医学版), 2015, 47 (01): 13 - 18.

[13] 曹晓静, 和璐, 孟焕新, 等. 维生素 D 受体基因多态性与慢性牙周炎的相关性 [J]. 北京大学学报 (医学版), 2015, 47 (04): 697 - 702.

[14] 王艳. 玉女煎治疗成人牙周炎的临床疗效评价 [J]. 医学理论与实践, 2008, 21 (10): 1142 - 1143.